Lüders: Lehrbuch für Kinderkrankenschwestern

Band II:
Das kranke Kind und seine Behandlung

Mit diesem Buch danken wir allen Kinderkrankenschwestern, die mit ihrer sorgfältigen, geduldigen und liebevollen Arbeit die Gesundung unserer kleinen Patienten ermöglichen.

Lüders Lehrbuch für Kinderkrankenschwestern

Herausgegeben von
Dieter Lüders und Eckhard Schönau

Band II:
Das kranke Kind und seine Behandlung

12., völlig neu bearbeitete Auflage
356 teils farbige Einzelabbildungen, 60 Tabellen

Ferdinand Enke Verlag Stuttgart 1997

Prof. Dr. med. DIETER LÜDERS
ehem. Ärztlicher Direktor des Kinderkrankenhauses
„Park Schönfeld"
Frankfurter Straße 167
D-34121 Kassel

Priv.-Doz. Dr. med. ECKHARD SCHÖNAU
Klinik und Poliklinik für Kinderheilkunde
der Universität Köln
Joseph-Stelzmann-Straße 9
D-50924 Köln

1. Auflage „Lehrbuch für Säuglings- und Kinderkrankenschwestern" 1942
2. Auflage „Lehrbuch für Säuglings- und Kinderkrankenschwestern" 1944
3. Auflage „Kinderpflegelehrbuch für Säuglings- und Kinderschwestern" 1951
4. Auflage „Kinderpflegelehrbuch für Säuglings- und Kinderschwestern" 1955
5. Auflage „Lehrbuch für Kinderkrankenschwestern" 1958
6. Auflage „Lehrbuch für Kinderkrankenschwestern" 1963
7. Auflage „Lehrbuch für Kinderkrankenschwestern" 1969
8. Auflage „Lehrbuch für Kinderkrankenschwestern" 1972
9. Auflage „Lehrbuch für Kinderkrankenschwestern" 1977
10. Auflage „Lehrbuch für Kinderkrankenschwestern" 1983
11. Auflage „Lehrbuch für Kinderkrankenschwestern" 1990

Die Deutsche Bibliothek – CIP-Einheitsaufnahme

Lehrbuch für Kinderkrankenschwestern / hrsg. von Dieter Lüders und Eckhard Schönau. – Stuttgart : Enke

Bd. 2. Das kranke Kind und seine Behandlung – 12., völlig neu bearb. Aufl. – 1997
ISBN 3-432-83732-1 Pp.

Wichtiger Hinweis:

Wie jede Wissenschaft ist die Medizin ständigen Entwicklungen unterworfen. Forschung und klinische Erfahrung erweitern unsere Erkenntnisse, insbesondere was Behandlung und medikamentöse Therapie anbelangt. Soweit in diesem Werk eine Dosierung oder eine Applikation erwähnt wird, darf der Leser zwar darauf vertrauen, daß Autoren, Herausgeber und Verlag große Sorgfalt darauf verwandt haben, daß diese Angabe dem ***Wissensstand bei Fertigstellung des Werkes*** *entspricht.*

Für Angaben über Dosierungsanweisungen und Applikationsformen kann vom Verlag jedoch keine Gewähr übernommen werden. ***Jeder Benutzer ist angehalten****, durch sorgfältige Prüfung der Beipackzettel der verwendeten Präparate und gegebenenfalls durch Konsultation eines Spezialisten festzustellen, ob die dort gegebene Empfehlung für Dosierungen oder die Beachtung von Kontraindikationen gegenüber der Angabe in diesem Buch abweicht. Eine solche Prüfung ist besonders wichtig bei selten verwendeten Präparaten oder solchen, die neu auf den Markt gebracht worden sind.* ***Jede Dosierung oder Applikation erfolgt auf eigene Gefahr des Benutzers.*** *Autoren und Verlag appellieren an jeden Benutzer, ihm etwa auffallende Ungenauigkeiten dem Verlag mitzuteilen.*

Geschützte Warennamen (Warenzeichen®) werden in der Regel *nicht* besonders kenntlich gemacht. Aus dem Fehlen eines solchen Hinweises kann also nicht geschlossen werden, daß es sich um einen freien Warennamen handele.

Satz und Druck: Druckhaus Götz GmbH, D-71636 Ludwigsburg, CCS-Textline (Linotronic 630)
Umschlaggestaltung: Gerhard Weitbrecht, D-70825 Korntal-Münchingen

5 4 3 2 1 0

Vorwort zur 12. Auflage

Rund 50 Jahre lang gab es in Deutschland zwei ausführliche Lehrbücher für Kinderkrankenschwestern*. Es erschien sinnvoll, beide Bücher zu vereinen. Weitergeführt wird das im Enke Verlag erscheinende Lehrbuch für Kinderkrankenschwestern, zuletzt redigiert von D. LÜDERS, während das von W. CATEL begründete Lehrbuch des Thieme Verlags nicht mehr aufgelegt wird.

Im Rahmen der dadurch notwendig gewordenen volligen Neubearbeitung (11. Auflage) wurde eine weitere grundlegende Änderung vorgenommen: Seit Erscheinen der letzten Auflage sind in der Medizin zahlreiche neue Erkenntnisse gewonnen worden, so daß sich der Wissensstoff, den eine Kinderkrankenschwester/ein Kinderkrankenpfleger beherrschen sollte, und damit auch der Umfang des Buches erheblich vergrößert haben. Die Pflegekapitel mußten deshalb entfallen. Für diesen Bereich gibt es spezielle Pflegelehrbücher. Die Herausnahme der Darstellung der Pflege mag bedauert werden, im Zuge der Entwicklung ist dies aber nicht aufzuhalten, wie das analoge Vorgehen in der allgemeinen Krankenpflege zeigt.

Eine große Zahl von Mitarbeitern des Kinderkrankenschwestern-Lehrbuches aus dem Enke wie aus dem Thieme Verlag hat wieder wichtige Kapitel übernommen, eine Reihe neuer Mitarbeiter ergänzt das Team. Die Abschnitte „Physik 'am Krankenbett'" sowie „Chemie als Hilfe der Medizin" wurden überarbeitet; sie sollen nicht Schulbücher imitieren, sondern der in der Ausbildungs- und Prüfungsordnung geforderten Darstellung der „fachbezogenen Physik und Chemie" entsprechen. Die Zahl der Abbildungen im Teil „Anatomie und Physiologie" wurde von der 11. Auflage an erheblich vermehrt. Trotzdem sollte unterrichtsbegleitend zusätzliches Anschauungsmaterial in Form von Übersichten, Phantomen etc. eingesetzt werden. Bei der Erörterung der bildgebenden Verfahren war neben der Computertomographie auch u.a. die Besprechung der Kernspintomographie nötig. Weitere Kapitel befaßten sich mit ethischen Problemen in der Kinderheilkunde und Pädagogik sowie Soziologie, die den Beruf der Kinderkrankenschwester/des Kinderkrankenpflegers bzw. die Belange der Kinderheilkunde beleuchten (z.B. was den Umgang mit den Eltern des Patienten betrifft). Ausführlich wurde die Sozialpädiatrie abgehandelt. Hier wurde der Zielsetzung des Krankenpflegegesetzes von 1985 Rechnung getragen, wonach die Ausbildung auf die verantwortliche Mitwirkung der Schwester/des Pflegers nicht nur bei der Heilung, sondern auch bei der Früherkennung und Verhütung von Krankheiten ausgerichtet sein soll. Ebenso müssen nach der Forderung der WHO (Weltgesundheitsorganisation) in den Ausbildungsprogrammen für die Pflege die Gesundheitserziehung und Gesundheitsvorsorge ihrer Bedeutung entsprechend berücksichtigt werden. Auf das schon in früheren Auflagen bewährte Kapitel über Krankenhausbetriebslehre wird besonders hingewiesen, da es zu kostenbewußtem Denken anregen soll. Der Abschnitt, der sich mit der Gesetzes-, Staatsbürger- und Berufskunde auseinandersetzt, wurde neu verfaßt und trägt mit Recht den Zusatz „Einführung". Ausführlichere Darstellungen werden in der „weiterführenden Literatur" genannt, die auch sonst am Ende eines Kapitels steht. Die AIDS-Problematik verlangte eine ausführliche Erörterung, und deshalb war es nur folgerichtig, zum besseren Verständnis auch kompliziertere immunologische Phänomene zu erklären.

Es werden heutzutage von der Kinderkrankenschwester/dem Kinderkrankenpfleger mehr theoretische Kenntnisse verlangt als früher; so haben Schwester und Pfleger neben ihren Aufgaben am Krankenbett mehr und mehr ihren Platz an der Seite des Arztes. Aufgrund einer hervorragenden Ausbildung hat die Kinderkrankenschwester/der Kinderkrankenpfleger eine hohe Qualifikation und ist u.a. ein wichtiges Glied in dem therapeutischen Team von Mitarbeitern, die für die Betreuung der kranken Kinder zuständig sind. Der weitgehend wissenschaftsorientierte Unterricht und die zunehmende Technisierung im Berufsalltag mit ständig komplizierter werdenden diagnostischen und therapeutischen Maßnahmen (Apparatemedizin) dürfen nicht zu einer Vernachlässigung der pflegerischen Tätigkeiten und der psychischen Belange des kranken Kindes führen, im Gegenteil, die umfassende sach- und fachkundige Schulung kann

---

* Dieses Buch ist natürlich auch für Kinderkrankenpfleger bestimmt, worauf jedoch der Einfachheit halber im Buchtitel nich hingewiesen wird.

und muß sich auch auf die praktische Arbeit am Krankenbett günstig auswirken, zumal wir es mit gut beobachtenden und dem Kind zugewandten Schwestern und Pflegern zu tun haben, die gelernt haben, den ganzen Menschen zu sehen.

Gerade weil in diesem Lehrbuch aus organisatorischen Gründen die Pflege weitgehend ausgeklammert werden mußte, kann die überragende Bedeutung der Kinderkrankenpflege gar nicht genug betont werden, die Schwester bzw. Pfleger eigenverantwortlich planen und durchführen. Wir Ärzte sehen deshalb mit großer Sorge, wie infolge des Personalmangels die Schwestern und Pfleger immer weniger Zeit für die persönliche Zuwendung zum kranken Kind finden und viele Pflegemaßnahmen unter Zeitdruck erfolgen. Änderungen zum Wohle des Kindes wie zum Abbau der übermäßigen beruflichen Belastung der Schwestern und Pfleger zeichnen sich ab.

Die Aufgabe des Schwesternunterrichts ist es auch aufzuzeigen, welche Teile des Buches nur dem besseren Gesamtverständnis dienen und was als Prüfungswissen gelernt werden muß. Das Lehrbuch enthält nämlich nicht nur Examenswissen, ist also nicht nur zur Ausbildung der Kinderkrankenpflegeschülerinnen und -schüler bestimmt, sondern soll auch den bereits im Beruf stehenden Kinderkrankenschwestern und Kinderkrankenpflegern zur Fortbildung dienen und darüber hinaus besonders interessante Zusammenhänge im biologischen Geschehen genauer aufzeigen. Insofern eignet sich das Buch zum *Lernen*, zum *Nachschlagen* und auch als *Lektüre*.

Die Hervorhebung besonders wichtiger Leitsätze erfolgt durch einen Raster im Schriftbild. Andere wesentliche Tatbestände werden durch einen seitlich angebrachten roten Strich markiert. Ein durch rote Schrift gekennzeichnetes Stichwort am Anfang eines Absatzes soll als Orientierungshilfe dienen. Die in Kleindruck gesetzten Abschnitte des Teils „Anatomie und Physiologie" verweisen vorwiegend auf pathologische Besonderheiten und können im Rahmen des Blockunterrichts eine Brücke zur Krankheitslehre schlagen. Sonst ist überall dort Kleindruck verwendet worden, wo es sich nicht um die Vermittlung von *Examenswissen* handelt, ja das Dargelegte nicht einmal zum eigentlichen *Unterrichtsstoff* gehört. Diese nur zur *Information* dienenden Absätze sind ausnahmsweise dann nicht kleingedruckt, wenn in ihnen komplizierte Zusammenhänge erörtert und dem Verständnis nähergebracht werden sollen; hervorgehoben sind diese nur für „Fortgeschrittene" gedachten Erläuterungen durch je ein rotes Dreieck am Anfang und am Ende des betreffenden Absatzes (▶◀).

Den Mitarbeitern des Enke Verlags, an der Spitze und im besonderen Frau Dr. Marlis Kuhlmann und Herrn Dimitris Kosmidis, gilt unser Dank für die geleistete Arbeit und das stets gezeigte Entgegenkommen.

Kassel/Köln, im Sommer 1997

Dieter Lüders
Eckhard Schönau

Vorwort zur 7. Auflage

Das vorliegende Lehrbuch für Kinderkrankenschwestern soll die Tradition des bisher von Professor JOPPICH herausgegebenen bewährten Lehrbuchs mit dem gleichen Titel fortsetzen, allerdings mußte der Inhalt des Buches erheblich erweitert werden. Es wurde der umfangreiche Stoff auf zwei Bände verteilt, der 1. Band trägt den Untertitel „Das gesunde Kind und theoretischer Teil", der 2. Band befaßt sich mit dem „Kranken Kind, seiner Pflege und Behandlung". Diese Änderung war notwendig, weil mit dem Fortschritt der Medizin die Anforderungen an die Kinderkrankenschwester stetig gewachsen sind. Aus dem gleichen Grunde wurde mit Einführung des neuen Krankenpflegegesetzes die Stundenzahl des theoretischen Unterrichts in den Kinderkrankenpflegeschulen von „mindestens 400" auf „mindestens 1200" erhöht*.

Einzelne wichtige Abschnitte wurden im ersten Band besonders ausführlich dargestellt, u. a. die Lehre von den Funktionen des menschlichen Körpers, die Kinderpsychologie und die Pädagogik. Neu aufgenommen in das Buch wurden einführende Kapitel über Physik und Chemie, die dazu dienen sollen, die diagnostischen und therapeutischen Maßnahmen dem Verständnis näherzubringen. Wegen der immer mehr zunehmenden Spezialisierung innerhalb der Kinderheilkunde mußte eine Reihe neuer diagnostischer Untersuchungen besprochen werden, so z. B. auf dem Gebiet der Kardiologie und der Neurologie. Ferner erschienen erstmals in dem Buch die Kapitel „Das Berufsbild der Kinderkrankenschwester" und „Vorbeugende Maßnahmen" sowie Normalwerttabellen.

Für die Kinderkrankenschwester ist das theoretische Wissen zwar sehr wichtig, von noch größerer Bedeutung aber ist für sie die praktische Tätigkeit am Krankenbett. Das vorliegende Lehrbuch soll mit dazu beitragen, der Kinderkrankenschwester die für die praktische Ausübung ihres schönen Berufes notwendigen theoretischen Kenntnisse zu vermitteln. Wegen ihrer großen Bedeutung mußten auch die die Pflege betreffenden Kapitel umfassender gestaltet werden. So war es unvermeidlich, das Lehrbuch für Kinderkrankenschwestern in zwei Bänden herauszugeben.

Ebenso wichtig wie Wissen und Erfahrung sind Hingabe und Freude, dem kranken Menschen zu helfen, sowie das Einfühlungsvermögen in die Seele des Kindes. Die Kinderkrankenschwester muß gerade dem kleinen Kind, das in der Klinik von seinen Eltern getrennt ist, das Gefühl der Geborgenheit geben. Der gute Kontakt zwischen der Schwester und ihrem Pflegekind macht es ihr möglich, Besonderheiten aufzudecken, die sonst unerkannt blieben. Während des Fütterns oder beim Spiel hat die Schwester Gelegenheit, die Patienten über längere Zeit zu beobachten. Dabei können sich wichtige Hinweise für die Diagnose ergeben. Nicht nur bei der Betreuung des Kindes, sondern auch bei der Erkennung von Krankheiten ist die Schwester Helferin und Mitarbeiterin des Arztes. Das Wissen um die normale Entwicklung des Kindes erleichtert das Erkennen pathologischer Zustände. Deshalb wird nicht nur von Krankheiten die Rede sein, sondern auch das Verhalten des gesunden Kindes ist ausführlich besprochen worden.

Mein besonderer Dank gilt Herrn Professor JOPPICH für seine große Hilfe und seine Ratschläge bei der Erstellung dieses Buches. Ebenso danke ich Fräulein MÜNSTERMANN für die Anfertigung der hinzugekommenen Zeichnungen und dem Verlag für sein verständnisvolles Eingehen auf die zahlreichen Wünsche.

Göttingen, im Frühjahr 1968 DIETER LÜDERS

---

* Das Krankenpflegegesetz von 1985 schreibt eine Stundenzahl des theoretischen und praktischen Unterrichts von mindestens 1600 Stunden vor und für die Ausbildung in der Praxis von mindestens 3000 Stunden.

Mitarbeiter des Bandes II

BRANDIS, MATTHIAS, Professor Dr. med., Ärztlicher Direktor der Abteilung Allgemeine Kinderheilkunde mit Poliklinik, Universitätskinderklinik, Mathildenstraße 1, D-79106 Freiburg

CALIEBE, WOLFGANG, Dr. med., Akademischer Direktor, Klinikum der Universität Kiel, Institut für Medizinische Statistik und Information, Brunswiker Straße 10, D-24105 Kiel

DIETERICH, EKKEHART, Priv.-Doz. Dr. med., Kreiskrankenhaus Heide, Kinderklinik, Esmarchstraße 50, D-25746 Heide

DIETZ, HANS GEORG, Professor Dr. med., Kinderchirurgische Klinik im Dr. von Haunerschen Kinderspital der Universität München, Lindwurmstraße 4, D-80337 München

DOMINICK, HEIN CHRISTOPH, Professor Dr. med., Kinderklinik St. Anna-Stift, Karolina-Burger-Straße 51, D-67065 Ludwigshafen

EGGERS, CHRISTIAN, Professor Dr. med., Kinder- und Jugendpsychiatrie der Rheinischen Landes- und Hochschulklinik Essen, Hufelandstraße 55, D-45147 Essen

FUCHS, GÜNTER, Professor Dr. med., Lubinusweg 6, D-26655 Westerstede

GLADTKE, ERICH, Professor Dr. med., Ackerwinde 12, D-50858 Köln

GUTJAHR, PETER, Professor Dr. med., Universitätskinderklinik Mainz, Langenbeckstraße 1, D-55101 Mainz

VON DER HARDT, HORST, Professor Dr. med., Medizinische Hochschule Hannover, Abteilung Kinderheilkunde I, Carl-Neuberg-Straße 1, D-30625 Hannover

HOFBECK, MICHAEL, Priv.-Doz. Dr. med., Universitäts-Kinderklinik Erlangen, Loschgestraße 15, D-91054 Erlangen

LENTSCH, PETER, Dr. med., Facharzt für Frauenheilkunde, Sparkassenstraße 8, I-39100 Bozen

LESKE, HELFRIED, Dr. med., Chefarzt der Anästhesie- und Intensivabteilung, DRK-Kinderklinik, Wellersbergstraße 60, D-57072 Siegen

LÜDERS, DIETER, Professor Dr. med., Am Bäckerberg 10, D-38723 Seesen-Ildehausen

MAU, GÜNTER, Professor Dr. med., Chefarzt der Kinderklinik Braunschweig, Holwedestraße 16, D-38118 Braunschweig

MÖLLERING, MARGARETE, Dr. med., Kinder- und Jugendpsychiatrie der Rheinischen Landes- und Hochschulklinik Essen, Hufelandstraße 55, D-45147 Essen

PARSCH, KLAUS-DIETER, Professor Dr. med., Ärztlicher Direktor der Orthopädischen Klinik des Olgahospitals, Bismarckstraße 8, D-70176 Stuttgart

RAUTENBURG, HANS-WERNER, Professor Dr. med., Am Weidacker 2, D-35435 Wettenberg

RÜSSMANN, WALTER, Professor Dr. med., Direktor der Abteilung für Schielbehandlung und Neuroophthalmologie, Universitäts-Augenklinik Köln, Joseph-Stelzmann-Straße 9, D-50924 Köln

SCHÖNAU, ECKHARD, Priv.-Doz. Dr. med., Universitäts-Kinderklinik Köln, Joseph-Stelzmann-Straße 9, D-50924 Köln

SCHWEITZER, SUSANNE, Dr. med., Kinderklinik und Kinderpoliklinik der Medizinischen Hochschule Hannover, Carl-Neuberg-Straße 1, D-30625 Hannover

SIPPELL, WOLFGANG G., Professor Dr. med., Universitäts-Kinderklinik Kiel, Schwanenweg 20, D-24105 Kiel

STOPFKUCHEN, HERWIG, Professor Dr. med., Universitäts-Kinderklinik Mainz, Langenbeckstraße 1, D-55131 Mainz

TERRUHN, VOLKER, Professor Dr. med., Leitender Arzt der Frauenklinik I im Klinikum der Stadt Nürnberg, Flurstraße 7/9, D-90419 Nürnberg

Inhaltsverzeichnis

6. Teil Krankheiten der Atmungsorgane (Horst von der Hardt) 103

7. Teil Krankheiten des Herzens und der Gefäße (Michael Hofbeck, Hans-Werner Rautenburg) 128

8. Teil Erkrankungen des Blutes (Dieter Lüders) 158

9. Teil Leukämien und bösartige Tumoren (Peter Gutjahr) 179

10. Teil Krankheiten der Verdauungsorgane

11. Teil Krankheiten der Drüsen mit innerer Sekretion

20. Teil Kinder- und Jugendpsychiatrie

21. Teil Schwangerschaft und Geburtshilfe, Gynäkologie, Gynäkologie des Kindes- und Jugendalters

24. Teil Intensivmedizin (Herwig Stopfkuchen) 567

25. Teil Kinderchirurgie (Hans Georg Dietz) 592

26. Teil Kinderorthopädie (Klaus-Dieter Parsch) 620

1. Teil Allgemeine Krankheitslehre

Dieter Lüders

1 Einleitung

Während ein großer Teil des 1. Bandes vom gesunden Kind handelt, wird jetzt vom kranken Kind die Rede sein. Im Unterschied zur *Kinderpflegerin,* die sich nur dem *gesunden Kinde* widmet, müssen die *Kinderkrankenschwester* und der *Kinderkrankenpfleger* auch das kranke Kind betreuen. Von ihnen werden deshalb umfassendere Kenntnisse verlangt. Sie müssen auch über die *Krankheiten des Kindes* Bescheid wissen. Dies ist um so wichtiger, als sie noch mehr als in der Krankenpflege Erwachsener Helfer und Mitarbeiter des Arztes sind. Die Kinderkrankenschwestern/Kinderkrankenpfleger pflegen nicht nur die Kranken, sondern sie müssen sie auch sehr genau beobachten. Dadurch, daß sie mit dem Kind den ganzen Tag zusammen sind, während der Arzt das Kind nur für kurze Zeit sieht, können sie dem Arzt wertvolle Informationen geben, die für das weitere Schicksal des Kranken von großer Bedeutung sein können. Diese schöne Aufgabe ist aber auch mit einer noch weiterreichenden Verantwortung verbunden als in der sog. großen Krankenpflege.

Die Notwendigkeit für eine gute Zusammenarbeit zwischen Kinderkrankenschwester/Kinderkrankenpfleger und Arzt ergibt sich u. a. aus der Tatsache, daß Säuglinge und viele kleine Kinder nicht angeben können, „wo es ihnen weh tut", und wir deshalb sehr auf Beobachtungen von seiten der Kinderkrankenschwestern/Kinderkrankenpfleger und des Arztes sowie auf Untersuchungsergebnisse angewiesen sind. Die von den Eltern mitgeteilten Beobachtungen und die Aussagen größerer Kinder sind mitunter nicht verwertbar und müssen kritisch betrachtet werden.

In der Erwachsenenmedizin bestehen diese Probleme in weit geringerem Maße. Der Kinderarzt sieht sich dagegen ähnlichen Schwierigkeiten gegenüber wie der Tierarzt. Sie sind nur zu meistern durch Einfühlungsvermögen und Hingabe zum kranken Kind, wobei eine gute Beobachtungsgabe nicht fehlen darf. Diese Eigenschaften werden vom Kinderarzt und von den Kinderkrankenschwestern/Kinderkrankenpflegern erwartet.

2 Gesundheit und Krankheit

Gesundheit. Bevor wir uns der eigentlichen Krankheitslehre zuwenden, sei die Gesundheit definiert. Die WHO (Weltgesundheitsorganisation) schließt dabei die Lebensqualität mit ein und verstand früher – etwas paradiesisch – unter

> *Gesundheit* den Zustand völligen körperlichen, geistigen, seelischen und sozialen Wohlbefindens und nicht einfach das Freisein von Krankheit und Gebrechen.

Dieser Zustand kann annäherungsweise nur dadurch aufrechterhalten werden, daß der Organismus die Fähigkeit hat, sich der belebten und unbelebten Umwelt in seelischer und körperlicher Hinsicht ständig anzupassen. Versagt diese Anpassung, so kommt es zur Krankheit.

Streß. Die der Krankheit vorausgehenden

> Belastungen – einerseits durch die das normale Maß übersteigenden äußeren und inneren Reize, andererseits durch die auf die Weise ausgelösten Anpassungs- und Schutzmechanismen – werden als *Streß (Stress)* bezeichnet,

ein von Selye in die Krankheitslehre eingebrachter Begriff. Entsprechende äußere Reize sind z. B. Lärm und Bewegungseinschränkung. Eine größere Rolle spielen in diesem Zusammenhang innere Reize, vor allem im sozialen Bereich, wie Verantwortung, Angst vor Prüfungen, Angst zu versagen, Verlust eines nahen Verwandten, Trennungen, Ungewißheit über die Zukunft. Alle diese Streß-auslösenden Reize *(Stressoren)* führen zu ganz bestimmten Reaktionen, die eigentlich der Anpassung und dem Schutz des Organismus dienen sollen. Es handelt sich um ein Wechselspiel zwischen nervösen (höhere Zentren, Zwischenhirn, vegetatives Nervensystem) und humoralen Faktoren (Hypophysenhormone, Adrenalin, Cortisol). Auch das Immunsystem greift hier ein. Wir sprechen geradezu von *Neuroimmunoendokrinologie* (s. S. 305). Es kommt zum Blutdruckanstieg, Blutzucker wird bereitgestellt usw.: der Mensch „steht in den Startlöchern“. Die psychischen Reaktionen dieses Alarmstadiums sind Schreck, Angst oder Panik. Bei längerem Bestehenbleiben des Stresses stellen sich Gereiztheit, Kontaktverlust und Schlaflosigkeit ein. Oft wird zum Konsum von Nikotin, Alkohol und Medikamenten gegriffen – eine ungeeignete Selbsttherapie. Auf längere Sicht können psychosomatische Krankheiten (sog. Psychosomatosen, s. S. 460) entstehen, also psychisch ausgelöste körperliche Erkrankungen, wie z. B. die Anorexia nervosa.

Es kommt zwar vor, daß unter bestimmten Bedingungen eine leichte Überforderung eine kreative Wirkung auslöst und leistungsfördernd wirkt – wir sprechen dann von *Eustreß* –,

meist aber wird der Streß unlustbetont empfunden. Im Einzelfall gelingt die Streßbewältigung, die individuelle Belastbarkeitsgrenze wird nicht überschritten. Versagt die emotionale Verarbeitung, so tritt an die Stelle der Anpassungsreaktion eine Fehlanpassungsreaktion: Der Organismus gerät in Bedrängnis, sein inneres Gleichgewicht ist gestört. Man könnte hier von *Distreß (Distress*[1]) sprechen.

Krankheit, Konstitution und Disposition. *Krankheit* ist also das Gegenteil von Gesundheit und stellt eine Störung des Gleichgewichts zwischen Organismus und Umwelt dar, wobei die Fähigkeit zur Anpassung vermindert ist. Unter *Konstitution* verstehen wir die Körperverfassung eines Menschen. Wir können die Konstitution vor allem an der Fähigkeit des Organismus erkennen, auf Störungen und Reize der Umwelt entsprechend zu reagieren, d. h. Widerstandskraft und Belastbarkeit zu zeigen. Es ist bekannt, daß diese Reaktionsweise bei den einzelnen Menschen recht unterschiedlich sein kann. Bei Störungen besteht eine Anfälligkeit des Menschen einer Krankheit gegenüber, d. h. eine Krankheitsbereitschaft; sie wird *Disposition (Konstitutionsfehler)* genannt. Die Disposition ist erblich und von Umweltbedingungen abhängig.

So sind bestimmte äußere Faktoren die Voraussetzung für den Ausbruch der Krankheit, d. h. erst nach dem Hinzukommen dieser äußeren Einwirkungen wird die Krankheitsbereitschaft zur Krankheit *(Manifestation)*: Für die Manifestation der Allergie ist bei Menschen, die die allergische Reaktionsbereitschaft geerbt haben, die Zufuhr von Allergenen notwendig; bei Neigung zu vermehrtem Fettansatz führt die Zufuhr entsprechender Kalorienmengen zur Fettsucht; selbst der jugendliche Diabetes mellitus ist multifaktoriell, die genetische Komponente – sie ist verantwortlich für das Auftreten von Autoantikörpern gegen die insulinproduzierenden Zellen der Bauchspeicheldrüse – genügt allein nicht, erst das Hinzutreten weiterer Faktoren (z. B. Mumps) setzt den Prozeß der Zellzerstörung in Gang; über die Manifestation der Epilepsie s. S. 439. Früher wurde die unterschiedliche Reaktionsbereitschaft auf bestimmte äußere Einflüsse als *Diathese* bezeichnet. Dieser Begriff ist entbehrlich, seitdem die Ursachen der individuellen Unterschiede bekannt sind (die hämorrhagische Diathese, also die Blutungsneigung ist genau erforscht, ebenso die allergische Diathese, ferner das Antikörpermangelsyndrom als Ursache einer bestimmten Form von Infektanfälligkeit usw.).

3 Diagnose und Therapie

Diagnose. Voraussetzung für die richtige Wahl der therapeutischen, pflegerischen und prophylaktischen Maßnahmen ist die Erkennung der Krankheit, die *Diagnose,* die mitunter auf Anhieb gestellt werden kann (sog. *Anhiebsdiagnose),* häufiger aber ist zunächst nur eine *Verdachtsdiagnose* möglich („vorläufige Diagnose“), und es sind genauere Nachforschungen erforderlich, bevor die Art der Erkrankung feststeht und damit die Diagnose gesichert ist.[2] Eine Reihe von Möglichkei-

[1] Der Ausdruck Distress wird besonders in der Neonatologie verwendet: respiratory distress syndrome = Atemnotsyndrom.

[2] Aufgrund einer Empfehlung der WHO werden die Erkrankungen in einem systematischen Verzeichnis zusammengefaßt; wir nennen es ICD (International Classification of Diseases). Es wird für vielerlei statistische Fragestellungen herangezogen.

ten steht uns hier zur Verfügung. Sehr aufschlußreich kann die *Vorgeschichte des Patienten* in bezug auf die betreffende Krankheit sein, die sog. **Eigenanamnese.** Ältere Kinder können über die Entwicklung ihrer Beschwerden selbst berichten, in jedem Falle hören wir uns an, was Mutter oder Vater oder beide über die Erkrankung des Kindes zu sagen haben. Wertvoll ist außerdem die *Familienvorgeschichte* (**Familienanamnese**), weil aus diesen Informationen wichtige Rückschlüsse gezogen werden können. Das trifft nicht nur für erbliche Erkrankungen zu, sondern auch für solche Erkrankungen, für die eine familiäre Anfälligkeit besteht. Eigen- und Familienanamnese werden vom Arzt erhoben und in die Krankengeschichte eingetragen.

Durch die Anamnese erfahren wir Näheres über die *Klagen des Patienten,* also darüber, was ihn bedrückt, wo er Schmerzen hat usw. Es handelt sich hier um subjektive (d. h. vom Patienten empfundene) Krankheitszeichen, um **subjektive Symptome.** Eine Krankheit äußert sich aber außerdem durch **objektive Symptome,** d. h. durch Krankheitszeichen, die *wir* – der Arzt, die Schwester, der Pfleger – bei dem Patienten feststellen. Nicht alle objektiven Symptome sind genau zu definieren oder sogar meßbar. So gehört z. B. auch die Beobachtung hierher, daß der Patient einen kranken Eindruck macht: aufgrund von Veränderungen der Hautfarbe, der Haltung, des Ausdrucks der Augen sieht man es dem Kinde an, daß es krank ist. Solche mehr gefühlsmäßigen Wahrnehmungen können von großem Wert sein (z. B. beim Verdacht auf eine Allgemeininfektion des Neugeborenen oder für die Früherkennung eines Rückfalls) und sollen dem Arzt unverzüglich gemeldet werden. Die Kinderkrankenschwestern/-pfleger sollen stets mit wachen Sinnen am Krankenbett arbeiten.

Auge, Ohr, Hand, ja selbst der Geruchsinn sind für die Krankheitserkennung von Bedeutung.

Über so wichtige Dinge wie die Art der Nahrungsaufnahme wird der Arzt durch die Schwester oder den Pfleger informiert (z. B. über Appetitlosigkeit seit Einnahme eines bestimmten Medikamentes oder über die wiedererwachende Eßlust, die ähnlich wie ein erstes Lächeln nach schwerer Krankheit eine beginnende Genesung andeutet). Weitere objektive Krankheitszeichen (pathologische Herzgeräusche, Vergrößerung der Leber usw.) können durch die genaue *Untersuchung des Patienten* festgestellt werden. Diese der Diagnostik dienenden Maßnahmen sind Angelegenheit des Arztes. Die Aufgabe der Schwestern oder der Pfleger in der Kinderpraxis, der Poliklinik oder der Klinik ist es, bei der Untersuchung zur Seite zu stehen: Sie kleiden die Patienten aus und an, versuchen ihnen beim Auskleiden die Scheu zu nehmen, helfen sie zu beruhigen und abzulenken und halten sie für die betreffenden Untersuchungen. Ergänzt wird die Untersuchung durch *weitere diagnostische Maßnahmen,* wie Röntgen-, EKG- und Laboruntersuchungen (Blutbild, Urinuntersuchung, Stuhlkultur usw.).

Bei Labortests werden Sensitivität und Spezifität unterschieden (s. auch S. 400). Bei hoher *Sensitivität* eines Tests werden praktisch alle wirklich Kranken (alle an der fraglichen Krankheit Leidenden) erfaßt; in vereinzelten Fällen finden sich unter den Positiven allerdings Personen, die die entsprechende Erkrankung gar nicht haben *(„Falschpositive“).* Eine hohe *Spezifität* des Tests liegt vor, wenn bei positivem Testergebnis in fast jedem Falle die zur Diskussion stehende Erkrankung besteht; es gibt aber immerhin auch einige wenige wirklich Erkrankte, die der Erkennung entgehen *(„Falschnegative“).* Sensitivität und Spezifität stehen meist im umgekehrten Verhältnis zueinander. D.h., je sensibler der Test ist, desto vollständiger ist die Erfassung (allerdings um den Preis, daß sich unter den Positiven nicht Erkrankte, also Falschpositive befinden), und je spezifischer der Test ist, desto größer ist die Wahrscheinlichkeit, daß die Positiven die Erkrankung haben (wenn auch dafür in Kauf genommen werden muß, daß einige Patienten wegen falschnegativer Testergebnisse der Erkennung entgehen).

Subjektive und objektive Krankheitszeichen (die **Symptomatik**) machen das *klinische Krankheitsbild* aus. Beim Vorhandensein eines ganzen *Komplexes zusammengehöriger Symptome* wird nicht von „Krankheit“, sondern von **„Syndrom“** gesprochen. Es trägt oft den Namen des/der Erstbeschreiber (sog. Eponym), z. B. DOWN-Syndrom. Vielfach dient zur Krankheitsbezeichnung eine Abkürzung mit den Anfangsbuchstaben mehrerer Wörter, z. B. AIDS (sog. Akronym).

Das *pathologisch-anatomische Bild* (der Befund des Pathologen) ist für das Verständnis der Krankheit und für die Feststellung der Ursache wichtig, wird uns jedoch in den folgenden Kapiteln nur am Rande interessieren. Unter Berücksichtigung der Anamnese und der Untersuchungsergebnisse (körperliche Untersuchung, Laborwerte usw.) – teils auch erst nach Kenntnis des pathologisch-anatomischen Befundes (z. B. histologische Untersuchung nach Probeexzision aus einer Geschwulst) – kommen wir zur exakten Diagnose. Sie wird *vom Arzt* gestellt, die Schwester kann zur schnellen Diagnosefindung durch Weiterleitung der von ihr beobachteten Symptome beitragen. Ist die Diagnose bekannt, so kennen wir meist auch die **Ursache (Ätiologie)** dieser Erkrankung (z. B. Insulinmangel als Ursache der Zuckerkrankheit, Pneumokokken als Ursache bestimmter Lungenentzündungen, Toxoplasmen als Ursache einiger Fälle von Hydrozephalus). Von der Krankheitsursache ist die **Krankheitsentstehung** zu unterscheiden **(Pathogenese).** In dem zuletzt genannten Beispiel sind die Toxoplasmen (S. 40) *Ursache* des Wasserkopfs, *pathogenetisch* handelt es sich um eine (durch Toxoplasmen bedingte) entzündliche Wucherung im Bereich des Aquädukts, was zu einer Verlegung des Liquorabflusses und damit zum Hydrozephalus führt.

Dieser *bei der Geburt vorhandene,* durch Toxoplasmen bedingte Hydrozephalus wird **„konnatal"** genannt *(angeboren,* und zwar *durch äußere Faktoren* während der Schwangerschaft verursacht). Ist aber der Aquädukt aufgrund einer *genetisch bedingten* (erblichen, hereditären) Störung zu eng angelegt, so hat das Kind ebenfalls *bei der Geburt* einen Hydrozephalus, nur nennen wir diese *angeborene* Mißbildung **„kongenital"** (bei der Zeugung vorhanden), weil ihr eine kranke Erbanlage (Veränderungen an den „Genen") zugrunde liegt. Mit anderen Worten, nicht alle bei der Geburt vorhandenen, d. h. angeborenen Störungen sind erblich (kongenital; hereditär), manche sind erst im Laufe der Schwangerschaft (teils sogar erst unter der Geburt) entstanden (konnatal) – die angeborene Lues ist also eine konnatale (und nicht eine kongenitale) Erkrankung. Andererseits müssen nicht alle Erbkrankheiten (hereditäre Leiden) schon bei der Geburt erkennbar sein; einige von ihnen treten erst nach mehr oder weniger langer Zeit, teils sogar erst in hohem Alter in Erscheinung.

Therapie und Pflege. Die Kenntnis von Krankheitsursache und -entstehung ist für das *therapeutische Vorgehen* und damit für das Schicksal des Patienten entscheidend (Insulingabe bei Zuckerkrankheit, antibiotische Behandlung der Infektionskrankheiten, Shuntoperationen beim Wasserkopf usw.).

Das Ziel unserer Bemühungen ist die Beseitigung der Krankheit, d. h. die *Heilung* des Patienten oder – wo dies nicht möglich ist – doch zumindest die *Besserung* seines Zustandes *(„kurative" Medizin).* Dies erreichen wir durch die *Behandlung (Therapie)* und *Pflege* des Kranken, was entweder *stationär* oder – wenn irgend möglich – *ambulant* oder auch *teilstationär* (stationäre Unterbringung nur am Tage) erfolgt. Die ambulante Betreuung ist dort, wo sie angezeigt ist, nicht nur kostengünstiger, sondern kommt auch den Kindern entgegen.

Der *infektiöse Hospitalismus (nosokomiale Infektionen,* S. 340) und der *psychische Hospitalismus (Deprivationssyndrom)* sind nicht zu vernachlässigen. Andererseits wäre es sehr verhängnisvoll, wenn aus Angst vor Schäden, die sich zum Glück in Grenzen halten, eine notwendige Krankenhausaufnahme unterbliebe.

Teils handelt es sich bei der Therapie um die Wiedereingliederung des Patienten nach mehr oder weniger weitgehender Wiederherstellung des Gesundheitszustandes *(„rehabilitative" Medizin).* Evtl. ergeben sich auch Wege der **Vorbeugung (Prophylaxe),** z. B. bei Personen, die mit Infektionskrankheiten Kontakt hatten (Kontaktpersonen). Wir sprechen hier von *Präventivmedizin.*

Neben der *Schulmedizin (Allopathie*[3]) gibt es eine von HAHNEMANN um 1800 aufgestellte völlig andere Heilmethode, die er *Homöopathie*[4] nannte (S. 26). Sie darf nicht mit der *Naturheilkunde* verwechselt werden, die von dem Grundsatz ausgeht, daß die der Gesunderhaltung dienenden Reize (Licht, Wasser, vernünftige Ernährungsweise usw.) bei Krankheiten Heilung bringen. Luftbäder, Schwitzpackungen, Umstellungen der Ernährung, seelische Führung u. a. stehen auf dem Therapieplan. Arzneimittel werden zwar ebensowenig abgelehnt wie eine notwendige Operation, doch werden sie recht sparsam verwendet. Gegen die Naturheilkunde ist nichts einzuwenden, doch ist jede Einseitigkeit von Übel (problematisch ist natürlich auch das andere Extrem, nämlich die schier unübersehbare Fülle der auf dem Markt angebotenen Medikamente). Was sich als richtig erwiesen und bewährt hat, wird von der Schulmedizin übernommen, auch wenn es ursprünglich von Außenseitern propagiert worden ist.

Ob behandelt werden muß, und wenn ja, wie massiv diese Behandlung sein darf bzw. soll, ist für jeden einzelnen Patienten genau zu prüfen. Es gilt Nutzen und Schaden einer solchen Therapie (aber auch des Nichtbehandelns) abzuwägen. Ist eine bestimmte Behandlungsart (z. B. eine Operation) oder auch eine diagnostische bzw. präventive Maßnahme (z. B. eine Impfung) geboten, d. h. indiziert, so muß sie durchgeführt werden (in bestimmten Fällen ist eine Einverständniserklärung der Eltern bzw. der Erziehungsberechtigten notwendig). Neben dieser **Indikation** gibt es auch eine **Kontraindikation:** das Medikament hat zu große Nebenwirkungen, der Eingriff ist zu gefährlich usw. Derartige Bedenken spielen in lebensbedrohlichen Situationen kaum eine Rolle. Wir sprechen hier von *vitaler (lebensnotwendiger) Indikation.*

---

[3] eine von HAHNEMANN eingeführte Bezeichnung für die herkömmliche, von der Homöopathie abweichende Heilkunde;
allos (griech.): anderer;
pathos (griech.): Leiden

[4] (h)omoios (griech.): gleich, ähnlich;
pathos (griech.): Leiden

4 Verlauf und Prognose

Aufgrund unserer Erfahrung wissen wir, wie wirkungsvoll die Behandlung dieser oder jener Krankheit sein wird, und welchen **Verlauf** sie zu nehmen pflegt. Wir können etwas darüber aussagen, ob neben der *Hauptkrankheit* mit *Komplikationen* zu rechnen ist und wie der Ausgang der Krankheit sein wird. Das Urteil über den Ausgang eines Leidens nennen wir *Voraussage* oder **Prognose.**

Der Beschreibung von Krankheitsentstehung, Verlauf, Abweichungen vom üblichen Krankheitsgeschehen dient die **Epidemiologie.** Sie untersucht auch die psychologischen und soziologischen Hintergründe der Krankheitsentstehung, die sozialen Auswirkungen bzw. generell die Folgen für die Bevölkerung. Statistische Erhebungen dienen der Frage der Verteilung und Ausbreitung bestimmter Erkrankungen. Es werden hier übrigens nicht nur übertagbare Erkrankungen erfaßt *(Seuchenkunde* im ursprünglichen Sinne des Wortes, vgl. *Epidemie,* S. 298), sondern auch nichtübertragbare.

Im folgenden soll noch auf einige spezielle Krankheitsbilder eingegangen werden.

5 Entzündungen und Geschwülste

Entzündungen. Unter einer Entzündung verstehen wir die Reaktion der Gefäße und des Bindegewebes auf äußere Schädlichkeiten. Meistens wird die Entzündung durch Bakterien (z. B. Staphylokokken und Streptokokken) oder andere Krankheitserreger ausgelöst. Gewebsschädigungen sind aber auch durch Kälte (Erfrierung), Hitze (Verbrennung, Verbrühung), Röntgen- und radioaktive Strahlen sowie Chemikalien (z. B. Ölpneumonie) möglich.

Die typischen **Zeichen der Entzündung** sind

- *Rötung,*
- *Hitze,*
- *Schwellung,*
- *Schmerz,*
- *Funktionsbeeinträchtigung.*

Die sichtbare Rötung und die mit dem aufgelegten Handrücken gut zu fühlende Hitze sind durch die vermehrte Durchblutung des entzündeten Gewebes erklärt. Im weiteren Verlauf tritt eine Schädigung der Gefäßwände durch den Entzündungsreiz auf. Die Folge ist ein Auswandern von weißen Blutkörperchen, ferner ein Austritt von Ödemflüssigkeit und Eiweiß ins entzündete Gewebe; diese **Exsudation** bewirkt die Schwellung. Je nach Art des Exsudats unterscheiden wir eine *seröse* (wasser- und eiweißreiche), *serös-eitrige* oder *eitrige* (reich an weißen Blutkörperchen, enthält fast immer auch Mikroorganismen – der *Eiter* oder *Pus* besteht also aus Leukozyten und fast immer auch Bakterien), *fibrinöse* (das Eiweiß ist geronnen) oder *hämorrhagische* (blutige) *Entzündung.* Das Exsudat ist eiweißreicher als das nichtentzündliche **Transsudat,** das sich bei Stauungen in Körperhöhlen, z. B. in der Pleurahöhle, ansammelt. Da die Entzündung mit einer Säuerung des Gewebes einhergeht, was zu einer Reizung der Nervenendigungen führt, ist das Auftreten von Schmerzen verständlich. Die Zellschädigung und schmerzhafte Schwellung des betreffenden Körperabschnitts sind die Ursachen für die Funktionsbeeinträchtigung.

Eine Entzündung kann nur dort Schmerzen verursachen, wo sensible Nerven vorhanden sind. So können bei einer Lungenentzündung große Teile dieses Organs befallen sein, ohne daß Schmerzen auftreten – sensible Nervenendigungen fehlen in der Lunge wie in vielen anderen Organen. Ein Übergreifen der Entzündung auf das nervenreiche Brustfell (Brustfellentzündung) ist dagegen schmerzhaft. Das Gehirn und der Knochen sind ebenfalls unempfindlich, nicht aber z. B. die Hirnhaut und die Knochenhaut.

Bei chronischen Entzündungen treten die oben genannten Symptome oft weniger deutlich in Erscheinung, und es kann außerdem zu Gewebswucherungen kommen.

Geschwülste. Bei diesen Gewebswucherungen bestehen Ähnlichkeiten mit *Geschwülsten (Tumoren),* die Gewebsneubildungen darstellen. Von einigen *bösartigen Tumoren* und von manchen *Leukämien* ist bekannt, daß sie – ähnlich wie viele Entzündungen – durch Viren hervorgerufen werden. Ionisierende Strahlen (Röntgenstrahlen, Radioaktivität), bestimmte Substanzen (Gifte, Medikamente), Immundefekte und Erbfaktoren erhöhen das Risiko einer bösartigen Erkrankung. Meist ist die Ursache unbekannt (über Geschwülste und Leukämie s. S. 179).

6 Altersbedingte Besonderheiten

Besonderheiten im Kindesalter. In den einzelnen Altersgruppen finden wir teilweise ganz charakteristische Erkrankungen. So zeigt die Neugeburtsperiode Krankheitsbilder, von denen eine große Zahl später nicht mehr beobachtet wird (z. B. das Nabelgranulom oder schwere, bald zum Tode führende Mißbildungen). Selbst die gleiche Krankheitsursache, z. B. ein bestimmtes Bakterium, kann je nach Alter des Kindes durchaus unterschiedliche Erkrankungen hervorrufen. Als Beispiel sei die Lungenentzündung genannt, die bei Säuglingen und jungen Kleinkindern in Form der Bronchopneumonie, bei älteren Kindern bevorzugt als kruppöse Pneumonie verläuft. Anatomische Unterschiede, Faktoren der Infektabwehr und vieles andere können als Grund für diese vom Alter des Patienten abhängigen Besonderheiten des Krankheitsbildes angeführt werden.

Auch die verschiedenen Formen der *Epilepsie* zeigen eine Altersabhängigkeit. Zu den Krämpfen sei noch folgendes vermerkt. Wenn die Eltern von **Krämpfen** sprechen, so meinen sie damit nicht immer ein zerebrales Anfallsleiden, sondern evtl. Bauchkoliken. Vom Laien werden *„Bauchkrämpfe"* und *„Gehirnkrämpfe"* unterschieden. Auch von *„Zahnkrämpfen"*, von denen wir wissen, daß sie gar nicht existieren, ist teils die Rede (es kommt beim Zahnen allenfalls zu einer vermehrten Unruhe und Trinkunlust; auch das *Zahnfieber* hat andere Ursachen, z. B. eine Bronchitis – „das Kind zahnt über die Brust"). Wir können uns also nicht mit diesen Schlagwörtern begnügen, sondern müssen uns von den Eltern genau beschreiben lassen, was ihnen bei ihrem Kind aufgefallen ist. Liegt tatsächlich ein Krampfleiden vor, so haben wir es oft mit einer ernsten Erkrankung zu tun.

Beim Erwachsenen besonders häufige Krankheiten. Manche Krankheiten sind beim Erwachsenen besonders häufig, werden gelegentlich aber auch im Kindesalter gesehen, so z. B. **Krampfadern** *(Varizen),* also erweiterte, gestaute, geschlängelte Venen. Erweiterte Speiseröhrenvenen *(Ösophagus-Varizen)* kommen durchaus schon im Kindesalter vor und zwar infolge Pfortaderhochdrucks (meist auf dem Boden einer Leberzirrhose, s. S. 222, 611). Auch *Hämorrhoiden,* d. h. krampfaderartige Erweiterungen am After, werden bei Erwachsenen und Kindern beobachtet. Aus all diesen Krampfadern kann es bluten. Innerhalb der Krampfadern können sich, wie generell in Venen – seltener in Arterien –, infolge der Strömungsverlangsamung Blutpfröpfe bilden **(Thrombose).** Auch Gefäßwandschäden prädisponieren zur Thrombose, ebenso Zustände, bei denen eine erhöhte Neigung zur Blutgerinnung besteht (Erhöhung der Viskosität des Blutes, Thrombozytenerhöhung usw.). Teils kommen mehrere Faktoren zusammen (Frauen in höherem Lebensalter, die Ovulationshemmer einnehmen und rauchen, haben ein erhöhtes Risiko, eine Thrombose zu bekommen). Gefürchtet ist auch die Thrombose der Hirnblutleiter *(Sinusthrombose,* s. S. 432). Gefährlich sind entzündliche Veränderungen der Venenwand *(Phlebitis* und *Thrombophlebitis).* Ein Thrombus kann sich losreißen, d. h. es besteht die Gefahr der **Embolie** (z. B. *Lungenembolie,* s. S. 152). Nicht immer wird bei der Embolie das Gefäß durch einen Thrombus verstopft *(Thromboembolie),* auch *Fettembolien, Luftembolien* u. a. kommen vor.

Bei der *koronaren Herzkrankheit* finden sich neben den Thromben in den Herzkranzarterien Wandveränderungen (sklerotische Umwandlungen), auch Koronargefäßspasmen können auftreten. Es kommt zum Bild der *Angina pectoris* oder sogar zum **Herzinfarkt (Myokardinfarkt),** also zum Untergang von Herzmuskelgewebe (Nekrose, Narbe). Die Sterblichkeit ist hoch, Risikofaktoren sind Hypercholesterinämie, Zigarettenrauchen und Bluthochdruck. Neben diesen typischen Ursachen für Herzinfarkte im Erwachsenenalter gibt es Erkrankungen, die beim Kind einen Herzinfarkt hervorrufen können, nämlich der *Fehlabgang der linken Herzkranzarterie* aus der Pulmonalarterie (Bland-White-Garland-Syndrom), das *Kawasaki-Syndrom* und die *Periarteriitis nodosa.* Auch bei *erblicher Hypercholesterinämie* leiden bereits Kinder an koronarer Herzkrankheit, und es kann schon in jungen Jahren zum Herzinfarkt kommen. Die eingangs erwähnte *Sklerose* bedeutet Verhärtung (z. B. Koronarsklerose, Arteriosklerose). Unter *Nekrose* verstehen wir einen örtlich umschriebenen Gewebstod, wobei die Nachbarbezirke weiterleben.

Die Begriffe „Atrophie" bis „Regeneration". Auch in anderen Körperbereichen kann es infolge Minderdurchblutung bei einengender Arteriosklerose zum Schwund *(Atrophie)* von Gewebsteilen kommen. Eine Atrophie sehen wir ferner physiologischerweise und als Alterungsprozeß, z. B. Rückbildung des Thymus, was schon im späteren Kindesalter beginnt: Altersatrophie – *Hypotrophie* bedeutet Unterernährung, Unterentwicklung. (Das Gegenteil, die *Hypertrophie,* kommt entweder als krankhafte *Vergrößerung* der Einzelzellen vor – z. B. Herzhypertrophie – oder physiologischerweise z. B. als trainingsbedingte Aktivitätshypertrophie eines Muskels; dagegen ist eine *Hyperplasie* eine Zell*vermehrung* als Ursache der Organvergrößerung, wie z. B. bei der Struma.) Im Zusammenhang mit der Altersatrophie ist auch die im Alter beobachtete Abnahme der Knochenmasse – besonders der Knochenspongiosa – zu nennen *(Osteopenie)*. Davon abzugrenzen ist die *Osteoporose*, bei der bei erhaltener Knochenstruktur ebenfalls das Knochengewebe vermindert ist. Ursachen sind Inaktivität (z. B. bei Lähmungen, Ruhigstellung), Mangelernährung, Östrogenmangel, langdauernde Cortisongabe, CUSHING-Syndrom u. a.

Ein weitergehender Begriff ist der der *Degeneration (Entartung)*, d. h. im Falle einer Schädigung wird das Gewebe durch minderwertige Substanz ersetzt (z. B. Entartung einer Nervenfaser nach Verletzung). Umgekehrt ist der Organismus aber auch oft nach Schädigungen zur *Regeneration* fähig *(Wiederherstellung)*, teils nach Einbau von *Narbengewebe* (s. S. 285).

Im Vorhergehenden wurden Erkrankungen erwähnt, die teilweise nur im Erwachsenenalter beobachtet werden, andere Krankheiten wiederum treten nur beim Kind auf, so ist der Ausspruch berechtigt:

„Kinder sind keine verkleinerten Erwachsenen“,

sie denken nicht weniger, sie denken anders (JEAN PIAGET), und sie haben ihre eigenen spezifischen Probleme (BÉLA SCHICK). Diese Erkenntnis hat schließlich dazu geführt, die Kinderheilkunde als besonderes Fach der Medizin anzuerkennen. Es ist deshalb nur konsequent, wenn auch für die Krankenschwester und den Krankenpfleger des Kindes eine spezielle Ausbildung vorgeschrieben ist.

Weiterführende Literatur

PSCHYREMBEL, W. (Hrsg.): Klinisches Wörterbuch. 257. Auflage, de Gruyter, Berlin, New York 1994

2. Teil Medikamentenlehre

Eckhard Schönau, Erich Gladtke

1 Vorbemerkungen

Der Umgang mit Arzneimitteln ist im Rahmen ihrer täglichen Routinearbeit eine der wesentlichen Hauptaufgaben der Kinderkrankenschwester. Bei der Verabreichung von Arzneimitteln handelt es sich um eine sehr verantwortungsvolle Tätigkeit. Aufgrund der Zunahme der Zahl der Medikamente kommt es nicht nur zu einer Verbesserung der therapeutischen Möglichkeiten, sondern auch zunehmend häufiger zu Verwechslungen und Fehlern bei der Verordnung und bei der Verabreichung entsprechender Präparate. In der Regel ist es die Schwester, die dem Patienten in der Klinik die Medizin verabreicht. Sie tut es auf ärztliche Anordnung, wobei nicht nur die gewissenhafte Befolgung, sondern auch die Wahrnehmung von verantwortungsbewußten Kontrollfunktionen notwendig ist. Aus diesem Grunde ist eine Darstellung der Grundprinzipien der Medikamentenlehre sowie eine Vorstellung der wichtigsten Medikamentengruppen einschließlich ihrer Nebenwirkungen notwendig.

1.1 Pharmakologie und klinische Pharmakologie

Die *Pharmakologie* (Wissenschaft vom Arzneimittel) im engeren Sinne untersucht und beschreibt Arzneimittel vor allem in bezug auf ihre Wirkung am biologischen Organismus, d.h. sowohl am Tier als auch am Menschen.

Die *klinische Pharmakologie* widmet sich dem Studium der Anwendung von Arzneimitteln beim kranken Menschen, wobei Wirkung, Nebenwirkungen, Wirkdauer, Dosierung u.a.m. Gegenstand dieser Disziplin sind. Die für die amtliche Zulassung gesetzlich vorgeschriebene Prüfung eines neuen Arzneimittels am Menschen ist schließlich eine der Aufgaben dieses Gebietes. Andere Aufgaben sind Kontrolle der Dosierung, Untersuchung gegenseitiger Beeinflussung verschiedener Medikamente, Veränderungen der Wirkung, der Wirkdauer und weiterer Parameter bei Krankheit und in verschiedenen Lebensaltern, besonders beim Neugeborenen und jungen Säugling.

2 Grundbegriffe der allgemeinen Medikamentenlehre

2.1 Arzneimittel und Gifte

Arzneimittel sind Stoffe, die in einem bestimmten biologischen System (Mensch, Tier, Organ, Zelle) bei Zufuhr in bestimmten Dosen, auf bestimmten Wegen und in bestimmten Zeitabständen zur Prophylaxe, Diagnose oder Therapie von Krankheiten geeignet sind. Ein Arzneimittel kann aus einem Stoff oder aus einer chemischen Verbindung oder aus mehreren Substanzen im Sinne eines Stoffgemisches bestehen. Wirkstoffe im Sinne der Pharmakologie sind alle chemischen Elemente und Verbindungen, die nach Aufnahme in den Organismus (oder auf seinen Oberflächen) Wirkungen entfalten, unabhängig vom Typ der Wirkung und von der Bedeutung für die Gesundheit. Arzneimittel sind überwiegend körperfremde Stoffe, zum kleineren Anteil auch körpereigene Substanzen.

Bei der Anwendung von Fremdstoffen ist zwischen nützlichen Arzneimitteln und schädlichen Giften zu unterscheiden. *Bei vielen Stoffen entscheidet allerdings allein die Höhe der aufgenommenen Dosis über Nützlichkeit oder Schädlichkeit.* Kleinere Dosen können zur günstigen

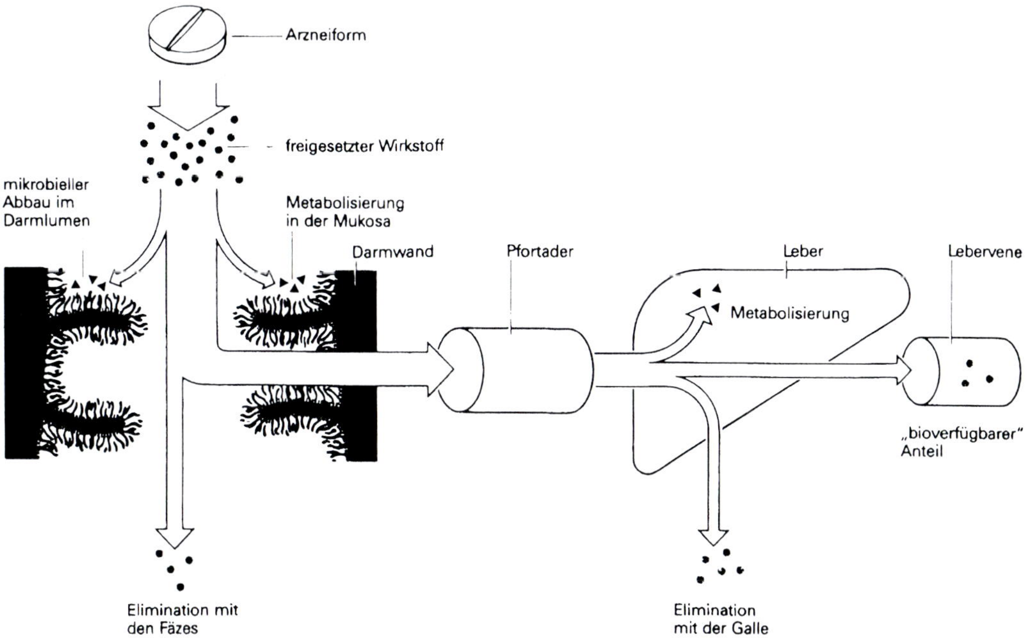

Abb. 2.1 Bei der Resorption aus dem Gastrointestinaltrakt muß ein Medikament zuerst die Schleimhaut passieren. Zuvor kann es aber bereits durch Enzyme abgebaut werden. Der aufgenommene Rest wird dann teilweise durch die Leber abgebaut oder über die Galle ausgeschieden. Der verbleibende Anteil ist systemisch wirksam und somit „bioverfügbar". (Aus: FORTH, W. u. a.: Pharmakologie und Toxikologie. BI Wissenschaftsverlag 1992.)

Beeinflussung von Krankheitszuständen führen, zu große zu Vergiftungen.

Arzneimittel können sowohl im Laufe einer Selbstbehandlung wie auch bei Anwendung durch den Arzt grundsätzlich auch schädliche Wirkungen entfalten, also zum Gift werden. Andererseits gibt es eine Vielzahl von Stoffen, die keine gesundheitsförderlichen Einflüsse haben und somit ausschließlich nachteilige Effekte aufweisen. Hierbei handelt es sich um Gifte im engeren Sinne.

2.2 Pharmakokinetik und -dynamik

Die Wechselwirkung zwischen Arzneimittel und Lebewesen hat zwei wesentliche Aspekte:

- Einflüsse des Organismus auf das Arzneimittel. Sie werden unter dem Begriff *Pharmakokinetik* zusammengefaßt.
- Einflüsse des Arzneimittels auf den Organismus. Sie werden unter dem Begriff *Pharmakodynamik* zusammengefaßt.

Abb. 2.1 und Abb. 2.2 beschreiben die Zusammenhänge zwischen der Pharmakokinetik und der Pharmakodynamik. Die Pharmakokinetik beschreibt den Prozeß der Resorption von Arzneimitteln (am Beispiel einer Tablette), die Verteilung im Organismus und die Elimination des Arzneimittels.

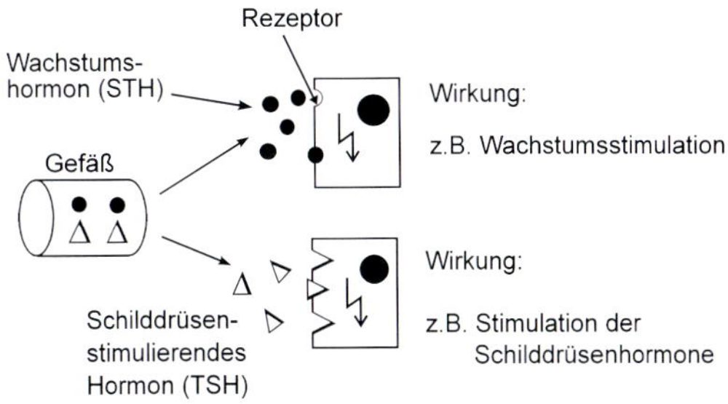

Abb. 2.2 Arzneimittel wie z. B. Hormone können über genaue passende Rezeptoren in der Zellmembran eine entsprechende spezifische Wirkung auslösen. Wichtig ist hier das Schlüssel-Schloß-Prinzip, d. h. ein Rezeptor reagiert nur auf *einen* Wirkstoff.

Die Pharmakodynamik dagegen beschreibt die Wirkung auf den Organismus. Ein wichtiger Regelmechanismus ist dabei die Interaktion (Zusammenspiel) von Arzneimittel und spezifischem Rezeptor (Reaktionspartner). Im folgenden werden die einzelnen Prozesse der Pharmakokinetik und der Pharmakodynamik vorgestellt.

2.3 Resorption

Die Resorption beschreibt den Vorgang der Aufnahme der Arzneimittel vom Applikationsort.

Resorption bei oraler Zufuhr. Die Resorption aus dem Magen-Darm-Trakt wird von der Geschwindigkeit der Magen-Darm-Passage beeinflußt. Dies ist insbesondere bedeutsam für Arzneimittel mit unvollständiger enteraler Resorption. In diesen Fällen wird die Resorption maßgeblich mitbeeinflußt durch gastrointestinale Probleme wie Durchfall und Verstopfung. Die enterale Resorption kann zusätzlich durch Bildung fester Verbindungen mit Nahrungsbestandteilen beeinflußt werden. So ist bei oraler Verabreichung zu beachten, ob ein zeitlicher Abstand zu den Mahlzeiten notwendig ist (Abb. 2.1).

Resorption bei subkutaner und intramuskulärer Injektion. Die Resorption und die Schnelligkeit des Wirkungseintritts bei diesen Verabreichungsformen hängt in erster Linie von der Durchblutung am Applikationsort ab. Die Resorption aus der Muskulatur geschieht schneller als aus dem subkutanen Fettgewebe.

Die Resorption im Schockzustand ist deutlich verzögert wegen der geringeren Durchblutung von Haut und Muskulatur, deshalb ist beim Schock diese Verabreichungsform nicht ratsam. Am Beispiel der Insulintherapie beim Diabetes mellitus sollen die unterschiedlichen Resorptionsgeschwindigkeiten bei subkutaner und intramuskulärer Applikation näher beschrieben werden. Insulin wird subkutan verabreicht, 20 bis 30 Minuten später wird eine entsprechende Mahlzeit eingenommen. Erfolgt die Injektion fälschlicherweise intramuskulär, kommt es aufgrund des bestehenden Spritz-Eß-Abstandes zum früheren Wirkungseintritt des Insulins mit nachfolgender Hypoglykämie. Zu beachten ist auch eine beschleunigte Resorption nach subkutaner Verabreichung bei äußerer Wärmeanwendung, wie zum Beispiel beim heißen Bad.

Resorption bei intravenöser Injektion. Nach intravenöser Gabe verteilt sich das Arzneimittel entweder im Intravasalraum oder per diffusionem im extrazellulären Flüssigkeitsraum oder sogar im Ganzkörperwasser. Diese Verteilung beansprucht im allgemeinen 3–5 Minuten, maximal bis zu 20 Minuten.

Wirkort. Aus diesen Verteilungsräumen gelangt das Mittel dann an den Wirkort. So wird zum Beispiel bei einer Injektion von Phenobarbital beim Krampfanfall das Wirkmaximum erst nach 15 Minuten erreicht. Entscheidend ist die Durchblutung des Zielgewebes (beim Krampfanfall des zentralen Nervensystems). Zudem ist die Aufnahme aus dem Verteilungsraum abhängig von der Art der Resorption. Bei der spontanen Diffusion in das Zielgewebe ist die Aufnahme abhängig von der Löslichkeit. Wasser- und fettlösliche Arzneimittel bzw. Stoffe zeigen erheblich unterschiedliche Resorptionsgeschwindigkeiten. Bei der aktiven Resorption erfolgt die Aufnahme über spezielle Transportmechanismen in der Zellmembran.

Resorption bei Zufuhr über die Haut. In der Haut erfolgt die Aufnahme im wesentlichen längs der Haarfollikel, der Talgdrüsen und direkt durch die Epidermis in das Blutkapillarsystem. Fettlösliche Arzneimittel bzw. Stoffe werden besonders gut über die Haut resorbiert. Zu beachten ist eine Beeinflussung der Resorptionsgeschwindigkeit durch pathologische Veränderungen der Haut, wie zum Beispiel bei Ekzemen (Neurodermitis). Die Resorption kann verbessert werden durch durchblutungsfördernde Maßnahmen. Dies kann durch äußere Wärmebehandlungen oder durch Arzneimittel erfolgen, die zusätzlich die Hautdurchblutung verbessern.

Resorption über die Schleimhäute der Atemwege. Von besonderem Interesse ist die Resorption über die Nasenschleimhäute. Dies ist z. B. von Bedeutung für Arzneimittel, die durch den enzymatischen Abbau im Gastrointestinaltrakt unwirksam werden. So werden z. B. einige Hormone nasal verabreicht. Bekannt ist die nasale Verabreichungsform auch beim Kokain, einem Suchtmittel. Zu beachten ist, daß Medikamente, die eine lokale Wirkung zeigen sollen, wie Nasentropfen bei Rhinitis, auch eine systemische Wirkung entfalten können. So kommt es immer wieder zu Vergiftungserscheinungen zum Beispiel durch Xylometazolin bei zu reichlicher Gabe von Nasentropfen.

Resorption über die Lunge. Die Schnelligkeit der Resorption (Diffusion) eines Gases in der Lunge ist maßgeblich abhängig von der zur Verfügung stehenden Alveolaroberfläche, der Dicke der Wandung des Kapillar- und Alveolarsystems und letztlich von den Konzentrationsunterschieden des Gases in der Alveolarluft und im Blut des Lungengefäßsystems. Ganz besonders zu beachten ist die Größe der Flüssigkeitströpfchen bei der Inhalation. Die Aufnahme von Medikamenten aus Aerosolen ist um so besser, je tiefer sie in das Alveolarsystem eindringen. Wird zum Beispiel ein Asthmaanfall mit β-Sympathomimetika behandelt, so müssen Aerosole mit kleinem Durchmesser eingesetzt werden, um möglichst weit peripher im Bronchialsystem eine Wirkung zu erzielen. Werden dagegen Behandlungen von Erkrankungen im Bereich des Kehlkopfes oder der Luftröhre durchgeführt, so müssen diese Tröpfchen möglichst groß sein, damit sie sich im oberen Tracheobronchialsystem absetzen.

Resorption aus dem Enddarm (Rektum). Insbesondere wasserlösliche Medikamente können rektal verabreicht werden. Ein Vorteil der rektalen Applikation ist, daß die Arzneimittel nach Aufnahme nicht über das Pfortadersystem zuerst in die Leber gelangen. Damit vermeidet man den Abbau der Substanz, bevor sie im Organismus wirken kann. Als besonders nachteilig erweist sich jedoch die extrem unterschiedliche Resorptionsgeschwindigkeit, nicht nur zwischen unterschiedlichen Individuen, sondern auch bei ein- und demselben nach mehrfacher Verabreichung. Zudem wird die Aufnahme natürlich mitbeeinflußt durch lokalentzündliche Veränderungen bzw. bei Durchfällen mit Ausscheidung des Arzneimittels vor Resorption und durch eine gefüllte oder geleerte Ampulle. Insgesamt erweist sich diese Verabreichungsform als sehr unsicher.

Bei der Verabreichung von Arzneimitteln ist zu beachten, ob die entsprechende Krankheit einen unmittelbaren Einfluß auf die Resorption der Wirkstoffe hat. Eine Gastroenteritis z. B. beeinflußt die Resorption von oral verabreichten Arzneimitteln. Im Einzelfall muß entschieden werden, ob eine andere Applikationsform (z. B. intravenös) erfolgen sollte, oder ob eine Dosisanpassung (Steigerung der Zufuhr) notwendig ist.

2.4 Verteilung und Speicherung

Nach nasaler, oraler, subkutaner, intramuskulärer, intravenöser oder rektaler Verabreichung kommt es zum Übertritt der Arzneimittel in den Intravasalraum. Von dort verteilen sich die Wirkstoffe weiter in den Extrazellulärraum bzw. noch weiter in das Gesamtkörperwasser. Fettlösliche Substanzen werden zum Teil im Fettgewebe gespeichert. Diese Speicherung erfolgt wegen der schlechten Durchblutung sehr langsam. In vielen Fällen kommt es auch zu einer dauerhaften Speicherung. Eine Reihe von Arzneimitteln sind an Plasmaeiweißkörper, insbesondere das Plasmaalbumin gebunden. Durch diese Bindung ist dann der Übertritt an die entsprechenden Wirkorte deutlich beeinträchtigt. Weiterhin von Bedeutung für die Verteilung im Organismus ist die Funktion bzw. sind die Eigenschaften der verschiedenen Kapillaren. So sind die Gefäßkapillaren fast überall gut durchlässig für Arzneimittel. Eine Ausnahme bilden aber die Kapillaren im Zentralnervensystem. Viele Antibiotika können nicht in das Hirnwassersystem (Liquor) übertreten, so daß bei einer Meningitis nur wenige Medikamente in Frage kommen. Beeinflußt werden kann die Durchlässigkeit durch verschiedene Krankheiten. In der Kinderheilkunde spielt auch der Übertritt von Arzneistoffen in die Muttermilch und über die Plazentaschranke zum Feten eine große Rolle. Bei der medikamentösen Behandlung von Schwangeren bzw. stillenden Müttern ist es daher unbedingt notwendig zu wissen, ob die Wirkstoffe in die Verteilungsräume Muttermilch bzw. Feten übertreten.

Arzneimittel verteilen sich in unterschiedlichem Maße im Organismus und können zum Teil über lange Zeit entsprechend ihrer Eigenschaften gespeichert werden. Bei Erkrankungen kann sich der Übertritt in die Verteilungsräume ändern (Meningitis – Störung der Hirn-Liquor-Schranke). Bei stillenden Müttern bzw. Schwangeren ist ein Übertritt von Arzneimitteln in die Milch bzw. zum Feten möglich.

2.5 Ausscheidung und Metabolismus

Die Abb. 2.1 beschreibt am Beispiel der oralen Applikation von Wirkstoffen Prozesse der Metabolisierung und der Elimination bzw. Exkretion. Unter Metabolisierung versteht man Abbau bzw. Modifizierungsprozesse der Arzneimittel mit der Folge der Inaktivierung bzw. Wirkungslosigkeit. Erste Abbauprozesse finden bereits im Gastrointestinaltrakt durch Bakterien bzw. durch Enzyme der Schleimhaut (Mukosa) statt. Nach Aufnahme durch das Kapillarsystem und Fortleitung in das Pfortadersystem erfolgt bei einer Reihe von Medikamenten die Metabolisierung in der Leber. Sie ist eines der wichtigsten Stoffwechselorgane und dient in vielen Fällen der Entgiftung. Ziel der meisten Metabolisierungsschritte ist es, die Löslichkeit der Arzneimittel oder Stoffe zu erhöhen, so daß die Ausscheidung über das Nieren- bzw. Gallensystem ermöglicht wird. Eine Metabolisierung im Sinne eines vollständigen Abbaus zu körpereigenen Bausteinen ist ebenfalls möglich. Die Eliminationsgeschwindigkeit ist abhängig von der regelrechten Funktion des Stoffwechsels (z.B. gestört bei Lebererkrankungen), der Gallenausscheidung und der renalen Ausscheidung von Wirkstoffen in den Urin. Eine Beeinträchtigung dieser Organe führt zu einer verlangsamten Ausscheidung der Arzneimittel bzw. zu Vergiftungserscheinungen.

Bei Erkrankungen muß beachtet werden, ob die Eliminationsgeschwindigkeit von Arzneimitteln beeinträchtigt ist. So müssen viele Medikamente (z.B. Antibiotika) bei eingeschränkter Nierenfunktion in einer viel niedrigeren Dosis verabreicht werden.

Besonders wichtig ist zudem die Kenntnis der altersabhängigen Eliminationsgeschwindigkeit. Aufgrund der Stoffwechselaktivität werden viele Medikamente in unterschiedlicher Geschwindigkeit in Abhängigkeit vom Alter ausgeschieden.

Abb. 2.3 beschreibt dies am Beispiel der Theophyllinelimination. Dieses Beispiel verdeutlicht, daß Früh- und Neugeborene eine niedrigere Arzneimittelclearance im Vergleich zu Kleinkindern besitzen. Die höchsten Eliminationsgeschwindigkeiten findet man in der Regel im Kleinkindalter. Die Kenntnis der Eliminationsgeschwindigkeit ist einer der entscheidenden Parameter für die Auswahl der Dosis. In vielen Fällen ist die Erzielung einer bestimmten Wirkstoffkonzentration im Blutgefäßsystem notwendig. Zum Erreichen dieses Spiegels berechnet man die sogenannte *Sättigungsdosis.* Üblicherweise entspricht diese Dosis nicht der nachfolgenden *Erhaltungsdosis,* die zum Ausgleich des abgebauten Arzneimittels dient. Abb. 2.4 beschreibt diesen wichtigen Zusammenhang.

In Abhängigkeit von der Resorption, Metabolisierung und Elimination ist zum Aufbau eines definierten Wirkstoffspiegels die Berechnung einer Sättigungsdosis notwendig. Nach Erzielen des entsprechenden Wirkstoffspiegels wird die Erhaltungsdosis entsprechend der täglichen Abbaurate des Wirkstoffes berechnet.

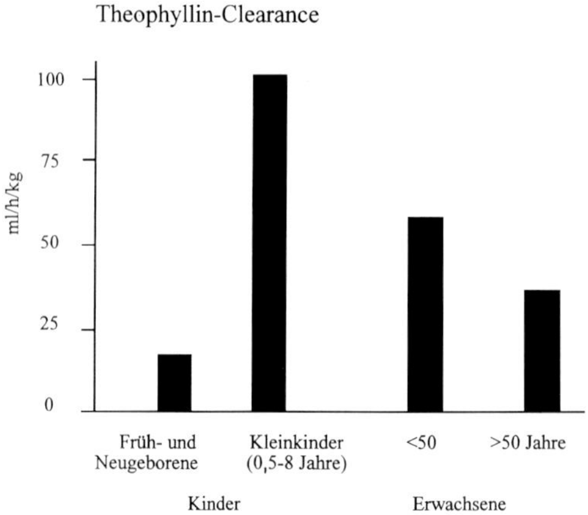

Abb. 2.3 Früh- und Neugeborene haben eine niedrige Arzneimittelclearance, da die Ausscheidungsfunktionen bei der Geburt noch nicht voll ausgereift sind. Sie steigt im Kleinkindalter an und nimmt im Erwachsenenalter wieder ab. (Aus: SEYBERTH. In DÖLLE et al. [Hrsg.]: Grundlagen der Arzneimitteltherapie. BI Wissenschaftsverlag 1986.)

2.6 Rezeptor

Die meisten Arzneimittelwirkungen zeigen sich nach Anbindung des Arzneimittels an einer spezifischen Bindungsstelle an der Zellmembran oder im Zellinneren. Diese Bindungsstellen werden als Rezeptoren bezeichnet. Abb. 2.2 zeigt den Zusammenhang zwischen Arzneimitteln (am Beispiel von Wachstumshormon und Schilddrüsenhormon) und Rezeptoren mit nachfolgender Signalentstehung und Stimulation der entsprechenden Zellaktivität. Wirkstoffe und Rezeptoren arbeiten entsprechend einem Schlüssel-Schloß-Prinzip. Es passen nur ganz bestimmte Wirkstoffe bzw. Stoffgruppen zu einem Rezeptor. Nach Kopplung werden in der Zelle spezifische Wirkungen ausgelöst.

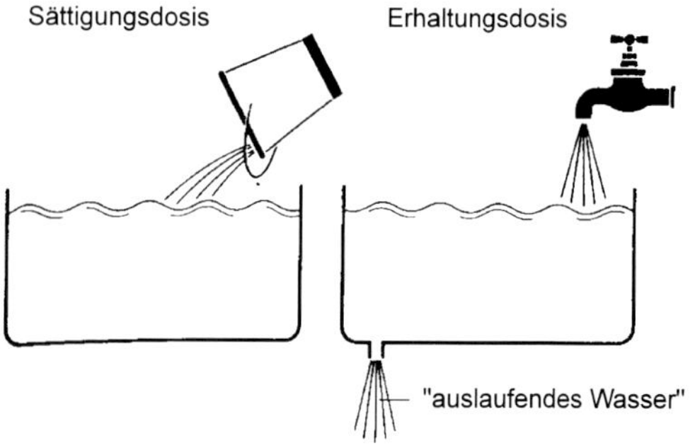

Abb. 2.4 Pharmakokinetisches Modell zur Veranschaulichung von Sättigungsdosis und Erhaltungsdosis. Die Sättigungsdosis ist die Menge, die benötigt wird, um einen bestimmten Spiegel aufzubauen. Die Erhaltungsdosis ersetzt den Verlust durch Elimination. (Aus: FORTH, W. u.a.: Pharmakologie und Toxikologie. BI Wissenschaftsverlag 1992.)

So zeigen sich nach Bindung des Wachstumshormons Zelleistungen, die zu einer Wachstumsstimulation führen. Bei der Kopplung mit Schilddrüsenhormonen wird u.a. eine Aktivierung des gesamten Zellstoffwechsels angeregt.

Um die Prophylaxe, Diagnostik und Therapie von Krankheitsbildern möglichst gezielt zu betreiben, möchte man nun Arzneimittel auf möglichst wenige Zellarten eines Organismus einwirken lassen. Um dies zu erreichen ist es wünschenswert, Arzneimittel bevorzugt an biochemischen Strukturen (Rezeptoren) binden zu lassen, die nach Möglichkeit nur bei den Ziel-Zellarten auftreten.

Beim Einsatz von Arzneimitteln ist es wichtig zu wissen, ob die Bindungsstellen (Rezeptoren) zur Auslösung der Arzneimittelwirkungen nur an den „erkrankten" Ziel-Zellen vorhanden sind oder ob eine generalisierte Wirkung in allen Zellen des Organismus auftritt.

2.7 Dosis – Wirkung

Eine Verdopplung oder Vervierfachung der Dosis führt nicht grundsätzlich zur Verdopplung oder Vervierfachung der Wirkung. An dem Rezeptorbeispiel der Abb. 2.2 kann gezeigt werden, daß die Wirkung nicht nur abhängig ist von der Anzahl der Wirkstoffe (Konzentration), sondern auch von der Anzahl der Rezeptoren. Sind alle Rezeptoren besetzt, ist in der Regel eine weitere Steigerung der Wirkung durch Erhöhung der Arzneimittelkonzentration nicht zu erreichen. Dauerhafte Blockaden können sogar das Gegenteil erreichen. Wird zum Beispiel bei der Insulintherapie des Diabetes mellitus dauerhaft zuviel Insulin gespritzt, läßt die Insulinwirkung nach.

Ziel ist es, mit einem Minimum von Arzneimitteln das Maximum der gewünschten Arzneimittelwirkung zu erzielen. Aus diesem Grunde ist die Kenntnis der Beziehung zwischen Dosis und Wirkung für die entsprechenden Arzneimittel notwendig.

2.8 Toleranz und Rebound-Phänomene

Toleranz. Zahlreiche Arzneimittel und Umweltstoffe beeinflussen die Aktivität des Stoffwechsels durch Stimulierung der Neusynthese von abbauenden Enzymen. Bevorzugt betroffen sind vor allem die Enzyme in den Mikrosomen der Leberzellen. Diese Enzyminduktion mit Steigerung des Abbaus kann bei wiederholter Zufuhr von Arzneimitteln zur *Toleranzentwicklung* führen. Das heißt, es sind im weiteren Verlauf höhere Dosierungen notwendig, um die gleichen Wirkungen zu erzielen. So können zum Beispiel antikonvulsive Medikamente wie Hexobarbital und Phenobarbital die Metabolisierungsleistung der Leber stimulieren. In der Folge wird nicht nur die eigene Abbaurate gesteigert, sondern auch die Abbauraten bzw. Clearanceraten für andere Arzneimittel. Von einer Toleranzentwicklung bzw. Gewöhnung bezüglich einer bestimmten Wirkung eines Arzneimittels spricht man dann, wenn bei regelmäßiger Zufuhr steigende Dosen benötigt werden, um eine bestimmte Wirkung in gleichbleibender Stärke zu erhalten, oder wenn bei regelmäßiger Zufuhr gleichbleibender Dosen eine bestimmte Wirkung an Stärke abnimmt. Diese Gewöhnungsprozesse sind bei vielen Therapien nachweisbar. Als Beispiel sei hier erwähnt die steigende Dosis für Morphin bei der Behandlung schwerer Schmerzzustände.

Rebound-Phänomene. Sie bilden eine ganz besondere Kategorie der sog. *Entzugssyndrome.* Wenn ein Symptom, das man mit einem Arzneimittel unterdrückt hat, nach Absetzen des Arzneimittels nicht nur wieder auftritt, sondern sogar verstärkt auftritt, spricht man von einem rebound. Ein Beispiel ist der überschießende Blutdruckanstieg nach plötzlichem Absetzen von Clonidin bei Hypertonikern.

Die Toleranzentwicklung verursacht steigende Dosen, um gleichbleibende Wirkungsstärken zu erzielen. Beim Beenden insbesondere langfristiger medikamentöser Therapien ist unbedingt auf das Auftreten von Rebound-Phänomenen mit Verstärkung der initialen Krankheitssymptome zu achten.

2.9 Wechselwirkungen (Interaktionen)

Unter Arzneimittelinteraktionen versteht man die Zunahme oder auch Abnahme von Wirkungen bei gleichzeitiger Gabe von zwei oder mehreren Arzneimitteln. Es treten sog. *Synergismen* (Verstärkungen) und *Antagonismen* (Abschwächungen) der Arzneimittelwirkungen auf. In den vorhergehenden Kapiteln sind bereits einige Interaktionen beschrieben worden. So kann zum Beispiel nach Gabe von Phenobarbital die Metabolisierung von vielen Arzneimitteln in der Leber gesteigert werden mit der Konsequenz einer geringeren Bioverfügbarkeit. Arzneimittel, die andere Arzneimittel aus der Plasmaeiweißbindung (Albumin) verdrängen, erhöhen damit die systemische Wirkung der verdrängten Arzneimittel. Medikamente, die einen Einfluß auf die renale Elimination haben, vermindern oder erhöhen die Clearanceraten der Arzneimittel, die überwiegend renal-tubulär ausgeschieden werden. Interaktionen müssen auch berücksichtigt werden bei der Herstellung von Kombinationspräparaten bzw. beim gemeinsamen Aufziehen mehrerer Medikamente. So dürfen Aminoglykosidantibiotika nicht mit Penicillin- oder Cephalosporinderivaten in einer Spritze gemischt werden, weil sie sich gegenseitig chemisch inaktivieren.

Grundsätzlich muß beim Einsatz mehrerer Arzneimittel geprüft werden, ob eine Interaktion besteht im Bereich von Resorption, Metabolismus, Exkretion und bei der Verteilung in den verschiedenen Räumen (Kompartimenten) des Organismus.

3 Arzneiformen

Arzneimittel werden in verschiedenen Formen in den Handel gebracht, die eine vernünftige Dosierung und angenehme Einnahme oder Gabe (Applikation) gewährleisten sollen.

Tabletten. Sie werden aus Trockensubstanz durch Pressen hergestellt. Da die Wirkstoffmenge meist sehr klein ist (wenige Milligramm, sind mit bloßem Auge kaum zu sehen), sind Füllstoffe (Stärke, Kaolin) notwendig. Damit die Tabletten im feuchten Darmmilieu zerfallen, werden sog. Sprengstoffe (eigentlich Quellmittel wie Pektin, Agar oder Methylzellulose) zugefügt. Es werden auch *Lutschtabletten* mit Mund- und Rachendesinfizenzien, ferner sog. *Sublingualtabletten* mit Wirkstoffen, die von der Mundschleimhaut (unter der Zunge = sublingual) aufgenommen werden, und *Vaginaltabletten* hergestellt.

Dragées. Bei Dragées handelt es sich im Prinzip um mit einem Überzug versehene Tabletten. Der Überzug kann aus Zucker, einem Gelatinefilm (dünndarmlöslich) oder ähnlichem bestehen, kann bunt gefärbt sein und kann durch seine glatte Oberfläche das Schlucken erleichtern. Dragées sind schlechter aufzuteilen als Tabletten, die häufig mit einer Querrille oder einer Kreuzrille zur besseren Unterteilung versehen sind.

Kapseln. Diese bestehen aus Gelatine, Stärke oder ähnlichem Material und sind mit Pulver gefüllt. *Gelatinekapseln* eignen sich auch zur Aufnahme flüssiger Arzneizubereitungen. Sie werden sowohl zur oralen Aufnahme als auch als *Rektalkapseln* und als *Vaginalkapseln* hergestellt und haben den Vorteil, bei Wärme nicht wie Zäpfchen zu schmelzen.

Kautabletten. Sie enthalten eine Kaugummi-ähnliche Grundmasse, in die Arzneimittel eingearbeitet sind. Sie sind für Stoffe geeignet, die bereits im Mund wirksam werden und die über die Mundschleimhaut resorbiert werden sollen.

Pulver. Pulver können einzeln abgepackt, in Dosen oder Schachteln (zur Einnahme von einer Messerspitze, einem Teelöffel, einem Meßlöffel oder ähnlichem) abgegeben werden.

Puder. Sie enthalten die Arzneimittel in Teilchen mit einem Durchmesser von $< 100\ \mu m$. Je kleiner die Teilchen sind, desto besser geben die Puder die Arzneimittel an die Umgebung ab.

Zäpfchen. Zäpfchen (Suppositorien) enthalten die Wirksubstanz in einer bei Körpertemperatur schmelzenden Masse (früher Kakaobutter, heute fettchemische Produkte). Nach Einführen in den Enddarm wird das Arzneimittel durch Schmelzen der Zäpfchenmasse zur Resorption freigegeben. *Rektiolen, Mikroklismen* und ähnliches sind kleine Plastikbehälter mit einem Ansatzstutzen, der in den After eingeführt wird. Durch Auspressen des Plastikbehälters gelangt das Arzneimittel in den Enddarm.

Suspensionen. Bei Suspensionen handelt es sich um eine Aufschwemmung von festen Teilchen in einer Flüssigkeit. Sie müssen vor jedem Gebrauch unter allen Umständen kräftig geschüttelt werden. Sie werden zur innerlichen Anwendung hergestellt. Suspensionen zum äußerlichen Gebrauch sind *Schüttelmixtur, Lotio* und *Trockenpinselungen.*

Lösungen. Bei Lösungen sind feste Stoffe in einem Lösungsmittel gelöst. Je nach Konzentration erfolgt die Abmessung in Tropfenzahl, Milliliter, Meßlöffel oder ähnlichem.

Salben und Cremes. Salben sind von halbfester, butterähnlicher Konsistenz. Ist die Beschaffenheit eher etwas wässrig, so spricht man von *Cremes,* die insbesondere in der Kosmetik eine Rolle spielen. Handelt es sich bei den Arzneimitteln um eher wasserlösliche Stoffe, so würde die Salbengrundlage einen höheren Fettanteil besitzen. Handelt es sich dagegen um eher fettlösliche Substanzen, so würde man eine mehr wäßrige Creme einsetzen.

Pasten. Die Pasten dienen zum Abdecken der Haut. Sie können zudem Sekrete absorbieren. Die Pasten haben eine festere Konsistenz als die Salben.

4 Aufbewahrung, Verfallsdatum und Ausgabe von Medikamenten

Aufbewahrung. Die zahlreichen Vorschriften über das Halten und die Aufbewahrung in öffentlichen Apotheken sollen hier nicht interessieren. Statt dessen sei von der Stationsapotheke die Rede, die die Schwester zu verwalten hat. Die auf der Station vorhandenen Medikamente sind in einem abschließbaren Apothekenschrank aufzubewahren. Sie müssen trocken, kühl und vor Hitze und Licht geschützt gelagert werden. Sie sind vor Verunreinigung, insbesondere durch Krankheitskeime, zu bewahren. Für einige Medikamente – zum Beispiel Hormone und Impfstoffe – besteht die Vorschrift, daß sie bei +4 °C (also im Kühlschrank) untergebracht werden müssen. Alle dem *Betäubungsmittelgesetz* unterliegenden Arzneimittel (Morphin und andere) müssen in einem eigenen Schränkchen mit Extraschlüssel, dem *Giftschrank,* unter Verschluß gehalten werden. Die Schlüssel des Apothekenschrankes und des Giftschrankes dürfen nie stecken bleiben. Sie werden von der Stationsschwester oder deren Vertreterin bewahrt. Die Bestellung, der Erhalt und die Ausgabe von Betäubungsmitteln muß in speziellen Büchern geführt werden.

Alle Arzneimittel, die in gelöster Form vorliegen und somit in der Regel in Flaschen aufbewahrt werden, müssen gut verschlossen werden. Treten Verdunstungen auf, steigt die Konzentration der Festbestandteile (Arzneimittel in der Lösung). Die Zersetzung von Medikamenten durch Lichteinwirkung ist ebenfalls nicht zu unterschätzen. Besonders lichtempfindliche Substanzen werden in braunen Flaschen gelagert. Äther und viele andere Substanzen (Benzin, Alkohol, Azeton u. a.) sind feuergefährlich, die Flaschen dürfen nicht in der Nähe einer Flamme geöffnet werden. Feuergefährliche Substanzen sind vielfach – jedoch nicht regelmäßig – auf dem Etikett als solche gekennzeichnet (durch das Wort feuergefährlich oder durch einen Flammenzweig).

Verfallsdatum. Wichtig ist schließlich in vielen Fällen der Vermerk des *Herstellungsdatums* bzw. des Verfallsdatums. Im Idealfall sind Arzneimittel mindestens 3 Jahre haltbar. Ein Verfallsdatum muß stets angegeben werden. Eine nur begrenzte Haltbarkeit haben Konserven, bestimmte Infusionslösungen, Seren, Impfstoffe und Antibiotika. Muß ein Arzneimittel vor Anwendung in einem Lösungsmittel gelöst werden, so ist zu beachten, daß die hergestellte Form meist nur einige Tage haltbar ist. Das auf der Packung angegebene Verfallsdatum bezieht sich auf die ungelöste Form.

> Die Schwester sollte es sich zur Regel machen, den Inhalt von Gefäßen, denen eine genaue Aufschrift fehlt oder deren Beschriftung unleserlich geworden ist, nicht mehr zu verwenden. Es ist streng verboten, Tabletten lose herumliegen zu lassen oder gar derartige Tabletten zu verabreichen. Es sollte eine Selbstverständlichkeit sein, den Inhalt angebrochener Ampullen zu verwerfen.

Die Weiterverwendung birgt insbesondere durch die Kontamination mit Keimen viele Gefahren in sich und hat mit Sparsamkeit nichts zu tun. Nicht mehr einwandfreie Medikamente oder Medikamente mit abgelaufenem Verfallsdatum werden an die Zentralapotheke zurückgegeben. Es besteht eine Überwachungspflicht für die einzelnen Stationsapotheken durch den Krankenhausapotheker.

Medikamentenausgabe. Die Ausgabe der Arzneimittel geschieht in der Regel durch die Schwester. Die Schwester muß bei der Ausgabe und der Verabreichung der Arzneimittel – sie erfolgt ausschließlich auf ärztliche Anordnung – größte Sorgfalt walten lassen. Bestehen auch nur die geringsten Unklarheiten, so ist die Stationsschwester oder der Arzt zu befragen. Die Medikation muß pünktlich erfolgen. Eine zu späte oder eine vergessene Injektion kann ebenso viel Unheil anrichten wie die falsche Dosierung eines Medikamentes oder die Verwechslung von Arzneimitteln. Nur durch gewissenhaftes Arbeiten können derartige Fehler vermieden werden. Bei der Ausgabe der

Arzneimittel sollte die Schwester sich nur dieser Aufgabe widmen. Elterngespräche oder zusätzliche Aufgaben durch die Stationsleitung bzw. der Ärzte sollten bis zur Erledigung dieser Aufgabe abgewiesen werden. Sie muß auf das genaueste die Dosierungsvorschriften überprüfen und die Angaben auf dem Etikett kontrollieren, auch wenn sie dies schon mehrmals am Tage getan hat. Werden Injektionen vorbereitet, so müssen die leeren Ampullen mit der entsprechenden Spritze zusammen aufbewahrt werden. Falls der Arzt die Injektion vornimmt, muß er sich von dem Inhalt der Spritzen überzeugen können. Zur Vermeidung von Verwechslungen werden die leeren Ampullen bis zur Vornahme der Injektion über die Kanüle gestülpt. Sehr wichtig ist es, auf die verordnete Konzentration der Medikamente zu achten. Die wichtigste Maßnahme zur Vermeidung von Fehlern ist eine exakte Dokumentation der ärztlichen Anordnung unter Angabe der Menge Wirkstoff, der Menge Lösungsmittel und der Angabe über die Konzentration in dem entsprechenden Lösungsmittel. Zum Beispiel Medikament XY 3 × 10 mg entspricht 3 × 1 ml der Lösung 1 ml = 10 mg. Diese Angaben sollten durch die Schwestern kritisch geprüft werden. Nur eine sehr sorgfältige Zusammenarbeit zwischen Schwester und Arzt in diesem Bereich verhindert lebensbedrohliche Fehler.

5 Mengenbegriff der Arzneimittel

Bei rein darstellbaren Stoffen erfolgt die Inhaltsangabe zumeist in Gewichtseinheiten: Gramm (g) oder Milligramm (mg) pro Tablette bzw. Dragée und Milliliter (ml) Injektionsflüssigkeit, zum Teil aber auch in mg oder g/dl (100 ml). So entspricht einer 5 %igen Glukoselösung 5 g gelöste Glukose in 100 ml Lösung. Bei Elektrolytlösungen (Kochsalz = NaCl, Kalium, Magnesium usw.) wird die Angabe in der Regel in mmol/l bevorzugt. Dies ist ein Maß der Anzahl der Teilchen des Arzneimittels, die in einem Liter Flüssigkeit gelöst sind. Wirkstoffe, die aus Naturstoffen isoliert, aber noch nicht chemisch rein erhalten werden können, muß man auf andere Weise bemessen. Man kann sich nicht auf eine Gewichtsangabe beziehen, da der Anteil an unwirksamen Begleitstoffen schwankt, der Anteil an Wirksubstanz pro Gewichtseinheit also unterschiedlich ist. Der Gehalt an wirksamer Substanz wird in internationalen Einheiten (I.E.) angegeben. Die Austestung erfolgt im allgemeinen biologisch, zum Beispiel am Tier im Vergleich mit einem internationalen Standardpräparat. Das trifft vor allem für Serumpräparate und Hormone, wie z. B. Antitoxine (Tetanus- und Diphtherie-Antitoxin) zu. Penicillin wird meist auch heute noch in internationalen Einheiten dosiert, obwohl man es kristallin herstellen kann und damit auch wiegen und nach mg dosieren könnte. Die Angabe in Einheiten erfolgt hier aus historischen Gründen.

Häufig erfolgt die Dosierungsangabe noch in Tropfen bzw. Löffeln. Zur Orientierung dienen folgende Angaben:

Tee- oder Kaffeelöffel = 5 ml
Kinderlöffel = 10 ml
Eßlöffel = 15 ml
Tasse = 150 ml

1 ml Wasser = 20 Tropfen
1 ml alkoholischer Lösung = 40 Tropfen

Diese Angaben können allerdings nur pauschal gelten. Wenn man zum Beispiel Teelöffel verschiedener Herkunft vergleicht, wird man leicht feststellen, daß der Inhalt zwischen 3 und 6 ml schwankt, das gleiche gilt für die anderen Angaben. Ein Teil der Arzneimittel enthält Tropfpipetten, deren Öffnung so hergestellt ist, daß ein Tropfen stets den gleichen, auf der Flasche angegebenen Inhalt hat, so daß die Dosierung einigermaßen exakt vorgenommen werden kann.

Es ist wichtig, darauf hinzuweisen, daß in den Krankenblattaufzeichnungen keine Verwechslung der Angaben ml = Milliliter und ML = Meßlöffel stattfindet. Wie bereits oben aufgeführt, sollte immer auch die Menge des Wirkstoffes mit angegeben werden.

6 Namen der Arzneimittel

Verwirrung kann zunächst die Bezeichnung eines Arzneimittels stiften, wenn es sich um eine chemisch reine, definierte Substanz handelt. Mit der *chemischen Nomenklatur* wird die Formel beschrieben. Eine chemische Kurzform wird international als Abkürzung verwendet, es ist dies der sog. *generic name* (internationaler Freiname). Als drittes kommt dann der *Handelsname*[1] oder gar bei verschiedenen Herstellern des gleichen Präparates eine Reihe von Handelsnamen hinzu. Als Beispiele seien genannt: 5-Phenyl-5-Ethyl-Barbitursäure = Phenobarbital (generic) und als Handelsnamen Luminal® und Phenaemal® oder 5,5-Diphenylhydantoin = Phenytoin (generic) und als Handelsnamen Epanutin®, Phenhydan® und Zentropil®.

7 Zulassung von Arzneimitteln

Die Abb. 2.5 beschreibt den Ablauf von dem Nachweis einer neuen Substanz, ob aus einem Naturprodukt gewonnen oder synthetisch hergestellt, bis zum Vertrieb eines Fertigpräparates. Die Arzneimittel müssen von einer Bundesgesundheitsbehörde zugelassen sein, ehe sie in der Bundesrepublik in den Verkehr gebracht werden dürfen. Die wichtigsten Kriterien, die erfüllt sein müssen, sind Qualität, Wirksamkeit und Unbedenklichkeit.

Qualität. Die *Qualität* umfaßt in erster Linie die stofflichen Eigenschaften des Arzneimittels, also seine Identität, Reinheit, Menge und ähnliches. Zur Qualität zählen auch die Haltbarkeit für den angegebenen Zeitraum und die Galenik, also die spezifische Arzneiform, in der die einzelnen oder in Kombination verwendeten Wirkstoffe mit Hilfsstoffen so verarbeitet sind, daß die Wirksubstanzen im Körper in definierter und verläßlicher Form freigesetzt werden.

Wirksamkeit. Unter *Wirksamkeit* versteht man, allgemein gesprochen, die Summe aller im Hinblick auf das Ziel einer Behandlung erwünschten Wirkungen. Die Wirksamkeit der Stoffe ist jeweils durch die für das Anwendungsgebiet therapeutisch erwünschten Wirkungen definiert. Alle anderen biologischen Wirkungen der Stoffe treten aber ebenfalls auf. Diese nicht zum Therapieziel beitragenden Wirkungen sind unerwünschte Arzneimittel-Wirkungen. Eine Blutdrucksenkung kann also in einem Fall die therapeutisch angestrebte Wirkung sein, in einem anderen Fall aber auch eine unerwünschte Nebenwirkung.

Unbedenklichkeit. Das dritte Kriterium, das der *Unbedenklichkeit*, ist das komplexeste und setzt

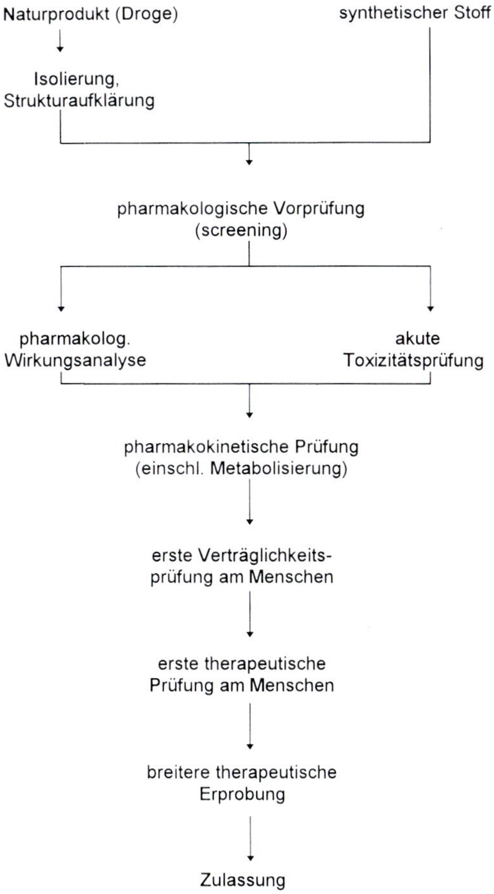

Abb. 2.5 Entwicklungsgang neuer Arzneimittel. Von 8000 bis 10000 geprüften Substanzen erreicht nur eines Produktionsreife. (Aus: FORTH, W. u.a.: Pharmakologie und Toxikologie. BI Wissenschaftsverlag 1992.)

[1] Ein geschützter Name ist an dem Warenzeichen (®) zu erkennen, das allerdings nicht durchgehend in diesem Lehrbuch eingesetzt wird.

eine Abwägung voraus, bei der mehrere Faktoren zu berücksichtigen sind. Arzneimittel können stets auch unerwünschte, schädliche oder unangenehme Wirkungen haben, ohne daß im Einzelfall vorausgesagt werden kann, welche der behandelten Personen von unerwünschten Wirkungen und in welchem Ausmaß betroffen sein werden. Es muß also stets eine **Nutzen-Risiko-Abwägung** stattfinden. Die unerwünschte Wirkung Haarausfall wird beispielsweise bei Zytostatika zur Krebstherapie hingenommen. Sie wäre unvertretbar bei einem Schmerzmittel.

Arzneimittelprüfung. Nach ausgiebiger Prüfung eines neuen Arzneimittels an mindestens zwei Tierarten erfolgt in der sog. Phase 1 der erste Einsatz an gesunden Menschen, an freiwilligen Versuchspersonen, die ärztlich sehr genau überwacht werden, die genauestens über das Vorhaben aufgeklärt werden und ihr schriftliches Einverständnis zur Teilnahme an der Prüfung geben müssen. In der Phase 2 erfolgt dann der Einsatz an kranken Menschen. Auch hier sind schriftliches Einverständnis des Patienten bzw. des Sorgeberechtigten und eine sehr genaue Dokumentation erforderlich. Wenn sich Wirksamkeit und Unbedenklichkeit in dieser Phase erwiesen haben, kann zur Phase 3 übergegangen werden. Es erfolgt in dieser Phase eine Prüfung des Arzneimittels an einer größeren Zahl von Patienten.

Zulassung. Zeigt sich bei der Nutzen-Risiko-Analyse ein Vorteil für das neue Arzneimittel, kann bei der entsprechenden Bundesgesundheitsbehörde (Bundesinstitut für Arzneimittel und Medizinprodukte, Berlin) die Zulassung beantragt werden. Der Hersteller muß die Teilnehmer an den Prüfungen, die Probanden und Patienten, hoch versichern, muß dafür Sorge tragen, daß der prüfende Arzt bestimmte Qualifikationen erfüllt und ist dem Amt gegenüber zur Offenlegung seiner Unterlagen verpflichtet. Es handelt sich bei dem Verfahren der Zulassung von Arzneimitteln um ein recht kostspieliges und aufwendiges Vorgehen, mit dem Ziel, Arzneimittelkatastrophen weitgehend einzuschränken. Verhindern lassen wird sich derartiges allerdings nicht, wenn man daran denkt, daß man heute erst auf Nebenwirkungen von Arzneimitteln gestoßen ist, die bereits 80 bis 100 Jahre weltweit in Gebrauch sind. Deshalb ist es unerläßlich, jede Nebenwirkung, die bei einem Arzneimittel auftritt, den zuständigen Behörden zu melden, damit diese dem Verdacht nachgehen und einen Anhalt über die Häufigkeit von Nebenwirkungen erhalten können. Eine Mitteilung über Nebenwirkungen wird man auch dem Hersteller machen.

8 Compliance

Das englische Wort Compliance[2] ist eigentlich mit Einwilligung oder Willfährigkeit zu übersetzen. Der Arzt versteht hierunter die Mitarbeit des Patienten. Es geht darum, ob er die Anordnungen des Arztes befolgt und die verschriebenen Medikamente regelmäßig einnimmt. Es betrifft aber auch das Befolgen von Empfehlungen, wie zum Beispiel das Einschränken von Genußgiften (Tabak, Alkohol). Medikamentennachweise im Harn oder im Serum erklären häufig, warum eine Therapie unwirksam geblieben ist, wenn das Medikament nicht nachgewiesen werden kann. Zur Verbesserung der Compliance ist es daher notwendig, einen Patienten umfangreich und ausführlich über den Sinn entsprechender Therapien aufzuklären. Wie bei dem Problem des Rebound-Phänomens (S. 13) kann es bei dem selbständigen Weglassen von Medikamenten in der Folge durchaus zur dramatischen Verschlechterung des Krankheitszustandes kommen.

---

[2] Das Wort Compliance hat noch eine andere Bedeutung, es ist ein Maß für die Dehnbarkeit des Systems Thorax – Lunge (Lungendehnbarkeit).

9 Arzneimittelsucht

Arzneimittelsucht und insbesondere sog. Genußmittel oder Genußgifte mit erregender oder belebender oder auch dämpfender (Schlafmittel) Wirkung auf das Zentralnervensystem vermögen das Bedürfnis nach fortdauernder Zufuhr zu wecken. Wird diesem Bedürfnis nachgegeben, können sich Krankheitsbilder entwickeln, die unter dem Begriff der *Arzneimittelabhängigkeit* zusammengefaßt werden. Zwischen der Entstehung einer *Gewohnheit* und einer *Sucht* kann nicht immer eindeutig unterschieden werden. Deshalb werden beide Begriffe als Arzneimittelabhängigkeit zusammengefaßt. Immerhin muß bemerkt werden, daß bei einer entstandenen Sucht das Absetzen des Arzneimittels oder des Genußgiftes schwere *Entzugserscheinungen* zur Folge hat und daß die Neigung besteht, die Dosis des Arzneimittels ständig zu erhöhen, um in den Zustand des gesteigerten Wohlbefindens zu kommen. Der Verkehr mit suchterzeugenden Arzneimitteln unterliegt besonders strengen Bestimmungen. Der Arzt hat bei der Verordnung größte Sorgfalt walten zu lassen. Die Aufbewahrung auf der Station und in der Apotheke unterliegt ebenfalls strengen Verordnungen, auch in Hinsicht auf Registrierung (sog. *Giftbuch*).

10 Nebenwirkungen

Es gibt kaum wirksame Arzneimittel ohne Nebenwirkungen. Entscheidend ist zunächst die Frage, ob man eine bekannte Nebenwirkung in Kauf nehmen möchte oder in Kauf nehmen kann. Ein trockener Mund wird zum Beispiel bei wirksamer Behandlung einer Nierenkolik sicherlich bedenkenlos zu tolerieren sein. Grundsätzlich muß vor jeder Gabe eines Arzneimittels überprüft werden, ob die bekannten Nebenwirkungen in einer sinnvollen Beziehung zur therapeutischen Wirkung stehen. In der Tabelle 2.1 sind einige wichtige und bekannte Nebenwirkungen beim Einsatz verschiedener Arzneimittel aufgeführt. Diese Tabelle erfüllt nicht den Anspruch auf Vollständigkeit.

Nebenwirkungen während der Schwangerschaft. Ein besonderes Problem in der Kinderheilkunde stellt das Auftreten von Nebenwirkungen von Arzneimitteln während der Schwangerschaft dar. Einige Nebenwirkungen betreffen nur das Kind im Mutterleib. Die Abb. 2.6 beschreibt den Zusammenhang zwischen dem Auftreten von Organstörungen in Abhängigkeit von der Schwangerschaftsdauer. Auf medikamentös bedingte Embryopathien ist man insbesondere durch die Thalidomid-(Contergan-)Katastrophe aufmerksam geworden. Eine einzelne Tablette konnte eine Mißbildung bewirken. Auch andere Medikamente schädigen das Kind in späteren Monaten, führen also zu Fetopathien (z.B. einige Antiepileptika). Die häufigste, wirkstoffbedingte Schädigung während der Embryonal- und Fetalentwicklung ist jedoch der Mißbrauch von Alkohol und Nikotin.

Die Schwester hat insbesondere im klinischen Bereich die wichtige Aufgabe, Nebenwirkungen früh zu erkennen und diese dem Arzt mitzuteilen.

Tabelle 2.1 Beispielhafte Auflistung wichtiger Nebenwirkungen bei häufig eingesetzten Medikamenten.

Nebenwirkungen	Medikamente
Kontaktekzem	Äußere Anwendung von Arzneimitteln
Urtikaria, Anaphylaxie	z. B. Penicillin, Blutprodukte
Hörschädigung	Furosemid, Aminoglykoside
Nierenschäden	Aminoglykoside, Zytostatika, Cyclosporin A u. a.
Knochenmarksschädigung	Chloramphenicol, Thyreostatika, Methimazol, Zytostatika
Zahnverfärbung	Tetracycline, Fluoride
Pilzerkrankungen	nach antibiotischer Therapie
Toleranz, Sucht	Morphium u. a.
Osteoporose, Wachstumsstörung	Glukokortikoidbehandlung

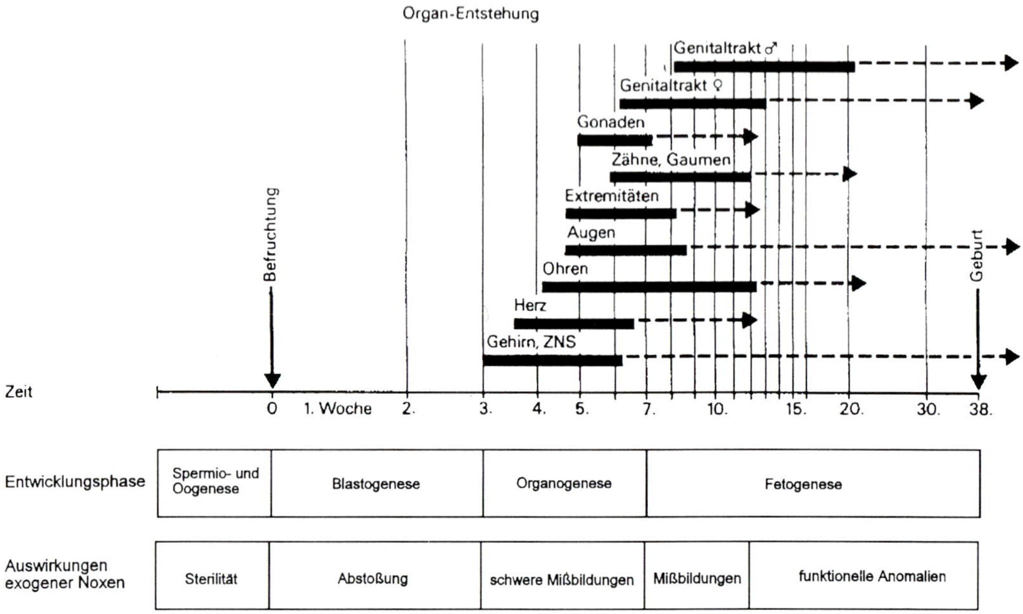

Abb. 2.6 Schematische Darstellung der Organogenese nach der Befruchtung eines menschlichen Eies. Der Zeitachse sind die Auswirkungen von exogenen Noxen in den einzelnen Entwicklungsphasen gegenübergestellt. Besonders schwere Mißbildungen ereignen sich in der sensiblen Phase zwischen der 3. und 7. Woche nach Befruchtung. (Aus: FORTH, W. u. a.: Pharmakologie und Toxikologie. BI Wissenschaftsverlag 1992.)

11 Besonderheiten der Dosierung bei Kindern

Das Kind ist kein verkleinerter Erwachsener. Diese Feststellung trifft ganz besonders auf die Dosierung von Arzneimitteln zu. Wir wissen, daß eine bestimmte Konzentration eines Arzneimittels am Wirkort erforderlich ist, um eine Wirkung zu erzielen und daß diese Konzentration meist über eine gewisse Zeit aufrecht erhalten werden muß. Die im Serum meßbare Konzentration ist im allgemeinen der am Wirkort vorhandenen Konzentration entsprechend, sie kann also zur Kontrolle dienen.

Der relative Wassergehalt (Wasser/kg Körpergewicht) nimmt zum Beispiel von rund 80% beim Neugeborenen bis auf etwa 65% beim Erwachsenen ab. Das extrazelluläre Körperwasser, der wichtigste Verteilungsraum für die Mehrzahl der Arzneimittel, nimmt von 40% beim Neugeborenen auf rund 25% beim Erwachsenen ab. Pro Kilogramm Körpergewicht benötigt deshalb das Neugeborene bei den meisten Arzneimitteln eine deutlich höhere Dosis als der Erwachsene. Die Ausscheidung (Elimination) der meisten Arzneimittel erfolgt beim jungen Säugling langsamer als beim größeren Kind oder beim Erwachsenen, also kann der Abstand zwischen den einzelnen Gaben bei Langzeittherapien verlängert werden. Die Dosierung kann bei Kindern gewichtsbezogen (z. B. mg/kg Körpergewicht) oder auf die Oberfläche bezogen werden. Die Körperoberfläche wird aus Tabellen oder Nomogrammen bei Kenntnis von Körpergewicht und Körperlänge entnommen.

12 Das Rezept

Kassen- und Privatrezepte. Im allgemeinen werden Arzneimittel per Rezept verordnet. Das Rezept ist an eine Form gebunden: Es muß enthalten den Namen des Patienten, die Unterschrift des Arztes, die Bezeichnung des Arzneimittels, die Form des Arzneimittels (Tabletten, Saft usw.), die Menge von den abzugebenden Arzneimitteln (OP = Originalpackung oder Tabletten Nr. XXX = 30 Tabletten). Die Bezeichnung I, II oder III auf dem Rezept – zum Beispiel Tabletten Aspirin N I, N II und N III – bedeutet kleine, mittlere und große Packung, zum Beispiel 10, 20 oder 100 Tabletten. Das Datum und evtl. die Signatur, d. h., wie oft und wie viel der Patient von diesem Medikament einzunehmen hat. Das Rezept, die schriftliche Anweisung des Arztes für den Patienten zum Bezug eines Medikamentes in einer Apotheke, ist eine sog. *Privaturkunde.* Es muß dokumentenecht geschrieben sein, d.h. mit Tinte, Kugelschreiber oder Kopierstift.

Sog. *Kassenrezepte* rechnet die Apotheke mit der Krankenkasse ab. Sie werden also einbehalten. *Privatrezepte* erhält der privatversicherte Patient mit Notierung des Abgabedatums und des Verkaufspreises zur Abrechnung mit seiner Versicherung von der Apotheke zurück.

Apothekenbuch. In der Klinik ist es üblich, daß auf den Stationen ein *Apothekenbuch* geführt wird, in das die benötigten Medikamente eingetragen und die Notwendigkeit des Bezugs durch die Unterschrift des Stationsarztes oder des Oberarztes bestätigt wird. Auch hier gilt, daß es sich um eine Privaturkunde handelt.

Verordnung von Betäubungsmitteln. Für die *Verordnung von Betäubungsmitteln* sind besondere Rezepturvorschriften und Formulare vorgeschrieben. Die Rezepte sind numeriert, Kopien sind vom Arzt aufzubewahren und auf Verlangen der Behörde vorzuzeigen.

13 Spezielle Medikamentenlehre

13.1 Vorbemerkungen

Im folgenden Abschnitt werden einige Medikamentengruppen beschrieben. Es kann insgesamt nur ein grober Überblick über einige wichtige Medikamente und ihre Anwendung bei Kindern gegeben werden. Für weitergehende Fragestellungen sind spezielle Pharmakologiebücher notwendig. Einzelheiten über die verschiedenen Medikamente sind auch der sog. **Roten Liste** zu entnehmen. In ihr sind mehr als 85 000 Arzneimittelzubereitungen aufgeführt. Dort findet man ferner Hinweise zur Dosierung und über die wichtigsten Nebenwirkungen. Am Ende dieses Kapitels sind unter weiterführender Literatur einige Bücher, insbesondere zur Dosierung der verschiedenen Medikamente im Kindesalter angegeben.

Trotz der Vielfalt der in unserem Land angebotenen Arzneimittel kommt der niedergelassene Kinderarzt bzw. der Klinikarzt mit zwei bis drei Dutzend Präparaten aus.

Beim Einsatz neuer Medikamente ist es selbstverständlich, daß sich jeder Therapeut mit den kinderspezifischen Dosierungen, den Interaktionen mit anderen Medikamenten und den wichtigsten Nebenwirkungen vertraut macht.

13.2 Herz- und Kreislaufmittel

13.2.1 Medikamente bei Herzinsuffizienz

Die wichtigste Medikamentengruppe zur Behandlung der Herzinsuffizienz stellen die sog. *Herzglykoside (Digitoxin, Digoxin)* dar. Die Medikamente stammen aus Pflanzen wie dem Fingerhut (Digitalis purpurea), dem Maiglöckchen (Convallaria majalis), der Meerzwiebel (Scilla maritima) und aus dem Samen von Strophantus gratus (Hundsgiftgewächs aus Westafrika). Eine orale Medikation ist bei guter Resorption der Herzglykoside im Dünndarm möglich. Sie wirken positiv-inotrop, d.h. sie führen zu einer Zunahme der Kontraktionsamplitude (Schlagvolumen). Zusätzlich führen sie zu einer Zunahme der Kontraktionsgeschwindigkeit (Kontraktibilität). Durch diese Einflüsse wird insgesamt die Kraft des kranken Herzmuskels gestärkt. Je nach Krankheitsbild erfolgt eine schnelle oder langsame Aufsättigung. Wichtig ist, daß die Therapie unter engmaschigen Spiegelkontrollen durchgeführt wird. Als Nebenwirkungen treten Übelkeit, Erbrechen, Farbsehen und Rhythmusstörungen wie Bradykardien auf. Aufgrund eines engen therapeutischen Fensters (kleiner Bereich zur Einstellung der Blutspiegel) kommt es relativ häufig zu Nebenwirkungen.

13.2.2 Medikamente bei Rhythmusstörungen

Medikamente zur Behandlung einer Tachykardie (Herzrasen), Vorhofflattern und Vorhofflimmern setzen die Erregbarkeit des Herzmuskels herab. Der Umgang mit diesen Medikamenten setzt eine sehr große Erfahrung voraus. Als Beispiele seien hier Arzneimittel genannt wie *Chinidin, Ajmalin, Procainamid, Lidocain, Phenytoin* und *Verapamil.* Bei bradykarden Herzrhythmusstörungen werden sog. *Parasympatholytika (Atropin, Ipratropiumbromid)* oder *β-Sympathomimetika (Orciprenalin)* eingesetzt. In der Regel erfolgt die Einstellung von Herzrhythmusstörungen im Kindesalter durch den pädiatrischen Kardiologen.

13.2.3 Medikamente bei Hypertonie

Bei erhöhten Blutdruckwerten werden Medikamente eingesetzt, falls Änderung der Lebensgewohnheiten (z. B. Streß), Gewichtsreduktion und Einschränkung der Kochsalzzufuhr nicht zur Normalisierung des Blutdrucks geführt haben. Im Vordergrund stehen Maßnahmen zur Erhöhung der renalen Natriumausscheidung mit Hilfe sog. *Saluretika* bzw. *Diuretika.* Diuretika sind Medikamente, die dazu verwendet werden, die Harnausscheidung insgesamt zu erhöhen. In der Regel verhindern diese Medikamente die Natriumrückresorption am Tubulusapparat. Aufgrund der osmotischen Wirkung wird mit der vermehrten Natriumausscheidung auch insgesamt die Flüssigkeitsausscheidung erhöht. Besondere Beachtung benötigt die Kontrolle der Elektrolyte im Serum. Viele dieser Medikamente führen zu einem Verlust von Kalium mit der Folge einer Hypokaliämie. Als Beispiele seien erwähnt *Furosemid (Lasix®)* und *Etacrynsäure (Hydromedin®).* Weiterhin kommen Medikamente aus der Klasse der *β-Sympatholytika (β-Blocker)* zum Einsatz. Die Wirkung setzt nach Beginn der oralen Therapie langsam ein und erreicht ihre volle Stärke erst nach mehreren Tagen. Als wesentliche Nebenwirkung kann es zur Verschlechterung einer bestehenden Herzinsuffizienz kommen bzw. zu Rhythmusstörungen (AV-Block). Wegen der Gefahr der Auslösung eines Bronchospasmus ist der Einsatz bei Asthmatikern nicht indiziert.

Neuere Medikamente zur Behandlung des Hochdrucks sind die Hemmstoffe des Angiotensinsystems *(ACE-Hemmer[3])*. Diese Medikamente haben einen Einfluß auf die hormonelle Steuerung des Blutdruckregelkreises. Bei bereits gestörter Nierenfunktion kann es jedoch zu einer weiteren Verschlechterung kommen. Einen direkten Einfluß auf die Muskulatur der Arterien hat das Medikament *Dihydralazin (Nepresol®).* Es zeichnet sich durch eine schnelle Wirkungsweise aus. Ein ebenfalls sehr schnell wirkendes Medikament zur Senkung des Blutdrucks ist *Nifedipin (Adalat).* Es handelt sich hierbei um einen sog. *Calciumantagonisten.* Über eine Beeinflussung der Calciumwirkung an der glatten Muskulatur der arteriellen Gefäße kommt es zu einer Dilatation (Erweiterung). Diese Erweiterung führt dann wie beim Dihydralazin zur Blutdrucksenkung.

13.3 Chemotherapeutika

Unter Chemotherapeutika versteht man Arzneimittel, die zur Behandlung bei Erkrankungen mit Mikroorganismen (Bakterien, Parasiten, Pilzen, Viren), also bei Infektionen, und zur Behandlung bei Krebserkrankungen eingesetzt werden.

13.3.1 Medikamente bei Infektionen

Bei der antimikrobiellen Chemotherapie wurde ursprünglich zwischen Antibiotika und Chemotherapeutika unterschieden. Antibiotika waren Stoffwechselprodukte lebender Mikroorganismen wie Pilze (Penicillin), Bakterien und von Pflanzen. Chemotherapeutika waren reine Produkte der chemischen Industrie (Sulfonamide). Da mittlerweile auch die Antibiotika zum größten Teil völlig synthetisch hergestellt werden, ist eine Unterscheidung heutzutage nicht mehr üblich.

Ziel der Chemotherapie ist es, einen krankmachenden (pathogenen) Keim zu vernichten (Bakterizidie) oder an der Vermehrung zu hindern (bakteriostatische Wirkung). Dabei darf der Wirt (Patient) nicht geschädigt werden. Die verschiedenen Chemotherapeutika sind nicht bei allen Keimen wirksam.

Es existieren sog. *Resistenzen* einiger Bakterien gegen Chemotherapeutika. Darunter versteht

[3] ACE = *a*ngiotensin *c*onverting *e*nzyme

man, daß Abwehrmechanismen von bestimmten Bakterien gegen diese Medikamente entwickelt wurden bzw. im Rahmen einer Therapie entstehen können.

Üblicherweise versucht man vor Therapiebeginn einen entsprechenden Erreger (Keim) zu isolieren (im Blut, Urin, Liquor, Rachenabstrich und Hautabstrich). Im mikrobiologischen Laboratorium wird ausgetestet, welches Chemotherapeutikum wirksam gegen diesen Keim ist. Das entsprechende Medikament wird dann eingesetzt bzw. eine bereits gestartete Therapie wird entsprechend abgeändert, falls sie bisher nicht erfolgreich war.

Im folgenden werden verschiedene Gruppen der Chemotherapeutika kurz vorgestellt.

Penicilline. Es handelt sich hierbei um die wichtigste Gruppe der Chemotherapeutika. Penicilline wirken in der Regel bakterizid (abtötend) durch Hemmung der Bakterienzellwandsynthese. Sie wirken nicht auf ruhende Bakterien. Aus diesem Grunde sollten sie eigentlich nicht kombiniert werden mit Chemotherapeutika, die zur Bakteriostase führen. Sie können sowohl oral als auch intravenös verabreicht werden. Besonders zu beachten ist eine häufig bestehende Penicillin-Allergie. Als weitere, seltene Nebenwirkung wird die Erhöhung der Krampfbereitschaft (Anfallsleiden) beschrieben.

Eine ganze Reihe von halbsynthetischen Derivaten mit verschiedensten Eigenschaften wurde in den letzten Jahrzehnten entwickelt *(Oxacillin, Flucloxacillin, Ampicillin, Amoxicillin, Penicillin G, Penicillin V, Mezlocillin, Azlocillin).*

Sulfonamide. Die Sulfonamide waren die ersten Substanzen zur antibakteriellen Chemotherapie vor den modernen Antibiotika. Aufgrund zunehmender Resistenzentwicklung werden sie in der Regel in Kombination mit *Trimethoprim* eingesetzt. Sie wirken bakteriostatisch und in Kombination mit Trimethoprim auch bakterizid über die bakterielle Folsäuresynthesehemmung. Sie sind wirksam gegen ein breites grampositives und gramnegatives Spektrum. Als Nebenwirkung sind Allergien und in seltenen Fällen eine Knochenmarkdepression anzusehen.

Cephalosporine. Cephalosporine *(Zinacef®, Claforan®, Rocephin®, Gramaxin®)* blockieren die bakterielle Zellwandsynthese und wirken somit bakterizid. Insgesamt haben die Medikamente dieser Gruppe ein sehr breites Wirkungsspektrum. Sie können zum Teil oral verabreicht werden. Die Nebenwirkungsrate ist relativ gering. Allergien sind deutlich seltener als bei Penicillinpräparaten. Insbesondere die neueren Cephalosporine sind nicht mehr nierentoxisch.

Tetracycline. Sie haben ein breites Wirkungsspektrum. Zu beachten ist jedoch, daß sie in wachsende Zähne und Knochen eingelagert werden. Die Zähne können sich dabei gelb verfärben und deutlich an Festigkeit verlieren. Aus diesem Grunde ist der Einsatz vor dem 7. bis 8. Lebensjahr nur bei lebensnotwendiger Indikation gegeben. Einige Präparate können eine sog. Fotosensibilität auslösen. Bei Sonneneinwirkung entstehen dann atypische Hautverbrennungen.

Chloramphenicol. Dieses Medikament hat ein sehr breites Wirkungsspektrum und eine hervorragende Liquorgängigkeit. Aufgrund seiner Nebenwirkungen wird es jedoch nur eingesetzt, wenn sich ein Erregerbild zeigt, das gegen andere Chemotherapeutika resistent ist. Als Nebenwirkung kann insbesondere das blutbildende System geschädigt werden. Bei Neugeborenen ist es infolge der stark verlangsamten Ausscheidung bei Nichtbeachtung der notwendigen Dosisreduktion zu toxischen Konzentrationen mit Todesfällen gekommen.

Aminoglykoside. Aminoglykoside (*Refobacin®, Gernebcin®, Biclin®, Streptomycin®)* wirken sowohl in der Proliferations-(Wachstums-) als auch in der Ruhephase bakterizid auf Bakterien. Sie werden ausschließlich intravenös verabreicht. Sie können jedoch auch zur oralen Sterilisation des Gastrointestinaltraktes eingesetzt werden. Diese Medikamente zeigen eine sehr zuverlässige Wirksamkeit, insbesondere auf gramnegative Stäbchen. Bei schweren Infektionen werden sie bevorzugt kombiniert mit Penicillin oder Cephalosporinen. Als besondere Nebenwirkung sind die Schädigung des Innenohres und der Nieren bekannt.

Makrolide und Lincomycine. Beide Gruppen hemmen die intrazelluläre bakterielle Proteinsynthese und wirken in Normdosen bakteriostatisch und in höheren Dosierungen auch bakterizid. Als Beispiele seien aufgeführt *Erythromycin (Paediathrocin®, Erythrocin®), Clarythromycin (Clacid®)* und *Clindamycin (Sobelin®).* Diese Medikamente zeigen eine gute Verträglichkeit und zuverlässige Wirkungen. Sie können alternativ bei Penicillin-Allergie verwendet werden. Als Nebenwirkung sind gastrointestinale Probleme mit reversiblen Anstiegen der Lebertransaminasen bekannt. Aus diesem Grunde sollten bei bestehenden Lebererkrankungen diese Medikamente nicht zuerst eingesetzt werden.

Tuberkulostatika. Die Tuberkulose wird im allgemeinen heute mit einer Zweier- oder Dreierkombination behandelt: *Isoniazid, Rifampicin* und *Ethambutol* bzw. *Pyrazinamid* sind die bevorzugten Präparate. Hier sind strenge Kontrollen notwendig, da die Therapie meistens über mindestens 3–4 Monate, sehr häufig aber auch über 1 (bis 2) Jahre durchgeführt werden muß.

Virustatika. Bei diesen Medikamenten handelt es sich um Präparate, die zur Behandlung von Virusinfektionen eingesetzt werden. Das bekannteste Medikament ist *Aciclovir (Zovirax®)*, das zur Behandlung von Herpesviren eingesetzt wird. Aciclovir wirkt auf die Synthese der Virus-DNA. *Zidovudin (Retrovir®)* wirkt gegen das HI-Virus. Insgesamt haben die bekannten Virustatika nur einen lindernden Einfluß und keine heilende Wirkung.

13.3.2 Zytostatisch wirkende Chemotherapeutika

Zytostatika sind Mittel, die schnell wachsende Zellen im Wachstum hemmen. Da die Zellen bösartiger Geschwülste zum großen Teil rascher wachsen und sich vermehren als die umgebenden Körperzellen, werden diese Mittel in der Therapie onkologischer Erkrankungen (krebsartiger Krankheiten) eingesetzt. Das ideale Mittel, das nur bösartige Zellen beeinträchtigt, gibt es noch nicht. Es werden immer auch gesunde Zellen von der Therapie mitbetroffen: Haarausfall, Blutbildungsstörung, Übelkeit, körperliche Schwäche usw. sind deshalb sehr beeinträchtigende Nebenwirkungen. An Mitteln seien nur wenige genannt, die Lenkung der Behandlung gehört in die Hand des Spezialisten: *Cyclophosphamid (Endoxan®), Methotrexat, Mercaptopurin (Puri-Nethol®), Vincristin.* Häufig werden Steroide *(Kortikosteroide), Immunglobuline, Antibiotika, Antimykotika* (gegen Pilzerkrankungen wirkend) mit eingesetzt. Immerhin hat diese sehr eingreifende und den Patienten erheblich beeinträchtigende Therapie gerade in der Kinderheilkunde beachtliche Erfolge gebracht, vor allem in der Behandlung der kindlichen Leukämie.

13.4 Analgetika und Antipyretika

Die Mittel dieser Gruppe wirken sowohl fiebersenkend als auch schmerzstillend. Genannt seien *Salizylsäurederivate* (Azetylsalizylsäure, Aspirin, Salicylamid), *Anilinderivate* (Phenacetin, Paracetamol), *Pyrazolderivate* (Propyphenazon, Metamizol, Phenylbutazon). Diese Mittel haben eine Reihe von Nebenwirkungen, sollten sparsam und gezielt eingesetzt werden. Ein großer Teil der Arzneien dieser Gruppe ist rezeptfrei (Kopf- und Zahnschmerztabletten) zu erhalten. Die Zahl der Präparate ist sehr groß. Viele der Mittel sind Mischpräparate aus zwei Analgetikakomponenten und mit Zusatz von Koffein und Codein.

Die normale Körpertemperatur wird durch Antipyretika dieser Gruppe nicht gesenkt. Man muß sich klar darüber sein, daß Linderung von Schmerz und Senkung von Fieber nicht die Ursache des Schmerzes und des Fiebers behebt, sondern nur ein Symptom unterdrückt.

13.5 Sedativa, Hypnotika, Tranquilizer, Neuroleptika, Psychopharmaka

Sie bilden eine recht uneinheitliche Gruppe. Die Zahl dieser Präparate ist in der letzten Zeit sehr angewachsen. Eine Einteilung ist sicher zwanghaft und kann nicht allen Anforderungen und Vorstellungen genügen, sie soll aber der Übersichtlichkeit halber versucht werden.

Sedativa. Es sind Beruhigungsmittel, wie z. B. *Hopfen* und *Baldrianpräparate,* aber auch *Barbiturate (Luminal)* in schwacher Dosierung.

Hypnotika oder Schlafmittel. In stärkerer Dosis wirken *Barbiturate* als Hypnotika oder Schlafmittel. Eine ganze Reihe anderer Stoffe kann zu dieser Gruppe gezählt bzw. je nach Wirkdauer als *Einschlaf-* oder *Durchschlafmittel* verwendet werden: *Brom-Harnstoff-Derivate, Alkoholderivate (Chloralhydrat), Benzodiazepinderivate* und vieles andere mehr.

Tranquilizer, Neuroleptika und Psychopharmaka. Sehr inhomogen ist jene Gruppe, deren Stoffe als Tranquilizer, Neuroleptika und Psychopharmaka eingesetzt werden, wobei einige Autoren diese drei Bezeichnungen mehr oder weniger synonym verwenden, andere eher eine strengere Trennung vornehmen.

Die psychische Stimmung kann erhöht werden *(Euphorika, Psychomimetika),* kann beruhigt oder gedämpft werden *(Neuroleptika),* es kann ein Abbau einer depressiven Stimmung, eine Stimmungsaufhellung bewirkt werden, Zwangsvorstellungen können gedämpft werden *(Ataraktika)* usw.

13.6 Antiepileptika

Diese Mittel werden bei Anfalls- oder Krampfleiden verordnet *(Phenytoin, Primidon, Barbiturate, Valproinsäure, Diazepamderivate* u. a.). Ihre Einnahme hat über längere Zeit zu erfolgen, plötzliches Absetzen kann zum Auftreten eines Krampfes führen. Blutbild, Leberenzyme, Ammoniak und Kontrollen des Calciumphosphatstoffwechsels sind erforderlich.

13.7 Diuretika

Sie erhöhen die Harnproduktion (s. S. 22), dabei werden meist auch Salze (Natrium und Kalium vor allem) vermehrt ausgeschieden, so daß deren Konzentration kontrolliert werden muß. Sie werden sowohl zur Wasserausscheidung als auch zur Natriumeliminierung verordnet.

13.8 Hustenmittel

Diese sollen entweder das Abhusten erleichtern *(Expektoranzien)* oder den Hustenreiz unterbinden und damit den Husten stillen. Zu letzteren gehören *Codein* und ähnlich wirkende Substanzen, zu den Expektoranzien zahlreiche pflanzliche Stoffe, *Ammoniumchlorid, Eukalyptus-* und *Mentholöl* und ähnliches. *Hustensäfte* gibt es in großer Zahl zum Teil in sinnvollen, zum Teil in unsinnigen Kombinationen.

13.9 Abführmittel

Dies sind Stoffe, die die Darmentleerung fördern oder erleichtern. Sehr stark wirkende Abführmittel werden *Drastika* genannt. Bekannt ist z. B. *Rhizinusöl,* dessen Angriffspunkt im Dünndarm liegt. Nicht oder schwer resorbierbare Salze wie *Glaubersalz* und *Bittersalz* gehören dazu. Abführmittel pflanzlicher Herkunft wie Drogen aus *Rhabarber, Sennesblättern* und aus *Aloe,* auch synthetische Stoffe wie *Phenolphthalein* oder *Istizin* wirken mehr auf den Dickdarm. Eine andere Form der Abführmittel sind Stoffe, die den Stuhl geschmeidig und voluminöser machen wie z. B. *Paraffinöl, Kleiepräparate, Agar* und ähnliches.

13.10 Hormonpräparate

Hormone von Tier und Mensch ähneln sich sehr, meist sind die Unterschiede so gering, daß man auch tierische Hormone beim Menschen einsetzen kann: *Insulin, Hypophysenhinterlappenpräparate, Hypophysenvorderlappenpräparate (ACTH, Choriongonadotropin).* An Hormonpräparaten sind noch eine größere Reihe zu nennen: Schilddrüsenpräparate *(Thyroxin),* Nebennierenmarkhormon *(Noradrenalin),* Nebennierenrindenpräparate *(Kortikosteroide* oder *Kortikosterone).*

Abwandlungen des ursprünglichen *Cortisons* sind Präparate, die unter dem Namen *Prednisolon, Prednison, Hydrocortison* und ähnlichem geführt werden. Sie haben eine sehr große klinische Bedeutung gewonnen. Eine weitere Gruppe von Hormonpräparaten sind Keimdrüsenhormone: *Testosteron,* männliches Keimdrüsenhormon, und *Östradiol* und *Progesteron,* die weiblichen Hormone. Auch die *Kontrazeptiva* (empfängnisverhütende Mittel, sog. *Antibabypille*) enthalten ein ausgewogenes Gestagen-Östrogen-Gemisch.

13.11 Vitaminpräparate

Vitaminmangelkrankheiten sind in Mitteleuropa außerordentlich selten. Außer der Prophylaxe bei jungen Kindern mit Vitamin D ist ihr Einsatz heute nur bei ganz seltenen Krankheiten gerechtfertigt.

13.12 Spurenelemente

Bei ausschließlich parenteraler Versorgung und Ernährung ist die Zufuhr von Spurenelementen erforderlich.

Wie eingangs gesagt, soll keine vollständige Aufzählung aller Arzneimittel aller Gruppen erfolgen, die dargestellten Mittel sollen als Beispiel genügen.

13.13 Kombinationspräparate

Die Industrie bietet viele Kombinationspräparate an, die zum Teil sinnvoll sind, weil sie dem Patienten die Einnahme mehrerer Tabletten oder Tropfen zur gleichen Zeit dadurch erleichtern, daß alles in ein Dragée oder in eine Tablette gepreßt worden ist. Ein Teil der Kombinationspräparate führt zu einer Verbesserung oder Verstärkung der Wirkung oder zu einer Verminderung der Nebenwirkung. Ein anderer Teil der Kombinationspräparate ist allerdings unsinnig, sie enthalten unwirksame Zusätze oder Zusätze, deren Menge oder Konzentration keinen wesentlichen Effekt verbürgt.

Allopathische Mittel. Die bisher erwähnten und noch viele weitere Präparate werden als allopathische Mittel zusammengefaßt, das sind die Mittel der eigentlichen Schulmedizin. Sie lassen sich exakt dosieren, es besteht eine Dosis-Wirkungs-Beziehung, ihr Effekt ist naturwissenschaftlich und experimentell nachweisbar und reproduzierbar.

13.14 Homöopathische Mittel

Die Homöopathie (s. auch S. 4) behandelt Krankheiten mit sehr geringen Dosen von Wirkstoffen, die Inhaltsstoffe werden so verdünnt, daß zum Teil sogar der chemische Nachweis nicht mehr gelingt und auch nicht mehr gelingen kann, wenn z. B. in 1 l Lösungsmittel nur noch ein Molekül Wirkstoff oder noch weniger enthalten ist. Durch sog. Potenzieren (Verdünnen in vielen Stufen) sollen Kräfte und „Erinnerungen" freigemacht werden. Ein Wirksamkeitsnachweis in naturwissenschaftlichem Sinne ist nicht möglich, er wird von dem zuständigen Bundesinstitut (S. 18) für die Zulassung derartiger Mittel auch nicht gefordert.

Weiterführende Literatur

DITTMER, A., SCHULTE-WISSERMANN, H.: Arzneiverordnung für das Kindesalter. 5. Auflage, Fischer, Jena 1994

FORTH, W., HENSCHLER, D., REMMEL, W., STARKE, K.: Pharmakologie und Toxikologie. 6. Auflage, Wissenschaftsverlag, Mannheim 1992

HOFMANN, H. P., KLEINSORGE, H.: Kleine Pharmakologie. 5. Auflage, Fischer, Stuttgart 1987

REINHARDT, D.: Therapie der Krankheiten des Kindesalters. 6. Auflage, Springer, Berlin 1997

SCHWEIER, P.: Pharmakotherapie im Kindesalter. 5. Auflage, Marseille, München 1990

WELLHÖNER, H. H.: Pharmakologie und Toxikologie. 5. Auflage, Springer, Berlin, Heidelberg 1990

3. Teil Das Neugeborene und das Frühgeborene

DIETER LÜDERS, GÜNTER MAU

1 Einleitung

Umstellung auf das extrauterine Leben. In jeder Kinderklinik stellen Neu- und Frühgeborene einen wesentlichen Anteil aller Patienten dar.

Der abrupte Übergang von dem intra- zum extrauterinen Leben birgt für das Kind erhebliche Belastungen und Gefahren.

So ist es beispielsweise innerhalb von wenigen Minuten gezwungen, eine eigene Atmung herzustellen; der Sauerstoffaustausch wie die Zufuhr von Glukose und Eiweiß, aber auch die Entgiftung über die Plazenta werden mit dem Zerschneiden der Nabelschnur unterbrochen.

Bis in das hohe Alter hinein unterliegt keine Altersgruppe einem so hohen Risiko, zu sterben oder lebensbedrohlich zu erkranken, wie das Neugeborene.

Einflüsse während der Schwangerschaft. Aber nicht nur die Gefährdung durch die Geburt spielt für das weitere Schicksal des Menschen eine so große Rolle, sondern ebenfalls der Verlauf der vorangegangenen Schwangerschaft. In den Wochen und Monaten nach der Zeugung entscheidet sich, ob das Kind beispielsweise mit einer (nicht erblich bedingten) Fehlbildung zur Welt kommt, ob seine Entwicklung durch Infektionen gestört wird und ob die Versorgung über die Plazenta ausreicht, ein normales Wachstum, auch seines Gehirns, zu gewährleisten. Die Auslösung vorzeitiger Wehen kann sowohl vom kindlichen wie vom mütterlichen Organismus ausgehen, eine vorzeitige Geburt ist für das Kind immer eine existentielle Bedrohung.

Ungefähr 93 % aller Neugeborenen kommen am Termin, d. h. nach einer Schwangerschaftsdauer von 37 Wochen bis 2 Wochen nach dem „errechneten Termin" (= durchschnittlich 40 Wochen bzw. 280 Tage) auf die Welt.

Definition von Reifgeborenen und Frühgeborenen. Etwa 6 % der Neugeborenen wiegen 2500 g oder weniger, die amtliche Statistik spricht bei diesen Kindern von Frühgeborenen.

Genaugenommen gliedern sich die untergewichtigen Kinder (bis zu 2500 g Geburtsgewicht) aber in zwei ursächlich zu trennende Gruppen auf: ca. ²/₃ sind wirklich zu früh Geborene, ihre Tragzeit ist verkürzt, sie beträgt 259 Tage oder weniger (s. auch S. 489). ¹/₃ der untergewichtigen Kinder wird aber etwa am Termin geboren, ist also trotz des Untergewichtes „reif". Diese Kinder haben im Mutterleib aus den verschiedensten Gründen Mangel gelitten und sind im Wachstum retardiert. Sie werden als pränatal *dystrophe oder hypotrophe Neugeborene* oder *Mangelgeburten* bezeichnet (*small for date* oder *small for gestational age*). Ein kleiner Teil der Neugeborenen ist trotz einer verkürzten Tragzeit schwerer als 2500 g.

Die Beurteilung der Schwangerschaftsdauer erfolgt im allgemeinen aufgrund des von der Mutter angegebenen Termins der letzten Regel (s. S. 489). Da diese Angaben aber oft sehr unsicher sind, kann nach der Geburt durch eine graduelle Bewertung der Haut und anderer sichtbarer Organe die kindliche Reife geschätzt werden. In Tabelle 3.1 und 3.2 ist eine solche Schätzung aufgeführt. Wenn zusätzlich neurologische Merkmale wie beispielsweise der Muskeltonus und das Vorhandensein bestimmer Reflexe bei der Beurteilung genutzt werden, gelingt es im allgemeinen, die Tragzeit mit einer Genauigkeit von ca. 14 Tagen zu schätzen.

Perzentilen von Gewicht und Länge. Die gleichzeitige Darstellung von Geburtsgewicht und Tragzeit in Form sog. Perzentilkurven erlaubt eine gute, risikoorientierte Beurteilung des fetalen Wachstums (Abb. 3.1). Die Kurven entsprechen dem Wachstumsverlauf in utero, das Intervall zwischen der 10. und 90. Perzentile gibt die normale Streubreite der Natur für eine bestimmte Tragzeit an.

Tabelle 3.1 Reifeschema (nach Farr). Beurteilungskriterien der somatischen Reife. Die Punktezahl wird addiert.

Score	0	1	2	3	4
Ödem	Ödem an Händen und Füßen, auf Druck Delle prätibial	kein Ödem an Händen und Füßen, auf Druck Delle prätibial	kein Ödem		
Hauttextur	sehr dünn, gelatinös	dünn und weich	weich, mitteldick, Rash oder oberflächliche Schuppung	dicker, oberflächliche Schuppen und Abschilferung, besonders an Händen und Füßen	dick, pergamentartig, oberflächliche oder tiefe Spalten
Hautfarbe	dunkelrot	überall rosig	blaßrosa, wechselnd über dem Körper	blaßrosa, ganz rosig nur Ohren, Lippen, Handflächen und Fußsohlen	
Hauttransparenz (am Stamm)	zahlreiche Venen und Venolen klar sichtbar, besonders über Abdomen	Venen und zuführende Gefäße sichtbar	wenige große Gefäße über Abdomen klar sichtbar	wenige große Gefäße über Abdomen unklar sichtbar	keine Gefäße sichtbar
Lanugo (Rücken)	keine	zahlreich, lang und dicht über Rücken	Haar spärlich, besonders kaudal	geringe Menge Lanugo, dazwischen kahle Areale	mindestens die Hälfte des Rückens ohne Lanugo
plantare Furchen	fehlend	schwache, rötliche Linien über der vorderen Hälfte	rötliche Linien vordere Hälfte, Furchen (vorderes Drittel)	Furchung mehr als vorderes Drittel	tiefe Furchen mehr als vorderes Drittel
Mamille	knapp sichtbar, ohne Areola	Warze gut abgegrenzt, Areola glatt und flach, $\varnothing <$ 0,75 cm	Areola gepünktelt, nicht erhaben, $\varnothing <$ 0,75 cm	Areola gestippelt, erhaben, $\varnothing <$ 0,75 cm	
Brustdrüse	keine	Drüsenkörper ein- oder beidseitig, $\varnothing <$ 0,5 cm	Drüsenkörper beidseitig vorhanden: ein- oder beidseitig 0,5–1,0 cm $\varnothing$	Drüsenkörper beidseitig vorhanden: ein- oder beidseitig $>$ 1,0 cm $\varnothing$	
Ohrform	Ohrmuschel flach, formlos, Helix fehlt	beginnende Helixeinbiegung	partielle Faltung der ganzen Helix	Helix voll eingebogen	
Ohrfestigkeit	Ohrmuschel weich, leicht faltbar, kein Rückschlag	Ohrmuschel weich, leicht faltbar, langsamer Rückschlag	Knorpel bis zum Rand der Ohrmuschel weich, Rückschlag vorhanden	Ohrmuschel fest, Knorpel bis zum Rand, sofortiger Rückschlag	

Tabelle 3.1 (Fortsetzung)

Score	0	1	2	3	4
Genitale ♂	kein Deszensus	wenigstens ein Hoden im Skrotalhals	wenigstens ein Hoden ganz deszendiert		
Genitale (Hüften halb abduziert) ♀	Labia majora weit klaffend, Labia minora vorstehend	Labia majora decken fast Labia minora	Labia majora decken ganz Labia minora		

Tabelle 3.2 Anhand der Summe der Reifepunkte aus Tabelle 3.1 kann hier das geschätzte Gestationsalter abgelesen werden (nach FARR).

Reifepunkte	Gestationsalter in Wochen	Reifepunkte	Gestationsalter in Wochen	Reifepunkte	Gestationsalter in Wochen
5	28,1	15	35,9	25	40,3
6	29,0	16	36,5	26	40,6
7	29,9	17	37,1	27	40,8
8	30,8	18	37,6	28	41,0
9	31,6	19	38,1	29	41,1
10	32,4	20	38,5	30	41,2
11	33,2	21	39,0	31	41,3
12	33,9	22	39,4	32	41,4
13	34,6	23	39,7	33	41,4
14	35,3	24	40,0	34	41,4

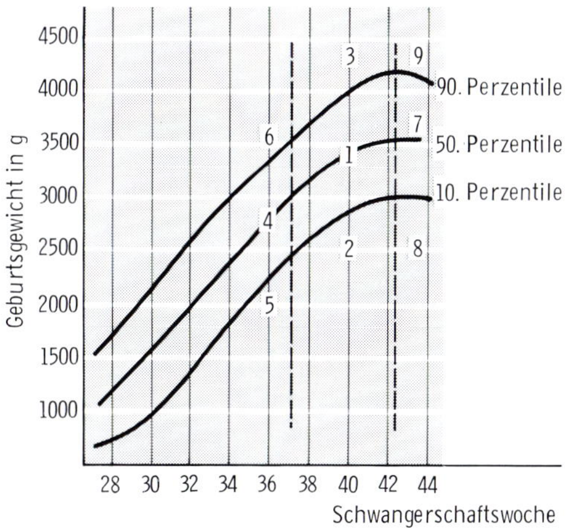

Abb. 3.1 Fetales Wachstum, dargestellt in Perzentilkurven und Risikogruppen.

Kinder mit einem Geburtsgewicht unter der 10. Perzentile sind für ihre Tragzeit untergewichtig (hypotroph), die mit einem Gewicht über der 90. Perzentile übergewichtig (hypertroph).

Je weiter sich das jeweilige Gewicht von diesen Durchschnittskurven entfernt, um so ausgeprägter ist der Grad der Störung. Entsprechende Kurven existieren auch für die Körperlänge.

Die Zuordnung eines Neugeborenen entsprechend der Abb. 3.1 erlaubt eine Schätzung seines aktuellen Risikos:

1. Eutrophe reife Kinder; sie stellen die große Gruppe mit dem geringsten Risiko dar.
2. Hypotrophe reife Neugeborene; ihr Risiko hängt vor allem vom Grad der Mangelentwicklung, insbesondere der Mangelentwicklung ihres Gehirnes ab.
3. Hypertrophe Neugeborene; sie haben aufgrund ihrer Körpergröße vor allem ein erhöhtes Geburtsrisiko.
4. Eutrophe, für ihre Tragzeit normalgewichtige Frühgeborene; ihr Risiko hängt vor allem vom Ausmaß der Unreife ab.
5. Hypotrophe Frühgeborene; ihr Risiko hängt neben der Unreife auch vom Ausmaß der Hypotrophie, insbesondere wieder von dem Ausmaß der Hirnmangelentwicklung ab.

6. Hypertrophe Frühgeborene; es handelt sich oft um Kinder diabetischer Mütter mit dem entsprechenden Risiko.
7., 8., 9. Es handelt sich um übertragene Neugeborene (über die Definition s. S. 490); aufgrund der verbesserten geburtshilflichen Diagnostik sind sie sehr selten geworden.

Sterblichkeit. Der wichtigste – wenn sicher auch nicht alleinige – Gradmesser eines Risikos ist die perinatale Sterblichkeit und im weiteren Verlauf die Säuglingssterblichkeit. Einen Risikofaktor stellt auch die *Hausgeburt* dar. Die Auswahl „geeigneter Fälle" ist schwierig. Es besteht die Gefahr einer Erhöhung der perinatalen Sterblichkeit.

> Unter der *perinatalen Sterblichkeit* versteht man die Summe der Totgeborenen und in den ersten sieben Lebenstagen Gestorbenen (über Einzelheiten ist im Band I nachzulesen).

Sowohl die perinatale Mortalität wie die

> *Säuglingssterblichkeit* (Säuglingssterbeziffer, d. h. Sterblichkeit in den ersten 12 Lebensmonaten, bezogen auf 1000 Lebendgeborene)

sind aufgrund der Fortschritte im Bereich der Geburtshilfe und der Kinderheilkunde drastisch gesunken (Abb. 3.2); 1993 betrug die erstere 5,4 Kinder auf 1000 Lebend- und Totgeborene, die zweite 5,9 je 1000 Lebendgeborene. Im Gegensatz zu früher braucht die Bundesrepublik Deutschland den Vergleich mit anderen europäischen Ländern nicht mehr zu scheuen, trotzdem gibt es sowohl in Europa wie aber auch innerhalb der Bundesrepublik regionale Unterschiede, die beweisen, daß Verbesserungen weiterhin möglich sind.

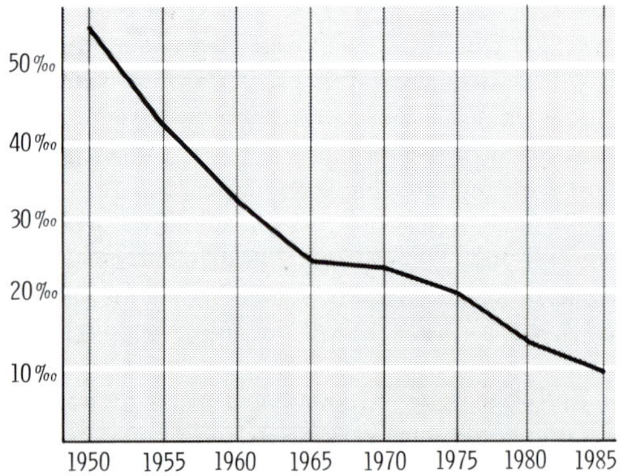

Abb. 3.2 Säuglingssterblichkeit in der Bundesrepublik Deutschland ab 1950, bezogen auf 1000 Lebendgeborene.

Perzentilen des Kopfumfangs. Perzentilkurven, wie sie gerade für Körpergewicht und Körperlänge beschrieben worden sind, gibt es auch für den frontookzipitalen Kopfumfang, mit deren Hilfe eine Zuordnung des Schädelwachstums und damit der Hirnentwicklung gelingt. Definitionsgemäß sprechen wir von einem normal großen Kopf, wenn der Kopfumfang zwischen der 3. und 97. Perzentile liegt. Ein abnorm großer Kopf (über der 97. Perzentile) wird *Makrozephalie* genannt. Nicht jede Makrozephalie ist ein *Hydrozephalus* (Wasserkopf, S. 603). Erst die Sonographie bzw. das Computertomogramm gibt darüber Aufschluß. Gelegentlich ist der Kopf so groß, daß er ein ernstes Geburtshindernis darstellt. Selbst bei einem normal großen, ja sogar bei einem kleinen Kopf kann es sich ausnahmsweise um einen Hydrozephalus handeln. Bei einem Kopfumfang unter der 3. Perzentile liegt eine *Mikrozephalie* vor. Häufig sind solche Kinder in ihrer geistigen Entwicklung rückständig. Wir unterscheiden hier zwischen einem primären Zurückbleiben des *Gehirn*wachstums, was dann sekundär einen vorzeitigen Schluß der Schädelnähte (prämature Nahtsynostose) nach sich ziehen kann (*sekundäre Kraniosynostose*), und einer primären Störung des *Schädel*wachstums (*primäre Kraniosynostose*), die die Gehirnentwicklung erst sekundär behindert, allerdings nicht in jedem Falle. Die Folge der Kraniosynostose ist eine *Kraniostenose*, d. h. eine Hemmung des Schädelwachstums.

Im folgenden soll nun auf die spezielle Problematik und Gefährdung des Früh- und Neugeborenen eingegangen werden, bezüglich weiterer Einzelheiten wird zusätzlich auf die jeweiligen Fachkapitel verwiesen.

2 Gefährdung durch prä- und perinatal wirkende Belastungsfaktoren

Plazenta als schützende Schranke. Alle Belastungen und Reize, die auf den Organismus der Schwangeren einwirken, haben mittel- oder unmittelbar auch Auswirkung auf das ungeborene Kind. Allerdings stellt vor allem die Plazenta eine gewisse schützende Schranke dar, so daß beispielsweise nicht alle Stoffwechselprodukte und Nahrungsmittelanteile ungehindert auf das Kind übergehen können.

Untersuchung des Ungeborenen. Da eine direkte Untersuchung des Ungeborenen ohne Spiegelung der Fruchthöhle nicht möglich ist, ist bei Erkrankung oder anderer Belastung der Mutter oft nicht sicher zu entscheiden, ob das Kind gefährdet ist oder nicht. So kann beispielsweise auch die Entscheidung, ob bei einer Krankheit der Mutter eine Interruptio zur Diskussion gestellt werden soll, sehr schwerfallen. Methoden wie Ultraschalluntersuchungen oder biochemische Untersuchungen, z. B. aus dem Urin der Mutter, sind vor allem in der 2. Hälfte der Schwangerschaft sehr wertvoll, um Notsituationen und Gefahren für das Kind zu entdecken.

Erbbedingte Fehlbildungen. Die Gefährdung der Frucht setzt bereits früh ein. Fehlbildungen entstehen nicht nur auf dem Boden vererbter Krankheiten, d. h. der jeweiligen *Erbanlage* der Eltern (siehe auch Kapitel Humangenetik im Band I).

Embryopathie. *Chemische Stoffe* (auch Medikamente), *virusbedingte Entzündungen, ionisierende Strahlung* und andere, oft nicht zu identifizierende Noxen können während der ersten Schwangerschaftsmonate wirksam werden und die normale Entwicklung stören; man spricht in solchen Fällen von *teratogen* wirkenden Substanzen. Auch Mangelerscheinungen (Sauerstoffmangel, Folsäuremangel, S. 33) spielen eine Rolle. Bekanntlich findet in den ersten drei Monaten der Schwangerschaft die Organausbildung (*Organogenese*) statt. Während dieser Zeit wird die Leibesfrucht als *Embryo* bezeichnet, wobei noch eine frühe Embryoblastphase (s. S. 487) abgegrenzt werden kann (etwa vom 5. Tag bis zur vollendeten 4. Woche der Keimentwicklung).

Treten in den ersten 3 Monaten Störungen auf, so können Fehlentwicklungen der verschiedensten Organanlagen entstehen, das Resultat ist eine *Mißbildung (Fehlbildung)*. Alle während dieser Entwicklungsstufe entstandenen Störungen werden als **Embryopathie** bezeichnet.

Hierher gehören auch die z. T. tiefgreifenden Fehlbildungen („*Monster*“), die auf Beeinträchtigungen in der Embryoblastphase zurückzuführen sind: *Blastopathie*.

Fetopathie. Nach Abschluß der Embryonalperiode sprechen wir vom *Fetus*. Die Anlage der Organe ist abgeschlossen, es folgt in der Fetalperiode die Reifung und das Wachstum des Organismus. So können in dieser Entwicklungsperiode Mißbildungen im eigentlichen Sinne nicht mehr entstehen, trotzdem

kann aber die durch Krankheit oder andere Schäden bedingte Zerstörung bereits angelegter Organe zum Ausfall oder zur Minderung der Funktionen führen. Wir sprechen in diesen Fällen von einer **Fetopathie**

(Zytomegalie, Toxoplasmose, Lues connata etc.).

Embryo-fetale Syndrome. Wenn die Schädigung des Kindes chronisch ist, so gehen im allgemeinen Embryopathie und Fetopathie nahtlos ineinander über, wie wir es beispielsweise bei der pränatalen Rötelinfektion oder beim embryo-fetalen Alkoholsyndrom sehen, aber auch bei Stoffwechselstörungen der Mutter, z. B. bei schlecht eingestelltem mütterlichem Diabetes (S. 71) und bei mütterlicher Phenylketonurie (PKU). Die letztere kann beim Kind zu Mikrozephalie, geistiger Retardierung, Herzfehlern und Minderwuchs führen. Diese beiden zuletzt genannten Embryofetopathien sind dadurch zu verhindern, daß die Mutter während der ganzen Schwangerschaft eine strikte Diabetes-Einstellung bzw. eine strenge PKU-Diät einhält und daß sie damit schon vor der Konzeption beginnt.

2.1 Medikamente und Genußmittel

2.1.1 Medikamente in der Frühschwangerschaft

Ein typisches Beispiel für eine Störung der Frühschwangerschaft durch die Einwirkung von Medikamenten ist die *Contergan-Katastrophe*. Dieses

Schlaf- und Beruhigungsmittel verursachte bis zur Entdeckung seiner Gefährlichkeit bei insgesamt 12 000 Kindern vor allem Fehlbildungen der Gliedmaßen. Über die Vitamin-A-Säure s. S. 286. Bestimmte Medikamente, wie z. B. *Zytostatika*, sind ebenfalls teratogen wirksam; für die meisten heute während der Schwangerschaft gebräuchlichen Therapeutika ist das Risiko allerdings nur relativ gering.

Trotzdem darf eine medikamentöse Behandlung während der Gravidität nur bei sehr strenger Indikation durchgeführt werden;

dabei muß aber auch bedacht werden, daß das Risiko durch die bestehende Krankheit bei Verzicht auf die Therapie größer sein kann als das Risiko einer Medikamentenverabreichung. Dies gilt beispielsweise ganz besonders für die Gruppe der *Antiepileptika*. Obwohl einige von ihnen Anomalien hervorrufen können, ist für Mutter und Kind die Gefährdung durch einen großen epileptischen Anfall höher einzuschätzen.

2.1.2 Medikamente in der Spätschwangerschaft

Die gerade erwähnten Antiepileptika können auch später in der Schwangerschaft Störungen auslösen. Überhaupt können Medikamente, zu einem späteren Zeitpunkt der Schwangerschaft gegeben, für das Neugeborene problematisch sein: So führt *Diazepam (Valium®)*, unter der Geburt in höherer Dosierung verabreicht, zu einer allgemeinen Muskelhypotonie und damit zur Ateminsuffizienz des Neugeborenen. *Dolantin* kann das Atemzentrum des Kindes unter der Geburt lähmen, so daß entsprechende Gegenmittel bei der Reanimation gegeben werden müssen. Bestimmte *Antirheumatika,* in höheren Dosierungen gegeben, können in den Prostaglandin-Stoffwechsel des Kindes eingreifen. Im Prinzip gilt aber, daß aufgrund der Reife das Risiko für das ungeborene Kind in der zweiten Schwangerschaftshälfte geringer als in der ersten Hälfte ist.

2.1.3 Alkohol

Alkohol, in größeren Mengen während der Schwangerschaft genossen, kann zu einem Fehlbildungskomplex führen. Die Kinder sind bei Geburt untergewichtig, mikrozephal, ihre Gesichtszüge weisen typische Dysmorphien auf (z. B. schmales Lippenrot, evtl. fehlendes Philtrum), oft finden sich Herzfehler und andere größere Mißbildungen (Abb. 3.3). Viele Kinder sind später hyperaktiv.

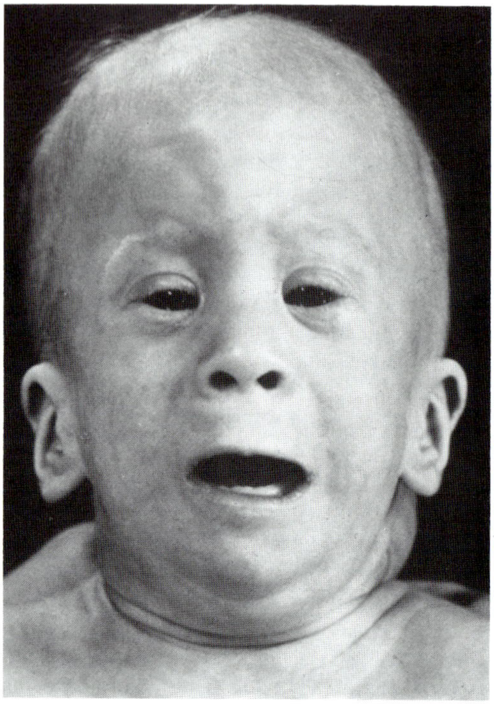

Abb. 3.3 Embryo-fetales Alkoholsyndrom.

Die Ausprägung dieses recht häufigen sog. *embryo-fetalen Alkoholsyndroms* scheint ganz wesentlich vom Grad der Alkoholsucht der Schwangeren abzuhängen. Aber auch bei geringem Mißbrauch, selbst in der Spätschwangerschaft, kann es zur Auswirkung auf den Feten kommen.

Es finden sich dann zwar weniger Mißbildungen als eine allgemeine körperliche Mangelentwicklung bei der Geburt. Kinder mit einem schweren embryo-fetalen Alkoholsyndrom holen ihren psychomotorischen Entwicklungsrückstand nie ganz auf, in leichteren Fällen kann er vermutlich durch Förderung zumindest teilweise ausgeglichen werden.

2.1.4 Zigaretten

Auch Rauchen während der Schwangerschaft führt zur Beeinträchtigung des fetalen Wachstums. Die Kinder sind durchschnittlich 250 g leichter als solche von nichtrauchenden Schwangeren. Bereits bei mehr als 5 Zigaretten pro Tag finden sich entsprechende Wachstumsretardierungen; bei starken Raucherinnen sind außerdem die Fehlgeburten-, Totgeburten- und Neugeborenensterberate sowie die Frühgeburtlichkeit erhöht. Fehlbildungen finden sich allerdings nicht vermehrt, wohl aber eine Zunahme bösartiger Tumoren, eine Allergisierung und eine Beeinträchtigung der Lungenentwicklung sowie der körperlichen und geistigen Entwicklung. Weiterhin besteht in Raucherfamilien ein erhöhtes Risiko des plötzlichen Kindstodes.

2.1.5 Drogen

Kinder drogenabhängiger Mütter sind sehr oft hypotroph, teils auch mikrozephal. Die Ursachen dürften vielfältig sein, die im allgemeinen anzutreffende Fehlernährung der Mutter spielt sicher eine wichtige Rolle. Nach der Geburt kommt es in vielen Fällen zu einem akuten *Entzugssyndrom* bei den Kindern mit erheblicher Hyperexzitabilität, so daß eine entsprechende Behandlung notwendig wird. Ein zunehmendes Problem stellt das gleichzeitige Vorkommen von HIV-Infektionen (AIDS) dar.

2.2 Strahlen

Ionisierende Strahlen (Röntgen, Betriebsstörungen von Kernkraftwerken usw.) können sowohl das Erbgut (Mutagenität) wie auch die Entwicklung des Embryos und Feten schädigen. Schwangere sollen deswegen, wenn irgend möglich, keiner solchen Strahlung ausgesetzt werden. Die Erfahrung mit versehentlichen Röntgenuntersuchungen während der Schwangerschaft wie auch die nach der Reaktorkatastrophe von Tschernobyl zeigen aber, daß im allgemeinen relativ hohe Dosen notwendig sind, um die Schwangerschaft zu gefährden (um z. B. Mißbildungen zu erzeugen).

Diese Erfahrungen dürfen aber auf keinen Fall, insbesondere auch nicht schwangere Schwestern, dazu verleiten, im Umgang mit Röntgen- und radioaktiven Strahlen leichtsinnig zu sein. Eine völlig ungefährliche Dosis gibt es hier nicht.

2.3 Folsäuremangel

Für die Entstehung von Myelomeningozelen oder ganz allgemein von Neuralrohrdefekten sind multifaktorielle Faktoren verantwortlich, nämlich genetische und umweltbedingte. Zu den letzteren gehört der Folsäuremangel. Durch Folsäuregaben in Tablettenform kann der Entwicklung von Neuralrohrdefekten vorgebeugt werden, jedoch sollte die Substitution schon vor der Konzeption oder zumindest sehr früh in der Schwangerschaft beginnen und bis 5 (–8) Wochen nach der Konzeption durchgeführt werden.

2.4 Schwangerschaftsspezifische Erkankungen

2.4.1 Störungen bei Fruchtwassermangel

Normalerweise schwimmt das ungeborene Kind frei in dem die Amnionhöhle ausfüllenden Fruchtwasser, es hat so einen gewissen Platz für Bewegungen zur Verfügung. Kommt es aus den verschiedensten Gründen zum Mangel an Fruchtwasser *(Oligohydramnion)*, so kann das für das Kind nicht ohne Folgen bleiben.

Bei einer gänzlichen Fehlanlage der Nieren (POTTER-*Syndrom*) z. B. beobachten wir einen schwersten Mangel an Fruchtwasser. Das Kind hat keinen Platz für seine Entwicklung, unter anderem wird auch das Gesicht des Ungeborenen durch den Druck des Uterus deformiert (POTTER-*Gesicht*); außerdem können sich die Lungenanlagen, vermutlich wegen der fehlenden Fruchtwasserdurchflutung, nicht ausreichend entwickeln, so daß nach der Geburt die schwere Ateminsuffizienz zum schnellen Tode führt.

In weniger dramatischen Fruchtwassermangel-Situationen, aber auch bei eingeengtem Platz infolge von Uterus-Fehlbildung (z. B. beim Uterus bicornis) können die Kinder Druckveränderungen im Bereich des Gesichtes und des Schädels, einen *Schiefhals, Fußdeformitäten* und anderes entwikkeln; in schweren Fällen können diese Veränderungen wie Fehlbildungen erscheinen. Häufig muß eine orthopädische oder krankengymnastische Korrektur-Behandlung durchgeführt werden.

Quer durch die Amnionhöhle verlaufende Amnion-Stränge (Amnion-Bänder) in der Frühschwangerschaft können Abschnürungen an den Extremitäten sowie Veränderungen am Rumpf und am Kopf bis hin zu schwersten Verstümmelungen im Bereich des Gesichtes hervorrufen. Die Störung beginnt wahrscheinlich mit einer Ruptur des Amnions, was zur Bildung von Strängen führt, die ihrerseits die *amniotischen Schnürfurchen* am

Kind bewirken. Wegen der logischen Abfolge von Ereignissen spricht man bei dieser Art von Fehlbildung von „Sequenz" (*Amnion-Sequenz*).

2.4.2 Gestose

Die für den Feten und die Mutter wichtigste schwangerschaftsspezifische Störung ist die sog. *Gestose*; hierbei handelt es sich um ein komplexes Krankheitsbild, das bei der Schwangeren zu Ödemen, Proteinurie und Hochdruck führt (s. auch S. 500). Die Plazenta wächst nicht mehr ausreichend, ihre Blutgefäßversorgung ist krankhaft verändert. Die Folge ist, daß weder genügend Sauerstoff noch ausreichend Nährstoffe auf den Fetus übergehen können. Es kommt so zu einem mangelnden Wachstum der Frucht, zu einer Hypo- oder Dystrophie, gleichzeitig wegen des chronischen Sauerstoffmangels zu einer sehr starken Blutneubildung. Die Kinder wiegen zum Zeitpunkt der Geburt (und das muß nicht immer der erwartete Termin sein) weniger, als man im Normalfall aufgrund ihres Gestationsalters erwarten könnte. Sie sind mager; der Kopf ist dabei relativ groß, da die Dystrophie erst im 2. Teil der Schwangerschaft eingesetzt hat und der Körper versucht, das Gehirn vordringlich mit Nährstoffen zu versorgen. Obgleich diese Kinder blaß aussehen, ergibt eine Prüfung des Hämoglobingehaltes überproportional hohe Werte. Weil diese Kinder durch die vorbestehende *Plazentainsuffizienz* gewissermaßen mit einem Handikap zur Welt kommen, sind sie für alle weiteren Anpassungsstörungen postpartal besonders anfällig.

2.5 Gefahren durch die Geburt

Die Geburt selbst stellt für das Kind eine Gefährdung erheblichen Ausmaßes dar. Unter den Wehen werden große Drücke wirksam, die das Kind durch den Geburtskanal hindurchpressen. In dem Moment, in dem der Kopf des Neugeborenen durchtritt, wird er plötzlich von diesem Druck befreit, so daß es zu starken Druckschwankungen kommt (eine Art Sog). Da bei Beckenendlage nicht der größte Teil des Kindes (nämlich der Schädel) vorangeht, ist hier die Gefahr sehr groß, daß sich zu Ende der Geburt der Schädel des Kindes in den nicht ausreichend ausgeweiteten Geburtswegen „verhakt". Insgesamt erscheint es deswegen nicht verwunderlich, daß es gerade unter der Geburt sowohl zu mechanischen Verletzungen wie auch zu akutem Sauerstoffmangel des Kindes kommen kann.

2.5.1 Geburtsgeschwulst bzw. Kopfgeschwulst
(Caput succedaneum)

Die Geburtsgeschwulst entsteht an dem bei der Geburt vorangehenden Körperteil.

So kommt es durch den auf den Schädel wirkenden Druck auf dem Scheitelpunkt zu einer mechanisch bedingten Schwellung, bestehend aus Ödemen und kleineren Einblutungen (Abb. 3.4). Diese *Kopfgeschwulst* ist ungefährlich, es sei denn, sie infiziert sich. Sie bildet sich in wenigen Tagen zurück und bedarf im allgemeinen keiner Behandlung.

2.5.2 Kopfblutgeschwulst
(Kephalhämatom)

Streng davon zu unterscheiden ist das *Kephalhämatom* (Abb. 3.5).

Hier kommt es durch Scherkräfte, ganz besonders oft beim Einsatz der Saugglocke, zu einem Abscheren der äußeren Knochenhaut und einer Blutung zwischen Knochen und äußerer Knochenhaut. Diese Blutung überschreitet *nie die Schädelnähte*;

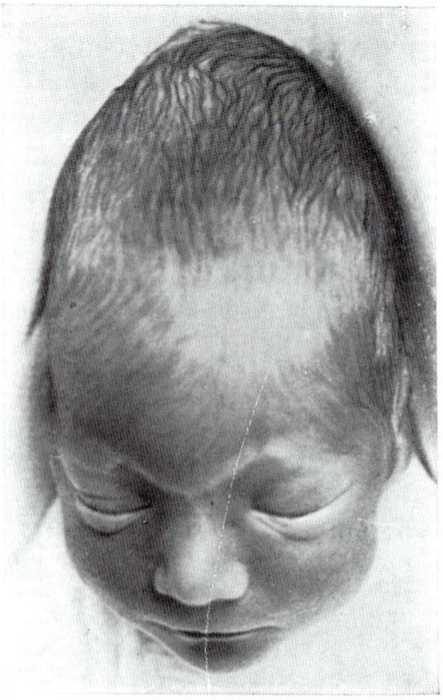

Abb. 3.4 Geburtsgeschwulst. Man sieht eine Schwellung am Hinterkopf des Neugeborenen. Die Schwellung liegt in der Mittellinie des Kopfes ohne Rücksicht auf die Schädelnähte.

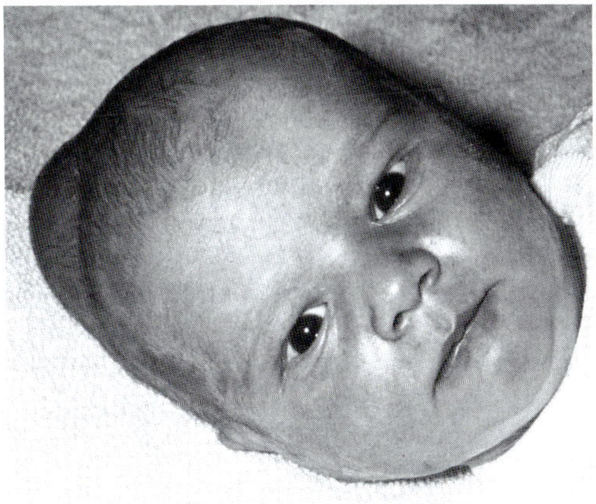

Abb. 3.5 Kephalhämatom.

manchmal ist sie allerdings doppelseitig. Im Bereich der Blutung finden sich nicht selten Schädelfrakturen. Wenn das Kephalhämatom nicht exzessiv groß ist, ist eine Therapie nicht notwendig. Es wird im Laufe von Wochen und Monaten aufgesaugt. Der kleine zurückbleibende Knochenbukkel wird während der Kindheit im wesentlichen ausgeglichen.

2.5.3 Kopfschwartenhämatom

Blutungen in die Kopfschwarte (oberhalb der Knochenhaut, *Kopfschwartenhämatom*) sind extrem selten; sie können wegen des großen Blutverlustes allerdings bedrohlich werden (hypovolämischer Schock, teils mit tödlichem Ausgang).

2.5.4 Weitere Weichteilverletzungen

Manche Kinder weisen bei der Geburt *Druckmarken* oder *Schürfwunden* am Kopf auf, und zwar besonders dann, wenn ein Mißverhältnis zwischen der Größe des kindlichen Kopfes und des mütterlichen Beckens besteht. Häufiger als bei der normalen Geburt kann es bei instrumentellen Entbindungen (Zangenentbindung, Vakuum-Extraktion, Kaiserschnitt) zu *Weichteilquetschungen* kommen. Auch *Schnittverletzungen* und *Hautblutungen* (Hämatome, Petechien) werden beobachtet.

2.5.5 Schiefhals

Bei der belasteten Geburtsmechanik der Beckenendlagen-Kinder kann es zur Überdehnung und zum Einreißen des Kopfwendermuskels kommen. Die sich im Muskel ausbildende Verhärtung kann zur Kontraktur des Muskels und damit zu einem Schiefhals führen. (Die Verhärtung wird fälschlicherweise Sternokleidohämatom genannt, enthält aber nicht Blut, sondern fibröses Gewebe.) Dabei blickt das Kind wegen der Verkürzung des Musculus sternocleidomastoideus von der betroffenen Seite weg, der Kopf ist zur betroffenen Seite geneigt. Die Behandlung erfolgt durch Lagerung, indem der Verkürzung der Muskulatur entgegengewirkt wird, und vor allem durch entsprechende Krankengymnastik. In seltenen Fällen muß zu einem späteren Zeitpunkt operiert werden.

2.5.6 Geburtslähmungen

Wieder vor allem bei Beckenendlagen-Geburten, aber auch bei schwer verlaufenden anderen Entbindungen kann es zur Überdehnung und Zerrung des *Armnervenplexus* im Bereich des Halses mit entsprechender Armlähmung kommen. Nicht selten ist eine entsprechende Plexuszerrung auch mit dem *Bruch eines Schlüsselbeines* kombiniert; aber bereits diese *Klavikulafraktur* allein kann eine Plexuslähmung aufgrund der schmerzhaften Bewegungseinschränkung vortäuschen. Bei den Plexuslähmungen unterscheidet man eine obere und untere Lähmung.

Erbsche (obere) Lähmung

Der Arm hängt schlaff herab mit *innenrotierter Hand* (Abb. 3.6). Die Finger können bewegt werden. Gleichzeitig kann durch Mitbeteiligung des Nervus phrenicus eine Lähmung des Zwerchfelles der entsprechenden Seite auftreten. Zur Behandlung wird der Arm anfänglich gelagert; nach Abklingen der Schmerzen soll sehr bald mit einer aktiven Bewegungstherapie begonnen werden. Die Prognose ist im allgemeinen gut (abgesehen von Zerreißungen im Plexusbereich, wo eventuell operativ eingegriffen wird).

Klumpkesche (untere) Lähmung

Bei der unteren Lähmung sind der Unterarm und die *Hand betroffen*, die nicht mehr bewegt werden. Diese Lähmungsform ist sehr viel seltener als die obere, und es kann vorkommen, daß außerdem bestimmte sympathische Nervenfasern verletzt werden; es stellt sich dann – meist einseitig – das *Hornersche Zeichen* ein: Pupillenverengerung (Miosis), Zurücksinken des Augapfels (Enophthalmus) und Herabhängen des Oberlides (Ptosis). Die Pro-

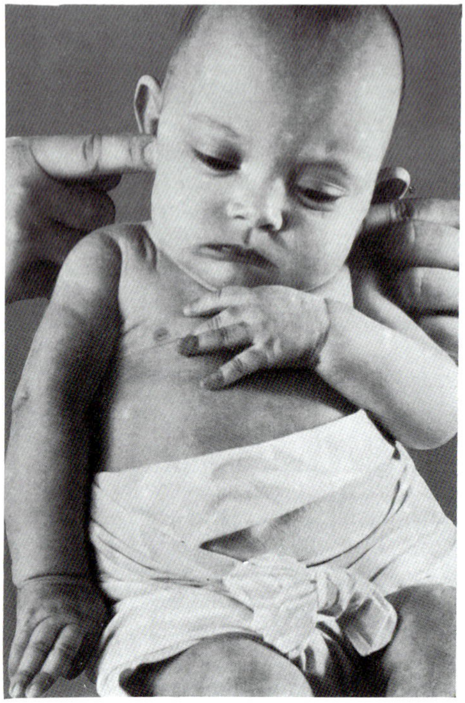

Abb. 3.6 Obere Plexuslähmung rechts.

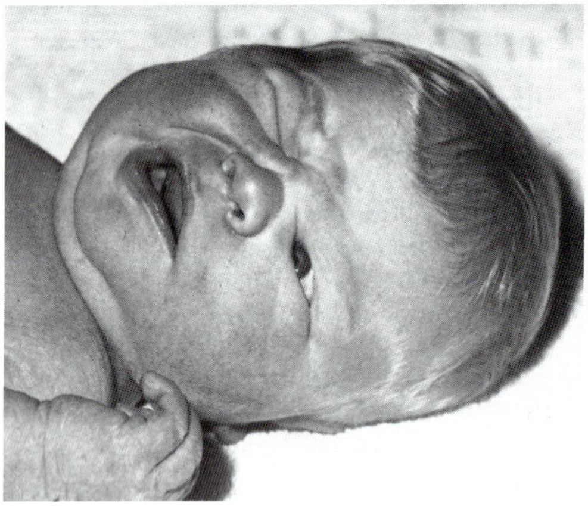

Abb. 3.7 Fazialisparese; beim Schreien wird die betroffene Seite nicht verzogen.

gnose ist schlechter; es bleiben oft Restlähmungen zurück.

Fazialisparese

Nicht nur nach Zangengeburten können Lähmungen des Gesichtsnervs (N. facialis) auftreten (Abb. 3.7). Sie zeigen sich darin, daß beim Schreien die entsprechende Gesichtshälfte nicht verzogen wird. Allerdings kann ein ähnliches Phänomen hervorgerufen werden, wenn bei einem Kind auf der einen Seite die unter der Haut liegende Unterlippenmuskulatur ungenügend innerviert ist (*schiefes Schreigesicht*). Die Prognose der traumatischen Fazialislähmung ist gut. Abzugrenzen davon ist die eigentliche angeborene Fazialislähmung durch Fehlen des entsprechenden Nervenkernes in der Medulla oblongata (Moebiussche Kernaplasie). Hier bleibt die Fazialisparese bestehen.

2.5.7 Frakturen und Luxationen

Der *Schlüsselbeinbruch* wurde oben bereits erwähnt. Er ist gar nicht so selten. An diese Fraktur ist immer dann zu denken, wenn das Neugeborene bei kleinsten Anlässen (Lagewechsel, Wickeln usw.) plötzlich anfängt zu schreien. Ferner können *Knochenbrüche der Arme und Beine* vorkommen sowie *Schädelbrüche*. Eine Sonderform der Impressionsfraktur des Schädels (S. 604) im Neugeborenenalter ist die meist harmlose *Pingpong(ball)-Fraktur* (der biegsame kindliche Knochen dellt sich ein wie ein Tischtennisball). Eine besondere Art der Fraktur stellt die **Epiphysenlösung** z. B. am Oberarmkopf dar. Dieser „Bruch in der Wachstumslinie" führt bei entsprechender Behandlung kaum zu Wachstumsstörungen. Mitunter kommt es auch zu *Verrenkungen (Luxationen) der Gliedmaßen*. Brüche und Verrenkungen der Extremitäten bewirken eine teils recht schmerzhafte Bewegungseinschränkung (schmerzreflektorische Ruhigstellung), die auch bei der Parrotschen Scheinlähmung der Syphilis (S. 371) beobachtet wird.

2.5.8 Traumatische Hirnblutungen

Hirnblutungen sind vor allem bei Frühgeborenen nicht selten, die Mehrzahl ist hypoxisch bedingt; darüber wird bei den Anpassungsstörungen berichtet (nicht-traumatische Hirnblutungen, S. 59). Bei sehr belastender Geburt kann es aber darüber hinaus zu traumatisch bedingten Hirnblutungen kommen, es handelt sich hier überwiegend um *Subarachnoidalblutungen* oder aber auch schwere Einblutungen mit Verschiebung der Gehirnmassen. Die Subarachnoidalblutungen fallen oft nur durch unspezifische Anpassungsstörung des Neugeborenen auf, sie entziehen sich oft auch der Diagnostik mit Ultraschall und werden erst durch

Lumbalpunktion und Computertomogramme nachgewiesen. Bei stärkeren Blutungen kommt es zum Hämatokritabfall (zur Anämie). Schwere Einblutungen bei Kleinhirnzelteinrissen mit Massenverschiebung und dergleichen führen zu einem schweren Krankheitsbild des Neugeborenen mit Hirndrucksymptomatik und vitaler Bedrohung (s. auch S. 59). In letzteren Fällen muß ggf. neurochirurgisch interveniert werden.

2.5.9 Verletzungen innerer Organe

Bei Beckenendlagen – aber nicht nur dann – kann es z. B. aufgrund von geburtshilflichen Manipulationen oder von zu heftigen Wiederbelebungsversuchen zu Verletzungen innerer Organe kommen, nämlich zur *Milzruptur* bzw. zu Blutungen unter die Milzkapsel oder zur *Leberruptur*. Auch hier werden häufig Blutungen unter die Kapsel beobachtet (subkapsuläres Leberhämatom). Teilweise tritt innerhalb der ersten Lebenswoche ein *Leberkapselriß* auf (sog. zweizeitige Ruptur). In all diesen Fällen besteht Verblutungsgefahr (Schocksymptome!), bzw. es entwickelt sich eine Anämie. Auch andere Organe können betroffen sein (Nebennierenblutungen, Magenruptur, Verletzungen des Lungengewebes mit Ausbildung eines Pneumothorax, Blutung in den Herzbeutel etc.).

2.6 Prä- und perinatale Infektionen

Ein weiteres, wichtiges Kapitel prä- und perinataler Gefährdung des Kindes stellen Infektionen dar. Überwiegend kommen für das Kind zwei Infektionswege in Betracht: über den Blutweg, also *hämatogen*, und aufsteigend über die Geburtswege, also *aszendierend*.

Die Abkürzung *TORCH* weist auf einige wichtige pränatale bzw. perinatale Infektionen hin, nämlich **T**oxoplasmose, **o**ther agents (andere Erreger), **R**öteln, **C**ytomegalie, **H**erpes simplex. Mitunter wird die Bezeichnung *STORCH* vorgezogen, um die angeborene **S**yphilis (S. 370) mit einzubeziehen.

2.6.1 Pränatale Infektionen

Die pränatale Infektion entsteht im allgemeinen *hämatogen*. Da die Plazenta als Barriere zwischen den mütterlichen und den kindlichen Kreislauf geschaltet ist, führt nicht jede Infektion der Mutter zwangsläufig zur Ansteckung der Frucht. Auch dann, wenn der Embryo oder vor allem der Fet infiziert ist, gelingt es ihm doch in vielen Fällen, mit der Infektion fertig zu werden und sie ohne gröbere Schäden auszuheilen. Erfreulicherweise ist deswegen eine Schädigung des ungeborenen Kindes – von bestimmten Infektionen abgesehen – eher die Ausnahme. Die Entscheidung kann aber im allgemeinen erst bei der Geburt gefällt werden; zum Zeitpunkt der mütterlichen Infektion ist das individuelle Risiko des Kindes oft nur sehr schwer abzuschätzen. Zunächst sei von Infektionen, die durch **Viren** hervorgerufen werden, die Rede.

Konnatales Rötelnsyndrom

Das Rötelnvirus ist die häufigste Ursache einer virusbedingten Embryopathie.

Im Jahre 1941 hat der australische Augenarzt Gregg eine Häufung angeborener Linsentrübungen (Katarakte) beobachtet und festgestellt, daß die Mütter dieser Kinder in den ersten Monaten der Schwangerschaft an Röteln erkrankt waren. Gregg fand außerdem, daß teilweise neben den

- Linsentrübungen
- Innenohrschwerhörigkeit und
- Herzfehler

vorlagen. Die Augenschädigung ist übrigens nicht immer auf die Linse beschränkt – wenn beide Augen eine Katarakt aufweisen, besteht Blindheit –, sondern auch andere Augenanomalien kommen vor, z. B. kann der Augapfel als Ganzes zu klein sein (*Mikrophthalmus*). Die Innenohrschwerhörigkeit kann ganz unterschiedliche Schweregrade aufweisen und *fast bis zur Taubheit* gehen. Besonders bedauernswert sind diejenigen Kinder, die nicht nur weitgehend blind, sondern auch fast taub sind. Bei den Herzfehlern handelt es sich meistens um einen *offenen Ductus arteriosus* oder um *Scheidewanddefekte*.

Neben dieser Trias (Schädigungen von Auge, Innenohr und Herz) gibt es noch weitere Schädigungsmöglichkeiten, die zahlenmäßig von geringerer Bedeutung sind, nämlich Mikrozephalie (kleiner Kopf) mit psychomotorischer Retardierung, Zahnschmelzdefekte u. a. Die Abortrate ist erhöht.

Welche Organe – isoliert oder in Kombination – im einzelnen geschädigt werden, hängt vom Zeitpunkt der Rötelninfektion ab: die Entwicklung eines jedes Organs ist an eine bestimmte Zeit gebunden; in dieser Periode (wir sprechen von *Determinationsperiode*) läuft der Stoffwechsel auf Hochtouren, aber auch die Anfälligkeit ist dann am größten, denn die Viren nützen die Stoffwechselaktivität der Zellen aus (Abb. 3.8).

Nur wenn die Rötelnvirusinfektion der Mutter in den ersten 3 (bis 4) Schwangerschaftsmonaten erfolgt, kann es zu den genannten Mißbildungen kommen, zur **Rötelnembryopathie** (*Embryopathia rubeolosa*, GREGG-*Syndrom*), und zwar ist die Wahrscheinlichkeit einer Schädigung um so größer, je eher die Infektion eintritt (Tab. 3.3) – eine Ausnahme bilden die letzten Tage vor bis etwa 10 Tage nach der Konzeption, wo die Rötelninfektion nur ausnahmsweise zur Fehlbildung führt.

Teilweise werden sehr viel höhere Prozentzahlen, als sie die Tabelle 3.3 aufweist, angegeben. Dies hängt von der Gewissenhaftigkeit der Nachuntersuchungen ab. Neben schweren Krankheitsbildern, die nicht selten schon im 1. Lebensjahr zum Tode führen, kommen auch leichte Formen vor. Diskretere Hirnschäden sowie geringe Schwerhörigkeiten fallen erst später auf, und Linsentrübungen treten teils erst Monate nach der Geburt in Erscheinung, so daß bei symptomlosen Neugeborenen von Müttern, die in der Frühschwangerschaft Röteln durchgemacht haben, zunächst noch nicht entwarnt werden kann. Noch viele Jahre nach der Geburt kann sich z. B. als Folge der Rötelninfektion ein Typ-I-Diabetes entwickeln. Es gibt aber auch viele Kinder, die trotz der mütterlichen Infektion verschont geblieben sind.

Tabelle 3.3 Häufigkeit von Rötelnembryopathien in Abhängigkeit vom Zeitpunkt der mütterlichen Rötelninfektion.

mütterliche Rötelninfektion	Häufigkeit von Rötelnembryopathie	
1. Schwangerschaftsmonat	55%	25 –35%
2. Schwangerschaftsmonat	25%	
3. Schwangerschaftsmonat	15%	
4. Schwangerschaftsmonat	5%	

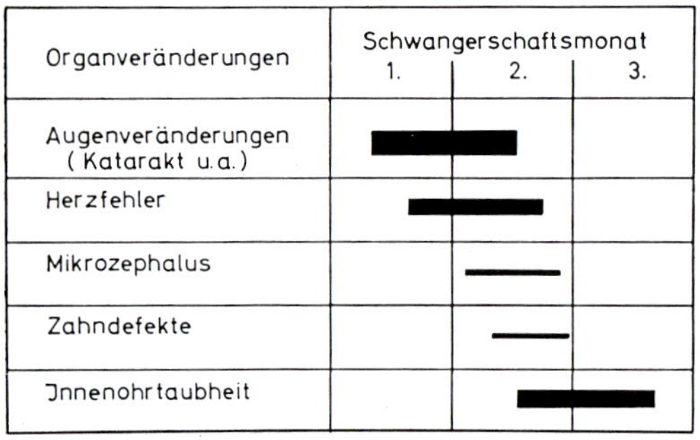

Abb. 3.8 Art der Schädigung in Abhängigkeit vom Zeitpunkt der Rötelninfektion in den ersten 3 Monaten der Schwangerschaft (die Dicke der Säulen ist ein Maß für die Häufigkeit, mit der die einzelnen Organveränderungen bei der Rötelnembryopathie angetroffen werden).

Bei serologisch bestätigter mütterlicher Rötelninfektion in der Frühschwangerschaft ist die Gefahr, daß das Kind einen u. U. erheblichen Schaden davongetragen hat, doch sehr groß.

Eine sofortige i. m. Injektion von Rötelnimmunglobulin kommt meist schon zu spät und ist zu unsicher.

Die in der Frühschwangerschaft eingedrungenen Rötelnviren schädigen den Organismus auch noch in der Fetalzeit. Eine solche **Rötelnfetopathie** äußert sich z. B. in einer Hepatitis, Meningitis, Lungenerkrankung, Thrombozytopenie, in Knochenveränderungen, aber auch in Wachstumsstörungen – die Kinder sind klein – und niedrigem Geburtsgewicht. (Rötelnembryopathie und -fetopathie werden unter der Bezeichnung *konnatales Rötelnsyndrom* zusammengefaßt.)

Ja selbst zum Zeitpunkt der Geburt und oft noch eine Reihe von Monaten danach (selten bis ins 2. Lebensjahr hinein) sind die Rötelnviren noch aktiv und können mit dem Nasen-Rachen-Sekret, dem Urin und dem Stuhl übertragen werden (die erst nach der Geburt eintretende Rötelninfektion ist dagegen nur höchstens 14 Tage ansteckend – und auch die erst in der Fetalzeit erfolgte Rötelninfektion hat ihre Ansteckungsfähigkeit bereits z. Z. der Geburt verloren). Man bedenke aber,

daß Kinder mit Rötelnembryopathie u. U. viele Monate lang ansteckend sein können und daß Schwangere, die noch keinen Rötelnschutz haben, solche Kinder nicht pflegen dürfen.

Es ist ferner zu berücksichtigen, daß diese Kinder nicht auf der Neugeborenenstation verbleiben dürfen, da sie andere Neugeborene infizieren können, also eine Altersgruppe, in der Röteln nicht völlig unproblematisch sind (Thrombozytopenie mit Haut- und anderen Blutungen).

Jedes Jahr werden in der Bundesrepublik etwa 100 Kinder mit Rötelnembyropathie geboren, und zahlreiche Schwangerschaftsabbrüche werden bei Rötelninfektion durchgeführt. Es können nicht alle Rötelninfektionen in der Schwangerschaft erfaßt werden, da nur in etwa 50% der Fälle Symptome auftreten, die anderen Rötelninfektionen der Mutter bewirken aber ebenso eine Virämie und eine Antikörperbildung (stille Feiung) und können dem Embryo und dem Feten gefährlich werden.

Es gibt eine einfache, ungefährliche und wirksame Vorbeugung des konnatalen Rötelnsyndroms, nämlich die *Rötelnschutzimpfung*.

Seit vielen Jahren sind in einer Reihe von Ländern, wie z.B. in Skandinavien, Großbritannien und in den USA, kaum noch Rötelnembyropathien beobachtet worden. Wir sollten alles daran setzen, dieses Ziel auch bei uns möglichst bald zu erreichen. Bei gewissenhafter Durchimpfung würden Rötelnembryopathien und Schwangerschaftsabbrüche bei Rötelninfektion in der Frühschwangerschaft zu den Ausnahmen gehören.

Zytomegalie

Eine andere, bedeutsame pränatale Virusinfektion ist die Zytomegalie[1].

Häufigkeit: Sie ist die häufigste konnatale Virus*infektion* überhaupt. Etwa 1% aller Neugeborenen sind zum Zeitpunkt der Geburt mit *Zytomegalie-Virus (CMV)* infiziert, aber nur etwa 10% der Infizierten haben Symptome, also ungefähr 1 von 1000 Neugeborenen.

Krankheitsbild: Die meisten dieser „primären" Infektionen (im Zusammenhang mit der „Erst"-Infektion der Mutter während der Schwangerschaft) und so gut wie alle der viel häufigeren Virus-Reaktivierungen bei der bereits früher infizierten Schwangeren verlaufen beim Kind (und übrigens auch bei der Mutter) asymptomatisch, ebenso die unmittelbar nach der Geburt übertragenen CMV-Infektionen (durch Kontakt mit virushaltigem Zervikalsekret oder durch die Muttermilch – Symptome fehlen wegen des vor der Infektion erfolgten transplazentaren Übertritts von Antikörpern gegen CMV).

Die erkrankten Neugeborenen weisen Zeichen einer chronischen Infektion auf, die Symptomatik kann aber zunächst dezent sein und deswegen auch leicht verkannt werden. Man geht davon aus, daß die Zytomegalie als einziges Krankheitssymptom auch zur *Schwerhörigkeit* führen kann, die im allgemeinen erst im Kleinkindalter diagnostiziert wird. Bei schwerer betroffenen Kindern steht die *Meningoenzephalitis* mit intrazerebralen *Verkalkungen* und *Mikrozephalie* und ihren Spätfolgen, wie geistige Retardierung, im Vordergrund; auch Augenschäden (*Chorioretinitis*, d.h. Entzündung der Ader- und Netzhaut), Zahndefekte, Lebererkrankungen, Gelbsucht und – seltener – thrombozytopenische Blutungen kommen vor.

Verlauf: Die Sterblichkeit ist hier hoch. Die Schwere der pränatal übertragenen Erkrankung erklärt sich durch die Abwehrschwäche des Fetus infolge Unreife des Immunsystems (hier besteht eine Parallele zu der ebenfalls schweren CMV-Erkrankung von AIDS-Patienten und Patienten unter immunsuppressiver Therapie). Die Virusausscheidung mit dem Urin kann bei pränataler Infektion bis ins Kindergartenalter anhalten.

Diagnose: Die Diagnose wird serologisch gestellt oder durch Virusanzüchtung aus Urin bzw. Liquor. Typisch sind die großen Tubulusepithelzellen mit Einschlußkörperchen („Eulenaugenzellen") im Urinsediment. Diese Riesenzellen haben der Erkrankung ihren Namen gegeben.

Behandlung: Eine direkte Behandlung ist derzeit nicht möglich.

HIV-Infektion (AIDS)

Befallen sind derzeit überwiegend Kinder drogensüchtiger Mütter (über Einzelheiten s. S. 399).

Andere Viruskrankheiten

Alle anderen Viruskrankheiten sind von geringerer Bedeutung für das Kind, weil sie entweder sehr selten während der Schwangerschaft auftreten oder aber erfahrungsgemäß für das Kind keine wesentliche Gefahr bedeuten. *Masern* in der Frühschwangerschaft können gelegentlich Aborte hervorrufen. Nach *Varizellen* insbesondere in den ersten 20 Schwangerschaftswochen wird – selten – ein typisches Muster vor allem mit Hautveränderungen (Narben) und Unterentwicklung im Bereich der Extremitäten sowie Augenanomalien und geistiger Retardierung gesehen, das *embryofetale Varizellen-Syndrom* (s. auch S. 41). *Zoster* in der Schwangerschaft führt nicht zu Problemen beim Kind. Bei intrauteriner *Ringelröteln*-Infektion kann es – wenn auch in nur wenigen Prozent – zum *Hydrops fetalis* (infolge gestörter Produktion fetaler roter Blutkörperchen) und dadurch in diesen Fällen sehr häufig zum Fruchttod kommen. Man muß an diese Möglichkeit denken, wenn ein Hydrops fetalis ohne Rh-Unverträglichkeit vorliegt. Bei Kontakt der Schwangeren mit Ringelröteln sind serologische Kontrollen sowie evtl. Ul-

[1] kytos (griech.): Zelle; mega (griech.): groß

traschalluntersuchungen angezeigt. Die letzteren dienen zur Aufdeckung des Hydrops. Eine intrauterine Transfusion kann von Nutzen sein.

Die große Gruppe der *banalen fieberhaften Erkrankungen* mit Symptomen im Bereich der Luftwege oder des Gastrointestinaltraktes scheint für das Ungeborene weitestgehend ungefährlich zu sein, wie viele Untersuchungen gezeigt haben.

Toxoplasmose

Dagegen hat die Toxoplasmose eine erhebliche praktische Bedeutung.

Ursache: Ursache ist das Toxoplasma gondii; es wurde zuerst bei dem nordamerikanischen Nagetier Gondi und erst später beim Menschen gefunden. *Toxoplasmen* sind Erreger (**Protozoen**), die sich geschlechtlich und ungeschlechtlich vermehren können.

a
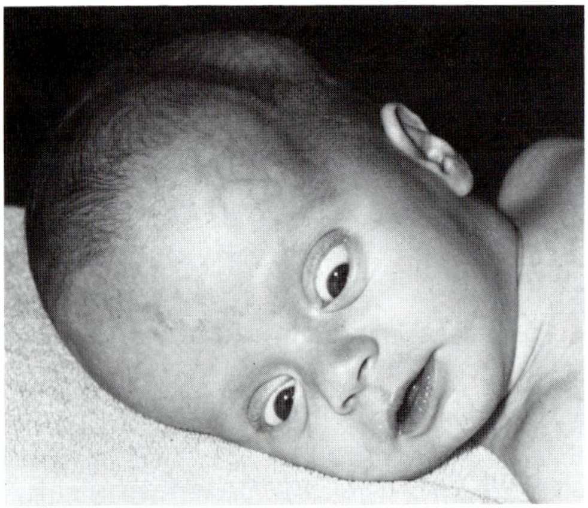

b
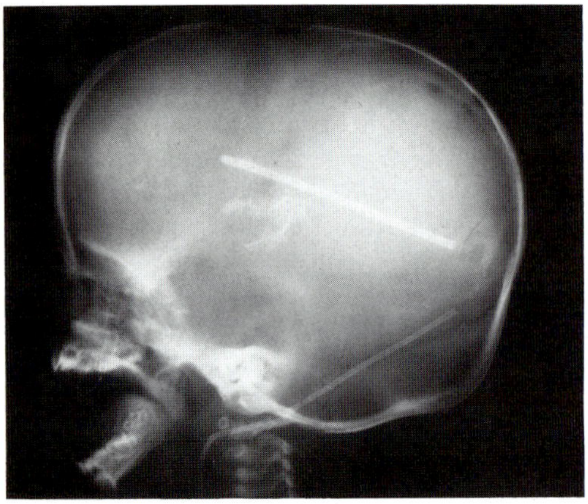

Abb. 3.9 a, b Konnatale Toxoplasmose.
a Hydrozephalus.
b Intrazerebrale Verkalkungen.

Ansteckung: Ihr spezifischer Wirtsorganismus ist die *Katze*, die nach einer Ansteckung Erreger mit dem Kot ausscheidet. Die ausgeschiedenen Erreger werden dann z. B. von Schlachttieren (Rinder, Schafe) aufgenommen; mit dem Genuß von infiziertem, rohem oder *halbgarem Fleisch* kann der Mensch sich anstecken. Darüber hinaus ist eine direkte Ansteckungsmöglichkeit über Katzenkot gegeben.

Nur eine frische Infektion (*Erst*infektion) mit Toxoplasmen in der Schwangerschaft – dies ereignet sich in knapp 1‰ – kann dem Feten gefährlich werden (die älteren und jüngeren Geschwister sind frei von dieser Erkrankung). Da die Infektion der Mütter meist unbemerkt verläuft, werden sie nur selten behandelt. Ohne Behandlung wird die Infektion in rund 50% auf den Feten übertragen (*Fetopathie*), und zwar in der Frühschwangerschaft seltener als später.

Krankheitsbild: Bei sehr später Übertragung können zur Zeit der Geburt Symptome fehlen; erst im Laufe der nächsten Jahre kann eine *Chorioretinitis* (ähnlich wie bei der Zytomegalie) auftreten. Bei der Infektion Monate vor der Geburt ist mit einer schweren Schädigung des Kindes zu rechnen, und zwar einmal auf etwa 10000 Geburten. Es kommt zur chronischen *Meningoenzephalitis* mit *Hydrozephalus* infolge entzündlichen Verschlusses des Aquaeductus Sylvii (Verbindung zwischen 3. und 4. Hirnventrikel). Wie bei der Zytomegalie gibt es auch hier intrakranielle *Verkalkungen* (Abb. 3.9). Auch eine *Chorioretinitis des Neugeborenen,* die zur Erblindung führen kann, Lähmungen, Krämpfe und geistige Retardierung werden beobachtet, ferner Lebererkrankungen und Ikterus. Der Grund für die Schwere der Erkrankung ist wie bei der konnatalen Zytomegalie die Immunschwäche des Fetus, und es gibt wieder die Parallele zu ähnlich schweren Toxoplasmose-Erkrankungen bei Patienten mit immunsuppressiver Behandlung und bei AIDS.

Diagnose: Sie wird serologisch gestellt. Toxoplasmen können im Liquor mikroskopisch nachgewiesen werden oder im Tierversuch.

Behandlung: Eine Behandlung mit Spiramycin, Daraprim® und Sulfonamiden ist möglich.

Listeriose

Von einer gewissen Bedeutung schließlich noch ist die Listeriose. Die Kinder erkranken unter einem septischen Krankheitsbild. Diese **bakterielle** Infektion führt sehr oft zur Frühgeburt oder Totgeburt. Die Erreger sind ein grampositives Stäbchen

Blutvergiftung) führen können. Auch eine *Meningitis* kann so entstehen. Nicht nur die *eitrige Nabelentzündung* kommt als „Sepsisentwicklungsherd" (s. S. 346) in Frage, sondern auch jede *eitrige Hauterkrankung* kann Ausgangspunkt einer Sepsis sein. Eintrittspforte für die Erreger sind neben der Nabelwunde und Hautverletzungen auch Schleimhäute, Atemwege, Venenkatheter u. a. Mütter, Krankenhauspersonal etc. kommen als Überträger in Betracht. Eine Meningitis kann gleichzeitig bestehen, kommt aber auch isoliert (ohne Sepsis) vor. Bei frühem Krankheitsbeginn (in den ersten Lebenstagen) ist es oft schwierig, zwischen einer kurz vor oder unter der Geburt (**Frühform**, *überwiegend Sepsis*, s. S. 41) bzw. postnatal erworbenen Infektion zu unterscheiden; beginnt die Krankheit nach der ersten Lebenswoche (**Spätform**, *überwiegend Meningitis*), ist eher eine postnatale Infektion anzunehmen. Für all diese postnatalen Infektionen sind, wie bei den perinatalen, vor allem Kolibakterien und hämolysierende Streptokokken der Gruppe B ursächlich verantwortlich zu machen. Gelegentlich kommen auch andere Bakterien (z. B. Listerien) in Frage, ferner Viren, Pilze und Protozoen.

Krankheitsbild: Das Krankheitsbild der Sepsis und der hier bei postnataler Infektion sehr häufigen Meningitis tritt erst nach mehreren Tagen, meist erst in der zweiten Lebenswoche oder später in Erscheinung. Trinkunlust, Erbrechen, Durchfall, geblähter Bauch, schlechtes Gedeihen, Gelbsucht, Blässe, Blutungen aus der Nabelwunde, aus dem Darm und in die Haut, Tachykardie, Dyspnoe, Zyanose und Schlaffheit sowie

Fieber (das übrigens bei der Neugeborenensepsis nur in etwa einem Drittel der Fälle auftritt)

sind die wichtigsten Krankheitszeichen. Bei der Meningitis können Übererregbarkeit, Krämpfe, Benommenheit und verfallenes Aussehen hinzukommen. Mitunter sind die Symptome sehr geringfügig und vage. Feststellungen der Schwester, wie z. B.: „Das Kind gefällt mir nicht!" – „Es sieht schlecht aus!" – „Es trinkt nicht gut!" sind ernst zu nehmen. Es kommt auch vor, daß trotz bestehender Sepsis die Symptome völlig fehlen und ganz plötzlich unter Herz-Kreislauf-Versagen der Tod eintritt.

Diagnose: Schon die geringsten Krankheitszeichen sind verdächtig und geben Anlaß zu genaueren diagnostischen Maßnahmen, wie Nabelabstrich, Blutkulturen, Blutbild (Leukopenie oder Leukozytose, Linksverschiebung, Thrombozytopenie, d. h. Thrombozytenzahlen unter 100 000/µl). Sehr aussagekräftig ist auch ein erhöhtes C-reaktives Protein, das sich bereits wenige Stunden nach der Infektion findet.

Behandlung und Prophylaxe: Wegen der besonderen Gefährdung des Neugeborenen wird man sich in dieser Altersgruppe im Verdachtsfalle sofort, also früher als beim älteren Kind, zu einer antibiotischen Allgemeinbehandlung entschließen.

Wichtiger als die Therapie ist die Prophylaxe. Es ist schon mehrfach erwähnt worden, daß die Nabelwunde Ausgangspunkt bzw. „Eintrittspforte" von Infektionen sein kann. Angesichts der Schwere der geschilderten Erkrankungen (hohe Sterblichkeit!) muß alles versucht werden, ihre Entstehung zu verhindern.

Es kann deshalb gar nicht oft genug betont werden, wie wichtig es ist, in der Pflege des Neugeborenen, und hier besonders in der Nabelpflege, peinlichste Sauberkeit walten zu lassen.

Andere bakterielle Infektionen bestimmter Organe

Auf bestimmte Organe begrenzte Infektionen in der Neugeborenenzeit sind neben der *Meningitis* die *Pneumonie, gastrointestinale Infektionen, Harnwegsinfektionen, Otitis media, Augeninfektionen* (s. S. 686), *Osteomyelitis* u. a. Die Osteomyelitis ist übrigens in dieser Altersgruppe, wie überhaupt bei Säuglingen, wegen der gemeinsamen Gefäßversorgung des gesamten Röhrenknochens, einschließlich der Epiphysen häufig mit eitriger Gelenkentzündung verbunden (*septische Arthritis*, s. S. 625).

Virusinfektionen

Neben den bakteriellen Infektionen kann es auch zu Virusinfektionen kommen, selbst wenn das Kind durch die mütterlichen Antikörper gegen viele virale Erkrankungen geschützt ist. Die wichtigste Vrus*erkrankung* des Neugeborenen ist die *Rotavirus-Infektion*. Sie kann asymptomatisch sein bzw. nur wenig Symptome zeigen. In den allermeisten Fällen verläuft sie mit initialem Erbrechen, Trinkunlust und anschließenden Durchfällen. Besonders gefährdet sind Frühgeborene; hier kann es zur nekrotisierenden Enterokolitis (S. 74) kommen. Das Krankheitsbild kann aber auch einen Sepsis-ähnlichen Charakter haben. In solchen Fällen ist die Erkrankung schwer von einer bakteriell verursachten Sepsis zu unterscheiden, so daß erfahrungsgemäß die Kinder initial antibiotisch behandelt werden. Es lohnt sich deswegen, bei

Kindern mit einem Sepsis-ähnlichen Krankheitsbild die Stühle auf Rotaviren zu untersuchen.

Die Infektion betrifft in Kinderzimmern von Frauenkliniken und auf den Früh- und Neugeborenen-Stationen eine große Zahl von Kindern. Sie tritt hier ganzjährig auf, wenn auch mit einer Betonung in den Wintermonaten. Außerhalb von Krankenhäusern sind Rotaviren die häufigsten Verursacher von Durchfällen bei kleinen Kindern.

Obgleich die Kinder am Beginn der Infektion oft respiratorische Symptome zeigen, soll die Übertragung ganz überwiegend über die Kontamination von Händen erfolgen. Konsequente hygienische Maßnahmen (Händewaschen, getrennte Wickelplätze) sind deshalb wichtig. Bewährt hat sich auch die Kohortierung (getrennte Unterbringung der Virusausscheider und Zuordnung des Pflegepersonals nur für diese Kinder).

3 Hautkrankheiten des Neugeborenen

3.1 Bakterielle Hautkrankheiten

Von diesen Krankheiten ist auch im Hautkapitel die Rede. Hier sollen nur die für die Neugeborenenperiode typischen Besonderheiten aufgezeigt, d. h. über staphylokokkenbedingte Erkrankungen der Haut und ihrer Anhangsorgane berichtet werden.

3.1.1 Impetigo bullosa (Schälblasenausschlag)

Die hierfür auch gebräuchlichen Bezeichnungen *Pemphigus neonatorum* oder *Pemphigoid der Neugeborenen* sind weniger geeignet, da der Ausdruck Pemphigus bzw. Pemphigoid auch bei der angeborenen Syphilis und bei blasenbildenden Autoimmunkrankheiten verwendet wird.

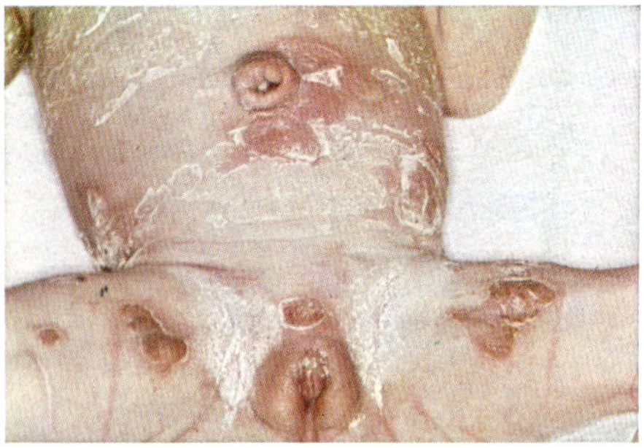

Abb. 3.10 Schälblasenausschlag des Neugeborenen.

Ursache: Fast immer wird diese in den ersten Lebenstagen auftretende Pyodermie durch Staphylokokken hervorgerufen.

Krankheitsbild: Es bilden sich auf gerötetem Grund teils Bläschen und Pusteln, meist aber mehr oder weniger große Blasen, deren Inhalt sich trübt. Nach dem Platzen der Blasen nässen die Herde, sie neigen zu leichter Verkrustung (Abb. 3.10). Bevorzugt befallen sind Windelbereich, Achselhöhlen und Hals, hier besonders die Hautfalten (Feuchtigkeit auf der Haut begünstigt also das Angehen der Infektion).

Handflächen und Fußsohlen bleiben fast immer frei (im Gegensatz zum syphilitischen Pemphigoid).

Gelegentlich kommt es zur Osteomyelitis oder Sepsis.

Diagnose: In den Schälblasen finden sich zahlreiche neutrophile Leukozyten und massenhaft Staphylokokken (die letzteren sind übrigens auch in der unmittelbaren Umgebung der Kinder nachweisbar, daher auch die Bezeichnung „Staphylokokkenwolke“ bzw. „cloudy babies“).

Behandlung: Wegen der Infektiosität (vgl. auch Impetigo contagiosa, s. S. 285) ist zur Vermeidung der Übertragung auf andere Neugeborene Isolierung notwendig. Sorgfältige Händedesinfektion, Kittelpflege und Entkeimung aller mit dem Patienten in Kontakt gekommenen Gegenstände sind eine Selbstverständlichkeit. Lokal wird z. B. mit wäßrigen Pyoktaninlösungen und innerlich antibiotisch behandelt.

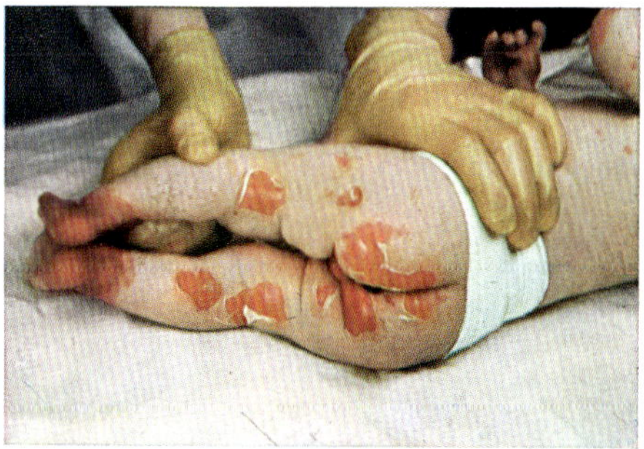

a

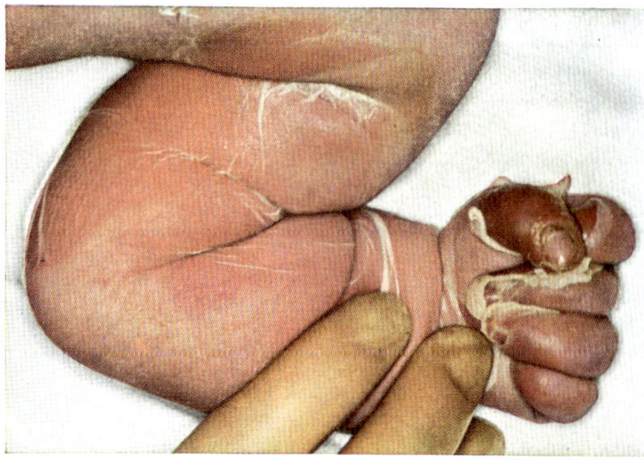

b

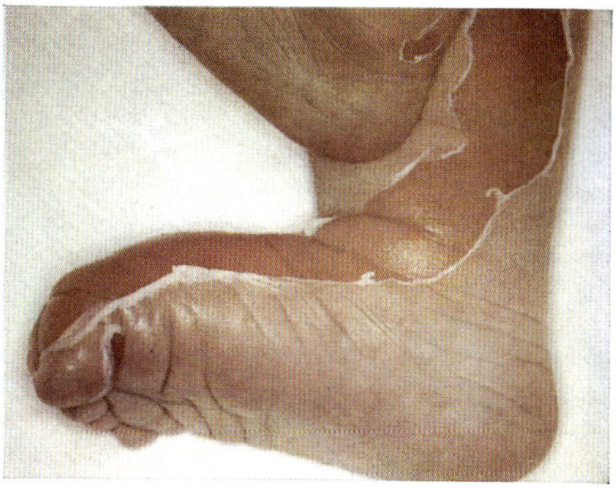

c

Abb. 3.11 a–c Dermatitis exfoliativa neonatorum RITTER VON RITTERSHAIN.

3.1.2 Rittersche Krankheit
(RITTERSHAIN-ERKRANKUNG, Dermatitis exfoliativa neonatorum RITTER VON RITTERSHAIN)

Diese schwerste Form der staphylokokkenbedingten Hauterkrankung des Neugeborenen ist durch großflächige Abhebung der Haut charakterisiert, auch Handteller und Fußsohlen können betroffen sein (Abb. 3.11).

Es handelt sich um das staphylogene (nicht das bei älteren Patienten vorkommende medikamentös bedingte) *Lyell-Syndrom* (s. S. 294). Nicht nur die bakterielle Infektion ist sehr gefährlich (drohende Sepsis, Gefahr der Staphylokokkenpneumonie), sondern auch das von den Staphylokokken gebildete Ektotoxin, das zur Hautablösung und zum Schock führt (es wird normalerweise renal ausgeschieden, infolge der unreifen Nierenfunktion des Neugeborenen kommt es zu einem Toxinanstieg im Blut).

Behandlung: Intensivpflege mit Infusionstherapie – für gute Urinausscheidung ist zu sorgen –, Lokalbehandlung und systemische Therapie mit staphylokokkenwirksamen Antibiotika.

3.1.3 Mastitis
(Brustdrüsenentzündung)

Bei der Mastitis des Neugeborenen besteht nicht nur eine Vergrößerung der Brustdrüse (eine Brustdrüsenschwellung, s. S. 52), sondern es ist durch Pflegefehler, z. B. beim (nicht erlaubten) Ausdrükken der Hexenmilch, zur Infektion mit Staphylokokken und damit zu einer ausgesprochenen Druckschmerzhaftigkeit gekommen. Außerdem ist die Haut über der Drüse wärmer als die Umgebung und gerötet. Teils besteht auch Fieber.

Behandlung: Systemisch mit Antibiotika. Manipulationen (Ausdrücken) haben zu unterbleiben. Bei eingetretener Abszedierung muß durch eine Inzision für den Abfluß des Eiters gesorgt werden.

3.1.4 Periporitis

Über diese auch *Pseudofurunkel* genannte Staphylokokkenerkrankung der kleinen Schweißdrüsen des Neugeborenen bzw. Säuglings s. S. 286.

3.2 Nichtentzündliche und nichterbliche Hautkrankheiten

3.2.1 Toxisches Neugeborenenerythem

Bei etwa jedem dritten Neugeborenen tritt ein – u. U. nur recht diskretes – „toxisches Erythem" auf (Erythema toxicum neonatorum), eine völlig harmlose Hauterscheinung, die auch ohne Behandlung meist nach wenigen Tagen abklingt und deren Ursache nicht geklärt ist. Dabei handelt es sich teils um umschriebene *Hautrötungen*, teils um *Papeln*, gelegentlich auch um *Pusteln*, die in unmittelbarer Umgebung der Haarfollikel fast ausschließlich eosinophile Leukozyten (aber keine Erreger) enthalten und nichts mit einer Hautinfektion zu tun haben; denn die bakteriell entstandenen Pusteln der Impetigo bullosa und der Periporitis enthalten massenhaft neutrophile Leukozyten und Staphylokokken. In Zweifelsfällen wird ein gefärbter Ausstrich des Pustelinhalts zur Beurteilung der darin enthaltenen weißen Blutkörperchen mikroskopisch untersucht.

3.2.2 Acne neonatorum

Eine als Schwangerschaftsreaktion (Hormonwirkung) anzusehende, harmlose akneartige Erkrankung, die Wangen und Stirn bevorzugt, findet sich frühestens in der zweiten Lebenswoche und kann viele Wochen anhalten. Der Erkrankung liegt eine Verstopfung der Haarfollikel zugrunde (Komedonen). In der Regel verläuft diese Akne abakteriell, doch kommt eine Pustelbildung vor (s. auch Acne vulgaris, S. 285).

3.2.3 Milien

Auch die Milien (Einzahl: Milium) stellen Verstopfungen der Haarfollikel dar. Entzündliche Veränderungen fehlen stets. Ganz oberflächlich an der Follikelöffnung finden sich kleinste, 1–2 mm große Zysten, die mit Hornmaterial angefüllt sind. Sie sehen perlweiß aus und fühlen sich derb an. Diese Knötchen werden bei fast der Hälfte der Neugeborenen angetroffen, und zwar auf dem Nasenrücken, an der Stirn und den Wangen, selten auch am Rumpf und an den Extremitäten. Die Milien verschwinden nach einigen Wochen ohne Therapie.

3.2.4 Miliaria

Neugeborene schwitzen besonders in den ersten Tagen kaum. Die Schweißdrüsenfunktion ist zunächst noch unreif. Die Schweißsekretion muß erst allmählich in Gang kommen. Wird sie in der Wärme angeregt, so kommt es in den ersten Lebenswochen häufiger als später im Leben zum Verschluß der Schweißdrüsen, und zwar in der obersten Schicht der Haut. Es entstehen stecknadelspitzengroße, dicht nebeneinanderstehende Bläschen mit wasserklarem Inhalt, die sog. **Miliaria cristallina** (*Schweißfrieseln*). Reicht der Verschluß des Schweißdrüsenausführungsganges weiter in die Tiefe – was häufiger jenseits der Neugeburtsperiode beobachtet wird –, so bilden sich gerötete Papeln, nämlich die **Miliaria rubra** (*Hitzepickel*), aus der sich durch Eindringen von Staphylokokken eine *Periporitis* (s. o.) entwickeln kann (Miliaria cristallina und Miliaria rubra enthalten dagegen keine Bakterien). Eine besondere Therapie der Miliaria ist überflüssig. Es ist allerdings dafür zu sorgen, daß die Kinder nicht zu warm angezogen sind.

3.3 Angeborene Hautkrankheiten

Bei den hier aufgeführten Krankheiten handelt es sich ganz überwiegend um erbliche, und zwar um solche, die oft schon bei der Geburt vorhanden sind (s. auch S. 295).

Wir wenden uns zunächst den Nävi zu. Ein *Nävus* ist ein *Muttermal*, kurz Mal genannt.

3.3.1 Blutschwamm (Hämangiom)

Der Blutschwamm ist eine gutartige Blutgefäß*geschwulst*, die entweder – das Hautniveau etwas überragend – oberflächlich in der Haut gelegen und von rötlicher Farbe ist (**kapilläres Hämangiom**) oder aber tiefer liegt (bis ins Unterhautgewebe reichend) und blau-rot durchschimmert (**kavernöses Hämangiom**). Mischformen sind häufig.

Hämangiome sind – selten – schon bei der Geburt vorhanden, teils werden sie in den ersten Lebenswochen sichtbar (Abb. 3.12). Im ersten Lebensjahr nehmen sie meist über das normale Körperwachstum hinaus etwas an Größe zu, werden dann aber allmählich blasser und kleiner. In der Regel bilden sie sich bis zum siebten Lebensjahr spontan zurück. Es können leichte Hautverfärbungen oder kleine Hautsäckchen zurückbleiben. Nur gelegentlich wird etwa nach der 6. Lebenswoche ein extrem starkes Wachstum beobachtet (z. B. im Gesicht). Gefährlich ist auch der Befall des Augenlides: wenn das Auge nicht geöffnet werden kann, droht Schwachsichtigkeit. Blutschwämme können einzeln oder in größerer Zahl auftreten.

Wenn sie nicht nur in der Haut, sondern auch in inneren Organen vorkommen, so sprechen wir von **multipler Hämangiomatose**.

In **Riesenhämangiomen** (Kasabach-Merritt-Syndrom) werden Blutplättchen abgefangen. Es kommt zu Thrombozytopenie und Fibrinogenmangel, d.h. zur Verbrauchskoagulopathie (s. S. 176) mit Blutungen.

Behandlung: Man kann in den meisten Fällen von Hämangiomen die Eltern beruhigen und muß therapeutisch nur selten eingreifen, nämlich bei ungünstiger Lage, starker Ausdehnung, Geschwürsbildung und – relativ selten – schneller Größenzunahme. Wegen der guten Rückbildungstendenz ist man zurückhaltend mit chirurgischen und anderen Maßnahmen, allerdings wird die Lasertechnik oder Kryochirurgie im Frühstadium bei Hämangiomen im Gesicht und am Hals sowie im geschwürsgefährdeten Anogenitalbereich empfohlen; unbedingt erforderlich ist diese Intervention bei den ersten Anzeichen eines verstärkten Wachstums. Gelegentlich wird Cortison und Interferon gegeben.

Eine den Hämangiomen verwandte Neubildung ist das *Lymphangiom*, eine Lymphgefäßgeschwulst. Große Bedeutung hat das *zystische Halslymphangiom (Hygroma colli cysticum)*, das seitlich am Hals sitzt und große Ausmaße annehmen kann. Obwohl gutartig, tritt postoperativ oft ein Rezidiv auf (s. S. 666).

3.3.2 Feuermal (Naevus flammeus)

Es handelt sich um einen im Hautniveau gelegenen, mehr oder weniger großen, roten Fleck, der (histologisch) Netze erweiterter Kapillaren darstellt (daher auch der Name *Naevus teleangiectaticus* oder *Naevus vasculosus*). Hier liegt eine *Fehlbildung* vor („vaskuläre Malformation"), nicht eine Geschwulst.

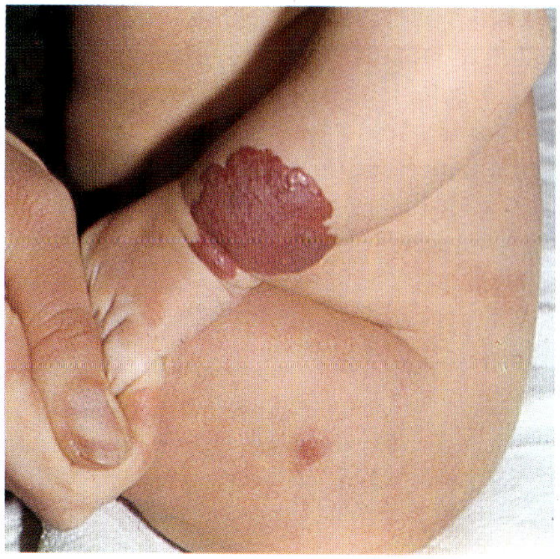

Abb. 3.12 Hämangiom am Unterarm eines 2 Monate alten Säuglings. Nebenbefund: winzige Impfnarbe 7 Wochen nach der Tuberkulose-Schutzimpfung. (Aus: Moll, H.: Pädiatrische Krankheitsbilder. 2. Auflage, Thieme, Stuttgart 1975.)

Blasse Feuermale. Wir unterscheiden **symmetrisch** angeordnete und **halbseitige** Feuermale. Zu den symmetrischen gehören die harmlosen (zartrosa) *blassen Feuermale*, die bei fast der Hälfte aller Neugeborenen angetroffen werden, und zwar in der Mitte des Nackens (*„Storchenbiß", Unnascher Nackennävus)* sowie auf den Augenlidern und in der Mitte der Stirn bis zur Nasenwurzel (*„Engelskuß"*). Meist verschwinden diese Feuermale vor Beendigung des ersten Lebensjahres, nur der Nackennävus bleibt länger bestehen, in einigen Fällen sogar ein Leben lang.

Portweinnävi. Hiervon streng zu trennen sind die *einseitigen* (roten) *Portwein-farbenen Feuermale*, die sich oft auf größere Hautbezirke erstrecken. Sie sind ebenfalls schon bei der Geburt vorhanden, bilden sich aber nicht zurück. Sie stören kosmetisch. Die Lasertherapie hat sich bewährt.

Syndrome. Der gerade erwähnte halbseitige Naevus flammeus findet sich bei einer Reihe von *Syndromen*. So ist beim **Klippel-Trénaunay-Syndrom** der Naevus flammeus z. B. eines Beines mit einem Riesenwuchs der betreffenden Extremität verbunden (einseitiger Riesenwuchs, Hemihypertrophie). Selten kommt es zu Hypotrophien der befallenen Gliedmaßen (überdurchschnittlich häufig wird beim Klippel-Trénaunay-Syndrom ein Wilms-Tumor angetroffen). Ein ähnliches Krankheitsbild ist das **Parkes-Weber-Syndrom,** bei dem sich im Nävusbereich arteriovenöse Kurzschlüsse finden. Die Kombination von einseitigem Naevus flammeus des Gesichtes mit neurologischen Störungen wird **Sturge-Weber-Krankheit** genannt (s. S. 429). Es handelt sich um eine *neurokutane Dysplasie* (diese gehört zu den *Phakomatosen*, also zu den Syndromen mit frühembryonalen Störungen der Gewebsspezialisierung). Unter dem Begriff der neurokutanen Dysplasie werden Entwicklungsstörungen zusammengefaßt, die Nervensystem und Haut betreffen (beides leitet sich entwicklungsgeschichtlich vom Ektoderm ab).

Teleangiektasien. Ähnlichkeiten mit dem Naevus flammeus haben die *Teleangiektasien*. Es gibt nicht nur angeborene, sondern auch erworbene Formen, z. B. durch lokale Cortisontherapie. Teleangiektasien sind bleibende (sichtbare) Erweiterungen oberflächlicher Haut- und Schleimhautgefäße (s. auch die erst im Kleinkindalter diagnostizierte Phakomatose *Ataxia teleangiectatica*= LOUIS-BAR-Syndrom, S. 318).

Spinnennävus. In diesem Zusammenhang sei auch der *Spinnennävus* (Spider-Nävus) erwähnt, eine kleine teleangiektatische Läsion, d. h. eine zentrale, stecknadelkopfgroße Arteriole, von der aus sternförmig („*Sternnävus*") feinste Gefäßerweiterungen (Kapillaren) wie Spinnenbeine ausstrahlen; die Umgebung ist leicht erythematös. Die Spinnennävi sind teils erblich (aber bei der Geburt noch nicht nachweisbar), teils erworben. Sie sitzen z. B. im Gesicht. Wenn mit dem Glasspatel auf das zentrale Gefäß gedrückt wird, ist die gesamte Läsion unsichtbar. Der Spinnennävus kann spontan verschwinden. Soll er beseitigt werden, so gelingt dies durch Elektrokoagulation des zentralen Gefäßes.

3.3.3 Pigmentstörungen

Hyperpigmentierung. Während bisher von *vaskulären Nävi* die Rede war, soll jetzt über *Pigmentflecke*, also eine andere Art von Nävi, oder ganz allgemein über *Pigmentstörungen* berichtet werden.

Allen bekannt sind die **Leberflecke** (*Linsenflecke, Lentigines,* Einzahl: Lentigo), linsengroße, dunkelbraune (leberfarbene) bis schwarze Flecke, die im Laufe des Lebens an Zahl zunehmen und unregelmäßig über den ganzen Körper verteilt sein können. Sie kommen gelegentlich auch an der Schleimhaut vor.

Beim erblichen PEUTZ-JEGHERS-Syndrom (eine Phakomatose) findet sich die Kombination von Leberflecken (sie sitzen hier besonders perioral an den Lippen und der Mundschleimhaut) und Schleimhautpolypen des gesamten Magen-Darm-Traktes mit der Gefahr der malignen Entartung der Polypen.

Leberflecke sollten nicht mit **Sommersprossen** (*Epheliden*) verwechselt werden. Im Gegensatz zu den Leberflecken handelt es sich bei den Sommersprossen um die Reaktion der Haut auf Sonneneinstrahlung. Sie sind zwar erblich, entwickeln sich aber erst im Laufe der Kindheit oder später, und zwar besonders bei hellhäutigen Individuen bzw. bei Rotblonden. Sommersprossen sind kleine, rötliche oder hellbraune Flecke auf der der Sonne ausgesetzten Haut (z. B. Wangen und Nase).

Café-au-lait-Flecke (Milchkaffee-farbene, also hellbraune Nävi) sind entweder schon bei der Geburt vorhanden oder entwickeln sich später. Die Milchkaffeeflecke sind teils nur wenige Millimeter groß, teils von mehr oder weniger großer Ausdehnung und kommen einzeln oder in kleiner Zahl auch beim Gesunden vor.

Das Vorhandensein von mehr als 5 Café-au-lait-Flecken, die vor der Pubertät einen Durchmesser von über 0,5 cm aufweisen (nach der Pubertät über 1,5 cm), ist sehr verdächtig auf eine **Neurofibromatose** (RECKLINGHAUSEN-Krankheit, Näheres über diese Phakomatose s. S. 429).

Es leuchtet ein, daß Leberflecke, Sommersprossen und Café-au-lait-Flecke ihre bräunliche Farbe dem vermehrten Gehalt an *Melanin* verdanken (ein brauner bzw. schwarzer Farbstoff, der von den *Melanozyten* der Haut produziert wird). Doch überrascht die Feststellung, daß auch die blaugraue Farbe des **Mongolenflecks** durch das Melanin hervorgerufen ist.

Dies erklärt sich dadurch, daß das gesamte Spektrum des sichtbaren Lichts mit Ausnahme des blauen Anteils in die tiefen Hautschichten vordringt und vom Melanin im Mongolenfleck absorbiert, das blaue Licht dagegen in den oberflächlichen Hautschichten reflektiert wird, was das bläuliche Aussehen des Nävus bedingt.

Mongolenflecke sind bei den Neugeborenen der mongolischen und der stärker pigmentierten Rassen außerordentlich häufig, bei der weißen Rasse dagegen eine Rarität. Die Flecke haben sehr unterschiedliche Größe und kommen besonders in der Kreuzbeingegend und am Gesäß vor (man hüte sich davor, sie für Folgen von Mißhandlungen zu halten). In der Regel verschwinden sie innerhalb der ersten Lebensjahre, persistieren jedoch gelegentlich.

Eine wichtige Gruppe stellen die **Nävuszellnävi** dar (auch *Pigmentzellnävi* genannt), die entweder angeboren oder erworben sind. Der Pigmentzellnävus ist ein leicht erhabener, brauner Fleck mit u. U. verschiedenen Braunschattierungen und teils unregelmäßiger Oberfläche. Es gibt kleine, mittelgroße und **Riesenpigmentnävi**. Die zuletzt genannten sind stets angeboren und haben einen

Durchmesser von 10–20 cm oder mehr (wegen der Lokalisation als *Badehosenävus* oder *Umhangnävus* bezeichnet). Die mittelgroßen und besonders die Riesenpigmentnävi können eine starke Behaarung aufweisen (**Tierfellnävus**). Über die maligne Entartung s. S. 295.

De- bzw. Hypopigmentierung. Während bisher von Hautveränderungen mit verstärkter Pigmentierung die Rede war (*Hyperpigmentierung*), soll jetzt über Pigmentverschiebungen berichtet werden, die dazu führen, daß die betreffende Hautstelle heller aussieht als ihre Umgebung (*De- bzw. Hypopigmentierung*).

„Laubförmige" **Leukoderme**, das sind kleine, weiße Flecke mit unregelmäßigem Rand, werden bei der **tuberösen Hirnsklerose**, einer Phakomatose (s. S. 428) in der Regel schon bei der Geburt angetroffen oder in den ersten Lebensjahren sichtbar. Einen fleckförmigen Melaninverlust, also eine Leukoderm, gibt es gelegentlich auch unabhängig von der tuberösen Sklerose, z. B. bei narbigen Veränderungen, nur haben solche weißen Flecke dann meist nicht die an Laub erinnernde wellige Begrenzung.

Eine erbliche Störung liegt dem **Albinismus**[3] zugrunde (eine angeborene Hypopigmentierung). Wir unterscheiden einmal eine *generalisierte Form* (totaler Pigmentmangel) mit hellrosafarbiger Haut, weißblonden Haaren und rötlicher Regenbogenhaut. Außerdem erscheinen die Pupillen rot; denn infolge Pigmentmangels von Regenbogen- und Netzhaut wird das in die Pupillen einfallende Licht nicht absorbiert, sondern reflektiert, und folglich leuchtet der Augenhintergrund rot auf. So erklärt sich auch die Lichtscheu dieser Patienten. Zum anderen gibt es eine *partielle Form* (fleckförmiger Pigmentmangel), bei der der Albinismus auf mehr oder weniger große Hautbezirke beschränkt ist, evtl. findet sich außerdem eine weiße Haarsträhne. Es kommt auch vor, daß nur das Auge betroffen ist (s. S. 691).

Während der Albinismus schon bei der Geburt vorhanden ist und sich nicht ändert, tritt die **Vitiligo** (*Weißfleckenkrankheit*) erst im Laufe des Lebens auf – eine familiäre Häufung wird beobachtet–, wobei es zu einem Pigmentverlust umschriebener (gelegentlich auch sehr ausgedehnter) Hautbezirke kommt. Die pigmentfreien Bezirke können sich vergrößern. Ein weiteres Unterscheidungsmerkmal gegenüber dem partiellen Albinismus ist der hyperpigmentierte Rand der Vitiligoflecken. Eine weiße Haarsträhne kann allerdings auch hier vorkommen.

[3] albus (lat.): weiß

3.3.4 Ektodermale Dysplasie

Bei der X-chromosomal rezessiv vererbten Form – sie kommt nur bei Jungen vor – fehlen die Schweißdrüsen; in der Wärme und durch körperliche Anstrengung kann also die Körpertemperatur nicht durch Schweißsekretion reguliert werden (der Gefahr der Überwärmung ist durch Aufbringen von Wasser auf die Haut und die dadurch hervorgerufene Verdunstungskälte vorzubeugen). Diese Kinder haben außerdem einen spärlichen Haarwuchs sowie dünne, trockene Haut (atrophische Talgdrüsen!). Einige Zähne sind gar nicht angelegt, und es bestehen oft Nagelmißbildungen. Bei einer Sonderform der ektodermalen Dysplasie, die autosomal dominant vererbt wird, ist die Schweißdrüsenfunktion intakt.

3.3.5 Angeborene Hautaplasie (Aplasia cutis congenita)

Dieser bei der Geburt vorhandene kleine Hautdefekt – er kann sogar die Muskulatur miteinbeziehen – findet sich besonders am Hinterkopf. Der narbige, haarlose Hautbezirk ist etwas eingesunken, liegt also unter dem Hautniveau der Umgebung.

3.3.6 Ichthyosis[4] („Fischschuppenkrankheit")

Die Ichthyosis ist erblich und stellt eine Verhornungsstörung dar (eine Hyperkeratose, s. S. 285). Bei der **Ichthyosis congenita** (diese ererbte Form ist bei der Geburt schon voll ausgeprägt) werden verschiedene Schweregrade abgegrenzt.

Die schwerste Form ist der *Harlekin-Fetus*[5] bzw. das *Harlekin-Baby*, wobei die ganze Haut wie mit einem Schuppenpanzer bedeckt ist. Diese Kinder kommen entweder tot zur Welt, oder sie sterben meist kurz nach der Geburt. Eine ebenfalls recht schwere Form ist diejenige, bei der die Kinder wie

[4] ichthys (griech.): Fisch

[5] Die angesichts der Schwere der Erkrankung unglückliche Bezeichnung „*Harlekin*"-*Ichthyosis* nimmt Bezug auf das bunte Aussehen der Kinder, was durch das Nach-Außen-Kehren der Augenlider und die aufgeworfenen Lippen noch verstärkt wird (nicht zu verwechseln mit der *Harlekin-Verfärbung*, ein seltenes, harmloses Phänomen, bei dem die nach unten zeigende Körperhälfte des auf der Seite liegenden Neugeborenen gerötet ist, wahrscheinlich infolge Unreife der zentralen Gefäßregulation).

in eine glänzende Membran eingehüllt erscheinen (daher der Name *Kollodium-Baby*). Bei der *leichten Form der kongenitalen Ichthyose* sind die fischschuppenartigen Hautveränderungen weniger ausgeprägt.

Sie leitet über zur **Ichthyosis vulgaris** (die eigentliche Fischschuppenkrankheit), einer leichten Form, die auch erblich ist, aber erst im Laufe des ersten Lebensjahres oder bald danach in Erscheinung tritt. Die großen Gelenkbeugen sind nicht befallen (im Gegensatz zur oben erwähnten Ichthyosis congenita, wo es bei Gelenkbewegungen zu Einrissen des Hornpanzers und der darunterliegenden Haut bis zum Korium kommt). Oft ist die Haut nur etwas trocken und schuppend. Die Kombination mit einem Ekzem ist nicht selten.

3.3.7 Epidermolysis bullosa

Auch dies ist eine erbliche Krankheit, von der es verschiedene Schweregrade gibt. Sie ist dadurch charakterisiert, daß die Haut schon auf kleinste mechanische Reize mit einer Blasenbildung antwortet. Selbst bei der leichtesten Form entstehen die ersten Blasen gewöhnlich schon in der Neugeborenenzeit. Bei den schweren Formen sind auch die Schleimhäute (des Mundes, der Speiseröhre) und die Nägel befallen (sie fehlen oder sind verformt bzw. verdickt). Nicht nur die Pflege, sondern auch die Ernährung dieser Kinder ist recht problematisch, besonders bei Vorliegen der schwersten, sehr ausgedehnten Form, die bereits in den ersten Lebensmonaten zum Tode führt (durch Infektion oder – infolge starken Befalls des Verdauungstraktes – durch Unterernährung).

4 Postpartale Anpassungsstörungen

4.1 Allgemeines

Während der Schwangerschaft herrscht über die Plazenta ein intensiver Stoffaustausch zwischen mütterlichem und kindlichem Organismus. Nahrungsmittelbestandteile werden – bereits in ihre Einzelkomponenten zerlegt – über das Blut herangeschafft, Stoffwechselschlacken auf diesem Weg vom Kind abgegeben. Der Sauerstoff wird durch die mütterlichen Erythrozyten herantransportiert und durch die Plazentabarriere auf die kindlichen roten Blutkörperchen übertragen. Das Ungeborene kann deswegen auf die Arbeit vieler seiner Organsysteme verzichten.

Mit der Geburt und Durchtrennung der Nabelschnur wird das Neugeborene abrupt *selbständig*; alle Organe müssen ihre praktisch volle Arbeit übernehmen. Es erscheint deswegen naheliegend, daß diese Anpassung der kindlichen Organfunktionen an die neue, extrauterine Umgebung nicht immer störungsfrei verläuft.

Die wesentlichen Gefahren für das Neugeborene resultieren deswegen auch aus einer mangelnden Anpassung. Da die kindlichen Organe im Prinzip erst zum Ende der normalen Schwangerschaftsdauer für die Übernahme der vollen Funktion vorbereitet werden, sind die Organsysteme Frühgeborener oft nicht in der Lage, die neuen Aufgaben vollständig zu erfüllen.

Eine sofortige Beurteilung der Anpassung nach der Geburt ermöglicht das sog. APGAR-Schema (Tab. 3.4).

Es wird 1, 5 und oft auch noch 10 Minuten nach der Geburt erhoben und stellt eine aktuelle Zustandsdiagnostik der Anpassung des Neugeborenen dar. Der 1-Minuten-Wert hat die geringste Aussagekraft, der 5-Minuten-Wert ist am zuverlässigsten (s. auch S. 505, 572).

4.2 Haut

Vor der Geburt schwimmt das Kind im Fruchtwasser und wird durch die *Käseschmiere* (Vernix caseosa) vor einer Mazeration geschützt. Nach dem Verschwinden der Käseschmiere (nicht durch Abwischen entfernen!) wird die *stark gerötete* Neugeborenenhaut sichtbar. Schon am nächsten Tag ist die Rötung weitgehend abgeblaßt, bei Frühgeborenen bleibt sie etwas länger bestehen. Darüber hinaus ist die Frühgeborenenhaut dünner als die des Reifgeborenen. Bei übertragenen Kindern fehlt die Käseschmiere mehr oder weniger weitgehend, die Haut trocknet aus und zeigt eine Abschilferung der oberen Hautschicht, teils ist eine stärkere *Schuppung* vorhanden, und große Lamellen werden abgelöst. Ferner ist die Haut des übertragenen Kindes faltig, besonders an den Fußsohlen und Handtellern („*Waschfrauenhände*"), und *grünlich verfärbt*.

Tabelle 3.4 APGAR-Schema zur Beurteilung Neugeborener. Die einzelnen entsprechenden Zahlen werden zu einer Gesamtsumme addiert, die dann relativ einfach einen groben Überblick über den Neugeborenenzustand ergibt.

	0	1	2	Punkte
1. Herzschlag	fehlt	unter 100	über 100	
2. Atmung	fehlt	schnappend, unregelmäßig	schreiend, regelmäßig	
3. Muskeltonus	schlaff	reduziert, träge Flexionsbewegungen	kräftig, aktive Bewegungen	
4. Reflexerregbarkeit	fehlt	schwach, Grimassen	kräftig, Saugen – Niesen	
5. Hautfarbe	blaß	Körper rosig, Extremitäten blau	rosig	
				Gesamtnote

Die weiche, zarte Haut des Neugeborenen – besonders die des Frühgeborenen – ist noch wenig widerstandsfähig gegenüber mechanischen Einwirkungen und Bakterien (*Wundsein, Hautinfektionen*). Bei der Pflege der Kinder ist dieser Besonderheit Rechnung zu tragen.

4.3 Haare

Die *Lanugo* (Flaumhaarkleid, Flaum) ist beim Frühgeborenen noch sehr ausgeprägt, beim reifen Neugeborenen findet sie sich noch an den Schultern, im oberen Bereich des Rückens und an den Streckseiten der Oberarme. Das *Kopfhaar* kann bei der Geburt voll sein und sich bald darauf lichten, es kann aber auch relativ kurz sein oder fast völlig fehlen und teils erst nach mehreren Monaten wachsen.

4.4 Nabelwunde

Nach der Abnabelung trocknet der Nabelschnurrest infolge fehlender Blutzirkulation ein, färbt sich schwarz (Mumifikation, trockener Brand, trockene Gangrän – vgl. auch feuchte Nabelstranggangrän, S. 42) und fällt am 4.–10. Lebenstag ab. Es bleibt eine kleine Wunde zurück, die sich bis zum Ende der 2. Woche durch Überhäutung vom Rande her schließt. An dem Schluß der Nabelwunde ist nicht nur das Epithel, sondern auch das Bindegewebe mit Ausnahme des Fettpolsters der Haut beteiligt. So ist es zu erklären, daß die Überhäutung in der Tiefe einer Nische erfolgt und eine trichterförmige Narbe hinterläßt.

4.5 Hautnabel

Eine ganz harmlose Besonderheit ist der *Hautnabel*, bei dem die normale Bauchhaut röhrenförmig eine mehr oder minder große Strecke auf die eigentlich von Eihaut bedeckte Nabelschnur übergreift. Der Hautnabel stellt nach dem Abfall des Nabelstrangrestes statt der normalerweise entstehenden kleinen Grube einen sich zipfelartig vorwölbenden Stumpf dar (Abb. 3.13).

Behandlung: Der Hautnabel bildet sich erfahrungsgemäß allmählich von selbst zurück – er wird mit dem Größerwerden des Bauches in die Bauchhaut einbezogen. Eine Behandlung erübrigt sich fast stets.

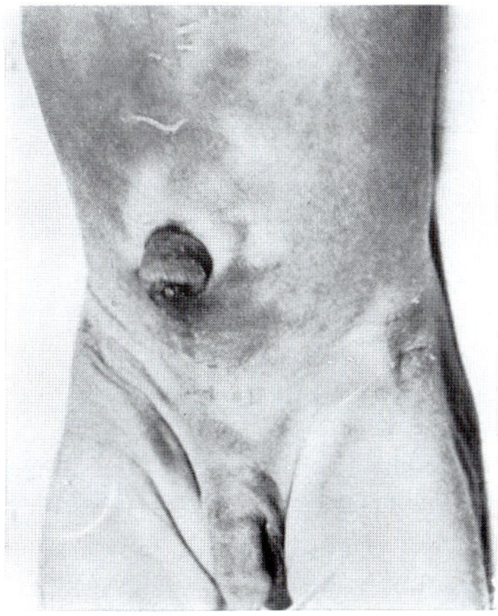

Abb. 3.13 Hautnabel kurz nach dem Abfallen des Nabelstrangrestes.

4.6 Amnionnabel

Greift andererseits Eihaut von der Nabelschnur aus auf die angrenzende Bauchhaut über, so handelt es sich um einen *Amnionnabel (Eihautnabel)*, ein seltenes Vorkommnis. Da der Nabelstrangrest stets an der Grenze zwischen Eihaut und äußerer Haut abfällt, entsteht am Bauch eine kleine Wunde, die sich bald schließt.

4.7 Nabelgranulom

Die häufigste Ursache für anhaltendes Nässen einer schlecht heilenden Nabelwunde ist das Nabelgranulom,

ein in der Tiefe der Nabelwunde sichtbares, nässendes Fleischwärzchen, bestehend aus gewuchertem Bindegewebe und Blutgefäßknäueln (= Granulationsgewebe, daher der Name Granulom). Es verhindert die vollständige Überhäutung der Nabelwunde.

Behandlung: Durch mehrmaliges, etwa in 2 tägigen Abständen vorzunehmendes Ätzen mit dem Höllensteinstift, wobei nur das Granulom, nicht aber die Haut des Nabels berührt werden darf, verschwindet das Wärzchen meist. Größere Granulome können auch abgebunden werden. Mit der Entfernung des Granulationsgewebes ist das Hindernis für die Überhäutung der Nabelwunde beseitigt, und das Nässen hört auf.

Man bedenke, daß aus einem nicht verödeten *Dottergang (persistierender Ductus omphaloentericus*, s. S. 609) oder aus einem offengebliebenen *Allantoisgang (Urachus-Fistel,* eine Verbindung zwischen Blase und Nabelwunde) Sekret abgesondert werden kann, beides sehr seltene Vorkommnisse, die differentialdiagnostisch vom Nabelgranulom abzugrenzen sind. Die ständige Reizung durch das Sekret kann zur Nabelinfektion führen.

Umgekehrt können Nabelinfektionen auch eine Absonderung aus der Nabelwunde zur Folge haben.

4.8 Stoffwechsel

Im Prinzip sind alle Stoffwechselleistungen einschließlich der Hormonregelkreise bei einem gesunden, reifen Neugeborenen vorprogrammiert. Beim Frühgeborenen kann es zu starken Anpassungsstörungen kommen, da bestimmte Enzymsysteme, z. B. des Magen-Darm-Kanals, der Leber usw., noch nicht ausgereift sind.

4.8.1 Hormone

Der hormonelle Regelkreis funktioniert zwar schon beim Neugeborenen, doch kann der hohe mütterliche Hormonspiegel (Östrogen u. a.) das Neugeborene beeinflussen. Eine solche **Schwangerschaftsreaktion** ist z. B. die bei vielen weiblichen Neugeborenen festzustellende *Absonderung aus der Scheide (Fluor,* über Einzelheiten s. S. 533), ja gelegentlich kommen sogar *Uterusblutungen (Abbruchblutungen*, s. S. 534) vor.

Hierher gehört auch die bei vielen weiblichen wie männlichen Neugeborenen beobachtete *Brustdrüsenschwellung* (Abb. 3.14), die bis zu Mandarinengröße erreichen kann, innerhalb der ersten Lebenswoche auftritt und sich nach etwa drei Wochen ohne Behandlung vollständig zurückbildet (*Hexenbrüstchen*); teils wird ein milchartiges Sekret abgesondert (*Hexenmilch*). Hier wie überall in der Neugeborenenpflege ist peinlichste Sauberkeit geboten. Die Brustdrüsenschwellung wird mit sterilem Mull abgedeckt. Die Hexenmilch darf nicht ausgedrückt werden – die damit verbundenen Manipulationen können die weitere Milchproduktion anregen und zur Brustdrüsenentzündung (Mastitis) führen.

Über die Mastitis und über die ebenfalls als Schwangerschaftsreaktion aufzufassende *Akne des Neugeborenen* s. S. 46.

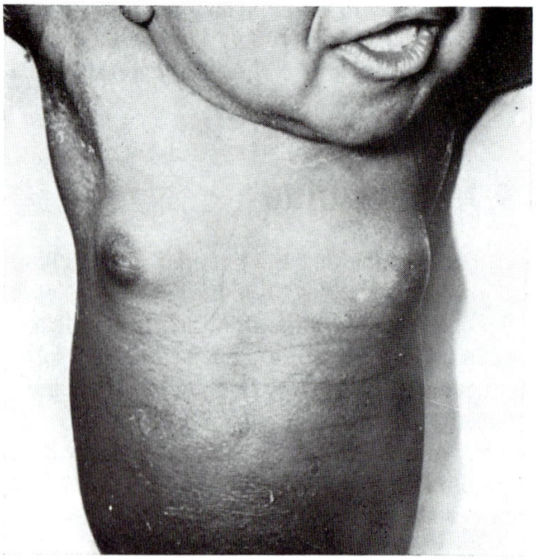

Abb. 3.14 Brustdrüsenschwellung bei einem männlichen Neugeborenen (das Bild stammt von einem farbigen Baby).

4.8.2 Hypoglykämie

Bei den drohenden Stoffwechselstörungen ist (neben der Hyperbilirubinämie) vor allem die Hypoglykämie von klinischer Bedeutung. Da die *Glykogenvorräte*, ganz besonders bei *Frühgeborenen* und *hypotrophen Kindern* nur sehr gering sind, kommt es bei mangelnder Zufuhr post partum schnell zu einem Absinken des Blutglukosewertes. Da aber die Organsysteme, vor allem das Gehirn, auf eine permanente Energiezufuhr angewiesen sind, kann es bei schweren Hypoglykämien zu zentralen Störungen, insbesondere zu *Apnoen* und *Krämpfen* kommen. Wegen des mangelnden Fettgewebes können Früh- und Mangelgeborene auch nicht ersatzweise ausreichend Energien aus dem Fettstoffwechsel bereitstellen. Darüber und über die Definition der Hypoglykämie in den ersten Lebenstagen bei reifen Neugeborenen sowie bei Frühgeborenen und hypotrophen Kindern s. S. 72.

4.8.3 Hypocalcämie

Ähnliche klinische Störungen können auch durch eine **Hypocalcämie** – sie tritt meist erst am 2. Lebenstag auf – (seltener auch durch eine **Hypomagnesiämie**) hervorgerufen werden. Wieder finden sich diese Entgleisungen bei Früh- und Mangelgeborenen gehäuft; die Therapie besteht in beiden Fällen in der rechtzeitigen Zufuhr der fehlenden Substanzen.

Sowohl Hypoglykämie wie Hypocalcämie und Hypomagnesiämie finden sich auch gehäuft bei der Fetopathia diabetica.

4.9 Anpassungsstörungen des Magen-Darm-Kanals

Schon vor der Geburt ist der Darm mit schwarzem *Mekonium* (Kindspech) gefüllt, das in den ersten Stunden/Tagen entleert wird. Es besteht aus Fruchtwasser, Epithelzellen, Schleim u. a.

4.9.1 Nahrungsaufbau

Im Prinzip ist der Darm darauf vorbereitet, gleich nach der Geburt Muttermilch oder andere Nahrung aufzunehmen. Seine Aufnahmekapazität kann aber schnell überfordert werden, wenn die Nahrungsmenge zu rasch gesteigert wird. Bei der Brustnahrung ist das kaum möglich, da die Milchproduktion erst in Gang kommen muß. Bei künstlicher Nahrung steigert man deswegen auch in den ersten Tagen das Nahrungsangebot z. B. nur um 50 – 70 g pro Tag, bei Frühgeborenen entsprechend weniger, oft nur um 5 – 10 g. So hat der Darm Zeit, sich an die steigende Menge zu adaptieren. Da der Kalorien- und Flüssigkeitsbedarf des Neugeborenen bereits in den ersten Lebenstagen relativ genauso groß ist wie später, kommt es bei einem langsamen Nahrungsaufbau erst einmal zur sog. *„physiologischen Gewichtsabnahme"*. Diese Gewichtsabnahme sollte aber nie mehr als *maximal 10%* des Körpergewichtes betragen. Früher war man mit dem Nahrungsaufbau noch zurückhaltender als heutzutage, und eine Gewichtsabnahme in der Größenordnung von 10% war recht häufig.

Bei Früh- und bedrohten Neugeborenen, denen man eine solche „Hungerkur" tunlichst nicht zumuten sollte, muß der (fehlende) Bedarf als intravenöse Infusion gegeben werden, das gleiche gilt für Kinder mit einer Hyperbilirubinämie. Da sich die Ausscheidung über die Niere erst an die neuen Bedingungen adaptieren muß, wird auch bei einer Infusionstherapie in den ersten Tagen weniger als später gegeben. Man beginnt bei vollständiger parenteraler Ernährung anfänglich mit 60 – 70 ml pro kg KG, um dann in den weiteren Tagen auf 120 – 180 ml zu steigern (s. Kapitel Intensivbehandlung).

4.9.2 Erbrechen

Da auch der Mageneingang (Kardia) mit seinem Rückschlagventil anfänglich oft noch nicht voll funktionsfähig ist (**Kardiainsuffizienz**), kommt es typischerweise mit Steigerung der Nahrung ab dem 4. – 6. Tag oft zum Spucken des Neugeborenen. Wenn die ausgespuckten Mengen klein bleiben, spielt diese Anpassungsstörung keine bedeutende Rolle. Kommt es aber zum Erbrechen oder zu häufigem Spucken mit Gewichtsstillstand oder Gewichtsabnahme, kann man nicht mehr unbedingt von einer Anpassungsstörung ausgehen.

Es können sich dann Krankheitsbilder wie eine Hiatushernie, Fehlbildungen des Magen-Darm-Kanales (Malrotationen, Duodenalatresie, Pankreas anulare), Stoffwechselstörungen wie das adrenogenitale Salzverlust-Syndrom, ein Mekoniumpfropfsyndrom (manchmal als Frühsymptom der zystischen Fibrose), ein Morbus HIRSCHSPRUNG oder aber auch eine Sepsis hinter dem Symptom „Erbrechen" verbergen.

Jedes wiederholte Erbrechen in der Neugeborenenphase erfordert deswegen eine differenzierte Diagnostik.

4.9.3 Trinkschwäche

Auch die Trinkschwäche ist häufig durch Anpassungsstörungen verursacht. Obgleich *Such-, Saug- und Schluckreflex* vorhanden sind, also keine neurologischen Ausfallsymptome existieren, trinken die Kinder oft nur den ersten Teil der Flasche. Auch diese Anpassungsstörung manifestiert sich oft, wenn am 4.–6. Tag die Nahrungsmenge deutlich gesteigert wurde. Hier muß mit Geduld und veränderter Fütterungstechnik (z. B. häufige ad-libitum-Fütterung) versucht werden, die Kinder zum Trinken zu bringen.

Kranke Neugeborene haben oft nicht die Kraft, ausreichend zu saugen. Frühgeborene haben erst bei einem Gewicht von ungefähr 2000 g ausreichend reife Saugreflexe und Kraft, selbst zu trinken. Bei den schwächlichen Kindern kommt man um den Einsatz einer Nahrungssonde nicht herum. Eigenartigerweise reagieren Kinder nach einer Hyperbilirubinämie nach Abfall des Bilirubinwertes nach einer durchgeführten Fototherapie ebenfalls oft mit einer passageren Trinkschwäche, deren Ursache nicht geklärt ist.

Trinkschwäche muß – vor allem bei reifen Kindern – nicht zwangsläufig das Zeichen einer Anpassungsstörung sein, nicht selten ist sie Frühsymptom einer schweren Erkrankung, wie z. B. einer Sepsis, Meningitis oder Hirnblutung.

4.10 Niere

Bereits in utero ist die Niere funktionsfähig – die Urinproduktion beginnt schon in der 10. Schwangerschaftswoche. Das Kind scheidet Urin in das Fruchtwasser aus. Die Leistungen der Nieren sind aber bei der Geburt noch eingeschränkt; die Möglichkeit, mit der Niere Flüssigkeits- und Salzhaushalt zu regulieren, ist in den ersten Tagen begrenzt. Ödeme und Exsikkosen entstehen deswegen relativ leicht.

Bei mangelnder Flüssigkeitszufuhr kann es zum sog. Durstfieber kommen. Auch die Ausscheidung vieler Medikamente ist oft verzögert, so daß Neugeborenen niedrigere Dosen zu verabreichen sind als älteren Säuglingen oder Kindern, bzw. die Dosierungsabstände sind zu verlängern. Bei Frühgeborenen sind diese Anpassungsstörungen wieder in stärkerem Maße zu beobachten; die funktionelle Unreife hält länger an.

4.11 Abwehrsystem

Bei der Geburt am Termin verfügt das Neugeborene zwar über ein gut funktionierendes, aber noch nicht „trainiertes Abwehrsystem". *Mütterliche Abwehrkörper der IgG-Klasse*, die transplazentar auf das Kind übergehen können, geben einen zusätzlichen Schutz. Dieser *„geliehene" Schutz* durch mütterliche Antikörper verhütet z. B., daß sich Neugeborene mit Masern und vielen anderen Virusinfektionen anstecken können, vorausgesetzt, die Mutter hat früher einmal diese entsprechende Krankheit durchgemacht bzw. einen Impfschutz. *IgM- und IgA-Antikörper* können nicht transplazentar übertragen werden.

Die Gefährdung durch perinatale Infektionen steigt stark mit der Unreife des Abwehrsystems; bei Frühgeborenen liegt die Menge der von der Mutter auf das Kind übertragenen Antikörper sehr viel niedriger (sie gelangen erst in den letzten Schwangerschaftswochen zum Kind). So ist hier das Risiko, an Infektionen zu erkranken, ungleich höher. Vor allem bakterielle Infektionen spielen hier eine bedeutsame Rolle. Die Gefahr steigt weiterhin ganz wesentlich, wenn im Rahmen der Intensivpflege mit Kathetern, Tuben usw. reichlich *Eintrittspforten* für Keime geschaffen werden.

Durch die Verfütterung von Muttermilch, die u. a. einen hohen Anteil an *Immunglobulinen* (vor allem auch an IgA) und an *Abwehrzellen* (Makrophagen) enthält, läßt sich vor allem im Bereich des Magen-Darm-Kanals ein Teil der Abwehrschwäche des Neugeborenen ausgleichen.

4.12 Wärmeregulation

Je kleiner ein Lebewesen ist, um so relativ größer ist seine Körperoberfläche. Da das Neugeborene zudem bei der Geburt durch das Fruchtwasser naß ist (*Verdunstungskälte*), kommt es zu diesem Zeitpunkt zu einem erheblichen *Wärmeverlust*.

Wenn im Kreißsaal nicht schützende Maßnahmen ergriffen werden, kann es zur starken Auskühlung (*Hypothermie*) des Neugeborenen und ganz besonders des Frühgeborenen kommen, die dann bei den sowieso bedrohten Kindern zu einer weiteren Verschlechterung der Überlebenschance führt.

Das reife Neugeborene kann durch Verbrennung seiner Glykogenvorräte und auch durch Abbau seines Körperfettes Wärme produzieren und somit einen geringen Wärmeverlust ausgleichen. Da sowohl die Glykogenvorräte wie auch das Fettpolster des Früh- und Mangelgeborenen nur sehr gering sind und darüber hinaus der Regler des Temperaturzentrums im Gehirn bei Frühgeborenen noch unreif ist, sind diese Kinder kaum in der Lage, sich ausreichend wechselnden Temperaturen anzupassen. Durch den Einsatz von Inkubatoren wird deswegen versucht, ein konstantes Raumklima zu schaffen. Um einen größeren Wärmeverlust zu verhüten, sind sog. Doppelwand-Inkubatoren entwickelt worden. Besonders gefährdet sind kleine Frühgeborene;

bei einer längeren Herausnahme aus dem Inkubator, z.B. für Untersuchungen oder Eingriffe, können solche Unterbrechungen der Umgebungswärme beim Frühgeborenen zu erheblichen Temperaturstürzen führen. Wichtig ist deshalb der Einsatz der Wärmelampe.

4.13 Atmung/Kreislauf

Nach der Geburt ist die Herz-Kreislauf-Anpassung (kardiorespiratorische Adaptation) die vordringlichste Aufgabe.

Vor der Geburt sind die Lungenbläschen (Alveolen) mit Fruchtwasser gefüllt – Atembewegungen werden nämlich von der Frucht schon von der 11. Schwangerschaftswoche an ausgeführt. Das Blut wird durch das *Foramen ovale* des Herzens und durch den *offenen Ductus arteriosus* im Kurzschluß von einem Kreislauf in den anderen unter Umgehung der Lunge überführt. Bei der Geburt selbst wird während des Durchtritts durch die Geburtswege ein Teil des Fruchtwassers aus dem Thorax des Kindes gepreßt. Beim Schreien füllen sich die Alveolen mit Luft. Verbliebenes Fruchtwasser wird über das Lungengefäßsystem rückresorbiert. Durch den Sauerstoff, der über die Lunge aufgenommen wird, schließt sich der Ductus arteriosus (aufgrund der Wirkung des Sauerstoffs auf die Muskulatur des Ductus). Die Blutgefäße der Lunge erweitern sich, und zwar ebenfalls reflektorisch infolge der Zunahme des Sauerstoffgehalts im Blut und in der Lunge (s. Störungen des Kreislaufs S. 58). Die Lunge liegt jetzt im Hauptschluß des kleinen Kreislaufes. Der in den Alveolen befindliche O_2 kann in das Blut übertreten und wird über die Vena pulmonalis in den linken Vorhof, von dort in den großen Kreislauf transportiert. Die Alveolen als sackförmige Hohlkörper haben immer wieder die Tendenz zusammenzuschrumpfen. Durch die Bildung eines oberflächenaktiven Filmes, des sog. **Surfactant-Faktors** (Surfactant[6], Antiatelektase-Faktor, ein Lezithin-reicher Protein-Phospholipid-Komplex), wird dieser Tendenz entgegengewirkt (s. u.), so daß ein nicht ganz so großer Druck nötig ist, um beim 1. Atemzug die zunächst noch luftleeren Alveolen zu eröffnen – und trotzdem ist dieser Druck größer als in irgendeinem anderen Lebensabschnitt (ähnlich schwierig gestaltet sich ja auch die allererste Phase beim Aufblasen eines Luftballons). Der Surfactant-Faktor sorgt weiter dafür, daß die Alveolen in der Ausatmungsphase luftgefüllt bleiben. Surfactant unterstützt außerdem die Infektabwehr in der Lunge. So hat dieser Faktor eine bakterientötende Wirkung, und die Makrophagen können Bakterien, die vom Surfactant umhüllt sind, besonders gut vernichten: der dünne Surfactant-Film ist das „Verhüterli" der Infektion.

Insgesamt handelt es sich bei der Atmung um einen komplexen Vorgang; drei Bedingungen müssen erfüllt werden, damit der Sauerstoff in ausreichendem Maße vom Körper aufgenommen werden kann:

- **Die Ventilation (Belüftung)** der Lunge muß gewährleistet sein. Deswegen müssen die Atemwege durch Absaugen freigemacht werden. Das primär in den Alveolen befindliche Fruchtwasser muß vom umliegenden Gewebe aufgesogen werden; die Alveolen müssen auch in der Ausatmungsphase luftgefüllt bleiben.
- **Diffusion.** Der Sauerstoff muß durch die Wand der Alveolen ohne Mühe in die Kapillaren übertreten können. Wenn die Wände der Alveolen durch Einlagerung von Flüssigkeit oder dergleichen verdickt sind und damit die Wegstrecke für den Sauerstoff verlängert ist, ist die Diffusion erschwert.
- **Perfusion.** Das Lungengewebe muß ordnungsgemäß durchblutet werden, damit der O_2, der aus der Alveole durch das Zwischengewebe der Lunge hindurchwandert, aufgenommen und abtransportiert werden kann.

Alle drei Bedingungen können einzeln oder gemeinsam beim reifen Neugeborenen und ganz besonders beim Frühgeborenen gestört sein und damit zu schweren Sauerstoffmangelzuständen führen.

4.13.1 Atemnotsyndrom

Definition: Das wichtigste Krankheitsbild in diesem Zusammenhang ist das sog. Atemnotsyndrom (*ANS* oder *RDS* = *respiratory distress syndrome, Hyaline-Membranen-Krankheit*, s. auch S. 573). Von Atemnotsyndrom wird im Gegensatz zu frü-

[6] Das Wort Surfactant ist eine Abkürzung und bedeutet „*Surf*ace *act*ive *agent*" = oberflächenaktive Substanz.

her jetzt nur noch dann gesprochen, wenn ein Surfactant-Mangel vorliegt. Dies betrifft vorwiegend das Frühgeborene, da die Fähigkeit, den Surfactant-Faktor zu produzieren, erst in den letzten Wochen der Schwangerschaft voll entwickelt ist. Auch Kinder diabetischer Mütter können betroffen sein (s. u.). Ob genügend Surfactant zur Verfügung steht, läßt sich schon vor der Geburt feststellen, und zwar durch Amniozentese; die Bestimmung von Lezithin und Sphingomyelin im Fruchtwasser erlaubt einen Hinweis auf die Lungenreife: bei einer L/S-Ratio über 2,0 ist kaum mit dem Auftreten eines Atemnotsyndroms zu rechnen.

Ventilationsstörung. Bei **Frühgeborenen** und übrigens auch bei **Kindern diabetischer Mütter** – Insulin hemmt die Bildung des Surfactant-Faktors – kommt es durch einen Mangel an dieser oberflächenaktiven Substanz zu einer Beeinträchtigung der Ventilation durch immer wieder kollabierende Alveolen.

Diffusionsstörung. Der einsetzende O_2-Mangel führt zu Gewebsschäden und zum Kreislaufschock. Es wird im folgenden, begünstigt durch die durch Unreife bedingte Gewebsdurchlässigkeit, Eiweiß in die Alveolen abgesondert (hyaline Membranen), so daß auch die Diffusion immer schlechter wird. (Durch Flüssigkeitsabsonderung und Eiweißausschwitzung in die Wände der Alveolen wird die Diffusion des O_2 behindert, weil der Weg von der Alveole zum Blutgefäß länger geworden ist.)

Perfusionsstörung. Durch reaktive Verengung der Blutgefäße (als Reaktion auf die ohnehin zu geringe O_2-Aufnahme) werden große Teile der Lunge nicht mehr optimal durchblutet, so daß auch eine Perfusionsstörung resultiert.

Röntgenologisch wird das Atemnotsyndrom in vier Schweregrade eingeteilt. In den schwersten Fällen ist die Lunge weitgehend luftleer (Röntgenbild der „*weißen Lunge*“). Der Sauerstoffmangel mit der entsprechenden *Azidose* ist an den Werten der *Blutgasanalyse* zu ersehen (s. auch S. 572).

Behandlung: Die Behandlung leichterer Fälle besteht in der Anwendung von Atemhilfen, in schweren Fällen in der Beatmung; es besteht die Gefahr des Auftretens eines Pneumothorax. Inzwischen steht eine neue Therapie für schwerstbetroffene Fälle zur Verfügung, nämlich die Gabe von *Surfactant-Faktor* in den Intubationstubus. Dadurch unterbindet man den verhängnisvollen Beginn der zum Vollbild des Atemnotsyndroms führenden Kausalkette. Man gewinnt diesen Surfactant-Faktor aus dem Lungengewebe von Schlachttieren (Rind, Schwein).

Prophylaxe: Auch eine Prophylaxe des Atemnotsyndroms ist möglich. Man gibt der Mutter 24–72 Stunden vor einer zu erwartenden Frühgeburt in der (24.–) 28.–34. (–36.) Schwangerschaftswoche ein Kortikosteroid – weniger sicher wirkt Ambroxol (Mucosolvan®), wodurch es zu einer vorzeitigen Entwicklung des Surfactant-Faktors und damit zu einer pränatalen Lungenreifung kommt (s. auch S. 497).

Komplikationen: Gelingt es nicht, durch intensivmedizinische Maßnahmen den chronischen Sauerstoffmangel und die daraus resultierende Azidose des Blutes zu verbessern, so sind letztendlich neben der sich durch die Beatmung veränderten Lunge alle weiteren Organsysteme des Kindes gefährdet. Am gefürchtetsten ist das häufige Auftreten von Hirnblutungen – wieder vor allem in Abhängigkeit von der Unreife.

4.13.2 Schäden durch Sauerstoffgabe

Da man bei der Therapie des Atemnotsyndroms nicht ohne Sauerstoffgabe auskommt, besteht die Gefahr von Sauerstoffschäden.

Retinopathie. Hauptsächlich ist hier die *Retinopathie* der Frühgeborenen (*Retinopathia praematurorum = Unreiferetinopathie*) zu nennen, bei der es schließlich durch Einsprossung von Blutgefäßen in den Glaskörper und durch Bindegewebsbildung zur Sehbehinderung bis hin zur Erblindung kommen kann. Nur diese schwerste Form der Retinopathie trägt heute die früher generell übliche Bezeichnung *retrolentale Fibroplasie*. Allerdings ist einschränkend zu sagen, daß nicht der Sauerstoff allein, sondern auch andere Faktoren wie ein hoher Kohlendioxidspiegel und namentlich die Unreife des kindlichen Gewebes wichtig sind. Über die augenärztliche Überwachung und Therapie s. S. 693.

Bronchopulmonale Dysplasie. Weiterhin kann der Sauerstoff, besonders in Verbindung mit einem erhöhten Beatmungsdruck, auch chronische Veränderungen des Lungengewebes hervorrufen, die man als *bronchopulmonale Dysplasie* („Beatmungslunge“) bezeichnet. Hier besteht definitionsgemäß noch mit 28 Tagen eine Sauerstoffabhängigkeit. Es kann vornehmlich nach einem schweren Atemnotsyndrom bei kleinen Frühgeborenen, das eine Beatmung erforderte, zu einem solchen Lungenumbau kommen mit Verlust von

Lungengewebe und den entsprechenden Konsequenzen für Atmung und Kreislauf. So sieht man hier zumindest in den ersten Lebensjahren eine mehr oder weniger ausgeprägte Atembehinderung; die langfristigen Folgen sind zunächst schwer zu überblicken. Durch optimale Beatmungstechnik und frühzeitige Entwöhnung von der Beatmung wird der bronchopulmonalen Dysplasie entgegengewirkt.

Der Sauerstoff ist also als Medikament zu betrachten und genau zu dosieren. Er darf nur auf Anordnung des Arztes gegeben werden, die angewandten Konzentrationen sind immer zu kontrollieren und zu dokumentieren.

Die Lungenstörung, basierend auf der Unreife des Organismus und der Unfähigkeit, sich adäquat an die extrauterinen Lebensbedingungen anzupassen, wird somit vor allem für das Frühgeborene schicksalbestimmend.

4.13.3 Atemstörungen bei reifen Neugeborenen

Lungenstörungen bei reifen Neugeborenen, die ja ausreichend Surfactant-Faktor bilden können – deshalb ist das Atemnotsyndrom bei ihnen extrem selten –, müssen an folgende Erkrankungen denken lassen:

- Fehlbildungen (der Lungen, angeborene Zwerchfellhernie),
- perinatale Infektion, insbesondere durch B. Streptokokken,
- Aspiration von Mekonium-haltigem Fruchtwasser (s. S. 574), Aspirationspneumonie,
- Pneumothorax (durch das Eindringen von Luft in den Pleuraraum fällt die Lunge zusammen und kann deshalb den Atembewegungen von Brustkorb und Zwerchfell nicht folgen, s. S. 127, 574),
- Persistenz des fetalen Kreislaufs (s. u.),
- Flüssigkeitslunge („wet lung").

Diese zuletzt genannte Störung ist klinisch meist weniger bedeutsam; sie entsteht dadurch, daß die Lungen unter der Geburt nicht von dem größten Teil des Fruchtwassers befreit wurden, wie es z. B. beim Kaiserschnitt der Fall ist. Die dabei beobachtete Atemstörung bessert sich schnell, während das Fruchtwasser resorbiert wird.

4.13.4 Zentrale Atemstörungen

Eine mangelnde Ventilation kann aber nicht nur bei primären Lungenkrankheiten, sondern auch bei zentralen Atemstörungen auftreten. Wenn vom Atemzentrum des Gehirns nicht der automatische Befehl zur Einatmung gegeben wird, kommt es zum Atemstillstand, zur **Apnoe**[7] (s. auch S. 574). Neben dieser *zentralen Apnoe* gibt es auch eine *obstruktive Apnoe*; dabei sind Brustkorbbewegungen vorhanden, aber es besteht eine starke Obstruktion der oberen Luftwege. Gesunde reife Neugeborene verfügen im allgemeinen über einen regelmäßigen Atemantrieb. Ist er gestört, muß nach übergeordneten, zentralen Störungen gefahndet werden. Bei Frühgeborenen – in Abhängigkeit von ihrer Tragzeit – ist die Regulation durch das Atemzentrum oft noch unzuverlässig. Die Spontanatmung ist unregelmäßig, die Atempausen sind oft verlängert.

Wenn die Atempause mehr als 10–20 Sekunden anhält, spricht man von (kurzer bzw. langdauernder) Apnoe. Oft setzt die Atmung erst nach äußeren Reizen (Streicheln, Anheben des Kindes oder sogar Luftzufuhr mit dem Atembeutel) wieder ein.

Die Apnoen sind häufig mit *Bradykardien* vergesellschaftet (von Bradykardie sprechen wir in dieser Altersgruppe bei einer Herzfrequenz unter 80/ Min. – dabei ist mit einer Abnahme der Hirndurchblutung zu rechnen). Zentrale Apnoen, vor allem, wenn sie gehäuft und lang anhaltend auftreten, sind sehr oft die Indikation zur Gabe von *atemstimulierenden Medikamenten* wie z. B. Theophyllin oder bei kleinen Frühgeborenen auch für eine Beatmung.

Persistieren Apnoen bei Frühgeborenen, auch über den Zeitpunkt, an dem sie ihren eigentlichen Geburtstermin erreicht haben, oder treten sie bei reifen Neugeborenen ohne sonst ersichtliche Krankheitsursachen auf, so wird heute nicht selten für die folgenden Monate für den Einsatz auch nach der Entlassung ein *Atemmonitor* verordnet, um das Risiko eines **plötzlichen Kindstodes** (*SIDS = sudden infant death syndrome*) zu verkleinern.

Ein solches Heimmonitoring verlangt strenge Indikation und vorausgegangenes elterliches Training.

---

[7] a: verneinende griech. Vorsilbe; pneo (griech.): ich atme

4.13.5 Asphyxie

Wir verstehen unter (perinataler) *Asphyxie*[8] einen Sauerstoffmangel.

Intrauterine Asphyxie. Der Sauerstoffmangel („Erstickungszustände") kann schon vor der Geburt auftreten, z. B. durch

- mütterliche Anämie,
- zu niedrigen mütterlichen Blutdruck,
- Plazentainsuffizienz, Placenta praevia, vorzeitige Plazentalösung (s. S. 502),
- Nabelschnurumschlingung, Nabelschnurknoten etc.

Es kommt dabei zur Herzfrequenzverlangsamung und zum Mekoniumabgang (bei der Geburt fällt das Mekonium-haltige Fruchtwasser auf).

Postnatale Asphyxie. Neben der intrauterinen Form gibt es auch eine postnatale Asphyxie. Deren Ursachen sind z. B.

- Anämie durch Blutverlust,
- Schock durch Blutverlust (Hypovolämie mit hämorrhagischem Schock), durch Allgemeininfektion etc.,
- Atemstörungen durch Erkrankungen der Atemwege bzw. der Lungen,
- zyanotische Herzfehler.

Folgen der Asphyxie. Die Asphyxie führt zur *Hypoxie* (verminderter Sauerstoffgehalt des Gewebes) und zur *Azidose*. Findet sich ein pH-Wert unter 7,1 unmittelbar nach der Geburt, so liegt eine schwere perinatale Asphyxie vor.

Durch die Hypoxie kann es zu Hirnschäden kommen, und zwar einerseits infolge Störung der Gewebsdurchblutung (*Ischämie*) zum Untergang (Nekrose) von Nervenzellen (hypoxisch-ischämische Hirnschädigung), andererseits zu *nicht-traumatischen Hirnblutungen* (s. S. 59, 423).

Auch eine Persistenz des fetalen Kreislaufs (s. u.) kann als Folge der Asphyxie auftreten.

Schweregrade der Asphyxie. Die Asphyxie und auch die damit verbundene Atemstörung können verschiedene Schweregrade aufweisen (s. S. 572). Die leichteren Formen gehen mit Dyspnoe und Zyanose einher (*blaue Asphyxie*). Bei der schweren Form (*weiße Asphyxie*) finden sich extreme Blässe, starker Blutdruckabfall, ausgeprägte Bradykardie bis hin zum Herzstillstand[8], Schnappatmung bzw. Atemstillstand, schwere Azidose. Über die Therapie s. S. 575.

4.13.6 Störungen des Kreislaufs

Zwei Anpassungsstörungen des Kreislaufs können das Neugeborene vor allem gefährden:

Persistenz des fetalen Kreislaufs. Werden nach der Geburt infolge Sauerstoffmangel (s. S. 55) die Blutgefäße der Lunge nicht weit gestellt, so reicht das durchfließende Blut nicht aus, genug Sauerstoff aufzunehmen; es entsteht ein Sauerstoffmangel-Teufelskreis. Wir sprechen dann von einem *fetalisierten Kreislauf (PFC = persistent fetal circulation)*. Die Beatmung solcher Kinder ist nur mit hoher Sauerstoffbeimischung möglich. Im Röntgenbild erscheinen im Gegensatz zum Atemnotsyndrom die Lungen sehr strahlentransparent, da die Blutgefäße wenig blutgefüllt sind. Gelingt es nicht, die Blutgefäße der Lunge weit zu stellen, können schwere Sauerstoffmangelzustände entstehen.

Persistierender Ductus arteriosus. Wird nach der Geburt der vorher offene Ductus arteriosus nicht spontan geschlossen, so fließen mit zunehmendem Blutdruck in der Aorta wesentliche Teile des Blutes von der Hauptschlagader direkt in die Lungenarterie und führen somit zu einer Überflutung der Lunge mit Blut. Dies hat eine verschlechterte Beatmungssituation bei kritisch kranken Kindern zur Folge, durch den starken Abfluß von Blut aus der Hauptschlagader sind außerdem andere Organe wie Nieren, Darm oder dergleichen eher schlecht durchblutet. Erkennen kann man einen offenen Ductus arteriosus vor allem an seinem systolischen Herzgeräusch und an den springenden Pulsen. Symptome dieses *persistierenden Ductus arteriosus (PDA)* machen sich besonders bei Frühgeborenen bemerkbar (je unreifer das Kind ist, desto schlechter kontrahiert sich die Muskulatur des Ductus, und er bleibt offen, s. S. 55). Oft gelingt es, den Ductus medikamentös (durch Indometacin) zu schließen, manchmal wird aber auch eine Operation notwendig (Ductusligatur).

4.14 Zentrales Nervensystem (ZNS)

Ein reifes Kind zeigt bei der Geburt ein typisches Beugemuster seiner Extremitäten. Bestimmte Neugeborenenreflexe wie der *Moro-, Saug-, Suchreflex* u. a. sind gut auslösbar. Entwicklungsge-

[8] a: verneinende griech. Vorsilbe; sphyxis (griech.): Puls; Asphyxie bedeutet also eigentlich „Pulslosigkeit"

schichtlich hatten sie ehemals *Schutzfunktionen*. Diese Funktionen sind später weitgehend verlorengegangen, bei einigen Reflexen, wie z. B. der Seitdrehung des Kopfes in Bauchlage, aber noch erhalten.

Da die neurologische Reifung gerade in den letzten Schwangerschaftsmonaten zunimmt, finden sich viele typische Neugeborenen-Reflexe und Bewegungsmuster bei Frühgeborenen noch nicht. Insgesamt ist bei ihnen der Muskeltonus sehr viel niedriger, das typische Beugemuster fehlt. Vegetative Funktionen wie der Atemantrieb, Temperaturregulation usw. sind instabil. Der neurologische Befund kann deswegen zusätzlich zu den äußerlichen Reifezeichen zur Bestimmung des Gestationsalters herangezogen werden.

4.14.1 Nicht-traumatische Hirnblutungen

Die, vor allem bei Frühgeborenen auftretende, wichtigste Bedrohung des ZNS ist die Hirnblutung. Besonders bei Störungen der Atmung mit O_2-Mangel, Azidose des Blutes und Blutdruckschwankungen („nicht-traumatisch") kann es zur Ruptur der noch sehr unreifen Blutgefäße im Bereich der Ventrikel mit Einblutung in die Hirnmasse oder die Ventrikel selbst kommen (s. S. 58 – über traumatische Hirnblutungen s. S. 36). Aufgrund der heute verfeinerten Ultraschalldiagnostik gelingt es, Blutungen sehr frühzeitig nachzuweisen. Sie werden im allgemeinen je nach Schwere in *4 Grade* eingeteilt. Die Erfahrung hat gezeigt, daß Hirnblutungen leichteren Grades ohne Folgen für die Kinder abklingen. Schwere Hirnblutungen mit Einbruch in die Hirnventrikel, evtl. mit der späteren Entwicklung eines *Hydrozephalus* und dem Verlust von Hirnsubstanz führen aber im allgemeinen zu einer mehr oder minder schweren Behinderung.

4.14.2 Neugeborenenkrämpfe

Neugeborenenkrämpfe können unter sehr vielschichtigen Bildern ablaufen. Über Einzelheiten s. S. 437. Die Anfälligkeit zu Krämpfen ist wegen der Unreife des Gehirns in den ersten 2 (–3) Monaten gering (iktophobe Phase). Krampfursachen können sein:

- *vorübergehende Stoffwechselstörungen:* Hypoglykämie, Hypocalcämie, Hypomagnesiämie;
- *dauerhafte metabolische Erkrankungen:* Phenylketonurie und andere Aminoazidurien, Störungen des Vitamin-B_6-Stoffwechsels (erhöhter Vitamin-B_6-Bedarf bei Vitamin-B_6-abhängigen Krämpfen, ein erbliches Stoffwechselleiden – es gibt übrigens auch Vitamin-B_6-Mangelkrämpfe);
- *Hirnerkrankungen:* degenerative Hirnerkrankungen, Kernikterus, Hirnblutungen, Sauerstoffmangelzustände (hypoxisch-ischämische Hirnschädigung), Meningitis, „Entzugskrämpfe" (z. B. bei Heroinsucht der Mutter);
- *relativ gutartige Krämpfe:* „5-Tage-Krämpfe" und sog. benigne familiäre neonatale Krampfanfälle.

Die *„5-Tage-Krämpfe"* beginnen am 3.–7. (–9.) Tag. Sie verschwinden meist innerhalb weniger Tage, doch können später u. U. Entwicklungsauffälligkeiten, ja sogar Epilepsien auftreten. Eine weitere Besonderheit sind die seltenen sog. *benignen familiären neonatalen Krampfanfälle* mit Beginn in der 1. Lebenswoche, die meist im 6. Lebensmonat verschwinden und nur gelegentlich in eine Epilepsie übergehen.

Neugeborenenkrämpfe haben eine ganz unterschiedliche Prognose (s. auch S. 437). Sie erfordern eine besondere Diagnostik und Therapie.

4.15 Blut

Während der Schwangerschaft wechselt der Sauerstoff von den mütterlichen Erythrozyten durch die Plazenta hindurch auf die kindlichen über. Dieser Wechsel funktioniert deshalb gut, weil die kindlichen Erythrozyten aufgrund eines andersartigen Hämoglobins (fetales Hämoglobin, HbF) eine stärkere Affinität zum Sauerstoff besitzen und ihn dadurch den mütterlichen Erythrozyten entreißen. Nach der Geburt ist diese große Affinität zum O_2 wegen des hohen Sauerstoffgehalts in der Lunge nicht mehr notwendig, es setzt eine sog. Blutmauserung ein. Die fetalen Erythrozyten werden in der Milz abgebaut und das entstehende Bilirubin (als Abbauprodukt des Hämoglobins) in der Leber verarbeitet, neue Erythrozyten mit (normalem) Erwachsenen-Hb (adultes Hämoglobin, HbA) werden im Knochenmark nachgebildet.

4.16 Gelbsucht
(Hyperbilirubinämie)

Indirektes und direktes Bilirubin. Normalerweise werden zeitlebens ständig Erythrozyten abgebaut. Der nach Abbau der alten Erythrozyten entstehende Gallenfarbstoff wird Bilirubin genannt.

▶ Wir sprechen auch von *indirektem Bilirubin* (genauer gesagt, von „indirekt reagierendem" Bilirubin, d.h. bei der Bilirubinbestimmung im Labor führen die verwendeten Reagenzien nicht sofort zur Farbreaktion, sondern erst – indirekt – durch Vermittlung einer weiteren Substanz). Dieses eigentliche (indirekte) Bilirubin ist wasserunlöslich – es wird im Blut, an Albumin gebunden, transportiert –, das in der Leberzelle mit zwei Glukuronsäuremolekülen gekoppelte Bilirubin-Diglukuronid ist dagegen wasserlöslich (*direktes Bilirubin* bzw. „direkt reagierendes" Bilirubin, d.h. die Farbstoffbildung nach Zusatz der Reagenzien kommt direkt – ohne Vermittlung einer weiteren Substanz – zustande). Für diese Koppelung („Konjugation") des Bilirubins mit Glukuronsäure ist das Enzym Glukuronyltransferase erforderlich, das z.Z. der Geburt noch nicht ausreichend vorhanden ist. Während der Schwangerschaft besorgt die Mutter diese Konjugation in ihrer Leber nach Übertritt des Bilirubins vom fetalen zum mütterlichen Kreislauf. Das direkte Bilirubin wird direkt gemessen, das indirekte nicht; es ist die Differenz von Gesamt- und direktem Bilirubin. ◀

Erhöhung des indirekten bzw. direkten Serumbilirubins. Wenn die Koppelung mit Glukuronsäure nicht funktioniert (z.B. **Leberunreife**) oder wenn übermäßig viel Bilirubin anfällt (z.B. **hämolytischer Ikterus**), kommt es zur Gelbsucht mit *Erhöhung des indirekten Serumbilirubins*. Hiervon zu unterscheiden sind die Ikterusformen mit *Erhöhung des direkten Serumbilirubins*. Die Umwandlung von indirektem in direktes Bilirubin ist hier nicht gestört, wohl aber die Sekretion des direkten Bilirubins von den Leberzellen in die Gallenkapillaren (z.B. **Hepatitis**) oder die Ausscheidung der Galle über die Gallengänge in den Darm (z.B. **angeborene extrahepatische Gallengangsatresie**, s. Tab. 3.5). Nur unter diesen Umständen, also bei Erhöhung des direkten, nicht des (wasserunlöslichen) indirekten Serumbilirubins, wird der Gallenfarbstoff in den Urin ausgeschieden, der dann dunkelbraun aussieht. Dabei kann der Stuhl entfärbt sein (weiß, acholisch).

4.16.1 Erhöhung des indirekten Serumbilirubins

„Physiologischer Ikterus"

Die *einfache Gelbsucht des Neugeborenen (Icterus neonatorum, „physiologischer Ikterus")* wird bei fast allen Kindern festgestellt und gehört nicht zu den krankhaften Gelbsuchtsformen.

- Ursache ist hauptsächlich die **Unreife der Leber**.

Unter normalen Umständen wird, wie gerade ausgeführt, der aus dem Hämoglobin der abgebauten roten Blutkörperchen stammende Gallenfarbstoff (das nicht wasserlösliche Bilirubin) durch Koppelung an Glukuronsäure in der Leberzelle wasser-

Tabelle 3.5 Gelbsuchtsformen des Neugeborenen.

Erhöhung des indirekten Serumbilirubins		Erhöhung des direkten Serumbilirubins	
Wichtigste Ursache: Unreife der Leber	Wichtigste Ursache: vermehrter Hämoglobinabbau	Extrahepatische mechanische Abflußbehinderung	Intrahepatische Cholestase
1. einfacher Neugeborenenikterus 2. Icterus prolongatus a) Hypothyreose b) Muttermilchikterus c) Frühgeborenenikterus	hämolytische Erkrankungen 1. Rh-Erythroblastose 2. AB0-Erythroblastose 3. Kugelzellanämie 4. toxisch-hämolytische Anämien u.a.	1. angeborene extrahepatische Gallengangsatresie 2. Hypoplasie der extrahepatischen Gallengänge	1. nach Icterus gravis 2. Hypoplasie oder Atresie der intrahepatischen Gallengänge 3. Hepatitis (durch Viren, Bakterien, Toxoplasmen) 4. Galaktosämie 5. Fruktoseintoleranz 6. α_1-Antitrypsinmangel 7. Mukoviszidose

löslich gemacht und dann als direktes Bilirubin über die Gallenkapillaren und die größeren Gallengänge in den Darm ausgeschieden. In den ersten Lebenstagen macht die Glukuronidierung (Konjugation) des Gallenfarbstoffs aufgrund zunächst noch zu geringer Aktivität der Glukuronyltransferase Schwierigkeiten. (Bei dem angeborenen vollständigen Fehlen dieses Enzyms, dem seltenen *Crigler-Najjar-Syndrom*, bleibt die Gelbsucht zeitlebens bestehen.)

- Hinzu kommt, daß in den ersten Tagen nach der Geburt der anfangs sehr hohe Hämoglobingehalt reduziert wird, d.h. es wird Blut abgebaut, und zwar mehr als später im Leben. Dieser **leicht gesteigerte Blutzerfall** – die Lebensdauer der Erythrozyten des Neugeborenen ist verkürzt (sie beträgt in der Neugeburtsperiode nur 70 bis 80 Tage, sonst rund 120 Tage) – wirkt beim Zustandekommen der Neugeborenengelbsucht mit, ist aber nur von untergeordneter Bedeutung.

- Ähnliches gilt für den etwas gesteigerten Übertritt von indirektem (abgekoppeltem) Bilirubin aus dem Darm in die Leber (**enterohepatischer Kreislauf**).

Ein Teil des nicht konjugierten Gallenfarbstoffs kreist im Blut und bewirkt die „*Hyperbilirubinämie*", ein anderer Teil wird im Gewebe abgelagert, die Kinder erscheinen gelb (*Gelbsucht, Ikterus*). Stuhl- und Urinfarbe sind bei ihnen normal.

Der einfache Neugeborenenikterus tritt am 2. bis 3. Lebenstag auf, erreicht ungefähr am 4. Lebenstag seinen Höhepunkt (normalerweise höchstens 12 mg/100 ml) und klingt in der 2. Lebenswoche wieder ab.

Pathologische Ikterusformen

Neben dem *Icterus neonatorum* als nicht krankhafte Gelbsuchtform gibt es *pathologische Ikterusformen* mit Erhöhung des indirekten Bilirubins im Serum, denen wir uns jetzt zuwenden. Die Neugeborenengelbsucht kann nicht mehr als normal angesehen werden,

- wenn sie übermäßig lange, d.h. mehr als 10 Tage, bestehenbleibt (*Icterus prolongatus*[9]),
- wenn sie sehr früh auftritt (bereits in den ersten Lebensstunden, der Bilirubinwert liegt dann am Ende des ersten Lebenstages schon bei 7 mg/100 ml) – wir sprechen hier von *Icterus praecox*[10],
- oder sehr stark ist – Bilirubinspiegel über 12 mg/100 ml, sog. *Icterus gravis*[11] – (Frühgeborenen kann ein niedrigerer Bilirubinspiegel schon gefährlich werden, d.h. zum *Kernikterus* führen, s.u.).

Icterus prolongatus

Hypothyreose. Eine langanhaltende Gelbsucht finden wir z.B. bei der Unterfunktion der Schilddrüse (*Hypothyreose*). Alle Stoffwechselprozesse, auch die Reifung der Leber, laufen langsamer ab.

Muttermilchikterus. Er wird in einigen Prozent der gestillten Säuglinge beobachtet. Die Ursache ist unklar.

Der Muttermilchikterus beginnt in der ersten oder zweiten Lebenswoche und erreicht in der ersten Lebenswoche (Frühform) oder am Ende der zweiten Woche sein Maximum. Diese Spätform kann bis zum dritten Lebensmonat bestehenbleiben. Bei den durch Muttermilch verstärkten oder ausgelösten Ikterusfällen braucht nicht abgestillt zu werden, da sich die Bilirubinerhöhung in aller Regel in Grenzen hält – allenfalls ist eine 1- bis 2tägige Muttermilchpause angezeigt, um den Serumbilirubinspiegel dadurch auf ein niedrigeres Niveau herunterzuholen (beim Weiterstillen wird der hohe Ausgangswert nicht wieder erreicht).

Frühgeborenenikterus. Bei Frühgeborenen ist vielfach die Leberunreife sehr hochgradig. Der *Frühgeborenenikterus* ist deshalb oft lange nachweisbar und relativ stark. Das Maximum ist später erreicht als bei der einfachen Gelbsucht (teils erst zu Beginn der 2. Lebenswoche).

Icterus praecox

Er kommt fast nur bei hämolytischen Erkrankungen vor und wird außerdem u.U. zum Icterus gravis (s. auch S. 65 u.ff.).

Icterus gravis

Bei Bilirubinwerten über 12 mg/100 ml sprechen wir unabhängig von der Ursache von *Icterus gravis*, also von schwerer Gelbsucht. Sie wird besonders häufig bei Früh- und Reifgeborenen mit pathologisch gesteigertem Blutzerfall (Hämolyse, S. 65), aber auch bei manchen Frühgeborenen mit sehr unreifer Leberfunktion beobachtet, wobei auch schon bei Bilirubinwerten unter 12 mg/

[9] prolongatus (lat.): verlängert
[10] praecox (lat.): vorzeitig, verfrüht
[11] gravis (lat.): schwer

100 ml Probleme (Kernikterus) auftreten können, wie noch ausgeführt wird.

Kernikterus

Beim Icterus gravis besteht immer die Gefahr des Übertritts von indirektem Bilirubin ins Gehirn.

Dieser Gallenfarbstoff ist für die Hirnzellen toxisch, er färbt die Ganglienzellen in bestimmten *Kern*gebieten des Gehirns *gelb*, daher der Name *Kernikterus*. Dieser hinterläßt bleibende neurologische Schäden.

Zuerst fällt auf, daß die Kinder matt sind und schlecht trinken. Teils kommt es auch zum Opisthotonus (zu einer starken Rückwärtsneigung des Kopfes bei gleichzeitig vorhandenem Hohlkreuz). Wenn die Erkrankung nicht tödlich endet, können Hörschäden und eine Athetose (teils auch Choreoathetose, s. S. 415, 424) – seltener auch Krämpfe und Schwachsinn – zurückbleiben.

Kernikterus bei hohen Serumbilirubinwerten. Ein solcher *Kernikterus (Bilirubinenzephalopathie)* kommt bei reifen und sonst unauffälligen Neugeborenen im allgemeinen erst bei Serumwerten des indirekten Bilirubins über 25 mg/100 ml zustande. Es wird diskutiert, ob auch schon etwas niedrigere Serumbilirubinspiegel zwar nicht das Vollbild des Kernikterus auslösen, aber doch eine gewisse Gefahr für die geistige Entwicklung darstellen, und zwar dann, wenn die Hyperbilirubinämie (Werte knapp über 20 mg/100 ml) länger anhält.

Kernikterus trotz niedriger Serumbilirubinwerte. Besonders bei sehr unreifen Frühgeborenen mit Atemstörungen, Azidose, Hypalbuminämie u. a. kann schon ein recht niedriger Serumbilirubinspiegel (Werte von indirektem Bilirubin unter 12 mg/100 ml) zum Kernikterus führen. Unter den genannten Umständen ist die Eiweißbindung des Bilirubins vermindert (sie ist pH-abhängig), und ein Teil des Gallenfarbstoffs wandert ins Gewebe ab (z. B. ins Gehirn).

Bestimmte Medikamente bewirken ebenfalls das Zustandekommen eines Kernikterus bei relativ niedrigen Bilirubinkonzentrationen, dann nämlich, wenn diese Medikamente (wie z. B. die Sulfonamide) mit dem Bilirubin um die Eiweißbindung konkurrieren (weshalb Sulfonamide und sich ähnlich verhaltende Medikamente in der Neonatalperiode nicht eingesetzt werden dürfen); auch unter solchen Bedingungen bindet das Eiweiß weniger Bilirubin, und wieder fließt ein Teil dieses Gallenfarbstoffs ins Gewebe ab. Ein Übertritt sogar von albumingebundenem Bilirubin ins Gehirn wird beobachtet, wenn z. B. infolge Asphyxie die Blut-Gehirn-Schranke durchlässig wird.

Es ist ganz wichtig, ein zu hohes Ansteigen des Bilirubins zu verhindern bzw. bei Vorhandensein einer ausgeprägten Hyperbilirubinämie den Bilirubinspiegel zu senken.

Das Ziel muß sein, einem Kernikterus vorzubeugen. Dafür stehen uns zwei Methoden zur Verfügung, die *Fototherapie* und die *Blutaustauschtransfusion*.

Behandlung:

Fototherapie. Zur *Fototherapie (Lichtbehandlung)* befindet sich das Kind im Inkubator, nur mit einer kleinen Windel („Miniwindel“ aus umfunktioniertem Mundschutz) bekleidet. Die Augen werden bedeckt, um Netzhautschädigungen, die das Licht hervorrufen könnte, vorzubeugen. Die Bestrahlung führt dazu, daß das in den oberen Hautschichten des Kindes vorhandene Bilirubin chemisch so umgewandelt wird, daß gut wasserlösliche Substanzen entstehen, die über die Nieren und die Galle ausgeschieden werden können. Wichtig ist der Wechsel von Rücken- und Bauchlage (etwa alle 3 Stunden). Am wirksamsten ist das blaue Spektrum des Lichts (Wellenlängen um 460 nm, nicht zu verwechseln mit dem UV-Licht). Es gibt Apparate, die nur dieses Licht ausstrahlen (*Blaulichtbehandlung*). Aber auch die sog. *Tageslichtlampen* sind geeignet, denn in ihrem Spektrum ist blaues Licht enthalten. Im Einsatz sind auch Geräte, bei denen zu den Tageslichtlampen solche mit blauem Licht zugeschaltet werden können. Zur Beurteilung der Hautfarbe des Kindes (Frage der Zyanose etc.) wird vorübergehend das Gerät abgeschaltet oder nur das weiß-gelbliche Licht eingesetzt. Die Nebenwirkungen der Fototherapie sind gering. Gelegentlich kommt es zu durchfälligen Stühlen, Trinkschwäche und vermehrtem Schwitzen, auch zu Temperaturerhöhungen und Austrocknung. Auf ausreichende Flüssigkeitszufuhr ist zu achten. Enthält das Serum neben indirektem auch einen hohen Anteil an direktem Bilirubin, ist die Fototherapie nicht zu empfehlen. Es kann dann zur Bildung eines braunen Farbstoffs kommen, so daß die Kinder einige Monate lang bronzefarben aussehen (*Bronzebaby*).

Obwohl die Fototherapie also weitgehend gefahrlos ist, bedarf sie doch einer exakten Indikationsstellung.

Je unreifer die Kinder sind, desto eher besteht die Gefahr des Kernikterus, entsprechend liegt die Konzentration an indirektem Serumbilirubin, bei deren Erreichen eine Fototherapie angezeigt ist, hier niedriger als bei schwereren Frühgeborenen oder gar bei reifen Kindern. Über Einzelheiten informiert die Abb. 3.15, bei deren Beachtung eine Übertherapie, d. h. ein zu früher Beginn der Lichtbehandlung verhindert wird (das Motto lautet: „so spät wie möglich, so früh wie nötig"). Dazu ist allerdings zu sagen,

daß die durchgezogene Linie (Abb. 3.15) der Grenzkonzentration für (indirektes) Bilirubin nur bei sonst völlig **gesunden** Neugeborenen angewandt werden darf, also ausschließlich bei „gewöhnlichem", *langsamem* Anstieg des Serumbilirubins Gültigkeit hat, nicht dagegen für Kinder mit **Risikofaktoren** in Frage kommt, wie Atemstörungen (Hypoxie, Asphyxie), Azidose, Anämie (Hb unter 12 g%), Schock, Sepsis, Hirnblutung, Hypoglykämie, Hypalbuminämie, Hämolyse (Rh- und ABO-Erythroblastose) und auch nicht für *schnell* in die Höhe gehende Serumbilirubinwerte, wo die gestrichelte Linie der Abb. 3.15 gilt, die Fototherapie also schon eher einsetzen muß. Bei sehr raschem und sehr frühem Bilirubinanstieg wird bereits bei noch niedrigeren Werten bestrahlt, als es die gestrichelte Linie anzeigt bzw. es ist dann eine Austauschtransfusion unvermeidlich (Abb. 3.16).

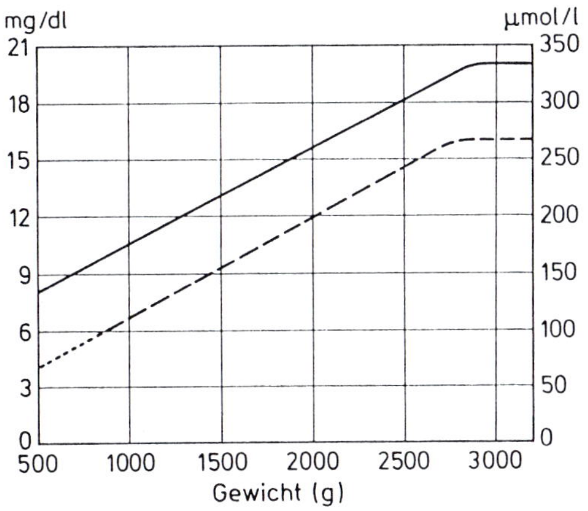

Abb. 3.15 Kritische Serumbilirubingrenzwerte der Fototherapie für Frühgeborene und reife Neugeborene. (Modifiziert nach Maisels und Orzalesi.) *Durchgezogene Linie* ohne, *gestrichelte Linie* mit Risikofaktoren (s. Text). (Aus: Obladen, M.: Neugeborenenintensivpflege. 4. Auflage, Springer, Berlin 1989.)

Insgesamt kann festgestellt werden, daß der Fototherapie eine große Bedeutung bei der *Verhinderung* eines zu starken Anstiegs des Serumbilirubins zukommt und daß auf diese Weise viele Blutaustauschtransfusionen überflüssig geworden sind.

Blutaustauschtransfusion. Bei hohen Serumbilirubinwerten bzw. bei Vorliegen bestimmter Risikofaktoren (s. o.) und bei sehr raschem Anstieg des Serumbilirubins ist – wie gerade erwähnt – die Fototherapie u. U. nicht ausreichend, und es kommt dann therapeutisch nur die Austauschtransfusion in Betracht. Sie muß vorgenommen werden, bevor Werte von indirektem Serumbilirubin erreicht sind, die einen Kernikterus hervorrufen könnten. Diese Gefahr wird, wie schon angedeutet, umso größer, je länger eine entsprechende Hyperbilirubinämie anhält. Die Indikation zum Blutaustausch beruht auf bestimmten Erfahrungswerten.

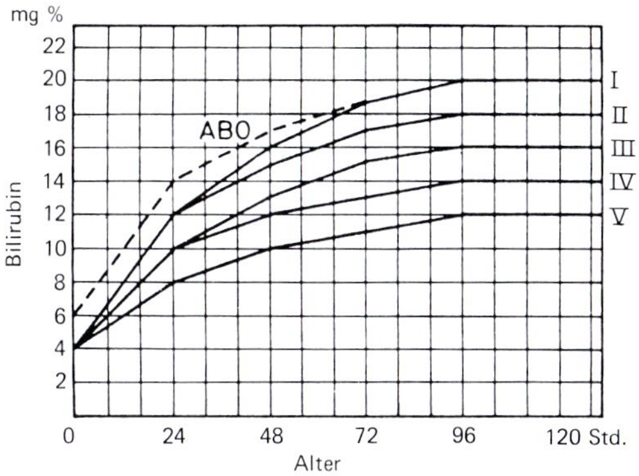

Geb.-Gewicht	Komplikationen	Kurve
> 2500 g	∅ +	I II
1501–2500 g	∅ +	II III
1001–1500 g	∅ +	III IV
< 1000 g	∅ +	IV V

Komplikationen: Hypoxie (Asphyxie, Atemnotsyndrom)
Anämie (Hb < 12,0 g%)
Azidose
Hypoalbuminämie
Hypoglykämie
Hirnblutung

Abb. 3.16 Modifizierte *Poláček-Kurve:* Indikation für die Blutaustauschtransfusion nach Schellong, Brüster und Wirtz. *Gestrichelte Linie:* ABO-Erythroblastose, *durchgezogene Linie:* Rh-Erythroblastose sowie Kinder mit Risikofaktoren (s. Text). (Aus: Bachmann, K. D., Ewerbeck, H., Joppich, G., Kleihauer, E., Rossi, E., Stalder, G. R. (Hrsg.): Pädiatrie in Praxis und Klinik. Band I. Fischer, Thieme, Stuttgart 1978.)

Austauschtransfusion bei fehlenden Risikofaktoren. Bei ikterischen, aber sonst gesunden reifen Neugeborenen (ohne Risikofaktoren, also auch ohne Hämolyse bzw. schnellen Bilirubinanstieg) verlangt ein Wert von mehr als 25 mg/100 ml indirektes Serumbilirubin eine sofortige Austauschtransfusion (und nicht schon bei Werten wenig über 20 mg/100 ml); eine Übertherapie muß – ähnlich wie bei der Lichtbehandlung – vermieden werden.

Austauschtransfusion bei Kindern mit Risikofaktoren. Andererseits ist ein Blutaustausch um so eher angezeigt, je unreifer das Kind ist, und es müssen außerdem die anderen oben erwähnten Risikofaktoren berücksichtigt werden, die die Kernikterusgefahr erhöhen und deshalb schon bei niedrigeren Serumbilirubinwerten eine Austauschtransfusion erfordern: Atemstörung etc., auch ein schneller Bilirubinanstieg z. B. infolge Hämolyse (Rh- oder AB0-Erythroblastose). Daß bei Zugrundeliegen von hämolytischen Erkrankungen Werte des indirekten Serumbilirubins von mehr als 20 mg/100 ml nicht akzeptiert werden können, erklärt sich schon aus dem weiterhin zu erwartenden rasanten Bilirubinanstieg – eine dann erst geplante Therapie käme zu spät. Genaueres ist der Abb. 3.16 zu entnehmen.

Technik und Wirkung der Austauschtransfusion. Die Austauschtransfusion wird in kleinen Schritten von jeweils (5–)10–20 ml (je nach Körpergewicht), insgesamt etwa mit der 3fachen Blutmenge des Kindes über die Nabelvene vorgenommen (die Blutmenge des Neugeborenen entspricht knapp $^1/_{10}$ des Körpergewichts, nämlich 85–100 ml/kg). Dabei werden mehr als 90% der kindlichen Erythrozyten durch Spendererythrozyten ersetzt, aber es kann nur höchstens die Hälfte des zu Beginn des Austauschs im Körper vorhandenen Bilirubins entfernt werden. Es befindet sich ja nicht nur im Blut, sondern auch z. T. im Gewebe, aus dem es langsam schon während der Austauschtransfusion – die deshalb mindestens 2 Stunden dauern soll –, aber auch danach ins Blut strömt. So steigt der Serum-Bilirubinspiegel in der ersten Zeit nach dem Blutaustausch relativ rasch an. Durch den Austausch wird nicht nur der Bilirubingehalt des Organismus verringert (und der Kernikterusgefahr vorgebeugt), sondern es werden auch evtl. vorhandene Antikörper gegen rote Blutkörperchen, wie im Falle der Rh- bzw. AB0-Erythroblastose, entfernt (was die Hämolysegefahr herabsetzt); außerdem werden bei den hämolytischen Erkrankungen die durch den Blutzerfall zerstörten roten Blutkörperchen durch intakte Erythrozyten ersetzt.

Besondere pathologische Ikterusformen (Hämolytischer Ikterus)

Rh-Unverträglichkeit

Das bekannteste Beispiel eines vermehrten Blutabbaus – einer *hämolytischen Erkankung der Neugeborenen (Morbus haemolyticus neonatorum)* – ist die *Rh-Unverträglichkeit* zwischen Mutter und Kind (*Rh-Erythroblastose*[12]); die Mutter ist hier stets Rh-negativ, das Kind – wie der Vater – Rh-positiv, doch kommt es nur in rund 5% derartiger Schwangerschaften zu einer Rh-Erythroblastose. Sie wird übrigens im allgemeinen beim ersten Kind noch nicht beobachtet, denn kindliche (in diesem Falle Rh-positive) Erythrozyten treten vornehmlich unter der Geburt in den mütterlichen Kreislauf über. Dieser Übertritt ist die Voraussetzung dafür, daß die Rh-negative Mutter Rh-Antikörper gegen die fremden Erythrozyten bildet. Die Sensibilisierung der Mutter (Bildung von Rh-Antikörpern) beginnt also meist erst nach Beendigung der ersten „unverträglichen" Schwangerschaft, es sei denn, der Rh-negativen Mutter ist früher eine Transfusion von Rh-positivem Blut gegeben worden, was als Kunstfehler bezeichnet werden muß (nach einer solchen Transfusion, bei der ebenfalls „falsche" Erythrozyten in den Blutkreislauf der Mutter gelangen, kommt es genauso zur Bildung von Rh-Antikörpern). Mit zunehmender Kinderzahl nimmt in der betroffenen Familie meist auch die Schwere der Rh-Erythroblastose zu. Nach dem ersten Auftreten einer Rh-Erythroblastose kann praktisch nur dann mit der Geburt eines gesunden, nicht behandlungsbedürftigen Geschwisterkindes gerechnet werden, wenn der Vater heterozygot Rh-positiv ist (Rhrh); denn dann können auch Rh-negative Kinder geboren werden. Sonst gehen nach vorausgegangener Sensibilisierung während der zweiten und der nachfolgenden Schwangerschaften, noch mehr aber jeweils unter der Geburt, die von der Rh-negativen Mutter gegen die Rh-positiven roten Blutkörperchen des Kindes gebildeten Antikörper durch die Plazenta in das Blut des Kindes und zerstören seine Erythrozyten (ähnlich wie nach einer Transfusion unverträglichen Blutes).

Anaemia neonatorum. Dadurch kommt es entweder schon vor der Geburt zu einer mehr oder

[12] Bei Neugeborenen mit Rh-Erythroblastose findet sich im Blutausstrich ein hoher Prozentsatz kernhaltiger roter Blutkörperchen = Erythroblasten, nach denen die Erkrankung ihren Namen erhalten hat.

weniger deutlichen Anämie, oder die zunehmende Blässe fällt erst nach einigen Tagen auf: *Anaemia neonatorum* (Neugeborenenanämie). Sie ist die leichteste Form der hämolytischen Erkrankung der Neugeborenen, sofern ein Ikterus fehlt (die Leber ist hier schon sehr reif und schafft die Glukuronidierung mit Ausscheidung des infolge der starken Hämolyse vermehrt anfallenden Gallenfarbstoffs).

Behandlung: Teils ist eine Bluttransfusion erforderlich.

Hydrops. Die schwerste Form ist der sog. *Hydrops fetalis* (Abb. 3.17). Dabei bestehen schon vor der Geburt neben einer das Herz und das Gehirn schädigenden hochgradigen Anämie (Sauerstoffmangel!) stärkste Ödeme sowie eine Bauchwassersucht. Die Kinder kommen teils tot zur Welt, teils sterben sie innerhalb der nächsten Stunden nach der Geburt; nur wenige überleben.

Behandlung und Prophylaxe: Die Hydropsbehandlung muß sofort nach der Geburt beginnen und besteht in Beatmung, Sauerstoffgabe, Bauchwasserpunktion, Aderlaß und anschließender Gabe eines Erythrozytenkonzentrats bzw. einer Austauschtransfusion. Es ist möglich, die Ausbildung einer schweren Anämie mit Entwicklung eines Hydrops zu verhindern, und zwar entweder durch *vorzeitige Entbindung* oder durch *intrauterine Transfusion* (s. auch S. 501). Diese erfolgte bis vor kurzem in die fetale Bauchhöhle, neuerdings wird beim Feten eine intravasale Bluttransfusion nach Chordozentese (ultraschallkontrollierte Nabelschnurpunktion) durchgeführt.

Icterus gravis. Die dritte Form der hämolytischen Erkrankung der Neugeborenen ist der bereits erwähnte *Icterus gravis* (S. 61), eine ebenfalls sehr ernste Erkrankung, die ihrer Schwere nach zwischen der Anaemia neonatorum und dem Hydrops steht. Im Augenblick der Geburt sind selbst die Kinder, die später einen Icterus gravis entwickeln, noch nicht gelb. Der infolge der starken Hämolyse vermehrt anfallende Gallenfarbstoff wird vor der Geburt, wie eingangs erwähnt, von der mütterlichen Leber ausgeschieden, der Ikterus tritt erst nach der Geburt in Erscheinung, und zwar oft schon in den ersten Lebensstunden (*Icterus praecox*). Darin besteht ein sehr wesentlicher Unterschied gegenüber dem einfachen Neugeborenenikterus (und auch dem Icterus prolongatus), der frühestens am 2. Lebenstag gerade sichtbar wird. Man beachte stets folgenden Grundsatz:

Jeder innerhalb der ersten 24 Stunden auftretende oder am 2. Lebenstag deutlich vorhandene sowie jeder extrem starke Ikterus der ersten Lebenstage ist absolut krankhaft und auf eine Rh-Erythroblastose verdächtig. Er muß sofort dem Arzt gemeldet werden.

Bei Kindern mit Icterus gravis besteht immer die Gefahr einer Hirnschädigung (*Kernikterus*, s. S. 62). Die Gelbsucht ist deshalb in diesen Fällen so hochgradig, weil in diesem jungen Alter der starke Blutzerfall oft mit einer Leberunreife kombiniert ist. Später im Leben gibt es selbst bei hämolytischen Erkrankungen (z. B. Kugelzellanämie) keine so starke Erhöhung des Serumbilirubins – das Enzymsystem ist inzwischen ausgereift.

Behandlung und Prophylaxe: Bei bestehendem oder drohendem Icterus gravis käme eine Fototherapie oft zu spät, und es ist meist eine Austauschtransfusion (s. o.) mit *Rh-negativem Blut* angezeigt, das natürlich keine Rh-Antikörper enthalten darf (*Rh-positives Blut* würde von den im kindlichen Organismus vorhandenen Rh-Antikörpern zerstört). Bei niedrigen Serumbilirubinwerten kann unter sorgfältiger Kontrolle des Bilirubingehalts zunächst abgewartet werden (teils unter Fototherapie), und es wird ausgetauscht, sobald der Bilirubinwert im Serum den aus der Abb. 3.16 abzulesenden Grenzwert erreicht hat bzw. sobald abzusehen ist, daß dies bevorsteht. Selbst bei reifen Kindern mit Rh-Erythroblastose und sonst komplikationslosem Verlauf muß aber spätestens bei einem Serumbilirubinspiegel von 20 mg/100 ml die Indikation zur Austauschtransfusion gestellt werden, denn bei dieser Erkrankung verläuft die Hämolyse besonders rasch, so daß der Bilirubinspiegel innerhalb kürzester Zeit stark anzusteigen pflegt. Mitunter sind bei der Rh-Erythroblastose in den ersten Lebenstagen mehrere Austauschtransfusionen erforderlich. Häufiger kommt es vor, daß die Fototherapie nach dem Austausch

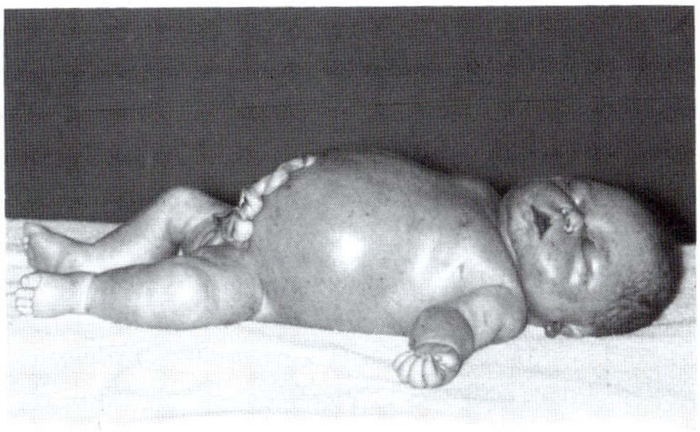

Abb. 3.17 Hydrops fetalis.

eine zweite Austauschtransfusion überflüssig macht.

Seit Jahren wird die Rh-Erythroblastose nur selten beobachtet, und zwar durch die gewissenhafte Durchführung der **Anti-D-Prophylaxe:**

Rh-negative Schwangere erhalten in der 28.–30. Schwangerschaftswoche Anti-D-Immunglobulin i. m. (Ig-Antikörper). Außerdem bekommt jede Rh-negative Mutter, die ein Rh-positives Kind geboren hat, innerhalb der ersten 2 (bis 3) Tage nach der Entbindung eine weitere i. m. Injektion von Anti-D-Immunglobulin. Diese Prophylaxe ist auch dann notwendig, wenn es sich um eine Fehlgeburt bzw. einen Schwangerschaftsabbruch bei einer Rh-negativen Frau handelt. In all den Fällen geht es darum, die in den mütterlichen Organismus gelangten Rh-positiven Erythrozyten durch die injizierten Rh-Antikörper zu zerstören, so daß die Mutter keine Veranlassung und Gelegenheit mehr hat, selbst Rh-Antikörper gegen diese Zellen zu produzieren. Würde die Mutter selbst *aktiv* werden müssen und (*eigene*) Rh-Antikörper bilden, so könnten sie dem nächsten Kind gefährlich werden. Die der Mutter i. m. injizierten (*fremden, aber sonst identischen*) Rh-Antikörper verschwinden dagegen (wie alle *passiv* übertragenen Antikörper) nach wenigen Wochen – nach getaner Arbeit – aus dem Organismus.

Bei Rh- oder AB0-Unverträglichkeit (s. u.) braucht übrigens nicht abgestillt zu werden, da die Antikörpermenge, die mit der Muttermilch auf das Kind übergeht, so gering ist, daß dies vernachlässigt werden kann. (Auch das in der Schwangerschaft der Mutter verabreichte Anti-D schädigt den Fetus nicht.)

AB0-Unverträglichkeit

Als weitere Ursache einer hämolytischen Erkrankung des Neugeborenen ist die *Blutgruppenunverträglichkeit (AB0-Erythroblastose)* zu nennen. Sie kann im Gegensatz zur Rh-Erythroblastose durchaus schon beim ersten Kind in Erscheinung treten, auch eine Transfusion gruppenungleichen Blutes braucht nicht vorausgegangen zu sein. Ein weiterer Unterschied gegenüber der Rh-Erythroblastose besteht darin, daß es während der Schwangerschaft noch nicht zu Problemen kommt. So wird auch ein Hydrops nicht beobachtet, und entsprechende Maßnahmen vor der Geburt erübrigen sich. Unverträglichkeiten im AB0-Blutgruppensystem zwischen Mutter und Kind werden praktisch nur beobachtet, wenn die Mutter die Blutgruppe 0 und das Kind die Blutgruppe A oder B hat.

Merkvers: M*O*THER: *0*
B*AB*Y: *A* or *B*.

Aber selbst dann tritt nur bei etwa 5 % der Kinder eine A0- bzw. B0-Erythroblastose auf; der gleiche Prozentsatz manifester Erkrankungen gilt, wie erwähnt, auch für die „Rh-unverträglichen" Mutter-Kind-Paare (die anderen Mütter sind nicht sensibilisierbar, wie auch nicht jeder, der im Juni über eine Wiese läuft, Heuschnupfen bekommt). Die Hämolyse verläuft im allgemeinen bei der AB0-Erythroblastose weniger stürmisch als bei der Rh-Unverträglichkeit, doch gibt es sehr wohl Ausnahmen von dieser Regel.

▶ Bei der A0- bzw. B0-Erythroblastose spielen übrigens nicht die üblichen Blutgruppen-Antikörper eine Rolle (also Anti-A und Anti-B, die bei Personen mit der Blutgruppe 0 stets angetroffen werden) – sie können als IgM-Antikörper die Plazentaschranke nicht überwinden –, sondern die sog. Immun-Antikörper (Immun-Anti-A bzw. Immun-Anti-B), die zu den IgG-Antikörpern gehören, also plazentagängig sind und von der Mutter zum Kind gelangen. Die Sensibilisierung der Mutter beginnt häufig schon während der ersten Schwangerschaft, und zwar durch gelöste A-/B-Antigene, die vom Feten aus über die Plazenta die Mutter erreichen. Die Anwesenheit „unverträglicher" kindlicher Erythrozyten im mütterlichen Kreislauf ist nicht unbedingt erforderlich. Deshalb kann schon das erste Kind erkranken (bei der Rh-Erythroblastose kommt die Antikörperbildung dagegen nur in Gegenwart intakter Rh-positiver Erythrozyten zustande, die normalerweise erst unter der Geburt zur Mutter gelangen).

Bei Frühgeborenen gibt es übrigens nur selten eine AB0-Erythroblastose (wohl aber eine Rh-Erythroblastose), denn die von der Mutter zum Kind übergetretenen Immun-Antikörper können wegen der Unreife der fetalen roten Blutkörperchen an ihnen nicht haften; es fehlen nämlich noch die entsprechenden Rezeptoren für Immun-Anti-A und Immun-Anti-B – und damit übrigens auch für Anti-A und Anti-B: bei Bestimmung der Blutgruppe findet man bei Frühgeborenen, die die Blutgruppe A_1 geerbt haben, wegen des Fehlens dieser Rezeptoren zunächst die Blutgruppe A_2 (was hier nur das Fehlen von A_1 bedeutet). „A_2"-Erythrozyten, auch die (laut Vererbung) „echten" A_2-Erythrozyten werden von den Immun-Antikörpern gegen A_1 nicht zerstört (wegen des erwähnten Fehlens von Rezeptoren). A_2-Blut kann deshalb bei $A_1$0-Unverträglichkeit zum Blutaustausch verwendet werden (eine $A_2$0-Unverträglichkeit gibt es auch bei reifen Neugeborenen nicht, da A_2 ein zu schwaches Antigen ist).

Selbst bei reifen Neugeborenen enthalten nicht alle Erythrozyten die typischen Rezeptoren (sie fehlen an den viele Wochen vor der Geburt produzierten – „unreifen" – Zellen, was mit ein Grund dafür ist, daß die A0-Unverträglichkeit vor der Geburt keine Probleme bereiten kann). Außerdem existieren bei reifen Neugeborenen Rezeptoren gegen Immun-Anti-A bzw. Immun-Anti-B nicht nur an den Erythrozyten, sondern auch andernorts, wo ein größerer Teil der entsprechenden mütterlichen Antikörper abgefangen wird und folglich nicht mehr für die Zerstörung der Erythrozyten zur Verfügung steht. Die genannten Besonderheiten erklären, warum die AB0-Erythroblastose meist relativ leicht verläuft. Im Blutausstrich können bei der AB0-Unverträglichkeit Kugelzellen angetroffen werden, wie wir sie bei der Kugelzellanämie sehen (S. 167). ◀

Behandlung: Häufig genügt die Fototherapie. Grundsätzlich sollte auch hier die Austauschtransfusion durchgeführt werden, bevor der Serumbilirubinspiegel die Grenzwerte der Abb. 3.16 überschreitet. Bei der häufigsten AB0-Erythroblastoseform, nämlich der $A_1$0-Unverträglichkeit, kann z. B. mit A_2-Blut ausgetauscht werden. Liegt eine B0-Erythroblastose vor, so können im (Antikörper-freien) AB-Plasma aufgeschwemmte 0-Erythrozyten (ihnen machen die im Kind vorhandenen Antikörper praktisch nichts aus) für den Austausch verwendet werden, was auch im Falle einer $A_1$0-Unverträglichkeit möglich wäre.

Weitere Formen von hämolytischem Ikterus

Die Rh- und AB0-Erythroblastosen sind zwar die wichtigsten hämolytischen Erkrankungen der Neugeborenen, doch kommen ganz selten auch einmal Antikörper gegen weitere Faktoren im Rh-System und gegen andere Erythrozytenmerkmale vor. In all diesen Fällen *erworbener Erkrankungen* sprechen wir von **immunhämolytischer Anämie**. Ebenfalls zu den erworbenen Formen gehört die **toxisch-hämolytische Anämie**, die auch mit einem starken Blutzerfall schon im Neugeborenenalter einhergehen kann und dann ganz ähnliche Krankheitsbilder hervorruft. Auslöser sind teils Erregertoxine (infektbedingte Form), teils bestimmte Gifte und Medikamente, wie z. B. Sulfonamide (solche Stoffe dürfen weder der Mutter in den letzten Wochen vor der Entbindung noch dem Neugeborenen gegeben werden).

Schließlich gibt es auch eine *angeborene hämolytische Anämie*, die oft schon in der Neugeborenenzeit Probleme bereitet, nämlich die **Kugelzellanämie** (während die Hämolyse bei der Sichelzellenanämie und Thalassämie erst später in Erscheinung tritt, s. S. 167 u. ff.).

Behandlung: Auch hier ist wie in allen Fällen von bestehendem oder zu erwartendem Icterus gravis die Austauschtransfusion die Therapie der Wahl, wenn die Fototherapie nicht ausreicht. Bei den toxisch-hämolytischen Anämien wird außerdem ursächlich behandelt (Weglassen der schädlichen Substanz, Infektbehandlung).

4.16.2 Erhöhung des direkten Serumbilirubins

Allen bisher beschriebenen Ikterusformen ist gemeinsam, daß sie ausschließlich oder vornehmlich mit einem Anstieg des *indirekten*, nicht in die Galle übertretenden und auch nicht harnfähigen Serumbilirubins verbunden sind. Das direkte Bilirubin ist hier meist gar nicht bzw. nur unbedeutend erhöht. Im folgenden soll von den Gelbsuchtformen mit hohem direktem Bilirubin die Rede sein.

Extrahepatischer Verschlußikterus

Beim *mechanischen* oder *Verschlußikterus*, beim Neugeborenen meist durch die prognostisch so ungünstige **angeborene extrahepatische Gallengangsatresie** hervorgerufen (es fehlen die Gallengänge außerhalb der Leber, s. S. 610), ist im Blut im Gegensatz zu den vorher beschriebenen Gelbsuchtsformen das *direkte* Bilirubin deutlich erhöht. Es wird infolge der mechanischen Behinderung des Gallenabflusses ins Blut zurückgestaut, der Urin ist dann wegen seines Bilirubingehaltes dunkel gefärbt (das direkte Bilirubin ist wasserlöslich und also – bei Behinderung des Galleflusses – nierengängig). Der Stuhl sieht wegen der fehlenden Gallenausscheidung in den Darm weißlich, acholisch aus. Weniger schwer verläuft die Unterentwicklung, also die **Hypoplasie der extrahepatischen Gallengänge**. Hier ist der Gallenfluß nicht völlig zum Erliegen gekommen *(extrahepatische Cholestase)*.

Intrahepatische Cholestase

Nicht ein mechanischer Verschluß, sondern eine *funktionelle Störung der Ausscheidung* des direkten (in der Leberzelle konjugierten) Bilirubins in die Galle liegt der intrahepatischen Cholestase zugrunde. Durch weitgehendes Versiegen des Gallenflusses kommt es zur Eindickung der Galle in den innerhalb der Leber gelegenen kleinen Gallengängen. Es bilden sich Gallenzylinder, die die intrahepatischen Gallengänge ausfüllen bzw. verstopfen. Dies sind aber nur sekundäre Veränderungen infolge des Ausbleibens des Gallenflusses. Die eingedickte Galle (das. sog. **Syndrom der eingedickten Galle**) ist nämlich Folge, nicht Ursache der Abflußstörung.

„Syndrom der eingedickten Galle" nach Icterus gravis. Wir finden es gelegentlich im Anschluß an einen *Icterus gravis* (bei Rh- und AB0-Erythroblastose), wenn die anfallenden großen Mengen des inzwischen konjugierten Bilirubins zunächst nicht bewältigt, d. h. nicht ausgeschieden werden können.

Hypoplasie der intrahepatischen Gallengänge. In anderen Fällen beruht die Erkrankung darauf, daß die Gallengänge innerhalb der Leber zahlenmäßig vermindert und sehr winzig sind (*Hypoplasie der intrahepatischen Gallengänge*). Ein „Nachwachsen" in den nächsten Monaten ist häufig.

Intrahepatische Gallengangsatresie. Es kommt auch vor, daß innerhalb der Leber überhaupt keine Gallengänge auffindbar sind. Sie können sich noch entwickeln, ihre Ausbildung kann jedoch auch ausbleiben. Eine solche *intrahepatische Gallengangsatresie* (die mit einer extrahepatischen kombiniert sein und dieselbe Ursache wie diese haben kann – vieles spricht für eine Virusinfektion vor oder kurz nach der Geburt, nicht für eine Mißbildung) ist prognostisch natürlich ungünstig.

Hepatitis. Auch die seltene *Hepatitis* (Leberentzündung) des Neugeborenen ist hier zu nennen, sie geht sehr oft mit einer intrahepatischen Cholestase einher. Allerdings ist ein Zusammenhang zwischen mütterlicher Erkrankung an Hepatitis A und Erkrankung der Frucht oder des Neugeborenen fast nie beobachtet worden, und das Virus der Hepatitis B geht in aller Regel frühestens erst unter der Geburt auf das Kind über, macht also in der Neonatalperiode noch keine Symptome. Entsprechendes gilt für das Virus der Hepatitis C (s. S. 385, 386). Neugeborenenhepatitiden ohne und mit Riesenzellen (Riesenzellhepatitis) gibt es z. B. im Zusammenhang mit Virusinfekten (*konnatales Rötelnsyndrom, Zytomegalie, Herpes simplex*), mit bakteriellen Infektionen (*Listeriose, Lues, Tuberkulose, Sepsis*) und durch Parasiten bedingt (*Toxoplasmose*).

Differentialdiagnose: Bei der intrahepatischen Cholestase gelangt das direkte (also konjugierte) Bilirubin z. T. nicht in die Gallenkapillaren, sondern durch die Leberzellwand hindurch in die Blutbahn, kreist in großer Menge im Blut und wird mit dem Harn ausgeschieden, der deshalb eine dunkle Farbe annimmt. Der Stuhl ist dagegen hell. Er ist teilweise sogar entfärbt, so daß dann ein Bild wie bei komplettem mechanischem Verschluß entsteht und differentialdiagnostisch in all den hier genannten Fällen mit hochgradiger Abflußstörung der Galle an eine extrahepatische Gallengangsatresie gedacht werden muß. Die intrahepatische Cholestase klingt meist innerhalb der ersten drei Lebensmonate ohne jede Behandlung ab, falls es sich nicht um eine der seltenen ernsten Erkrankungen handelt (intrahepatische Gallengangsatresie u. a.).

Weitere Krankheiten mit Erhöhung des direkten Serumbilirubins

Ganz wichtig ist es, bei Neugeborenen mit erhöhtem direktem Serumbilirubin auch an die Galaktosämie (s. S. 95) und Fruktoseintoleranz (s. S. 96) zu denken, weil bei Frühdiagnose und rechtzeitiger Änderung der Nahrung bedrohliche Symptome verhindert werden können. Über den α_1-Antitrypsinmangel s. S. 222, über die Mukoviszidose s. S. 220.

Viele der Gelbsuchtsformen mit erhöhtem direktem Bilirubin im Serum werden erst gegen Ende der 1. oder zu Beginn der 2. Lebenswoche, manchmal sogar noch später erkannt; oft hat allerdings vorher ein einfacher Neugeborenenikterus bestanden, der, ohne abzublassen, in die pathologische Gelbsuchtsform übergeht. Man merke sich:

> Jede in den ersten Lebenstagen vorhandene Gelbsucht, die jenseits der 1. Lebenswoche an Stärke zunimmt, und jede erst in der 2. Lebenswoche oder noch später auftretende Gelbsucht ist dem Arzt zu melden. Es könnte sich um eine angeborene Gallengangsatresie, eine Hepatitis oder um andere Störungen handeln, bei denen das direkte Bilirubin im Serum erhöht ist (auf Stuhl- und Urinfarbe achten!).

Bei Frühgeborenen wird man allerdings zunächst nicht an diese seltenen Erkrankungen denken, sondern an den Frühgeborenenikterus (s. S. 61), der nicht selten zu Beginn der 2. Lebenswoche noch zunimmt. Ähnliches trifft für den Muttermilchikterus zu. Allerdings ergibt die genaue Untersuchung in diesen Fällen eine Erhöhung des indirekten Serumbilirubins (Tab. 3.5).

5 Anämien des Neugeborenen

Unter normalen Umständen hat das Neugeborene einen hohen Blutfarbstoffgehalt (um 20g% Hämoglobin)[13]. Andererseits können Blutungen innerhalb kürzester Zeit bedrohliche Symptome verursachen (Blutungsschock). Hier ist besondere Eile geboten; es muß so schnell wie möglich eine Bluttransfusion gegeben werden.

Für eine Anämie im Neugeborenenalter gibt es verschiedene Ursachen.

- Neben *Blutungen*
- spielen *hämolytische Erkrankungen* eine Rolle.
- Ganz selten kommt eine *gestörte Blutbildung* in Betracht.

5.1 Blutungen

In folgenden Situationen wird eine Blutung oder ein Blutverlust beobachtet:

- *Blutungen aus der Plazenta* (vorzeitige Plazentalösung, Placenta praevia u. a.);
- die sog. *fetomaternale Transfusion* (während der Schwangerschaft tritt fetales Blut in größerer Menge – in 1 % der Schwangerschaften über 40 ml – in den mütterlichen Kreislauf über; das Ausmaß dieses Übertritts kann mit Hilfe der KLEIHAUER-BETKE-Färbung ermittelt werden, bei der die fetales Hämoglobin enthaltenden Erythrozyten wegen der Resistenz gegen alkalische Lösungen rot, die mütterlichen Erythrozyten dagegen nur schemenhaft dargestellt werden: 1 ‰ rot gefärbter Erythrozyten im mütterlichen Blutausstrich entspricht etwa 5 ml fetalen Blutes);
- der ebenfalls noch vor der Geburt erfolgende Übertritt von Blut aus dem Kreislaufsystem des einen Zwillings in das des anderen (*fetofetale Transfusion* – nur ein Zwilling ist anämisch, der andere hat eine Polyglobulie[13]);
- eine *fetoplazentare Transfusion*, sie findet sich bei Lagerung des Neugeborenen oberhalb der Mutter und bei früher Abnabelung;
- *Blutungen aus der Nabelschnur* (z. B. eingerissene Nabelschnurgefäße);
- innere Blutungen: Kopfblutgeschwulst, Gehirnblutungen, Blutungen unter die Leberkapsel oder in die freie Bauchhöhle (Milzruptur u. a.), ferner in die Brusthöhle und in das Perikard sowie andere *geburtstraumatische Blutungen*;
- *Thrombozytopenien*, sie können zu Blutungen führen (bei Riesenhämangiomen, s. S. 47, durch Antikörper bedingt, s. S. 173, bei Neugeborenensepsis);
- *angeborene Gerinnungsstörungen* (z.B. Bluter) können ebenso Ursache von Blutungen sein wie
- *erworbene Gerinnungsstörungen* (Verbrauchskoagulopathie, wie z.B. bei der Neugeborenensepsis);
- eine Sonderform der erworbenen Gerinnungsstörungen stellt die *hämorrhagische*[14] *Erkrankung der Neugeborenen* dar (*Melaena neonatorum*[15] = *Blutstuhlkrankheit der Neugeborenen*), bei der bedrohliche Blutungen auftreten können. Diese mit einem Vitamin-K-Mangel im Zusammenhang stehende Erkrankung sei im folgenden noch ausführlicher erörtert.

5.1.1 Hämorrhagische Erkrankung der Neugeborenen

Klassische Vitamin-K-Mangelblutung.
Ursache: Bei jedem Neugeborenen besteht im Alter von 2–4 (–7) Tagen eine *„physiologische Blutungsbereitschaft"*. Sie beruht wenigstens zum Teil auf einem Vitamin-K-Mangel (Vitamin K wird in der Leber zur Bildung von Gerinnungsfaktoren benötigt, der Vitamin-K-Gehalt ist in den ersten Lebenstagen vermindert; denn das Vitamin K wird von den Darmbakterien gebildet – von der Bifidusflora und von den Kolibakterien –, die zunächst gar nicht und kurz nach der Geburt nur in geringer Zahl vorhanden sind).

Krankheitsbild: Nur gelegentlich kommt es aufgrund dieser Blutungsneigung zu Blutungen, und zwar zu Blutungen aus dem Nabelstrangrest, zu Nachblutungen an Stellen äußerer und innerer Ge-

---

[13] Beträgt beim Neugeborenen die Hämoglobinkonzentration mehr als 22 g% bzw. der Hämatokrit mehr als (65–)70 Vol.%, so sprechen wir von *Neugeborenenpolyglobulie (Neugeborenenpolyzythämie)*, die wegen der vermehrten Viskosität des Blutes gefährlich werden kann: es kann zur Thrombose kommen, und durch die Blutvolumenerhöhung kann u. a. eine Herzinsuffizienz (Herzvergrößerung) auftreten. Therapeutisch kommen – nur bei entsprechenden Symptomen – ein Aderlaß und danach die Zufuhr von albuminhaltiger Flüssigkeit bzw. Plasma in Frage (Teilaustausch kindlichen Blutes gegen eine Proteinlösung).

[14] aima (griech.): Blut; rhagas (griech.): Riß

[15] melas (griech.): schwarz; gemeint sind die schwarzen, blutigen Stühle; neonatus (lat.): Neugeborener

burtsverletzungen (Kopfblutgeschwulst etc. – Hirnblutungen sind dabei ungewöhnlich) und teilweise zu schweren Blutungen aus der unverletzten Schleimhaut des Magen-Darm-Traktes. Diese zuletzt genannte Form der hämorrhagischen Erkrankung ist die *Melaena neonatorum*. Dabei treten etwa 2–3 Tage nach der Geburt plötzlich Blutstühle („schwarze" bzw. schwarzrote Stühle) auf. Auch Bluterbrechen (*Hämatemesis*) wird beobachtet. Die Blutung kann so massiv sein, daß eine Verblutungsgefahr besteht. Dabei ist der Hb-Wert trotz bedrohlicher Blutung anfangs (d. h. vor Ausgleich des verlorengegangenen Blutvolumens durch einströmende Flüssigkeit) noch relativ hoch, jedoch sind Tachykardie und Tachypnoe als Kompensation der Sauerstoffunterversorgung schon recht deutlich, und Schocksymptome drohen (schwacher Puls etc.).

Frühe Vitamin-K-Mangelblutung. Bei dieser seltenen Sonderform treten Blutungen besonders im Bereich des ZNS schon innerhalb der ersten 24 Stunden auf.

Melaena spuria. Bisweilen enthält der Stuhl mütterliches Blut (verschlucktes blutiges Fruchtwasser, Blut aus Brustwarzenrhagaden beim gestillten Kind); bei dieser sog. *Melaena spuria*[16] fehlen natürlich jegliche Symptome (keine Tachykardie etc.). Es gibt entsprechende Tests, die sich die Alkaliresistenz der Neugeborenen-Erythrozyten zunutze machen (z. B. KLEIHAUER-BETKE-Test, s. auch S. 69).

Behandlung und Prophylaxe: Bei der Malaena spuria erübrigt sich natürlich eine Behandlung des Kindes. Bei der eigentlichen Melaena muß in schweren Fällen sofort eine Bluttransfusion gegeben werden, außerdem Vitamin K (Konakion) parenteral. In leichteren Fällen genügt die Vitamin-K-Gabe. Nach wenigen Tagen ist die Erkrankung überwunden.

Die Prophylaxe besteht darin, gleich nach der Geburt Vitamin K zu verabreichen (s. u.).

5.1.2 Spätmanifestation von Vitamin-K-Mangelblutungen

Bei *gestillten Kindern* – die Muttermilch enthält weniger Vitamin K als die industriell hergestellten Kuhmilchpräparate – kann es, wenn auch sehr selten, zu gefährlichen Vitamin-K-Mangelblutungen („Spätblutungen") kommen, und zwar meist zwischen der 3. und 12. Lebenswoche, gelegentlich sogar bis gegen Ende des 1. Lebenshalbjahres. Auch bei Erkrankungen der Leber und der Gallenwege (Beeinträchtigung der Resorption von Fett und fettlöslichen Vitaminen bei Gallensäuremangel, also infolge Cholestase) wird etwas Derartiges beobachtet. Hirnblutungen sind häufig (etwa 50 %), neurologische Dauerschäden können zurückbleiben, die Sterblichkeit ist hoch.

Behandlung und Prophylaxe: Behandlung wie bei hämorrhagischer Erkrankung der Neugeborenen.

Prophylaktisch ist auch hier Vitamin K (Konakion) wirksam: sowohl als einmalige subkutane Injektion am Tage der Geburt als auch mehrfach oral in Tropfenform – die einmalige Gabe genügt hier nicht –, und zwar

- jeweils 2 mg (= 2 Tr.) am 1. Lebenstag (1. Vorsorgeuntersuchung),
- bei der 2. Vorsorgeuntersuchung (3.–10. Lebenstag) und
- bei der 3. Vorsorgeuntersuchung (4.–6. Lebenswoche).

Die bis vor kurzem empfohlene geringere orale Vitamin-K-Dosis (3mal 1 mg) hat eine Reihe von schweren Hirnblutungen nicht verhindern können. Die Verabreichung von jeweils 2 mg Konakion oral bei Verwendung einer besser resorbierbaren Präparation (Mischmizellenpräparation) scheint günstiger zu sein. Am sichersten ist allerdings die Vitamin-K-Injektion. Obwohl also die orale Prophylaxe Nachteile hat (Probleme können, wie erwähnt, bei Resorptionsstörungen des Darms auftreten), wird sie in letzter Zeit vorgezogen, weil die Injektion von Vitamin K irrtümlicherweise mit einer Zunahme bösartiger Erkrankungen, einschließlich Leukämie, in Zusammenhang gebracht wurde.

Kranke Neugeborene bzw. Frühgeborene erhalten nach wie vor wegen der hier besonders unsicheren Resorptionsverhältnisse Konakion parenteral.

5.2 Hämolyse

Zur Anämie führen auch Erkrankungen, die mit einem gesteigerten Blutzerfall einhergehen (Hämolyse = gesteigerter Abbau der Erythrozyten). Dieser wird vor allem bei den meist mit schwerer Gelbsucht verbundenen *hämolytischen Erkrankungen der Neugeborenen* beobachtet (z. B. *Rh-* oder *AB0-Unverträglichkeit* zwischen Mutter und Kind und andere Zustände, über die im Gelbsuchtkapitel, s. S. 64, berichtet wurde).

[16] spuria (lat.): falsch

5.3 Gestörte Blutbildung

Eine Anämie infolge gestörter Blutbildung ist beim Neugeborenen extrem selten (z. B. angeborene Leukämie), wird jedoch vom 4. Lebensmonat an häufiger beobachtet (s. auch S. 163).

6 Neugeborene diabetischer Mütter

Vor der Insulinära wurden Diabetikerinnen nur ausnahmsweise schwanger, aber auch in der ersten Zeit nach Einführung des Insulins waren Schwangerschaften selten, und die Überlebenschancen für Mutter und Kind waren gering. Die Prognose wurde mit Verbesserung der Diabetesüberwachung immer günstiger, aber erst die sehr straffe Stoffwechselkontrolle der Diabetikerin hat den Durchbruch gebracht (z. B. drei oder vier Insulininjektionen pro Tag, häufige tägliche Blutzuckerbestimmungen, Blutzuckerwerte möglichst zwischen 80 und 120 mg/100 ml). Nicht immer läßt sich dieser Idealzustand erreichen. Hinzu kommt, daß es neben dem der Frau bekannten, üblichen Diabetes noch eine u. U. zunächst nicht diagnostizierte Form der Zuckerkrankheit gibt, nämlich den sog. *Gestationsdiabetes (Schwangerschaftsdiabetes)*, der nur während der Schwangerschaft vorliegt. Es kann auch sein, daß der erstmals in der Schwangerschaft aufgetretene Diabetes bestehenbleibt (Erstmanifestation des Diabetes, durch die Schwangerschaft ausgelöst). Schließlich kann der Gestationsdiabetes zunächst verschwinden und nach einer mehr oder weniger langen Latenzzeit – die viele Jahre betragen kann – in einen manifesten Diabetes übergehen. Auch der Gestationsdiabetes muß entsprechend eingestellt werden. Es gilt, die **Embryofetopathia diabetica** zu verhindern.

6.1 Embryopathia diabetica

Man war allerdings enttäuscht, daß die **Mißbildungsrate**, die bei Kindern diabetischer Mütter etwa dreimal höher liegt als sonst – also die *Embryopathia diabetica* – durch die gute Schwangerschaftsüberwachung zunächst nicht nennenswert reduziert werden konnte. Hyperglykämien in den ersten Wochen der Schwangerschaft dürften hier eine wichtige Rolle spielen.

Erst die strenge Diabeteseinstellung auch schon kurz *vor* der Schwangerschaft scheint eine deutliche Besserung zu bringen.

6.2 Fetopathia diabetica

Intrauteriner Fruchttod. Ist der mütterliche Diabetes schlecht eingestellt bzw. handelt es sich um einen schweren Diabetes, so ergeben sich für die Frucht erhebliche Schwierigkeiten. Die Plazenta kann so insuffizient sein, daß es zum *intrauterinen Fruchttod* bzw. zum Abort kommt. Die Gefahr, daß die Frucht bei schlechter Stoffwechselüberwachung abstirbt, wird gegen Ende der Gravidität immer größer. Um einer Totgeburt vorzubeugen, wurde früher die Schwangerschaft vorzeitig (etwa in der 37. Woche) beendet, was weitere Probleme wegen der Frühgeburtlichkeit mit sich brachte. Heutzutage ist bei gewissenhafter Überwachung des Diabetes die Gefahr für das Kind sehr viel geringer, und die Schwangerschaft kann ausgetragen werden.

Riesenkinder. Erniedrigte, hohe und stark schwankende Blutzuckerwerte der Schwangeren belasten die Frucht erheblich. Wenn größere Blutzuckermengen über die Plazenta zum Kind gelangen, bewirken sie hier eine Vergrößerung des fetalen Inselapparates der Bauchspeicheldrüse und eine vermehrte Produktion von Insulin. Dieses wird für die Normalisierung des fetalen Blutzuckers benötigt (es hat keinen Einfluß auf den mütterlichen Diabetes, denn Insulin ist nicht plazentagängig). Außerdem fördert das fetale Insulin als anaboles (= aufbauendes) Hormon das Wachstum der Frucht, und zwar sowohl das bestimmter Organe als auch das des Gesamtorganismus (Insulin unterstützt die Eiweiß-, Glykogen- und Fettsynthese – man kann es als fetales Wachstumshormon auffassen). Die reichliche diaplazentare Glukosezufuhr („Kohlenhydratmast“, „Insulinmast“) hat besonders gegen Ende der Schwangerschaft eine vermehrte Fettsynthese und -ablagerung zur Folge. Die Kinder schlecht eingestellter Diabetikerinnen sind also groß und adipös (*Riesenkinder*).

Nicht nur Mütter mit bekanntem Diabetes haben Riesenkinder, sondern auch solche mit Gestationsdiabetes – von dem sie u. U. noch gar nichts wissen. Deshalb muß bei Geburtsgewichten über 4500 g und „leerer" Anamnese gleich nach der Entbindung nach einem Diabetes der Mutter gefahndet werden (Untersuchung des HbA_{1c}, u. U. Glucosebelastung).

Geburtsverletzungen. Die Geburt der Riesenkinder ist durch ihre Größe erschwert, was *Geburtsverletzungen* hervorrufen kann.

„Cushingoides" Aussehen. Manche Neugeborene sehen wegen des *hohen Blutvolumens* (Plethora) und der *Polyzythämie* (hohe Zahl an Erythrozyten, hoher Hämatokrit) vollblütig aus („cushingoid", Abb. 3.18).

Hypoglykämie. Unmittelbar nach der Geburt versiegt mit Abklemmen der Nabelschnur die Glukosezufuhr, während der Insulingehalt im kindlichen Blut zunächst noch hoch ist. Dies führt zur neonatalen *Hypoglykämie*. Sie tritt meist innerhalb der ersten Lebensstunde auf, gelegentlich später (teils erst nach 12–24 Stunden). Dies kann erhebliche Störungen verursachen, doch können auch jegliche Symptome fehlen.

Viele sonst gesunde Neugeborene nichtdiabetischer Mütter haben ebenfalls anfangs recht niedrige Blutzuckerspiegel, und wiederum sind solche Kinder sehr oft symptomlos. Dies beruht auf der Fähigkeit vieler gesunder Neugeborener, Ketonkörper aus dem Fettstoffwechsel als Energielieferant heranzuziehen (Neugeborene diabetischer Mütter sind aufgrund des hohen Insulinspiegels dazu häufig nicht in der Lage). Es können selbst bei Blutzuckerwerten von 0 mg/100 ml Symptome ausbleiben.

Bei ausgetragenen Neugeborenen sprechen wir von Hypoglykämie, falls der Blutzucker am ersten Lebenstag unter 35 mg/100 ml und danach unter 45 mg/100 ml liegt. Frühgeborene und hypotrophe

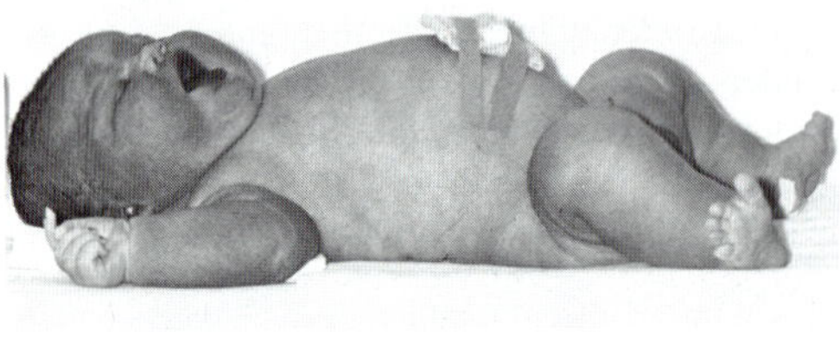

Abb. 3.18 Fetopathia diabetica.

Neugeborene haben in der ersten Lebenswoche oft „normalerweise" noch niedrigere Blutzuckerwerte; von Hypoglykämie spricht man hier bei Blutzuckerspiegeln unter 25 mg/100 ml bzw. – nach der ersten Lebenswoche – unter 40 mg/100 ml. Ältere Kinder und Erwachsene würden bei derartig niedrigen Blutzuckerwerten krampfen, einen dauerhaften Hirnschaden davontragen oder sogar sterben. Auch hypoglykämische Neugeborene, besonders die Kinder diabetischer Mütter, Frühgeborene und hypotrophe Neugeborene, können teilweise Symptome aufweisen, nämlich Apnoen, Zyanose, Trinkschwäche, Zittrigkeit, vermehrtes Schwitzen und Krämpfe. Bleibende Hirnschäden sind dann häufig. Dies kann und muß verhindert werden.

Sorgfältige Blutzuckerkontrollen des Neugeborenen sind in den ersten Tagen dringend nötig.

Da kurz nach der Geburt noch nicht abzuschätzen ist, ob die zu erwartende Hypoglykämie symptomlos verlaufen wird oder nicht, erhalten die Kinder prophylaktisch (und natürlich auch therapeutisch) eine intravenöse Glukoseinfusion.

Hypocalcämie. Auch der Calciumspiegel im Serum muß überwacht werden, da die Kinder diabetischer Mütter zu *Hypocalcämien* neigen, besonders in den ersten 3 Lebenstagen. Ähnliches gilt für das Magnesium.

Atemnotsyndrom. Das Hauptproblem der Neugeborenen diabetischer Mütter sind die Atemstörungen (*Atemnotsyndrom*), die bei schlechter Diabeteseinstellung häufig beobachtet werden und schon in den ersten 24 Stunden auftreten.

Eine wesentliche Ursache dieser auf einer Unreife der Lunge beruhenden lebensbedrohlichen Störung ist darin zu sehen, daß das fetale Insulin in den hohen Konzentrationen, die bei schlechter Stoffwechseleinstellung der Mutter im Organismus der Frucht auftreten, einen nachteiligen Einfluß auf die Bildung des so wichtigen *Surfactant-Faktors* (s. S. 56) hat. Die Entfaltung der Lungenbläschen leidet, und es bilden sich *hyaline Membranen*. Viele dieser Kinder müssen beatmet werden und benötigen Sauerstoff.

Überwachung in der Neugeborenenabteilung: Die im vorhergehenden als *Fetopathia diabetica* zusammengefaßten Störungen sind durch strikte Überwachung der Mutter selten geworden bzw. weitgehend zu vermeiden.

Auch die Intensivmedizin in der Neonatalperiode hat hier Hervorragendes geleistet. Diese Neugeborenen sind heutzutage von Kindern nichtdiabetischer Mütter meist nicht zu unterscheiden.

Trotz der Erkenntnis, daß eine gute Diabeteseinstellung der Frau Voraussetzung für das Eintreten der Gravidität und eine nahezu ungestörte Entwicklung der Frucht ist, und trotz aller erreichten Verbesserungen sind Neugeborene diabetischer Mütter nach wie vor gefährdet und gelten als Risikokinder. Sie gehören in pädiatrische Betreuung auf einer Neugeborenenabteilung.

7 Schilddrüsenerkrankungen

Es gibt eigenständige kindliche Schilddrüsenerkrankungen, aber auch eine gestörte Schilddrüsenfunktion der Mutter kann sich auf den Fetus bzw. das Neugeborene auswirken.

7.1 Schilddrüsen-unterfunktion

Jodmangelstruma. Über die *angeborene Struma bei Jodmangel* während der Schwangerschaft s. S. 233. Bei einigen dieser Neugeborenen mit Jodmangelstruma finden sich Zeichen einer Schilddrüsenunterfunktion, die durch Jodapplikation leicht zu beheben ist.

Jodintoxikation. Eine (vorübergehende) Schilddrüsenunterfunktion mit Struma gibt es umgekehrt auch infolge *Jodintoxikation*, d. h. durch Jodüberflutung z. B. nach Verabfolgung jodhaltiger Kontrastmittel oder durch großzügige Anwendung jodhaltiger Desinfektionsmittel während der Schwangerschaft oder beim Neugeborenen (während der Jodüberflutung wird eine gewisse Zeit lang die Jodaufnahme in die Schilddrüse blokkiert). Hier muß kurzfristig Thyroxin verabreicht werden.

Jodfehlverwertung. Kinder mit Jodfehlverwertung (S. 230), ein angeborener *Enzymdefekt*, können u. U. schon bei der Geburt eine Struma aufweisen. Auch in diesen Fällen muß – dann aber zeitlebens – mit Thyroxin behandelt werden.

Unterentwicklung der Schilddrüse. Häufiger als die Jodfehlverwertung ist die Unterentwicklung oder das Fehlen (*Athyreose*) der Schilddrüse. Natürlich geht diese angeborene Erkrankung ohne Struma einher und benötigt ebenfalls zeitlebens eine Thyroxintherapie.

Hemmender Einfluß von Thyreostatika. Das der hyperthyreoten Mutter therapeutisch verabreichte *Thyreostatikum* kann (im Unterschied zum Thyroxin) die Plazenta passieren und die kindliche Schilddrüse negativ beeinflussen (Kropfbildung und Hypothyreose).

7.2 Schilddrüsen-überfunktion

Die bei der Basedowschen Krankheit der Mutter (Schilddrüsenüberfunktion) vorhandenen Schilddrüsen-Antikörper können über die Plazenta zum Kind gelangen und beim Neugeborenen eine *(vorübergehende) Hyperthyreose* auslösen. Nur äußerst selten entwickelt sich (bei entsprechender familiärer Belastung) beim Neugeborenen ein eigenständiger – nicht nur vorübergehender – *Morbus Basedow*.

Der bei den verschiedensten Erkrankungen entstehende Kropf (Struma) kann bei entsprechender Größe auch mechanische Probleme bereiten, z. B. einen Stridor.

Über den Guthrie-Test und andere Screening-Untersuchungen zum Auffinden von angeborenen Stoffwechselstörungen s. S. 91.

8 Besondere Problematik des Frühgeborenen

Wenn auch alle in diesem Kapitel aufgeführten Probleme und Anpassungsstörungen prinzipiell bei allen Neugeborenen auftreten können, so sind, wie bereits oft angeklungen, Frühgeborene doch weit überproportional gefährdet. Da die letzte Periode der Schwangerschaft die des Wachstums und der Reifung der Organe ist, fehlen viele Regulationen und Schutzmechanismen bei einem vorzeitigen Abbruch der Schwangerschaft. So muß man z. B. bei Kindern unter 1500 g – es sind ungefähr 1 % aller Geburten und fast 90 % dieser Kinder überleben – in jedem Fall mit dem Auftreten eines Atemnotsyndroms rechnen, Kinder mit einem Geburtsgewicht von 1000 g und weniger bedürfen in einem hohen Prozentsatz der Beatmung. Alle Frühgeborenen entwickeln eine mehr oder weniger stark ausgeprägte Hyperbilirubinämie.

Es läßt sich die allgemein gültige Regel aufstellen, daß alle oben geschilderten Störungen um so eher und um so schwerer in ihrer Ausprägung auftreten, je unreifer das Frühgeborene ist. Als zusätzliche Risikofaktoren treten Mangelentwicklung und perinatale Belastungen hinzu. Entsprechend verhält sich die Mortalitätsrate umgekehrt proportional zur Reife des Neugeborenen; es ist deswegen auch nicht verwunderlich,

daß die perinatale Sterblichkeit überwiegend eine Frühgeborenensterblichkeit ist. Neben Mißbildungen sind vor allem Hirnblutungen im Rahmen schwerer Atemstörungen die Todesursache.

In den letzten Jahren ist es gelungen, die Sterberate der Frühgeborenen von ungefähr 25 % vor etwa 15 Jahren auf zur Zeit unter 5 % zu reduzieren. Vor allem auch die Überlebenschancen sehr kleiner Frühgeborener sind deutlich gestiegen (wenn extrem kleine Frühgeborene überleben – Geburtsgewicht etwa 500 bis 600 g – so haben sie im allgemeinen einen höheren, d. h. günstigeren Reifegrad, als es das Gewicht erwarten ließe). Die höhere Überlebensrate auch kleiner Frühgeborener geht aber nicht, wie früher befürchtet worden ist, mit einer Zunahme bleibender Behinderungen einher, sie sind im Gegenteil selten. Dieser Erfolg ist nur möglich geworden durch den Einsatz der neonatalen Intensivbehandlung mit ihren modernen Reanimationsmethoden, der Anwendung von Atemhilfen und maschineller Beatmung, parenteraler Ernährung, Antibiotikatherapie u. a. (s. Kapitel Intensivmedizin).

Muß ein Frühgeborenes oder ein krankes Neugeborenes in ein Neonatologisches Zentrum befördert werden, so sind meist schon vor und auch während der Fahrt intensivmedizinische Maßnahmen erforderlich. Wir haben es hier mit einem *Intensivpflegetransport* und nicht mit einem Abholdienst zu tun. Doch sollte nicht vergessen werden, daß bei zu erwartenden Komplikationen die *Überführung der Schwangeren* in ein Zentrum sinnvoller ist.

Der Uterus ist der beste Transportinkubator: Die Plazenta ersetzt das Beatmungsgerät und die Infusionspumpe.

Eine weitere Senkung der Neugeborenensterblichkeit ist vor allem durch eine Verhütung der Frühgeburtlichkeit anzustreben. Allerdings hat es sich als sehr schwierig erwiesen, ursächlich einzugreifen, da die Gründe für Frühgeburtsbestrebungen oft nicht klar sind. Gefährdet sind vor allem Schwangerschaften, denen bereits Fehl- oder Frühgeburten vorangegangen sind oder aber, wenn Anomalien des Uterus oder eine Insuffizienz der Zervix vorliegen, außerdem bei Auftreten von pränatalen Infektionen. Manchmal ist die Frühgeburt aber auch nur der Indikator für eine übergeordnete Störung; so weisen Frühgeborene sehr viel häufiger Mißbildungen auf als reife Neugeborene.

Unabhängig von der allgemeinen akuten Gefährdung während der Perinatalperiode unterliegen frühgeborene Kinder, vor allem jene mit einem Geburtsgewicht unter 1500 g, einer Zahl weiterer Probleme, deren Folgen weit in das spätere Leben hineinreichen.

Retinopathie und bronchopulmonale Dysplasie. Durch die oft relativ lange Phase der Intensivtherapie mit Beatmung (u. U. erheblicher zusätzlicher Sauerstoffgabe und mit hohem Beatmungsdruck), Transfusion etc. sind die Risiken für das Auftreten einer *Frühgeborenenretinopathie (Retinopathia praematurorum, retrolentale Fibroplasie)* und einer *bronchopulmonalen Dysplasie* erhöht (Näheres s. S. 56).

Nekrotisierende Enterokolitis. Als weitere, ganz überwiegend bei Frühgeborenen auftretende Krankheit ist die *nekrotisierende Enterokolitis (NEC)* zu nennen, deren Ursache ebenfalls letztendlich nicht geklärt ist. Die Frauenmilch enthält entsprechende Schutzfaktoren. Ungünstig wirkt sich ein Sauerstoffmangel aus. Die Ischämie der Darmwand läßt Keime eindringen, und es finden sich Gasansammlungen in der Darmwand (die röntgenologisch sichtbare und die Diagnose sichernde *Pneumatosis intestini*). Es kommt akut zur schwersten Entzündung großer Darmabschnitte. Nahrungskarenz, Infusionsbehandlung und Antibiotikagaben reichen therapeutisch oft nicht aus, und bei Darmperforationen wird eine Operation mit Entfernung von Darmanteilen notwendig. Ist das Ausmaß der Darmresektion sehr groß, kommt es später zum sog. **Kurzdarmsyndrom**, d. h. der verbliebene Darmanteil reicht nicht oder nur kaum für eine normale Verdauungsfunktion aus. Oft werden monatelang zusätzliche parenterale Ernährungen notwendig, das Wachstum kann lange retardiert sein.

Beeinträchtigungen des Zentralnervensystems. Trotz einer optimalen Intensivpflege können O_2-Mangelzustände auftreten, die sich sehr viel später in *neurologischen oder geistigen Fehlentwicklungen* dokumentieren können.

Das Risiko für *nicht-traumatische* **Hirnblutungen** ist ebenfalls um so größer, je unreifer das Kind ist. Auch hier sind die Ursachen wieder vielfältig, die wesentlichen Gründe dürften in einer mangelnden Regulationsfähigkeit des Blutdruckes und in der Unreife der Gefäße um die Hirnventrikel herum liegen.

Schwere *Hirnblutungen* mit nachfolgendem *Hydrozephalus* und *Substanzverlust* des Gehirns sind neben akuten Sauerstoffmangelzuständen kurz vor oder unter der Geburt die häufigsten Ursachen für spätere neurologische und/oder geistige Fehlentwicklungen.

Wenn somit auch das Risiko von Entwicklungsstörungen – bedingt durch akute Sauerstoffmangelzustände und schwere Hirnblutungen – größer ist als bei reifen Neugeborenen, so kann doch nicht genug darauf hingewiesen werden, daß kleinste Frühgeborene ohne allzu schwere perinatale Zusatzerkrankung eine sehr gute Entwicklungsprognose aufweisen.

Die Tatsache, daß sie einen bestimmten Teil ihrer vorgesehenen Schwangerschaftsdauer außerhalb des Mutterleibes verbringen, führt nicht zwangsläufig zu einem langfristigen Schaden.

Aber auch nach der Phase ihrer Intensivbetreuung, d. h. Wochen und Monate nach ihrer Geburt, bedürfen Frühgeborene besonderer Kontrollen.

Anämie. Bei der **Anämie** des Frühgeborenen werden 3 Phasen unterschieden.

- Die *erste Phase*, die Anämisierung in den ersten Lebenswochen, hängt mit den *diagnostischen Blutentnahmen* im Rahmen intensivmedizinischer Maßnahmen zusammen.
- Die sog. *„frühe“ Phase* der *Anämie bei Neugeborenen* tritt im 2. bis 3. Lebensmonat auf. Das Kind wächst zunächst ohne nennenswerte Neubildung roter Blutkörperchen, es kommt in dieser Zeit mit den Vorräten an Erythrozyten und Hämoglobin aus, die aber immer geringer werden („Trimenonreduktion“). Diese Form der Anämie hat kaum einen Krankheitswert. Selbst Hb-Werte von nur 6 – 7 g% werden von gesunden Frühgeborenen meist toleriert.
- Durch das sehr schnelle Wachstum in den ersten Lebensmonaten weiten die Frühgeborenen ihren Kreislauf aus und brauchen dann einen erheblichen Zuwachs an Hämoglobin, es droht deswegen später ein *Eisenmangel*. Zur Verhütung dieser *„späten“ Phase* der (eigentlichen) *Frühgeborenenanämie* (zwischen 5. und 12. Lebensmonat) erhalten die Frühgeborenen von der (4. –) 6. Lebenswoche an bis zum Ende des 1. Lebensjahres prophylaktisch eine orale Gabe zweiwertigen Eisens. Um die Neubildung der roten Blutkörperchen anzukurbeln, wird seit kurzem Erythropoetin (ein gentechnologisch hergestellter Wachstumsfaktor) injiziert. Günstig sind ferner die Anreicherung der Säuglingsnahrung mit Eisen und die frühzeitige Verabreichung fleischhaltiger Breie.

Rachitis. Auch der Bedarf an **Vitamin D** ist hier etwas größer als der von reifgeborenen Kindern. Trotz Vitamin-D-Zufuhr bildet sich bei sehr unreifen Frühgeborenen leicht eine Rachitis aus. Diese *Frühgeborenenosteopathie* hängt mit dem geringen Calcium- und Phosphatgehalt der Nahrung zusammen und kann durch entsprechende Supplementierung verhindert werden. Deshalb erhalten Frühgeborene unter 1500 g etwa bis zum errechneten Geburtstermin zusätzlich Calcium und Phosphor.

Wachstum. Das Körperwachstum, vor allem auch das des Schädels, muß genau kontrolliert werden, um ggf. bei einem zu schnellen Kopfwachstum eine weitere Diagnostik (z. B. Ultraschall durch die Fontanelle) zu veranlassen oder bei einem zu geringen Wachstum des Kopfes die Kontrollen der neurologischen Entwicklung häufiger durchzuführen. Insgesamt gleicht sich die geringere Körpergröße und die geringere neurologische Reife innerhalb der ersten 1 – 2 Lebensjahre aus.

Interaktionsstörungen. Obgleich sowohl die Intensivbehandlung wie auch die moderne Aufzucht der Frühgeborenen für diese segensreich sind, birgt die lange Trennung des Frühgeborenen von der Mutter weitere Gefahren. Die Mutter ist oft nicht in der Lage, sofort nach der Geburt ein besonderes Verhältnis zum Kind aufzubauen, da Mutter und Kind getrennt voneinander sind. So können leicht sogenannte *Interaktionsstörungen* zwischen beiden auftreten und die psychosoziale Entwicklung des Kindes stören. Das Risiko, daß solche Kinder später auch von ihren Eltern abgelehnt oder mißhandelt werden, wächst damit. Die beste Prophylaxe solch einer folgenschweren Entwicklung ist die heutzutage übliche tägliche Besuchszeit auch auf der Frühgeborenen- und Intensivstation!

„Sanfte Neonatologie“. Inzwischen setzt sich der „sanfte Umgang mit Frühgeborenen“ immer mehr durch, wobei die „sanfte Pflege“, soweit sie möglich ist, kombiniert wird mit der modernen Neonatalmedizin („High Tech“), z. B. wird ein früher

Körperkontakt des Frühgeborenen mit Vater oder Mutter gewünscht (*„Känguruh-Methode“*), ohne daß die Überwachung durch Monitoren etc. unterbliebe. Teils ist ein weniger invasives Vorgehen vertretbar, und die Beatmungszahlen und -dauer konnten verringert werden.

Insgesamt stellen die Frühgeborenen eine Gruppe von Kindern dar, die einer besonderen Pflege, Zuwendung und ärztlichen Kontrolle bedarf, damit Störungen und Abweichungen in der Entwicklung rechtzeitig erkannt und behandelt werden können. Unter der Vorbedingung einer entsprechend intensiven Betreuung während der ersten Lebenswochen, einer guten fortlaufenden Kontrolle und einer entsprechend evtl. notwendigen Förderung sind aber die Lebens- und Entwicklungsaussichten eines frühgeborenen Kindes ganz ähnlich denen eines reifen Neugeborenen.

Weiterführende Literatur

BACHMANN, K. D., EWERBECK, H., KLEIHAUER, E., ROSSI, E. STALDER, G. R.: Pädiatrie in Praxis und Klinik. Band I. Fischer, Thieme, Stuttgart 1989

HAUPT, H.: Das Neugeborene. Thieme, Stuttgart 1980

MENZEL, K., FRENZEL, J.: Erkrankungen des Neugeborenen. Ueberreuter Wissenschaft, Wien, Berlin 1989

OBLADEN, M.: Neugeborenen-Intensivpflege. 5. Auflage, Springer, Berlin 1995

PRECHTL, H. F. R., BEINTEMA, D. J.: Die neurologische Untersuchung des Neugeborenen. Thieme, Stuttgart 1976

SPIESS, H.: Der pränatale und perinatale Virusinfekt. Medizinische Verlagsgesellschaft, Marburg 1981

4. Teil Spezielle Erkrankungen des Säuglings

Eckhard Schönau

1 Vorbemerkungen

Das Säuglingsalter umfaßt definitionsgemäß das erste Lebensjahr. In diesem Lebensabschnitt können selbstverständlich fast alle jene Erkrankungen auftreten, die auch im Kleinkindalter vorkommen und in den entsprechenden Kapiteln dieses Buches Berücksichtigung finden. In diesem Kapitel werden jedoch einige Besonderheiten von Erkrankungen im Säuglingsalter beschrieben. Besonders hervorzuheben sind die Fortschritte in den letzten 80 Jahren auf dem Gebiet der Vorbeugung, Erkennung und Behandlung von Erkrankungen des Säuglingsalters. So starben vor über 100 Jahren noch 80–95 von 100 auf einer Säuglingsstation eingelieferten Kindern, die Säuglingssterblichkeit betrug damals in Mitteleuropa 25–30 % und mehr, d. h., daß jedes 3.–4. Kind das 1. Lebensjahr nicht überlebte. Heute liegt die Säuglingssterblichkeit unter 10‰. Einige der wichtigsten Fortschritte werden in den nächsten Kapiteln beschrieben.

2 Durchfallserkrankungen und Gedeihstörungen

Durchfallserkrankungen gehören zu den Krankheitsbildern des Säuglings, die oft eine stationäre Behandlung im Krankenhaus erforderlich machen. Grundsätzlich versteht man unter Durchfall das zu häufige Absetzen konsistenzarmer, wäßriger, aber auch schleimiger und auch blutiger Stühle. Eine exakte Angabe zur Häufigkeit der Stuhlentleerungen, die pathologisch sind, ist im Säuglingsalter schwierig. So setzen z. B. voll gestillte Kinder mit unauffälliger Entwicklung zum Teil 4–6 recht dünnbreiige Stühle pro 24 Stunden ab. Auf der anderen Seite können erkrankte Kinder mit 3 oder 4 durchfälligen Stühlen bereits erhebliche Wasser- und Salzverluste zeigen.

2.1 Akute Gastroenteritis

Am häufigsten handelt es sich um eine *akute Gastroenteritis.*

Krankheitsbild: Die Symptome sind allgemeine Unruhe, verursacht durch Bauchschmerzen, Inappetenz, Erbrechen und breiige, wäßrige, schleimige oder blutige Durchfälle. Bei älteren Säuglingen lassen sich aufgrund der beschleunigten Passage auch unverdaute Nahrungsreste im Stuhl nachweisen. Fieber tritt meist sekundär nach Wasserverlusten auf. Bakterielle Infekte führen häufiger zu blutigen, virale dagegen zu wäßrigen Stühlen.

Säuglingstoxikose. Dies ist eine besonders schwere Form der akuten Gastroenteritis.

> Typische Symptome dieser schwerwiegenderen Durchfallserkrankung mit ausgeprägten Flüssigkeitsverlusten (Exsikkose) sind beim Säugling die eingesunkene Fontanelle, seltener Lidschlag, unzureichender Saugreflex, fehlende Urinausscheidung und eine vertiefte Atmung mit Azetongeruch. Ein weiteres Merkmal des Wasserverlustes sind die trockenen Schleimhäute.

In der Tabelle 4.1 sind die klinischen Symptome bei den verschiedenen Schweregraden des Flüssigkeitsverlustes dargestellt.

Hyperpyretische Toxikose. Es handelt sich um eine ebenfalls akute, gefährliche Sonderform der Säuglingstoxikose. Bei diesem hochakuten und lebensbedrohlichen Krankheitsbild entwickeln die Säuglinge innerhalb weniger Stunden sehr hohes Fieber bis 40° und mehr. Zusätzlich zeigt sich eine Bewußtseinstrübung wie bei einer Enzephalitis (Hirnentzündung) mit Schlaffheit, Krämpfen, eingefallenen Augen, ängstlichem Gesichtsausdruck und zunehmender Eintrübung bis zum Koma (Coma dyspepticum, Abb. 4.1). Aufgrund ei-

Tabelle 4.1 Klinische Symptome des Flüssigkeitsverlustes.

Symptom	Leicht (< 5%)	Mäßig (5–10%)	Schwer (> 10%)
Erscheinung	wach, durstig, unruhig	sehr unruhig oder schwach	somnolent, kaltschweißig
Puls	frequent	frequent, klein	sehr frequent, fehlend
Atmung	normal	tief	tief, schnell
Fontanelle	normal	eingesunken	tief eingesunken
Hautturgor	normal, leicht herabgesetzt	herabgesetzt	stehende Hautfalten
Augen	normal, leicht eingesunken	eingesunken	tief eingesunken
Tränen	vorhanden	fehlend	fehlend
Schleimhäute	feucht	trocken	sehr trocken
Harnproduktion	normal	herabgesetzt	fehlend

ner sich steigernden Darmlähmung muß sich nicht unbedingt das Bild einer Gastroenteritis zeigen. Der Wasserverlust in den Darm kann so akut sein, daß die Haut noch keine Zeichen einer Exsikkose erkennen läßt und der Bauch noch nicht eingefallen erscheint. Dadurch kann der Untersucher von dem vorliegenden Flüssigkeitsmangel abgelenkt werden.

Ursache: Tabelle 4.2 beschreibt die wichtigsten Erreger der akuten Durchfallserkrankung (Gastroenteritis). Rotaviren sind in unserer Region die häufigsten Erreger. Sie zerstören in erster Linie die Bürstensaummembranen der Schleimhautzellen mit nachfolgender Flüssigkeitssekretion und entsprechenden Durchfällen. Grundsätzlich ist davon auszugehen, daß, je jünger der Patient ist, desto schwerwiegender sind die Veränderungen der entzündeten Darmschleimhaut. Die Schädigungen der Darmschleimhaut verursachen funktionelle Störungen mit der Folge einer unzureichenden Verdauung (Maldigestion) und verminderter Aufnahme (Malabsorption) der Verdauungsprodukte.

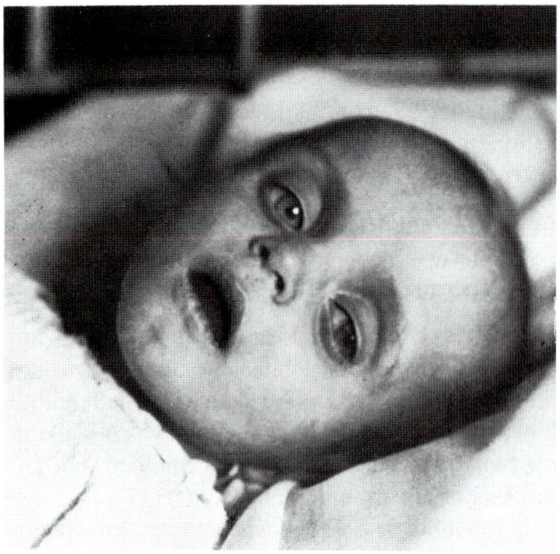

Abb. 4.1 Coma dyspepticum (Säuglingstoxikose). (Aus: Keller, W., Wiskott, A.: Lehrbuch der Kinderheilkunde. Hrsg. von K. Betke, W. Künzer. 5. Auflage, Thieme, Stuttgart 1984.)

Diagnose: Zur Erfassung des Gewichtsverlustes muß das aktuelle Gewicht mit vorausgegangenen Gewichtsmessungen verglichen werden. Zur Beurteilung des Salzhaushaltes erfolgt die Bestimmung der Serum-Elektrolyte: Natrium und Kalium. Die Beurteilung der Blutgasanalyse ergibt Hinweise auf den Schweregrad des Flüssigkeitsverlustes bzw. den bestehenden Energiemangel. Stuhlproben werden untersucht auf pathologische Bakterien und Viren. (Die spezifische Diagnostik bei chronischen Durchfallserkrankungen wird in den entsprechenden Kapiteln in diesem Buch beschrieben.)

Behandlung: Die Behandlung einer Durchfallserkrankung orientiert sich an dem Allgemeinbefinden des Patienten. Das erste Ziel einer Therapie bei einer akuten Durchfallserkrankung ist der Ersatz von Flüssigkeits- und Elektrolytverlusten (Rehydratation). Es folgt dann der frühzeitige Nahrungsaufbau. Die frühzeitige orale Rehydratation ist besonders wichtig für die Erholung der Darmschleimhaut. In Deutschland stehen verschiedene Fertigmischungen zur Verfügung (s.

Tabelle 4.2 Enteritis-Erreger (aus F. C. Sitzmann (Hrsg.): Pädiatrie. Duale Reihe. 1. Auflage, Hippokrates, Stuttgart 1995).

Viren	Bakterien	Parasiten
Rota A	Salmonella	Entamoeba histolytica
Norwalk	Campylobacter jejuni	Lamblia intestinalis
Adeno	Escherichia coli	
Corona	Yersinia	
Astro	Shigellen	
ECHO	Vibrio cholerae	
Polio	Staphylococcus aureus	
Zytomegalie		

Tab. 4.3). Wichtig ist die gleichzeitige Verabreichung von Natrium und Glukose. Beide Substanzen werden über einen gemeinsamen Transportweg mit Wasser resorbiert. Wasser kann ohne Natrium und Glukose nicht ausreichend von den Dünndarmzellen aufgenommen werden. Lösungen, die komplexe Kohlenhydrate statt Glukose enthalten, wie Reisschleimelektrolyt „Töpfer", RES 55 „Milupa", ORS 200 Karotten-Reisschleim „Hipp", können bei Kindern über 4 Monate mit Erfolg eingesetzt werden. Kinder mit Muttermilchernährung werden von Anfang an parallel nach Bedarf weitergestillt. Der weitere Nahrungsaufbau erfolgt bei Säuglingen unterhalb 6 Monaten mit der gewohnten Milchnahrung, entweder mit Wasser oder den aufgeführten oralen Elektrolytlösungen verdünnt. Der vollständige Nahrungsaufbau wird in 5–6 Tagen angestrebt. Bei Säuglingen ab dem 7. Lebensmonat mit leichten Durchfallserkrankungen kann die übliche Milchnahrung in voller Menge und Konzentration von Beginn an eingesetzt werden.

Bei sehr schwerwiegenden Krankheitsbildern muß die Rehydratation mit Elektrolyten und Flüssigkeit intravenös erfolgen. Bei Patienten mit einer hyperpyretischen Toxikose und Hypernatriämie ist die Rehydratation besonders problematisch. Bei zu schneller Flüssigkeitszufuhr kann sich ein Hirnödem entwickeln. In diesen Fällen sind eine strenge Bilanzierung, regelmäßige Elektrolytkontrollen und Beurteilungen des Allgemeinbefindens notwendig.

Medikamente, die die Darmaktivität beeinflussen, oder sog. Adsorbenzien (Kohle, Pektin) spielen bei akuten Durchfallserkrankungen im Säuglingsalter keine Rolle. Sie verschleiern lediglich die klinischen Beschwerden. Antibiotika werden grundsätzlich nur in Ausnahmesituationen eingesetzt. Sie sind von Nutzen bei besonders jungen Säuglingen mit bakteriellen Infektionen und ausgeprägtem septischem Erscheinungsbild.

2.2 Chronische Durchfallserkrankungen

Abzugrenzen von akuten Durchfallserkrankungen sind *chronische Verlaufsformen.* In der Tabelle 4.4 sind die häufigsten Ursachen zusammengefaßt.

Tabelle 4.3 Zusammensetzung oraler Rehydratationlösungen.

	Na (mmol/l)	K (mmol/l)	HCO_3 (mmol/l)	Zitrat (mmol/l)	Glukose (mmol/l)	Osmolalität (mosmol/l)
Elotrans neu	90	20	0	10	110	323
GES 60	60	20	30	0	110	270
Humana Elektrolyt	46	35	0	12	100	215
Oralpädon 240	60	20	0	10	90	240
Santalyt	60	20	0	10	90	240

Tabelle 4.4 Ursachen einer chronischen Durchfallserkrankung im Säuglingsalter.

1. falsche Ernährung,
2. parenteral (Otitis, Pneumonie),
3. iatrogen (Medikamente – Antibiotika),
4. Verdauungsinsuffizienz:
   Enzymdefekte,
   Zöliakie,
   Kuhmilchproteinintoleranz,
   Mukoviszidose.

Sie sind verantwortlich für eine generalisierte Gedeihstörung. Die leichte Form wird **Dystrophie** genannt mit fließendem Übergang zur **Atrophie,** der schwersten Form. (Abb. 4.2, Abb. 4.3 mit „Tabaksbeutelgesäß“).

Falsche Ernährung. Nahrungsbedingte Ursachen spielen heutzutage eine untergeordnete Rolle. Jedoch ist eine exakte Ernährungsanamnese unersetzlich zur Erkennung einer Ernährung mit ungeeigneter Nahrung (falsche Zusammensetzung) aber auch einer Überfütterung, die zu Durchfall im Säuglingsalter führen kann. Von Bedeutung ist auch die Ernährung einer stillenden Mutter. So berichten z. B. immer wieder aufmerksame Mütter, daß der Stuhl ihres Säuglings dünner werde, wenn sie reichlich starken Bohnenkaffee getrunken haben. Ein gutes Zeichen für eine beschleunigte Darmpassage ist die Grünverfärbung des Stuhles. Sie entsteht durch eine unzureichende Reduktion der Gallenfarbstoffe. Zu eiweißreiche Kost führt eher zu Fäulnisstühlen, die widerlich riechen, zu kohlenhydratreiche Nahrung eher dagegen zu Gärungsstühlen, die säuerlich riechen.

„Parenterale Dyspepsie“. Die sogenannte parenterale Dyspepsie (außerhalb des Darmes entstandener Durchfall) ist als Zeichen einer ganzheitlichen Gesundheitsstörung anzusehen. Das heißt, bei einer Mittelohrentzündung, Pneumonie oder anderen Erkrankungen kommt es zu begleitenden Durchfällen.

Iatrogene Durchfallserkrankungen. Verschiedene Medikamente spielen eine Rolle in der Entstehung von Durchfällen. Insbesondere bei der Antibiotikatherapie kommt es infolge der Zerstörung der normalen Darmkeimbesiedlung (Darm-

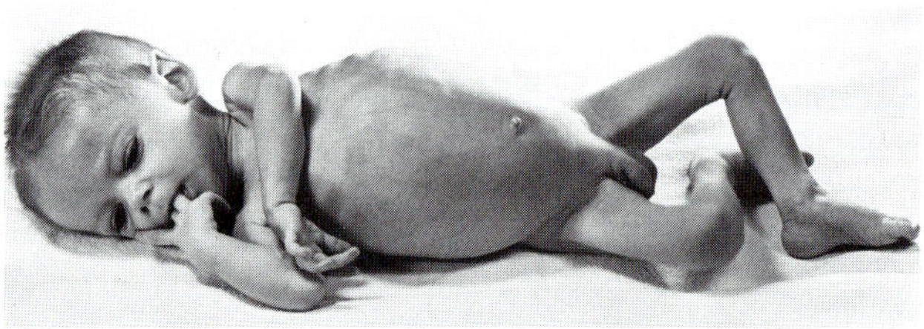

Abb. 4.2 Dystrophie.

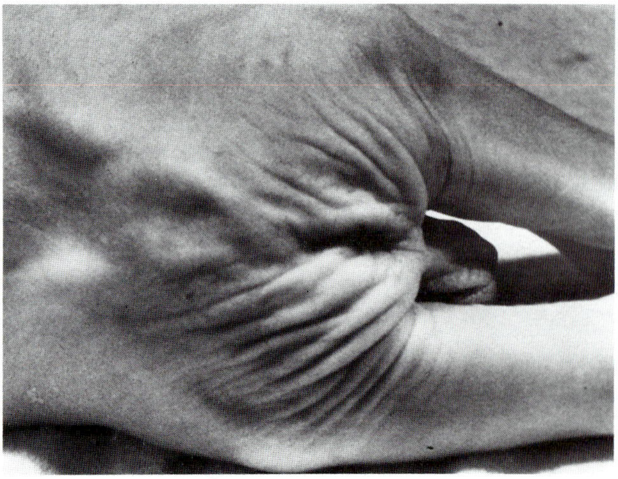

Abb. 4.3 Tabaksbeutelgesäß bei schwerer Dystrophie.

flora) zu einer Zunahme der Stuhlfrequenz. Einige Medikamente wie Koffein, Asthmamittel und Askorbinsäure beschleunigen direkt die Darmpassage.

Bei ikterischen Neugeborenen beobachtet man das Auftreten eines Durchfalls im Rahmen einer Blaulichtbehandlung. Ursächlich werden toxische Abbauprodukte des Bilirubins diskutiert.

Chronische Verdauungsinsuffizienz. Bei den Erkrankungen, die typischerweise zu einer chronischen Verdauungsinsuffizienz führen, findet man durchfällige Stühle in unterschiedlicher Frequenz. Die wichtigsten Krankheitsbilder sind die Zöliakie und die Mukoviszidose, worüber auf S. 212 und 219 nachzulesen ist, weiterhin die Kuhmilchproteinintoleranz, das postenteritische Malabsorptionssyndrom und – relativ selten – angeborene Enzymdefekte der Darmschleimhaut, d. h. Zuckerresorptionsstörungen. Über die zuletzt genannten Erkrankungen wird im folgenden näher berichtet.

Kuhmilchproteinintoleranz (nutritive Allergie)

Ursache: Die Kuhmilchproteinintoleranz wird zur Kuhmilchallergie gerechnet. Bei diesem Krankheitsbild handelt es sich um eine vorübergehend bestehende, zum Teil aber sehr schwer verlaufende Unverträglichkeit von Kuhmilchprotein. Sie tritt besonders bei Säuglingen auf, die bereits sehr früh mit einer Nahrung aus Kuhmilch ernährt worden sind. Im Rahmen einer allergischen Immunreaktion entwickelt sich eine zunehmende Schädigung der Dünndarmmukosa mit den nachfolgenden Symptomen einer Malabsorption.

Krankheitsbild: Es zeigen sich ausgeprägte wäßrige bis blutige Durchfälle. Zusätzlich kommt es zu kolikartigen Bauchschmerzen und Erbrechen. Weitere Zeichen einer generalisierten allergischen Reaktion sind Urtikaria und respiratorische Probleme. Üblicherweise beginnt die Erkrankung mit Erbrechen und durchfälligen Stühlen. Es entwickelt sich eine chronische Gedeihstörung mit Dystrophie und Gewichtsverlust bzw. unzureichender Gewichtszunahme. Besonders zu beachten sind die Störungen des Wasser-, Salz-und Säurenhaushaltes.

Diagnose: Remission nach Absetzen der Kuhmilchnahrung und Rezidiv nach Wiedereinführung werden als positiver Provokationstest gewertet. Die probatorische Kuhmilchbelastung kann bei bestimmten akuten Verlaufsformen, insbesondere bei generalisierter allergischer Komponente, zu akut lebensbedrohlichen anaphylaktischen Reaktionen führen.

Kuhmilchprovokationstests dürfen deshalb nur unter klinischer Beobachtung durchgeführt werden. Es besteht Schockgefahr.

Weder der Nachweis noch das Fehlen von spezifischen Antikörpern gegen Kuhmilchproteine helfen diagnostisch weiter. Die Untersuchung der Dünndarmzotten im Rahmen einer Dünndarmbiopsie zeigt in schweren Fällen eine unspezifische Atrophie. Differentialdiagnostisch ist auch an eine Zöliakie zu denken. Diese tritt jedoch erst 2 bis 3 Monate nach Einführung getreidehaltiger Nahrung auf.

Behandlung: Die Behandlung besteht in der akuten Phase aus einer parenteralen Behandlung des Wasser- und Elektrolythaushaltes und ggf. aus einer Schocktherapie. Es erfolgt ein vorsichtiger Aufbau aus elementarer Kost, die hochgradig hydrolysierte Proteine enthält. Je nach klinischem Verlauf und Zustand kann eine Milch auf Sojaproteinbasis nach 4 bis 6 Wochen vorsichtig eingeführt werden. In vielen Fällen liegt jedoch gleichzeitig eine Unverträglichkeit gegen Sojaproteine vor. Streng verboten sind Kuhmilch in jeder Form, alle Milchprodukte wie Butter, Käsesorten, Joghurt usw. und Nahrungsmittel mit Milchzusatz wie Wurstwaren u. a. Die Beratung durch eine Diätassistentin ist auf jeden Fall notwendig.

Prognose: Die Prognose ist insgesamt sehr gut. Nach insgesamt ein- bis zweijähriger konsequent eingehaltener kuhmilchfreier Diät werden Milchprodukte fast stets wieder vertragen.

Postenteritisches Malabsorptionssyndrom

Nach einer schweren Darminfektion mit ausgeprägter Störung der Dünndarmschleimhaut können sich noch über viele Wochen und Monate Störungen der Dünndarmfunktion mit Maldigestion und Malabsorption zeigen. Es erfolgt ein sehr vorsichtiger und langsamer Nahrungsaufbau mit Elementardiäten, zumeist unter Auslassung der altersüblichen Kuhmilchpräparate. In den meisten Fällen entwickelt sich eine Kuhmilchproteinintoleranz mit der oben beschriebenen Problematik. Nach Nahrungsaufnahme durchdringen die Kuhmilchproteine die geschädigte Mukosabarriere und lösen über eine lokale Immunreaktion eine zusätzliche Zerstörung der Dünndarmschleimhaut aus. Das therapeutische Vorgehen entspricht dem bei der Kuhmilchproteinintoleranz mit entsprechend guter langfristiger Prognose.

Zuckerresorptionsstörungen

Ursache: Es handelt sich hierbei um primäre Enzymdefekte der Darmschleimhaut. Es fehlen bestimmte Zuckerhydrolasen im Bürstensaum der Dünndarmmukosa. Die Disaccharidasen Laktase, Maltase, Isomaltase, Sukrase und Trehalase spalten in der Bürstensaummembran entsprechende Doppelzucker zu ihren Monosacchariden. Wir haben es hier mit insgesamt sehr seltenen angeborenen Störungen zu tun. Häufiger findet man sekundäre Störungen der Enzymfunktion bei entzündlichen oder allergischen Veränderungen der Darmschleimhaut. Aufgrund der unzureichenden Spaltung der Disaccharide verbleiben die Zucker im Darmlumen. Sie sind osmotisch aktiv (wäßrige Durchfälle) und werden im Dickdarm durch die Bakterien zu Säuren degradiert (saure Durchfälle).

Diagnose: Die Diagnose erfolgt über den Nachweis eines sauren Stuhl-pH ($< 5{,}5$) und von entsprechenden Zuckern im Stuhl (z. B. KERRY-Test). Im H_2-Atem-Test lassen sich erhöhte Mengen von H_2 nach bakteriellem Zuckerabbau nachweisen. Die spezifische Diagnosestellung gelingt über den Nachweis des Enzymdefektes im Dünndarmbiopsat. Die Frage, welche der 3 jetzt unter „Krankheitsbild" genannten Störungen vorliegt, kann auch durch gezielte Belastungen beantwortet werden.

Krankheitsbild: Die **Laktoseresorptionsstörung** zeigt sich bereits einige Tage nach der Geburt, da sowohl die Muttermilch als auch die übliche künstliche Säuglingsnahrung Laktose enthalten. Bei der **Saccharoseresorptionsstörung** treten die Durchfälle erst nach Verabreichung von Rohrzucker auf. Beide Krankheitsbilder folgen einem autosomal rezessiven Erbgang. Bei der **Glukose-Galaktose-Malabsorption** liegt eine Resorptionsstörung der Monosaccharide Glukose und Galaktose vor. Diese Zucker gelangen in gleicher Weise wie die Disaccharide bei den entsprechenden Resorptionsstörungen in den Dickdarm und werden durch die Bakterien zu Säuren abgebaut.

Behandlung: Einzig die Fruktose kann als Monosaccharid in der Ernährung verwendet werden. Beim Säugling muß deshalb ein künstlicher Milchersatz verabreicht werden, basierend entweder auf einem Fleischhomogenisat mit Fruktosezusatz oder, wie bei elementarer Kost, mit Eiweißhydrolysaten oder Aminosäuren, Öl, Fruktose, Mineralsalzen, Spurenelementen und Vitaminen.

3 Erbrechen

Ein sehr häufiges Symptom im Säuglingsalter ist das Erbrechen. Da die Speiseröhrenmotorik und das Zusammenwirken der Muskulatur des Magens, der Kardia und des Ösophagus noch unzureichend eingespielt sind, kommt es aufgrund der relativ hohen Nahrungsmengenzufuhr zum Rückfluß von Nahrung aus dem Magen (Reflux). Das „physiologische Erbrechen" ist von pathologischen Formen abzutrennen. Tabelle 4.5 zeigt eine Übersicht der verschiedenen Formen des Erbrechens und die altersabhängigen Ursachen, davon werden im folgenden die wichtigsten beschrieben.

3.1 Erbrechen beim Neugeborenen

Erbrechen nach den ersten Mahlzeiten bzw. bereits Schwierigkeiten beim ersten Sondieren des Magens nach der Geburt weisen auf Fehlbildungen im oberen Magen-Darm-Trakt hin. Am häufigsten handelt es sich um Stenosen oder Atresien des Ösophagus und des Dünndarms. Transportstörungen im Dickdarm bei Malrotationen, Stenosen oder Mekoniumileus führen erst nach einigen Tagen zum Erbrechen. Erbrechen im Neugeborenenalter kann auch auf eine Störung im Zentralnervensystem (Krampfanfall, Blutung), Sepsis (z. B. Streptokokken) und auf seltene Störungen der Elektrolyte (adrenogenitales Syndrom) oder Stoffwechselstörungen (z. B. Galaktosämie) hinweisen.

3.2 Erbrechen im Säuglingsalter

Erbrechen im Schwall

Bei explosionsartigem, sog. spastischem Erbrechen im Schwall oder im Bogen ist vor allem an drei Ursachen zu denken:

Tabelle 4.5 Art des Erbrechens und häufige Ursachen in den verschiedenen Lebensaltern (aus F. C. Sitzmann (Hrsg.): Pädiatrie. Duale Reihe. 1. Auflage, Hippokrates, Stuttgart 1995).

Art des Erbrechens

- Aufstoßen
- Spucken
- schwallartiges Erbrechen
- schlaffes atonisches Erbrechen
- Ruminieren (neuropathisch)
- mit Husten, Enteritis, Ileus, Hepatitis

Alter und Erbrechen

Neugeborene

- Ösophagusatresie Ösophagusstenose (Herauslaufenlassen kein Erbrechen)
- Dünndarmatresie Dünndarmstenose (schwallartiges Erbrechen)
- Malrotationen
- Mekoniumileus
- angeborene Stoffwechselstörung
- Hirnblutung
- (Kernikterus)

Säuglinge

- Gastroenteritis
- Pylorusstenose
- Kardiainsuffizienz
- Hiatushernien
- Harnwegsinfekt
- Ernährungsstörung
- Subduralerguß
- Meningitis
- Hirntumor
- Enzephalitis
- habituelles Erbrechen
- Vergiftungen

Klein- und Schulkinder

- Gastroenteritis
- Appendizitis
- Invagination
- Hepatitis
- Harnwegsinfekt
- Ernährungsstörung
- Schädel-Hirn-Trauma (Ödem)
- Meningitis
- Hirntumor
- Enzephalitis
- azetonämisches Erbrechen
- Scharlach
- Vergiftungen

- hypertrophische Pylorusstenose,
- adrenogenitales Syndrom und
- Zwerchfellhernie.

Hypertrophische Pylorusstenose. Sie wird auch *Magenpförtnerkrampf,* im Klinikjargon fälschlich *Pylorospasmus* oder abgekürzt *„Py"* genannt. Dabei ist der ringförmige Muskel am Magenausgang hypertrophiert. Bei ausgeprägten Fällen ist er durch die Bauchdecke wie eine Pflaume zu tasen. Diese muskuläre Verdickung engt den Magenausgang so weit ein, daß der Magen mit vermehrter Peristaltik versucht, dagegen anzuarbeiten. Diese peristaltischen Wellen sind zum Teil durch die Bauchdecken zu erkennen (Magensteifung). Die Abb. 4.4 zeigt einen auffälligen Befund. Durch die vermehrte Peristaltik und den erhöhten Magendruck findet die Entleerung retrograd über die Speiseröhre statt.

Krankheitsbild: Typischerweise wird saurer, aber nicht gallig-gelblicher Mageninhalt mit Druck nach außen entleert. Die Symptomatik zeigt sich zwischen der 2. und 6. Lebenswoche, fast nie mehr nach der 12. Lebenswoche. Innerhalb von 1 – 2 Wochen entwickelt sich eine zunehmende Frequenz des Erbrechens mit Abnahme des Körpergewichtes. Die Kinder haben sofort nach dem Erbrechen wieder Hunger und weisen einen

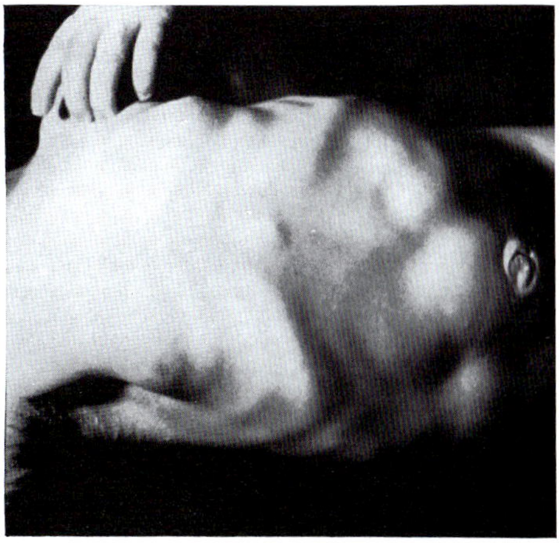

Abb. 4.4 Magensteifung bei hypertrophischer Pylorusstenose. (Aus: Keller, W., Wiskott, A.: Lehrbuch der Kinderheilkunde. Hrsg. von K. Betke, W. Künzer. 5. Auflage, Thieme, Stuttgart 1984.)

gequälten Gesichtsausdruck auf mit krauser Stirn (Abb. 4.5). Es kann zu erheblichen Flüssigkeits- und Elektrolytverlusten kommen. Zur Kompensation des Chloridverlustes (saurer Magensaft) wird vermehrt Bikarbonat (Puffer) gebildet. In der Blutgasanalyse läßt sich eine metabolische Alkalose nachweisen. Kaliumverluste können die Kinder zudem akut gefährden.

Diagnose: Die Diagnose wird bestätigt durch ultrasonographische Untersuchungen mit Vermessung der Pylorusregion.

Behandlung: Die Therapie (Infusion) besteht im Ausgleich des Elektrolyt- (Chlorid-) und Flüssigkeitsverlustes und in der Operation mit Durchtrennung des Ringmuskels, s. S. 607.

Adrenogenitalen Syndrom (AGS). Beim *AGS mit Salzverlust* (s. S. 239) sind das Erbrechen und die Klinik der hypertrophischen Pylorusstenose sehr ähnlich. Das Erbrechen wird zentral durch die Hyponatriämie ausgelöst. Die Therapie beinhaltet den Ausgleich der Elektrolytverluste und eine Substitutionsbehandlung mit Steroiden.

Zwerchfellhernie. Es besteht eine Lücke im Zwerchfell, die zu einem Durchtreten von Bauchorganen (Magen, Dünndarm, Leber, Milz) in die Thoraxhöhle führen kann. Am häufigsten handelt es sich um einen Gleitbruch, bei dem Magenanteile durch die Zwerchfellücke zeitweilig nach thorakal gleiten. Je nach Ausprägung und Störung der Kardiafunktion kann es zum schwallartigen Erbrechen kommen.

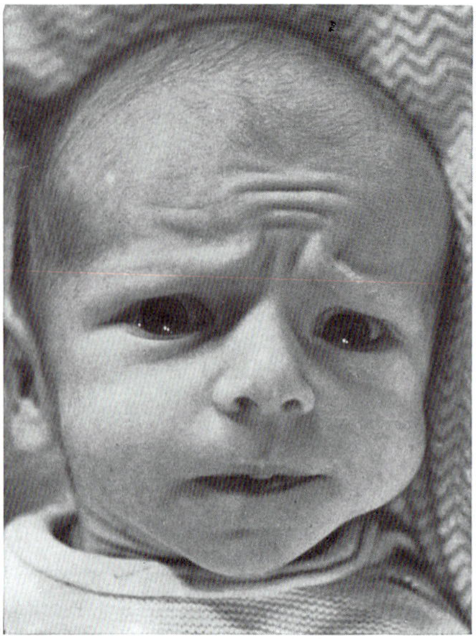

Abb. 4.5 Gesichtsausdruck bei hypertrophischer Pylorusstenose.

Schlaffes oder atonisches Erbrechen

Diese Form des Erbrechens wird am häufigsten beobachtet. Es begleitet viele Infekte des oberen Nasen-Rachen-Raumes. Es ist zu sehen bei Magen-Darm-Entzündungen (Brechdurchfall), bei Überfütterung, bei Erkrankungen des Zentralnervensystems von der Meningitis, Enzephalitis bis zu Tumoren mit intrakranieller Drucksteigerung, auch bei hirnorganischen Anfallsleiden (Epilepsie).

Gastroösophagealer Reflux. Am häufigsten handelt es sich jedoch um einen gastroösophagealen Reflux bei Kardiainsuffizienz. Dieser tritt bei Störungen der Peristaltik des Ösophagus, einer Fehlposition des Magens und – wie bereits oben aufgeführt – Zwerchfellhernien mit Durchtritt von Magenanteilen in den Thoraxraum auf. Abzutrennen von den pathologischen Ursachen ist der physiologische Reflux in den ersten Lebensmonaten. Aufgrund noch unzureichender Ausreifung der neuralen Steuerung der unteren Ösophagusmuskulatur („Sphinkter") und der Magenmuskulatur sind wiederholte kurze Refluxepisoden als normal anzusehen.

Krankheitsbild: Bei häufigen und lang dauernden Refluxepisoden besteht die Gefahr der *Aspiration mit Bronchopneumonie* und, allerdings selten und eher bei gleichzeitiger Gleithernie, der *Refluxösophagitis.* Diese Kinder bieten eine unzureichende Gewichtsentwicklung und fallen durch eine vermehrte Unruhe (Schmerzen bei *„Sodbrennen"*) auf.

Diagnose: Einen wesentlichen Baustein in der Diagnostik stellt die pH-Metrie dar. Über eine spezielle Sonde im unteren Drittel des Ösophagus wird sehr präzise die Anzahl der Refluxereignisse über den pH-Wert im unteren Ösophagus gemessen. Mit der Sonographie läßt sich ebenfalls ein gastroösophagealer Reflux nachweisen. Zum Beweis von Hiatushernien werden röntgenologische Untersuchungen durchgeführt (Magen-Darm-Passage mit Bariumbreischluck).

Behandlung: Bei den leichteren Formen besteht die Therapie in Hochlagerung und Andickung der Nahrung. Bei schweren Formen werden Medikamente wie Cisapride (Propulsin®, Almex®) eingesetzt. Diese Medikamente erhöhen den Muskeltonus am Verschlußmechanismus des unteren

Ösophagus und die Peristaltik des Magens. Hernien müssen operativ versorgt werden.

Ruminieren. Dem habituellen Erbrechen verwandt ist das *Ruminieren (Wiederkäuen)*, das auch Säuglinge schon zeigen können. Dies ist ein Vorgang, der an das Wiederkäuen der Rinder erinnert. Die Nahrung wird hochgewürgt, durchgekaut und wieder verschluckt. Dies alles geschieht mit Hingabe und Behagen und wird willkürlich produziert. Ein Teil der Nahrung läuft häufig nach außen ab (atonisches Erbrechen), so daß die Gewichtszunahme unzureichend sein kann. Ältere Kinder erzeugen das Hochwürgen dadurch, daß sie die Hand in den Rachen stecken. Häufig handelt es sich um vernachlässigte Kinder mit psychosozialen Störungen. Die Behandlung ist schwierig, erfordert Geduld und Zuwendung, aber auch Energie des Pflegepersonals und geduldige Führung der Eltern.

4 3-Monats-Koliken

Sog. *Bauchkoliken* oder auch *3-Monats-Koliken* werden sehr häufig beschrieben. Die Eltern berichten, daß ihr Säugling sich krampfartig krümme und sichtlich Leibschmerzen habe. Es müssen Fehlbildungen der Harnwege, hirnorganische Störungen, Verdauungsstörungen und andere ausgeschlossen werden. Im allgemeinen, insbesondere bei gutem Gedeihen des Säuglings, ist nichts nachzuweisen. Übersehen werden dürfen jedoch nicht Allergien gegen Nahrungsbestandteile (Kuhmilchproteinintoleranz), Resorptionsstörungen von Disacchariden (Laktosemalabsorption) usw. Am ehesten lassen sich die Beschwerden jedoch auf zu hastiges Essen und Luftschlucken zurückführen. Die anfallsartigen Beschwerden halten meist nur wenige Minuten an. Lageänderungen, Aufstoßen, Massieren des Bauches, lokale Wärmeanwendung und allgemeine Beruhigung lindern meist rasch die Beschwerden. Bei Übergang auf festere Nahrungen (3.–6. Monat) nimmt die Frequenz der Beschwerden ab.

Grundsätzlich muß eine umfangreichere Diagnostik bei unzureichender Gewichtsentwicklung erfolgen.

5 Plötzlicher Kindstod

Als Synonyme werden *Krippentod, Mors subita* und *Sudden Infant Death Syndrome (SIDS)* verwandt. Scheinbar gesunde Kinder werden ohne erkennbare Ursache und auch meist ohne Zeichen eines Todeskampfes oder ähnlicher Ereignisse morgens tot im Bettchen aufgefunden.

Ein plötzlicher Kindstod ist dann anzunehmen, wenn die Vorgeschichte und insbesondere die post mortem Untersuchung des Kindes keine begründete Todesursache erkennen lassen. Aufgrund der stetigen Verringerung der Säuglingssterblichkeit in den letzten Jahrzehnten ist der plötzliche Kindstod zur häufigsten Todesursache im 1. Lebensjahr geworden (ca. 40%) bei einer absoluten Häufigkeit von 2–4‰ der Lebendgeborenen. Eine Gesamtzunahme ist nicht zu beobachten. Die Hälfte aller Fälle wird zwischen dem 1. und 6. Lebensmonat beobachtet. Das höchste Risiko besteht zwischen dem 2. und 4. Lebensmonat. Nach Vollendung des 1. Lebensjahres ist der plötzliche Kindstod eine Rarität. Typischerweise erfolgt der Tod im Schlaf in den frühen Morgenstunden. Die Tabelle 4.6 zeigt eine Zusammenfassung der wichtigsten Risikofaktoren für einen plötzlichen Kindstod. Da die Ereignisse im Schlaf eintreten, ist eine Entwicklungsstörung des Hirnstammes mit Beeinträchtigung des Atemzentrums zu diskutieren. Es kommt zu Atemstillständen (Schlafapnoen) mit unterschiedlicher Dauer. Man spricht von einem *beinahe plötzlichen Kindstod (near miss for SIDS)* in den Fällen, wo eine rechtzeitige Wiederbelebung möglich war.

Grundsätzlich sollte in jedem Falle eines plötzlichen Kindstodes eine Obduktion durchgeführt werden. Ausgeschlossen werden müssen Schädel-Hirn-Traumen mit intrakranieller Blutung, z.B. als Folge einer Kindesmißhandlung, Vergiftungen, akute Krankheitsbilder (Pneumonien, Aspirationen), Fehlbildungen des Magen-Darm-Kanals, Herzfehler und seltene Stoffwechselerkrankungen. Dies hat erhebliche Konsequenzen für nachfolgende Kinder, die ebenfalls in erhöhter Gefahr sind. Kinder, die ein erhöhtes Risiko für einen plötzlichen Kindstod haben, müssen gründ-

Tabelle 4.6 Risikofaktoren für einen plötzlichen Kindstod (aus F. C. Sitzmann (Hrsg.): Pädiatrie. Duale Reihe. 1. Auflage, Hippokrates, Stuttgart 1995).

Von seiten der Mutter	Von seiten der Kinder
Junge Mutter, unverheiratete Mutter Zahlreiche Schwangerschaften Mangelhafte Schwangerschaftskontrollen Rauchen in der Schwangerschaft	Verzögerte Geburt Frühgeburt, small for date, Zwillingsgeburt (2. Zwilling) Perinatale Asphyxie Postnatales Atemnotsyndrom Geschwister mit SIDS Gehäuftes Vorkommen von HLA-DR5/11 sowie HLA-DR3

Klinische Faktoren, die auf ein erhöhtes Risiko hinweisen

Im Schlaf:
- Sterbefall (near miss infant)
- Zyanose (perioral)
- Blässe
- Apnoen (gehäuft, verlängert, periodisch)
- Schreckreaktionen und Schlucken (evtl. Speien)
- Erschwerte Erweckbarkeit auf Hypoxie-Stimulus
- Verstärktes Schwitzen
- Bauchlage

Unspezifische Faktoren

- Pastöser Habitus
- Hypotonie der Muskulatur
- Trinkschwierigkeiten
- Auffälliges Schreien
- Bronchopulmonale Dysplasie

lich untersucht werden. Anschließend erfolgt eine Überwachung der Kinder mit *Heimmonitoring* der Atem- und Herzfunktion. Die Eltern müssen die Bedienung des Monitors erlernen, mit den häufigen Problemen eines Fehlalarmes vertraut sein und Wiederbelebungsmaßnahmen kennen.

Die psychologische Betreuung von Eltern mit einem Risikokind für einen plötzlichen Kindstod bzw. mit bereits daran gestorbenen Kindern ist eine besonders schwierige Aufgabe.

Der Natur dieser Ereignisse entsprechend, geschehen derartige Kindestodesfälle auch immer einmal wieder in einer Klinik. Aus diesem Grunde ist die Kenntnis der derzeit diskutierten Risikofaktoren wichtig zur Beurteilung der Notwendigkeit einer Monitorüberwachung.

6 Rachitis

Rachitis (Englische Krankheit, Vitamin-D-Mangelerkrankung) ist eigentlich die einzige Vitaminmangelkrankheit, der auch heute noch in Mitteleuropa eine gewisse Bedeutung zukommt. Störungen der Skelettmineralisation werden im Kindesalter als Rachitis bezeichnet. Im Vergleich zur Mineralisationsstörung des Erwachsenen sind bei Kindern in erster Linie die Wachstumsfugen von dieser Störung betroffen. Früher wurde dieses Krankheitsbild auch Englische Krankheit genannt. Im 17. Jahrhundert beschrieben englische Ärzte sehr detailliert die Symptome der Rachitis. Die exakten pathophysiologischen Zusammenhänge wurden jedoch erst Anfang dieses Jahrhunderts erkannt. Strenggenommen handelt es sich um eine Zivilisationskrankheit. Im Industriezeitalter wurden die Kinder mit beginnender Landflucht zunehmend in dunklen Hinterhöfen und Kellerwohnungen der Städte ohne ausreichende Sonneneinstrahlung aufgezogen. Die Dunstglokke in den Industriestädten tat ein übriges. Die Rachitis entwickelte sich in den Städten während der Wintermonate als Volksseuche. Der Zusammenhang zwischen Sonne und Rachitis wurde erklärt durch den Nachweis der Synthese von Vitamin-D-Vorstufen aus 7-Dihydrocholesterol unter ultravioletter Bestrahlung in der Dermis und Epidermis. Im weiteren Verlauf wird das Vitamin D in der Leber angereichert und dort zum 25-(OH)-Vitamin-D umgewandelt. Der letzte Schritt zur Bildung des wichtigsten und biologisch aktivsten Metaboliten 1,25-$(OH)_2$-Vitamin-D erfolgt im Nierentubulus durch das Enzym 1-alpha-Hydroxylase. Über die Nahrung wird der menschliche Organismus zusätzlich mit Vitamin-D-Vorstufen versorgt. Bekannt ist der hohe Gehalt z. B. im Fischlebertran. Auch in der Muttermilch ist Vitamin D enthalten, wenn auch in nicht ausreichender Menge. Die künstliche Säuglingsnahrung wird mit Vitamin D angereichert. Eine der Hauptaufgaben des Vitamin D ist die Resorption von Calcium aus dem Gastrointestinaltrakt. Ein Mangel an Calcium führt zu einer verminderten Bildung des Knochenminerals Hydroxylapatit.

Krankheitsbild: Aufgrund der Instabilität im Bereich der Wachstumsfugen kommt es zu den bekannten Verbiegungen der mechanisch belasteten Skelettanteile. Im weiteren Verlauf des Vitamin-D-Mangels fällt der Calcium-Serum-Spiegel ab mit Leitungsstörungen des zentralen und peripheren Nervensystems sowie der kardialen Reizleitung. Die Tabelle 4.7 und die Abb. 4.6 und 4.7 zeigen eine Zusammenstellung der wichtigsten klinischen Symptome. Die Auflistung zeigt, daß Calcium und Vitamin D vielfältige Aufgaben haben.

Diagnose: Bei entsprechenden klinischen Befunden erfolgt eine Untersuchung des Calciumspiegels, des Vitamin D und des wichtigsten Regelhormons des Calciumstoffwechsels, des Parathormons. Zusammen mit der Anamnese läßt sich die Diagnose schnell stellen.

Behandlung: Die Behandlung erfolgt mit 2000–5000 E Vitamin D pro Tag über 3–6 Wochen. Anschließend wird im ersten Lebensjahr eine Vitamin-D-Prophylaxe mit 500 E fortgesetzt. Die Initialphase der Behandlung wird stationär durchgeführt. Es muß besonders auf einen Abfall des Serumcalciums im Rahmen der beschleunigten Skelettmineralisation geachtet werden. Zur Vorbeugung dieses Calciumabfalls unter der ersten Vitamin-D-Gabe wird Calcium zusätzlich substituiert. Bei Auftreten einer schweren Hypocalcämie mit klinischer Symptomatik *(Tetanie)* erfolgt eine i. v. Calciumsubstitution. Unter diesem The-

Tabelle 4.7 Klinische Symptomatik einer Rachitis.

1. Skelettstörungen
   - Auftreibungen der Knorpel-Knochen-Grenzen
     MARFAN Zeichen (Gelenke)
     Rosenkranz (Rippen)
   - HARRISONsche Furche (Zwerchfellansatz betont)
   - Glockenthorax
   - Genu varum (O-Beine)
   - Genu valgum (X-Beine)
   - Kraniotabes (weicher Schädel)
   - offene Fontanelle (insbesondere die kleinere)
   - Sitzkyphose
2. Neuromuskuläre Störungen
   - Krämpfe (Anfallsleiden)
   - Tetanie
   - muskuläre Hypotonie (Sitzen, Stehen und Laufen gestört)
3. Zahndefekte
   - verzögerte Entwicklung
   - Karies
4. Immundefekt
   - Infekthäufung

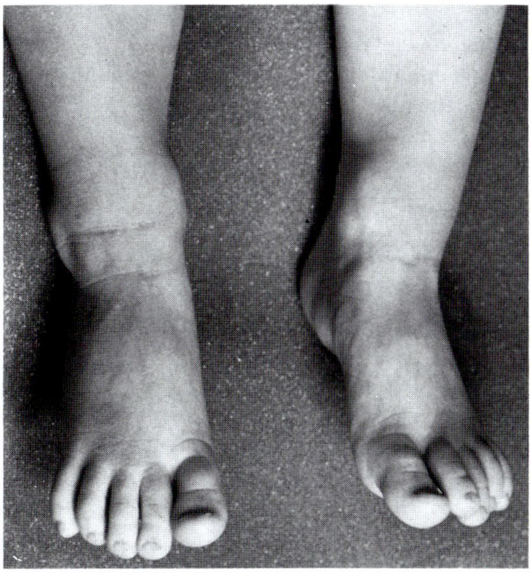

Abb. 4.6 Rachitis. Verdickte Wachstumszonen am Knöchel (MARFAN-Zeichen).

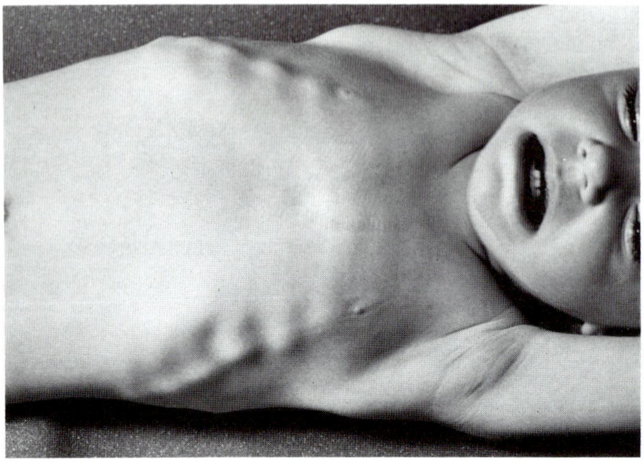

Abb. 4.7 Rachitis, Rosenkranz.

rapieregime normalisieren sich die Laborparameter (alkalische Phosphatase) und die klinischen Symptome in den ersten 6–12 Wochen. Die bestehenden Achsenabweichungen und Fehlstellungen der Extremitäten heilen meist im ersten Behandlungsjahr aus. Bei frühzeitiger Diagnose und Therapie sind spätere operative Korrekturen normalerweise nicht notwendig.

Prophylaxe: Eine Vitamin-D-Mangelrachitis sollte seit der generellen Vitamin-D-Prophylaxe (s. u.) nicht mehr vorkommen. Anders verhält es sich mit dem Phosphatdiabetes.

Phosphatdiabetes (Vitamin-D-resistente Rachitis)

Abzugrenzen vom Vitamin-D-Mangel ist der sog. Phosphatdiabetes. Es handelt sich um eine angeborene Rachitis mit einer Häufigkeit von 1 : 25 000 Neugeborenen. Der Erbgang ist X-chromosomal dominant. Bei diesem Krankheitsbild kommt es zu einem gesteigerten Verlust von Phosphat über das renal-tubuläre System. Es zeigen sich keine Unterschiede der Skelettauffälligkeiten im Vergleich zum Vitamin-D-Mangel. Dies erklärt sich dadurch, daß für die Mineralisation sowohl Calcium als auch Phosphat benötigt wird. Im Gegensatz zum Vitamin-D-Mangel und Calciummangel zeigen sich beim Phosphatmangel keine neuromuskulären Störungen. Die Diagnose erfolgt über Messung der Serum-Phosphatwerte und der Phosphatausscheidung in den Urin. Die Behandlung wird mit 1,25-$(OH)_2$-Vitamin-D (Calcitriol, Rocaltrol®) und Phosphat bis zum Abschluß des Körperlängenwachstums durchgeführt. Aufgrund der langen Behandlungszeiten treten jedoch Complianceprobleme auf. Viele Patienten entwickeln O-Beine mit den Folgen früh auftretender arthrotischer Veränderungen (Gelenkverschleiß).

7 Fluorid- und Eisenmangel

Durch die Reinigungsprozesse in den Wasserwerken wird dem Trinkwasser auch einiges an Spurenelementen entzogen, so daß vor allem der Fluoridgehalt sehr gering wird. Die Folge sind zu weiche Zähne, denn die gesunde Hartsubstanz enthält Fluorapatit, ein sehr hartes und sehr widerstandsfähiges Mineral. Deshalb wird empfohlen, neben der Vitamin-D-Prophylaxe auch eine Fluoridprophylaxe zu betreiben. Wir geben den Kindern üblicherweise 500 Einheiten Vitamin D zusammen mit ¼ mg Fluorid in den ersten beiden Lebensjahren, später Fluorid in höheren Dosen über ½ mg bis zu 0,75 mg oder 1 mg täglich einmal, bis die Zahnbildung abgeschlossen ist, also bis in das späte Schulalter hinein.

Eisenmangel ist die häufigste Ursache einer Anämie. Das Neugeborene hat einen hohen Hämoglobinwert (18–22 g/dl) und auch eine hohe Eisenkonzentration im Serum (100–150 µg/dl), beide Werte gehen bis zum 3.–6. Monat zurück bis 10 g/dl Hb und 60 µg/dl Eisen, um dann langsam wieder anzusteigen. Werte, die darunter liegen, können eisenmangelbedingt sein, wenn andere Ursachen ausscheiden.

Weitere Mangelkrankheiten treten nur bei chronischen Erkrankungen (Mukoviszidose, Zöliakie, Verdauungsinsuffizienz) oder bei exzessiver Fehlernährung auf.

8 Besondere Hautkrankheiten des Säuglings

Ein Teil der Erkrankungen der Haut ist angeboren (s. Neugeborenenkapitel), ein anderer Teil tritt erst nach dem Säuglingsalter in Erscheinung und wird unter den Hautkrankheiten abgehandelt. Deshalb soll und kann hier nur kurz auf einige wenige typische Erscheinungen eingegangen werden.

Windeldermatitis

Die **Windeldermatitis (intertriginöse Dermatitis, Intertrigo)** betrifft nicht nur den Windelbereich, sondern auch Achsel- und Halsfalten können betroffen sein. Schweiß, Stuhl, Harn führen zu Rötung, Entzündung, Hautabschilferungen und schließlich zur Keimbesiedlung sowohl mit *bakteriellen Erregern* als auch *Soorkeimen (Candida albicans)*. Bei einigen Kindern begünstigen die die Verdunstung hindernden Plastiklagen in Windeln die Mazeration (Aufweichung) der Haut (Abb. 4.8). Sauberkeit, trockene Behandlung, evtl. antimykotische und antibakterielle Salben oder Pasten helfen meist in wenigen Tagen.

Dermatitis seborrhoides

Die Dermatitis seborrhoides ist schlechterdings die Hauterkrankung der ersten 3 Lebensmonate. Am Beginn des 2. Lebensmonats heben sich von stark geröteter Haut schuppenartig die obersten Hautschichten ab, die Herde sind rundlich, münzgroß und können zusammenfließen und den ganzen Körper bedecken. Die Krusten sind talgähnlich fettig, glänzen. *Sie jucken und nässen nicht.* Bevorzugt werden der behaarte Kopf, die Augenbrauen, die großen Beugefalten (Achsel, Hals, Ellenbeuge, Gesäßfalten, Leiste) betroffen. Oft ist nur oder besonders der Kopf befallen (*Kopfgneis,* Abb. 4.9). Da viele Mütter Angst haben, die große Fontanelle zu berühren und zu waschen, ist dies eine bevorzugte Stelle für einen geringen Gneisbefall. Ist der ganze Körper befallen, kann energische klinische Behandlung notwendig werden, insbesondere auch bei der schwersten Form dieser

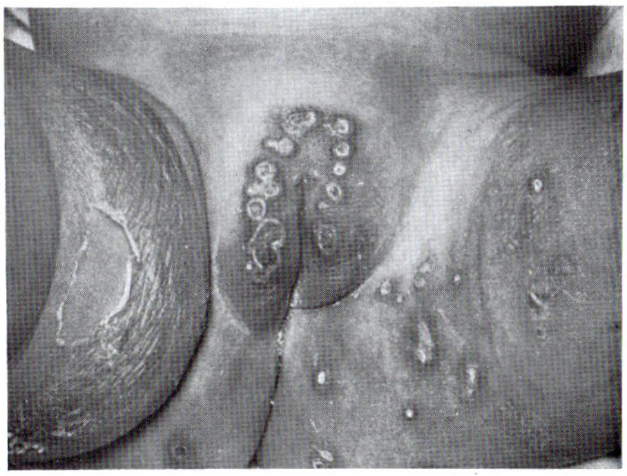

Abb. 4.8 Windeldermatitis. (Aus: Keller, W., Wiskott, A.: Lehrbuch der Kinderheilkunde. Hrsg. von K. Betke, W. Künzer. 5. Auflage, Thieme, Stuttgart 1984.)

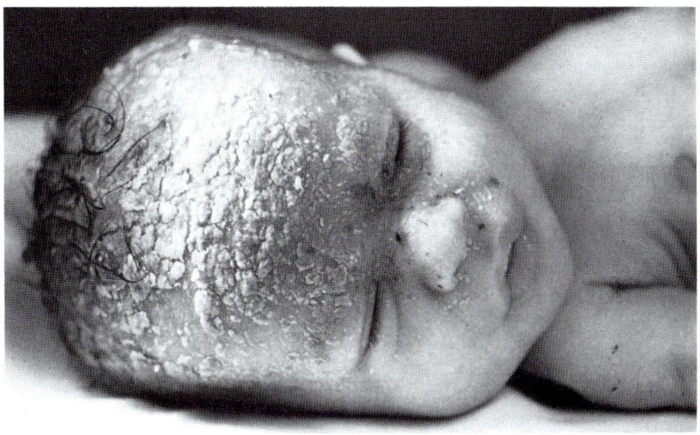

Abb. 4.9 Gneis bei seborrhoischer Dermatitis.

Erkrankung, der **Erythrodermia desquamativa** Leiner.

Hauteiterungen

Staphylokokken verursachen eine **Pyodermie** oder **Staphylodermie,** die sich durch Bildung kleinerer, runder, mit dünnflüssigem Eiter gefüllter Bläschen auszeichnet.

Gelangen Hauterscheinungen zur sekundären Vereiterung, spricht man von **Impetigo,** z. B. vom *impetigenisierten Ekzem* usw.

Ekzem (Neurodermitis)

Das *endogene oder atopische Ekzem* wird unter den Hauterkrankungen besprochen, es tritt im allgemeinen erst im 2. Trimenon, also nach dem 3. Lebensmonat auf, kann aber schon vorher bestehen. Es juckt sehr stark, die Kinder kratzen und scheuern sich, wo sie nur können.

Weiterführende Literatur

Harnack, G.-A.: Therapie der Krankheiten des Kindesalters. 9. Auflage, Springer, Berlin 1994

Keller, W., Wiskott A.: Lehrbuch der Kinderheilkunde. Hrsg. von K. Betke, W. Künzer, J. Schaub. 6. Auflage, Thieme, Stuttgart 1991

Sitzmann, F. C.: Pädiatrie. 1. Auflage, Hippokrates, Stuttgart 1995

5. Teil Stoffwechselkrankheiten

SUSANNE SCHWEITZER

1 Grundlagen der Vererbung

Die Mehrzahl der angeborenen Stoffwechselstörungen wird autosomal rezessiv vererbt: beide Elternteile tragen je ein gesundes und ein gestörtes Gen, sind selber aber gesund. Bei jeder Schwangerschaft dieser Familien beträgt das Risiko 25 %, daß das Kind von jedem Elternteil eine gestörte Genanlage erbt. Nur bei diesen Kindern, die homozygot betroffen sind, kommt die Erkrankung zum Tragen.

Enzyme, die z. B. Stoffwechselvorgänge im Körper bewirken, bedürfen für eine normale Funktion einer intakten Struktur ihres Gens. Der genetische Kode in der DNS (Desoxiribonukleinsäure) des Zellkerns gibt seine Informationen über die RNS (Ribonukleinsäure) an den Ort der Proteinsynthese im Zellplasma weiter.

Dort wird eine Kette aus Aminosäuren gebildet, die für eine normale Funktion dreidimensional gefaltet sein muß. Wird aufgrund eines Defektes im Gen eine richtige Aminosäure in der Aminosäurenkette gegen eine falsche ausgetauscht oder fehlen eine oder mehrere Aminosäuren, so ist eine exakte Faltung nicht mehr möglich: das Enzym verliert seine normale Funktion und ist in seiner Aktivität gemindert.

Dieser Enzymdefekt kann für den Organismus mehrere Folgen bewirken:

- Ein **Substratmangel** hinter dem Stoffwechselblock führt zu entsprechenden Mangelsymptomen (z. B. Adrenogenitales Syndrom mit Aufbaustörung eines Nebennierenrindenhormons, s. S. 238).
- Bei einem **Substratstau** vor dem Stoffwechselblock kann die sich anhäufende Substanz toxisch wirken (z. B. Galaktosämie).
- Zur Verringerung des Substratstaus werden vom Organismus **Stoffwechselumleitungen** beschritten, deren einzelne Substanzen toxisch wirken können (z. B. Phenylketonurie).

2 Screeningtests auf angeborene Stoffwechselstörungen

Suchtests auf angeborene Stoffwechselstörungen im Neugeborenenalter haben das Ziel, mit einer möglichst einfachen und zuverlässigen Methode alle Neugeborenen einer Region auf eine Krankheit zu untersuchen, die durch einfache körperliche Untersuchung noch nicht erkennbar ist und unbehandelt zu schweren Schäden führt. Eine früh einsetzende Behandlung sollte den Kindern dann eine normale Entwicklung gewährleisten.

Einige Stoffwechselstörungen führen unbehandelt erst ab dem 3. bis 6. Lebensmonat zu erkennbaren Schäden (Phenylketonurie), andere Störungen können bereits in der 2. Lebenswoche zum Tod der Neugeborenen führen (Galaktosämie).

Neugeborenen-Massenscreening. *Massenscreening-Tests* (screen bedeutet „Schirm" oder „Sieb") untersuchen alle Neugeborenen am 4. oder 5. Lebenstag: gesunde Kinder rutschen durch das Sieb, Erkrankte bleiben im Sieb hängen und können vor Beginn der Symptome behandelt werden.

Erst seit 1961 sind durch den GUTHRIE-Test Massenscreening-Untersuchungen der Neugeborenen möglich: dieser für die frühzeitige Diagnose der Phenylketonurie entwickelte Test kann aus Blutproben, die nach einem Fersenstich gewonnen und auf ein Filterblattpapier getropft werden, nachweisen, ob sich bestimmte Substanzen (z. B. Phenylalanin bei Phenylketonurie) in erhöhten Mengen im Blut des Kindes befinden.

In den letzten 30 Jahren wurde das bewährte Prinzip der Filterblattpapierprobe beibehalten, die Zahl der so testbaren Krankheiten erhöhte sich deutlich. Beispielhaft seien genannt die Aminosäure Phenylalanin (Phenylketonurie), das Kohlenhydrat Galaktose (Galaktosämie), das Hormon TSH (Hypothyreose) und das Enzym Biotinidase (Biotinidase-Mangel). Sogar DNA kann aus den Filterblattpapieren für genetische Untersuchungen isoliert werden.

Stoffwechselstörungen sind seltene Krankheitsbilder: so wird auf ca. 10000 Neugeborene ein Kind mit Phenylketonurie geboren, auf ca. 40000 Neugeborene ist mit der Geburt eines Kindes mit Galaktosämie und auf ca. 3600 Neugeborene mit der Geburt eines Kindes mit Hypothyreose zu rechnen. Bezogen auf die jährliche Geburtenzahl von ca. 800000 Kindern in der Bundesrepublik Deutschland werden jedes Jahr aber doch viele vor Folgeschäden zu bewahrende Kinder geboren: ca. 80 Kinder mit Phenylketonurie, ca. 20 Kinder mit Galaktosämie und ca. 220 Kinder mit Hypothyreose.

Selektives Stoffwechselscreening. Im Gegensatz zum kostengünstigen Neugeborenen-Massenscreening, bei dem alle Neugeborenen einer Region auf das Vorliegen bestimmter Krankheitsbilder untersucht werden, werden bei dem *selektiven Stoffwechselscreening* bereits auffällige Kinder oder bestimmte Bevölkerungsgruppen mit aufwendigen Methoden auf definierte Erkrankungen des Stoffwechsels gezielt untersucht. Bei einem Teil dieser Betroffenen kann eine Therapie der Erkrankung den klinischen Zustand noch verbessern, bei einem anderen Teil kann die Kenntnis um die Diagnose einer vererblichen Erkrankung nicht mehr dem Patienten helfen, wohl aber der Familie die Möglichkeit zu einer pränatalen Diagnostik und/oder bei der Geburt eines weiteren betroffenen Kindes die Einleitung einer Therapie ab dem ersten Lebenstag ermöglichen.

3 Angeborene Störungen im Stoffwechsel der Aminosäuren

3.1 Phenylketonurie (PKU)

Definition und Häufigkeit: Die bekannteste Stoffwechselstörung aus dem Aminosäurenstoffwechsel stellt die Phenylketonurie (PKU) dar. Bei ihr wird die Aminosäure Phenylalanin im Blut erhöht gemessen (= Hyperphenylalaninämie). Sie wird autosomal rezessiv vererbt (beide Eltern sind gesunde Anlageträger) mit einer Häufigkeit von 1 : 10000 Neugeborene.

Ätiologie und Pathogenese: Durch eine stark verminderte oder fehlende Aktivität des Enzyms Phenylalaninhydroxylase wird Phenylalanin nicht zu Tyrosin umgewandelt. Phenylalanin staut sich unter normaler Eiweißzufuhr vor dem Stoffwechselblock an. Als Stoffwechselumleitung kommt es zu einer vermehrten Ausscheidung von Ketonen des Phenylalanins (z. B. Phenylalanin-Brenztraubensäure) im Urin, daher der Name Phenylketonurie oder *Brenztraubensäureschwachsinn.*

Die Neugeborenen mit PKU werden mit einem normalen Phenylalaninspiegel geboren, da die Mutter während der Schwangerschaft das Phenylalanin über die Plazenta für das Kind verstoffwechselt. Nach der Geburt steigt das Phenylalanin mit steigender Eiweißzufuhr an.

Der stark erhöhte Phenylalaninspiegel im Körper führt durch Hemmung der Aufnahme anderer Aminosäuren und durch Störung der Myelinumscheidung der Nervenfasern im Gehirn zu einer schweren Hirnschädigung.

Krankheitsbild: Die unter einer altersentsprechenden Eiweißzufuhr langsam voranschreitende Hirnschädigung wird von den Eltern ab dem 3.–6. Lebensmonat bemerkt, da die betroffenen Säuglinge im Vergleich zu ihren Altersgefährten kaum Entwicklungsfortschritte aufweisen:

Sie lernen stark verzögert oder gar nicht laufen und sprechen. Bei über 90% der Betroffenen ist der Grad der geistigen Behinderung erheblich: der Intelligenzquotient liegt unter 40 (normal 80–120). Ca 30% der unbehandelten Kinder leiden zudem unter Krampfanfällen.

Durch eine Hemmung der Pigmentbildung (Melanin) fallen unbehandelte Patienten mit PKU durch *helle Haare, helle Haut* und *blaue Augen* auf. Dunkelhaarige und dunkelhäutige Patienten sind unbehandelt heller als ihre Geschwister. Viele Patienten leiden unter hartnäckigen Hautekzemen.

Diagnose:

Guthrie-Test. Durch die Einführung des GUTHRIE-Testes (Erstbeschreibung 1961, Verwendung in Deutschland ab 1963) kann bereits bei Neugeborenen im Alter von 4–5 Tagen durch Bestimmung des Blut-Phenylalanins die Diagnose der PKU gestellt werden. Gesunde weisen einen Phenylalaninspiegel von 1–2 mg% (60–120 μmol/l) im Plasma auf, während die PKU-Neugeborenen nach Milchnahrung bereits Spiegel von 6–10 mg% (360–600 μmol/l) haben. Unbehandelt steigt das Phenylalanin dann weiter auf 20–70 mg% (1200–4200 μmol/l) im Plasma an.

BH4-Test. Die Hyperphenylalaninämie kann auch durch den Mangel eines Cofaktors der Phenylalaninhydroxylase bedingt sein, das Enzym ist hierdurch inaktiviert (z. B. Cofaktor Tetrahydrobiopterin BH4). Zur genaueren Einordnung muß bei allen Neugeborenen mit einer Phenylalanin-Erhöhung ein BH4-Test durchgeführt werden. Liegt ein Cofaktormangel vor, muß dieser lebensbegleitend in Form von Tabletten zugeführt werden.

Behandlung: Die Phenylketonurie wird mit einer phenylalaninarmen Diät behandelt. Das Eiweiß der Normalkost enthält ca. 5% Phenylalanin (d. h. 5 g Phenylalanin auf 100 g Protein). Eine völlig phenylalaninfreie Diät ist schädlich, da Phenylalanin eine essentielle Aminosäure darstellt, die der Körper zum Aufbau aller Eiweißkörper benötigt und nicht synthetisieren kann. Bei der Phenylketonurie wird Tyrosin zur fast essentiellen Aminosäure, da es durch den Enzymdefekt kaum gebildet werden kann.

Die phenylalaninarme Diät gliedert sich in 3 Teile (Beispiel eines Diätplanes s. Tab. 5.1)

- Die für den täglichen Bedarf erforderliche Phenylalaninmenge wird über *natürliche Lebensmittel geringen Eiweißgehaltes* aufgenommen. Die Mütter dürfen definierte Mengen von Muttermilch über Stillen zuführen.
- *Phenylalaninarme Spezialprodukte* (eiweißarmes Brot, eiweißarme Nudeln, eiweißarme Kekse) vervollständigen die täglich erforderliche Zufuhr an Phenylalanin.
- Die für das normale Gedeihen der Kinder erforderliche Restmenge an Protein wird über *phenylalaninfreie und tyrosinangereicherte Aminosäuremischungen* gedeckt. Diese Mischungen sind zusätzlich mit Kohlenhydraten, Vitaminen, Mineralien und Spurenelementen angereichert.

Die in Deutschland am häufigsten verwendeten phenylalaninfreien Präparate stellen die je nach Altersstufe zu verwendenden Produkte PKU 1-Mix, PKU 1, 2 und 3 (Firma Milupa) und Analog PKU, P-AM 1, 2, 3 und P-AM maternal (Firma SHS) dar. Diese phenylalaninfreien Produkte erscheinen den Erwachsenen wenig wohlschmekkend, aber die von Geburt an keine andere Geschmacksrichtung gewöhnten Kinder tolerieren die Aminosäuremischungen in der Regel gut.

Die Zufuhr eiweißreicher Nahrungsmittel wie Fleisch, Fisch, Eier, Käse, Quark und Milch darf bei der PKU nicht gestattet werden.

Jedes Kind hat seine sich im Laufe des Lebens variierende individuelle Phenylalanintoleranz, die durch regelmäßige Bestimmung der Phenylalaninkonzentration im Blut überprüft werden muß.

Die diätetische Therapie sollte möglichst lebensbegleitend beibehalten werden. Angestrebt werden Plasmakonzentrationen des Phenylalanins von 2–4 mg% im Kleinkindalter, in höherem Lebensalter werden bei etwas lockerer Diät Konzentrationen bis zu 10–15 bzw. 20 mg% toleriert.

Verlauf:

Frühbehandelte PKU-Kinder. Unter einer in den ersten Lebenswochen begonnenen und konsequent durchgeführten phenylalaninarmen Diät entwickeln sich die von einer PKU betroffenen Kinder altersentsprechend, besuchen normale Schulen und erfahren eine normale Berufsfindung.

Maternale (mütterliche) PKU. Junge Frauen mit Phenylketonurie und Kinderwunsch müssen **vor** dem Beginn und **während** einer Schwangerschaft Phenylalaninblutspiegel von 1 bis maximal 6 mg% einhalten, da ihr ungeborenes Kind sonst durch die hohen Phenylalaninspiegel der Mutter bereits im Mutterleib geschädigt werden würde, ohne selber von einer PKU betroffen zu sein. Die Kinder unbehandelter Mütter weisen in bis zu 90% der Fälle einen zu kleinen Kopfumfang (Mikrozephalie) mit geistiger Retardierung auf. Zusätzlich können Herzfehler oder Skelettmißbildungen (Klumpfüße) auftreten. Das Gesicht dieser Kinder ähnelt dem der Kinder mit einem embryo-fetalen Alkoholsyndrom (s. S. 32).

Späterkennung der PKU. Nicht in allen Ländern der Welt werden Neugeborene im Massenscreening auf das Vorliegen einer PKU untersucht. Insbesondere bei Asylsuchenden mit geistig behinderten Kindern muß daher an eine PKU gedacht und ein selektives Screening durchgeführt werden. Der Beginn einer phenylalaninarmen Diät ist auch im Alter von z. B. 3 Jahren noch sinnvoll: die

Tabelle 5.1 Ernährungsempfehlung für ein 1½jähriges Kind mit PKU (Phe = Phenylalanin).

		Phe mg	Austausch
Flasche 200 ml			
5 g	PKU 1-Mix Milupa	–	– 5 g Analog PKU SHS
24 g	Milupa Aptamil 1	106	– andere Säuglingsnahrung für 106 mg Phe
1 Teel.	Pflanzenöl	–	
– mit abgekochtem, abgekühltem Wasser anrühren			
Zwischenmahlzeit			
* g	Obst/Obstgläschen für 15 mg Phe	15	– * Menge u. Sorte siehe Austauschtabellen
1 Teel.	Pflanzenöl	–	
Mittagessen			
80 g	Kartoffeln, gek., 45 g Reis, gek.	50	
** g	Gemüse für 50 mg Phe	50	– ** Menge u. Sorte siehe Austauschtabellen
	Margarine	–	
etwas	Maisstärke (Mondamin)	–	– für eine Soße
5 g	frische Kräuter	9	
Zwischenmahlzeit			
*** g	eiweißarmes Knusperbrot Aproten	15	– *** Menge eiweißarme Kekse oder Gebäck für 15 mg Phe
	Margarine		
Abendessen			
45 g	Milupa lpf eiweißarmer Brei	40	
1 Teel.	Pflanzenöl	–	
– mit abgekochtem, abgekühltem Wasser anrühren			
Täglich (auf 3–4 Mahlzeiten verteilen)			
17 g	PKU 2 Milupa	–	– 15 g P-AM 2 SHS oder Phenyldon Nutricia
200 ml	Fruchtsaft	5	
Getränke			
	Tee	–	
	Mineralwasser	–	
	Summe	290	

Diese Kost enthält:	pro Kg/KG/Tag bei 12 Kg:
ca. 1100 Kcal	92 Kcal
ca. 21 g Eiweiß	1,7 g
ca. 41 g Fett	3,4 g
ca. 160 g Kohlenhydrate	13,4 g
ca. 290 mg Phenylalanin	24 mg

Empfehlung: Zur ausreichenden Kalorienzufuhr viel Streichfett und Kochfett verwenden.

Kinder werden sich in ihrer geistigen Entwicklung zwar nicht mehr normalisieren können, machen aber noch Entwicklungsfortschritte und werden motorisch ruhiger und konzentrierter. Ihre Haare dunkeln unter einer phenylalaninarmen Diät nach, Hautekzeme können ausheilen.

3.2 Tyrosinämie Typ 1
(Tyrosinose)

Zu den Störungen im Stoffwechsel der Aminosäuren gehört auch die Tyrosinämie. Durch diese seltene (Häufigkeit in Europa ca. 1 : 100 000) Störung im Abbau der Aminosäure Tyrosin und durch die Bildung toxischer Stoffwechselmetabolite (Succinylazeton) kommt es bei der *akuten Form* der Tyrosinämie (autosomal rezessiver Erbgang) unter einer Normalkost zu einer starken Leberschädigung mit frühem Tod der Kinder im Alter von 2–6 Monaten im Leberversagen. Bei der *chronischen Form* ist der Verlauf verzögerter, diese Kinder können eine Rachitis und Leberkarzinome bereits im Alter von unter 10 Jahren entwickeln.

Behandlung: Unter einer phenylalaninarmen und tyrosinarmen Diät unter Zusatz phenylalanin- und tyrosinfreier Aminosäuremischungen (TYR 1–2 von Milupa, Analog-PT-AM, PT-AM 1, 2 und 3 von SHS je nach Altersstufe) läßt sich die Leberschädigung nicht komplett aufhalten. Eine *Lebertransplantation* kann die Kinder von ihrem Stoffwechseldefekt heilen. Seit wenigen Jahren steht eine experimentelle medikamentöse Therapie mit dem Unkrautvertilgungsmittel NTBC zur Verfügung, das durch eine künstliche Blockade im Stoffwechselweg hinter dem Tyrosin zwar weiter zu einer Tyrosinerhöhung führt, die giftigen Metabolite aber nicht mehr entstehen läßt. Unter einer NTBC-Therapie muß die tyrosinarme Diät beibehalten werden, da es sonst durch die starke Tyrosinerhöhung zu einer sehr schmerzhaften Keratokonjunktivitis und zu Fußsohlenekzemen kommt.

3.3 Ahornsirupurinkrankheit (MSUD, Leuzinose)

Bei der seltenen (Häufigkeit ca. 1 : 200 000 Neugeborene) autosomal rezessiv vererblichen Ahornsirupurin-Krankheit *(**M**aple **S**irup **U**rine **D**isease)* ist durch einen Enzymmangel der Abbau der verzweigtkettigen Aminosäuren Leuzin, Isoleuzin und Valin gehemmt. Bei der *frühinfantilen Form* führt insbesondere die Anhäufung von Leuzin unter altersentsprechender Eiweißzufuhr bereits im Alter von wenigen Tagen zu einer Vergiftung des Körpers mit Koma, Krampfanfällen und Tod. Die Kinder fallen durch einen Maggi-artigen Geruch auf, der dem des kanadischen Ahornsirups ähnelt.

Behandlung: Die Therapie besteht aus einer lebensbegleitenden, leuzinarmen Diät unter Hinzufügung eines Aminosäurengemisches, das keine verzweigtkettigen Aminosäuren enthält (MSUD 1–2 von Milupa, Analog-ILV-AM, ILV-AM 1, 2 und 3 von SHS je nach Altersstufe). In der Neugeborenenphase und bei späteren Stoffwechselentgleisungen kann eine schnellere Entgiftung über Peritonealdialyse und/oder Glukose-Insulininfusionen erreicht werden.

4 Angeborene Störungen im Stoffwechsel der Kohlenhydrate

4.1 Galaktosämie

Definition und Häufigkeit: Durch einen autosomal rezessiv vererblichen Enzymdefekt resultiert eine Abbaustörung der Galaktose. Sich vor dem Stoffwechselblock anhäufende Metabolite führen zu einer Schädigung der Leber, des Gehirns, der Augenlinsen und der Nierentubuli.

Die Häufigkeit der Galaktosämie beträgt 1 : 40 000 Neugeborene. Träger der Erbanlage können durch eine Aktivitätsbestimmung des Enzyms Galaktose-1-Phosphat-Uridyltransferase in den Erythrozyten erkannt werden.

Pathogenese: Der mit der Nahrung zugeführte Milchzucker Laktose wird durch eine Laktase in der Dünndarmschleimhaut zu Galaktose und Glukose gespalten, diese werden dann in das Blut aufgenommen. In der Leber erfolgt die Umwandlung in Galaktose-1-Phosphat. Bei der klassischen Galaktosämie ist der weitere Abbau durch einen Mangel des Enzyms Galaktose-1-Phosphat-Uridyltransferase gestört. Galaktose häuft sich an, sein Umweg-Metabolit Galaktitol führt zur Linsentrübung; Galaktose-1-Phosphat schädigt Leber, Gehirn und Nieren.

Krankheitsbild: Nach Beginn einer milchzuckerhaltigen Nahrung fallen die Neugeborenen bereits ab dem 2.–3. Lebenstag durch Erbrechen, starke Gelbsucht, Durchfall, Lethargie und Gerinnungsstörung auf. Die Fehldiagnose einer angeborenen Infektion ist möglich – doch kommt eine gleichzeitig bestehende Koli-Sepsis häufig vor. Wird die Laktosezufuhr nicht unterbrochen, versterben fast alle Kinder im Alter von 9–14 Tagen im Leberkoma. Bei klinischem oder laborchemischem Verdacht auf eine Galaktosämie sollte die Milchnahrung daher sofort gestoppt und das Kind mit Tee und glukosehaltigen Infusionen oder galaktosefreier Sojanahrung ernährt werden. Überleben Säuglinge ohne Stellung der Diagnose oder wird die Diagnose verspätet gestellt, leiden diese Kinder unter Linsentrübungen, Leberzirrhose und geistiger Retardierung.

Diagnose: Der Verdacht auf eine Galaktosämie wird erhärtet durch den Nachweis einer erhöhten Galaktoseausscheidung im Urin (Urinprobe auf reduzierende Zucker), eine erhöhte Galaktosekonzentration im Serum und durch ein positives Neugeborenen-Screening. Letzteres wird aber erst am 4.–5. Lebenstag entnommen, ein hoher Aufmerksamkeitsgrad der Betreuenden sollte die Diagnose bereits früher ermöglichen (s. Krankheitsbild).

Gesichert wird die Diagnose durch eine Aktivitätsbestimmung des Enzyms in Erythrozyten. Nach einer (Blutaustausch-) Transfusion wird aber für ca. 3 Monate die Enzymaktivität der Spendererythrozyten bestimmt, die Diagnose einer Galaktosämie kann so verpaßt und das Kind weiter geschädigt werden. Eine orale oder intravenöse Galaktosebelastung ist streng kontraindiziert.

Behandlung: Kinder mit Galaktosämie sollten lebensbegleitend laktosefrei und galaktosefrei ernährt werden. *Ungeeignet* sind daher Muttermilch, normale Säuglingsnahrungen, Milch, Milchprodukte (wie Butter, Quark, Joghurt), Milchbrot und Innereien (insbesondere Leber und Gehirn). Laktose ist ein gängiger Konservierungsstoff in Konserven und Gewürzmischungen z. B. für Wurst und Kekse. Entsprechende Produkte müssen gemieden werden. Arzneimittel, besonders Tabletten, enthalten als Trägersubstanz häufig Laktose und sind dann nicht geeignet. *Geeignet* sind laktose- und galaktosefreie Säuglingsnahrungen auf Sojabasis (Humana SL, Milupa SOM, Multival plus, Laktopriv) oder auf Kaseinbasis (Nutramigen, Pregestimil) und Pregomin. Nahrungen mit einem nur verringerten Laktoseanteil (z. B. Alfaré) sind für die diätetische Therapie der Galaktosämie ebenfalls nicht geeignet.

Verlauf: Unter einer früh begonnenen und konsequent eingehaltenen Diät normalisiert sich die Leberfunktion schnell. Leichte Linsentrübungen können sich noch zurückbilden. Die Mehrheit der Kinder entwickelt sich geistig altersentsprechend.

Allerdings fallen eine Reihe von Kindern auch unter guter Diätführung durch eine deutliche geistige Behinderung, z. T. mit Ataxie auf. Diesen Verlauf können auch Kinder nehmen, die ab dem ersten Lebenstag galaktosefrei ernährt wurden (pränatale Schädigung). Ca. 80 % der Mädchen mit Galaktosämie leiden unter einer Störung ihrer Ovarialfunktion (hypergonadotroper Hypogonadismus). Der genaue Schädigungsmechanismus ist noch ungeklärt.

4.2 Hereditäre Fruktoseintoleranz

Bei der erblichen Fruchtzuckerintoleranz führt ein angeborener, autosomal rezessiv vererblicher Enzymdefekt zu einer Abbaustörung von Fruktose. Es häuft sich unter einer fruchtzuckerhaltigen Ernährung das toxische Fruktose-1-Phosphat in den Zellen an, Leber- und Nierenfunktionsstörung sind erheblich. Fruktose ist im Rohr-/Kochzucker (= Disaccharid) sowie in fast allen Obst- und Gemüsesorten mit Ausnahme der Zitrone enthalten und findet sich in Fertignahrungen, jedoch nicht in der Muttermilch.

Die Symptome der hereditären Fruktoseintoleranz treten nach der ersten Fütterung fruktosehaltiger Nahrung auf (z. B. Karotten, aber auch Heilnahrung): durch schwere Unterzuckerungen können die Säuglinge schwitzen, zittern, eintrüben und krampfen. Die Hypoglykämie wird durch die hemmende Wirkung des Fruktose-1-Phosphates auf die Glukosefreisetzung aus dem Glykogen der Leber bedingt. Zusätzlich werden die Nierentubuli geschädigt. Wird Fruktose weiter zugeführt, geraten die Kinder in ein Leberkoma und können versterben.

Die hereditäre Fruktoseintoleranz hat eine geschätzte Häufigkeit von 1 : 20 000. Viele Betroffene, die das Säuglingsalter ohne Diagnosestellung überleben, entwickeln gegen Fruktose eine starke Abneigung, die sie vor der Zufuhr größerer Mengen schützt. Eine Sicherung der Diagnose kann über Enzymbestimmung in der Leber, im Dünndarm oder über eine genetische Untersuchung erfolgen. Fruktosebelastungstests sind zurückhaltend zu beurteilen.

Behandlung: Eine völlig fruktosefreie Nahrung ist nur im Säuglingsalter möglich. Später sollten lebensbegleitend fruktosearme Gemüsesorten ausgewählt werden. Obst und fruktosehaltige Süßigkeiten dürfen nicht gegessen werden. Viele Kinderzahnpasten, die von den Kindern anfangs ja verschluckt werden, enthalten zur Süßung Sorbit, das in der Leber in Fruktose umgewandelt werden kann und sind deshalb ungeeignet. Eine Kette mit Notfallausweis sollte stets getragen werden, da zum Beispiel bei Bewußtlosigkeit unter Infusionen mit sorbit- oder lävulosehaltigen Lösungen auch Erwachsene noch eine tödliche Leberschädigung erleiden können. In Kinderkliniken gibt es solche Infusionslösungen nicht.

4.3 Glykogenspeicherkrankheiten (Glykogenosen)

Glykogen stellt die Speicherform der Kohlenhydrate dar. Es wird nach der Nahrungsaufnahme vor allem in der Leber, im Skelettmuskel, im Herzmuskel und in den Nieren gespeichert. Im Hungerzustand sorgen mehrere Enzyme des Glykogen-Stoffwechsels für eine Freisetzung von Glukose. Einzelne dieser Enzyme können gestört sein und führen dann zu unterschiedlichen Formen der Glykogenspeicherkrankheiten.

Glykogenose Typ 1 (v. Gierke). Kinder mit dieser Erkrankung fallen im ersten Lebensjahr durch eine Bauchvergrößerung (bei *Lebervergrößerung*), einen Minderwuchs und ein Puppengesicht auf. Zum Ausgleich von *Unterzuckerungen* ist die Laktatkonzentration im Blut stark erhöht, dies führt zu einer Azidose und beschleunigten Atmung. Eine Erhöhung der Harnsäure kann schon im Kindesalter zu *Gichtknoten* führen. Über Blutungen s. S. 172. Die Glykogenose Typ 1 wird autosomal rezessiv vererbt, sie ist selten.

Diagnose: Die Diagnosesicherung kann durch eine Leberpunktion mit anschließender Bestimmung der Aktivität des Enzyms Glukose-6-Phosphatase erfolgen. Ein Neugeborenen-Screening existiert nicht.

Behandlung: Sie erfordert von der Familie viel Motivation und Disziplin. Die Kinder erhalten tagsüber ca. alle 3 Stunden eine kohlenhydratreiche Mahlzeit. Zur Nacht legen die Eltern eine Magensonde und infundieren über eine Ernährungspumpe kontinuierlich über ca. 12 Stunden ein Gemisch aus Tee und Maltodextrin-Lösung. Jugendliche und Erwachsene oder Kinder im Schullandheim bevorzugen statt der Ernährungspumpe die zweimalige nächtliche Einnahme eines Gemisches aus Wasser und ungekochter Stärke, das für die Kohlenhydratversorgung einen Depoteffekt hat und ca. 4–5 Stunden vorhält. Blutzuckerselbstkontrollen sind regelmäßig erforderlich. Einige Kinder benötigen zusätzlich zum Ausgleich einer Azidose eine Bikarbonatgabe. Die Hyperurikämie wird mit Allopurinol behandelt. Einige Patienten wurden *lebertransplantiert.*

Verlauf: Unter konsequenter Verhinderung von Unterzuckerungen entwickeln sich die Kinder altersentsprechend und erreichen ein normales Längenwachstum. Im Erwachsenenalter können die Patienten Leberadenome entwickeln, einzelne hepatozelluläre Karzinome wurden beschrieben. Ab dem Alter von ca. 20 Jahren kann die Nierenfunktion deutlich beeinträchtigt sein, ein renaler Hypertonus ist häufig nachzuweisen.

Glykogenose Typ 1 b. Bei dieser Sonderform der von Gierkeschen Krankheit besteht zusätzlich zu den oben beschriebenen Symptomen eine Verminderung der Leukozyten (Neutropenie). Diese Kinder leiden unter sehr häufigen Infektionen, die den Stoffwechsel jeweils entgleisen lassen können. Neben der diätetischen Therapie profitieren diese Kinder von der Gabe von Granulozyten-Kolonienstimulierendem Faktor (G-CSF).

Glykogenose Typ 2 (Morbus Pompe). Sie wird auf S. 153 beschrieben.

5 Angeborene Störungen im Fettstoffwechsel

Familiäre Hypercholesterinämie

Die autosomal dominant vererbliche familiäre Hypercholesterinämie (Typ 2 a) stellt mit einer Häufigkeit von 1:500 eine der häufigsten erblichen Stoffwechselstörungen dar. Dabei kommt es zur Erhöhung des gefäßschädigenden LDL-Cholesterins. Dies führt zu Herzinfarkten bereits im frühen Erwachsenenalter. Wird von beiden Elternteilen die Anlage vererbt, können bei der seltenen homozygoten Form der familiären Hypercholesterinämie (Häufigkeit 1:1000000) die Kinder bereits im Alter von 2–10 Jahren einen Herzinfarkt erleiden.

Behandlung: Die Therapie besteht in einer *Diät* aus cholesterinarmen, ballaststoffreichen Lebensmitteln unter Reduzierung der gesättigten Fettsäuren. Zusätzlich kann *medikamentös* die Aufnahme des Cholesterins im Darmtrakt durch Cholestyramin (Quantalan®, Cholestabyl®) gesenkt werden. Für Medikamente, die die Bildung des LDL-Cholesterins in der Leber verhindern (HMG-CoA-Reduktase-Hemmer), liegen bei Kindern unter 12 Jahren nur wenig Erfahrungen vor. Sehr hohe LDL-Cholesterinkonzentrationen erfordern zusätzlich eine maschinelle Entfernung in einem alle 2 Wochen durchzuführenden Dialyse-ähnlichen Verfahren *(LDL-Apherese).* Homozygot Betroffene können von einer *Lebertransplantation* profitieren.

6 Angeborene lysosomale Speicherkrankheiten

Lysosomen sorgen in der Zelle für den Abbau von großen Molekülen, die aus dem Eiweiß-, Fett- und Kohlenhydratstoffwechsel anfallen. Viele lysosomale Enzyme sorgen für die Wiederverwertung dieser Makromoleküle. Bei angeborenen, vererblichen Störungen eines lysosomalen Enzyms häuft sich die spezifische, von diesem Enzym eigentlich abzubauende Substanz in den Zellen der betroffenen Organe an und führt zum Untergang dieser Zellen. Die Organe können durch die Speicherung stark vergrößert werden (Milz, Leber) und/oder in ihrer Funktion beeinträchtigt werden (Gehirn).

6.1 Morbus Gaucher

Bei der autosomal rezessiv vererblichen GAUCHER-Krankheit (Häufigkeit ca. 1:40000 in der europäischen Bevölkerung) speichert sich das nicht abzubauende Sphingolipid Glukozerebrosid überwiegend in der Milz und der Leber, aber auch im Knochenmark. Bei manchen Verlaufsformen ist auch das Gehirn mitbetroffen. Die Patienten leiden unter Bauchschmerzen durch die vergrößerte Leber und Milz und durch Milzinfarkte, ferner unter Knochenkrisen, Nasenbluten und einer Hämatomneigung. Das Abfangen der Thrombozyten, Erythrozyten und Leukozyten in der vergrößerten Milz wird als *Hyperspleniesyndrom* bezeichnet. Die Krankheit kann durch Aktivitätsbestimmung des Enzyms Glukozerebrosidase in Leukozyten gesichert werden.

Behandlung: Die GAUCHER-Erkrankung kann durch eine erfolgreiche *Knochenmarktransplantation* geheilt werden. Seit einigen Jahren werden Patienten auch erfolgreich mit einer alle 2 Wochen durchzuführenden *Infusion des fehlenden Enzyms* Glukozerebrosidase (Ceredase®) behandelt.

6.2 Mukopolysaccharidosen

Mukopolysaccharide sind Substanzen, die im Bindegewebe, im Knorpel und in den Knochen vorkommen. Ihr Abbau erfolgt auch in den Lysosomen durch verschiedene Enzyme. Bei Enzymdefekten wird die eigentlich abzubauende Substanz in den Lysosomen gespeichert, die Lysosomen werden zerstört und die einzelnen Mukopolysaccharide können bei einer Mukopolysaccharidose im Blut oder Urin vermehrt nachgewiesen werden. Die Untersuchung wird bei Verdacht auf diese Erkrankung durchgeführt. Die Sicherung der Diagnose erfolgt über Aktivitätsbestimmung des jeweiligen Enzyms im Serum, in Leukozyten oder Hautfibroblasten.

Es gibt zahlreiche Typen der Mukopolysaccharidosen.

Morbus Pfaundler-Hurler

Bei der PFAUNDLER-HURLERschen Krankheit, die auch als **Mukopolysaccharidose Typ 1** bezeichnet wird, fallen die Kinder erstmalig ab der Mitte des 1. Lebensjahres durch wiederholte Infektionen der oberen Luftwege auf. Durch Speicherung eines Mukopolysaccharids wird das lymphatische Gewebe im Nasen-Rachen-Raum verdickt. Im weiteren Verlauf vergröbern sich die Gesichtszüge (Abb. 5.1): es entsteht das sog. *Wasserspeiergesicht* mit eingesunkener Nasenwurzel, großen Nasenöffnungen, kräftigen Augenbrauen bei weitem Augenabstand und wulstigen Lippen. Die durch Speichermaterial verdickte Zunge schaut aus dem Mund heraus. Die Kinder sind minderwüchsig

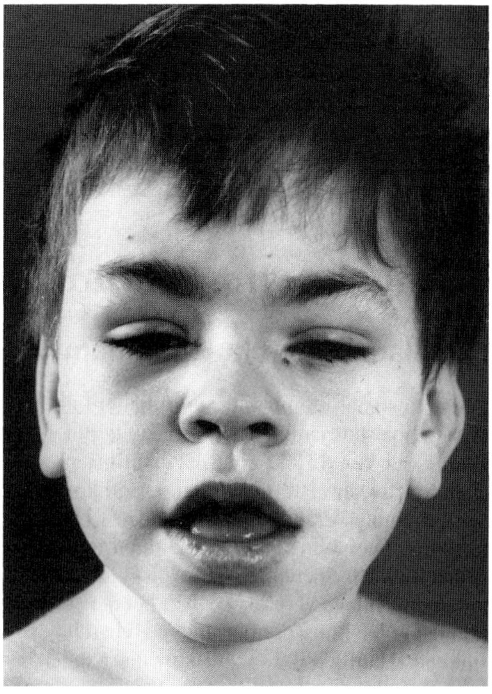

Abb. 5.1 Kind mit Mukopolysaccharidose Typ I (PFAUNDLER-HURLER).

und wirken mit ihrem großen Kopf, ihrem kurzen Hals und ihren plumpen Händen und Füßen unproportioniert. Die Leber ist vergrößert. Die Hornhaut der Augen kann eintrüben, die Kinder ertauben häufig. Sie weisen einen Hirnschaden auf und leiden unter Krampfanfällen. Ein Hydrozephalus kann auftreten. Das verdickte Myo- und Endokard des Herzens kann zu einer Herzinsuffizienz führen. Die Betroffenen versterben meistens im Alter von 10 (–20) Jahren.

Der Morbus PFAUNDLER-HURLER ist selten (Häufigkeit ca. 1 : 140 000) und wird autosomal rezessiv vererbt. Eine pränatale Diagnostik ist möglich.

Behandlung: Die Therapie ist überwiegend nur symptomatisch möglich (Shunt-OP, Antikonvulsiva, konsequente Behandlung von Infektionen). Eine frühe *Knochenmarktransplantation* kann eventuell die Lebenserwartung verlängern, die Knochenveränderungen werden aber eher nicht beeinflußt.

7 Diabetes mellitus Typ I

Definition und Häufigkeit: Der Typ-I-Diabetes, die häufigste Form des Diabetes bei Kindern und Jugendlichen, ist stets ein **Insulinmangeldiabetes** und muß deshalb immer mit Insulin behandelt werden. Die Auslösung des Diabetes mellitus kann durch genetische Veranlagung und exogene Faktoren hervorgerufen werden (multifaktoriell). Die Häufigkeit beträgt bei Kindern und Jugendlichen unter 17 Jahren ca. 1 : 1000.

Ätiologie und Pathogenese: Die überwiegende Mehrzahl der Typ-I-Diabetiker weist einen bestimmten, genetisch vorgegebenen Gewebetyp in den Leukozyten auf, die sog. *Histokompatibilitätsregion* HLA-DR3 oder HLA-DR4. Diese Erbinformation im HLA-System scheint die Menschen für die Entwicklung eines Typ-I-Diabetes empfänglicher zu machen. Weitere, den Diabetes begünstigende oder auslösende Faktoren können Virusinfektionen mit Coxsackie-, Mumps-, Röteln-, Masern- oder Influenzaviren darstellen oder Autoimmunprozesse mit Antikörperbildung gegen das eigene endokrine Pankreasgewebe.

Ohne das den Zuckerhaushalt regelnde Hormon **Insulin** wäre der menschliche Körper nicht lebensfähig. Insulin wird in den Inselzellen der Bauchspeicheldrüse gebildet. Beim Typ-I-Diabetes wird zunächst kaum noch Insulin produziert, im weiteren Verlauf versiegt die Insulinproduktion völlig. Durch den Insulinmangel kann die aus dem Darm resorbierte Glukose nicht mehr in die Körperzellen aufgenommen werden, die *Glukosekonzentration* steigt *extrazellulär* stark an (die Normalwerte der Blutglukose sind 70–110 mg/dl bzw. 3,9–6,1 mmol/l). Die Blutzuckerkonzentration liegt beim unbehandelten Typ-I-Diabetes bei 180 bis 1000 mg/dl (10 bis 55 mmol/l). Die Niere versucht, diese hohen Zuckermengen wieder auszuscheiden, die *Glukosurie* führt dabei zu einem großen Verlust von Wasser und Elektrolyten. *Intrazellulär* fehlt den Zellen die Glukose für die Zuckerverbrennung. Zur Sicherung der Energieversorgung verbrennen die Zellen dann Eiweiß und Fette, dies resultiert in einer starken Ansäuerung des Blutes *(Azidose)* und einer starken Ketonkörperbildung *(Azeton)*.

Krankheitsbild: Eine fieberhafte Infektion begünstigt bei Kindern die Erstmanifestation eines Typ-I-Diabetes. Die Kinder fallen durch großen Durst und häufiges Wasserlassen auf, einige nässen nachts wieder ein (große Urinmenge mit dem Ziel, Glukose auszuscheiden). Sie nehmen trotz großen Hungers ab (Zucker, also Kalorien gehen mit dem Urin verloren) und fühlen sich matt und müde. Wird der Diabetes in dieser Phase nicht erkannt, gleiten die Kinder in einen Präkoma-Zustand, der in ein Koma *(Coma diabeticum)* übergehen kann. Die Kinder sind dann stark ausgetrocknet *(Exsikkose)*, sind schläfrig oder bewußtlos und können krampfen. Einige klagen über Übelkeit und Bauchschmerzen und werden fälschlicherweise als akute Appendizitis operiert. Die Kinder weisen eine verstärkte Atmung *(KUSSMAULsche Azidoseatmung)* auf, ihre Ausatmungsluft riecht süßlich-faulig nach Azeton.

Diagnose: Bei typischen Symptomen und einem Blutzuckerwert über 200 mg/dl (11 mmol/l) gilt die Diagnose als gesichert. Bei Kindern wird selten bei nicht eindeutiger Diagnose ein *oraler Glukose-Toleranztest (OGTT)* durchgeführt, bei dem sie einmalig eine definierte Menge einer hochprozentigen Glukoselösung trinken und zum Zeitpunkt 0, 30, 60 und 90 Minuten die Blutglukose bestimmt wird.

Verlauf und Prognose: Nach der Erstmanifestation des Typ-I-Diabetes kommen die Kinder in eine Phase, in der das Pankreasorgan wieder Insulin in geringen Mengen ausschüttet *(Remissionspha-*

se, „Honeymoon“). In dieser Phase, die Wochen bis Monate, selten Jahre dauern kann, ist der zu spritzende Insulinbedarf der Kinder gering. Nach dem Ende der Remissionsphase sind die Kinder völlig auf die tägliche Zufuhr des Insulins über Spritzen angewiesen. Die Einstellung der Blutzuckerwerte fällt vor und nach der Pubertät leichter als in der Pubertät.

Komplikationen: Die Kinder sind durch *Hyperglykämien* (über diabetisches Koma s.o.) und durch Hypoglykämien gefährdet. Jede fieberhafte Infektion erhöht den Insulinbedarf der Kinder und kann so zu Hyperglykämien führen. Die *akute Hypoglykämie* ist eine gefürchtete Komplikation. Sie kann bei zu hoher Insulinzufuhr, Nahrungsverweigerung und starker körperlicher Betätigung auftreten. In der Unterzuckerung sind die Kinder zunächst hungrig, fühlen sich schwach, unruhig, zittern und schwitzen. Wird die Hypoglykämie in diesem Stadium nicht erkannt und behandelt, entwickeln die Kinder Schwindel, können krampfen und verlieren das Bewußtsein *(hypoglykämischer Schock)*. Schnelle Zufuhr von Glukose kann in dieser Situation lebensrettend sein.

Spätkomplikationen des Diabetes mellitus treten im Kindesalter zwar eher selten auf, ihre Entstehung kann durch eine gute und konsequente Behandlung aber hinausgezögert werden. Bedeutsamste Spätkomplikationen sind *Veränderungen an den Gefäßen* der Nieren, des Herzens, des Gehirnes und der Beine mit erheblichen Durchblutungsstörungen. Ferner ist die *diabetische Retinopathie* der Augen gefürchtet.

Behandlung: Ziel der Behandlung ist es, Stoffwechselentgleisungen zu vermeiden und die Patienten möglichst lange vor den Spätkomplikationen des Diabetes zu schützen. Die Therapie gliedert sich in 3 wichtige Teile:

- Insulingabe
- Diabetes-Diät
- körperliche Aktivität

Insulingabe. Zur Behandlung vor allem neu erkrankter Kinder wird heute überwiegend hochgereinigtes *Humaninsulin* verwendet. Dieses Insulin wird gentechnologisch durch veränderte Kolibakterien hergestellt und ist dem menschlichen Insulin identisch. Insulin kann in Form eines sofort, aber nur kurz wirkenden *Normalinsulins* (früher: *Altinsulin*) oder in Form eines langsamer, aber länger wirkenden *Verzögerungsinsulins* verabreicht werden. Im Coma diabeticum, bei Operationen und bei Entgleisungen im Rahmen von Infektionen wird das Normalinsulin kontinuierlich intravenös zugeführt. Nach Ausgleich der Stoffwechsellage oder bei neu erkrankten Kindern ohne Ketoazidose wird die Behandlung subkutan durchgeführt.

Bei der **konventionellen Insulintherapie** werden pro Tag meist zwei Injektionen einer Mischung aus Normal- und Verzögerungsinsulin subkutan injiziert. Die Morgendosis beträgt ca. $^2/_3$ der Tagesdosis. *Bei dieser Behandlungsform wird die Nahrungszufuhr durch Einnahme mehrerer Mahlzeiten der Insulinwirkung angepaßt.* Ältere Kinder injizieren sich das Insulin selber.

Bei der **intensivierten konventionellen Therapie** spritzen die Jugendlichen 1- bis 2mal am Tag ein Verzögerungsinsulin zur Deckung des basalen Insulinbedarfs (Insulinbedarf ohne Nahrungszufuhr). Sie kontrollieren mehrfach täglich ihren Blutzucker und *berechnen die aufgrund ihres jeweiligen Nahrungswunsches zusätzlich zum Basisbedarf zu spritzende Menge des Normalinsulins* jeweils individuell. Dieses Vorgehen erfordert große Disziplin, gestattet aber auch ein Leben, das sich mehr nach den wechselnden Bedürfnissen des einzelnen richtet. Die subkutan wirkende und am Bauch zu tragende *Insulinpumpe* kann gleichfalls individueller auf Wünsche programmiert werden. Beide Verfahren sind für Kinder vor der Pubertät weniger geeignet.

Diabetes-Diät. Sie sollte einer ausgewogenen Normalkost entsprechen und die individuellen Lebensqualitäten berücksichtigen. Innerhalb der Familie können alle das gleiche essen. 50% der Gesamtkalorien sollten durch Kohlenhydrate mit

Tabelle 5.2 Kohlenhydrataustauschtabelle. 12 g Kohlenhydrate sind 1 BE.

1 BE ist enthalten in:	Brot und Backwaren
25 g	Vollkornbrot
25 g	Mischbrot
25 g	Brötchen
25 g	Toastbrot
15 g	Knäckebrot
15 g	Zwieback
15 g	Schwedenbrot (Brödli)
35 g	Blätterteig (tiefgekühlt)
25 g	Hefeteig (tiefgekühlt)
15 g	Kräcker
15 g	Salzstangen, -brezel

Beachte: Vollkornbrot bevorzugen und Streichfett und Auflage sparsam verbrauchen!

möglichst ballaststoffreichen Kohlenhydratträgern zugeführt werden, 10–20% der Energie über Eiweiß und 30% der Energiekalorien über Fett. Täglich werden ca. 7 Mahlzeiten eingenommen (bei der konventionellen Insulintherapie), die in *Broteinheiten* aufgeteilt sind. Der Schätzwert einer Broteinheit (BE), auch *Kohlenhydrateinheit* (KE) genannt, entspricht 10–12 g Kohlenhydraten (Tabelle 5.2 gibt ein Beispiel für einen Austauschplan, Tabelle 5.3 ein Beispiel für den Diätplan eines Zehnjährigen). Eine mäßige Aufnahme von Rohrzucker (Saccharose) unter 10% der Gesamtenergiezufuhr ist auf Wunsch möglich, Getränke mit hohem Saccharosegehalt sind dagegen

Tabelle 5.3 Ernährungsempfehlung für ein 10jähriges Kind mit Diabetes mellitus.

		BE	KH g
I. Frühstück	**6.30 Uhr**		
125 ml	Trinkmilch, 3,5% Fett	1/2	6
75 g	Brot/Brötchen (bevorzugt Vollkornbrot)	3	36
dünn	Butter oder Margarine	–	–
wenig	Konfitüre	–	–
II. Frühstück	**9.45 Uhr**		
50 g	Brot (bevorzugt Vollkornbrot)	2	24
dünn	Butter oder Margarine	–	–
wenig	Auflage	–	–
viel	Gemüse zum Brot (z. B. Tomatenscheiben)	–	–
III. Frühstück	**11.30 Uhr**		
25 g	Brot (bevorzugt Vollkornbrot)	1	12
dünn	Butter oder Margarine	–	–
wenig	Auflage	–	–
* g	Obst für 1 BE	1	12
Mittagessen	**13.30 Uhr**		
195 g	Kartoffeln oder 135 g Reis/Nudeln gek.	3	36
viel	Gemüse/Salat/Rohkost	–	–
wenig	Fleisch, Geflügel, Fisch, Ei	–	–
etwas	Kochfett/Salatöl oder Soße	–	–
* g	Nachtisch für 1 BE	1	12
Nachmittag	**15.00 Uhr**		
* g	Obst (frisch) für 1 BE	1	12
* g	Gebäck für 2 BE	2	24
Abendessen	**18.30 Uhr**		
75 g	Brot (bevorzugt Vollkornbrot)	3	36
dünn	Butter oder Margarine	–	–
wenig	Auflage	–	–
viel	Gemüse oder Salat	–	–
* g	Obst für 1 BE	1	12
Spätmahlzeit	**20.30 Uhr**		
125 ml	Trinkmilch, 3,5% Fett	1/2	6
50 g	Brot (bevorzugt Vollkornbrot)	2	24
dünn	Butter oder Margarine	–	–
wenig	Auflage	–	–
	Summe	21	252

Diese Kost enthält:
ca. 2000 Kcal
ca. 71 g Eiweiß (15%)
ca. 75 g Fett (35%)
ca. 245 g Kohlenhydrate (50%)

* Menge und Sorte siehe Austauschtabellen

nur in der Hypoglykämie geeignet. Fruktose und andere kalorienhaltige Zuckeraustauschstoffe sowie „für Diabetiker geeignete“ Lebensmittel bringen Diabetikern keine Vorteile und sind meist teurer als „normale“ Lebensmittel.

Körperliche Aktivität. Sie dient dem Verbrauch von Glukose über Muskelarbeit und spart Insulin ein. Schulsport und weitere sportliche Aktivitäten sollten unterstützt werden, auch Hochleistungssport ist möglich.

Stoffwechselkontrollen: Die Kinder und ihre Eltern sollen eigenverantwortlich die Stoffwechsellage kontrollieren. Die notwendigen Blutzuckermessungen werden durch Stechhilfen, die das Blutabnehmen vereinfachen, und durch handliche *Blutzuckermeßgeräte* erleichtert. Ein objektives Maß für die Stoffwechseleinstellung der letzten 3 Monate stellt die Bestimmung des *glykosylierten Anteils des Hämoglobins,* des HbA_{1c} dar. Es liegt bei Gesunden zwischen 4 bis 6% und sollte bei Diabetikern 9% nicht überschreiten. Daneben sollten regelmäßige Besuche in der *Diabetesambulanz* einer Kinderklinik und *spezielle Schulungsmaßnahmen* erfolgen.

Weiterführende Literatur

HÜRTER, P.: Diabetes bei Kindern und Jugendlichen. 5. Auflage, Springer, Berlin, 1996

Diätetische Spezialpräparate. Grüne Liste 1995, Editio Cantor, Aulendorf, 1995

6. Teil Krankheiten der Atmungsorgane

Horst von der Hardt

1 Einleitung

Die Erkrankungen der Atmungsorgane sind die häufigsten Krankheiten im Kindesalter. Etwa die Hälfte aller medikamentösen Verordnungen niedergelassener Kinderärzte steht im Zusammenhang mit diesen Krankheiten. Am häufigsten sind infektiöse Erkrankungen der Atmungsorgane, insbesondere Viruserkrankungen der extrathorakalen Atemwege (Nasen-Rachen-Raum, Kehlkopf, Luftröhre) und der Bronchien. Oft werden auch allergische Erkrankungen beobachtet, während Fehlbildungen und Neubildungen selten sind.

Für die Beurteilung dieser Krankheiten sind *altersspezifische Besonderheiten* zu berücksichtigen. Die Atemwege des Säuglings und des Kleinkindes sind noch relativ eng; obstruktive Bronchialerkrankungen treten in dieser Altersgruppe häufiger auf. Das gilt auch für das Krupp-Syndrom. Atemwegsinfektionen verlaufen im Säuglings- und Kindesalter meist schwerer: Kinder dieser Altersgruppe setzen sich erstmals mit zahlreichen Krankheitserregern auseinander, zum Teil sind die Abwehrfunktionen noch nicht voll entwickelt.

Die meisten Erkrankungen der Atmungsorgane verlaufen gutartig und führen nicht zur Krankenhausbehandlung.

2 Untersuchungsmethoden

Die Mehrzahl der Erkrankungen der Atmungsorgane im Kindesalter ist durch eine *präzise Anamnese,* durch eine gute *Beobachtung* des Kindes und mit *einfachen Untersuchungsmethoden* zu erkennen.

Beobachtung. Beobachtet wird der Atemtyp (abdominelle und thorakale Atmung), die Atemfrequenz (Normopnoe, Tachypnoe, Bradypnoe, Apnoe), die Qualität der Atmung (inspiratorische und exspiratorische Dyspnoe, Ruhedyspnoe, Orthopnoe), der Atemrhythmus (verschiedene Formen der periodischen Atmung, die Kussmaulsche Atmung und die Hechelatmung).

Geachtet wird auf Atemgeräusche bei ruhiger Atmung wie Stridor (in-, exspiratorisch), Rasselgeräusche, Giemen-Pfeifen, Stöhnen, Pressen, stoßweises Atmen.

Der Husten (trocken, feucht-produktiv, stakkatoartig, bellend-heiser, kupiert) ist ein häufiges klinisches Symptom bei laryngealen und bronchopulmonalen Erkrankungen. Wird bei Husten Sekret entleert, ist die Sekretmenge festzustellen, ebenso die Sekretviskosität und die Sekretfarbe.

Aus der Thoraxkonfiguration und der Thoraxbewegung bei ruhiger Atmung können wichtige Informationen gewonnen werden: Thoraxasymmetrie, Faßthorax, Glokkenthorax, Trichterbrust, Hühnerbrust sowie seitenunterschiedliche Atembewegungen, inspiratorische Einziehungen (interkostal, sternal, jugulär).

Einfache Untersuchungsmethoden. Hierzu gehören die *Perkussion* und die *Auskultation* (Tab. 6.1). Die Kinder sollten dabei nicht schreien und sollten ausreichend tief atmen. Die Untersuchung ist nur in gerader Körperposition korrekt möglich.

Perkussion: Eine Klopfschalldämpfung wird beim Pleuraerguß, bei der Pleuraschwarte, bei Atelektasen und pneumonischen Infiltrationen festgestellt, ein verstärkter (hypersonorer) Klopfschall weist auf einen Pneumothorax oder eine Überblähung hin.

Auskultation: Bei gesunden Säuglingen und Kleinkindern erscheint das Atemgeräusch verschärft (pueriles Atemgeräusch). Im übrigen weist das scharfe Atemgeräusch auf eine Pneumonie, das abgeschwächte Atemgeräusch auf Atelektasen und Pleuraergüsse, Pleuraschwarten und auf einen Pneumothorax hin. Bei ausgedehnten Pneumonien ist das Atemgeräusch auch abgeschwächt. Zu den Nebengeräuschen gehören grob- bis mittelblasige Rasselgeräusche (Bronchitis) sowie feinblasige Rasselgeräusche (Pneumonie). Giemen und Brummen sind charakteristisch für obstruktive Bronchialerkrankungen (Asthma bronchiale).

Tabelle 6.1 Zuordnung physikalischer Untersuchungsbefunde zu Erkrankungen der Atmungsorgane.

Perkussion	gedämpft	verstärkt (hypersonor)
	Pleuraerguß Pleuraschwarte Atelektase Pneumonie	Pneumothorax Emphysem
Auskultation		
Atemgeräusch	abgeschwächt	verschärft
	Pleuraerguß Pleuraschwarte Pneumothorax Atelektase *ausgedehnte* Pneumonie	Pneumonie
Nebengeräusche		
Rasselgeräusche	grob-mittelblasig	feinblasig
	Bronchitis	Pneumonie
Giemen, Pfeifen:	charakteristisch für obstruktive Bronchialerkrankungen wie Asthma bronchiale, Bronchiolitis usw.	

Spezielle, nicht invasive Untersuchungsmethoden. Sie dienen zur Erkennung bronchopulmonaler Erkrankungen. Von Bedeutung sind folgende bildgebende Verfahren: Thoraxröntgenuntersuchung, Sonographie, Computertomographie und Kernspintomographie sowie Lungenfunktionsuntersuchungen und Ventilationsszintigraphie der Lunge.

Thoraxröntgenaufnahmen geben nur dann eindeutige Informationen, wenn die Kinder während der Aufnahme tief einatmen und wenn sie exakt gerade gehalten werden. Unklare Infiltrationen in der Lunge und Pleuraergüsse werden erst mit der *Durchleuchtung* präzise festgestellt. Schichtaufnahmen *(Tomographie)* sind bei hilusnahen Erkrankungen (besonders bei Tuberkulose) und bei unklaren Rundherden bzw. Höhlenbildungen in der Lunge hilfreich. **Sonographische Untersuchungen** der Lunge sind durch das lufthaltige Lungengewebe (echoarm) nur begrenzt aussagefähig. Sie sind besonders gut geeignet zum Nachweis von Pleuraergüssen oder Pleuraschwarten und pleuranah gelegenen Infiltrationen bzw. Tumoren. Zur **Computertomographie** müssen die Kinder lang genug die Luft anhalten können. Bei kleineren Kindern muß diese Untersuchung dann in Narkose durchgeführt werden. Diese Untersuchungstechnik ist besonders geeignet zum Nachweis intrapulmonal gelegener Tumoren (z. B. Metastasen). Das gilt speziell auch für die **Kernspintomographie.** Beide Techniken verdrängen die strahlenintensivere Tomographie.

Lungenfunktionsuntersuchungen können ab 5.–6. Lebensjahr durchgeführt werden. Im wesentlichen werden Lungenvolumina gemessen.

Erniedrigte Lungenvolumina weisen auf restriktive Lungenerkrankungen hin (s. S. 124). Bei obstruktiven Lungenveränderungen (s. S. 112) ist vor allem der Luftgehalt am Ende einer normalen Ausatmung (funktionelle Residualkapazität) erhöht (Überblähung). Mit der Einsekundenkapazität wird gemessen, wieviel Luft nach maximaler Inspiration in der ersten Sekunde rasch ausgeatmet werden kann. Bei obstruktiven Lungenerkrankungen ist dieser Meßwert vermindert. Wird während der gesamten forcierten Ausatmung die Strömungsgeschwindigkeit der Luft (Fluß) gegen das Ausatemvolumen (Volumen) registriert, erhält man eine *Fluß-Volumen-Kurve.* Sie zeigt bei obstruktiven Lungenerkrankungen eine charakteristische Deformierung. Mit komplizierten Meßmethoden können heute auch im Kindesalter der Strömungswiderstand in den Atemwegen (Atemwegswiderstand) und die Lungendehnbarkeit (Compliance) gemessen werden. Der Atemwegswiderstand ist bei obstruktiven Lungenerkrankungen erhöht, die Lungendehnbarkeit ist bei restriktiven Lungenerkrankungen vermindert.

Für Säuglinge und Kleinkinder bis zum vollendeten 18. bis 20. Lebensmonat wurden spezielle Techniken entwickelt, die Lungenfunktion zu erfassen. Erwähnt werden soll die *Thoraxkompressionsmethode:* Im Schlaf wird um den Brustkorb eines Babies eine Art Blutdruckmanschette gelegt. Am Ende einer normalen Einatmung wird die Manschette kurzfristig aufgeblasen, dann wird der Brustkorb des Kindes „ausgedrückt". Die Geschwindigkeit der ausströmenden Luft wird gemessen. Bei einer Atemwegsobstruktion („giemender Säugling") ist diese Ausatmungsgeschwindigkeit deutlich vermindert. Diese Methode ist vollkommen ungefährlich.

Bei der *Ventilationsszintigraphie* atmet das Kind über eine Maske radioaktives Xenon ein. Die Gasverteilung über allen Lungenabschnitten kann dann einfach beobachtet werden. Diese Methode ist nicht belastend und informiert über Belüftungsstörungen im Bereich kleiner Bronchien bzw. des Lungenparenchyms. Die Strahlenbelastung entspricht etwa der eines Thoraxröntgenbildes.

Spezielle invasive Untersuchungsmethoden. Hierzu werden diejenigen gezählt, die eine Punktion (Gefäße oder Pleuraraum) oder Narkose erforderlich machen.

Bei der *Perfusionsszintigraphie* werden radioaktive Stoffe intravenös injiziert. Die Durchblutung der Lunge in allen Abschnitten kann dann an der Verteilung dieser Stoffe beobachtet werden. In Kombination mit der Ventilationsszintigraphie gibt diese Methode einen guten Einblick in Mißverhältnisse zwischen Belüftung und

Durchblutung verschiedener Lungenbezirke, so bei peripheren Bronchusstenosen, bei Bronchiektasen und bei Lungenzysten.

Mit *Blutgasanalysen* (aus Arterienblut bzw. hyperämisiertem Hautblut) werden vor allem die Partialdrücke von Sauerstoff (pO_2) und von Kohlendioxid (pCO_2) gemessen. Erniedrigte pO_2-Werte (unter 80 Torr im Arterienblut, bei jungen Säuglingen liegt diese Grenze bei 70 Torr) spiegeln eine Zyanose wider. Ist der pCO_2-Wert noch normal, wird von partieller respiratorischer Insuffizienz gesprochen. Durch ausreichende Sauerstoffzufuhr kann dieser Wert normalisiert werden (ausgenommen bei zyanotischen Herzfehlern mit Rechts-Links-Shunt). Steigt gleichzeitig der pCO_2-Wert über 45 Torr an (globale respiratorische Insuffizienz), besteht zunehmende Lebensgefahr für das Kind (verminderte Atmung). Bei pCO_2-Werten über 55 Torr im Arterienblut müssen in der Regel intensivmedizinische Maßnahmen eingeleitet werden. Bei Kindern mit ausgedehnter Pneumonie bzw. schwerem Asthmaanfall ist der pCO_2-Wert häufig erhöht. Seine Bestimmung ist wesentlich für die Überwachung dieser Kinder.

Mit der Entwicklung der strenggenommen nicht hierher gehörenden, weil nichtinvasiven *Pulsoxymetrie* kann die Hypoxämie einfach überwacht werden. Die Sauerstoffsättigung sollte nicht unter 90 bis 92% liegen. Mit der Pulsoxymetrie kann nicht die Hyperoxämie überwacht werden, d.h. bei einer Sauerstoffsättigung von 100% (z.B. unter Sauerstoffzufuhr) kann der Sauerstoffpartialdruck pO_2 weit über 100 Torr, ja weit über 200 Torr liegen. Will man eine Sauerstoffschädigung der Augen Frühgeborener vermeiden, ist die pulsoxymetrische Überwachung nicht geeignet.

Bronchoskopien und Bronchographien werden im Kindesalter in Intubationsnarkose mit einem starren Beatmungsbronchoskop durchgeführt; zunehmend werden auch flexible Bronchoskope eingesetzt. Diese Untersuchung kann bei Schulkindern auch in tiefer Sedierung und unter Lokalanästhesie vorgenommen werden. Bronchologische Untersuchungen werden bei Fremdkörperaspiration, bei Trachea- und Bronchusstenosen und bei unklaren bronchopulmonalen Erkrankungen eingesetzt.

Die *Pleurapunktion* wird meist in Lokalanästhesie durchgeführt. Bei ätiologisch unklaren Pleuraergüssen wird die Punktatflüssigkeit zur weiteren chemischen, zytologischen und bakteriologischen Diagnostik gewonnen. Bei eitrigem Pleuraerguß wird anschließend eine Pleuradrainage angelegt.

Mikrobielle Diagnostik. Sie ist bei bronchopulmonalen Erkrankungen im Kindesalter schwierig.

Virale Infektionen werden meist über *Komplementbindungsreaktionen* oder *Hämagglutinationstests* im Serum des Kindes diagnostiziert. Diese sog. Virustiter-Untersuchungen haben nur selten praktische Bedeutung. Eine sichere Aussage ist erst möglich, wenn der Titerverlauf nach 10–14 Tagen kontrolliert wird. Die Kinder sind dann in der Regel schon wieder gesund, zumindest sind sie aus der stationären Behandlung entlassen. Die aktuelle therapeutische Entscheidung muß meist unabhängig von diesen Untersuchungen erfolgen. Eine bessere Möglichkeit zur Diagnostik bietet der sog. *Schnellantigennachweis* mit meist monoklonalen Antikörpern aus Nasenabstrichen. Mit dieser Methode können innerhalb weniger Stunden einige Viren sicher nachgewiesen werden: Respiratory Syncytial Virus (RSV), Parainfluenza-Viren, Influenza-Viren, weniger gut Adenoviren.

Die Erreger **bakterieller Erkrankungen** der Bronchien und der Lunge können nur dann sicher nachgewiesen werden, wenn das Untersuchungsmaterial direkt entnommen wurde (Bronchoskopie mit Absaugen von Sekret, Lungenpunktion). Bei Untersuchungen von ausgehustetem Sputum werden meistens auch Keime der Mundhöhle mit nachgewiesen. Das gilt ebenso für den Rachenabstrich. Trotzdem muß im Einzelfall die Diagnostik aus der *Sputumflocke* versucht werden, da die gezielten Methoden invasiv sind. Die Aufgabe der Schwester ist es, Kinder zur Expektoration anzuhalten (besonders morgens) und das in einer sterilen Schale aufgefangene Sekret zur raschen Bearbeitung weiterzuleiten. Auf keinen Fall sollten *Blutkulturen* vergessen werden. Bei positivem Resultat geben sie sichere Informationen über den Erreger (besonders bei bakteriellen Pneumonien).

3 Fehlbildungen

3.1 Fehlbildungen der Trachea, der Bronchien und des Lungenparenchyms

Definition und Häufigkeit: Angeborene Fehlbildungen der Trachea, der Bronchien und des Lungenparenchyms sind relativ selten, verglichen mit Fehlbildungen des Herzens und der ableitenden Harnwege. Über die Fehlbildungen der Nase und des Rachenraumes s. S. 656.

Unterschieden werden:

- *Trachea- und Bronchusstenosen bzw. Tracheo- und Bronchusmalazien:* Sie sind meist Folge von Knorpelanomalien oder einer Kompression von außen durch fehlverlaufende Gefäße (Gefäßring) oder durch Anomalien von Herzhöhlen bei kongenitalen Herzfehlern. Angeborene Bronchiektasen sind selten.
- *Verzweigungsanomalien:* überzählige und fehlende Bronchien sowie fehlabgehende Bronchien.

- *Anomalien im Bereich des Lungenparenchyms:* zystische Fehlbildungen, Lungensequestrationen (das Lungengewebe ist ohne Bronchusanschluß und wird aus der Aorta versorgt), Lungenagenesie (völliges Fehlen von Lungenlappen) und Lungenhypoplasie (zu klein angelegte Lunge). Eine Lungenhypoplasie wird vor allem bei einseitiger Zwerchfellhernie beobachtet.
- Beim *kongenitalen lobären Emphysem* ist die primäre Fehlanlage meist nicht festzustellen (angeborene, meist extreme Überblähung eines Lungenlappens mit Verdrängung der übrigen Lungenabschnitte).

Ätiologie und Pathogenese: Die Gründe, die zu einer Fehlbildung im Bereich der Atmungsorgane führen, sind nicht bekannt. Übereinstimmend werden Infektionen der Mutter in den ersten 20–30 Schwangerschaftstagen verantwortlich gemacht. Verzweigungsanomalien wie auch Stenosen bzw. Malazien führen zu häufigen Infektionen mit Übergang zur chronischen Entzündung im betroffenen Lungenbezirk. Lungenzysten können dagegen asymptomatisch bleiben und werden später zufällig entdeckt. Nur selten sind sie so groß, daß sie das benachbarte Lungenparenchym komprimieren. Für das kongenitale lobäre Emphysem ist die rasche Größenzunahme charakteristisch mit zunehmender respiratorischer Insuffizienz. Als Ursache werden Knorpelanomalien und Störungen im elastischen Gewebe angenommen.

Krankheitsbild und Diagnose: Leitsymptom der Tracheastenose und Tracheomalazie ist der *inspiratorische Stridor (kongenitaler Stridor).* Mitunter tritt dieses Symptom erstmals im Zusammenhang mit einem viralen Atemwegsinfekt in den ersten Lebensmonaten auf. Der Stridor kann auch lageabhängig sein oder in Ruhe ganz verschwinden. Differentialdiagnostisch ist an den kongenitalen, laryngealen Stridor infolge einer zu weichen Epiglottis zu denken. Dieser Stridor verschwindet meist in Bauchlage. Bei Verdacht auf Tracheastenose muß mit einem Ösophagusbreischluck bzw. mit einer Angiographie eine Gefäßanomalie (Gefäßring) ausgeschlossen werden (Abb. 6.1). Mit der Tracheazielaufnahme gelingt es nur selten, die Enge in der Trachea sicher darzustellen. Ursache und Ausmaß der Verengung können nur mit der Tracheoskopie festgestellt werden.

Bei tiefsitzenden Tracheastenosen (in Höhe der Bifurkation) und bei der relativ häufigen linksseitigen Hauptbronchusstenose steht mehr ein *exspi-*

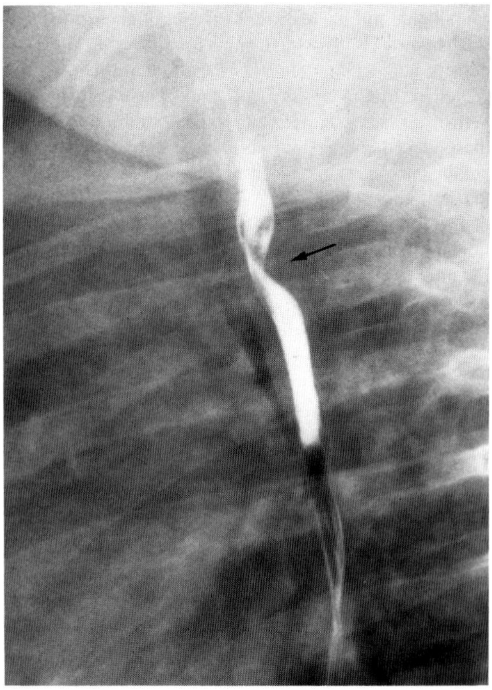

Abb. 6.1 Ösophagusimpression durch einen Gefäßring (Patient 12 Monate alt).

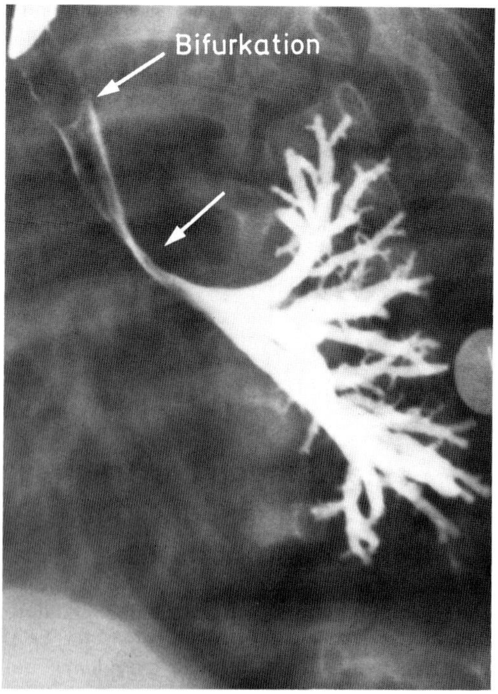

Abb. 6.2 Linksseitige Hauptbronchusstenose (Patient 8 Monate alt).

ratorischer Stridor im Vordergrund. Die Diagnose wird durch die Bronchoskopie gesichert. Gefäß- und Herzlageanomalien müssen ausgeschlossen werden (Abb. 6.2).

Beim kongenitalen lobären Emphysem, das am häufigsten im Bereich des linken Oberlappens vorkommt, weisen Neugeborene schon kurz nach der Geburt eine *zunehmende Atemnot* auf. Das Thoraxröntgenbild zeigt einen erheblich überblähten Oberlappen mit Kompression des linken Unterlappens und Verlagerung des Herzens und des Mediastinums nach rechts. Die Diagnose wird aus der raschen klinischen Verschlechterung der Kinder und dem charakteristischen Röntgenbild gestellt.

Verlauf und Prognose: *Verzweigungsanomalien* führen überhäufig zu wiederholten bzw. zu chronischen Entzündungen des betreffenden Bronchialabschnittes. Sie werden meist erst durch die bronchologische Diagnostik bei rekurrierenden oder chronischen Bronchitiden unklarer Ätiologie entdeckt. Die weitere Prognose hängt vom Ausmaß der eingetretenen Schädigung ab. Haben sich bereits Bronchiektasen entwickelt, ist die weitere Prognose zweifelhaft.

Dagegen geht die klinische Bedeutung der meisten *Stenosen* und *Malazien* besonders im Bereich der Trachea und Hauptbronchien mit dem Älterwerden der Kinder zurück. Jenseits des 2.–3. Lebensjahres ist der Stridor nicht mehr zu hören. Bis dahin aber bedeutet jeder Atemwegsinfekt eine besondere Gefahr für diese Kinder. Bei ausgeprägter entzündlicher Schleimhautschwellung muß eine völlige Verlegung des verengten Lumens befürchtet werden.

Die Mehrzahl aller Neugeborenen mit *kongenitalem Emphysem* stirbt unbehandelt in der respiratorischen Insuffizienz. Daher ist die Resektion des Lungenbezirkes nach Diagnosestellung rasch notwendig. Die weitere Prognose ist dann gut.

Grundzüge der Behandlung: Bei Verzweigungsanomalien, Stenosen und Malazien sind wiederholte Infektionen zu befürchten. Kinder mit diesen Fehlbildungen bedürfen einer besonderen Überwachung und vor allem physikalischen Therapie, damit das Bronchialsekret ausreichend verflüssigt und in Richtung Larynx transportiert wird. Geeignete Behandlungsmaßnahmen sind Inhalationen, Klopfmassagen und Lagerungsdrainagen sowie die Gabe von Expektoranzien. Hustendämpfende Mittel sind nicht geeignet. Bei bakteriellen Infektionen sind frühzeitig Antibiotika zu verordnen.

Auf die sofortige Operation beim lobären Emphysem wurde oben hingewiesen.

Lungenzysten sind meist asymptomatisch und bedürfen nur selten einer chirurgischen Therapie.

3.2 Trichterbrust

Bei der Trichterbrust handelt es sich um eine angeborene Fehlbildung des Thoraxskeletts, hier im Bereich des unteren Sternumdrittels. Mitunter fällt die Trichterbrust im Säuglingsalter noch nicht auf. Funktionelle Probleme (Atemstörungen, Störungen der Herzfunktion) sind nur bei extremer Trichterbrust zu befürchten. Im wesentlichen stehen kosmetische Probleme im Vordergrund, die nur ausnahmsweise eine operative Korrektur gerechtfertigt erscheinen lassen (s. S. 635).

4 Epiglottitis

Definition: Die Epiglottitis ist eine akute, bakterielle Entzündung der Epiglottis und der benachbarten Schleimhäute, meist durch Haemophilus influenzae Typ b.

Ätiologie und Pathogenese: Die Epiglottitis ist also eine bakterielle Erkrankung.

> Die akute Schwellung der Epiglottis ist lebensbedrohlich (Erstickungsgefahr).

Endemien werden beobachtet. Jenseits des 4. Lebensjahres tritt die Erkrankung kaum noch auf (hohe Durchseuchung der Bevölkerung).

Krankheitsbild und Diagnose: Das Leitsymptom der Epiglottitis ist der *inspiratorische Stridor.*

Die akute Epiglottitis beginnt meist mit hohem Fieber ohne Vorerkrankung. In wenigen Stunden werden die Kinder bedrohlich krank. Sie können nicht sprechen (Aphonie) und haben starke Halsschmerzen. Charakteristisch ist der Speichelfluß (Schluckstörung). Der Husten ist selten bellend, eher hüsteln die Kinder nur. Der *inspiratorische Stridor* nimmt rasch an Intensität zu. Das Auftreten einer leichtgradigen Lippenzyanose oder einer

Bewußtseinseintrübung sind prognostisch ungünstige Zeichen: drohende Erstickungsgefahr. Die Diagnose wird durch die direkte Inspektion gestellt, die nur in Intubationsbereitschaft (mit Anästhesisten) vorgenommen werden darf. Charakteristisch ist die intensiv rote, entzündlich geschwollene Epiglottis („wie eine rote Kirsche").

Verlauf und Prognose: Die Epiglottitis führt unbehandelt in hohem Prozentsatz zum Tode durch Ersticken. Die Erkrankung rezidiviert nur ausnahmsweise.

Grundzüge der Behandlung: Wird eine Epiglottitis diagnostiziert, ist unverzüglich die Intubation vorzunehmen (Tracheotomie nur im Notfall). Die Kinder bleiben 2–4 Tage intubiert. Zusätzlich wird eine antibiotische Behandlung mit Ampicillin i. v. durchgeführt.

5 Krupp-Syndrom (sog. Pseudokrupp)

Definition und Häufigkeit: Mit der Bezeichnung *Krupp (Croup)* werden akut entzündliche Schwellungen im Bereich der Subglottis (unterhalb der Stimmritze) beschrieben, die ganz unterschiedlicher Ätiologie sein können. Traten die Symptome bei Diphtherie auf (heute sehr selten), sprach man vom *echten Krupp,* liegt eine Masernerkrankung vor, wird vom *Masernkrupp* gesprochen. Am häufigsten tritt die Kruppsymptomatik im Rahmen einer banalen viralen Entzündung des Kehlkopfes und der Trachea auf: *akute stenosierende Laryngotracheitis,* auch *Pseudokrupp* genannt. Mehr und mehr setzt sich durch, diese häufigste Kruppform als Krupp (andere Schreibweise: Croup) zu bezeichnen.

Die typische Kruppsymptomatik wird im Kleinkindalter sehr häufig beobachtet. Wenn auch keine exakten Häufigkeitsangaben vorliegen, kann man doch schätzen, daß ca. jedes 10. Kleinkind (bis zum 4. Lebensjahr) wenigstens einmal eine Kruppsymptomatik zeigte.

Ätiologie und Pathogenese: Wie oben schon erwähnt, tritt der Krupp im Rahmen von *Virusinfektionen* auf, wobei über 80% aller Erkrankungen durch Parainfluenzaviren verursacht werden. Selten sind auch Staphylokokken Krupperreger *(bakterieller Krupp).* Bei häufig wiederholt auftretender Symptomatik *(rezidivierender Krupp)* werden auch *Allergien* vermutet. Im englischen Sprachraum wird dann vom *„spasmodic croup"* gesprochen.

Die Bereitschaft des Kleinkindes, bei verschiedenen Virusinfektionen mit einem Krupp zu reagieren, wird mit den besonderen anatomischen Verhältnissen dieser Altersgruppe begründet: relativ enger subglottischer Raum, starke Schwellungsbereitschaft der Schleimhaut in diesem Bereich. Einige Kinder erkranken wiederholt an Krupp. Bei ihnen wird eine besondere Disposition angenommen (z. B. allergische Disposition).

Krankheitsbild und Diagnose: Der Pseudokrupp tritt meist in Zusammenhang mit einem Virusinfekt auf (Schnupfen, Husten, mäßig erhöhte Körpertemperatur). Häufig erwachen die Kinder nachts mit bellendem Husten und *inspiratorischem Stridor.* Sie sind heiser, haben aber keine Schluckstörungen. Die Symptome werden bei Beruhigung der Kinder besser, verstärken sich aber wieder bei Aufregung (Schreien). Die Diagnose ergibt sich aus den klinischen Symptomen.

Differentialdiagnose: Die wichtigste Differentialdiagnose zum Krupp ist die akute Epiglottitis (siehe Tab. 6.2). Im Zweifelsfall muß die Larynxinspektion vorgenommen werden. Beim Krupp ist die Epiglottis unauffällig. Handelt es sich bereits um die zweite oder dritte Krupperkrankung, ist die akute Epiglottitis praktisch ausgeschlossen.

Eine akute Fremdkörperaspiration kann einen Kruppanfall imitieren. Ist mit der Anamnese der Verdacht nicht sicher auszuschließen, darf mit der Laryngoskopie nicht gewartet werden.

Verlauf und Prognose: Der Pseudokrupp verläuft fast immer gutartig; nach 3–6 Tagen ist der Stridor nicht mehr zu hören. Rezidive sind aber nicht ungewöhnlich.

Grundzüge der Behandlung: Kinder mit Pseudokrupp müssen vor allem ruhig gehalten werden, unter Umständen ist eine leichte Sedierung mit Chloralhydrat sinnvoll. Wichtig ist eine hohe Luftfeuchtigkeit. Bei ausgeprägter Symptomatik hilft die Inhalation von Micronephrin (Originallösung 1 : 10 verdünnt mit 0,9% NaCl; Vernebelung mit Standardkompressionsvernebler). Der Nutzen von Kortikosteroiden wird unterschiedlich beurteilt; in schweren Fällen ist ihre Anwendung gerechtfertigt. Nur selten müssen die Kinder intubiert weden. Das gilt insbesondere bei bakterieller Ätiologie der Erkrankung. Nach Extubation ist in hohem Prozentsatz mit subglottischen Stenosen zu rechnen. Die Intubation bei Krupp sollte daher möglichst vermieden werden.

Tabelle 6.2 Differentialdiagnose Epiglottitis – Pseudokrupp.

	Akute Epiglottitis	Pseudokrupp
Altershäufigkeit	3.–6. Lebensjahr	6. Monat bis 3. Lebensjahr
Beginn	plötzlich ohne Vorerkrankung	langsam mit Vorerkrankung (banaler Infekt)
Husten	fehlt meist	trocken, bellend
Stridor	in- und exspiratorisch	inspiratorisch
Sprache	kloßig	heiser
Halsschmerz	vorhanden	fehlt
Speichelfluß/Schluckstörung	vorhanden	fehlt
Fieber	hoch	gering
Allgemeinzustand	schlecht	weniger beeinträchtigt

6 Akute Bronchitis

Definition und Häufigkeit: Die akute Bronchitis ist eine entzündliche Erkrankung der Bronchien mit dem klinischen Leitsymptom Husten. Über der Lunge sind meist grob- bis mittelblasige Rasselgeräusche zu hören. Die Bronchitis gehört zu den häufigsten Erkrankungen im Kindesalter. Jedes Kind macht sie durch, teils auch mehrfach im Jahr.

Ätiologie und Pathogenese: In über 90% wird die Bronchitis durch eine *Virusinfektion* verursacht, meist im Zusammenhang mit einem Infekt des Nasen-Rachen-Raumes (banaler Infekt). Die Luftröhre ist ebenfalls miterkrankt: *Tracheobronchitis.* 24–48 Stunden nach Infektion wird im Bereich der akut entzündeten Bronchialschleimhäute auch vermehrt Sekret gebildet, der initial trockene Husten wird produktiv.

Krankheitsbild und Diagnose: Im Zusammenhang mit einem banalen Infekt, teils mit hohem Fieber, wird ein anfangs trockener, später produktiver Husten beobachtet. Retrosternale Schmerzen weisen auf die Tracheitis hin. Hochgehustetes Sekret wird von den Kindern meist verschluckt. Wird es expektoriert, dann ist es meist weißlich-wäßrig bis gelb. Da Husten allein auch durch eine Entzündung des Rachens und des Kehlkopfes ausgelöst werden kann, ist die Diagnose der Bronchitis erst bewiesen, wenn Rasselgeräusche über der Lunge nachgewiesen werden können. Die Blutkörperchensenkungsgeschwindigkeit kann leicht beschleunigt sein; im Blutbild findet sich höchstens eine mäßige Leukozytose überwiegend durch Vermehrung der Lymphozyten.

Verlauf und Prognose: Die akute Bronchitis heilt in der Regel innerhalb von 8 bis 14 Tagen von allein aus. Bei hustenfaulen Kindern können Sekretverlegungen in den Bronchien zu Atelektasen und/oder zur Pneumonie (bakterielle Superinfektion) führen. Für das Kindesalter ist charakteristisch, daß die akute Bronchitis mehrfach im Jahr auftreten kann *(akute rekurrierende Bronchitis),* ohne daß diese Kinder im strengen Sinne krank sind. Es wird dann von einer besonderen „Infektanfälligkeit" gesprochen und eine Störung oder Schwäche in den Abwehrfunktionen angenommen. Das ist meist nicht der Fall. Einige dieser Kinder weisen allerdings eine hyperplastische Rachenmandel auf. Die dadurch behinderte Nasenatmung führt zur Mundatmung, die ihrerseits die Atemwege schädigt (ungehindertes Eindringen von Staubpartikeln, Austrocknung der Schleimhäute) und das Angehen von Infektionen begünstigt. Ob diese *Rachenmandelhyperplasie* Ausdruck einer besonderen Reaktionsbereitschaft des Organismus ist, bleibt unklar.

Grundzüge der Behandlung: Eine spezielle Therapie ist bei der akuten Bronchitis meist nicht notwendig. Fiebersenkende Maßnahmen (Temperaturen über 39,5 °C) können notwendig sein, bei stark behinderter Nasenatmung für wenige Tage abschwellende Nasentropfen. Hustendämpfende Mittel sind gefährlich (die pathologischen Sekrete werden nicht abgehustet), besser sind wirksame Sekretolytika (z. B. Guajakol-Präparate). Bei sehr trockenem Reizhusten können Inhalationen (z. B. Dampfinhalationen) hilfreich sein. Antibiotika sind unnötig, außer bei Hinweis auf bakterielle

Superinfektion (zweiter Fieberanstieg, gelbgrünes Sekret, verlängerter Krankheitsverlauf). Brustwickel und Einreibungen werden von den Kindern häufig als angenehm empfunden, beeinflussen aber nicht den Krankheitsverlauf.

7 Chronische Bronchitis, Bronchiektasen

Definition und Häufigkeit: Von *chronischer Bronchitis* wird im Kindesalter dann gesprochen, wenn der Husten mit vermehrter Sekretproduktion über mindestens 3 Monate ohne wesentliche Unterbrechung fortbesteht. Es gibt zwar viele Kinder, die nach Angaben der Eltern „dauernd" husten, meist aber handelt es sich dabei um mehrere kurz hintereinander aufgetretene akute Infektionen. Die chronische Bronchitis ist nur durch die Bronchoskopie endgültig zu beweisen: Nachweis charakteristischer chronisch entzündlicher Schleimhautveränderungen. Diese Untersuchung ist meist nicht notwendig.

Bronchiektasen, das sind irreversible Aussackungen der Bronchialwand, gehen immer mit einer chronischen Bronchitis einher. Sie werden daher in diesem Kapitel mit besprochen. Chronische Bronchitis und Bronchiektasen sind relativ seltene Erkrankungen im Kindesalter.

Ätiologie und Pathogenese: Die Ursachen einer **chronischen Bronchitis** bleiben häufig unbekannt (sog. primäre chronische Bronchitis). Lassen sich begünstigende Faktoren nachweisen, wird auch von sekundärer chronischer Bronchitis gesprochen. Solche begünstigenden Faktoren sind (Tab. 6.3):

- *Immunmangelkrankheiten:* selten.
- *Bronchusanomalien:* Durch den verminderten Sekrettransport im fehlgebildeten Abschnitt sind wiederholte Infektionen mit Übergang in chronische Entzündungen häufig (s. S. 105).
- *Mukoviszidose* (s. S. 125).

Tabelle 6.3 Ätiologische Faktoren der chronischen Bronchitis im Kindesalter.

Äußere Faktoren	Innere Faktoren
chronische Infektionen	Immundefekte
Schadstoffe wie Zigarettenrauch	Mukoviszidose
Allergene	Bronchusfehlbildungen und -kompressionen
Fremdkörper	Bronchiektasen

- *Allergien:* Ob allergische Entzündungen auch eine chronische Bronchitis ohne asthmatische Symptome verursachen können, ist unsicher. Andererseits haben Kinder mit chronischem Asthma bronchiale auch die Befunde einer chronischen Bronchitis.
- *Chronische Infektionen im Nasen-Rachen-Raum:* Besonders bei bleibend behinderter Nasenatmung („ständige Mundatmung") und bei chronischen Nasennebenhöhleninfektionen wird häufiger eine Entzündung der Schleimhäute von Trachea und Bronchien angenommen. Dabei ist unklar, ob wirklich eine chronische Sinusitis eine chronische Bronchitis verursachen kann *(Sinobronchitis)* oder ob nicht vielmehr beide Organabschnitte aus anderen Gründen gleichzeitig erkranken. Das gilt z. B. für das Syndrom der immotilen Zilien (KARTAGENER-Syndrom: Sinusitis, Bronchiektasen und Situs inversus totalis).
- Exogene Schadstoffe: Die Diskussion, ob eine erhöhte Luftverschmutzung eine chronische Bronchitis verursachen kann, ist für das Kindesalter immer noch nicht entschieden, wenn auch dieser Zusammenhang wahrscheinlich ist.

> Sicher ist aber, daß Kinder in Familien, in denen geraucht wird, häufiger und anhaltender husten.

- *Bronchiektasen:* Sie verursachen stets eine chronische Bronchitis (mangelhafter Sekrettransport im bronchiektatischen Abschnitt).

Bronchiektasen können angeboren sein (selten) oder sind Folge schwerer, akuter oder chronischer Entzündungen der Bronchien (so bei Mukoviszidose, nach lange unbehandelter Fremdkörperaspiration, bei chronischem Asthma bronchiale, seltener nach Pertussis) bzw. des Lungenparenchyms (z. B. nach schweren eitrigen Pneumonien und nach der Masernpneumonie). Früher traten Bronchiektasen besonders bei der Lungentuberkulose im Kindesalter auf. Mit Rückgang der Tuberkulose ist diese Komplikation selten geworden. Häufiger sind die Ursachen von Bronchiektasen nicht mehr festzustellen (sog. primitive Bronchiektasen). Sie werden dann auf virusbedingte Bronchopneumonien im Säuglings- und Kleinkindalter zurückgeführt. Bronchiektasen können sich auch im Verlauf einer chronischen Bronchitis entwikkeln.

Krankheitsbild: Leitsymptome der *chronischen Bronchitis* sind der persistierende Husten und die vermehrte Sekretproduktion, die durch einen produktiven Husten und mehr oder weniger konstante Rasselgeräusche über der Lunge (Auskultation) nachgewiesen wird. Die Symptome können tageszeitlich sehr variieren; mitunter werden Husten und Rasselgeräusch nur in den frühen Morgenstunden oder nachts beobachtet. Wenn die Kinder Sekret ausspucken, ist es nicht selten eher gelb als weiß. Eine gelbgrüne Verfärbung weist auf bakteriellen Befall hin.

Wird konstant und reichlich Sekret ausgehustet (z. B. morgens ein Eßlöffel voll oder mehr), sind *Bronchiektasen* zu vermuten. Die für Bronchiektasen typische Drei-Schichtung des Sekretes im Spitzglas ist im Kindesalter nur ausnahmsweise festzustellen. Allgemeinsymptome (Fieber, Abgeschlagenheit, Schnupfen) fehlen meist oder sind nur bei akuter, sich auf die chronische Erkrankung aufpfropfender Infektion zu erwarten. Bei chronischen Schleimhautentzündungen sind bakterielle Superinfektionen häufig. Diese Kinder haben mitunter eine erhöhte Temperatur, eine beschleunigte Blutkörperchensenkungsgeschwindigkeit und im Blutbild nicht nur eine diskrete Leukozytose, sondern auch eine Vermehrung der Granulozyten. Das Thoraxröntgenbild zeigt peribronchiale Infiltrationen, die, wenn sie konstant in einem Lungenbezirk nachweisbar sind, auf Bronchiektasen hinweisen. Mit der Szintigraphie werden in diesem Bezirk Belüftungs- und Durchblutungsstörungen nachgewiesen. Die Röntgenaufnahme der Nasennebenhöhlen zeigt Schleimhautpolster, seltener Eiterspiegel. Mitunter ist die Rachenmandel stark vergrößert („Polypen") und führt zu einer behinderten Nasenatmung (HNO-Untersuchung).

Diagnose: Die Diagnose wird schließlich durch die Bronchoskopie und Bronchographie gesichert. Diese bronchologische Diagnostik ist nur dann indiziert, wenn ernsthafte Fehlbildungen vermutet werden, wenn eine Fremdkörperaspiration nicht ausgeschlossen ist und wenn die klinischen Symptome auf Bronchiektasen hinweisen. Die Bronchiektasen stellen sich bronchologisch als zylindrische oder mehr sackförmige Ausweitungen der Bronchien dar (Abb. 6.3). Die bronchologische Diagnostik erlaubt gleichzeitig die gezielte Sekretentnahme zur bakteriologischen Untersuchung. Die Sputumflocke ist dafür kaum geeignet, da hier eine Kontamination mit Keimen der Mundhöhle besteht.

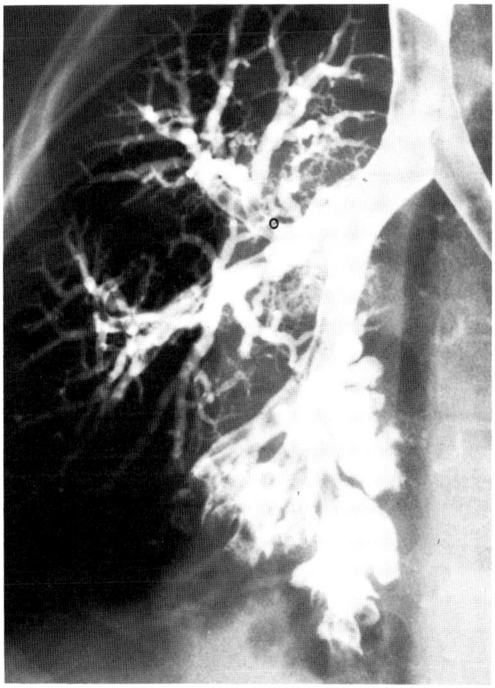

Abb. 6.3 Sackförmige Bronchiektasen im rechten Mittel- und Unterlappen (Patient $4^{3}/_{4}$ Jahre alt).

Verlauf und Prognose: Die Prognose der *chronischen Bronchitis* ist unklar. Zahlreiche bronchologische Verlaufsuntersuchungen lassen vermuten, daß die chronische Schleimhautentzündung auch dann fortschreitet, wenn die klinischen Symptome beherrscht werden (autonome Erkrankung). Etwa 30 % aller Erwachsenen mit chronischen Bronchialerkrankungen geben an, daß ihre klinischen Symptome bereits im Kindesalter nachweisbar waren.

Bronchiektasen sind irreversibel. Gelingt es, die meist eitrige Entzündung in den Bronchiektasen zu beherrschen (Bronchiektasen „auszutrocknen"), dann ist die Lebenserwartung kaum eingeschränkt. Nur selten schreiten Bronchiektasen fort. Die Prognose ist dann ernst. Aus eitrigen Bronchiektasen können hämatogene eitrige Streuungen in den übrigen Körper erfolgen (besonders Abszedierungen in das Gehirn). Ist die chronische Eiterung nicht zu verhindern, entwickelt sich mitunter eine *Amyloidose* (s. S. 278), die dann lebensbegrenzend ist. Diese ernste Komplikation ist heute selten geworden.

Grundzüge der Behandlung: Die Therapie hat im wesentlichen drei Ziele:

- die möglichen Ursachen sollen ausgeschaltet werden,

- es muß für eine ausreichende Sekretverflüssigung und Sekretentleerung gesorgt werden,
- die bakteriellen Infektionen sind antibiotisch zu behandeln.

Die *Ursachen* können, wenn sie bekannt sind, nur selten ausgeschaltet werden. Wichtig ist die sog. Sanierung im Wohnbereich des Kindes: die Eltern müssen das Rauchen einstellen, eventuell sind Haustiere abzuschaffen. Bei permanent stark behinderter Nasenatmung ist eine konsequente Behandlung durch den HNO-Arzt notwendig (unter Umständen Adenotomie), Spülungen von Nasennebenhöhlen sollten nur zurückhaltend durchgeführt werden.

Zur *Sekretverflüssigung* und *Sekretmobilisation* werden Inhalationen (langzeitig) z. B. mit isotoner Kochsalzlösung vorgeschlagen. Die Sekretmobilisation wird mit einer Thoraxklopfmassage und Drainagelagerung erreicht.

Bestehen Hinweise auf bakterielle Infektionen in den erkrankten Bronchusabschnitten, ist die *antibiotische Therapie* gerechtfertigt, die mindestens 14 Tage bis 4 Wochen durchgeführt werden muß.

Günstig sind sog. *Klimakuren* z. B. an der Nordsee oder im Hochgebirge. Ihr wesentlicher Effekt ist weniger in einer Verbesserung der körpereigenen Abwehr als vielmehr in der besonders sauberen Luft begründet, an der See kombiniert mit der hohen Luftfeuchtigkeit.

Lokalisierte Bronchiektasen können *operativ* entfernt werden. Bei einigen Fehlbildungen mit Neigung zu chronischen bronchopulmonalen Erkrankungen ist ebenfalls die Operation notwendig, so bei der Lungensequestration (s. S. 106).

8 Asthma bronchiale

8.1 Allgemeines zum Asthmasyndrom

Definition und Häufigkeit:

Die Diagnose **Asthma** ist nicht präzise definiert. Sie wird gestellt aufgrund der typischen klinischen Symptome: *exspiratorischer Stridor* (hörbares Giemen, Pfeifen und/oder Brummen während der Ausatmung) mit *verlängertem oder erschwertem Exspirium* (exspiratorische Dyspnoe), *trockener Husten und Expektoration eines meist zähen, glasigen Sekretes.* Dieses Sekret wird von Kleinkindern eher verschluckt und gelegentlich erbrochen. Zum Asthma werden folgende klinische Erscheinungsbilder gerechnet (Tab. 6.4):

Tabelle 6.4 Klinische Erscheinungsformen des Asthma bronchiale im Kindesalter; Differentialdiagnosen.

Erscheinungsformen:	
Bronchiolitis (insbesondere bei atopischem Säugling; Ausnahme: RS-Virus-Infektion)	
wiederholte obstruktive Bronchitis (Kleinkindesasthma)	
Asthma bronchiale des Schulkindalters	– asthmatische Bronchitis – Asthmaanfall
Wichtige Differentialdiagnosen:	
Mukoviszidose	
Bronchusanomalien (Bronchusstenosen)	
Fremdkörperaspiration	
Gastroösophagealer Reflux mit Aspiration	

- **Die obstruktive Bronchitis** des Säuglings- und des Kleinkindalters. Sie wird falsch auch als spastische Bronchitis bezeichnet. Tritt diese obstruktive Bronchitis in den ersten zwei Lebensjahren mehr als dreimal auf, kann schon in diesem Alter definitiv von einem Kleinkindesasthma gesprochen werden. Leidet das Kind zum Zeitpunkt der ersten obstruktiven Bronchitis bereits an einer anderen atopischen Erkrankung, wie z. B. Neurodermitis und/oder sind beide Eltern atopisch belastet, dann kann bereits die erste obstruktive Bronchitis als Erstmanifestation des Asthmas angesehen werden.
- **Das allergische Asthma.** Diese Verlaufsform ist typisch für das Schulalter und tritt entweder saisonal auf (bei Pollenallergien meist im Zusammenhang mit Heuschnupfen) oder ist bei Hausstaubmilben-, Schimmelpilz- und Tierhaarallergenkontakt eher ganzjährig zu beobachten (perenneales Asthma).
- **Das sog. Infektasthma.** Das Infektasthma, auch intrinsisches Asthma genannt, ist im Kindes-

alter selten. Gemeint ist, daß asthmatische Beschwerden vorwiegend oder ausschließlich durch Atemwegsinfekte provoziert werden, überwiegend durch Virusinfektionen.

- **Mischformen** sind am häufigsten. Auch bei ausgeprägter atopischer Belastung werden im Säuglings- und Kleinkindalter asthmatische Beschwerden überwiegend im Zusammenhang mit viralen Atemwegsinfektionen beobachtet. Auch Schulkinder mit typischem Pollenasthma können zusätzlich asthmatische Beschwerden bei viralen Infektionen bekommen.

Die **Bronchiolitis** als Erkrankung der kleinsten Atemwege verläuft im Säuglings- und Kleinkindalter ähnlich einer obstruktiven Bronchitis. Die Bronchiolitis ist als eigenständige Erkrankung nicht immer vom Kleinkindesasthma abzugrenzen. Eine Sonderstellung nimmt lediglich die durch RS-Viren bedingt Bronchiolitis ein, die fast ausschließlich im Säuglingsalter vorkommt (s. S. 118).

Das Asthma ist die häufigste chronische Erkrankung im Kindesalter. Je nach Definition und Region erkranken 2 bis 12% aller Kinder. In Familien mit einer allergischen Disposition ist die Erkrankung prozentual häufiger.

Ätiologie und Pathogenese:

Infektionen und Allergien. Sie sind die wichtigsten Asthma auslösenden Faktoren. Der asthmatischen Erkrankung liegt eine schleichende Entzündung der Schleimhäute der Atemwege zugrunde. Sie ist gekennzeichnet durch reichlich eosinophile Granulozyten (eosinophile Bronchitis). Die Ursache dieser schleichenden Entzündungsreaktion ist unklar. Vielleicht ist der frühzeitige Kontakt mit inhalativen Reizstoffen (z. B. Tabakrauch, Umweltschadstoffe) und mit inhalativen Allergenen eine Ursache dafür. Untersuchungen weisen darauf hin, daß insbesondere der frühzeitige und anhaltende Kontakt mit den allergenen Ausscheidungsprodukten der Hausstaubmilbe (z. B. in den Matratzen der Kinder, die nächtliche Inhalation ist bei Mundatmern leichter möglich) diese Entzündungsreaktion in Gang setzen und unterhalten kann.

Reizüberempfindlichkeit. Die anhaltende und *schleichende Entzündung* der Atemwege wird als Ursache der für asthmakranke Kinder typischen *Reizüberempfindlichkeit* der Atemwege angesehen *(bronchiale Hyperirritabilität)*. Viele asthmakranke Kinder bekommen beim Laufen (z. B. Sport: Belastungsasthma), beim Lachen und/oder Husten, bei Inhalation von Reizstoffen usw. asthmatische Beschwerden. Diese besondere und für Asthma typische bronchiale Reizüberempfindlichkeit wird mit speziellen Labortests geprüft: z. B. Kaltluftprovokation (Inhalation von auf – 15 bis –20 °C gekühlter Luft), Histaminprovokation. Die besondere Empfänglichkeit asthmakranker Kinder für virale Infekte (sog. Erkältungskrankheiten) kann ebenfalls auf die gesteigerte Reizempfindlichkeit zurückgeführt werden.

Die bronchiale Hyperirritabilität ist nicht mit der Neigung zu allergischen Reaktionen gleichzusetzen, wenn sich auch beide gegenseitig begünstigen. Asthma kann also nicht nur als allergische Erkrankung definiert werden, wenn auch Allergene für das Auftreten der Beschwerden insbesondere im Schulkindalter große Bedeutung haben.

Psychische Faktoren. Die Reizüberempfindlichkeit wird auch durch die *psychische Befindlichkeit* eines Kindes gesteuert: bei seelischen Anspannungen können inhalative Reize leichter asthmatische Beschwerden auslösen als in psychisch stabilem Zustand. Sehr fraglich ist aber, ob seelische Konflikte (z. B. Überbehütung durch die Mutter) für sich asthmatische Reaktionen induzieren können: psychogenes Asthma.

Disposition. Die Frage, warum disponierte Kinder eine Neigung haben, eine gesteigerte Reizüberempfindlichkeit und allergische Reaktionen zu entwickeln, ist heute nicht mehr so einfach zu erklären. Genetische Faktoren spielen eine große Rolle: so konnte kürzlich gezeigt werden, daß auf dem langen Arm des Chromosoms 5 sowohl ein Genort auszumachen ist, der die bronchiale Reizempfindlichkeit steuert, als auch ein Genort, der die gesteigerte IgE-Produktion beeinflußt.

IgE. ist das für die allergische Reaktion wichtige Immunglobulin. Seine Produktion steht am Ende einer Wechselwirkung von T-Lymphozyten und B-Lymphozyten. Bei asthmakranken Personen wird eine gesteigerte Funktion von bestimmten T-Helferlymphozyten (T-H2-Zellen) beschrieben, die ihrerseits bestimmte B-Zellen zur IgE-Produktion anregen. Eine Störung der Regulationsvorgänge zwischen den T-H2-Zellen und den T-H1-Zellen (die die IgE-Produktion eher unterdrücken) könnte somit am Beginn der Entwicklung einer asthmatischen Erkrankung stehen.

Die eigentlichen asthmatischen Symptome werden

- durch eine entzündliche Schwellung der Bronchialschleimhaut,
- durch eine Kontraktion der glatten Muskelzellen (Spasmus) in der Bronchialwand und
- durch das zähe Sekret im Bronchiallumen verursacht.

Bei Säuglingen und Kleinkindern ist der Bronchialspasmus weniger bedeutsam, hier sind die Schleimhautschwellung und die pathologische Sekretbildung wichtiger für die Symptome. Die Verengung der Bronchien führt besonders zur erschwerten Ausatmung (exspiratorischer Bronchialkollaps).

Krankheitsbild:

Obstruktive (asthmatische) Bronchitis. Bei der *obstruktiven Bronchitis* und beim intrinsischen Asthma werden die charakteristischen Symptome Stunden bis Tage nach Beginn eines meist banalen Atemwegsinfektes beobachtet. Im Vordergrund steht der trockene, quälende Husten. Die Kinder zeigen ein verlängertes und erschwertes Exspirium (Giemen und Pfeifen sind zu hören), die Lungen sind zunehmend überbläht (Inspirationsstellung, Faßthorax, Abb. 6.4). Ist diese Überblähung extrem ausgeprägt, ist auch die Einatmung erschwert und gelingt nur noch mit Unterstützung der Atemhilfsmuskulatur: kurzes schnappendes Inspirium bei hochgezogenen Schultern. Die Kinder halten sich dann gerne in aufrechter Körperposition. Eine diskrete Lippenzyanose kann beobachtet werden. Meist sind die Symptome nicht so bedrohlich und bleiben über mehr als fünf Tage in wechselnder Ausprägung bestehen. Sie verstärken sich häufiger nachts oder in den frühen Morgenstunden, nicht selten begleitet von Erbrechen am Ende einer Hustenattacke. Diese Verlaufsform wird auch als obstruktive oder asthmatische Bronchitis bezeichnet.

Akuter Asthmaanfall. Dagegen tritt der *akute Asthmaanfall* plötzlich auf. In wenigen Stunden werden die Kinder schwerkrank, die Überblähung

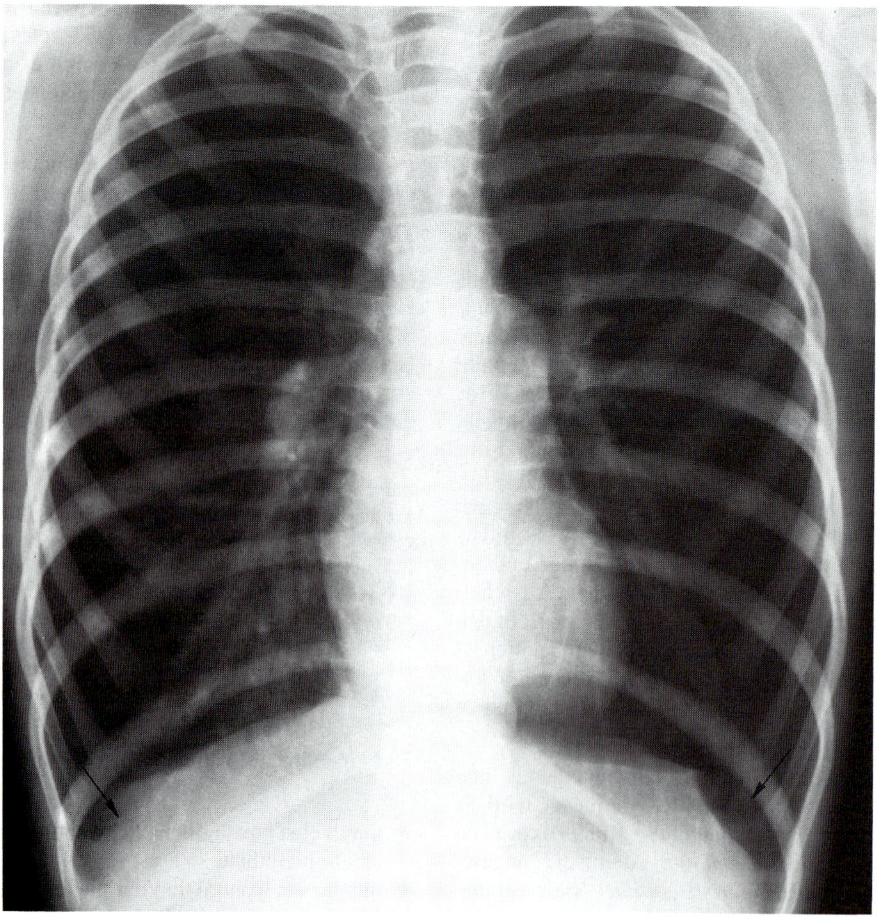

Abb. 6.4 Extrem überblähte Lunge bei einem Kind mit Asthma bronchiale. Die Zwerchfelle stehen tief (Patient 7¼ Jahre alt).

ist extrem, die Atemnot ist auch in Ruhe erheblich. Innerhalb weniger Stunden bis Tage können die Symptome weitgehend wieder verschwunden sein.

Der akute Asthmaanfall ist im Kleinkindalter im Rahmen einer obstruktiven Bronchitis eher ungewöhnlich. In typischer Weise wird er nach Allergenkontakt beobachtet (bei Pollinotikern dann im Zusammenhang mit einer allergischen Rhinitis – Konjunktivitis). Bei älteren Kindern mit eher ganzjährigem Asthma kann sich der Asthmaanfall auf eine asthmatische Bronchitis aufpfropfen. (Über Status asthmaticus s. S. 118.)

Diagnose und Differentialdiagnose:

Die Diagnose ergibt sich aus den charakteristischen klinischen Symptomen.

Im akuten Krankheitsfall sind folgende zusätzliche Untersuchungen notwendig:

- **Blutkörperchensenkungsgeschwindigkeit, C-reaktives Protein und Differentialblutbild.** Eine stark erhöhte BKS und/oder ein stark erhöhtes CRP sowie eine Leukozytose mit Linksverschiebung weisen auf eine bakterielle Infektion hin. Nur dann ist eine antibiotische Therapie gerechtfertigt, sonst ist sie meist unnötig.
- **Blutgasanalyse.** Bei akuten asthmatischen Beschwerden ist der Sauerstoffpartialdruck (pO_2) meist erniedrigt (intrapulmonaler Shunt), eine Sauerstoffzufuhr über eine Nasenbrille ist dann sinnvoll. Zur Überwachung der Sauerstoffversorgung genügt die nichtinvasive Messung der *Sauerstoffsättigung* (Pulsoxymetrie), die Sättigung soll über 91 % liegen. Sehr viel wichtiger ist die Bestimmung des Partialdruckes für Kohlendioxid (pCO_2). Bei akuten asthmatischen Beschwerden ist der pCO_2 meist erniedrigt als Ausdruck einer gesteigerten Ventilation. In diesem Stadium ist der Patient nicht gefährdet. Steigt der pCO_2 wieder an und erreicht Werte über 55 Torr, besteht die Gefahr, daß sich das Kind respiratorisch erschöpft. Es bedarf jetzt einer intensivmedizinischen Überwachung, ab 60 Torr muß die Intubation erwogen werden. Es ist äußerst gefährlich, wenn durch Sauerstoffzufuhr eine normale Sauerstoffsättigung erreicht wird und dabei das Verhalten des pCO_2 nicht beobachtet wird.
- **Röntgen-Thorax.** Bei Verdacht auf Komplikationen ist bei akuten asthmatischen Beschwerden eine Thoraxröntgenaufnahme wichtig. Nur so können eine Atelektase, eine Pneumonie und vor allem der gefürchtete Pneumothorax bzw. das Pneumomediastinum nachgewiesen werden. Beim Pneumomediastinum ist bald ein Hautemphysem zu sehen bzw. zu tasten: Luftansammlung insbesondere in den Halsweichteilen.

Weitere Laboruntersuchungen sind im akuten Stadium wenig sinnvoll.

Im symptomenarmen – symptomenfreien Intervall ist es die Aufgabe der weitergehenden Labordiagnostik, die Ätiologie des Asthmas zu klären, das Ausmaß der möglichen Lungenschädigung zu erkennen und differentialdiagnostisch andere Erkrankungen auszuschließen:

- **Allergiediagnostik.** Insbesondere werden *Hauttests (Prick)* und Blutuntersuchungen *(RAST)* durchgeführt. Sie sind im Kleinkindalter wenig sinnvoll. Bei allergischer Disposition ist mit zahlreichen positiven Tests zu rechnen, ohne daß damit die Bedeutung eines Allergens für die akute Erkrankung gesichert werden kann, zumal in dieser Altersgruppe asthmatische Beschwerden eher in Zusammenhang mit viralen Infektionen auftreten. Sinnvoll sind Allergietestungen im Schulkindalter, um entweder eine gezielte Allergenvermeidung vornehmen zu können oder im Einzelfall auch eine Hyposensibilisierung einzuleiten.

Bei streng saisonalen Beschwerden (in bestimmten Frühjahrs- bzw. Sommermonaten) geben *Allergietestungen mit Pollenallergenen* gute Informationen. Das gilt auch für *Tierhaarallergene* bei entsprechenden Beobachtungen der Eltern. Eine positive Reaktion auf *Hausstaubmilbe* und/oder auf *Schimmelpilze* sagt wenig über die tatsächliche Allergie in den Atemwegen. Ggf. muß dann ein *Schleimhautprovokationstest* vorgenommen werden. Sehr schwierig ist die Beziehung zwischen *Nahrungsmitteln* und Asthma zu beweisen. Die Beziehung ist dann eindeutig, wenn eine entsprechende Beobachtung gemacht wird (z. B. akute asthmatische Beschwerden nach Essen einer Nuß). In diesen Fällen erübrigt sich sogar die weitere Testung. Das entsprechende Nahrungsmittel muß in Zukunft gemieden werden.

- **Inhalative Provokationstestungen.** Sie werden insbesondere durchgeführt, um das Ausmaß der Reizüberempfindlichkeit festzulegen. Als Reize werden sehr *kalte Luft* (–15 bis –20 °C), körperliche Belastung *(Lauftest)*, Inhalation von *Histamin* in steigenden Dosen u. a. eingesetzt. Ein Test ist dann positiv, wenn es unter dem Reiz zu einer meßbaren Verengung der Atemwege kommt. Provokationstestungen werden im Schulkindalter vorgenommen.
- **Lungenfunktionsprüfungen.** Mit ihnen soll geprüft werden, inwieweit die asthmatische Erkrankung bereits zu einer Einschränkung der Lun-

genfunktion im beschwerdefreien Intervall geführt hat. Gemessen werden zum einen die *Einsekundenkapazität* (FEV_1; die Menge Luft in Litern, die nach maximaler Einatmung innerhalb der ersten Sekunde einer maximal starken Ausatmung ausgepustet werden kann) und zum anderen die *maximalen exspiratorischen Flußwerte* bei 50% und 25% der ausgeatmeten Vitalkapazität: MEF 50%VK und MEF 25%VK. Erniedrigte FEV_1-Werte weisen auf eine Verengung eher in den größeren Bronchien hin, verminderte MEF-Werte sind Ausdruck einer Verengung in den kleineren Bronchien. Sind im beschwerdefreien Intervall diese Werte erniedrigt, wird geprüft, ob eine Normalisierung nach Inhalation eines Bronchospasmolytikums eintritt: *Bronchospasmolyseeffekt.* Abhängig von den Ergebnissen der Lungenfunktionsprüfung wird die Langzeittherapie gesteuert.

Zur häuslichen Überwachung werden sog. *Peak-Flow-Messer* eingesetzt. Mit diesen einfachen Geräten kann der maximale Atemstoßwert (Spitzenfluß) bei stärkster willentlicher Ausatmung gemessen werden (in Liter pro Minute). Ist der Wert unter den Alterssollwert erniedrigt, kann zusätzlich ein Bronchospasmolytikum eingesetzt werden. Peak-Flow-Messer wurden so zur Grundlage der häuslichen Selbstbehandlung.

Lungenfunktionsuntersuchungen können nur im Schulalter vorgenommen werden, da die Mitarbeit der Kinder erforderlich ist. In wenigen Zentren ist es möglich, mit speziellen Geräten auch bei Säuglingen und Kleinkindern die Lungenfunktion zu erfassen. Schwerkranke Säuglinge sollten diesen Zentren zugeführt werden.

● **Laboruntersuchungen zur Differentialdiagnose.** Weitere Laboruntersuchungen dienen vor allem dazu, Erkrankungen, die ein Asthma imitieren können, auszuschließen:

- Schweißelektrolytmessung zum Ausschluß einer Mukoviszidose.
- Röntgenuntersuchung, Szintigraphie, Computertomographie, Bronchoskopie und Bronchographie zum Ausschluß von Fremdkörperaspirationen, von anatomischen Fehlbildungen der Atemwege mit Atemwegsobstruktion, von Bronchiektasen etc.
- Untersuchung der Flimmerhaarfunktion (Ziliendyskinesie).
- Immunologische Diagnostik: Ausschluß von Immundefekten, die mit häufigen Atemwegserkrankungen einhergehen können.
- Gründliche kardiologische Untersuchung: kardiale Fehlbildungen, insbesondere Gefäßanomalien, können eine asthmatische Erkrankung vortäuschen.

Grundzüge der Behandlung:

Akutbehandlung. Die akuten Beschwerden werden symptomatisch behandelt. Am wichtigsten sind *Bronchospasmolytika,* die unter ärztlicher Aufsicht auch in hoher Dosis inhaliert werden können (Inhalation möglichst über Mundstück, bei Kleinkindern mit Gesichtsmaske). Bei akuten Beschwerden ist die Inhalation von Bronchospasmolytika in flüssiger Form mittels einfachem Kompressionsvernebler sinnvoll (keine Ultraschallvernebler verwenden). Die Sprayanwendung ist in dieser Situation meist nicht sehr effektiv. Bronchospasmolytika können im akuten Anfall solange inhaliert werden, bis entweder eine klinische Besserung eintritt oder bis die Herzfrequenz über 180 bis 200/Minute ansteigt (dann vorübergehende Unterbrechung der weiteren Inhalation). Weitere Angaben siehe Kapitel 8.2 und Tabelle 6.5.

Im akuten Anfall wird gerne *Theophyllin* gegeben. Der zusätzliche Effekt dieses Medikamentes wird kontrovers diskutiert. Wirken inhalierte Bronchospasmolytika nicht prompt, ist die Gabe von Theophyllin über einen venösen Zugang gerechtfertigt.

Die sofortige Gabe von *Cortisonpräparaten* ist meist nicht sinnvoll, insbesondere die rektale Applikation, die weit verbreitet ist, ist von der Wirkung her sehr unsicher. Wenn in bedrohlichem Zustand Cortison gegeben werden muß, dann sollte es injiziert werden.

Wichtig ist, durch eine *reichliche Flüssigkeitszufuhr* und *hohe Luftfeuchtigkeit* für eine ausreichende Verflüssigung des zähen Bronchialsekretes zu sorgen. Ob hier *Sekretolytika* wirkungsvoll sind, ist umstritten.

Im akuten Asthmaanfall sollen auch sehr unruhige Kinder keine Sedativa erhalten. Die Gefahr der Erschöpfung wird damit begünstigt.

Langzeitbehandlung. Die Langzeitbehandlung des Asthmas hat zum Ziel, dem Auftreten der asthmatischen Symptome möglichst vorzubeugen. Vor allem geht es darum, die intrabronchiale Entzündungsreaktion zur Ausheilung zu bringen. Das geht, wenn überhaupt, nur langfristig: die Behandlung eines asthmakranken Kindes ist langfristig (über Jahre) ausgelegt und gilt auch im symptomenfreien Intervall. Grundlage der Langzeitbehandlung ist die tägliche Inhalation von Substanzen, die die Entzündung beeinflussen (antiinflam-

Tabelle 6.5 Maßnahmen beim schweren Asthmaanfall.

Allgemeine Maßnahmen

- Hochlagern des Oberkörpers
- Pulsoxymetrie; bei Sauerstoffsättigung unter 92%: Sauerstoffinsufflation mittels Nasenbrille (oder Atemmaske)
- Kontrolle der Blutgase (insbesondere des pCO_2) sofort und regelmäßig in den folgenden 8 Stunden, $pCO_2 > 55$ Torr: Intensivstation

Bronchospasmolyse

- Inhalation eines Bronchospasmolytikums (Inhalationslösung) mit Kompressionsvernebler (Mundstück oder Maske) solange, bis eine klinische Besserung eintritt (Achtung: Kontrolle der Herzfrequenz; wenn über 180/Min. ab dem 4. Lebensjahr und über 200/Min. im Säuglings- und Kleinkindalter Inhalation kurzfristig unterbrechen)
- Dosieraerosolinhalation (am besten mittels Spacer) bei noch nicht sehr ausgeprägter Atemnot

Tritt unter der Inhalation keine Besserung ein:

- Dauerinfusion von Bronchospasmolytika (unter intensivmedizinischer Kontrolle)
- ggf. Infusion von Theophyllin (Achtung: Blutspiegelkontrolle notwendig)

Antientzündliche Therapie

- hochdosiert Kortikosteroide i. v.
- Antibiotika (bei dringendem Verdacht auf bakterielle Infektion)

Sekretolytische Therapie

- Anfeuchten der Atemluft (Vernebler, Raumluftbefeuchter; Vorsicht: möglichst keine Ultraschallvernebler verwenden)
- reichlich Flüssigkeitszufuhr (oral; i. v.)
- Sekretolytika: es gibt kein überzeugend wirkendes Medikament, ggf. Bromhexin/Ambroxol in hoher Dosis i. v.

matorische Therapie). An erster Stelle stehen die *Cromoglycate* (DNCG), die nicht nur als antiallergische, sondern auch als antientzündlich wirksame Medikamente eingestuft werden. Ihr antiinflammatorischer Effekt ist allerdings schwach, dafür haben sie praktisch keine Nebenwirkungen. Ist ein Kind unter täglicher Inhalation von DNCG weitgehend beschwerdefrei, wird diese vorbeugende Therapie erst einmal ein bis zwei Jahre konsequent beibehalten. Hat ein Kind darunter immer noch häufiger Beschwerden, werden inhalative *Cortisonpräparate* eingesetzt. Auch sie müssen täglich und langfristig inhaliert werden. Inhalative Cortisonpräparate lösen bei den Eltern Angst vor den Nebenwirkungen aus. Das ist nicht gerechtfertigt: in den angegebenen Dosierungen wirken diese Präparate nur lokal in den Bronchien, die üblichen allgemeinen Nebenwirkungen von Cortison werden nicht beobachtet. Kurzfristig können auch hohe Dosen inhaliert werden. Zur Inhalation werden Sprays eingesetzt, die über großvolumige Inhalationshilfen (sog. Spacer) angewendet werden. Sie können mit speziellen Babyinhalatoren auch bei Säuglingen und Kleinkindern eingesetzt werden.

Theophyllinpräparate sind für die Basistherapie nicht geeignet, da sie eine schmale therapeutische Breite haben.

Eine längerfristige systemische Therapie mit Cortison sollte unbedingt vermieden werden.

Bronchospasmolytika (meist in Sprayform angewendet, weniger sinnvoll sind Tabletten, Säfte oder Suppositorien) sollten möglichst nicht als Dauermedikamente langfristig eingesetzt werden. Sie sind die Medikamente für die akuten Beschwerden. Die Häufigkeit des Einsatzes von Bronchospasmolytika über einen längeren Zeitraum spiegelt die Effektivität oder Ineffektivität der langzeitigen Basistherapie wider.

Zur Asthmabehandlung gehört natürlich die gründliche Allergen- und Schadstoffsanierung im Wohnbereich des Kindes *(Expositionsprophylaxe)*. Große Bedeutung hat die Hausstaubmilbensanierung im Schlafbereich: effektiv sind spezielle Einhüllungen für Matratzen und für das Bettzeug. Chemische Substanzen zur Vernichtung der Milben können selbst die Atemwege reizen und sind meist nicht sehr wirkungsvoll. Im Wohnbereich asthmakranker Kinder darf nicht geraucht werden.

Die *spezifische Hyposensibilisierungsbehandlung* (regelmäßige Injektion des verdächtigten Allergens in steigenden Dosen über Jahre) ist sinnvoll bei Pollenallergikern mit schwerem Krankheitsbild, sonst sollte sie eher nicht durchgeführt werden.

Verlauf und Prognose:

Durch die moderne Therapie ist auch bei schwerem akutem Asthmaanfall die Prognose meist gut; Todesfälle sind ausgesprochen selten. Allerdings können im Schulalter plötzliche Todesfälle eintreten (häufig nachts oder in den frühen Morgenstunden), die ätiologisch nicht sicher geklärt sind (permanente Obstruktion kleiner Bronchien mit anhaltender Hypoxie, akutes Rechtsherzversagen). 70–80% aller Säuglinge und Kleinkinder mit obstruktiver Bronchitis haben nach dem 5.–6. Lebensjahr keine oder nur noch ganz vereinzelt asthmatische Symptome. Bei den übrigen 20–30% wandeln sich die Symptome mit dem Schulalter. Meist werden jetzt häufiger Asthmaanfälle beobachtet. Die früher jahreszeitlich unabhängig auftretenden Symptome werden zunehmend in Zusammenhang mit allergischen Reaktionen festgestellt. Von den Kindern, die im Schulalter noch Asthma haben oder dann erst an Asthma bronchiale erkranken, verlieren etwa 60% die Symptome zwischen dem 14. und 18. Lebensjahr, bei den übrigen 40% können die Symptome unvermindert bestehenbleiben oder nur vorübergehend an Intensität und Frequenz zurückgehen.

8.2 Schwerer Asthmaanfall

Der schwere Asthmaanfall ist subjektiv beschrieben als schwerste Atemnot in Ruhe bei extremer Überblähung der Lunge und mit Einsatz der Atemhilfsmuskulatur. Die Exspirationsphase ist erheblich verlängert. Pfeifgeräusche sind deutlich zu hören. Meist ist eine mäßiggradige Lippenzyanose zu erkennen. Dauert dieser Zustand unbeeinflußbar über mindestens 12 Stunden an, wird von **Status asthmaticus** gesprochen. Der schwere Asthmaanfall ist immer eine Notfallsituation. Die Kinder müssen intensivmedizinisch überwacht werden. Entwickelt sich eine respiratorische Globalinsuffizienz (Anstieg des pCO_2-Wertes, regelmäßige Blutgaskontrollen sind daher notwendig), müssen die Kinder intubiert und beatmet werden (Halothannarkose, Halothan wirkt bronchospasmolytisch). In Tabelle 6.5 sind die wichtigsten therapeutischen Maßnahmen angeführt. Alle pflegerischen Maßnahmen sollten in ruhiger, besonnener Atmosphäre erfolgen. Beruhigung ist für die Kinder, die Angst vor dem Erstickungstod haben, entscheidend.

8.3 Bronchiolitis

Es handelt sich um eine virusbedingte, entzündliche Erkrankung der kleinen Bronchien. Die Erkrankung wird nur im Säuglingsalter, selten auch im 2. Lebensjahr beobachtet. Die häufigsten Erreger sind RS-Viren[1], seltener Influenzaviren. Die klinischen Symptome ähneln denen der obstruktiven Bronchitis; im Einzelfall ist eine Unterscheidung nicht möglich. Die Überblähung der Lungen ist häufig sehr ausgeprägt, Giemen und Brummen sind bei der Auskultation auffallend wenig zu hören, eher feinblasige Rasselgeräusche. Frühzeitig entwickelt sich eine Zyanose. Die Säuglinge trinken schlecht (Dyspnoe). Im Thoraxröntgenbild fällt nicht nur die starke Lungenüberblähung auf, sondern auch peribronchiale Infiltrationen sind sichtbar.

Nach wenigen Tagen bessern sich die klinischen Symptome, die Überblähung geht zurück, Giemen kann jetzt besser gehört werden und bleibt noch längere Zeit (manchmal über Wochen) nachweisbar. Ein Teil der Kinder leidet später an Asthma bronchiale.

Behandlung: Die Behandlung umfaßt neben reichlicher Flüssigkeitszufuhr die Befeuchtung der Atemluft, Sekretolytika, evtl. Abklopfmassagen. Die Wirkung von Theophyllinpräparaten wird unterschiedlich beurteilt, Bronchospasmolytika sind wenig wirksam. In bedrohlichen Fällen werden für einige Tage Kortikosteroide empfohlen (antiinflammatorische Wirkung). Bei Zyanose ist die Sauerstoffinsufflation sinnvoll (Oxydomhaube, 30–40% angefeuchteter Sauerstoff, Blutgaskontrollen notwendig). Selten müssen diese Kinder auch beatmet werden. Als hilfreich wird die Freiluftbehandlung angesehen, sofern keine zu hohe Luftverschmutzung vorliegt. Einreibungen sind nutzlos. Die Säuglinge sollten nicht unnötig belastet werden, evtl. einige Tage Nahrungsaufnahme über Sonde.

[1] RS: Abkürzung für Respiratory syncytial.

9 Fremdkörperaspiration

Definition und Häufigkeit: Gelangen Flüssigkeiten und feste Stoffe beim Schluckakt oder bei tiefer Inspiration in die Trachea oder in die intrathorakalen Atemwege, so wird von *Fremdkörperaspiration* gesprochen. Die Aspiration von erbrochenem Mageninhalt wird dazu gerechnet. Flüssige Nahrung und Mageninhalt werden vor allem bei Neugeborenen und jungen Säuglingen aspiriert, feste Nahrungsbestandteile und andere Gegenstände (in den Mund genommenes Spielzeug) vor allem im Kleinkindalter.

Von den festen Stoffen werden am häufigsten Nüsse *(Erdnüsse)*, dann kleine Kugeln und Spielzeugteile aspiriert.

Ätiologie und Pathogenese: Die Aspiration von Erbrochenem wird besonders bei jungen Säuglingen mit *gastroösophagealem Reflux* beobachtet. Da junge Säuglinge unmittelbar nach der Nahrungsaufnahme zum Erbrechen neigen, sollten sie nicht in Rückenlage in das Bett gelegt werden, sondern in seitlichen Positionen, evtl. auch in Bauchlage. Die Aspiration von Mageninhalt führt immer zu einer – meist hämorrhagisch-nekrotisierenden – Entzündung der Schleimhäute von Trachea und Bronchien. Gelangt das Material in die Lungenperipherie, entwickelt sich eine Bronchopneumonie. Wiederholte Aspirationen in den ersten Lebensstunden sind typisch für die *Ösophagusatresie;* in den ersten Lebenstagen weisen sie auf eine *tracheoösophageale Fistel* hin. Die Aspiration von festen Stoffen erfolgt meist unbeobachtet beim Spielen. Je nach Größe bleibt der Fremdkörper im Kehlkopf, in der Luftröhre oder in den großen Bronchien hängen, wegen des Bronchialverlaufs häufiger im rechten als im linken Hauptbronchus. Verschließt der Fremdkörper das Bronchiallumen vollständig, entwickelt sich eine *Atelektase* des dahinter gelegenen Lungenabschnittes. Häufiger kommt es nur zur teilweisen Bronchusverlegung mit Ventilmechanismus: während der Inspiration gelangt noch Luft in den Lungenbezirk, während der Exspiration kollabiert der Bronchus um den Fremdkörper. Die Luft entweicht dann nicht mehr. Die hinter dem Fremdkörper gelegenen Lungenabschnitte überblähen mehr und mehr *(akutes Emphysem)*.

Bleiben kleinere Fremdkörper, die das Bronchiallumen nicht wesentlich einengen, unerkannt, so werden sie schließlich durch entzündliche Schleimhautreaktionen fest mit Granulationsgewebe umgeben. Erst Wochen, selten Jahre später entwickeln sich *chronische, eitrige Lungenentzündungen*. Die Fremdkörper werden dann zufällig bei einer bronchologischen Diagnostik entdeckt.

Krankheitsbild und Diagnose: Leitsymptom der Fremdkörperaspiration ist der **Husten,** der bei der Aspiration von festen Fremdkörpern anfallsartig, verbunden mit Erstickungsgefahr, sein kann.

Fremdkörper im Kehlkopf oder in der Luftröhre. Liegt der *Fremdkörper im Kehlkopf oder in der Luftröhre,* bleibt der Husten bestehen. Es entwickelt sich eine Zyanose. Aus Angst werden die Kinder meist rasch zum Arzt gebracht. Eine Röntgenaufnahme der Trachea ist nur bei kontrastgebenden Fremdkörpern sinnvoll (Metallgegenstände); im übrigen ist die Diagnose durch die rasche Bronchoskopie zu stellen. Sie ist gleichzeitig auch die entscheidende Behandlung. Bei hochsitzenden Fremdkörpern besteht akute Lebensgefahr.

Fremdkörper in einem Hauptbronchus. Gelangt der *Fremdkörper in einen der beiden Hauptbronchien,* hält der hartnäckige trockene Husten meist an; in der Regel besteht keine Zyanose und keine unmittelbare Lebensgefahr. Wird bei der Thoraxröntgenaufnahme der Fremdkörper nicht gesehen, so weist die einseitig überblähte Lunge mit Verlagerung des Mediastinums zur gesunden Seite auf die Aspiration hin. Diese Verlagerung nimmt bei der Ausatmung noch zu. Die Diagose wird dann endgültig durch die *Bronchoskopie* gesichert, die auch im Verdachtsfall immer durchgeführt werden soll.

Tiefliegender Fremdkörper. Da mitunter die klinischen Symptome *tiefliegender Fremdkörper* sehr diskret bleiben können und die Aspiration übersehen wird, ist der Verdacht einer Fremdkörperaspiration bei allen Kleinkindern mit hartnäkkigem trockenem Husten über Wochen oder Monate gegeben. Ergibt die Ventilationsszintigraphie eine regionale Belüftungsstörung, ist auch bei unauffälligem Thoraxröntgenbild die Bronchoskopie durchzuführen.

Flüssigkeitsaspiration. Die *Aspiration von Flüssigkeiten* verläuft meist weniger dramatisch. Der Husten ist wieder Leitsymptom. Da sich in der Regel anschließend eine Bronchopneumonie entwikkelt, ist auf Fieber und Rasselgeräusche über der Lunge zu achten. Die Thoraxröntgenaufnahme zeigt meist frühzeitig die bronchopneumonischen Infiltrate.

Grundzüge der Behandlung und Prognose: Bei der Aspiration von festen Fremdkörpern muß unverzüglich die Bronchoskopie erfolgen mit dem Ziel, den Fremdkörper zu extrahieren. Anschließend ist für 24–48 Stunden eine gründliche physikalische Therapie notwendig mit Inhalationen und Klopfmassage, um den Sekretfluß zu verbessern. Eine antibiotische Behandlung ist selten indiziert (bei länger zurückliegender Aspiration und bei Aspiration vor allem von Brot- und Fleischstückchen).

Nach Aspiration von Erbrochenem ist die endoskopische Absaugung eventuell mit Spülung (isotone Kochsalzlösung) sinnvoll, um vor allem die aggressive Salzsäure des Magens zu entfernen. Sonst genügt bei Aspiration von flüssiger Nahrung das gründliche Absaugen des nasopharyngealen Raumes, unter Umständen auch der Trachea, und die intensive Klopfmassage mit Lagerungsdrainage. Die antibiotische Behandlung ist bei Säuglingen notwendig.

Bei richtiger und konsequenter Therapie ist die Prognose der Aspiration gut. Bleiben feste Fremdkörper längere Zeit unerkannt, können sich abszedierende Pneumonien und Bronchiektasen entwickeln. Vereinzelt ahmen Fremdkörper auch ein Asthmasyndrom nach.

10 Pneumonien

Definition und Häufigkeit: Pneumonien sind meist infektiöse Erkrankungen des Lungenparenchyms. Besonders im Säuglings- und Kleinkindalter sind auch die dem erkrankten Lungenparenchym zugehörigen Bronchialabschnitte mit erkrankt: *Bronchopneumonien.* Bronchopneumonien sind häufig über mehrere Lungensegmente oder Lungenlappen verteilt, während die eher für das Schulalter typischen Pneumonien auf einzelne Segmente oder Lappen begrenzt sind: *Segment- oder Lobärpneumonien.* Bronchopneumonien sind im Kindesalter häufig, wenn auch genaue Zahlen nicht vorliegen. Dagegen sind die früher typischen Segment- und Lobärpneumonien zurückgegangen.

Ätiologie und Pathogenese: Im Neugeborenen- und jungen Säuglingsalter sind die Mehrzahl aller Pneumonien durch Bakterien verursacht, später stehen die viralen Pneumonien sowie solche durch Mykoplasmen ganz im Vordergrund. Allerdings können sich auf virale Infektionen sekundäre bakterielle Infektionen aufpfropfen: sekundäre bakterielle Bronchopneumonie durch Superinfektion. Die wichtigsten bakteriellen Erreger der primären Pneumonie sind in Tabelle 6.6 aufgeführt. Die Aspirationspneumonie ist immer eine vielherdige Bronchopneumonie, meist durch Problemkeime verursacht. Pneumonien durch Pilze werden vor allem bei Kindern mit Immunmangelkrankheiten und bei Kindern unter immunosuppressiver Therapie beobachtet.

Nicht bakterielle Pneumonien kommen vornehmlich bei Vergiftungen (Petroleumpneumonie) und bei Aspiration von zu reichlich eingenommenen ölhaltigen Nasentropfen (Lipoidpneumonie) vor.

Tabelle 6.6 Häufige Erreger von Pneumonien in Abhängigkeit vom Lebensalter.

Lebensalter	Häufigste Erreger
Neugeborene	*gramnegative* und grampositive Keime (häufig „Problemkeime")
Säuglinge und Kleinstkinder bis zum vollendeten 2. Lebensjahr	*Staphylokokken* Haemophilus influenzae Pneumokokken (Streptokokken)
Kleinkinder und Schulkinder	*Pneumokokken* *Mykoplasmen* Streptokokken Haemophilus influenzae

Krankheitsbild: Die typischen *klinischen Zeichen* einer Pneumonie sind Tachypnoe, Dyspnoe, eventuell mit Zyanose, Nasenflügeln (besonders im Säuglingsalter), Husten (anfangs trocken, später produktiv), bei ausgedehntem Lungenbefall interkostale, juguläre Einziehungen. Die Kinder sind krank. Die Körpertemperatur ist meist erhöht, im Säuglingsalter kann sie normal sein. Über der erkrankten Lungenseite ist der Klopfschall gedämpft, das Atemgeräusch nach Ausprägung des Befundes entweder abgeschwächt oder verschärft. Feinblasige Rasselgeräusche können gehört werden. Charakteristische Laborbefunde gibt es nicht: bei bakteriellen Pneumonien ist die BKS meist beschleunigt, im Blutbild Leukozytose mit Linksverschiebung. Virale Pneumonien treten meist im Zusammenhang mit Virusinfektionen des Nasen-Rachen-Raumes auf. Bei manchen Pneumonien, besonders bei der Pneumokokkenpneumonie, klagen die Kinder über akute Bauchschmerzen (Differentialdiagnose: akute Appendizitis) oder über starke Kopfschmerzen und scheinen nackensteif zu sein (sog. Meningismus). Erkrankt die Pleura mit (Pleuritis), wird die Inspirationsphase häufig mit einem kurzen Stöhnen vorzeitig beendet (Pleuraschmerz), die Kinder schonen die erkrankte Seite (Schiefhaltung, verminderte Atemexkursion).

Diagnose: Die Diagnose einer Pneumonie wird durch das *Thoraxröntgenbild* bewiesen. Bei Säuglingen und Kleinkindern mit unklarem, hohem Fieber sollte auch bei fehlenden klinischen Befunden eine Thoraxröntgenaufnahme angefertigt werden, da sonst Pneumonien übersehen werden können.

Die ätiologische Diagnostik ist meist unbefriedigend: Der *Bakteriennachweis* aus Sputum ist im Kindesalter kaum möglich oder wenig präzise. *Blutkulturen,* die immer abgenommen weden sollten, sind in einem Drittel der Fälle positiv und dann beweisend. Viruspneumonien können durch den *Antigennachweis,* z. B. aus tiefem Rachenabstrich, gesichert werden, die *serologische Diagnostik* ist auf einen (späteren) Kontrolltiter angewiesen, das Ergebnis hat dann meist keine praktische Konsequenz mehr.

Verlauf und Prognose: Die *Neugeborenenpneumonie* tritt im Rahmen einer Sepsis mit Problemkeimen auf, ihre Prognose ist ernst und hängt davon ab, ob die Keime ausreichend behandelt werden können (Gefahr der Resistenz).

Virale Pneumonien verlaufen als Bronchopneumonien gutartig und heilen innerhalb von 1–2 Wochen aus. Tritt eine *bakterielle Superinfektion* auf (zweiter Fieberschub), hängen der Verlauf und die Prognose davon ab, ob das richtige Antibiotikum eingesetzt wird.

Von den *primären bakteriellen Pneumonien* sind vor allem die durch Staphylococcus aureus im Säuglings- und Kleinstkindalter gefährlich (s. u.). Im übrigen verlaufen die bakteriellen Pneumonien infolge wirksamer Antibiotika heute meist gutartig.

Pilzpneumonien sind meist problematisch, vor allem infolge der Grundkrankheit.

Grundzüge der Behandlung: Bakterielle Pneumonien (primär oder sekundär) müssen antibiotisch behandelt werden. Mit Beginn der Antibiotikaära haben bakterielle Pneumonien jenseits der Neugeborenenperiode an Schrecken verloren. Die Auswahl der Antibiotika richtet sich nach den entsprechend der Altersgruppe zu erwartenden Keimen: im Säuglingsalter jenseits der Neugeborenenperiode vor allem Staphylokokken und eventuell Kolikeime (Oxacillin und Amoxicillin), vom 2.–4. Lebensjahr neben Pneumokokken vor allem Hämophiluskeime (Amoxicillin), ab 5. Lebensjahr Pneumokokken (Penicillin G) oder Mykoplasmen (Erythromycin).

Sind Zeichen der Rechtsherzbelastung zu erkennen (große Leber, Ödeme), ist die Digitalisierung notwendig.

Im übrigen sind symptomatische Maßnahmen sinnvoll: Antipyretika bei hohem Fieber, bei hartnäckigem Husten initial Hustensedativa (Paracodin), später besser Sekretolytika und hohe Luftfeuchtigkeit. Bei Zyanose Sauerstoffinsufflation mit Oxydomhaube oder Nasensonde; Trichter sind meist wirkungslos. Im akuten Krankheitsstadium ist jede unnötige Belastung des Kindes zu vermeiden: keine unnötigen Untersuchungen, eventuell parenterale Ernährung oder häufig kleine Mahlzeiten (kalorienreich) mit reichlich oraler Flüssigkeitszufuhr.

10.1 Besondere Verlaufsformen

10.1.1 Staphylokokkenpneumonie

Der Erreger ist Staphylococcus aureus. Befallen werden besonders Neugeborene und Säuglinge, seltener Kleinstkinder. Charakteristisch sind frühzeitige Abszeßbildungen *(primär abszedierende Pneumonie* (Abb. 6.5). Perforieren die Abszesse in die Pleurahöhle, entwickelt sich eine eitrige Pleuritis *(Pleuraempyem),* unter Umständen kombiniert mit einer Luftansammlung *(Pyopneumothorax).* Die infizierten Säuglinge sind in wenigen Stunden schwerstkrank. Sepsiszeichen können beobachtet werden wie graulivides Aussehen der Kinder, kühle Extremitäten, aufgetriebenes Abdomen, Bewußtseinseintrübung. Eine rasche Behandlung mit Oxacillin muß begonnen werden; bei Pleuraempyem ist die Pleuradrainage nicht zu umgehen. Bei rechtzeitigem Therapiebeginn ist die Prognose heute sehr viel besser, Spätkomplikationen wie *Pleuraschwarten,* bleibende Höhlenbildungen *(Pneumatozelen)* oder *Lungenabszesse* sind seltener geworden. Auch die Letalität ist erheblich zurückgegangen.

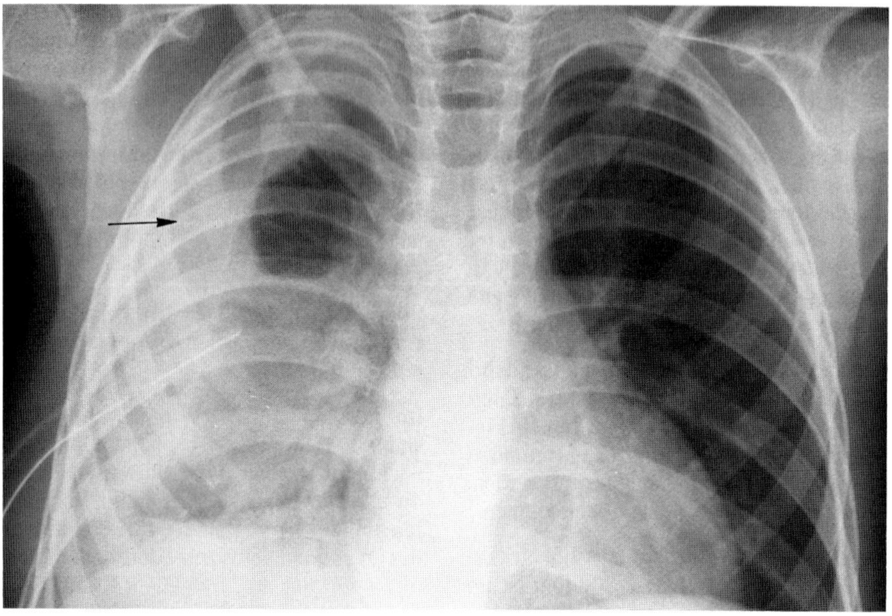

Abb. 6.5 Staphylokokkenpneumonie mit ausgedehntem eitrigem Pleuraerguß rechts (Pleuraempyem), Pleuradrainage (Patient 5½ Jahre alt).

10.1.2 Pneumokokkenpneumonie

Pneumokokken sind die Erreger der klassischen Segment- oder Lobärpneumonie, die unbehandelt in vier charakteristischen Stadien abläuft.

Nach der Initialphase von 24 Stunden Dauer (Stadium der *Anschoppung*) folgt das Stadium der *„roten Hepatisation"* (die Alveolen sind mit einem erythrozytenreichen Exsudat ausgefüllt). Zwei Tage später folgt das Stadium der *„grauen Hepatisation"* (die Alveolen sind jetzt mit Granulozyten und vor allem geronnenem Fibrin ausgefüllt). Danach folgt das vierte Stadium, das Stadium der *„gelben Hepatisation":* Massenhaft Granulozyten wandern in das fibrinreiche, geronnene Exsudat ein und lösen es auf. Der verflüssigte alveolare Inhalt wird zum größten Teil resorbiert, teilweise auch ausgehustet (Lyse).

Die Krankheit endet mit einer dramatischen Entfieberung, ein Kreislaufkollaps kann eintreten. Charakteristisch für die Lobärpneumonie ist die Pleurabeteiligung (Pleuraschmerzen); an Komplikationen können Otitis media und Meningitis auftreten. Oft wird ein Herpes labialis beobachtet (sog. *Fieberbläschen).* Die Diagnose ergibt sich aus dem charakteristischen Verlauf.

Im Thoraxröntgenbild ist eine homogene Verschattung eines Lungensegmentes oder Lungenlappens zu erkennen. Durch eine rechtzeitige hochdosierte Behandlung mit Penicillin G ist der klinische Verlauf sehr viel weniger dramatisch.

10.1.3 Pneumonie durch Haemophilus influenzae

Haemophilus influenzae führt besonders bei Kleinkindern zu einer Pneumonie, die in der Art einer Bronchopneumonie verläuft. Meist tritt diese als Superinfektion einer primären Viruspneumonie auf. Häufig wird gleichzeitig ein Pleuraerguß nachgewiesen. Die Behandlung erfolgt mit Ampicillin i. v. oder Amoxicillin oral.

10.1.4 Streptokokkenpneumonie

Streptokokken führen selten zu einer Pneumonie (außer im Neugeborenenalter im Rahmen einer Streptokokken-B-Sepsis). Sie wird vor allem im Vorschulalter beobachtet (als Bronchopneumonie, seltener als Lobärpneumonie) und geht ebenfalls mit einer Pleurabeteiligung einher. Die Behandlung mit Penicillin G ist wirkungsvoll.

10.1.5 Mykoplasmapneumonie

Mykoplasmen, die heute zu den Bakterien gerechnet werden, sind die häufigsten Pneumonieerreger im Schulalter. Meist treten lokale Epidemien auf. Die Erreger können uncharakteristische Bronchopneumonien, klassische Lobärpneumonien und interstitielle Pneumonien verursachen. Eine Pleuritis mit Pleuraerguß wird ebenfalls beobachtet. Die Körpertemperatur kann hoch sein, andererseits werden teils nur subfebrile Temperaturen beschrieben. Bei manchen Kindern fällt die Diskrepanz zwischen den ausgeprägten Veränderungen im Thoraxröntgenbild und dem geringen klinischen Kranksein auf. Bei anderen Kindern steht ein trockener Reizhusten ganz im Vordergrund der Symptome. Charakteristisch ist die extreme Beschleunigung der Blutkörperchensenkungsgeschwindigkeit und der Nachweis von Kälteagglutininen im Serum. Die Diagnose wird durch die Komplementbindungsreaktion bewiesen. Die *Behandlung* erfolgt mit Erythromycin, jenseits des 8. Lebensjahres auch mit Tetracyclin. Die Kinder können sich über Wochen abgeschlagen fühlen. Die Prognose ist insgesamt aber sehr gut.

Teilweise werden die Mykoplasmapneumonie und andere Formen *(Ornithosepneumonie, Chlamydienpneumonie* etc.) unter der Bezeichnung **atypische Pneumonien** zusammengefaßt.

10.1.6 Pneumonien bei besonderen Infektionskrankheiten

Das Masernvirus führt zu einer charakteristischen mehr interstitiellen Pneumonie (primäre Masernpneumonie) mit Ausbildung von Riesenzellen. Die Bronchopneumonie bei *Masern* ist meist Folge einer bakteriellen Superinfektion. Die Pneumonie bei *Varizellen* verläuft überwiegend interstitiell, kleine Verkalkungen können später sichtbar bleiben. Bei jungen Säuglingen mit *Pertussis* wird häufig eine Bronchopneumonie beobachtet, meist durch Superinfektion mit anderen Bakterien (Haemophilus influenzae).

10.1.7 Interstitielle plasmazelluläre Pneumonie

Der Erreger ist das Protozoon Pneumocystis carinii (nach neueren Untersuchungen wird der Erreger eher der Gruppe der Pilze zugeordnet). Früher wurde diese Pneumonie fast ausschließlich auf Frühgeborenenstationen beobachtet. Die Letalität ist sehr hoch. Charakteristisch sind die hochgradige Tachypnoe mit interkostalen Einziehungen („steife Lunge") und die milchglasähnliche Eintrübung aller Lungenabschnitte im Thoraxröntgenbild. Die Erkrankung verläuft überwiegend interstitiell mit einer massiven Ansammlung von Plasmazellen. Heute wird diese Erkrankung besonders bei Kindern unter immunsuppressiver Therapie beobachtet und im Zusammenhang mit AIDS. Mit Cotrimoxazol wird die Pneumonie vorbeugend verhindert oder bei Erkrankungsbeginn im Verlauf günstig beeinflußt.

10.1.8 Eosinophiles Lungeninfiltrat (LÖFFLER-Syndrom)

Es handelt sich um wenige Tage nachweisbare bronchopneumonische Infiltrate, die durch Larven besonders des *Ascaris lumbricoides* verursacht werden. Charakteristisch sind das eosinophilenreiche Exsudat in der Lunge und die ausgeprägte Bluteosinophilie. Eine spezifische Therapie ist nicht notwendig; die Prognose ist gut.

11 Emphysem und Atelektase

Emphysem. Unter Emphysem werden Überblähungszonen der Lunge verstanden, die bei strenger Definition mit einer Zerstörung der alveolären Grundstruktur einhergehen müssen. Meist werden aber auch reversible Überblähungszonen wie bei Fremdkörperaspiration und bei Asthma bronchiale dazu gerechnet: *obstruktives Emphysem.* Davon zu unterscheiden ist das kongenitale lobäre Emphysem des Neugeborenen (s. S. 106). Neben dem obstruktiven Emphysem wird auch vom *kompensatorischen Emphysem* gesprochen dann, wenn Lungenanteile geschrumpft sind und die benachbarten Bezirke durch Überdehnung diesen Raum einnehmen müssen. Die Behandlung richtet sich nach der Grundkrankheit.

Atelektasen. Atelektasen sind luftleere Lungenbezirke. Sie sind im Kindesalter seltener durch Druck von außen entstanden *(Kompressionsatelektasen)* als vielmehr durch vollständige Bronchusverlegungen *(Resorptionsatelektasen).* Die häufigsten Ursachen für Atelektasen sind Schleimverlegungen (Schleimpfröpfe) in den Bronchien und aspirierte Fremdkörper, wenn sie den Bronchus ganz ausfüllen. Früher wurden bei der Tuberkulose im Kindesalter häufiger Resorptionsatelektasen nachgewiesen (Bronchusverschlüsse durch tuberkulöse Lymphknoten). Ausgedehnte Atelektasen liegen auch beim *Atemnotsyndrom des Frühgeborenen* vor. Bei kleinen Kindern mit wiederholten Atemwegsinfektionen ist häufiger der reche Mittellappen atelektatisch (sog. *Mittellappensyndrom):* der Mittellappenbronchus ist relativ eng, seine Abzweigung ist von zahlreichen Lymphknoten umgeben, die bei entzündlicher Schwellung den engen Bronchus verschließen können.

Die klinischen Symptome der Atelektasen hängen von ihrem Ausmaß ab. Häufig bestehen keine Symptome. Ist ein ganzer Lungenlappen oder einseitig eine ganze Lunge atelektatisch, leidet das Kind an Atemnot und Zyanose. Bleiben Atelektasen über mehrere Tage erhalten, besteht die Gefahr der bakteriellen Infektion (Pneumonie). Kleinere Atelektasen durch Sekretverlegung können durch eine intensive physikalische Therapie (Inhalationen, Klopfdrainage) behandelt werden, bei ausgedehnten Atelektasen ist unter Umständen die bronchologische Behandlung notwendig.

12 Interstitielle Lungenerkrankungen – Lungenfibrose

Definition und Häufigkeit: Zahlreiche Erkrankungen betreffen nur oder überwiegend nur das Lungengerüst. Sie sind charakterisiert durch eine entzündliche, zellreiche Infiltration vor allem der Alveolarsepten, unter Umständen kombiniert mit Zellabschilferungen in die Alveolarlichtung *(Pneumonitis).* Diese Erkrankungen können folgenlos abheilen oder aber gehen in eine *Lungenfibrose* über: vermehrte Bindegewebsbildung im Bereich der entzündeten Alveolarsepten. Mitunter sind die Ursachen einer Lungenfibrose nicht mehr festzustellen (idiopathische Lungenfibrose). Interstitielle Lungenerkrankungen und Lungenfibrosen sind im Kindesalter eher selten.

Ätiologie und Pathogenese: Allergische Reaktionen und virale Infektionen sind im Kindesalter die häufigsten Ursachen interstitieller Lungenerkrankungen. Die allergisch bedingten interstitiellen Entzündungen werden als *allergische Alveolitiden* zusammengefaßt. Häufig sind bestimmte Schimmelpilze die Ursachen wie bei der Farmerlunge oder tierische Antigene wie bei der Vogelhalter- oder Taubenzüchterlunge (auch Wellensittichkontakt kann diese Erkrankung verursachen).

Zahlreiche *Virusinfektionen* der Lunge verlaufen überwiegend im Lungeninterstitium, häufig ohne wesentliche klinische Symptome. Später ist die Ursache der Lungenfibrose nicht mehr feststellbar. Auch die primäre Masernpneumonie ist überwiegend eine interstitielle Lungenerkrankung, ebenso die *Pneumocystis-carinii-Pneumonie* (s. S. 123).

Strahlenschäden sind im Kindesalter selten Ursache einer Erkrankung des Lungengerüsts.

Krankheitsbild: Interstitielle Lungenerkrankungen führen zu einer Versteifung der Lunge, die Kinder atmen eher oberflächlich, dafür mit höherer Atemfrequenz. Interkostale Einziehungen sind verstärkt zu sehen. Die körperliche Belastbarkeit ist eingeschränkt. Die verdickten Alveolarsepten führen zu einem erschwerten Gasaustausch (Diffusionsstörung vor allem für Sauerstoff): die Kinder haben eine Zyanose unterschiedlicher Ausprägung, die sich bei körperlicher Belastung verstärken kann. Die Lungenvolumina sind vermindert (Lungenschrumpfung, restriktive Ventilationsstörung). Entscheidend ist das Thoraxröntgenbild, das diffus in allen Lungenabschnitten eine fein retikuläre Strukturvermehrung zeigt. Im fortgeschrittenen Stadium entwickeln sich *Trommelschlegelfinger* (kolbige Auftreibungen der Finger- und Zehenendglieder mit Vorwölbung der Nägel, als *Uhrglasnägel* bezeichnet).

Kinder mit allergischer Alveolitis haben nach Allergenkontakt in den folgenden 24–48 Stunden unter Umständen Fieber, Husten und fühlen sich sehr schlapp. Über der Lunge können dann feinblasige Rasselgeräusche gehört werden.

Diagnose: Mit *Hauttests* und speziellen *serologischen Untersuchungen* (Nachweis präzipitierender Antikörper im Serum) kann die allergische Ätiologie weitgehend gesichert werden.

Mit der *offenen Lungenbiopsie* wird vor allem das Ausmaß der interstitiellen Lungenschädigung festgestellt.

Verlauf und Prognose: Unbehandelt führen fortschreitende interstitielle Lungenerkrankungen schließlich frühzeitig zum Tode, meist infolge

Rechtsherzversagen. Wird die allergische Alveolitis aber frühzeitig erkannt (vor Übergang in das Fibrosestadium), ist bei konsequenter Behandlung eine Ausheilung, zumindest ein Stillstand der Erkrankung zu erreichen.

Grundzüge der Behandlung: Liegt eine allergische Alveolitis im frischen Stadium vor, ist der weitere Allergenkontakt unbedingt zu vermeiden (Expositionsprophylaxe). Mitunter ist dann nicht einmal eine Kortikosteroidbehandlung notwendig. Im übrigen wird bei interstitiellen Lungenerkrankungen versucht, durch langfristige Gabe von Kortikosteroiden den Entzündungsvorgang zu stoppen und die weitere Vernarbung dadurch zu verhindern. Im fortgeschrittenen Narbenstadium ist diese Behandlung nicht mehr erfolgreich.

Die Behandlung ist dann nur noch symptomatisch: Sauerstoffzufuhr bei Zyanose, Digitalisierung bei Rechtsherzbelastung.

13 Mukoviszidose (zystische Fibrose) (vgl. auch S. 219)

Die *pulmonalen Symptome* der Mukoviszidose manifestieren sich meist bis zum 2. bis 3. Lebensjahr , können aber auch erst im 10. bis 12. Lebensjahr in Erscheinung treten (sog. Spätmanifestation). Die klinischen Leitsymptome sind persistierender Husten, der meist produktiv ist, mitunter auch *pertussisähnlich.* Manche Kinder mit Mukoviszidose haben asthmaähnliche Beschwerden, so daß die eigentliche Erkrankung anfangs fehlgedeutet wird. Diese verschiedenartigen Krankheitszeichen werden verursacht durch die vermehrte Bildung eines zähen Sekretes durch die Bronchialdrüsen. Dieses Sekret verstopft zunehmend die kleineren Bronchien. Darüber hinaus ist dieses zähe Sekret ein sehr günstiger Nährboden für verschiedene Bakterien, vor allem für Staphylokokken und Pseudomonas-Keime. Neben der Verstopfung sind daher frühzeitig wiederholte und auch schwer zu behandelnde *Bronchopneumonien* zu beobachten, die zunehmend das Lungengewebe zerstören. Damit ist die Sauerstoffaufnahme mehr und mehr vermindert; die Kinder werden im Laufe der Erkrankung zyanotisch und entwickeln *Trommelschlegelfinger.* Der Tod tritt meist infolge respiratorischer Insuffizienz oder akuten Rechtsherzversagens ein.

Charakteristisch für die Mukoviszidose sind ferner chronisch-entzündliche Veränderungen auch im Bereich der Schleimhäute der Nase und der Nasennebenhöhlen *(Sinusitis).* Die Nasenschleimhaut bildet häufig *Polypen,* so daß die Nasenatmung stark behindert ist. Die Nasennebenhöhlen sind homogen verschattet, die Verschattung kann kaum beeinflußt werden.

Prognose: Unbehandelt starben die meisten Kinder früher im Kleinkindalter. Die Prognose ist heute bedeutend günstiger, die mittlere Überlebenszeit beträgt über 25 Jahre. Einige Patienten sind über 30 Jahre alt.

Behandlung: Dieser Erfolg ist nur durch eine konsequente und für die Patienten mühevolle Therapie zu erreichen.

Inhalationen. Vor allem muß versucht werden, das zähe Sekret aus den kleinen Bronchien zu entfernen. Dies bedeutet: *tägliche Inhalationen* z.B. mit isotonischer Kochsalzlösung meist unter Zusatz von Bronchospasmolytika, ggf. Inhalation von schleimverflüssigenden Mitteln wie DNAse. Die Kinder bekommen dazu Inhhalationsgeräte nach Hause verordnet.

Abklopfdrainage und autogene Drainage. Durch intensive *Abklopfdrainage* über allen Thoraxabschnitten wird versucht, das durch die Inhalation verflüssigte Sekret aus den kleinen Bronchien in die zentralen Bronchialabschnitte und die Trachea zu transportieren, damit es von dort abgehustet werden kann. Die Abklopfdrainage muß mindestens 2mal täglich durchgeführt werden. Sehr effektiv ist auch die *autogene Drainage,* die der Patient selbst anwenden kann.

Antibiotika. Entscheidend ist die *antibiotische Therapie.* Mit ihr soll die Keimbesiedelung des Bronchialsekretes verhindert werden. In der Frühphase der Erkrankung werden vor allem Staphylokokken- und Haemophilus-wirksame Antibiotika eingesetzt, bei chronischer Besiedelung mit schleimbildenden Pseudomonasstämmen ist nur eine intravenöse Therapie für 14 Tage sinnvoll (z.B. mit Tobramycin und Azlocillin).

In einigen Mukoviszidosezentren wird eine stapylokokkenwirksame Dauerbehandlung mit Antibiotika über Jahre empfohlen, andere Zentren behandeln nur bei nachgewiesener Infektion. Die Langzeitergebnisse scheinen mit beiden Behandlungsmethoden gleichwertig zu sein.

Psychologische Betreuung. Schließlich spielt auch die *psychologische* Betreuung der Familien und der heranwachsenden Kinder eine große Rolle. Die Familien müssen immer wieder davon überzeugt werden, daß die tägliche Inhalations- und Abklopfbehandlung zu Hause nicht unterlassen werden darf. Die heranwachsenden Jugendlichen müssen zunehmend lernen, mit der schweren Erkrankung zu leben und sich nicht wegen der ständigen Sekretexpektoration zu schämen.

Schließlich muß ihnen geholfen werden, mit der Tatsache fertigzuwerden, daß ihre Erkrankung unheilbar ist und die Lebenserwartung verkürzt. Besonders schwierig ist es für diese Jugendlichen, nach Ende der Schulzeit eine Ausbildungsstelle und nach beendigter Ausbildung einen Arbeitsplatz zu finden.

14 Tumoren

Metastasen. Bei einer Reihe von malignen Tumoren können sich Metastasen in der Lunge absiedeln, so vor allem bei *malignen Knochentumoren.*

Primäre Tumoren des Lungenparenchyms, der Bronchien und der Pleura sind ausgesprochen selten im Kindesalter.

Andere primäre Tumoren. Sie gehen vornehmlich vom Mediastinum aus. Im **vorderen Mediastinum** werden besonders Tumoren des Thymus gefunden, die meist bösartig sind: *Thymussarkome, Lymphosarkome.*

Die im Säuglings- und Kleinkindalter im Thoraxröntgenbild häufig nachweisbare *Thymushyperplasie,* die einen Tumor vortäuschen kann, ist eine physiologische Vergrößerung des Thymusgewebes im Rahmen der ausreifenden Abwehrfunktionen des Kindes. Die Thymushyperplasie verläuft ohne klinische Symptome. Im späteren Schulalter bildet sich der Thymus zurück und ist dann nicht mehr nachweisbar *(Thymusinvolution).*

Im **mittleren Mediastinum** gelegen, sind vor allem Tumoren der dort reichlich vorhandenen Lymphknoten, meist im Rahmen systemischer maligner Erkrankungen, wie beim *Lymphosarkom,* beim *Morbus Hodgkin* und bei der *akuten Leukämie.* Tuberkulöse Lymphknotenschwellungen können Tumoren vortäuschen.

Im **hinteren Mediastinum** tritt als Tumor vor allem das *Neuroblastom* auf (s. S. 196).

15 Pleuraerkrankungen

15.1 Pleuritis

Die Pleura erkrankt bei zahlreichen Lungenerkrankungen im Kindesalter mit. Pleuraentzündungen werden als Pleuritis bezeichnet. Pleuritiden verlaufen in der Initialphase meist ohne wesentliche Sekretbildung (trockene Pleuritis – *Pleuritis sicca*), später steht ganz die Sekretion eines Exsudates im Vordergrund (feuchte Pleuritis – *Pleuritis exsudativa*). Ist das Exsudat wäßrig, wird von *seröser Pleuritis* gesprochen, ist es eitrig, von purulenter Pleuritis oder *Pleuraempyem.*

Die Pleuritis sicca schmerzt erheblich, besonders bei tiefer Inspiration und beim Husten. Auskultatorisch ist ein trockenes Reiben zu hören (Lederknarren). Die erkrankte Seite wird bei der Atmung geschont. Die Schmerzen verschwinden, wenn die Exsudation auftritt. Das Pleurageräusch ist dann abgeschwächt, der Klopfschall gedämpft und lageabhängig.

Heute stehen entzündliche Pleuraerkrankungen überwiegend in Zusammenhang mit viralen oder einigen bakteriellen Pneumonien – Bronchopneumonien (entweder seröse Pleuraergüsse oder – bei Staphylokokken – eitrige Pleuraergüsse) –, früher war die Tuberkulose die wichtigste Ursache einer meist *serös-hämorrhagischen Pleuritis.* Die Pleuritis exsudativa wird auch bei rheumatischen Erkrankungen beobachtet.

Diagnose: Die Diagnose des Pleuraergusses ergibt sich aus den klinischen Symptomen, dem Thoraxröntgenbild und der meist durchgeführten Pleurapunktion.

Behandlung: Die Therapie orientiert sich an der Grundkrankheit. Eitrige Pleuraergüsse müssen drainiert werden; seröse Ergüsse brauchen nur dann leerpunktiert zu werden, wenn durch die Größe der Flüssigkeitsansammlung das Lungenparenchym wesentlich verdrängt wird und Atemnot auftritt. Ist der Pleuraerguß sehr blutig, kann ein maligner Tumor vorliegen (Zytologie des Punktates) oder auch eine Verletzung (z. B. bei Unfällen).

15.2 Pneumothorax

Jede Luftansammlung im Pleuraspalt wird als Pneumothorax bezeichnet. Sie kann durch Verletzungen (Unfälle) oder durch Platzen eines dicht unter der Pleura gelegenen Alveolarabschnittes eintreten (z. B. bei Keuchhusten, bei Asthma bronchiale, bei Frühgeborenen mit Atemnotsyndrom unter Beatmung und auch spontan ohne erkennbare Ursache). Typisch für den Pneumothorax ist der hypersonore Klopfschall auf der erkrankten Seite bei gleichzeitig leisem Atemgeräusch. Im Thoraxröntgenbild stellt sich die Pleurahöhle als strukturlose schwarze Region dar.

Schließt sich das Lungenleck von allein, ist bei kleinem Pneumothorax keine weitere Behandlung notwendig, bei ausgedehntem Pneumothorax ist die Drainage unerläßlich, um die Atemnot zu beseitigen.

Gefährlich ist der *Spannungspneumothorax:* bei jeder Inspiration dringt Luft in den Pleuraraum ein, bei der Exspiration verschließt sich das Lungenleck, die Luft entweicht nicht. Schon in kurzer Zeit werden die Kinder schwerkrank, haben Atemnot, Kollapsneigung (s. auch S. 566). *Rasche Punktion* ist lebensrettend!

16 Mediastinalerkrankungen

Außer den Mediastinaltumoren kommen bakterielle Infektionen des Mediastinums *(Mediastinitis)* vorwiegend bei Ösophagusperforationen vor (z. B. nach Verätzungen oder beim Schlucken scharfer Fremdkörper) oder durch Ausbreitung eitriger Entzündungen vor allem aus dem Halsbereich. Die Erkrankung verläuft immer sehr akut mit septischen Temperaturen, Schluckbeschwerden, unter Umständen Schluckauf. Im Röntgenbild ist das Mediastinum verbreitert. Die hochdosierte antibiotische Behandlung muß sofort begonnen werden, mitunter ist die Drainage des Mediastinums notwendig.

Weiterführende Literatur

Milner, A. D.: Childhood Asthma: Diagnosis, Treatment and Management. Second edition, Martin Dunitz, London 1993

Rieger, Chr.; Hardt, H. v. der; RS-Virusinfektionen im Kindesalter. Epidemiologie, Klinik, Diagnostik, Therapie. Thieme, Stuttgart 1994

Hardt, H. v. der: Krankheiten der Atmungsorgane. In Keller/Wiskott, Lehrbuch der Kinderheilkunde. Hrsg.: Betke, Künzer, Schaub. 6. Auflage, Thieme, Stuttgart 1991

7. Teil Krankheiten des Herzens und der Gefäße

Michael Hofbeck, Hans-Werner Rautenburg

Vor der Besprechung einzelner Krankheitsbilder erscheint es geboten, einige wichtige Begriffe der kardiologischen Terminologie zu erklären und einzelne spezielle kardiologische Untersuchungsmethoden zu beschreiben.

1 Einteilung

Es wird unterschieden in:

- angeborene Herz- und Gefäßerkrankungen (Angiokardiopathien),
- entzündliche Herzerkrankungen, erworbene Herzfehler,
- nichtentzündliche Herzerkrankungen,
- Herzrhythmusstörungen,
- Erkrankungen des peripheren Kreislaufs.

2 Begriffserklärungen

Angeborene Herz- und Gefäßfehler sind *Mißbildungen,* die aus einer gestörten embryonalen und fetalen Entwicklung erklärt werden können.

Da das Blut immer vom Ort des höheren Druckes zum Ort des niedrigeren Druckes fließt, und das ganze Herzkreislaufsystem als ein Röhrensystem angesehen werden kann, gelten in weitem Umfang die Gesetze der Physik und vor allem der Strömungslehre. Das unterschiedliche Druckverhalten in den einzelnen Herz- und Gefäßabschnitten bedingt die Strömung des Blutes, welche unter krankhaften Bedingungen verändert sein kann; man bezeichnet dies als *Hämodynamik.*

Es kann bei angeborenen Herzfehlern Kurzschlußverbindungen (Defekte) zwischen den einzelnen Herz- und Gefäßabschnitten geben. Über diese Kurzschlußverbindungen, die teilweise noch aus der Fetalzeit stammen (z. B. ein persistierender, d. h. sich nicht verschließender Ductus arteriosus), fließt Blut vom Ort höheren zum Ort niedrigeren Druckes. Eine solche pathologische Blutströmung heißt *Shunt.* Fließt das arterielle Blut des großen Kreislaufs auf die venöse Kreislaufseite bzw. ins rechte Herz, spricht man von einem *Links-Rechts-Shunt.* Fließt venöses Blut aus dem rechten Herzen in den arteriellen Kreislauf des linken Herzens, wird dieser Kurzschluß als *Rechts-Links-Shunt* bezeichnet. Dieser geht meist mit einer Zyanose einher. Als *Zyanose* bezeichnet man die Blaufärbung der sichtbaren Körperoberfläche, wobei eine örtliche (lokale) von einer allgemeinen (generalisierten) Zyanose unterschieden wird. Eine Zyanose tritt dann auf, wenn mehr als 5 g Hämoglobin pro 100 ml Blut in reduzierter (nicht mit Sauerstoff verbundener) Form im Kapillarblut vorhanden sind. Die Zyanose bei angeborenen Herzfehlern ist eine arterielle Mischungszyanose infolge eines Rechts-Links-Shunts. Der Begriff Zyanose ist allerdings nicht gleichbedeutend mit „Sauerstoffmangel“!

Unter *Insuffizienz* versteht man allgemein eine Leistungsschwäche. Wir unterscheiden Herzklappeninsuffizienzen (Undichtigkeiten von Herzklappen) von der *Herzinsuffizienz* (Leistungsschwäche des Herzmuskels).

Eine *Stenose* ist eine Engstelle im Bereich des Herzens, an den Herzklappen oder im Bereich der großen Arterien.

Muß ein Herzabschnitt vermehrte Arbeit leisten, weil er infolge eines Shunts oder einer Druck- bzw. Widerstandserhöhung (z. B. bei Stenosen), seine Blutmenge nur erschwert auswerfen kann, so entsteht eine *Herzmuskelhypertrophie.* Dabei wird die Zahl der Muskelzellen nicht vermehrt (da diese bereits im frühen Säuglingsalter die Fähigkeit zur Zellteilung verlieren), die einzelnen Herzmuskelfasern werden aber erheblich dicker und kräftiger. Man unterscheidet eine *Rechtshypertrophie* (rechte Kammer) und eine *Linkshypertrophie* (linke Kammer).

3 Untersuchungsmethoden

3.1 Kardiologische Vorfelddiagnostik

Darunter werden alle Untersuchungsverfahren des Herzens und des Kreislaufs zusammengefaßt, die ambulant, ohne eingreifendere Maßnahmen, unblutig und oft wiederholbar *(nichtinvasiv)* durchgeführt werden können. Zu diesen zählen:

- Anamnese,
- klinisch-somatische Untersuchung,
- Röntgen-Thorax,
- EKG, 24-Stunden-Langzeit-EKG,
- Phonokardiogramm,
- Echokardiographie,
- Ergometrie und Spiroergometrie.

3.1.1 Anamnese – Patientenbeobachtung

Angeborene Herzfehler können sich klinisch unter ganz unterschiedlichen Symptomen präsentieren. Bei Neugeborenen findet man häufig Störungen der Atmung oder eine Zyanose als ersten Hinweis für eine Herzerkrankung. Da aber auch andere Erkrankungen wie z. B. Hirnblutungen, ein Atemnotsyndrom oder eine Asphyxie zu ähnlichen Symptomen führen können, bedarf es einer eingehenden Untersuchung, um die Ursache der Zyanose und/oder der Atemstörung (kardial, zerebral oder pulmonal) zu ermitteln. Es ist aber auch möglich, daß eine Zyanose erst nach Tagen, Wochen oder Monaten auftritt und damit auf einen angeborenen Herzfehler hinweist.

Herzfehler, die mit einer Herzinsuffizienz einhergehen, führen häufig zu einer beschleunigten *(Tachypnoe)* oder erschwerten Atmung *(Dyspnoe)* sowie zu vermehrtem Schwitzen. Bei einer beginnenden Kreislaufzentralisation findet man kühle Extremitäten und ein graues Hautkolorit. Weitere Symptome im Säuglingsalter sind eine Trinkschwäche mit daraus resultierender Gedeihstörung *(Dystrophie).* Bei älteren Kindern zeigt sich oft ein plötzliches Nachlassen der körperlichen Belastbarkeit, eine *Dyspnoe* bei Belastung oder in Ruhe, nächtliches Schwitzen sowie eine vermehrte Anfälligkeit gegenüber Atemwegsinfekten.

Es ist allerdings zu beachten, daß viele angeborene Herzfehler, auch lebensbedrohliche wie z. B. die hochgradige Aortenklappenstenose, überhaupt keine für die Eltern oder Patienten erkennbaren Symptome verursachen. Diese Herzfehler werden erst bei der ärztlichen Untersuchung (meist aufgrund eines pathologischen *Herzgeräusches)* entdeckt.

3.1.2 Blutdruckmessung

Unblutige Blutdruckmessung. Die Blutdruckmessung wird im Routinebetrieb meist unblutig nach dem Verfahren von Riva-Rocci-Korotkoff (Abkürzung RR) durchgeführt. Im Säuglings- und im Kleinkindesalter erfolgt die Blutdruckmessung heute überwiegend oszillatorisch. Diese apparative Methode, welche die Amplituden der pulsatorischen Druckschwankung in der Manschette zur Bestimmung des Blutdruckes heranzieht, hat die wesentlich ungenauere palpatorische und dopplersonographische Blutdruckmessung verdrängt. Da eine Verwendung zu kleiner oder zu großer Blutdruckmanschetten zu erheblichen Meßfehlern führen kann, müssen im Kindesalter entsprechend dem Oberarmumfang des Patienten unterschiedlich breite Manschetten verwendet werden. Als *Faustregel für die Manschettenbreite* gilt: Extremitätenumfang (in cm) × 0,6 – 1,2 cm = Breite der Manschette in cm (s. auch S. 271).

Bei dem Verdacht auf das Vorliegen eines angeborenen Herzfehlers empfehlen wir initial die Durchführung einer Blutdruckmessung an allen 4 Extremitäten, wobei für die Messung an den unteren Extremitäten entsprechend größere Manschetten verwendet werden müssen. Mit Hilfe vergleichender Blutdruckmessungen aller Extremitäten können vor allem Aortenisthmusstenosen nachgewiesen bzw. ausgeschlossen werden.

Blutige Blutdruckmessung. Bei intensivpflichtigen Patienten, die eine kontinuierliche Überwachung des Blutdruckes benötigen, kann der Blutdruck auch invasiv über einen Druckmeßkatheter (z.B. in der Nabelarterie) oder eine arterielle Kanüle (z.B. in der A. radialis oder A. femoralis), welche an ein Druckmeßelement angeschlossen wird, überwacht werden. Diese sogenannte „blutige" Druckmessung gehört heute zur Routineüberwachung nach operativer Korrektur komplexer angeborener Herzfehler. Sie ermöglicht fernerhin eine engmaschige Überwachung der maschinellen Beatmung dieser Kinder durch Entnahme arterieller Blutgasanalysen.

Langzeit-Blutdruckmessung. Zunehmend größere Bedeutung gewinnt die *Langzeit-Blutdruckmessung* in der Abklärung grenzwertig erhöhter Blutdruckwerte, in der postoperativen Verlaufskontrolle von Kindern mit einer Aortenisthmusstenose sowie in der Überwachung einer medikamentösen antihypertensiven Therapie. Dem Patienten wird hierzu eine Blutdruckmanschette angelegt, welche mit einem Aufzeichnungsgerät verbunden ist. Während eines 24-Stunden-Intervalls wird dann in vorgegebenen Abständen (d. h. auch nachts) der Blutdruck automatisch gemessen und auf dem dazugehörigen Aufzeichnungsgerät gespeichert.

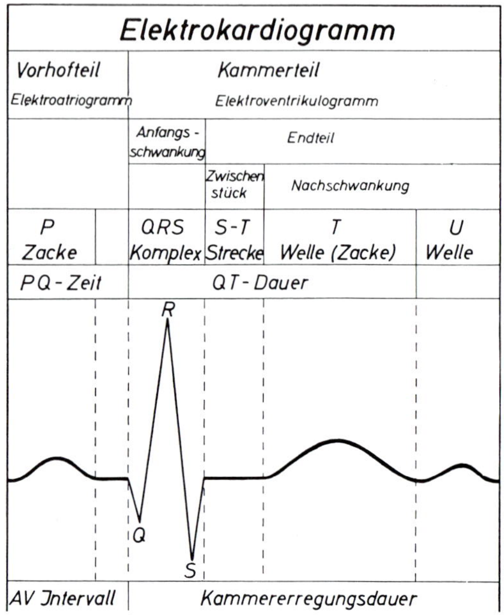

Abb. 7.1 Die normale EKG-Kurve: Benennung der Zacken und Wellen. (Aus: CATEL, W.: Differentialdiagnose von Krankheitssymptomen bei Kindern und Jugendlichen. Band II. 3. Auflage, Thieme, Stuttgart 1963.)

3.1.3 Elektrokardiographie

Das Elektrokardiogramm (EKG) ist die Aufzeichnung der (Summe der) elektrischen Herzaktionsströme, die bei jeder Kontraktion und Erschlaffung der verschiedenen Teile des Herzmuskels entstehen. Diese Herzaktionsströme müssen elektrisch verstärkt werden, damit sie sichtbar gemacht werden können; dies geschieht durch den EKG-Apparat.

Die normale EKG-Kurve besteht aus einer typischen Folge von Zacken und Wellen, die von einer Nullinie nach oben (positive Ausschläge) und nach unten (negative Ausschläge) abweichen; die verschiedenen Zacken und Wellen erhielten von EINTHOVEN international anerkannte Buchstabenbezeichnungen (Abb. 7.1). Das EKG wird von Patienten abgeleitet durch das Anlegen von Elektroden (Metallplatten) an die 4 Extremitäten und die Brustwand. Zum besseren Kontakt werden die Elektroden mit einem Elektrodengel bestrichen. Unterschiedliche Schaltungen des EKG-Apparates ermöglichen das Schreiben verschiedener *Ableitungen,* wobei wir *Extremitäten-* und *Brustwandableitungen* unterscheiden. Diese ermöglichen dem Arzt eine zeitliche sowie annähernd räumliche Zuordnung des Verlaufes der Herzaktionsströme.

Das EKG besitzt auch heute noch eine dominierende Rolle in der Beurteilung des Herzrhythmus und in der Diagnostik von *Herzrhythmusstörungen.* Darüber hinaus erhält man durch das EKG Hinweise auf die Belastung und Hypertrophie (Zunahme der Muskelmasse) einzelner Herzabschnitte, die Rückschlüsse auf die Hämodynamik eines angeborenen Herzfehlers ermöglichen.

Das normale EKG *(Standard-EKG)* zeichnet den Herzrhythmus allerdings nur in einem kurzen Zeitraum auf. Zur Registrierung von Herzrhythmusstörungen, die nicht permanent bestehen und deshalb während der kurzen EKG-Schreibung nicht entdeckt werden können, wurde das *Langzeit-EKG* entwickelt. Hierzu werden dem Patienten Elektroden fest auf dem Brustkorb aufgeklebt und mit einem tragbaren Aufzeichnungsgerät verbunden (Abb. 7.2). Mit Hilfe des Langzeit-EKGs, welches die Herzaktionen während eines Zeitraumes von 24 Stunden registriert, ist es möglich, auch Herzrhythmusstörungen zu erfassen, die nur vorübergehend im Laufe des Tages oder der Nacht auftreten.

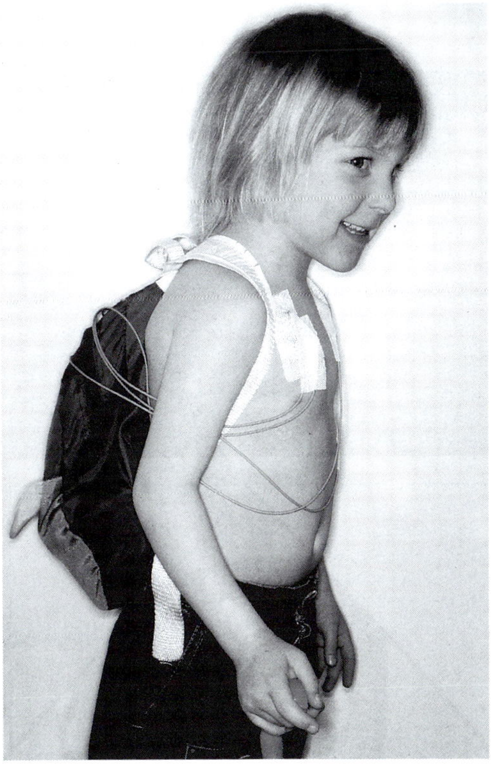

Abb. 7.2 Anlage eines Langzeit-EKG-Gerätes bei einem 5 Jahre alten Mädchen. Die Elektroden werden fest auf den Thorax geklebt, zur besseren Beweglichkeit der Patientin wird das Aufzeichnungsgerät in einem Rucksack verstaut.

3.1.4 Auskultation und Phonokardiographie

Auskultation. Die Herztätigkeit erzeugt Schallphänomene, die an der Brustwand über dem Herzen gehört werden können *(Auskultation)*. Normalerweise unterscheidet man den 1. Herzton zu Beginn der Systole (Kammeraktion) und den 2. Herzton am Ende der Systole (Schluß der Aorten- und Pulmonalklappe).

Herzgeräusche. Krankhafte Schallerscheinungen – meist infolge von Wirbelbildungen des Blutstromes im Herzen und in den großen Arterien – werden als *Herzgeräusche* bezeichnet. Sie können sehr wichtige Hinweise für die Diagnose von Herzfehlern sein. Herzgeräusche werden eingeteilt in organische und akzidentelle Geräusche.

Ein *organisches* Geräusch ist Ausdruck eines Herzfehlers.

Ein *akzidentelles* Geräusch ist eine harmlose Schallerscheinung, die sehr häufig bei gesunden Kindern ohne strukturelle Anomalie des Herzens gefunden wird. Diese völlig harmlosen *akzidentellen Herzgeräusche* verlieren sich meist bei zunehmendem Alter des Kindes oder sind nur noch schwach zu hören. Mit Hilfe der Echokardiographie können diese Geräusche heute sicher von *organischen Herzgeräuschen* unterschieden werden. Es ist deshalb falsch, im Kindesalter bei jedem Herzgeräusch sofort auf einen Herzfehler zu schließen.

Phonokardiographie. Um die auskultatorisch festgestellten Herzgeräusche in ihrem Zeitablauf diagnostisch besser zu erfassen und zu dokumentieren, wurde die Herzschallschreibung *(Phonokardiographie)* entwickelt. Die Herztöne und Herzgeräusche sind, physikalisch betrachtet, wellenförmige Schwingungen unterschiedlicher Frequenz (d. h. Anzahl von Schwingungen pro Zeiteinheit). Diese Schwingungen werden von der Brustwand über dem Herzen mit einem Spezialmikrophon abgegriffen und nach elektrischer Verstärkung auf Papier übertragen. Die gleichzeitige Mitregistrierung einer EKG-Kurve erlaubt die genaue zeitliche Zuordnung der einzelnen Schallerscheinungen zu den Herzaktionsphasen (Abb. 7.3). Besondere Filter lassen die unterschiedliche Frequenz der Schallerscheinungen erkennen. Die Höhe der Ausschläge (Schwingungsamplitude) entspricht der Lautstärke der Herztöne und -geräusche.

Das Phonokardiogramm ergänzt somit sinnvoll die Auskultation und das EKG. Bestimmte Herzfehler haben systolische, andere diastolische Geräusche. Es gibt auch Herzfehler mit kontinuierlichen (systolisch-diastolischen) sowie Herzfehler mit der Kombination von getrennten systolischen und diastolischen Geräuschen.

3.1.5 Röntgenuntersuchung des Herzens

Bei der Röntgenuntersuchung des Thorax werden die Größenverhältnisse des Herzens und der großen Gefäße bestimmt, typische Vergrößerungen einzelner Herzabschnitte festgestellt und Verlagerungen von Herzteilen und Blutgefäßen erkannt. Eine zusätzliche Kontrastdarstellung der Speiseröhre *(„Breischluck“)* wird heute meist nur noch bei dem Verdacht auf eine Einengung der Speiseröhre durch ein abnorm verlaufendes arterielles Gefäß durchgeführt.

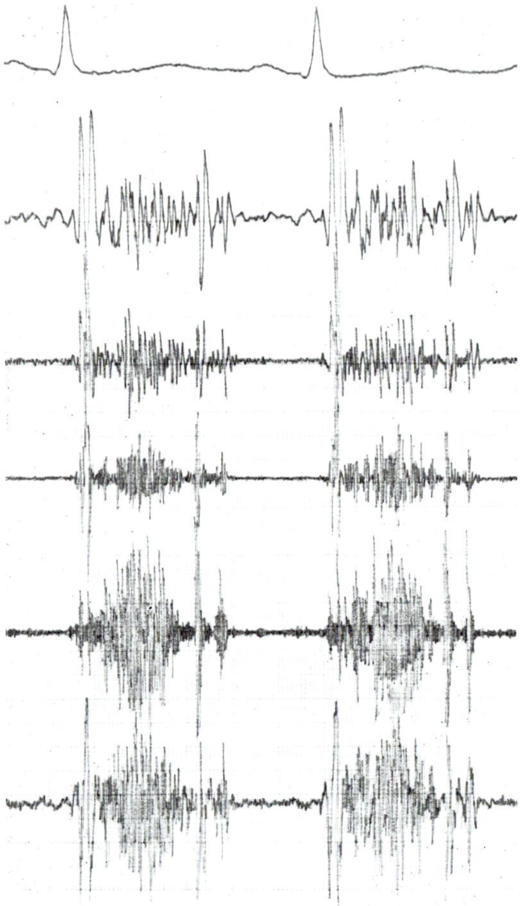

Abb. 7.3 Herzschallkurve bei Pulmonalklappenstenose: systolisches Geräusch und gespaltener II. Herzton. (Aus: HOLLDACK, K., WOLF, D.: Atlas und kurzgefaßtes Lehrbuch der Phonokardiographie. 4. Auflage. Thieme, Stuttgart 1974.)

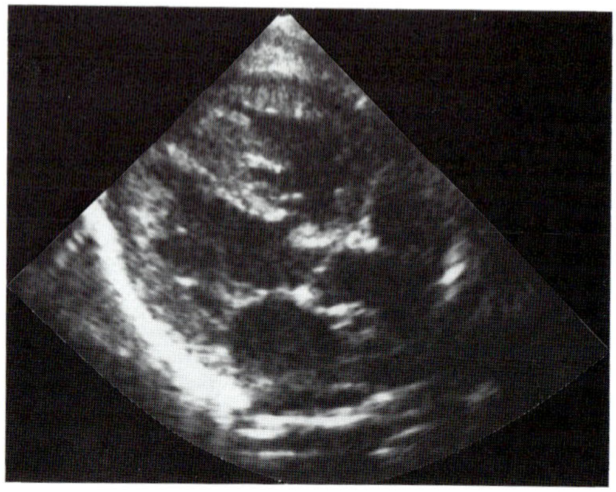

a

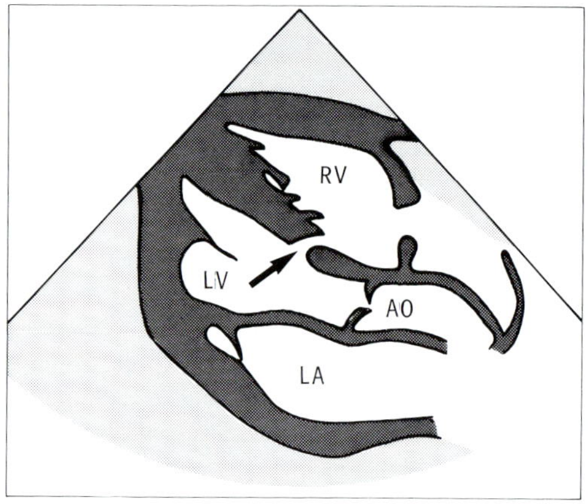

b

Abb. 7.4 a, b
a Echokardiographische Darstellung eines VSD.
b Schematische Erklärung der Abbildung **a**, der VSD ist mit einem Pfeil markiert.

Äußerst wichtig für die Kinderkardiologie ist die Beurteilung des Lungendurchflusses *(Lungengefäßzeichnung)* durch die Darstellung der Pulmonalarterien auf dem Röntgen-Thoraxbild. Eine vermehrte Lungengefäßzeichnung weist auf einen Herzfehler mit einem vermehrten Lungendurchfluß (Links-Rechts-Shunt), während eine verminderte Lungengefäßzeichnung bei Herzfehlern mit verminderter Lungendurchblutung beobachtet wird.

3.1.6 Echokardiographie

Allgemeines zur Echokardiographie. Die Ultraschalluntersuchung des Herzens *(Echokardiographie)* hat sich innerhalb der letzten 15 Jahre zu einer unentbehrlichen nichtinvasiven Untersuchungsmethode entwickelt. Unter „Ultraschall" versteht man Schallwellen mit einer Frequenz von über 20 000 Hertz. Mit einem sog. Ultraschallkopf werden derartige Schallwellen mit einer Frequenz von 2,5 bis 7,5 Mega-Hertz erzeugt, in den Körper gesendet und wieder empfangen. Die Ultraschallwellen dringen in den Organismus ein und werden an verschiedenen Grenzschichten der Organe unterschiedlich zurückgeworfen (reflektiert). Mit Hilfe eines Rechners werden diese Echos analysiert und in zweidimensionale Bilder überführt *(zweidimensionale Echokardiographie)*. Auf diese Weise wird es möglich, die Herzkammern und ihre Muskulatur, die Herzklappen und ihre Bewegungsabläufe sowie die großen Gefäße schmerzlos und für den Patienten ungefährlich darzustellen (Abb. 7.4).

Weitere Verfahren sind die *Dopplersonographie* und die *Farbdopplersonographie.*

Dopplersonographie. Die Dopplersonographie basiert auf dem physikalischen Phänomen, daß Schall und Ultraschall, der auf bewegte Gegenstände auftrifft, seine Schallfrequenz ändert. Die Änderung der Schallfrequenz ist hierbei proportional zu der Geschwindigkeit des getroffenen Gegenstandes bzw. der vom Schall getroffenen (im Herzen oder in großen Gefäßen strömenden) Erythrozyten. Mit Hilfe der Dopplerechokardiographie können somit die Flußgeschwindigkeiten im Bereich des Herzens und der großen Gefäße gemessen werden. Eine Beschleunigung der Blutströmung ist ein Hinweis auf das Vorliegen einer pathologischen Engstelle *(Stenose).*

Farbdopplersonographie. Bei der Farbdopplerechographie werden die gemessenen Flußgeschwindigkeiten im zweidimensionalen Bild als Farbsignale dargestellt. Blutströmungen, die vom Schallkopf wegführen, werden vereinbarungsgemäß blau, und Blutströmungen, die auf den Schallkopf zuführen, werden rot kodiert. Beschleunigungen des Blutflusses, z.B. im Bereich von Stenosen, werden durch ein mosaikartiges Farbmuster in gelben und orangen Farbtönen dargestellt. Die Farbdopplersonographie erleichtert auch ganz wesentlich die Erkennung von Shunts durch die Darstellung des Blutflusses im Bereich von Scheidewänden des Herzens.

Basierend auf der Echokardiographie ist es heute bereits möglich, Herzoperationen bei einem Teil der Kinder ohne invasive Herzkatheteruntersuchung (siehe 3.2.1) durchzuführen.

3.1.7 Ergometrie und Spiroergometrie

Weitere Untersuchungen sind die Ergometrie und die Spiroergometrie. Mittels eines Gerätes, das die Muskelleistung des Patienten bei einer Arbeit *(Fahrradergometer, Laufbandergometer)* physikalisch mißt, kann der Patient genau dosiert belastet werden. Dabei sind Pulsfrequenz, Blutdruck, eventuell auch der Sauerstoffverbrauch sowie andere Atemgrößen (Spiroergometrie = Lungenfunktionsuntersuchung unter Belastung) zu ermitteln, und das EKG wird registriert. Aus diesen Meßgrößen kann man dann auf das Leistungsverhalten von Herz und Kreislauf schließen. Da diese Untersuchungen eine Kooperation des Patienten erfordern, sind standardisierte Belastungen meist erst ab dem Schulkindalter möglich.

3.2 Spezielle Herzdiagnostik

Hierunter versteht man alle eingreifenderen *(invasiven)* Untersuchungsverfahren, die nicht ambulant, sondern stationär mittels venöser oder arterieller Punktionstechnik unter Zuhilfenahme von speziellen Meß- und Untersuchungsgeräten durchgeführt werden. Im Gegensatz zur kardiologischen Vorfelddiagnostik werden diese diagnostischen Maßnahmen nur in kinderkardiologischen Abteilungen vorgenommen.

3.2.1 Herzkatheteruntersuchung

Bei der Herzkatheteruntersuchung wird ein dünner, biegsamer Spezialkunststoffschlauch – der Herzkatheter – in eine periphere Vene oder Arterie eingeführt und bis ins Herz vorgeschoben. Die Lage und Bewegungen des Katheters werden mit Hilfe einer *Röntgendurchleuchtungsanlage* dargestellt und verfolgt (Abb. 7.5). Durch Austastung der Herz- und Gefäßinnenräume mit dem Herzkatheter ist es möglich, krankhafte Kurzschlußverbindungen zwischen den einzelnen Herz- und Gefäßabschnitten direkt zu sondieren. Mit Hilfe eines Druckmeßelementes, das an den flüssigkeitsgefüllten Herzkatheter angeschlossen wird (Abb. 7.6), ist es möglich, den Blutdruck in den einzelnen Herz- und Gefäßabschnitten zu registrieren und in Form von Druckkurven zu dokumentieren *(Manometrie).* Außerdem wird durch Entnahme von Blutproben die Sauerstoffsättigung in den unterschiedlichen Herz- und Gefäßabschnitten bestimmt *(Oxymetrie).* Dadurch ist es möglich festzustellen, ob eine Mischung von venösem und arteriellem Blut (Links-Rechts- oder Rechts-Links-Shunt) vorliegt. Fernerhin kann mit Hilfe der durch die Manometrie und Oxymetrie gewonnenen Daten das Herzminutenvolumen, die Größe von Shunts sowie der Widerstand im Lungen- und im Systemkreislauf errechnet werden.

Wir unterscheiden eine *Rechtsherzkatheteruntersuchung* (von einer peripheren Vene über den rechten Vorhof und die rechte Herzkammer bis in die Peripherie der Pulmonalarterie) von einer *Linksherzkatheteruntersuchung.* Insbesondere bei Neugeborenen und kleinen Säuglingen kann das linke Herz über das noch offene Foramen ovale erreicht werden, bei älteren Kindern ist eine Linksherzkatheteruntersuchung auch über einen Vorhofscheidewanddefekt oder nach Punktion des Vorhofseptums vom rechten Vorhof aus möglich. Eine weitere Möglichkeit besteht im Vorschieben eines Katheters von einer peripheren Arterie aus entgegen der Richtung des Blutstromes in die Aor-

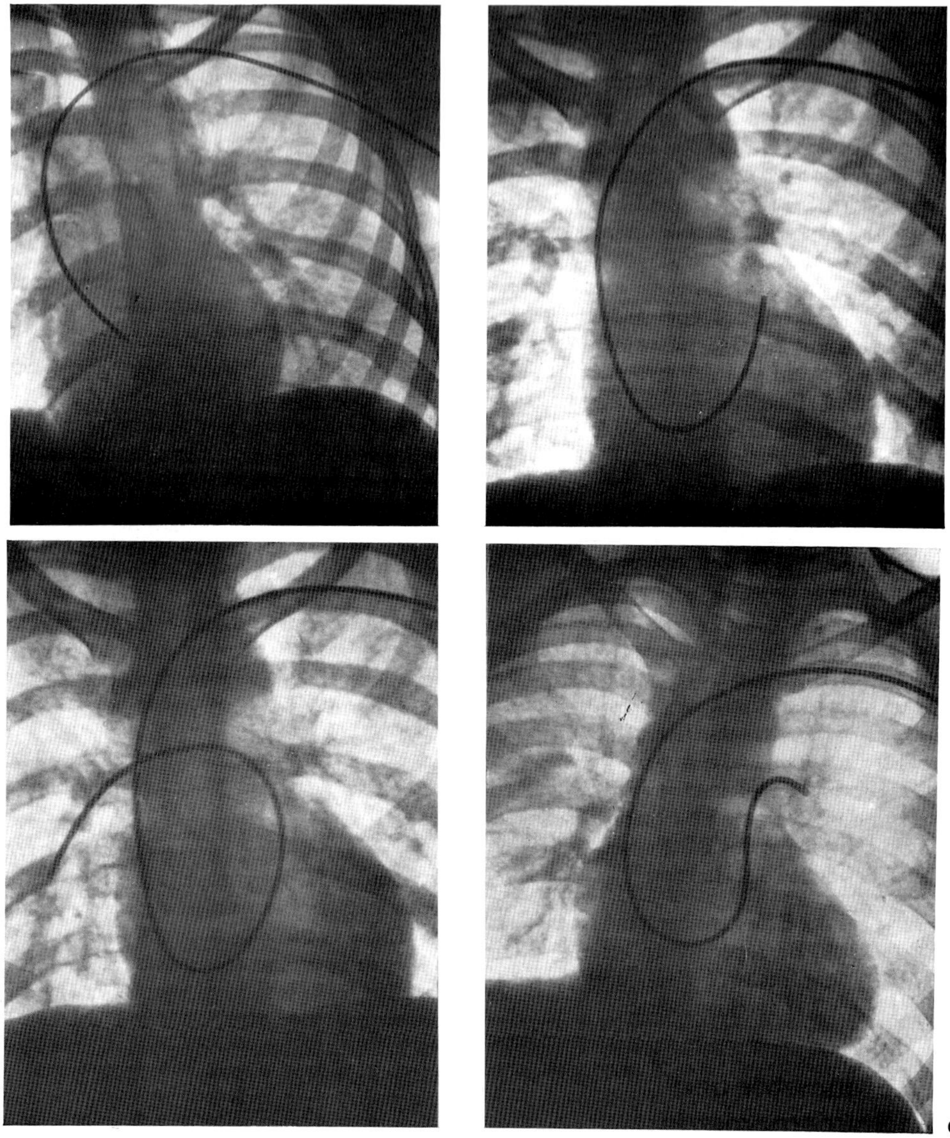

a b c d

Abb. 7.5 a–d Röntgenaufnahmen mit verschiedenen Herzkatheterpositionen. Der Herzkatheter wurde von der linken Ellenbeuge aus eingeführt.
a Die Spitze des Herzkatheters liegt im rechten Vorhof.
b Die Katheterspitze liegt in der rechten Herzkammer.
c Katheterspitze in der rechten,
d und in der linken Lungenschlagader.
(Aus: Bayer, O., Loogen, F., Wolter, H. H.: Die Herzkatheterisierung bei angeborenen und erworbenen Herzfehlern. 2. Auflage, Thieme, Stuttgart 1967.)

ta und über die Aortenklappe in den linken Ventrikel (retrograde Linksherzkatheteruntersuchung).

Da die Herzkatheteruntersuchung eine invasive und somit nicht beliebig wiederholbare Untersuchung darstellt, müssen sämtliche Meßdaten sorgfältig erfaßt und exakt ausgewertet werden. Kein Meßwert darf verlorengehen! Deswegen erfordert die Herzkatheteruntersuchung ein außerordentlich genaues Arbeiten und absolute Zuverlässigkeit aller Mitarbeiter, bei denen die Funktionsschwestern und -pfleger eine wichtige Rolle einnehmen.

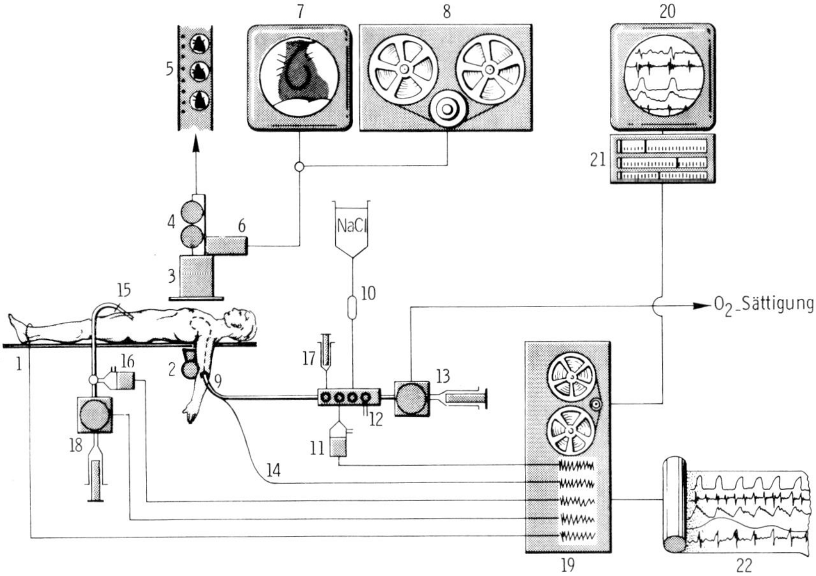

Abb. 7.6 Herzkatheteruntersuchung und Angiokardiographie (schematisch). 1 EKG (dargestellt ist nur eine Beinelektrode); 2 Röntgenröhre unter dem Röntgentisch, auf dem der Patient liegt; 3 Röntgenbildverstärker; 4 Filmkamera; 5 Film zur späteren genauen Befundung; 6 Fernsehkamera; 7 Bildschirm (Monitor) für die Röntgendurchleuchtung und Angiokardiographie (Sofortbetrachtung); 8 Röntgen-Bildbandspeicher (speziell für die Angiokardiographie); 9 Einführstelle des Herzkatheters (hier: linke Ellenbeuge); 10 Spülung des Kathetersystems mit physiologischer Kochsalzlösung aus einer Infusionsflasche; 11 Druckwandler für den über den Herzkatheter gemessenen Druck im Herzen oder in Blutgefäßen; 12 Abfall (Spülflüssigkeit, Blut); 13 Oximeter zur Schnellbestimmung der Blutsauerstoffsättigung (Ansaugen des Blutes mit einer Spritze); 14 Ableitung weiterer intrakardialer Meßgrößen; 15 Punktion der Arterie in der Leistenbeuge (Punktionskanüle mit angeschlossenem Schlauchsystem); 16 Druckwandler zur Messung des arteriellen Druckes; 17 Injektionsspritze für Farbstoff oder kalte Flüssigkeit; 18 Meß- und Absaugeeinrichtung für die Aufnahme von Farbstoffverdünnungskurven; 19 mehrkanaliger Verstärkerteil mit Bandspeicher; 20 Bildschirm für die simultane Darstellung aller Meßkurven; 21 Sofortanzeige der wichtigsten Meßwerte (Herzfrequenz, Blutdruck) in Zahlenwerten; 22 Registrierung aller Meßdaten in Kurvenform fortlaufend auf Papier zur späteren genauen Auswertung und Dokumentation. Die Sauerstoffsättigung der verschiedenen Blutproben wird im Oxymeter bestimmt und gesondert protokolliert.

Noteingriffe, Intubation und Beatmung, Wiederbelebung sowie die medikamentöse und elektrische Behandlung von kritischen Herzrhythmusstörungen müssen für eventuelle Zwischenfälle vom Team beherrscht und immer wieder geübt werden.

Die Herzkatheteruntersuchung kann heute in jedem Lebensalter, auch bei Neugeborenen, durchgeführt werden. Während im Erwachsenenalter die Untersuchung meist in örtlicher Betäubung möglich ist, erfordert die Untersuchung bei Kindern in der Regel eine tiefe Sedierung oder eine intravenöse Kurznarkose, um den kleinen Patienten die Angst vor dem Eingriff zu nehmen. Bei schwerkranken Kindern und Neugeborenen empfehlen wir eine Intubation und maschinelle Beatmung, um während der Untersuchung eine stabile Atemsituation zu gewährleisten.

Die Einführung der Herzkatheter erfolgt beim Kind meist durch Punktion der V. oder A. femoralis unterhalb des Leistenbandes. Um ein problemloses Wechseln der Herzkatheter zu ermöglichen, wird in das Gefäß eine kurze Schleuse (sog. *Seldingerhülse)* eingeführt, die während der gesamten Untersuchung einen sicheren Gefäßzugang gewährleistet. Gelingt die Punktion des Gefäßes nicht, so kann das Gefäß auch durch einen kleinen Hautschnitt für eine *Venae sectio* freigelegt werden. Dies wird heute allerdings nur noch gelegentlich erforderlich. Seltenere Zugänge sind bei Neugeborenen die Nabelvene und bei älteren Kindern die V. jugularis, eine Vene oder Arterie in der Ellenbeuge. Zur Herzkatheterisierung steht eine große Auswahl verschieden geformter Herzkatheter zur Verfügung.

3.2.2 Angiokardiographie

Diese Untersuchung wird im Rahmen der Herzkatheterisierung durchgeführt. Dabei wird mit Hilfe einer Hochdruckinjektionsspritze Röntgenkontrastmittel durch einen Katheter unter hohem Druck in kurzer Zeit (1 – 2 sec) in bestimmte Herz- und Gefäßabschnitte eingespritzt. Die Verteilung des Kontrastmittels im Herzen und in den Blutgefäßen wird mit hoher Bildfrequenz (25 – 80 Aufnahmen pro Sekunde) in verschiedenen Aufnahmeebenen gefilmt und mit speziellen Filmprojektoren mit der Möglichkeit zu Langsamlauf, Einzelbild- und Stillstandprojektion analysiert. Während das Kontrastmittel kurzfristig die Herz- und Gefäßinnenräume ausfüllt, stellen sich anatomische Anomalien röntgenologisch dar. Da der erstellte *Angiokardiographiefilm* wie ein Röntgenbild die Strukturen des Herzens nur zweidimensional abbilden kann, erfolgen Angiokardiographien bei Kindern in der Regel mit Hilfe zweier simultan laufender Kameras, die die Kontrastmittelabläufe in 2 unterschiedlichen Ebenen aufzeichnen. Dies erleichtert ganz wesentlich die Analyse komplexer Herzfehler.

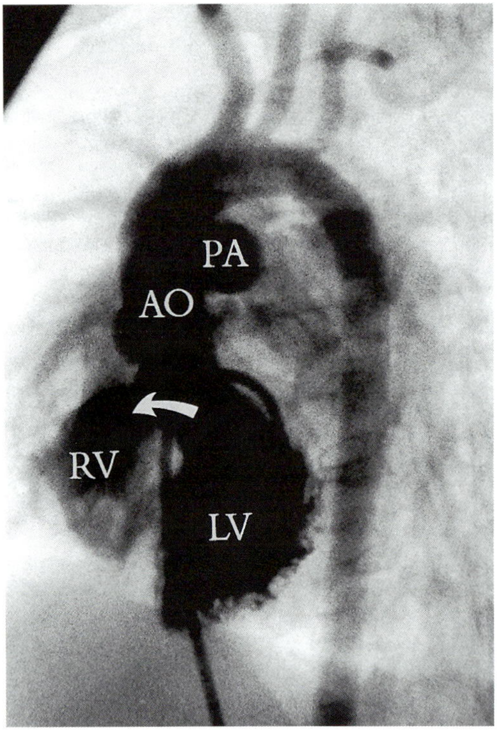

Abb. 7.7 Angiokardiographische Darstellung eines großen Ventrikelseptumdefektes (Pfeil) durch Kontrastmittelinjektion in den linken Ventrikel (LV). Neben der Aorta (AO) füllt sich über den VSD auch der rechte Ventrikel (RV) und die Pulmonalarterie (PA).

Mit Hilfe der Angiokardiographie sind Stenosen an Herzklappen oder den großen Gefäßen, Defekte der Herzscheidewände, fehlabgehende oder falsch verlaufende Blutgefäße direkt erkennbar (Abb. 7.7). Die Angiokardiographie vervollständigt und sichert somit die durch die Voruntersuchungen (Echokardiographie) und die verschiedenen Meßdaten der Herzkatheterisierung gewonnene Diagnose des Herzfehlers.

Durch die Entwicklung neuerer bildgebender Verfahren, die sich der modernen Datenverarbeitung durch Computer bedienen, kann bei einem Teil der Patienten auf die Angiokardiographie zur Darstellung der Anatomie des Herzens oder der großen Gefäße verzichtet werden. Neben der *Echokardiographie* sind hier die *Computertomographie,* die *digitale Subtraktionsangiographie* (DSA) sowie die *Kernspintomographie* (NMR- oder MRI-Tomographie) zu erwähnen.

3.2.3 Weitere Untersuchungs- und Behandlungsmethoden in Verbindung mit der Herzkatheteruntersuchung

Elektrophysiologische Untersuchung. Ein wichtiges Verfahren zur Abklärung der Ursache von Herzrhythmusstörungen ist die *Elektrophysiologische Untersuchung.* Mit Hilfe von speziellen elektrischen Meßkathetern, die in das Herz vorgeschoben werden, können dabei die Herzaktionsströme direkt von verschiedenen Stellen der Herzinnenwand abgegriffen werden. Während der Untersuchung wird dann versucht, durch elektrische Stimulation des Herzens die vermutete Herzrhythmusstörung des Patienten gezielt auszulösen. Die Messung der Herzaktionsströme während der Herzrhythmusstörung erlaubt gezielte Rückschlüsse auf die Ursache der Arrhythmie. Bei einem Teil der Patienten mit supraventrikulären Tachykardien (d. h. Herzrhythmusstörungen, die von den Vorhöfen ausgehen) sind angeborene, zusätzliche elektrische Leitungsbahnen zwischen den Vorhöfen und Kammern verantwortlich für die Entstehung der Tachykardie (s. S. 154).

Hochfrequenzablation. Sofern es gelingt, die Lage derartiger Leitungsbahnen mit Hilfe der Meßkatheter exakt zu bestimmen, ist es möglich, diese mit Hilfe von Hochfrequenzstrom zu beseitigen *(Hochfrequenzablation)* und den Patienten von der Rhythmusstörung zu heilen. Bei diesem Eingriff, der auch im Kindesalter mit zunehmendem Erfolg möglich ist, wird der Hochfrequenzkatheter an ein entsprechendes Aggregat angeschlossen. Durch die Abgabe des Hochfrequenzstromes kommt es zur Erhitzung der Katheterspitze, welche dadurch die zusätzliche Leitungsbahn zerstört.

Interventionelle Herzkatheteruntersuchungen. Zunehmende Bedeutung gewinnen auch in der Kinderkardiologie die *interventionellen Herzkatheteruntersuchungen.* Während eine normale Herzkatheteruntersuchung nur der Diagnostik dient, erfolgen bei interventionellen Herzkatheterisierungen Eingriffe, um die hämodynamische Situation des Patienten zu verbessern. Mit Hilfe von Ballonkathetern ist es z.B. möglich, Engstellen von Herzklappen oder des Aortenisthmus durch kurzfristiges Aufblasen des Ballons mit bleibendem Erfolg aufzudehnen *(Ballondilatation).* Die Entscheidung, ob ein Patient für einen derartigen Eingriff geeignet ist, muß jedoch aufgrund des Angiokardiographiebefundes für jeden Einzelfall separat getroffen werden. Bei Kindern mit komplexen angeborenen Herzfehlern, wie z.B. einer Transposition (Vertauschung) der großen Arterien, kann die Ballonerweiterung des Foramen ovale *(Ballonatrioseptostomie)* eine nachhaltige Besserung der Sauerstoffsättigung bewirken. Abnorme Gefäßverbindungen, wie z.B. der persistierende Ductus arteriosus, können mit Hilfe von Doppelschirmchen oder von Metallspiralen, die über einen Führungskatheter eingebracht werden, im Herzkatheterlabor verschlossen werden. Fernerhin ist es möglich, Engstellen von Blutgefäßen, wie z.B. der Pulmonalarterien, die sich nach einer Ballondilatation wieder zusammenziehen, durch das Einbringen von Drahtgeflechtröhrchen *(Stents)* aufzudehnen und offenzuhalten.

4 Angeborene Herz- und Gefäßerkrankungen

(Angiokardiopathien)

4.1 Entstehung und Häufigkeit von angeborenen Herzfehlern

0,8% aller Lebendgeborenen haben einen angeborenen Herzfehler; damit sind die angeborenen Herz- und Gefäßfehler die häufigsten Mißbildungen überhaupt. Über die Häufigkeit der wichtigsten Herz- und Gefäßfehler orientiert Tabelle 7.1.

Über die Ursachen, die zu einem angeborenen Herzfehler führen, ist derzeit noch wenig bekannt. Für die Mehrzahl der angeborenen Herzfehler wird heute eine sogenannte multifaktorielle Genese vermutet. Von dieser Mehrzahl der Patienten abgesehen, findet sich ein Teil der angeborenen Herzfehler bei Kindern mit Chromosomenanomalien, wie z.B. einer Trisomie 21 (DOWN-Syndrom), einer Trisomie 13 (PÄTTAU-Syndrom), einer Trisomie 18 (EDWARDS-Syndrom) oder bei Mädchen mit einem ULLRICH-TURNER-Syndrom. In den letzten Jahren konnten auch bei einer Reihe von Kindern mit angeborenen Herzfehlern punktförmige Veränderungen an einzelnen Chromosomenstellen gefunden werden (sog. *Mikrodeletionen*). Ein Alkoholmißbrauch der Mutter während der Schwangerschaft, die Einnahme bestimmter Medikamente sowie Virusinfektionen (wie z.B. eine Rötelninfektion in der 3.–10. Schwangerschaftswoche) sind weitere mögliche Ursachen eines angeborenen Herzfehlers.

Um das Wiederholungsrisiko eines angeborenen Herzfehlers einschätzen zu können, ist eine genetische Beratung der Eltern erforderlich. Generell ist es nicht richtig, Eltern, deren Kind einen angeborenen Herzfehler hat, von weiteren Kindern abzuraten. Man muß die Eltern jedoch darauf hinweisen, daß bei fehlender erkennbarer Ursache des angeborenen Herzfehlers (bei dem ersten Kind) ein statistisch *gering erhöhtes* Risiko für die Wiederholung eines angeborenen Herzfehlers bei einem weiteren Kind besteht.

4.2 Einteilung der wichtigsten angeborenen Herz- und Gefäßfehler

- **Angeborene Herzklappenfehler und Stenosen der großen Arterien:**
  - Pulmonalstenosen
  - Aortenstenosen
  - Aortenisthmusstenosen
  - Mitralklappenfehler

Tabelle 7.1 Häufigkeit von Herz- und Gefäßmißbildungen. Mittelwerte einer Erhebung aus acht europäischen und amerikanischen Zentren (HOFFMAN 1987).

Diagnose	Häufigkeit (% aller Herzfehler)
Häufige Herzfehler	79,4
Ventrikelseptumdefekt	30,0
Persistierender Ductus arteriosus	9,0
Vorhofseptumdefekt, Sekundumtyp	7,5
Valvuläre Pulmonalstenose	7,2
Aortenisthmusstenose	6,2
FALLOT-Tetralogie	5,6
Valvuläre Aortenstenose	5,2
Transposition der großen Arterien	4,8
Atrioventrikularseptumdefekte	3,9
Seltenere Herzfehler	20,4
Hypoplastisches Linksherzsyndrom	2,3
Hypoplastisches Rechtsherzsyndrom (Trikuspidalatresie, Pulmonalatresie, EBSTEINsche-Anomalie)	2,0
Truncus arteriosus communis	1,2
Totale Lungenvenenfehlkonnektion	1,1
Singulärer Ventrikel	0,8
Sonstige	13,0

- **Azyanotische angeborene Herzfehler mit Links-Rechts-Shunt:**
  - Ventrikelseptumdefekte
  - Vorhofseptumdefekte
  - Atrioventrikularseptumdefekte (AV-Kanal)
  - persistierender (offener) Ductus arteriosus
- **Zyanotische angeborene Herzfehler mit Rechts-Links-Shunt:**
  - FALLOT-Tetralogie
  - Transposition der großen Arterien
  - Pulmonalatresie
  - Trikuspidalatresie
  - Truncus arteriosus communis
  - EBSTEIN-Anomalie
  - univentrikuläres Herz (singulärer Ventrikel)
  - hypoplastisches Linksherz

Kombinationen aller Fehlbildungen untereinander sind möglich.

4.3 Systematik der angeborenen Herz- und Gefäßerkrankungen

4.3.1 Angeborene Herzklappenfehler und Stenosen der großen Arterien

Pulmonalstenose mit intaktem Ventrikelseptum (PST)

In der überwiegenden Mehrzahl der Fälle besteht eine Stenose der Lungenschlagaderklappe durch eine Verklebung der Segel. Wesentlich seltener finden sich Engstellen in der muskulären Ausflußbahn der rechten Herzkammer oder in den Lungenschlagadern (Abb. 7.8); in Abhängigkeit vom Schweregrad der Engstelle kommt es zu einer Druckerhöhung in der rechten Kammer, die mehr leisten muß, um die Blutmenge gegen den erhöhten Widerstand der Stenose auszuwerfen. Die Folge davon ist eine Rechtshypertrophie.

Krankheitsbild: Abgesehen von Neugeborenen mit hochgradiger *(kritischer)* PST, die einen Rechts-Links-Shunt mit Zyanose aufweisen können, sind Kinder mit PST klinisch zunächst beschwerdefrei. Meist lautes systolisches Geräusch mit Maximum über dem 2. ICR links. Rechtshypertrophie im EKG. Die Diagnose der PST sowie die Bestimmung des Schweregrades erfolgt durch die Echokardiographie und Dopplersonographie. Die Röntgenaufnahme ist oft uncharakteristisch. Nur bei klinisch relevanten Stenosen ist eine Herzkatheteruntersuchung mit Angiokardiographie zur Therapie *(Ballondilatation)* oder Planung der Operation erforderlich.

Behandlung: Die geringgradige PST mit einem systolischen Druckgradienten unter 40 mmHg ist nicht behandlungs- nur kontrollbedürftig (Echokardiographie). Die *Ballondilatation* ist heute die Methode der Wahl zur Behandlung der höhergradigen Pulmonalklappenstenose. Diese kann auch bei Neugeborenen mit kritischer Pulmonalstenose erfolgreich durchgeführt werden. Das Risiko der Ballondilatation liegt unter 2%. Operationen erfolgen vor allem bei infundibulären oder supravalvulären Pulmonalstenosen unter Verwendung der Herz-Lungen-Maschine.

Operationsrisiko: Unter 5%

Günstiges Alter für Operation oder Ballondilatation: Der Zeitpunkt der Behandlung richtet sich nach dem Schweregrad der Engstelle. Kritische

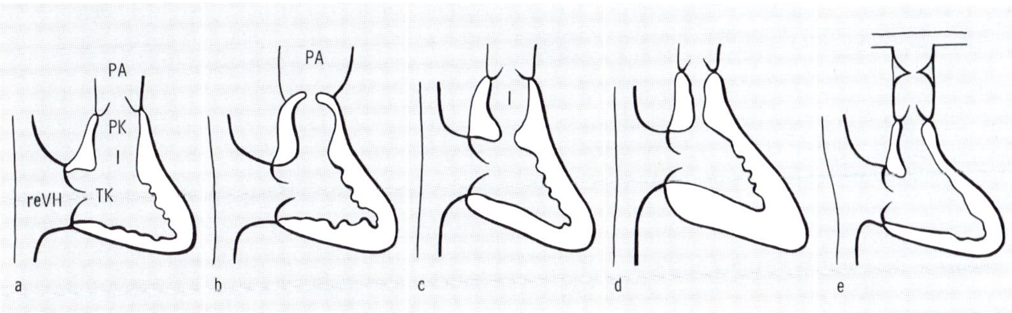

Abb. 7.8 a–e Schematische Darstellung der Formen der PST. PA = Pulmonalarterie, PK = Pulmonalklappe, I = Infundibulum, TK = Trikuspidalklappe, reVH = rechter Vorhof.
a Normale Anatomie des rechten Ventrikels.
b Valvuläre PST.
c Kurzstreckige infundibuläre PST.
d Langstreckige infundibuläre PST.
e Supravalvuläre PST.
(Aus: RAUTENBURG, H. W.: Herz-Kreislauf-System. In F. LAMPERT (Hrsg.): Pädiatrie in der Praxis. 2. Auflage, Verlag Chemie, Weinheim 1986.)

Pulmonalstenosen werden im Neugeborenenalter behoben durch Ballondilatation oder Operation. Bei asymptomatischen Patienten erfolgt die Operation oder Ballondilatation meist im Kleinkindalter.

Prognose: Gut! Nach Ballondilatation oder Operation der PST findet sich oft eine geringgradige Pulmonalklappeninsuffizienz.

Aortenstenose (AST)

Hierbei handelt es sich um Verengungen der Aortenklappe (valvuläre AST), in der Ausflußbahn der linken Kammer (subvalvuläre AST) oder im Anfangsteil der Aorta (supravalvuläre AST) (Abb. 7.9). Die Folge ist eine Linkshypertrophie. Neugeborene mit *kritischer Aortenstenose* entwickeln eine Linksherzinsuffizienz und bedürfen sofortiger Therapie.

Ältere Kinder mit höhergradigen Aortenklappenstenosen sind gefährdet, da sie aus völligem Wohlbefinden bei plötzlichen körperlichen Anforderungen – infolge der dann nicht ausreichenden Durchblutung der Herzkranzgefäße – plötzlich sterben können *(Sekundenherztod)*.

Häufig findet sich neben der AST auch eine Undichtigkeit der Aortenklappe *(Aorteninsuffizienz)*.

Eine Sonderform stellt die hypertrophe obstruktive Kardiomyopathie (HOCM) dar, bei der eine Verdickung der Muskulatur der linken Kammer zu einer Einengung der Ausstrombahn in die Aorta führt (s. S. 152).

Krankheitsbild: Lautes systolisches Geräusch über dem 2. ICR rechts parasternal, evtl. tastbares Schwirren im Jugulum. Bei gleichzeitigem Vorliegen einer Aorteninsuffizienz zusätzlich Diastoli-

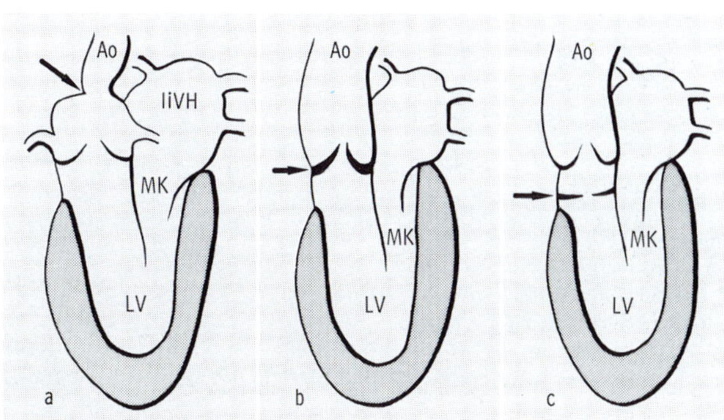

Abb. 7.9 a–c Schematische Darstellung der Formen der AST. liVH = linker Vorhof, LV = linker Ventrikel, MK = Mitralklappe, Ao = Aorta ascendens.
a Supravalvuläre AST.
b Valvuläre AST.
c Subvalvuläre AST.
(Aus: RAUTENBURG, H. W.: Herz-Kreislauf-System. In F. LAMPERT (Hrsg.): Pädiatrie in der Praxis. 2. Auflage, Verlag Chemie, Weinheim 1986.)

kum über dem 3. ICR links. Neugeborene mit kritischer AST fallen auf durch Zeichen der Herzinsuffizienz (beschleunigte Atmung, Dyspnoe, vergrößerte Leber), durch eine graue Hautfarbe (beginnender Schock) sowie durch eine verminderte Urinproduktion. EKG: Eventuell Zeichen der Linkshypertrophie. Röntgen: Poststenotische Dilatation der Aorta ascendens. Die Diagnose wird gesichert durch die Echokardiographie und Dopplersonographie. Supravalvuläre Stenosen werden vor allem beim WILLIAMS-BEUREN- Syndrom beobachtet (geistige Retardierung, breite Nasenwurzel, hoher Gaumenbogen).

Behandlung: In zunehmendem Maße werden auch Aortenklappenstenosen mittels *Ballonkatheter* erfolgreich dilatiert. Operativ kann die stenotische Aortenklappe durch Einschneiden der verwachsenen Segel *(Kommissurotomie)* oder durch Aortenklappenersatz *(künstliche Herzklappe)* unter Verwendung der Herz-Lungen-Maschine behandelt werden. Bei subvalvulärer AST erfolgt eine Resektion, bei supravalvulärer AST eine plastische Erweiterung der Engstelle. Indikation zur Behandlung besteht bei kritischer Aortenstenose im Neugeborenenalter, bei älteren Kindern, wenn der Druckgradient 50–60 mmHg überschreitet.

Operationsrisiko: Bei kritischer Aortenstenose 20–40%, bei älteren Kindern 5%.

Günstiges Operationsalter: Kritische AST müssen im Neugeborenenalter behandelt werden. Bei älteren Kindern zunächst Kommissurotomie oder

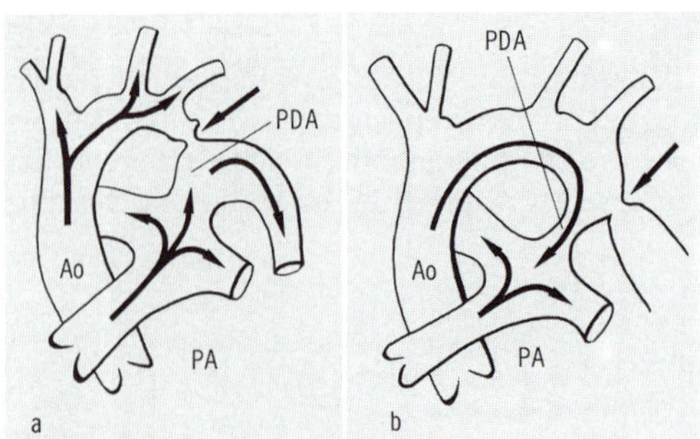

Abb. 7.10 a, b Schematische Zeichnung der Formen der Aortenisthmusstenose (AOIST). Ao = Aorta, PDA = persistierender Ductus arteriosus, PA = Pulmonalarterie.
a Präduktale AOIST.
b Postduktale AOIST.
(Aus: RAUTENBURG, H. W.: Herz-Kreislauf-System. In F. LAMPERT (Hrsg.): Pädiatrie in der Praxis. 2. Auflage, Verlag Chemie, Weinheim 1986.)

Ballondilatation, um einen Aortenklappenersatz auf das Jugendalter hinauszuschieben (um eine möglichst große Herzklappenprothese verwenden zu können, die trotz des noch geringen Größenwachstums des Patienten nicht ausgewechselt werden muß).

Prognose: Nach Ballondilatation oder Kommissurotomie *zunächst* gut. Allerdings ist die Funktion der Aortenklappe auch nach derartigen Eingriffen meist nicht optimal *(Reststenose* oder *Aorteninsuffizienz)*. Aufgrund der fehlenden klinischen Beschwerden ist die Aortenklappenstenose eine tückische Krankheit! Später wird oft ein Herzklappenersatz notwendig. Kunstklappen erfordern eine Therapie mit gerinnungshemmenden Medikamenten. Operierte subvalvuläre Stenosen haben meist eine gute Prognose.

Aortenisthmusstenose (AOIST)

Hierbei liegt die Engstelle am Übergang des Aortenbogens in die Brustaorta nach dem Abgang der linken Schlüsselbeinarterie (A. subclavia links). Je nachdem, ob die Stenose vor oder nach der Einmündung des Ductus arteriosus liegt, unterscheidet man eine präduktale von einer postduktalen Form (Abb. 7.10). Hochgradige präduktale Stenosen führen meist schon im frühen Säuglingsalter zur Herzinsuffizienz. Die postduktale AOIST führt zur Blutdruckerhöhung im Bereich der oberen Körperhälfte mit der Gefahr einer vorzeitigen Gefäßalterung *(Arteriosklerose)* der Hirnarterien und der Herzkranzgefäße. Herzinfarkte und Schlaganfälle im jungen Erwachsenenalter sind häufige Komplikationen, wenn die Engstelle nicht frühzeitig beseitigt wird.

Krankheitsbild: Kräftige Pulse an den oberen und schwache oder fehlende Pulse an den unteren Extremitäten. Hoher Blutdruck an den Armen und niedriger oder nicht meßbarer Blutdruck an den Beinen. Systolisches Geräusch links parasternal und am Rücken zwischen den Schulterblättern. Neugeborene mit kritischer AOIST fallen auf durch Zeichen der Herzinsuffizienz (beschleunigte Atmung, Dyspnoe, vergrößerte Leber), durch eine graue Hautfarbe (beginnender Schock) sowie durch eine verminderte Urinproduktion. Die Diagnose wird meist gesichert mit Hilfe der Echokardiographie und Dopplersonographie.

Behandlung: Bei Neugeborenen mit präduktaler Stenose Verbesserung der Durchblutung der unteren Körperhälfte durch intravenöse Gabe von Prostaglandin E_1. Die Operation erfolgt ohne Herz-Lungen-Maschine (Resektion der Stenose oder

Isthmusplastik). In einigen Zentren wird auch eine Ballondilatation der Stenose durchgeführt.

Operationsrisiko: Unter 3 %

Günstigstes Operationsalter: Bei Neugeborenen mit kritischer AOIST ist eine sofortige Operation erforderlich. Bei älteren asymptomatischen Kindern erfolgt die Korrektur im 2. oder 3. Lebensjahr, wenn die AOIST erst später entdeckt wird, auch in höherem Alter.

Prognose: Die Prognose ist gut, wenn das Kind frühzeitig operiert wurde. Bei einem Teil der Patienten kommt es jedoch zu *Restenosen* des Aortenisthmus, die allerdings häufig durch eine Ballondilatation im Rahmen einer Herzkatheteruntersuchung beseitigt werden können. Insbesondere, wenn die Aortenisthmusstenose erst nach dem 6. Lebensjahr korrigiert wurde, kann ein arterieller Bluthochdruck bestehen bleiben. Diese Patienten müssen dann mit blutdrucksenkenden Medikamenten behandelt werden, da andernfalls wieder die Gefahr einer frühzeitigen Arteriosklerose bestünde. Auch nach erfolgreicher Operation bedürfen deshalb Patienten mit AOIST einer lebensbegleitenden kardiologischen Kontrolle.

Mitralklappenfehler

Zu den angeborenen Mitralklappenfehlern zählen die Mitralklappenstenose, die Mitralklappeninsuffizienz, kombinierte Mitralklappenfehler mit Stenose und Insuffizienz sowie der Mitralklappenprolaps. Schwere angeborene Mitralklappenfehler mit hochgradiger Stenose oder Insuffizienz der Klappe sind glücklicherweise selten. Während bei hochgradigen Stenosen eine operative Korrektur meist sehr schwierig ist, kann bei isolierten Insuffizienzen die Klappe häufiger plastisch verbessert oder durch eine Mitralklappenprothese ersetzt werden. Die Prognose der Patienten wird nicht nur durch die Schwere des Mitralklappenfehlers, sondern auch durch die häufig vorliegenden zusätzlichen angeborenen Herzfehler bestimmt.

Eine weitere Anomalie ist der eben erwähnte sogenannte *Mitralklappenprolaps,* bei dem sich die Mitralklappensegel in der Systole ballonartig in den linken Vorhof vorwölben. Diese Anomalie wird mit Hilfe der Echokardiographie diagnostiziert. Ausgeprägte Formen des Mitralklappenprolaps mit einer höhergradigen Mitralinsuffizienz finden sich vor allem bei Kindern mit einer generalisierten Bindegewebsschwäche im Rahmen eines MARFAN-Syndromes (Hochwuchs, überstreckbare Gelenke und Linsenluxation). Patienten mit einem geringgradigen Mitralklappenprolaps und keiner oder geringer Mitralinsuffizienz sind normal belastbar und meist auch klinisch beschwerdefrei. Zum Ausschluß von Herzrhythmusstörungen, die bei Mitralklappenprolaps vorkommen können, empfiehlt sich die Durchführung eines Langzeit-EKG.

4.3.2 Azyanotische angeborene Herzfehler mit Links-Rechts-Shunt

Kammerscheidewanddefekt (Ventrikelseptumdefekt = VSD)

Kammerscheidewanddefekte zählen zu den häufigsten angeborenen Herzfehlern (Abb. 7.4, 7.11). Je nachdem, wie groß der Durchmesser des Defektes in der Kammerscheidewand ist, wird viel oder nur wenig Blut aus der linken in die rechte Kammer strömen (Links-Rechts-Shunt). Man unterscheidet deshalb zwischen hämodynamisch wirksamem und unwirksamem VSD. Die hämodynamisch unwirksamen VSD bedürfen zwar einer kardiologischen Überwachung, aber keiner Operation. In den ersten beiden Lebensjahren können sich viele VSD von selbst verkleinern oder verschließen. Bei einem großen VSD (Abb. 7.7)

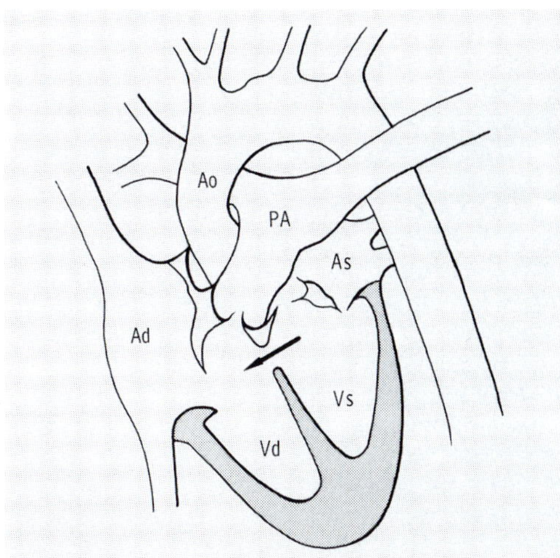

Abb. 7.11 Ventrikelseptumdefekt.
AO = Aorta, Ad = rechter Vorhof (Atrium dextrum), As = linker Vorhof (Atrium sinistrum), PA = Pulmonalarterie, Vs = linker Ventrikel (Ventriculus sinister), Vd = rechter Ventrikel (Ventriculus dexter).
(Aus: RAUTENBURG, H. W.: Herz-Kreislauf-System. In F. LAMPERT (Hrsg.): Pädiatrie in der Praxis. 2. Auflage, Verlag Chemie, Weinheim 1986.)

besteht ein großer Links-Rechts-Shunt sowie ein Druckangleich zwischen dem System- und dem Pulmonalkreislauf (Lungenhochdruck = *pulmonale Hypertonie*). In der Folge kommt es dann zu einem Umbau der peripheren Pulmonalarterien (sog. EISENMENGER-Reaktion) mit einer Erhöhung des *Widerstandes* in den Pulmonalarterien und zu einer langsamen Umkehr des Shunts im Bereich des VSD. Der nun einsetzende Rechts-Links-Shunt führt zu einer Zyanose. Dies kann nur durch eine rechtzeitige Operation dieser Patienten im ersten Lebensjahr verhindert werden.

Kankheitsbild: Säuglinge mit großen VSD entwickeln meist die Zeichen einer Herzinsuffizienz mit Tachypnoe oder Dyspnoe, schlechtem Trinken und Gedeihen sowie vermehrtem Schwitzen. Kinder mit kleinem VSD sind asymptomatisch. Bei der Auskultation findet sich ein systolisches Geräusch mit Maximum über dem 3. und 4. ICR links parasternal. Röntgen: Bei großem VSD Vergrößerung des Herzens und vermehrte Lungengefäßzeichnung. EKG: Zeichen der Rechtshypertrophie bei großem VSD. Die Diagnose wird gesichert durch die Echokardiographie, vor der Operation wird eine Herzkatheteruntersuchung durchgeführt, um den Druck in den Pulmonalarterien zu bestimmen.

Behandlung: Bei einer Druckerhöhung im Pulmonalkreislauf durch den VSD ist eine operative Korrektur im ersten Lebenshalbjahr erforderlich. Diese großen Defekte werden unter Verwendung der Herz-Lungen-Maschine mit Hilfe eines Kunststoff-oder Perikardflickens, der in den Defekt eingenäht wird, verschlossen *(Patchverschluß)*. Mittelgroße VSD werden meist erst später (im Kleinkindalter) korrigiert. Bei der überwiegenden Mehrzahl der kleinen VSD ist eine operative Behandlung nicht erforderlich. Defekte, die in der Nähe der Aortenklappe liegen, können jedoch später zu einer *Aorteninsuffizienz* führen. Wenn ein derartiges Problem bei einer echokardiographischen Kontrolluntersuchung erkannt wird, sollten auch derartige kleine Defekte operativ verschlossen werden.

Operationsrisiko: In Abhängigkeit vom Operationsalter, im Säuglingsalter 10%, später unter 3%.

Prognose: Gut bei rechtzeitiger Operation des VSD vor Entwicklung einer pulmonalen Widerstandserhöhung (EISENMENGER-Reaktion). Kinder mit EISENMENGER-Reaktion sind inoperabel und haben eine deutlich eingeschränkte Belastbarkeit und Lebenserwartung. Kinder mit hämodynamisch unwirksamem VSD haben eine normale Lebenserwartung.

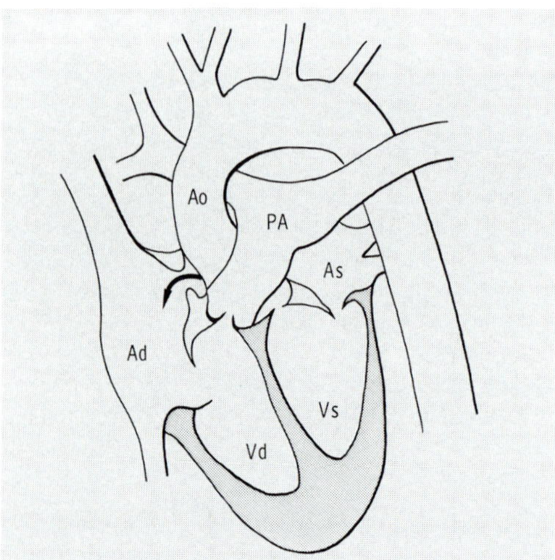

Abb. 7.12 Vorhofseptumdefekt.
Ao = Aorta, Ad = rechter Vorhof, As = linker Vorhof, PA = Pulmonalarterie, Vs = linker Ventrikel, Vd = rechter Ventrikel.
(Aus: RAUTENBURG, H. W.: Herz-Kreislauf-System. In F. LAMPERT (Hrsg.): Pädiatrie in der Praxis. 2. Auflage, Verlag Chemie, Weinheim 1986.)

Vorhofscheidewanddefekt (Vorhofseptumdefekt – Atriumseptumdefekt – ASD)

In Abhängigkeit von der Lage des Vorhofseptumdefektes in der Vorhofscheidewand unterscheiden wir unterschiedliche Formen des ASD (Tab. 7.2).

Vorhofseptumdefekt vom Sekundumtyp (ASD II). Am häufigsten ist der sog. *Sekundumdefekt,* bei dem sich im zentralen Bereich des Vorhofseptums (in der Gegend des Foramen ovale) ein Loch befindet, über das ein Links-Rechts-Shunt stattfindet (Abb. 7.12). Der Vorhofseptumdefekt führt durch den Shunt zu einer Volumenbelastung des rechten Vorhofes und Ventrikels, die vor allem bei älteren Patienten in einer deutlichen Einschrän-

Tabelle 7.2 Einteilung der Vorhofseptumdefekte.

Vorhofseptumdefekt vom Sekundumtyp (ASD II)
Vorhofseptumdefekt vom Primumtyp (ASD I)
Vorhofseptumdefekt vom Sinus-venosus-Typ (meist kombiniert mit fehlmündenden Lungenvenen)

kung der körperlichen Belastbarkeit resultiert. Im Erwachsenenalter können Patienten mit ASD ebenfalls einen Lungenhochdruck entwickeln. Als Kinder sind die Patienten klinisch meist beschwerdefrei, so daß die operative Korrektur mittelgroßer oder großer Defekte als Vorgriff auf das Erwachsenenalter erfolgt, um spätere Probleme zu vermeiden.

Ein offengebliebenes *Foramen ovale* ist kein eigentlicher angeborener Herzfehler, weil ihm hämodynamisch aufgrund der geringen Größe keine Bedeutung zukommt.

Krankheitsbild: Die Kinder sind klinisch meist beschwerdefrei, so daß der ASD in der Regel erst nach dem Säuglingsalter entdeckt wird. Systolisches Geräusch mit Maximum über dem 2. und 3. ICR links parasternal, 2. Herzton gespalten. Röntgen: Großes Herz mit prominentem Pulmonalbogen und vermehrter Lungengefäßzeichnung. EKG: Zeichen der Rechtsvolumenbelastung. Meist sichere Diagnose in der Echokardiographie.

Behandlung: Bei kleinen Defekten mit kleinem Links-Rechts-Shunt keine Operation notwendig. Ansonsten operative Korrektur mit der Herz-Lungen-Maschine durch direkten Verschluß des Defektes oder durch Einnähen eines Kunststoff- oder Perikardflickens *(Patchverschluß)* im Kleinkindalter.

Operationsrisiko: Unter 1 %.

Prognose: Bei rechtzeitiger Operation gut, keine Einschränkung in der körperlichen Belastbarkeit. Ein Teil der Patienten kann jedoch später Herzrhythmusstörungen entwickeln. Deshalb: Überwachung durch Langzeit-EKG.

Vorhofseptumdefekt vom Sinus-venosus-Typ. Bei dieser sehr seltenen Form liegt das Loch im obersten Teil des Vorhofseptums, meist kombiniert mit Lungenvenenfehlmündung.

Vorhofseptumdefekt vom Primumtyp (ASD I). Diese Defekte sind hämodynamisch oft bedeutungsvoller als der Sekundumdefekt; sie liegen im unteren Teil des Vorhofseptums (Septum primum), und erreichen Anschluß an die Atrioventrikularklappenebene. Eine oder beide AV-Klappen (Mitralis oder Trikuspidalis) können einen Spalt aufweisen, der je nach der Größe dann zu einer Undichtigkeit (Insuffizienz) einer oder beider Klappen führt. *Das Ventrikelseptum ist bei diesen Kindern intakt.* Kinder mit Vorhofseptumdefekten vom Primumtyp fallen eventuell schon im Säuglingsalter auf, sie können aber auch wie Kinder mit Sekundumdefekt zunächst weitgehend symptomfrei sein. Die operative Korrektur erfolgt in der Mehrzahl der Fälle im Kleinkindalter durch Verschluß des ASD mit Hilfe eines Kunststoff- oder Perikardflickens sowie durch Verschluß der Spalten mit Rekonstruktion der AV-Klappen. Für die Prognose der Patienten ist entscheidend, ob es gelingt, die Insuffizienz der AV-Klappen zufriedenstellend zu beseitigen.

Atrioventrikularkanal (AV-Kanal), Atrioventrikularseptumdefekt (AVSD)

Der Atrioventrikularseptumdefekt oder AV-Kanal gehört entwicklungsgeschichtlich zum selben Erkrankungsspektrum wie der Vorhofseptumdefekt vom Primumtyp. Auch beim AV-Kanal findet sich deshalb fast immer ein Vorhofseptumdefekt vom Primumtyp. Zusätzlich besteht im Einlaßteil der Ventrikel ein Defekt in der Kammerscheidewand. Fast immer weisen die Mitral- und Trikuspidalklappe Spalten auf, die zu einer Insuffizienz dieser Klappen führen. Beim sogenannten *kompletten AV-Kanal* findet sich eine gemeinsame große AV-Klappe, die beide Vorhöfe und Ventrikel miteinander verbindet. Je nach der Größe des Kammerscheidewanddefektes kann es bereits im frühen Säuglingsalter zu einem ausgeprägten Links-Rechts-Shunt sowie zur Druckerhöhung im Pulmonalkreislauf kommen. Patienten mit pulmonalem Hochdruck sind wiederum gefährdet durch die Entwicklung einer EISENMENGER-Reaktion. Der Atrioventrikularseptumdefekt ist der häufigste Herzfehler bei Kindern mit DOWN-Syndrom (Trisomie 21).

Krankheitsbild: Die Symptomatik ist abhängig von der Größe des Defektes und äußert sich häufig in Herzinsuffizienzzeichen (Tachypnoe, schlechtes Gedeihen) im Säuglingsalter. Röntgen: Großes Herz mit prominentem Pulmonalbogen und vermehrter Lungengefäßzeichnung. EKG: Häufig überdrehter Linkstyp, Rechtshypertrophie. Die Diagnose wird gesichert durch die Echokardiographie, vor allem zur Bestimmung des Pulmonalarteriendruckes ist eine Herzkatheteruntersuchung notwendig.

Behandlung: Operative Korrektur mit Hilfe der Herz-Lungen-Maschine durch Verschluß des Defektes mit einem Kunststoff- oder Perikardflicken (Patch) und Rekonstruktion der AV-Klappen. Wegen der häufig bestehenden pulmonalen Hypertonie ist meist eine Korrektur bis zum Alter von 6 Monaten notwendig. Alternativ besteht die Möglichkeit, zunächst nur palliativ (lindernd) den Lungenhochdruck durch Anlegen eines Bändchens um den Pulmonalarterienstamm *(Pulmonary Banding)* zu beseitigen, und die Korrektur dann erst im Alter von 1–2 Jahren durchzuführen.

Operationsrisiko: Beim kompletten AV-Kanal etwa 10%

Prognose: Ohne Operation schlecht, mit Operation relativ gut. Sie hängt ab von der Rückbildung des Lungenhochdruckes und von der Möglichkeit, die AV-Klappen gut zu rekonstruieren.

Persistierender Ductus arteriosus (PDA)

Der Ductus arteriosus[1] ist eine Gefäßverbindung, die in der Fetalzeit bei jedem Menschen die Aorta und die Pulmonalarterie verbindet. Normalerweise verschließt sich der Ductus arteriosus in den ersten Tagen nach der Geburt. Wenn der Ductus arteriosus offen bleibt (offener Ductus arteriosus), kommt es über dieses Gefäß zu einem Links-Rechts-Shunt (Abb. 7.13). Besonders häufig findet sich ein PDA bei Frühgeborenen.

[1] Nicht ganz zutreffend auch Ductus arteriosus Botalli genannt; Erstbeschreiber war aber nicht BOTALLO, sondern ARANZIO.

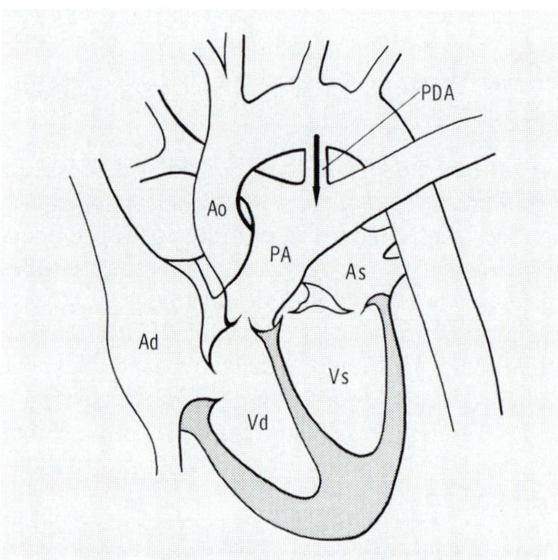

Abb. 7.13 Persistierender Ductus arteriosus. Ao = Aorta, Ad = rechter Vorhof, As = linker Vorhof, PA = Pulmonalarterie, Vs = linker Ventrikel, Vd = rechter Ventrikel.
(Aus: RAUTENBURG, H. W.: Herz-Kreislauf-System. In F. LAMPERT (Hrsg.): Pädiatrie in der Praxis. 2. Auflage, Verlag Chemie, Weinheim 1986.)

Krankheitsbild: Typisches kontinuierliches, systolisch-diastolisches Geräusch mit Maximum über dem 2. ICR links parasternal. Bei Frühgeborenen verschlechtert sich durch die Lungenüberflutung oft ein Atemnotsyndrom. Bei diesen Kindern kann versucht werden, einen Duktusverschluß medikamentös mit *Indometacin* herbeizuführen, bei älteren Kindern ist dies leider nicht erfolgversprechend. Ein PDA findet sich aber auch häufig bei Kindern mit komplexen angeborenen Herzfehlern, so daß vor der Entscheidung zum Verschluß zunächst eine eingehende Untersuchung des Herzens erfolgen muß. Für eine Reihe dieser komplexen angeborenen Herzfehler ist ein zeitweiliges Offenbleiben des Ductus arteriosus von großer Bedeutung, da sich dadurch die Kinder vor einer operativen Therapie stabilisieren lassen (z. B. Pulmonalatresie, kritische Aortenisthmusstenose). In diesen Fällen kann der Ductus arteriosus durch die intravenöse Gabe von *Prostaglandin* E_1 für einige Tage offengehalten werden.

Behandlung: Wegen der vermehrten Lungendurchblutung, die in Einzelfällen zum Lungenhochdruck führen kann, und wegen der Gefahr einer späteren Entzündung im Bereich des Ductus arteriosus wird der Verschluß des PDA empfohlen. Bei Frühgeborenen erfolgt operativ eine Unterbindung des PDA (über den Versuch mit Indometacin s. o.), bei älteren Kindern mit kleinem Ductus ist ein interventioneller Verschluß im Herzkatheterlabor durch das Einbringen eines Doppelschirmchens oder von Metallspiralen möglich.

Operationsrisiko: Unter 1%

4.3.3 Zyanotische angeborene Herzfehler mit Rechts-Links-Shunt

Fallot-Tetralogie

Es handelt sich um einen kombinierten angeborenen Herzfehler, der sich aus 4 (Tetra) Teilkomponenten zusammensetzt (Abb. 7.14): 1. Pulmonalstenose (vorwiegend infundibulär, d. h. subvalvulär gelegen), 2. Ventrikelseptumdefekt, 3. „reitende" Aorta, d. h. der Abgang der Aorta aus dem Herzen ist über dem VSD nach rechts (z. T. über die rechte Kammer) verlagert, 4. Rechtshypertrophie. Das venöse Blut der rechten Kammer kann also nur – behindert durch die Pulmonalstenose – in geringem Umfang in die Pulmonalarterien einströmen; ein Teil des Blutes der rechten Kammer nimmt deshalb den „einfacheren" Weg über den

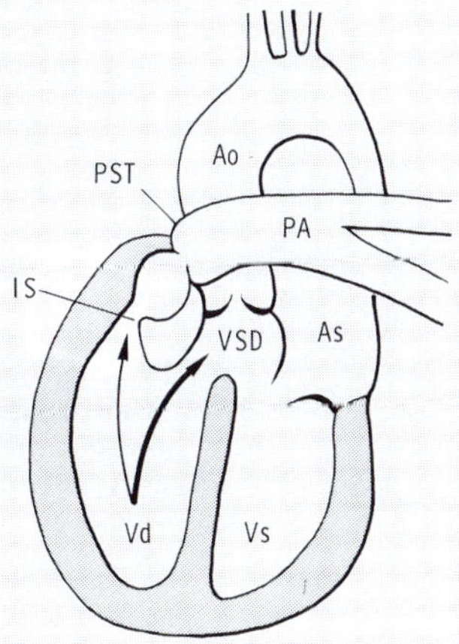

Abb. 7.14 FALLOT-Tetralogie (seitliche Ansicht). Ao = Aorta, As = linker Vorhof, PA = Pulmonalarterie, PST = Pulmonalstenose, IS = infundibuläre Stenose, VSD = Ventrikelseptumdefekt, Vs = linker Ventrikel, Vd = rechter Ventrikel.
(Aus: RAUTENBURG, H. W.: Herz-Kreislauf-System. In F. LAMPERT (Hrsg.): Pädiatrie in der Praxis. 2. Auflage, Verlag Chemie, Weinheim 1986.)

VSD in die „reitende" Aorta. Durch diesen Rechts-Links-Shunt entsteht eine Zyanose. Die Pulmonalstenose und somit auch die Zyanose nehmen bei diesen Kindern im Laufe des Lebens zu. Daraus resultiert eine verzögerte körperliche Entwicklung, eine Einschränkung der Leistungsfähigkeit sowie die Zeichen der chronischen Hypoxie mit Trommelschlegelfingern und Uhrglasnägeln (Abb. 7.15). Zum kurzfristigen Ausruhen gehen die Kinder gern in die Hockstellung (Hockersymptom). Die Erythrozytenzahl steigt zunehmend an, um bei dem verminderten Lungendurchfluß mehr Trägerelemente für den Sauerstofftransport zur Verfügung zu stellen *(Polyglobulie)*. Einzelne Kinder entwickeln gefährliche *hypoxämische Anfälle*. Während dieser Anfälle kommt es zu einer Vertiefung und Beschleunigung der Atmung sowie zur deutlichen Zunahme der Zyanose bis hin zu Bewußtlosigkeit oder Krampfanfällen. Da diese Anfälle lebensbedrohlich werden können, erfordern sie eine sofortige Therapie.

Vorgehen bei hypoxämischen Anfällen: Erstmaßnahmen beinhalten die Gabe von Sauerstoff, das Anpressen der abgewinkelten Beine an den Brustkorb sowie eine sofortige Sedierung (z. B. mit Chloralhydrat- oder Diazepamrektiolen). Falls sich der Anfall dadurch nicht sofort beenden läßt, erfolgt eine Sedierung mit Morphin und die intravenöse Gabe eines Beta-Blockers (z. B. Propranolol). Betablocker reduzieren die Kontraktilität des Herzens und beeinflussen deshalb meist positiv die infundibuläre (aus Muskulatur bestehende) Engstelle unterhalb der Pulmonalklappe.

Behandlung: Die FALLOT-Tetralogie wird operativ korrigiert unter Verwendung der Herz-Lungen-Maschine durch Verschluß des VSD mit Hilfe eines Kunststofflickens und durch Erweiterung der Pulmonalstenose. Die Korrektur erfolgt meist im Säuglingsalter oder im 2. Lebensjahr. Gelegentlich müssen bei kleinen Kindern mit schwierigen anatomischen Verhältnissen (z. B. sehr kleinen Lungenschlagadern) zunächst vorläufige Opera-

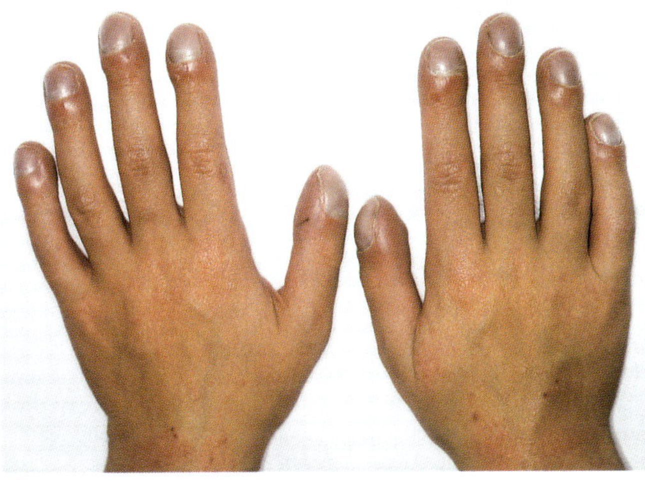

Abb. 7.15 Ausgeprägte Trommelschlegelfinger bei einem 8 Jahre alten Jungen mit (noch nicht operativ korrigierter) FALLOT-Tetralogie.

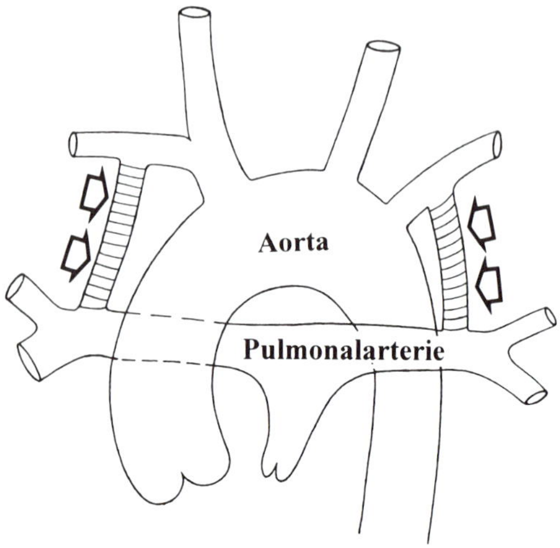

Abb. 7.16 Schematische Darstellung der Anastomosenoperation nach BLALOCK-TAUSSIG. Bei dieser Operation wird entweder die rechte oder die linke A. subclavia über eine Kunststoffprothese (Pfeile) mit der gleichseitigen Pulmonalarterie (PA) verbunden.

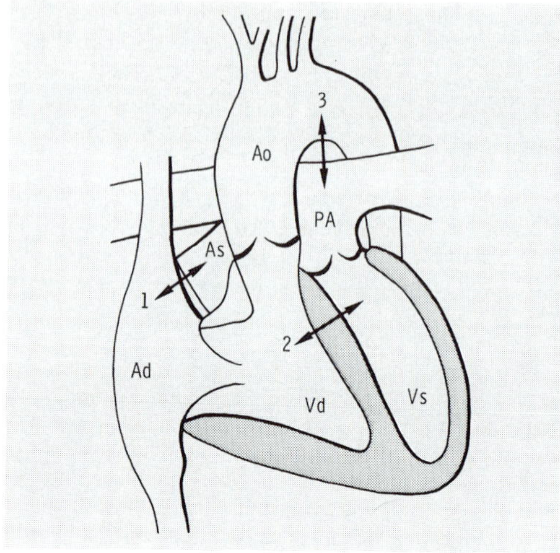

Abb. 7.17 Transposition der großen Arterien. Ao = Aorta, PA = Pulmonalarterie, Ad = rechter Vorhof, As = linker Vorhof, Vs = linker Ventrikel, Vd = rechter Ventrikel; mögliche Kurzschlußverbindungen: 1 = Vorhofseptumdefekt (offenes Foramen ovale), 2 = Ventrikelseptumdefekt, 3 = persistierender Ductus arteriosus.
(Aus: RAUTENBURG, H. W.: Herz-Kreislauf-System. In F. LAMPERT (Hrsg.): Pädiatrie in der Praxis. 2. Auflage, Verlag Chemie, Weinheim 1986.)

tionen *(Palliativoperationen)* durchgeführt werden, welche das Ziel haben, die Lungendurchblutung zu verbessern (Abb. 7.16). Dies gelingt durch Anlegen einer Verbindung (Anastomose) zwischen einer Körperarterie und der Pulmonalarterie (Anastomosenoperationen nach BLALOCK-TAUSSIG oder Modifikationen). Wenn ein gefahrloses Überleben auf diese Weise gesichert ist, kann später dann die *Korrekturoperation* mit geringerem Risiko durchgeführt werden.

Operationsrisiko: etwa 5 %

Prognose: Gut bei frühzeitiger Korrektur der FALLOT-Tetralogie. Ein Teil der Patienten entwickelt jedoch nach der operativen Korrektur Herzrhythmusstörungen, die eine lebensbegleitende Überwachung aller Patienten erforderlich machen (Langzeit-EKG).

Transposition der großen Arterien (TGA)

Die TGA ist der häufigste zyanotische angeborene Herzfehler des Neugeborenen. Es handelt sich um einen Fehlabgang der großen Arterien: Die Aorta entspringt aus der rechten, die Pulmonalarterie aus der linken Kammer des Herzens (Abb. 7.17). Großer und kleiner Kreislauf laufen somit parallel zueinander, die Aorta führt venöses, die Lungenschlagader arterielles Blut. Diese Kinder sind in der Neugeborenenperiode nur lebensfähig durch das Vorliegen von Querverbindungen beider Kreisläufe, die eine Durchmischung des arteriellen und venösen Blutes ermöglichen. Mit dem Verschluß der embryonalen Verbindungen der Kreisläufe nach der Geburt (offenes Foramen ovale und offener Ductus arteriosus) kommt es zu einer rasch zunehmenden Zyanose innerhalb der ersten Lebensstunden oder -tage. Die Kinder müssen deshalb schnellstmöglich in ein kinderkardiologisches Zentrum verlegt werden.

Behandlung: Die erste therapeutische Maßnahme, die bereits vor dem Transport begonnen werden kann, ist eine medikamentöse Wiedereröffnung des Ductus arteriosus durch intravenöse Gabe von *Prostaglandin* E_1. Wegen der Gefahr von Apnoen (die als Nebenwirkungen bei diesem Medikament auftreten können), sollten die Kinder für den Transport intubiert und beatmet werden. Im kinderkardiologischen Zentrum erfolgt dann als nächste Maßnahme eine Vergrößerung des offenen Foramen ovale im Herzkatheterlabor mit Hilfe eines Ballonkatheters (sog. RASHKIND-Prozedur). Durch diese Maßnahmen läßt sich bei der überwiegenden Mehrzahl der Kinder eine wesentlich verbesserte Mischung des Blutes beider Kreisläufe und ein deutlicher Anstieg der Sauerstoffsättigungswerte erzielen *(Palliativeingriff)*.

Bei Neugeborenen mit „einfacher" TGA, d.h. ohne zusätzliche Anomalien des Herzens erfolgt die *Korrekturoperation* im Alter von 1–4 Wochen durch Umsetzen der großen Arterien *(arterielle Switch-Operation)*.

Dieses Verfahren hat heute eine frühere Operationstechnik abgelöst, bei der die Blutströme im Vorhofbereich umgeleitet wurden. Bei diesem älteren Verfahren wurde durch Einnähen eines Tunnels in die Vorhöfe *(Vorhofumkehroperation* nach MUSTARD und SENNING) das venöse Blut über den linken Ventrikel in die Lungenstrombahn und das arterielle Blut über den rechten Ventrikel in den Körperkreislauf umdirigiert. Der rechte Ventrikel betreibt nach dieser „funktionellen" Korrekturoperation weiterhin den Systemkreislauf und der linke Ventrikel den Pulmonalkreislauf.

Die bisherige Prognose von Kindern nach *arterieller Switchoperation* erscheint günstig. Patienten nach *Vorhofumkehroperation* entwickeln im Jugendlichen- und Erwachsenenalter häufig Herzrhythmusstörungen. Ein weiterer Grund, warum dieses Verfahren verlassen wurde, besteht in der Tatsache, daß der rechte Ventrikel bei vielen Patienten auf lange Sicht nicht fähig ist, den Systemkreislauf zu betreiben. Diese Patienten entwickeln dann eine chronische Herzinsuffizienz.

Pulmonalatresie

Hierbei handelt es sich um den angeborenen Verschluß *(Atresie)* des Ausflußtraktes des rechten Ventrikels oder der Pulmonalklappe. Man unterscheidet die Pulmonalatresie mit Ventrikelseptumdefekt und die Pulmonalatresie mit intaktem Ventrikelseptum. Bei der letztgenannten Form muß immer ein ASD bestehen, über den das venöse Blut auf die linke Seite abfließen kann. Die Lungendurchblutung erfolgt über einen offenen Ductus arteriosus oder über Kollateralgefäße aus der Aorta. Die überwiegende Mehrzahl der Kinder entwickelt eine Zyanose in der Neugeborenenperiode mit dem einsetzenden Verschluß des Ductus arteriosus. Durch Gabe von Prostaglandin E_1 kann der Ductus innerhalb der ersten Lebenstage wiedereröffnet und die Sauerstoffsättigung wesentlich verbessert werden.

Behandlung: Die meisten dieser Kinder benötigen eine palliative Anastomosenoperation (sog. BLALOCK-TAUSSIG-Shunt oder Modifikationen) in der Neugeborenenperiode (Abb. 7.16). Bei Kindern mit Pulmonalatresie und VSD erfordert die spätere Korrekturoperation meist eine Überbrükkung des fehlenden Pulmonalarteriensegmentes mit Hilfe einer klappentragenden Gefäßprothese (sog. *Konduit)* sowie den Verschluß des VSD. Kinder mit Pulmonalatresie und intaktem Ventrikelseptum haben häufig eine unterentwickelte *(hypoplastische)* rechte Kammer. Die Möglichkeit einer Korrekturoperation hängt bei diesen Patienten davon ab, ob die rechte Kammer an Größe zunimmt.

Trikuspidalatresie

Bei diesen Kindern besteht ein angeborener Verschluß *(Atresie)* der Trikuspidalis. Das venöse Blut strömt über einen ASD aus dem rechten Vorhof auf die linke Seite des Herzens (Rechts-Links-Shunt). Bei einem Teil der Kinder besteht zusätzlich eine Pulmonalatresie oder eine Pulmonalstenose und ein VSD. Der Abgang der großen Gefäße kann vertauscht sein (Transposition). Da in der Mehrzahl der Fälle der Lungenblutfluß infolge einer Pulmonalstenose oder Pulmonalatresie reduziert ist, besteht überwiegend schon im Neugeborenenalter eine Zyanose.

Behandlung: Die meisten Kinder benötigen eine palliative Anastomosenoperation (sog. BLALOCK-TAUSSIG-Shunt oder Modifikationen) in der Neugeborenenperiode oder im Säuglingsalter (Abb. 7.16). Die rechte Kammer dieser Patienten ist immer zu klein angelegt (hypoplastisch). Deshalb ist eine spätere Trennung der Kreisläufe nur nach dem sog. FONTANschen Prinzip möglich.

Bei dieser Operation wird die normal große linke Kammer als Pumpkammer für den Systemkreislauf herangezogen. Da eine (normal große) rechte Kammer nicht vorhanden ist, wird das verbrauchte Blut direkt auf die Lungenschlagadern umgeleitet. Dies gelingt z.B. durch eine Verbindung (Anastomose) der oberen Hohlvene mit der rechten Lungenschlagader, wobei das venöse Blut der unteren Körperhälfte über einen Tunnel durch den rechten Vorhof ebenfalls auf die obere Hohlvene umgeleitet wird (sog. *totale cavopulmonale Anastomose).* Eine weitere Operationsmöglichkeit besteht darin, den rechten Vorhof direkt mit der Lungenschlagader zu verbinden (sog. *atriopulmonale Anastomose*). Voraussetzung für diese Operation sind große Pulmonalarterien und ein niedriger Widerstand der Lungengefäße, damit das venöse Blut ohne Unterstützung einer rechten Kammer durch den Lungenkreislauf strömen kann.

Die Zyanose wird durch diese Form der Kreislauftrennung beseitigt, die Belastbarkeit der Patienten bleibt jedoch gegenüber Normalpersonen eingeschränkt, da ihnen eine Pumpkammer für den Lungenkreislauf fehlt. Diese Operationen werden heute bevorzugt im Alter von 2–6 Jahren durchgeführt, die operative Sterblichkeit beträgt 10–15%.

Truncus arteriosus communis

Bei diesem Herzfehler besteht infolge einer fehlenden embryonalen Trennung von Aorta und Pulmonalarterie nur ein gemeinsamer Gefäßstamm *(Truncus arteriosus communis)* der überreitend über einem VSD das Herz verläßt. Die Pulmonalarterien entspringen getrennt oder über einen gemeinsamen Stamm aus dem Truncus arteriosus. Da die Pulmonalarterien eine direkte Verbindung zu den Systemarterien besitzen, besteht meist ein vermehrter Lungenblutfluß sowie ein pulmonaler Bluthochdruck. Die Kinder fallen auf durch die Zeichen der Herzinsuffizienz (Tachypnoe, schlechtes Gedeihen) und zeigen meist nur eine relativ geringgradige Zyanose.

Behandlung: In der Mehrzahl der Fälle ist heute eine Korrekturoperation möglich. Diese erfolgt meist im frühen Säuglingsalter und beinhaltet einen Verschluß des VSD sowie die Implantation einer Gefäßprothese zwischen der rechten Kammer und den Pulmonalarterien *(Konduitoperation)*. Wegen des Größenwachstums der Kinder, aber auch wegen Verkalkungen der Prothesen müssen diese im späteren Leben operativ durch neue Prothesen ersetzt werden.

Ebsteinsche Anomalie

Die EBSTEINsche Anomalie ist eine Fehlbildung der Trikuspidalklappe, die nicht in der normalen Klappenebene ansetzt, sondern mehr oder weniger weit in den rechten Ventrikel verlagert ist. Die rechte Kammer ist dadurch kleiner, und die rechte Vorkammer größer als normal. Meist besitzen die Kinder zusätzlich einen ASD, der durch einen Rechts-Links-Shunt eine Zyanose hervorruft. In Abhängigkeit von der Verlagerung und der Mißbildung der Trikuspidalklappe reicht das klinische Spektrum dieser Erkrankung von tiefzyanotischen Neugeborenen bis hin zu Kindern, die bis ins Jugendlichenalter weitgehend beschwerdefrei sind. Die Diagnose wird gesichert durch die Echokardiographie. Palliativoperationen und auch operative Korrekturen sind möglich.

Univentrikuläres Herz (singulärer Ventrikel)

Bei diesem angeborenen Herzfehler ist die Septierung der Herzkammern ausgeblieben: Funktionell besteht somit nur eine Herzkammer. Mit dieser Fehlbildung können andere Herz- und Gefäßfehler kombiniert sein (z.B. Pulmonalstenose, Aortenisthmusstenose), so daß die operative Therapie im Einzelfall sehr unterschiedlich sein kann. Das therapeutische Ziel ist bei diesen Patienten die FONTANsche Kreislauftrennung, wobei der singuläre Ventrikel als Pumpkammer für den Körperkreislauf herangezogen wird (siehe Trikuspidalatresie). Die Prognose dieser Patienten richtet sich nach den einzelnen Teilkomponenten der gesamten Herzmißbildung.

Hypoplastisches Linksherz

Unter dem Oberbegriff hypoplastisches Linksherz versteht man Herzfehler mit einer Unterentwicklung (Hypoplasie) der linken Kammer, die praktisch immer mit einer Stenose oder Atresie der Aortenklappe und/oder einer Stenose oder Atresie der Mitralklappe einhergehen. Vor der Geburt übernimmt die rechte Herzkammer die Funktion des linken Herzens, indem sie über den offenen Ductus arteriosus den Systemkreislauf mitversorgt. Mit dem spontanen Verschluß des Ductus arteriosus kommt es meist innerhalb der ersten Lebenstage zu einer akuten Verschlechterung der Neugeborenen. Die Kinder fallen auf durch ein graues Hautkolorit, eine Tachypnoe sowie durch eine Kreislaufzentralisation mit schlechten Blutdruckwerten an allen Extremitäten. Über eine medikamentöse Wiedereröffnung des Ductus arteriosus durch *Prostaglandin E_1* läßt sich meist eine vorübergehende Stabilisierung der Kinder erzielen.

Behandlung: Die Möglichkeiten einer operativen Therapie müssen in jedem Einzelfall mit den Eltern ausführlich besprochen werden. Diese beinhalten entweder eine Folge von 3 Operationen (sog. NORWOOD-Operationen) mit dem Ziel einer FONTANschen Kreislauftrennung, wobei die rechte Kammer dann bei diesen Kindern den Körperkreislauf betreiben muß (siehe Trikuspidalatresie). Eine zweite Möglichkeit ist die Durchführung einer *Herztransplantation* im Neugeborenenalter. Diese Option wird allerdings dadurch erschwert, daß in einem relativ kurzen Zeitraum ein geeignetes Spenderorgan zur Verfügung stehen muß. In Anbetracht des Operationsrisikos, der unsicheren Langzeitprognose und der zahlreichen diagnostischen Maßnahmen, die derartige Behandlungen nach sich ziehen, entscheidet sich derzeit noch ein großer Teil der Eltern gegen eine operative Behandlung. Ohne Behandlung stirbt die Mehrzahl dieser Kinder innerhalb der ersten Lebenswoche.

4.4 Zur Frage von Herzoperationen

Aus dem Gesagten geht hervor, daß keinesfalls alle angeborenen Herzfehler operiert werden müssen (siehe z. B. ein hämodynamisch unwirksamer VSD). Für die Mehrzahl der hämodynamisch bedeutsamen Herzfehler stehen jetzt operative Maßnahmen zur Verfügung. Diese Kinder bedürfen einer Langzeitbetreuung durch die kinderkardiologischen Abteilungen. Bestimmte angeborene Herzfehler werden in mehreren Teilschritten operiert (zuerst Palliativoperation, später Korrektur, vgl. Pulmonalatresie mit VSD). Bei einem Teil der angeborenen Herzfehler besteht auch nach erfolgreicher Korrektur kein ideales Operationsergebnis, so daß im späteren Leben ein zweiter Eingriff erforderlich wird. Da relativ häufig ambulante Kontrollen oder stationäre Aufenthalte notwendig sind, entsteht eine sehr enge Bindung der Eltern und Kinder zu den betreuenden Ärzten, Schwestern und Pflegern. Die engmaschige Überwachung der oft schwerkranken Kinder macht einen hohen Ausbildungsstand des Pflegepersonals erforderlich. Besondere Bedeutung verdient die möglichst uneingeschränkte geistige Entwicklung der oft chronisch kranken Kinder. In körperlicher Hinsicht kommt der Krankengymnastik eine besondere Bedeutung zu. Die Versorgung der Patienten durch kinderkardiologische Zentren bietet eine bestmögliche Sicherheit, da hier der günstigste Zeitpunkt, Art und Ort der Operation bestimmt werden. Durch die betreuenden Kinderkardiologen erfolgt dann auch eine Stellungnahme zur körperlichen Belastbarkeit der Kinder, die für die Ausübung von Sport sowie für die spätere Berufswahl von großer Bedeutung ist.

4.5 Gezielte Endokarditisprophylaxe

Bei Herzfehlern mit einem beschleunigten Blutfluß in Teilen des Herzens und der großen Gefäße (z. B. VSD, Klappenstenosen) oder nach Herzoperationen, bei denen Fremdmaterial (Kunststoffflicken, künstliche Herzklappen oder Gefäßprothesen) implantiert wurde, besteht die Gefahr, daß sich Bakterien, die in den Blutstrom gelangen, im Bereich von Wandaufrauhungen oder des Fremdmaterials festsetzen. Dies führt dann zu einer *Endokarditis* (s. S. 150). Um diese schwere Komplikation zu vermeiden, sollten diese Kinder bei operativen Eingriffen, Zahnextraktionen oder endoskopischen Untersuchungen (d. h. bei Situationen, in denen Bakterien in den Blutstrom gelangen können) eine *gezielte Endokarditisprophylaxe* erhalten. Diese erfolgt durch Gabe eines Antibiotikums unmittelbar vor, bei besonders hohem Risiko nochmals 8 Stunden nach dem Eingriff. Die Notwendigkeit der Endokarditisprophylaxe wird in einem Ausweis (sog. Herzpaß), der von den betreuenden Zentren dem Patienten ausgestellt wird, dokumentiert.

5 Entzündliche Herzerkrankungen

5.1 Karditis

Pathologisch-anatomisch unterscheidet man eine Entzündung der Herzinnenhaut oder Herzklappen *(Endokarditis)*, eine Entzündung des Herzmuskels *(Myokarditis)* und eine Entzündung des Herzbeutels *(Perikarditis)*. Betrifft die Entzündung alle Herzschichten, bezeichnet man dies als Karditis oder Pankarditis. Nach den Ursachen wird unterschieden in *rheumatische* Formen (rheumatische Karditis und Herzbeteiligung bei juveniler chronischer Arthritis) und *nichtrheumatische* Karditiden. Die letzteren werden fernerhin unterteilt in bakteriell und viral bedingte Entzündungen.

5.1.1 Herzbeteiligung bei Krankheiten des rheumatischen Formenkreises

Rheumatische Karditis. Das *rheumatische Fieber* führt in 50–70% der Fälle zu einer kardialen Beteiligung im Sinne einer Karditis (s. S. 275). Diese Erkrankung wird ausgelöst durch eine Immunreaktion des Körpers auf einen vorangegangenen Infekt mit hämolysierenden Steptokokken der Gruppe A. Durch die Immunreaktion (nicht durch die Bakterien selbst) kommt es zur Karditis mit bevorzugter Schädigung der Mitralklappe, seltener der Aortenklappe. Narbenbildungen und Schrumpfungen der Herzklappen führen dann zu einer Schlußunfähigkeit oder Stenose dieser Herzklappen (s. S. 275). Die Wahrscheinlichkeit einer

Herzbeteiligung steigt mit weiteren Schüben des rheumatischen Fiebers, so daß die therapeutischen Bemühungen darauf abzielen, erneute Schübe dieser Erkrankung infolge eines erneuten Kontaktes mit hämolysierenden Streptokokken zu vermeiden. Aus diesem Grund wird bei Patienten mit abgelaufenem rheumatischem Fieber eine *Penicillin-Dauerprophylaxe* über einen Zeitraum von mindestens 5 Jahren, von einigen Autoren sogar lebenslang, empfohlen.

Juvenile chronische Arthritis. Die häufigste Form der Herzbeteiligung bei den verschiedenen Formen der juvenilen chronischen Arthritis ist die *Perikarditis.* Diese verläuft häufig asymptomatisch und ist bei den meisten Patienten gutartig. Nur in Ausnahmefällen kommt es zur Herzbeuteltamponade durch einen großen *Perikarderguß.* Betroffen ist vor allem die systemische Verlaufsform dieser Erkrankung, die allerdings nur 10% am Gesamtkollektiv der Patienten mit juveniler chronischer Arthritis ausmacht. Wesentlich seltener ist eine Myokarditis, die in Einzelfällen zu schwerer Herzinsuffizienz und Herzrhythmusstörungen führen kann.

5.1.2 Nichtrheumatische Karditis

Bakterielle Karditis. Bei den *bakteriellen Karditiden* (meist Endokarditiden) sind es häufig vergrünende Streptokokken (Streptococcus viridans) oder Staphylokokken, die sich nach Einbruch in die Blutbahn *(Bakteriämie)* auf den Herzklappen oder der Herzinnenwand festsetzen und zu Geschwürbildung und tiefgreifenden Zerstörungen führen können. Dies betrifft aber vor allem Herzklappen, die durch eine angeborene (z. B. Aortenstenose) oder erworbene Erkrankung (z. B. rheumatisches Fieber) bereits vorgeschädigt sind (s. S. 149). Die bakterielle Endokarditis führt zu einer *Sepsis lenta,* bei der neben den Herzklappen auch andere Organe (z. B. Nieren, Milz) von bakterienbedingten Entzündungen befallen werden können.

Klinisch fallen die Patienten auf durch ein allgemeines Krankheitsgefühl, Fieber, Anämie, Hautblutungen, Hämaturie und eine Änderung des Herzgeräuschbefundes. Aufgrund des schleichenden Beginnes ist die Erkrankung anfangs oft nur schwierig zu diagnostizieren. Im Echokardiogramm lassen sich die Entzündungen der Herzklappen nachweisen. Um die Diagnose zu sichern, ist ein direkter Erregernachweis aus mehrfach abgenommenen *Blutkulturen* anzustreben.

Virusmyokarditis. *Virale Myokarditiden* können durch eine Vielzahl von Viren verursacht werden. Das Spektrum dieser Erkrankung reicht von harmlosen Verläufen bis hin zu schwersten Erkrankungen mit kardialer Dekompensation (Herzinsuffizienz). Infolge der Myokarditis kann es zu einer Verschlechterung der Kontraktilität der Kammern oder zu lebensbedrohlichen Herzrhythmusstörungen kommen. Virusmyokarditiden können ohne Folgen ausheilen oder infolge einer bleibenden Schädigung der Herzmuskelzellen in eine Muskelschwäche (vor allem der linken Kammer) münden. Dies führt dann zu einer *dilatativen Kardiomyopathie,* die häufig nur durch eine *Herztransplantation* behandelt werden kann. Bei Patienten mit einer schweren Funktionsstörung der linken Kammer nach einem Virusinfekt wird heute auch im Kindesalter die Diagnose gesichert durch eine *Myokardbiopsie.* Im Rahmen einer Herzkatheteruntersuchung werden dabei kleine Stücke des Herzmuskels mit Hilfe einer Biopsiezange entnommen und auf mögliche Entzündungszeichen sowie auf Virusbestandteile untersucht.

5.1.3 Symptome und Befunde bei Karditis

Uncharakteristische Symptome: Die Symptome der Karditis können anfangs uncharakteristisch sein: Müdigkeit, Abgeschlagenheit, schlechte Rekonvaleszenz nach Infekten, unterschiedliches Fieber, Trinkschwäche bei Säuglingen, Herzklopfen oder Herzrhythmusstörungen.

Krankheitsbild und Diagnose: Anamnestisch wichtig sind Vorerkrankungen (wie z. B. eine Streptokokkenangina, Virusinfekte oder ein vorher bekannter angeborener Herzfehler). Die wichtigsten Frühzeichen der Karditis sind Herzvergrößerungen (Echokardiographie, Rö-Thorax) und Ruhetachykardie. Bei einer Herzinsuffizienz finden sich eine Leber- und Milzvergrößerung sowie eine Tachypnoe. Eine begleitende Perikarditis, eine Funktionsstörung der linken Kammer sowie Veränderungen der Herzklappen können echokardiographisch erkannt werden. Im EKG finden sich häufig Rückbildungsstörungen der elektrischen Erregung sowie Herzrhythmusstörungen.

5.1.4 Behandlung

Generell ist bei allen Formen der Karditis eine strenge Bettruhe zu empfehlen, um jegliche zusätzliche Belastung für das entzündete Herz zu vermeiden.

Bei Zeichen einer Herzinsuffizienz werden Diuretika (die Urinproduktion vermehrende Substanzen), evtl. Digitalispräparate oder Katecholamine (z. B. Dopamin oder Dobutamin) sowie Medikamente, welche die Nachlast des Herzens senken (z. B. Captopril) verwendet. Bei einer schweren Linksherzinsuffizienz führen die Intubation und maschinelle Beatmung meist zu einer deutlichen klinischen Besserung.

Im Vordergrund der Behandlung einer *bakteriellen Endokarditis* steht die intravenöse hochdosierte Gabe von Antibiotika über mehrere Wochen, die gezielt nach mikrobiologischer Austestung der Empfindlichkeit der Keime erfolgen sollte. Die Behandlung der *rheumatischen Karditis* erfolgt durch Penicillin und Azetylsalizylsäure, bei schwerer Karditis evtl. zusätzlich Steroide. Die *Virusmyokarditis* konnte bislang nur symptomatisch behandelt werden. In klinischen Studien wird bei diesen Patienten derzeit die Wirksamkeit von Steroiden (Cortison) überprüft. Ein großer *Perikarderguß*, der im Rahmen einer Perikarditis zu einer Perikardtamponade führen kann, wird durch Einbringen einer Perikarddrainage entleert.

6 Erworbene Herzklappenfehler

Diese entstehen überwiegend durch eine abgelaufene *bakterielle Endokarditis* oder durch das *rheumatische Fieber* mit Herzbeteiligung. Die Endokarditis führt zunächst zu einer Schlußunfähigkeit der betroffenen Herzklappe *(Insuffizienz).* Am häufigsten betroffen sind die Aorten- und Mitralklappe (Aorten- bzw. Mitralinsuffizienz). Im weiteren Verlauf können die Ränder der einzelnen Segel und Taschen miteinander verwachsen und eine Einengung der betroffenen Klappe *(Stenose)* verursachen. Kombinationen einer Insuffizienz und Stenose sowie der Befall mehrerer Herzklappen sind möglich.

Die erworbenen Herzklappenfehler betreffen vor allem die linksseitigen Herzklappen mit Folge einer Linksherzinsuffizienz (Dyspnoe, Lungenödem).

Behandlung: Diese Herzinsuffizienz wird zunächst symptomatisch behandelt (s. u.). Eine schwere Schädigung der Herzklappen macht meist einen operativen Ersatz mit einer Herzklappenprothese erforderlich. Ziel unserer therapeutischen Bemühungen ist deshalb vor allem, die Entstehung dieser erworbenen Herzklappenfehler zu verhindern. Zu den vorbeugenden Maßnahmen gehört die *gezielte Endokarditisprophylaxe* bei angeborenen Herzfehlern (s. S. 149), die konsequente antibiotische Behandlung von Infekten mit *hämolysierenden Streptokokken* (eitrige Angina tonsillaris, Scharlach) sowie die *Penicillin-Dauerprophylaxe nach rheumatischem Fieber (s. S. 150).*

7 Herzinsuffizienz

Unter Herzinsuffizienz versteht man das Unvermögen des Herzens, der Kreislaufperipherie genügend Blutvolumen zur Verfügung zu stellen. Die Herzinnenräume sind erweitert, das ganze Herz ist vergrößert, und die Kinder lassen einen Abfall der körperlichen Leistung erkennen. Beim Säugling sind typische Symptome das Nachlassen oder das Unvermögen, selbständig zu trinken, Restelassen oder Dyspnoe zum Ende der Mahlzeiten. Eine auffallende Blässe oder ein graues Hautkolorit weisen hin auf eine beginnende Kreislaufzentralisation. Bei der Leistungsschwäche des linken Herzens spricht man von *Linksherzinsuffizienz;* Leitsymptome dafür sind Stauungsbronchitis, Dyspnoe und Lungenödem. Die Schwäche des rechten Herzens wird als *Rechtsherzinsuffizienz* bezeichnet, hier finden sich Leber- und Milzvergrößerung, Venenstauung und periphere Ödeme.

Behandlung: Eine wesentliche Stütze der Langzeitbehandlung einer Herzinsuffizienz sind immer noch die *Digitalispräparate.* Am häufigsten werden Digoxin- und Digitoxinpräparate verwendet. Die Dosierung muß exakt festgelegt werden, da eine Überdosierung zur Intoxikation mit schweren Herzrhythmusstörungen führen kann. Erste Symptome einer Überdosierung sind Übelkeit und Erbrechen sowie Farbensehen bei älteren Kindern. Da die Digitalismedikation zu einer Verlangsamung der Herzfrequenz führen kann, sollte initial regelmäßig die Herzfrequenz kontrolliert werden. Die Digitalismedikation wird häufig kombiniert mit Medikamenten, die die Urinproduktion fördern (Diuretika), z. B. Furosemid und Spironolacton. Unter dieser Behandlung sollten die Serumelektrolytwerte kontrolliert werden.

Wichtige Informationen bei Kindern mit Herzinsuffizienz liefern die *Bilanzierung der Flüssigkeitseinfuhr und -ausfuhr* sowie die tägliche *Gewichtskontrolle.* Mit Hilfe dieser Maßnahmen kann die Einlagerung von Flüssigkeit *(Ödembildung)* erkannt werden.

Effektive Medikamente zur Verbesserung der Auswurfleistung des Herzens, die vor allem in der postoperativen Behandlung eingesetzt werden, sind die *Katecholamine* (Dopamin, Dobutamin, Adrenalin). Die Verwendung dieser intravenös eingesetzten Medikamente macht jedoch eine engmaschige Überwachung des Blutdruckes und der Herzfrequenz (auf einer Intensivstation) notwendig. Eine Entlastungsmöglichkeit des insuffizienten Herzens besteht darin, die Nachlast (d. h. den Widerstand des Körperkreislaufes, in den das linke Herz pumpen muß) durch Medikamente (z. B. Captopril) zu senken. Bei Kindern mit ausgeprägter Herzinsuffizienz sind eine frühzeitige Intubation und Beatmung zu erwägen.

8 Entzündliche Gefäßerkrankungen

8.1 Phlebitis und Thrombophlebitis

Die Entzündungen einer Venenwand wird *Phlebitis* genannt. Sie führt häufig durch eine gesteigerte Blutgerinnung zur venösen Thrombose *(Thrombophlebitis).* Bei Neugeborenen kann dies im Rahmen einer Nabelsepsis der Fall sein; häufiger werden Thrombophlebitiden bei bzw. nach intravenöser Infusionstherapie (vor allem mit hochkonzentrierten Lösungen) beobachtet. Die Gefahr einer Thrombophlebitis größerer Venen besteht in der Möglichkeit einer venösen Embolie mit der Folge einer Lungenembolie.

8.2 Arterielle Entzündungen

Sie sind im Kindesalter sehr selten. Die *Periarteriitis nodosa* ist eine Erkrankung, die mit herdförmigen Entzündungen um die Arterien einhergeht. Sie wird durch einen Autoimmunprozeß verursacht. Entzündliche Veränderungen der Arterien werden auch beim KAWASAKI-Syndrom *(mukokutanes Lymphknotensyndrom)* beobachtet. Diese Veränderungen betreffen vor allem die Herzkranzgefäße (Koronarien), an denen Aussackungen *(Aneurysmen)* und später auch Stenosen entstehen können. Die Ursache des KAWASAKI-Syndromes ist bislang nicht bekannt. Die Behandlung erfolgt durch die hochdosierte intravenöse Gabe von Immunglobulinen sowie durch Azetylsalizylsäure (s. S. 281).

9 Nichtentzündliche Herzerkrankungen

9.1 (Hypertrophe bzw. dilatative) Kardiomyopathien

Es handelt sich hierbei um Erkrankungen, die mit einer Hypertrophie und/oder einer Dilatation der Herzkammern einhergehen.

9.1.1 Hypertrophe Kardiomyopathien

Die *hypertrophe Kardiomyopathie* ist gekennzeichnet durch eine abnorme Verdickung vorwiegend des linksventrikulären Myokards einschließlich des Ventrikelseptums. Bei einem Teil der Patienten wölbt sich das verdickte Ventrikelseptum in der Systole in den Ausflußtrakt der linken Kammer und führt dadurch zu einer Subaortenstenose. Man spricht dann von einer *hypertrophen obstruktiven Kardiomyopathie = HOCM* (früher idiopathische hypertrophe Subaortenstenose = IHSS). Man geht heute davon aus, daß es sich in der Mehrzahl, wenn nicht sogar in allen Fällen, um eine auf genetischer Grundlage beruhende (d. h. angeborene und vererbte) Erkrankung des Herzmuskels handelt.

Bei Kindern besteht meist Beschwerdefreiheit. Manchmal wird über Belastungsdyspnoe, anfallsweises Herzjagen und Schwindelanfälle geklagt. Die Patienten fallen oft zufällig auf durch ein Herzgeräusch oder im Rahmen einer Familienuntersuchung (bei anderen betroffenen Familienmitgliedern). Trotz dieser meist geringen Beschwerden sind die Patienten gefährdet durch Zustände von Bewußtlosigkeit *(Synkopen)* und einen plötzlichen Herztod. Die Diagnose wird mit der Echokardiographie gesichert. Eine medikamentöse Behandlung hat das Ziel, eine Zunahme der Hypertrophie des Herzmuskels zu verhindern (z. B. durch Gabe von Verapamil und Betarezeptorenblockern), bestehende Symptome zu verbessern sowie die Gefahr eines plötzlichen Herztodes zu vermindern (z. B. durch Gabe von Antiarrhythmika bei Herzrhythmusstörungen). In Einzelfällen ist auch eine operative Entfernung *(Resektion)* der muskulären Engstelle möglich.

9.1.2 Dilatative Kardiomyopathien

Die *dilatative Kardiomyopathie* ist gekennzeichnet durch eine Einschränkung der systolischen Pumpfunktion der Herzkammern. Dadurch kommt es vor allem zu den Zeichen einer Linksherzinsuffizienz mit Lungenstauung. Die Krankheit verläuft meist chronisch über Jahre; die Prognose des natürlichen Verlaufes ist schlecht. Die einzige therapeutische Behandlungsmöglichkeit besteht oft nur in einer Herztransplantation.

Zu einer dilatativen Kardiomyopathie kann es auch im Endstadium anderer Erkrankungen, z. B. infolge einer Virusmyokarditis (s. S. 150) oder nach medikamentöser Behandlung maligner Erkrankungen mit kardiotoxischen Zytostatika (z. B. Adriamycin), kommen *(sekundäre Kardiomyopathie)*.

9.2 Endokardfibroelastose

Eine weitere nichtentzündliche angeborene Herzerkrankung mit schlechter Prognose ist die Endokardfibroelastose. Diese führt zu einer *restriktiven Kardiomyopathie*. Die Pathogenese ist noch unklar. Das Endokard und die darunter gelegenen inneren Herzmuskelschichten können eine bis zu mehrere Millimeter messende porzellanartige Verdickung aufweisen (Abb. 7.18). Der Prozeß der Fibroelastose befällt vornehmlich den linken Ventrikel. Häufig findet man diesen Befund bei Kindern mit hochgradiger Aorten- oder Mitralstenose sowie beim hypoplastischen Linksherz. Der

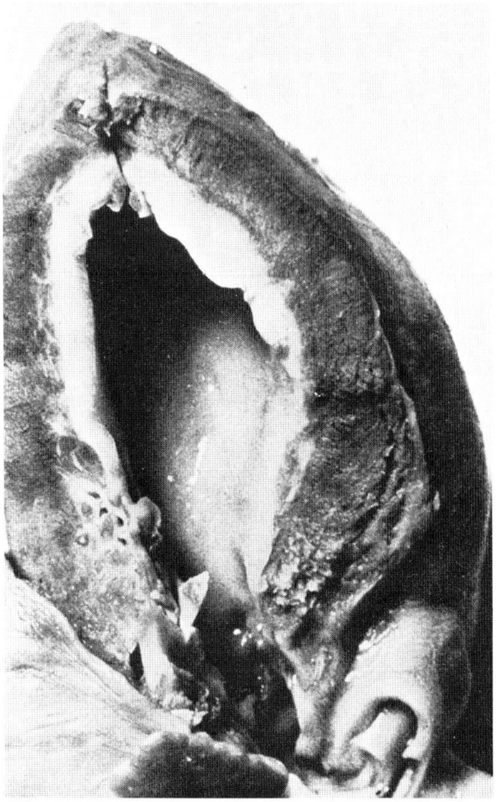

Abb. 7.18 Pathologisch-anatomisches Präparat einer Endokardfibroelastose. Deutlich erkennbar ist die porzellanartige Verdickung unter dem Endokard. (Aus: Rossi, E.: Primäre infantile Fibroelastosis endocardica. In: K. D. Bachmann, u. a. (Hrsg.): Pädiatrie in Praxis und Klinik. Band 1. 2. Auflage, Fischer, Thieme, Stuttgart 1989.)

linke Ventrikel wird so starr, daß kaum noch effektive Kontraktionen stattfinden. Insbesondere in Anbetracht der häufig assoziierten zusätzlichen Herzfehler ist eine Therapie oft nur in begrenztem Umfang möglich.

9.3 Seltene nichtentzündliche Herzerkrankungen

Bei verschiedenen Allgemeinerkrankungen kann der Herzmuskel mitbeteiligt sein. Im Rahmen von angeborenen Stoffwechselstörungen findet man *spezifische Herzmuskelerkrankungen*. Als Beispiele sind hier die *Glykogenose Typ II* (Morbus Pompe), *Mukopolysaccharidosen*, der *Cytochrom-C-Oxidasemangel*, *Neuropathien* und

Myopathien zu nennen. *Herztumoren* (kardiale Rhabdomyome) werden vor allem bei Kindern mit einer *tuberösen Hirnsklerose* beobachtet. Je nach der Lage und Größe des Tumors können diese evtl. zu Obstruktionen oder Herzrhythmusstörungen führen.

10 Herzrhythmusstörungen

Störungen der Herzschlagfolge sind im Kindesalter nicht selten, am häufigsten sind *Extrasystolen* (vorzeitige Extraschläge) und *paroxysmale Tachykardien.* Die Regelmäßigkeit und die Frequenz der Herzschlagfolge wird vom Sinusknoten gesteuert. Er fungiert als Schrittmacher des Herzens und unterliegt regulierenden Einflüssen des *vegetativen* (unwillkürlichen) *Nervensystems.* Man unterscheidet eine zu schnelle *(Tachykardie)* von einer zu langsamen *(Bradykardie)* Herzschlagfolge (Tab. 7.3). Ein unregelmäßiger Herzschlag wird als Arrhythmie bezeichnet. Das Syndrom des kranken Sinusknotens *(Sick-Sinus-Syndrom)* kann zeitweilig mit einer zu langsamen und einer zu schnellen Herzfrequenz einhergehen.

Die wichtigsten diagnostischen Maßnahmen zur Diagnose einer Herzrhythmusstörung sind die Pulszählung bei gleichzeitiger Auskultation des Herzens, das EKG sowie das Langzeit-EKG.

10.1 Tachykardie

Die Herzfrequenz wird durch den Einfluß des *Sympathikus* auf den Sinusknoten erhöht. In Abhängigkeit von der Situation (Abwehr, Fieber, Schreien) und der körperlichen Belastung weist die Herzfrequenz im Kindesalter weite Grenzen auf. Säuglinge haben zudem wesentlich höhere Herzfrequenzen (90/min im Schlaf – 190/min beim Schreien) als ältere Kinder.

Vom Vorhof ausgehende Tachykardien. Es gibt Zustände, bei denen anfallsweises Herzjagen *(paroxysmale Tachykardien)* mit Herzfrequenzen bis 300/min schon bei Neugeborenen oder Säuglingen beobachtet werden. Die Mehrzahl dieser paroxysmalen Tachykardien entsteht im Vorhofbereich *(supraventrikuläre Tachykardien).* Häufig besteht bei diesen Kindern als Ursache der Tachykardien (Abb. 7.19 c) eine zusätzliche (akzessorische) elektrische Leitungsbahn zwischen den Vorhöfen und Kammern (z. B. Wolff-Parkinson-White-Syndrom = WPW-Syndrom). Während kurzdauernde supraventrikuläre Tachykardien (SVT) in der Regel nicht bedrohlich verlaufen, führen längerdauernde tachykarde Anfälle zu einer Herzinsuffizienz und müssen deshalb unbedingt unterbrochen werden. Zur Sicherung der Diagnose ist ein EKG im Anfall erforderlich.

Behandlung: Physikalische Maßnahmen zur Unterbrechung einer SVT sind das Auflegen eines Eisbeutels oder eines kalten Waschlappens auf die Stirn, der Spateldruck auf den Zungengrund, sowie bei älteren Kindern das Aufblasen eines Luftballons (Pressen) oder das Trinken von kaltem Mineralwasser. Medikamentös kann eine SVT meist durch die intravenöse Gabe von *Adenosin* unterbrochen werden, elektrische Maßnahmen sind eine Stimulation der Vorhöfe mit sehr schneller Herzfrequenz über einen kurzen Zeitraum *(overdrive suppression)* oder die elektrische *Kardioversion.* Hierbei wird ein kurzer Stromstoß zu einem über das EKG bestimmten *(getriggerten)* Zeitpunkt in den Patienten geschickt, welcher die Tachykardie unterbricht. Auch die hohen Herzfrequenzen bei *Vorhofflattern* und *Vorhofflimmern*

Tabelle 7.3 Einteilung der Herzrhythmusstörungen.

Tachykardie	Bradykardie	Extrasystolie
Supraventrikuläre Tachykardie Vorhofflattern Vorhofflimmern	Syndrom des kranken Sinusknotens (evtl. auch verbunden mit Tachykardien)	supraventrikuläre Extrasystolie
Ventrikuläre Tachykardie Kammerflattern Kammerflimmern	AV-Leitungsstörungen (AV-Block): I. Grades (verlängerte Überleitung) II. Grades Typ I (Wenckebach-Periodik) Typ II (2 : 1, 3 : 1 etc. -Block) III. Grades (kompletter AV-Block)	ventrikuläre Extrasystolie

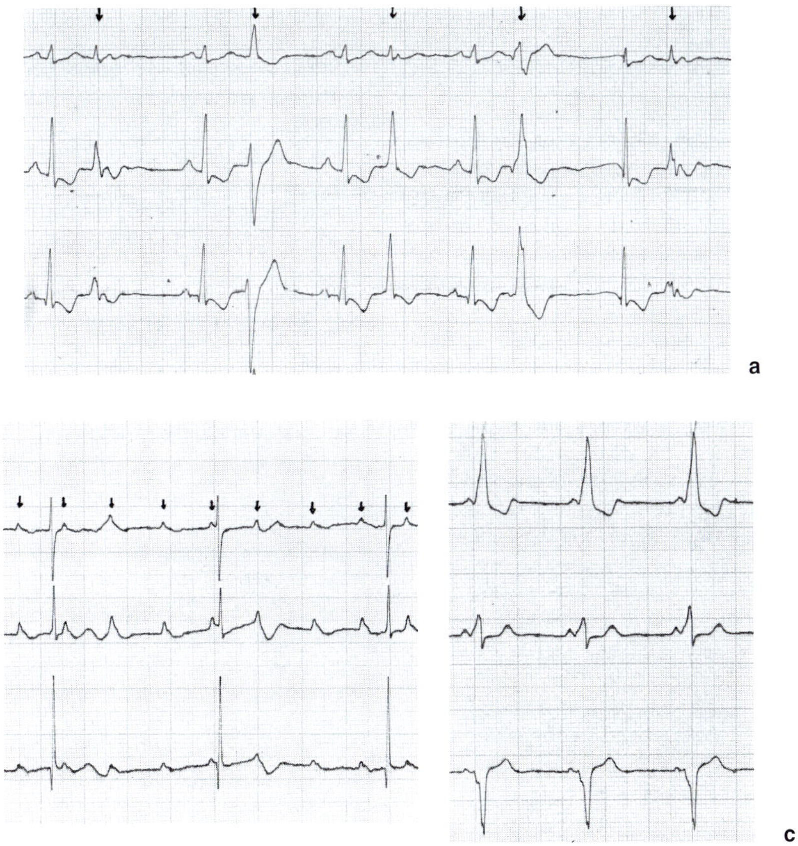

Abb. 7.19 a–c
a Aus verschiedenen Reizbildungszentren stammende (polytope) ventrikuläre Extrasystolen (mit Pfeilen gekennzeichnet).
b Angeborener (totaler) AV-Block III. Grades (P-Zacken mit Pfeilen gekennzeichnet). Vorhoffrequenz: 130/min; Kammerfrequenz: 40/min.
c WPW-Syndrom mit verkürzter Überleitung (PQ-Zeit) und sog. Delta-Welle im Anfang des QRS-Komplexes.

machen meist den Einsatz elektrischer Behandlungsmaßnahmen (overdrive suppression oder Kardioversion) notwendig. Zur Verhinderung erneuter tachykarder Anfälle benötigen die Patienten häufig eine Dauermedikation mit antiarrhythmisch wirkenden Medikamenten. Bei Patienten mit häufigen tachykarden Anfällen kann die Ursache der SVT im Herzkatheterlabor durch eine elektrophysiologische Untersuchung geklärt und eine evtl. vorhandene zusätzliche elektrische Leitungsbahn durch Abgabe von Hochfrequenzstrom über einen speziellen Herzkatheter beseitigt werden (s. S. 136).

Von der Kammer ausgehende Tachykardien. *Ventrikuläre Tachykardien* oder gar *Kammerflimmern* (bzw. als Vorstufe davon *Kammerflattern*) sind wesentlich bedrohlicher als supraventrikuläre Tachykardien, da eine ventrikuläre Tachykardie meist schon nach einem kurzen Zeitraum, Kammerflimmern sogar sofort zu einem Keislaufzusammenbruch mit Bewußtseinsverlust des Patienten führen. Bei Kammerflimmern sind deshalb sofort einsetzende Reanimationsmaßnahmen (externe Thoraxkompression und Beatmung) sowie eine *Defibrillation* des Herzens mit einem Stromstoß erforderlich.

10.2 Bradykardie

Eine Verlangsamung der Herzfrequenz wird normalerweise durch den Einfluß des Parasympathikus *(Vagus)* auf den Sinusknoten (z. B. nachts oder in Ruhe) hervorgerufen. Eine ausgeprägte Bradykardie mit einer Herzfrequenz von unter 60/Minute findet sich bei Kindern mit einem *Sick-Sinus-Syndrom* (Syndrom des kranken Sinusknotens) oder einem *kompletten AV-Block.*

AV-Block. Bei einem AV-Block ist die Überleitung der elektrischen Erregung von den Vorhöfen auf die Kammern teilweise oder vollständig unterbrochen. Beim AV-Block I. Grades erfolgt die elektrische Überleitung zwar langsamer als normal, die Kammern werden aber noch bei jedem Herzschlag miterregt, so daß diese Störung nur im EKG diagnostiziert werden kann (Tab. 7.3). Beim AV-Block II. Grades werden noch einzelne Erregungen der Vorhöfe, beim AV-Block III. Grades (kompletter AV-Block) werden überhaupt keine Erregungen von den Vorhöfen auf die Kammern übergeleitet (Abb. 7.19 b). Der komplette AV-Block ist häufig angeboren, er kann aber auch z. B. nach Herzoperationen, durch eine Verletzung des Reizleitungssystems (AV-Knoten), entstehen. Beim kompletten AV-Block schlagen die Herzkammern unabhängig von den Vorhöfen mit einem eigenen, wesentlich langsameren Rhythmus (Bradykardie). Bei einer kritischen Abnahme der Herzfrequenz der Kammern können infolge der erniedrigten Hirndurchblutung lebensbedrohliche Zustände von Bewußtlosigkeit auftreten (sog. ADAM-STOKES-Anfälle).

Herzschrittmacher. Diese Patienten benötigen dann die operative Implantation eines *elektrischen Herzschrittmachers.* Die Schrittmachersonden werden dabei entweder direkt auf das Herz aufgenäht oder über eine Vene zum Herzen vorgeschoben und in ihm verankert. Das Schrittmacheraggregat (Batterie und Impulsgenerator) wird unter die Bauchhaut oder unter den M. pectoralis major eingepflanzt. Mit einem elektrischen Herzschrittmacher ist ein völlig normales Leben möglich. Kinder mit Herzschrittmachern bedürfen dennoch der genauen Kontrolle und Überwachung, damit eine Erschöpfung der Batterie oder Komplikationen der Elektroden (z. B. Bruch oder Verschlechterung der elektrischen Reizübertragung auf das Herz) rechtzeitig erkannt wird. Moderne Herzschrittmacher sind von außen programmierbar, so daß die elektrische Stimulation des Herzens auf die Bedürfnisse des Patienten abgestimmt werden kann. Die Lebensdauer der Batterie ist stark abhängig von der Art der Stimulation und von der benötigten Energie. Sie beträgt bis zu 10 Jahre, kann jedoch im Einzelfall auch wesentlich kürzer liegen.

10.3 Arrhythmien

Eine unregelmäßige Folge der Herzaktionen wird als Arrhythmie bezeichnet. Die genaue Klärung erfolgt durch das EKG. Als häufigste Ursache finden sich *Extrasystolen,* d. h. gegenüber dem normalen Sinusrhythmus vorzeitig einfallende Zwischenschläge, die von den Vorkammern *(supraventrikuläre Extrasystolen)* oder den Kammern *(ventrikuläre Extrasystolen)* ausgehen können (Abb. 7.19 a). Bei Herzgesunden sind einzelne Extrasystolen in der Regel ungefährlich und bedürfen meist keiner medikamentösen Behandlung. Extrasystolen können jedoch auch nach Herzoperationen oder im Rahmen einer Karditis auftreten, so daß sie in jedem Fall unter Verwendung des EKG, des Langzeit-EKG, durch eine Echokardiographie sowie bei älteren Kindern mit Hilfe eines Belastungs-EKG abgeklärt werden sollten. Bedrohliche ventrikuläre Herzrhythmusstörungen finden sich bei Kindern mit einem *Long-QT-Syndrom.* Bei diesen Patienten besteht eine Störung der elektrischen Erregungsrückbildung des Herzens mit der Folge schwerer ventrikulärer Herzrhythmusstörungen, die einen plötzlichen Herztod verursachen können. Diese Patienten erhalten eine Langzeitbehandlung mit einem Beta-Blocker (z. B. Propranolol). Erbliche Formen des Long-QT-Syndromes werden als ROMANO-WARD-Syndrom oder als JERVELL-LANGE-NIELSEN-Syndrom bezeichnet. Letzteres geht häufig mit einer Taubheit einher.

11 Erkrankungen des peripheren Kreislaufs

Sieht man von den entzündlichen Erkrankungen der Blutgefäße (s. S. 152), den seltenen arteriovenösen Fisteln, der im Kindesalter seltenen Arteriosklerose und der arteriellen Hypertonie ab, so ist es vor allem die arterielle Hypotonie bzw. das Orthostasesyndrom, das den Hauptanteil der Kreislaufstörungen im Kindesalter ausmacht.

Orthostasesyndrom. Es kommt dabei während des Stehens, durch Absacken des Blutes in die unteren Körperpartien, zu einem verminderten Blutrückstrom zum Herzen mit einem Abfall des arteriellen Blutdruckes und einem Anstieg der Herzfrequenz.

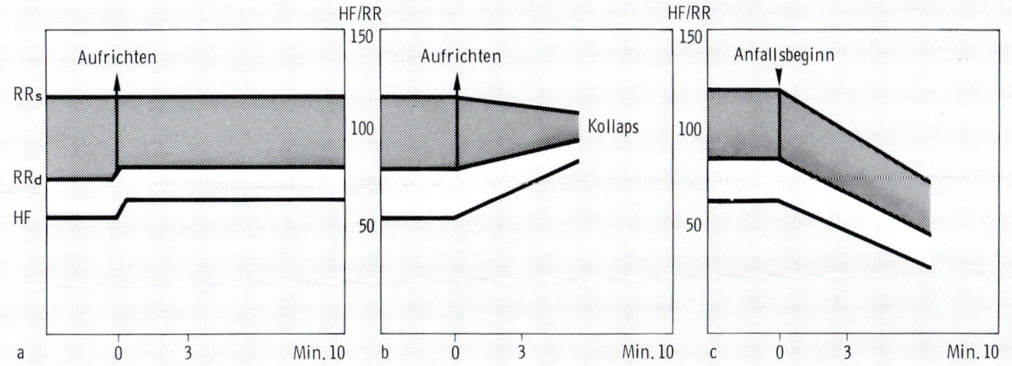

Abb. 7.20 a–c Kreislaufregulationstest nach Schellong. Messung von RR und Herzfrequenz in Ruhe, sowie in minütlichen Abständen nach dem Aufstehen.
a Normale Reaktion.
b Sympathikotone Reaktion.
c Vasovagale Synkope.
(Aus: Rautenburg, H. W.: Herz-Kreislauf-System. In F. Lampert (Hrsg.): Pädiatrie in der Praxis. 2. Auflage, Verlag Chemie, Weinheim 1986.)

Krankheitsbild: Die Kinder klagen über Übelkeit, Kopfschmerzen, Schwindelgefühl und kurzfristige Ohnmachten besonders morgens nach dem Aufstehen oder tagsüber bei längerem Stehen.

Diagnose: Hilfreich zur Diagnose dieses Zustandsbildes ist der Kreislaufregulationstest nach Schellong. Dabei werden gleichzeitig Pulsfrequenz und Blutdruck in bestimmten Zeitabständen im Liegen, im Stehen und wieder im Liegen gemessen und in einem Kurvenschema protokolliert (Abb. 7.20). Damit kann man die Regulationsfähigkeit des Kreislaufs unter der „Belastung" des Stehens beurteilen. Bei dem Orthostasesyndrom unterscheidet man die *sympathikotone Form,* die mit einer Beschleunigung der Herzfrequenz einhergeht, von der *vasovagalen Synkope,* die mit einer plötzlichen Bradykardie einhergeht.

Behandlung: Sofortiges Hinlegen des Patienten und Hochlagerung der Beine, um den Rückstrom des Blutes zum Herzen zu verbessern. Zur Prophylaxe werden physiotherapeutische Maßnahmen wie morgendliche Wechselduschen, Bürstenmassagen sowie eine sinnvolle sportliche Betätigung empfohlen. Bei ausgeprägten Beschwerden können auch vasokonstriktiv wirkende Substanzen (z. B. Dihydroergotamin) als Langzeittherapie eingesetzt werden.

Weiterführende Literatur

Bachmann, K.D., Ewerbeck, H., Kleihauer, E., Rossi, E., Stalder, G. R.: Pädiatrie in Praxis und Klinik. Band 1. 2. Auflage, Fischer, Thieme, Stuttgart 1989

Keck, E. W.: Kardiologie. Neugeborene, Säuglinge, Kinder. 4. Auflage, Urban & Schwarzenberg, München 1989

Rautenburg, H. W.: Herzfehler im Kindes- und Jugendalter. Bücherei des Pädiaters. Band 90. Enke, Stuttgart 1986

Schmaltz, A. A., Singer, H.: Herzoperierte Kinder und Jugendliche. Wissenschaftliche Verlagsgesellschaft, Stuttgart 1994

Schuhmacher, G., Bühlmeyer, K.: Diagnostik angeborener Herzfehler. 2. Auflage, perimed, Erlangen 1989

Singer, H.: Herzerkrankungen im Kindes- und Jugendalter. Perimed, Erlangen 1989

Stopfkuchen, H.: Pädiatrische Intensivpflege. Wissenschaftliche Verlagsgesellschaft, Stuttgart 1991

8. Teil Erkrankungen des Blutes

Dieter Lüders

Die hier zu besprechenden Erkrankungen betreffen einmal

- die **zellulären Bestandteile des Blutes,** also die roten und weißen Blutkörperchen sowie die Blutplättchen,
- zum anderen die im Plasma enthaltenen **Gerinnungsfaktoren.**
- Schließlich werden auch **gefäßbedingte Blutungskrankheiten** dazu gerechnet.

Zur exakten Diagnose dienen eine Reihe von Untersuchungsmethoden und die Kenntnis der Normalwerte (s. Anhang, Band I).

1 Untersuchungsmethoden

1.1 Die roten Blutkörperchen

Erythrozytenzahl, Hämoglobin, Hämatokrit

Zur Blutuntersuchung *(Blutbild, Blutstatus)* dient entweder venöses Blut oder Kapillarblut. Das letztere wird meist aus der Fingerbeere entnommen, denn hier ist durch Kompression und Hochhalten der blutenden Stelle die Blutstillung besser möglich als bei Blutentnahme aus dem Ohrläppchen (wichtig bei – evtl. noch nicht bekannter – Erkrankung mit Blutungsneigung). Bei Neugeborenen dient auch die Ferse zur Entnahme von Kapillarblut. Wir benötigen zur Beurteilung des roten Blutbildes die *Erythrozytenzahl* pro µl, den *Hämoglobingehalt* in g/100 ml Blut (kurz „g %" genannt) und den *Hämatokrit* in Volumen % (er gibt an, wieviel Prozent des Gesamtblutes die Erythrozyten ausmachen, kann aber auch als Dezimalzahl angegeben werden, also z. B. 40 % = 0,40). Davon werden andere Meßgrößen abgeleitet, die bei der Differentialdiagnose der Anämien von Bedeutung sind, nämlich MCH, MCHC und MCV.

MCH

So kann man aus Hämoglobingehalt und Erythrozytenzahl den mittleren Hämoglobingehalt eines einzelnen Erythrozyten *(mean corpuscular hemoglobin = MCH =* Hb_E*)* berechnen[1], und zwar mit Hilfe des Quotienten

$$\frac{\text{Hämoglobin}}{\text{Erythrozytenzahl}}$$

MCHC

Neben dem MCH gibt es den Begriff *MCHC = mean corpuscular hemoglobin concentration,* d. h. mittlere Hämoglobinkonzentration des Einzelerythrozyten. Sie errechnet sich aus dem Quotienten

$$\frac{\text{Hb in g\%} \times 100}{\text{Hämatokrit in Vol.\%}}$$

und wird in Prozent angegeben, also z. B. 35,5 % des Erythrozyten bestehen aus Hämoglobin.

MCV

Ein anderer Quotient, nämlich

$$\frac{\text{Hämatokrit}}{\text{Erythrozytenzahl}}$$

ergibt das mittlere Volumen des einzelnen Erythrozyten[2] = *MCV (mean corpuscular volume).*

Fetales Hämoglobin

Die roten Blutkörperchen enthalten beim Neugeborenen überwiegend *fetales Hämoglobin (HbF):* 60 – 80 % des Hämoglobins ist HbF, der Rest Erwachsenen-Hämoglobin *(HbA = adultes Hämoglobin).* Ein Jahr später finden sich nur noch 1 – 3 % und im Erwachsenenalter 0,5 %

[1] Der Wert wird in pg (= Pikogramm) angegeben; z. B. 32 pg = 32×10^{-12} g.

[2] Der Wert wird in fl (= Femtoliter) angegeben; z. B. 90 fl = 90×10^{-12} ml = 90×10^{-15} l.

HbF. Bei bestimmten hämolytischen Anämien ist der HbF-Gehalt erhöht. Die Eigenschaft des HbF, durch Alkali im Gegensatz zum HbA nicht ausgewaschen zu werden, wird bei der *Kleihauer-Betke-Färbung* ausgenutzt, und zwar zum Nachweis fetaler Erythrozyten z. B. im mütterlichen Blut, wohin sie vor oder unter der Geburt gelangen können, ferner zur Unterscheidung von mütterlichem und kindlichem Blut bei blutigen Stühlen im Neugeborenenalter.

Hämoglobinanalysen und Erythrozytenenzyme

Mit Hilfe der Hämoglobin-Elektrophorese und der Chromatographie lassen sich *Hämoglobinanomalien* aufdecken. Dadurch können Erkrankungen wie z. B. die Thalassämie (s. u.) erkannt werden. Hämolytische Anämien, die durch einen *Enzymmangel* in den roten Blutkörperchen bedingt sind, lassen sich durch Bestimmung der Enzymaktivitäten diagnostizieren.

Osmotische Resistenz der Erythrozyten

Die *Resistenzbestimmung der roten Blutkörperchen* sagt etwas über die Widerstandsfähigkeit *(Resistenz)* bzw. Schwäche *(Fragilität)* der Erythrozyten gegenüber der hämolysierenden Wirkung von hypotonen Salzlösungen aus. Die Erythrozyten werden in einer Verdünnungsreihe zunehmend hypotonen Kochsalzlösungen ausgesetzt. Normalerweise beginnt die Hämolyse der Erythrozyten bei einer Kochsalzkonzentration von 0,48 % und ist vollständig bei einer Kochsalzkonzentration von rund 0,30 %. Die osmotische Resistenz der Erythrozyten – oder umgekehrt die osmotische Fragilität – wird zur Differenzierung hämolytischer Anämien herangezogen. So ist die Resistenz bei der Kugelzellanämie herabgesetzt, bei der Thalassämie dagegen erhöht (S. 166 u. ff.).

Bestimmung der Lebensdauer der Erythrozyten

Diese nur selten notwendige Untersuchung wird mit radioaktivem Chrom durchgeführt. Die Erythrozytenlebensdauer ist bei hämolytischen Anämien verkürzt. Sie beträgt normalerweise beim Neugeborenen 70–80 Tage, jenseits der Neugeborenenperiode rund 120 Tage.

Blutausstrich

Ferner kann die Form der Erythrozyten (die *Erythrozytenmorphologie*) im gefärbten Blutausstrich bei den einzelnen Erkrankungen recht unterschiedlich sein.

Haben die Erythrozyten infolge Farbstoffmangels Ringform, so spricht man von *Anulozyten.* Ist die Dicke der scheibenförmigen Erythrozyten vermindert, so nennen wir sie *Planozyten, Megalozyten* sind große Erythrozyten, kleine Erythrozyten heißen *Mikrozyten,* kugelige rote Blutkörperchen werden *Kugelzellen* oder *Sphärozyten* genannt – bei der Kugelzellanämie (s. S. 166) sind sie außerdem klein *(Mikrosphärozyten).* Elliptisch geformte Zellen heißen *Elliptozyten, Sichelzellen* sind sichelförmige Erythrozyten. *Schießscheibenzellen (Targetzellen)* weisen – wie der Name sagt – mehrere konzentrische Ringe auf. Erythrozytenbruchstücke werden *Fragmentozyten* genannt.

Eine *Anisozytose* liegt vor, wenn in demselben Ausstrich unterschiedlich große Erythrozyten vorkommen. Ihr Durchmesser kann gemessen und in Form einer PRICE-JONES-Kurve aufgezeichnet werden. Sie gibt nicht nur eine Vorstellung darüber, wie groß die Erythrozyten des Blutausstrichs sind, sondern zeigt auch, in welcher Häufigkeit jeder einzelne Erythrozytendurchmesser angetroffen wird (im Mittel etwas über 7 µm). Heutzutage hat die Aufzeichnung einer PRICE-JONES-Kurve nur geringe Bedeutung, da Volumenverteilungskurven automatisch registriert werden können. Für eigenartig geformte Erythrozyten ist der Ausdruck *Poikilozytose*[3] üblich.

Bei der *Polychromasie* enthält das Blut relativ große Erythrozyten, die im normalen Blutausstrich bläulich gefärbt sind. Diese Zellen sind mit den *Retikulozyten* identisch, die mit einer Spezialfärbung nachweisbar sind (dabei sind in der Zelle netzartige Strukturen zu erkennen, die Plasmabestandteilen entsprechen) und bei gesteigerter Blutneubildung vermehrt auftreten (sie stellen jugendliche, gerade gebildete, noch nicht völlig ausgereifte Erythrozyten dar). Normalerweise finden sich im Blut – auf 1000 Erythrozyten bezogen – 5 bis 15 Retikulozyten, also 5 bis 15‰. Bestimmte Einschlüsse in den Erythrozyten, nämlich *Howell-Jolly-Körperchen* (dabei handelt es sich um Kernreste) und die nur durch eine Spezialfärbung sichtbar zu machenden und aus abgebautem Hämoglobin bestehenden *Heinzschen Innenkörper* können beide u. a. nach Milzentfernung auftreten. Die *basophile Tüpfelung* der Erythrozyten (blau angefärbte punktförmige Zytoplasmabestandteile) kommt z. B. bei chronischer Bleivergiftung vor.

Plasmaeisen, Transferrin[4] bzw. Eisenbindungskapazität, Ferritin

Nur ein kleiner Anteil des Eisenbestandes unseres Körpers liegt als Plasmaeisen (Serumeisen) vor, beim Erwachsenen sind es 4 mg (rund 100 µg/100 ml) bei einem Eisenvorrat von 4 g.

Das Plasmaeisen ist an *Transferrin* gebunden. Dieses zu den β-Globulinen gehörende Eiweiß dient dem Eisentransport im Blut (Normalwert 190–280 mg/100 ml). Normalerweise werden nur etwa *(20–)30 % der Eisenbindungskapazität* (der Eisensättigung) des Transferrins (abgekürzt EBK) in Anspruch genommen, rund $^2/_3$ stehen noch als *freie Eisenbindungskapazität* zur Verfügung. Die Normalwerte der *totalen Eisenbindungskapazität* – sie ist der Transferrinkonzentration proportional –

---

[3] poikilos (griech.): mannigfaltig

[4] trans (lat.): über; ferrum (lat.): Eisen

sind 280–400 μg/100 ml[5]. Über Infektabwehr und Transferrin s. S. 163.

Die Speicherform des Eisens ist das *Ferritin (Depoteisen).* Es findet sich überwiegend im Gewebe, ist aber in geringer Menge auch im Plasma nachweisbar (Normalwert 10–250 μg/l). Erniedrigte Werte finden sich im Plasma (und auch im Depot) bei Eisenmangel, erhöhte bei Eisenüberladung. Das Serumferritin ist also ein Maß für das im Körper insgesamt vorhandene Speichereisen.

1.2 Die weißen Blutkörperchen

Leukozytenzahl und Differentialblutbild

Bei jüngeren Schulkindern liegt die *Leukozytenzahl* normalerweise zwischen 5000–14500/μl, bei jüngeren Kindern ist sie höher (am ersten Lebenstag 13 000–38 000/μl), beim Erwachsenen niedriger (4500–11 000/μl).

Diagnostisch wichtig (nicht nur für die Diagnose von Blutkrankheiten, sondern auch von Infektionskrankheiten u. a.) ist die Differenzierung der einzelnen weißen Blutkörperchen im gefärbten Blutausstrich. Es geht hier um den prozentualen Gehalt an segmentkernigen Granulozyten (Neutrophile, Eosinophile, teils auch Basophile), an Lymphozyten und Monozyten. Mitunter sind auch Vorstufen der Segmentkernigen im peripheren Blut, also im Blutausstrich nachweisbar, nämlich Stabkernige oder noch jugendlichere Zellen *(„Linksverschiebung“).* Bei bestimmten Erkrankungen finden sich atypische Lymphozyten.

Bei Vorhandensein von Blutbildungsherden außerhalb des Knochenmarks *(„extramedullär“)* – und nur dann – kommen *kernhaltige Erythrozyten* im Blutausstrich vor, vornehmlich in der Neugeburtsperiode. Sie werden, weil sie einen Zellkern enthalten, bei der Leukozytenzählung fälschlicherweise miterfaßt. Es ist also eine Korrektur dieser Zahl nötig. Dazu muß man wissen, wieviel kernhaltige rote Blutkörperchen (*Normoblasten* bzw. *Erythroblasten*) auf 100 kernhaltige Zellen entfallen, worüber der Blutausstrich informiert.

Zytochemische Untersuchungen

Zur Differenzierung der verschiedenen Leukämieformen werden u. a. zytochemische Spezialfärbungen herangezogen *(Peroxidase-, Esterase-, saure Phosphatase-, alkalische Leukozytenphosphatase-* und *PAS-Reaktion = Period-Acid-Schiff-Reaktion).*

Funktion der Leukozyten

Getestet wird z. B. die *Phagozytosekapazität* der neutrophilen Granulozyten (ihre Fähigkeit, Bakterien und Pilze in sich einzuverleiben). Teilweise funktioniert die Phagozytose, doch können die Neutrophilen eine Reihe von Erregern nicht abtöten, wie bei der **progressiven septischen Granulomatose.** Zum Nachweis des Defektes wird der *NBT-Test (Nitroblau-Tetrazolium-Test)* herangezogen.

Lymphknotenpunktion

Sie dient der Erkennung pathologischer Zellen in den Lymphknoten. Das Punktat wird ausgestrichen und gefärbt (zuverlässiger als diese *zytologische* Untersuchung ist die *histologische* Beurteilung nach Probeexzision eines Lymphknotens).

1.3 Die Blutplättchen

Einen Anhaltspunkt über die Zahl der Blutplättchen *(Thrombozytenzahl)* vermittelt der Blutausstrich (dabei kann auch die *Größe der Thrombozyten* beurteilt werden).

Genauer ist die Auszählung in der Zählkammer, am besten mit Hilfe des Phasenkontrastmikroskops, oder – bei nicht zu geringer Thrombozytenzahl – der Einsatz eines Zählautomaten *(Coulter Counter).* Die Normalwerte liegen zwischen 150 000 und 440 000/μl, im Mittel bei 230 000/μl.

1.4 Knochenmark

Die *Knochenmarkpunktion* (seltener die *Knochenmarkbiopsie*) gibt einen Hinweis auf die Blutbildung und dient der Differenzierung der weißen und roten Blutzellen sowie der Blutplättchen einschließlich der entsprechenden Vorstufen. Auch pathologische Zellen (Leukämiezellen, Tumorzellen, pathologische Speicherzellen) sind im gefärbten Knochenmarkausstrich (bzw. in der Biopsie) erkennbar.

Als Punktionsort ist im Säuglingsalter das Schienbein geeignet, bei Kindern jenseits des 1. Lebensjahres der Darmbeinkamm. Das Brustbein sollte selbst bei älteren Kindern nicht mehr zur Knochenmarkpunktion herangezogen werden.

---

[5] Eine Erhöhung der totalen Eisenbindungskapazität („erhöhtes Transferrin“) bedeutet Eisenmangel (erniedrigtes Serumeisen), eine erniedrigte totale Eisenbindungskapazität („erniedrigtes Transferrin“) weist auf eine Eisenüberladung hin (erhöhtes Serumeisen).

1.5 Gerinnungsfaktoren

Wir kennen eine große Zahl von *Gerinnungsfaktoren* (Tab. 8.1). Wenn nur ein einziger Faktor im Blut fehlt, kommt es zu Gerinnungsstörungen.

Viele diagnostische Tests stehen zur Verfügung.

Blutgerinnungszeit

Die Bestimmung der *Blutgerinnungszeit* ist relativ ungenau. Ein paar Blutstropfen werden in ein Uhrglas gegeben, man fährt alle 30 Sekunden mit einem feinen Glasstab durch das Blut hindurch und registriert den Zeitpunkt, zu dem ein Fibrinfädchen am Glasstab hängenbleibt, was nach 4–7 Min. der Fall ist = normale Blutgerinnungszeit.

Quick-Wert

Aussagekräftiger ist der *Quick-Wert (Thromboplastinzeit),* der normalerweise mindestens 70% beträgt (er erfaßt die Vitamin-K-abhängigen Gerinnungsfaktoren II, VII und X sowie den Faktor V).

Partielle Thromboplastinzeit

Sehr nützlich ist auch die *partielle Thromboplastinzeit (PTT = partial thromboplastin time),* Normalwerte 28–40 Sek. Die PTT ist u.a. zur Erfassung des Faktorenmangels bei den Hämophilien geeignet.

Thrombinzeit

Die *Thrombinzeit* beträgt normalerweise etwa 22 Sek. Sie ist verlängert beim Mangel an Fibrinogen, in Gegenwart von Fibrin-Fibrinogen-Spaltprodukten (S. 176) und unter Heparin-Therapie.

Thrombelastogramm

Der gesamte Gerinnungsvorgang wird in Form eines Diagramms aufgezeichnet, das Rückschlüsse auf Thrombozytenzahl und -funktion sowie Blutgerinnung und Fibrinolyse (Fibrinabbau) erlaubt.

Tabelle 8.1 Blutgerinnungsfaktoren.

Internationale Ziffer	Gerinnungsfaktor
I	Fibrinogen
II	Prothrombin
III	Gewebsthromboplastin (Gewebsthrombokinase)
IV	Ca-Ionen
V	Proakzelerin
VI	nicht bekannt
VII	Prokonvertin
VIII	antihämophiles Globulin A (AHG)
IX	antihämophiles Globulin B (CHRISTMAS-Faktor)
X	STUART-PROWER-Faktor (Plasmathromboplastin)
XI	Plasma-Thromboplastin-Antecedent, antihämophiler Faktor C
XII	HAGEMANN-Faktor
XIII	fibrinstabilisierender Faktor

1.6 Weitere bei Blutungskrankheiten wichtige Tests

Neben *Quick-Wert, PTT, Thrombinzeit* und *Thrombozytenzahl* gehört die **Blutungszeit** (es wird die Blutstillungszeit nach einer kleinen Hautwunde gestoppt, Normalwerte 2–5 Min.) zum *kleinen Gerinnungsstatus.* Wichtig ist auch die Bestimmung einzelner Gerinnungsfaktoren wie **antihämophiles Globulin** (es sollte mindestens 70% betragen), **Fibrinogen** (Normalwert um 220 mg/100 ml) usw. Bestimmt werden können außerdem Plasmabestandteile, die gerinnungshemmend wirken, z.B. **Antithrombin III** (**AT III**, normalerweise mindestens 80%), ferner ist der Nachweis von **Fibrin-Fibrinogen-Spaltprodukten** von Bedeutung, sie sind ebenfalls Gegenspieler der Gerinnung. Das Vorhandensein von Fibrin-Fibrinogen-Spaltprodukten und die Verminderung von AT III weisen auf eine stattgehabte *intravasale Gerinnung* hin (S. 176).

Der **Rumpel-Leede-Test** deckt Kapillarstörungen und Thrombozytenerkrankungen auf (Verminderung der Zahl bzw. Beeinträchtigung der Funktion der Thrombozyten). Dazu wird 5 Minuten lang eine Stauung am Oberarm angelegt und das Ausmaß der entstehenden Petechien beurteilt.

2 Erkrankungen der roten Blutkörperchen

2.1 Anämien

Sie stellen eine Verminderung der Erythrozytenzahl und des Blutfarbstoffs dar. Drei Ursachen kommen in Betracht (s. auch S. 69):

- Blutverlust *(Blutungsanämien)*,
- gestörte Produktion von Erythrozyten und/oder Hämoglobin *(gestörte Blutbildung)*,
- vermehrter Blutzerfall, also verkürzte Lebensdauer der Erythrozyten *(hämolytische Anämien)*.

Es können auch mehrere dieser Ursachen nebeneinander bestehen. Die *Allgemeinsymptome* der Anämie sind durch den Mangel an Blutfarbstoff und damit die verminderte Sauerstoffversorgung der Gewebe erklärt. Es kommt zu Abgeschlagenheit, Konzentrationsschwäche und Spielunlust. Herz- und Atemfrequenz sind beschleunigt. Bei der Anämie ist nicht nur die Haut, sondern auch die Schleimhaut blaß (blasse Lippen und Augenbindehaut).

Eine blasse Hautfarbe allein bei gut durchbluteten Schleimhäuten spricht nicht für das Vorliegen einer Anämie.

Eine solche Blässe *(„Scheinanämie")* tritt dann auf, wenn die oberflächlichen Hautschichten aufgrund einer krampfartigen Engstellung der Blutgefäße nur wenig Blut enthalten, ein im Kindesalter häufiges Vorkommnis. Blässe mit Lippenzyanose infolge verminderter Durchblutung beobachten wir z. B. bei zu langem Aufenthalt in kaltem Wasser, und zwar vornehmlich bei schlanken Kindern (kompensatorische Verringerung der Wärmeabgabe). Eine Blässe ohne Anämie sehen wir auch im *Schock (Kollaps)*. Ist das Blut z. B. in die erweiterten Bauchvenen abgesackt, wie das beim *orthostatischen Kollaps* der Fall ist, so tritt eine Hautblässe auf, auch die Schleimhäute sind dann schlecht durchblutet. Allein entscheidend für die Diagnose einer Anämie sind die Menge des Blutfarbstoffs und die Zahl der roten Blutkörperchen bzw. der Hämatokrit. Zusätzliche Untersuchungen sind vielfach notwendig, um herauszufinden, welche Anämieform im Einzelfall vorliegt. Bei bestimmten Anämien sind die Erythrozyten arm an Blutfarbstoff *(hypochrome Anämien)*, in anderen Fällen hat die Erythrozytenzahl im gleichen Umfang abgenommen wie der Hämoglobingehalt, der einzelne Erythrozyt weist dann eine normale Hämoglobinbeladung auf *(normochrome Anämien)*, und schließlich kann bei Verminderung der Gesamt-Erythrozytenzahl der Hämoglobingehalt im einzelnen Erythrozyten vermehrt sein *(hyperchrome Anämien)*. Entsprechend ist also MCH bzw. Hb_E (der mittlere Hämoglobingehalt eines einzelnen Erythrozyten) vermindert, normal oder erhöht. (Der früher übliche Färbeindex, ein aus Hb und Erythrozytenzahl ermittelter Quotient – er entspricht etwa dem MCH –, war dann < 1 oder – wie auch beim Gesunden – 1 oder > 1.) Hypochrom sind z. B. die Eisenmangelanämien, während die hämolytischen Anämien normochrom oder hyperchrom sind.

2.1.1 Blutungsanämien

Ursache und Krankheitsbild: Eine Blutungsanämie tritt entweder **akut** auf, d. h. nach größeren, akuten Blutungen; sie können bedrohliche Ausmaße annehmen und Schocksymptome hervorrufen (Blutdruckabfall, Schweißausbruch, Bewußtseinsstörungen, Herzjagen), u. U. sogar zur Herzinsuffizienz und schließlich zum Tode führen. Oder es handelt sich um kleinere, sich über längere Zeit erstreckende **chronische** Blutungen *(Sikkerblutungen)*, die schließlich auch zu einem großen Blutverlust und damit zur Anämie führen. Wenn sich die Anämie langsam entwickelt, wird selbst eine starke Erniedrigung des Hämoglobins erstaunlich gut vertragen, so daß eine chronische Blutungsanämie lange Zeit unentdeckt bleiben kann.

Nicht jede Blutung ist *äußerlich sichtbar*, das trifft z. B. für manche Blutungen nach *Verletzungen* zu (z. B. Blutungen in die Bauch- oder Brusthöhle). Ferner seien *Nasenbluten, Ohrbluten, Blutungen des Verdauungstraktes, Bluthusten, Nieren- und Harnwegsblutungen* genannt. Besonders sorgfältig ist auf *Blutungen nach Tonsillektomie* zu achten, die noch nach vielen Tagen auftreten können.

Bei der *Möller-Barlowschen Krankheit* (S. 177) sind die Blutgefäße erkrankt, und es kommt infolgedessen zu Blutaustritten (Anämie infolge Zahnfleischblutung, Nierenblutung sowie Blutung in die Haut und unter die Knochenhaut). Auch bei der *Hämophilie* (Bluterkrankheit, S. 174) kommen Blutungen ins Gewebe (z. B. in Gelenke) und nach außen vor (Nasenbluten, Blutungen aus der Mundschleimhaut usw.). Im ersteren Falle kann der Organismus das Eisen des Hämoglobins wieder verwerten, bei Blutverlusten nach außen tritt leicht eine Eisenmangelanämie auf (s. u.). Über Blutungen bei *Thrombozytenerkrankungen* wird auf S. 172 noch berichtet werden (sie gehören wie die MÖLLER-BARLOWsche Krankheit und die Hämophilie zu den hämorrhagischen Diathesen).

Behandlung: In jedem Fall muß das Grundübel beseitigt werden. Bei akuten Blutungen stehen darüber hinaus (neben der Blutstillung) der Blutersatz und die Schockbekämpfung ganz im Vordergrund. Die chronische Blutungsanämie verlangt teils eine Eisensubstitution, u. U. sind Transfusionen nötig.

2.1.2 Anämien durch gestörte Blutbildung

Diese Störung betrifft entweder die Bildung des Blutfarbstoffs oder die der Zellen. Auch eine Kombination beider Störungen ist möglich.

Störung der Blutfarbstoffbildung

Zunächst sei von einer überwiegend *gestörten Blutfarbstoffbildung* die Rede, oft ist allerdings auch die Zellproduktion beeinträchtigt.

Eisenmangelanämie

Beim Eisenmangel finden sich im Blutausstrich ringförmige Erythrozyten mit vermindertem Blutfarbstoffgehalt, sog. *Anulozyten* (Abb. 8.1). Es handelt sich also um eine hypochrome Anämie (erniedrigter Serumeisenwert und verminderter Hämoglobingehalt).

Entsprechend sind auch MCH und MCHC erniedrigt, ebenso das Serumferritin, dagegen sind Transferrin und totale Eisenbindungskapazität erhöht.

Ursache: Die Ursache dieser im Kindesalter sehr häufigen Anämieform ist

- meist ein zu **geringer Eisengehalt der Nahrung,** wie bei einseitiger Milchernährung oder bei unzureichender Fleischzufuhr *(alimentäre Eisenmangelanämie)*.
- Bei der sog. späten Phase der *Frühgeborenenanämie* (S. 75) ist der alimentäre Eisenmangel mit einer zu geringen **„Eisenmitgift“** kombiniert.
- Ferner ist bei **Resorptionsstörungen im Darm** (*Zöliakie* u. a.)
- und bei **Blutverlusten nach außen** (s. o.) der Eisenspiegel erniedrigt.
- Ein relativer Eisenmangel wird bei **erhöhtem Bedarf** gesehen (bei starkem Wachstum, bei Schwangeren und Blutspendern).

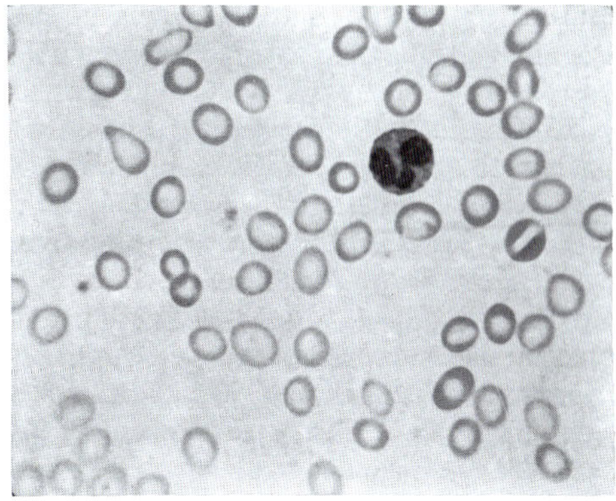

Abb. 8.1 Blutausstrich bei Eisenmangelanämie.

Behandlung: Je nach der Grundkrankheit müssen Diätfehler korrigiert, Resorptionsstörungen behoben oder Eisenpräparate verabreicht werden. Eisen soll, wenn irgend möglich, oral gegeben werden, nur in bestimmten Situationen ist die i. m. oder besser i. v. Gabe nicht zu umgehen. Bei oraler Applikation (zweiwertiges Eisen) darf Eisen weder mit Milch noch mit Tee eingenommen werden, weil sich dann schwer resorbierbare Eisenkomplexe bilden würden. Gleichzeitige Vitamin-C-Gabe begünstigt die Eisenresorption. Die Eisengabe muß zum Auffüllen des Eisendepots auch nach Normalisierung des Blutbildes noch eine gewisse Zeit weitergehen. In schweren Fällen sind Bluttransfusionen oder Transfusionen von Erythrozytenkonzentraten nötig. Durch 5–6 ml Vollblut/kg Körpergewicht kann der Hämoglobingehalt um etwa 1 g% angehoben werden.

Infektanämie

Eisenmangel- und Infektanämie sind die häufigsten Anämieformen im Kindesalter.

Bei *chronischen* Infekten entwickelt sich eine Infektanämie. Auch beim *akuten* Infekt ist der Serumeisenspiegel erniedrigt.

▶ Das Eisen ist nämlich (bei chronischer wie akuter Infektanämie) aus dem Blut in das retikulohistiozytäre System der Leber abgewandert und auf die Weise dem Zugriff der Bakterien entzogen; denn Eisen ist nicht nur für den Menschen wichtig, sondern auch für das Wachstum der meisten Bakterien. Eine zu hohe Eisensättigung des Transferrins wäre für die Bakterien von Vorteil, weil sie unter derartigen Umständen dem Transferrin das Eisen leichter entreißen könnten. Bei den Infektanämien ist aber – im Gegensatz zur Eisenmangelanämie – die totale Eisenbindungskapazität (und damit das Transferrin) nicht erhöht, sondern sogar vermindert oder liegt im unteren Normbereich. In dieser Größenordnung der Eisenbindung vermittelt das Transferrin eine bakteriostatische Aktivität. **Transferrin** ist also nicht ausschließlich für die *Eisenbindung* und den *Eisentransport* verantwortlich, es hat außerdem eine große Bedeutung für die *Infektabwehr*, d.h. Eisen wird durch die feste Transferrinbindung solchen Bakterien vorenthalten, die es dringend benötigen. Ähnlich ist übrigens die Wirkung des **Laktoferrins** (das „Transferrin der Milch"), das ebenfalls das Wachstum von Bakterien mit hohem Eisenbedarf hemmt (genau entgegengesetzt ist der Effekt des Eisenaustauschstoffs Desferal, s. S. 169). Wir können also feststellen, daß ein Eisenmangel im Serum (bzw. im Plasma) eher vor bakteriellen Infektionen schützt und andererseits nichts über den Gesamteisenvorrat des Organismus aussagt. Durch die Eisenabwanderung in die Leber geht ja das Eisen dem Körper nicht verloren: das Ferritin im Depot und damit auch im Serum ist, ebenfalls anders als bei der Eisenmangelanämie, normal bis erhöht. ◀

Ursache: Bei *chronischen Infekten* besteht nicht nur eine gestörte Eisenverwertbarkeit, sondern außerdem eine infektiös-toxische Schädigung des Knochenmarks mit mangelhafter Erythrozytenbildung.

Behandlung: Sie besteht in der Besserung des Grundleidens.

Während eines akuten Infektes darf kein Eisen gegeben werden, dies wäre sogar von Nachteil (wichtige Schutzmechanismen des Organismus würden dadurch konterkariert);

die Anämie klingt hier mit Überwinden des Infekts ohnehin ab. Die eigentliche Infektanämie (bei chronischen Infekten) spricht wegen der Eisenverwertungsstörung im allgemeinen schlecht auf Eisengaben an.

Tumoranämie

Sie ist der Infektanämie ganz ähnlich. Auch hier ist bei erniedrigtem Serumeisenspiegel die gestörte Eisenverwertung mit einer Erythrozytenbildungsstörung infolge Knochenmarkschädigung kombiniert. Bei Befall des Knochenmarks (Leukämie, Tumoren, Tumormetastasen) spielt außerdem die Verdrängung oder Zerstörung der Blutbildungszellen eine Rolle.

Sideroachrestische[6] Anämie (Sideroblastische Anämie)

Bei dieser seltenen Anämieform ist der Serumeisenspiegel normal oder erhöht, doch ist der für die Hämoglobinbildung wichtige Einbau des Eisens gestört (die ausbleibende Eisenverwertung ist die Ursache der Erhöhung des Serumeisenspiegels). Die Erythroblasten des Knochenmarks enthalten Eisengranula im Zytoplasma und werden Sideroblasten genannt (daher auch die Bezeichnung sideroblastische Anämie). Wir sehen etwas Derartiges bei chronischer Bleivergiftung, als Nebenwirkung z.B. von Chloramphenicol, bei rheumatoider Arthritis usw.

Störung der Erythrozytenbildung

Bei folgenden Erkrankungen steht die *Störung der Erythrozytenbildung* ganz im Vordergrund.

Akute transitorische Erythroblastopenie

Meist infolge einer Virusinfektion kommt es akut zu einer Unterdrückung der Bildung roter Blutzellen im Knochenmark *(akute hypoplastische Anämie)*. In der Regel werden die Kinder wegen der langen Lebensdauer der Erythrozyten erst viele Wochen später durch die starke Blässe auffällig (Hb zwischen 4 und 6 g/100 ml). Die Prognose ist gut, die Blutbildung kommt spontan wieder in Gang (die akut auftretende Verminderung der Vorstufen der roten Blutkörperchen im Knochenmark, d.h. die *„akute Erythroblastopenie"* ist vorübergehender Natur, also *„transitorisch"*).

Blackfan-Diamond-Anämie

Auch hier liegt eine Erythroblastopenie vor, doch handelt es sich um eine schwere, chronische, kongenitale Erkrankung *(chronische hypoplastische Anämie)*. Auch Fehlbildungen (z.B. des Daumens) kommen vor.

Megaloblastäre[7] Anämien

Diese Anämien beruhen auf Störungen des Vitamin-B_{12}- oder Folsäurestoffwechsels. Dabei sind die Erythrozyten im Blut größer als normalerwei-

---

[6] sideros (griech.): Eisen; achrestos (griech.): nicht nutzend

[7] megas (griech.): groß; blastos (griech.): Keim, gemeint ist die „unreife Vorstufe" der Blutkörperchen

se (sog. *Megalozyten*), ebenso ihre kernhaltigen Vorstufen im Knochenmark *(Megaloblasten)*. Die sich entwickelnde Blutarmut ist hyperchrom. Die Bildungsstörung führt auch zu einer Verminderung von Granulozyten und Thrombozyten. Neben der eigentlichen perniziösen[8] Anämie gibt es perniziosaähnliche Formen.

Perniziöse Anämie. Diese auf Vitamin-B_{12}-Mangel beruhende Anämie (auch *Perniziosa* genannt) ist im Kindesalter extrem selten. Vitamin B_{12} wird hier deshalb nicht genügend resorbiert, weil die Magenschleimhaut den für die Resorption notwendigen „inneren Faktor", den *intrinsic factor,* in unzureichender Menge absondert.

Perniziosiforme Anämien. Solche der Perniziosa ähnlichen Krankheiten wurden früher bei Ziegenmilchernährung gesehen (Ziegenmilch enthält zu wenig Folsäure): *Ziegenmilchanämie.* Durch den *Fischbandwurmbefall* kann Vitamin B_{12} verlorengehen und eine megaloblastäre Anämie entstehen. Bei *rein vegetarischer Ernährung* besteht die Gefahr des Vitamin-B_{12}-Mangels mit Ausbildung der perniziosaähnlichen Anämie. Es gibt auch eine medikamentöse Beeinträchtigung des Folsäurestoffwechsels (z. B. durch *Methotrexat*).

Behandlung: Bei perniziöser bzw. perniziosiformer Anämie werden Vitamin B_{12} und/oder Folsäure gegeben.

2.1.3 Hämolytische Anämien

Die hämolytischen Anämien sind dadurch charakterisiert, daß die Erythrozytenlebensdauer verkürzt ist. Ursache der stärkeren Hinfälligkeit der Erythrozyten ist die Abnahme der Verformbarkeit dieser Zellen. Solche rigiden Erythrozyten können die kleinen Kapillaren des retikulohistiozytären Systems, und zwar besonders der Milz, nicht mehr oder nicht schnell genug passieren und gehen hier zugrunde. Die Milz wird zum Friedhof für diese Zellen. Es gibt aber auch eine intravasale Hämolyse. Ein solcher innerhalb der Gefäße ablaufender gesteigerter Blutzerfall kommt nur bei plötzlicher starker Erythrozytenschädigung vor.

Wegen der gesteigerten Blutmauserung muß das Knochenmark von Patienten mit hämolytischer Anämie auf Hochtouren arbeiten: es gilt den vermehrten Untergang von Erythrozyten zu kompensieren. Die Neubildung von roten Blutzellen kann im Knochenmark auf das 6- bis 10fache gesteigert werden (sog. *hyperregeneratorische Anämie*). Eine nur mäßig gesteigerte Hämolyse führt deshalb nicht zur Anämie. Hämolytische Erkrankungen können periodisch verlaufen. So kann es akut zu einer *hämolytischen Krise* kommen, also plötzlich zu einem besonders starken Blutzerfall (z. B. durch Ringelröteln oder andere Virusinfekte ausgelöst, ähnliches gibt es – selten – auch bei Morbus Wilson). Dabei werden teils *aplastische Krisen* beobachtet, Zustände, in denen nach extrem gesteigerter Hämolyse das Knochenmark vorübergehend kaum rote Blutzellen bildet, ganz im Gegensatz zu der sonst bei hämolytischen Anämien im Knochenmark festzustellenden rasanten Neubildung von Erythrozyten.

Während im Neugeborenenalter eine gesteigerte Hämolyse unabhängig von der Ursache einerseits eine Anämie, andererseits – vor allem wegen der Unreife der Leber – eine starke Gelbsucht hervorruft (das aus den zerfallenen Erythrozyten frei werdende Hämoglobin wird in Gallenfarbstoff umgewandelt), kann die Leber bei einem älteren Kind mit hämolytischer Anämie mit den anfallenden Gallenfarbstoffmengen besser fertig werden. Folglich ist die Gelbsucht nur schwach ausgebildet, oft ist nur ein sog. Sklerenikterus sichtbar. Im Laufe der Jahre bilden sich durch den erhöhten Bilirubingehalt der Galle Gallensteine.

Wir unterscheiden folgende große Gruppen von hämolytischen Anämien: erworbene und erbliche Formen.

2.1.3.1 Erworbene hämolytische Anämien

Hier sind zu nennen:

- Durch *Antikörper* bedingt: *immunhämolytische Anämien* (z. B. Rh- und AB0-Unverträglichkeit der Neugeborenen sowie Transfusion blutgruppenungleichen Blutes, durch Wärmeautoantikörper und durch Kälteautoantikörper),
- durch *Toxine* bedingt: *toxisch-hämolytische Anämien* (z. B. Bleivergiftung, Medikamente, bakterielle Toxine),
- durch *Gefäßschäden* (hämolytisch-urämisches Syndrom, S. 265),
- *mechanisch* (z. B. Ersatz von Herzklappen),
- *osmotisch* (z. B. Ertrinken) u. a.

2.1.3.2 Erbliche hämolytische Anämien

Auf die erblichen Formen soll nach dem jetzt folgenden kurzen Überblick noch näher eingegangen werden. Sie entstehen

[8] perniciosus (lat.): schädlich

- entweder auf dem Boden eines *Enzymdefektes* (wie z. B. beim Glukose-6-Phosphat-Dehydrogenase-Mangel)
- oder eines *Membrandefektes* der Erythrozyten mit charakteristischer Erythrozytenmorphologie (wie bei der Kugelzellanämie und der Elliptozytose)
- oder einer *Hämoglobinkrankheit* (z. B. Sichelzellenanämie, Thalassämie).

Enzymdefekt der Erythrozyten

Glukose-6-Phosphat-Dehydrogenase-Mangel

Ursache: Die Glukose-6-Phosphat-Dehydrogenase und andere Erythrozytenenzyme haben die Aufgabe zu verhindern, daß die roten Blutkörperchen durch oxidativ wirkende Mechanismen (Medikamente bzw. Gifte, Nahrungsmittel, Infekte) geschädigt werden, d. h. diese Enzyme wirken der Oxidation entgegen, sie wirken reduzierend und haben auf die Weise eine Entgiftungsfunktion. Der angeborene Enzymdefekt (Gendefekt) – übrigens der häufigste überhaupt – wird X-chromosomal rezessiv vererbt. Über die Beziehung zur Malaria s. S. 167.

Krankheitsbild: Meist findet man bei den Genträgern keinerlei Symptome, sie sind nicht anämisch, d. h. der Blutfarbstoffgehalt ist normal. Nur wenn diese Patienten bestimmten Giften bzw. Medikamenten ausgesetzt sind (Naphthalin, Nitrofurantoin, Sulfamethoxazol u. a.), kommt es zu einer Steigerung der Hämolyse. Sie kann auch durch Infekte ausgelöst werden. Eine Sonderform dieser Erkankung reagiert auf Saubohnen (Favabohnen) mit starker Hämolyse (*Favismus,* sog. *Mittelmeertyp*).

Andere Stoffe, wie z. B. Askorbinsäure, Vitamin K, Paracetamol, Aspirin etc. bewirken erst in hoher Dosis eine Hämolyse bzw. in üblicher Dosierung dann, wenn ein Favismus oder stets eine sog. *chronische nichtsphärozytäre hämolytische Anämie* besteht. Diese Patienten, die ebenfalls den Enzymdefekt aufweisen, reagieren auf die zuletzt genannten Schädlichkeiten mit einer schweren hämolytischen Krise bis hin zur aplastischen Krise.

Diagnose: Der Enzymdefekt kann in den Erythrozyten nachgewiesen werden. Die osmotische Resistenz ist übrigens normal.

Behandlung: In schweren Fällen sind Bluttransfusionen notwendig. Die Milzentfernung ist ohne Effekt. Die Patienten sollten die Stoffe (Noxen) kennen, die bei ihnen das Krankheitsbild auslösen, und diese meiden.

Membrandefekte der Erythrozyten

Kugelzellanämie (hereditäre Sphärozytose)

Diese Krankheit ist bei uns die häufigste hämolytische Anämie und wird meist autosomal dominant vererbt, d. h. ein Elternteil hat ebenfalls eine Kugelzellanämie. Vielfach fehlt allerdings eine solche Familiarität, dann handelt es sich um den ersten Krankheitsfall innerhalb der Familie (Neumutation).

Krankheitsbild: Es gibt ganz unterschiedliche Schweregrade. In bestimmten Zeiten tritt schubweise – durch Infekte ausgelöst – eine weitere Verstärkung des ohnehin gesteigerten Blutzerfalls auf *(hämolytische Krise).* Dabei kommt es zur Anämie, oder sie verstärkt sich. Teilweise entwickelt sich im Zusammenhang mit einer hämolytischen Krise eine *aplastische Krise* (s. o.), was zu hochgradiger, transfusionsbedürftiger Anämie führt. Eine leichte Gelbsucht kann bei Patienten mit hämolytischer Anämie beobachtet werden. Eine große Zahl von Patienten hat bereits in der Neugeborenenzeit Symptome. Dann ist auch die Gelbsucht stärker ausgeprägt. Nicht selten wird deshalb sogar eine Austauschtransfusion in den ersten Lebenstagen notwendig. Patienten mit Kugelzellanämie haben eine Milzvergrößerung. Oft bilden sich bei nicht splenektomierten Patienten schon im Kindesalter Gallensteine.

Diagnose: Neben dem Nachweis der *Kugelzellen* (kleine, kugelförmige Erythrozyten, sog. Mikrosphärozyten, Abb. 8.2), die einen hohen Prozentsatz der roten Blutkörperchen ausmachen, ist die Bestimmung der *osmotischen Resistenz der Erythrozyten* diagnostisch wichtig. Sie ist bei der Kugelzellanämie vermindert, d. h. die in hypotonische Kochsalzlösungen abfallender Konzentration gebrachten Erythrozyten zerfallen schon bei relativ hoher Konzentration. Normale Erythrozyten sind dagegen widerstandsfähiger („resistenter").

Behandlung: Wie bei allen Anämien, bei denen das Hämoglobineisen im Organismus verbleibt (bestimmte Blutungsanämien, Eisenverwertungsstörungen u. a.), so besteht auch bei der hämolytischen Anämie bei zu großzügiger Handhabung der Bluttransfusionen die Gefahr der Eisenüberladung. Eine Eisentherapie ist natürlich völlig indiskutabel, der Serumeisenspiegel ist ohnehin erhöht.

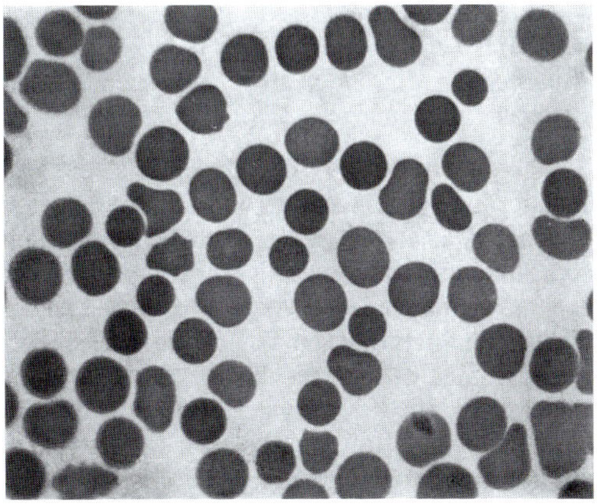

Abb. 8.2 Kugelzellen im Ausstrich bei angeborener hämolytischer Anämie.

Häufen sich die hämolytischen Krisen, so kommt eine **Milzexstirpation (Splenektomie)** in Betracht. Eine Steingallenblase bzw. Gallensteine werden entfernt. Die Splenektomie sollte nach Möglichkeit nicht vor dem 2. bis 3., besser nach dem 5. bis 6. Lebensjahr erfolgen (nur bei schwersten Verläufen schon eher), da bei Säuglingen und jungen Kleinkindern nach der Milzentfernung die Infektabwehr teils erheblich herabgesetzt ist *(OPSI-Syndrom,* s. S. 169). Besonders häufig und gefährlich sind Pneumokokkenerkrankungen. Die Milzentfernung wird deshalb mit einer Pneumokokkenimpfung kombiniert – diese wird möglichst schon mehrere Wochen vor der Operation gegeben; auch eine Hib-Impfung ist angezeigt, und zwar auch dann, wenn das Kind schon älter als 5 Jahre ist. Es folgt dem Eingriff in der Regel eine mehrjährige Penicillinprophylaxe. Die gute Wirkung der Milzexstirpation ist verständlich, denn es wird gerade das Organ entfernt, in dem die minderwertigen Erythrozyten dieser Patienten beschleunigt abgebaut werden. Nach der Milzentfernung haben deshalb die roten Blutkörperchen eine normale Lebensdauer, obwohl es sich nach wie vor um Mikrosphärozyten handelt – an der Strukturanomalie der Erythrozyten hat sich durch die Milzentfernung nichts geändert, und doch sind die Patienten frei von Symptomen, sie sind geheilt.

Hereditäre Elliptozytose

Sie hat Ähnlichkeit mit der hereditären Sphärozytose, nur haben die Erythrozyten nicht Kugelform, sondern ein bestimmter Prozentsatz der roten Blutkörperchen ist elliptisch, und in den meisten Fällen fehlt eine gesteigerte Hämolyse oder sie ist leichten Grades. Nur in seltenen Fällen liegt eine schwere hämolytische Anämie vor, die eine Milzentfernung verlangt. Danach ist die Erkrankung geheilt, wenn sich auch die Form der Erythrozyten nicht normalisiert.

Hämoglobinkrankheiten

Sichelzellenanämie

Ursache: Sie wird fast ausschließlich bei Farbigen beobachtet, und zwar im Verbreitungsgebiet der Malaria. Neben dem normalen Hämoglobin kommt bei diesen Patienten ein falsch aufgebautes Hämoglobin in großer Menge vor: die sog. *HbS-Anomalie;* durch Änderung einer einzigen Aminosäure im Globinanteil des Hämoglobins wird aus dem HbA_1 das HbS. Wir sprechen hier von Punktmutation des zugehörigen Gens (ein „Verschreiber" bzw. „Druckfehler" im Bauplan), das pathologische Genprodukt, das entsprechende Protein mit einer einzigen falschen Aminosäure, ist das HbS.

Diese Anomalie bewirkt einen Schutz vor schwerer Malaria, nämlich vor der Malaria tropica (wie übrigens auch der Glukose-6-Phosphat-Dehydrogenase-Mangel und die noch zu besprechende Thalassämie, die ebenfalls in Malariagebieten oder dort, wo früher die Malaria endemisch war, gehäuft angetroffen werden).

Dadurch, daß bei Menschen mit solchen Anomalien die Malaria nicht zum Tode führt, wird die Anlage weiter vererbt, es kommt zur „Selektion" des Defektes. So erklärt sich die Häufigkeit der genannten Erkrankungen in Afrika und überhaupt im Mittelmeerraum.

Den Vorteil haben die gesunden Erbträger, die Heterozygoten (sog. *Heterozygotenvorteil*); viele Homozygote (s. u.) leiden an einer so schweren Blutkrankheit, daß sie – zumindest in früheren Jahren – oft schon im Kindesalter daran starben.

Die Sichelzellenanämie wird autosomal dominant vererbt. Die Strukturanomalie des Hämoglobins führt dazu, daß der Erythrozyt bei Sauerstoffentzug Sichelform annimmt.

Krankheitsbild: Die sichelförmigen Erythrozyten sind relativ starr, nicht verformbar. Sie bewirken eine Viskositätszunahme des Blutes und damit eine Stauung mit Verschluß von Kapillaren. Infolgedessen kann es zu kleinen Infarkten kommen, z. B. im Knochen und in der Niere mit Schmerzhaftigkeit und Hämaturie. Auch Lungeninfarkte und ZNS-Symptome kommen vor. Zahlreiche

Milzinfarkte führen zur Zerstörung dieses Organs *(Selbstsplenektomie)*. Die ersten Symptome werden frühestens im 3. Lebensmonat gesehen, beim sehr jungen Säugling verhindert der hohe HbF-Gehalt der Erythrozyten weitgehend das „Sicheln" dieser Zellen. Das Krankheitsbild der hämolytischen Anämie tritt nur bei Homozygoten auf (bei Patienten mit 2 „kranken" Genen, das eine stammt vom Vater, das andere von der Mutter); die Sterblichkeit ist bei diesen Patienten sehr hoch. Heterozygote, also Menschen mit *einer Sichelzellanlage („sickle cell trait")* – sie haben nur 1 „krankes" Gen, das vom „gesunden" Partnergen überdeckt wird – sind symptomfrei bzw. erkranken nur bei extremem Sauerstoffmangel.

Diagnose: Im Blutausstrich finden sich bei dieser Krankheit nicht regelmäßig Sichelzellen, es kann aber durch Sauerstoffentzug im Ausstrich eine Sichelzellbildung ausgelöst werden. Die Hämoglobin-Elektrophorese dient zur Untermauerung der Diagnose (Nachweis einer hohen Konzentration von Hämoglobin S).

Behandlung: Die Therapie ist kompliziert. Nur in schweren Fällen werden Bluttransfusionen gegeben. Bei Gefäßverschlußkrisen werden Schmerzmittel und reichlich Flüssigkeit verabreicht. Auch hier sind Pneumokokken- und HIB-Impfung notwendig sowie eine Dauerprophylaxe mit Penicillin. Es ist wichtig, einen Sauerstoffmangel zu vermeiden (bei Lungenerkrankungen, Flugreisen usw.).

Thalassämie[9]

Ursache: Bei der Thalassämie liegt eine Störung im Aufbau des Hämoglobinmoleküls vor, und zwar ist nicht der Häm-Anteil (der Eisen-Komplex des Moleküls) betroffen, sondern der Globin-Anteil.

Das Globin der verschiedenen Hämoglobine ist jeweils aus 4 Polypeptidketten aufgebaut, von denen 2 identisch sind. Wird aufgrund eines autosomal rezessiv vererbten Gendefektes eine bestimmte Polypeptidkette nicht ausreichend gebildet, so kommt es zur vermehrten Produktion einer anderen (ebenfalls normalen) Polypeptidkette. Diese Störung der Zusammensetzung des Hämoglobinmoleküls bewirkt eine Abnahme der Verformbarkeit der Erythrozyten und somit ihren beschleunigten Abbau.

Das Thalassämiegen schützt vor der gefährlichen Malaria tropica (s. o.) und findet sich deshalb dort, wo die Malaria endemisch war bzw. noch ist. Wir unterscheiden

- Thalassaemia minor und
- Thalassaemia major;
- außerdem kann noch eine Thalassaemia intermedia abgetrennt werden.

Thalassaemia minor. Bei dieser leichten Verlaufsform der Thalassämie ist in der Regel nur *ein* Gen betroffen (heterozygote Form). Es entwickelt sich nur eine leichte Anämie. Sie darf nicht mit der Eisenmangelanämie verwechselt werden. Bei der Thalassaemia minor ist der Serumeisenspiegel normal oder erhöht (es kann allerdings auch gleichzeitig ein Eisenmangel bestehen), das Serumferritin liegt im Normbereich, und es finden sich geringe Veränderungen an den Erythrozyten. Die osmotische Resistenz der Erythrozyten ist erhöht, und die Hämoglobin-Elektrophorese zeigt eine Vermehrung des HbA_2 (diese normale Fraktion des Erwachsenen-Hämoglobins macht jenseits des 1. Lebensjahres 2,5 % des Gesamt-HbA aus, bei der Thalassaemia minor dagegen 3–6 %). Die HbF-Konzentration kann leicht erhöht sein. Eine Therapie der Thalassaemia minor ist praktisch nicht erforderlich.

Thalassaemia major. Diese nach seinem Erstbeschreiber auch **Cooley-Anämie** genannte schwere Erkrankung bedeutet fast immer den Befall von *zwei* für den Defekt verantwortlichen Genen (homozygote Form) und findet sich vor allem im Mittelmeerraum (Griechenland, Italien, Türkei usw.), im Fernen Osten sowie unter der schwarzen Bevölkerung Afrikas und Amerikas. Auch in Deutschland wird die Erkrankung gesehen, und zwar bei Gastarbeiterkindern.

Krankheitsbild: Die ersten Symptome werden frühestens im 3. Lebensmonat sichtbar, wenn die veränderte Polypeptidkettenproduktion zum Tragen kommt (fehlendes oder stark vermindertes HbA_1, überwiegend HbF, leicht erhöhtes HbA_2). Es kommt zu den Zeichen der schweren hämolytischen Anämie und des hämolytischen Ikterus mit Blässe, Gelbsucht und mangelhafter körperlicher Entwicklung, einschließlich Minderwuchs. Durch die verstärkte Blutbildung im Knochenmark erweitern sich die Markräume. Am Schädelknochen führt dies zur Ausbildung von Stirnhöckern und zu vorspringenden Jochbeinbögen (bzw. Wangenknochen), was dem Gesicht ein mongoloides Aussehen verleiht, röntgenologisch entsteht dabei das Bild des *Bürstenschädels,* hervorgerufen durch die senkrecht zwischen innerer und äußerer Rindenschicht des Schädelknochens verlaufende, bürstenförmige Streifenvermehrung innerhalb der verbreiterten Diploe (dem blutbildenden Mark). Selbst auf eine extramedulläre Blutbildung (z. B.

[9] thalassa (griech.): Meer; aima (griech.): Blut

in der Leber) muß der Körper zurückgreifen. Dies führt zusammen mit dem vermehrten Untergang von Erythrozyten in der Milz zur Vergrößerung dieser Organe *(Hepatosplenomegalie)*. Auch Gallensteine werden beobachtet. Infolge der vielen Bluttransfusionen (etwa alle 3 Wochen) wird mehr Eisen zugeführt als die Organe in Form von Ferritin speichern können, und so wird (bzw. wurde, s. u.) das Eisen als Hämosiderin in den Zellen abgelagert (*Hämosiderose*[10]). Besonders bedrohlich ist bei unbehandelten Patienten die Erhöhung des Eisengehalts im Herzmuskel, sie nimmt dann im 2. bis 3. Lebensjahrzehnt solche Formen an, daß es zur Herzinsuffizienz kommt und der Tod eintritt. Auch andere Organe sind betroffen (Leberzirrhose, Schädigung der Hoden, Diabetes mellitus durch Befall der Bauchspeicheldrüse etc.).

Diagnose: Das Serumeisen ist normal oder erhöht. Im Blutbild finden wir eine ausgeprägte Poikilozytose, Anisozytose, zahlreiche Targetzellen, Hypochromie, Polychromasie, basophile Tüpfelung und Erythroblasten (s. S. 159, 160). Die osmotische Resistenz der Erythrozyten ist erhöht, die Hämoglobin-Elektrophorese zeigt eine hohe HbF-Konzentration.

Behandlung: Die Therapie sieht heute folgendermaßen aus: Erythrozytenkonzentrate werden so oft gegeben, daß der Hb-Wert nur wenig unter 12 g/100 ml absinkt. Die enorme Eisenmenge, die dabei zugeführt wird, wird durch einen Eisenaustauschstoff, das *Desferrioxamin (Desferal®)* wieder entfernt. Dazu muß an fünf Tagen der Woche jeweils 8–10 Stunden lang (zu Hause über Nacht) Desferal® subkutan (am Bauch) mit einer elektrischen Injektionspumpe zugeführt werden, wodurch eine größere Eisenmenge über den Urin (und den Stuhl) ausgeschieden wird. Eine Hämosiderose des Herzmuskels, der Leber und anderer Organe wird so verhindert.

Häufig wird eine Milzentfernung notwendig (wenn möglich erst nach dem 5. bis 6. Lebensjahr), kombiniert mit einer Pneumokokkenimpfung und – falls nicht schon geschehen – einer Hib-Impfung sowie einer jahrelangen Penicillinprophylaxe. Trotzdem können nach der Splenektomie bedrohliche Infektionen auftreten, die zur Gabe weiterer Chemotherapeutika zwingen.

Wir sprechen bei diesen foudroyant verlaufenden Erkrankungen von *OPSI-Syndrom* (*o*verwhelming *p*ost-*s*plenectomy *i*nfection). Dieses Postsplenektomie-Syndrom wird besonders bei der Thalassämie gefürchtet. Das Risiko ist dagegen kleiner, wenn dieser Eingriff wegen Milzruptur, Kugelzellanämie oder Thrombozytopenie durchgeführt wird.

Gefährlich – und gar nicht so selten – ist die Kombination von Thalassämie und Yersinieninfektion; während dieses Infektes muß die Desferal-Therapie abgesetzt werden, da die Yersinien für ihr Wachstum auf Eisen angewiesen sind, das sie z. B. vom Desferal übernehmen können. Das an Transferrin gebundene Serumeisen als solches können sie nicht direkt verwerten; sie besitzen nämlich keine eigenen Siderophoren (die das Eisen auf die Bakterien übertragen) und würden statt dessen gern das Desferal als Siderophor benutzen.

Die Prognose der Thalassämie hat sich inzwischen beachtlich gebessert. Die Patienten sind nicht mehr minderwüchsig, Skelettveränderungen fehlen, und eine Hämosiderose bleibt aus. Natürlich sind nach wie vor viele Erythrozytenkonzentrattransfusionen notwendig, selbst nach Milzentfernung, wenn auch danach die Transfusionsfrequenz etwas zurückgeht.

▶ Die Fortschritte der molekularen Genforschung haben zur Isolierung und Synthese des für die Globinbildung (also letztlich für die Hämoglobinbildung) zuständigen Gens geführt (durch Zerschneiden der Desoxiribonukleinsäure an klar definierten Stellen mit Hilfe „biologischer Scheren", den sog. Restriktionsenzymen, Einschleusen des so gewonnenen Gens in Bakteriophagen und Vermehrung der Bakteriophagen und damit des Gens in einer Bakterienkultur – dies ist eine recht kurze Formulierung einer sehr komplizierten Technik). Tierexperimentell ist es gelungen, das „gesunde", korrigierte Globingen in die entsprechenden Erythroblasten einzuführen (sog. Gentransfer), wo es weiter vererbt wurde und normale Polypeptidketten baute. Eine solche Genkorrektur *(Gentechnologie, „genetic engineering")* hat bei der Behandlung der Thalassämie des Menschen bisher versagt. Es ist jedoch gelungen, die Erkrankung durch Knochenmarktransplantationen und Blutzellentransplantationen aus Nabelschnurblut (es enthält viele Stammzellen) gesunder Spender zu heilen. ◀

Thalassaemia intermedia. Bei dieser dritten Form der Thalassämie handelt es sich um leicht verlaufende homozygote oder schwer verlaufende heterozygote Erkrankungen.

2.2 Methämoglobinämie

Ursache: Während bei der Sichelzellenanämie eine Strukturanomalie des Hämoglobinmoleküls vorliegt und bei der Thalassämie die prozentuale Zusammensetzung der an sich normalen Polypep-

---

[10] aima (griech.): Blut; sideros (griech.): Eisen

tidketten des Hämoglobins gestört ist, stellt die Methämoglobinämie eine funktionelle Störung des normalen Blutfarbstoffs dar. Methämoglobin entsteht durch Oxidation des Hämoglobins (genauer gesagt, durch Oxidation des normalerweise zweiwertigen Eisens im Hämoglobinmolekül zu dreiwertigem Eisen). Der Unterschied zum normalen „Oxy-Hämoglobin" – es enthält zweiwertiges Eisen – besteht darin, daß der dreiwertige Sauerstoff des Methämoglobins so fest gebunden ist, daß er nicht abgegeben werden kann (irreversible Sauerstoffbindung). Methämoglobin fällt deshalb für den Sauerstofftransport aus: der Sauerstoff steht also dem Organismus für den Stoffwechsel nicht zur Verfügung.

Neben der erblichen Form *(kongenitale enzymopenische Methämoglobinämie)* gibt es eine erworbene *(toxische Methämoglobinämie)*. Die toxisch bedingte Form entsteht z. B. durch Vergiftungen mit Anilinfarbstoffen (Stempelfarbe in Windeln!) und bei künstlich ernährten Säuglingen, wenn das zur Herstellung der Nahrung verwendete Wasser (Brunnenwasser) einen hohen Nitrat- oder Nitritgehalt hat. Nitrat wird im Darm in Nitrit umgewandelt, das letztere ist der die Methämoglobinämie auslösende Stoff. Es kann auch zur Nitritbildung im Darm nach Genuß wiederaufgewärmten Spinats kommen. Derartige Vergiftungen spielen praktisch nur bei jungen Säuglingen eine Rolle.

Krankheitsbild: Das Methämoglobin ist nicht fähig, den für den Stoffwechsel benötigten Sauerstoff zu transportieren. Die Folge ist eine Zyanose, so daß auf den ersten Blick eine Lungen- oder Herzerkrankung vermutet wird. Es kommt zur Polyzythämie (s. u.). Eine hämolytische Anämie tritt nur in bestimmten Situationen auf.

2.3 Polyzythämie (Polyglobulie)

Diese beiden Begriffe – die das Gegenstück der Anämie darstellen – werden oft synonym verwendet. Man versteht darunter eine Zunahme von Erythrozytenzahl, Hämoglobinkonzentration und Hämatokrit.

Ursache und Krankheitsbild: Es gibt primäre, sekundäre und relative Polyzythämien.

Primäre Polyzythämien. Zu den *primären Formen* gehört die **Polycythaemia vera** = wahre (echte) Polyzythämie. Bei diesen im Kindesalter sehr seltenen Erkrankungen ist nicht nur die Zahl der Erythrozyten erhöht, sondern es besteht außerdem eine Vermehrung der Leukozyten- und der Thrombozytenzahl (teils wird nur diese Form als eigentliche Polyzythämie bezeichnet und den Polyglobulien gegenübergestellt). Primär ist auch die **benigne familiäre Polyzythämie**. Dabei ist nur die Bildung der roten Blutkörperchen gesteigert, ein Sammeltopf genetischer Erkrankungen mit unklarer Ätiologie.

Sekundäre Polyzythämien. Von den *sekundären Formen,* die als Anpassung an einen Sauerstoffmangel aufzufassen sind, ist die im Zusammenhang mit **zyanotischen Herzfehlern** vorkommende die wichtigste. Die Polyzythämie kann hier hochgradig sein (über 8 Mill. Erythrozyten/µl, über 22 g/100 ml Hämoglobin, über 70 Vol.% Hämatokrit). Bei diesen Kindern besteht wegen der Zunahme der Viskosität des Blutes die Gefahr der Hirngefäßthrombose. Zu den sekundären Formen, bei denen ebenfalls die Hypoxie der auslösende Faktor ist, gehören ferner die durch **Aufenthalt in großen Höhen** und durch **chronische Lungenerkrankungen** hervorgerufenen Polyzythämien. Daneben gibt es sekundäre Formen, bei denen kein Sauerstoffmangel besteht, wie beim erhöhten Kortikosteroidgehalt des Blutes **(Cushing-Syndrom).**

Relative Polyzythämien. Zum Schluß seien noch die *relativen Polyzythämien* genannt. Wir sehen sie bei der **Dehydratation** bzw. Exsikkose (hoher Hämatokrit), also z. B. bei Verminderung des Plasmavolumens, d. h. bei der Bluteindickung infolge Gastroenteritis mit Erbrechen und Durchfall, ferner bei der **Neugeborenen-Polyglobulie** (S. 69).

Behandlung: Eine hochgradige Polyzythämie führt nun ihrerseits durch Verschlechterung der Strömungsverhältnisse des Blutes (Viskositätserhöhung) ebenfalls zur Hypoxie; es sollte deshalb versucht werden, durch Aderlaßtherapie bei diesen Patienten den Hämatokrit zwischen 55 und 65 Vol.% zu halten.

3 Erkrankungen der weißen Blutkörperchen

3.1 Leukopenie und Leukozytose

Leukozytenverminderungen *(Leukopenie, Leukozytopenie)* und -vermehrungen *(Leukozytose)* kommen als Reaktion auf eine im Körper vorhandene Entzündung vor. Beim *Typhus,* aber auch bei bakteriellen *Infektionen des Neugeborenen,* ferner bei vielen Viruserkrankungen (z.B. *Masern*) findet sich im Blutbild eine Leukopenie (< 4000 Leukozyten/µl). Es gibt jedoch auch mit Leukozytose (> 12 000 Leukozyten/µl) einhergehende Virusinfektionen, z.B. das *Pfeiffersche Drüsenfieber.* Hier sind insbesondere die Lymphozyten vermehrt. Eine Leukozytose mit starker Erhöhung der Lymphozytenzahl beobachten wir weiterhin beim *Keuchhusten* und bei der *akuten infektiösen Lymphozytose* (über diese Erkrankungen ist im Infektionskapitel nachzulesen). Es ist allerdings zu bedenken, daß vom Ende der Neugeborenenzeit an bei Säuglingen und Kleinkindern die Lymphozyten normalerweise mehr als 50% der weißen Blutkörperchen ausmachen. Extrem hohe Leukozytenwerte (30 000–80 000/µl), d.h. eine *Hyperleukozytose (leukämoide Reaktion)* kommt bei schweren Infektionen vor (z.B. bei der *Sepsis* und bei bestimmten *Pneumonien*). Das ist verständlich, denn die Leukozyten sind für die Bekämpfung der Infektion wichtig.

Leukopenien und – seltener – Leukozytosen werden auch bei der Leukämie beobachtet, einer bösartigen Erkrankung (S. 186). Eine ebenfalls recht gefährliche Erkrankung ist die Agranulozytose.

3.2 Agranulozytose

Diese Störung betrifft eine der drei Leukozytenformen, nämlich die Granulozyten, nicht aber Lymphozyten und Monozyten. Bei der Agranulozytose fehlen die Granulozyten entweder vollständig, oder ihre Zahl ist hochgradig vermindert.

Ursache: Die Ursachen können vielfältig sein. Entweder werden zu wenig Granulozyten produziert oder der Untergang dieser Zellen ist gesteigert. So stellt sich eine toxische Schädigung des Knochenmarks ein, wenn Leukämien oder Tumoren mit ionisierenden Strahlen und/oder zytostatischen Medikamenten behandelt werden.

Eine solche medikamentenbedingte *toxische* Agranulozytose ist dosisabhängig, medikamentös-*allergische* Agranulozytosen sind dagegen dosisunabhängig.

Ein klassisches Beispiel für die Auslösung der zuletzt genannten Form war das inzwischen aus dem Handel gezogene Pyramidon, auch manche Antibiotika haben diese Nebenwirkung (es kommt zur Zerstörung der Granulozyten).

Krankheitsbild: Granulozytenwerte (nicht Leukozytenwerte!) unter 1000/µl oder gar unter 500/µl stellen eine erhebliche Infektionsgefahr dar. Die Infektabwehr ist stark beeinträchtigt, da die „Polizeitruppe“ (die Granulozyten) vollständig oder weitgehend fehlt. Schwere Infektionen stellen sich bei beiden Formen (der toxischen und der allergischen) ein: stürmischer Beginn mit Schüttelfrost, schwerem Krankheitsgefühl, Durchfällen etc., in der Mundschleimhaut finden sich Geschwüre und Nekrosen. Todesfälle sind nicht selten.

Behandlung: Bei Beherrschung der Infektion durch Antibiotika, u. U. mit Einsatz von Leukozytenkonzentraten, sind Heilungen durchaus möglich. Teils wird zusätzlich der Granulozyten-Kolonien stimulierende Faktor (G-CSF, Leukozytenstimulierendes Hormon) verabreicht.

3.3 Progressive, septische Granulomatose

Dabei ist nicht die Zahl der Leukozyten, sondern ihre Funktion gestört (s. S. 318).

4 Blutungskrankheiten
(hämorrhagische Diathesen)

Die *Blutstillung* ist ein komplizierter Vorgang. Die Thrombozyten, die Blutgerinnung und die Zusammenziehung des blutenden Gefäßes wirken dabei mit. Dementsprechend können wir bei der Störung der Blutstillung, d. h. bei den *Blutungskrankheiten (hämorrhagische Diathesen, Blutungsübel)* drei verschiedene Ursachen unterscheiden:

- Erkrankungen der Thrombozyten,
- Gerinnungsstörungen (Koagulopathien),
- gefäßbedingte Blutungsübel (Vasopathien).

Die *bei Erkrankungen der* **Thrombozyten** *oder der* **Gefäße** auftretenden Haut- und Schleimhautblutungen (ganz allgemein *Purpura* genannt) sind teils *punktförmig (Petechien),* teils wenig größer (*Ekchymosen* – diese kommen auch an inneren Oberflächen, z. B. serösen Häuten vor), teils *flächenhaft* (münzenförmige *Sugillationen* und die größeren *Suffusionen*). Die *Hautblutungen bei* **Gerinnungsstörungen** *sind dagegen nie petechial,* sondern haben immer eine größere Ausdehnung (flächenhafte Blutungen und größere, auch in die Tiefe gehende Weichteilblutungen, sog. *Hämatome*). Schleimhautblutungen wie Nasenbluten und andere Blutungen (z. B. in die Gelenke, Nierenblutungen) kommen dabei ebenfalls vor.

4.1 Erkrankungen der Thrombozyten

Hierher gehören

- Erkrankungen mit normaler Thrombozytenzahl, aber gestörter Thrombozytenfunktion *(funktionelle Thrombozytopathien),*
- Erkrankungen mit verminderter Thrombozytenzahl *(Thrombozytopenien),*
- Erkrankungen mit Erhöhungen der Thrombozytenzahl *(Thrombozytose* und *Thrombozythämie).*

Bei all diesen Erkrankungen kann es zu Blutungen kommen.

4.1.1 Funktionelle Thrombozytopathien

Hierher gehören die **erbliche** *Thrombasthenie Glanzmann-Naegeli* (ein Membrandefekt der Thrombozyten mit Störung der Plättchenzusammenballung, also der sog. Thrombozytenaggregation) und das erbliche *v. Willebrand-Jürgens-Syndrom* (eine hämophilieähnliche Erkrankung) – auch bei der *Glykogenose Typ I* (*v. Gierkesche Krankheit,* S. 97) werden gelegentlich Blutungen infolge einer Thrombozytenfunktionsstörung gesehen –, sowie **erworbene** Störungen, wie z. B. die durch *Aspirin* bedingte Thrombozytenaggregationshemmung.

4.1.2 Thrombozytopenien

Diese Gruppe von Thrombozytenerkrankungen hat die größte klinische Bedeutung. Wir unterscheiden

- *symptomatische und toxische* Formen,
- ferner *idiopathische bzw. immunologische* Krankheitsbilder
- sowie *erbliche Thrombozytopenien.* Ein Abfall auf Thrombozytenwerte unter 30 000/μl führt in aller Regel zu Blutungen.

Symptomatische und toxische Thrombozytopenien

Diese auf einem Thrombozytenmangel beruhende Purpura ist, wie der Name sagt, entweder ein *Symptom* einer anderen Erkrankung, z. B. einer Leukämie oder eines im Knochenmark metastasierenden Tumors, wobei die Leukämie- bzw. Tumorzellen andere Zellen des Knochenmarks verdrängen, z. B. die Vorstufe der Thrombozyten, die sog. Megakaryozyten. Oder die Erkrankung ist Folge einer *toxischen* Schädigung der Thrombozytenvorstufe im Knochenmark (durch ionisierende Strahlen, Medikamente oder Infektionen hervorgerufen). Das Charakteristische all dieser Formen ist das Fehlen der Thrombozytenvorstufe – und natürlich auch der Thrombozyten – im Knochenmark (sog. *amegakaryozytäre*[11] *Thrombozytopenien*).

Immunthrombozytopenie (ITP)

Es gibt eine akute und eine chronische Form. Diese Einteilung sagt aber nichts über die Ursache

[11] a: verneinende griech. Vorsilbe; megas (griech.): groß; karyon (griech.): Kern; kytos (griech.): Höhlung, Zelle

aus. Eine Unterscheidung ist nur durch den Verlauf möglich: die akute ITP dauert höchstens 6 Monate, bei längerem Bestehenbleiben der Erkrankung spricht man von chronischer ITP, die sehr viel seltener ist.

Ursache: Die frühere Bezeichnung dieser Erkrankung lautete **idiopathische thrombozytopenische Purpura,** ebenfalls ITP abgekürzt. Der Ausdruck „idiopathisch", d.h. von sich aus entstanden, wurde gewählt, weil die Ursache unbekannt war. Inzwischen wissen wir, daß Immunphänomene für das Krankheitsbild verantwortlich sind.

Die Erkrankung kann, ebenso wie die gerade besprochene toxische Thrombozytopenie, durch Infekte oder Medikamente ausgelöst sein, aber auch durch Autoantikörper.

Postinfektiöse und Arzneimittel-Thrombozytopenie. Die *Infekt-allergische oder postinfektiöse Thrombozytopenie* tritt 1 bis 3 Wochen nach dem akuten viralen oder bakteriellen Infekt auf. Wenn Medikamente eine Rolle spielen, z.B. Sulfonamide, handelt es sich um eine *Medikamentenallergische oder Arzneimittel-Thrombozytopenie.* Die Reaktion tritt dann u.U. schon wenige Stunden nach der Einnahme des Mittels auf. Diese beiden **allergischen Erkrankungen** kommen dadurch zustande, daß Antikörper (Immunglobuline, S. 321) gegen die Erreger bzw. Arzneimittel (sie fungieren als Antigene) gebildet werden und sich auf die Plättchenoberfläche setzen. Es findet sich dann ein Antigen-Antikörper-Komplex auf der Thrombozytenoberfläche, der zur Folge hat, daß die so beladenen Blutplättchen im retikulohistiozytären System, vor allem der Milz, zerstört werden.

Morbus Werlhof. Bei der dritten Form, der durch Autoantikörper (S. 319) bedingten *(Morbus Werlhof),* werden die Plättchen vom Organismus als etwas Fremdes empfunden, sie werden auf unbekannte Weise selbst zum Antigen, das der Organismus durch Autoantikörper – sie setzen sich auf die Plättchenoberfläche – zerstört. Da hierbei nicht wirkliche Fremdsubstanzen (wie z.B. ein das Antigen darstellendes Virus) bekämpft werden, sondern die eigenen Thrombozyten, sprechen wir von einer **Autoimmunkrankheit** bzw. **Autoaggressionskrankheit**[12].

In all diesen Fällen, also bei der allergischen (Infekt-allergisch und Medikamenten-allergisch) und der Autoaggressionskrankheit, ist meist die Bildung der Thrombozytenvorstufen im Knochenmark gesteigert (*megakaryozytäre Thrombozytopenien,* s. aber S. 172), und zwar als Reaktion auf einen gesteigerten Zerfall der Blutplättchen. Die Vermehrung der Thrombozytenvorstufen kann auch fehlen, dann nämlich, wenn nicht nur die Thrombozyten, sondern außerdem die Megakaryozyten des Knochenmarks zerstört werden. Die im Regelfall angekurbelte Plättchenneubildung kann den Thrombozytenverlust nicht wettmachen, und es resultiert die Thrombozytopenie.

Krankheitsbild: Die Zahl der Blutplättchen ist so niedrig, daß Blutungen auftreten (meist unter 30000/µl, gelegentlich kommt es schon bei etwas höheren Werten zu Blutungen). Plötzlich werden Hautblutungen (Hämatome und Petechien, Abb. 8.3) sowie Schleimhautblutungen, auch blutiger Urin, Nasenbluten und Darmblutungen beobachtet. Hirnblutungen sind selten.

Die akute Form heilt nach einem einzigen Schub aus, wenige Wochen nach Krankheitsbeginn kommen meist keine Blutungen mehr vor. Die Normalisierung der Plättchenzahl dauert länger, teils 4 bis 8 Wochen, u.U. bis zu 6 Monaten. Vorwiegend sind Kinder zwischen 2 und 6 Jahren betroffen.

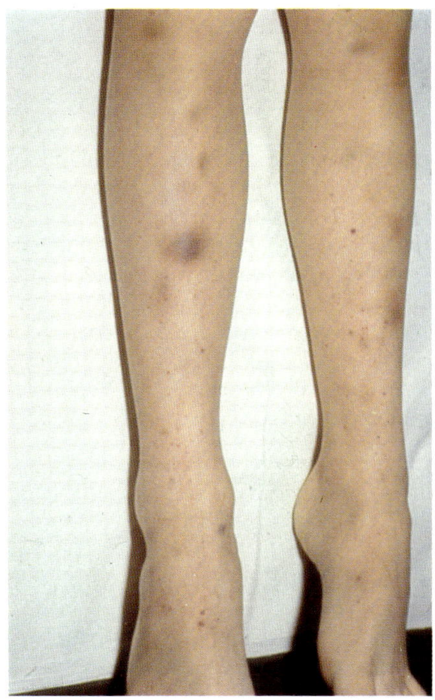

Abb. 8.3 Hämatome und Petechien bei akuter Immunthrombozytopenie. (Aus: Moll, H.: Pädiatrische Krankheitsbilder. 2. Auflage. Thieme, Stuttgart 1983.)

[12] autos (griech.): selbst

Die chronisch-rezidivierende Form, die meist erst bei Kindern ab 10. Lebensjahr vorkommt, und zwar überwiegend bei Mädchen, zieht sich dagegen über lange Zeit hin, wobei oft weitere Schübe durch Infekte ausgelöst werden. Die Blutungen entwickeln sich in der Regel mehr schleichend.

Behandlung: teils überflüssig; falls nötig, Kortikoide bzw. intravenöse Verabreichung von Immunglobulin. Entscheidend ist der Schutz vor Verletzungen, besonders des Zentralnervensystems. Aspirin darf wegen der dann unterdrückten Thrombozytenaggregation nicht gegeben werden (Blutungsgefahr!). Nur bei bedrohlichen Blutungen sind Thrombozytenkonzentrate und Bluttransfusionen angezeigt.

Bei der chronisch-rezidivierenden Form mit schwerem Verlauf kommt beim Versagen der Kortikoid- oder Gammaglobulinbehandlung die Milzentfernung (Splenektomie) in Betracht, und zwar etwa 1 Jahr nach Krankheitsbeginn – evtl. auch akut bei Hirnblutungen. Bezüglich der Splenektomie gilt das auf S. 169 Dargestellte (Pneumokokken- und Hib-Impfung, jahrelange Penicillinprophylaxe etc.).

Thrombozytopenien des Neugeborenen

Dabei handelt es sich in seltenen Fällen um eine Sonderform der ITP. Es sind dann zwei ganz unterschiedliche Erkrankungen zu nennen. Entweder gehen gegen die kindlichen Thrombozyten gerichtete *Isoantikörper* der Mutter von ihr über die Plazenta auf das Kind über und zerstören seine Blutplättchen (es besteht eine Unverträglichkeit der Thrombozytengruppen von Mutter und Kind und damit eine gewisse Ähnlichkeit mit der Rh- oder AB0-Erythroblastose, S. 66), oder die *Antikörper einer Mutter mit akuter bzw. chronischer ITP* gelangen diaplazentar zum Kind, dessen Thrombozyten auf die Weise abgebaut werden.

Häufiger kommen bei einer *Sepsis* und bei einer *Verbrauchskoagulopathie* – S. 176 – im Neugeborenenalter Thrombozytopenien vor.

Erbliche Thrombozytopenien

Es sei nur das **Wiskott-Aldrich-Syndrom** erwähnt. Diese X-chromosomal rezessiv vererbte Erkrankung – es sind nur Knaben betroffen – geht mit Thrombozytopenie, Ekzemneigung und Infektanfälligkeit (besonders das Mittelohr und die Lungen betreffend) einher. Die Infektanfälligkeit beruht auf einem Immundefekt.

4.1.3 Thrombozytosen und Thrombozythämien

Wir unterscheiden vorübergehende Thrombozytenerhöhungen (**Thrombozytosen**) und dauerhafte Vermehrungen der Blutplättchen (Thrombozythämien). Im ersteren Falle liegen die Werte über 500 000/μl bis etwas über 1 Mill. (selten über 1,2 Mill.)/μl. Wir beobachten solche vorübergehenden Erhöhungen in der ersten Zeit nach Milzentfernungen, beim Kawasaki-Syndrom (S. 280) u. a. Bei den im Kindesalter sehr seltenen **Thrombozythämien** sind die Plättchenzahlen stets höher als 1 Mill./μl, teils werden Werte bis zu 10–15 Mill./μl beobachtet. Wie zu erwarten ist, kann es zu Thrombembolien kommen. Da auch die Plättchenfunktion gestört sein kann, besteht außerdem eine Blutungsneigung.

4.2 Gerinnungsstörungen (Koagulopathien)

Viele Faktoren (S. 161) sind an der Blutgerinnung beteiligt, entsprechend ist auch die Zahl der Gerinnungsstörungen recht groß.

- Es gibt **angeborene Blutgerinnungsstörungen** – bei ihnen ist fast immer nur *ein einziger* plasmatischer Gerinnungsfaktor defekt (z. B. der Faktor VIII bei der *Hämophilie A*[13]).
- Neben diesen *angeborenen Defektkoagulopathien* kennen wir **erworbene Formen,** dabei sind *mehrere* Faktoren betroffen,
  - wie z. B. bei der *Leberunreife* (Frühgeburt),
  - bei *Leberparenchymschäden*
  - und bei der zum Teil auf Vitamin-K-Mangel beruhenden *Melaena* (S. 70).
  - Nicht ein Defekt, sondern ein Verbrauch von Gerinnungsfaktoren liegt der *Verbrauchskoagulopathie* zugrunde, sie ist ebenfalls eine erworbene Gerinnungsstörung, wie übrigens auch die
  - *Hemmkörper-Hämophilie* (s. S. 176).

4.2.1 Hämophilie (Bluterkrankheit)

Ursache: Von den vielen angeborenen Koagulopathien soll nur die am längsten bekannte und häufigste Form besprochen werden, nämlich die Hämophilie. Wir unterscheiden die **Hämophilie A** – es fehlt der Faktor VIII, das sog. antihämophile

---
[13] aima (griech.): Blut; philia (griech.): Neigung

Globulin A (AHG), oder er ist in zu geringer Menge vorhanden – und die **Hämophilie B** (Faktor-IX-Mangel = Fehlen oder Verminderung des antihämophilen Globulins B, des sog. CHRISTMAS-Faktors). Beide sind X-chromosomal, d.h. geschlechtsgebunden vererbt.

Die Hämophilie wird also von der in der Regel gesunden Mutter auf 50% der Söhne übertragen (sie ist „Konduktorin", d.h. sie trägt neben dem „gesunden" das „kranke" X-Chromosom). 50% der Töchter dieser Mutter sind ebenfalls Konduktorinnen, erkranken aber nicht (bzw., abgesehen von – selten – leichten Blutungen, nur dann, wenn beide X-Chromosomen den Defekt tragen, was dann der Fall sein kann, wenn es sich um die Tochter eines Bluters und einer Konduktorin handelt). Ein Bluter hat – wenn seine Frau keine Konduktorin ist – gesunde Söhne, seine Töchter sind dagegen alle Konduktorinnen, sie erben das „kranke" X-Chromosom. Vielfach ist keine familiäre Belastung bekannt, so daß eine Neumutation angenommen werden muß (sporadische Form).

Bei der sehr seltenen **Hämophilie C** (Faktor-XI-Mangel) besteht nur eine milde Erkrankung mit hämophilieähnlichen Blutungen; sie wird autosomal rezessiv vererbt und kommt deshalb bei beiden Geschlechtern vor. Im folgenden sei von der Hämophilie A (90% der Fälle) und B (die restlichen 10%) die Rede. Diese beiden Formen sind nur aufgrund des Labortests (Fehlen von Faktor VIII oder Faktor IX) zu differenzieren, nicht an Hand der klinischen Symptome.

Krankheitsbild: Geburt und Neugeborenenzeit verlaufen in der Regel komplikationslos, wenn nicht z.B. eine Umschneidung vorgenommen wird, bei der dann schwere Blutungen auffallen. Die starke Blutungsneigung der Hämophilie A und B ist daran zu erkennen, daß schon nach kleinen Verletzungen Hämatome auftreten. Es kommt zu mehr oder weniger großen Blutungen in die Haut (Abb. 8.4 – petechiale Hautblutungen werden, wie eingangs erwähnt, bei Gerinnungsstörungen nicht beobachtet), in das Unterhautgewebe und die Muskulatur (z.B. Psoasblutung), zu Mundschleimhautblutungen nach Bißverletzungen, Blutungen beim Zahnwechsel, Nasenbluten, blutigem Urin und Gelenkblutungen mit schmerzhafter Gelenkschwellung. Dabei können Teile des Gelenks zerstört werden *(Blutergelenk)*. Die dabei entstehende Synovitis kann unabhängig von der Gerinnungsstörung Blutungen unterhalten. Ein so vorgeschädigtes Gelenk ist deshalb bei ein und demselben Patienten immer wieder betroffen, kaum ein anderes: wir sprechen hier von Target-Gelenk. Gelegentlich kommt es zu Magen-Darm-Blutungen. Spontane Hirnblutungen sind sehr selten, nach Verletzungen kommen sie dagegen

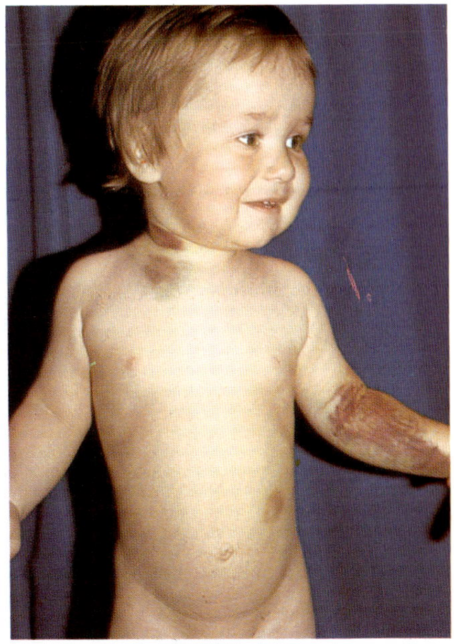

Abb. 8.4 Kleinkind mit sporadischer Hämophilie A, großflächige Hautblutungen. Faktor-VIII-Restaktivität 2%. (Aus: MOLL, H.: Pädiatrische Krankheitsbilder. 2. Auflage. Thieme, Stuttgart 1983.)

durchaus vor. Da die Blutgerinnung unvollständig ist, treten leicht Nachblutungen auf.

Behandlung und Prophylaxe: Der fehlende oder stark verminderte Gerinnungsfaktor muß bei unstillbaren Blutungen intravenös verabreicht werden (AHG- bzw. Faktor-IX-haltige Präparate stehen zur Verfügung). Die Dosis richtet sich nach der Restaktivität des betreffenden Faktors, die ganz unterschiedlich sein kann (bei schweren Formen beträgt sie 0–1%, bei mittelschweren 1–5% und bei leichten Hämophilien 5–15%), sowie nach den jeweiligen Gegebenheiten. Leichte Verletzungen erfordern nur einen relativ niedrigen Blutspiegel (15–20%) von Faktor VIII bzw. IX. Dagegen müssen bei großen Operationen zur Erlangung hoher Blutspiegel (50–100%) besonders hohe Dosen verabreicht werden, übrigens auch noch eine Zeitlang danach.

- In all diesen Fällen sprechen wir von *Substitutionstherapie* (Gabe des betreffenden Faktors aus gegebenem Anlaß, z.B. wegen Verletzung oder Operation).
- Daneben gibt es die *blutungsvorbeugende Dauertherapie*. Sie ist – allerdings zeitlich begrenzt – bei immer wieder auftretenden Gelenkblutungen indiziert. Der Faktor VIII wird dann etwa alle 2–3 Tage injiziert, bei der Hämophilie B

genügen dagegen aufgrund der doppelt so langen Halbwertzeit des Faktors IX in der Regel Injektionen in 3- bis 7 tägigen Abständen.

- Substitutions- und Dauertherapie können auch in Form der *Heimselbstbehandlung* durchgeführt werden (von einem bestimmten Alter an nach entsprechender Schulung zunächst von den Eltern, später vom Patienten). Gerade bei akuten Blutungen hat dieses Vorgehen den Vorteil, daß wenig Zeit bis zur Therapie verlorengeht (sie beginnt eher, oft schon mit der Aura: Der Patient fühlt die Blutung und schont z. B. das Gelenk, ohne daß zu dem Zeitpunkt bereits eine Schwellung sichtbar wäre). Dauerschäden, z. B. am Gelenk, lassen sich so am ehesten vermeiden.

Bei *Hämaturien* sollte der fehlende Faktor nicht zugeführt werden, auch nicht die sonst wirksame Epsilon-Aminokapronsäure (Gefahr der Blutgerinnung in den Nierenkanälchen, u. U. mit Anurie), sondern ein Kortikosteroid (z. B. Prednison). Zur lokalen Behandlung haben sich z. B. *Fibrinkleber* bewährt. Bei entsprechender Lokalisation ist auch ein Druckverband geeignet. Die Ruhigstellung ist eine wichtige Maßnahme. Bei Gelenkblutungen muß allerdings frühzeitig – nach sicherer Blutstillung – mit einer Bewegungstherapie begonnen werden, um Gelenkversteifungen vorzubeugen. Hat die Blutung zu einer schweren Anämie geführt, so müssen Bluttransfusionen oder Erythrozytenkonzentrate gegeben werden.

Bei Schmerzen kein Aspirin!

Es würde die Aggregation (Zusammenballung) der Thrombozyten hemmen und folglich Blutungen begünstigen. Intramuskuläre Injektionen sollten vermieden werden. Müssen sie unbedingt gegeben werden, so sind feinere Kanülen zu verwenden, und nach der Injektion muß noch mehrere Minuten lang mit einem trockenen Tupfer ein Druck auf die Injektionsstelle ausgeübt werden. Das gilt auch für Venenpunktionen (Halsvenen kommen allerdings beim Bluter für die Punktion niemals in Betracht). Kapillarblut wird beim Bluter aus der Fingerbeere, nicht dagegen aus dem Ohrläppchen entnommen (die Blutstillung ist am Finger leichter möglich). Bei der Pflege dieser Kinder ist größte Vorsicht geboten. Verletzungen müssen unbedingt vermieden werden. Auch bei der Auswahl des Spielzeugs ist auf die Hämophilie Rücksicht zu nehmen: Spielsachen mit scharfen Kanten sind hier besonders ungeeignet.

Jeder Hämophile sollte einen *Ausweis* mit Namen, Anschrift, Diagnose (Art der Hämophilie) und Blutgruppe bei sich tragen, damit im Falle eines Unfalls auch bei Bewußtlosigkeit sofort die richtigen Maßnahmen eingeleitet werden können.

Mit der Verabreichung der Faktoren sind auch einige **Nebenwirkungen** verbunden. Die Übertragung von *Hepatitis B, Hepatitis C und AIDS* (Näheres s. S. 401) war ein Problem. Seitdem nur noch virusinaktivierte Präparate verwendet werden, ist diese Gefahr praktisch gebannt. Die Patienten sind gegen Hepatitis B geimpft. Außerdem steht der Faktor VIII seit kurzem auch als gentechnologisch hergestelltes humanes Präparat zur Verfügung. Schwierigkeiten sind aber nach wie vor durch die Entstehung von AHG-Antikörpern (besonders gegen Faktor VIII, seltener gegen Faktor IX) zu erwarten, was eine *Hemmkörper-Hämophilie* zur Folge hat. Sie ist schwer beeinflußbar. Man unterscheidet leichte, passagere Formen und schwere, recht dauerhafte. Die Hemmkörper-Hämophilie ist eine erworbene Gerinnungsstörung.

4.2.2 Verbrauchskoagulopathie

Als Beispiel einer erworbenen Gerinnungsstörung sei noch die Verbrauchskoagulopathie genannt. Sie beruht auf einer **disseminierten intravasalen Gerinnung (DIG).** Infolge der durch Aktivierung des Blutgerinnungssystems an den verschiedensten Stellen (disseminiert) innerhalb der Gefäße (intravasal) ablaufenden Gerinnung kommt es zu *Thromben.* Dabei werden sowohl die Gerinnungsfaktoren verbraucht als auch die Thrombozyten (gesteigerte *Blutungsneigung* infolge Koagulopathie mit Thrombozytopenie). Quickwert und partielle Thromboplastinzeit (PTT) sind verlängert, im Blutausstrich finden sich Fragmentozyten, ferner gelingt der Nachweis von Fibrin-Fibrinogen-Spaltprodukten. Solche bedrohlichen Zustände sehen wir z. B. im *Schock* und beim *Waterhouse-Friderichsen-Syndrom* – eine schwere Meningokokkeninfektion (s. S. 350) –, wie überhaupt bei der *Sepsis.* Neben diesen akuten Formen gibt es auch chronische Verläufe, z. B. beim *Kasabach-Merritt-Syndrom* (Riesenhämangiom, S. 47).

4.3 Gefäßbedingte Blutungsübel (Vasopathien)

4.3.1 Möller-Barlowsche Krankheit

Bei dieser Vitamin-C-Mangelkrankheit des Säuglings und jungen Kleinkindes besteht eine erhöhte Kapillarbrüchigkeit mit Blutaustritten aus den Gefäßen *(Säuglingsskorbut, infantiler Skorbut).* Es kommt zu Haut-, Schleimhaut-, Nieren- und vor allem subperiostalen Blutungen und dadurch zu Berührungsempfindlichkeit („Hampelmannphänomen", d. h. Zusammenzucken bei Berühren) sowie zu schmerzreflektorischer Ruhigstellung (Pseudoparalyse) mit Henkelstellung von Armen und Beinen sowie zur Anämie. Der Rumpel-Leede-Test (S. 161) ist positiv.

Die entsprechende Avitaminose des älteren Kindes und des Erwachsenen ist der *Skorbut.* Auch hierbei besteht eine allgemeine Blutungsneigung, einschließlich Zahnfleischblutungen mit Zahnausfall.

Mit Rückgang des Vitamin-C-Mangels sind diese Erkrankungen selten geworden.

4.3.2 Purpura Schönlein-Henoch (anaphylaktoide Purpura)

Ursache: Der SCHÖNLEIN-HENOCHschen Purpura geht ein fieberhafter Infekt (grippaler Infekt, bakterieller Infekt) voraus. Etwa 1–2 Wochen nach Beginn des Infektes hat der Organismus Antikörper gegen die Erreger (das „Antigen") gebildet. Es kommt nun zu einer *Antigen-Antikörper-Reaktion* (allergische Reaktion, S. 321), die sich an den Blutkapillaren und kleinen Gefäßen abspielt und ihre Membran so schädigt, daß Blutungen auftreten *(allergische Vaskulitis).*

Krankheitsbild: Es besteht Fieber. Typisch ist die Symmetrie der *Hautblutungen,* besonders die Extremitäten und das Gesäß sind befallen. Petechien und flächenhafte Hautblutungen kommen nebeneinander vor (Abb. 8.5). Als Ausdruck der allergischen Reaktion treten Quaddeln *(Urtikaria)* und fleckige Exantheme auf. Teilweise haben die Hauterscheinungen kokardenartiges Aussehen *(„Kokardenpurpura").* Weiterhin werden *Schleimhautblutungen,* schmerzhafte Gelenkschwellungen *(Purpura rheumatica Schönlein),* eine erst in der 2.–3. Krankheitswoche auftretende und teils chronisch verlaufende *Glomerulonephritis* mit Eiweißausscheidung und blutigem Urin (S. 265) sowie Leibschmerzen und blutige Stühle *(Purpura abdominalis Henoch)* beobachtet. Als Komplikation kann sich eine *Invagination* (S. 607) einstellen. Die Erkrankung kann in mehreren Schüben verlaufen.

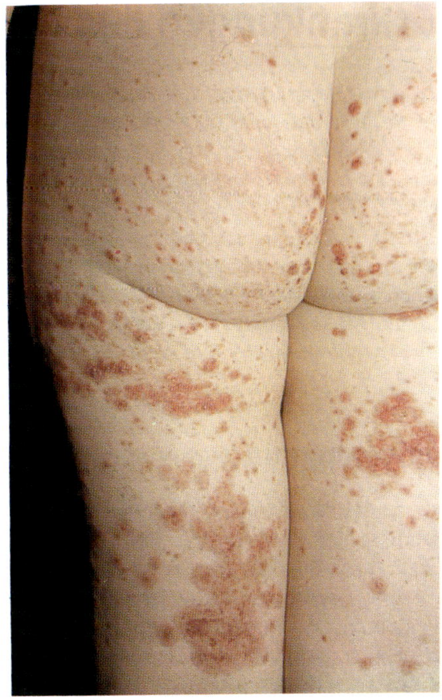

Abb. 8.5 Stecknadelkopf- bis linsengroße Blutungen, symmetrisch auf Extremitäten und Gesäß verteilt, bei Purpura SCHÖNLEIN-HENOCH. (Aus: MOLL, H.: Pädiatrische Krankheitsbilder. 2. Auflage. Thieme, Stuttgart 1983.)

Behandlung: Eine spezifische Therapie gibt es nicht. Ging ein Streptokokkeninfekt voraus, wird mit Penicillin behandelt. Bei heftigsten Bauchschmerzen werden Kortikosteroide eingesetzt, evtl. auch der Gerinnungsfaktor XIII. Im Falle einer Invagination muß operiert werden.

5 Erkrankungen des Knochenmarks

Die *isolierte Verminderung der roten Blutkörperchen und ihrer Vorstufen* im Knochenmark haben wir bei der Besprechung von Erkrankungen mit Störung der Erythrozytenbildung bereits kennengelernt (S. 164), ebenso die nur die Granulozyten betreffende Knochenmarkschädigung (Agranulozytose, S. 171) und die Verminderung der Blutplättchen infolge Fehlens der Vorstufe im Knochenmark (die sog. amegakaryozytäre Form, nämlich die *symptomatische und toxische Thrombozytopenie,* S. 172).

Panmyelopathie (Panmyelophthise[14])

Es gibt auch Erkrankungen, bei denen gleichzeitig die Bildung der Erythrozyten, der Granulozyten und der Thrombozyten gestört ist (Panmyelopathie, Panmyelophthise). Dafür ist auch der etwas mißverständliche Ausdruck **„aplastische Anämie"** üblich, gemeint ist in diesem Zusammenhang der Ausfall der gesamten Blutbildung im Knochenmark (nicht nur ein Ausfall der „roten Reihe", was auch „red cell aplasia" genannt wird). Nicht nur das Knochenmark ist zellarm („leeres" Knochenmark, es ist mehr oder weniger vollständig durch Fettgewebe ersetzt), sondern auch im Blutbild finden sich nur wenig Zellen **(Panzytopenie).**

Ursache: Teils ist die Ursache unbekannt **(idiopathische Form).** In einigen Fällen waren *ionisierende Strahlen, Benzol, Chloramphenicol* etc. Auslöser **(erworbene Panmyelophthise).** Ein besonderes Krankheitsbild ist die **konstitutionelle Fanconi-Anämie** (Anämie im eigentlichen Sinne des Wortes, also nicht nur die Erythrozyten betreffend). Es handelt sich um eine familiäre Erkrankung, die mit zahlreichen angeborenen Fehlbildungen kombiniert ist (Minderwuchs, braune Pigmentation der Haut, Fehlen oder Unterentwicklung des Daumens und des Radius u. a.) und später gar nicht selten in Leukämie übergeht. Überhaupt kann eine Panmyelopathie Vorstufe einer Leukämie sein **(Präleukämie).**

Verminderungen der Zahl der Erythrozyten, Leukozyten und Thrombozyten als Folge von Verdrängungen der Blutbildung bei leukämischen und Tumorzellinfiltrationen des Knochenmarks werden definitionsgemäß nicht hierher gerechnet (s. S. 172).

Krankheitsbild: Das schwere Krankheitsbild ist durch die Verminderung der Blutzellen erklärt: Blutarmut, Blutungen, Infektneigungen, Geschwüre im Mund usw.

Behandlung: Die Therapie gestaltet sich sehr schwierig. Bei den bedrohlich verlaufenden Formen kommen Knochenmarktransplantationen in Betracht. Sie führen in letzter Zeit zunehmend zum Erfolg.

Vereinzelt wurden Injektionen von G-CSF (Granulozyten-Kolonien stimulierender Faktor) gegeben, die nur die Granulozytopenie und die davon abhängigen Komplikationen günstig beeinflußten.

Weiterführende Literatur

BEGEMANN, H.: Praktische Hämatologie. Differentialdiagnose, Therapie, Methodik. 8. Auflage, Thieme, Stuttgart 1982

[14] pan (griech.): alles; myelos (griech.): (Knochen-) Mark; phthisis (griech.): Schwund (Schwindsucht)

9. Teil Leukämien und bösartige Tumoren

Peter Gutjahr

1 Einführung

Leukämien und bösartige Tumoren sind sog. *Krebs*erkrankungen. Sie entstehen in einem einzelnen *Organ* (z.B. Niere oder Knochen oder anderswo) oder in einem ganzen *Organsystem* (z.B. Knochenmark: Leukämie; Lymphknoten: maligne Non-Hodgkin-Lymphome und Morbus Hodgkin). Leukämien sind somit Krebserkrankungen des Blutes bzw. Knochenmarkes. Sie sind primär praktisch überall im Körper ausgebreitet, während ein Tumor eines einzelnen Organs zunächst auf dieses beschränkt ist, später sich aber auch überall im Körper ausbreiten kann (= *Disseminierung* und *Metastasierung*).

Bösartigkeit (= Malignität): Sie besteht darin, daß sich die Krebszellen durch stetige, häufige Teilung ungehemmt vermehren und daß diese Vermehrung außer Kontrolle gerät. Damit bedrohen sie das geordnete Körpergefüge. Sie wachsen invasiv und unkontrolliert in Nachbargewebe/-organe ein. Die Gesamtheit dieser Krebszellen ist die *Krebsgeschwulst.* Das Eindringen in gesunde Nachbarorgane bedroht die Körperfunktionen und damit ab einem gewissen Grade das Leben. Das Einwachsen in andere Organe bezeichnet man als *Infiltration.* Wenn bösartige Zellen und Zellgruppen in Venen oder Lymphgefäße einbrechen, können sie abgelöst und in entfernte Organe verschleppt werden, was man als *Metastasierung* kennt. Die Metastasierung ist *hämatogen,* wenn sie über den Blutkreislauf erfolgt, *lymphogen,* wenn sie über das Lymphabflußsystem vonstatten geht. Typische Metastasierungsorte sind Lunge und Knochen (Skelettsystem).

Gutartigkeit (= Benignität): Gutartige Tumoren bilden keine Metastasen und infiltrieren nicht: sie wachsen am Ort ihrer Entstehung langsam und verdrängend, wachsen aber nicht infiltrierend in Nachbarorgane ein. Typische gutartige Tumoren sind *Hämangiome* (= Blutschwamm), *Naevi* (sog. „Leberflecke"), *Fibrome* und *Lipome* (gutartige Bindegewebs- und Fettgeschwülste).

Heilung: Ein gutartiger Tumor ist geheilt, wenn er operativ vollständig entfernt wurde. Allerdings ist dies nicht immer möglich, z.B. bei gutartigen Tumoren im Stammhirn. Solche Tumoren sind also zwar histologisch gutartig, für den Patienten selbst aber ggf. tödlich. Daher muß man zwischen der *histologischen* und der *biologischen* Gutartigkeit unterscheiden: was im Mikroskop gutartig ist, ist für den Patienten nicht uneingeschränkt gutartig; ein gutartiger Prozeß, der nicht entfernt werden kann, ist *biologisch,* d.h. für den Patienten bösartig. Er kann für den Patienten bedrohlicher sein als ein *bösartiger* Tumor, den man mit Zytostatika und Bestrahlung beherrscht.

Therapie: Die radikale und vollständige operative Entfernung eines *gutartigen* Tumors bedeutet Heilung. Bei nicht vollständiger operativer Entfernung sind weitere Maßnahmen zu erwägen; sie unterscheiden sich und sind abhängig von Lage, Art des Tumors und Ausmaß der primären Operation.

Bei *bösartigen* Tumoren ist grundsätzlich davon auszugehen, daß ein Rest – auch nach radikaler Operation – verblieb. Hier schließen sich allgemein zytostatische Behandlung und Radiotherapie an; meist erfolgt bei bösartigen Tumoren schon von Beginn an eine zytostatische Therapie.

Krebs bei Kindern/Erwachsenen: Bösartige Tumoren bei Erwachsenen sind überwiegend *Karzinome,* bei Kindern und Jugendlichen dominieren *Sarkome.* Dies ist ein grundsätzlicher Unterschied: Karzinome sind bösartige Tumoren aus Epithelgewebe, Sarkome entstehen aus Weichgewebe und Knochengewebe. Typische Karzinome sind Mamma-, Kolon-, Bronchial- und Prostata-Karzinome, typische Sarkome sind Rhabdomyosarkome, Ewing- und Osteosarkome. Es ist daher grundsätzlich nicht möglich, Krebs bei Kindern mit Krebs bei Erwachsenen zu vergleichen: die Arten der Krebserkrankungen sind sehr verschieden voneinander, außerdem sind Therapiemöglichkeiten und Verträglichkeit der verschiedenen Behandlungen sehr unterschiedlich.

Nur in 1 – 2 % handelt es sich bei Kindern um *Karzinome* (Schilddrüse, Nebenniere, selten Darm). Ganz überwiegend liegen mesenchymale Malignome vor (Tab. 9.1). Typisch für das Kindesalter sind die sog. *embryonalen Tumoren* wie WILMS-Tumoren, Neuroblastome, Rhabdomyosarkome und maligne Keimzelltumoren sowie Medulloblastome. Bei ihnen ist der Tumor genetisch determiniert, d. h. angelegt. Es handelt sich aber nicht um eine Erbkrankheit. Vielmehr sind Anlagen vorhanden, die zu einer Entartung bestimmter Zellgruppen, die zunächst „ruhen", Anlaß geben. Diese Entartung findet oft im frühen Kindesalter statt. Ausnahmsweise können diese Entartungen aber

Tabelle 9.1 Relative Häufigkeit maligner Erkrankungen bei Kindern.

Erkrankung	%	
Leukämien	37	
– akute lymphatische		31
– akute myeloische		5,5
– chronische myeloische		0,5
Tumoren des Zentralnervensystems	18	
– Gehirn		17
– Rückenmark		1
Maligne Lymphome	12	
– Non-HODGKIN-Lymphome		6
– Morbus HODGKIN		6
Neuroblastome	7	
WILMS-Tumoren	7	
Weichteilsarkome	5	
– Rhabdomyosarkome		4
Maligne Knochentumoren	5	
– Osteosarkome		2
– EWING-Sarkome/maligne periphere neuroektodermale Tumoren (MPNT)		3
Retinoblastome	2	
Maligne Keimzelltumoren (Hoden/Ovar/Steißbein u. a.)	2	
Maligne Lebertumoren (Hepatoblastom/Hepatozelluläres Karzinom)	2	
Sonstige (Schilddrüsenkarzinom/Nebennierenkarzinom/ Andere seltene Tumoren)	4	
	100	

auch bei Erwachsenen vorkommen (1 – 2 % der WILMS-Tumoren und Neuroblastome betreffen Erwachsene).

Häufigkeit: 12 von 100 000 Kindern erkranken jährlich an Krebs. Das bedeutet für eine 15jährige Kindheit ein Risiko von 12 × 15 / 100 000 = 1 : 600, an Krebs zu erkranken. Etwa 1/3 dieser Erkrankungen betreffen akute Leukämien, 1/5 Tumoren des Zentralnervensystems und 1/4 embryonale Tumoren wie WILMS-Tumoren, Neuroblastome, Rhabdomyosarkome, maligne Keimzelltumoren, Hoden- und Ovarialtumoren sowie Medulloblastome (Tab. 9.1).

Ursachen: Im Einzelfall ist eine Krebsursache meist nicht auszumachen. Grundsätzlich sind aber verschiedene *kanzerogene*, d. h. krebsauslösende Ursachen bekannt:

- radioaktive Strahlen,
- Chemikalien, aber auch
- virale Ursachen wie das EBV-Virus (Epstein-Barr-Virus),
- genetische Faktoren.

Radioaktive Strahlen. Daß radioaktive Strahlen Krebs auslösen können, ist unbestritten. Dies belegen epidemiologische Daten, die nach den Atombombenabwürfen auf Hiroshima und Nagasaki erhoben wurden. Durch radioaktive Strahlen hervorgerufene bösartige Tumoren sind vor allem Schilddrüsenkarzinome, Leukämien und bösartige Knochentumoren. Nach der Katastrophe von Tschernobyl sind zahlreiche Schilddrüsenkarzinome bei Kindern und Jugendlichen aufgetreten, die auf die damalige radioaktive Strahlung zurückgeführt werden müssen.

Es wird geschätzt, daß 5 % aller Osteosarkome aufgrund einer früheren Strahlenexposition entstanden sind. Bei Kindern, die wegen Kopfläusen bestrahlt wurden, kamen gehäuft Schilddrüsenkarzinome vor. Auch die Bestrahlung wegen Hämangiomen und wegen Thymushyperplasie, die vor Jahren durchgeführt wurde, war von einem gesteigerten Risiko für bösartige strahleninduzierte Tumoren gefolgt.

Auch ultraviolette Strahlen können kanzerogen sein (Melanom !)

Chemische Substanzen. Wenn immer wieder darüber berichtet wird, daß Chemikalien „giftig" seien, so gilt dies für verschiedene Formen der „Giftigkeit", d. h. der Toxizität; vor allem werden in den entsprechenden Berichten allergische Nebenwirkungen angesprochen, die z. B. die Haut betreffen oder asthmatische Beschwerden hervorrufen.

Jedoch können chemische Substanzen auch *kanzerogen* sein, d. h. Krebeserkrankungen hervorrufen: für mindestens 30 chemische Substanzen ist dies *gesichert*. Zu ihnen zählen:

- Arsen,
- Asbest,
- Benzidin,
- Chrom,
- Vinylchlorid,
- Steinkohlenteer als vor allem in bestimmten Berufsgruppen vorkommende *chemische Karzinogene*,

ferner sind folgende (medizinische) Präparate potentiell kanzerogen, d. h. sie können Krebs hervorrufen:

- Azathioprin *(Imurek®)*
- Chlorambucil *(Myleran®)*
- Zyklophosphamid *(Endoxan®, Cyclostin®)*,
- Phenacetin®.

Daß die Präparate dies grundsätzlich können, ist wissenschaftlich gesichert. Allerdings ist es eine Frage von Dosis und Dauer der Verabreichung (bei beruflichen Kanzerogenen von Intensität des Kontaktes und Dauer des beruflichen Kontaktes mit der/den jeweiligen Substanzen): nicht jeder Kontakt mit einer potentiell krebserzeugenden Substanz löst tatsächlich auch später Krebs aus. Zu berücksichtigen sind bei einer Bewertung solcher Einflüsse nicht nur Dauer und Intensität des Kontaktes bzw. Dauer und Dosis einer Behandlung, sondern auch (wichtig!) eventuelle *Kokarzinogene*, d. h. zusätzliche auf den Organismus einwirkende, weitere krebsauslösende Faktoren. Dadurch wird das Bild von den Ursachen einer Krebserkrankung komplex.

Vor Jahren behandelte man viele werdende Mütter bei drohendem Abort, vor allem in den USA, mit einem bestimmten Östrogenpräparat, dem Diäthylstilböstrol (DÄS). Sehr viel später stellte man fest, daß dieses Hormonpräparat offensichtliche Ursache dafür war, daß viele der weiblichen Nachkommen der ehemals so behandelten Mütter noch vor dem 20. Lebensjahr *Karzinome* der Scheide oder des Gebärmutterhalses entwickelten, hier wirkte eine chemische Substanz karzinogen, und zwar *transplazentar*. Der karzinogene Effekt wurde über die Plazenta auf den Föten übertragen und induzierte dort eine Anlage zur Malignitätsentwicklung, die sich dann meist innerhalb der ersten 20 Lebensjahre vollzog.

Da in der Erforschung dieser und ähnlicher Zusammenhänge vieles noch offen oder unklar ist, muß auf eine sorgfältige Medikamentenanamnese bei der Mutter größter Wert gelegt werden.

Typische *chemisch induzierte Krebserkrankungen* bei Erwachsenen sind die *Mesotheliome* (besonders bösartige Pleuratumoren) der *Asbest*-Arbeiter und die *Bronchialkarzinome* der Zigarettenraucher.

Chemisch induzierte Malignome (bösartige Tumoren) kommen bei Kindern nicht in der o. a. ersten Gruppe, d. h. unter den exogenen (beruflichen) Kanzerogenen, wohl aber in der zweiten Gruppe, d. h. unter den medikamentös, medizinisch-therapeutisch angewendeten chemischen Karzinogenen vor (allerdings sehr selten). Medikamente mit diesen Eigenschaften s. o.

Viren. Schon die gutartigen (sog. vulgären) Warzen, die tatsächliche Tumoren sind, werden durch Viren hervorgerufen. Das klassische BURKITT-*Lymphom*, benannt nach dem Mediziner BURKITT, entsteht unter der Einwirkung des *EBV-Virus* (EPSTEIN-BARR-Virus), das ja u. a. auch das PFEIFFERsche Drüsenfieber hervorruft. Das *EBV-Virus* ist ein potentiell kanzerogener Faktor (Non-Hodgkin-Lymphome vom B-Typ).

Auch andere Viren, vor allem aus der *Herpes*-Virus-Gruppe, sind als mögliche krebsauslösende Faktoren im Gespräch, so das Herpes-simplex-Virus Typ 2 bei den weiblichen Genitalkarzinomen; dies betrifft aber ausschließlich erwachsene Frauen.

Virusbedingt ist auch *AIDS*, das erworbene Immundefizienz-Syndrom, das letztlich über die Entwicklung von Tumoren zum Tode führen kann. Hier scheint es, daß über die *Immundefizienz* die Tumorentstehung begünstigt wird, das Virus also *mittelbare*, nicht unmittelbare Tumorursache ist.

Genetische Faktoren

1. *Immundefekte*, wie vorstehend bei AIDS erwähnt, kommen auch angeboren vor (*Morbus* BRUTON, *schwerer kombinierter Immundefekt u. a.*). Diese sind mit einem erhöhten Risiko verbunden, daß ihre Träger bösartige Erkrankungen entwickeln, z. B. Leukämien und maligne Lymphome.

2. *Erbliche Störungen der DNS-Reparatur*, wie sie bei seltenen Erkrankungen wie der *Ataxia teleangiectatica* oder dem *Xeroderma pigmentosum* vorkommen, führen ebenfalls gehäuft zu Malignomen: bei diesen Erkrankungen kann der Organismus die ständig einwirkenden Schädigungen der Nukleinsäure nicht hinreichend reparieren und so wird die Reparaturkapazität überfordert und ein Malignom entsteht (beim Xeroderma pigmentosum z. B. durch UV-Strahlen).

3. DOWN-*Syndrom*. Bei der *Trisomie 21* besteht ein signifikant erhöhtes Risiko für die Entwicklung einer Leukämie. Ob die Dreifachausbildung des 21. Chromosoms oder die bei diesen Patienten vorhandene immunologische Störung der entscheidende Faktor ist, ist noch unkar; jedenfalls erkranken diese Kinder 20mal häufiger als andere an Leukämie.

4. *Neurofibromatose von* RECKLINGHAUSEN. Diese Erkrankung nennt man eine *Phakomatose*. Hier treten verschiedene bösartige Erkrankungen/Tumoren gehäuft auf:

- Neurofibrosarkome,
- Rhabdomyosarkome,
- Optikusgliome und andere.

5. *Gonosomale Aberrationen*. Dabei handelt es sich um Chromosomenveränderungen, die die Geschlechtschromosomen betreffen (XO; XXY), d.h. sowohl beim Fehlen eines Geschlechtschromosoms als auch bei Ausbildung eines überzähligen Geschlechtschromosoms besteht ein erhöhtes Risiko für einen bösartigen Tumor: dabei handelt es sich meist um bösartige *Keimzelltumoren*, d.h. um bösartige Tumoren, die in den Gonaden lokalisiert sind.

6. *Retinoblastome*. Diese Netzhauttumoren sind großenteils genetisch festgelegt, sie können einseitig oder beiderseitig auftreten. Sie können über Generationen vererbt werden. Bei ihnen wie bei anderen genetisch determinierten Malignomen sind eine sorgfältige *Familienanamnese* und eine *genetische Beratung* erforderlich und müssen entsprechende *Chromosomenuntersuchungen* sowie *molekularbiologische Analysen* erfolgen.

Die moderne Krebsforschung findet in zunehmendem Maße heraus, daß viele Krebserkrankungen genetisch bedingt oder zumindest genetisch mit beeinflußt werden. Hierzu zählen auch bei Kindern *maligne Hauttumoren* wie *Melanome*, z. B. auf dem Boden sog. *dysplastischer Nävi*, d.h. Pigmentveränderungen der Haut.

2 Therapie, Allgemeines

Zur Behandlung stehen die drei Verfahren

- Operation,
- Radiotherapie (Bestrahlung),
- Chemotherapie (Zytostatika)

zur Verfügung. In besonderen Situationen ist eine

- Knochenmarktransplantation zu erwägen.

Sowohl die bösartigen Erkrankungen als auch – häufiger – die Behandlung können vielerlei Probleme hervorrufen, nämlich

1. *allgemeine Nebenwirkungen;*
2. von diesen spielen – aufgrund der *Immunsuppression* – die *infektiösen Komplikationen* eine besonders wichtige Rolle.
3. In der Langzeitbetreuung sind mögliche, durch Erkrankung oder Therapie bedingte *Spätkomplikationen* zu bedenken, was entsprechende *Nachsorgeuntersuchungen* erfordert.

Operation: Eine Operation zur Entfernung eines bösartigen Tumors kommt in Frage, wenn der Tumor lokalisiert, d.h. auf einen bestimmten Organbereich beschränkt ist. Um dies festzulegen, teilt man heute die meisten Tumoren in bestimmte *Stadien* ein. Für jeden der häufigeren bösartigen Tumoren bei Kindern gibt es eine eigene Stadieneinteilung. Die Einteilung in Stadien nach dem *TNM-Prinzip* (T = Tumor, N = Lymphknoten, M = Metastasen), wie es bei Erwachsenen gültig ist, hat bei Kindern praktisch keine Bedeutung.

Allgemein gilt, daß man die meisten Tumoren mit einem Stadium I und II primär operieren *kann*. Die Stadien III und IV bzw. V (letztere gibt es nur bei WILMS-Tumoren) behandelt man grundsätzlich zunächst zytostatisch und/oder radiotherapeutisch. Aber auch bei vielen Tumoren in den Stadien I und II bevorzugt man inzwischen die zytostatische Erstbehandlung. Sie schafft meist günstige Voraussetzungen für eine spätere Operation.

Die *Operation* wird demnach als erstes oder nach einer zytostatischen (und evtl. radiotherapeutischen) Behandlung durchgeführt.

Bei WILMS-*Tumoren (Nephroblastomen)* wird mit dem Tumor immer auch die Niere entfernt, in der der Tumor entstand (Ausnahme: doppelseitige WILMS-Tumoren).

Bei *Neuroblastomen*, die dem *sympathischen Nervensystem (Grenzstrang* oder *Nebennierenmark)* entstammen, wird ebenfalls das Ursprungsorgan mitentfernt, ggf. ist bei Nebennieren-Neuroblastomen auch die Mitentfernung der benachbarten Niere erforderlich.

Bei *Osteosarkomen* ist meist die Amputation einer Extremität notwendig.

Bei *Ewing-Sarkomen* kann hingegen oftmals restriktiver, d.h. zurückhaltender operiert werden, denn diese Tumoren sind strahlensensibel und können durch zusätzliche Radiotherapie günstig beeinflußt werden.

Bei *malignen Lebertumoren* und *malignen Keimzelltumoren* kann nach zytostatischer Vorbehandlung oft eine radikale Tumoroperation erfolgen.

Bei allen diesen Tumoren geht man zunächst so vor, daß man beim Auftreten des Tumorverdachtes zunächst eine Gewebeprobe *(Probebiopsie)* entnimmt und danach die Therapie plant, d. h. dann meist zunächst eine zytostatische Behandlung durchführt und *nach* dieser die endgültige Operation, denn so trifft man meist auf kleinere, besser und radikaler operable Tumoren.

Bei den *Tumoren des Zentralnervensystems (ZNS)*, d. h. Tumoren des Gehirns und des Rückenmarkes steht die Operation an erster Stelle. Man versucht primär, so radikal wie möglich und vertretbar zu operieren; Radio- und Chemotherapie folgen bei diesen Tumoren später, aber nicht immer.

Die Operationen müssen um so eingreifender und radikaler sein, je weniger die weiteren Therapiemöglichkeiten (Bestrahlung, Zytostatika) erfolgversprechend sind. Diese weiteren Möglichkeiten hängen von der Tumorart ab, aber auch vom Ausbreitungsgrad der Erkrankung (Stadium), bisweilen auch vom Alter der Kinder und von verschiedenen Charakteristika, z. B. *laborchemischer* Art.

Operationen bei kindlichen Tumorpatienten betreffen neben *Biopsien* und *Tumorresektionen* auch die Entfernung eventueller *Metastasen* und die *Transplantation* von Organen, die aber bei Tumorpatienten selten ist.

Weitere, zahlreiche Operationen bei kindlichen Tumorpatienten dienen der Implantation zentralvenöser Katheter *(Intraport, Hickman- und Broviac-Katheter)*.

Radiotherapie: Die Bestrahlung bei Kindern mit bösartigen Neubildungen kann notwendig werden bei *akuten Leukämien* (Hirnschädel), bei malignen Lymphomen (vor allem *Morbus Hodgkin*), bei *Ewing-Sarkomen* und *malignen peripheren neuroektodermalen Tumoren (MPNT*, bei WILMS-*Tumoren* und gelegentlich bei *Neuroblastomen; ZNS-Tumoren* wie *Medulloblastome* müssen ebenfalls, jedenfalls bei älteren Kindern bestrahlt werden, ebenso manchmal *Kraniopharyngeome* oder Tumoren des *Hirnstammes*.

Eine Bestrahlung ist unwirksam bei Osteosarkomen und Lebertumoren.

Die Bestrahlung wird heute meist mit einem *Linearbeschleuniger* durchgeführt, nur ausnahmsweise mit einem Telekobaltgerät.

Dem Patienten wird nach sorgfältiger computerassistierter Bestrahlungsplanung über ein – meist farblich markiertes – Feld eine Strahlendosis verabreicht, die nach der *Energiedosis* gekennzeichnet wird: 1 Gray (Gy) entspricht dabei einer Energiedosis von 100 rad (roentgen absorbed dosis), meist wird mit Dosen zwischen 12 und 60 Gy bestrahlt, abhängig von der Tumorart und dem Alter des Kindes. Die tägliche Einzeldosis liegt in der Regel zwischen 1 und 2 Gy. Dadurch ergeben sich Bestrahlungszeiten von meist 2–7 Wochen. Die Aufteilung der Gesamtdosis der Bestrahlung auf einzelne Tage nennt man *Fraktionierung*.

Die Bestrahlung ist schmerzlos. Sie wird allerdings in ungewohnter Umgebung durchgeführt, was die Kinder beunruhigen kann. Dennoch ist nur in ganz frühem Kindesalter eine Sedierung für die Radiotherapie erforderlich. Für bequeme Lagerung sind spezielle Kissen vorhanden. Es hat sich bewährt, die Radiotherapie-Phase stationär durchzuführen, da z. T. erhebliche Nebenwirkungen der Bestrahlung auftreten können.

Hierzu gehören – je nach Größe des Strahlenfeldes und Lokalisation – Übelkeit und Erbrechen, Zeichen der Hirndrucksteigerung, Durchfälle, Dermatitis, Funktionsstörungen bestimmter Organe (Lunge, Leber, Niere) sowie eine mögliche Knochenmarksschädigung (Blutbild!).

Chemotherapie (Zytostatika): Zytostatische Medikamente haben einen entscheidenden Fortschritt in der Krebsbehandlung bei Kindern bewirkt.

Die wichtigsten Medikamente sind in Tabelle 9.2 aufgeführt.

Die große Bedeutung der Zytostatika wird ersichtlich daraus, daß allein mit diesen *zellwachstumshemmenden* Medikamenten Leukämien und maligne Lymphome wie maligne Non-Hodgkin-Lymphome und der Morbus Hodgkin dauerhaft geheilt werden können und bei vielen anderen der primäre Tumor soweit verkleinert werden kann, daß er dann operabel wird oder daß diese Substanzen die Entstehung von *Metastasen* verhindern.

Die Zytostatika wirken z. T. lebensrettend, aber sie wirken drastisch, so daß auch die *Nebenwirkungen* z. T. erheblich sind:

- Verminderung der Blutzellen (Leukozyten, Hämoglobin, Erythrozyten, Thrombozyten); erhöhtes Infektrisiko ist die Folge, ferner Blutungsneigung, Anämie;
- Schleimhautulzerationen (Mund, Darm, Durchfälle), mangelhafte Nahrungsaufnahme und Schmerz sind Folgen;
- Nebenwirkungen, die die Funktion von Leber, Niere, Lunge, Stoffwechsel beeinträchtigen können, sind möglich.

Die Bedeutung der Zytostatika ist bei Kindern grundsätzlich groß. Bei Leukämien ist sie größer

Tabelle 9.2 Wichtige Zytostatika bei Kindern: Stoffgruppen, Einzelmedikamente, Verabreichung, Nebenwirkungen (Toxizität).

Stoffgruppe	Wirkstoff	Handelspräparat (Auswahl)	Verabreichung
Pflanzenprodukte			
Vinca-Alkaloide	Vincristin	Vincristin	streng i. v.
Ursprungspflanze:	Vinblastin	Velbe	streng i. v.
(„Immergrün")	Vindesin	Eldisine	streng i. v.
Epipodophyllotoxine	VP-16	Etoposid	i. v., oral
	VM-26	Teniposid	i. v.
Antibiotische Zytostatika			
Anthrazykline	Doxorubicin	Adriamycin	streng i. v.
	Daunorubicin	Daunoblastin	streng i. v.
	Mitoxantron	Novantron	streng i. v.
	Epirubicin	Farmorubicin	streng i. v.
Sonstige	Actinomycin D	Lyovac-Cosmegen	streng i. v.
	Bleomycin	Bleomycin	i. v.
Antimetabolite			
Purinantagonisten	Methotrexat	Methotrexat	i. v., oral, intrathekal
	6-Mercaptopurin	Puri-Nethol	oral
	6-Thioguanin	Thioguanin	oral
Pyrimidinantagonisten	Zytosin-Arabinosid	Alexan	i. v., intrathekal, s. c.
Alkylantien			
	Zyklophosphamid	Endoxan, Cyclostin	i. v.
	Melphalan	Leukeran, Myleran	i. v.
	Carmustin, Lomustin	CiNU, Carmubris	oral
	Procarbazin	Natulan	oral
	Dacarbazin	DTIC	i. v.
Platinsubstanzen			
	Cis-Platin	Platinex, Platiblastin	i. v.
	Carboplatin	Paraplatin	i. v.
Enzympräparat			
	L-Asparaginase	Crasnitin	i. v.
Steroide			
	Predniso(lo)n	verschied. Präp.	oral, i. v., i. th.
	Dexamethason	Fortecortin	oral, i. v.

als bei lokalisierten Tumoren. Nahezu alle bösartigen Tumoren werden heute aber auch zytostatisch behandelt. Die Bedeutung der Zytostatika liegt in 1. der Größenreduktion eines Tumors und 2. der Vermeidung von Fernmetastasen. Beides ist für einen günstigen Krankheitsverlauf von entscheidender Bedeutung.

Knochenmarktransplantation: Wenn man Operation, Bestrahlung und Zytostatika als die drei wichtigsten Säulen der Tumortherapie bezeichnet, so ist die Knochenmarktransplantation (KMT) die vierte tragende Säule.

Sie wird, was Leukämien betrifft, im Abschnitt 3 ausführlicher behandelt (Leukämien). Allgemein kann gelten, daß eine KMT vor allem bei Leukämien eine Bedeutung hat. KMT werden aber auch bei disseminierten oder rezidivierten Neuroblastomen durchgeführt. Wachsende Bedeutung haben die sog. *autologen KMT* bei soliden Tumoren. Hier wird Patienten zu geeigneter Zeit eigenes

Knochenmark entnommen, tiefgefroren und für spätere Transplantation aufbewahrt. Man führt dann bei ihnen eine besonders intensive zytostatische Behandlung durch, bei der man die Knochenmark-Zerstörung in Kauf nimmt, und transplantiert ihnen dann eigenes Knochenmark zur Rekonstitution. Dieses Verfahren wird derzeit bei verschiedenen soliden Tumoren versuchsweise durchgeführt.

Nebenwirkungen:

Allgemeine Nebenwirkungen. Die Begleiterscheinungen einer Leukämie- und/oder Tumorerkrankung oder -behandlung können vielfältig sein.

1. *Leukämie-/Tumorfolgen* (Auswahl):
Kachexie (abnormaler Gewichtsverlust), Fieber ohne nachweisbare Infektion, Knochenschmerzen, Bauchschmerzen, Kopfschmerzen, Blutungen (Haut, Magen-Darm-Trakt u. a.), Zerebrale Anfälle, Endokrine Störungen (Hypophyse, Nebenniere, Schilddrüse, Gonaden), Hirnnervenstörungen, Atemstörungen, Obstipation/Durchfall, Gangstörung, Sehstörung. Besonders wichtig: *schmerzlose* Bauch- oder Extremitätenschwellung, Lymphknotenvergrößerung.

2. *Leukämie-/Tumor-Therapiefolgen* (Auswahl):
Übelkeit, Erbrechen (verschiedene Zytostatika; Bestrahlung), Alopezie (Haarausfall) (verschiedene Zytostatika; Bestrahlung), Schleimhautulzerationen (verschiedene Zytostatika; Bestrahlung), Durchfall (bis zur nekrotisierenden Enterokolitis), Polyneuropathie (ggf. mit Gangstörungen: „Storchengang") (Vincristin; Vinblastin), Zystitis (Blasenentzündung, auch hämorrhagische Zystitis) (Zyklo- und Ifosfamid), Wachstumsstörungen (skelettal oder endokrin), Nieren- und Leberfunktionsstörungen (Bestrahlung; Methotrexat und andere), Hörstörungen (Platin-Substanzen), Herzfunktionsstörungen (Adriamycin, Daunorubicin), Fieber ohne Infektionsnachweis („Medikamenten-Fieber"; „drug fever"), Obstipation (Vincristin), Hirnnervenfunktionsstörungen (Vincristin und andere Alkaloide), Fettsucht (Cortison), Anämie (verschiedene Zytostatika), Thrombopenie (verschiedene Zytostatika; Bestrahlung), Leukopenie (sie führt zu einem erhöhten Infektionsrisiko; s. dazu nachfolgenden Abschnitt).

Infektiöse Komplikationen. Die Leukämie- und Tumorerkrankung sowie deren Behandlung greift tief in das Immunsystem ein. Ein vordergründiger, sehr wichtiger Parameter zur Beurteilung des durch die Immunsuppression erhöhten *Infektionsrisikos* ist während der Behandlungsphase die Zahl der Leukozyten.

Bei einer Zahl von weniger als 500/cmm *Granulozyten* besteht ein hohes Infektionsrisiko. Um dies festzustellen, ist immer ein *Differentialblutbild* erforderlich, denn 1000 Leukozyten mit 20% Granulozyten stellen ein höheres Risiko für bakterielle Infektionen dar als 700/cmm Leukozyten mit 60% Granulozyten (500/cmm entspricht 0.5/nl oder 0.5×10^9/l).

Bei *Fieber (einmalig am Tag über 38,5 Grad oder zweimalig am Tag über 38,0 Grad)* ist bei *gleichzeitiger Neutropenie* (Granulozyten im Differentialblutbild unter 500/cmm) von einer *Sepsis* auszugehen, bis das Gegenteil bewiesen ist.

1. *Häufige bakterielle Infektionen* sind bei immunsupprimierten Tumor- und Leukämie-Kindern solche durch:
Staphylococcus epidermidis, Staphylococcus aureus, Pseudomonas aeruginosa, Escherischia coli, Haemophilus influenzae, Salmonellen, Mycobacterium tuberculosis.

2. *Wichtige Virus-Infektionen* sind die durch:
Herpes-simplex-Virus (Typ 1 und 2), Varizellen-Zoster-Virus, die Hepatitis-Viren B und C, Zytomegalie-Virus, Epstein-Barr-Virus, Masern-Virus.

3. *Wichtige Pilzinfektionen* sind die Infektionen durch:
Candida albicans (Soor), Cryptococcus neoformans, Histoplasma capsulatum.

4. *Weitere wichtige Infektionen* können durch:
Toxoplasmen, Pneumozystis carinii und auch durch Helminthen (Würmer) bedingt sein.

Es ist von größter Bedeutung, die Infektion frühzeitig zu erkennen, um sie so früh wie möglich behandeln zu können. Dazu bedarf es

- der regelmäßigen, d.h. mindestens täglichen Untersuchung auf Erreger-Eintrittspforten (Mundwinkel-Rhagaden, wunder Anogenitalbereich, Hautverletzungen, selbst schon „rauhe Haut"),
- des sorgfältigen Registrierens von Befinden, Nahrungsaufnahme, Gewichtskontrolle, Körpertemperatur, Körperpflege (Nägelfeilen anstelle von -schneiden, Mundspülung ggf. statt Zähneputzen).

Sind aufgrund von *Fieber und Neutropenie* die Voraussetzungen gegeben, eine schwere Infektion zu vermuten, wird eine sog. *empirische* antibiotische Behandlung begonnen (meist ein Cephalosporin der 3. Generation, ggf. in Kombination mit einem Aminoglykosid). Die Erweiterung, Abwandlung und Dauer dieser Behandlung wird vom weiteren Verlauf und dem Ergebnis der mikrobiologischen Untersuchung bestimmt.

Zur Vermeidung bedrohlicher *Virusinfektionen* ist neben sorgfältiger Hygiene auf intensive Information (Anamnese, Zwischenanamnese) zu achten. Bei jeder Vorstellung des Kindes muß nach eventuellen infektiösen Kontakten gefragt werden.

Es ist nicht sicher, ob unter einer zytostatischen Behandlung frühere *Impfungen* noch wirksam sind.

Spätkomplikationen/Nachsorgeuntersuchungen. Die lebensbedrohliche Leukämie-/Tumorerkrankung kann ebenso wie die zu deren Beherrschung erforderliche Therapie Folgen nach sich ziehen, die langfristige Bedeutung haben. Wenn man diese kennt, ergibt sich zwangsläufig daraus, den Patienten Nachsorgeuntersuchungen zu empfehlen, die auch der Früherkennung eines Rückfalls der Erkrankung, d. h. eines Rezidivs dienen.

Unter den *Spätfolgen* einer Leukämie-/Tumorbehandlung sind zu nennen:

- seltene Störungen von Leber-, Nieren-, Lungen- und Herzfunktion;
- Wachstumsstörungen;
- Störungen des zentralen und peripheren Nervensystems;
- Hormonstörungen;
- Störungen der Knochenmarkfunktion;
- das Risiko, eine zweite andere bösartige Neubildung zu entwickeln.

Die *Empfehlungen zu Nachsorgeuntersuchungen* sind eine Art Vorsorge, den späten Risiken für Komplikationen frühzeitig zu begegnen. Es ist sinnvoll, die Patienten nach Therapie-Abschluß etwa einmal alle vier Wochen ambulant zu untersuchen, und zwar für ein Jahr, im zweiten Jahr die Untersuchungsintervalle auf acht, im dritten Jahr auf 12–16 Wochen auszudehnen und die Kinder ab dem fünften Jahr zumindest einmal jährlich gründlich ambulant zu untersuchen. Dazu kommen je nach früherer Erkrankung Laboruntersuchungen, EKG, Echokardiographie, Szintigraphie, CT (Computertomographie) und MRT (Kernspintomographie) – alle diese abhängig von der früheren Lage des Tumors, seiner Ausdehnung und abhängig vom Behandlungsergebnis bzw. Rückfallrisiko.

Es ist zu empfehlen, eine solche Nachsorge lebenslang durchführen zu lassen. Dies ist bei ehemals krebskranken Kindern vor allem auch deshalb wichtig, weil sich für die zukünftigen Beratungen immer neue Aspekte ergeben, z. B. was die eventuellen späteren eigenen Nachkommen angeht, was das Risiko für Zweitmalignome angeht (zu diesem Problem wachsen unsere Kenntnisse stetig) und was z. T. noch unbekannte Spätfolgen betrifft, die sich nur erkennen lassen, wenn man ehemalige Patient(inn)en lebenslang weiterbetreut.

3 Leukämien

Krankheitsbegriff: Leukämie heißt *„weißes Blut“*. Der Begriff entstand durch die weiße Schicht zwischen Erythrozyten und Serum, wenn Blut von Patienten im Reagenzglas oder in einer Pipette (z.B. zur Bestimmung der Blutkörperchensenkungsgeschwindigkeit) stehengelassen wird: diese Schicht sieht man aber nur deutlich, wenn die Leukozyten bzw. die pathologischen *Leukämiezellen in großer Zahl* auftreten, wie das bei den *chronischen myeloischen Leukämien* der Fall ist. Bei Kindern ist das aber selten. Dennoch gilt dieser Begriff für alle bösartigen Erkrankungen weißer Blutzellen. Man spricht aber oft auch von **Leukosen.**

Es ist bei den *Leukämien/Leukosen* zu unterscheiden zwischen

- *akuten* und
- *chronischen* sowie zwischen
- *lymphatischen* und
- *myeloischen* Leukämien/Leukosen.

Bei Kindern und Jugendlichen kommen vor:

- *akute lymphatische* (auch akute lymphoblastische Leukämien genannt),
- *akute myeloische* und
- *chronische myeloische Leukämien.*

Die Bezeichnung *akut* und *chronisch* stammt aus einer Zeit, als noch keine wirksame Behandlung verfügbar war, und kennzeichnete damals den *spontanen Verlauf:* akute Leukämien führten damals meist innerhalb von vier Monaten zum Tode, während chronische Leukämien in der Regel ein oder mehrere Jahre andauerten. Unter der modernen Therapie hat sich dies wesentlich geändert. Dennoch wurden die Begriffe beibehalten.

Leukämiearten: Am häufigsten ist bei Kindern die **akute lymphatische/lymphoblastische Leukämie (ALL)** mit 83 %. Man unterscheidet verschiedene Formen der ALL, und zwar durch mikroskopische, immunologische und zytogenetische Untersuchung. Diese Charakterisierung erlaubt es, Patienten mit einem besonders hohen Rezidivrisiko unter einer gegebenen Therapie von solchen mit einem weniger hohen Rezidivrisiko, damit einer besseren Prognose und Heilungschance abzugrenzen. Dies bedeutet außerdem, daß man die Intensität der Therapie an das Rezidivrisiko anpassen kann, d. h. Kinder und Jugendliche mit höherem Rezidivrisiko intensiver behandelt als andere. Die ALL entstehen aus unreifen lymphatischen Zellen (Lymphoblasten).

Die zweitgrößte Gruppe der Leukämien sind die **akuten myeloischen Leukämien (AML)** mit 13 %. Sie sind bösartige Erkrankungen durch Zellen, die unterschiedlichen Entwicklungsstufen der Myelopoese entstammen, d. h. der stufenweisen Entwicklung zu Granulozyten. Hier gibt es sieben verschiedene Unterformen, die z. T. deutliche Unterschiede aufweisen, auch hinsichtlich der Heilbarkeit.

Selten sind bei Kindern die **chronisch myeloischen Leukämien (CML)** mit 3 %. Sie zeigen überwiegend eine Auffälligkeit der Chromosomen, nämlich das sog. *Philadelphia-Chromosom.* Die CML der Kinder ist der CML der Erwachsenen sehr ähnlich, während bei ALL und AML deutliche Unterschiede zwischen Kindern und Erwachsenen bestehen.

Krankheitsbild: Leukämien bedeuten eine ungehemmte Vermehrung bösartiger Zellen im Knochenmark und Blut, die normalen Knochenmarks- und Blutzellen werden dabei vermindert. Daraus erklären sich die Krankheitssymptome:

- *Blässe* und *Leistungsminderung* sind Resultat der Anämie bzw. Verminderung der Erythrozytenproduktion;
- *Hautblutungen (Purpura, Hämatome, Petechien, Ekchymosen)* folgen der Verminderung der Thrombozytenzahl, sind bisweilen auch Ergebnis zusätzlich bestehender Synthesestörung von Gerinnungsfaktoren in der Leber, wenn diese durch Leukämiezellen massiv infiltriert ist (Abb. 9.1 a);
- *Infektionen* können bereits am Anfang der Erkrankung stehen, wenn die Granulozytenzahl deutlich reduziert ist;
- die Wucherung (Proliferation) der Leukämiezellen in verschiedenen Organen kann zur Vergrößerung verschiedener Organe wie *Leber, Milz, Lymphknoten, Nieren* führen (Abb. 9.1 b);

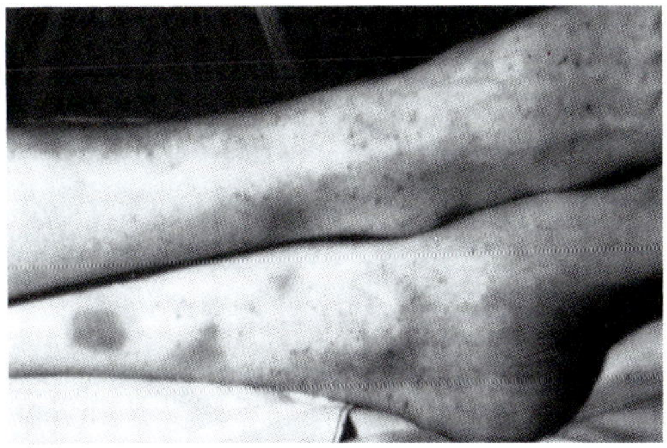
a

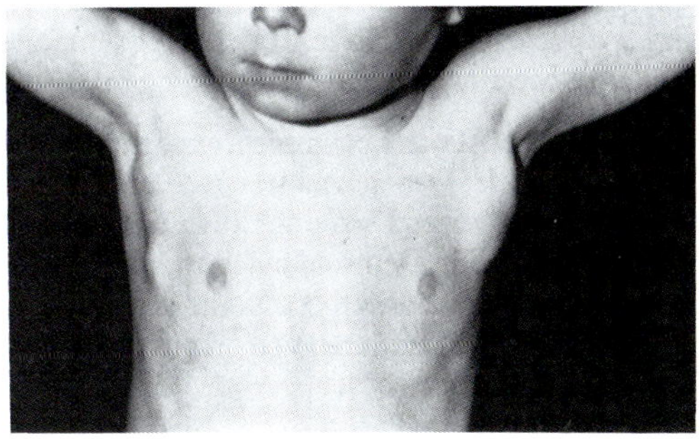
b

Abb. 9.1 a, b Typische Erstsymptome bei akuten Leukämien.
a Hämatome (flächige) und Petechien (punktförmige Hautblutungen) bei akuter lymphoblastischer Leukämie.
b Große Lymphknotenpakete in beiden Achselhöhlen und in der Axillarlinie; 4jähriger Knabe mit akuter lymphoblastischer Leukämie (ALL).

- *Knochenschmerzen* sind bei kleineren Kindern häufig und können einen veränderten und erschwerten Gang und Bewegungsstörungen bewirken; oft wird hier zunächst an die Auswirkungen einer Verletzung oder an eine rheumatische Erkrankung gedacht;
- *Kopfschmerz, Erbrechen* und *Sehstörungen* können Folge eines Gehirnbefalls durch Leukämie sein und sind als solche nicht von anderen Ursachen eines gesteigerten intrazerebralen Druckes zu unterscheiden.

Diagnose: Der Verdacht auf Leukämie entsteht durch eines oder mehrere der vorgenannten Symptome. Im *Blutbild,* das daraufhin angefertigt wird, können *Anämie und Thrombopenie* bestehen, die Zahl der Leukozyten kann *normal, vermindert oder erhöht* sein. Hier kommt es auf das *Differentialblutbild* an.

Zur weiteren Diagnostik im Verdachtsfall gehören *Ultraschalluntersuchung* (Bauchraum, Hals u. a.) und die *Röntgenaufnahme des Thorax* sowie zahlreiche Laboruntersuchungen, u. a., um Infektionskrankheiten auszuschließen.

Bewiesen wird die Diagnose Leukämie durch *Knochenmarkpunktion,* die in der Regel in Sedierung oder Kurznarkose am Beckenkamm durchgeführt wird.

Bei der Punktion wird *Knochenmarkblut* (Knochenmark mit beigemischtem Blut) aspiriert; dieses wird dann auf Objektträgern ausgestrichen, eingefärbt und anschließend mikroskopisch beurteilt. Bei der Knochenmarkpunktion werden gleichzeitig Proben für das immunologische und das zytogenetische Labor sowie für eventuelle weitere Spezialuntersuchungen gewonnen.

Behandlung: Akute Leukämien werden zytostatisch behandelt. Dabei kombiniert man mehrere Zytostatika in hoher Dosierung. Die Behandlung wird fast überall in Deutschland nach Empfehlungen bestimmter zusammenarbeitender Zentren durchgeführt. Behandlung und Ergebnisse sind dadurch sehr gut geworden.

Es gelingt heute, bei *90% der ALL-Kinder* und *50% der AML-Kinder* innerhalb einer vierwöchigen Behandlung eine sog. *Vollremission* zu erreichen. Man spricht von einer Vollremission, wenn die Zahl der Leukämiezellen im Knochenmark weniger als 5% beträgt (wenn die Krankheit diagnostiziert wird, liegen meist 60–95% Leukämiezellen vor).

Die zur Behandlung angewendeten Medikamente sind sehr stark wirksam, und da sie in ihrem Effekt nicht zwischen kranken und gesunden Zellen unterscheiden, sondern auch gesunde Zellen treffen, reich an Nebenwirkungen auf gesunde Körperfunktionen. Hier kann es daher zu beträchtlichen *Nebenwirkungen* kommen wie *Infektionen, Blutungsneigung, Stoffwechselstörungen* (Calcium, Zucker, Harnsäure), *Herzmuskelveränderungen* (selten), *Neuropathie* (Nervenfunktionsstörung, z. B. Schwäche, Gangstörung; selten), *Fettsucht* (regelmäßig, aber mäßig, und zwar durch Cortison).

Der vorübergehende *Haarausfall* (Alopezie) ist Folge mehrerer Zytostatika, störend und bei älteren Kindern, vor allem Mädchen, z. T. psychologisch wichtig, objektiv aber von untergeordneter Bedeutung.

Bei einem geringen Teil der Kinder erfolgt eine Bestrahlung des Hirnschädels mit einer relativ niedrigen Dosis allerdings radioaktiver Strahlen. Welche Kinder derart behandelt werden müssen, ist durch das Risiko für ein Rezidiv im Zentralnervensystem bestimmt. Durch diese Bestrahlung ließ sich der Hirnbefall durch Leukämie (sowohl ALL als auch AML) deutlich reduzieren, und damit wurden die Heilungschancen erhöht.

Die Behandlung erstreckt sich in einer „intensiven" Phase über mehrere Monate, die aber nur z. T. stationär erfolgt. Bis zu einer Gesamtdauer der Behandlung von zwei Jahren (anschließende ambulante Betreuung unter oraler Zytostatika-Medikation) besteht eine deutliche Immunsuppression und damit erhöhtes Infektionsrisiko. Eine enge Anbindung an die behandelnde Klinik sollte in dieser Zeit, möglichst aber auch danach gewährleistet sein. Über Knochenmarktransplantation s. u.

Prognose: Prognose bedeutet Heilungswahrscheinlichkeit. 70% der Kinder mit ALL und 40% mit AML (gesamt) können dauerhaft geheilt werden. Dabei bestehen Unterschiede bei den einzelnen Untertypen, so daß ALL je nach Untertyp in 45–80% und AML in 10–60% dauerhaft geheilt werden.

Für das einzelne Kind/die Familie sind derartige Prozentangaben ohnehin von untergeordnetem Wert, da es dabei um ein individuelles Schicksal geht.

Bei allen positiven therapeutischen Entwicklungen darf nicht vergessen werden, daß 30 von 100 Leukämiekindern nicht geheilt werden können!

Nachsorge: Nach Abschluß der mehrmonatigen intensiven Behandlung können die Kinder je nach Befinden bald wieder ihre früheren Aktivitäten aufnehmen (Kindergarten, Schule, Sport). Besonderen Gefährdungen durch Infektionen ist auch dann aber noch Rechnung zu tragen. Rufen Eltern eines leukämiekranken Kindes auf der Station an und berichten über Fieber, so sollte eine unverzügliche Vorstellung des Kindes empfohlen werden. Gleiches gilt für unklaren veränderten Bewußtseinszustand, Durchfälle, Hautausschläge, Schmerzen u. a. m.

Je länger die Erkrankung zurückliegt, um so größer können bei komplikationslosem Verlauf die Untersuchungsabstände gewählt werden.

Jedoch sollten Nachsorgeuntersuchungen lebenslang stattfinden (nach fünf Jahren und später z. B. einmal jährlich).

Dabei werden der allgemeine körperliche Zustand untersucht, eine Abdomensonographie durchgeführt, ebenso verschiedene Laboruntersuchungen, ggf. spezifische Organfunktionsprüfungen (z. B. der Niere, Lunge, Leber, des Herzens); eine neuropädiatrische Untersuchung kann angezeigt erscheinen, auch eine eingehende Hormonfunktionsuntersuchung.

Rezidiv: Es handelt sich dabei um einen *Rückfall* der ersten Erkrankung. Dies ist nicht zu verwechseln mit einer *Sekundärneoplasie,* die eine völlig neue bösartige Erkrankung darstellt.

Beim Rezidiv ist von großer Bedeutung, ob es

- *sehr früh* nach der Ersterkrankung oder aber
- *relativ spät* auftritt.

Sehr frühe Rezidive sind ungünstiger zu beurteilen und weniger erfolgreich zu behandeln als späte Rezidive. Jedoch sinken mit einem Rezidiv die Chancen einer Dauerheilung grundsätzlich unter diejenigen der Ersterkrankung.

Die Rezidivbehandlung wird entweder mit einer

- *intensivierten zytostatischen Behandlung* oder in Kombination mit einer
- *Knochenmarktransplantation (KMT)* durchgeführt.

Knochenmarktransplantation: Voraussetzung ist, daß eine Vollremission vorliegt und ein geeigneter Spender vorhanden ist (vgl. aber autologe Transplantation).

Die Transplantation kann

- allogen (Spender ist ein Geschwister),
- autolog (Spender ist der Patient selbst) oder
- syngen sein (Spender ist hier ein identisches Zwillingskind; diese Situation ist selten);
- eine weitere Möglichkeit ist die Transplantation von Knochenmark eines *Fremdspenders,* d.h. eines nicht verwandten Spenders, dessen Blut- und Knochenmarkzellen aber eine große Übereinstimmung mit denjenigen des kranken Empfängers zeigen (z.B. bei der sog. HLA-Typisierung und weiteren immunologischen Voruntersuchungen).

Die Knochenmarktransplantation ist auch heute noch *keine Routine-Therapie.* Zum einen fehlt es vielfach an geeigneten Spendern, zum anderen läßt sich dieser Mangel nicht ohne weiteres durch Fremdspender ausgleichen; zum dritten muß der Patient bestimmte Voraussetzungen erfüllen (Remission); zum vierten ist die Transplantation immer noch risikoreich und kann beim Nichtanwachsen des Knochenmarkes *(fehlender Take),* bei einer *akuten oder chronischen GVH-Reaktion (GVH = graft versus host;* hier richten sich immunologische Reaktionen des Transplantates gegen den Empfänger) oder durch ein *Leukämie-Rezidiv* trotz aller Bemühungen tödlich verlaufen. Ohne Zweifel kommt gegenwärtig eine Transplantation nur für einen kleinen Teil rezidivierter Leukämiekinder in Frage. Daß dies durch o. g. Tatsachen begründet ist, muß Eltern oft deutlich gesagt werden, zumal wenn sie überzeugt sind, daß die erfolgreiche Transplantation in erster Linie eine finanzielle Frage ist. Eben dies ist es hierzulande nicht, sondern es ist eine medizinisch sorgfältig zu erwägende Möglichkeit, die viel für und wider hat.

Bei akuten lymphoblastischen Leukämien (ALL) wird eine Transplantation meist erwogen, wenn nach einem *Rezidiv* eine zweite Remission eingetreten ist. Bei akuten myeloischen Leukämien (AML) sollte eine Transplantation auch schon früher erwogen werden, wenn z.B. eine prognostisch besonders ungünstige Leukämie vorliegt und die Spendersituation günstig ist. Hier kommen viele Faktoren zusammen, die die jeweilige Entscheidung beeinflussen.

Eine *autologe Transplantation* setzt voraus, daß eine Remission vorhanden ist. Anschließend wird Knochenmark des Patienten entnommen und tiefgefroren aufbewahrt *(Kryokonserve).* Im Falle eines erneuten Rezidivs kann dann dem Patienten sein eigenes Mark re-transplantiert werden. Da davon auszugehen ist, daß re-transplantiertes eigenes Mark ebenfalls leukämische Blasten enthält, muß daher vor dem Einfrieren des eigenen Markes ein *Reinigungsprozeß (Purging)* stattfinden, z.B. mit immunologischen Verfahren. Leider sind diese häufig nicht erfolgreich, ein erneutes Rezidiv aus dem Transplantat zu verhindern.

Besonderheiten der CML: Die *chronische myeloische Leukämie* kann über lange Zeit schleichend verlaufen, oft wird sie zufällig bemerkt, wenn ein Kind aus anderem Grunde untersucht wird. Betroffen sind überwiegend ältere Kinder. Typisch ist der Nachweis des *Philadelphia-Chromosoms* (Umverteilung von Chromosomenmaterial zwischen Chromosomen 9 und 22; eine solche kommt – seltener – auch bei manchen akuten Leukämien vor).

Die *CML* ist gekennzeichnet durch

- *besonders große Milz und Leber,*
- *besonders hohe Leukozytenzahlen* (meist über 100000/cmm)

Zytostatika können die Leukozytenzahl bei CML vorübergehend, z.T. über Jahre reduzieren, die Krankheit aber nicht heilen.

Nach Monaten bis Jahren kommt es zu einer sog. *akzelerierten,* d.h. beschleunigten Phase der CML-Erkrankung: die Leukämiezellen werden deutlich unreifer, die chronische tritt in eine beschleunigte und schließlich in eine akute *Blasten-*Phase ein, die dann therapeutisch nicht mehr zu beherrschen ist.

Bei Erwachsenen ist eine Behandlung mit *Interferon* weit verbreitet. Es ist noch nicht bekannt, ob es dadurch zu Dauerheilungen kommen kann. Die Erfahrungen mit dieser Behandlung sind bei Kindern noch sehr gering.

Aussichtsreichste Behandlung der CML ist die Transplantation, was einen geeigneten Spender voraussetzt (s. dazu oben). Die Transplantation der CML sollte nach Möglichkeit in der chronischen Phase erfolgen.

4 Lymphknotenkrebs = maligne Lymphome (Morbus Hodgkin und maligne Non-Hodgkin-Lymphome)

Lymphknotenkrebs ist im weiteren Sinne des Wortes jeder Krebs, der Lymphknoten befällt. Im *engeren Sinne* aber bezeichnet *Lymphknotenkrebs* diejenigen bösartigen Erkrankungen, die vom Lymphknoten-System ausgehen.

Im erstgenannten Fall können es z. B. Metastasen eines anderswo entstandenen Tumors sein, die dann Lymphknoten befallen bzw. dort wachsen; besonders häufig ist das etwa bei Leukämien der Fall, aber auch bei Neuroblastomen, bei Rhabdomyosarkomen, Ewing-Sarkomen und bösartigen Keimzelltumoren möglich.

Lymphknotenkrebs im engeren Sinne sind die beiden bösartigen Krankheiten

- *Morbus* HODGKIN *(HD)* und die
- *Malignen Non-Hodgkin-Lymphome (NHL).*

Den Morbus HODGKIN benannte man nach einem britischen Arzt des letzten Jahrhunderts (Morbus bedeutet = Krankheit). Die übrigen *bösartigen Lymphknoten-Erkrankungen,* die nicht ein Morbus HODGKIN waren, faßte man dann als *Non-*HODGKIN-*Lymphome* zusammen (*Lymphome* = Lymphknotenschwellungen allgemein, gutartig oder bösartig), wenn sie primär im Lymphknotensystem entstanden. *Metastasen anderer Tumoren* oder *gutartige Lymphknotenvergrößerungen* sind NICHT *„maligne Non-*HODGKIN-*Lymphome“.*

HD und NHL können unterschiedlich ausgedehnt auftreten. Man unterscheidet bei beiden Erkrankungen demnach, entsprechend der Ausbreitung, verschiedene Krankheitsstadien (I–IV), wobei die Stadien bei beiden Erkrankungen unterschiedlich definiert sind. Man unterscheidet ferner mehrere histologische und immunologische Untertypen.

Beim *Morbus* HODGKIN gibt es ein lokalisiertes Stadium (I), bei dem eine Lymphknotenstation des Körpers betroffen ist und ein Stadium IV, bei dem viele Stationen von Lymphknoten oberhalb und unterhalb des Zwerchfells betroffen sind; die Stadien II und III liegen mit der Krankheitsausdehnung dazwischen. Dem *Gewebetyp* nach unterscheidet man *lymphozytenreiche, gemischtzellige* und andere, seltenere Formen. Nach Stadium und Gewebetyp wird die Behandlung festgelegt.

Bei den *Non-*HODGKIN-*Lymphomen* unterscheidet man in ähnlicher Weise vier Stadien, dem Gewebe nach Erkrankungen, die sich eher von den sog. *B-Lymphozyten,* und solche, die sich von den *T-Lymphozyten* ableiten. Die danach benannten *B-Lymphome* entstehen überwiegend im Bauchbereich, die *T-Lymphome* überwiegend im Thorax-/Mediastinalbereich.

Krankheitsbild: Meistens fallen die Kinder durch *schmerzlose Lymphknotenvergrößerungen* auf; sie entstehen meist am Hals. Bei den *B-Lymphomen* des Bauchraumes kann es zunächst zu einem geblähten Bauch kommen, zu Verdauungsstörungen bis hin zu einer Verlegung der Darmpassage und zu einem *mechanischen Ileus.*

Beide Erkrankungen können *Leber* und *Milz* sowie die *Lymphknoten* befallen, beide auch das Knochenmark. *Ergüsse* in der Pleura- oder Peritonealhöhle finden sich bei NHL häufiger, sie sind bei HD selten.

Bei *NHL* gibt es Übergangsformen zur Leukämie, beim *Morbus* HODGKIN nicht. Sowohl die Entstehung der Erkrankung als auch die Rückbildung ist – sofern erfolgreich – bei *NHL* rascher als beim *Morbus* HODGKIN.

Die klassischen *Krankheitszeichen* des Morbus HODGKIN sind

- *Lymphknotenschwellung(en)* (Abb. 9.2),
- *Fieber,*
- *Juckreiz,*

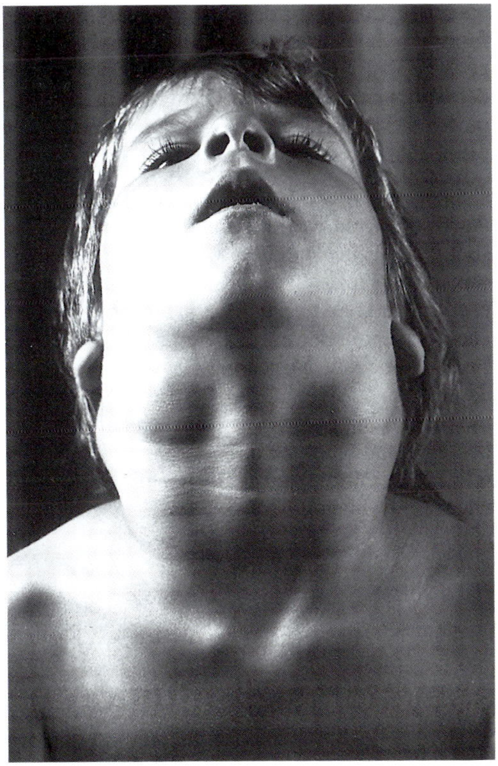

Abb. 9.2 Mächtige beiderseitige Hals-Lymphknotenschwellung mit Beeinträchtigung der Atmung bei Morbus HODGKIN; sechsjähriger Knabe.

- *Gewichtsverlust,*
- *nächtlicher Schweiß.*

Die klassischen Krankheitszeichen der Non-HODGKIN-Lymphome sind

- *Lymphknotenschwellungen,*
- *Atemnot,*
- *Darmstörungen,*
- *Vorwölbung des Bauches.*

Diagnose: Zur *Diagnostik* sind erforderlich: *Blutbild, Ultraschalluntersuchung des Bauchraumes, evtl. des Mediastinums, Röntgenaufnahme des Thorax, Knochenmarkpunktion, operative Entfernung und histologische Untersuchung eines Lymphknotens.*

Je nach den Ergebnissen dieser Untersuchungen sind weitergehende Laboruntersuchungen sowie CT-Diagnostik erforderlich, bevor eine Behandlung beginnt.

Behandlung, Non-Hodgkin-Lymphome: Es ist zu unterscheiden zwischen der Behandlung der *Non-*HODGKIN-*Lymphome der B-Zellen (B-NHL)* und der Behandlung der *Non-*HODGKIN-*Lymphome der T-Zellen (T-NHL).*

Die Behandlung der **T-NHL** ist derjenigen der akuten lymphoblastischen Leukämien sehr ähnlich, es werden die gleichen Zytostatika angewendet, die gleichen Therapieüberwachungsmaßnahmen sind erforderlich. Bei den meisten Kindern sprechen die *T-NHL* so rasch und günstig auf die Behandlung an, wie das bei den ALL der Fall ist. Die Intensität und die Risiken dieser Therapie mit hochdosierten Zytostatika dürfen aber niemals unterschätzt werden. Die Heilungschancen der *T-NHL* entsprechen denen der T-ALL, d. h. sie sind etwas geringer als bei den prä-B-ALL der Kleinkinder, mit 50–60 % sind sie aber dennoch relativ gut.

Die Kinder mit **B-NHL** werden noch intensiver zytostatisch behandelt als diejenigen mit T-NHL. Folglich sind die Nebenwirkungen meist noch ausgeprägter, vor allem die Schleimhautulzerationen und die Suppression der Knochenmarkneubildung. Die Therapie erfolgt mit Antimetaboliten wie Methotrexat und Zytosin-Arabinosid, mit Etoposid und Ifosfamid, Adriamycin und anderen Zytostatika. Die *Dauer der Therapie* ist mit 3–4 Monaten kürzer als bei den T-NHL. *Rezidive* sind nach Abschluß einer erfolgreichen Therapie nicht häufig. 80 % der Kinder können geheilt werden, 20 % aber nicht. Die Heilungschancen sind von der Ausdehnung der anfänglichen Erkrankung ganz wesentlich abhängig.

Zu den frühen *Komplikationen,* die eine Lebensgefahr darstellen, gehören *Nierenversagen* (durch Infiltration der Nieren durch die Krankheit oder durch eine Harnsäure-Nephropathie, d. h. eine durch Harnsäurekristalle bedingte Schädigung der Nierenfunktion, wobei diese Schädigung als Folge eines spontanen Zellzerfalls oder infolge eines therapiebedingten Zellzerfalls auftreten kann); *Störung der Atemfunktion* wie z. B. durch B-NHL-bedingten *Pleuraerguß* oder *Aszites, Infektionen, mechanischer Ileus* (Verlegung der Darmwege durch Tumormassen).

Behandlung, Morbus Hodgkin: Bei Kindern wird meistens sowohl zytostatisch als auch radiotherapeutisch behandelt. Zunächst muß bei der Behandlung das Stadium der Erkrankung, d. h. die Ausbreitung bekannt sein (Stadium I–IV). Die Stadieneinteilung erfolgt aufgrund von Laboruntersuchungen, Ultraschalldiagnostik, Computertomographie von Hals, Thorax und Abdomen; eine histologische Diagnose durch Entnahme eines befallenen Lymphknotens oder von Organgewebe anderer Art ist Voraussetzung der Behandlung.

Die Behandlung ist zunächst *zytostatisch* (Adriamycin, Prednison, Procarbazin, Vincristin, evtl. zusätzlich Etoposid). Meist folgt einer zweiwöchigen Behandlung eine zweiwöchige Pause, und das 2- bis 6mal, d.h. über 2–6 Monate. Anschließend erfolgt die Bestrahlung, und zwar in einer Dosis, die zusammen mit den *Radiotherapeuten,* den auf die radioaktive Bestrahlung spezialisierten Radiologen, festgelegt wird; das gleiche gilt für die zu bestrahlende Region, das Strahlenfeld. Die Dauer der Bestrahlung ist meist 3–5 Wochen. Der Morbus Hodgkin kann bei Kindern sowohl durch Zytostatika als auch durch Bestrahlung meist günstig beeinflußt werden, und 90% der Kinder sind nach fünf Jahren am Leben. Die Aussichten sind bei fortgeschrittenen Stadien (III und IV) etwas ungünstiger.

Vor Jahren wurde – als die Computertomographie noch nicht in der heutigen Qualität verfügbar war – routinemäßig eine *Probelaparotomie,* d.h. eine operative Eröffnung des Bauchraumes durchgeführt, um die Ausbreitung des Morbus Hodgkin genau festzustellen. Dies ist heute nur noch selten der Fall, wenn z.B. eine Unsicherheit in der computertomographischen Untersuchung besteht oder wenn eine massiv befallene Milz entfernt werden soll.

Auch wenn ein Rückfall eingetreten sein sollte, sind die Möglichkeiten, die Krankheit zu beherrschen, noch relativ günstig, verglichen mit anderen Krebserkrankungen. Man kann dann mit gleicher Therapie oder mit anderen Zytostatika zum Erfolg kommen. Manchmal ist auch eine noch deutlich intensivere zytostatische Behandlung möglich, wenn man zuvor Knochenmark des Patienten entnommen und tiefgefroren hat, um ihm selbst dieses nach intensiver Chemotherapie dann wieder zu geben *(autologe Knochenmarktransplantation).*

5 Tumoren des Zentralnervensystems/Hirntumoren

95% der Tumoren des Zentralnervensystems (ZNS) sind Tumoren des Gehirns und nur 5% sind Tumoren des Rückenmarkes (Tab. 9.3).

Man bezeichnet diese aus dem Gehirngewebe oder seinen Stützsubstanzen entstandenen Tumoren als *primäre ZNS-Tumoren,* im Gegensatz zu denjenigen, die anderswo entstanden und dann ins Gehirn metastasierten; diese letztgenannten sind *sekundäre oder metastatische ZNS-Tumoren,* wie das z.B. bei Neuroblastomen, Rhabdomyosarkomen, Ewing-Sarkomen vorkommt und gelegentlich auch bei den akuten Leukämien, bei diesen in Form der diffus das Hirn bzw. die Hirnhäute befallenden *Meningeosis leucaemica.*

Tabelle 9.3 Relative Häufigkeit und Lokalisation der wichtigsten Tumoren des Zentralnervensystems.

Kleinhirn und Brücke	60%	
Medulloblastome		20%
Kleinhirnastrozytome		20%
Sonstige Kleinhirntumoren		10%
Brücke (Pons-Tumoren)		10%
Intraspinale Tumoren	5%	
Ependymome und Astrozytome		
Großhirn- und Mittellinientumoren	35%	
Kraniopharyngeome		10%
Optikusgliome		5%
Mittelhirn-/Pinealistumoren		5%
Tumoren der Großhirnhemisphären		15%

Hier sollen nur die *primären ZNS-Tumoren* besprochen werden. Einige von diesen, die besonders maligne, d.h. bösartig sind, können sich allerdings auch an mehreren Stellen im ZNS ausbreiten bzw. im ZNS metastasieren, wie das nicht selten bei einem der häufigsten bösartigen ZNS-Tumoren der Fall ist, nämlich dem *Medulloblastom,* welches sowohl in den Rückenmarkskanal als auch in das Großhirn metastasieren kann (während es selbst zunächst im Kleinhirn entsteht).

Gutartigkeit/Bösartigkeit bei ZNS-Tumoren: Gutartigkeit *(Benignität)* und Bösartigkeit *(Malignität)* sind Begriffe, die eine Tumorkrankheit charakterisieren. In den meisten Körperregionen bedeutet die Diagnose eines gutartigen Tumors, daß nach radikaler Operation die Krankheit geheilt ist, während bei bösartiger Erkrankung in aller Regel eine weitere Behandlung erfolgen muß.

Gutartig und bösartig ergibt sich dabei aus dem Untersuchungsbefund des Pathologen. Durch bestimmte Merkmale im untersuchten Gewebe wird gutartig und bösartig mikroskopisch festgelegt.

Dies ist bei ZNS-Tumoren etwas anders zu sehen: man muß unterscheiden zwischen

- *pathologisch-histologischer Gut- oder Bösartigkeit*
- *klinisch-patientenrelevanter Gut- oder Bösartigkeit.*

Der Pathologe entscheidet durch Untersuchung des Tumorgewebes, ob dies ein gut- oder ein bösartiger Tumor ist.

Wenn es ein gutartiger Tumor ist, kann er dennoch so ungünstig liegen, daß er nicht operativ entfernt werden kann. Er ist dann aber aufgrund der *Lage* für den Patienten bösartig, da die Geschwulst nicht operabel ist, und weil sie dann sein Leben bedroht, auch wenn sie langsam wächst. Somit kann der *pathologisch gutartige* Tumor für das Kind, weil lebensbedrohend, *bösartig* sein. Andererseits kann ein *pathologisch bösartiger* Tumor wie z. B. das Medulloblastom, durchaus oft geheilt werden. Daher sollten die Begriffe *gut- und bösartig* immer berücksichtigen, ob die Unterscheidung zwischen beiden für das jeweils betroffene Kind bedeutsam ist oder ob es sich um eine bloße mikroskopische/histologische Unterscheidung handelt.

Lokalisation: Die meisten primären ZNS-Tumoren entstehen bei Kindern im *Kleinhirn oder im Stammhirn* (Tab. 9.3). Es sind rund 60% aller ZNS-Tumoren. Nur etwa 15% entstehen in den Großhirnhemisphären. Bei Erwachsenen ist die Verteilung ganz anders, denn bei ihnen herrscht die Lokalisation im Großhirn vor. Das hängt mit der Entstehung der Tumoren zusammen: kindliche ZNS-Tumoren sind großenteils Folge von *Fehlentwicklungen,* die eine *embryonale Ursache* haben. Allerdings ist bis heute nicht bekannt, welche Ursachen zu diesen Tumoren führen. Erblich sind diese Tumoren, wie Medulloblastome, offenbar nicht.

Krankheitsbild: Es lassen sich zwei Gruppen von Krankheitszeichen unterscheiden: *allgemeine Hirndruckzeichen* und *lokale Tumorzeichen.*

Allgemeine Hirndruckzeichen. Sie kommen dadurch zustande, daß, durch den Tumor bedingt, der Fluß des Liquor cerebrospinalis („Hirnflüssigkeit") gestört bzw. behindert ist; der Liquorfluß wird wie durch eine Staumauer gestaut. Es können entstehen: *Kopfschmerzen, Erbrechen und Sehstörungen.*

Derart bedingte Kopfschmerzen sind besonders deutlich beim Beugen des Kopfes nach vorne. Sie können in verschiedenen Regionen des Kopfes lokalisiert werden. Das Erbrechen tritt oft morgens beim noch nüchternen Kind auf. Nach dem Erbrechen besteht meist guter Appetit und während des restlichen Tages gutes Befinden. Die Sehstörungen können sich so ausdrücken, daß bei älteren Kindern *Doppelbilder oder „Verschwommensehen"* angegeben werden.

Lokale Tumorzeichen. Sie sind Folge des Tumors am Ort seiner Entstehung: *Störungen der Hirnnervenfunktion, zerebrale Anfälle, Hormonausfälle, Gang- und Standunsicherheit, Schluckstörung, Verhaltensauffälligkeiten wie Lethargie oder Aggressivität, Kachexie oder Fettsucht.*

Diagnose: Beim Verdacht auf einen ZNS-Tumor sind diagnostisch am wichtigsten:

- augenärztliche Untersuchung *(Stauungspapille?)* sowie
- Computertomographie oder Kernspintomographie.

Die *Röntgenaufnahme des Schädels* kann Hinweise für einen Tumor ergeben, ist einfach durchzuführen und grundsätzlich wertvoll. Meist wird aber der direkte diagnostische Weg – Computertomographie oder Kernspintomographie – heute gegangen. Das gleiche gilt für das *EEG* (Elektroenzephalographie): auch diese Untersuchung kann Hinweise für einen Tumor ergeben, sie kann ihn aber nicht ausschließen.

Bei Verdacht auf einen ZNS-Tumor verbietet sich eine *Lumbalpunktion,* da sie zu lebensbedrohlichen Komplikationen führen kann, wenn tatsächlich ein Tumor besteht *(Einklemmung* des Kleinhirns oder von Teilen desselben in das große Hinterhauptsloch).

Die *augenärztliche Untersuchung* dient dem Nachweis oder Ausschluß einer *Stauungspapille,* die erhöhten Hirndruck bedeutet. Allerdings kann bei normalem Befund (keine Stauungspapille) nicht ausgeschlossen werden, daß trotzdem erhöhter Hirndruck besteht.

Tumorsuche und Tumornachweis werden heute praktisch immer und ausschließlich durch *Computertomographie* und/oder *Kernspintomographie* (CT bzw. MRT) vollzogen.

Die Untersuchungen erfordern vor allem bei kleineren Kindern Sedierung und u. U. Vollnarkose. Ferner ist zur Optimierung des Befundes in der Regel eine Kontrastmittelinjektion erforderlich. Sedierung/Narkose sowie Kontrastmittelgabe erfordern eine separate Aufklärung.

Die früher häufigen diagnostischen Verfahren wie *Angiographie und Pneumenzephalographie* (Kontrastmittelinjektion in die großen Halsgefäße – Arteria carotis; Lufteinbringung in die Liquorräume) sind heute praktisch vollständig entbehrlich geworden.

Solange die große *Fontanelle* noch nicht geschlossen ist, kann vor allem bei Säuglingen eine Tumoruntersuchung auch durch *Ultraschall* erfolgen. Dies kann *nach* einer Behandlung evtl. möglich sein, nämlich dann, wenn nach einer Operation ein Knochendefekt hinterbleibt, durch den der Ultraschall eindringen kann (sonst ist eine Ultraschalluntersuchung des Gehirns – durch geschlossene Schädeldecken – nicht ausreichend möglich).

Behandlung: Die Therapie von Hirn- und Rückenmarkstumoren bei Kindern hängt entscheidend von der Gewebeart des Tumors *(Histologie)* und der *Lokalisation* ab.

- Kinder mit kleinen gutartigen Tumoren, die neurochirurgisch radikal entfernt werden können, sind anschließend geheilt (kleine Tumoren der Hirnanhangsdrüse, der *Hypophyse,* ferner radikal operable *Kleinhirnastrozytome*).
- Dem stehen bösartige Tumoren gegenüber, die praktisch niemals radikal operativ entfernt werden können, wie *Medulloblastome oder Glioblastome.*

Die letztgenannten Tumoren müssen zusätzlich zytostatisch und/oder radiotherapeutisch behandelt werden.

Medulloblastome werden nach der Operation, die kaum jemals radikal sein wird, zytostatisch behandelt, und dann erfolgt eine Bestrahlung des gesamten zentralen Nervensystems (Gehirn und Rückenmark), um die bei diesen Tumoren sonst häufige *Metastasierung* in andere Gehirnbereiche zu verhindern; dadurch besteht eine Chance auf Heilung. In ähnlicher Weise wird bei den *Ependymomen* vorgegangen (hier aber nur, wenn sich histologisch eine höhere Bösartigkeit gezeigt hat; man spricht von einer Bösartigkeit III–IV, wenn eine zytostatische und Bestrahlungsbehandlung erwogen wird; bei einer Bösartigkeit Grad I und II wird entweder nur operiert oder nach der Operation nur örtlich nachbestrahlt).

Wenn allerdings ein Gehirntumor, der dem Gewebe nach *gutartig* ist, nicht radikal operativ entfernt werden kann, ist er eigentlich – biologisch und aus der Sicht des Kindes – nicht mehr gutartig, denn er wächst und wird weiter wachsen und das Leben des Kindes bedrohen. Ein derartiges Beispiel wird in Abb. 9.3 gezeigt. Hier liegt ein histologisch gutartiger Tumor des *Stammhirns* vor: für den Patienten ist er bösartig, weil lebensbedrohend und inoperabel. Sein – langsames – Wachstum ist nicht zu beeinflussen bzw. aufzuhalten.

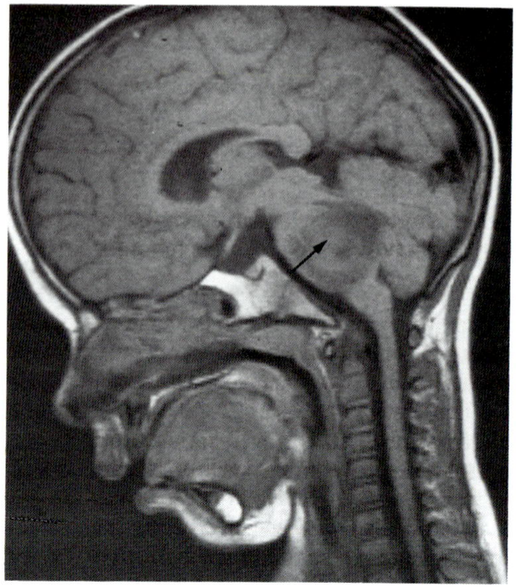

Abb. 9.3 3jähriger Knabe mit großer, in der Brükke gelegener Raumforderung: histologisch recht gutartiger Tumor (Diagnose durch stereotaktische Biopsie), der aber wegen seiner Lage nicht operiert werden kann und damit für das Kind bösartig wird (Pfeil = Tumor). Die Heilungschancen sind gering.

Bei den Tumoren des Gehirns und des Rückenmarkes kommen in Frage:

1. *alleinige Operation* (gutartige Tumoren; radikale Operation),
2. *Operation* (nicht radikal) und *zytostatische Behandlung* (hochmaligne Tumoren),
3. *Operation* und *Bestrahlung* (nicht radikale Operation; maligne Tumoren),
4. *Operation, Radio- und Chemotherapie* (Medulloblastome, Ependymome),
5. *Radio- und Chemotherapie (Zytostatika)* nach Biopsie eines inoperablen Tumors.

Verlauf und Prognose: Die Heilungsaussichten sind sehr unterschiedlich, die Therapie-Intensitäten ebenfalls.

1. *Kleinhirnastrozytome* können meist radikal operiert werden, 95% der Kinder werden geheilt; nur ausnahmsweise ist eine Bestrahlung nach Operation angezeigt;
2. *Medulloblastome* werden so radikal wie möglich operiert, anschließend zytostatisch behandelt und dann bestrahlt (Kinder unter drei Jahre werden oft

nicht bestrahlt); jedoch können derzeit nur 50% dieser Kinder geheilt werden;

3. *Astrozytome* des Großhirns können vollständig oder teilweise operativ entfernt werden; ob man danach bestrahlt oder abwartet, hängt von der Radikalität des Eingriffs und der feingeweblichen (histologischen) Bösartigkeit ab; die Heilungschancen liegen zwischen 20 und 90% (Astrozytom Grad III ohne radikale Operation und mit Nachbestrahlung gegenüber gutartigem, radikal entferntem astrozytärem Tumor);
4. *Kraniopharyngeome* sind bei radikaler operativer Entfernung geheilt; oft treten aber Rückfälle auf, so daß eine zusätzliche Bestrahlung erwogen werden muß. Es ist sicher besser, diese Tumoren nach einem ersten oder zweiten Rückfall zu bestrahlen als drei oder mehr Operationen an der Hirnanhangsdrüse durchzuführen: denn es ist nicht anzunehmen, daß man bei der dritten oder vierten Operation radikaler sein wird als bei der ersten und zweiten;
5. *Optikusgliome,* d.h. Tumoren des Sehnervs, sind geheilt, wenn der Tumor auf einen Sehnerv beschränkt war und radikal operiert wurde; die allerdings oft in die Sehnervenkreuzung, das *Chiasma opticum,* eingewachsenen Tumoren lassen sich dann praktisch nie radikal operieren; häufig hat hier eine Bestrahlung nach Operation positiv gewirkt;
6. *Glioblastome und PNET (primitive neuroektodermale Tumoren)* lassen sich nach Operation (die nahezu nie radikal möglich ist) und trotz zytostatischer Behandlung und Radiotherapie praktisch nie längere Zeit günstig beeinflussen, eine Heilung ist kaum möglich.

Ob der Verlauf nach Hirntumor günstig ist oder nicht, entscheidet sich oft erst nach Jahren, Rückfälle nach *Medulloblastom* sind nach 5–10 Jahren und bei *Astrozytomen und Kraniopharyngeomen* sogar nach mehr als 10 Jahren möglich.

Kinder, die eine Hirntumor- oder Rückenmarktumor-Erkrankung durchgemacht haben, bedürfen einer besonders intensiven Nachsorge und Rehabilitationsbehandlung. Sie haben gar nicht selten *motorische, neurologische, endokrinologische und psychosoziale Probleme.*

6 Bauchtumoren/Tumoren des Abdomens

Die wichtigsten Tumoren dieser Gruppe sind

- WILMS-Tumoren
- Neuroblastome und
- Lebertumoren

Krankheitsbild: Alle drei genannten Tumoren sind *embryonale Tumoren,* d.h. ihre Anlage ist vor der Geburt, auch wenn sie sich erst unterschiedliche Zeit nach der Geburt manifestieren bzw. in Erscheinung treten; auch bei Erwachsenen können embryonale Tumoren erstmals auftreten (2% der Fälle, vor allem Neuroblastome und WILMS-Tumoren).

Die *Abdominaltumoren* fallen meist durch Zunahme des Bauchumfangs auf, ohne daß deutliche weitere Krankheitszeichen bestehen. Dies gilt vor allem für WILMS-Tumoren.

Bei Neuroblastomen trifft dies nur für die frühen Stadien der Erkrankung zu. In fortgeschrittenem Stadium kommen Allgmeinsymptome wie Fieber, Schmerzen, Gedeihstörung, Appetitlosigkeit hinzu. Die Zunahme des Bauchumfangs wird meist von der Mutter zuerst bemerkt und anfangs nicht selten als besonders gutes Gedeihen des Kindes gedeutet (Abb. 9.4).

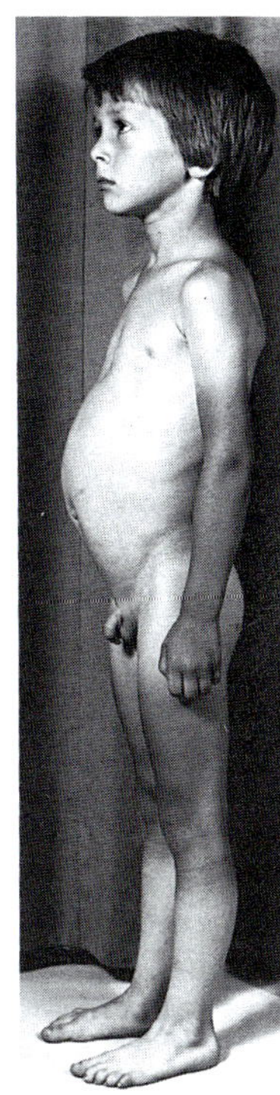

Abb. 9.4 5jähriger Knabe ohne Beschwerden; deutliche Abdominalvorwölbung (Bauchschwellung) durch WILMS-Tumor, der wegen fehlender Schmerzen erst spät ernst genommen wird.

6.1 Wilmstumoren

6% aller bösartigen (Krebs-)Erkrankungen bei Kindern sind WILMS-Tumoren, die nach dem Heidelberger Chirurgen WILMS benannt sind.

Sie entstehen meist nur in einer Niere, aber 5% aller WILMS-Tumoren sind bilateral, d.h. WILMS-Tumoren finden sich dann in beiden Nieren und können *gleichzeitig* oder mit einem Intervall von bis zu mehreren Jahren *nacheinander* auftreten. Bei den meisten Kindern wird der Tumor, auch bei einer *Vorsorgeuntersuchung,* zufällig getastet oder durch Ultraschall festgestellt (10%) oder fällt durch die deutliche Zunahme des Bauchumfangs auf (60%). 20% der WILMS-Tumoren zeigen als erstes Symptom eine *Hämaturie,* d.h. Blut im Urin. Seltener ist die Diagnose wegen Untersuchung bei gleichzeitig bestehendem Harnwegsinfekt oder Husten infolge von Lungenmetastasen. WILMS-Tumoren können auch in Hufeisennieren entstehen, was die Therapie erschwert.

Genetik: Kinder mit WILMS-Tumoren haben gelegentlich besondere körperliche Auffälligkeiten:

- Fehlen der Iris des Auges (Aniridie),
- Hemihypertrophie (eine Körperhälfte größer als die andere),
- WIEDEMANN-BECKWITH-Syndrom (Nabelhernie, Riesenwuchs, große Zunge).

Durch Untersuchung derartig betroffener Kinder hat man herausgefunden, daß die WILMS-Tumoren überwiegend genetisch bestimmt sind; diese genetische Bedingtheit betrifft Anomalien, die vor allem am Chromosom 11 lokalisiert sind.

Diagnose: Nach Palpation (Tastuntersuchung) eines WILMS-Tumors folgt die *Ultraschalluntersuchung, CT- oder MRT-Untersuchung* (Computertomographie/Kernspintomographie) und *Nierenfunktionsuntersuchung* (im Serum und durch Szintigraphie).

Manchmal wird außerdem eine Angiographie erforderlich, um die Versorgung des Tumors durch Blutgefäße genauer zu bestimmen, was für die Behandlung von Bedeutung sein kann. Um auszuschließen, daß Lungenmetastasen vorhanden sind, führt man eine computertomographische Untersuchung der Lunge durch, zuvor aber eine Röntgenaufnahme der Lunge.

Behandlung: In einem Teil der Fälle kann als erstes operiert werden. Es folgt dann die zytostatische Behandlung. Bei anderen Kindern ist es günstiger, zunächst zytostatisch zu behandeln und später zu operieren.

Meist ist die *primäre Operation* sinnvoll, wenn die primäre Operation radikal möglich erscheint. Wenn dies nicht der Fall ist, d.h. wenn der Tumor besonders groß ist oder bereits in Nachbarorgane eingewachsen ist (Leber, Milz, Zwerchfell), führt man eine *präoperative Chemotherapie* durch.

Die Operation bedeutet, daß man bei einseitigen WILMS-Tumoren *Tumor und Niere* operativ entfernt.

Die *Zytostatika* in der WILMS-Tumorbehandlung sind Actinomycin D *(Lyovac-Cosmegen®),* Vincristin und ggf. Adriamycin *(Adriblastin®)* sowie ggf. Cis-Platin *(z. B. Platinex®)* und Etoposid/VP-16 *(Vepesid®).* Alle diese fünf Medikamente haben gezeigt, daß sie gegen WILMS-Tumoren wirksam sein können.

Eine *Bestrahlung* ist heute nur noch bei einem Teil der Kinder erforderlich: bei besonders großen Tumoren, bei nicht gutem Ansprechen auf die zytostatische Behandlung, bei beiderseitigen WILMS-Tumoren und, wenn die WILMS-Tumoren nicht operabel sind – auch nicht nach Vorbehandlung –, z. B. wenn zusätzlich Lymphknotenmetastasen bestehen.

Verlauf und Prognose: 80% der Kinder mit WILMS-Tumoren können geheilt werden. Selbst wenn Lungenmetastasen vorliegen, ist die Heilungschance vorhanden. Beiderseitige WILMS-Tumoren können bei zwei von drei Kindern geheilt werden.

Die Behandlung sollte immer nur an besonders erfahrenen Klinikszentren erfolgen, denn die Behandlung erfordert ein Team aus erfahrenen Operateuren, Kinderonkologen und Bestrahlungsspezialisten.

In der Nachsorge ist auf *Rezidive, Fernmetastasen* sowie in der verbliebenen Niere auf die *Nierenfunktion* zu achten.

6.2 Neuroblastome

Dies sind typische Tumoren des Kindesalters, und es sind auch embryonale Tumoren, also vor der Geburt angelegt, ohne daß es sich aber um Erbkrankheiten handelt.

Sie entstehen aus dem Gewebe des *Sympathikus,* d.h. möglicherweise überall dort, wo sympathisches Nervensystem vorhanden ist: in sympathischen Ganglien, vor allem im sympathischen *Grenzstrang* (Strickleiternervensystem) und im *Nebennierenmark.*

Da das sympathische Nervensystem weit im Körper verbreitet ist, können die Tumoren in Erscheinung treten

- *am Hals,*
- *im Mediastinum,*
- *im Bauchraum* (dort sind 55% der Neuroblastome als erstes lokalisiert),
- *im Becken.*

Neuroblastome sind etwa so häufig wie WILMS-Tumoren, d.h. 6% der bösartigen Neubildungen bei Kindern sind Neuroblastome.

Krankheitsbild: Die Symptome sind vielfältig und hängen von der Lage des Tumors und seiner Ausdehnung ab: *zufällig getasteter Tumor; hartnäckige vermeintliche „Lungenentzündung"; Kopfschiefhaltung; tiefliegendes Auge, hängendes Augenlid, enge Pupille* (Miosis, Ptosis, Enophthalmus); *Blässe, Leistungsverlust, Schmerzen in Arm und Bein, Kopfschmerz; Verstopfung, Durchfall.*

Diagnose: Ultraschall und Röntgenuntersuchungen werden gefolgt von Computertomographie und/oder Kernspintomographie.

Neuroblastome können *Katecholamine* vermehrt produzieren, d.h. durch Analyse von Substanzen im Urin, die den Blutdruck zu steigern vermögen, kann sich das Neuroblastom bestätigen bzw. beweisen lassen: es sind dies *die Vanillinmandelsäure, die Homovanillinsäure, das Dopamin und ggf. auch Adrenalin und Noradrenalin.* Ein weiterer wichtiger *Tumormarker* für das Neuroblastom ist die *NSE im Serum, die neuronspezifische Enolase* (Tab. 9.4).

Behandlung: Die Therapie der Neuroblastome hängt entscheidend vom Alter der Kinder, der Ausdehnung der Erkrankung, von der Lokalisation und von zusätzlichen Risikofaktoren ab, die sich aus den Blutuntersuchungen ergeben.

Wenn der Tumor lokalisiert ist, kann man erst operieren und dann zytostatisch behandeln. Häufiger ist die Situation, daß man erst zytostatisch behandelt und dann operiert. In Einzelfällen kann eine Bestrahlung sinnvoll sein.

Eine Ausnahmesituation ist das Stadium IV-S, das vor allem bei Säuglingen vorkommt. Hier kann oftmals allein durch Zytostatika eine Dauerheilung erreicht werden. Diese Neuroblastome sind dann vor allem in der Leber, in der Haut oder im Knochenmark disseminiert, d.h. ausgedehnt vorhanden.

Tabelle 9.4 Tumormarker im Serum bei Kindern (Auswahl).

Marker	Erläuterung	Tumor
NSE	Neuronspezifische Enolase	Neuroblastom
LDH	Laktatdehydrogenase	EWING-Sarkom, MPNT
FERR	Ferritin	Neuroblastom
AP	Alkalische Phosphatase	Osteosarkom
Ca	Hyperkalzämie	Leukämie
KAT	Katecholamine Homovanillinsäure, Vanillinmandelsäure, Dopamin (die Bestimmung dieser Substanzen im 24-Stunden-Urin ist genauer)	Neuroblastom
	Adrenalin, Noradrenalin	Neuroblastom, Phäochromozytom
beta-HCG	Humanes Beta-Choriogonadotropin	Maligne Keimzelltumoren
AFP	Alpha-1-Fetoprotein	Malignes Hepatoblastom, maligne Keimzelltumoren
CEA	Karzinoembryonales Antigen	maligne epitheliale Darmtumoren medulläres Schilddrüsenkarzinom
KALZ	Kalzitonin	medulläres Schilddrüsenkarzinom
	Verschiedene pathologische Hormonwerte	Verschiedene endokrine Tumoren der Hypophyse, der Schilddrüse, der Nebenniere, der Ovarien und Hoden

Um Neuroblastome, deren Heilungschancen mit dem Alter und der Ausdehnung der Erkrankung sinken, möglichst früh erfassen zu können, wurde ein *Screening* in mehreren Bundesländern etabliert: aus dem Urin bestimmt man dort die Katecholamine und sucht bei pathologisch erhöhten Konzentrationen systematisch nach einem Neuroblastom. Es ist aber noch keinesfalls sicher, ob dadurch die Früherkennung verbessert und ob vor allem die Heilungschancen dadurch erhöht werden können.

Verlauf und Prognose: Neuroblastome, die radikal operiert werden können und anschließend zytostatisch behandelt werden, lassen sich überwiegend heilen. Bei vielen der Neuroblastompatienten handelt es sich aber um Kinder, die älter als ein Jahr sind und die ein nicht radikal operables Neuroblastom haben. Diese Kinder sind nur ausnahmsweise heilbar (20%). Insofern haben Neuroblastome sehr unterschiedliche Heilungschancen:

- *Säuglinge* in 50% oder mehr, auch wenn die Krankheit sehr ausgedehnt ist;
- *ältere Kinder* in 80%, wenn die Krankheit radikal operabel ist und wenn eine zusätzliche zytostatische Behandlung erfolgt, aber nur in 20%, wenn die Erkrankung sehr ausgedehnt/ausgebreitet ist, was in dieser Altersgruppe leider vorherrscht.

6.3 Lebertumoren

Bösartige Lebertumoren sind bei Kindern selten (2%). Es handelt sich dabei vor allem um

- *Hepatoblastome,* seltener noch sind
- *hepatozelluläre Karzinome,* die meist ältere Kinder betreffen.

Ferner sind unter den Tumoren der Leber *Neuroblastome* zu erwähnen, die die Leber diffus durchsetzen und an einen primären Lebertumor erinnern können, obwohl es sich eigentlich um eine besondere Metastasierungsform handelt. Gelegentlich kann auch ein *Hämangiom* der Leber klinisch wie ein bösartiger Lebertumor in Erscheinung treten.

Hepatoblastome. Sie sind embryonale Tumoren.

Diagnose: Hepatoblastome zeigen meist ein erhöhtes *Alpha-1-Fetoprotein im Serum.* Sonographie, CT und MRT weisen den diagnostischen Weg; die Diagnose wird histologisch nach Tumorpunktion gesichert, oder es wird primär eine radikale Operation angestrebt/durchgeführt.

Behandlung: Nur in einem Teil der Fälle gelingt die primäre *Radikaloperation.* Bei anderen Kindern, mit sehr ausgedehnten Tumoren, kann eine initiale *zytostatische Behandlung* mit Ifosfamid, Cis-Platin und Adriamycin dazu beitragen, den Tumor so zu verkleinern, daß er operabel wird. Eine *Bestrahlung* spielt bei Hepatoblastomen keine Rolle. Die Möglichkeiten einer *Lebertransplantation* bei Hepatoblastomen sind nur von geringer Bedeutung, d.h. nur in Ausnahmesituationen zu erwägen.

Hepatozelluläre Karzinome. Sie sind zytostatisch praktisch nicht zu beeinflussen und nur selten operabel, so daß die Heilungschancen extrem gering sind.

7 Bösartige Tumoren der Weichteile und der Knochen

Zu den bösartigen Tumoren der Weichteile gehört vor allem das

- *Rhabdomyosarkom,* seltener sind
- *Fibrosarkome,*
- *Angiosarkome,*
- *Leiomyosarkome,*
- *Synovialome* und
- *Chondrosarkome.*

Unter den bösartigen Knochentumoren herrschen vor:

- *Osteosarkome* und
- EWING-*Sarkome;* ferner sind zu nennen
- *maligne periphere neuroektodermale Tumoren.*

7.1 Rhabdomyosarkome

Sie sind ebenso häufig wie alle anderen Weichteilsarkome zusammen. Die Bezeichnung Rhabdomyosarkom kam dadurch, daß viele dieser Tumoren eine *Querstreifung* haben, wie die quergestreifte (willkürliche) Muskulatur. In anderen dieser Tumoren lassen sich die Querstreifungen nicht im üblichen Mikroskop, sondern erst im Elektronenmikroskop nachweisen, oder erst in immunhistochemischen Spezialfärbungen ergibt sich der Hinweis auf einen muskulären Ursprung des Tumors *(Desmin).*

Typische *Lokalisationen* der Rhabdomyosarkome (RMS) sind:

- die *Augenhöhle,*
- der übrige Bereich an *Kopf und Hals* und
- der *Urogenitalbereich (Blase, Blasenhals, Prostata, Vagina).*

Seltener sind primäre Manifestationen an den Extremitäten oder das primär generalisierte Rhabdomyosarkom.

Krankheitsbild: Infolge der sehr unterschiedlichen Primärlokalisationen sind auch die Erstsymptome sehr verschieden.

Am *Auge* kommt es meist zu einer *Lidschwellung* und *Protrusio bulbi* (Hervortreten des Augapfels), ggf. zu *Schmerz.*

Rhabdomyosarkome der *Harnblase/Prostata* werden durch *Blasenentleerungsstörung, Harnverhalt, Hämaturie* oder die bloße Raumforderung, die *Tumorschwellung* auffällig.

An *Kopf und Hals* sowie *Extremitäten* sind die wichtigsten Erstsymptome *schmerzlose oder schmerzhafte Schwellung, Funktionsstörungen* der betreffenden Organe (Bewegungseinschränkung der Halswirbelsäule, Schwäche eines Armes oder Beines, Einschränkung in der Funktion eines Gelenkes).

Diagnose: Zur *Diagnostik* gehören neben verschiedenen Laboruntersuchungen die *Sonographie des Bauchraumes oder der Extremitäten oder des Halses; Röntgenaufnahmen,* z. B. des Halses, des Thorax, der Extremitäten oder ein intravenöses Urogramm; *die Computertomographie* der Tumorregion, zusätzlich ein CT des Thorax zum Ausschluß pulmonaler Metastasen, alternativ – besonders an den Extremitäten – eine *Kernspintomographie.* Es schließt sich die operative diagnostische *Biopsie* an, das entnommene Gewebe wird histologisch untersucht.

Spezifische *Tumormarker* für die Rhabdomyosarkome gibt es in der Routinediagnostik nicht, auch nicht für andere Weichteilsarkome.

Behandlung: Operation, Radio- und Chemotherapie können kombiniert angewendet werden, entweder als Operation + Chemotherapie oder als primäre Chemotherapie + Operation oder als primäre Operation und nachfolgende Radio- und Chemotherapie. Welcher Weg hier gegangen wird, hängt von der Lokalisation und dem Stadium der Erkrankung, auch vom Alter und dem histologischen Untertyp ab.

Häufig ist eine 12wöchige zytostatische Behandlung (nach Sicherung der Diagnose durch Biopsie) und anschließende Operation, Bestrahlung und weitere zytostatische Behandlung sinnvoll. Aber auch eine primäre Operation und nachfolgende alleinige zytostatische Therapie kommt in Frage, ebenso eine reine Radio- und Chemotherapie bei inoperablen Tumoren. Extrem ausgedehnte Operationen (*„Verstümmelung"*) sollten nach intensiven Gesprächen mit den Sorgeberechtigten möglichst vermieden werden. Besteht nach Chemotherapie (präoperativ) und nachfolgender Operation ein sicherer Tumorrest, ist nachzubestrahlen. Radikaloperationen von Rhabdomyosarkomen am Hals sind kaum möglich. Hier wie meist auch an den Extremitäten ist eine Nachbestrahlung angezeigt.

Die Behandlung sollte immer individuell, d. h. auf die Einzelbelange des jeweils betroffenen Kindes zugeschnitten sein.

Verlauf und Prognose: Die *Heilungsaussichten* sind

- gut bei Kindern mit RMS der Orbita (75 % Heilungen); sie betragen
- 50 % bei urogenitalen RMS und
- weniger als 50 % bei RMS der Extremitäten.

Die Heilungsaussichten sind abhängig von der *Größe* und der *Lokalisation* der Tumoren, ferner vom *Stadium* der Erkrankung (man unterscheidet deren vier) und dem *histologischen Untertyp* (ebenfalls vier verschiedene), z. T. auch vom *Alter* des Kindes.

Bei ungünstigem Verlauf kann der Tumor gegen Zytostatika resistent sein, eine Radikaloperation nicht möglich oder eine höchste Strahlendosis nicht verabreichbar sein oder es können Metastasen (vor allem im Skelett oder in der Lunge, auch im Gehirn) auftreten.

7.2 Andere Weichteilsarkome

Die Hälfte der bösartigen Weichteilsarkome sind Rhabdomyosarkome, die andere Hälfte umfaßt eine Gruppe verschiedener, anderer Weichteilsarkome. Generell treten sie mit ähnlichen *Krankheitszeichen* in Erscheinung wie die Rhabdomyosarkome, d. h. vor allem mit *örtlicher Schwellung und ggf. Schmerz.* Die typischen *Lokalisationen* der Rhabdomyosarkome haben sie nicht.

Die *Diagnostik* ist die gleiche wie bei Rhabdomyosarkomen: umfangreiche Labordiagnostik, Röntgenaufnahme des Thorax, Ultraschalluntersuchung der primären Tumorregion und des Bauchraumes, Computertomographie/Kernspintomographie der Tumorregion und ggf. des Thorax, Skelettszintigraphie, eventuell weitere Untersuchungen wie Angiographie.

Therapeutisch ist der Wert der zytostatischen Behandlung bei allen diesen Nicht-Rhabdomyosarkom-Patienten geringer als bei jenen und die Bedeutung der Operation größer.

Fibrosarkome. *Fibrosarkome* sind bösartige Tumoren des Bindegewebes und können eine hohe oder geringe Malignität zeigen *(Infiltration/Metastasierung)*. Der Übergang zu den *aggressiven Fibromatosen* (histologisch gutartig) ist fließend: diese sind zwar histologisch gutartig, neigen aber zu *örtlichen Rezidiven*, können auch multilokulär entstehen, so daß dies an eine metastatische Erkrankung erinnern kann.

Angiosarkome. Diese sind maligne *Gefäßtumoren*. Sie dürfen nicht mit den gutartigen *Hämangiomen und Hämangioendotheliomen* verwechselt werden, die beide keinesfalls zytostatisch und radiotherapeutisch behandelt werden dürfen.

Leiomyosarkome. Es sind bösartige Tumoren aus der *glatten Muskulatur*, während Rhabdomyosarkome aus *quergestreiften Muskelelementen* (undifferenzierte quergestreifte Muskelzellen, nicht aus reifen quergestreiften Fasern) entstehen. Sie sind bei Kindern wesentlich seltener als bei Erwachsenen. Man findet sie gelegentlich im Magen-Darm-Trakt. Bei Erwachsenen ist z. B. der Uterus eine typische Lokalisation bei Frauen. Eine *Operation* hat wesentlich größere Bedeutung als eine Behandlung mit Zytostatika.

Synovialome und Chondrosarkome. Sie entstehen aus Geweben der Gelenke (Synovia) und Knorpel (Wachstumsknorpel/permanenter Knorpel). Entsprechend sind sie überwiegend an den Extremitäten, bisweilen aber auch am Rumpf lokalisiert. Sie fallen wie die übrigen Tumoren dieser Gruppe meist durch *Schmerz und Schwellung* auf. Sie sind oft nur wenig durch Zytostatika zu beeinflussen. Aber auch den operativen Möglichkeiten sind oft früh Grenzen gesetzt. Da die Tumoren kaum auf eine Bestrahlung ansprechen, ergibt sich damit eine oft ungünstige Prognose bzw. eine relativ geringe Heilungschance.

7.3 Osteosarkome

Sie entstehen aus der knochenbildenden Substanz, und es erkranken meist Kinder im 2. Lebensjahrzehnt. Allerdings kommt das Osteosarkom auch bei Kindern im frühen, auch im Vorschulalter vor. Vor dem dritten Lebensjahr sind Osteosarkome aber sehr selten.

Osteosarkome entstehen meistens in den langen Röhrenknochen. Am *häufigsten* sind betroffen:

- *distaler Femur* (kniegelenksnaher Oberschenkelknochen, Abb. 9.5),
- *proximale Tibia* (kniegelenksnahes Schienbein),
- *Beckenknochen* (vor allem Os ilium, Darmbein),
- *proximaler Humerus* (schulternaher Oberarm).

Krankheitsbild: Meist fallen Osteosarkome durch *Schmerz und Schwellung* auf, die oft erst registriert werden, wenn ein Trauma vorkam (Sturz, Zusammenprall usw.). Tatsächlich ist aber diese Verletzung nicht Ursache des Tumors, sondern Anlaß, ihn zu bemerken. In der Folge ruft der Tumor eine *Funktionsbeeinträchtigung* der betroffenen Region/Extremität hervor, was z. B. *Hinken, Schwäche, Unsicherheit im Bewegungsablauf, Leistungsminderung* bedeuten kann.

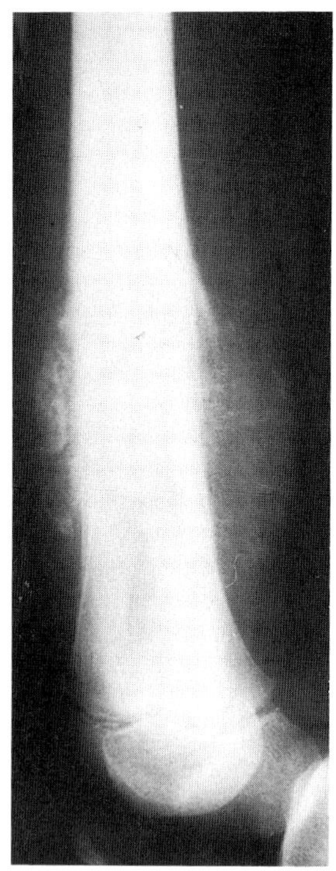

Abb. 9.5 14jähriger Knabe, Osteosarkom des Oberschenkelknochens in Kniegelenksnähe. Der aus dem Knochen entstandene Tumor hat die sonst glatte Knochenbegrenzung zerstört und ist verkalkend (weiße Strukturen außerhalb des Knochens) in die Weichteile ausgebrochen; daher wird es nahezu unmöglich, den Tumor mit Erhalt der Extremität zu operieren.

Diagnose: Nach klinischer Untersuchung und ggf. Ultraschall folgen Röntgen-, computertomographische und kernspintomographische Aufnahmen sowie die Skelettszintigraphie, außerdem sind umfangreiche Laboruntersuchungen erforderlich (BSG, CRP, Blutbild, u. U. Blutkulturen), auch die Körpertemperatur ist zu messen. Dadurch kann eine Abgrenzung gegenüber einer *Osteomyelitis* und gegenüber *gutartigen Knochentumoren* erfolgen, was für die weitere Therapie und für die Heilungschancen entscheidend ist. Der diagnostisch entscheidende Schritt ist die *Gewebeentnahme (Biopsie);* diese und die übrigen hier genannten diagnostischen Maßnahmen gelten sowohl für Rhabdomyosarkome als auch für Osteo- und Ewing-Sarkome.

Behandlung: Osteosarkome sind strahlenresistent, d. h. nur mit Operation und Zytostatika zu therapieren. Meist wird zunächst zytostatisch behandelt (Methotrexat, hochdosiert, ferner Adriamycin sowie Cis-Platin und ggf. Ifosfamid), nachdem die Diagnose durch Probebiopsie histologisch gesichert wurde. Je nach Ansprechen auf Zytostatika und in Abhängigkeit von der Lokalisation erfolgt danach eine Operation: entweder Amputation der betroffenen Extremität oder möglichst radikale Operation mit Erhalt der Extremität. Bei letzterer Möglichkeit besteht natürlich ein höheres Risiko für ein Rezidiv. Daher wird meist eine Amputation nach zytostatischer Vorbehandlung durchgeführt.

Der Zweck der präoperativen zytostatischen Behandlung besteht in der beabsichtigten Größenminderung des Primärtumors sowie der Beseitigung kleiner, noch nicht nachweisbarer Metastasen, die aber angenommen werden müssen, da viele Kinder solche Metastasen entwickeln, wenn sie nicht derartig zytostatisch behandelt werden (sog. *Prävention offener Metastasen*).

Zwischen Diagnose bzw. Therapiebeginn und endgültiger Operation liegen 6–12 Wochen intensiver Chemotherapie. Nach der Operation wird die gleiche, frühere zytostatische Behandlung fortgeführt oder auf ein anderes Schema gewechselt.

Prognose: Nur bei einem geringen Teil der Kinder kann die Extremität tatsächlich erhalten werden, meist ist eine Amputation unumgänglich.

60 % der Kinder können dauerhaft geheilt werden. Bei ungünstigem Verlauf treten

- *Lokalrezidive* oder
- *pulmonale,* seltener auch
- *Skelettmetastasen* auf, oder der Tumor ist nach zytostatischer Vorbehandlung einem nachfolgenden radikalen operativen Eingriff nicht zugänglich.

Die amputierten Patienten bedürfen einer intensiven und individuellen *Nachsorge.*

Treten *pulmonale Metastasen* auf, so sind diese nach Möglichkeit operativ anzugehen, da bei nicht zu großer Zahl von Metastasen und längerem Abstand von der Diagnose durchaus noch Heilungschancen gegeben sind.

7.4 Ewing-Sarkome

Für Altersverteilung, Erstsymptome und Diagnostik gilt das gleiche wie in 7.3 für die Osteosarkome.

Behandlung: Die wirksamen Zytostatika sind allerdings andere als bei den Osteosarkomen. Bei EWING-Sarkomen sind vor allem Etoposid, Adriamycin, Actinomycin D, Ifosfamid und Vincristin wirksam.

Ferner ist eine radioaktive Bestrahlung wirksam, und sie kann bei guter Wirkung auf den Tumor das Ausmaß einer eventuellen späteren Operation reduzieren. Somit ist bei EWING-Sarkomen eine radikale Operation, etwa eine Amputation, meist nicht erforderlich.

Prognose: Auch diesbezüglich gilt das, was für Osteosarkome oben ausgeführt wurde: Heilung in 60 %, bei ungünstigem Verlauf Skelett- und Lungenmetastasen oder Lokalrezidiv. In der Rehabilitation ist hier mehr mit Folgen der Radiotherapie *(Wachstumsstörung, Lymphabflußstörung, Weichteilveränderungen)* zu rechnen.

Die Prognose ist abhängig von der Größe der Tumoren und ihrer Lokalisation: Große Tumoren und solche, die primär am Rumpf liegen, sind nur in ca. 30 % heilbar, während kleine und peripher, z. B. am Unterschenkel und Unterarm gelegene Tumoren in 80 % heilbar sind. Daraus ergibt sich eine Gesamt-Heilungsrate von 60 %.

7.5 Maligne periphere neuroektodermale Tumoren (MPNT)

Diese Tumoren hat man erst in den letzten Jahren erkannt. Sie sind den EWING-Sarkomen ähnlich und werden von ihnen aufgrund bestimmter *immunhistochemischer Kriterien* abgegrenzt. Sie entstehen oft aus Knochen des Rumpfes, der Rippen oder Beckenknochen. Sie kommen meist im 2. Lebensjahrzehnt vor, metastasieren früh, sprechen auf Zytostatika mäßig gut an und haben daher eine schlechtere Prognose als die klassischen EWING-Sarkome. Man bezeichnet diese MPNT als Tumoren, die zur „EWING-Sarkom-Familie der Tumoren" gehören. Die Behandlung ist wie bei EWING-Sarkomen.

8 Keimzelltumoren

Bei den Keimzelltumoren kann man zwischen *benignen und malignen* unterscheiden.

Maligne Keimzelltumoren entstehen in *Hoden, Ovarien,* kommen aber auch in der *Steißbeinregion* und im *Zentralnervensystem* vor.

Verschiedene Störungen in den *Geschlechtschromosomen* gehen mit einem erhöhten Risiko für Keimzelltumoren einher, wie z. B. die XO- und die XXY-Konstellation (ULLRICH-TURNER- und KLINEFELTER-Syndrom).

Hinsichtlich der Ursachen für diese Tumoren ist ferner interessant, daß ein eindeutig erhöhtes Tumorrisiko bei *Hodenhochstand (Maldescensus testis)* besteht.

Die Keimzelltumoren lassen sich einteilen in folgende Gruppen:

- *Seminome und Dysgerminome,*
- *Teratome,*
- *Dottersacktumoren.*

Die Lage der Tumoren ist überwiegend im Ovar oder Hoden, jedoch können *maligne Keimzelltumoren* auch im *Mediastinum* oder im *Zentralnervensystem* (Pinealis, Hypophyse) vorkommen.

Krankheitsbild: Die Tumoren der Hoden fallen meist als einseitige schmerzlose Hodenvergrößerung oder -schwellung auf. Die Tumoren der Ovarien sind meistens ebenfalls schmerzlos und werden zufällig oder bei Untersuchung aus anderem Anlaß oder wegen „Schwellung" getastet oder sonographisch nachgewiesen. Manchmal kann das klinische Bild jedoch auch einer *akuten schmerzhaften Unterleibserkrankung* ähneln, die wie eine *akute Appendizitis* oder wie ein *akutes Abdomen* (wie bei akutem Darmverschluß oder Darmperforation) in Erscheinung tritt.

Teratome zeigen je nach Lokalisation unterschiedliche Krankheitsbilder. Am Hoden kann es zur schmerzlosen Schwellung kommen, am Ovar zur schmerzlosen Raumforderung oder zur schmerzhaften *Stieldrehung* des Ovars und seiner Anhangsgebilde *(= akutes Abdomen).* Teratome des Mediastinums können *Herzrhythmusstörungen* oder *Atembeschwerden* verursachen.

Germinome des Zentralnervensystems können *endokrinologische* Veränderungen hervorrufen oder mit Zeichen der Hirndrucksteigerung auffällig werden.

Diagnose: Je nach Lokalisation werden durchgeführt: Sonographie des Abdomens, Röntgenaufnahme des Thorax oder Computertomographie, Sonographie der Gonaden, Computertomographie oder Kernspintomographie des Zentralnervensystems, laborchemische Untersuchungen: bei Keimzelltumoren sind vor allem alpha-1-Fetoprotein (AFP) und beta-HCG *(humanes Choriongonadotropin)* von Bedeutung. Dies sind *Tumormarker,* die auch für den Krankheitsverlauf eine große Bedeutung haben. Gleiches gilt für andere Tumormarker bei bösartigen Tumoren der Kinder, die in Tab. 9.4 aufgeführt sind.

Behandlung: Die Behandlung richtet sich nach dem Stadium der Erkrankung und dem histologischen Typ.

Frühe Stadien können ggf. durch Operation allein geheilt werden. Meist sind eine zytostatische Behandlung und anschließende Operation sinnvoll. Steißbeinteratome der Säuglinge sind in erster Linie operativ zu behandeln. Jenseits des Säuglingsalters werden sie erheblich bösartig, dann ist auf jeden Fall eine Zytostatikabehandlung angezeigt.

Zytostatika, die bei Keimzelltumoren zur Anwendung kommen, sind *Bleomycin, Etoposid, Cis-Platin, Vincristin und Ifosfamid.*

Prognose: Mehr als 60 % der malignen Keimzelltumoren können auf Dauer geheilt werden, jedoch gibt es *ungünstige Verläufe,* die vor allem durch die Ausdehnung, den histologischen Untertyp und das Alter der Kinder vorbestimmt sind: in den Stadien III und IV, d. h. bei nicht radikal operablen Tumoren und bei älteren Kindern sinken die Heilungschancen.

9 Sonstige Malignome

Die in den Abschnitten 1–8 besprochenen bösartigen Erkrankungen machen etwa 90% aller dieser Erkrankungen aus.

Daneben gibt es eine Anzahl seltener Tumoren. Zu ihnen gehören

- **Schilddrüsenkarzinome,** bei denen zwischen papillären, follikulären und medullären Formen zu unterscheiden ist; letztere sind fast immer *genetisch* bedingt;
- **Melanome,** die bekanntermaßen durch übermäßige UV-Strahlen begünstigt werden (s. S. 295). Es gibt aber auch hier eine genetische *Prädisposition,* z. B. in Familien mit *sog. dysplastischen Nävi.*
- **Karzinome des Dickdarmes.** Wenn sie bei Kindern und Jugendlichen auftreten, handelt es sich meist um genetisch determinierte Erkrankungen.

Weitere seltene Tumoren können im **Pankreas,** in den **Speicheldrüsen,** in den peripheren Nerven **(Schwannome)** sowie in der **Nebennierenrinde** sowie generalisiert oder lokalisiert als **maligne fibröse Histiozytome** auftreten.

Die Behandlung dieser Tumoren ist in erster Linie operativ. Bei Schilddrüsenkarzinomen des papillären Typs kommt eine Radiojodtherapie, bei Melanomen und malignen fibrösen Histiozytomen zusätzlich eine zytostatische, bei Darmkarzinomen zusätzlich eine zytostatische und radiotherapeutische Behandlung in Frage.

10 Langzeitbetreuung und Nachsorge

Beim einzelnen Kind kann eine Heilung nie sicher vorausgesagt werden. Tödliche Verläufe sind auch bei vermeintlich lokalisiertem Prozeß möglich, ebenso Heilungen bei schon zu Beginn metastatischer Erkrankung.

Man hat heute recht genaue Vorstellungen von der Heilbarkeit einer Krebserkrankung, dem einzelnen, individuellen Patienten nützt dies wenig. Wenn die Heilungschancen 50% sind, ist dies eine statistische Größe. Ob das heute und hier behandelte Kind geheilt wird, kann durch eine 50%ige Heilungschance für dieses eine Kind nicht näher beantwortet werden.

Rezidive und Spätfolgen nach Erkrankung und Behandlung können auch noch nach Jahren auftreten. Ehemals krebskranke Kinder sollten daher langfristig, ja lebenslang nachuntersucht werden: anfangs mehrfach pro Jahr, später, z. B. nach fünf Jahren, einmal pro Jahr.

In der Langzeitbetreuung und Nachsorge sind Beratungen wichtig über

- Infektionsprobleme,
- Rehabilitationsmaßnahmen (wann wieder Kindergarten- oder Schulbesuch),
- Präventionsmaßnahmen (wann wieder impfen),
- allgemeine Themen (wann wieder Sport, wie hoch ist das Risiko für Infektionen und wie lange),
- Berufs- und Familienprobleme.

Weiterführende Literatur

Gutjahr, P.: Krebs bei Kindern und Jugendlichen. 3. Auflage, Dtsch. Ärzte-Verl., Köln 1993

Senn, H.-J., P. Drings, A. Glaus, W. F. Jungi, R. Sauer, P. Schlag: Checkliste Onkologie. Thieme, Stuttgart – New York 1992

10. Teil Krankheiten der Verdauungsorgane

HEIN CHRISTOPH DOMINICK

1 Symptomatik und Diagnostik

1.1 Allgemeine Symptomatik

Erkrankungen der Verdauungsorgane machen sich in vielfältiger Weise bemerkbar. Neben *Erbrechen* und *Schmerzen,* deren Lokalisation bei Kindern mit Vorsicht zu bewerten ist, sind es insbesondere *Veränderungen des Stuhlverhaltens,* die das Augenmerk auf eine Erkrankung dieses Organsystems lenken. Auch im Blut finden sich wichtige Hinweise, wenn z. B. Mangelerscheinungen als Folge ungenügender Resorption auftreten: z. B. *Anämie* infolge Eisenmangel.

Währt eine solche Erkrankung über längere Zeit, unter Umständen über Jahre unbehandelt (z. B. Zöliakie, CROHNsche Erkrankung), so kann auch das *Wachstum* des Kindes beeinflußt sein.

Neben diesen anamnestischen und durch einfache klinische Untersuchung zu erhebenden Befunden sind es häufig spezielle diagnostische Verfahren, die die Diagnose ermöglichen. Sie beruhen entweder auf einer Funktionsprüfung (z. B. Resorption aus dem Dünndarm, Pankreassekretion) oder auf der Inspektion des entsprechenden Organs. Diese kann indirekt sein, z. B. durch Röntgen oder nuklearmedizinische Untersuchung oder direkt durch Endoskopie.

1.2 Stuhluntersuchungen

Allein durch die genaue Beobachtung des Stuhls kann dem Arzt bei der Diagnosefindung geholfen werden. So sollte bei der Beurteilung neben der Farbe (z. B. lehmig-weiß, acholisch) auch auf die Konsistenz geachtet werden, ob die Stühle eher geformt oder massig voluminös, zerhackt, wäßrig oder fettig-glänzend sind. Im zuletzt genannten Fall schwimmen sie in der Regel auf dem Wasser. Auch der Geruch (säuerlich, aromatisch, faulig) kann einmal von Bedeutung sein. Blut- oder Schleimauflagerungen sind zu nennen. Unverdaute Nahrungsbestandteile wie Möhren oder Erbsen sind für die Eltern vielfach beunruhigend, aber von geringerer diagnostischer Bedeutung. Der Stuhl kann ferner Würmer und – nur mikroskopisch erkennbar – Wurmeier und Leukozyten enthalten.

Die chemische Analyse der Stuhlzusammensetzung (z. B. Fettausscheidung) bleibt speziellen Fragestellungen vorbehalten. Eine erste orientierende Untersuchung bei wäßrigen Stühlen mit Verdacht auf eine Zuckerresorptionsstörung ist die Bestimmung des pH-Wertes (Wasserstoffionenkonzentration) im frisch abgesetzten Stuhl. Dabei wird eine kleine Probe der wäßrigen Phase des Stuhls auf Lackmuspapier gegeben (Stuhl-pH unter 5,0 verdächtig auf Zuckerresorptionsstörung).

Eine Untersuchung des Stuhl auf Ausnutzung ist von nur geringer klinischer Bedeutung.

Insbesondere bei akut einsetzenden Durchfallserkrankungen sollte wegen der möglichen infektiösen Genese eine mikrobiologische bzw. serologische Untersuchung erfolgen.

1.3 Resorptionstests

Unter den zahlreichen Tests, die die resorptive Funktion des Dünndarmes prüfen, findet der **Xylose-Belastungstest** noch Anwendung. Xylose ist ein Zucker, der im oberen Dünndarm resorbiert und nur in sehr geringer Menge verstoffwechselt wird. Die Blutxylosekonzentration nach oraler Gabe ist daher ein Maß für die Resorption dieses Zuckers. Die Wertigkeit dieses Testes ist jedoch umstritten.

Belastungstests mit Milchzucker und Rohrzucker (Disaccharid-Malabsorption?) und gleichzeitiger Blutzuckerbestimmung haben an Bedeutung verloren, da heute andere, die Kinder nicht belastende Untersuchungsmethoden für die Resorption der Substanzen zur Verfügung stehen: **H_2-Exhalationstest.** Hierbei wird die Wasserstoffkonzentration in der Ausatemluft nach oraler Gabe des entsprechenden Zuckers gemessen. Bei ungenügender Resorption gelangt dieser Zucker in größerer Menge in den Dickdarm und wird dort von den Bakterien unter Bildung von Wasserstoff verstoffwechselt, der über die Blutbahn in die Lunge gelangt und abgeatmet wird. Die Konzentration von Wasserstoff (H_2) in der Ausatemluft ist dann ein Maß für die mangelnde Resorption des verabreichten Zuckers.

1.4 Dünndarmsaugbiopsie

Hierbei wird mit Hilfe einer Saugbiopsie-Kapsel für Kinder, die an einer Sonde befestigt ist, ein Stück Darmschleimhaut aus der Gegend des Übergangs vom Duodenum zum Jejunum entnommen. Das Kind wird nüchtern und sediert der Untersuchung zugeführt. Eine Blutungsbereitschaft muß vorher ausgeschlossen werden (z. B. Thrombozytenfunktionsstörung nach Aspiringabe).

Das gewonnene Dünndarmgewebe wird lupenmikroskopisch und mikroskopisch beurteilt, bei besonderen Fragestellungen wird auch eine chemische Analyse durchgeführt (z. B. Bestimmung der Disaccharidasen-Aktivität); immer sollte ein Abklatschpräparat der Biopsie auf Lamblia intestinalis hin untersucht werden.

1.5 Sonographie und Röntgendiagnostik

In den letzten Jahren ist die Technik der Ultraschallgeräte derart verbessert worden, daß heute dank der hohen Auflösung zahlreiche Fragen bei Erkrankungen des Magen-Darm-Traktes mit Hilfe der Sonographie beantwortet werden können. Zunächst erlaubt sie flüssigkeitsgefüllte und luftgefüllte Hohlkörper und solide Gebilde voneinander zu unterscheiden (z. B. Aszites), aber auch Strukturveränderungen innerhalb eines Organes (Leberzirrhose, Darmwandveränderungen bei chronisch-entzündlichen Prozessen) sind zu erkennen.

Dank dieser Technik hat die röntgenologische Untersuchung des Magen-Darm-Traktes an Bedeutung verloren.

Nur noch bei wenigen Fragestellungen (z. B. Beurteilung des Dünndarmes bei chronisch-rezidivierenden Bauchschmerzen) oder bei chronischer Verstopfung (Kolonkontrasteinlauf) wird diese Untersuchung durchgeführt.

1.6 Invasive Diagnostik

Auch bei Kindern jeden Alters können heute endoskopische Techniken zur Anwendung kommen: Magenspiegelung **(Gastroskopie)** und Darmspiegelung **(Koloskopie)** ermöglichen neben der direkten Beurteilung des Hohlorganes auch Gewebeentnahmen zur histologischen Untersuchung. Gegebenenfalls kann auch während der in der Regel in Narkose stattfindenden Untersuchung eine Therapie erfolgen: z. B. Abtragung eines Darmpolypen mit der Schlinge. Zu dieser invasiven Diagnostik ist auch die **Leberpunktion** zu zählen, bei der mit Hilfe einer speziellen Nadel (z. B. MENGHINI-Nadel) ein kleiner Zylinder aus der Leber unter Sicht (Laparoskopie) oder blind gestanzt wird.

2 Bauchschmerzen

2.1 Organische Ursachen von Bauchschmerzen

Bauchschmerzen sind häufig Anlaß für Eltern, ihr Kind dem Arzt vorzustellen. Vielfach erlauben Vorgeschichte und Untersuchungsbefund eine Diagnose, doch gelegentlich wird eine Ursache der Beschwerden nicht gefunden.

Nicht nur Erkrankungen der Verdauungsorgane verursachen Leibschmerzen, sondern auch Erkrankungen anderer Organe wie der Lunge (z. B. Pneumonie), der Nieren (z. B. Pyelonephritis) oder des Hüftgelenks (z. B. Arthritis).

Gerade bei Kleinkindern bereitet die Schmerzlokalisation erhebliche Schwierigkeiten, da die Bauchschmerzen fast immer um den Nabel herum angegeben werden.

Die Ursachen von Bauchschmerzen im Kindesalter sind zahlreich, so daß nur einige wichtige Krankheitsgruppen hier genannt seien.

Erkrankungen des Magen-Darm-Traktes

Hier sind fast alle in diesem Kapitel besprochenen Krankheiten zu bedenken. Auch eine akute Gastroenteritis (z. B. durch Salmonellen) oder die

Manifestation einer Purpura SCHÖNLEIN-HENOCH verursacht heftige kolikartige Bauchschmerzen.

Erkrankungen anderer Bauchorgane

Die entzündlichen Erkrankungen der *Leber* manifestieren sich als diffuse, dumpfe Bauchschmerzen, die nicht selten erst bei Palpation angegeben werden. Erkrankungen der Gallenblase können heftigste lokalisierte, unter Umständen kolikartige Beschwerden erzeugen *(Gallensteinkoliken)*. Eine Entzündung des Pankreas *(Pankreatitis)* ist meist von heftigen, besonders nach Mahlzeiten stärker werdenden Schmerzen begleitet. Eine große *Milz* (z. B. bei Leukämie oder akutem PFEIFFERschem Drüsenfieber) kann durch Druck und Verdrängung einen diffusen, dumpfen Schmerz erzeugen.

Erkrankungen des Bauchfells

Besonders entzündliche Erkrankungen *(Peritonitis)* sind gekennzeichnet durch heftigste spontane Bauchschmerzen, die eine Palpation des Abdomens unmöglich machen, die dem Patienten nicht selten aber auch tiefes Einatmen verbieten. Entwickelt ein Patient mit *Diabetes mellitus* eine diabetische Ketoazidose (beginnendes Coma diabeticum), so können heftige Bauchschmerzen und Abwehrspannung *(Pseudoperitonitis)* eine echte Bauchfellentzündung vortäuschen.

Begleiterkrankungen

Erkrankungen außerhalb des Bauchraumes müssen ebenfalls mit bedacht werden: z. B. *Pneumonie, Hüftgelenkserkrankungen, Entzündungen der Nieren und ableitenden Harnwege* sind insbesondere im Kleinkindalter oft Ursachen von Bauchschmerzen. Selbst *Rückenmarkstumoren* können sich einmal zunächst nur in Bauchschmerzen bemerkbar machen.

Sehr selten können auch einmal anfallsweise auftretende Bauchschmerzen als *Äquivalent eines Krampfanfalles* angesehen werden.

2.2 Nabelkoliken

Häufiger als in anderen Altersphasen werden rezidivierende Bauchschmerzen im Alter von 5 bis 9 Jahren *rein funktionell* ausgelöst. Diese kolikartig beschriebenen heftigen Schmerzattacken werden geradezu stereotyp um den Nabel herum lokalisiert (Nabelkoliken); bei der körperlichen Untersuchung, insbesondere bei der Betastung des Abdomens kann bei hinreichender Ablenkung des Kindes kein pathologischer Befund erhoben werden, im Gegensatz etwa zur lokalisierten Schmerzangabe und Abwehrspannung durch peritoneale Reizung bei Appendizitis.

Kinder mit Nabelkoliken sind sensibel und vegetativ labil, so daß die Schmerzattacken nicht selten von anderen vegetativen Symptomen wie Blässe, haloniertem Aussehen, Schweißausbruch oder auch Erbrechen und starkem Dermographismus begleitet sind.

Nabelkoliken treten nicht in konstantem Zeitbezug zu einer Mahlzeit auf und werden durch affektbeladene Situation nicht selten ausgelöst: vor Klassenarbeiten, vor Strafen usw. Diese psychischen Faktoren, seien sie nun in der Situation oder dem Charakter des Kindes begründet, führen bei einer neurovegetativen Darmlabilität wahrscheinlich über Darmspasmen evtl. auch über rezidivierende, sich spontan lösende Darminvaginationen zu diesen Koliken.

Die Wirksamkeit von feuchtwarmen Leibwickeln oder auch von leichten Spasmolytika kann neben anamnestischen Angaben als diagnostisches Hilfsmittel angesehen werden, um evtl. auch therapeutisch dann eingesetzt zu werden. Eine entsprechende vorsichtige Aufklärung und Beruhigung der meist sehr besorgten und überbehütenden Eltern ist die wesentliche therapeutische Maßnahme.

Es bleibt aber die Forderung, organische Ursachen auszuschließen und nicht voreilig rezidivierende Bauchschmerzen als funktionell bedingt zu deuten. Es hat sich nämlich gezeigt, daß zunehmend mehr organische Ursachen bei entsprechender Diagnostik für diese „Nabelkoliken" verantwortlich gemacht werden müssen.

2.3 Azetonämisches (ketonämisches) Erbrechen

Vom symptomatischen Erbrechen (z. B. bei Gastroenteritis) ist das rezidivierende azetonämische Erbrechen zu unterscheiden, das ohne Nachweis einer organischen Ursache periodisch unstillbar auftritt und durch Azetonämie und Azetonurie gekennzeichnet ist. Bevorzugt erkranken Mädchen im Kleinkindalter.

Krankheitsbild: Die Anfälle beginnen aus voller Gesundheit mit heftigstem Erbrechen, nicht selten treten vorher Kopfschmerzen und Appetitlosigkeit auf. Das Erbrechen wiederholt sich bis zu 30- bis 40mal in 24 Stunden. Die Kinder entwickeln sehr rasch eine Ketoazidose mit zentral-nervösen Symptomen, die Exsikkose ist geringer ausgeprägt. Gleichzeitig auftretende heftigste Bauchschmerzen können als „akuter Bauch" fehlgedeutet werden und zu einer Operation verleiten (vergleiche Pseudoperitonitis bei diabetischem Koma!). Die Brechanfälle können bis zu 3–5 Tagen dauern, im Intervall sind die Kinder unauffällig.

Kinder mit Neigung zum azetonämischen Erbrechen weisen charakteristische psychische Merkmale auf: sie sind intelligent, psychisch labil und nervös. Auch neuropathische Züge werden ebenso wie eine familiäre Häufung beschrieben; Milieufaktoren sollen bei der Auslösung eine Rolle spielen.

Behandlung: Milieuwechsel, Sedierung, evtl. in Kombination mit Antiemetika und Zufuhr von Glukose-Elektrolyt-Gemischen oral (häufig und in kleinen Mengen) bzw. als Infusion.

Verlauf und Prognose: Das azetonämische Erbrechen verschwindet spontan in der Pubertät. Als Folge der zugrunde liegenden psychischen Auffälligkeiten können Symptome von seiten des Magen-Darm-Traktes bis in das Erwachsenenalter (z. B. irritables Kolon) hinüber dauern.

(Häufiger als das azetonämische Erbrechen und davon abzugrenzen ist das *Infekterbrechen mit Azeton.*)

3 Erkrankungen der Mundhöhle

Sie können durch einfache Betrachtungen diagnostiziert werden. Die Beurteilung hat neben Zunge, Gaumen, Mandeln, Rachenhinterwand insbesondere die Zahnleiste bzw. Zähne sowie die Wangenschleimhaut einzubeziehen (z. B. KOPLIKsche Flecken bei Masern).

Lippen

Neben allgemeinen Veränderungen wie Blässe oder Zyanose, die im Bereich der Lippen und Zunge zu diagnostizieren sind, finden sich bei zahlreichen, besonders konsumierenden Erkrankungen, aber auch oft ohne Grundkrankheit, Rhagaden in den Mundwinkeln *(Faulecken),* die bakteriell und/oder durch Pilze infiziert sind und Ausgangspunkt einer Impetigo contagiosa sein können. Neben der unter Umständen notwendigen Behandlung der Grundkrankheiten werden lokal desinfizierende und fettende Salben aufgetragen. Besonders tiefe und in das Lippenrot hineinreichende Risse bei Neugeborenen lassen eine angeborene Lues vermuten. Der *Herpes labialis* ist gekennzeichnet durch Bläschen auf gerötetem Grund, die rasch platzen und von Krusten bedeckt sein können. Gehäuft findet er sich bei durch Pneumokokken verursachten Pneumonien bzw. bei der Meningokokken-Meningitis. Er rezidiviert oft, ausgelöst durch äußere Einflüsse wie Kälte oder UV-Licht oder durch Veränderungen im Wirtsorganismus, wie Resistenzminderung infolge Menstruation, Fieber oder Streß.

Zunge

Eine besonders große Zunge *(Makroglossie),* die auch in Ruhe zwischen den Zähnen hervortritt, findet man bei der angeborenen Hypothyreose, bei DOWN-Syndrom und einigen anderen Syndromen. Eine belegte Zunge oder eine *Landkartenzunge* (weißlich landkartenförmig begrenzte, im Erscheinungsbild wechselnde Herde) haben weder eine diagnostische Aussagekraft noch eine pathologische Bedeutung. Dagegen ist eine hochrote Zunge mit stark hervortretenden glänzenden Geschmacksknospen *(Himbeerzunge)* ein charakteristisches Symptom des Scharlachs.

Mundschleimhaut

Veränderungen der Mundschleimhaut sieht man oft in der Kinderarztpraxis, sie sind Mitreaktionen der Mundschleimhaut **(Enanthem)**, z. B. bei Infektionskrankheiten (Masern, Röteln), oder das entzündliche Geschehen ist auf den Mund beschränkt. Die Schleimhaut kann oberflächliche Defekte haben **(Stomatitis aphthosa** durch Herpes-simplex-Viren) oder aber Geschwüre aufweisen **(Stomatitis ulcerosa)**, die besonders tief bei Patienten mit Agranulozytose sind. Hierdurch wird die Nahrungsaufnahme erschwert oder gar unmöglich gemacht, so daß eine kurzfristige parenterale Ernährung notwendig sein kann. Eine wesentliche Maßnahme neben der Gabe von flüssig-breiiger Kost ist eine gute Mundpflege. Desinfizierende und anästhesierende Zusätze können hilfreich sein.

Soorpilzinfektion (Candida albicans). Eine Soorpilzinfektion der Mundhöhle tritt besonders häufig im Säuglingsalter auf, bei älteren Kindern insbesondere dann, wenn sie über längere Zeit Antibiotika oder Cortison oder andere Immunsuppressiva oder Zytostatika erhalten. Auf der Wangenschleimhaut, dem Gaumen und der Zunge sieht man mehr oder minder große, nicht abwischbare, weißliche Beläge. Zu bedenken ist, daß der Darm fast immer mitinfiziert ist und von hier aus eine Soorinfektion im Windelbereich ausgehen kann.

Behandlung: Gabe von mykostatisch wirksamen Medikamenten in Form von Gel auf die Zunge, evtl. Gabe von Mykostatika-Suspensionen.

Zähne

Eine Beurteilung des *Zahndurchbruchs* und der Zähne selbst erlaubt Einblick in die körperliche Entwicklung des Kindes (verzögerter Zahndurchbruch z. B. bei Hypothyreose), aber auch eine Aussage über Erkrankungen im frühen Säuglingsalter. Eine langbestehende und unbehandelte *Rachitis* führt neben einem verzögerten Zahndurchbruch zu Schmelzdefekten, die dann unter Umständen noch nach Jahren an das Krankheitsbild erinnern. Bei der *angeborenen Lues* zeigen die bleibenden Zähne eine charakteristische abgerundete Verformung (HUTCHINSON-Zähne). Wegen des Einbaus in den Zahnschmelz mit nachfolgender *Gelbverfärbung* beim jüngeren Kind werden Tetracycline erst nach dem 7. bis 8. Lebensjahr verordnet.

Einen ursächlichen Zusammenhang zwischen Zahndurchbruch und Fieber **(Zahnfieber)** gibt es nicht. Hierbei handelt es sich um ein Zusammentreffen von Zahnen und fieberhaften Erkrankungen, z. B. Virusinfekt (möglicherweise kommt es zu einer Beschleunigung des Zahndurchbruchs infolge Temperaturerhöhung), ähnliches gilt für die **„Zahnkrämpfe“.** Krampfanfälle während des Zahndurchbruches müssen auf andere Ursachen zurückgeführt werden (z. B. Fieberkrampf).

Zahnärzte sehen heute die **Karies,** die bakterielle Zerstörung des Milch- und des bleibenden Gebisses als eine Volksseuche an. Die regelmäßige Gabe von Fluorid, das in den Zahnschmelz eingebaut wird, bringt einen gewissen Schutz. Regelmäßige Zahnpflege und Restriktionen von Süßigkeiten – vor allem der nächtlichen Teeflasche (mit Zucker) – und Schnuller sind die entscheidenden Faktoren in der Prophylaxe.

Stellungsanomalien der Zähne finden sich sowohl angeboren als auch erworben. Bei lange daumenlutschenden Kindern kann der Gaumen so stark verformt werden, daß die oberen vorderen Schneidezähne weit vorstehen (lutschoffener Biß). Aber auch der Dauergebrauch von Schnullern über viele Jahre bedingt neben einem Abschliff der Zähne (Rundung besonders der Schneidezähne) eine Fehlentwicklung des Kiefers mit Zahnfehlstellung. Kieferorthopädische Maßnahmen, die unter Umständen über Jahre durchgeführt werden müssen, sind angezeigt.

Das *Zahnfleisch wuchert* besonders stark bei Kindern, die wegen eines Anfallsleidens Hydantoin erhalten. Ein stark geschwollenes, hochrotes, entzündetes Zahnfleisch *(Gingivitis)* ist charakteristisch für eine Zahnwurzelentzündung; ein Übergreifen der Entzündung auf den Kieferknochen ist möglich *(Kieferosteomyelitis).*

Speicheldrüse

Die Entzündung der Speicheldrüse ist am häufigsten durch das *Mumpsvirus* bedingt, wobei nicht nur die Ohrspeicheldrüse **(Parotitis epidemica)**, sondern auch Unterkiefer- und Unterzungendrüse sowie andere Organe betroffen sind. Andere Viren können ebenfalls eine Speicheldrüsenentzündung verursachen *(Zytomegalie-, Herpes-simplex-, Coxsackie-Virus).*

Die meist durch *Staphylokokken* verursachte eitrige Entzündung der Ohrspeicheldrüse ist vorwiegend eine Erkrankung des Neugeborenenalters, aber auch bei älteren, abwehrgeschwächten Kindern kann sie auftreten. Die Backe ist geschwollen und druckschmerzhaft, die Haut darüber gerötet. Auf Druck entleert sich Eiter aus dem Ausführungsgang. Eine antibiotische Therapie ist in der Regel ausreichend.

4 Erkrankungen der Speiseröhre

Die angeborenen Erkrankungen der Speiseröhre (Ösophagus) manifestieren sich in der Regel in der Neugeborenenperiode und werden an anderer Stelle besprochen.

Ösophagusdivertikel

Sie sind Aussackungen der Ösophagusschleimhaut, die selten angeboren, meist erworben sind. Sie befinden sich bevorzugt in Höhe der Luftröhrenaufzweigung. Beschwerden machen sie erst bei größerer Ausdehnung; Speisereste werden zurückgehalten, die zu Entzündungen und dadurch zu funktionellen Störungen des Ösophagus führen können. Die Patienten klagen über Schluckbeschwerden und retrosternale Druckschmerzen. Die Divertikel stellen sich bei der Röntgenkontrastmitteluntersuchung gut dar und müssen operativ entfernt werden.

Gastroösophagealer Reflux

Häufigste Ursache entzündlicher Veränderungen des Ösophagus ist ein gastroösophagealer Reflux, bei dem infolge eines fehlenden Kardia-Verschlusses saurer Magensaft, besonders im Liegen, in die Speiseröhre zurückfließt und hier eine Entzündung auslöst. Eine Beseitigung des Refluxes führt rasch zur Abheilung dieser Ösophagitis.

Krankheitsbild: Leitsymptome sind rezidivierendes Spucken, besonders nach einer flüssigen Mahlzeit, und retrosternale Schmerzen (Sodbrennen), die sich bei jungen Kindern unter Umständen nur in Schreiattacken nach einer Mahlzeit äußern.

Einen solchen gastroösophagealen Reflux macht man heute auch verantwortlich für einige Fälle besonders therapieresistenter Lungenentzündungen (Mikroaspirationen) oder von Asthmazuständen.

Ferner glaubt man Beziehungen zum plötzlichen Kindstod festgestellt zu haben.

Diagnose: Die Sonographie kann anatomische Fehlbildungen am Übergang von der Speiseröhre zum Magen zur Darstellung bringen. Heute ist mit Hilfe der 24-Stunden-pH-Metrie, bei der eine Sonde im Ösophagus plaziert wird, die kontinuierlich pH-Veränderungen in der Speiseröhre mißt, eine Methode gegeben, bei unklaren Beschwerden im Oberbauch bzw. bei retrosternalen Schmerzen einen gastroösophagealen Reflux zu beweisen.

Behandlung: Zur Behandlung werden zunächst Hochlagerung, Andicken der Nahrung (Reisschleim, Nestagel) sowie die Gabe von Antazida empfohlen. In besonders schweren Fällen, ist die zusätzliche Gabe eines die Ösophagusmotorik steuernden Medikamentes – nämlich Cisaprid (Propulsin®) – und ebenso eines die Säuresekretion hemmenden Mittels notwendig.

Besonders bei Patienten mit Lungenentzündungen und Asthma ist bei fehlendem Verschwinden des pathologischen Refluxes eine den Reflux beseitigende Operation am Ösophagus-Magenübergang (z. B. Hemifundoplicatio) notwendig.

Speiseröhrenverätzung

Die schwersten Entzündungen der Speiseröhre werden zweifelsohne durch chemische Substanzen, insbesondere Säuren und Laugen verursacht. Die *ätzenden Substanzen* rufen unter Umständen an Lippen und im Mund nur geringe oberflächliche Schleimhautschädigungen hervor, aber in den tieferen Abschnitten der Speiseröhre stärkere Schäden, insbesondere wenn durch Würgereiz erbrochen wird. Weitaus gefährlicher als Säureverätzungen sind **Laugenverätzungen**, da sie eine Kolliquationsnekrose, d.h. eine verflüssigende Nekrose erzeugen (Säureverätzungen bewirken eine Koagulationsnekrose), und so können die Laugen tiefer in das Gewebe eindringen. Gefürchtete Komplikationen sind ein Durchbruch in das Mediastinum mit lebensbedrohlicher Entzündung und als Spätkomplikation Narbenstenosen mit Passagehindernis. Die Kinder klagen dann 2–3 Monate nach dem Unfall über Schluckbeschwerden und können keine feste Nahrung mehr zu sich nehmen.

Behandlung: Nach Ingestion einer Säure oder Lauge ist zunächst Nahrungskarenz einzuhalten und eine **Frühösophagoskopie** anzustreben. Diese sollte auch dann durchgeführt werden, wenn in der Mundhöhle selbst sich keine Ätzspuren finden. Die Ösophagoskopie erlaubt dann das Ausmaß der Verätzungen zu erfassen und die Therapie gezielt festzulegen.

Bei Verätzungen größeren Ausmaßes mit tieferer Ausdehnung müssen die Kinder zunächst total parenteral ernährt werden; bei leichteren Verätzungen kann flüssige Kost gegeben werden.

Um einer Narbenentwicklung im Ösophagus vorzubeugen, wird von einigen Autoren unmittelbar nach dem Verätzungsereignis eine Cortison- und Antibiotikaprophylaxe empfohlen.

Ösophagusvarizen

Darüber ist im Kapitel Kinderchirurgie nachzulesen (S. 611).

5 Erkrankungen des Magens

Hiatushernie

Bei der Hiatushernie treten Anteile des Magens – vorübergehend oder fixiert – durch das Zwerchfell hoch in die Brusthöhle. Häufigkeit 2 auf 1000 Kinder. Pathologisch-anatomisch unterscheidet man verschiedene Formen der Hiatushernie, von denen insbesondere die bei Säuglingen und Kleinkindern häufige **„klaffende Kardia“** (stumpfer Einmündungswinkel der Speiseröhre in den Magen; normal: spitzer Winkel) spontan ausheilen soll. Kinder mit einer klaffenden Kardia (Kardiainsuffizienz) spucken meist mehr oder minder ausgeprägt beim Bäuern. Hier kann sich in seltenen Fällen eine Refluxkrankheit entwickeln. Der gastroösophageale Reflux ist die wichtigste funktionelle Störung bei der Hiatushernie. Der Übertritt des sauren Mageninhaltes führt zu einer Ösophagitis mit Ausbildung kleiner Geschwüre, aus denen es Sickerblutungen gibt, die unerkannt zur Eisenmangelanämie führen können. Der Reflux erzeugt aber auch einen Würgereflex, so daß das ständige Erbrechen wiederum die Schleimhaut schädigt und so ein Kreislauf beginnt: Reflux, Würgereiz, Erbrechen, Ösophagitis, Reflux. Entwickelt sich eine Narbenstenose, so verschwindet das saure Erbrechen, dem Kind ist es aber unmöglich, feste Speisen zu schlucken.

Diagnose: Die Diagnostik stützt sich heute zunächst auf die Ultraschalluntersuchung, und nur in wenigen ausgewählten Fällen ist eine Röntgenuntersuchung erforderlich. Endoskopische Untersuchungen ermöglichen eine genaue Beurteilung des Ausmaßes der entzündlichen und narbigen Veränderungen, was für eine mögliche Operation von Bedeutung ist.

Behandlung: Hauptziel der Behandlung ist die Beseitigung des Refluxes. Konservativ wird dies in leichten Fällen mit Hochlagerung, in ausgeprägten Fällen mit einem „Hiatusstuhl“ versucht, bei dem das Kind Tag und Nacht in sitzender Stellung gehalten wird. Damit wird der Mageninhalt – der Schwerkraft folgend – im Magen retiniert. Gleichzeitig wird die Nahrung angedickt, und zwischen den Mahlzeiten werden in den sauren Magensaft neutralisierende Mittel gegeben.

Gerade die Behandlung im Hiatusstuhl bringt gewisse psychologische Schwierigkeiten mit sich, da Eltern, aber auch nicht selten Krankenschwestern die Methode als zu belastend ansehen. Zusätzlich verabreicht man den Kindern Medikamente, die die Ösophagusmotorik und die Schließfunktion der Kardia beeinflussen: Cisaprid und bei ausgeprägter Ösophagitis auch die Säuresekretion des Magens blockende Pharmaka. Eine Operation ist notwendig, wenn trotz einer konsequenten konservativen Therapie das Kind nicht gedeiht oder sich Lungenkomplikationen einstellen.

Gastritis

Die *akute Gastritis* (Entzündung der Magenschleimhaut, meist auch als „verdorbener Magen“ bezeichnet) ist bei Kindern als isolierte Erkrankung sehr selten, wird jedoch häufiger im Rahmen anderer Erkrankungen gesehen. Viele Noxen sind dafür verantwortlich zu machen: Nahrungsmittelvergiftung, Salmonellen oder Staphylokokkeninfektionen, alimentäre Überbelastung. Während einer Urämie (Harnvergiftung) entwickelt sich nicht selten eine *urämische Gastritis*.

Eine *chronische Gastritis* im Kindesalter, besonders wenn sie im Magenausgangsbereich (Antrum) lokalisiert ist, ist überwiegend durch eine Infektion mit **Helicobacter pylori** verursacht.

Krankheitsbild: Klinisch besteht eine sehr uncharakteristische Symptomatik mit Appetitlosigkeit, Übelkeit, drückenden, beim Essen zunehmenden Schmerzen in der Magengegend, Brechreiz und Erbrechen.

Diagnose: Die Verdachtsdiagnose wird in der Regel aufgrund der Anamnese und der klinischen Krankheitszeichen gestellt. Bei der eher chronisch verlaufenden Form der Gastritis ohne Grunderkrankung ermöglicht heute die Gastroskopie mit Gewebeentnahme eine sichere Abgrenzung. Die Antikörperuntersuchung gegen Helicobacter pylori kann als Suchmethode benutzt werden. Auch der *C_{13}-Harnstoff-Atemtest,* bei dem der mit C_{13} markierte Harnstoff (C_{13} ist ein nichtradioaktives

Kohlenstoffisotop) durch die Helicobacter-Bakterien im Magen gespalten wird und in der Atemluft das freigesetzte C_{13} bestimmt wird, findet als Suchtest Anwendung, dient aber vor allem der Therapie-Kontrolle zur Bestätigung einer Helicobacter-Eradikation. Röntgenuntersuchungen zum Nachweis einer Gastritis sind wenig aussagekräftig und sollten daher heute nicht mehr durchgeführt werden.

Behandlung: Die Behandlung der akuten Gastritis besteht in kurzfristiger Nahrungskarenz, oraler Flüssigkeitszufuhr und anschließender leicht verdaulicher Kost (z.B. Fettrestriktion). Antazida können hilfreich sein. Bei der Helicobacter-pylori-bedingten chronischen Gastritis steht heute mit der Gabe von Antibiotika und die Säuresekretion hemmenden Mitteln (Tripeltherapie) eine spezifische hochwirksame Behandlung zur Verfügung. Die Prognose ist praktisch immer gut, lediglich bei der chronischen Verlaufsform können Rezidive auftreten.

Hypertrophische Pylorusstenose

Bei der muskulär hypertrophischen Pylorusstenose kommt es zu einer Verdickung der Muskulatur im Bereich des Magenausgangs. Die Ursache der Erkrankung ist unbekannt, familiäre Häufung wird immer wieder beschrieben. Es besteht mit 4 bis 5 : 1 eine ausgeprägte Knabenwendigkeit.

Krankheitsbild: Zwischen der 2.–4.–6. Lebenswoche beginnen die Kinder zu erbrechen, zunächst mehr oder minder ausgeprägt nach der Mahlzeit, später dann explosionsartig im Schwall ohne begleitende Übelkeit. Die Kinder trinken sofort nach dem Erbrechen gierig weiter. Das Erbrochene ist geronnen, nie gallig. Die verstärkte Peristaltik des Magens, die das Hindernis zu überwinden versucht, ist wohl von Schmerzen begleitet, da die Kinder einen mürrisch gequälten Gesichtsausdruck haben. Infolge des explosiven Erbrechens entwickeln sie eine Exsikkose, eine Dystrophie und eine Pseudoobstipation. Neben der Dehydratation ist der Stoffwechsel durch die hypochlorämische, hypokaliämische Alkalose infolge des Salzsäureverlustes bei Erbrechen des Mageninhaltes gestört.

Diagnose: Die Diagnose beruht im wesentlichen auf den klinischen Krankheitszeichen und evtl. auch auf biochemischen Veränderungen im Blut (Blutgase, Elektrolyte). Läßt man die Kinder trinken und beklopft dann ein wenig die Bauchdekken, so erkennt man meist die über den Magen ablaufenden peristaltischen Wellen. Die Sonographie zeigt das verdickte, manchmal auch als Olive zu tastende hypertrophe Muskelareal im Bereich des Pylorus sowie den ausladenden Magen. Eine Röntgenuntersuchung ist nur in Ausnahmefällen erforderlich.

Behandlung: Die Behandlung ist heute operativ, wobei der verdickte Pylorusringmuskel ohne Verletzung der Schleimhaut längsgespalten wird (Operation nach WEBER-RAMSTEDT). Die früher durchgeführte konservative Behandlung (Sedierung, häufig kleine Mahlzeiten, Gabe von Spasmolytika) war für Eltern und Schwestern nicht selten eine mühsame Tätigkeit und belastete die Kinder. Sie war zudem auch teurer als die Operation, da die Kinder viel länger als 1 Woche im Krankenhaus waren.

Magen- und Zwölffingerdarmgeschwüre

Die Häufigkeit der Ulkuskrankheit hat bei Kindern in den letzten Jahren zugenommen. Dies mag einerseits auf der verbesserten Diagnosetechnik beruhen (Endoskopie, Röntgen), zum anderen ist aber auch eine reelle Zunahme im Schulkindalter (durch größeren Streß?) zu beobachten. Exakte Zahlen über die Häufigkeit gibt es nicht, wohl aber Angaben über eine ausgeprägte Knabenwendigkeit nach dem 8. Lebensjahr (Knaben zu Mädchen 4 : 1). Bei 80% der Kinder mit Geschwüren besteht eine belastende Familienanamnese mit Geschwüren oder chronischen Magenbeschwerden bei Eltern, Großeltern oder Geschwistern. Zwölffingerdarmgeschwüre **(Ulcus duodeni)** sind im Kindesalter häufiger als Magengeschwüre **(Ulcus ventriculi)**.

Zur Geschwürsbildung kommt es, wenn das normalerweise feinabgestufte Gleichgewicht von saurem Magensaft und Schutzmechanismen (Schleimhautbelag, Oberflächenepithel und Kreislauf) gestört ist. Psychische Faktoren können über eine Streßwirkung an der Ulkusbildung beteiligt sein. Gerade bei Zwölffingerdarmgeschwüren ist die Infektion mit *Helicobacter pylori* der entscheidende Kausalfaktor.

Krankheitsbild: Die **Magenulzera des Neugeborenen** sind klinisch nur durch ihre typische Komplikation zu erkennen, nämlich durch eine stärkere Blutung (Bluterbrechen, Teerstühle) bzw. durch einen Durchbruch (Perforation) in die freie Bauchhöhle: aufgetriebenes Abdomen, Kollaps mit verfallenem Aussehen und Nahrungsverweigerung. Eine komplizierte Geburt mit Sauerstoffmangel prädisponiert das Neugeborene, ein Magengeschwür zu entwickeln. Eine starke Überblähung des Magens bei Maskenbeatmung oder eine zu starre Magensonde kann dann die Perforation rasch eintreten lassen.

Die **Ulkuskrankheit** des älteren Kindes zeigt sich in uncharakteristischen Bauchbeschwerden, die leicht mit Nabelkoliken verwechselt werden können. Nüchternschmerz (beim Ulcus duodeni) ist selten. Häufig klagen die Kinder über Sodbrennen oder Aufstoßen. Andere Kinder geben Übelkeit, Kopfschmerzen, Müdigkeit und Appetitlosigkeit an. Ein Druckschmerz im Oberbauch, besonders im Epigastrium läßt dann schon eher an ein Ulkus denken.

Diagnose: Mit Hillfe der Gastroduodenoskopie ist heute sicher die Diagnose zu stellen. Darüber hinaus erlaubt die feingewebliche Untersuchung der Magenschleimhaut die Infektion mit Helicobacter pylori zu erfassen. Die nur selten noch durchgeführte Röntgenuntersuchung zeigt in typischer Weise eine mit Kontrastmittel gefüllte Nische an der kleinen Magenkurvatur bzw. im Bulbus des Zwölffingerdarmes.

Behandlung: Medikamente, die die Magensäuresekretion hemmen und die Schleimschutzbildung fördern, lassen die alten Maßnahmen wie Rollkur oder Magenschonkost an Bedeutung verlieren. Bei nachgewiesener Helicobacter-pylori-Infektion sind Antibiotika und Säuresekretionshemmer indiziert. Zu strenge Diätvorschriften (Ulkus-Diät) sind von geringem therapeutischem Wert; sie belasten Kind und Eltern nur unnötig. Die Kost sollte ausgewogen und abwechslungsreich sein, jedoch nicht die Salzsäuresekretion im Magen übermäßig anregen. Eine gezielte Psychodiagnostik läßt nicht selten familiär bedingte Probleme erkennen, die durch eine entsprechende Psychotherapie angegangen werden sollen.

Prognose: Die Prognose der Ulkuskrankheit ist zweifelhaft, da nicht selten Rezidive auftreten.

6 Erkrankungen des Dünn- und Dickdarmes

6.1 Zöliakie

Bei der Zöliakie (GEE-HERTER-HEUBNERsche Erkrankung) oder der einheimischen Sprue (des Erwachsenen) handelt es sich um eine angeborene, lebenslang bestehende Unverträglichkeit des Glutens, des Klebereiweißes im Getreide.

Gluten ist ein in den meisten Getreidearten wie Weizen, Roggen, Hafer, Gerste vorhandenes Eiweiß, das aus verschiedenen Eiweißfraktionen aufgebaut ist. Der für die Erkrankung verantwortlich zu machende Bestandteil des *Glutens* ist das **Gliadin,** das zu einer Schädigung der Dünndarmschleimhaut führt, in dem die normalerweise fingerförmigen Zotten völlig verschwinden und einer flachen, strukturlosen Schleimhaut Platz machen *(Zottenatrophie).*

Man muß in Deutschland mit einer Häufigkeit der Zöliakie von 1:1000 rechnen, wobei regionale Unterschiede bekannt sind. Es besteht eine gewisse familiäre Häufung der Erkrankung, bei Verwandten 1. Grades beträgt das Erkrankungsrisiko etwa 10%.

Sehr wahrscheinlich führen durch das *Gliadin* ausgelöste Abwehrreaktionen des Organismus (Immunreaktion) zu einem überstürzten Absterben der die Zotten bedeckenden Darmzellen, die ungenügend neu nachgebildet werden können, so daß die Zotten verkümmern. Nach Wegnahme des Glutens aus der Nahrung nimmt die Dünndarmschleimhaut wieder normale Struktur an. Daß solche Immunreaktionen ablaufen, ist auch daran zu erkennen, daß sich im Blut der erkrankten Patienten Antikörper gegen das Gliadin (Gliadin-Antikörper) nachweisen lassen.

Krankheitsbild: Die klassischen Symptome der Erkrankung beginnen meist zwischen dem 4. und 8. Lebensmonat, gelegentlich auch später und manchmal erst im Laufe der Kindheit und im jugendlichen Alter. Mit einem unterschiedlich langen freien Intervall nach Einführung des Glutens in die Ernährung des Säuglings (Beikost) treten die Symptome der Zöliakie auf: Durchfälle mit übelriechenden, wäßrigen, zum Teil aber auch fettig-glänzenden, massigen, voluminösen Stühlen, seltener auch Obstipation. Je jünger der prädisponierte Säugling bei Zufuhr von Gluten ist, desto eher ist die Symptomatik einer Gastroenteritis mit Erbrechen und Durchfällen zu beobachten.

Im Laufe von Monaten magern die Kinder infolge der mangelnden Resorption von Nahrungsbestandteilen ab, besonders an Brustkorb, Extremitäten und Gesäß, an dem die zu weit gewordene Haut in Falten herabhängt *(Tabaksbeutelgesäß).*

In geradezu groteskem Gegensatz dazu steht der stark aufgetriebene Bauch, bedingt durch eine vermehrte Flüssigkeitsansammlung im Darmlumen, besonders ältere Kinder zeigen nicht selten einen Minderwuchs. Andere Kinder werden nur durch Muskelschwäche oder Schlaffheit auffällig.

Die Kinder mit einer floriden, unbehandelten Zöliakie weisen eine relativ typische Wesensveränderung auf, die schon 1889 in klassischer Weise beschrieben wurde.

„Das Kind ist extrem reizbar, verdrießlich, launig und mürrisch, nichts scheint ihm zu gefallen, und insgesamt ist es nicht es selbst."

Der Patient ist ausgeprägt auf die Mutter fixiert und zieht sich emotional von seiner Umwelt zurück (Abb. 10.1). Diese Wesensveränderungen sind unter einer glutenfreien Diät voll reversibel.

Komplikationen: Die meisten Komplikationen der unbehandelten Zöliakie werden durch die mangelnde Resorption von Nahrungsbestandteilen verursacht: Wachstums- und Entwicklungsverzögerung, Anämie infolge Eisen- und Folsäuremangel, Eiweißmangel mit Ödemen, evtl. auch Gerinnungsstörungen infolge eines Vitamin-K-Mangels, ferner Vitamin-D- und Calcium-Mangel (eine manifeste Rachitis ist allerdings wegen des verlangsamten Wachstums selten). Die schwerwiegenste Komplikation einer langdauernden unbehandelten Zöliakie ist das gehäufte Auftreten von bösartigen Tumoren im Bereich des Dünndarmes.

Diagnose: Die Diagnose der Zöliakie kann bisher nur aufgrund der morphologischen Veränderungen der Dünndarmschleimhaut unter Gluten bzw. unter glutenfreier Kost gesichert werden. Resorptionstests liefern nur einen ersten Hinweis auf die vermutete Resorptionsstörung. Die Gliadin-Antikörper im Serum (IgG, IgA) sind in der Regel erhöht. Bei älteren Kindern finden sich in typischer Weise auch Endomysium-IgA-Antikörper. Keineswegs darf aus der Normalisierung des Stuhlverhaltens bei chronischen Durchfällen nach glutenfreier Ernährung auf eine Zöliakie geschlossen werden bzw. eine solche dann als ausgeschlossen gelten, wenn nach Einführung von Gluten in die Kost diese Symptome fehlen. Vielmehr muß die Dünndarmschleimhaut, die durch Dünndarmsaugbiopsie entnommen wird, lupenmikroskopisch und mikroskopisch beurteilt werden. Die erste Biopsie wird in der Regel dann durchgeführt, wenn aufgrund der klinischen Symptomatik eine Zöliakie vermutet wird. In typischen Fällen findet sich dann eine **totale Zottenatrophie**

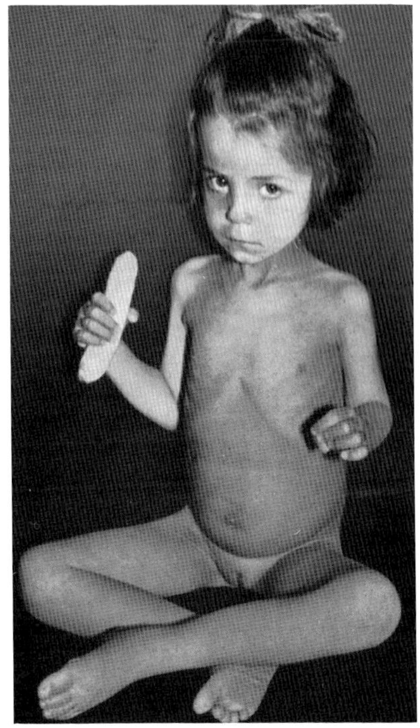

Abb. 10.1 4½jähriges Mädchen mit Zöliakie; beachte den Gesichtsausdruck, den abgemagerten Brustkorb und die durch Eiweißmangelödeme angeschwollenen Beine. (Aus: KELLER, W., WISKOTT, A.: Lehrbuch der Kinderheilkunde. Hrsg. von A. WISKOTT, K. BETKE, W. KÜNZER. 4. Auflage, Thieme, Stuttgart 1977.)

(Abb. 10.2). Nach Einführung der glutenfreien Kost erholt sich die Schleimhaut in der Regel innerhalb von 2 Jahren, was durch eine 2. Biopsie belegt werden muß (normale fingerförmige Zotten). Die sogenannte Glutenbelastung mit Gabe von Gluten und Nachweis einer erneuten Schleimhautschädigung (3. Biopsie) ist heute nur noch in wenigen Zweifelsfällen erforderlich. Dies sind insbesondere die Kinder, die zunächst glutenfreie Kost erhalten haben und dann zur Zöliakiediagnostik gekommen sind. Der Nachweis einer totalen Zottenatrophie ist zwar für eine Zöliakie charakteristisch, jedoch nicht beweisend. Sie findet sich auch bei zahlreichen anderen Dünndarmerkrankungen, so daß zur Diagnose der Antikörperstatus unter glutenhaltiger Kost und glutenfreier Kost von großer Wichtigkeit ist.

Behandlung: Die Behandlung der Zöliakie besteht allein in der Gabe einer glutenfreien Kost, d. h. alle Produkte, die auch in kleinsten Mengen Weizen, Roggen, Gerste oder Hafer enthalten, müssen gemieden werden. Reis und Reisprodukte

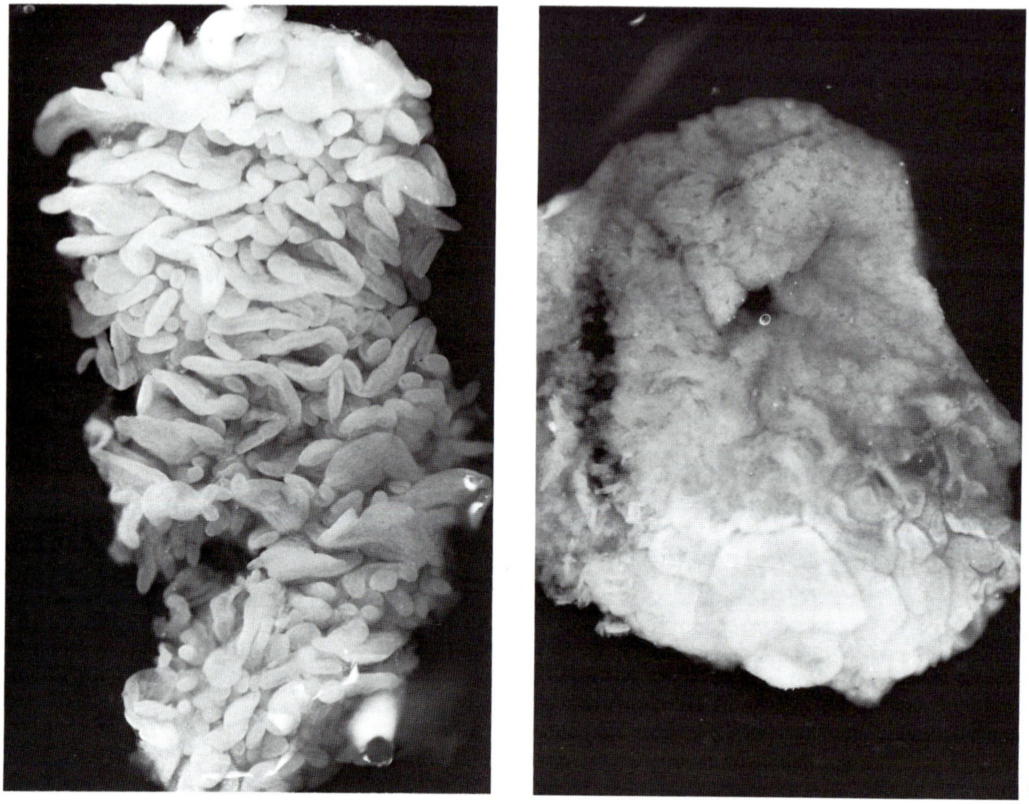

a b

Abb. 10.2 a, b Lupenmikroskopischer Befund von durch Dünndarmsaugbiopsie entnommenen Schleimhautstücken.
a Normale Schleimhaut mit finger- und blattförmigen Zotten.
b Typische Veränderung der Schleimhaut bei florider Zöliakie (ohne Diät): die Zotten sind verschwunden, am Rande des Biopsates sieht man noch einige hirnrindenartige Zottenreste: totale Zottenatrophie.
(Aus: Keller, W., Wiskott, A.: Lehrbuch der Kinderheilkunde. Hrsg. von A. Wiskott, K. Betke, W. Künzer. 4. Auflage, Thieme, Stuttgart 1977.)

werden gut vertragen. Praktisch ist diese Diät schwer durchzuführen. Hier geben spezielle Rezeptsammlungen und insbesondere die Selbsthilfegruppe der Eltern Hilfestellung[1].

Nicht nur bei der Ernährung ist auf Glutenfreiheit zu achten, auch in zahlreichen Medikamenten ist Gluten enthalten.

Bei gesicherter Zöliakie ist die Glutenfreiheit lebenslang streng einzuhalten.

Unter dieser Diät entwickeln sich die Kinder normal, zuvor aufgetretene Krankheitserscheinungen verschwinden. Die Patienten können ein weitgehend normales Leben führen.

6.2 Chronisch-entzündliche Darmerkrankungen

Colitis ulcerosa, Morbus Crohn

Sowohl bei der Colitis ulcerosa als auch bei der als Morbus Crohn bezeichneten Enteritis regionalis granulomatosa liegt eine chronische, in Schüben verlaufende rezidivierende Entzündung des Dick- und Dünndarmes vor, die sich aber auch an anderen Organsystemen wie Haut oder Gelenken manifestieren kann.

Exakte Zahlen über die Häufigkeit der Erkrankungen im Kindesalter liegen nicht vor, wenngleich man in den letzten Jahren den Morbus Crohn häufiger beobachtet.

Bei der Colitis ulcerosa handelt es sich um eine mit Geschwürsbildung einhergehende Entzündung des Dickdarmes, bevorzugt in den unteren Abschnitten. Der Morbus CROHN erfaßt diskontinuierlich den gesamten Verdauungskanal, wobei eine Bevorzugung des terminalen Ileums zu erkennen ist. Histologisch findet sich eine alle Darmwandschichten erfassende Entzündung mit Granulombildung (entzündliche Knötchen).

Ursache: Die Ursache beider Erkrankungen ist unklar. Für die Colitis ulcerosa werden psychosomatische Faktoren (ausgeprägte Abhängigkeit von Bezugspersonen; Unfähigkeit, innere Spannungszustände zu entladen; Isolation und depressive Verstimmung) als bedeutsam angesehen.

Colitis ulcerosa

Krankheitsbild: Die Krankheitszeichen der Colitis ulcerosa beginnen mehr oder minder schleichend mit schleimig-blutigen, schmerzhaften Durchfällen, Appetitlosigkeit, Gewichtsabnahme, Anämie und Fieber. Wird die Erkrankung chronisch, kommt es zu einer Beeinträchtigung somatischer und psychischer Entwicklungsprozesse.

Komplikationen: Als akute Komplikationen werden beobachtet Fissuren, Fisteln, Massenblutungen und Perforationen. Bedeutsame systemische Komplikationen sind Gelenkschmerzen, die unter Umständen der Darmmanifestation vorausgehen können, chronische Erkrankungen der Leber (sklerosierende Cholangitis) sowie chronische Entzündungen der Augen (Iridozyklitis). Nach 10jähriger Dauer einer Colitis ulcerosa ist mit der Gefahr einer malignen Entartung der durch die chronische Entzündung veränderten Darmschleimhaut zu rechnen.

Diagnose: Die Diagnose wird klinisch vermutet, durch verschiedene Laboruntersuchungen wie erhöhte BSG, Leukozytose, Linksverschiebung sowie Anämie wahrscheinlich gemacht und mit Hilfe von koloskopischen Untersuchungen, einschließlich Gewebeentnahme und unter Umständen röntgenologischen Untersuchungen bewiesen.

Behandlung: In der Behandlung finden nicht resorbierbare Salizylsäurederivate und Cortison Anwendung, die über entzündungshemmende Wirkungen Einfluß auf das Krankheitsgeschehen haben. Bei nicht allzu ausgedehnter Colitis des Rektum-Sigma-Bereiches können auch Cortisoneinläufe eine wertvolle therapeutische Ergänzung sein. Im akuten Stadium der Erkrankung mit schwersten Durchfällen und Blutungen ist eine ausschließlich parenterale Ernährung indiziert; die Gabe von Astronautenkost im akuten Schub hat bei Colitis ulcerosa im Gegensatz zu Morbus CROHN keinen nachgewiesenen Nutzen. Nach Beherrschung des akuten Schubes ist eine Dauertherapie sinnvoll, um Rezidiven vorzubeugen. Sollte diese Maßnahme nicht zum Erfolg führen, so kann eine immunsuppressive Therapie versucht werden. Eine operative Entfernung des Darmes ist primär nur in Ausnahmefällen erforderlich, kann jedoch bei hoher Rezidivrate und zur Vorbeugung der Karzinomentstehung indiziert sein. Eine Psychotherapie ist gerade bei der Colitis ulcerosa eine sehr wertvolle therapeutische Ergänzung, sie muß über Jahre erfolgen und sollte die ganze Familie einschließen.

Prognose: Die Prognose der Erkrankung ist wegen der hohen Rezidivrate unter Umständen auch nach Jahren bis ins Erwachsenenalter hinein und wegen der Gefahr der malignen Entartung der Darmschleimhaut ernst. Nach 20jährigem Verlauf sterben etwa 20 % der Patienten an Krebs.

Morbus Crohn

Bei der Enteritis granulomatosa Crohn ist die Entzündung diskontinuierlich über den gesamten Darm verteilt, erfaßt alle Wandschichten und führt dadurch zu Störungen der Darmmotilität, Stenosen, Fisteln, Ileuserscheinungen, Störungen der Resorption sowie Blutverlust.

Krankheitsbild: Das Krankheitsbild beginnt wesentlich schleichender als bei der Colitis ulcerosa, so daß nicht selten ein Intervall von Symptombeginn bis Diagnosestellung von 4 Jahren und mehr besteht. Unklare Bauchschmerzen, rezidivierende Durchfällle, Appetitlosigkeit, Gewichtsabnahme, Fieber sowie Eisenmangelanämie und eine beschleunigte Blutsenkungsgeschwindigkeit sind die häufigsten Symptome. Extraintestinale Erscheinungen wie Erythema nodosum und Faulekken können durchaus Hinweissymptome für eine chronische Erkrankung sein.

Komplikationen: Als wichtigste Komplikationen des Morbus CROHN sind zu nennen: innere und äußere Fisteln sowie Stenosen und Ileus.

Diagnose: Die Diagnose wird auf die gleiche Weise gestellt wie bei der Colitis ulcerosa. Eine Spiegelung des oberen Magendarmtraktes (Speiseröhre, Magen, Duodenum) mit Gewebsentnahme gibt Auskunft über eine Beteiligung dieser Organe am entzündlichen Geschehen.

Alle weiteren Dünndarmabschnitte werden röntgenologisch mit Hilfe der Magendarmpassage auf die charakteristischen Veränderungen (Pflastersteinrelief, Stenose, Wandverdickung) hin untersucht.

Behandlung: Die Behandlungsmaßnahmen beim Morbus CROHN sind prinzipiell gleich denen bei Colitis ulcerosa; die alleinige Gabe einer „Astronautenkost" vermag bei einigen Patienten bei Befall des Dünndarmes eine Remission zu erreichen. Ein operatives Vorgehen ist nur in seltenen Fällen indiziert: bei hochgradigen Stenosen ist die sparsame Resektion der Darmabschnitte angezeigt. Die Rezidivquote ist mit über 50% erschreckend hoch. Lediglich der therapieresistente mechanische Ileus ist eine absolute Operationsindikation.

Prognose: Die Prognose des Morbus CROHN ist wesentlich schlechter als die der Colitis ulcerosa. Der Morbus CROHN ist nach heutigem Wissen wohl nicht zu heilen. Daher bedürfen gerade diese chronisch kranken Kinder und Erwachsenen einer besonders menschlich-ärztlichen Führung.

Ein klinisch kaum vom Morbus CROHN zu unterscheidendes Krankheitsbild wird durch **Yersinien** hervorgerufen. Die Prognose dieser infektiösen Darmerkrankung ist jedoch günstig.

6.3 Megakolon

Unter Megakolon versteht man einen abnorm erweiterten und unter Umständen verlängerten Dickdarm, dem verschiedene organische, aber auch psychogene Ursachen zugrunde liegen können. Allen Formen gemeinsam ist als führendes klinisches Symptom eine mehr oder minder hartnäckige Obstipation.

Man trennt heute 3 Gruppen von organischen Ursachen von einem psychogen bedingten idiopathischen Megakolon ab.

Psychogene Ursachen

Das psychogen ausgelöste **idiopathische Megakolon** tritt überwiegend bei Klein- und Schulkindern auf. Unter anderem infolge einer fehlerhaften Sauberkeitserziehung kommt es zu einer Stuhlverhaltung, die sich letztendlich verselbständigt. Nicht selten findet man zusätzlich noch eine ausgeprägte Störung der Mutter-Kind-Beziehung. Die Kinder haben nur alle 4–10 Tage Stuhlgang, der voluminös und breiig bis geformt ist. Eine Enkopresis (Einkoten) im Sinne eines Überlaufschmierens ist nicht selten und bildet häufig erst den Anlaß für den Arztbesuch. Der Bauch ist weniger stark aufgetrieben als beim Morbus HIRSCHSPRUNG (s. u.) und zeigt enorme, sich teigig anfühlende Stuhlmassen.

Behandlung: Die Behandlung des idiopathischen Megakolons beruht auf der konsequenten Vermeidung von Stuhlretention z. B. durch Laxanzien, dem Stuhltraining und dem Abbau der psychischen Spannungen, nachdem zuvor der Darm vollständig (z. B. durch Einläufe) gereinigt worden ist. Eine später in das therapeutische Regime einzuführende schlackenreiche Kost führt über ein Aufquellen im Darm zu einer stärkeren Peristaltik und damit auch zum Defäkationsreiz.

Organische Ursachen

- **Erworbene Störungen der Ganglienzellversorgung** des Darmes; dies kann z. B. eintreten durch Zerstörung von Ganglienzellen im Rahmen entzündlicher Darmerkrankungen wie Enteritis, Enterocolitis necroticans des Neugeborenen oder eine Colitis ulcerosa des Dickdarmes.
- **Symptomatisches Megakolon:** Häufigste Ursache sind erworbene Erkrankungen des Enddarmes, insbesondere Analfissuren, Rhagaden oder ein perianales Ekzem; sie vermögen aufgrund von Schmerzen bei der Defäkation zu einer Stuhlverhaltung und so zum Megakolon zu führen. Nach Operation einer Analatresie wird nicht selten eine organische Reststenose mit Stuhlverhalten beobachtet.
Behandlung: Bei der Therapie des symptomatischen Megakolons steht die Beseitigung der Grundkrankheit an erster Stelle. So wird bei Analfissuren bzw. Rhagaden eine Schleimhautanästhesiesalbe auf den Anus aufgetragen und der Stuhl medikamentös gleitfähig gehalten.
- **Megakolon mit angeborenen Störungen der Ganglienzellversorgung** des Darmes. Wichtigstes Krankheitsbild dieser Gruppe ist die HIRSCHSPRUNGsche Erkrankung. Differentialdiagnostisch davon abzugrenzen ist die sogenannte neuronale Kolondysplasie (intestinale neuronale Dysplasie).

Megacolon congenitum Hirschsprung. Bei der HIRSCHSPRUNGschen Erkrankung fehlen die die Muskulatur des Dickdarms versorgenden Ganglienzellen in einem unterschiedlich langen distalen Dickdarmsegment, so daß in diesem Bereich keine Peristaltik ablaufen kann und die Stuhlmassen sich in dem davor gelegenen Darmabschnitt aufstauen. Unter 2000 Neugeborenen ist mit einer Erkrankung zu rechnen. Es besteht eine Knabenwendigkeit von 80–90%.

Krankheitsbild: Die Engstellung des aganglionären Segmentes führt in der Regel bereits in der frühen Säuglingzeit zur klassischen Symptomatik mit aufgetriebenem Abdomen, fehlendem Stuhlgang und nicht selten auch Erbrechen. Bleibt der Kot längere Zeit im Darm liegen, zersetzt er sich und führt unter Umständen zu der gefürchteten Komplikation der Enterokolitis, bei der es zur entzündlichen Zerstörung der Darmwand mit Perforation und Entwicklung einer Sepsis kommen kann.

Beginnen kann eine solche Enterokolitis mit paradoxen Durchfällen, bei denen der Stuhl die Darmwand zu einer vermehrten Sekretion von Schleim anregt, der die enge Stelle zu passieren vermag. Allein durch die rektale Untersuchung bei der entsprechenden klinischen Symptomatik kann schon die Diagnose vermutet werden: Das enge Segment schiebt sich wie ein Handschuhfinger über den untersuchenden Finger, der nach Passieren der Enge in den aufgeweiteten Darm mit Stuhl fällt. Unter Umständen entleeren sich dann explosionsartig Stuhl und Luft. Stuhlentleerungen lassen sich sonst meist nur mit Laxanzien oder Einläufen erreichen. Besteht diese Symptomatik über Jahre, so kann es zu Unterernährung, Wachstumsstörung, Eiweißmangel und Eisenmangelanämie kommen.

Diagnose: Auf dem *Röntgenbild* erkennt man die stark erweiterten Dickdarmschlingen und bei Kontrasteinlauf den plötzlichen Übergang des aganglionären, engen Anteils in das trichterförmig erweiterte Kolon. Die Untersuchung von *Schleimhautbiopsien* aus dem enggestellten Enddarm läßt dann den Mangel an Nervenzellen in der Darmwand erkennen. Bei der Druckmessung des Rektums *(Manometrie)* werden das Fehlen der physiologischen peristaltischen Welle sowie des Sphinktererschlaffungsreflexes aufgezeichnet.

Behandlung: Die Therapie der Wahl ist die Operation, bei der das enge Segment entfernt wird und der intakte Darm durch den Schließmuskel hindurchgezogen und am Anus vernäht wird *(Durchzugsoperation)*. Die Lebenserwartung mit Morbus HIRSCHSPRUNG hat sich durch die modernen Operationstechniken und die Verbesserung der prä- und postoperativen Versorgung entscheidend gebessert. 90% aller Patienten leben mit einem guten funktionellen Ergebnis.

Neuronale Kolondysplasie. Bei der sogenannten neuronalen Kolondysplasie (intestinale neuronale Dysplasie) liegt ebenfalls eine Innervationsstörung des Dickdarmes vor. Klinisch werden 2 Verlaufsformen voneinander unterschieden: Der Typ A der intestinalen Kolondysplasie ist gekennzeichnet durch die Symptomatik einer akuten Enterokolitis im Neugeborenen-/Säuglingsalter. Bei dem Typ B findet sich eine chronische Obstipation mit Megakolonbildung, die sich aber im Laufe der Jahre deutlich bessert.

6.4 Colon irritabile

Hierbei handelt es sich um chronische Durchfälle bei einem normal gedeihenden Kind ohne Anhalt für eine Malabsorption oder Darminfektion.

Krankheitsbild: Das Colon irritabile scheint sehr häufig zu sein und wird meist als Nahrungsmittelallergie fehlgedeutet. Die Kinder setzen mehrmals täglich einen mehr oder minder geformten Stuhl ab, der typischerweise unverdaute Nahrungsreste, z. B. Karotten, Erbsen enthält. Schleimauflagerungen oder Fasern findet man ebenfalls. In typischer Weise ist die morgendliche erste Stuhlportion fest, im Laufe des Tages ändert sich dann die Stuhlkonsistenz, die Stühle werden weicher. Die Kinder sind normalgewichtig und normal groß, sie haben keinen Blähbauch. Der zeitliche Beginn der Symptomatik kann von den sehr besorgten und besonders aufgeklärten Eltern nicht exakt angegeben werden. Als Ursache diskutiert man eine Fehlsteuerung des vegetativen Nervensystems mit gestörter Motilität und Sekretion von Flüssigkeit im Kolon bei sehr sensiblen und überbehüteten Kindern. Steht neben der häufigen Stuhlentleerung eine abnorme Schleimbeimengung zum Stuhl, verbunden mit kolikartigen Bauchschmerzen, im Vordergrund der Symptomatik, so spricht man von **Colica mucosa,** die heute als Untergruppe dem Colon irritabile zugeordnet wird.

Behandlung: Sie besteht in der alleinigen Beruhigung der Eltern. Medikamente oder Diäten sind nicht angezeigt, doch sollte das Kind ausreichend Flüssigkeit zu sich nehmen (Flüssigkeitsverlust mit dem Stuhl!).

6.5 Analfissuren, Darmpolypen

Geringe Mengen von Blut- und/oder Schleimauflagerung auf normal geformtem Stuhl sind Symptome von Fissuren oder von Dickdarmpolypen.

Die Betrachtung des gespreizten Anus erlaubt die Diagnose von kleinen Schleimhauteinrissen, die zu fadenförmigen Blutauflagerungen und nicht selten zu Schmerzen bei der Defäkation führen. Infolgedessen kann es zu einer akuten Obstipation kommen. Die *Fissuren* werden mit anästhesierenden Salben versorgt, der Stuhl sollte weich sein (Gleitmittel).

Darmpolypen sind kleine solitär oder auch multipel auftretende Tumoren, die sich in die Darmlichtung vorwölben. Sie befinden sich bevorzugt im Rektum-Sigma-Bereich, sie lassen sich entweder rektal tasten oder sind bei der Rektoskopie bzw. Koloskopie zu sehen. Da vielfach in höheren Darmabschnitten (Colon ascendens) sich auch Polypen finden, wird heute allgemein die Koloskopie zur Diagnostik bevorzugt, zumal bei diesem Eingriff auch der Polyp direkt abgetragen werden kann. Im Gegensatz zum Polypen des Erwachsenen entarten die Polypen des Kindesalters sehr selten bösartig.

6.6 Rektumprolaps

Beim Rektumprolaps stülpen sich die untersten Darmabschnitte aus dem After vor, so daß die Schleimhaut nach außen gekehrt ist. Er findet sich besonders häufig bei Kindern mit Mukoviszidose, kann aber auch bei stark abgemagerten Kindern infolge Fettschwundes im Beckenbodenbereich oder bei starkem Pressen bei Obstipation oder Husten oder auch bei Durchfällen auftreten. Der Prolaps muß sofort reponiert werden, indem der ausgetretene Darm mit einem mit Salbe bestrichenen Tupfer umfaßt und zurückgedrängt wird. Auf eine Normalisierung des Stuhlverhaltens ist im weiteren zu achten, bei Mukoviszidose durch eine Enzymsubstitution.

Bezüglich Darmverschluß s. Kapitel Kinderchirurgie, S. 609.

7 Erkrankungen des Bauchfells

Bauchfellentzündung (Peritonitis) s. Kapitel Kinderchirurgie, S. 610.

Bauchwassersucht (Aszites)

Unter Aszites versteht man eine mehr oder minder eiweißreiche Flüssigkeitsansammlung in der Bauchhöhle, die durch Rückstau infolge Pfortaderhochdruck oder Herzinsuffizienz oder durch Eiweißverminderung im Blut (Hypoproteinämie) bei Leberfunktionsstörung oder nephrotischem Syndrom entsteht. Eine langsame Zunahme des Bauchumfanges mit weit ausladenden Flanken und eine Atembehinderung im Liegen durch Hochdrücken des Zwerchfelles sind die Hauptsymptome. Die Punktion der Bauchhöhle hat heute überwiegend diagnostischen Wert, bei sehr ausgeprägter Atembehinderung schafft sie aber rasch Erleichterung.

Behandlung: Die Behandlung des Aszites besteht in dem Versuch, die Flüssigkeit auszuschwemmen. Der Versuch, die Ursache der Aszitesbildung zu beseitigen, muß gleichzeitig erfolgen, ist jedoch nur bei wenigen Krankheiten, wie z. B. Herzinsuffizienz, möglich.

8 Erkrankungen des Pankreas

8.1 Pankreatitis

Die akute Pankreatitis (Entzündung der Bauchspeicheldrüse) ist eine häufige Komplikation einer Mumpserkrankung oder auch anderer Virusinfektionen (z. B. Coxsackie-Viren). Sie wird aber auch im Rahmen von Cortison- und Zytostatika-Therapien gesehen. Eine weitere wichtige Ursache sind Unfälle (Fahrradunfall mit stumpfem Bauchtrauma). Durch verbesserte und verfeinerte Untersuchungstechniken wird immer häufiger eine Fehlmündung des Pankreasganges in den Dünndarm als Ursache von rezidivierender Pankreatitis gefunden. Die chronischen Entzündungen des Pankreas sind im Gegensatz zum Erwachsenenalter im Kindesalter sehr selten.

Krankheitsbild: Das Spektrum der Symptomatik reicht von leichten Bauchschmerzen, nicht selten in engem zeitlichem Zusammenhang mit einer Mahlzeit (Freisetzung des Pankreassaftes durch den Nahrungsreiz), bis hin zur schwersten Schocksymptomatik mit hartem Bauch und Kreislaufkollaps. Hierbei kommt es zur Selbstverdauung des Pankreas **(akute hämorrhagische Pankreatitis).**

Diagnose: Als wesentliches diagnostisches Merkmal findet sich eine Erhöhung der Amylase und Lipase im Serum bzw. der Amylase im Urin.

Behandlung: Bei leichteren Formen der Pankreatitis genügt die Nahrungskarenz bzw. eine fettarme Kost; die Prognose ist sehr gut. Bei den schweren Formen ist das Rüstzeug der modernen Intensivmedizin erforderlich, dennoch besteht auch heute noch eine hohe Letalität. Als Spätkomplikation der Pankreatitis können sich *Pseudozysten* entwickeln.

8.2 Zystische Fibrose (Mukoviszidose)

Die zystische Fibrose (CF) oder Mukoviszidose ist eine angeborene Erkrankung aller Schleimdrüsen, die ein abnorm zähflüssiges Sekret bilden. Sie manifestiert sich vorwiegend im Bereich des Magen-Darm-Traktes und der Lunge. Bei der weißen Bevölkerung ist mit einer Häufigkeit der Erkrankung von 1:2000 bis 3000 zu rechnen, wenngleich deutliche regionale Unterschiede gegeben sind. *Sie ist damit die häufigste angeborene Stoffwechselkrankheit.*

Die Häufigkeit der heterozygoten Anlageträger beträgt 3–5% unserer Bevölkerung. Ist ein Kind in einer Familie an CF erkrankt, so beträgt das Wiederholungsrisiko für die nachfolgenden Kinder – es handelt sich um eine autosomal rezessiv vererbte Störung – jeweils 25%.

▶ Der genetische Defekt bei der CF ist auf dem Chromosom 7 lokalisiert. Rund 70% der Patienten in Deutschland haben eine ganz bestimmte Punktmutation des CF-Gens, nämlich Delta F 508: Im DNS-Molekül fehlt das 508. Basentriplet – es stellt den Kode für Phenylalanin im Genprodukt (einem speziellen Protein) dar. Insgesamt sind bisher hier über 500 verschiedene Punktmutationen bekannt. Dieses Gen kodiert das gerade erwähnte Protein (CFTR = cystic fibrosis transmembrane conductance regulator), das mit hoher Wahrscheinlichkeit einem Chloridkanälchen in der Zellmembran entspricht. Da dieses Protein bei CF-Patienten funktionsuntüchtig ist, kommt es zur Bildung und Sekretion von zu wenig H_2O enthaltendem, hochviskösem Schleim in den entsprechenden Drüsen, insbesondere im Pankreas, in der Leber und in den Bronchialdrüsen, und zur Verlegung der Ausführungsgänge mit nachfolgender Zerstörung des Drüsengewebes. ◀

Krankheitsbild: Die **Lunge** ist bei der CF neben der Verdauungsinsuffizienz fast immer mit in das Krankheitsgeschehen einbezogen, so daß eine Symptomatik, die sowohl rezidivierende Bronchitiden im Säuglings- und Kleinkindalter umfaßt als auch eine chronische Verdauungsstörung, immer an eine zystische Fibrose denken läßt.

10–20% aller Kinder mit CF erkranken in der Neugeborenenperiode an einem **Mekoniumileus,** bei dem infolge eines sehr zähen, festen Kindspechs die unteren Dünndarmabschnitte verlegt werden und eine Darmpassage unmöglich machen. Schon intrauterin kann sich eine Ileussymptomatik einstellen und zu einer Darmperforation mit nachfolgender *Mekoniumperitonitis* führen. Die Kinder werden nach der Geburt auffällig durch einen fehlenden Mekoniumabgang, zum Teil durch galliges Erbrechen und ein stark aufgetriebenes Abdomen (Ileussymptomatik). Durch rektale Einläufe mit N-Acetylcystein oder auch dem wasserlöslichen Kontrastmittel Gastrografin® versucht man zunächst die Mekoniummassen zu lösen. Gelingt dies nicht, so ist eine Operation nicht zu umgehen.

Bei mehr als 80% der Patienten mit CF ist das **Pankreas** in seiner exokrinen Funktion eingeschränkt oder auch ausgefallen. Dies bedingt eine mangelnde Verdauung der Nahrungsbestandteile mit Absetzen von meist massigen und fettig-glänzenden, übelriechenden Stühlen. Die Stuhlfrequenz ist erhöht. Diese chronische Verdauungsinsuffizienz hat bald eine mehr oder minder stark ausgeprägte Dystrophie zur Folge, obgleich der Appetit der Patienten in der Regel – im Gegensatz zur Zöliakie – besonders gut ist (Abb. 10.3). Der Bauch der Kinder ist stark aufgetrieben und kontrastiert dann häufig zu den roten Wangen und mageren Extremitäten. Infolge der besonders stark ausgeprägten Verdauungsstörung kann eine mangelnde Versorgung des Organismus mit fettlöslichen Vitaminen eintreten, vor allem Vitamin E und A. Nach längerer Dauer der CF kann sich auch ein Diabetes mellitus einstellen.

Durch die starke Reduktion des Fettgewebes kommt es bei etwa 20% der Patienten zu einem **Rektumprolaps** (Schleimhautvorfall des Rektums), der sich nicht selten sogar als frühes Einzelsymptom findet und meist durch eine konservative Therapie, d.h. Enzymsubstitution gut zu behandeln ist.

Viele Kinder mit CF klagen über rezidivierende Bauchschmerzen. Sie sind Folge einer Unter- oder Überdosierung der Fermentpräparate oder häufiger Folge eines **Mekoniumileus-Äquivalents** (= Sterkoralileus = DIOS = distales intestinales Obstruktionssyndrom). Hierbei verlegen eingedickte Stuhlmassen, verbacken mit dem zähen Sekret der Dünndarm- und Dickdarmdrüsen, den

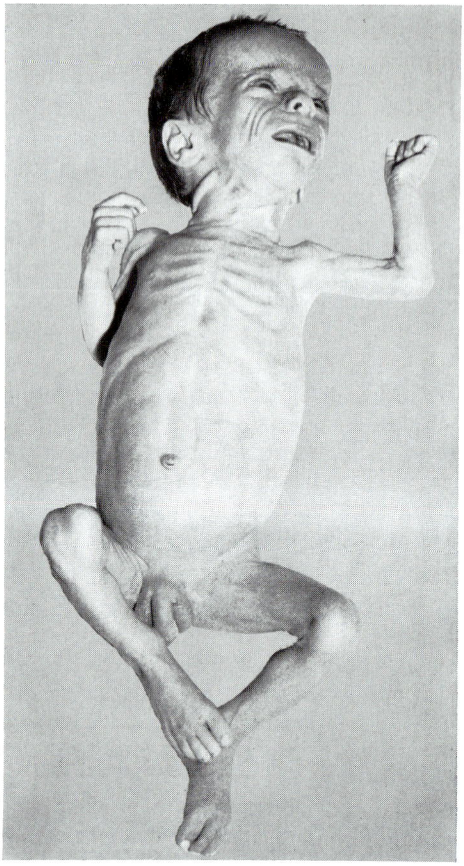

Abb. 10.3 6 Monate alter Knabe mit Mukoviszidose: schwere Dystrophie mit Schwund des Unterhautfettgewebes. (Aus: KELLER, W., WISKOTT, A.: Lehrbuch der Kinderheilkunde. Hrsg. von A. WISKOTT, K. BETKE, W. KÜNZER. 4. Auflage, Thieme, Stuttgart 1977.)

Darm, bevorzugt im Bereich des Zökums, und führen zu rezidivierenden, kolikartigen Bauchschmerzen, begleitet unter Umständen von einer ileusähnlichen Symptomatik. Man tastet dabei im rechten Unterbauch eine schmerzlose, verschiebliche Resistenz: Stuhlmassen. Die Therapie der Wahl ist das Auflösen dieser inpaktierten Stuhlmassen durch die orale Gabe von Acetylcystein und das Freispülen durch nicht resorbierbare Elektrolytlösungen zusammen mit der Gabe von Cisaprid, eines die Darmperistaltik anregenden Medikamentes.

Bei 5–10% der Patienten mit CF entwickelt sich eine **biliäre Leberzirrhose** mit portaler Hypertension. Mit zunehmender Lebenserwartung findet sich diese Komplikation häufiger.

Bei Männern mit CF besteht meist infolge einer Unwegsamkeit des Gangsystems des Nebenhodens und der Samenbläschen eine **Sterilität.** Frauen mit CF dagegen können schwanger werden, wenngleich das Risiko einer Verschlechterung des Krankheitsverlaufes durch die Schwangerschaft gegeben ist.

Diagnose: Die Diagnostik der CF stützt sich im allgemeinen auf die klinische Symptomatik und auf einen pathologischen Schweißtest **(Pilocarpin-Iontophorese).** Hierbei werden die Schweißdrüsen durch Pilocarpin zur Sekretion gereizt, der Schweiß gesammelt und die Natrium- bzw. Chlorid-Konzentration bestimmt. Es hat sich gezeigt, daß praktisch alle Patienten mit CF eine erhöhte Natrium- bzw. Chlorid-Konzentration im Schweiß haben (Natrium > 60 mmol/l). Nicht selten geben die Mütter auch spontan an, daß die Stirn des Kindes beim Küssen salzig schmeckt. Alle anderen Tests (Lungenfunktionsanalyse, Prüfung der Pankreasfunktion mit Hilfe des Pankreozymin-Secretin, der Chymotrypsin-Bestimmung bzw. der Pankreas-Elastase im Stuhl) bleiben in der Diagnostik wenigen speziellen Fragestellungen vorbehalten.

Als **Neugeborenen-Screeningtest** war bis vor wenigen Jahren der Nachweis einer vermehrten Albuminkonzentration im Mekonium *(BM-Test)* üblich. Da sich jedoch gezeigt hat, daß die Rate falschpositiver bzw. -negativer Tests zu groß war, wurde diese Methode wieder verlassen zugunsten eines Screeningtests, der auf dem Nachweis einer vermehrten Konzentration von *IRT* (immunreaktives Trypsinogen, das aus dem Pankreas stammt) im Blut beruht. Eine Bestätigung der Diagnose hat in jedem Fall durch die Pilocarpin-Iontophorese zu erfolgen.

Eine **pränatale Diagnose** ist heute mit Hilfe einer DNA-Analyse des Chromosoms 7 bei bekanntem Indexfall möglich und mit Hilfe einer Fruchtwasseruntersuchung (Nachweis von Enyzmen im Fruchtwasser).

Behandlung: Die Therapie der CF ist bisher nur symptomatisch. Der Ausfall der Pankreasfunktion wird durch die Gabe von Enzympräparaten weitgehend kompensiert. Die Dosis richtet sich nach dem Stuhlverhalten der Patienten, sie sollte so gewählt werden, daß die Kinder nur 1- bis 2mal täglich einen geformten, nicht fettigen Stuhl absetzen. Das Enzympräparat ist während des Essens (nicht vorher!) zu geben. Die Kinder sollten eine ausgeglichene, kalorienreiche Kost bekommen, die auch Fett enthalten sollte. Eine spezielle Diät ist nicht erforderlich. Bei ausgeprägter Mangelernährung kann man die wenig schmackhaften mittelkettigen Triglyzeride (MCT) als Fettkalorienspender zusätzlich anbieten, da für ihre Resorption die auch bei CF im Darm verminderten Gallensäuren nicht notwendig sind. Multivitaminpräparate sind eine notwendige Ergänzung, da sie die Malabsorption der fettllöslichen Vitamine und auch zum Teil der wasserlöslichen kompensieren.

Zur Prophylaxe des Mekoniumileus-Äquivalentes sollten die Kinder oral N-Acetylcystein erhalten, das den zähen Schleim in den Stuhlmassen auflöst.

Zur Behandlung der Lungenveränderungen s. S. 125.

Prognose: Dank dieser symptomatischen Therapie hat sich die Prognose dieser auch heute noch unheilbaren Erkrankung in den letzten Jahren deutlich verbessert. Vor mehr als 20 Jahren starben die meisten Patienten innerhalb der ersten 10 Lebensjahre. Heute beträgt die mittlere Lebenserwartung fast 30 Jahre. Damit gewinnen bei der Betreuung der Patienten die psychologischen und beruflichen Probleme zunehmend an Bedeutung. Auch hier können die Selbsthilfeorganisationen[2] von betroffenen Eltern und Ärzten wertvolle Hilfe geben.

9 Erkrankungen der Leber und des Gallensystems

Die Leber erfüllt als größte Anhangsdrüse des Darmes zahlreiche Funktionen im Rahmen der Verdauung (Galle aktiviert die Fettverdauung), des Stoffwechsels (z. B. Verwertung von Galaktose und Fruktose), der Entgiftung (Harnstoffbildung, Medikamente); die Leber speichert Glykogen, bildet zahlreiche Eiweiße (Albumine, Blutgerinnungsfaktoren), verstoffwechselt das Bilirubin.

9.1 Erkrankungen der Leber

Allgemeines

Krankheitsbild und Diagnose: Wegen ihrer zahlreichen unterschiedlichen Aufgaben manifestieren sich Erkrankungen der Leber unabhängig von der Ursache auf vielfältige Weise. Die Patienten klagen oft über uncharakteristisches Unwohlsein, leichtes Druckgefühl im Bauch oder eine gewisse Fettunverträglichkeit. Bei einer Gallenabflußstörung geben die Patienten oft noch einen verstärkten Juckreiz an. Die Stühle sind dann meist auch lehmfarben-weiß, acholisch, da kein Bilirubin mit der Galle in den Darm gelangt und dann auch nicht zu Sterkobilin umgewandelt werden kann.

Bei der körperlichen Untersuchung ist eine Vergrößerung und leichte Druckschmerzhaftigkeit des Organs hinweisend auf eine Lebererkrankung. Auch kann die Milz, insbesondere bei entzündlicher Lebererkrankung leicht mit angeschwollen sein. Das am ehesten sichtbare Symptom einer Lebererkrankung ist die **Gelbsucht (Ikterus)**, die durch eine Erhöhung des Bilirubins bedingt wird.

Die Differenzierung, ob es sich hierbei um ein nicht wasserlösliches, indirektes, d. h. nicht an Glukuronsäure gekoppeltes Bilirubin handelt oder um wasserlösliches und daher mit dem Urin und der Galle ausscheidbares direktes, an Glukuronsäure gekoppeltes Bilirubin (bierbrauner Urin), gibt wichtige differentialdiagnostische Hinweise. So ist z. B. bei einer Gallenabflußstörung (Cholestase) das direkte Bilirubin vermehrt im Blut nachweisbar, da es nicht in die Galle ausgeschieden werden kann und sich in das Blut zurückstaut.

Neben der Gelbsucht deuten die im Blut vermehrt nachzuweisenden Enzyme auf eine Lebererkrankung hin. Sie treten bei einer Leberschädigung aus den Leberzellen aus: z. B. die Transaminasen GOT und GPT, ferner GLDH und Gamma-GT. Fallen große Anteile der Leber in ihrer Funktion aus (z. B. Hepatitis), können Blutungssymptome infolge mangelnder Bildung von Blutgerinnungsfaktoren auftreten. Auch kann dann das aus dem Abbau von Aminosäuren aus dem Eiweiß entstehende Ammoniak nicht mehr zu Harnstoff entgiftet werden, so daß vermehrt Ammoniak im Blut erscheint und zu einer Bewußtseinsstörung der Patienten führt (Coma hepaticum bei Leberausfall).

Infektiöse Ursachen

Hierher gehören z. B. das Hepatitis-A-, B-, C-, D- und E-Virus, das Mononukleose-Virus sowie das Zytomegalie-Virus. Die entsprechenden Erkrankungen werden im Infektionskapitel besprochen.

[2] Deutsche Gesellschaft zur Bekämpfung der Mukoviszidose, Bendenweg 101, 53121 Bonn;
CF-Selbsthilfe e. V., Meyerholz 3, 28832 Achim

Toxische Leberschädigungen

Bei zahlreichen **Stoffwechselkrankheiten** ist die Leber von dem Defekt mitbetroffen, so daß sich die Erkrankung auch als Lebererkrankung manifestieren kann. Nicht selten steht sogar ihre Schädigung im Vordergrund der klinischen Symptomatik. Viele **Medikamente** wie z. B. INH (Tuberkulosemittel) oder Antikonvulsiva (Valproat) vermögen die Leber zu schädigen *(toxische Leberschädigung)*.

Alpha$_1$-Antitrypsinmangel

Eine unbehandelbare Stoffwechselkrankheit ist der Mangel an Alpha$_1$-Antitrypsin (physiologisches, in der Leber synthetisiertes, eiweißspaltendes Enzym), der nicht selten beim Neugeborenen zu verlängertem Ikterus mit dem Bild einer Neugeborenenhepatitis führt (erhöhtes direktes Bilirubin, Transaminasenerhöhung). Später kann sich dann eine Leberzirrhose mit Entwicklung einer portalen Hypertension einstellen. Die Lebertransplantation ist heute die Therapie der Wahl.

Morbus Wilson

Die WILSONsche Erkrankung ist eine Erkrankung der Leber und des Gehirns; dabei kommt es zu einer abnormen Speicherung von Kupfer in den Leberzellen und zu einer Degeneration von Hirngewebe. Bei älteren Kindern finden sich charakteristische Kupferablagerungen in der Hornhaut als KAYSER-FLEISCHER-Ring. Die unter anderem durch eine verminderte Synthese des kupfertransportierenden Enzyms Zäruloplasmin gekennzeichnete Erkrankung wird autosomal rezessiv vererbt.

Krankheitsbild: Klinische Krankheitszeichen von seiten der Leber mit Ikterus, Lebervergrößerung und unter Umständen auch unter dem Bild einer hochakuten schweren Hepatitis mit Koma treten nicht vor dem 4. bis 5. Lebensjahr auf. Spätsymptome sind Zeichen der Leberzirrhose mit portaler Hypertension und Krankheitssymptome von seiten des Gehirns, nämlich Sprach- und Bewegungsstörungen. Sehr selten einmal manifestiert sich eine WILSONsche Erkrankung auch akut als hämolytische Krise.

Diagnose: Die Diagnose wird heute gestellt mit Hilfe des Nachweises einer erhöhten Kupferausscheidung im Harn sowie dem erhöhten Kupfergehalt der Leber. Die Bestimmung des Zäruloplasmins im Serum reicht nicht für den Ausschluß einer WILSONschen Erkrankung. Als Behandlung kann ein das Kupfer bindender Chelatbildner (D-Penicillamin) gegeben werden, der über die Nieren zusammen mit dem Kupfer ausgeschieden wird.

Leberzirrhose

Hauptursache für die Ausbildung einer *Leberzirrhose* beim Kind sind bestimmte Formen der Leberentzündung (Hepatitis B, C) und Stoffwechselkrankheiten.

Krankheitsbild und Diagnose: Kinder mit Leberzirrhose haben nicht selten neben den Zeichen der portalen Hypertension (große Milz, Ösophagusvarizen, Thrombozytopenie) und der Leberschädigung (Ikterus) sogenannte Spider-Naevi (Gefäßsternchen) im Gesicht und auf der Brust oder auch eine starke Rötung der Handinnenflächen (Palmarerythem). Bei schwerer Leberzirrhose können Trommelschlegelfinger und -zehen mit Uhrglasnägeln wie bei chronischer Lungenerkrankung oder Herzfehlern mit Zyanose auftreten. Die Leberzirrhose wird durch die histologische Untersuchung eines durch Leberpunktion gewonnenen Leberzylinders nachgewiesen.

Der normale Läppchenaufbau der Leber ist derart gestört, daß durch breite Bindegewebsstraßen, die von den GLISSONschen Periportalfeldern (sie liegen zwischen benachbarten Leberläppchen) in die Leberläppchen einstrahlen, das Lebergewebe in unterschiedlich große Knoten zergliedert wird. Dabei wird das Gallengangsabflußsystem der Leber ebenso gestört wie die Blutzirkulation.

Das in der Pfortader gesammelte Blut kann nicht mehr ungehindert an den Leberzellbalken vorbei zu den Leberzentralvenen abfließen, sondern wird zurückgestaut. Dadurch schwillt die Milz an. Das Pfortaderblut sucht nach anderen Abflußwegen an der Leber vorbei in die Hohlvene. Diese Nebenwege findet es in der Speiseröhre und am Mastdarm, wobei sich entsprechende Venen krampfaderartig erweitern. Aus diesen **Oesophagusvarizen,** sehr viel seltener aus Rektumvarizen, kann es zu lebensbedrohlichen, schwer stillbaren Blutungen kommen. Diese Blutungsbereitschaft kann dadurch noch gefördert werden, daß sich infolge der Milzvergrößerung ein Hypersplenismus (Überfunktion der Milz) einstellt mit Entwicklung einer Thrombozytopenie und Leukopenie (evtl. Anämie) und daß infolge der Leberfunktionsstörung die Blutgerinnungsfaktoren vermindert gebildet werden (Quickwert erniedrigt). Blutungsfördernd kann die Gabe von Azetylsalizylsäure (fiebersenkend, schmerzstillend) sein, die die

Thrombozytenverklebung hemmt, so daß alle Medikamente, die Azetylsalizylsäure enthalten, bei Patienten mit Leberzirrhose kontraindiziert sind.

Die Leberinsuffizienz mit einer verminderten Neubildung von Bluteiweißen (Hypoproteinämie), besonders von Albumin, und der erhöhte Blutdruck im Pfortaderkreislauf sind die Hauptursachen für das Auftreten eines Aszites.

Behandlung: Eine ursächliche Behandlung der Leberzirrhose ist nicht möglich. Die symptomatische Therapie besteht in der Ausschwemmung eines Aszites sowie der Blutstillung bei Ösophagusvarizenblutung.

Bei einer massiven **Ösophagusvarizenblutung** versucht man heute medikamentös (Vasopressin, Somatostatin) den Blutdruck im Pfortaderkreislauf zu senken; bei einigen Patienten ist man gezwungen, eine Sonde (SENGSTAKEN-BLAKEMORE-Sonde) in die Speiseröhre einzuführen. Ihre Manschette wird aufgeblasen und tamponiert die Speiseröhre aus, so daß die blutenden Varizen komprimiert werden.

Bei der Ösophagusvarizenverödung (Sklerosierung), einer weiteren Therapiemöglichkeit zur Prophylaxe bzw. Therapie einer Blutung, wird um oder in die Varizen ein Verödungsmittel gespritzt, so daß es zu einer Vernarbung der Schleimhautoberfläche bzw. der Krampfader selbst kommt. Um der Komplikation der Ösophagusvarizenblutung vorzubeugen, wurde früher häufiger als jetzt bei bestimmten Patienten eine Gefäßoperation durchgeführt, in dem der Druck im Pfortadersystem durch eine künstliche Querverbindung (Porto-kavaler Shunt) zwischen Hohlvene (Vena cava) und Pfortader gesenkt wurde.

Nach einer 1. Varizenblutung versucht man heute einer erneuten Blutung vorzubeugen durch die Gabe von β_2-Rezeptor-Blockern.

Prognose: Die Entwicklung einer Leberzirrhose ist irreversibel, daher sollten alle die Leber weiter schädigenden Substanzen gemieden werden. Aus den genannten Gründen hat die Leberzirrhose eine schlechte Prognose. Heute steht mit der Lebertransplantation eine Methode zur Verfügung, die einigen wenigen ausgewählten Patienten auf Dauer jedoch helfen kann.

9.2 Erkrankungen des Gallengangsystems

Gallengangsatresie: s. S. 610.

Cholangitis, Cholelithiasis

Erkrankungen des Gallengangsystems sind bei Kindern sehr selten. Gelgentlich findet sich bei der Colitis ulcerosa eine aufsteigende eitrige Entzündung der großen Gallengänge **(Cholangitis)**, selten einmal eine Entzündung der Gallenblase als Komplikation der Steine **(Cholelithiasis)**. Dank der modernen Ultraschalldiagnostik werden Gallensteine im Kindesalter jetzt häufiger gesehen, als man bisher angenommen hat. Gerade bei vermehrtem Anfall von Gallenfarbstoffen infolge eines verstärkten Hämoglobinabbaus bei Hämolyse (z.B. Kugelzellanämie, Thalassämie, Sichelzellenanämie) werden vermehrt solche Pigmentgallensteine gefunden.

Krankheitsbild: Häufig machen Gallensteine keine Beschwerden, manchmal jedoch uncharakteristische rechtsseitige Oberbauchbeschwerden mit einer gewissen Fettunverträglichkeit. In seltenen Fällen kann ein solcher Stein einmal in den großen Gallengang abgehen, ihn verlegen und unter heftigsten kolikartigen Schmerzen zu einem Verschlußikterus mit farblosen, weißen, acholischen Stühlen führen. Durch die Ultraschalldiagnostik hat die Röntgenuntersuchung des Gallengangsystems (Cholangiogramm) an Bedeutung verloren.

Behandlung: Bei der akuten Gallensteinkolik ist neben subjektiver angenehmer lokaler Wärmeapplikation die Gabe von krampf- und schmerzstillenden Medikamenten angezeigt. Später müssen dann Steine und Gallenblase operativ entfernt werden.

Weiterführende Literatur

BACHMANN, K. D. et al.: Pädiatrie in Praxis u. Klinik. 2. Aufl., New York: Fischer; Stuttgart: Thieme 1989

BETZ, A.: Zöliakie. 2. Aufl., Thieme-Enke 1996

GAHR, M. (Hrsg.): Pädiatrie. de Gruyter, Berlin, New York 1994

v. HARNACK, G. A., KOLETZKO, B.: Kinderheilkunde. 10. Aufl., Springer, Stuttgart 1997

SIMON, C.: Pädiatrie. 7. Aufl., Schattauer, Stuttgart, New York 1995

11. Teil Krankheiten der Drüsen mit innerer Sekretion

Wolfgang G. Sippell

1 Hormone und ihre Regulation

Ort der Hormonproduktion. Innersekretorische oder *endokrine* Drüsen geben ihre Sekrete in Form von **Hormonen** direkt an das Blut ab. Außerdem gibt es sog. **Neurohormone,** welche von bestimmten Nervenzellen gebildet, auf Nervenbahnen transportiert und an deren Ende an die Nachbarschaft abgegeben werden. Diesen Vorgang nennt man *Neurosekretion.* Schließlich können sog. **Gewebshormone** von einzelnen Zellen, z. B. im Magen-Darm-Trakt, gebildet und direkt an die Nachbarzellen (sog. *parakrine* Sekretion) abgegeben werden. Als gesichert endokrine Drüsen gelten heute: bestimmte Kerngebiete des Zwischenhirns *(Hypothalamus), Hirnanhangsdrüse, Zirbeldrüse, Schilddrüse, Nebenschilddrüse, Nebenniere, Hoden, Eierstock, Bauchspeicheldrüse* (vgl. Insulin, S. 100), *Darm, Herz* und *Niere* (Renin).

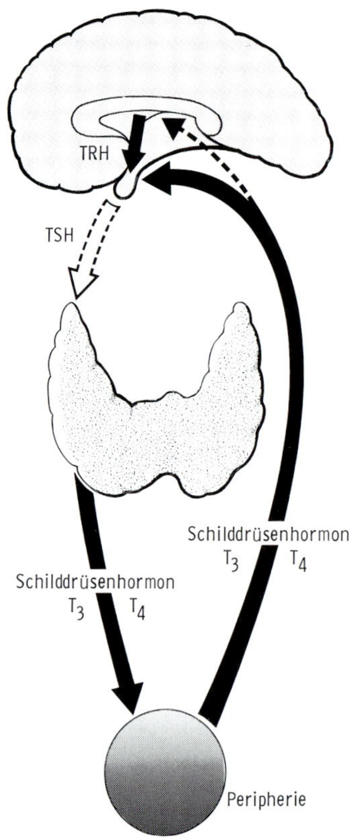

Abb. 11.1 Schema eines endokrinen Regelkreises am Beispiel der Regulation der Schilddrüsenfunktion. (Aus: Freyschmidt, P.: Schilddrüsenerkrankungen. 2. Auflage. Thieme, Stuttgart 1981.)

Rezeptoren. Hormone sind hochspezifische Wirkstoffe, die über den Blutweg im gesamten Organismus verteilt werden. Sie steuern wichtige Stoffwechselfunktionen, aber nur in denjenigen Zielorganen des Körpers, deren Zellen die spezifischen Empfangsstrukturen oder *Rezeptoren* für das betreffende Hormon besitzen. Fehlt der Rezeptor im Zielorgan oder ist seine Signalübertragung zur DNA im Zellkern *(Transduktion)* oder zwischen DNA und RNA *(Translation)* bzw. der nachfolgenden Enzymeiweißproduktion an den Ribosomen gestört, etwa aufgrund eines angeborenen Gendefekts, so bleibt die Hormonwirkung trotz funktionierender Hormondrüse, trotz ausreichender oder gar erhöhter Hormonspiegel im Blut und trotz ansonsten normal erscheinendem Zielorgan aus.

Endokriner Regelkreis. Die jeweilige Höhe des Hormonspiegels wird ständig in einem *Regelkreis* genau eingestellt. In bestimmten Arealen des Hypothalamus liegt ein empfindlicher Meßfühler. Sinkt der Blutspiegel z. B. von Schilddrüsenhormon (Thyroxin) infolge verminderter Produktion oder vermehrten Verbrauchs in der Peripherie ab, so wird vom Hypothalamus ein Freisetzungshormon (Releasing Hormone), in diesem Falle das **T**hyreotropin **R**eleasing **H**ormone (TRH), über direkte Blutgefäßverbindungen an die benachbarte Hirnanhangsdrüse (Hypophyse) abgegeben (vgl. Abb. 11.1). Dies bewirkt im Hypophysenvorderlappen die Ausschüttung des auf die periphere Hormondrüse gerichteten, sog. tropen Hormons, in unserem Beispiel des thyreotropen oder **T**hyreoidea **s**timulierenden **H**ormons (TSH). Unter dem Einfluß des TSH schließlich wird die Schilddrüse (Thyreoidea) zu vermehrter Sekretion veranlaßt, was zum Wiederanstieg des Thyroxinspiegels im Blut führt. Hypothalamus, Hypophyse und zugehörige periphere Hormondrüse werden auch als *hormonelle Achse* bezeichnet.

Hormonelle Störungen. Sie können durch Fehlleistungen der peripheren Hormondrüse selbst bedingt sein. In solchen Fällen spricht man von einer *primären* Störung, also z. B. bei Unterfunktion der Schilddruse von einer primären Hypothyreose. Liegt dagegen der Ort der Störung im Bereich der Hypophyse, so bezeichnet man dies als *sekundär;* bei TSH-Ausfall kommt es also zur sog. sekundären Hypothyreose. Als *tertiär* bezeichnet man eine hormonelle Störung mit Sitz im Bereich des Hypothalamus; bei TRH-Mangel spricht man von einer tertiären Hypothyreose.

Hormonbestimmungen. Diese werden meist im Blut (entweder Serum oder Plasma) oder im Urin durchgeführt. Durch die im letzten Jahrzehnt entwickelten hochempfindlichen immunologischen Nachweismethoden (z. B. **R**adio-**I**mmuno-**A**ssay = RIA oder **E**nzym-**I**mmuno-**A**ssay = EIA) ist es möglich geworden, fast alle Hormone auch in sehr kleinen Blutmengen zu messen. Mit solchen Methoden können heute auch bei Neugeborenen und Säuglingen viele Hormonstörungen sicher diagnostiziert und ihre Therapie genau überwacht werden.

Bei Hormonbestimmungen im Urin wird die Hormonmenge auf den Tag berechnet. Wird dem Labor irrtümlich nur die halbe Tagesmenge des Urins angegeben, so wird nur die halbe Hormonmenge errechnet, woraus dann falsche Schlüsse gezogen werden. Verluste beim Urinsammeln sind besonders bei Säuglingen und Kleinkindern möglich. Unregelmäßigkeiten müssen aber stets mitgeteilt werden, damit falsche Folgerungen vermieden werden.

DNA-Analyse. Schließlich können viele der genetisch bedingten Hormonstörungen (z. B. AGS, Rezeptordefekte) heute molekularbiologisch durch *DNA-Analyse,* zumeist mit Hilfe der Polymerase-Kettenreaktion (PCR), diagnostiziert werden. Man benötigt dazu (nichtzentrifugiertes!) EDTA-Blut, aus welchem die DNA der Leukozyten extrahiert wird.

2 Zwischenhirn (Hypothalamus) – Hirnanhangsdrüse (Hypophyse)

2.1 Hypophysenvorderlappen (HVL)

„Trope" Hormone. Der Hypophysen*vorder*lappen ist eine zentrale Umschalt- und Verstärkerstation für die Steuerung anderer Hormondrüsen. Er gibt sog. *trope Hormone* ab, welche auf die peripheren endokrinen Drüsen gerichtet sind und diese zur vermehrten Hormonproduktion veranlassen. Alle HVL-Hormone sind Eiweißkörper **(Proteohormone)** und daher nur parenteral wirksam; die für die Kinderheilkunde wichtigsten sind:

- TSH = **T**hyreoidea (Schilddrüse) **s**timulieren des **H**ormon (thyreotropes Hormon, Thyreotropin), welches die Schilddrüse steuert,
- ACTH = **A**dreno-**c**ortico-**t**ropes **H**ormon (Kortikotropin), welches die Nebennierenrinde zu vermehrter Cortisolabgabe veranlaßt;

zwei gonadotrope Hormone (Gonadotropine), welche unabhängig vom Geschlecht die Tätigkeit der Keimdrüsen (Gonaden) regulieren:

- LH = **l**uteinisierendes **H**ormon, steuert die Bildung der Sexualhormone,
- FSH = **F**ollikel**s**timulierendes **H**ormon, regelt die Tätigkeit der Gewebe, welche die Keimzellen bilden;

ein weiteres Hormon ist das

- STH = **S**omato**t**ropes **H**ormon (Somatotropin) = **W**achstums**h**ormon (WH) = engl. **H**uman **G**rowth **H**ormone (HGH). Es fördert das Längenwachstum des Skeletts im Bereich der Wachstumsfugen sowohl direkt als auch über in der Leber und in der Skelettmuskulatur gebildete Wachstumsfaktoren, die *Somatomedine* bzw. ***I**nsulin-like* ***G**rowth* ***F**actors (IGF),* deren wichtigster das IGF-1 ist, welches früher als **S**omato**m**edin C (SM-C) bezeichnet wurde.

Im Kindesalter weniger wichtige HVL-Hormone sind PRL = **Prol**aktin (laktotropes Hormon) und MSH = **M**elanozyten-**s**timulierendes **H**ormon. PRL fördert die Milchsekretion und das Wachstum der Brustdrüse; über seine Wirkungen beim männlichen Geschlecht ist wenig

Gesichertes bekannt. MSH fördert die Pigmentbildung in der Haut und wird zusammen mit dem ACTH gebildet.

Hypothalamische Steuerungshormone. Die HVL-Hormone werden ihrerseits durch Hormone aus dem Zwischenhirn *(Hypothalamus)* gesteuert. Diese Hormone bestehen meist nur aus wenigen Aminosäuren (Oligopeptide) und sind inzwischen in synthetischer Form zur Diagnostik, z. T. auch zur Behandlung verfügbar. Sie werden je nach Wirkung auf den HVL als Freisetzungs-*(Releasing-)* oder Hemmungs-*(Inhibiting-)*Hormone bezeichnet. Von ihnen sind heute praktisch von Bedeutung das TRH (**T**hyreotropin **R**eleasing **H**ormone), das GnRH oder LHRH (**Go**n**a**dotropin- oder **LH** **R**eleasing **H**ormone), das GHRH (**G**rowth **H**ormone **R**eleasing **H**ormone) und das CRH (**C**orticotropin **R**eleasing **H**ormone). TRH setzt TSH und Prolaktin (PRL) frei und wird zur Diagnostik von Schilddrüsenfunktionsstörungen genutzt (TRH-Test, S. 230). LHRH setzt vorwiegend LH, aber auch FSH frei und ist vor allem bei der Differentialdiagnose des Hypogonadismus wichtig (LHRH-Test, S. 242).

GHRH steuert zusammen mit dem GH Inhibiting Hormone *Somatostatin* die STH-Produktion des HVL und wird gelegentlich zur Diagnostik des STH-Mangels eingesetzt (GHRH-Test, s. u.). CRH setzt ACTH frei und findet Verwendung in der Differentialdiagnostik des CUSHING-Syndroms (CRH-Test, S. 238).

Praktisch alle hypothalamischen Steuerungshormone werden nicht gleichförmig, sondern in Form kurzer Sekretionspulse oder -episoden gebildet und direkt an die Hypophyse abgegeben. Auf HVL-Ebene findet sich diese **pulsatile** bzw. **episodische Sekretion** insbesondere bei den Gonadotropinen LH und FSH bzw. beim STH.

2.2 Erkrankungen des Hypophysenvorderlappens

2.2.1 Hypophysärer Kleinwuchs

Ursache: Der hypophysäre Kleinwuchs entsteht bei Ausfall des Wachstumshormons. In mehr als der Hälfte der Fälle liegt ein hypothalamischer Defekt, also ein *Ausfall des GHRH* vor.

Ursache des *STH-Mangels* können angeborene Fehlbildungen, Tumoren im Hypophysenbereich (z. B. Kraniopharyngeom), Schädelbasisverletzungen mit Durchtrennung des Hypophysenstiels oder Hypophysennekrosen nach Beckenendlage-Entbindung oder nach schweren Schockzuständen (z. B. Verbrennungsschock) sein. Selten wird ein STH-Mangel vererbt (Gendefekt). Die Mehrzahl der Fälle ist ursächlich nicht zu klären und wird als *idiopathisch* bezeichnet.

Krankheitsbild: Das Krankheitsbild ist durch die besonders *nach dem 1. Lebensjahr* stark erniedrigte Wachstumsgeschwindigkeit gekennzeichnet, die im Schulalter nur noch 1–4 cm/Jahr beträgt (normal 5 –6 cm/Jahr). Hypophysäre Zwerge sind extrem klein (Größe deutlich unter der 3. Perzentile, s. Abb. 11.2), dabei aber normal proportioniert. Ihr Körpergewicht liegt meist etwas über der längenbezogenen Norm, ebenso ihr Kopfumfang; der Hirnschädel ist relativ groß *(„Balkonstirn“)*.

Kinder mit STH-Mangel wirken oft etwas rundlich und puppenhaft; Nase, Kinn, Hände und Füße sind klein und zierlich *(Akromikrie)*. Bei Knaben findet sich oft ein auffallend kleines Genitale (Mikropenis). Der zu kleine Kehlkopf führt zu einer besonders hohen, piepsigen Stimme. Die Muskulatur ist unterentwickelt, die Haut dünn und glatt (mit verminderter Schweißneigung), das Haar auffallend dünn und oft spärlich. Das Skelettalter ist deutlich retardiert und entspricht meist dem Längenalter. Da STH den Blutzucker anheben würde, besteht gelegentlich Hypoglykämieneigung mit verminderter Insulintoleranz. Die Intelligenz ist normal. Häufig bleibt die Pubertät aus, weil gleichzeitig ein LH- und FSH-Mangel vorliegen.

Diagnose: Die Diagnose wird gesichert durch Verminderung des IGF-1 (SM-C) und seines **B**indungs**p**roteins (IGF-BP3) im Nüchternserum sowie durch den fehlenden oder verminderten STH-Anstieg im Blut nach Gabe von Insulin, Arginin, Glukagon/Propanolol, Clonidin, GHRH oder anderen Substanzen bzw. nach körperlicher Belastung, die die STH-Sekretion stimulieren. Wegen der Hypoglykämiegefahr darf eine *Insulinbelastung* nur stationär unter ständiger sorgfältiger Beobachtung des Patienten und regelmäßigen Blutzuckerkontrollen bei offenem i. v. Zugang und bereitliegender Spritze mit 10–20% Glukoselösung durchgeführt werden.

Bei unklarem Ergebnis der STH-Stimulationstests kann die STH-Spontansekretion während des Schlafs durch Blutentnahmen über einen verlängerten Venenkatheter untersucht werden (sog. *STH-Nachtprofil*). Sie ist bei kleinwüchsigen Kindern mit hypothalamisch bedingtem STH-Mangel (sog. *neurosekretorische Dysfunktion*), z. B. bei

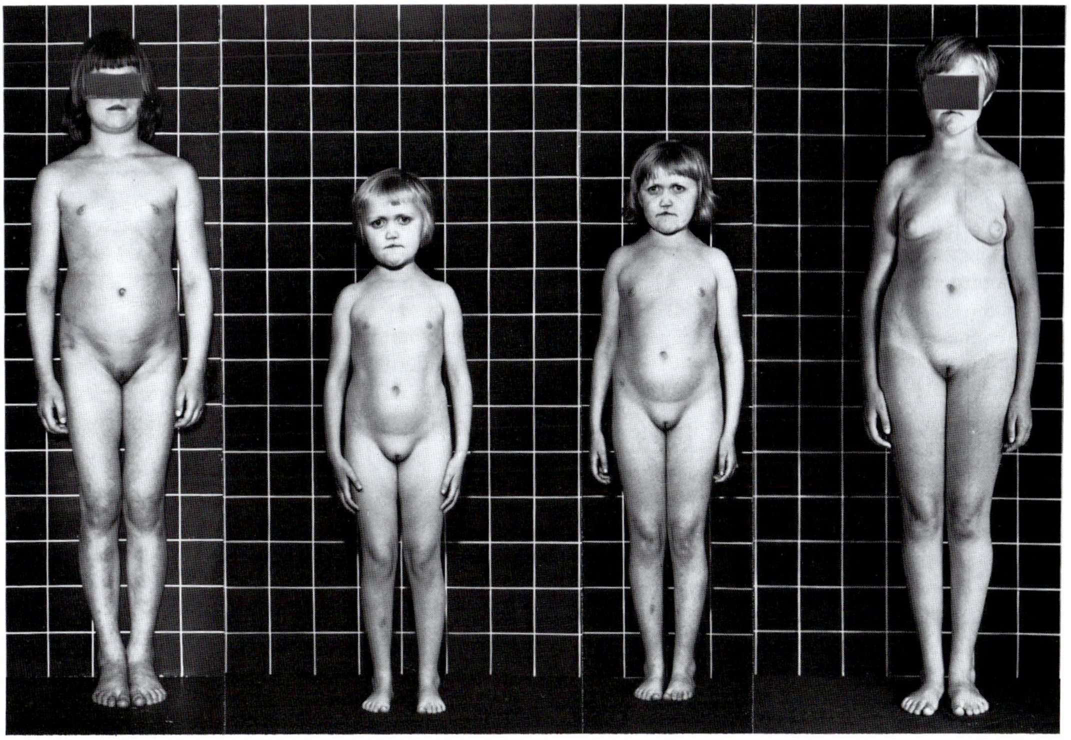

a b c d

Abb. 11.2 a–d Wachstum eines hypophysären Zwerges unter Behandlung mit humanem Wachstumshormon (HGH).
a Gesundes Vergleichskind 11 Jahre.
b Mädchen mit HGH-Mangel und Lippen-Kiefer-Gaumen-Spalte im Alter von 11 Jahren,
c gleiches Kind mit 14 Jahren,
d gleiches Mädchen mit 18 Jahren nach Behandlung mit HGH.
(Aus: Keller, W., Wiskott, A.: Lehrbuch der Kinderheilkunde. Hrsg. von K. Betke, W. Künzer, J. Schaub. 6. Auflage, Thieme, Stuttgart, New York 1991.)

schwerer konstitutioneller Entwicklungsverzögerung (KEV, vgl. S. 242) pathologisch vermindert.

Behandlung: Zur Behandlung muß humanes Wachstumshormon, biosynthetisch hergestellt, täglich abends s.c. gegeben werden, so lange, bis die Wachstumsfugen im wesentlichen verschlossen sind. Mit dieser derzeit noch sehr teuren Therapie kann nach anfänglichem Aufholwachstum ein normales Längenwachstum mit fast normaler Erwachsenengröße erreicht werden. Die Wirksamkeit von biosynthetischem STH bei Kleinwuchsformen *ohne* typischen STH-Mangel ist inzwischen für das Ullrich-Turner -Syndrom und den renalen Kleinwuchs gesichert, für den primordialen (intrauterinen) Kleinwuchs wahrscheinlich und für den familiären Kleinwuchs sowie andere Kleinwuchsformen noch offen.

Fälle, bei denen *alle* HVL-Hormone fehlen, bezeichnet man als *Panhypopituitarismus.* Im MRT findet sich typischerweise eine zu kleine oder fehlende Hypophyse (sog. *empty sella*).

2.2.2 Kraniopharyngeom

Beim Kraniopharyngeom, einem zystischen Hypophysentumor, der besonders bei Kindern vorkommt, treten frühzeitig Wachstumsverlangsamungen und, durch die Nachbarschaft zur Sehnervenkreuzung (Chiasma opticum) bedingt, Gesichtsfeldausfälle auf. Neben allgemeinen Hirndruckzeichen, den erwähnten Wachstumsstörungen etc. und einem Diabetes insipidus (s. u.) entwickelt sich ein zunehmender *Panhypopituitarismus.* Die Behandlung ist operativ.

2.3 Hypophysenhinterlappen (HHL)

Er ist entwicklungsgeschichtlich Teil des Hypothalamus, besteht also aus Nervengewebe. Der HHL zeigt sich im MRT-Bild als auffallend helles Signal *(„bright spot")*. Die HHL-Hormone werden durch *Neurosekretion* in bestimmten hypothalamischen Kernen gebildet, auf Nervenbahnen im Hypophysenstiel zum HHL transportiert und von dort ans Blut abgegeben. Beide HHL-Hormone bestehen aus je 9 Aminosäuren (Nonapeptide):

- Das ADH = **A**nti**d**iuretisches **H**ormon *(Adiuretin)* = **A**rginin-**V**aso**p**ressin (AVP) steigert die Wasserrückresorption in der Niere und senkt dadurch die Blutosmolalität, wirkt also blutverdünnend. In höheren Dosen wirkt es blutdrucksteigernd durch Kontraktion der glatten Gefäßmuskulatur und wird daher auch *Vasopressin* genannt.
- Das *Oxytozin* wirkt kontrahierend auf die glatte Muskulatur des Uterus (Wehentätigkeit) und der Milchausführungsgänge der Brustdrüse (Milchentleerung).

2.4 Erkrankungen des Hypophysenhinterlappens

2.4.1 Diabetes insipidus neurohormonalis (Wasserharnruhr)

Bei Ausfall des ADH kommt es zum Krankheitsbild des Diabetes insipidus (lat. nicht schmeckend, d. h. im Vergleich zum süß schmeckenden Harn beim Diabetes mellitus). Die Kranken sind dann nicht mehr in der Lage, den Harn zu konzentrieren. Es werden pro Tag 2–8 l eines wasserklaren Urins (*Polyurie,* die oft mit „Not"-Enuresis verbunden ist) mit einem spezifischen Gewicht von unter 1010 entleert. Die Folge ist ständiger Durst, welcher die Kinder jede erreichbare Flüssigkeit, selbst den eigenen Harn, gierig trinken läßt *(Polydipsie).*

Ursache: Geläufig sind Tumoren (Kraniopharyngeom, Optikusgliom, Dysgerminom), Schädel-Hirn-Trauma, Restzustände nach Enzephalitis, Meningitis (Tbc), schwerer Sepsis oder die HAND-SCHÜLLER-CHRISTIAN-Erkrankung bzw. Histiozytose X (diese Retikulosen werden heute LANGERHANS-Histiozytosen genannt, s. S. 623). Rund die Hälfte aller Fälle von Diabetes insipidus bei Kindern bleibt aber ursächlich unklar und wird dann als idiopathisch bezeichnet. Häufig wird im weiteren Verlauf bei CT- bzw. MRT-Kontrollen doch noch ein Tumor entdeckt. Ein Teil der Fälle scheint durch Autoantikörper gegen ADH-produzierende Zellen bedingt zu sein.

Krankheitsbild: Polydipsie und Polyurie treten oft recht unvermittelt auf und werden nicht selten zunächst als psychogene Störung verkannt. Am liebsten wird Leitungswasser getrunken. Die Haut ist warm und trocken, Schweiß- und Speichelsekretion sind herabgesetzt. Bei Säuglingen und Kleinkindern sind Fieber ohne Entzündungszeichen *(Durstfieber),* Gewichtsverlust, Gedeihstörung, Erbrechen und Obstipation typische Zeichen.

Diagnose: Sie wird gesichert im sog. *Durst-* oder *Konzentrationsversuch,* der nur unter strengster Überwachung durch die Kinderkrankenschwester durchgeführt werden darf. Beginn frühmorgens! Lediglich ältere Schulkinder darf man bereits über Nacht dursten lassen. Einfacher ist der *Adiuretin-(DDAVP-)Test,* bei welchem unter Gabe von ADH die tägliche Urinmenge zur Norm abfallen und das spezifische Gewicht und die Osmolalität des Urins über 1010 bzw. 500 mosm/kg ansteigen muß.

Behandlung: Sie erfolgt heute durch regelmäßige intranasale Gabe von synthetisch abgewandeltem, verlängert wirksamem ADH (DDAVP, Minirin), wobei Flüssigkeitsbilanz und spezifisches Gewicht des Urins zu überwachen sind. Für Säuglinge und Kleinkinder, bei welchen die intranasale Resorption von DDAVP oft unsicher ist, stehen neuerdings Minirin-Tabletten zur Verfügung.

2.4.2 Diabetes insipidus renalis

Es gibt eine weitere Form der Wasserharnruhr, nämlich die X-chromosomal vererbte, angeborene Sonderform des Diabetes insipidus, welche nicht durch ADH-Ausfall, sondern durch *Nichtansprechen* der Niere auf ADH verursacht wird, den sog. Diabetes insipidus renalis *(ADH-Rezeptordefekt).* Die (fast immer) männlichen Säuglinge zeigen wochenlang unklares Fieber (Durstfieber). Der Adiuretintest (s. o.) bleibt negativ. Therapeutisch wird das Leiden paradoxerweise durch Gabe von Saluretika vom Typ der Thiazide (Esidrix) gebessert. Der junge Säugling muß viel Flüssigkeit über eine Sonde erhalten.

2.4.3 Syndrom der inadäquaten ADH-Sekretion

(SIADH) = ADH-Exzeß = Schwartz-Bartter-Syndrom

Ursache: Bei hypothalamischen Tumoren, nach größeren neurochirurgischen Eingriffen, bei Enzephalitis, nach Schädel-Hirn-Traumen, bei schwerkranken, meist beatmeten Früh- und Neugeborenen, nach perinataler Asphyxie und/oder Hirnblutung, aber auch bei schwerem Asthma, zystischer Fibrose, Pneumonien, Rechtsherzinsuffizienz oder bei Zytostatikatherapie kann es zu einer pathologischen Überproduktion von ADH kommen.

Krankheitsbild: Klinisch geht die Störung mit Schläfrigkeit, Bewußtseinstrübung, zuweilen auch mit Krämpfen einher. Immer findet sich ein Gewichtsanstieg, oft mit peripheren Ödemen. Das erste Symptom, die verminderte Urinproduktion, wird meist übersehen. Der Urin ist hochkonzentriert, es entwickelt sich eine Hypervolämie mit Hirnödem.

Diagnose: Im Serum sind Osmolalität und Natriumgehalt erniedrigt, im Urin dagegen erhöht.

Behandlung: Sie besteht in der Beseitigung der auslösenden Ursache, sofortiger Verminderung der Flüssigkeitszufuhr und Gabe von Diuretika, in schweren Fällen maschinelle Hyperventilation und Dexamethason-Gaben (Hirnödem-Therapie).

3 Schilddrüse (Thyr[e]oidea)

3.1 Bedeutung der Schilddrüse

Jodbedarf. Beim Kind spielt die Schilddrüse eine besonders wichtige Rolle, da Schilddrüsenhormon einerseits im Rahmen der Gehirnentwicklung für die *Myelinisierung,* d. h. für die normale Ausreifung der Markscheiden der Nervenzellen, und andererseits für ein normales *Längenwachstum* erforderlich ist. Die Schilddrüse benötigt zur Produktion ihrer Hormone *Jod,* welches mit der Nahrung in ausreichender Menge (bei Jugendlichen und Erwachsenen um 200 µg/Tag) zugeführt werden muß. Die mittlere Jodzufuhr liegt in Deutschland allerdings bei nur 35–60 µg/Tag. Sie wird durch die Verwendung von sog. Vollsalz, welches aufgrund der neuen Diätverordnung 20 mg Jod/kg enthält, lediglich um ca. 40 µg/Tag angehoben, weshalb auch bei Kindern zur Verhütung einer Jodmangelstruma (s. u.) die zusätzliche Gabe von Jodid-Tabletten geboten ist.

Thyroxin und Trijodthyronin. Das ausschließlich von der Schilddrüse gebildete hauptsächliche Hormon, das *Thyroxin* (T_4) enthält 4 Jodatome, während das auch in der Schilddrüse, aber vorwiegend in der Peripherie aus dem T_4 entstehende *Trijodthyronin* (T_3) nur 3 Jodatome trägt. Es ist das eigentlich biologisch aktive, vom Rezeptor gebundene Hormon. Im Blut ist T_4 zum größten Teil an spezifische Transportproteine, insbesondere das **T**hyroxin-**b**indende **G**lobulin (TBG) gebunden; biologisch wirksam ist jedoch nur der nicht eiweißgebundene, freie Anteil (fT_4). Der T_4-Spiegel im Blut wird in einem Reglerkreis (S. 224 bzw. Abb. 11.1) über die Achse Hypothalamus-TRH-Hypophyse-TSH-Schilddrüse-T_4 konstant innerhalb eines Normbereichs von ca. 6–14 µg/dl gehalten. Bei Ausfall der Schilddrüse steigt der TSH-Spiegel von normal 0,3–3,8 µE/ml auf Werte bis zu 100 µE/ml und mehr an.

Embryonale Entwicklung. Die embryonale Entwicklung der Schilddrüse beginnt sehr früh; ab der 10. SSW wird Jod gespeichert, die Hypophyse enthält bereits TSH. Eiweißgebundenes Schilddrüsenhormon kann die Plazentarschranke nicht passieren, freies Thyroxin (fT_4) nur begrenzt, Jod dagegen gut. Unmittelbar nach der Geburt steigen TSH, T_4 und T_3 auf Werte weit über dem Erwachsenennormbereich an. Während TSH ab dem 3. Lebenstag wieder normal niedrig ist, bleiben T_4 und T_3 während der Säuglingszeit erhöht.

3.2 Untersuchung der Schilddrüse

Neben der klinischen Untersuchung (Lage, Größe, Konsistenz, Schwirren, Pulsationen) durch Tasten und Halsumfangsmessung hat heute die *Sonographie* zur genauen Bestimmung von Lage, Größe und Struktur der Schilddrüse wesentlich an Bedeutung gewonnen. Die Funktionslage der Schilddrüse wird durch Bestimmung der Hormone T_4, fT_4 oder TBG, T_3 und TSH in je 0,5–1 ml Blut ermittelt. Bei Schilddrüsen*unterfunktion* (Hypothyreose) ist der T_4-Spiegel erniedrigt, bei *-überfunk-*

tion (Hyperthyreose) erhöht. Eine wesentlich genauere Aussage ist mit dem sog. *TRH-Test* möglich.

Dabei wird TSH basal und stimuliert bestimmt, d. h. vor und 30 (60, 90, 120) Minuten nach langsamer i. v. Gabe von 100 $\mu g/m^2$ TRH. Bei der primären Hypothyreose ist das basale, besonders aber das stimulierte TSH massiv erhöht, bei Hyperthyreose dagegen ist TSH basal erniedrigt und steigt auch nach TRH-Gabe nicht an (sog. negativer TRH-Test). Bei Kindern, die unter Behandlung mit Schilddrüsenhormon stehen, darf am Untersuchungstag die tägliche Dosis erst **nach** der Blutentnahme gegeben werden, da sonst falsche Hormonspiegel gemessen werden.

Bei der angeborenen Hypothyreose, die in der Regel durch mangelhafte Ausbildung oder völliges Fehlen der Schilddrüse bedingt ist, kann Lage und Größe der Schilddrüse im sog. *Szintigramm* dargestellt werden. Hierzu werden heute die Isotope Technetium (^{99m}Tc) oder Jod 123 verwendet, die im Gegensatz zum Jod 131 eine viel geringere Strahlenbelastung haben. Die Szintigraphie ist weiterhin bei der Diagnostik von Schilddrüsenknoten von wesentlicher Bedeutung.

3.3 Erkrankungen der Schilddrüse

3.3.1 Schilddrüsenunterfunktion

Die meisten Formen der Schilddrüsenunterfunktion (Hypothyreose) im Kindesalter sind angeboren. Die *Hypothyreose ist die häufigste angeborene endokrine Erkrankung;* sie kommt in Westeuropa mit einer Häufigkeit von rund 1 : 4000 vor. Mädchen sind etwa doppelt so häufig betroffen wie Knaben.

Ursache: In der Mehrzahl der Fälle liegt eine *Unterentwicklung* oder ein völliges Fehlen *(Athyreose)* der Schilddrüse vor (Abb. 11.3). Häufig findet man bei der Szintigraphie, manchmal bereits bei der Sonographie, sog. dystope Schilddrüsenreste, meist am Zungengrund. Seltener gibt es angeborene, oft familiäre Störungen der Hormonbildung in der Schilddrüse, die dabei häufig als Kropf (Struma) vergrößert ist. Diese Formen der primären Hypothyreose, welche auch unter dem Begriff *Jodfehlverwertung* zusammengefaßt werden, sind

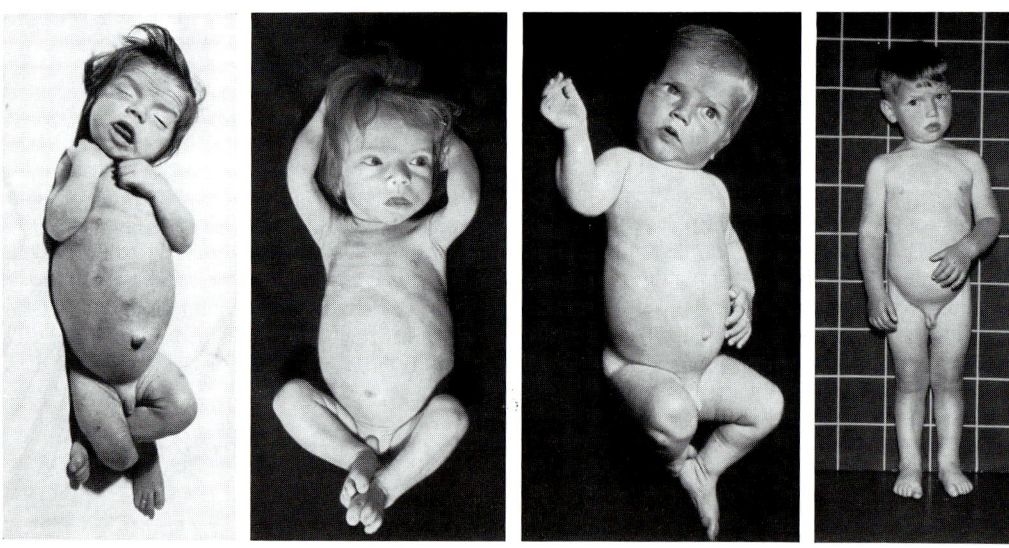

a b c d

Abb. 11.3 a–d Angeboren fehlende Schilddrüse (Athyreose).
a Säugling im Alter von 4½ Monaten, runzlige Haut, struppiges Haar, große Zunge, großer Bauch, Nabelbruch.
b Gleicher Säugling nach 2 monatiger Behandlung mit Schilddrüsenhormon.
c Gleicher Säugling nach Schilddrüsenhormon-Behandlung über 6 Monate, zwischenzeitlich verspäteter Ausfall des Neugeborenenkopfhaares.
d Gleiches Kind unter Dauerbehandlung mit Schilddrüsenhormon im Alter von 4½ Jahren.
(Aus: Keller, W., Wiskott, A.: Lehrbuch der Kinderheilkunde. Hrsg. von K. Betke, W. Künzer, J. Schaub. 6. Auflage, Thieme, Stuttgart, New York 1991.)

meist leichter ausgeprägt als jene mit unterentwikkelter Schilddrüse.

Als *sekundäre* Hypothyreose wird eine Unterfunktion infolge TSH-Mangel bezeichnet. Sie ist etwa zwanzigmal seltener und viel leichter ausgeprägt als die primäre Form. Meist ist sie mit dem Ausfall weiterer Hypophysenhormone kombiniert (vgl. Panhypopituitarismus S. 227).

Krankheitsbild: Beim Neugeborenen ist die angeborene Hypothyreose nur schwer erkennbar an einer noch tastbar offenen *kleinen* Fontanelle (über 0,5 cm beim reifen Neugeborenen). Die meisten Kinder werden zu spät geboren, aber zeigen selten Übertragungszeichen. Da in der Fetalzeit das Kind teilweise durch Schilddrüsenhormone der Mutter versorgt wird, treten die charakteristischen Zeichen erst später auf: kühle, blasse, marmorierte Haut, Apnoen, schniefende Atmung und Tachypnoe bis hin zum typischen Atemnotsyndrom, verlängerter Neugeborenenikterus, Bewegungsarmut, Obstipation, ausladender Bauch mit Nabelbruch, Trinkschwierigkeiten durch die große vorgestreckte Zunge, alter Gesichtsausdruck mit krauser Stirn und struppigen Haaren (Abb. 11.3), teigig-verquollene, trockene Haut *(Myxödem)*, niedrige Pulsfrequenz und verlangsamte Reaktion auf äußere Reize („wie in Zeitlupe"). Schilddrüsengewebe ist meist nicht zu tasten (sog. „nackte Trachea"). Da die Hirnschädigung bereits in den ersten Wochen nach Geburt einsetzt, findet man bei ausbleibender Diagnose und Therapie einen zunehmenden statomotorischen Entwicklungsrückstand, schwer gestörte Sprachentwicklung, Schwerhörigkeit, wechselnd ausgeprägte, durch Therapie nicht rückbildungsfähige schwere geistige Behinderung, Zwergwuchs und starke Verzögerung der Skelettentwicklung. Bei ausgiebig gestillten Patienten ist die Hirnschädigung etwas geringer, da Muttermilch kleine Mengen an Schilddrüsenhormon enthält.

Diagnose: Da die angeborene Hypothyreose klinisch nicht immer sofort nach Geburt erkannt werden kann und verspätete Therapie zu irreversiblen Schäden führt, wurde Ende der 70er Jahre ein generelles *Hypothyreose-Screening* für alle Neugeborenen eingeführt. Als praktikabelste Lösung hat sich die Blutentnahme gleichzeitig mit dem Guthrie-Test auf Phenylketonurie u. a. Stoffwechseldefekte (S. 91) am 5. Lebenstag erwiesen. Im auf Filterpapier getrockneten Blutstropfen wird TSH durch RIA bestimmt, wobei im allgemeinen Werte über 20 μE/ml verdächtig für eine angeborene Hypothyreose sind. Bei jedem Verdacht im Screening-Test wird sofort die TSH-Bestimmung im Serum wiederholt, durch die T_4-, fT_4-, T_3- und Thyreoglobulin-Bestimmung im Serum sowie die Jodbestimmung im Spontanurin ergänzt und gleichzeitig die Therapie eingeleitet. Das Knochenalter (Röntgenbild von Knie, Unterschenkel und Fuß seitlich) ist meist deutlich verzögert. Die Sonographie bzw. Jod-123-Szintigraphie läßt Organfehlbildungen oder Strumen schon beim Neugeborenen erkennen.

Behandlung: Sie besteht in der lebenslangen Zufuhr von Schilddrüsenhormon, das heute als reines T_4 (L-Thyroxin) in *einer* Tagesdosis gegeben wird. Hypothyreote Neugeborene benötigen meist 50 μg T_4/Tag; die Dosis soll nicht einschleichend, sondern sofort in voller Höhe gegeben werden. Überdosierung zeigt sich beim Säugling durch Fieber, starkes Schwitzen, Durchfall, Erbrechen, Unruhe und Tachykardie.

Häufiger ist aber die *Unter*dosierung, besonders dann, wenn die Therapiekontrollen zu selten durchgeführt werden. Richtige Dosierung liegt dann vor, wenn einen Tag nach der letzten Tablettengabe das Serum-T_4 im oberen Normbereich für das Alter und das TSH nicht mehr erhöht ist. Bei guter Ersteinstellung sollten diese Kontrollen im Säuglingsalter alle 3 Monate, danach alle 6 Monate erfolgen. Regelmäßige Tablettengabe ist die weitere Voraussetzung für den Therapieerfolg, der sich an einer normalen statomotorisch-mentalen Entwicklung, normalem Längenwachstum und normaler Skelettreifung ablesen läßt.

Da postnatal auch nur *vorübergehend* bestehende, sog. transitorische Hypothyreosen, z. B. infolge Jodkontamination, vorkommen können, macht man bei den Kindern, die schon in der Neugeborenenzeit behandelt wurden, nach dem 2. Lebensjahr einen *Auslaßversuch.* Dabei wird nach kurzer Therapiepause die Schilddrüsenfunktion durch TRH-Test und Szintigramm überprüft und über die Fortsetzung der Therapie entschieden.

3.3.2 Schilddrüsenüberfunktion

Basedowsche Krankheit

Die *Autoimmun-Hyperthyreose,* auch BASEDOWsche Krankheit genannt, ist im Kindesalter selten. Meist erkranken Mädchen vor oder in der Pubertät; familiäre Fälle sind häufig.

Die Krankheit wird im Rahmen eines Autoimmunprozesses durch Immunglobuline mit TSH-ähnlicher Wirkung hervorgerufen. Eine *neonatale* Hyperthyreose kann bei Neugeborenen von Müttern mit oder nach Morbus BASEDOW vorkommen, wenn die Thyreoidea stimulierenden Immunglobuline (TSI) der Mutter über die Plazenta in den fetalen Kreislauf gelangen.

Krankheitbild: Dieses ist ähnlich wie beim Erwachsenen gekennzeichnet durch Gewichtsabnahme trotz besten Appetits, Durchfälle, Nykturie, ggf. sekundäre Enuresis nocturna, gesteigerte Wärmeempfindlichkeit und fehlendes Frieren, Tachykardie, Zittrigkeit, innere Unruhe, Angst sowie Abfall von Konzentrationsfähigkeit und Schulleistungen. Es bestehen eine weiche, diffuse *Struma*, über der Pulsieren und manchmal Schwirren tastbar sind, sowie meistens eine sog. *endokrine Ophthalmopathie* (Abb. 11.4) mit glänzenden und hervortretenden Augen *(Exophthalmus)* und seltenem Lidschlag. Bei älteren Mädchen bleiben die Menstruationsblutungen aus (sekundäre Amenorrhoe).

Diagnose: Sie wird durch erhöhte T_4-, fT_4- und insbesondere T_3- sowie erniedrigte TSH-Spiegel gesichert; im TRH-Test erfolgt kein TSH-Anstieg. Mikrosomale Schilddrüsenantikörper sind häufig erhöht nachweisbar. In der Sonographie der Schilddrüse zeigt sich ein diffus-echoarmes Bild.

Behandlung: Sie besteht in der anfänglich hochdosierten Gabe von *Thyreostatika,* d.h. Arzneimitteln, welche die Schilddrüsenhormonbildung blockieren, z.B. Carbimazol oder Thiamazol (Favistan). Bei ausgeprägter Tachykardie sind, insbesondere bei Neugeborenen, zusätzlich Beta-Blocker (Propranolol) erforderlich. Wenn unter Thyreostatika das Serum-TSH ansteigt, müssen zusätzlich geringe Mengen von T_4 gegeben werden. Anfangs sind wöchentlich Blutbildkontrollen erforderlich; die Behandlung selbst muß meist über 1 – 2 Jahre durchgeführt werden. Danach sind rund die Hälfte der Fälle geheilt. Bei bleibendem Therapieversagen oder Rezidiven sowie bei sehr großer Struma muß die Schilddrüse operativ zum größten Teil entfernt werden.

Autonomes Adenom

Bei länger bestehendem Jodmangel ist das autonome Adenom eine weitere, eher seltene Ursache der Hyperthyreose *ohne* endokrine Ophthalmopathie. Häufig tastet man einen Knoten in der Schilddrüse, der sich im Sonogramm als echoarmes Areal, im Szintigramm als „heißer Knoten" darstellt. Wenn ein autonomes Adenom klinisch Beschwerden macht (dekompensiert) – z.B. nach Zufuhr größerer Jodmengen in Form von Röntgenkontrastmitteln –, muß es operativ reseziert werden. Die Prognose ist gut.

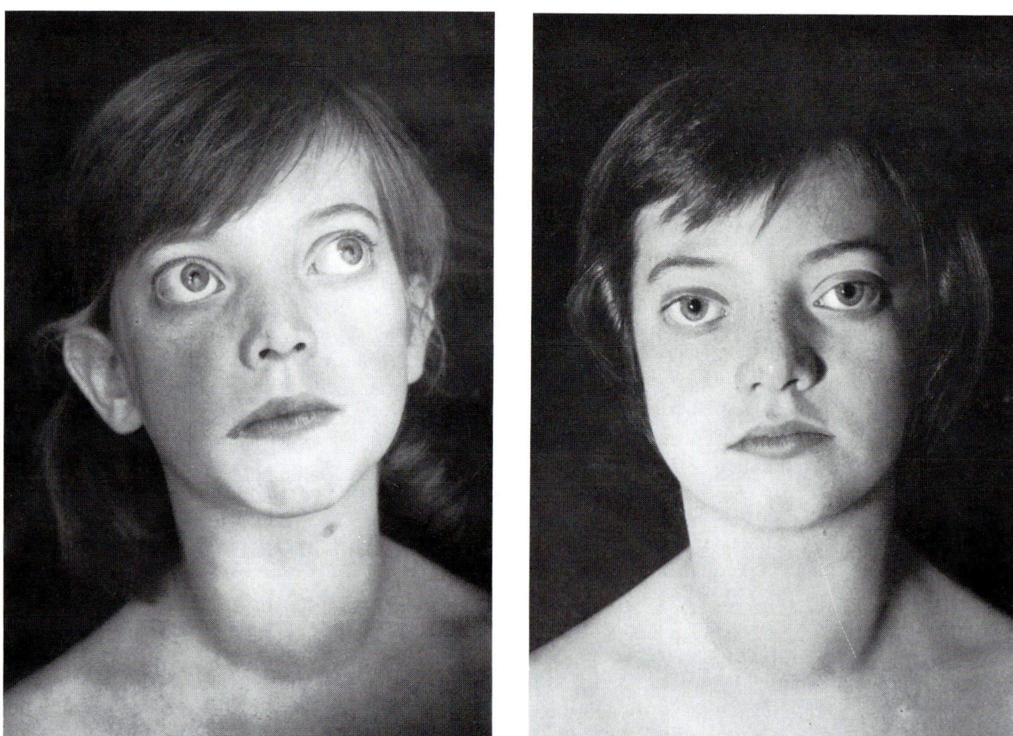

a b

Abb. 11.4 a, b
a Hyperthyreose mit Struma Grad 2 bei einem 9jährigen Mädchen.
b Rückgang der Hyperthyreose nach 2 monatiger Thyreostatikatherapie. Gewichtszunahme von 6 kg.
(Aus: Keller, W., Wiskott, A.: Lehrbuch der Kinderheilkunde. Hrsg. von K. Betke, W. Künzer, J. Schaub. 6. Auflage, Thieme, Stuttgart, New York 1991.)

3.3.3 Schilddrüsenvergrößerung (Kropf, Struma)

Beim Kropf muß man unterscheiden zwischen einer gleichmäßigen Vergrößerung der gesamten Schilddrüse *(Struma parenchymatosa)* und dem gelegentlich daraus entstehenden sog. Knotenkropf *(Struma nodosa)*, bei dem es zur Ausbildung von Zysten und Gewebsknoten kommt.

Nach der *WHO-Einteilung* stellt eine sichtbare und tastbare Schilddrüse bereits eine Struma Grad 1 dar. Struma Grad 2 ist die aus einigen Metern Abstand erkennbare Schilddrüse, Struma Grad 3 ist der monströse Kropf. Je nach Funktionslage der Schilddrüse unterscheidet man eine euthyreote (blande), hypo- und hyperthyreote Struma.

Blande Struma

Die *blande Struma* tritt sowohl familiär wie regional gehäuft in allen Jodmangelgebieten auf (in Europa neben den Alpenländern und ihren Randgebieten fast die gesamte Bundesrepublik). Sie ist 3- bis 5fach häufiger bei Mädchen und kommt besonders in der Pubertät und Schwangerschaft gehäuft vor.

Nur bei Verwendung von entsprechend hoch jodiertem Kochsalz (sog. Vollsalz bzw. Jodvollsalz) und zusätzlicher Gabe von Jodid in Tablettenform läßt sich die Kropfhäufigkeit (derzeit fast 15% bei männlichen Adoleszenten, bei weiblichen Jugendlichen höher) wirksam senken.

Eine Sonderform, die angeborene *Struma neonatorum*, entsteht bei Jodmangel der Mutter in der Schwangerschaft. Wegen der weichen Trachea kommt es dabei leicht zur bedrohlichen Atembehinderung.

Diagnose: Die *Laborwerte* sind bei der *blanden Struma* normal; jedoch liegen häufig die T_4-Werte im untersten, die T_3- und TSH-Spiegel im oberen Normbereich, letztere mit kräftigem Anstieg nach Gabe von TRH. Bei *Knotenstruma* besteht meist eine (latent) hypothyreote Stoffwechsellage; szintigraphisch findet sich gelegentlich ein sog. „kalter Knoten“, der zum Ausschluß eines Karzinoms auch bei Kindern durch Feinnadelpunktion histologisch untersucht werden muß. Die Sonographie liefert neben einer exakten Größenbestimmung (auch von evtl. retrosternal gelegenen Anteilen) der Struma außerdem ein genaues Bild von Knoten und Zysten.

Behandlung: Die Behandlung der blanden Jodmangelstruma besteht in der lebenslangen Versorgung mit dem täglichen *Jodoptimum* (s. Band I. 13. Teil) sowohl durch Verwendung von jodiertem Vollsalz als auch durch Gabe von Jodid-Tabletten. Bei bereits länger bestehendem Kropf muß, besonders bei familiärer Belastung, zur Entlastung der Schilddrüse langfristig, d.h. bis ins Erwachsenenalter, oft sogar lebenslang, Schilddrüsenhormon gegeben werden. Dadurch wird in fast allen Fällen die spätere Strumektomie vermieden. Besonders während späterer Schwangerschaften ist die Substitutionsbehandlung nötig. Die Neugeborenenstruma „schmilzt“ mit Jodsalbe (nicht am Hals einreiben!), Jodid-Tabletten oder unter T_4-Gabe dahin „wie Butter in der Sonne“.

3.3.4 Schilddrüsenentzündung (Thyreoiditis)

Die Thyreoiditis ist im Kindesalter selten.

Sie tritt *akut* als Komplikation bei Masern, Scharlach, Tuberkulose, Typhus oder selbständig meist als Staphylokokkeninfektion bei jungen Säuglingen oder immundefizienten Kindern auf. *Subakute* Entzündungen werden meist durch Viren hervorgerufen. Eine *chronische* Thyreoiditis kommt als Autoimmunerkrankung mit lymphozytärer Infiltration (Hashimoto-Struma) vor. Eine Autoimmunthyreoiditis findet sich manchmal auch im Rahmen einer sog. *Autoimmunpolyendokrinopathie* (= pluriglanduläre Insuffizienz), in wechselnder Kombination mit juvenilem Diabetes mellitus, M. Addison, Hypoparathyreoidismus oder Candidiasis, gelegentlich auch mit Vitiligo, Alopezie und Hypogonadismus. Steifhaltung des Halses, lokale und allgemeine Entzündungszeichen erlauben bei den akuten und subakuten Formen die Diagnose. Bei chronischen Formen beobachten wir neben einer meist euthyreoten Struma spezifische Thyreoglobulin-Antikörper, ein echoarmes sonographisches Muster und eine typische Histologie bei der Feinnadelbiopsie.

Prognose: Sie ist bei allen Formen relativ gut, wenngleich nicht selten am Ende eine therapiebedürftige Hypothyreose bleibt.

3.3.5 Schilddrüsenkarzinome

Diese kommen auch bei Kindern vor, besonders nach Röntgenbestrahlung der Halsregion im frühen Kindesalter oder neuerdings als sog. *Zweittumoren* nach lange zurückliegender erfolgreicher Behandlung maligner Erkrankungen mittels Chemotherapie und Bestrahlung im Halsbereich, ferner – eine Reihe von Jahren nach der Tschernobyl-Katastrophe – in den betroffenen Gebieten Weißrußlands und der Ukraine.

Daneben muß jeder szintigraphisch „kalte“ Knoten der Schilddrüse zunächst als karzinomverdächtig gelten und punktiert werden. Palpatorisch finden sich eine leicht verhärtete Drüse mit höckeriger Oberfläche sowie regionale Lymphknotenschwellung. Frühzeitig kommt es zu diffuser Lungenmetastasierung.

Diagnose: Für die Diagnose steht heute die Sonographie der Schilddrüse und der gesamten vorderen Halsregion an erster Stelle; außerdem Szintigrapie, Feinnadelpunktion und Thyreoglobulin bzw. Calcitonin (bei medullärem Karzinom) im Serum, welches auch als Verlaufsparameter für den Therapieerfolg dienen kann.

Behandlung: Sie besteht beim papillären, follikulären und beim medullären Karzinom in der totalen operativen Schilddrüsenentfernung, meist mit nachfolgender Radiojodbehandlung und anschließender Vollsubstitution mit Schilddrüsenhormon.

Prognose: Sie hängt von dem histologischen Typ des Karzinoms ab.

4 Nebenschilddrüsen (Epithelkörperchen, Parathyr[e]oideae)

4.1 Bedeutung der Epithelkörperchen

Der Serumcalciumspiegel wird hormonell sehr konstant zwischen 2,1 und 2,6 mmol/l gehalten. Das **Para**t**h**ormon (PTH) der Nebenschilddrüse fördert die Rückresorption von Calcium aus dem Nierentubulus ins Blut, die Calciumfreisetzung aus dem Skelett und indirekt (über das *aktive Vitamin D_3 = Calcitriol*) auch die Calciumaufnahme aus dem Darm, wodurch das Serumcalcium ansteigt. Das in den C-Zellen der Schilddrüse gebildete *Calcitonin* (CT) dagegen senkt den Calciumspiegel über eine verminderte Calciumfreisetzung aus dem Knochen.

4.2 Überfunktion der Epithelkörperchen (Hyperparathyreoidismus)

Primärer Hyperparathyreoidismus. Eine *primäre,* tumorbedingte *Überfunktion der Epithelkörperchen* ist im Kindesalter extrem selten.

Dabei finden sich gesteigerter Calciumabbau aus dem Skelett, Hypercalcämie, Hypophosphaturie, Polyurie mit Neigung zu Nierensteinen (infolge Hypercalciurie), Polydipsie, Bewegungsarmut und Muskelschwäche („floppy infant"), Appetitmangel und Obstipation sowie Neigung zu Magen-Darm-Ulzera und Pankreatitis.

Hyperparathyreoidismus kann auch Symptom der autosomal-dominanten multiplen endokrinen Neoplasie *(MEN)* sein. Bei der MEN Typ I findet man zusätzlich Adenome des endokrinen Pankreas (→ Hypoglykämien) und des Hypophysenvorderlappens sowie peptische Magen-/Darmgeschwüre. Bei der MEN Typ II ist ein primärer Hyperparathyreoidismus mit medullärem Schilddrüsenkarzinom und Phäochromozytom (s. S. 236) kombiniert.

Sekundärer Hyperparathyreoidismus. *Sekundärer* Hyperparathyreoidismus ist die im Kindesalter häufige Reaktion der Epithelkörperchen auf chronische Hypocalcämie, z. B. bei chronischer Niereninsuffizienz, Zystinose, chronischer Malabsorption oder bei Vitamin-D-Mangel-Rachitis.

Dabei ist das Serumcalcium normal bis erniedrigt, das PTH im Plasma erhöht; im Röntgenbild findet sich eine starke Kalkarmut.

Behandlung: Sie besteht bei der primären Form in der operativen Tumorentfernung, bei den sekundären Formen in der Behandlung der Grundkrankheit und vorsichtiger Gabe von Vitamin-D_3-Präparaten.

4.3 Unterfunktion der Epithelkörperchen (Hypoparathyreoidismus)

Hypoparathyreoidismus. Mangel an Parathormon führt zur *hypocalcämischen Tetanie* mit Anstieg des Serumphosphats. Dazu kommen Zahnschmelzdefekte, Katarakt und brüchige Nägel sowie beim jungen Kind auch generalisierte oder fokale Krampfanfälle. Über die Tetanie bei Rachitis s. S. 86.

Hypoparathyreoidismus entsteht *akut* selten nach Operationen im Schilddrüsenbereich.

Ein *vorübergehender* Hypoparathyreoidismus infolge Unreife der Epithelkörperpchen ist die Ursache für die nicht seltene Spätform der *Neugeborenen-Hypocalcämie* (s. S. 53).

Chronische Formen werden gelegentlich in Kombination mit Candida-Befall der Nägel und der Haut sowie mit Ausfall der NNR-Funktion beobachtet (sog. *Autoimmun-Polyendokrinopathie Typ I),* außerdem in Kombination mit schwerem zellulärem Immundefekt infolge Fehlens oder Hypoplasie des Thymus und der Epithelkörperchen und Fehlbildungen der Aorta (DI-GEORGE-Syndrom).

Diagnose: Gesichert wird die Diagnose durch die chronische Hypocalcämie mit Hyperphosphatämie bei erniedrigtem Plasma-PTH sowie durch das Ansprechen auf Parathormongabe.

Behandlung: Die Dauertherapie des Hypoparathyreoidismus (HP) erfolgt mit hochdosierten Vitamin-D_3-Gaben oder mit Calcitriol-(Rocaltrol-)Tabletten unter sorgfältiger Kontrolle des Calciumspiegels, der im unteren Normbereich liegen soll, da es sonst leicht zur Nierenschädigung durch Nephrocalcinose kommt.

Pseudohypoparathyreoidismus. Der *Pseudohypoparathyreoidismus (PHP)* ist ein meist dominantes Erbleiden, bei dem Nieren, Skelett und andere Gewebe nicht auf Parathormon ansprechen. Zusätzlich zur hypocalcämischen Tetanie finden sich die Zeichen der sog. ALBRIGHTschen **h**ereditären **O**steodystrophie (AHO): rundes Gesicht, dysproportionierter Kleinwuchs (O/U-Quotient ↑) mit Adipositas, verkürzte Mittelhandknochen (Brachydaktylie), subkutane Verkalkungen und geistige Retardierung.

Behandlung: Sie ist ähnlich der des Hypoparathyreoidismus, der Serum-Calciumspiegel muß jedoch in den oberen Normbereich eingestellt werden.

Wichtig ist, daß bei jeder längeren Immobilisierung (z. B. postoperativ oder nach Fraktur u. a.) die Vitamin-D- oder Rocaltrol-Therapie vorübergehend reduziert oder ganz abgesetzt werden muß, um die sonst drohende Hypercalcämie und Nierenschädigung zu vermeiden.

Pseudo-Pseudohypoparathyreoidismus. Fehlen bei Patienten mit AHO Hypocalcämie und Hyperphosphatämie, so spricht man von *Pseudo-Pseudohypoparathyreoidismus (Pseudo-PHP).*

5 Nebennieren

5.1 Bedeutung der Nebennieren

Die Nebennieren bestehen aus zwei weitgehend unabhängigen Hormondrüsen.

Nebennierenmark. Das dem autonomen Nervensystem entstammende Nebennierenmark (NNM) bildet zwei kreislaufaktive blutdrucksteigernde Hormone, das **Adrenalin** und das **Noradrenalin,** die zur Gruppe der *Katecholamine* gehören.

Nebennierenrinde. Die Nebennierenrinde (NNR) gibt unter anderem zwei lebensnotwendige Hormone an das Blut ab, das *Cortisol* (Hydrocortison), welches eine lebenswichtige Rolle im Zucker- und Eiweißstoffwechsel spielt, und das *Aldosteron,* welches den Natrium- und Kaliumhaushalt regelt. Die Tätigkeit der Nebennierenrinde wird einerseits gesteuert durch CRH und ACTH (s. S. 226), wodurch die Cortisolproduktion gesteigert wird, und andererseits über das in der *Niere* gebildete *Renin,* welches über das gefäßwirksame Angiotensin I und II die Aldosteronbildung fördert.

Cortisol. Dieses biologisch wichtigste *Glukokortikoid* und seine chemischen Nachbildungen wie *Prednison* oder *Dexamethason* haben in höherer, sog. supraphysiologischer (= pharmakologischer) Dosis eine sehr starke entzündungshemmende und immunsuppressive Wirkung, welche zur Behandlung vieler Krankheiten genutzt wird. Außerdem bremsen diese Substanzen in hoher Dosis das Längenwachstum, wirken appetitsteigernd und führen zur Adipositas.

Aldosteron. Es fördert die Ausscheidung von Kalium und die Rückresorption von Natrium, Chlorid und Wasser. Es ist das stärkste bekannte *Mineralokortikoid,* ist aber nur parenteral wirksam. Ein synthetisches, oral wirksames Mineralokortikoid ist als Astonin H bzw. Fludrocortison im Handel.

Adrenale Androgene. Als *dritte* Hormonklasse bildet die Nebennierenrinde ab etwa 3 Jahre vor Beginn der Pubertät (sog. *Adrenarche)* bei beiden Geschlechtern in steigenden Mengen „vermännlichende“ Hormone, sog. *adrenale Androgene.* Sie sind insbesondere beim weiblichen Geschlecht für die Ausbildung der Pubes-, Axillar- und Körperbehaarung verantwortlich.

5.2 Untersuchung der Nebennieren

5.2.1 Nebennierenmark

Bei erhöhter Markfunktion sind die *Katecholamine* und deren Abbauprodukte, z. B. die *Vanillinmandelsäure,* im Urin erhöht (vgl. Neuroblastom S. 196). Vor der sorgfältigen Sammlung des gekühlten und angesäuerten 24-Stunden-Urins sollten für 3 Tage möglichst alle Medikamente abgesetzt und in der Nahrung alle Vanillin enthaltenden Speisen (Schokolade, Pudding, Bananen, Walnüsse) sowie Kaffee, Tee, Käse und Tomaten weggelassen werden, da sonst fälschlich zu hohe Werte bestimmt werden.

5.2.2 Nebennierenrinde

Die Rindenfunktion kann geprüft werden durch die Bestimmung des *Cortisolspiegels* im Blut. Dabei ist zu beachten, daß auf dem Laborzettel die jeweilige Uhrzeit der Blutentnahme vermerkt wird, weil nämlich das Cortisol (und das ACTH) eine ausgeprägte *Tagesrhythmik* (zirkadiane Rhythmik) aufweist mit einem Maximum um 200 ng/ml in den frühen Morgenstunden und einem Minimum unter 60 ng/ml gegen Mitternacht. Ein sog. *Cortisoltagesprofil* umfaßt meist 3–4 Blutentnahmen zu definierten Zeiten, z. B. um 8, 12, 18, 24 Uhr. Soll die Cortisolproduktion global beurteilt werden, so wird das sog. *freie Cortisol* im sorgfältig gesammelten 24-Stunden-Urin gemessen. Die Bestimmung der Cortisolabbauprodukte als 17-**H**ydroxi**c**ortico**s**teroide (17-OHCS) und der adrenalen und testikulären Androgen-Abbauprodukte als 17-**K**eto**s**teroide (17-KS) im 24-Stunden-Urin gilt heute als zu ungenau. Spezifisch können die adrenalen Androgene heute z. B. als **Deh**ydroepi**a**ndrosteron (DHA) bzw. dessen Sulfat *(DHA-Sulfat)* im Plasma erfaßt werden. Aldosteron kann heute ebenfalls in kleineren Blutproben bestimmt werden: daneben erlaubt die Messung der **P***lasma*-**R***enin*-**A***ktivität* (PRA) recht genaue Aussagen über die Funktionslage des Renin-Angiotensin-Aldosteron-Systems.

Die Stimulationsfähigkeit der Nebennierenrinde wird im *ACTH-Test* erfaßt, wobei das Plasma-Cortisol und ggf. andere NNR-Hormone vor und 60 Minuten nach i. v. Gabe von synthetischem ACTH bestimmt werden.

Der *CRH-Test* mit Bestimmung von Plasma-ACTH und -Cortisol vor und nach i. v. Gabe von synthetischem CRH (s. S. 226) dient heute vorwiegend zur Klärung der Ursache einer NNR-Überfunktion (s. u.).

Die Unterdrückbarkeit einer fraglich erhöhten Rindenfunktion wird im sog. *Dexamethasontest* geprüft, bei dessen einfachster Form ebenfalls das Plasma-Cortisol jeweils am Morgen (nüchtern) vor und nach abendlicher (22 Uhr) oraler Gabe von 1,5 mg Dexamethason/m^2 Körperoberfläche bestimmt wird.

5.3 Erkrankungen der Nebennieren

5.3.1 Nebennierenmark

Phäochromozytom

Das Phäochromozytom ist ein bei Kindern seltener, meist gutartiger Tumor, der sich vom sympathischen Nervengewebe herleitet und in 80 % vom *Nebennierenmark* ausgeht. Im Gegensatz zum Neuroblastom bzw. Ganglioneurom (s. S. 196), die eine ganz ähnliche Herkunft haben, ist beim Phäochromozytom die Katecholaminausscheidung immer erhöht. Es tritt familiär gehäuft und oft doppelseitig auf. Bei der Neurofibromatose (s. S. 429), bei der MEN Typ II (s. S. 234) sowie beim v. HIPPEL-LINDAU-Syndrom (Angiome in der Netzhaut etc.) und beim EMG-Syndrom (s. S. 246) werden Phäochromozytome gehäuft beobachtet.

Krankheitsbild und **Diagnose:** Als Zeichen der immer wieder vermehrt gebildeten Markhormone, die inzwischen auch im Plasma spezifisch und genau nachgewiesen werden können, findet man einen oft krisenhaft erhöhten Blutdruck, Kopfschmerzen, Schweißausbrüche, Angstzustände und anfallsweises Herzjagen. Nach Clonidingabe bleibt der sonst prompte Blutdruckabfall aus. Die Seitendiagnostik erfolgt durch Sonographie, CT, Szintigrapie und/oder Angiographie.

Therapie: Sie ist operativ, Rezidive sind nicht ungewöhnlich.

5.3.2 Nebennierenrindenunterfunktion

Ursache der primären NNR-Insuffizienz: Durch primären Ausfall der *Nebennierenrinde* kommt es zur sog. **Addison-Krankheit.** Diese kann sowohl autosomal rezessiv vererbt (z. B. Adrenoleukodystrophie) sein als auch postnatal nach Blutungen oder als *Autoimmunadrenalitis* (meist als Autoimmunpolyendokrinopathie Typ I mit Hypoparathyreoidismus und Candidiasis oder als Typ II mit Autoimmunthyreopathie und juvenilem Diabetes mellitus, vgl. S. 234) sowie durch Infektionen (Pilze, Tb, AIDS) erworben werden.

Beim hochdramatischen WATERHOUSE-FRIDERICHSEN-SYNDROM ist die akute Nebennierenblutung ein wesentliches Teilsymptom der Meningokokkensepsis (s. S. 350).

Weitere Ursachen einer *primären NNR-Insuffizienz sind:*

- die kongenitale NNR-Hypoplasie oder Aplasie, die, wenn X-chromosomal rezessiv vererbt, bei den betroffenen Jungen zusätzlich zum Ausbleiben der Pubertät infolge eines hypothalamischen Hypogonadismus führt,
- die verschiedenen kongenitalen Enzymdefekte der Cortisol- und/oder Aldosteronbiosynthese (als AGS bezeichnet, wenn gleichzeitig eine Störung der Androgenproduktion vorliegt),
- der isolierte Glukokortikoidmangel infolge eines **A**CTH-Rezeptordefekts (gelegentlich als AAA-Syndrom mit **A**chalasie der Kardia und **A**lakrimie = fehlender Tränensekretion kombiniert).

Ursache der sekundären/tertiären NNR-Insuffizienz: Die häufigste Ursache der *sekundären/ tertiären* NNR-Insuffizienz ist die iatrogene, d. h. die nach Absetzen einer länger bestehenden, hochdosierten Glukokortikoidtherapie auftretende, die infolge supprimierter CRH- und ACTH-Sekretion zu einer über Monate bestehenden Atrophie der NNR führen kann. Seltener sind Tumoren oder Fehlanlagen von Hypophyse und/oder Hypothalamus sowie die Anenzephalie mit Panhypopituitarismus (vgl. S. 422) als Folge.

Krankheitsbild der Addison-Krankheit: Aufgrund des oft schleichenden Beginns sind die Symptome anfangs recht uncharakteristisch: Müdigkeit, Muskelschwäche, Abfall der schulischen Leistungen mit verminderter Ausdauer (z. B. beim Schulsport), Kopfschmerzen, Gewichtsverlust, niedriger Hautturgor, Hypoglykämie, Salzhunger, Erbrechen, Durchfall und Fieber. Bei längerbestehender primärer NNR-Insuffizienz steigt mit der ACTH-Produktion auch die des MSH (s. S. 225) an. Es kommt zur typischen Pigmentierung („Bräune") auch nicht besonnter Körperregionen (z. B. Handlinien), zur Hyperpigmentierung der Warzenhöfe und des Genitales sowie zu Pigmentflecken in der Mund- und Lippenschleimhaut.

Diagnose der Addison-Krankheit: Laborchemisch zeigen sich eine starke Hyperkaliämie (EKG!); eine weniger deutliche Hyponatriämie und Hypochlorämie sowie erniedrigte und im ACTH-Test (S. 236) nicht stimulierbare Cortisolspiegel. Das Plasma-Aldosteron ist ebenfalls niedrig, die Plasma-Renin-Aktivität (PRA) ist dagegen massiv erhöht. Im Urin, Schweiß und Speichel ist der Natrium/Kalium-Quotient auch in leichten Fällen pathologisch erhöht. Bei Säuglingen und Kleinkindern bestehen eine deutliche Hypoglykämie und metabolische Azidose. Aufgrund der Dehydratation ist der Blutdruck erniedrigt, Harnstoff und Kreatinin im Serum sind erhöht. Im Blutbild findet sich meist eine Eosinophilie und eine relative Lymphozytose. Ohne Therapie sterben die Kinder im Schock an der Hyperkaliämie.

Behandlung: Die akute **Addison-Krise** muß auf der Intensivstation behandelt werden. Sofort muß das lebenswichtige Cortisol, das in höherer Dosis auch mineralokortikoid wirkt, in Form von Hydrocortison i. v. ersetzt werden. Als Infusion muß physiologische Kochsalzlösung mit 5 % Glukose, aber *ohne* Kaliumzusatz gegeben werden. Gegebenenfalls muß die schwere Hyperkaliämie durch Ionenaustauscher (Resonium) oder Insulin und Glukose sowie Calciumzufuhr behandelt werden.

Zur lebensnotwendigen Dauersubstitution wird Hydrocortison und Astonin H in niedriger Dosierung mehrmals täglich gegeben:

Diese (lebenslange!) Therapie, die bei richtiger Dosierung *keine* Nebenwirkungen hat, darf *niemals* abgesetzt werden! In allen Streßsituationen, bei Fieber usw. muß die Dosis im Gegenteil kurzfristig verdrei- bis verfünffacht und notfalls parenteral (z. B. bei Erbrechen) gegeben werden.

Prognose: Werden diese Grundregeln beachtet, so ist die Prognose gut.

5.3.3 Nebennierenrindenüberfunktion

Cushing-Syndrom

Ursache: Werden an das Blut zu viele Nebennierenrindenhormone abgegeben, so kommt es zum CUSHING-Syndrom. Es kann durch eine Störung in der Hypothalamus/Hypophysenregion (zu viel CRH/ACTH – dann als *Cushing-Krankheit* bezeichnet) oder einen Tumor der NNR (zu viel Cortisol) bedingt sein (Abb. 11.5). Häufiger entsteht ein ganz ähnliches Bild als Nebenwirkung langfristiger Behandlung mit hohen Dosen von Glukokortikoiden.

Krankheitsbild: Erstes Symptom ist meist der Wachstumsstillstand, dann folgen Stammfettsucht

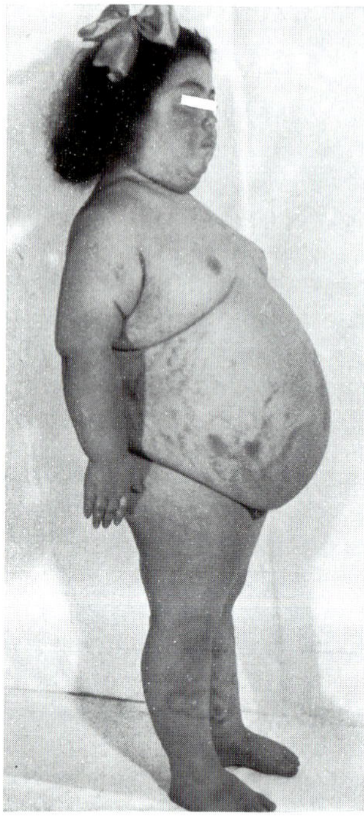

Abb. 11.5 Mädchen im Alter von 10½ Jahren mit CUSHING-Syndrom durch Nebennierenrindenkarzinom. Befunde: Fettsucht, Kleinwuchs, Vollmondgesicht, Striae, Akne, Bluthochdruck. (Aus: KELLER, W., WISKOTT, A.: Lehrbuch der Kinderheilkunde. Hrsg. von K. BETKE, W. KÜNZER, J. SCHAUB. 6. Auflage, Thieme, Stuttgart, New York 1991.)

mit Striae, Vollmondgesicht mit geröteten Wangen, Büffelnacken, vermehrte Körperbehaarung (besonders am Rücken), erhöhter Blutdruck, Hyperglykämie und Glukosurie, sowie Kalkarmut der Knochen. Bei älteren Kindern ist die Pubertätsentwicklung verzögert, die Pubesbehaarung dagegen ausgeprägt, es kommt zu vermehrter Akne, bei Mädchen besteht eine Amenorrhoe. Die Kinder leiden unter Kopfschmerzen, sind emotional labil oder depressiv verstimmt.

Diagnose: Das Plasmacortisol ist erhöht und durch Dexamethason kurzfristig nicht zu senken, der Tagesrhythmus (s. S. 236) ist aufgehoben, das freie Cortisol im 24-Stunden-Urin ist erhöht. Bei zentral bedingter Ursache (Morbus CUSHING) ist das Plasma-ACTH erhöht und steigt im CRH-Test überschießend an, nicht jedoch beim primären oder beim medikamentös verursachten CUSHING-Syndrom. Bei der Lokalisierung sind außerdem Sonographie, CT und/oder MRT hilfreich.

Die **Behandlung** ist meist operativ; die **Prognose** hat sich in jüngster Zeit insbesondere bei der hypophysären CUSHING-Krankheit durch mikrochirurgischen Zugang über die Keilbeinhöhle (transsphenoidale Operation) deutlich gebessert.

5.3.4 Adrenogenitales Syndrom (AGS)

Das adrenogenitale Syndrom (kongenitale virilisierende Nebennierenrindenhyperplasie) ist im Kindesalter die *wichtigste* und *häufigste Erkrankung der Nebenniere.* Es ist mit einer Häufigkeit von 1:7000 das nach der zystischen Fibrose (S. 125, 219) häufigste Erbleiden. Dabei sind zwei besonders wichtige *klassische* Formen zu unterscheiden, während das *nichtklassische* AGS sich als genetisch eigenständige Verlaufsform meist erst im Pubertätsalter bei Mädchen durch Androgenüberschuß-Symptome wie prämature Pubarche (s. S. 243), Großwuchs, vermehrte Körperbehaarung (Hirsutismus), Akne, Oligo- oder Amenorrhoe (s. S. 514) und Klitorishypertrophie manifestiert (sog. *„late-onset-AGS"*). Die betroffenen Jungen zeigen kaum Symptome, da bei ihnen die vermehrten NNR-Androgene in den in der Pubertät viel höher ansteigenden Hoden-Androgenen „untergehen".

Unkompliziertes adrenogenitales Syndrom

Ursache und **Krankheitsbild:** Beim sog. unkomplizierten, *klassischen* AGS ist vorwiegend die Bildung von Cortisol aufgrund eines angeborenen *Enzymdefektes* (21-Hydroxilasemangel) gestört. Statt dessen bildet die NNR schon lange vor der Geburt, nämlich bereits ab der 6. Schwangerschaftswoche, große Mengen vermännlichender Hormone **(Androgene)**. Bezüglich des Cortisols (bzw. des Aldosterons, s. u.) liegt also eine Unterfunktion, bezüglich der Androgene eine Überfunktion der Nebennierenrinde vor. Diese führen beim weiblichen Feten zur Vermännlichung des äußeren Genitales mit penisförmiger Vergrößerung der Klitoris *(Klitorishypertrophie)*, so daß beim Neugeborenen Zweifel über die Geschlechtszugehörigkeit aufkommen. Ohne Behandlung nimmt die Vermännlichung nach Geburt weiter zu (Abb. 11.6). Bei Jungen wie Mädchen kommt es ohne Therapie im Kleinkindalter zu verstärktem Längenwachstum und scheinbarer Frühreife mit Auftreten von Schambehaarung. Dies führt zunächst zu Riesenwuchs. Unbehandelt endet jedoch das Längenwachstum wegen des durch den Androgenüberschuß vorzeitig erfolgenden Verschlusses der Wachstumsfugen viel zu früh mit

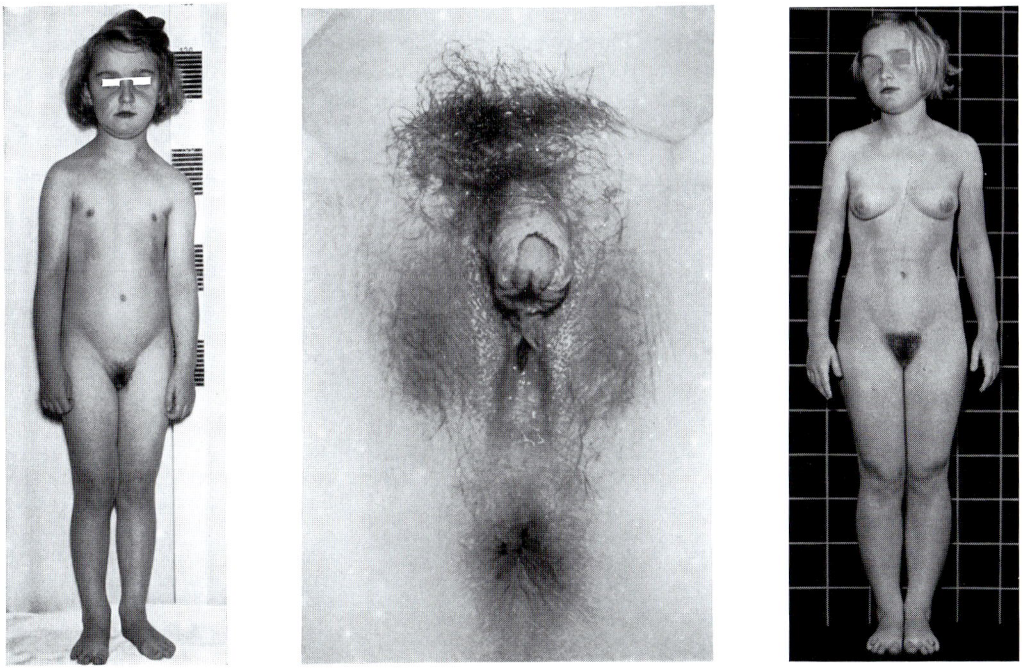

a b c

Abb. 11.6 a–c Mädchen mit unkompliziertem adrenogenitalem Syndrom (AGS).
a Im Alter von 5½ Jahren vor Behandlung, Befunde: Riesenwuchs, scheinbare Frühreife.
b Genitale des Kindes: Ausgeprägte Pubes, Vergrößerung der Klitoris.
c Gleiches Mädchen im Alter von 12½ Jahren unter Dauerbehandlung mit einem Cortisonpräparat. Normale weibliche Rundung.
(Aus: Keller, W., Wiskott, A.: Lehrbuch der Kinderheilkunde. Hrsg. von K. Betke, W. Künzer, J. Schaub. 6. Auflage, Thieme, Stuttgart, New York 1991.)

ca. 10 Jahren bei einer Endgröße von nur ca. 150 cm.

Diagnose: Die Diagnose des AGS wird heute schon beim Neugeborenen (ab 3. Lebenstag) gestellt durch Bestimmung des Plasma-17-Hydroxiprogesterons, der unmittelbar vor dem Enzymdefekt angestauten Substanz, die meist 100fach über der Norm erhöht ist.

Behandlung: Man gibt täglich soviel Cortisol in Tablettenform (meist in 3 Einzeldosen), wie die NNR normalerweise bilden würde. Dadurch wird die extrem erhöhte ACTH-Bildung normalisiert, die krankhafte Bildung von adrenalen Androgenen hört auf, und die weitere Entwicklung verläuft normal. Diese physiologisch dosierte Cortisolbehandlung (sog. *Substitutions*therapie) hat *keine* Nebenwirkungen.

Adrenogenitales Salzverlustsyndrom

Ursache: Hier sind ebenfalls die Androgene erhöht, aber außerdem ist sowohl die Bildung von **Cortisol** als auch von **Aldosteron** gestört (eine zweite Form des *klassischen* AGS). Durch den Ausfall des Aldosterons verliert der Körper sehr viel Kochsalz.

Die angeborene Krankheit führt unbehandelt in den ersten Lebenswochen zum Tode.

Krankheitsbild: Symptome des Salzverlustsyndroms sind unstillbares Erbrechen, Wasserverlust, trotz Dystrophie gut entwickelte Muskulatur, Fieber, stark erhöhtes Kalium und erniedrigtes Natrium und Chlorid im Serum; im Urin ist der Natrium/Kaliumquotient stark erhöht: Natrium geht mit dem Urin verloren („Salzverlust").

Der Blutzucker ist niedrig, die Blutgasanalyse zeigt eine metabolische *Azidose*. Gelegentlich wird wegen des Erbrechens im Strahl irrtümlich eine (immer mit metabolischer Alkalose einhergehende) Pylorusstenose angenommen (und manchmal sogar operiert). Bei Jungen ist das Genitale oft stärker pigmentiert und leicht vergrößert (Abb. 11.7). Bei Mädchen ist das äußere Genitale immer stark vermännlicht, so daß viele irrtümlich für Knaben gehalten werden (Abb. 11.8).

Diagnose: Die Klärung erfolgt durch Bestimmung des Kerngeschlechts bzw. des Chromosomensatzes sowie des 17-Hydroxiprogesterons im Plasma. „Mädchen mit AGS" ist bei weitem die häufigste Ursache für das Vorliegen eines intersexuellen Genitales beim Neugeborenen.

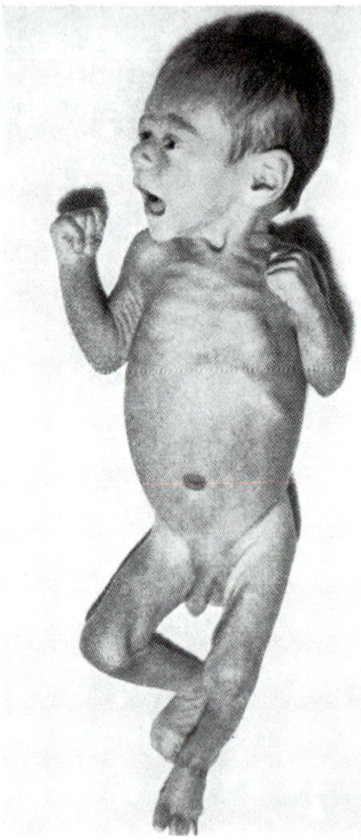

a

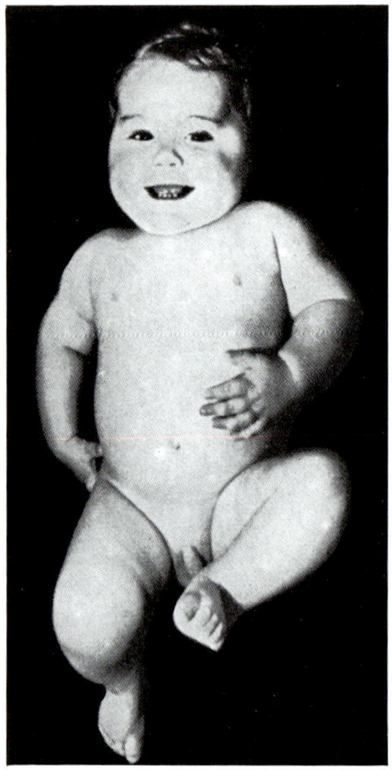

b

Abb. 11.7 a, b Adrenogenitales Salzverlustsyndrom.
a Sechs Wochen alter männlicher Säugling. Klinische Zeichen: Unstillbares Erbrechen, starker Gewichtsverlust, Trinkschwäche, starke Pigmentierung, großer Penis. Erhöhtes Serumkalium, erniedrigtes Serumnatrium.
b Gleiches Kind im Alter von 13 Monaten unter Dauerbehandlung mit Hydrocortison und einem Aldosteronpräparat.
(Aus: KELLER, W., WISKOTT, A.: Lehrbuch der Kinderheilkunde. Hrsg. von K. BETKE, W. KÜNZER, J. SCHAUB. 6. Auflage, Thieme, Stuttgart, New York 1991.)

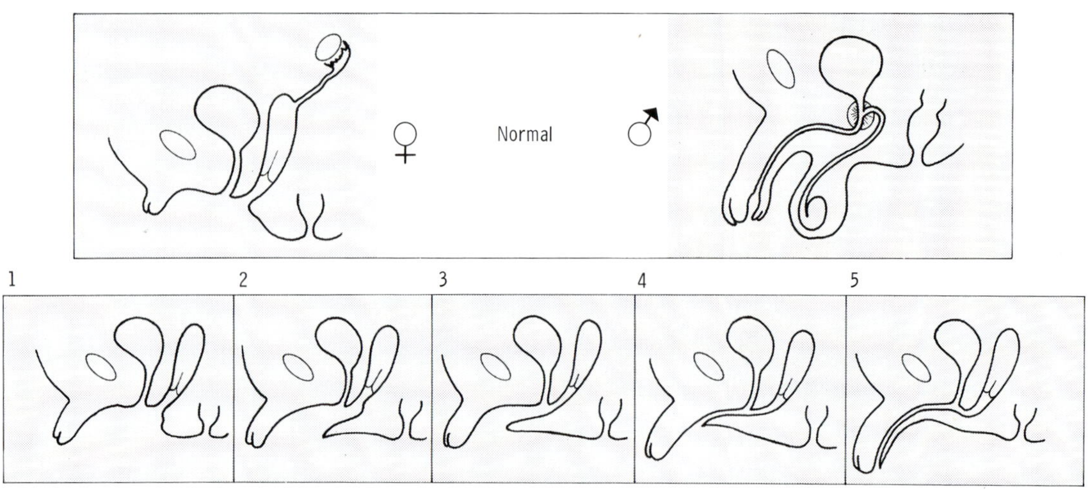

Abb. 11.8 Stufen 1–5 der Vermännlichung des weiblichen Genitales (♀) durch Androgeneinfluß vor der Geburt. (Nach PRADER. Aus: KELLER, W., WISKOTT, A.: Lehrbuch der Kinderheilkunde. Hrsg. von K. BETKE, W. KÜNZER, J. SCHAUB. 6. Auflage, Thieme, Stuttgart, New York 1991.)

Behandlung: Die lebensrettende Behandlung besteht in der täglichen Gabe der fehlenden Menge von *Cortisol* und *Aldosteron* bzw. verwandter Präparate (z. B. Hydrocortison und Astonin H).

Da bei jedem Infekt Salzverlustkrisen drohen, darf die Hormongabe *nie* ausgesetzt werden, sondern muß im Gegenteil bei Streß, Unfall, Operationen usw. wie beim ADDISON-Patienten (s. S. 237) kurzfristig bis auf das Fünffache der Tagesdosis gesteigert werden, da es sonst zur Katastrophe kommt. Wenn nötig (bei Erbrechen, Durchfall, Bewußtlosigkeit, Schock), sind die Hormone zu spritzen. Die Einstellung der richtigen *Dauerbehandlung* erfordert eine regelmäßige und genaue Überwachung der Hormonausscheidung im Urin (Pregnantriol) oder im Speichel-Tagesprofil (17-Hydroxiprogesteron) sowie der Reninaktivität im Plasma.

Mädchen mit AGS und vermännlichtem Genitale bedürfen außer in den Fällen mit nur leichter Klitorishypertrophie der *operativen Genitalkorrektur.* Bei mittelgradiger Vermännlichung genügt die Versenkung der vergrößerten Klitoris und eine Vaginalplastik, schwere Formen erfordern große plastische Operationen. Die wesentlichen Operationen, zumindest die Klitorisplastik, sollen möglichst so frühzeitig durchgeführt werden, daß die Kinder sich später ihrer früheren Intersexualität nicht erinnern können, also im 2.–3. Lebensjahr.

Prognose: Die Prognose der Körpergröße liegt trotz einwandfreier Therapie bei den meisten AGS-Kindern unter der Zielgröße (vgl. Band I, 9. Teil) der Eltern. Die erreichte Endgröße ist um so niedriger, je später mit der Therapie begonnen und je mehr an Cortisol anfänglich gegeben wurde. Bei gut eingestellter Therapie verläuft die Pubertät auch bei AGS-Mädchen völlig normal; allerdings sind Zyklusunregelmäßigkeiten häufig. Trotz verminderter Konzeptionsrate sind inzwischen normale Schwangerschaften und Entbindungen von AGS-Müttern bekannt.

Heterozygoten-Test: Heterozygote Träger des AGS-Gens (sie kommen in unserer Bevölkerung mit einer Häufigkeit von etwa 1 : 50 vor) können heute mit Hilfe bestimmter Tests (ACTH-Kurztest, DNA-Analyse des 21-Hydroxilase-Gens) erkannt werden. Dadurch ist eine genetische Beratung der betroffenen Familien möglich.

Pränatale Diagnose: Die *pränatale Diagnostik* erfolgt durch HLA-Typisierung oder Genanalyse von Chorionzotten oder angezüchteten Amnionzellen bzw. durch Hormonbestimmung im Fruchtwasser. Durch Behandlung der Mutter mit Dexamethason *bereits ab der 6. Schwangerschaftswoche* läßt sich die Vermännlichung weiblicher AGS-Feten soweit verhindern, daß spätere Genitalkorrekturoperationen überflüssig werden.

6 Keimdrüsen (Gonaden)

6.1 Bedeutung der Keimdrüsen

Sowohl die weiblichen Keimdrüsen, die Eierstökke *(Ovarien)*, als auch die männlichen Keimdrüsen, die Hoden *(Testes)*, enthalten zum einen Gewebe zur Bildung der Keimzellen, zum anderen Gewebe zur Bildung der Geschlechtshormone, der Sexualhormone. Die *Sexualhormone* sind für die beiden Geschlechter verschieden. Die weiblichen Sexualhormone sind das Follikelhormon *(Östradiol)* und das Gelbkörperhormon *(Progesteron)*. Das männliche Sexualhormon ist das *Testosteron.*

Beim *Jungen* führt das Testosteron zum Wachstum des Penis, zum Bartwuchs, zum Stimmbruch, zur männlichen Ausbildung der Körpermuskulatur und zum stärkeren Wachstumsschub der Jungen in der Pubertät.

Beim *Mädchen* bewirken die Östrogene die Brustentwicklung, das Wachstum der Gebärmutter (Uterus) und zum Teil den Aufbau der Uterusschleimhaut. Durch das Progesteron gerät die Uterusschleimhaut in einen Zustand, welcher für die Aufnahme der befruchteten Eizelle notwendig ist. Findet keine Befruchtung statt, wird die so veränderte Uterusschleimhaut bei der Menstruation abgestoßen.

Auch der Geschlechtstrieb (Sexualität) ist bei beiden Geschlechtern von den Geschlechtshormonen abhängig.

6.2 Pubertät

Unter Pubertät versteht man die Entwicklungsphase zwischen Kindheit und voller Geschlechtsreife. Die Pubertät beginnt mit dem Auftreten der ersten *Reifungszeichen.* Diese sind beim Mädchen der Beginn der Brustentwicklung *(Thelarche* = B 2) und/oder der Beginn der Schambehaarung *(Pubarche* = PH 2). Beim Jungen ist das erste Reifungszeichen die *Größenzunahme der Hoden* (G 2). Im Mittel setzt die Pubertät der Mädchen um ein Jahr früher ein als beim Jungen.

Das Auftreten der ersten Periode *(Menarche)* zeigt beim Mädchen das Erreichen einer vorläufigen Funktionsfähigkeit der Ovarien an. Unmittelbar nach der Menarche besteht im allgemeinen noch keine Fortpflanzungsfähigkeit, da die ersten Zyklen oft noch *anovulatorisch,* d. h. ohne Eisprung sind. Das mittlere Menarchealter liegt derzeit in Deutschland bei $12^1/_2$ Jahren, einen regelmäßigen 28 tägigen Monatszyklus erreichen die meisten Mädchen erst etwa 2 Jahre später.

Das Auftreten des ersten Samenergusses *(Ejakulation)* beim Jungen wird meist nicht registriert, da er häufig unbemerkt nachts im Schlaf erfolgt. Mit Erreichen einer mittleren Reifungsstufe (G 3–4) sind gelegentliche nächtliche Samenentleerungen *(Pollutionen)* ein normales Ereignis. Auch die gelegentliche Selbstbefriedigung (Masturbation, Onanie) ist ein normales Zeichen im Rahmen der sexuellen Reifung.

Die Pubertät findet ihren Abschluß mit Erreichen der vollen körperlichen Reife *(Maturität = Pubertätsstadium 5).* Mädchen erreichen die Maturität im Mittel 1–2 Jahre früher als Jungen.

Hormonell ist der Beginn der Pubertät durch das Ansteigen der Sexualhormone gekennzeichnet. Die zentrale Auslösung der Pubertät erfolgt über das in bestimmten Kerngebieten des Hypothalamus nächtlich vermehrt gebildete GnRH (= LHRH, S. 226), das, in Form von kurzfristigen Pulsen abgegeben, die Sekretion von LH und FSH im Hypophysenvorderlappen und dadurch von Sexualhormonen in den Keimdrüsen anregt. Sowohl die Östrogene als auch im besonderen das Testosteron üben zunächst einen fördernden Einfluß auf das Längenwachstum aus. Es kommt zum bekannten *Pubertätswachstumsschub,* der bei Jungen stärker ausfällt, aber später erfolgt als bei den Mädchen.

Mit Erreichen der Maturität verschmelzen unter dem Einfluß der Sexualhormone die Epiphysenfugen der Röhrenknochen. Der Mensch ist damit erwachsen. Ein weiterer wesentlicher Längenzuwachs ist dann nicht mehr möglich.

6.3 Untersuchungsmethoden

Der körperliche *Reifestatus* eines Kindes oder Jugendlichen (Stadien-Einteilung nach TANNER, wobei Stadium 1 immer das präpubertäre – also noch keinerlei Pubertätszeichen –, Stadium 5 das mature Bild anzeigt) soll bei jeder Untersuchung dokumentiert werden. Wegen der engen Übereinstimmung von Reifestatus und Knochenalter sollte bei Verdacht auf Reifungsstörung frühzeitig eine Knochenalterbestimmung (durch Röntgenbild der linken Hand) erfolgen. Das weibliche innere Genitale kann heute durch Unterbauch-Sonographie (bei prall gefüllter Harnblase!) ebenfalls genau untersucht werden. Das übergeordnete GnRH (LHRH) kann im peripheren Blut nicht direkt bestimmt werden, wohl aber die Gonadotropine LH und FSH im Blut vor und 30 (60, 90, 120) Minuten nach i.v. Gabe von LHRH. Dieser *LHRH-Test* hat sich als äußerst wertvoll bei der Diagnostik von Reifungsstörungen erwiesen.

Die Funktionsfähigkeit des hormonbildenden Hodengewebes wird im *HCG-Test* untersucht. Dabei wird der Testosteronspiegel vor und 3 Tage nach i. m. Gabe von LH = HCG (**h**umanes **C**horion**g**onadotropin) gemessen. Entsprechend kann die Hormonfunktion der Eierstöcke im *HMG-Test* geprüft werden. Dabei wird Plasma-Östradiol (E_2) vor und nach 3maliger i. m. Gabe von LH + FSH = HMG (**H**umanes **M**enopausen**g**onadotropin) bestimmt.

6.4 Störungen der Pubertät

Der Pubertätsbeginn liegt heute normalerweise im Alter zwischen 9 und 14 Jahren. Jedoch kann in Ausnahmefällen der Pubertätsbeginn zwischen dem 8. und 17. Lebensjahr erfolgen, ohne daß krankhafte Verhältnisse vorliegen. Man spricht dann von **frühnormaler Pubertät** bzw. von **konstitutioneller Entwicklungsverzögerung** (KEV).

6.4.1 Vorzeitige Pubertät

Tritt die Pubertät auf, bevor ein Mädchen 8 oder ein Junge 9 Jahre alt ist, so liegt eine krankhafte Frühpubertät, eine **Pubertas praecox** vor. Erfolgt hierbei infolge einer Aktivierung der gesamten Achse Hypothalamus-HVL-Gonaden eine Reifung der Keimdrüsen selbst, so spricht man von echter Frühpubertät oder Pubertas praecox *vera.* Kommt es dagegen durch vermehrte *periphere* Hormonproduktion (z. B. Tumor der NNR oder Gonaden) oder -zufuhr (z. B. medikamentös) zum

Auftreten sekundärer Geschlechtsmerkmale, während LH und FSH infolge negativer Rückkopplung (s. S. 242, ähnlich wie in Abb. 11.1) niedrig und durch LHRH nicht stimulierbar sind, wie z. B. beim AGS (S. 238), so spricht man von einer Scheinreife oder *Pseudo*pubertas praecox.

Ursache: Ursache einer Pubertas preaecox *vera* können die verschiedensten organischen Hirnläsionen (z. B. Hydrozephalus, frühere Meningitis, Hirntumoren, Fehlbildungen des Hypothalamus *[Hamartome]*, früheres Schädel-Hirn-Trauma) sein; die Mehrzahl der Fälle ist idiopathisch. Mädchen sind etwa 5mal häufiger betroffen als Jungen.

Krankheitsbild: Es ist gekennzeichnet durch vorzeitiges Auftreten sekundärer Geschlechtsmerkmale, manchmal schon bald nach der Geburt, pathologisch gesteigertes Längenwachstum und das selbst für das Längenalter beschleunigte Knochenalter. Dadurch kommt es zu vorzeitigem Epiphysenschluß, damit zu vorzeitigem Wachstumsende und letztendlich zu Kleinwuchs, oft deutlich unterhalb der ererbten Zielgröße (s. S. 246). Besonders die Extremitäten bleiben kurz, der Ober/Unterlängenquotient ist erhöht, häufig besteht ein relatives Übergewicht. Im Gegensatz zur körperlichen ist die psychische Entwicklung der Kinder meist altersgemäß. Aus dieser Diskrepanz resultieren erhebliche Verhaltensprobleme mit motorischer Unruhe, vermehrter Aggressivität, Scheu und Stimmungslabilität.

Diagnose: Im LHRH-Test ist bei der echten Pubertas praecox insbesondere LH stark erhöht, bei der Scheinreife dagegen vermindert. Plasma-Östradiol ist bei Mädchen gelegentlich, Testosteron bei Jungen praktisch immer erhöht. Ein hormonproduzierender Tumor muß durch sorgfältige klinische Untersuchungen sowie Sonographie, CT/MRT, EEG ausgeschlossen werden.

Behandlung: Bei der *echten Pubertas praecox* sollten heute sog. LHRH-Agonisten (Buserelin®, Decapeptyl®, Enantone®), am besten in Depot-Form, eingesetzt werden. Dadurch wird die Pubertät auf HVL-Ebene reversibel und ohne Nebenwirkungen unterdrückt, die Menses hören auf, die Knochenreifung wird gebremst, auch das psychische Verhalten normalisiert sich. Bei rechtzeitigem Therapiebeginn und ausreichender Behandlungsdauer werden die sonst stark beeinträchtigte Endgröße deutlich verbessert sowie die Dysproportion und die Adipositas vermieden. Bei der *Pseudopubertas praecox* sollte operativ oder medikamentös eine vollständige Entfernung der Hormonquelle erreicht werden.

Prämature Thelarche. Bei einer isolierten, manchmal einseitigen vorzeitigen Brustdrüsenvergrößerung bei Mädchen ohne sonstige Pubertätszeichen spricht man von *prämaturer Thelarche*. Eine Behandlung ist nicht erforderlich.

Prämature Pubarche. Bei isoliertem vorzeitigem Auftreten von Pubes und/oder Axillarbehaarung bei Mädchen oder Jungen *(prämature Pubarche)* sollte ein sog. *late-onset-AGS* (s. S. 238) ausgeschlossen werden (durch ACTH-Test). Im positiven Fall empfiehlt sich eine sehr niedrig dosierte Cortisol-Therapie.

6.4.2 Verzögerte Pubertät

Viel häufiger als eine vorzeitige beobachtet man eine verzögerte oder gar ausbleibende Pubertät, eine **Pubertas tarda.** Sie liegt vereinbarungsgemäß dann vor, wenn beim Mädchen mit 13½ Jahren noch keine Brustentwicklung und beim Jungen mit 14 Jahren noch keine Hodenvergrößerung nachweisbar ist. Das Knochenalter ist entsprechend stark verzögert. Besonders bei Jungen entstehen hierdurch ernste psychosoziale Probleme. Da der *Pubertätswachstumsschub* noch aussteht, sind diese Jungen wesentlich kleiner und schwächer als ihre gleichaltrigen Kameraden und leiden dadurch unter schweren Minderwertigkeitskomplexen. In solchen Fällen kann eine vorübergehende Hormonbehandlung angezeigt sein.

6.4.3 Störungen der weiblichen Keimdrüsen (Eierstöcke, Ovarien)

Ullrich-Turner-Syndrom

Bei Mädchen gibt es eine häufige (1 : 3000) angeborene Chromosomenstörung, die man als ULLRICH-TURNER-Syndrom bezeichnet.

Krankheitsbild: Ausgeprägter Kleinwuchs, oft mit körperlichen Auffälligkeiten wie Schildthorax, seitliche Hautfalten am Hals (Flügelfell), tiefer Haaransatz im Nacken mit nach oben gerichtetem Haarstrich, vermehrte Leberflecke, nach außen abgewinkelte Unterarme, gelegentlich Herzfehler und Nierenmißbildungen sowie im Säuglingsalter Hand- und Fußrückenödeme.

Diagnose: Diesen Kindern fehlt eines der beiden Geschlechtschromosomen, der Karyotyp ist 45,X, das Geschlechtschromatin ist negativ (ab 2 X-Chromosomen ist es positiv). Da die Ovarien typischerweise fehlen, bleibt die Pubertät aus. Östrogene sind kaum nachweisbar; dagegen sind infolge des sonst intakten Regelkreises als Antwort auf die praktisch fehlenden Östrogene die Gonadotropine LH und FSH extrem erhöht (sog. *primärer, hypergonadotroper Hypogonadismus).*

Behandlung: Die Behandlung besteht ab Pubertät in der anfangs sehr vorsichtigen Substitution der fehlenden weiblichen Sexualhormone. Durch deren spätere zyklische Verabreichung (ähnlich der „Pille") kommt es zwar zu regelmäßigen Blutungen, aber nicht zur Fertilität. Die Endgröße liegt im Mittel bei nur 146 cm, doch wird eine günstige Beeinflussung der Endgröße durch Medikamente wie z. B. biosynthetisches STH (s. S. 227) und/oder niedrig dosierte Anabolika (Oxandrolon) versucht.

Patientinnen mit den nicht ganz seltenen Mischformen (sog. ULLRICH-TURNER-*Mosaik*), bei denen auch normale weibliche (46,XX) Zellinien vorhanden sind, besitzen (spärliches) Ovarialgewebe und können damit spontan in die Pubertät kommen, jedoch nur selten fertil werden. Ihre Endgröße liegt ohne medikamentöse Therapie jedoch nicht wesentlich höher.

6.4.4 Störungen der männlichen Keimdrüsen (Hoden, Testes)

Klinefelter-Syndrom

Mit einem Vorkommen von 1 auf 400–1000 neugeborene Knaben ist das KLINEFELTER-Syndrom eine häufige angeborene Chromosomenstörung.

Krankheitsbild: Da diese Knaben zunächst keinerlei typische Symptome aufweisen, wird die Diagnose oft noch nicht im Kindesalter, sondern erst in der Pubertät gestellt. Die Intelligenz liegt zumeist im unteren Normbereich, in der Pubertät entwickelt sich in der Regel ein eunuchoider Großwuchs[1] (s. S. 246). Die Hoden bleiben klein (unter 8 ml) und schlaff, die sekundären Geschlechtsmerkmale sind meist normal entwickelt, in vielen Fällen stellt sich eine bleibende Gynäkomastie ein.

Diagnose: Der pathologische Karyotyp lautet zumeist 47. XXY, seltener 48,XXXY oder Mosaike. Das Sex-Chromatin (Geschlechtschromatin) ist positiv wie bei Mädchen (s. auch ULLRICH-TURNER-Syndrom). Testosteron im Plasma ist unterschiedlich stark erniedrigt, LH entsprechend normal bis leicht erhöht, FSH fast immer deutlich erhöht, insbesondere im LHRH-Test *(hypergonadotroper Hypogonadismus).*

Behandlung: Eine Kausaltherapie ist nicht möglich, die Patienten bleiben infertil. Bei deutlichem Hypogonadismus sollte Depot-Testosteron i. m. gegeben werden.

Hodenhochstand (Maldescensus testis)

Der Hodenhochstand ist eine häufige Störung. Sie ist entwicklungsgeschichtlich zu erklären, da die Hoden beim Embryo in der Gegend des oberen Nierenpols angelegt werden und erst in den letzten Schwangerschaftswochen in den Hodensack (Skrotum) eintreten. Störungen dieses Hodenabstiegs *(Descensus* testiculorum) bezeichnet man als Hodenhochstand. Diese Störung, welche 5 % der reifen Neugeborenen und, ohne Therapie, noch rund 1–2 % der Schulanfänger zeigen, ist die häufigste Ursache späterer Unfruchtbarkeit beim Mann.

Die früher übliche Behandlung im Schulalter zeigte enttäuschende Ergebnisse. Trotz erfolgreicher Verlagerung der Hoden ins Skrotum blieb rund ein Drittel der Jungen mit echtem Hodenhochstand unfruchtbar. Man versucht heute durch sehr frühzeitige Beseitigung der Fehllage der Hoden vor Ende des 2. Lebensjahres jene Schäden zu verhüten, welche direkt durch die Fehllage entstehen (durch die Wärme intraabdominell). Ein beträchtlicher Teil der nicht abgestiegenen Hoden dürfte jedoch bereits primär dysplastisch, d. h. durch Fehlanlage geschädigt sein.

Auf der anderen Seite enthalten die Hodenhüllen Muskelfasern, welche sich bei Kälte oder bei mechanischem Reiz kontrahieren und normalerweise den Hoden gegen den äußeren Leistenring hin hochziehen *(Cremasterreflex*[2]*).* Die Entscheidung, ob ein krankhafter Hodenhochstand vor-

[1] Beim eunuchoiden Hochwuchs („Eunuchoidismus") ist die Unterlänge recht groß (lange Beine – auch die Arme sind sehr lang –, die Wachstumsfugen schließen sich verspätet). Liegt eine primäre Störung, evtl. auch ein Fehlen der männlichen Keimdrüsen vor, so sind – als Antwort auf den Testosteronmangel in der Pubertät – die Gonadotropine erhöht *(Hypergonadotroper Hypogonadismus).* Bei sekundärer Störung (Gonadotropinmangel) ist der Testosteronspiegel ebenfalls niedrig, es handelt sich dann aber um einen *hypo*gonadotropen Hypogonadismus.

[2] Bei Bestreichen der Oberschenkelinnenfläche wird der Hoden dieser Seite durch den kleinen M. cremaster hochgezogen.

liegt, ist nicht immer leicht. Die Kinderkrankenschwester sollte wissen, daß ein Hoden, welcher im warmen Bad im Skrotum liegt, *nicht* behandlungsbedürftig ist.

Man unterscheidet folgende *Formen* des Hodenhochstandes:

- *Kryptorchismus:* Hoden einseitig oder beidseitig nicht zu tasten. Es kann sich dabei entweder um Bauchhoden oder um eine *Anorchie* (Fehlen von Hoden) handeln. Zur Differentialdiagnose macht man den HCG-Test (s. S. 242).
- *Leistenhoden:* Hoden am äußeren Leistenring zu tasten, aber höchstens bis zum Skrotalansatz zu verlagern.
- *Gleithoden:* Steht spontan am Skrotaleingang, läßt sich zwar mit Mühe ins obere Skrotum verlagern, gleitet aber nach dem Loslassen sofort wieder zurück.
- *Pendelhoden:* Steigt durch Cremasterreflex bis in die Leistengegend, läßt sich aber ohne Mühe bleibend ins Skrotum verlagern. *Nicht* behandlungsbedürftig!
- *Hodenektopie:* Darunter versteht man eine Verlagerung des Hodens außerhalb des normalen Abstiegsweges.

Behandlung: Außer in den primär chirurgisch zu behandelnden Fällen mit begleitender Leistenhernie oder bei *Ektopie,* wenn also der Hoden außerhalb des normalen Abstiegsweges liegt, versucht man zunächst eine i. m. *Hormonbehandlung* mit humanem Choriongonadotropin (HCG, entspricht LH, z. B. Choragon®, Pergonal®, Predalon®, Primogonyl®). Unter der Behandlung kommt es vorübergehend zu vermehrten Erektionen und zu einem leichten Wachstum des Penis, aber nicht zu fortschreitender Frühpubertät. Es kann auch LHRH (Kryptocur®) gegeben werden, und zwar über einen Nasenspray, was die Hypophyse zur Ausschüttung von Gonadotropin anregt. Bewährt hat sich, zunächst intranasal mit LHRH zu behandeln und bei Erfolglosigkeit sofort einige i. m. Gonadotropin-Injektionen anzuschließen.

Führt die medikamentöse Therapie nicht zum Erfolg, so soll mit der *operativen Verlagerung* des hochstehenden Hodens nicht länger gewartet werden. Da sie noch im 2. Lebensjahr durchgeführt werden soll, gehört diese Operation unbedingt in die Hand des hier speziell ausgebildeten *Kinderchirurgen.*

Akute Hodenerkrankungen

Jede akut einsetzende Erkrankung eines Hodens mit Schmerz, Schwellung oder Entzündung ist ein sehr ernstes Ereignis, da stets der bleibende Schaden des samenbildenden Gewebes droht. Die weitaus häufigste Ursache ist die **Hodentorsion** (Stieldrehung um ernährende Gefäße und Samenstrang), welche *sofort* (!), notfallmäßig operativ, behandelt werden muß. „Hodenentzündung" ist im Kindesalter (fast) immer eine Fehldiagnose! Die durch Mumps bedingte **Hodenentzündung** *(Orchitis)* kommt erst ab Pubertätsbeginn vor (s. S. 381).

Weiterführende Literatur

Kruse, K. (Hrsg.): Pädiatrische Endokrinologie. Enke, Stuttgart 1993

Sippell, W. G., Knorr, D.: Erkrankungen der endokrinen Drüsen. In: W. Keller, A. Wiskott: Lehrbuch der Kinderheilkunde. Hrsg. von K. Betke, W. Künzer, und J. Schaub, 6. Auflage, Thieme, Stuttgart, New York 1991

Stolecke, H.: Endokrinologie des Kindes- und Jugendalters. 2. Auflage, Springer, Berlin, Heidelberg, New York 1992

12. Teil Großwuchs, Kleinwuchs

WOLFGANG G. SIPPELL

1 Großwuchs

Von Großwuchs spricht man, wenn die Körpergröße eines Kindes um mehr als die doppelte Standardabweichung (SD) über dem Mittelwert für Geschlecht und Alter oder oberhalb der 97. Perzentile liegt. Überschreitet die Körpergröße eines Kindes den entsprechenden Mittelwert um mehr als 3 Standardabweichungen, so kann man auch von *Riesenwuchs* sprechen.

1.1 Konstitutioneller Großwuchs

Da die häufigste Form des Großwuchses der genetisch bedingte, sog. konstitutionelle Großwuchs ist, muß man bei der Beurteilung eines übergroßen Kindes immer die Größen der Eltern mitberücksichtigen. Sehr hilfreich bei dieser Beurteilung ist die Berechnung der *Zielgröße* des Kindes, die man am rechten Rand der Perzentilenkurven (s. Band I, 9. Teil) einträgt und wobei man diesen Perzentilwert durch „Zurückfahren" im betreffenden Perzentilkanal (bis zum Alter des Kindes) mit jenem des Kindes vergleicht. Liegt die Größe des Kindes um mehr als 1 – 2 Standardabweichungen über der so ermittelten „zurückgefahrenen Zielgröße", dann sind weitere Untersuchungen zum Ausschluß einer krankhaften Störung angezeigt.

Behandlung: s. unter 1.2

1.2 Krankhafte Großwuchsformen

Die wichtigsten dieser krankhaften Großwuchsformen sind:

- *Klinefelter-Syndrom:* häufige (1 : 400 – 1 : 1000) Chromosomenstörung bei Knaben (vgl. S. 244). In der Pubertät entwickeln diese Jungen einen oft eunuchoiden Großwuchs mit langen Beinen und Armen (O/U ↓ . s. S. 244).
- *Pubertas praecox* bzw. *Pseudopubertas praecox* (s. S. 242). Bei echter bzw. Scheinfrühreife findet sich im Kindesalter neben dem Großwuchs immer eine beschleunigte Skelettreifung (Röntgenaufnahme der linken Hand!). Bei länger bestehender Frühpubertät ist das Knochenalter auch im Vergleich zum Längenalter beschleunigt. Wegen des verfrühten Wachstumsfugenverschlusses resultiert eine zu kleine Endgröße mit gedrungenen Proportionen und ↑ O/U-Quotienten (Beispiel: unbehandeltes AGS, s. S. 238).
- *Marfan-Syndrom:* autosomal dominante Bindegewebs-Stoffwechselstörung mit „Spinnenfingrigkeit" (Arachnodaktylie), erheblich überstreckbaren Gelenken, abnorm dehnbarer Haut, Subluxation der Linse (Brillenträger!), Ausweitung von Aorta und Mitralklappe (Echokardiogramm!), gelegentlich vermehrte Homocystin-Ausscheidung im Urin.
- *EMG-* (**E**xomphalos-**M**akroglossie-**G**igantismus-) *Syndrom* = BECKWITH-WIEDEMANN-Syndrom mit Nabelbruch, großer Zunge, vermehrtem Längenwachstum bereits bei Geburt und im Säuglingsalter, akzeleriertem Knochenalter und ohne hormonelle Störungen. Ursache unklar. Da hier WILMS-Tumoren, Neuroblastome und Nebennierentumoren gehäuft vorkommen, sind regelmäßige sonographische Untersuchungen wichtig.
- *Hypophysärer Riesenwuchs* (selten) durch STH- oder GHRH-produzierenden Tumor. Skelettreifung dabei nicht wesentlich beschleunigt.
- *Zerebraler Gigantismus* (SOTOS-Syndrom): selten, mit großen, groben Händen und Füßen, Makrozephalie, schlechter Feinmotorik und beschleunigter Skelettreifung sowie Endgröße im oberen Normbereich. Ursache unbekannt.

Behandlung: Besonders beim konstitutionellen Hochwuchs ohne Entwicklungsbeschleunigung kann durch Behandlung mit (geschlechtsspezifischen) Sexualhormonen in hoher Dosis ein vorzeitiger Wachstumsfugenschluß und damit eine Verringerung der späteren Endgröße erreicht werden.

Diese Behandlung ist aber nur gerechtfertigt, wenn die aus dem aktuellen Knochenalter vorausberechnete Endgröße bei Mädchen *über 185 cm*, bei Jungen *über 204 cm* liegt und zusätzlich eine erhebliche psychische Belastung besteht. Um erfolgreich zu sein, sollte die Therapie kurz nach Pubertätsbeginn eingeleitet werden. Regelmäßige und sorgfältige Überwachung ist wichtig.

2 Kleinwuchs

Entsprechend dem oben Gesagten liegt ein Kleinwuchs dann vor, wenn die Körpergröße eines Kindes um mehr als 2 Standardabweichungen (SD) unter dem Altersmittelwert oder unter der 3. Perzentile liegt. Bei einer Abweichung von mehr als 3 SD nach unten spricht man auch von *Zwergwuchs*.

2.1 Konstitutioneller Kleinwuchs

Wie beim Großwuchs so ist auch beim Kleinwuchs die häufigste Form der genetisch bedingte konstitutionelle Kleinwuchs, der oft mit einer verzögerten Skelettreifung einhergeht (sog. *konstitutionelle Entwicklungsverzögerung* = KEV) und bei Knaben wesentlich häufiger auffällt als bei Mädchen. Zur Beurteilung sind die Größe beider Eltern, deren Pubertätsbeginn und -verlauf sowie der Perzentilwert der Zielgröße (s. oben) besonders wichtig. Knochenalter und Pubertät sind verzögert, die Wachstumsgeschwindigkeit liegt an der untersten Normgrenze, d. h. im Schulalter um 4 cm/Jahr.

Bei stärker verminderter Wachstumsrate muß je nach klinischem Bild und Anamnese an zahlreiche in Frage kommende Kleinwuchsformen gedacht werden. Eine grobe Einteilung ist mit Hilfe der Körperproportionen (z. B. Ober-/Unterlängen-Quotient, s. S. 246) möglich.

2.2 Dysproportionierter Kleinwuchs

- *Achondroplasie* (Chondrodystrophie) und *Hypochondroplasie*: meist dominantes Erbleiden mit extremem Klein-(= Zwerg-)wuchs infolge Wachstumsstörung der Epiphysenknorpel: großer Kopf, sehr kurze Extremitäten, normale Intelligenz. Über Verlängerungsoperationen s. S. 620.
- *Skelettdysplasien:* zahlreiche, meist erbliche Störungen der Knochenbildung, teils mit Stoffwechselstörungen (z. B. Mukopolysaccharidosen, s. S. 98) und Schwachsinn einhergehend. Meist typische Röntgenbefunde.

2.3 Proportionierter Kleinwuchs

- *Primordialer (intrauteriner) Kleinwuchs:* stark pränatal dystrophe, mangelgeborene Kinder, die aus unklarer Ursache auch weiterhin im Wachstum zurückbleiben. Ähnlich unklar sind die dieser Gruppe zugerechneten Zwergwuchsformen des SILVER-RUSSELL- und des SECKEL-Syndroms.
Durch intrauterine Schädigung des Kindes kommt der Kleinwuchs beim *embryo-fetalen Alkoholsyndrom* (s. S. 32) und beim *konnatalen Rötelnsyndrom* (s. S. 37) zustande.
Neueste Therapiestudien scheinen einen günstigen Effekt einer STH-Behandlung auf die Wachstumsgeschwindigkeit primordial kleinwüchsiger Kinder zu belegen, obwohl diese keinen klassischen STH-Mangel aufweisen.
- *Hormonell bedingter Kleinwuchs:* Wachstumshormonmangel (hypophysärer Kleinwuchs, s. S. 226), Thyroxinmangel (Hypothyreose, s. S. 230), Parathormonmangel (Hypoparathyreoidismus, s. S. 234), Cortisolüberschuß (CUSHING-Syndrom, s. S. 237) oder Pubertas praecox (nach erfolgtem Wachstumsfugenverschluß) kommen in Frage.
- *Chromosomal bedingter Kleinwuchs:* ULLRICH-TURNER-Syndrom (s. S. 243) – bei Mädchen die häufigste schwere Kleinwuchsform, Trisomien (z. B. DOWN-Syndrom, s. S. 480).
- *Metabolischer und hypokalorischer Kleinwuchs:* bedingt durch Stoffwechselstörungen (z. B. Glykogenose, Zystinose, schlecht eingestellter Diabetes mellitus) oder ungenügende Nahrungsaufnahme (z. B. Malabsorption bei zystischer Fibrose, Zöliakie, Morbus CROHN; Mangelernährung in Entwicklungsländern!).
- *Kleinwuchs bei chronischer Organinsuffizienz:* nur bei schweren und über lange Zeit bestehenden angeborenen oder erworbenen Herz-, Lungen- oder Nierenschäden.
- *Kleinwuchs bei rheumatoider Arthritis:* bei frühem Beginn, besonders beim STILL-Syndrom (s. S. 278), wohl als Folge der Epiphysenknorpelerkrankung.

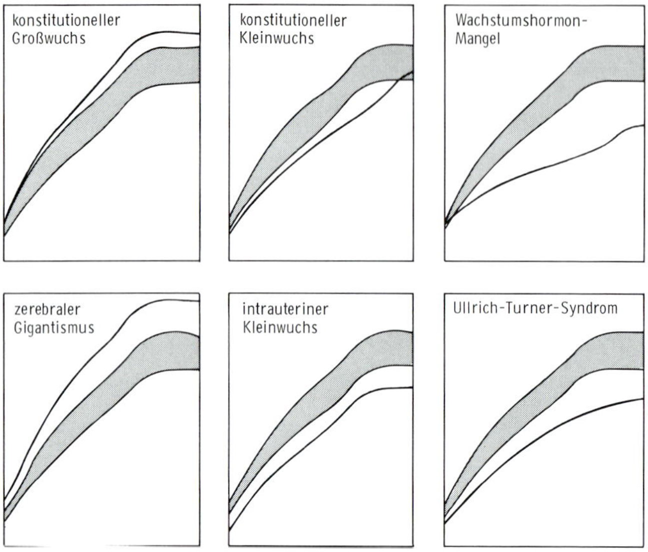

Abb. 12.1 „Typischer" Verlauf einiger Wachstumsstörungen. (Aus: Joss, E.: Wachstums- und Entwicklungsstörungen, unter besonderer Berücksichtigung der Differentialdiagnose. In: K.-D. Bachmann u. a. (Hrsg.): Pädiatrie in Praxis und Klinik. Band 3. 2. Auflage, Fischer, Thieme, Stuttgart 1990.)

- Außerdem sind zahlreiche *Fehlbildungssyndrome* mit Kleinwuchs kombiniert.
- *Psychosozialer Kleinwuchs:* durch ungünstiges psychosoziales Milieu bedingt (emotionale Deprivation).

Behandlung: Eine Kausaltherapie des Kleinwuchses ist meist nur in den wenigen Fällen möglich, bei denen z. B. ein Hormon- oder Nahrungsmangel besteht oder bei denen eine Grundkrankheit (z. B. Organinsuffizienz) behoben werden kann.

Typische Wachstumskurven einiger wichtiger Wachstumsstörungen sind in Abb. 12.1 schematisch dargestellt.

Weiterführende Literatur

Sippell, W. G.: Störungen des Wachstums und der Entwicklung. In: W. Keller, A. Wiskott: Lehrbuch der Kinderheilkunde. Hrsg. von K. Betke, W. Künzer und J. Schaub. 6. Auflage. Thieme. Stuttgart, New York 1991

13. Teil Fettsucht und Magersucht

DIETER LÜDERS

1 Fettsucht (Adipositas)

Nahezu jeder zweite Bundesbürger hat Übergewicht, und fast 20% der Kinder und der Erwachsenen in der Bundesrepublik sind fettsüchtig. Entsprechendes gilt für andere Wohlstandsgesellschaften. Die Fettsucht ist ein großes Problem; denn sie ist – besonders im Erwachsenenalter – mit ernsten Erkrankungen vergesellschaftet. Die Behandlung und vor allem die Verhütung der Fettsucht ist deshalb eine wichtige Aufgabe.

1.1 Ursachen der Fettsucht

Wir können 3 große Gruppen unterscheiden, nämlich

- *Hormonstörungen* (Endokrinopathien),
- *genetische Syndrome,*
- *alimentäre Fettsucht.*

Die ersten beiden Formen werden nur höchst selten angetroffen, überwiegend haben wir es mit der alimentären Fettsucht zu tun, die auch *„exogene"* Fettsucht genannt wird (bei ihr wirken allerdings auch genetische Faktoren mit).

1.1.1 Hormonstörungen

Eine klassische endokrine Störung, die mit Fettsucht einhergeht, ist das **Cushing-Syndrom** (s. S. 237). Auch Kinder mit **Schilddrüsenunterfunktion** sind bei stärkerer Ausprägung des Myxödems (teigige Schwellung) dick (jedoch teils nicht adipös). Der **hypophysäre Minderwuchs** geht ebenfalls mit rundlichen Formen einher: das Wachstumshormon hat u. a. eine lipolytische, d. h. fettauflösende Wirkung; fällt dieses Hormon aus, kommt es zu einer – allerdings nur leichten – Fettsucht. Ein Tumor im Hypothalamus liegt dem **Fröhlich-Syndrom** zugrunde. Dabei und bei ähnlichen Störungen des Hypothalamus ist die Fettsucht mit einer Unterentwicklung des Genitales verbunden (dieses sehr seltene Syndrom wird deshalb auch *Dystrophia adiposo-genitalis* genannt). Es kommt hier zur zerebralen Hyperphagie (Freßsucht).

1.1.2 Genetische Syndrome

Das **Prader-Willi-Syndrom,** das u. a. mit Muskelhypotonie und geistiger Retardierung einhergeht, und das **Laurence-Moon-Biedl-Syndrom** – dabei finden sich geistige Retardierung, Netzhautveränderungen, Polydaktylie etc. – weisen ebenfalls eine Fettsucht auf.

Bis auf das zuletzt genannte Syndrom, das mit Hochwuchs, mit normaler und mit kleiner Körpergröße vergesellschaftet sein kann, findet sich sonst bei all diesen hormonalen bzw. genetischen Erkrankungen ein Minderwuchs.

1.1.3 Alimentäre Fettsucht

Dagegen sind Kinder mit alimentärer Fettsucht meist von normaler Körpergröße oder sogar recht groß. Dies trifft insbesondere für Heranwachsende zu, weshalb die *Präpubertäts- bzw. Pubertätsfettsucht* in solchen Fällen auch **Adiposogigantismus** genannt wird.

Das Gebiß bzw. die Kieferknochen sind bei ihnen besonders kräftig ausgebildet. In diesem Zusammenhang sei auch an die Kinder diabetischer Mütter mit schlecht eingestelltem Stoffwechsel erinnert (**Riesenkinder,** s. S. 71). Es ist wichtig, sich zu vergegenwärtigen, daß die so häufige alimentäre Fettsucht nicht mit Minderwuchs einhergeht, dann sind Verwechslungen mit dem seltenen CUSHING-Syndrom (bei beiden Fettsuchtsformen treten Striae auf) und mit dem FRÖHLICH-Syndrom – eine extreme Rarität – zu vermeiden. Das letztere wird deshalb fälschlicherweise immer wieder vermutet, weil das Genitale beim adipösen Jungen unterentwickelt erscheint (ohne es zu sein), und zwar wegen der Diskrepanz zwischen (vorgetäuschter) Kleinheit der äußeren Geschlechtsorgane und großem, wuchtigem Körper. Die Hoden haben ja bekanntlich vor Beginn der Pubertät praktisch noch die gleiche Größe wie im Säuglingsalter, und ein Teil des Penis ist bei Adipösen in dem stark entwickelten Fettpolster der Schamgegend verschwunden (verfolgt man den Penis bis zur Peniswurzel, so zeigt sich ein normal großes Organ); durch die starke Fetteinlagerung im Bereich der Brustdrüsen wird der falsche Eindruck einer Hormonstörung noch verstärkt.

Untersuchungen an adoptierten eineiigen Zwillingen ergaben, daß der genetische Einfluß auf das Gewicht größer ist als der des Milieus. Entsprechend korreliert generell bei Adoptivkindern der Grad der Fettsucht mehr mit den leiblichen als mit den Adoptiveltern. Man bedenke aber, daß nicht jede familiäre Fettsucht überwiegend genetisch bedingt sein muß; die Bedeutung von Umweltfaktoren („exogene" Fettsucht) ist hier nicht zu unterschätzen: Nahrungsmenge (Überernährung), Auswahl der Nahrung und Art der Zubereitung, Alkoholkonsum, Bewegungsmangel etc. Oft sind es psychische Ursachen, die zu vermehrter Kalorienaufnahme führen, oder die psychischen Spannungen entstehen überhaupt erst durch die Adipositas. Solche Kinder finden Ablenkung und Trost durch vieles Essen *(„Ersatzbefriedigung")*, mit dem Ausdruck *„Kummerspeck"* ist die Situation treffend umschrieben. Im folgenden soll nur von der alimentären Fettsucht die Rede sein.

1.2 Definitionen der Fettsucht

Wegen der großen Bedeutung, die die Fettsucht gerade im Erwachsenenalter hat, sollen hier nicht nur die in der Pädiatrie zutreffenden Definitionen besprochen werden, sondern auch diejenigen, die beim Erwachsenen Gültigkeit haben.

1.2.1 Perzentile

Zur Beurteilung des Gewichts wird von der Größe des betreffenden Kindes ausgegangen. Das Kind hat dann ein normales Gewicht, wenn die Perzentilwerte von Größe und Gewicht für das entsprechende Alter übereinstimmen (im 1. Band, im Kapitel über die körperliche Entwicklung des Kindes, sind die *Perzentilkurven* abgebildet). Dieses sog. **Normalgewicht** dient als 100%-Wert zur Beurteilung von Über- und Untergewicht. Eine Abweichung von ± 10% gilt noch als normal.

Liegt das Gewicht mehr als 10% bis höchstens 20% über dem normalen Gewicht, so sprechen wir von **Übergewicht.** Ein Übergewicht von mehr als 20% bedeutet definitionsgemäß **Fettsucht.**

Beträgt das Übergewicht 100% oder mehr, so liegt eine **Adipositas permagna** vor.

Unabhängig von dieser Definition spielt auch der *Körperbautyp* eine wichtige Rolle: Schmalwüchsige *(Leptosomen)* erscheinen schlank und leicht, breitwüchsige *(Pykniker)* dagegen dick und schwer. Ein Problem ist auch, daß kleinwüchsige Kinder, die nach der genannten Definition eine leichte Adipositas haben sollen, eher normalgewichtig aussehen (und es auch sind), während Kinder, die für ihr Alter recht groß sind, schon bei angeblich normalem Gewicht dick erscheinen. Deshalb kann es hilfreich sein, folgende Definition bei der Beurteilung mit heranzuziehen:

Adipös ist, wer adipös aussieht.

Diese Schwierigkeiten umgeht man bei Einbeziehung der Begriffe Größenalter und Sollgewicht. Unter **Größenalter** versteht man dasjenige Alter, bei dem die Größe des Kindes der 50. Perzentile entspricht. Das mittlere Gewicht (50. Perzentile), das das Kind beim Größenalter haben sollte, ist das **Sollgewicht.** Es kann mehr oder weniger stark vom tatsächlichen Gewicht **(Istgewicht)** abweichen.

Im Normalfall ist $\frac{\text{Istgewicht}}{\text{Sollgewicht}} = 1.$
Bei einem Übergewicht von mehr als 20%, also bei einer Fettsucht, liegt dieser Quotient bei $> 1{,}2$.

Sinnvoll ist auch die Verwendung des *Somatogramms* nach MAASER (Abb. 13.1), das für die Beurteilung von Über- und Untergewicht sehr gut geeignet ist.

1.2.2 Broca-Index

Beim Erwachsenen ist der *Broca-Index* als Maß für die Relation „Gewicht zu Größe" beliebt (er ist jedoch nur bei mittlerer Körpergröße aussagekräftig, und auch im Kindesalter ist er nicht zu verwenden). Er wird nach folgender Formel berechnet:

$$\text{BROCA-Index} = \frac{\text{Körpergewicht in kg}}{\text{Körpergröße in cm minus 100}},$$

d. h. bei einer Größe von 170 cm wären 70 kg (also 170 – 100) das Normalgewicht (BROCA-Index 1).

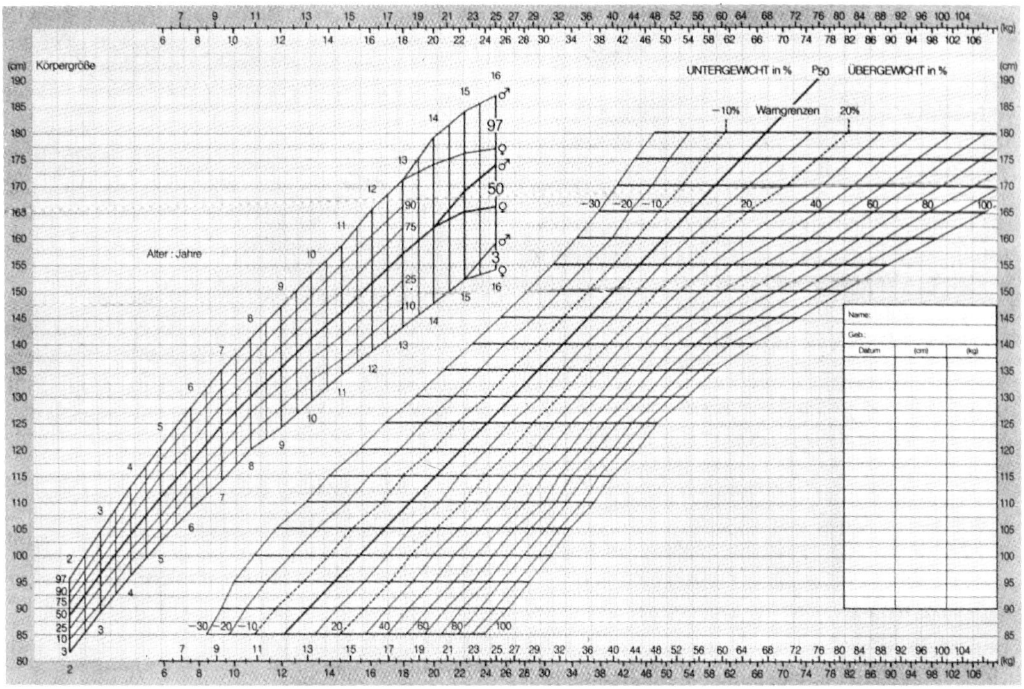

Abb. 13.1 Beurteilung des Körpergewichts in Abhängigkeit vom Größenwachstum – der Einfachheit halber bleibt das Geschlecht bis zur Pubertät unberücksichtigt – nach MAASER. (Aus: MAKOSCH, G., HÖVELS, O., BERGMANN, K. E., DRINGENBERG-JAGAR, U.: Eine Graphik zur Beurteilung des normalen und pathologischen Gewichtswachstums im Verhältnis zur Körpergröße als Variable. In: Mschr. Kinderheilk. 130 (1982) 592–596.) Zunächst wird im linken Teil der Abb. die dem Alter entsprechende Größe aufgesucht und von da aus eine Waagerechte gezogen. Dann wird auf der X-Achse über dem Gewicht des Kindes eine Senkrechte gezeichnet. Der Schnittpunkt beider Linien in der rechten Kurvenschar zeigt an, ob und inwieweit eine Abweichung vom Normalgewicht (P_{50} = 50. Perzentile) vorliegt (Angaben in Prozent Untergewicht bzw. Übergewicht).

Dies trifft allerdings nur für den Mann zu. Wegen des leichteren Knochenbaus der Frau liegt das Normlagewicht bei ihr 10% niedriger (BROCA-Index 0,9). Davon zu unterscheiden ist das **Idealgewicht.** Es errechnet sich dadurch, daß vom Normalgewicht beim Mann 10% (BROCA-Index 0,9) und bei der Frau noch zusätzlich 5% abgezogen werden (BROCA-Index etwa 0,85). Das Normalgewicht ist übrigens mindestens ebenso ideal wie das Idealgewicht selbst. Für die Fettsucht gelten die oben erwähnten Zahlen, d.h. sie besteht dann, wenn das Übergewicht 20% überschreitet (BROCA-Index über 1,2).

1.2.3 Quételet-Index

Sehr bewährt hat sich zur Beurteilung des Gewichts *im Erwachsenenalter* der Quotient

$$\frac{\text{kg}}{\text{m}^2}\text{, d. h. } \frac{\text{Gewicht in kg}}{(\text{Größe in m})^2}.$$

Dieser Quotient *(Quételet-Index)* wird auch *BMI (body mass index* = Körpermassenindex) genannt. Im zuletzt erwähnten Beispiel lautet der

$$\text{Quotient } \frac{70}{1{,}7^2} = \frac{70}{2{,}89} = 24{,}2.$$

Es stellte sich heraus, daß ältere Personen mit einem Quételet-Index von 20,0–30,0 die niedrigste Sterblichkeit aufweisen.

In diesem Bereich – er umfaßt Normalpersonen mit einem Gewicht von rund minus 15% bis plus 20% – ist die Sterblichkeitsrate etwa gleich, d.h. ein leichtes Übergewicht ist nicht gefährlicher als das sog. Idealgewicht (also ein leichtes Untergewicht). Stärker Untergewichtige (Magersucht, hierher gehören auch Erkrankungen wie kleinzelliges Bronchialkarzinom, fortgeschrittene Lungentuberkulose etc.) und Fettsüchtige haben dagegen ein viel höheres Risiko (Quételet-Index unter 20 bzw. über 30 kg/m^2 – mit m^2 ist nicht die Körperoberfläche gemeint, sondern das Quadrat der Körpergröße). Die Werte gelten nur für Erwachsene, allerdings mit der Einschränkung, daß bei Menschen in sehr hohem Alter (über 80

Jahre) das Übergewicht ein weit geringeres Gesundheitsproblem darstellt.

Der ideale Quételet-Index ist ganz entscheidend vom Alter abhängig: im Kindesalter liegt er in Abhängigkeit von Alter (und Größe) recht niedrig, beim 10jährigen z. B. um 17, beim 13- bis 14jährigen um 19, für 19- bis 24jährige beträgt er 19–24 und um das 50. Lebensjahr 22–27. Von dieser Abhängigkeit des idealen Quételet-Index vom Alter handelt der RINGELNATZ-Vers:
Heute dünn und morgen dick,
das ist das menschliche Geschick.

Das Sterblichkeitsrisiko der Raucher und Raucherinnen mit einem idealen Quételet-Index (zwischen 22 und 27 kg/m^2 oder knapp darunter) ist übrigens weit größer als das der leicht fettsüchtigen Nichtraucher und Nichtraucherinnen mit einem Quételet-Index um 35 kg/m^2. Mit anderen Worten, selbst die Gewichtszunahme nach dem Abgewöhnen des Rauchens bedeutet ein geringeres Risiko als das, dem die „schlanken" Raucher (-innen) ausgesetzt sind.

1.2.4 Taillen-Hüft-Quotient

Als sehr hilfreich hat sich *beim Erwachsenen* die Messung des Taillenumfangs (etwa in Nabelhöhe) und des Hüftumfangs (über dem Gesäß und den großen Rollhügeln) erwiesen. Der Quotient aus beiden Messungen ist nicht nur von der Lokalisation der Fettzellen, sondern auch von Geschlecht und Alter abhängig.

Adipöse mit relativ hohen Werten für den Taillen-Hüft-Quotienten haben eine starke Fettanreicherung am Bauch („Wampe"), übrigens nicht nur subkutan, sondern auch innerhalb des Bauchraums – und zwar besonders im Netz –, wie sporadische Computertomogramm-Untersuchungen ergeben haben (*androide Fettsucht*, „Apfelform", d.h. typische Fettverteilung des adipösen Mannes). Diese Fettsuchtsform stellt bei gleichem Ausmaß des Übergewichts ein weit größeres Gesundheitsrisiko dar als die bei der Frau angetroffene sog. *gynoide Fettsucht* mit Überwiegen des Hüftumfangs (oft auch mit großem Oberschenkelumfang) und niedrigem Taillen-Hüft-Quotienten („Birnenform").

Welche Fettsuchtsform sich entwickelt, hängt u.a. von den Geschlechtshormonen ab (den Androgenen und den Östrogenen). Es gibt auch Frauen mit androider Fettsucht; diese haben ein ähnlich hohes Risiko wie adipöse Männer. Bei der für beide Geschlechter sehr gefährlichen Adipositas permagna ist eine Unterscheidung der beiden Formen kaum möglich. Es darf aber nicht verschwiegen werden, daß der „dicke Bauch" teilweise schon beim übergewichtigen und noch nicht fettsüchtigen Mann ein erhöhtes Risiko für Komplikationen darstellt, die sonst erst im Zusammenhang mit der Adipositas auftreten.

Der Taillen-Hüft-Quotient ermöglicht also eine zuverlässigere Risikoabschätzung, als der Grad des Übergewichts es erlaubt: aus den Fettdepots im Bauchbereich wird das Fett sehr viel leichter als aus den Depots der Hüftgegend mobilisiert und an den Kreislauf abgegeben, so daß die Gefährdung für den Organismus im ersteren Falle stärker ist (höhere Blutfettwerte – andererseits sind solche Depots bei Reduktionsdiät oder beim Fasten leichter „einzuschmelzen" als die der Hüftgegend).

1.2.5 Messung der Hautfaltendicke

Zusätzliche Informationen über das Vorhandensein und den Grad der Fettsucht erhält man bei Kindern und Erwachsenen durch die Hautfaltenmessung. Dazu dient der Tastzirkel, eine Art Schieblehre (der „Caliper"). Sehr bewährt hat sich die Messung der Hautfaltendicke über dem Trizepsmuskel auf der Rückseite des Oberarms (etwa im mittleren Bereich). Eine Fettsucht wird dann diagnostiziert, wenn die Hautfaltendicke oberhalb der 90. Perzentile für die betreffende Altersgruppe liegt. An anderen Körperstellen können solche Messungen ebenfalls durchgeführt werden, z.B. subskapular (am lateralen, unteren Schulterblattwinkel) und suprailiakal (unmittelbar oberhalb des Darmbeinkamms in der mittleren Axillarlinie). Im allgemeinen sind diese Messungen entbehrlich, da ohnehin die Diagnose klar ist. Allenfalls im Grenzbereich (Übergewicht um 20%) ist es notwendig, bei athletischem Körperbau zwischen Fettsucht und vermehrter Muskelmasse zu unterscheiden, die Hautfaltenmessungen sind dann sinnvoll. (Die sehr umständliche Messung der fettfreien Körpermasse durch Bestimmung des sog. Gesamtkörperkaliums, gemeint ist das natürliche radioaktive Kaliumisotop K 40, kommt natürlich für die Routine nicht in Betracht.)

Fettsucht bedeutet bekanntlich das Vorhandensein überschüssigen Fettgewebes, während ein Athlet durchaus ein deutliches Übergewicht haben kann, ohne adipös zu sein. Die Schwierigkeit der Diagnose „Adipositas" ist der Grund dafür, warum es so viele unterschiedliche Methoden mit dem Ziel der Abschätzung der Fettsucht gibt, was im vorhergehenden abgehandelt worden ist.

1.3 Entstehung der Fettsucht

1.3.1 Überernährung und Bewegungsarmut

Ein wesentlicher Faktor für die Adipositasentstehung ist die Überernährung (sog. **Mastfettsucht**).

Die Energiezufuhr muß in einer vernünftigen Relation zum Energieverbrauch stehen. Da die Menschen heute noch immer etwa die gleiche Kalorienmenge aufnehmen wie vor 100 Jahren, als sie noch Schwerarbeit leisteten, werden sie jetzt leichter adipös. Die Nahrungsmenge muß an den geringeren Kalorienverbrauch angepaßt werden.

Hinzu kommt, daß sich Personen, die zur Adipositas neigen, noch *weniger bewegen* als andere: sie zeigen schon primär geringere körperliche Aktivitäten, und die Fettsucht schränkt ihren Bewegungsdrang weiter ein. So entsteht ein Teufelskreis.

Ein klassisches Beispiel für die ungünstige Wirkung von überflüssiger Nahrungsaufnahme und eingeschränkter Bewegung ist das Fernsehen.

Der Prozentsatz adipöser Kinder nimmt mit der Zahl der Stunden zu, die (naschend) vor dem Fernsehschirm verbracht werden.

Daß Bewegungsarmut zu Übergewicht führt, zeigen viele Patienten mit Myelomeningozele.

Wahrscheinich ist auch das Wechselspiel zwischen Appetit bzw. Hunger einerseits und Sättigung andererseits teilweise gestört. Dafür dürften Beeinträchtigungen der zentralen Regulation im Gehirn verantwortlich sein. Bei bestimmten Tumoren des Hypothalamus wurde dies vereinzelt beobachtet (in diesem Zusammenhang sei an das oben erwähnte FRÖHLICH-Syndrom erinnert, bei dem es zur zerebralen Freßsucht kommt). Es ist inzwischen ein „Fettgen" (ob-Gen) ermittelt worden, das über das Gehirn hormonell das Gewicht steuert, d. h. auf die Fettspeicherung einwirkt (das Genprodukt heißt Leptin).

Wenn auch grundsätzlich das Sprichwort Gültigkeit hat: „Der Wind weht keine dicken Bäuche an", so gibt es doch zweifellos Menschen, die keineswegs übermäßig viel essen und trotzdem dick werden. Wir nennen diese Personen – auch sie nehmen für ihre spezielle Situation mehr Nahrung auf als sie benötigen – *„gute Futterverwerter"*. Man würde diesen Menschen unrecht tun, wenn man ihnen unterstellte, sie würden „heimlich unheimlich" essen und trinken. Oft hat es aber bei ihnen in der Vergangenheit Phasen vermehrter Kalorienzufuhr gegeben, und bei „normaler" Ernährung nehmen sie, nachdem sich die Fettsucht etabliert hat, nicht ab. Sie haben einen neuen „set point" (eine neu festgesetzte Gewichts-„Norm"). Es gilt der Satz: „Dicke werden leicht dick." Allgemein bekannt ist, daß viele schlanke Menschen große Mengen essen können, ohne zuzunehmen. Genetische und konstitutionelle Faktoren spielen hier eine Rolle. Im folgenden seien einige wichtige Mechanismen erwähnt, mit denen man zu erklären versucht, warum bei manchen Menschen unter völlig gleichen Bedingungen die Energiebilanz positiv ist (d. h. warum hier weniger Energie verbraucht als zugeführt wird) und infolgedessen Fettdepots angelegt werden. Dieses Phänomen wird als *Mästbarkeit* bezeichnet.

1.3.2 Speicherung

Es ist notwendig, zwischen den Mahlzeiten Kalorien zu speichern. Die Speicherung erfolgt am ökonomischsten in Form von Fett, das pro Gewichtseinheit kalorienreicher (9 kcal/g) als Kohlenhydrate und Eiweiß ist (jeweils 4 kcal/g). Bei manchen Individuen ist diese Fähigkeit zur Speicherung besonders gut entwickelt, sie neigen eher zur Adipositas.

Bestimmte Völker konnten längere Hungerperioden nur deshalb überleben, weil die Speicherfunktion besonders gut ausgebildet war (Individuen, die diese Fähigkeit nicht besaßen, starben früh und hatten keine Nachkommen). Erhalten solche Völkerstämme eine geregelte („normale") Ernährung, so kommt es in einem hohen Prozentsatz zur Adipositas. Die Fähigkeit zur Speicherung wird ihnen unter den ganz anderen Lebensbedingungen zum Verhängnis, so z. B. den Pima-Indianern in Arizona im Südwesten der Vereinigten Staaten. Ähnliches gilt für die südaustralischen Aborigines (Ureinwohner), für Polynesier u. a. – Neben der Speicherfähigkeit der Fettzellen dürfte hier auch die sehr viel behutsamere Freisetzung der Energie aus den Fettdepots in Form von Wärme von Bedeutung sein, worüber jetzt zu berichten ist.

1.3.3 Wärmebildung (Thermogenese)

Im Körper kommt es zur Wärmeproduktion

1. durch den Grundumsatz (Ruheumsatz),
2. durch körperliche (und geistige) Arbeit,
3. durch Nahrungsaufnahme und Kälteeinwirkung.

ad 1. Der Grundumsatz dient der Aufrechterhaltung wichtiger Funktionen wie Herztätigkeit, Atmung, chemische Reaktionen, Körpertemperatur. Personen mit relativ niedrigem Grundumsatz haben eine besonders große Chance, dick zu werden. U. a. spielt die Schilddrüsenfunktion eine Rolle. In „dürren" Zeiten kann es sehr sinnvoll sein, den Stoffwechsel auf Sparflamme laufen zu lassen. Wenn dieser Zustand bei normaler Ernährung bestehen bleibt, tritt eine Fettsucht auf.

ad 2. Jedem geläufig ist die Wärmeproduktion und der Kalorienverbrauch bei körperlicher Aktivität. Der dabei zustandekommende Gewichtsverlust darf nicht überschätzt werden. So muß man, um 1 kg Fettgewebe zu verlieren, 15–20 Stunden intensiv laufen. Man verbraucht durch 1stündiges Schlittschuhlaufen, Tischtennisspielen, Brustschwimmen oder strammes Radfahren 300 kcal und durch 1stündiges Tennisspielen oder Laufen 450 kcal, während man mit einem einzigen Stück Torte 500 kcal aufnimmt. Der Fettsüchtige verbraucht bei gleicher körperlicher Arbeit einerseits mehr Energie als der Normalgewichtige; die Arbeit ist für den Übergewichtigen anstrengender, weshalb er andererseits anschließend mehr ißt. Auch bei geistiger Arbeit werden natürlich Kalorien verbraucht.

ad 3. Von großer Bedeutung ist die nahrungsinduzierte Wärmebildung, die bei Adipösen gering ist, wie übrigens auch die durch Kälte hervorgerufene Thermogenese – dies verschafft ihnen Vorteile „in schlechten Zeiten". Normalerweise wird bei verminderter Kalorienaufnahme die Verbrennung (die Energieabgabe) gedrosselt, bei übermäßiger Kalorienzufuhr wird sie gesteigert. Die Fähigkeit der nahrungsbedingten Thermogenese ist u. a. auch von genetischen Faktoren abhängig. Dies ist mit ein Grund, warum manche Menschen bei gleicher Kalorienzufuhr mehr an Gewicht zunehmen als andere. So ist der Spruch zu verstehen:

„Wer beim Essen schwitzt, ist gesund",

d. h. hat eine geringere Chance, dick zu werden. Interessant ist, daß die durch die Nahrung bedingte Wärmebildung viele Stunden anhält, wenn der Betreffende vorher intensiv Sport treibt. Ebenso fördert leichte körperliche Bewegung nach dem Essen die nahrungsinduzierte Wärmebildung. Der Spruch:

„Nach dem Essen sollst Du ruhn oder 1000 Schritte tun",

ist so zu interpretieren, daß Menschen, die zu Fettsucht neigen, nur die 2. Hälfte des Sprichworts beherzigen sollten. Auf dem Umweg über die nahrungsbedingte Thermogenese sind körperliche Betätigungen also doch recht nützlich, wenn sie auch als solche einen verhältnismäßig geringen Kalorienverbrauch bewirken.

1.3.4 Zahl und Größe der Fettzellen

Es gibt Serumaktivitäten (sog. adipogene Serumfaktoren), die eine Vermehrung der Fettzellzahl bewirken (Fettzellhyperplasie) und übrigens auch eine Fettzellhypertrophie, also eine Vergrößerung der Fettzellen. Kommt es z. B. in der Pubertät mit Auftreten der Fettsucht zu einer Vermehrung der Fettzellen, so verringert sich diese Zahl auch bei niedrigerem Gewicht nicht mehr, die Zellen sind dann nur weniger gefüllt („sie tragen nicht auf") und können sich später beim geringsten „Diätfehler" wieder prall füllen. Solche Personen haben also erhebliche Gewichtsprobleme. Auch die Vergrößerung der Einzelfettzelle ist typisch für die Fettsucht.

1.4 Risiken der Fettsucht

Ernste Folgeerkrankungen der Fettsucht gibt es erst im Erwachsenenalter. Für adipöse Kinder sind die auftretenden Störungen eher lästig als lebensbedrohlich, sie sind im wesentlichen emotionaler und sozialer Natur. Die Kinder werden gehänselt und sind Zielscheibe des Spotts. Sie schämen sich wegen ihrer Fettsucht. Oft stehen sie außerhalb der Gemeinschaft; die Jungen fühlen sich isoliert wegen ihrer dürftigen sportlichen Leistungen und die Mädchen, weil sie schlechtere Chancen beim anderen Geschlecht haben. Die Möglichkeit, modische Kleidung zu tragen, ist begrenzt. Ein Gefühl von Angst und Depression kann daraus resultieren. Außer diesen psychischen Beeinträchtigungen gibt es aber gelegentlich auch schon beim Kind organische Erkrankungen als Folge der Fettsucht, die keineswegs harmlos sind, nämlich Epiphysenlösung am Oberschenkelkopf, Gehstörung durch X-Beine, Arthrosen, Entzündungen in den tiefen Hautfalten und vermehrte Erkrankungen der Atemwege. Nur ganz selten und nur bei extremer Adipositas sehen wir auch schon bei Kindern das PICKWICKIER-Syndrom, eine Fettsuchtsdyspnoe, Zyanose und Somnolenz. Wegen der Unbeholfenheit und der größeren Körpermasse adipöser Kinder fallen Unfälle meist schwerer aus. Bei adipösen Kindern werden häufig erhöhte Blutdruckwerte gemessen.

Die typischen, gefährlichen und recht häufig auftretenden Folgeschäden der Adipositas sehen wir erst im Erwachsenenalter, und zwar besonders bei der androiden Form der Fettsucht, wie bereits erwähnt wurde. Sie werden mit steigendem Übergewicht immer bedrohlicher und stellen ein gesundheitliches Problem ersten Ranges dar. Es ist erwiesen, daß sie eine eindeutige Verkürzung der Lebenserwartung bewirken. Die Sterblichkeitsrate steigt mit höhergradiger Fettsucht deutlich an. Im Blut finden sich beim Erwachsenen erhöhte Werte von Cholesterin, Triglyzeriden, Insulin (und Insulinresistenz) – teils auch von Harnsäure.

Folgende, das Leben bedrohende Erkrankungen, die das Herz-Kreislauf-System und den Stoffwechsel betreffen, treten im Erwachsenenalter gehäuft auf (sog. Zivilisationskrankheiten):

- Bluthochdruck,
- Arterienverkalkung und Schlaganfall,
- koronare Herzkrankheit, einschließlich Herzinfarkt,
- Gallensteinleiden,
- Typ-II-Diabetes (Erwachsenendiabetes).

Je hochgradiger die Fettsucht ist, desto häufiger stellt sich im Alter ein Typ-II-Diabetes ein (bei leichter Fettsucht in 8%, bei mittelstarker Fettsucht in 18% etc.). Die Folgekrankheiten der Adipositas verursachen Kosten in Milliardenhöhe.

Wie beim Kind so wird auch später im Leben der Bewegungsapparat übermäßig beansprucht (Überlastung der Wirbelsäule, Hüfte und Knie), es kommt frühzeitig zu Arthrosen. Die Benachteiligungen im Sport, im Beruf und auf gesellschaftlichem Gebiet sind offensichtlich. Das Operationsrisiko ist erhöht. Bei der Entbindung einer adipösen Frau sind sowohl die Mutter als auch das Neugeborene vermehrt gefährdet.

In den USA werden für Übergewichtige höhere Krankenversicherungs- und Lebensversicherungsbeiträge verlangt.

1.5 Prophylaxe und Behandlung der Fettsucht

Wenn auch die Chance groß ist, daß übergewichtige Säuglinge in den nächsten Jahren ein normales Gewicht haben werden, so sollte doch eine Überernährung schon im 1. Lebensjahr vermieden werden (keine unnötigen Kohlenhydratzusätze zur Milch, Breifütterung erst ab 5. Lebensmonat).

Eine Adipositas der älteren Kleinkinder und Schulkinder ist dagegen nicht zuletzt auch deshalb so problematisch, weil ein großer Prozentsatz von ihnen (40–80%) adipöse Erwachsene sein werden mit all den Risiken, über die gerade berichtet wurde. Es ist oft schwierig, eine einmal eingetretene Adipositas erfolgreich zu behandeln, weshalb unser Augenmerk stärker auf die Prophylaxe gerichtet werden sollte.

Dies gilt in erhöhtem Maße für Kinder aus Familien mit adipösen Eltern oder Geschwistern. Folgende Maßnahmen werden eingesetzt:

- Änderungen der Ernährung,
- vermehrte körperliche Aktivitäten,
- psychische Führung.

1.5.1 Ernährung

Ganz im Vordergrund des prophylaktischen und therapeutischen Vorgehens steht die Ernährung, wobei es nicht nur auf die Quantität ankommt, sondern auch auf die richtige Zusammensetzung. Vielfach wird der Fehler gemacht, Kinder, die satt sind, zum Abessen des Tellers zu animieren („damit schönes Wetter wird"). Die weitgehende Einschränkung leerer Kohlenhydrate und überflüssiger Nahrungsmittel (Süßigkeiten, Kuchen etc. – natürlich soll man dies nicht ganz verbieten) bei Bevorzugung ballaststoffreicher, vitaminreicher, kochsalzarmer Nahrungen (Vollkornbrot, Frischkorn-Müsli, Salate, Obst, Gemüse, Rohkost etc., also vegetarische[1] Kost) sind wichtige Maßnahmen. Weißes Mehl enthält kaum noch Ballaststoffe und ist schon deshalb nicht zu empfehlen (Weißbrot sättigt weniger als Vollkornbrot) – ganz abgesehen davon, daß bei der Mehlraffinierung wichtige Nährstoffe verlorengehen; weißes Mehl wurde in früheren Zeiten nicht zur Ernährung verwendet (sondern Vollkornmehl), vielmehr diente es zum Perückenpudern.

Durch den hohen Ballaststoffgehalt vermitteln diese Nahrungsmittel trotz relativer *Kalorienarmut* ein hohes Sättigungsgefühl (sie haben eine *geringe „Energiedichte"*). Unbedingt berücksichtigt werden muß, daß Fleisch und Wurst meist sehr viel (z. T. verstecktes) Fett (gesättigte Fettsäuren) enthalten. Bei der Aufstellung des Speiseplans ist zur Einschränkung des Fettverzehrs darauf zu ach-

[1] vegetus (lat.): rüstig, munter (das Wort vegetarisch leitet sich also nicht direkt vom Englischen „vegetable = Gemüse" ab)

ten, daß mageres Fleisch verwendet wird (z. B. Hühnerbrust, Kalbfleischfilet, Puter, Corned Beef). Zu den Fischen mit geringem Fettanteil (ungesättigte Fettsäuren) gehören z. B. Schellfisch, Kabeljau, Seelachs, Forelle. Es sollte nur Käse mit höchstens 30% Fett in der Trockenmasse auf den Tisch kommen. Ab 18. Lebensmonat ist die Verwendung von teilentrahmter Milch (1,5% bis 1,8% Fett) statt Vollmilch erlaubt. Bei der Adipositas ist später allerdings den kalorienfreien Getränken der Vorzug zu geben (Selterwasser, Tee ohne Zucker). Der Einsatz von (kalorienfreien) Zuckerersatzstoffen (Süßstoffen) wie Saccharin ist erlaubt, aber entbehrlich – es ist besser, die Kinder gar nicht erst „auf süß zu programmieren".

Die Kost soll also

- arm an leeren (schnell resorbierbaren) Kohlenhydraten,
- fettarm,
- ballaststoffreich sein.

Die Gewichtsreduktion erfolgt in 2 Schritten:

- *Reduktionskost* mit nur 20 (evtl. auch weniger) kcal/kg täglich, also z. B. 800 kcal pro Tag (statt – wie normalerweise – bei 7- bis 9jährigen 75 und bei 11- bis 14jährigen 60 kcal/kg täglich).
- *Langfristige, dauerhafte Abkehr von falschen Ernährungsgewohnheiten;* die ganze Familie muß sich daran beteiligen. Dazu bedarf es einer gezielten Ernährungsaufklärung und -schulung. So darf es z. B. nicht vorkommen, daß gesunde Geschwister in Gegenwart der adipösen Kinder naschen.

Bei der Speisenzubereitung sollte mit Fett sparsam umgegangen werden, teils kann ganz darauf verzichtet werden (Dünsten, Verwendung von Folien, kunststoffbeschichteten Pfannen etc.).

5 kleine, über den Tag verteilte Mahlzeiten sind besser als wenige große – gleicher Kaloriengehalt vorausgesetzt.

Insgesamt ist nämlich bei gleicher Energieaufnahme die Wärmebildung (Thermogenese) bei einer größeren Zahl von Einzelmahlzeiten ausgeprägter als bei wenigen großen Portionen. Außerdem ist die Gefahr von Heißhungerattacken bei geringer Kalorienzufuhr seltener, wenn häufiger gegessen wird. Nulldiät (Fasten) kommt im Kindesalter kaum in Betracht.

Kleinkinder und junge Schulkinder sind noch nicht einsichtig genug, um eine hypokalorische Kost durchzuhalten. Andererseits haben sie den Vorteil, nicht direkt abnehmen zu müssen; denn mit dem Größenwachstum kommt es zu einer weitgehenden Normalisierung des Gewichts (diese Kinder „wachsen in ihr Gewicht hinein"). Adoleszenten, die kaum noch wachsen, müssen dagegen ihr Übergewicht abbauen.

Wer zur Fettsucht neigt und durch eine entsprechende Diät[2] schlank geworden ist, muß, um schlank zu bleiben, weiterhin Einschränkungen der Kalorienzufuhr auf sich nehmen, d. h. der Betreffende muß auch später weniger essen als der von vornherein Normalgewichtige.

In Schulen wird leider noch viel zu wenig das Fach „Ernährungskunde" unterrichtet. Es ist schon ein Vorteil, daß wenigstens teilweise am Schulkiosk Vollkornprodukte, Obst und kalorienarme Getränke angeboten werden und daß man in Schulen und Kindergärten allmählich damit beginnt, auf die richtige Pausennahrung zu achten.

1.5.2 Körperliche Aktivitäten

Nicht zu vernachlässigen sind die körperlichen Aktivitäten. Natürlich muß beim Sport auf die erhöhte Verletzungsgefahr schon aufgrund der vermehrten Körpermasse Rücksicht genommen werden (Überlastung des Sprunggelenks etc., also z. B. Tieferhängen des Basketballkorbs). Beim Wassersport ist es wichtig, daß die Kinder nicht nur im Wasser liegen, d. h. baden (wozu gerade adipöse Kinder kaum Energien benötigen – Fett schwimmt oben), sondern straff schwimmen.

1.5.3 Psychische Führung

Einen hohen Stellenwert in der Behandlung der Adipositas hat die seelische Betreuung. Verhaltenstherapeutische und andere Maßnahmen (Problemaufarbeitung, Familientherapie) haben sich bewährt (s. auch S. 463).

Zu den Strategien der Verhaltenstherapie gehören Motivation und Selbstkontrolle des Eßverhaltens. Schulung allein (also Information und Beratung) genügen nicht. Es gilt auch, das einmal Erreichte möglichst zu halten. Konrad Lorenz drückte dies treffend folgendermaßen aus:

Gehört ist nicht verstanden.
Verstanden ist nicht einverstanden.
Einverstanden ist nicht umgesetzt.
Umgesetzt ist nicht beibehalten.

---

[2] diaita (griech.): Lebensweise, Lebensführung (im eigentlichen Sinne des Wortes bedeutet Diät also mehr als nur eine bestimmte Ernährungsweise)

Es ist zwar nicht unumstritten, mit der Angst vor den zu erwartenden Nebenwirkungen der Adipositas zu argumentieren, gewisse Andeutungen sollten dem Kind aber doch gemacht werden, und selbstverständlich müssen die Eltern über die erheblichen Risiken der Fettsucht voll aufgeklärt werden; denn nicht nur das Kind, sondern auch alle Bezugspersonen müssen motiviert werden. Dabei dürfen die Großeltern nicht vergessen werden, die den Kindern statt der Süßigkeiten mehr Zuwendung und Zeit, über die sie ja meist in großem Maße verfügen, schenken sollten. Natürlich muß die Gewichtsreduktion gebührend gelobt werden. Bei Ausbleiben eines Erfolges braucht das Kind Ermutigung. Man sollte das Ziel nicht zu hoch stecken, sondern realistisch bleiben. Es ist schon viel erreicht, wenn nur noch ein Übergewicht von 10–20% besteht.

1.5.4 Weitere therapeutische Maßnahmen

Appetitzügler sind wegen der Nebenwirkungen (Erregungszustände, Schlafstörungen, Suchtgefahr etc.) nicht zu empfehlen. Auch *operative Maßnahmen,* die ohnehin nur bei lange bestehender Adipositas permagna und nach vergeblichen konservativen Therapieversuchen zur Diskussion stehen, sind teilweise nebenwirkungsreich. Den Bypass-Operationen (Umgehungs-Operationen) am Magen oder am Dünndarm wird eine bestimmte Methode der operativen Magenverkleinerung vorgezogen (Gastroplastik). Auch das Anlegen einer Magenbandage wird praktiziert. In verzweifelten Fällen sind bei Jugendlichen und Erwachsenen teils mit Erfolg luft- oder flüssigkeitsgefüllte *Magenballons* (Magenvolumenreduzierballons) eingesetzt worden, wodurch ebenfalls die Nahrungsaufnahme reduziert werden soll.

Die Risiken der Fettsucht schwinden mit der Gewichtsreduktion. Dabei kommt es nämlich zur Blutdrucknormalisierung, zum Abfall der erhöhten Blutfettwerte und zur Normalisierung des auch schon beim adipösen Kind erhöhten Serum-Insulins. Die Gefahr des Auftretens eines Erwachsenendiabetes steigt mit zunehmender Fettsucht an und verringert sich wieder mit der Gewichtsreduktion. In den USA ist zwischen 1972 und 1986 parallel zur Umstellung der (als falsch erkannten) Ernährungsgewohnheiten (und mit der Kampagne gegen das Rauchen) die Häufigkeit koronarer Herzkrankheiten um fast 40% und die des Schlaganfalls um etwas mehr als 50% zurückgegangen. Es lohnt sich also, bei der Behandlung der Fettsucht durchzuhalten und konsequent zu bleiben bzw. durch geeignete Maßnahmen das Auftreten einer Fettsucht zu verhindern.

2 Magerkeit und Magersucht

Nicht so sehr die kurzfristige Appetitlosigkeit z. B. während eines akuten Infektes, sondern vielmehr eine Inappetenz von längerer Dauer führt zu **Gedeihstörungen.** Diese können gelegentlich mit einer *Gewichtszunahme* einhergehen (Wassereinlagerung!), häufiger ist jedoch ein *Gewichtsverlust* oder eine *Untergewichtigkeit* bei schlechter Gewichtszunahme. Die untergewichtigen Kinder sind mager, d. h. bei einigermaßen normaler Körpergröße haben sie ein zu geringes Gewicht. Nicht jede **Magerkeit** bedeutet etwas Krankhaftes. Manche Kinder sind aufgrund ihrer Konstitution schlank. Sie sind nicht etwa unterernährt und können durchaus voll leistungsfähig sein. Eine (krankhafte) Magerkeit beobachten wir dagegen z. B. bei *chronischen Infektionskrankheiten, chronischen Magen-Darm-Erkrankungen* (Morbus Crohn etc.), *Krankheiten des Zentralnervensystems* (z. B. infantile Zerebralparese), *bösartigen Tumoren* und *Stoffwechselstörungen* (zystische Fibrose). Gewichtsverlust trotz sehr guten Appetits (u. U. Heißhunger) finden wir bei bestimmten hormonalen Störungen, nämlich beim *juvenilen Diabetes mellitus* (der Erwachsenendiabetes ist dagegen meist übergewichtig, s. S. 255) und bei der *Schilddrüsenüberfunktion.*

Ein Nichtgedeihen kann auch die Folge mangelnder Zuwendung sein (z. B. *psychischer Hospitalismus).* Für die chronische Inappetenz können *Erziehungsfehler* verantwortlich sein, ebenso Diätfehler. Eine Fehlernährung mit zuviel Milch und Leckereien (also ein Überangebot an Kalorien) führt ebenfalls zu Appetitlosigkeit (aber nicht unbedingt zum Untergewicht). Der Essenszwang verschlimmert dann die Situation. Hier ist es wichtig, die Eltern zu beruhigen und über das Eßverhalten ihrer Kinder aufzuklären.

In diesem Zusammenhang sei die Unsitte mancher heranwachsender junger Mädchen erwähnt, die trotz Untergewichts noch den Ehrgeiz haben abzunehmen (sie haben ein unrealistisches Schlankheitsideal, eine falsche Vorstellung vom normalen Körperschema und halten sich für zu dick). Es besteht dann die Gefahr von Unterernährung und Mangelerscheinungen.

Interessanterweise schätzen sie andere oder eine Puppe korrekt ein.

Eine besonders bedrohliche Form von Inappetenz (von „Nicht-Essen-Können“ bzw. Nahrungsverweigerung) kommt gelegentlich bei Mädchen in der Pubertät vor. Hier sprechen wir nicht mehr von Magerkeit, sondern von **Magersucht,** dabei beträgt das Untergewicht (bzw. der Gewichtsverlust) mehr als 15 (oder 20)% des Normalgewichts. Ein typisches Beispiel ist die ganz überwiegend beim weiblichen Geschlecht vorkommende *Pubertätsmagersucht (Anorexia nervosa,* s. S. 460).

3 Bulimie

Die gar nicht so seltene Bulimie (Heißhungerattacken, Eßbrechsucht) kommt ebenfalls vorwiegend beim weiblichen Geschlecht vor, und zwar meist bei Adoleszenten und jungen Frauen.

In aller Regel sind die Patienten normalgewichtig. Einige waren einmal magersüchtig, manche waren vorher adipös. Vielfach befürchten die Patienten, zuviel zuzunehmen, und kontrollieren ihr Gewicht. Das Charakteristische der Erkrankung sind die episodisch auftretenden Heißhungerattacken (solche impulsartigen Eßanfälle können mehrfach pro Woche auftreten) mit Aufnahme großer Kalorienmengen (Süßigkeiten etc.). Nach dem übermäßigen Essen – es wird regelrecht hinuntergeschlungen – kommt es zu Bauchschmerzen durch Überdehnung des Magens. Meist tritt Erbrechen auf, oder es wird selbst ausgelöst. Auch eine Hypokaliämie kann sich einstellen, und zwar durch Mißbrauch von Abführmitteln. Die Patienten sind sich der Abnormität ihres Eßverhaltens bewußt und zeigen depressive Verstimmungen. Über die Therapie s. S. 461.

Weiterführende Literatur

Grüttner, R., Eckert, I. (Hrsg.): Adipositas im Kindesalter. Thieme, Stuttgart 1974

Schröder, E.-M., Stocksmeier, U.: So einfach kann Ernährung sein. Hippokrates, Stuttgart 1985

14. Teil Erkrankungen der Niere und der ableitenden Harnwege

Matthias Brandis

1 Einleitung

Die Erkrankungen der Niere und der ableitenden Harnwege umfassen die eigentlichen Nierenparenchymerkrankungen (nephrotisches Syndrom, Glomerulonephritis, interstitielle Nephritis), die Erkrankungen der ableitenden Harnwege (Pyelonephritis, Zystitis, Nierensteine, Tumoren) und die verschiedenen Formen sowohl der angeborenen Fehlbildungen der Nieren selbst als auch der ableitenden Harnwege. Das klinische Erscheinungsbild von Nierenerkrankungen kann einerseits ohne wesentliche subjektive Beschwerden (wie z.B. bei Glomerulonephritis) oder auch mit wesentlichen Beeinträchtigungen des Allgemeinbefindens (Schmerzen bei Nierensteinen oder Harnwegsinfektionen) einhergehen. Besondere Erwähnung soll die Darstellung des akuten und chronischen Nierenversagens finden, da hier zusätzliche Allgemeinsymptome wie Bluthochdruck, Anämie und Wachstumsstörungen als Folge der schweren Nierenfunktionsstörung hinzutreten können.

2 Nierenfunktion

Die Niere reguliert die Feinabstimmung des *„Inneren Milieus" – des Salz- und Wasserhaushaltes.* Diese Funktion wird erreicht durch ein System von Filtrationsprozessen *(glomeruläre Filtration)* und Resorptionsvorgängen (*tubuläre Resorption,* Abb. 14.1).

Während der Passage des Blutes durch die Niere wird ein Teil des Blutplasmas durch die glomerulären Kapillaren filtriert. Dieses Glomerulusfiltrat fließt das tubuläre Epithel entlang und wird dabei zu 98,5–99% wieder resorbiert. Während damit wesentliche, für den Körper wichtige Substanzen wie Glukose, Aminosäuren und Salze zurückgewonnen werden, können Stoffwechselprodukte wie Harnstoff und Ammoniak mit dem Urin ausgeschieden werden. Das Wechselspiel zwischen Filtration, Resorption und Sekretion führt dazu, daß der Organismus unter normalen, physiologischen Bedingungen genau so viel an Wasser, Salz und Stoffwechselprodukten ausscheidet wie nötig. Akute oder chronische Nierenparenchymerkrankungen beeinträchtigen die glomeruläre Filtration oder die tubuläre Resorption, in der Regel jedoch beides.

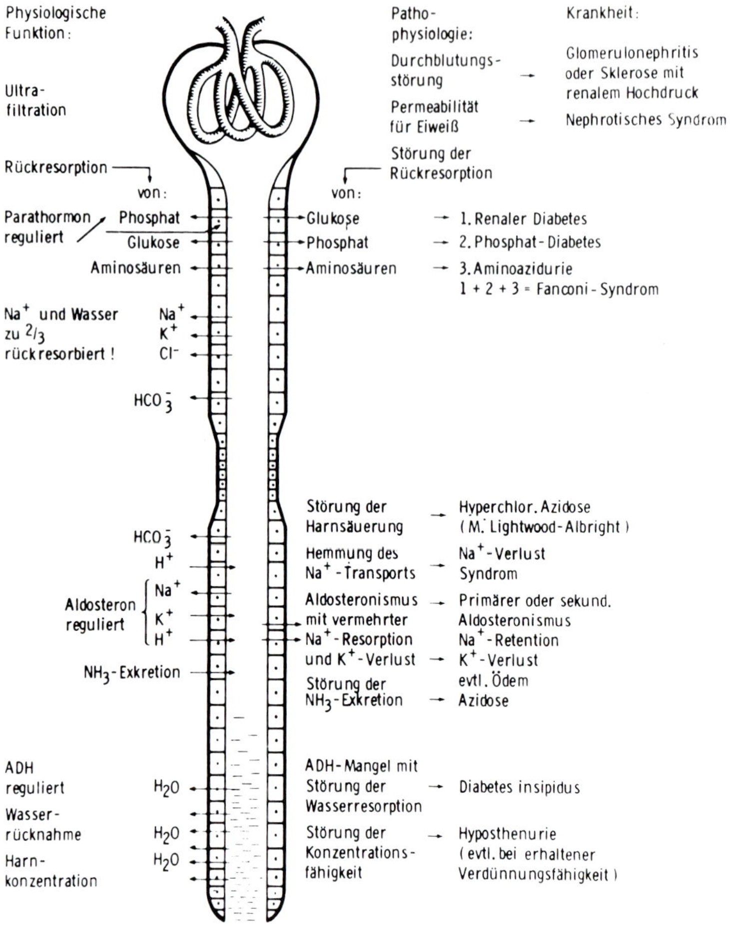

Abb. 14.1 Schematische Darstellung der Lokalisation der wichtigsten Tubulusfunktionen. (Aus: Sarre, H., Gessler, U., Seybold, D. (Hrsg.): Nierenkrankheiten. Physiologie, Pathophysiologie, Untersuchungsmethoden, Klinik und Therapie. 4. Auflage, Thieme, Stuttgart 1976.)

3 Nierenfunktionsuntersuchungen

Glomeruläre Filtration. Das Ausmaß der *glomerulären Filtration* wird mit Hilfe einer „Clearance"-Untersuchung gemessen. In der Klinik findet meistens die Methode der *Kreatinin-Clearance* Anwendung. Diese wird wie folgt durchgeführt: Über 24 Std. wird Urin gesammelt, am Ende der Sammelperiode wird eine Blutprobe entnommen. Im Urin und Plasma wird die Kreatinin-Konzentration bestimmt. Die Clearance (C) berechnet sich nach folgender Formel:

$$C = \frac{\text{Kreatinin im Urin (in mg\%)}}{\text{Kreatinin im Plasma (in mg\%)}} \times \text{Urinvolumen/min.}$$

Dieser Wert wird auf die mittlere Körperoberfläche eines Erwachsenen, 1,73 m^2, bezogen. Eine genauere Bestimmung der glomerulären Filtrationsrate erfolgt durch Infusion von *Inulin* (Polyfructosan), einer Substanz, die nur filtriert und nicht renal tubulär resorbiert wird.

Renaler Plasmafluß. Die Nierendurchblutung (renaler Plasmafluß) wird mit Hilfe von *Paraaminohippursäure (PAH)* bestimmt. Diese Substanz wird glomerulär filtriert und tubulär sezerniert und ist daher zur Berechnung das Ausmaßes des Nierenplasmaflusses geeignet.

Konzentrationstest. Eine weitere Funktionsuntersuchung ist der sog. *„Konzentrationstest"*. Hier wird die Niere durch einen sog. *Durstversuch* belastet und untersucht, ob der Urin maximal konzentriert werden kann. Dieses kann mit Hilfe des Durstversuches dadurch erreicht werden, daß die Patienten ab 18 Uhr abends keine Flüssigkeit zu sich nehmen und am nächsten Morgen die Urinkonzentration gemessen wird. Hierbei muß ein spezifisches Gewicht von 1,027 oder eine Harnosmolarität von 800 mosmol/l erreicht sein. Neuerdings kann dieser Test durch Zugabe von synthetischem *Vasopressin* (DDAVP, 2–4 Einheiten intravenös) wesentlich schonender für die Kinder durchgeführt werden.

Nuklearmedizinische Methoden. Bei einer Erkrankung mit Störung des Harnabflusses (Fehlbildungen, Nierensteine, Tumoren und insbesondere seitengetrennte Funktionsstörungen) sind *nuklearmedizinische Methoden* wertvoll. Einerseits dient die *Chrom-EDTA-Clearance* der Bestimmung der Filtrationsrate, andererseits das ^{99m}*Technetium-DMSA* der Bestimmung der Nierendurchblutung. Diese Untersuchung ist insbesondere präoperativ, aber auch postoperativ zur Verlaufsuntersuchung einer Funktionsstörung der Niere geeignet.

Sonographie. Eine orientierende Seitenfunktionsanalyse gelingt heute schon mit Hilfe der *Ultraschalluntersuchung (Sonographie):* Die Bestimmung der Nierengröße, der Größe des Nierenhohlraumsystems und des Nierenparenchyms sind wesentliche Parameter in der Erfassung ein- oder beidseitiger Nierenfunktionsstörungen. Mit der Ultraschalluntersuchung ist außerdem eine Aussage zur Strukturveränderung des Nierenparenchyms (z. B. Zysten, interstitielle Veränderungen) oder der ableitenden Harnwege sehr genau und

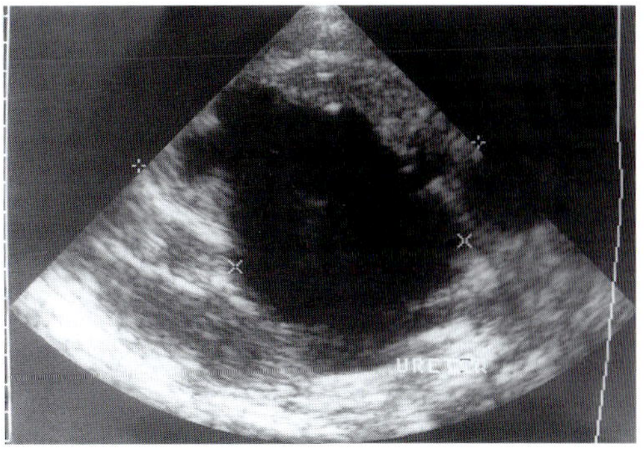

Abb. 14.2 Ureterabgangsstenose mit Hydronephrose.

wiederholt möglich (Ureterabgangsstenose, Hydronephrose, Abb. 14.2).

Tubuläre Resorption. Bei Verdacht auf Störung der *tubulären Resorption* sind Untersuchungen sowohl der Glukoseresorption oder Aminosäureresorption als auch der Phosphat- und Elektrolytresorption angezeigt.

Mittelstrahlurin. Im *Mittelstrahlurin* werden die Erythrozyten und Leukozyten in einer Zählkammer (FUCHS-ROSENTHAL, NEUBAUER) quantitativ untersucht, und eine Urinkultur wird angelegt. Chemisch wird der Urin zunächst orientierend mit Teststäbchen auf Eiweiß, Glukose und Blut sowie Azeton geprüft.

4 Erkrankungen des Nierenparenchyms

4.1 Nephrotisches Syndrom

4.1.1 Idiopathisches nephrotisches Syndrom

Ursache: Das idiopathische nephrotische Syndrom des Kindes ist charakterisiert durch eine Proteinurie, Hyperlipidämie und Ödeme. Bei Kindern tritt das nephrotische Syndrom meistens als sog. *Lipoidnephrose* auf, seltener ist es ein Teil von Systemerkrankungen wie SCHÖNLEIN-HENOCH-Syndrom, Lupus erythematodes, noch seltener Lues, Toxoplasmose, Amyloidose (s. S. 278). Bei etwa 80 % der Kinder, die ein nephrotisches Syndrom entwickeln, besteht kein Hinweis für eine weitere Grundkrankheit oder ein Begleitsymptom. Es tritt in einer Häufigkeit von 1–2 Neuerkrankungen pro 100 000 Kinder/Jahr auf und besteht bei etwa 16 pro 100 000 Kinder. Jungen sind im Verhältnis 3 : 2 häufiger betroffen als Mädchen. Der Altersgipfel besteht zwischen 2 und 6 Jahren. Die eigentliche Ursache des nephrotischen Syndroms ist unbekannt. Aufgrund eines nicht näher erklärbaren Pathomechanismus werden die Glomeruluskapillaren durchlässiger für Eiweißmoleküle. Hierbei werden meist die kleineren Proteine, z. B. Albumin, bevorzugt ausgeschieden. Die Folge des Eiweißverlustes durch die Niere ist ein Absinken der Eiweißkonzentration im Serum (Hypoproteinämie, Hypalbuminämie). Der damit abfallende onkotische Druck im Serum führt zur Bildung von Ödemen im Interstitium.

Krankheitsbild: Das klinische Bild ist daher geprägt durch die Ödeme (Abb. 14.3). Die bevorzugte Lokalisation sind die Augenlider, die Unterschenkel (prätibial), und in ausgeprägten Fällen kommt es zum Aszites. Die typischerweise morgendliche Lidschwellung wird häufig als „Aller-

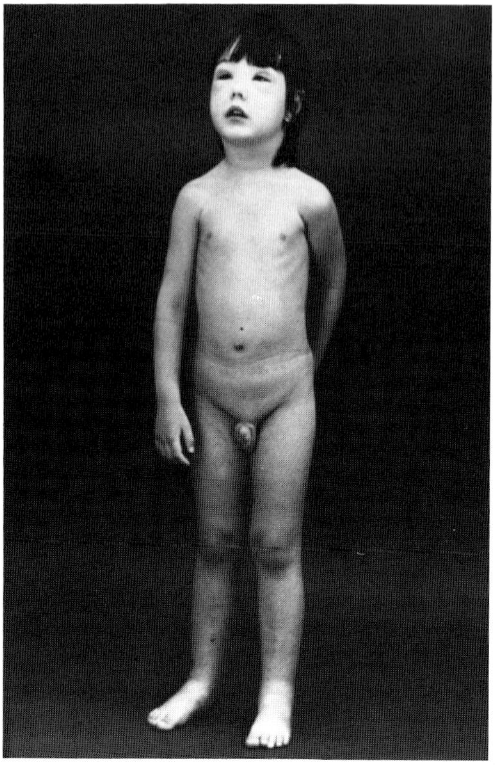

Abb. 14.3 Kind mit nephrotischem Syndrom, Lidödemen und Unterschenkelödemen.

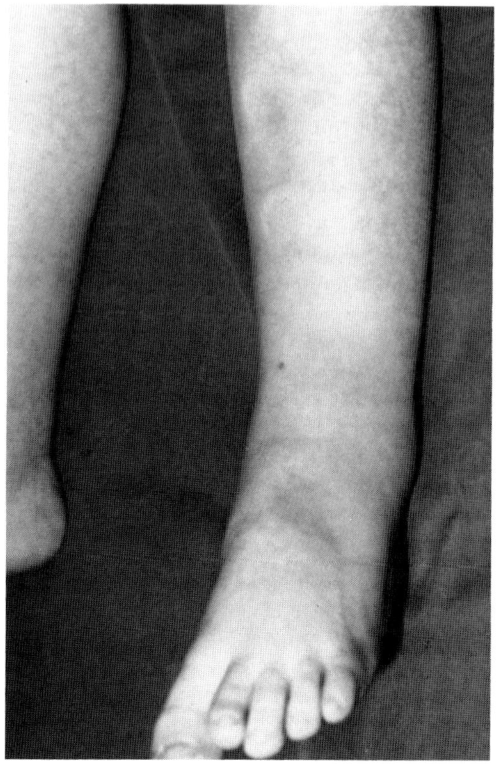

Abb. 14.4 Fingerimpression bei Unterschenkelödem.

gie" fehlgedeutet. Die Anamnese ist oft leer, der Zusammenhang mit abgelaufenen Infekten nur selten sicherzustellen. Bei der Untersuchung lassen sich die Ödeme durch die bleibende Delle in der Haut nach Daumendruck eindrucksvoll demonstrieren (Abb. 14.4). Das Krankheitsgefühl ist meist gering, eine gewisse allgemeine Leistungsminderung und Müdigkeit sind jedoch vorhanden. Nicht selten wird ein Mißverhältnis zwischen zunehmendem Durstgefühl und großer Trinkmenge einerseits und geringer Harnausscheidung andererseits beobachtet. Wenn die Ödeme schon länger bestanden haben, kann der Eiweißverlust so erheblich sein, daß die Oligurie (weniger als 300 ml Harn/m^2 Körperoberfläche/24 Std.) zur Anurie wird.

Diagnose: Die Diagnose wird gestellt durch folgende Untersuchung: Im Spontanurin ist Eiweiß stark positiv (Albustix 3- bis 4fach positiv oder 300–1000 mg% Eiweiß). Die quantitative Eiweißbestimmung im 24-Std.-Sammelurin zeigt Eiweißmengen von mehr als 3 g/m^2 Körperoberfläche in 24 Std. Im Serum ist das Gesamtprotein unter 5 g% vermindert, die Serumelektrophorese ist pathologisch verändert, der Albuminanteil dabei deutlich erniedrigt, der Alpha$_2$-Globulin-Anteil relativ erhöht. Die Cholesterinkonzentration im Serum ist pathologisch erhöht (Hyperlipidämie). Die Blutsenkung ist stark beschleunigt, im Urinsediment finden sich meist keine Erythrozyten.

Behandlung und Verlauf: Die Behandlung besteht in eiweißreicher und salzarmer Kost. Medikamentös wird Prednison (Decortin®) über 8 Wochen verabreicht – zunächst 60 mg/m^2 Körperoberfläche über 6 Wochen täglich, dann 40 mg/m^2 Körperoberfläche jeden 2. Tag. Über 90% aller Patienten sprechen auf diese Behandlung an, und innerhalb von 2–4 Wochen wird der Urin eiweißfrei. Bei ausgeprägten Ödemen muß zu Beginn eine diuretische Behandlung mit Furosemid (Lasix®) und Spironolacton (Aldactone®) erfolgen. Selten ist für einige Tage die Infusion von 20%iger Humanalbuminlösung (1 g Albumin/kg Körpergewicht in einer Stunde) notwendig. Unter der Prednison-Behandlung entwickeln die Kinder ein starkes Hungergefühl. Sie zeigen typische äußerliche Veränderungen wie Fettansatz im Gesicht

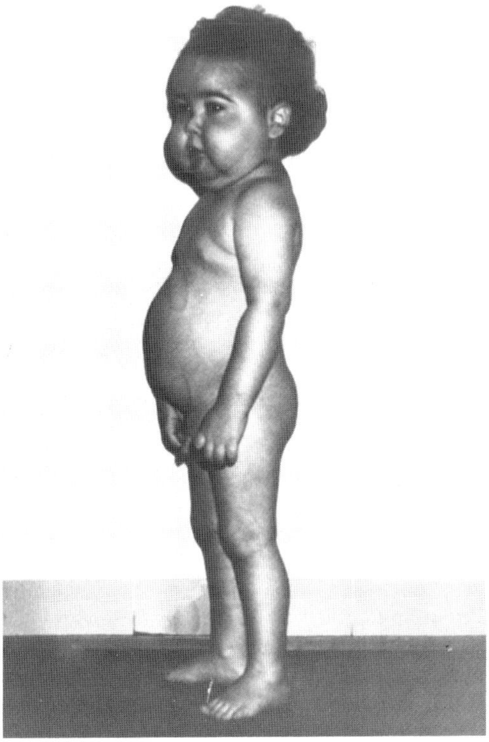

Abb. 14.5 Kind mit nephrotischem Syndrom und Steroid-CUSHING.

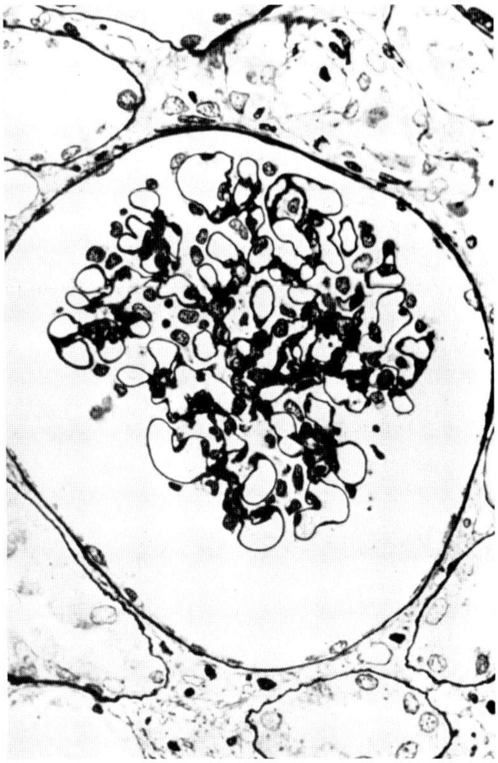

Abb. 14.6 Nierenbiopsie bei nephrotischem Syndrom, Minimalläsion (normaler Glomerulus).

(Mondgesicht) und eine Stammfettsucht (Steroid-CUSHING; Abb. 14.5). Bei vielen Patienten, die primär auf Steroide ansprechen, kommt es schnell nach dem Absetzen zu Rückfällen (Rezidiv). Die dann wiederholt notwendige Steroid-Behandlung führt bei diesen Patienten ggf. zu erheblichen Nebenwirkungen (Minderwuchs, Osteoporose, Diabetes mellitus, Infektanfälligkeit, Thrombose, Bluthochdruck). Bei einigen dieser Patienten ist die Behandlung daher mit einem Zytostatikum (Zyklophosphamid) gerechtfertigt. Zyklophosphamid wird in einer Dosis von 2 mg/kg über 8–12 Wochen verabreicht und führt bei einem Großteil der Patienten zu einer langanhaltenden Remission der Erkrankung. Steroid-abhängige nephrotische Syndrome, bei denen eine Zyklophosphamid-Therapie nicht zu einer dauerhaften Remission geführt hat, können mit Cyclosporin A in Remission gebracht werden. Nach Absetzung der Cyclosporin-A-Therapie kommt es jedoch in der Mehrzahl der Fälle zu Rezidiven, d. h. die Patienten werden über Jahre Cyclosporin-abhängig.

Eine *Nierenbiopsie* ist in der Regel bei Patienten mit steroidempfindlichen nephrotischen Syndromen nicht notwendig, da bei diesen lichtmikroskopisch keine pathologischen Veränderungen zu erwarten sind (Minimalläsion, s. Abb. 14.6). Bei allen primär gegen Steroide resistenten nephrotischen Syndromen und bei Patienten mit Verdacht auf Systemerkrankungen (s. o.) kann die Nierenbiopsie differentialdiagnostisch und daher auch prognostisch hilfreich sein.

Die Prognose der Lipoidnephrose ist abhängig von der Reaktion auf die Steroidbehandlung. Die Krankheit führt nicht zu einer Verschlechterung der Nierenfunktion. Probleme können durch die Langzeitnebenwirkungen der Steroide auftreten. Im Zustand der Ödeme und unter Steroid-Behandlung besteht eine erhöhte Infektanfälligkeit und die Gefahr von thromboembolischen Komplikationen.

4.1.2 Kongenitales nephrotisches Syndrom und infantile Form

Selten treten nephrotische Syndrome schon bei Neugeborenen auf (kongenitales nephrotisches

Syndrom, Finnischer Typ) oder im Säuglingsalter (infantile Form). Diese Formen sind meist therapeutisch nicht beeinflußbar und führen häufig früh zur Niereninsuffizienz. Bei kongenitalen Nephrosen muß eine frühzeitige bilaterale Nephrektomie mit anschließender Peritonealdialyse vorgenommen werden (s. u.).

4.1.3 Symptomatisches nephrotisches Syndrom

Symptomatische nephrotische Syndrome können im frühen Kindesalter durch Infektionen hervorgerufen werden (Lues, Toxoplasmose). Hierbei wird die Behandlung der Grundkrankheit im Vordergrund stehen.

4.2 Proteinurie

Eine pathologisch vermehrte Ausscheidung von Eiweiß bezeichnet man als Proteinurie. Diese besteht, wenn pro Tag über 150 mg Eiweiß/m^2 Körperoberfläche ausgeschieden werden. Im Gegensatz zur starken Proteinurie bei nephrotischem Syndrom (s. o.) ist diese geringe Eiweißausscheidung häufig 1. Symptom einer chronischen glomerulären oder tubulo-interstitiellen Nierenerkrankung. Die Patienten haben keine Krankheitserscheinungen, die Diagnose wird meist zufällig bei einer Routineuntersuchung gestellt.

Als **orthostatische Proteinurie** wird die pathologisch vermehrte Eiweißausscheidung bezeichnet, die nur im Stehen, jedoch nicht im Liegen nachgewiesen wird. Sie hat keinen Krankheitswert und sollte nur diagnostisch gesichert werden, um sie von pathologischen Formen der Proteinurie zu differenzieren.

4.3 Glomerulonephritis

Das nephritische Syndrom ist gekennzeichnet durch entzündliche Veränderungen an den Glomeruli. Die Folgen sind Ödeme, Blutdrucksteigerung und pathologische Harnbefunde wie Hämaturie, Proteinurie und Zylindrurie. Es brauchen allerdings nicht immer alle Zeichen gleichzeitig vorhanden zu sein. Folgende Verlaufsformen werden unterschieden:

4.3.1 Akute (Poststreptokokken-) Nephritis

10–14 Tage nach einer bakteriellen Tonsillitis treten Lidödeme, Oligurie und häufig eine Blutdruckerhöhung auf. Im Urin findet man eine Mikro- (oder Makro-)Hämaturie, eine Proteinurie und im Urinsediment Erythrozyten-Zylinder. Im Serum ist häufig die Kreatininkonzentration erhöht, und die Kreatinin-Clearance ist vermindert. Zu Beginn zeigen sich eine Erniedrigung der C3-Komplementkomponente im Serum und häufig ein erhöhter Antistreptolysintiter.

Behandlung und Verlauf: Der klinische Verlauf ist meistens harmlos. Die Symptome verlieren sich nach mehreren Wochen. Sehr selten kommt es zu schweren Verläufen mit Nierenversagen, die eine Dialyse-Behandlung notwendig machen (s. u.). In 10% der Fälle treten zerebrale Krampfanfälle auf. Die Behandlung besteht in Salz- und Flüssigkeitsbeschränkung. Medikamentös erfolgt sie mit Penicillin-G (30 000–40 000 Einheiten/kg über 10 Tage). Falls der Blutdruck deutlich erhöht ist, muß eine antihypertensive Behandlung erfolgen (s. u.). Bei starken Ödemen ist ein Diuretikum (Furosemid) angezeigt.

4.3.2 Chronische Verlaufsformen der Glomerulonephritis

Der Beginn ist meist schleichend; häufig wird die Diagnose per Zufall durch eine Urinuntersuchung gestellt. Eine Infektion „fehlt" in der Anamnese, die Pathogenese ist in der Regel unbekannt. Wenn nicht zugleich ein „nephrotisches Syndrom" mit Ödemen und starkem Eiweißverlust (s. o.) vorliegt, kann die klinische Symptomatik unauffällig verlaufen. Selten nimmt eine solche Glomerulonephritis einen so raschen Verlauf, daß es in kurzer Zeit zum Erliegen der Nierenfunktion kommt (rasch progrediente Glomerulonephritis). Man unterscheidet die verschiedenen Formen der Glomerulonephritis anhand der Nierenhistologie, die durch eine *Nierenpunktion* gewonnen wird (s. Abb. 14.7). Die Laboruntersuchungen ergeben folgende typische Veränderungen: Die Eiweißausscheidung ist unterschiedlich stark ausgeprägt zwischen 0,5 und 5 g/Tag oder mehr. Es gehört eine Mikro- oder Makrohämaturie dazu. Die Serumkonzentrationen für Kreatinin und Harnstoff können anfangs normal und erst nach jahrelangem Verlauf pathologisch erhöht sein. Der Blutdruck ist meistens anfangs normal, erst bei zunehmender Nierenfunktionseinschränkung kommt es zur

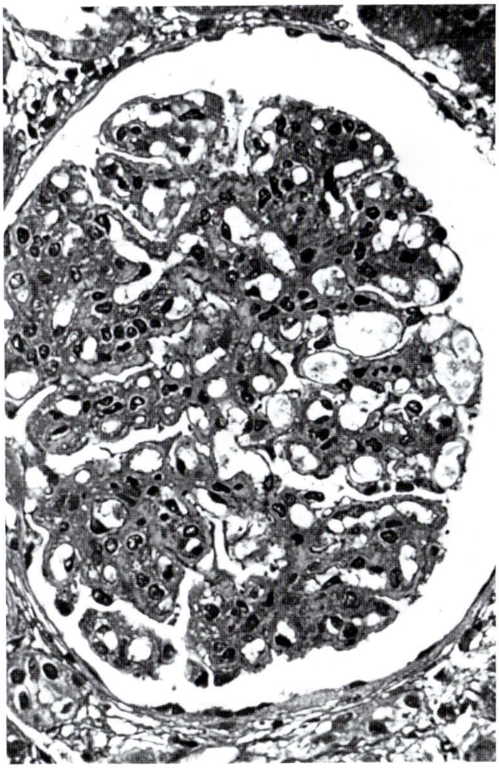

Abb. 14.7 Nierenbiopsie bei Kind mit Glomerulonephritis.

Hypertonie. Die körperliche Leistungsfähigkeit bleibt lange unbeeinträchtigt.

Behandlung und Verlauf: Die Behandlung der chronischen glomerulären Nephritis ist symptomatisch. Eine Kausalbehandlung ist nicht möglich. Bei einem Teil der Patienten kommt es über Monate oder Jahre auch zu spontanen Besserungen, während andere Verlaufsformen langsam fortschreitend zur Niereninsuffizienz führen. Bei Ödemen kann eine diuretische Therapie (Furosemid, Spironolacton) notwendig sein. Bei erhöhten Blutdruckwerten ist eine antihypertensive Therapie (s. u.) indiziert.

4.3.3 Glomerulonephritis bei Systemerkrankungen

SCHÖNLEIN-HENOCH-Syndrom. Am häufigsten wird beim SCHÖNLEIN-HENOCH-Syndrom (anaphylaktoide Purpura, s. S. 177) eine Glomerulonephritis beobachtet, die meistens nur mit geringen Symptomen wie Mikrohämaturie und gering ausgeprägter Proteinurie einhergeht. Nur selten besteht ein nephrotisches Syndrom. Die Symptome können dann über mehrere Monate bis Jahre anhalten ohne Beeinträchtigung des Allgemeinzustandes und ohne Zeichen einer Nierenfunktionseinschränkung.

Behandlung und Verlauf: Eine Behandlung ist nicht möglich, die Prognose ist aber bei über 90% der Fälle günstig.

Lupus erythematodes. Beim Lupus erythematodes gehört die Glomerulonephritis zu den wesentlichen Manifestationen. Die Erkrankung ist selten bei Kindern und tritt in der Regel im Alter zwischen 10 und 15 Jahren auf, vorwiegend bei Mädchen.

Behandlung und Verlauf: Die Nierenbeteiligung kann sehr schwer verlaufen, die Prognose hängt im wesentlichen von der Beeinflußbarkeit der Glomerulonephritis ab. Die Behandlung erfolgt mit Kortikosteroiden in hoher Dosierung und meist über viele Jahre.

5 Hämolytisch-urämisches Syndrom (HUS)

Dieses Syndrom tritt besonders im Kleinkindalter auf und gehört mit zu den wesentlichen Ursachen des akuten Nierenversagens im Kindesalter. Die Kinder erkranken in der Regel 8–14 Tage nach einem Gastrointestinalinfekt mit Thrombozytopenie, hämolytischer Anämie und Nierenversagen. Die Gastroenteritis wird häufig ausgelöst durch eine Infektion mit Escherichia coli Typ O 157. Diese Bakterien produzieren ein sogenanntes Verotoxin, das resorbiert eine toxische Läsion an den Gefäßendothelien der Niere auslöst. Diese Infektionen können endemisch auftreten. Ein Zusammenhang mit dem Verzehr von nicht pasteurisierter Milch bzw. rohem Fleisch wird vermutet. Die Patienten sind meist schwer krank, dyspnoisch und neigen zur Wassereinlagerung. Bei der Untersuchung ist der Blutdruck sehr häufig erhöht. Im Blutausstrich zeigen sich die typischen Fragmentozyten (Erythrozytenbruchstücke); im Serum fallen erhöhte Harnstoff- und Kreatininwerte sowie Zeichen der hämolytischen Anämie auf. Die Kinder sind in der Regel oligurisch bis anurisch. In dem noch ausgeschiedenen Urin werden Erythrozyten und eine Proteinurie gefunden.

Behandlung und Verlauf: Die Therapie besteht zunächst in der Beherrschung des akuten Nierenversagens. Spezielle Behandlungsmethoden sind nicht gesichert. Weder gerinnungshemmende Methoden mit Heparin oder Streptokinase noch der Einsatz von Prostazyklin oder Plasmaaustauschtransfusionen haben bisher zu gesichert positiven Ergebnissen geführt. Das wichtigste ist, die akute Niereninsuffizienz unter Kontrolle zu bekommen und die frühzeitige angemessene Behandlung durch Dialyseverfahren. Die Prognose des HUS ist in den letzten Jahren durch die Beherrschung des Nierenversagens wesentlich verbessert worden. Die Letalität ist unter 5 % gesunken. Dennoch bleibt ein Teil der Patienten nierengeschädigt bis -insuffizient und muß später einer chronischen Dialysebehandlung bzw. Nierentransplantation zugeführt werden. Bei der großen Mehrzahl gerade der kleinen Kinder kommt es jedoch zur vollen Wiederherstellung der Nierenfunktion.

6 Hämaturie

Als isolierte Hämaturie wird die pathologische Ausscheidung von Erythrozyten im Urin bezeichnet, bei mehr als 10–1000 pro mm^3 im Mittelstrahlurin sprechen wir von *Mikrohämaturie* und bei mehr als 1000 Erythrozyten pro mm^3 im Mittelstrahlurin von *Makrohämaturie.*

Dieses Symptom kann ein Teilbefund bei Glomerulonephritiden sein, kann auch isoliert im Rahmen von Virusinfekten oder unabhängig davon auftreten. Ohne vermehrte Eiweißausscheidung *(Proteinurie)* kann das Symptom beschwerdefrei Monate bis Jahre bestehen, ohne daß sich andere Hinweise für eine Erkrankung der Nieren oder ableitenden Harnwege ergeben. Die Diagnostik muß sich u. a. auf die unteren Harnwege zum Ausschluß einer Harnwegsinfektion und die oberen Harnwege (Nierensteine, Mißbildungen und Tumoren) richten. Eine Differenzierung der Erythrozytenmorphologie zwischen isomorphen und dysmorphen Erythrozyten erlaubt grob orientierend die Differenzierung zwischen nierenparenchymbedingter Hämaturie (Glomerulonephritis) und Hämaturie aus den ableitenden Harnwegen.

7 Hereditäre Formen der Glomerulopathie

Es gibt angeborene Formen einer Glomerulonephritis, die sich schon im frühen Kindesalter durch eine Mikrohämaturie und später hinzutretende Proteinurie auszeichnen. In Kombination mit einer progredienten Schwerhörigkeit werden die Symptome als **„Alport-Syndrom"** zusammengefaßt. Dieses führt im wesentlichen bei Jungen im Verlaufe der Kindheit zur progredienten Niereninsuffizienz, während meistens bei Mädchen diese Krankheit eher gutartig verläuft. Die Diagnostik kann durch eine Nierenbiopsie gesichert werden. Dort findet man spezifische elektronenmikroskopische Veränderungen der Basalmembran (also im Bereich der Kapillaren der Glomeruli). Molekulargenetische Untersuchungen haben gezeigt, daß eine Mutation am X-Chromosom an einem Gen, das die α5-Kette des Typ-IV-Kollagens kodiert, einen Defekt erzeugt hat. Damit sind im Prinzip auch pränatale Diagnosen möglich. Eine Behandlung gibt es nicht.

Autosomal rezessiv vererbt wird das **kongenitale nephrotische Syndrom** (Finnischer Typ, s. o.).

8 Harnwegsinfektionen

Ursache: Die bakterielle Besiedlung der Harnwege erfolgt jenseits des Neugeborenenalters durch aufsteigende Keime von außen. Während bei Neugeborenen – die Besiedlung entsteht hier vermutlich hämatogen – die Harnwegsinfektion bei Jungen 2- bis 3mal häufiger ist als bei Mädchen, überwiegen mit zunehmendem Alter die Mädchen gegenüber den Jungen bis zu 10fach. Bis zum 15. Lebensjahr haben 5 % aller Mädchen mindestens einmal einen Harnwegsinfekt durchgemacht.

Krankheitsbild: Die Symptome sind: schmerzhafter Harndrang *(Strangurie)*, Schmerzen beim Wasserlassen *(Dysurie)*, häufiger Harndrang *(Pollakisurie)*, eine *sekundäre Enuresis nocturna und diurna* (letzteres wird besser als Harninkontinenz bezeichnet). Bei schweren Verläufen können Fieber, Flankenschmerz und ein allgemeines Krankheitsgefühl dazukommen. Gerade die letzten Symptome sprechen für das Vorliegen einer Mitbeteiligung der Niere *(Pyelonephritis)*.

Diagnose: Die Diagnose wird durch die Urinuntersuchung gestellt. Der *Mittelstrahlurin* dient der Gewinnung einer Urinprobe, in der auch eine bakterielle Kultur angelegt werden kann. Die zuverlässigsten Ergebnisse liefert die *suprapubische Blasenpunktion*, die bei widersprüchlichen Ergebnissen mehrerer Mittelstrahlurine indiziert ist. Auch die Gewinnung des Urins mittels *Blasenkatheter* ist nur selten notwendig, bringt aber ähnlich zuverlässige Ergebnisse wie die Blasenpunktion.

Aufgrund von klinischen und einigen Laborparametern lassen sich grob Infektionen der unteren Harnwege **(Zystitis)** von denen der oberen Harnwege **(Pyelonephritis)** abgrenzen.

Einige subjektive Symptome und Laborbefunde, die für eine Pyelonephritis sprechen:

- Fieber,
- Flankenschmerzen,
- Leukozytose mit Linksverschiebung,
- Beschleunigte Blutsenkung,
- Erhöhtes C-reaktives Protein,
- Verminderte Konzentrierungsfähigkeit.

Zur Sicherung der Diagnose werden die pathologische Vermehrung der Leukozyten im Urin und die Keimzahl herangezogen. Mehr als 10^5 Keime/ml im Mittelstrahlurin gelten als pathologisch, während überhaupt der Nachweis auch in geringer Zahl bei Blasenpunktionsurin schon als pathologisch zu werten ist. Die Vermehrung von Leukozyten über 25 – 50/mm^3 gilt in der Regel als pathologisch. Im Einzelfall muß gerade bei Mädchen auch nach anderen Ursachen der Leukozytenvermehrung, z. B. Fluor vaginalis, gesucht werden. Von einer **isolierten Bakteriurie** spricht man, wenn die Keimzahl signifikant erhöht ist, ohne daß Symptome oder eine pathologische Leukozytenzahl im Urin zu finden sind. Der Ausdruck **asymptomatische Bakteriurie** unterstreicht das Fehlen von Symptomen trotz signifikanter Keimzahl (mit oder ohne Vermehrung der Leukozyten im Urin). Harnwegsinfekte neigen zu Rezidiven, besonders bei Mädchen. Im Kleinkindalter ist das wiederholte Auftreten einer Blaseninfektion und auch von Infektionen der oberen Harnwege ein nicht seltenes Problem. In diesen Fällen sind erweiterte Untersuchungen der ableitenden Harnwege indiziert. Insbesondere muß nach Fehlbildungen der Niere oder ableitenden Harnwege gefahndet werden (s. S. 614).

Behandlung: Besteht der Verdacht auf einen manifesten Harnwegsinfekt, wird ohne Kenntnis des Erregers zunächst unverzüglich eine Behandlung begonnen. Hierbei kommen im wesentlichen Medikamente wie Co-trimoxazol oder Amoxicillin zur Anwendung. Spricht die später eingehende bakteriologische Untersuchung gegen das eingesetzte Medikament, muß nach Resistenzprüfung die Behandlung umgestellt werden. Co-trimoxazol wird in einer Dosis von 4 mg/kg des Trimethoprimanteils über 7 – 10 Tage verabreicht, Amoxicillin in einer Dosis von 50 – 100 mg/kg Körpergewicht. Einige Tage nach Behandlungsbeginn wird die Diagnostik des Harns wiederholt zur Überprüfung des Therapieeffektes.

Bei rezidivierenden Harnwegsinfekten muß eine Dauerprophylaxe durchgeführt werden, und zwar in der Regel mit Co-trimoxazol in einer Dosierung von 1 – 2 mg/kg Trimethoprim bzw. mit Furadantin in einer Dosis von 1 – 2 mg/kg, in einer Tagesdosis (abends) verabreicht.

9 Neurogene Blasenentleerungsstörung

Ursache und Krankheitsbild: Spaltbildungen im Bereich der Wirbelsäule (Spina bifida) gehen häufig mit partiellen oder totalen Lähmungen der unteren Körperhälfte einher. Die Folge der gestörten Innervation der Blase durch das gestörte Wechselspiel zwischen sympathischen Nervenfasern (N. hypogastricus) aus dem thorakolumbalen Grenzstrang (T10–L2) und parasympathischen Nervenfasern (N. pelvicus) aus dem sakralen Zentrum S2–S4 sowie dem N. pudendus als somatischer Nerv der quergestreiften Muskulatur des Beckenbodens sind unterschiedliche Funktionsstörungen der Blase. Es entwickelt sich entweder eine Spastik von Detrusor (Muskeln der Blasenwand) und Beckenboden oder eine schlaffe Parese der Blasenmuskulatur. Die Harnentleerung ist nicht kontrollierbar. Es kann zu Symptomen der sog. *Überlaufblase* kommen, bei der nach entsprechender Blasenfüllung erst ein stark erhöhter Blasendruck eine unwillkürliche Blasenentleerung verursacht (Überlaufinkontinenz, s. u.). Regelmäßig wird ein *Restharn* unterschiedlichen Ausmaßes gefunden. Die Folge dieser neurologischen Blasenentleerungsstörung sind rezidivierende Harnwegsinfekte und häufig das Auftreten eines vesikoureteralen Refluxes mit der Neigung zu chronischen Pyelonephritiden. Andere Beispiele einer neurogenen Blasenentleerungsstörung sind die keine Stauung verursachende *Durchlaufblase* und die *Reflexblase;* bei der letzteren tritt die Entleerung schon bei geringerer Blasenfüllung auf als bei der Überlaufblase.

Diagnose: Die Diagnose wird durch den Nachweis der neurogenen Störung, durch Blasendruckmessung und die Feststellung von Restharn gestellt.

Behandlung und Verlauf: Die Therapie sieht die Prophylaxe von Harnwegsinfekten vor. Bei Neugeborenen und Säuglingen muß die Blase durch Beklopfen regelmäßig mehrfach am Tage passiv entleert werden. Bei größeren Kindern kann ein gleicher Effekt durch wiederholtes Katheterisieren erreicht werden, das später von den Kindern selbst erlernt werden kann (intermittierende Katheterisierung). Ein Therapieversuch mit Oxybutyrin (Dridase®) zur Blasenwandtonisierung ist bei neurogenen Störungen der Blasenentleerung gerechtfertigt. In Ausnahmefällen muß die Blase operativ ausgeschaltet werden, und die Harnleiter werden über eine Darmschlinge nach außen abgeleitet. Die Langzeitprophylaxe dieser neurogenen Blasenentleerungsstörung hängt im wesentlichen von der Beherrschung der Harnwegsinfekte und der Verhütung von fortschreitenden Infektionen im Bereich der Nieren selbst ab.

10 Enuresis und Harninkontinenz

Bis zum abgeschlossenen 5. Lebensjahr erlernen 90% aller Kinder die Blase willkürlich zu entleeren und nachts trocken zu bleiben. Bei manchen Kindern erfolgt dieser Lernprozeß erst in späteren Jahren. Bei Kindern (nach dem 4. Jahr) mit dem Symptom einer *nächtlichen Enuresis* (*Enuresis nocturna* im Unterschied zur *Enuresis diurna,* dem Einnässen am Tage) werden sehr selten organische Ursachen gefunden. Diese müssen jedoch bei Kindern über 6 Jahre durch sonographische bzw. radiologische und Funktionsuntersuchungen der Niere ausgeschlossen werden. Insbesondere bei Nierenerkrankungen mit Einschränkung des Konzentrierungsvermögens ist das Symptom der Enuresis häufig. Fehlen organische Ursachen, ist die Therapie unterschiedlich möglich (s. auch S. 465). Bei über 6jährigen Patienten ist ein Versuch mit einem Weckapparat (Klingelmatratze) indiziert. Gute Erfolge zur Behandlung der Enuresis nocturna werden mit DDAVP (Minirin®) erreicht. Die intranasale Applikation von einer niedrigen Dosis führt zur Harnkonzentrierung und soll in 50% der symptomatischen Enuretiker erfolgreich sein.

Beim Einnässen am Tage werden in der Regel nur kleine Urinmengen entleert. Man spricht dann von *Harninkontinenz* (Dranginkontinenz, Streßinkontinenz, Miktionsaufschub, Inkontinenz bei neurogener Blasenentleerungsstörung – dann auch in der Nacht, s. o.). Außerdem gibt es ein kontinuierliches Harnträufeln am Tage und in der Nacht bei distal vom Blasenschließmuskel ektop mündendem Harnleiter. (Eine solche Harnleiterektopie mit ständigem Harnträufeln kommt nur beim weiblichen Geschlecht vor, s. S. 616).

11 Nierenversagen (Urämie)

11.1 Akutes Nierenversagen

Ursache und Krankheitsbild: Das akute Versagen der Nierenfunktion hat viele verschiedene Ursachen. Es tritt auf im Rahmen einer akuten postinfektiösen Glomerulonephritis, als Folge eines hämolytisch-urämischen Syndroms oder bei Schockzuständen, schweren Flüssigkeitsverlusten, nach Verbrennungen und Unfällen. Das wesentliche Symptom ist die Oligurie (weniger als 300 ml/m² Oberfläche/Tag) bzw. die Anurie.

Diagnose: Die Diagnose wird gesichert durch die Bestimmung der harnpflichtigen Substanzen im Serum (Harnstoff, Kreatinin). Gefährlich wird der Zustand, wenn die Kaliumkonzentration über 7 mmol/l ansteigt. Bei Überwässerung droht ein Lungenödem.

Behandlung: Die diätetischen Maßnahmen beim Nierenversagen bestehen in Einschränkung der Eiweißzufuhr (nicht mehr als 1 g/kg Körpergewicht) und Vermeidung von besonders kaliumreichen Nahrungsmitteln (Obst, Gemüse, Obstsäfte). Die konservative Therapie besteht in strenger Flüssigkeitsbilanzierung unter Gewichtskontrolle. Bei Überwässerung muß die Flüssigkeitsbilanz negativ sein. Durch Einsatz von Diuretika (Furosemid) kann eine Diurese gefördert werden. Bei Hyperkaliämie werden Kationenaustauscher (Resonium®) oral oder rektal eingesetzt. Bei bedrohlichen Zuständen der Kaliumkonzentration kann die akute Injektion von Calciumglukonat und Bikarbonat lebensrettend sein. Gleichzeitig muß dabei die Vorbereitung zu einer Dialysebehandlung getroffen werden (s. u.).

11.2 Chronisches Nierenversagen

Ursache und Krankheitsbild: Ein chronisches Nierenversagen entsteht bei Kindern auf dem Boden einer angeborenen Nierenfehlbildung oder nach schwer verlaufenen glomerulären Erkrankungen. Erst sehr spät können im Verlauf eines progredienten Nierenleidens die Patienten Symptome zeigen. Diese bestehen in Müdigkeit, Appetitlosigkeit, Anämie und Wachstumsrückstand. Als Folge der Calcium-Phosphat-Stoffwechselstörungen kann sich eine sekundäre Rachitis entwickeln.

Behandlung: Die rechtzeitige Erkennung derartiger zusätzlicher Komplikationen zwingt dazu, die Kinder in regelmäßigen Abständen laborchemisch zu kontrollieren, die Anämie zu behandeln und die Calcium-Phosphat-Stoffwechselstörungen durch Einsatz von Vitamin D in höheren Dosen auszugleichen. Im Endstadium tritt häufig ein erhöhter Blutdruck hinzu, der dann behandlungsbedürftig ist. Wenn die Nierenfunktion auf etwa 2–3 % der Norm abgesunken ist, ist die Indikation für eine Dialysebehandlung gegeben.

11.3 Dialyse

Das Entschlackungs- bzw. Entgiftungsverfahren *(künstliche Niere)* kann auf 2 verschiedene Weisen durchgeführt werden:

11.3.1 Peritonealdialyse

Diese Methode zur Behandlung des Nierenversagens wird gerne bei Säuglingen und Kleinkindern angewandt. Nach Punktion der Bauchdecken unterhalb des Nabels mit Hilfe eines Innenstilettkatheters wird ein Plastikschlauch, der an seiner Spitze perforiert ist, beim Mädchen bis in den DOUGLASschen Raum des Peritoneums vorgeschoben bzw. – beim männlichen Geschlecht – bis in die Nische zwischen Mastdarm und Blase. Nach Fixierung dieses Plastikschlauches an der Bauchhaut wird er mit einer Infusionsflasche über ein Y-Stück verbunden. Nach Einlegen dieses Katheters wird in die Bauchhöhle Spülflüssigkeit in einer Menge von 40–50 ml/kg Körpergewicht eingefüllt. Nach einer Verweildauer von 30 Minuten wird diese wieder abgelassen und der Einfüllungsvorgang wiederholt. In der Spülflüssigkeit sind Elektrolyte und Glukose in adäquater Konzentration vorhanden. Durch die Konzentrationsdifferenz zwischen harnpflichtigen Substanzen im Blut des Patienten und der Spülflüssigkeit kommt es nach Stunden zum langsamen Abfallen im Serum.

Diese Dialyse wird zunächst für 24–48 Stunden fortgesetzt und je nach Zustand des Kindes mehrere Male wiederholt. Durch geeignete Dauerkatheter kann eine solche Behandlung über Wochen bis Monate durchgeführt werden, wenn die Nierenfunktion bis dahin nicht wieder einsetzt. Das Verfahren ist für den Patienten weitgehend schmerzlos und ohne wesentliche Beeinträchtigung auszuhalten. Zur Langzeitbehandlung, gerade bei Säuglingen und Kleinkindern, dient das Verfahren der CAPD = chronisch-ambulante Peritonealdialyse, die zu Hause mit Erfolg angewendet wird.

11.3.2 Hämodialyse

Bei diesem Verfahren, auch als *Blutwäsche* bezeichnet, wird Patientenblut aus einer Arterie über einen Plastikschlauch abgeleitet und einer künstlichen Membran zugeführt. Diese Membran ist semipermeabel, d. h. Moleküle einer bestimmten Größe können diese Membran nicht mehr passieren. Auf der anderen Seite der Membran wird eine dem Normalserum angepaßte Spülflüssigkeit entlanggeführt. Bei der Passage des Blutes durch die künstliche Membran kommt es zum Austausch von den Substanzen, bei denen ein großes Konzentrationsgefälle existiert. Hierbei handelt es sich im wesentlichen um Stoffwechselgifte und harnpflichtige Substanzen wie Harnstoff und Kreatinin. Nach der Passage des Blutes wird es wieder zum Patienten zurückgeführt, und zwar über einen Plastikschlauch in eine Vene. Diese spezielle Gefäßverbindung, auch Shunt genannt, muß dem Patienten vor einer Dialyse operativ angelegt werden.

Akute Hämodialysen

Die Patienten werden meist über einen SHELDON-Katheter (Vena femoralis oder Vena jugularis) an die Dialyse angeschlossen.

Langzeit-Dialysebehandlung

Ist eine Niereninsuffizienz schon seit längerer Zeit bekannt und ist vorhersehbar, daß die Nieren ihre Funktion nicht wieder aufnehmen werden, wird dem Patienten eine arteriovenöse Fistel operiert (CIMINO-Fistel). Dabei wird am Unterarm operativ zwischen Arterie und Vene eine organische Verbindung hergestellt. Nach einigen Wochen vergrößert sich der venöse Schenkel so stark, daß er von außen sichtbar wird und zum Anschluß an die Dialysemaschine durch große Punktionsnadeln zugänglich wird. Der Vorteil dieses Verfahrens liegt darin, daß die Patienten sich sehr viel freier bewegen können und seltener Infektionskomplikationen erleben. Diese Fisteloperation wird also bei all den Patienten durchgeführt, bei denen eine *Langzeit-Dialysebehandlung* vorhersehbar ist.

Die *Probleme* der Behandlung von Kindern an der künstlichen Niere sind vielschichtig. Die Patienten müssen, auch durch Erziehung der Eltern und des Pflegepersonals, daran gewöhnt werden, ihre Flüssigkeitsmenge sehr gut zu kontrollieren; die Diät muß insbesondere nach Eiweißgehalt und Kaliumgehalt berechnet werden. Probleme der chronischen Niereninsuffizienz bei Kindern unter Dialysebehandlung sind ferner Wachstumsstörungen, Anämie und Knochenstoffwechselstörungen. Die Wachstumsretardierung kann mit gentechnologischem Wachstumshormon kompensiert werden, die Anämie ist durch die Behandlung mit gentechnologischem Erythropoetin zu normalisieren. Für die Knochenstoffwechselstörung ist eine gut kontrollierte Vitamin-D- und Calcium-Therapie notwendig.

Prognose: Durch die Dialysebehandlung ist die Überlebenschance der Kinder mit Nierenversagen fast jeder Altersstufe erheblich gebessert worden.

11.4 Nierentransplantation

Während die Hämodialyse- oder Peritonealdialysebehandlung einer Niereninsuffizienz als vorübergehende Maßnahme lebensrettend ist, ist die Langzeit-Rehabilitation der Kinder besser durch eine Nierentransplantation erreichbar. Diese Technik ist auch bei kleinen Kindern möglich und führt bei weit über der Hälfte der Patienten zu befriedigenden Langzeitergebnissen. Es werden Leichennieren und Verwandtennieren den Patienten übertragen. Zur Vermeidung einer Abwehrreaktion erhalten die Kinder jedoch ihr Leben lang eine immunsuppressive Behandlung mit Glukokortikoiden, Cyclosporin A und Azathioprin. Die Langzeitbetreuung dieser Kinder ist wenigen, spezialisierten Zentren vorbehalten.

12 Hypertonie

(Arterielle Hypertension)

Die Messung des Blutdruckes sollte bei Kindern zur regelmäßigen Basisuntersuchung gehören. Bis zu 2% aller Kinder haben zeitweise einen zu hohen Blutdruck; bei Jugendlichen werden bis zu 11% erhöhte Werte gemessen. Die Messung des Blutdruckes erfolgt in der Regel mit Quecksilbermanometern. Die Manschettengröße sollte für das Alter des Kindes angemessen sein (Tab. 14.1).

Tabelle 14.1 Manschettenbreite und -länge zur Blutdruckmessung für Kinder unterschiedlichen Alters. (Aus: OLBING, H., EICKENBERG, H. U.: Fortbildung in der Kinderheilkunde. Band 1: Nephrologie und Urologie. Thieme, Stuttgart 1981.)

	Arm Breite cm	Arm Länge cm	Bein Breite cm	Bein Länge cm
Säugling	5–6	13	8–9	20
Kleinkind	8–9	20	12–14	25
Schulkind	12–14	25	12–14	25
Jugendlicher	12–14	25	16–20	30

Blutdruckwerte systolisch über 140 mmHg müssen kontrolliert werden.

Ursache: Die Ursachen einer manifesten Hypertonie sind im Kindesalter häufiger organisch bedingt, während die sog. *essentielle Hypertonie* typischer für das Erwachsenenalter ist. Bei ausgeprägten Formen liegt der Verdacht auf eine renovaskuläre oder eine endokrine Ursache vor. Nicht selten sind Stenosen, Aneurysmen oder Thrombosen einer Nierenarterie für die Entstehung des erhöhten Blutdruckes verantwortlich. Bei angeborenen Nierenerkrankungen sind es insbesondere die Zystennieren, bei erworbenen die Glomerulonephritiden und das hämolytisch-urämische Syndrom, die als Ursache für die Hypertonie in Frage kommen.

Diagnose: Bei der Diagnostik müssen die Bestimmung der Nierenfunktion, die Messung des Plasmareninwertes und ggf. angiographische Untersuchungen zur Klärung führen.

Behandlung: Die Therapie ist bei vaskulären Ursachen häufig chirurgisch möglich bzw. durch angioplastische Methoden (Ballondilatation). Im übrigen beginnt die Therapie mit salzarmer Kost. Die medikamentöse Behandlung erfolgt heute durch Diuretika, Calcium-Antagonisten, Angiotensin-II-Inhibitoren und Betablocker.

13 Nierensteine

Ursache: Die Entstehung von Nierensteinen ist nur selten in ihrer Ursache geklärt. Häufig liegen angeborene Fehlbildungen der ableitenden Harnwege vor, besonders mit Harnabflußstörungen. Nicht selten ist eine Harnwegsinfektion begleitend vorhanden. Stoffwechselbedingte Ursachen, wie Zystinurie, Hypercalciurie oder renal tubuläre Azidose gehören zu den Seltenheiten, müssen jedoch im Einzelfall ausgeschlossen bzw. bewiesen werden.

Krankheitsbild und Diagnose: Die Symptome von kindlichen Nierensteinträgern können sehr gering sein. Eine therapieresistente Harnwegsinfektion, die wiederholte Mikro- oder Makrohämaturie oder, selten (viel seltener als beim Erwachsenen), ein kolikartiger Flankenschmerz können zur Diagnostik führen.

Behandlung: Die konservative Therapie besteht in Erhöhung der Trinkmenge und ggf. Ansäuern des Urins (z. B. durch Vitamin C). Zur Dokumentation eines Harnsteinabgangs wird empfohlen, für mehrere Tage durch ein Sieb hindurch zu urinieren. Falls ein Nierenbeckenausgußstein vorliegt, ist dieser nur durch ein operatives Vorgehen zu entfernen bzw. durch Ultraschall-gesteuerte Nierensteinzertrümmerung *(Nephrolithotripsie)*.

Prognose: Die Prognose ist meist günstig und das Wiederholungsrisiko in Abhängigkeit von der Ursache nur gering.

14 Renal-tubuläre Erkrankungen

Angeborene und erworbene Erkrankungen des renal-tubulären Resorptionsmechanismus sind selten.

14.1 Fanconi-Syndrom

Das FANCONI-Syndrom ist ein Symptomenkomplex aus Glukosurie, Hyperaminoazidurie, Azidose und hypophosphatämischer Rachitis. Es tritt als Begleitsymptom bei Stoffwechselkrankheiten (z. B. Zystinose, Galaktosämie) oder idiopathisch auf.

Behandlung: Die Therapie besteht in der Substitution des Salz- und Alkaliverlustes und genügend Flüssigkeitszufuhr.

14.2 Diabetes insipidus renalis

Er ist eine sehr seltene Erkrankung meist von Jungen, die sich durch ein Nichtansprechen der Tubuluszelle auf Vasopressin, das Hormon der Hypophyse zur Harnkonzentrierung, auszeichnet. Die Kinder leiden unter ständigem Durst und anhaltenden Temperaturen.

Die Krankheit wird X-chromosomal vererbt. Genetisch handelt es sich um einen Defekt des Vasopressin-Rezeptors. Eine zweite, seltenere Form wird autosomal rezessiv vererbt. Hier liegt genetisch eine Störung eines Wasserkanals (Aquaporin) vor. Diese Defekte sind heute durch molekulargenetische Untersuchungen zu differenzieren. Über Diagnose und Therapie s. S. 228.

Weiterführende Literatur

BRODEHL, J., BRANDIS, M.: Therapie der Krankheiten des Kindesalters. Urogenitalsystem. Springer, Berlin 1996, 819–829

EDELMANN JR., CH. M.: Pediatric Kidney Disease. Little Brown & Co., Boston 1978

OLBING, H.: Harnwegsinfektionen. Thieme, Stuttgart 1971

OLBING, H., EICKENBERG, H. U.: Fortbildung in der Kinderheilkunde. Band 1: Nephrologie und Urologie. Thieme, Stuttgart 1981

15. Teil Krankheiten des rheumatischen Formenkreises

(Kollagenosen)

DIETER LÜDERS

Nicht-rheumatische Gelenkschmerzen

Wachstumsschmerzen. Gelenkschmerzen und Gliederschmerzen sind beim Kind häufig und vieldeutig. Harmlose Zustände können sich dahinter verbergen wie die oft beobachteten sog. *Wachstumsschmerzen* (meist nachts nach stärkeren körperlichen Aktivitäten auftretende Beinschmerzen, die keine isolierten Gelenkbeschwerden darstellen und nicht durch das Wachstum hervorgerufen sind, sondern durch Belastungen, die einen noch nicht ausgewachsenen – offene Wachstumsfugen! – und deshalb anfälligen Bewegungsapparat treffen; Reiben und auf und ab gehen bringen Linderung).

Infektarthritis. Typisch für das Kindesalter ist die unmittelbar nach z. B. Virusinfekten der oberen Luftwege auftretende *Infektarthritis* (eine „nicht-infektiöse", nicht-septische Arthritis, auch toxische Synovitis genannt), meist des Hüftgelenks, wobei die Schmerzen aber oft ins Knie lokalisiert werden. Die Kinder hinken. Es handelt sich um die häufigste Hüftgelenkserkrankung im Kindesalter. Sie tritt überwiegend bei Kleinkindern auf, und zwar meistens einseitig. Sonographisch (und auch röntgenologisch) ist ein Gelenkerguß nachweisbar. In der Regel schwinden die Beschwerden innerhalb weniger Tage. Nur selten dauert die Symptomatik länger, auch Rezidive kommen vor – dann ist differentialdiagnostisch auch an die Frühform des Morbus PERTHES (S. 626) zu denken (hier hilft diagnostisch die Kernspintomographie weiter). Die statt Infektarthritis auch gebräuchliche Bezeichnung *Hüft(gelenks)schnupfen* oder *Coxitis fugax*[1] soll die Harmlosigkeit und Flüchtigkeit der Erkrankung andeuten: die Erreger belecken das Gelenk nur, sie beißen sich dort nicht fest (dies tun sie bei der *eitrigen Arthritis* bzw. – falls im Rahmen einer Sepsis entstehend – *septischen Arthritis*, s. S. 625).

Traumatische und orthopädische Erkrankungen. Ferner sind *traumatische* (einschließlich *Blutergelenk*) und *orthopädische Gelenkerkrankungen* (z. B. Morbus PERTHES, s. S. 626, Arthrosen) zu berücksichtigen.

Bösartige Tumoren und Leukämie. Auch an *bösartige Tumoren* und an die *Leukämie* muß gedacht werden. Gelenkschmerzen können sogar das erste Symptom einer Leukämie sein, und zwar beruhen sie auf dem Auftreten von leukämischen Zellinfiltraten in der Umgebung des Gelenkes.

Rheuma (Rheumatismus)

Der **Muskelrheumatismus,** also eine isolierte Erkrankung des *Muskelgewebes,* gehört nicht zu den Krankheiten des rheumatischen Formenkreises, sondern es handelt sich um Muskelverhärtungen, die im Kindesalter kaum vorkommen. Auch der **Weichteilrheumatismus** steht hier nicht zur Diskussion (z. B. Tendinosen, also Sehnenerkrankungen), sondern u. a. der **Gelenkrheumatismus** (rheumatische Krankheiten).

Rheumatische Krankheiten

Im folgenden soll von den Krankheiten des **rheumatischen Formenkreises** die Rede sein, d. h. von entzündlichen Erkrankungen des *Bindegewebes* – nicht nur in den Gelenken, sondern in vielen Organen – man spricht deshalb auch von **Kollagenosen** *(Kollagenkrankheiten).*

Den eigentlichen rheumatischen Erkrankungen liegen *immunologische* (Antigen-Antikörper-Reaktion), teils auch *autoimmunologische* Phänomene zugrunde; viele Kollagenosen stellen **Autoimmunkrankheiten** (s. S. 318) dar, bei anderen liegt die Vermutung nahe, daß Autoimmunmechanismen mitwirken.

---

[1] coxa (lat.): Hüfte; fugax (lat.): flüchtig

1 Rheumatisches Fieber

Ursache: Das rheumatische Fieber tritt *nur* nach einem vorausgegangenen Infekt mit β-hämolysierenden Streptokokken der Gruppe A auf (meist Tonsillitis oder Pharyngitis, auch Scharlach, jedoch so gut wie nie nach Streptokokkeninfektionen der Haut), und zwar meist nach einem Intervall von 10 bis 14 Tagen (bis 5 Wochen).

▶ Während dieser Zeitspanne bildet der Organismus Antikörper gegen gewisse als Antigen wirkende Leibessubstanzen der Streptokokken (er bildet z. B. Antistreptolysin gegen Streptolysin). Die sich entwickelnde *Antigen-Antikörper-Reaktion* (s. S. 309) ist für die Auslösung der Erkrankung wichtig, auch Autoimmunmechanismen werden diskutiert. Dieser Umweg über eine Sensibilisierung bzw. Immunisierung wird bei dem frühzeitiger auftretenden Scharlach-Rheumatoid (s. S. 343) nicht beschritten, sondern dort führen die Bakterientoxine offenbar direkt zu einer Schädigung der Gelenke. Andererseits beruhen die meisten Fälle von akuter Glomerulonephritis (wie das rheumatische Fieber) auf einer durch β-hämolysierende Streptokokken der Gruppe A in Gang gesetzten Antigen-Antikörper-Reaktion. Warum einmal ein rheumatisches Fieber und ein andermal eine Nephritis entsteht, kann teilweise durch die Verschiedenheit der Streptokokkentypen erklärt werden (über 80 gehören zu dieser Gruppe A), von denen nur einige eine Nephritis auszulösen vermögen. Es sind nicht die gleichen, die ein rheumatisches Fieber hervorrufen können. Deshalb kommen Kombinationen von rheumatischem Fieber und Nephritis trotz ihrer engen Beziehungen zum Streptokokkeninfekt so selten vor (bei einer anderen, allergischen und oft durch Infektionserreger – gelegentlich auch Streptokokken – hervorgerufenen Erkrankung, nämlich der SCHÖNLEIN-HENOCHschen Purpura, können dagegen Nieren- *und* Gelenkbeteiligung häufig gleichzeitig bestehen, s. S. 177). Zur Antigen-Antikörper-Reaktion mit sich daraus entwickelnder Nephritis oder rheumatischer Erkrankung kommt es nur bei wenigen der infizierten Patienten. Konstitutionelle Unterschiede, also *genetische* Faktoren, spielen hier neben den unterschiedlichen *Streptokokkentypen* eine bedeutsame Rolle. Nicht zu unterschätzen sind die *Umwelteinflüsse*. Schon vor dem Einsatz der Chemotherapie ging in den Industrienationen die Häufigkeit des rheumatischen Fiebers zurück, und seit vielen Jahren wird es hier nur ausgesprochen selten beobachtet. Dagegen stellt es in den Entwicklungsländern, dort, wo viele Menschen in Armut auf engstem Raum zusammenleben, auch heute noch ein sehr häufiges und ernstes Problem dar. Seit Mitte der 80er Jahre wird allerdings in einigen Industrieländern eine Zunahme des rheumatischen Fiebers beobachtet, und zwar kommt es gelegentlich sogar nach korrekter Therapie des vorausgegangenen Streptokokkeninfektes dazu, teilweise fehlt der Hinweis auf eine solche Vorkrankheit, bzw. es lag eine subklinische Tonsillitis vor. ◀

Krankheitsbild: Das rheumatische Fieber wird nicht bei Kindern unter 2 Jahren beobachtet, am häufigsten tritt es bei 5- bis 15jährigen auf. Der Streptokokkeninfekt ist inzwischen abgeklungen, jedoch lassen sich oft noch Streptokokken im Rachenabstrich nachweisen.

Es tritt erneut Fieber auf (rheumatisches *Fieber*). Die Kinder sind matt, abgeschlagen und müde.

Es gibt 5 Hauptmanifestationen des rheumatischen Fiebers. Die 3 wichtigsten sind:

- akuter Gelenkrheumatismus,
- Herzbeteiligung,
- Chorea minor.

Weiterhin kommen vor:

- Erythema anulare,
- Rheumaknötchen.

Es handelt sich hier jeweils um besondere Verlaufsformen oder Erscheinungen des rheumatischen Fiebers, nicht aber um hinzutretende Komplikationen.

Akuter Gelenkrheumatismus (rheumatische Polyarthritis, Polyarthritis rheumatica)

Das rheumatische Fieber beginnt meistens mit dem Befall *mehrerer* (*Poly*arthritis!) großer Gelenke, aber auch kleine Gelenke können betroffen sein. Charakteristisch ist der *sprunghafte Wechsel* der Erkrankung von einem Gelenk zum anderen. Die erkrankten Gelenke sind teils nur wenig geschwollen, evtl. auch gerötet. Ihre Bewegungen können mehr oder weniger schmerzhaft sein. Selbst bei völliger Körperruhe können Gelenkschmerzen bestehen. Die Erscheinungen in einem einzelnen Gelenk sind meist nach wenigen Tagen abgeklungen. Nach 3–4 Wochen bestehen keinerlei Gelenkbeschwerden mehr, Dauerschäden von seiten der Gelenke (Versteifung u.ä.) bleiben praktisch niemals zurück, bei Erkrankungen des Herzens kommen jedoch bleibende Schäden vor. Ein alter Spruch (Lasègue, 1856) lautet:

Das rheumatische Fieber beleckt Gelenke und Gehirn und beißt das Herz.

Herzbeteiligung (Karditis)

Die Herzbeteiligung ist nach der Polyarthritis die nächsthäufige – und die gefährlichste (teilweise sogar tödliche) – Manifestation des rheumatischen Fiebers. Sie tritt entweder gleichzeitig mit der Polyarthritis oder später, gelegentlich auch als erste oder als einzige Form der rheumatischen Erkrankung auf. Mit jedem Rezidiv des rheumatischen Fiebers erhöht sich die Gefahr, daß es zur Herzbeteiligung kommt. Am häufigsten ist das gleichzeitige Bestehen von *rheumatischer Endokarditis und Myokarditis*, seltener kommt es zur *rheumatischen Perikarditis*. Der Befall aller Wandschichten (Endokard, Myokard, Epikard und Perikard) heißt *Pankarditis*. Die Gefährlichkeit der Herzbeteiligung liegt darin, daß die Entzündung des Endokards auch die Herzklappen betrifft und zu einer Schrumpfung bzw. Deformierung mit Schlußunfähigkeit oder Verengung der betreffenden Klappe führt, d. h. daß sich ein Herzklappenfehler entwikkelt.

Die meisten *erworbenen Herzklappenfehler* gehen auf ein rheumatisches Fieber zurück.

Mitunter wird der Herzfehler erst Jahre später entdeckt („stille Karditis", die akute Erkrankung wurde kaum beachtet). In den letzten Jahrzehnten wurde mit dem Rückgang des rheumatischen Fiebers die rheumatische Karditis ebenfalls nur selten gesehen. Für die Diagnose von Endokarditis und Herzklappenfehler ist die Auskultation des Herzens wichtig (Auftreten pathologischer Geräusche). Myokarditis und Perikarditis werden dagegen u. a. elektrokardiographisch diagnostiziert (z. B. verlängerte Überleitungszeit bzw. bei Perikarderguß niedrige Ausschläge = Niedervoltage). Weiterhin sind die Röntgenuntersuchung des Herzens und die Echokardiographie diagnostisch wichtig. Verdächtig für eine Myokarditis ist eine auch im Schlaf anhaltende und in keinem Verhältnis zum Fieber stehende Tachykardie.

Chorea minor (Veitstanz)[2]

Dieser mehr bei Mädchen vorkommenden Manifestation des rheumatischen Fiebers liegen Veränderungen in bestimmten Gebieten des Hirnstamms, z. T. auch des Kleinhirns zugrunde. Eine Karditis kann gelegentlich zur selben Zeit bestehen, eine Polyarthritis kommt kaum gleichzeitig vor. Sie kann vorausgegangen sein. Es kann sich bei der Chorea minor aber auch um das einzige Symptom des rheumatischen Fiebers handeln. Die Chorea minor tritt teilweise erst Monate nach dem Streptokokkeninfekt auf. Es werden folgende Symptome beobachtet:

- Zuckungen der Skelett- und Gesichtsmuskulatur,
- Störungen der Bewegungskoordination,
- bis zur Lähmung gehende Muskelhypotonien,
- psychische Veränderungen.

Gelegentlich sind die Bewegungsstörungen nur auf eine Körperhälfte beschränkt. Wir sprechen dann von **Hemichorea.**

Zuckungen. Das Charakteristische der Chorea minor sind die blitzartigen *Zuckungen* und ausfahrenden, unwillkürlichen Bewegungen (choreatische Bewegungen, s. S. 414), die auch die Gesichtsmuskulatur betreffen können (Grimassenschneiden). Im Anfang der Erkrankung können sie sehr gering sein und für eine Unart oder Zappelei gehalten werden. Die Bewegungen können sich später so steigern („Bewegungssturm"), daß die Kinder nur mühsam im Bett zu halten sind.

Koordinationsstörung. Die *Koordinationsstörung* ist schon in leichten Fällen z. B. an der Verschlechterung des Schriftbildes und der Ungeschicklichkeit beim Zuknöpfen zu erkennen.

Muskelhypotonie. Ein ganz anderes Bild entsteht, wenn die Muskelschwäche („lose Schultern" beim Hochnehmen des Kindes) stark ausgeprägt ist. Die Kinder erscheinen dann teils sogar *gelähmt.*

Psychische Veränderungen. Die *seelischen Veränderungen* bestehen in Reizbarkeit, Schreckhaftigkeit u. a. Die Chorea minor heilt nach Wochen oder Monaten folgenlos aus.

[2] Wir unterscheiden 2 Formen von *Veitstanz:* Die hier beschriebene *Chorea minor* oder *Sydenham-Chorea* und die *Chorea major = Huntington-Chorea,* ein dominant vererbtes Leiden, das erst zwischen dem 35. und 55. Lebensjahr auftritt und eine infauste Prognose hat – zu den choreatischen Bewegungen kommt bei der Chorea major ein Persönlichkeitsabbau hinzu.

Erythema anulare und Rheumaknötchen

Erythema anulare (nur schwach sichtbare, ring- oder girlandenförmige Hautrötungen besonders am Rumpf) und *Rheumaknötchen* sind weitere typische, wenn auch seltene Krankheitszeichen des rheumatischen Fiebers. Rheumaknötchen kommen bei keiner anderen Erkrankung vor, eine Ausnahme bildet lediglich die juvenile chronische Arthritis. Diese derben, schmerzlosen, subkutanen Knötchen sitzen über Knochenvorsprüngen und Sehnen an Händen, Füßen, Ellenbogen, Kniescheiben und an anderen Stellen.

Diagnose: Manchmal lassen sich zum Zeitpunkt des Ausbruchs des rheumatischen Fiebers noch β-hämolysierende Streptokokken im Rachenabstrich nachweisen. Eine mäßig starke Leukozytose, erheblich beschleunigte Blutsenkungsgeschwindigkeit, deutliche Vermehrung des *C*-*r*eaktiven *P*roteins (CRP, ein bestimmter Eiweißkörper, der meist bei hoher Blutsenkungsgeschwindigkeit in größerer Menge vorhanden ist und früher nachgewiesen werden kann als die Senkungsbeschleunigung – beides sind unspezifische Tests, s. auch S. 307) und ein hoher Antistreptolysintiter sprechen für ein rheumatisches Fieber, werden aber auch bei anderen Erkrankungen beobachtet. So bedeutet ein hoher Antistreptolysintiter lediglich, daß eine Streptokokkeninfektion vorausgegangen ist (Titer bis zu 200–300 IE/ml gelten als normal). Das Fehlen eines erhöhten Antistreptolysintiters schließt ein rheumatisches Fieber nicht aus – er kann inzwischen wieder abgefallen sein (z. B. bei spät auftretender Chorea minor). Entscheidend für die Diagnose ist die Beurteilung der klinischen Zeichen im Verein mit den Laborwerten. Hierzu dienen die sog. *Jones-Kriterien* (Tab. 15.1); danach ist ein rheumatisches Fieber anzunehmen, wenn entweder 2 Hauptmanifestationen oder 1 Haupt- und 2 Nebenmanifestationen vorhanden sind.

Behandlung und Prophylaxe: Die Kinder müssen strenge Bettruhe einhalten (wegen der Schmerzhaftigkeit der Gelenke, und weil in den ersten beiden Krankheitswochen die Gefahr am größten ist, daß sich eine Karditis einstellt). Das stößt nicht selten auf Schwierigkeiten, wenn ein stärkeres Krankheitsgefühl fehlt. Dem Kind muß die Notwendigkeit dieser *vorübergehenden* Maßnahme erklärt werden. Das Ziel der Behandlung ist einmal die restlose Beseitigung der Streptokokken. Dazu dient *Penicillin.* Zum anderen gilt es, die rheumatische Entzündung zu bekämpfen, d. h. antirheumatisch zu behandeln. Hierfür stehen uns u. a. salizylsaure Salze *(Aspirin)* zur Verfügung („Antirheumatika"). Bei Herzbeteiligung werden teilweise auch Kortikoide (Prednison usw.) eingesetzt. Solange die Gelenke schmerzhaft sind, werden sie durch entsprechende Lagerung ruhiggestellt. Kinder mit Chorea minor werden sediert und kommen zur weitgehenden Ausschaltung äußerer Reize in Einzelzimmer. Bestehen heftige, unwillkürliche Bewegungen, muß auf gute Polsterung des Bettes geachtet werden.

Tabelle 15.1 JONES-Kriterien zur Diagnose des rheumatischen Fiebers.

Hauptmanifestationen	Nebenmanifestationen
Polyarthritis Karditis Chorea minor Erythema anulare Rheumaknötchen	Fieber Gelenkschmerzen Rezidiv eines rheumatischen Fiebers oder Nachweis einer rheumatischen Herzerkrankung Positives CRP, beschleunigte Blutsenkung, Leukozytose verlängerte Überleitungszeit im EKG

Wegen der Rezidivneigung des rheumatischen Fiebers und der damit verbundenen Gefahr für das Herz muß ein erneuter Streptokokkeninfekt, der ein Rezidiv auslösen könnte, unbedingt verhindert werden. Hier hat sich die Dauerprophylaxe mit Penicillin ausgezeichnet bewährt (alle β-hämolysierenden Streptokokken der Gruppe A sind penicillinempfindlich).

Das Penicillin muß zur Rezidiv-Prophylaxe bis nach der Pubertät, jedoch mindestens 5 Jahre lang gegeben werden, bei bestehender Karditis wird eine lebenslange Prophylaxe mit Penicillin empfohlen.

2 Juvenile chronische Arthritis

(juvenile chronische Polyarthritis, juvenile rheumatoide Arthritis)

Ursache: Die Ursache ist unbekannt. Vielleicht spielen Infektionen eine Rolle, jedoch nicht Streptokokkeninfektionen wie beim rheumatischen Fieber, das seit vielen Jahren seltener vorkommt als die juvenile chronische Polyarthritis. Statt dessen sind z. B. häufig Rötelnviren mit Symptomen wie bei juveniler chronischer Arthritis assoziiert und in der Gelenkflüssigkeit sowie in mononukleären Blutzellen nachweisbar. Auch eine Sensibilisierung oder eine Autoimmunreaktion wird diskutiert. Hereditäre Einflüsse sind unverkennbar. Auch bei Psoriasispatienten (s. S. 295) wird die Erkrankung gesehen.

Krankheitsbild: Meist beginnt die Erkrankung im Kleinkindalter, teilweise vor der Pubertät. 3 verschiedene Krankheitsverläufe werden unterschieden, doch kommen Übergangsformen und Überschneidungen vor:

1. polyarthritische Formen,
2. mono- oder oligoarthritische Formen,
3. systemische Form (STILL-Syndrom).

ad 1. Polyarthritische Formen

Der Beginn ist oft schleichend. Temperaturerhöhungen oder andere bei der systemischen Form beobachtete Zeichen (s. u.) fehlen oder sind gering. Ganz im Vordergrund der Symptomatik steht die Gelenkbeteiligung, wobei der oft symmetrische Befall erwähnenswert ist (beim rheumatischen Fieber ist eine Symmetrie der Gelenkbeteiligung nicht erkennbar). Häufig sind zunächst die großen Gelenke betroffen. Nacheinander können alle möglichen Gelenke befallen werden, auch die kleinen Gelenke von Hand, Fuß und Wirbelsäule. Typisch sind die spindelförmige Auftreibung der Fingergelenke, der steife Nacken und die „Morgensteifheit". Auch die Kiefergelenke können beteiligt sein, in dem Falle können Schwierigkeiten beim Mundöffnen bestehen, und der Unterkiefer bleibt im Wachstum zurück (Mikrognathie). *Mädchen sind sehr viel häufiger betroffen als Jungen.* Zwei wichtige Gruppen müssen hier unterschieden werden.

Rheumafaktor-negative Form. Dieser häufigere Typ kann in der Kindheit in jedem Alter beginnen und in Schüben verlaufen, ist aber selten fortschreitend (progredient).

Rheumafaktor-positive Form. Diese meist in der Pubertät beginnende Erkrankung ist im Kindesalter selten und ähnelt der im Erwachsenenalter auftretenden chronischen Polyarthritis, wo der Befall der kleinen Fingergelenke ganz im Vordergrund steht, daneben kommen Erkrankungen großer Gelenke ebenfalls vor (es gibt aber beim Erwachsenen auch Rheumafaktor-negative Formen). Charakteristisch für die RF-positiven Formen sind das häufige Fortschreiten der Erkrankung, *flüchtige Exantheme* und die *Rheumaknötchen.* Sie finden sich z. B. an den Fingerknöchelchen und am Ellenbogengelenk (über Rheumaknötchen beim rheumatischen Fieber s. S. 276).

ad 2. Mono- oder oligoarthritische Formen

Es sind nur 1 bis höchstens 4 Gelenke betroffen (meist die größeren Gelenke, vor allem das Knie- und Sprunggelenk). Eine Symmetrie des Gelenkbefalls fehlt. Auch hier ist es wichtig, 2 Formen zu unterscheiden.

Iridozyklitis-Typ (Typ I). Es sind überwiegend Mädchen betroffen, und die Erkrankung beginnt früh, in der Regel vor dem 4. Lebensjahr. Die Besonderheit dieses Arthritistyps besteht darin, daß rund 50% der Patienten eine *chronische Iridozyklitis* entwickeln. Diese Komplikation ist zunächst recht symptomarm oder sogar symptomlos und entsteht teilweise erst später im Krankheitsverlauf (selten schon vor den ersten Gelenksymptomen). Deshalb sind zur Frühdiagnose und Frühtherapie bei diesem Arthritistyp häufige (etwa alle 6 Wochen) ophthalmologische Kontrollen (Spaltlampenuntersuchung) notwendig, um der hier bestehenden großen Gefahr der Erblindung vorzubeugen.

Sakroiliitis-Typ (Typ II). Es erkranken vorwiegend Jungen, und zwar nach dem 8. Lebensjahr, oft in der Pubertät. Auch bei dieser Form kommt es relativ oft zu einer – allerdings akuten – Iridozyklitis, die früh erkannt wird, meist harmlos ist und fast stets ausheilt. Wichtig ist die Feststellung, daß etwa 75% der Patienten ein bestimmtes Histokompatibilitätsantigen aufweisen (*h*uman *l*eucocyte *a*ntigen), nämlich HLA-B27 (s. S. 310, 614). Die Bedeutung dieses Arthritistyps mit asymmetrischem Befall der Gelenke liegt darin, daß früh das Sakroiliakalgelenk (das Gelenk zwischen

Kreuz- und Darmbein) erkrankt, es entsteht eine Sakroiliitis (da hier die Wirbelsäule mitbefallen ist, spricht man auch von *Spondylarthritis* oder *Spondarthritis*[3], s. S. 279). Bei der Mehrzahl der Kinder kommt die Erkrankung nach einem oder mehreren Schüben wieder zur Ruhe.

Daß gelegentlich später ein Übergang in den **Morbus Bechterew** *(Spondylitis ankylosa*[4]*)* beobachtet wird, ist nicht verwunderlich; denn dabei findet sich sogar in rund 95% der Fälle das HLA-B27. Beim Morbus BECHTEREW sind allerdings nicht nur die Sakroiliakalgelenke und u. U. Arm- und Beingelenke betroffen, sondern auch die Wirbelsäule, die allmählich völlig in Kyphosestellung versteift. Obwohl die Erkrankung schon beim 18- bis 20jährigen beginnen kann – am häufigsten nimmt sie allerdings im 3. Lebensjahrzehnt ihren Anfang –, stellen sich die von der Wirbelsäule ausgehenden Rückenschmerzen erst beim Erwachsenen ein.

ad 3. Systemische Form (Still-Syndrom)

Sie beginnt akut mit hohem, teilweise remittierendem Fieber. Außerdem kommt es zur Milzvergrößerung, zu generalisierten Lymphknotenschwellungen, zu Exanthemen, auch Lungeninfiltrate, eine Pleuritis, Perikarditis und Myokarditis werden beobachtet, doch gibt es keine bleibenden Herzschäden wie beim rheumatischen Fieber. Manche Kinder klagen über Bauchschmerzen. Entweder gleich zu Beginn der Erkrankung oder auch später, teils sogar erst nach Wochen oder Monaten erkranken die Gelenke (symmetrischer Befall). Es kommt auch vor, daß – teils mit flüchtigen Gelenksymptomen – über lange Zeit immer wieder remittierende Fieberschübe auftreten, so daß eine Sepsis vermutet wird. Die Blutkulturen bleiben aber steril („Pseudo"-Sepsis). Für diese Sonderform des STILL-Syndroms, bei der auch ein Exanthem besteht, ist die Bezeichnung *Subsepsis allergica* WISSLER üblich. Die systemischen Manifestationen des STILL-Syndroms sistieren schließlich, während der Gelenkbefall nicht bei allen Patienten ausheilt, einige behalten schwere Behinderungen zurück. Auch Minderwuchs kommt vor. Bedrohlich kann die sich infolge des chronisch-entzündlichen Prozesses in einigen Fällen ausbildende *Amyloidnephrose*[5] werden.

Diagnose: Für die Diagnose der juvenilen chronischen Polyarthritis entscheidend ist das Krankheitsbild und der klinische Verlauf (die Gelenkbeschwerden sind nicht so flüchtig wie beim rheumatischen Fieber, sondern bleiben meist länger als 6 Wochen, oft über 3 Monate bestehen). Die Blutsenkungsgeschwindigkeit ist teilweise nur wenig beschleunigt und kann sogar normal sein. Oft finden sich Erhöhungen des C_3-Komplements und der Immunglobuline – besonders des IgG – im Serum. Häufige Zeichen sind Anämie und Leukozytose, die Thrombozytenzahl kann erhöht sein. Nur bei wenigen Kindern mit juveniler chronischer Polyarthritis ist der Rheumafaktor positiv (s. o.).

Verlauf und Prognose: Es handelt sich um eine chronische Krankheit, die mit vielen Schüben über Jahre (und Jahrzehnte) verlaufen kann. Letztlich ist die Prognose beim Kind meist gut. Die Krankheit heilt bei der Mehrzahl der Patienten weitgehend aus, insbesondere unter konsequenter Behandlung, einschließlich physikalischer Maßnahmen. Bewegungseinschränkungen können zurückbleiben. Bei einem kleinen Prozentsatz von Patienten, vor allem bei solchen mit STILL-Syndrom (s. dort) sehen wir später schwere Behinderungen.

Behandlung: Medikamentös kommen einerseits schmerzstillende Mittel wie Proxen® (Naproxen) und Amuno® (Indometacin) in Betracht *(nichtsteroidale Antirheumatika),* andererseits die sog. *Basismedikamente,* z. B. Resochin® (Chloroquin) und Goldsalze. Die systemische Anwendung von *Kortikosteroiden* sollte mit größter Zurückhaltung erfolgen, dafür gibt es nur wenige Indikationen. Sehr wichtig ist eine früh einsetzende und konsequent durchzuführende *krankengymnastische Übungsbehandlung,* einschließlich Hydrotherapie und Kältepackungen, unterstützt durch Schienenbehandlung, was der Vorbeugung von Muskelatrophien und Kontrakturen dient. Aus demselben Grunde sollte eine längere Bettruhe vermieden werden, die Bettruhe ist auf den akuten Entzündungsschub zu beschränken.

Das Motto lautet:
viel bewegen, wenig belasten –

beides ist ideal für den Knorpel. Bei der Iridozyklitis werden *cortisonhaltige Augentropfen* mit Vorsicht angewandt. Ausnahmsweise sind *chirurgische Maßnahmen* angezeigt (z. B. die Synovek-

---

[3] spondylos (griech.): Wirbel; arthron (griech.): Gelenk
[4] ankylosis (griech.): Krümmung
[5] Bei chronischen Entzündungen (STILL-Syndrom, Bronchiektasen usw.) bildet sich ein bestimmter Eiweißkörper, das *Amyloid* (ein Antikörper-Globulin), das in den verschiedensten Geweben abgelagert wird *(Amyloidose).* In der Niere entsteht so die gefährliche *Amyloidnephrose.*

tomie, also die Entfernung der Gelenkinnenhaut, bei schweren Destruktionen mit therapieresistenten Knieschmerzen). Wie bei allen chronischen Erkrankungen kommt einer einfühlsamen Patientenführung eine große Bedeutung zu; die Kinder sollten so normal aufwachsen wie irgend möglich.

3 Arthritis bei entzündlichen Darmerkrankungen

Sowohl beim Morbus CROHN (s. S. 215) als auch bei der Colitis ulcerosa (s. S. 215) kann sich bei Jungen wie Mädchen, die älter sind als 8 Jahre, eine chronische Arthritis entwickeln, und zwar *teilweise schon, bevor* die Darmerkrankung offenkundig ist. Bei einigen wenigen dieser Kinder – es sind HLA-B27-Träger und überwiegend Jungen – bildet sich ein Morbus BECHTEREW aus (s. S. 278).

Die hier beschriebenen Arthritisformen werden wie die reaktive Arthritis (s. u.), die Psoriasisarthritis, der Sakroiliitis-Typ (S. 277) und einige andere oft mit HLA-B27 assoziierte Erkrankungen zu den *juvenilen Spondylarthropathien* gezählt, wobei der Befall der Wirbelsäule teils erst nach vielen Jahren offenkundig wird.

4 Reaktive Arthritis (postinfektiöse Arthritis)

Nach Darminfektionen. Eine sterile (nicht-septische) Arthritis, die sog. reaktive oder *post*infektiöse Arthritis (als „Reaktion auf die vorausgegangene Infektion"), oft mit starker Schwellung eines Kniegelenks, entwickelt sich eine bis einige Wochen *nach* – also anders als beim Morbus CROHN und der Colitis ulcerosa – einer gastrointestinalen bakteriellen Infektion mit vor allem Yersinien, aber auch mit Salmonellen, Campylobacter und Shigellen („Ruhrrheumatoid"). In etwa 50 % klingen die Gelenkbeschwerden innerhalb von 6 Monaten ab, der Rest hat bis 1½ Jahre oder sogar noch länger Beschwerden. Die Patienten sind häufiger HLA-B27-positiv und entwickeln gelegentlich später einen Morbus BECHTEREW.

Nach Infektionen außerhalb des Darmtrakts. Auch Infektionen außerhalb des Gastrointestinaltrakts können mitunter eine reaktive Arthritis nach sich ziehen, z. B. Mykoplasmen- und Chlamydieninfektionen. Hierher gehört auch das seltene Scharlach-Rheumatoid (S. 343). Eine reaktive (sterile) Arthritis kann sich ferner nach etwa 5tägiger Therapie einer Meningokokken- oder Haemophilus-influenzae-Meningitis einstellen – nicht zu verwechseln mit der septischen Arthritis, also dem eitrigen Erguß bei Meningokokkenmeningitis und besonders bei Haemophilus-influenzae-Infektionen mit und ohne Meningitis, wobei die betreffenden Erreger im Erguß nachweisbar sind.

Von der reaktiven Arthritis muß die ebenfalls sterile, nicht-septische, aber sehr flüchtige Infektarthritis („Hüftgelenksschnupfen", S. 273) abgegrenzt werden.

Die Borrelien-Arthritis nach Zeckenstich ist ganz anders zu bewerten, obwohl sie auch erst nach einer Latenzzeit auftritt (s. S. 373). Dabei finden sich nämlich im Gegensatz zu den bisher beschriebenen *sterilen* postinfektiösen Arthritiden Erreger (Borrelien) im Gelenkpunktat.

5 Parainfektiöse Arthritis

Arthritiden gibt es weiterhin *bei* (nicht nach) Virusinfekten (*para*infektiöse Arthritis), wie Hepatitis B (im Prodromalstadium, Gelenkschmerzen sind mit Auftreten der Gelbsucht nicht mehr vorhanden) und – mehr bei Erwachsenen als bei Kindern – Röteln (gleichzeitig mit Erscheinen des Exanthems) sowie nach der Rötelnimpfung („Röteln-Impfrheumatoid"). Auch die Mumpsarthritis und die Arthritis bei Ringelröteln betreffen vorwiegend Erwachsene. Für einen anderen Virusinfekt, nämlich die Grippe, sind Gliederschmerzen typisch.

Es sei jetzt noch von Erkrankungen die Rede, bei denen es zu *Entzündungsvorgängen an den Blutgefäßen* kommt. Zu diesen Vaskulitiden gehören die Purpura SCHÖNLEIN-HENOCH, die Periarteriitis nodosa und das KAWASAKI-Syndrom.

6 Purpura Schönlein-Henoch

Die Entzündung beschränkt sich hier auf *kleine Gefäße, die keine Muskelschicht* aufweisen (Kapillaren, auch Arteriolen, vor allem Venolen). Es kommt zu Veränderungen an der Haut, den Gelenken, dem Darm und den Nieren. Näheres s. S. 177.

7 Periarteriitis nodosa (Panarteriitis nodosa)

Die entzündlichen Veränderungen finden sich an den *(muskelhaltigen) kleinen und mittleren Arterien.* Die Ursache ist unbekannt.

Krankheitsbild: Sehr unterschiedliche Krankheitszeichen können auftreten, z. B. Fieber, Exantheme, Arthritis, Bauchschmerzen, Darmblutungen, Nierenblutungen, Nierenversagen, Bluthochdruck, Krämpfe und andere neurologische Störungen sowie Lungenerkrankungen. Eine Gangrän der Extremitäten wird gelegentlich beobachtet. Häufiger und bedrohlich ist die Beteiligung der Herzkranzarterien mit Aneurysmabildung und Herzinfarkt.

Behandlung und Prognose: Die Therapie ist weitgehend machtlos. Die Sterblichkeit an Periarteriitis nodosa ist sehr hoch.

8 Kawasaki-Syndrom (mukokutanes Lymphknotensyndrom)

Auch dieser Erkrankung liegt eine Entzündung von Gefäßen zugrunde (eine systemische Vaskulitis), und zwar vorwiegend von mittleren und großen Arterien. Das KAWASAKI-Syndrom ist erstmals in Japan beschrieben worden, wird aber inzwischen weltweit beobachtet, wenn auch nicht so häufig wie in Japan. Die Ursache der Erkrankung ist nicht bekannt.

Krankheitsbild: Es erkranken überwiegend ältere Säuglinge und junge Kleinkinder, vor dem 6. Lebensmonat und nach dem 5. Lebensjahr ist das KAWASAKI-Syndrom selten, jenseits des 10. Lebensjahres kommt es kaum noch vor. Bei älteren Kindern und Erwachsenen muß eher an das *Syndrom des toxischen Schocks* gedacht werden (s. S. 346), das ähnliche Symptome hat wie das KAWASAKI-Syndrom. Bei Säuglingen mit schwerem KAWASAKI-Syndrom ähneln die Krankheitszeichen denen der *Periarteriitis nodosa* – möglicherweise handelt es sich in dieser Altersgruppe um dieselbe Krankheit. Wir unterscheiden Leitsymptome und Begleitsymptome. Zu den *Leitsymptomen* des KAWASAKI-Syndroms gehören:

- hohes Fieber, das über 5 Tage dauert (es spricht auf Antibiotika nicht an),
- Hautveränderungen an den Extremitäten (im akuten Stadium ein Erythem an Handteller – sog. Palmarerythem – und Fußsohle, in der 2.–3. Krankheitswoche groblamellöse Schuppungen an den Fingerspitzen und Zehen – die Schuppungen können auch größere Hautareale betreffen, s. auch Abb. 17.8, S. 344),
- Exantheme am Stamm,
- hochrote Lippen, Erdbeerzunge, Enanthem,
- verstärkte Füllung der Augenbindehautgefäße (keine eigentliche Konjunktivitis!),
- Halslymphknotenschwellung.

Häufige *Begleitsymptome* sind Herzerkrankungen und Arthritis, seltener werden aseptische Meningitis, Durchfall, Bauchschmerzen, Gallenblasenhydrops, Hepatitis u. a. beobachtet. Von großer Bedeutung ist wegen der Gefährlichkeit und der außerordentlichen Häufigkeit – besonders im Säuglingsalter, aber auch danach – die Beteiligung des Herzens: Myokarditis, Perikarditis, Koronararterienthrombose bzw. -aneurysma mit Herzinfarkt – gelegentlich kann es auch zu einer Aneurysmablutung kommen. Aneurysmen können auch an anderen Stellen auftreten, z. B. inguinal und axillar. Das Ausmaß des Risikos kann anhand eines Punkte-Scores abgelesen werden.

Diagnose: Sie wird gestellt, wenn 5 der 6 Leitsymptome vorhanden sind bzw. beim Nachweis von 4 Leitsymptomen und einem Koronararterienaneurysma. Bei allen Kindern müssen EKG- und Echokardiographieuntersuchungen durchgeführt werden, teils sind auch Koronarangiographien notwendig. An Laborwerten seien genannt: Beschleunigung der Blutsenkungsgeschwindigkeit, positives C-reaktives Protein (CRP), Leukozytose und – in der 2.–3. Krankheitswoche – Thrombozytose.

Prognose: Bei den meisten Patienten sind 8 Wochen nach Krankheitsbeginn keine Symptome mehr nachweisbar. Die Herzkomplikationen sind allerdings nicht zu unterschätzen, davon hängt die Prognose ab. Herzinfarkte treten teils schon in der 2. – 3. Krankheitswoche auf, teils auch später, mitunter erst nach Monaten und Jahren. Die Sterblichkeit des KAWASAKI-Syndroms liegt bei 1 – 2 %, und zwar meist durch Herzinfarkte, seltener infolge Ruptur eines Koronararterienaneurysmas oder infolge Myokarditis. Die meisten der Koronararterienaneurysmen heilen spontan. Bei vielen Patienten mit Herzinfarkten bilden sich funktionsfähige Umgehungskreisläufe aus.

Behandlung: Wichtig ist die *sofortige* intravenöse Verabreichung von Immunglobulin, wodurch die Gefahr der Entstehung einer Koronararterienerkrankung deutlich vermindert wird. Zusätzlich wird Aspirin® (Azetylsalizylsäure) gegeben, und zwar zunächst in hoher, später – zur Hemmung der Thrombozytenaggregation – in niedriger Dosierung.

9 Lupus erythematodes (Erythematodes)

Ursache: Die Ursache des *Lupus erythematodes (Erythematodes)* ist nicht völlig geklärt. Eine entscheidende Rolle spielen Autoantikörper und Immunkomplexe, die in den verschiedensten Organen Entzündungen verursachen (systemischer Lupus erythematodes). Daneben gibt es eine besondere Form von Lupus erythematodes, die durch Medikamente ausgelöst wird (z. B. durch Antiepileptika wie Phenytoin).

Krankheitsbild: Diese im Kindesalter sehr seltene Erkrankung (sie ist etwas häufiger beim Erwachsenen) wird beim weiblichen Geschlecht weit häufiger beobachtet als beim männlichen. Sie tritt meist erst nach dem 8. Lebensjahr auf. Der Beginn ist schleichend oder – häufiger – akut mit schwerem Krankheitsgefühl und Fieber. Ein Frühsymptom sind Hauterkrankungen – sie treten bei fast allen Patienten auf, nämlich der schmetterlingsförmige rötlich-livide Hautausschlag auf Wangen und Nasenrücken oder andere Hauterscheinungen (diese Hautveränderungen kommen auch als Sonderform des Erythematodes ohne sonstige Organbeteiligung vor). Eine ebenfalls fast regelmäßig vorhandene und früh auftretende Manifestation der Erkrankung ist der Gelenkbefall (Polyarthritis). Außerdem können u. a. beobachtet werden Milz- und Lebervergrößerung, generalisierte Lymphknotenschwellungen, Erkrankungen des Zentralnervensystems (Krämpfe, Psychosen usw.), Pleuritis, Perikarditis, Myokarditis, Endokarditis und vor allem Glomerulonephritis (s. S. 265). Infektionen sind häufig. Gegenüber früher überleben heutzutage die meisten Patienten mit Lupus erythematodes.

Diagnose: Die am Zustandekommen dieser Erkrankung beteiligten Autoantikörper können nachgewiesen werden. Aussagekräftig sind die Feststellung von unspezifischen Antikörpern, die gegen Kernbestandteile gerichtet sind (sog. *antinukleäre Antikörper,* ANA) sowie der Nachweis von spezifischen DNA-Antikörpern. Weniger nützlich und deshalb seltener angewendet ist die Untersuchung auf *LE-Zellen* (Lupus-erythematodes-Zellen, also phagozytierende Leukozyten, die unter der Einwirkung der *LE-Faktoren,* das sind gegen Leukozyten gerichtete antinukleäre Faktoren, auftreten). Die Blutsenkungsgeschwindigkeit ist erhöht. Oft bestehen Anämie, Leukopenie und Thrombozytopenie.

Behandlung: In Frage kommen Aspirin® (Azetylsalizylsäure), Kortikoide, evtl. auch Resochin® (Chloroquin) sowie Zytostatika bzw. Immunsuppressiva wie Imurek® (Azathioprin). Sonnenbestrahlung ist zu vermeiden, da sich die Hauterscheinungen darunter verschlimmern würden. Handelt es sich um einen medikamentös ausgelösten Lupus erythematodes, so klingt die Krankheit wenige Wochen bis einige Monate nach Absetzen des entsprechenden Präparates meist ab.

10 Dermatomyositis

Die Dermatomyositis ist – wie der Name sagt – eine Entzündung von Haut und (quergestreifter) Muskulatur. Auch der Herzmuskel und andere Bereiche des Organismus können betroffen sein. Bei alleinigem Befall der quergestreiften Muskulatur wird von *Polymyositis* gesprochen (s. S. 434).

Ursache: Die eigentliche Ursache ist unbekannt. Genetische Faktoren und Autoimmunmechanismen sind von Bedeutung. Offenbar spielen auch Viruserkrankungen (Coxsackie-Viren) eine Rolle.

Krankheitsbild: Die Erkrankung tritt beim weiblichen Geschlecht etwas häufiger auf als beim männlichen und ist im Kindesalter seltener als beim Erwachsenen. Alle Altersgruppen – vom späten Säuglingsalter an – können erkranken. Die meisten kindlichen Erkrankungen an Dermatomyositis treten jedoch im Schulalter auf. Die Dermatomyositis beginnt oft mit Fieber und rascher Ermüdbarkeit. Typische Veränderungen an der Haut betreffen z. B. die Fingerkuppen und die Ellenbogen. Die Haut ist hier entweder verdickt oder sehr dünn: anfangs zeigen sich livide Papeln, später Hautatrophien mit weißen Bändern. Im Gesicht finden sich sehr oft lila-weinrote Exantheme (daher auch die Bezeichnung *Lilakrankheit*), Teleangiektasien an den lila-weinroten Oberlidern und ein Ödem (periorbital). Der Ausschlag im Gesicht hat oft Schmetterlingsform wie beim Lupus erythematodes. Andere Körperstellen können ebenfalls Hautveränderungen aufweisen. Der Befall der Muskulatur bewirkt eine ausgesprochene Muskelschwäche, außerdem sind die befallenen Muskeln empfindlich. Die Kinder haben z. B. Probleme, sich die Haare zu kämmen, und beim Aufstehen aus der Hocke haben sie ähnliche Schwierigkeiten wie Kinder mit progressiver Muskeldystrophie: sie müssen an sich selbst hochklettern (s. S. 434). Sind die Interkostalmuskeln betroffen, kommt es zu Atemstörungen. Nicht selten erkranken auch die Schleimhäute, und es bilden sich Ulzerationen. Ist die Speiseröhre befallen, kommt es zu Schluckstörungen mit der Gefahr der Aspiration. Schleimhautulzerationen des Magen-Darm-Traktes können zu Perforationen führen. Ferner können Arthritis, Durchblutungsstörungen an den Extremitäten, Myokarditis, Lungenerkrankungen, Sehstörungen u. a. beobachtet werden. Später kommt es in fast der Hälfte der Fälle zu Weichteilverkalkungen **(Calcinosis)** und damit zu starken Behinderungen. Die Verkalkungen sitzen subkutan, periartikulär, in Faszien, Sehnen und Muskeln. Gelegentlich verschwindet die Calcinosis spontan.

Diagnose: Durch die entzündliche Schädigung der Skelettmuskulatur, die reich an Enzymen ist, kommt es zu einem Übertritt dieser Muskelenzyme ins Blut. Bei der Dermatomyositis ist die Kreatinphosphokinase im Serum stets erhöht. Meist findet sich auch eine Erhöhung der Serum-Transaminasen und -Aldolase.

Behandlung und Verlauf: Durch die Einführung der Therapie mit Kortikoiden ist die Sterblichkeit deutlich gesenkt worden. Vielfach heilt die Erkrankung nach Monaten oder Jahren aus. Die Calcinosis und die sich ausbildenden Muskelatrophien sind medikamentös nicht zu beeinflussen. Die physikalische Behandlung ist hier ganz wichtig. Sonnenbestrahlung ist zu vermeiden, sie führt nicht nur zu einer Verschlechterung der Hautmanifestation, sondern kann auch zu einer Aktivierung der Myositis führen.

11 Sklerodermie[6]

Diese im Kindesalter seltene und in ihrer Ursache weitgehend unbekannte Kollagenose, die zu den Autoimmunkrankheiten gerechnet wird, kommt in einer lokalisierten und einer generalisierten Form vor. Die erstere ist relativ gutartig, die letztere hat oft eine ernste Prognose.

Auch bei der *lokalisierten Sklerodermie* muß die Erkrankung nicht auf die Haut beschränkt bleiben, die unter den umschriebenen Hautveränderungen liegenden Muskeln und Knochen können in den Krankheitsprozeß mit einbezogen werden, so kann es z. B. zu Beinverkürzungen und -deformierungen kommen. Die Hautveränderungen stellen streifige oder ovale, zunächst ödematöse, gerötete bzw. weiße und schließlich harte, atrophische Herde dar. Bei der im Kindesalter extrem seltenen *generalisierten Sklerodermie* stehen neben den Hauterscheinungen die Durchblutungsstörungen der Finger ganz im Vordergrund. Es entsteht ein

[6] skleros (griech.): hart; derma (griech.): Haut

Bild wie beim *Morbus* RAYNAUD[7] (RAYNAUD-*Phänomen*). Auch innere Organe können erkranken, nämlich die Speiseröhre, der Magen-Darm-Trakt, die Lunge, das Herz und die Niere. Eine Polyarthritis und – wie bei der Dermatomyositis – eine Calcinosis können sich ausbilden. Die medikamentöse Therapie ist weitgehend wirkungslos. Entscheidend sind physikalische Maßnahmen.

Beim Neugeborenen gibt es sklerodermieähnliche Zustände, die mit der gerade besprochenen Kollagenose überhaupt nichts zu tun haben, nämlich *Sklerem, Sklerödem* und *subkutane Fettnekrose*. Davon soll zum Abschluß die Rede sein.

12 Sklerem und Sklerödem

Eine flächenhafte Verhärtung der Haut und des Unterhautgewebes *(Sklerem, Fettsklerem)* bzw. eine Verhärtung mit Ödem *(Sklerödem)* findet sich in den ersten Lebenstagen überwiegend bei schwerkranken Frühgeborenen heute seltener als früher. Die Verhärtung fühlt sich kalt an, sie beginnt an den Beinen – die Gelenkbeweglichkeit kann eingeschränkt sein – und breitet sich dann aus, wobei das Skrotum stets frei bleibt (anders als bei Stauungsödemen). Die zugrunde liegende Krankheit ist so ernst, daß die Kinder meist sterben.

13 Subkutane Fettnekrose

Die einige Tage bis Wochen nach der Geburt auftretende, meist am Rücken lokalisierte Erkrankung des Neugeborenen *(Adiponecrosis subcutanea neonatorum)* stellt ebenfalls eine – übrigens symmetrisch angeordnete – Verhärtung des Unterhautgewebes dar, ist aber völlig harmlos. Es kommt nach einigen Monaten zur spontanen Rückbildung. Nur gelegentlich wird eine Kalkeinlagerung beobachtet, ja sogar eine *Nephrokalzinose* (Nierenverkalkung). Auch diese Veränderungen bilden sich zurück. Mit der Vitamin-D-Prophylaxe wird bei ausgeprägterem Befall erst später begonnen (teils besteht nämlich eine Hyperkalzämie).

Weiterführende Literatur

BACON, P. A.: Diagnose rheumatischer Erkrankungen. Ein klinischer Leitfaden. Ciba-Geigy Limited, Basel 1979

SCHULTE, F. J., SPRANGER, J.: Lehrbuch der Kinderheilkunde. 27. Auflage, Fischer, Stuttgart, New York 1993

[7] Der Morbus RAYNAUD ist eine vornehmlich bei Frauen vorkommende anfallsartig auftretende Durchblutungsstörung meist der Fingerarterien (Gefäßkrampf mit zunächst Blässe, dann Zyanose und schließlich Rötung), wobei auch Nekrosen auftreten können. Die Durchblutungsstörung führt zu Schmerzen. Hände (und auch Füße) sind oft ständig kalt.

gen vor, und zwar in Form von *Papulopusteln* sowie – bei stärkerer Entzündung – von *Knoten,* die abszedieren können. Die schwerste Form der Akne, bei der es durch Zusammenballung zu Riesenkomedomen und Abszessen mit narbiger Ausheilung kommt, wird *Acne conglobata* genannt. Auch die gewöhnliche Akne kann durch Manipulationen an der Haut Narben hinterlassen. Bevorzugter Sitz der Akne sind Gesicht, obere Rückenanteile und Brust. Die Akne führt zu einer starken psychischen Belastung der Jugendlichen. (Über die Akne des jungen Säuglings s. S. 46.)

Behandlung: Komedonen dürfen nicht mit den Fingern ausgequetscht werden, sondern erfordern eine spezielle dermatologische Behandlung. Die medikamentöse Lokalbehandlung dient der Beseitigung der Follikelverhornung und der Bakterien. Die Therapie mit Vitamin-A-Säure gehört in die Hand des Hautarztes.

Dieses Präparat verursacht in der Frühschwangerschaft Mißbildungen, und zwar selbst dann, wenn es schon mehrere Wochen vor Beginn der Schwangerschaft abgesetzt wurde.

2.3 Entzündungen des Haartalgdrüsenapparates

Eine oberflächliche Infektion des Haartalgdrüsenapparates durch Eitererreger wird **Follikulitis** genannt. Durch Fortschreiten der Entzündung in die Tiefe (Befall von Talgdrüse und Haarbalg) entsteht ein **Furunkel.**

Bei Furunkeln im Bereich von Nase und Oberlippe besteht die Gefahr von Sinusthrombose (Hirnvenenthrombose), Meningitis und Sepsis.

Beim Auftreten zahlreicher Furunkel spricht man von *Furunkulose.* Durch Ineinander-Übergehen mehrerer benachbarter Furunkel entsteht ein *Karbunkel* (bevorzugt am Nacken).

2.4 Entzündungen der Schweißdrüsen

Schweißdrüsenabszesse, d. h. Entzündungen der großen Schweißdrüsen, gibt es erst von der Pubertät an (z. B. in der Achselhöhle). Eine Infektion im Bereich der Ausführungsgänge („Poren") der kleinen Schweißdrüsen kommt nur beim Säugling vor, die sog. **Periporitis.** Lieblingssitz sind Hinterkopf, Nacken, Rücken und Gesäß. Starkes Schwitzen, mangelnde Hautpflege und Unterernährung begünstigen diese Staphylokokkeninfektion. Wegen der Ähnlichkeit mit Furunkeln werden die Schweißdrüsenabszesse der Säuglinge auch *Pseudofurunkel* genannt.

2.5 Faulecken (Perlèche)

Diese entzündlichen Einrisse an den Mundwinkeln – daher auch die Bezeichnung *Angulus infectiosus* – sind durch Streptokokken oder andere Bakterien, teils auch durch Soor bedingt.

2.6 Erysipel

Über diese sich auf dem Lymphwege ausbreitende Streptokokkeninfektion von Haut (Schleimhaut) und Unterhautgewebe wird auf S. 345 berichtet.

3 Virale Hautkrankheiten

3.1 Warzen (Verrucae)

Warzen sind bis erbsgroße, mehr oder weniger erhabene, gutartige Neubildungen der Haut, die durch Viren hervorgerufen werden. Wir unterscheiden:

- die *gewöhnlichen Warzen,*
- die *flachen Warzen*
- und die an den Fußsohlen vorkommenden *Dornwarzen,* die leicht mit *Hühneraugen* (also mit Schwielen, d. h. Hornhautveränderungen) verwechselt werden können.

Das Virus kann auf andere übertragen werden, doch kann der Patient auch bei sich selbst die Viren auf andere Körperstellen übertragen (Autoinokulation). Die Warzen können monate- bis jahrelang bestehenbleiben. Spontane Rückbildungen (ohne Behandlung) kommen vor.

Behandlung: Wegen der Tendenz zu spontaner Abheilung sind immer wieder Suggestionsbehandlungen versucht worden und erfolgreich gewesen. Im übrigen kommen eine Ätztherapie oder eine Behandlung mit dem scharfen Löffel, evtl. auch chirurgische Maßnahmen in Betracht, bei denen es allerdings durch Blutung zu weiterer Aussaat der Viren kommen kann.

3.2 Spitze Kondylome (Condylomata acuminata)

Diese ebenfalls virusbedingten Warzen *(Feigwarzen)* finden sich an der Schleimhaut der Genitalien und perianal (über die breiten Kondylome der Syphilis s. S. 371).

3.3 Mollusken (Mollusca contagiosa)

Auch das Molluscum contagiosum ist eine ansteckende, virale, gutartige Hautneubildung. Die nur wenige Millimeter großen Papeln weisen eine zentrale Delle *(Dellwarzen)* auf und enthalten graugelbes, krümeliges Material. Die Mollusken können nach vielen Monaten spontan verschwinden.

Behandlung: Heilung abwarten oder Abkratzen mit dem scharfen Löffel, danach Betaisodonalösung.

3.4 Herpes-simplex-Virus-Infektion

Darüber – und über viele andere Viruserkrankungen, die auch oder ausschließlich die Haut betreffen – ist im einzelnen im Infektionskapitel berichtet. Hier sei nur erwähnt, daß die Infektion durch Herpes-simplex-Viren an jeder Haut oder Schleimhaut vorkommen kann, besonders auch an Haut-Schleimhaut-Grenzen (z. B. an den Lippen, *Herpes labialis*). Es bilden sich in Gruppen stehende, kleine Herpesbläschen, die zu Krusten eintrocknen. Gefährlich ist die Superinfektion eines Ekzems mit Herpesviren. Dieses *Ekzema herpeticatum* verursacht schwere Allgemeinstörungen (s. auch S. 390).

Zur Vorbeugung wird streng darauf geachtet, daß Patienten mit Herpes-simplex-Virus-Infektionen (z. B. Stomatitis aphthosa und Herpes labialis) nicht mit Ekzemkindern in demselben Krankenzimmer untergebracht sind.

4 Pilzkrankheiten der Haut (Dermatomykosen)

Die Infektion der Haut durch Pilze ist weit verbreitet. Zur Sicherung der Diagnose ist der Pilznachweis (z. B. in Hautschuppen) nötig.

Dazu muß das Präparat (z. B. Schuppen oder Nagelteile vom Rand des Herdes) auf einem Objektträger mit 15%iger Kalilauge behandelt und hitzefixiert werden. Betrachtung bei ca. 400facher Vergrößerung. Anzustreben ist die zusätzliche Differenzierung durch die Pilzkultur.

Diese Krankheiten sind ansteckend. Sie werden von Tier zu Mensch, von Mensch zu Mensch oder über Gegenstände übertragen. Feuchtigkeit und Wärme begünstigen das Pilzwachstum (Ansteckung z. B. in Badeanstalten). Wir unterscheiden

- Infektionen durch *Fadenpilze* (*Dermatophyten*, die sog. **Tinea**),
- solche durch *Sproßpilze*, d. h. durch *Hefen* (die **Candidamykose = Soormykose = Soor**)
- und –ausnahmsweise – durch **Schimmelpilze.**

Es gibt eine ganze Reihe von Fadenpilzerkrankungen. Diese unter dem Begriff *Tinea* zusammengefaßten Hautkrankheiten sind die *oberflächliche Trichophytie*, die *tiefe Trichophytie* (bei Befall des behaarten Kopfes auch *Kerion Celsi*[4] genannt), die *Mikrosporie* und der *Favus* (wegen der Familiarität früher *„Erb"-grind* genannt).

Die Fadenpilze können die Haut und ihre Anhangsorgane (Haare, Nägel) befallen, während die Hefepilze zu Erkrankungen von Haut und Schleimhäuten sowie Nägeln, aber auch von inneren Organen führen können (über Soormykose s. auch S. 403). Die Schimmelpilzinfektionen betreffen überwiegend die verschiedensten inneren Organe, nur selten die Oberfläche, z. B. die Fingernägel und die Kopfhaut.

Die Abgrenzung dieser drei Gruppen von Pilzerkrankungen ist wegen ihres unterschiedlichen Ansprechens auf Medikamente wichtig.

---

[4] kerion (griech.): Honigwabe. CELSUS = römischer Arzt, lebte um die Zeit Christi Geburt

5 Hautkrankheiten durch Parasiten

5.1 Krätze (Skabies)

Ursache: Sie wird durch die Krätzmilbe verursacht, die von Mensch zu Mensch bei engem Kontakt übertragen wird (der Parasit findet sich nur beim Menschen). Gelegentlich kommt auch eine Infektion über Betten und Decken zustande, die vorher ein Krätzekranker benutzt hat.

Krankheitsbild: Die weibliche Milbe gräbt oberflächlich in der Hornhaut kleine Gänge, die als dunkle Streifen imponieren und in die die Eier abgelegt werden. Am blinden Ende eines solchen Tunnels sitzt die Milbe, und in unmittelbarer Nähe findet sich ein Bläschen, das als kleiner weißer Punkt durch die Haut durchschimmert.

Man kann versuchen, die Milbe mit einer Nadel auszugraben, um sie dann bei Lupenvergrößerung unter dem Mikroskop zu betrachten.

Die Milben bevorzugen dünne Hautstellen (Abb. 16.2, S. 291), z. B. die Haut zwischen den Fingern, die Haut der Achselhöhle und Leistenbeuge etc., beim Kind auch Handteller und Fußsohle. Die Erkrankung führt zu einem starken Juckreiz. Typisch ist die Angabe, daß sich der Juckreiz abends in der Wärme des Bettes verstärkt. Durch Kratzen kommt es zu sekundären Superinfektionen.

Eine gefürchtete Sonderform ist die hochinfektiöse *Scabies norvegica.* Dabei bilden sich dicke Borken, die massenhaft Milben enthalten. Eine diskrete, abortive Skabies findet sich bei Menschen, die sich viel waschen *(„gepflegte Skabies“).*

Behandlung: Es wird der ganze Körper behandelt, und zwar entweder mit *Jacutin-Emulsion* (ein Kontaktinsektizid, das das toxische Lindan enthält) oder z. B. mit dem weniger toxischen *Benzylbenzoat.* Die Familienmitglieder müssen mitbehandelt werden. Auch nach der Therapie, d. h. nach dem Absterben der Milben kann es lange dauern, bis sich die Haut normalisiert. Im späteren Stadium finden sich papulöse Hautveränderungen; es handelt sich dabei um eine allergische Begleiterkrankung, das *postskabiöse Ekzem* (eine sog. „Id“-Reaktion = Skabid, s. auch S. 294), für dessen Behandlung milde Cortison-Cremes empfohlen werden. Außerhalb des Körpers überleben die Milben nur höchstens (3 –) 4 Tage. Es würde deshalb genügen, die Kleider kurze Zeit nicht zu tragen und sie durch Auslüften an der Luft von den Milben zu befreien. Leib- und Bettwäsche wird man allerdings auskochen.

5.2 Verlausung (Pedikulose)

Wir unterscheiden 3 Arten von Läusen, nämlich

- Kopf-,
- Kleider-
- und Filzläuse.

Kopfläuse. Sie sitzen am behaarten Kopf. Ihr Biß verursacht Juckreiz. Durch das Kratzen kommt es zur bakteriellen Superinfektion mit Lymphknotenschwellung am Nacken. An den Haaren findet man die (nicht gut sichtbaren) lebenden Läuse und vor allem die mit bloßem Auge erkennbaren Läuseeier *(Nissen).* Der oberflächliche Betrachter kann sie für Kopfschuppen halten. Bei genauer Untersuchung ist jedoch festzustellen, daß sie im Gegensatz zu den Kopfschuppen nur mühsam von den Haaren abgestreift werden können, an denen sie mit Hilfe einer Kittsubstanz (Chitin) kleben bleiben. Bei größerer Ausdehnung der Verfilzung spricht man von *Weichselzopf,* der voller Läuse und Nissen sitzt und heute eine extreme Rarität darstellt (nach 6 Tagen schlüpfen übrigens aus den Nissen Larven).

Behandlung: entweder mit dem toxischen *Jacutin-Gel* oder mit besser verträglichen Präparaten (*Jacutin-N-Spray, Goldgeist forte* oder *Organoderm-Lösung*). Zur Beseitigung der noch immer haftenden Nissen (sie werden übrigens durch die genannten Medikamente nicht abgetötet) wird nach gründlicher Kopfwäsche mit lauwarmem Essigwasser (1 Teil Speiseessig auf 2 Teile Wasser) nachgespült und anschließend mit einem feinen Staubkamm, der vorher durch Mull gezogen wird, ausgekämmt.

Kleiderläuse. Sie sind sehr viel seltener und sitzen in der Kleidung (besonders in der Leibwäsche) und auf den von der Kleidung bedeckten Körperteilen. Kleiderläuse können Infektionen wie z. B. Fleckfieber übertragen.

Filzläuse. Sie kommen nur gelegentlich bei Kindern vor und befallen dann Augenbrauen und Wimpern, teils auch die behaarte Kopfhaut. Bei Erwachsenen sitzen die Filzläuse u. a. in den Schamhaaren („Schamläuse“).

5.3 Insektenstiche

Mücken-, Bremsen-, Floh- und Wanzenstiche verursachen ebenfalls starken Juckreiz, gegen den Antihistaminika eingesetzt werden. *Hummel-, Wespen-, Hornissen- und Bienenstiche* führen teils zu erheblicher Schwellung und Schmerzhaftigkeit; auch lebensgefährliche Zustände kommen vor (Glottisödem, s. S. 563, Allergie durch Bienen-, Wespen- bzw. Hornissenstich). Über den *Strophulus* s. S. 293 und über den *Zeckenstich* s. S. 373.

6 Allergische und toxische Hautkrankheiten

Wenn von Allergien die Rede ist, muß der Atopiebegriff erwähnt werden –

unter **Atopie** versteht man eine „ungewöhnliche, vererbte allergische Empfindlichkeit gegenüber Substanzen der Umwelt". Zum Formenkreis der Atopie gehören u. a. folgende familiär gehäuft auftretende, also genetisch verankerte Erkrankungen: *endogenes Ekzem, Heuschnupfen* und *Asthma.*

Es können auch zwei oder alle drei der genannten Erkrankungen bei ein und demselben Kind und natürlich auch bei Familienangehörigen beobachtet werden. Ob es bei bekannter familiärer Atopie im Einzelfall zu einer allergischen Reaktion kommt, hängt von vielen Faktoren ab. Manches spricht dafür, daß die unbestrittene Zunahme des Ausbruchs dieser familiären Erkrankung mit der steigenden Umweltbelastung in Zusammenhang steht (allerdings ist mit dieser These die geringere Allergierate seinerzeit in der DDR nicht zu vereinbaren): in den letzten Jahrzehnten ist eine Verdoppelung bis Verdreifachung eingetreten. Für atopische Erkrankungen insgesamt wird eine Häufigkeit von rund 20% angegeben, wobei Asthma bei 2–12%, Heuschnupfen in ungefähr 10% und das endogene Ekzem bei 5% bzw. – falls die leichteren Hautveränderungen mit berücksichtigt werden – bei 10% der Kinder angetroffen werden.

6.1 Endogenes Ekzem, Neurodermitis, atopisches Ekzem

Über die familiäre Disposition des endogenen Ekzems und seine Zunahme in den letzten Jahrzehnten wurde gerade berichtet.

Krankheitsbild: Das endogene Ekzem (Abb. 16.3, S. 292) beginnt oft schon im Säuglingsalter, dann aber meist erst nach dem 3. Lebensmonat.

Charakteristisch für die junge Säuglingszeit ist der Milchschorf (Abb. 16.4, S. 292)[5]. Er findet sich im Gesicht („Wangenschorf") und am behaarten Kopf *(Säuglingsekzem).*

Es handelt sich um einen nässenden Ausschlag mit Schuppung, Bläschen- und Krustenbildung auf geröteter Haut, und es besteht Juckreiz, der Kratzspuren hinterläßt (im Gegensatz zur *seborrhoischen Dermatitis* der ersten Lebensmonate, die weder näßt noch juckt, s. S. 89, aber in ein Ekzem übergehen kann). Die ekzematischen Hautveränderungen können sich auch auf andere Hautbezirke ausbreiten.

Nach der Säuglingszeit – bis ins Erwachsenenalter hinein – sind vorzugsweise Ellenbeugen, Handgelenke und Kniekehlen betroffen *(Beugenekzem),* aber auch eine Ausbreitung auf größere Hautareale kann schubweise immer wieder auftreten.

An den Gelenkbeugen kommt es im weiteren Verlauf der Krankheit zu Knötchenbildungen und einer Verdickung der Hautoberfläche (sog. *Lichenifikation,* s. S. 284). Die Haut ist charakteristischerweise oft glanzlos und trocken. Durch häufiges Lecken entsteht das Lippen-Leck-Ekzem. Auch Rhagaden an Lippen und Ohrläppchen sind nicht selten. Das ständige Kratzen führt zu einem Ausfall der seitlichen Augenbrauen. Als weitere Komplikationen gelten bakterielle Superinfektionen *(Impetiginisierung)* und das Aufpfropfen einer Virusinfektion. Das durch Herpesviren hervorgerufene *Ekzema herpeticatum* ist oben schon genannt worden (s. S. 287), früher war das durch Pockenimpfviren ausgelöste *Ekzema vaccinatum* gefürchtet.

---

[5] Die aus dem 18. Jh. stammende Bezeichnung Milchschorf soll andeuten, daß der „Schorf von der Farbe einer über Feuer eingetrockneten Milch" ist; an einen Zusammenhang zwischen der Milchnahrung und dem endogenen Ekzem ist bei der Wortwahl nicht gedacht.

Verlauf: Ein endogenes Ekzem kann auf die Säuglingszeit beschränkt sein, kann aber auch mehrere Jahre anhalten, wobei die Ausprägung bei ein und demselben Kind wechselt, teilweise bleibt das endogene Ekzem Jahrzehnte bestehen. Manche Patienten beobachten die Saisonabhängigkeit (mitunter besteht eine isolierte Pollenallergie). Gelegentlich werden Verschlechterungen durch Staubbelastung gesehen. Über den Einfluß bestimmter Nahrungen als Trigger (Auslöser) für das Ekzem s. u.

Behandlung und Prophylaxe: Bei der Lokalbehandlung sind fetthaltige Salben von Nutzen. Nässende und superinfizierte Hautstellen können z. B. mit 1%iger wäßriger Pyoktanin-Lösung behandelt werden („feucht auf feucht"). Cortisonhaltige Cremes und Salben werden nur sehr sparsam eingesetzt. Bewährt haben sich Kleiebäder und ölhaltige Bäder, desgleichen die Klimatherapie (Nordsee, Hochgebirge). Daneben werden juckreizstillende Medikamente gegeben.

Nebenwirkungen des Cortisons. Bei zu großzügiger (selbst lokaler!) Anwendung kann es zu unangenehmen Nebenwirkungen kommen, nämlich Hautatrophie, Akne, Teleangiektasien (Gefäßerweiterungen, besonders im Gesicht), Striae (Dehnungsstreifen, Abb. 16.5, S. 292), Hypertrichose (übermäßige Behaarung); bei langdauernder und großflächiger Anwendung werden sogar systemische Cortisonwirkungen beobachtet (Elektrolytverschiebungen im Serum und – selten – Nebennierenrindeninsuffizienz).

Einfluß der Ernährung. Der Ernährung ist vermehrte Aufmerksamkeit zu schenken. Eine Reihe von Kindern profitiert von dem Weglassen bestimmter Nahrungsmittel (z. B. Zitrusfrüchte, Schokolade, Eier, Milch und Milchprodukte sowie Fisch, Nüsse, Tomaten und Erbsen). Doch kann für diese Kinder nur nach strenger Prüfung (orale Provokation) des Einflusses der verschiedensten Nahrungsbestandteile eine spezielle Diät aufgestellt werden.

Dies betrifft besonders Kinder in den ersten 4 Lebensjahren. Eine Nahrungsmittelallergie als Auslöser des endogenen Ekzems scheint in einer Häufigkeit von 10 bis 15% vorzukommen. Nur in diesen Fällen ist eine sog. Eliminationsdiät sinnvoll.

Viel häufiger also sind diätetische Maßnahmen wirkunglos. Das kritiklose Weglassen verdächtiger Nahrungsmittel ist nicht nur ohne Effekt, sondern hat oft zu Mangelerscheinungen geführt.

Einen günstigen (prophylaktischen) Einfluß erhofft man sich vom Stillen in den ersten 6 Monaten.

Jedoch ist auch die Frauenmilch bei normaler Ernährung der Mutter nicht völlig allergenfrei – sie sollte bei Atopien in der Familie während der Stillperiode stark allergene Nahrungsmittel meiden

(in der Schwangerschaft ist dies nicht erforderlich), also Milch und Milchprodukte (zusätzliche Calciumgaben sind dann nötig), Eier, Fisch und Nüsse. Beim Ausbleiben der Muttermilch wird hier eine hypoallergene Milch empfohlen.

Wichtig ist, daß vor dem Einschießen der Muttermilch nicht vorübergehend die üblichen Kuhmilchpräparate gegeben werden; denn nach dem Abstillen wäre dann eher mit allergischen Reaktionen zu rechnen, als wenn die Kuhmilch ohne Unterbrechung verabreicht worden wäre.

Beikost (also tierisches und pflanzliches Protein) sollte erst ab 5. Monat zugeführt werden.

Weitere wichtige prophylaktische Maßnahmen. Zur Prophylaxe gehört auch, daß nicht passiv geraucht wird – schon in der Schwangerschaft sollte die Rauchexposition unterbleiben – und daß keine Katzen etc. im Haushalt anwesend sind.

Wegen des unverkennbaren Einflusses von Streß, Ärger und anderen psychischen Belastungen (übrigens auch von Virusinfekten) auf die Schwere der Hauterkrankung sollte das Kind in einer liebevollen Umgebung aufwachsen. Die medikamentöse Unterdrückung des Juckreizes wirkt sich nicht nur beruhigend, sondern auch zusätzlich prophylaktisch aus; denn beim Kratzen werden Histamin und andere Mediatoren freigesetzt, was das Auftreten neuer Ekzemherde zur Folge hat. So ist die Umkehrung des Ausspruchs „der Ausschlag, der juckt" zu verstehen:
„The itch that rashes".

6.2 Allergisches Kontaktekzem

Es ist bei Kindern selten und kommt durch Hautkontakt mit einer Substanz zustande, die bei dem Betreffenden sensibilisierend wirkt, z. B. Nickel (Schmuck, Jeansknopf), Kosmetika, örtlich angewendete Arzneimittel. Es erkrankt der Hautbezirk, der mit dem Allergen Kontakt hatte, doch kann sich der Ausschlag ausbreiten. Zur Klärung der

Ursache kann die Epikutantestung (Testpflaster) herangezogen werden.

6.3 Arzneimittelexanthem

Hier steht nicht der Kontakt der Haut mit einem lokal applizierten Arzneimittel zur Diskussion, sondern das Arzneimittel gelangt über das Blut (nach oraler Aufnahme, nach i. v. Infusion etc.) in die Haut und verursacht einen masern- oder scharlachähnlichen Ausschlag, auch eine Urtikaria (s. u.) kann auftreten, ebenso Fieber (Medikamentenfieber, „drug fever"). Nur zum Teil handelt es sich um allergische Reaktionen, daneben gibt es eine toxische Auslösung, so daß auch von allergisch-toxischen Exanthemen gesprochen wird.

Bei einer *Penicillin-Allergie* z. B. kann es innerhalb der ersten Stunden nach Penicillingabe zu Hautausschlägen und gefährlichen Krankheitssymptomen kommen (Schock etc.). Etwas ganz anderes ist das *Ampicillin-Exanthem* (Abb. 16.6), das etwa 9 Tage nach der Verabreichung dieses Breitbandpenicillins auftritt und auch ohne Absetzen der Therapie nach etwa 5 Tagen verschwindet.

Es hat nichts mit einer Allergie zu tun, sondern stellt eine unspezifische („toxische") Reaktion dar, wie sie auch durch Viren (z. B. EPSTEIN-BARR-Viren) hervorgerufen werden kann. So kommt es bei irrtümlicher Behandlung eines Mononukleose-Patienten mit Ampicillin zu einer Potenzierung der Wirkung und damit praktisch 100%ig zu einem Ampicillin-Exanthem (das sonst bei rund 10% der mit diesem Antibiotikum Behandelten beobachtet wird).

6.4 Urtikaria[6] (Nesselsucht)

Bei der Beschreibung des Arzneimittelexanthems wurde bereits die Urtikaria erwähnt. Diese juckende Hautveränderung – eine allergische Überemp-

[6] urtica (lat.): Brennessel

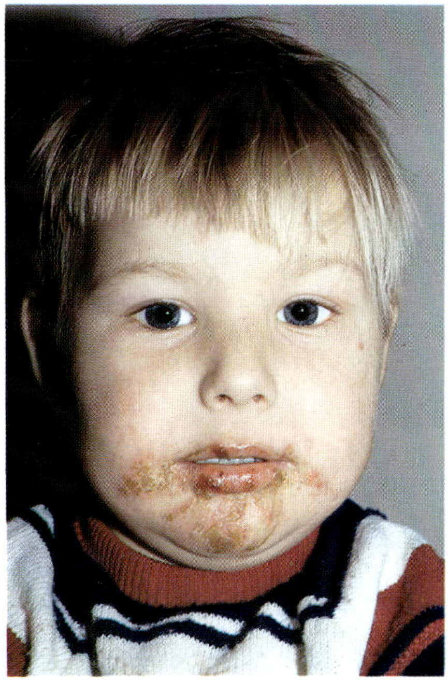

Abb. 16.1 Impetigo contagiosa mit Übergreifen auf die Lippenschleimhaut. (Aus: MOLL, H.: Pädiatrische Krankheitsbilder. 2. Auflage, Thieme, Stuttgart 1983.)

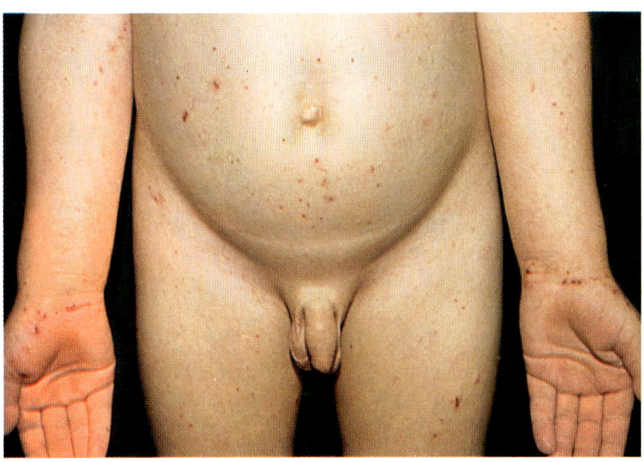

Abb. 16.2 Skabies. Multiple, größtenteils zerkratzte Papeln und Milbengänge. Kumulation an Handgelenken und Bauch. 4jähriger Junge. Schlechtes hygienisches Milieu. (Aus: MOLL, H.: Pädiatrische Krankheitsbilder. 2. Auflage, Thieme, Stuttgart 1983.)

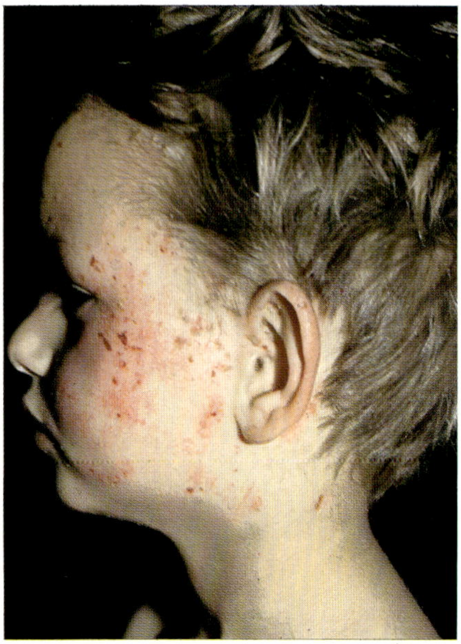

Abb. 16.3 Endogenes Ekzem bei 3½jährigem Jungen. Aufgekratzte, nässende, verkrustete und impetiginisierte Herde. (Aus: MOLL, H.: Pädiatrische Krankheitsbilder. 2. Auflage, Thieme, Stuttgart 1983.)

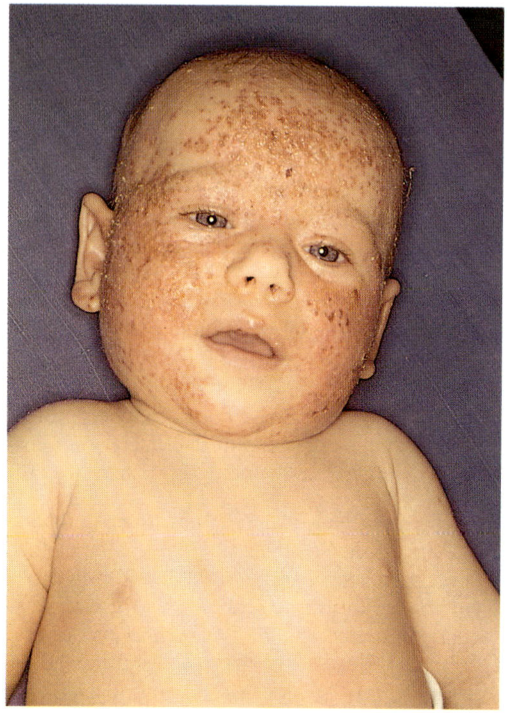

Abb. 16.4 Milchschorf.

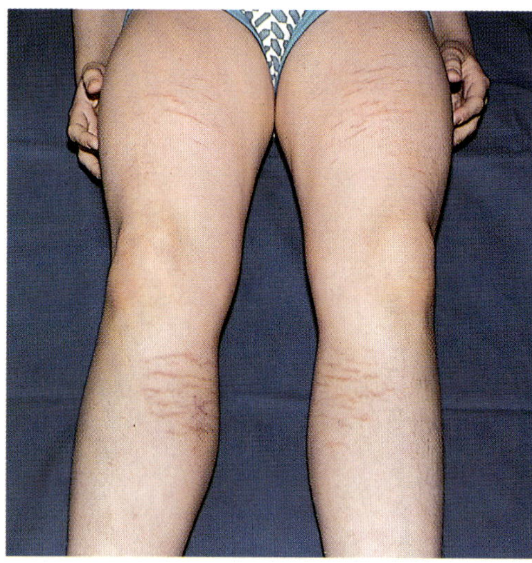

Abb. 16.5 Dehnungsstreifen nach lokaler Anwendung cortisonhaltiger Präparate.

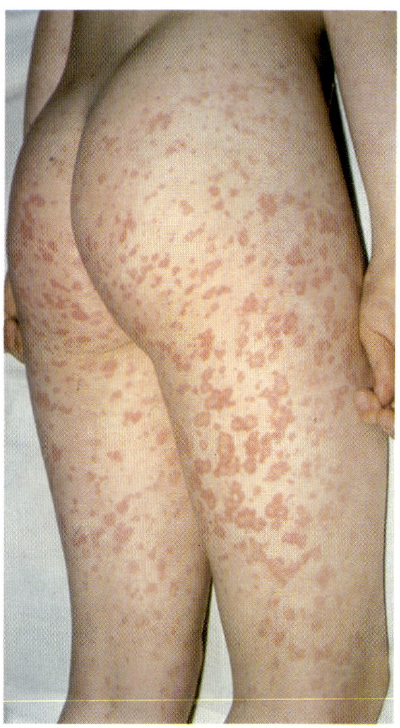

Abb. 16.6 Arzneimittelexanthem. 9 Tage nach intramuskulärer Ampicillinmedikation. 10jähriges Mädchen. Nach 5 Tagen abgeklungen. (Aus: MOLL, H.: Pädiatrische Krankheitsbilder. 2. Auflage, Thieme, Stuttgart 1983.)

findlichkeit der Haut – kann nicht nur durch Medikamente, sondern auch durch Nahrungsmittel (Pfirsiche, Fisch, Nüsse, Konservierungs- und Farbstoffe) und andere Allergene, aber auch durch physikalische Einflüsse (Kälte-, Wärme-, Licht-, Druck- und Kontakturtikaria z. B. durch Quallen) ausgelöst werden. Ferner gibt es eine infektinduzierte Urtikaria (z. B. bei grippalen Infekten). Durch Freisetzung von Histamin und anderen Substanzen aus Mastzellen und basophilen Granulozyten entstehen die stark juckenden Quaddeln. Auch eine großflächige Anschwellung (Abb. 16.7) kommt vor (urtikarielles Ödem). Die einzelne Effloreszenz bleibt nicht lange bestehen, sie verändert ihre Form oder verschwindet ganz, und an anderen Hautstellen können neue Quaddeln auftreten. Dieses Kommen und Gehen der Effloreszenzen kann sich über lange Zeit hinziehen und ist für die Urtikaria besonders charakteristisch.

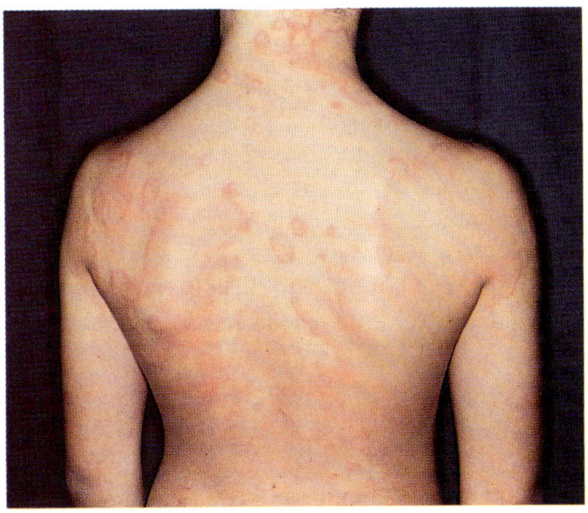

Abb. 16.7 Urtikaria.

Ödematöse Schwellungen z. B. im Bereich der Augenlider und an den Lippen werden **Quincke-Ödem** genannt. Ist die Kehlkopfgegend betroffen **(Glottisödem),** so besteht Lebensgefahr durch Ersticken.

6.5 Strophulus
(Papulöse Urtikaria, Prurigo)

Diese stark juckenden Papeln und Bläschen auf geröteter Haut kommen besonders bei Kleinkindern vor, und zwar bei gesteigerter Empfindlichkeit vor allem auf Insektenstiche (in typischer Weise nach Mückenstichen). Betroffen sind vornehmlich die Streckseiten der Gliedmaßen (Abb. 16.8), seltener Stamm und Kopf. Es handelt sich

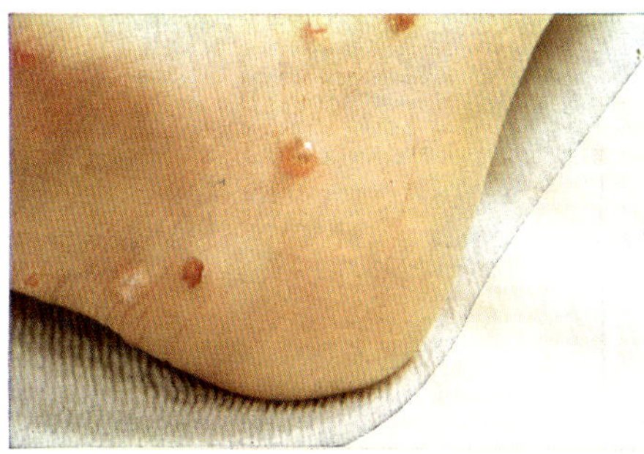

Abb. 16.8 Strophulus. (Aus: Oehme, J.: Krankheiten der Haut. In: W. Catel: Das gesunde und das kranke Kind. Hrsg. von E. Gladtke, J. Oehme, J. Schaub. 12. Auflage, Thieme, Stuttgart 1983.)

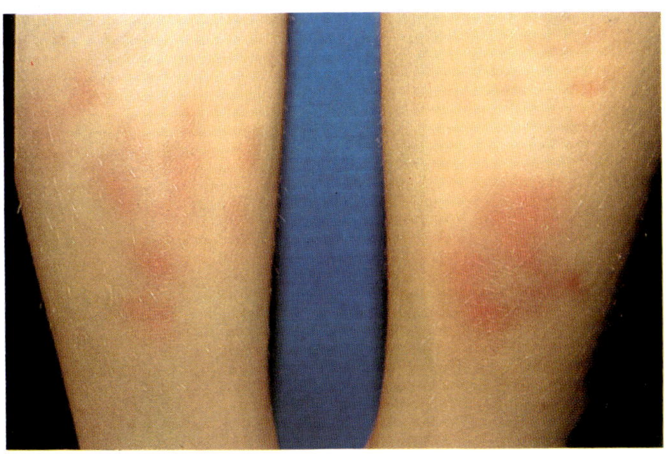

Abb. 16.9 Erythema nodosum. 7jähriger Junge mit frischem tuberkulösem Primärkomplex. (Aus: Moll, H.: Pädiatrische Krankheitsbilder. 2. Auflage, Thieme, Stuttgart 1983.)

hier um eine Fernreaktion der Haut, die sog. *id-Reaktion* (eine allergische Antigen-Antikörper-Reaktion), wie sie auch bei der Skabies vorkommt (Skabid, S. 288), s. auch Tuberkulid (S. 366). Im Gegensatz zu den ähnlich aussehenden Windpocken bleiben behaarter Kopf und Mundschleimhaut verschont.

6.6 Erythema nodosum

Die stark druckschmerzhaften, erbs- bis walnußgroßen, bläulich-roten, derben, leicht erhabenen Knoten an den Streckseiten beider Unterschenkel (Abb. 16.9), seltener an den Oberschenkeln und Unterarmen finden sich als allergische Hautreaktion im Frühstadium einer Tuberkulose, verbunden mit einer stark positiven Tuberkulinprobe, kommen aber auch bei anderen Infektionen (z. B. Streptokokkeninfektion) oder, durch Arzneimittel ausgelöst, vor.

6.7 Erythema exsudativum multiforme

Es kann wie das Erythema nodosum einerseits im Zusammenhang mit Arzneimitteln auftreten (und damit eine Sonderform des Arzneimittelexanthems darstellen), andererseits kommen aber auch ursächlich Infekte (z. B. durch Herpesviren und Mykoplasmen) in Betracht. Im Vordergrund stehen kokardenförmige Hauterscheinungen. Teils findet sich im Zentrum der Effloreszenz ein eingesunkener Bereich mit blauroter Verfärbung oder einer Blase. Der Blaseninhalt kann blutig werden. Durch Zusammenfließen der Kokarden entstehen auch girlandenförmige Figuren. Bevorzugter Befall sind die Streckseiten der Extremitäten und das Gesicht. Rezidive werden beobachtet.

Bei zusätzlichem Befall der verschiedenen Körperöffnungen haben wir es mit dem lebensbedrohlichen Krankheitsbild des STEVENS-JOHNSON-Syndroms zu tun, das mit schweren Störungen des Allgemeinbefindens einhergeht. Bedrohlich ist auch der Befall der Augenbindehäute (eitrige Konjunktivitis), was Hornhautgeschwüre und Erblindung nach sich ziehen kann.

6.8 Lyell-Syndrom (toxische epidermale Nekrolyse)

Es handelt sich um eine großflächige, blasige Ablösung von Haut (Abb. 16.10) und Schleimhaut. Wegen des Aussehens spricht man auch vom *Syndrom der verbrühten Haut.* Vorwiegend bei Säuglingen und Kleinkindern wird die Erkrankung durch ein Toxin der **Staphylokokken** ausgelöst (im anglo-amerikanischen Schrifttum als *SSSS = staphylococcal scalded skin syndrome* bezeichnet; über die entsprechende Erkrankung des Neugeborenen, nämlich die *Dermatitis exfoliativa* RITTER VON RITTERSHAIN, s. S. 45). Eine eitrige Konjunktivitis kommt vor, doch bleibt die Mundschleimhaut frei, im Gegensatz zu dem ähnlichen STEVENS-JOHNSON-Syndrom.

Bei älteren Kindern und Erwachsenen sind **Medikamente** ursächlich für die Erkrankung verantwortlich. Die zuletzt genannte Form sitzt tiefer in der Haut als die staphylokokkenbedingte und hat eine ungünstigere Prognose (hohe Sterblichkeit).

(Mindestens) *ein* Staphylokokkentoxin spielt beim **Syndrom des toxischen Schocks** *(toxic shock syndrome)* eine Rolle (s. S. 346), das u. a. auch Hautveränderungen zeigt.

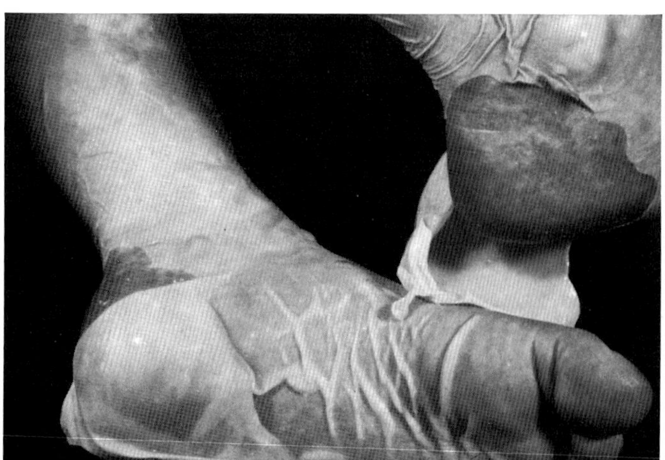

Abb. 16.10 LYELL-Syndrom, 5jähriges Kind. Strumpfförmige Ablösung der Epidermis an den Füßen. (Aus: OEHME, J.: Krankheiten der Haut. In: W. CATEL: Das gesunde und das kranke Kind. Hrsg. von E. GLADTKE, J. OEHME, J. SCHAUB. 12. Auflage, Thieme, Stuttgart 1983.)

7 Erbliche Hautkrankheiten

Über die schon bei der Geburt sichtbaren erblichen Hautkrankheiten ist im Neugeborenenkapitel nachzulesen (s. S. 46 u. ff.). Hier seien nur 2 der sich später manifestierenden hereditären Hautkrankheiten genannt.

7.1 Psoriasis vulgaris (Schuppenflechte)

Diese keineswegs seltene Krankheit beginnt meist erst nach der Pubertät, kann aber auch schon in früher Kindheit auftreten. Die Veranlagung dazu ist vererbt. Als Auslöser der Erkrankung spielen äußere Einflüsse, z. B. Infekte, eine Rolle. Dem Leiden liegt eine Verhornungsstörung zugrunde, wodurch es zu einer auffälligen Schuppung kommt. Die Psoriasisherde sind unterschiedlich groß und haben eine rötliche Oberfläche. Bevorzugt befallen sind Ellenbogen, Kniebereich und behaarter Kopf. Auch Nagelveränderungen kommen oft vor. Der Verlauf ist nicht voraussehbar. Meist besteht die Erkrankung ein Leben lang. Doch läßt sich durch die Therapie (mitunter auch durch spontane Rückbildung) für eine gewisse Zeit eine Erscheinungsfreiheit oder wenigstens eine Besserung erreichen. Jeder 10. Patient leidet an einer juvenilen chronischen Arthritis (s. S. 277), der sog. *Psoriasisarthritis*.

7.2 Xeroderma pigmentosum

Unter der Sonnenbestrahlung kommt es zu zahlreichen Brüchen der Desoxiribonukleinsäure in den Hautzellen. Unsere Reparaturenzyme beheben den Schaden weitgehend (es entwickelt sich unter der UV-Strahlung allenfalls ein mehr oder weniger deutlicher *Sonnenbrand*). Ist aber nur ein einziges unserer Reparaturenzyme defekt, so entsteht durch die UV-Strahlen eine schwere Lichtüberempfindlichkeit, nämlich das meist autosomal rezessiv vererbte *Xeroderma pigmentosum* (die für die Beseitigung von Röntgenschäden zuständigen Reparaturenzyme sind dagegen bei diesen Patienten intakt). Betroffen sind nur die dem Sonnenlicht ausgesetzten Stellen. Mitunter weist die Haut im Laufe der Jahre so starke Zerstörungen auf, daß das Gesicht völlig entstellt ist. Es handelt sich um ein Krebsvorstadium *(Präkanzerose)*. Schon im frühen Kindesalter, teils auch später, können die Hautveränderungen in einen Hautkrebs übergehen.

8 Melanome

Über Nävuszellnävi und Tierfellnävi ist im Neugeborenenkapitel berichtet worden (s. S. 49). Die große Bedeutung dieser Hautveränderungen besteht darin, daß sie in einem bestimmten Prozentsatz maligne entarten, d. h. in Melanome überführt werden können (die großen Tierfellnävi z. B. in rund 10%). Es handelt sich dabei um besonders bösartige Tumoren, die schon in den ersten zehn Lebensjahren auftreten können. Mitunter finden sich mehrere Fälle in ein und derselben Familie. Die Melanome können nicht nur in der Haut, sondern auch in der Schleimhaut, der Hirnhaut und andernorts lokalisiert sein.

Der gelegentlich beobachtete gleichzeitige Befall von Haut und Zentralnervensystem (die sog. *neurokutane Melanoblastose,* eine Phakomatose) wird verständlich, wenn man bedenkt, daß die Nävuszellen der Haut neuralen Ursprungs sind (sie leiten sich von Zellarealen her, aus denen während der Embryonalentwicklung Haut und Zentralnervensystem hervorgehen).

Maligne entarten können nicht nur die angeborenen Formen (und hier insbesondere die bis in *tiefere* Hautschichten hineinreichenden höckrigen Nävi, vor allem aber – wie gerade erwähnt – die großen Tierfellnävi, weniger die kleinen Nävuszellnävi mit einem Durchmesser bis höchstens 5 mm, die *oberflächlicher* gelegen sind), sondern auch die erst in den nächsten Jahren und Jahrzehnten auftretenden Pigmentzellnävi. Der Übergang in maligne Melanome (es gibt auch benigne Melanome) hat in den letzten Jahrzehnten zugenommen (in den letzten 50 Jahren weltweit um mehr als das 10fache), und zwar durch die mit dem Ozonloch zusammenhängende vermehrte UV-Strahlung (s. auch S. 180).

Gefährdet sind hier Personen, die schnell einen Sonnenbrand bekommen, Menschen mit heller Haut und überhaupt solche, die stark der Sonne ausgesetzt waren, vor allem in den ersten (12 –)

15 Lebensjahren – in einer Phase also, in der die Haut noch sehr empfindlich ist.

Die verwendeten Sonnenschutzpräparate sollen nicht nur vor UV-B, sondern auch vor UV-A schützen.

Bei Melanomverdacht hilft die *ABCD-Regel* weiter: Typisch für ein Melanom sind

A = Asymmetrie der Läsion,
B = Begrenzung unregelmäßig,
C = Colorit uneinheitlich (schwarz, braun, rötlich, grau),
D = Durchmesser über 5 mm.

Auch plötzliches Wachstum, Brennen und Jucken sind Alarmsignale. Diese Pigmentnävi müssen also sorgfältig überwacht werden, da bei früher Entdeckung des Melanoms, d. h. bei früher operativer Entfernung, eine Heilung zu erwarten ist.

9 Erkrankungen der Hautanhangsorgane

Im vorhergehenden war schon gelegentlich von Erkrankungen der Haare (Kopfläuse) oder der Nägel (Mykosen, Psoriasis) die Rede. Zusätzlich seien noch einige Besonderheiten erwähnt.

9.1 Hirsutismus und Hypertrichose

Hirsutismus und Hypertrichose sind unterschiedliche Formen von Überbehaarung.

Unter *Hirsutismus* verstehen wir einen männlichen Behaarungstyp beim weiblichen Geschlecht (z. B. der Schamgegend und des Gesichts), verursacht durch eine vermehrte Bildung des Nebennierenrindenhormons Androgen oder eine gesteigerte Empfindlichkeit diesem Hormon gegenüber.

Eine *Hypertrichose* stellt dagegen eine vermehrte Behaarung ohne Vermännlichung dar (d. h. ohne Androgenmitwirkung), z. B. an den Beinen (rassisch bedingt), im Steißbeinbereich – auch im Zusammenhang mit der Spina bifida – oder durch Medikamente wie Hydantoin und Cortison hervorgerufen.

9.2 Alopezie (Haarausfall)

Der Haarausfall (Glatzenbildung) ist entweder total (angeborenes Fehlen der Haaranlagen oder deren spätere Zerstörung) oder umschrieben (z. B. bei der relativ plötzlich auftretenden *Alopecia areata*).

Beim Säugling kommt es in Rückenlage durch Reibung und Druck zu einem Haarausfall in der Hinterhauptgegend.

Bei psychischen und anderen Störungen beobachten wir das Herausreißen der Haare an umschriebener Stelle, meist in der Scheitelgegend. Nicht selten werden diese Haare verschluckt. Im Magen kann sich dann durch Verfilzung der Haare ein sog. *Trichobezoar* bilden.

Ein Haarausfall kann auch durch Infektionskrankheiten (Typhus u. a.), Medikamente (z. B. Zytostatika wie Vincristin und Endoxan) und Gifte (Thallium, Arsen usw.), aber auch durch Zinkmangel (s. S. 306) verursacht sein.

Behandlung: Nicht für alle Alopezien gibt es eine wirksame Therapie. Teils muß (vorübergehend) eine Perücke getragen werden.

9.3 Erkrankungen der Nägel

Die gerade erwähnten Gifte Thallium und Arsen können auch Nagelwachstumsstörungen verursachen *(weißliche Querstreifen).*

Uhrglasnägel sind große, gewölbte Nägel und kommen bei Sauerstoffmangel vor (z. B. chronische Lungenerkrankung, zyanotische Herzfehler, Leberzirrhose), teils verbunden mit *Trommelschlegelfingern* (Auftreibung der Fingerendglieder).

Bei nervösen, ängstlichen Kindern und überhaupt in Konfliktsituationen beobachten wir das *Nägelbeißen (Nägelkauen).*

Eine Infektion am Nagel (z. B. durch Staphylokokken) führt zur *Paronychie* (Nagelbettentzündung), einer schmerzhaften Schwellung des Nagelbereichs. Eine chronische Entzündung entwikkelt sich am *eingewachsenen Nagel.* Meist ist der Großzehennagel betroffen, dessen Nagelecken einwachsen. Zur Vorbeugung ist drückendes Schuhwerk zu vermeiden, und die Fußnägel werden anders als die Fingernägel waagerecht oder sogar nach innen gewölbt geschnitten, auf keinen Fall dürfen die Ecken entfernt werden.

Schließlich gibt es auch eine ganze Reihe angeborener Nagelerkrankungen *(Entwicklungsstörungen der Nägel)*, die zum Teil bei bestimmten Syndromen angetroffen werden (die Nägel bestehen aus einer krümeligen Hornmasse, oder sie sind stark verdickt, dabei auch mitunter unförmig gestaltet, sie können völlig fehlen, bzw. Teile der Nägel sind nicht entwickelt).

Weiterführende Literatur

Korting, G. W.: Hautkrankheiten bei Kindern und Jugendlichen. Ein Farbatlas für die Praxis. 3. Auflage, Schattauer, Stuttgart, New York 1982

Meneghini, C. L., Bonifazi, E.: Atlas pädiatrischer Hautkrankheiten. Deutscher Ärzte-Verlag, Köln 1986

Wiskemann, A.: Hautkrankheiten im Kindesalter. Marseille Verlag, München 1979

17. Teil Infektionskrankheiten

DIETER LÜDERS

1 Allgemeines zur Epidemiologie

Infektionskrankheiten waren schon HIPPOKRATES bekannt, doch wurden sie zunächst falsch gedeutet. Man hielt sie für Ausdünstungen sumpfiger Gebiete (z. B. die Malaria = Sumpffieber) oder machte böse Geister und Hexen dafür verantwortlich (wie bei der Pest, die auch „schwarzer Tod" genannt wurde). Erst seit etwas mehr als 100 Jahren ist bekannt, daß Infektionskrankheiten durch Kleinlebewesen (Mikroben, Mikroorganismen) hervorgerufen werden, die in den menschlichen Körper eindringen. Mikroorganismen, die als Erreger von Infektionskrankheiten in Frage kommen, sind:

- Viren,
- Bakterien,
- Pilze,
- Protozoen.

Die Lehre, die sich mit diesen Krankheitserregern befaßt, wird **Mikrobiologie** genannt, wobei *Virologie* und *Bakteriologie* wichtige Teilgebiete darstellen. Pionierarbeit auf dem Gebiet der Bakteriologie leisteten L. PASTEUR und R. KOCH. PASTEUR konnte nachweisen, daß die alkoholische Gärung durch Hefe (sie gehört zu den Pilzen) zustande kommt und daß nach Abtötung dieser Mikroorganismen die Gärung aufhört. Die Methode der Abtötung von Mikroorganismen durch Erhitzung unterhalb 100 °C wird nach ihm benannt (Pasteurisierung). KOCH gelang als erstem die Reinzüchtung von Bakterien (Milzbrandbakterien, Tuberkelbakterien) und der Nachweis, daß Mikroorganismen Infektionskrankheiten auslösen.

Charakteristisch für die Infektionskrankheiten ist die *Übertragbarkeit* von Mensch zu Mensch, vom Tier auf den Menschen oder umgekehrt.

Es gibt auch ausschließlich tier- bzw. ausschließlich menschenpathogene Erreger. Der Mensch bzw. das Tier ist *ansteckend (kontagiös)*. Damit kommen wir zur **Definition der Infektionskrankheiten.**

Folgende 2 Merkmale müssen erfüllt sein:

- Eine Infektionskrankheit wird durch einen bestimmten Erreger ausgelöst. Erreger sind meist Mikroorganismen, gelegentlich auch Würmer.
- Sie ist ansteckend (kontagiös), d. h. übertragbar.

Die Übertragbarkeit der einzelnen Infektionskrankheiten ist jedoch recht unterschiedlich. Sie ist gering bei der Poliomyelitis, wo von 100 Empfänglichen nach entsprechendem Kontakt nur einer oder einige wenige erkranken; von 100 Erkrankten zeigen nur einer oder einige wenige Lähmungen. Sie ist am größten bei Masern, hier erkranken über 95 von 100 ansteckungsfähigen Personen. Sehr ansteckend sind auch die Windpocken. Für solche leicht übertragbaren Krankheiten wie Masern, Windpocken u. a. war früher der Ausdruck *Seuche* üblich (der Ausdruck Epidemiologie = Seuchenlehre bezieht sich heutzutage nicht nur auf Seuchen im engeren Sinne des Wortes, sondern ist weitergefaßt, selbst z. B. Untersuchungen über die Häufigkeit *nicht*infektiöser Krankheiten gehören in das Gebiet der Epidemiologie, s. S. 5).

Bei ständig vorhandenem Kontakt treten leicht übertragbare Krankheiten schon im Kindesalter auf („*hoher Durchseuchungsgrad*" der Bevölkerung). Man nennt sie deshalb *Kinderkrankheiten.*

Tritt innerhalb einer bestimmten Gegend und in einem begrenzten Zeitabschnitt eine besonders große Zahl von Erkrankungen auf, so sprechen wir von **Epidemie**[1]. Das kann z. B. bei der Grippe der Fall sein (epidemische Grippe). Ist die in einem bestimmten Zeitabschnitt auftretende Seuche nicht auf ein relativ kleines Gebiet begrenzt, sondern weltweit, so haben wir es mit einer **Pandemie**[2] zu tun (z. B. pandemische Grippe). Eine **En-**

[1] epi (griech.): auf; demos (giech.): Volk
[2] pan (griech.): ganz

demie[3] liegt dann vor, wenn eine bestimmte Infektionskrankheit in ein und demselben Gebiet immer wieder auftritt – hier „heimisch" ist (z. B. Windpocken). Dabei kann es alle paar Jahre – nach Heranwachsen einer entsprechend großen Zahl empfänglicher Personen – zu größeren Verdichtungswellen der Krankheit kommen (wie vor der Impfära im Falle der Röteln). Außerdem gibt es vereinzelt **(sporadisch)** auftretende Infektionskrankheiten.

Manche der in den vorhergehenden Kapiteln genannten Erkrankungen sind übertragbar – sie werden durch Mikroorganismen hervorgerufen (Schnupfen, Angina u. a.) –, gehören also eigentlich zu den Infektionskrankheiten. Nach alter Gewohnheit werden sie von den Infektionskrankheiten abgetrennt. Es handelt sich hier meist um Erkrankungen, bei denen eine Vielzahl von Erregern (sowohl viele Viren als auch viele Bakterien) das gleiche Krankheitsbild hervorruft. Eine systematische Zuordnung einer Krankheit zu einem bestimmten Erreger, wie das in der Infektionslehre üblich ist, würde deshalb nicht möglich sein.

2 Allgemeines über Infektionserreger

Die Erreger von Infektionskrankheiten (Abb. 17.1, Abb. 17.2) sind sehr klein („Mikro"-organismen). Sie sind nur mikroskopisch sichtbar, die Viren – mit Ausnahme der allergrößten – nur elektronenmikroskopisch. Viren, Bakterien, Pilze und Protozoen können weder dem Tier- noch dem Pflanzenreich zugeordnet werden. Die Würmer sind größer und gehören nicht zu den Mikroorganismen. Es soll in diesem Kapitel aber auch über Wurmkrankheiten berichtet werden.

Es gibt viele Viren, Bakterien, Pilze und Protozoen, die für den Menschen ungefährlich sind. Wir bezeichnen sie als **apathogen.** Die eigentlichen Infektionserreger dieser 4 Gruppen nennen wir **pathogen** (der Mensch ist empfänglich) bzw. **virulent** (die Erreger haben krankmachende Fähigkeiten).

Mikroorganismen und andere Lebewesen, die den menschlichen Körper – oder ganz allgemein den Wirt – schädigen, werden **Parasiten** genannt (Parasiten im engeren Sinne sind die Gliederfüßler, wie Läuse, Krätzmilbe u. a., ferner Würmer und Protozoen). Es gibt auch Mikroorganismen, die dem Menschen nützlich sind (z. B. die Vitamin K produzierenden Darmbakterien). Hier sprechen wir von **Symbionten.** Ernähren sich die Keime von dem Wirt, ohne ihm zu schaden oder zu nützen, so handelt es sich um **Kommensalen** („Mitfresser").

2.1 Viren

Sie sind die kleinsten Mikroorganismen (Größe 0,01 – 0,5 μm – zum Vergleich sei die Größe eines Erythrozyten genannt: er hat einen Durchmesser von 7,5 μm). Viren sind also auch kleiner als Bakterien und können die Poren von bakteriendichten Filtern passieren. Die Viren stehen an der Grenze

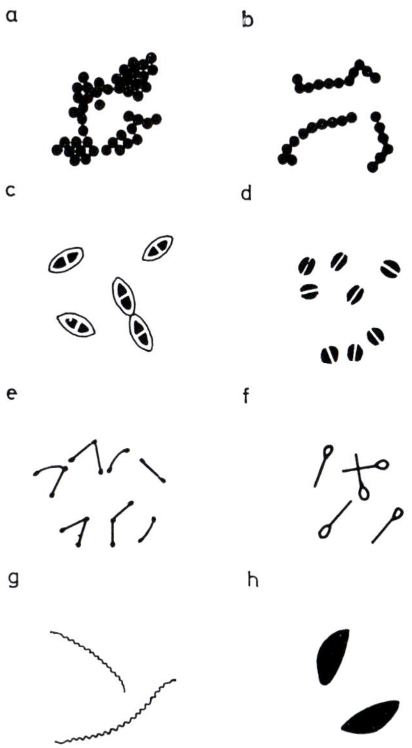

Abb. 17.1 a – h Bakterien (schematisch): **a** Staphylokokken, **b** Streptokokken, **c** Pneumokokken, **d** Meningokokken, **e** Diphtheriebakterien, **f** Tetanusbazillen, **g** Treponema pallidum (Spirochaeta pallida), **h** Toxoplasma gondii (zu den Protozoen, nicht den Bakterien gehörig).

[3] en (griech.): in

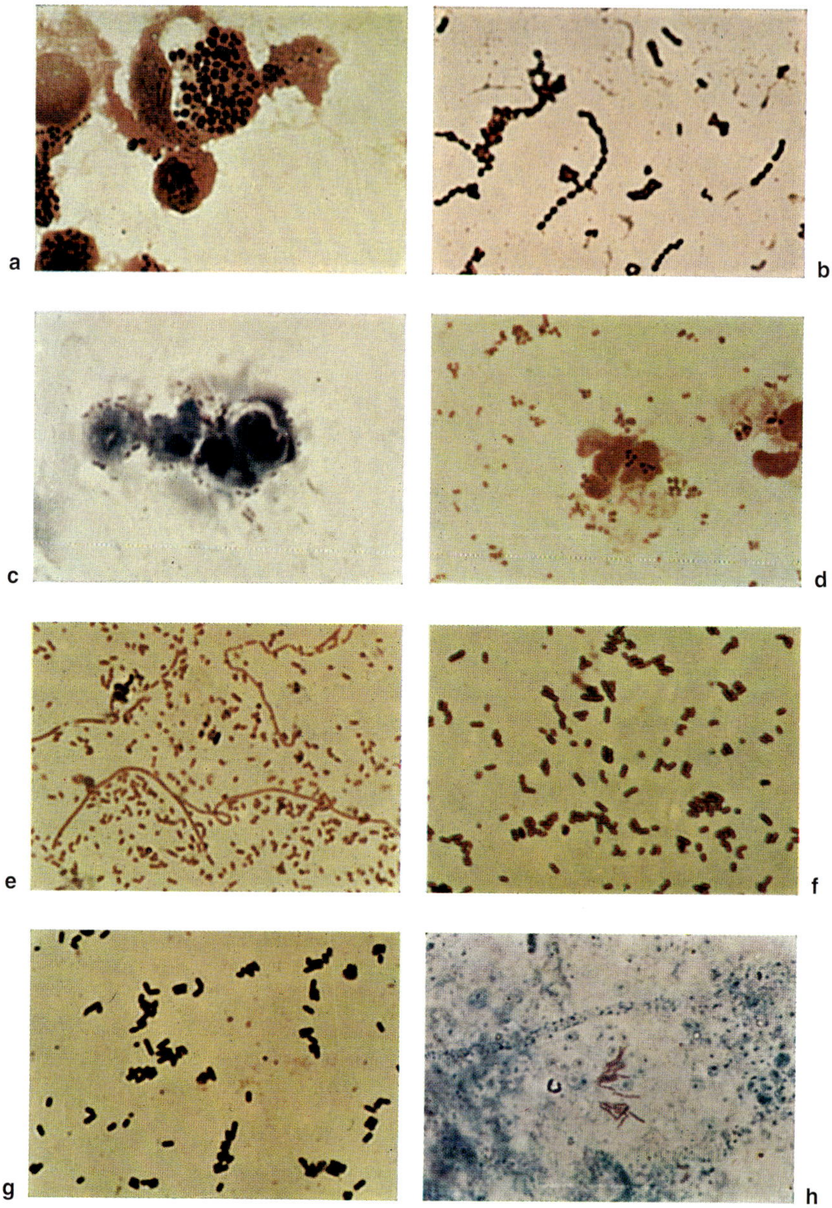

Abb. 17.2 a–h Bakterien (mikroskopisch, Ölimmersion): **a** Staphylokokken, **b** Streptokokken, **c** Pneumokokken, **d** Meningokokken, **e** Influenzabakterien, **f** Kolibakterien, **g** Listerien, **h** Tuberkelbakterien.

zwischen unbelebter und belebter Natur. Sie bestehen aus Eiweiß und einem Nukleinsäureanteil, der die genetische Information trägt (entweder DNS oder RNS). Trotz ihres relativ einfachen Aufbaues sind die Viren weitgehend spezialisiert, aufgrund bestimmter Oberflächeneigenschaften der Viren und der Wirtszellen können nur ganz bestimmte Körperzellen befallen werden. Die Poliomyelitisviren z. B. dringen in bestimmte Nervenzellen des Rückenmarks ein (in die motorischen Vorderhornzellen), Hepatitisviren in Leberzellen, Mumpsviren in bestimmte Drüsenzellen, die AIDS hervorrufenden HI-Viren in Zellen, die der Immunabwehr dienen usw. Die betreffenden Zellen können dabei zugrundegehen, müssen es aber nicht.

Wieder andere Viren befallen nur Bakterien und werden **Phagen** genannt. Natürlich gibt es auch im Tierreich Virusinfektionen. Es gibt ferner Viren, die sich in Pflanzenzellen vermehren (z.B. das Tabak-Mosaik-Virus).

Die Viren können in Kristallform überführt werden und lassen sich anschließend wieder in vermehrungsfähige Viren verwandeln. Für ihre Vermehrung sind sie jedoch – im Gegensatz zu den übrigen Mikroorganismen – auf den Stoffwechsel von *lebenden Zellen* (z.B. des Menschen) angewiesen („Wirtszellen"). Die Züchtung der Viren gelingt deshalb nicht auf einer Agar-Platte (wie z.B. bei den meisten Bakterien), sondern dafür benötigt man Hühnerembryonen (das bebrütete Hühnerei) oder Gewebekulturen (Affennierenzellkulturen u.a.).

Slow-Virus-Arten und Prionen. Während einige „Slow-Virus-Infektionen" (schwere Gehirnerkrankungen, s. S. 376) durch Viren hervorgerufen werden (z.B. die subakute sklerosierende Panenzephalitis, SSPE), gibt es Krankheitsbilder (CREUTZFELDT-JAKOBsche Erkrankung, Rinderwahnsinn etc.), bei denen sog. **Prionen** eine Rolle spielen. Sie sind sehr viel kleiner als Viren und stellen auch keine nukleinsäurehaltigen Moleküle dar wie die Viren. Es handelt sich vielmehr um ein Protein, das im Gehirn selbst in großer Menge aus einem körpereigenen zellulären Protein durch Umwandlung produziert wird, und zwar entweder aufgrund einer erblichen Erkrankung oder spontan – aber eben auch nach Übertragung kann dieser Vermehrungsprozeß in Gang gesetzt werden („Prioneninfektion"). Prionen sind ein abnormes („infektiöses"?), aber kein Fremdprotein. Sie werden für die Verursacher der entsprechenden Erkrankungen gehalten, doch ist dies nicht bewiesen; ebenso ist offen, ob (unbekannte) Viren mitwirken.

2.2 Bakterien

Chlamydien. Die *Chlamydien* (dazu gehören die Erreger z.B. des Trachoms, der Neugeborenen-Konjunktivitis, der Chlamydienpneumonie und der Ornithose bzw. Psittakose, s. auch S. 41, 123) wurden früher zu den Viren gerechnet. Diesen Bakterien kommt insofern eine Sonderstellung zu, als sie zwar – anders als die Viren – einen gewissen Eigenstoffwechsel besitzen, der jedoch so gering ist, daß auch diese Erreger ohne Wirtszelle nicht auskommen, was sie mit den Viren gemeinsam haben.

Rickettsien. Eine Mittelstellung zwischen Viren und Bakterien nehmen auch die *Rickettsien* ein, z.B. die Erreger des Q-Fiebers (eine atypische Pneumonie) und des Fleckfiebers (es geht mit hohem Fieber, Exanthem und Meningoenzephalitis einher). Auch sie sind wie die Viren auf lebende Zellen angewiesen, haben aber, ebenso wie andere Bakterien, einen eigenen Stoffwechsel. Rickettsien sind etwa so groß wie die größten Viren und die kleinsten Bakterien (rund 0,5 μm) und mit dem Lichtmikroskop noch gerade zu erkennen.

„Spaltpilze" und „Strahlenpilze". Mit den Bakterien haben die Rickettsien und die Chlamydien gemeinsam, daß sie sich *durch Teilung vermehren* (die Viren werden dagegen in den befallenen Zellen vervielfältigt). Wegen ihrer Vermehrung durch Teilung (einfache Querteilung) wurden die Bakterien früher auch *„Spalt"-Pilze* genannt. Anders verhält es sich mit den **Aktinomyzeten,** bei denen die Teilungselemente nicht immer abgespalten werden. Durch diese *„Sprossung"* entstehen verzweigte Fäden, daher die Bezeichnung *Fadenbakterien (historische Bezeichnung: „Strahlen"-Pilze).* Trotz der irreführenden Bezeichnung sind die „Spalt- und Strahlenpilze" Bakterien. Die Aktinomyzeten sind übrigens die Erreger der Aktinomykose; sie stellt derbe, knotige Infiltrate dar (am häufigsten in Form der Halsaktinomykose, ferner als Lungen- und Darmaktinomykose).

Mykoplasmen. Die Größe der Bakterien schwankt zwischen 0,5 und 5 μm. Eine Ausnahme stellen die *Mykoplasmen* dar, sie sind wie die Rickettsien und die Chlamydien z.B. die Erreger atypischer Pneumonien. Mykoplasmen können aber auch ein Exanthem, eine Otitis, Bronchitis, Arthritis, Meningoenzephalitis, Vulvovaginitis, Urethritis u.a. hervorrufen. Die Mykoplasmen sind teils nur 0,1 μm dick. Obwohl sie nur die Größe von Viren haben, sind sie doch – wie die Bakterien – *auf toten Nährböden züchtbar.* Von den eigentlichen Bakterien unterscheiden sie sich vor allem durch das Fehlen einer Zellwand.

Einteilung nach Gestalt und Gram-Färbung. Im übrigen werden die Bakterien nach ihrer Gestalt eingeteilt in

- Stäbchenbakterien,
- Kugelbakterien (Kokken[4]),
- Schraubenbakterien

und nach ihren färberischen Eigenschaften (*Gram-Färbung* der Bakterien) in grampositive und gram-

[4] kokkos (griech.): Kern, Kugel

Tabelle 17.1 Einteilung der Bakterien.

grampositive Bakterien	gramnegative Bakterien	
1. **Stäbchenbakterien** a) *Bakterien im engeren Sinne* Diphtheriebakterien Listerien Milchsäurebakterien Tuberkelbakterien Aktinomyzeten b) *Bazillen* Tetanusbazillen Botulinusbazillen Gasödembazillen Milzbrandbazillen 2. **Kugelbakterien** Staphylokokken Streptokokken (einschließlich Enterokokken und Pneumokokken)	1. **Stäbchenbakterien** Kolibakterien Salmonellen Ruhrbakterien (Shigellen) Klebsiellen Enterobacter (Aerobacter) Yersinien Serratia Proteusbakterien Pseudomonas (Pyozyaneusbakterien) Keuchhustenbakterien Haemophilus influenzae Anaerobier (wachsen ohne Sauerstoff): Bacteroides fragilis Fusobakterien	2. **Kugelbakterien** Meningokokken Gonokokken Branhamella catarrhalis 3. **Schraubenbakterien** Spirochäten: Treponema pallidum Leptospiren Borrelien Campylobacter Helicobacter Vibrionen (4. **Chlamydien**) (5. **Rickettsien**) (6. **Mykoplasmen**)

negative (s. Tab. 17.1). Diese Unterscheidung ist auch für die Chemotherapie von Bedeutung: manche Antibiotika wirken besonders auf grampositive, andere besonders auf gramnegative Bakterien.

Sporenbildner. Neben den Bakterien im engeren Sinne **(sporenlose Stäbchenbakterien)** gibt es solche, die sehr widerstands- und lebensfähige Dauerformen (Sporen) bilden. Diese Bakterien werden **Sporenbildner** oder **Bazillen** genannt. Die Sporen vermehren sich nicht (sind also keine Vermehrungszellen), können sich aber bei entsprechenden Umweltbedingungen (Feuchtigkeit, Wärme, Nährstoffgehalt der Umgebung) in vermehrungsfähige Bazillen umwandeln. Bei manchen *Fadenbakterien* (z.B. bei den Aktinomyzeten) entstehen durch Zerfall oder Abschnürung der Fäden Sporen, die nicht nur Dauerformen, sondern auch Vermehrungsformen darstellen. Wie diese *Aktinomyzeten-Sporen* verhalten sich auch die *Pilzsporen,* die ebenfalls Dauerformen wie Vermehrungszellen sind.

Aerobier und Anaerobier. Die meisten Bakterien benötigen für ihr Wachstum Sauerstoff *(Aerobier).* Daneben gibt es Bakterien, die auch *(„fakultativ")* oder nur *(„obligat")* unter Luftabschluß (d.h. ohne Sauerstoff) leben können, was bei der Züchtung dieser sog. *Anaerobier*[5] zu bedenken ist. Anaerobier finden sich besonders unter den Sporenbildnern: Tetanus-, Botulinus- und Gasödem- (Gasbrand-)bazillen bzw. -clostridien; die Milzbrandbazillen sind dagegen Aerobier.

Säurefeste Stäbchen. Der **„Bacillus"** CALMETTE-GUÉRIN (**BCG,** s. S. 327) ist kein Sporenbildner, er müßte eigentlich „Bacterium" CALMETTE-GUÉRIN heißen. Er gehört wie alle *Tuberkelbakterien* zur Gattung der **Mykobakterien** („säurefeste Stäbchen"), ebenso die Nichttuberkulose-Mykobakterien (früher *atypische Mykobakterien* genannt) und die *Leprabakterien.*

„Schraubenbakterien". Bei den *Schraubenbakterien* werden Spirochäten (korkenzieherartige Gebilde) und Campylobacter bzw. Helicobacter (ebenfalls spiralig oder auch S-förmig) sowie Vibrionen (nur kommaförmig) unterschieden. Zu den **Spirochäten** gehören der Syphiliserreger *(Spirochaeta pallida = Treponema pallidum*[6]*),* die *Leptospiren* (sie können u.a. Hirnhautentzündungen verursachen) und die *Borrelien* (die beim Zeckenstich übertragen werden können). Zur Gattung von **Campylobacter** bzw. **Helicobacter** ist zu sagen, daß *Campylobacter jejuni* und, seltener, *C. coli* Durchfälle auslösen können und daß *Helicobacter pylori* (ein Campylobacter-ähnlicher Keim) einen Risikofaktor für das Zwölffingerdarmgeschwür

[5] a(n): verneinende griech. Vorsilbe; aer (griech.): Luft; bios (griech.): Leben

[6] speira (griech.): Spirale; chaite (griech.): Haar; pallidus (lat.): blaß; trepo (griech.): ich drehe; nema (griech.): Faden

darstellt, in gewisser Weise auch für das Magengeschwür. **Vibrionen** sind die Erreger der Cholera.

2.3 Pilze

Über *Sproßpilze, Fadenpilze* (und *Schimmelpilze*) s. S. 287 u. 403.

2.4 Protozoen

Der dem Griechischen entnommene Name besagt[7], daß sie zu den ersten Vertretern des Tierreichs gerechnet wurden *(„Urtierchen")*. Einige haben fantastische Formen. Vielfach machen sie bei ihrer Vermehrung einen komplizierten Entwicklungsgang durch: Wechsel von einem Wirt zum anderen *(Wirtswechsel)* und Umwandlung in *Zystenformen.* Teils handelt es sich um Erreger von Tropenkrankheiten: *Amöbenruhr, Schlafkrankheit* (durch *Trypanosomen* hervorgerufen), *Malaria* (Krankheitserreger sind die *Plasmodien*). Einige Arten von Protozoen kommen auch in unseren Breiten als Krankheitserreger vor *(Toxoplasmen, Lamblien, Trichomonaden).*

Siehe auch Kap. Mikrobiologie, Band I.

3 Resistenz und Immunität

Bei einer Infektionskrankheit kommt es zu einer Auseinandersetzung zwischen dem Eindringling (Mikroorganismen) und dem überfallenen Menschen (Makroorganismus, Wirt). Es ist zunächst ungewiß, wie dieser Kampf ausgehen wird. Er endet entweder mit dem Sieg der Krankheitserreger oder dem des überfallenen Organismus, der sich nach dem Eindringen der Erreger oder auch schon primär bestimmter Abwehrmechanismen bedient.

Sie vermitteln ihm eine **Resistenz**[8] (Widerstandskraft) gegenüber bestimmten Umweltnoxen (Toxine, physikalische Schädigungen, Krankheitserreger etc.). Dieser genetisch fixierten Unempfänglichkeit liegen *unspezifische* Mechanismen zugrunde.

Man verwendet in bezug auf die Abwehr gegenüber pathogenen Keimen hier auch den Begriff *natürliche Immunität*[9]. Sie ist vorhanden, *ohne* daß sich der Organismus *aktiv* wehren müßte, und gehört in das große Gebiet der **unspezifischen Immunität.** Davon abzugrenzen ist die **spezifische Immunität.** Sie ist die Folge einer Immunisierung (einer spezifischen *Immunantwort* auf einen ganz bestimmten Keim o.ä.).

Zunächst sei von der Resistenz die Rede, dann von der Immunität (dem Gefeitsein), doch lassen sich Überschneidungen bei den folgenden Erörterungen nicht ganz vermeiden.

---

[7] protos (griech.): der Erste; zoon (griech.): Tier

[8] Es gibt auch eine Resistenz der Bakterien gegenüber Chemotherapeutika, sie kann von vornherein bestehen oder erworben sein. Dies ist z.B. durch *Mutation* innerhalb des chromosomalen Bestandes möglich, und zwar unter dem Druck des verwendeten Chemotherapeutikums (die Bakterien passen sich diesem für sie ungünstigen „Umwelteinfluß" optimal an): Es können sich jetzt nur noch die Bakterien mit der veränderten Erbsubstanz vermehren, die dem Chemotherapeutikum gegenüber empfindlich gebliebenen Keime verschwinden (man spricht von Selektionsdruck, der zur Selektion der Keime führt). Die Bakterien haben noch eine andere Möglichkeit, sich der Chemotherapeutika zu erwehren, sie können unter dem Einfluß von Chemotherapeutika *R-Faktoren* (Resistenz-Faktoren) bilden. Dabei handelt es sich um sog. Plasmide, das sind DNS-Anteile, die sich außerhalb des chromosomalgenetischen Materials im Bakterium bilden und durch Anlagerung eines anderen Bakteriums auf dieses übertragen werden können (also nicht durch Teilung der ganzen Bakterienzelle). Dadurch erhalten Bakterien diese in der Regel Vorteile bringende genetische Information, ohne möglicherweise jemals mit dem betreffenden Chemotherapeutikum Kontakt gehabt zu haben, ja selbst dann, wenn sie einer ganz anderen Keimart angehören.

[9] immunis (lat.): von Steuerabgaben befreit (im übertragenen Sinne braucht also ein „immuner" Organismus den Krankheiten keinen Tribut zu zollen)

3.1 Vom Makroorganismus aufgebaute Barrieren

Nicht zu unterschätzen sind die vielen Mechanismen, die den Menschen befähigen, zahlreiche Eindringlinge von sich fernzuhalten bzw. am Eindringen zu hindern.

- So bietet die Haut einen guten *mechanischen Schutz* in Form einer mehr oder weniger dicken Hornschicht.
- Der *Säureschutz* der Haut tut ein übriges. Der physiologische Säuremantel der Haut wird durch Schweiß und Talgsekrete aufgebaut, darin sind außerdem Substanzen enthalten, die bakterienabstoßend wirken. Die Säure im Magen und in der Scheide schützt die entsprechende Schleimhaut vor Krankheitserregern. Im Magen werden alle apathogenen und pathogenen Bakterien weitgehend abgetötet, außer dem Helicobacter pylori (er gelangt in den schützenden Schleim und hat die Fähigkeit, den pH-Wert zu erhöhen) und den säurefesten Stäbchen, also z.B. den Tuberkelbakterien (ihre Säurefestigkeit wird im Labor beim färberischen Nachweis ausgenutzt). Der Vaginalschleim verdankt seinen sauren pH den in Symbiose mit dem Körper lebenden Laktobakterien, die der Ansiedlung krankheitsauslösender Keime in der Scheide entgegenwirken.
- Die normale Darmflora besetzt Haftstellen für apathogene Keime in der Darmschleimhaut und macht es dadurch den Krankheitskeimen schwer, Fuß zu fassen.
- Der in den verschiedensten Schleimhäuten produzierte *Schleim* ist ebenfalls eine gute Barriere (viele Bakterien bleiben hier stecken). Die *Flimmerhaare (Zilien)* in den Atemwegen transportieren die Eindringlinge zusammen mit dem Schleim nach außen. Diese Säuberung der Atemwege heißt mukoziliare Clearance. *Hustenstöße* wirken unterstützend („Hustenclearance“).
- Durch die *Blasenentleerung* werden eingedrungene Bakterien aus der Harnblase entfernt: Auswascheffekt (sofern nicht eine Abflußstörung mit Restharn vorliegt, was das Angehen von Harnwegsinfekten begünstigen würde).

3.2 Kolonisation und Invasion

Andererseits sind die krankmachenden Fähigkeiten der einzelligen Erreger (die **Virulenz**) recht unterschiedlich. Besteht lediglich eine *Kolonisation* mit Erregern (Darmflora oder Besiedlung der Harnröhrenschleimhaut mit Bakterien), so fehlen Krankheitszeichen, und es bleibt sogar eine Antikörperbildung aus. Eine Erkrankung, z.B. ein Harnwegsinfekt kann nur dann auftreten, wenn diese Bakterien einen engeren Kontakt mit der Schleimhaut eingehen, d.h. wenn sie dort haften. In einem solchen Falle sprechen wir nicht mehr von Kolonisation, sondern von *Invasion.*

Das Anheften (die sog. **Adhäsion** oder **Adhärenz**) des Keimes an einer Schleimhautoberfläche ist also die Voraussetzung dafür, daß es überhaupt zur Infektion kommt.

Die Kolibakterien z. B. tragen außen einen ganz bestimmten Typ von Härchen (*Pili* oder *Fimbrien* genannt), die im Verein mit bestimmten Organellen an ganz spezifischen Strukturen *(Rezeptoren)* der Schleimhautoberfläche haften. Im Falle der Harnwege bedeutet dies, daß Menschen, deren Blasenschleimhaut spezielle Rezeptoren aufweisen, zu rezidivierenden Harnwegsinfekten neigen, während die Bakterien bei Menschen ohne solche Rezeptoren im allgemeinen nicht „greifen“ können und deshalb auch keine Harnwegsinfektionen hervorrufen, der Betreffende ist widerstandsfähig gegen diese Infektion. Die hier bestehenden erheblichen individuellen Unterschiede sind genetisch zu erklären. Umgekehrt führen selbst bei empfänglichen Personen Bakterien ohne derartige Organellen (mit einem anderen Typ von Härchen oder ohne Härchen) nicht zur Erkrankung, Bakterien mit speziellen Fimbrien sind virulenter. Was für die Harnwege ausgeführt wurde, gilt in ähnlicher Weise auch für den Respirationstrakt, nur spielen in dem Falle grampositive Keime eine größere Rolle und die „Härchen“ werden bei grampositiven Erregern (z. B. bei Staphylokokken) Fibrillen genannt.

Das Haften von Bakterien an Schleimhäuten ist nicht automatisch von Krankheitssymptomen gefolgt. Hier wirken noch andere Faktoren mit, von denen jetzt einige genannt seien.

3.3 Endotoxine und Ektotoxine der Bakterien

Die eingedrungenen Erreger verfügen auch noch über andere „Waffen“, so werden von einigen Bakterien *Endotoxine* produziert. Sie sind typisch für gramnegative Bakterien (Kolibakterien, Salmonellen, Pseudomonas u. a.) und sitzen in der äußeren Hülle der Bakterien. Erst mit dem Untergang der Erreger gelangen die Endotoxine in die Umgebung – im Gegensatz zu den *Ektotoxinen,* die von manchen intakten Bakterien (grampositiven und -negativen) nach außen abgegeben werden. Die Endotoxine verursachen z. B. Fieber und beeinträchtigen die Harnleitertransportfunktion. Zu den Ektotoxinen gehören u. a. die Diphtherie-, Tetanus-, Botulinus-, Ruhr- und Staphylokokkentoxine.

Die in den Körper eingedrungenen Mikroorganismen und die von ihnen produzierten Gifte (Endo-, Ektotoxine u. a.), aber auch die vom Körper aufgenommenen Würmer sind für den Menschen Fremdstoffe *(Antigene)*, die es zu bekämpfen gilt.

Bekämpft werden ferner bestimmte Gifte, die nicht von Mikroorganismen stammen, körperfremde Erythrozyten (nach Fehltransfusionen), fremde Zellen, die in Form eines Transplantats in den Körper eingebracht worden sind sowie eigene, aber entfremdete oder entartete Zellen, wozu auch Nekrosen und Malignomzellen gehören. Alles dies empfindet der Körper als fremd und bekämpfenswert (als Antigen).

Sollten die Mikroorganismen die zahlreichen raffinierten Barrieren überwunden haben oder sollten andere Antigene im Organismus enthalten sein, so steht ihm eine ganze Palette von Gegenmaßnahmen zur Verfügung, worüber jetzt berichtet werden soll.

3.4 Immunreaktionen

Es gibt auch eine natürliche Widerstandskraft gegen Infekte in Form der sog. **natürlichen Immunität** (s. o.). Erbliche Faktoren, optimale Ernährung, Vitamin-D-Prophylaxe u. a. sind hier von Bedeutung. Einige allgemeine Betrachtungen seien vorausgeschickt.

Fieber. Das bei den meisten Infektionskrankheiten auftretende *Fieber* wird durch die Infektion selbst verursacht, und zwar einmal durch das gerade erwähnte Bakterienendotoxin, aber auch durch körpereigene Stoffe (insbesondere Interleukine, s. S. 307), die unter dem Einfluß von Mikroorganismen bzw. deren Stoffwechselprodukten aus Monozyten etc. freigesetzt werden. Fieber führt zu Krankheitserscheinungen (Mattigkeit, Appetitlosigkeit etc.), hat aber auch durchaus positive Wirkungen:

Das Fieber, eine aktive Körperleistung, hilft, die Infektion zu überwinden. Man bedenke, daß die Wachstumsbedingungen der Erreger bei 37 °C am günstigsten sind. Schon eine geringe Erhöhung der Körpertemperatur wirkt sich nachteilig auf die Krankheitskeime aus.

Der Fieberreaktion laufen andere Abwehrmaßnahmen des Körpers parallel, ja, sie werden teilweise durch das Fieber stimuliert (Fieber gilt als „Immunstimulans"). So ist es zu erklären, daß bei bakteriellen Infektionen die Chance des Erregernachweises in der Blutkultur bei Blutentnahme zu Beginn des Fieberanstiegs oder unmittelbar davor größer ist als bei Blutentnahme bei deutlich erhöhter Körpertemperatur oder gar auf dem Höhepunkt des Fiebers. Man soll das Fieber („Heilfieber") nicht um jeden Preis und nicht zu früh senken, sondern erst ab 39 °C. Ausnahmen sind u. a. Neigung zu Fieberkrämpfen und Komplikationen wie Kreislaufdysregulation, wo schon früher eine Fiebersenkung notwendig und vertretbar ist – die Immunabwehr funktioniert auch bei normaler Körpertemperatur.

Zentralnervöse und hormonale Einflüsse. Unverkennbar sind *zentralnervöse und hormonale Einflüsse* auf die Immunitätslage des Menschen; umgekehrt können Immunzellen u. a. auch Hormone produzieren: es gibt vielfältige Interaktionen zwischen dem neuroendokrinen und dem Immunsystem (sie regulieren sich gegenseitig). Mit diesen Fragen befaßt sich die Neuroimmunoendokrinologie bzw. die Psychoneuroimmunoendokrinologie; denn auch emotionale und psychologische Aspekte gehören hierher.

Es wird nicht mehr daran gezweifelt, daß sich eine fröhliche, aufgelockerte Atmosphäre, eine innere Harmonie günstig auf die Immunabwehr auswirken *(„Lachen ist die beste Medizin")*. Umgekehrt sind genügend Beispiele dafür bekannt, daß Unfälle und Angst, Aufregungen und Gekränktsein, Ärger und Streß, ganz allgemein körperliche Überanstrengungen und seelische Nöte nachteilige Rückwirkungen auf das Immunsystem haben und die Infektanfälligkeit erhöhen. Dies trifft insbesondere auch für eine depressive Gemütslage zu, wie Trauer und Leid bei Verlust eines nahen Verwandten *(„Kummer macht krank")*.

Die Immunabwehr wird also „vom Kopf und vom Herzen" mit gesteuert. Im Buch SIRACH des Alten Testaments heißt es: „Und tröste dich auch wieder, daß du nicht allzu traurig werdest. Denn von Trauern kommt der Tod, und des Herzens Traurigkeit schwächt die Kräfte." (Kapitel 38, 18, 19.) Im Alten Testament steht auch der Satz: „Eifer und Zorn verkürzen das Leben." Diese biblischen Weisheiten haben inzwischen eine Bestätigung u. a. auch dadurch gefunden, daß entsprechende Mechanismen auf Hormonbasis im weitesten Sinne nachgewiesen werden konnten, d. h. daß Nervenzellen

Tabelle 17.2 Immunabwehr.

	unspezifisch	spezifisch
humoral	Komplementsystem, Properdin, Lysozym, Zytokine wie Interferone und Interleukine, Transferrin, Laktoferrin u. a.	Antikörper (von den B-Lymphozyten – bzw. den Plasmazellen – gebildet)
zellulär	Phagozyten a) Mikrophagen (neutrophile Granulozyten) b) Makrophagen (Monozyten, Histiozyten) natürliche Killerzellen	T-Lymphozyten

und Immunzellen „miteinander reden". Der Kranke muß diese Chance nutzen und „das Gespräch in Gang bringen". Schwestern und Ärzte können den Patienten hier durch mehr Zuwendung Mut machen. Auch der Schwerkranke darf sich nicht aufgeben.

Unterernährung. *Unterernährung* verschlechtert ebenfalls die Resistenz gegenüber Krankheitserregern, ebenso Störungen im Eisen-, Kupfer- und Calciumstoffwechsel. Selen und andere Spurenelemente sind hier von Bedeutung. Zinkmangel schädigt über eine Enzymstörung das gesamte Immunsystem (Antikörperbildung, Lymphozyten und Granulozyten[10]).

Umweltgifte. Wir wissen, daß *Umweltgifte* (Blei, Cadmium, Quecksilber, Stickoxide u. a.), aber auch Streß (z. B. Lärm) bei Mensch und Tier die Immunmechanismen schwächen und das Angehen von Infekten erleichtern (Ökoimmunologie). Das Robbensterben in der Nordsee, eine Virusinfektion, hängt möglicherweise auch mit Schadstoffen zusammen; ein Beweis steht jedoch aus.

Gliederung der Immunabwehr. Nach diesen einleitenden Bemerkungen gilt es jetzt, das große Gebiet der Immunreaktionen – der immunologischen Abwehrmechanismen – nach bestimmten Aspekten zu gliedern. Wir unterscheiden eine **unspezifische,** d. h. eine natürlich vorkommende Immunabwehr und eine solche, die gezielt gegen bestimmte Eindringlinge gerichtet ist. Diese zuletzt genannte, für einen bestimmten Erreger maßgeschneiderte, nur ihm passende Immunantwort wird **spezifische Immunabwehr** genannt. Wie ein Blick in die Tabelle 17.2 zeigt, wird in jeder der beiden Kategorien zwischen *humoraler* (d. h. die Körperflüssigkeit betreffender) und *zellulärer* Abwehr (zellgebundener, zellvermittelter Immunität) unterschieden.

Während die unspezifische Abwehr sofort verfügbar ist, muß die spezifische Immunantwort erst aufgebaut werden, was einige Tage bis einige Wochen dauert.

Gäbe es die unspezifischen Abwehrmechanismen nicht, dann brauchte – überspitzt ausgedrückt – der Körper auch keine spezifischen auszubilden (die „2. Verteidigungslinie"), er wäre von den Erregern vorher schon überrollt. Unspezifisches und spezifisches Abwehrsystem bilden eine Einheit, sie wirken zusammen.

3.5 Unspezifische humorale Abwehr

Komplementsystem. Die Zusammenarbeit aller Einzelkomponenten ist beim *Komplementsystem* besonders augenfällig. Die Bezeichnung Komplement[11] geht auf eine Beobachtung kurz vor der Jahrhundertwende zurück, wo festgestellt wurde, daß frisches menschliches Serum bestimmte Bakterienstämme nur abtötet, wenn außer den gegen die speziellen Bakterien gerichteten Antikörpern noch eine zweite Substanz anwesend ist. Diese zweite Substanz, die zur „Komplettierung" der Bakterienabtötung unerläßlich ist, wurde deshalb „Komplement" genannt.

Es trägt den Buchstaben C und ist aus 9 Komponenten zusammengesetzt: C1 bis C9. Dabei han-

[10] Auf die Weise entsteht – ebenso wie bei einem vererbten Defekt der Zinkabsorption im Darm – die *Acrodermatitis enteropathica,* eine pustulöse und krustige Hauterkrankung z. B. an den Fingern, verbunden mit schweren Durchfällen und Gedeihstörung. Zinkgaben führen zu einer schlagartigen Besserung.

[11] compleo (lat.): ich ergänze, mache vollständig

delt es sich um Proteine. Da C1 aus 3 Teilen besteht, ergibt sich eine Gesamtzahl von 11 Eiweißkörpern, die zunächst als inaktive Vorstufen vorliegen. Sie treten in bestimmten Situationen nacheinander in Aktion, wobei die eine Komponente bzw. Teilkomponente andere Teile des Komplementsystems aktiviert – derartige kaskadenartig ablaufende Einzelreaktionen sehen wir übrigens auch im Gerinnungssystem. Der Anstoß zur Komplementaktivierung ist auf zweierlei Weise möglich.

Am längsten bekannt ist der sog. *klassische Weg;* hier wird das Startsignal von Antikörpern gegeben, nachdem sie mit ihrem Antigen (z. B. den Mikroorganismen) in Reaktion getreten sind, d. h. nachdem eine Antigen-Antikörper-Reaktion (Immunkomplexbildung) abgelaufen ist. Auch z. B. C-reaktives Protein (CRP[12]) kann den klassischen Weg anstoßen.

Daneben gibt es den sog. *alternativen Weg,* der z. B. durch Bakterienendotoxine ausgeklinkt werden kann. Er hat den Vorteil, antikörperunabhängig zu sein, d. h. auch dann zu funktionieren, wenn spezifische Antikörper noch gar nicht oder in zu geringer Menge vorhanden sind. Das **Properdin,** das ohne Anwesenheit von Antikörpern Bakterien tötet und Viren neutralisiert, entfaltet seine Wirkung nur in Zusammenarbeit mit dem antikörperunabhängigen, alternativen Weg der Komplementaktivierung, der deshalb auch *Properdinweg* genannt wird.

[12] Das CRP ist eines der sog. „Akute-Phase-Proteine" – es tritt akut bei infektiösen und nichtinfektiösen (z. B. rheumatoiden) entzündlichen Vorgängen im Plasma auf, und zwar innerhalb von 6–8 Stunden, spricht also schneller an als die bei Entzündungen ebenfalls ansteigende Blutkörperchensenkungsgeschwindigkeit (BKS, BSG). Bei Neugeborenen ist die CRP-Bestimmung der BKS ebenfalls überlegen: bei Infektionen, die unter der Geburt oder unmittelbar danach erworben worden sind, ist das CRP – wobei klinische Zeichen noch fehlen können – schon im Alter von etwa 12 Stunden positiv, die BKS zeigt in diesem Stadium noch keine Veränderung an. Die Höhe des CRP-Spiegels läßt Rückschlüsse auf den Krankheitsverlauf zu. Bei Besserung des Krankheitsgeschehens fällt das CRP rasch ab, während die BKS – wie auch zu Beginn der Erkrankung – „nachhinkt". Beides sind unspezifische Tests. Bei bakteriellen Infekten ist das CRP übrigens meist erhöht, ein negatives CRP macht eine bakterielle Infektion unwahrscheinlich und spricht eher für die virale Genese der Infektion.

Am Ende der hier ablaufenden Reaktionen („Kettenreaktion" der Komplementaktivierung) steht die Auflösung (Lysis), die Zerstörung der Mikroorganismen selbst bzw. der Zellen, die die Mikroorganismen phagozytiert haben; außerdem beteiligt sich das Komplementsystem bei verschiedenen Erkrankungen an der Beseitigung von Antigen-Antikörper-Komplexen, d. h. Immunkomplexen

(über die Phagozytose wird noch zu berichten sein, s. u.). Auch unverträgliche Erythrozyten nach fehlerhafter Bluttransfusion und körperfremde Zellen nach Transplantationen werden auf die Weise aufgelöst (der letzte „Stein" des Komplementsystems schlägt wie eine Bombe ein und reißt ein Loch in die äußere Hülle des Virus oder die Oberfläche der Bakterien bzw. der entsprechenden Zelle).

Die auf diesem Prinzip beruhende *Komplementbindungsreaktion* wird für diagnostische Zwecke eingesetzt.

Lysozym. In der Tränenflüssigkeit, im Nasen- und Darmschleim, im Blutplasma, in besonders hoher Konzentration in den neutrophilen Granulozyten und andernorts findet sich stets das *Lysozym,* das die Membran grampositiver Bakterien angreift und auflöst, dadurch also bakterizid (bakterientötend) wirkt.

Zytokine. Wichtig sind auch die **Interferone,** also Proteine, die in menschlichen und tierischen Zellen gebildet werden und insbesondere gegen Viren wirken (sie hemmen auch das Wachstum bestimmter Tumorzellen). Interferone sind zwar *artspezifisch* (menschliches Interferon unterscheidet sich von tierischen Interferonen), aber *erregerunspezifisch.* Wir unterscheiden *α-Interferon* (es wird von Leukozyten gebildet), *β-Interferon* (Produktionsort sind die Fibroblasten) und *γ-Interferon* (es wird von T-Lymphozyten und Makrophagen produziert).

Interferone bewirken eine Blockierung der Virusvermehrung in der Wirtszelle. Auch Virus-Doppelinfektionen werden so verhindert.

Wenn z. B. einer der 3 oral zugeführten Impfpoliomyelitis-Virusstämme in die Darmzelle eingedrungen ist, haben die anderen beiden Stämme zunächst keine Chance, Fuß zu fassen: erst nach etwa 6 Wochen ist die nächste Polio-Schluckimpfung wirksam; aus demselben Grunde würde eine Polio-Schluckimpfung zum Zeitpunkt einer (kaum bemerkten) viralen Darmerkrankung nicht angehen.

Wie die Interferone so wirken auch die **Interleukine** – diese Substanzen werden u. a. von Lymphozyten und Makrophagen produziert – bei der Abwehr von Infektionen und teilweise bei der Bekämpfung von Tumorzellen mit. Außerdem haben bestimmte Interleukine immunregulatorische Effekte z. B. auf Lymphozyten, und sie erzeugen Fieber. Interferone, Interleukine und verwandte Stoffe werden unter der Bezeichnung *Zytokine* zusammengefaßt (eine erhöhte Zytokinsekretion der Monozyten wird z. B. auch durch das in Mistelextrakten enthaltene Lektin hervorgerufen).

Über die Bedeutung von Transferrin und Laktoferrin bei der Infektabwehr s. S. 164, über die immunologische Wirkung des Surfactant s. S. 55.

3.6 Unspezifische zelluläre Abwehr

Hierfür sind ganz wesentlich die *Phagozyten (Freßzellen)* zuständig. Zu einer **Phagozytose,** d. h. zur aktiven Aufnahme von Partikeln in das Zellinnere, sind auch schon wenig differenzierte Lebewesen wie die Amöben fähig. Bei höher entwickelten Tieren und beim Menschen übernehmen Spezialisten diese Tätigkeit. Im Blut des Menschen sind die neutrophilen Granulozyten als *Mikrophagen* im Einsatz. Außerdem verfügt der Körper über *Makrophagen,* das sind einerseits bewegliche Zellen, nämlich unsere Monozyten, andererseits können die Monozyten den Blutkreislauf verlassen, ins Gewebe wandern und dort zu seßhaften Makrophagen werden: Histiozyten, Retikulumzellen, Endothelzellen, KUPFFERsche Sternzellen etc. (es handelt sich hier um das retikulo-endotheliale bzw. retikulo-histiozytäre System, also das RES oder RHS).

Phagozytose bedeutet eigentlich nur „fressen", wie es METSCHNIKOFF, der Entdecker dieses Phänomens, schon Ende des vorigen Jahrhunderts genau beschrieben hat. Heute werden aber alle Stadien, auch die vorausgehenden und die unmittelbar nachfolgenden, zur Phagozytose gerechnet. Sie läuft bei den Leukozyten folgendermaßen ab.

- *Chemotaxis:* Durch bestimmte Substanzen (Entzündungsreize) werden die neutrophilen Granulozyten von den Bakterien angelockt und gelangen durch amöboide Bewegung dorthin.
- *Opsonisierung:* Damit die Bakterien vom Phagozyten aufgenommen werden können, müssen sie mit spezifischen Antikörpern und Komplementfaktoren bedeckt werden. Die Bakterien werden auf die Weise den Leukoyzten „schmackhaft" gemacht. Man nennt die dazu dienenden Plasmabestandteile deshalb *Opsonine*[13] und die entsprechende Bedeckung der Bakterien *Opsonisierung.*
- *Die eigentliche Phagozytose:* Einstülpung der Zellmembran an umschriebener Stelle, wobei sich Pseudopodien (Scheinfüßchen) ausbilden – auch dies sind amöboide Bewegungen – und die anhaftenden Teilchen (Bakterien) ins Zellinnere verlagert werden (s. auch Abb. 17.5).
- *Abtötung* der Bakterien.
- *Zelltod:* Mit der Auflösung der Bakterien geht die Auflösung der ganzen Zelle (des Leukozyten) einher.

Die neutrophilen Granulozyten werden als Polizisten des Körpers bezeichnet: Überall, wo Bakterien in den Körper eindringen, werden sie von diesen Mikrophagen aufgespürt und bekämpft.

Wenn eine größere Zahl von Phagozyten am Entzündungsherd abstirbt, entsteht *Eiter (Pus).* Er besteht aus neutrophilen Granulozyten („Eiterkörperchen") und praktisch immer auch Bakterien. Bei größerer Ausdehnung sprechen wir von Abszeß.

Auch die Makrophagen können phagozytieren, sie haben aber darüber hinaus bei der spezifischen Immunabwehr eine wichtige Aufgabe zu erfüllen. Hierüber und über die natürlichen Killerzellen s. S. 311 ff.

3.7 Spezifische humorale Abwehr

Bei Kontakt mit einem Antigen (z. B. Krankheitskeim) – und nur dann – werden darauf zugeschnittene Antikörper in großer Menge produziert, sozusagen auf Bestellung und nach Maß.

Dafür sind bestimmte Lymphozyten zuständig, die sog. *B-Lymphozyten.*

Sie heißen deshalb B- d. h. „bursaabhängige" Lymphozyten, weil sie beim sich entwickelnden Vogel in der *B*ursa FABRICII gebildet werden, einer lymphatisches Gewebe enthaltenden Tasche zwischen Kloake und Wirbelsäule; der Entstehungsort der B-Lymphozyten während der Embryonal- und Fetalzeit des Menschen – das „Bursaäquivalent" also, wo die B-Lymphozyten ihre „Prägung" erhalten, d. h. wo sie eine Reihe von Prüfungen hinsichtlich ihrer späteren Funktion bestehen müssen – ist nicht sicher bekannt (wahrscheinlich ist es das Knochenmark, „*b*one marrow").

---

[13] opson (griech.): Würze, Leckerbissen

Charakteristisch für eine B-Zelle ist, daß sie auf ihrer Oberfläche (infolge der gerade erwähnten „Prägung") einen *Antikörper* trägt, der zu einem *Antigen* (einem Mikroorganismus etc.) in Beziehung treten kann

– genauer gesagt, nur zu einem kleinen Bezirk auf der Oberfläche des Antigens, der einen zapfenartigen Vorsprung darstellt und wie ein Schlüssel in das Schloß (eine Art „Aushöhlung") des Antikörpers paßt (s. auch Abb. 17.3). Die zustande kommende Antigen-Antikörper-Bindung, d. h. der *Antigen-Antikörper-Komplex*, wird auch *Immunkomplex* genannt.

Am Ende der Schwangerschaft sind völlig unabhängig von Antigenen, die ja in die gut abgeschirmte Frucht in aller Regel nicht eindringen können, also vor dem ersten Antigenkontakt, Milliarden unterschiedlicher Antikörper präformiert (vorgebildet) – spezifisch ist allerdings jeweils nur ein sehr kleines Areal auf dem einzelnen Antikörper, nämlich das „Schloß" (s. o.), dieses macht die ungeheuer große Vielzahl der Antikörper aus. Dabei trägt eine einzelne B-Zelle nur eine einzige derartige Antikörpersorte (ein Immunglobulin[14]) auf ihrer Oberfläche. Auf jedem B-Lymphozyten haben etwa 10^4 – 10^5 identische Immunglobulinmoleküle (Rezeptoren) Platz. Die überwiegende Zahl von B-Zellen befindet sich in lymphatischen Organen, nur ein kleiner Prozentsatz ist auf dem Blut- und Lymphweg unterwegs, hält gewissermaßen Wache. Was für ein Fremdantigen später auch immer in den Körper eindringen mag, es ist bestimmt schon ein vorprogrammierter, fast maßgeschneiderter, passender Antikörper in Warteposition. Die B-Zellen mit genau diesem Antikörper auf ihrer Oberfläche wandern – gewissermaßen nach der „Befruchtung" durch das Antigen – in die Zentrale zurück (Lymphknoten, Milz), um ihre Beobachtung zu melden. Es kommt zur Aktivierung eben dieser B-Zellen, d. h. durch den Kontakt des Antikörperrezeptors auf der Lymphozytenoberfläche mit dem feindlichen Antigen wird ein Prozeß ausgelöst, an dessen Ende die Bildung zahlreicher Tochterzellen steht, die den *Plasmazellen* entsprechen. Diese produzieren und sezernieren[14] („gebären") große Antikörpermengen, und zwar bilden alle Plasmazellen, die aus der speziellen B-Zell-Vorstufe hervorgegangen sind, im Zellinneren den gleichen im speziellen Fall benötigten Antikörper. Alle diese Zellen stellen einen Klon dar (genetisch identische Zellen). Die aus einem solchen spezifischen Plasmazell-Klon hervorgehenden Immunglobuline werden *monoklonale Antikörper* genannt.

Der entsprechende Antikörper, der weiter oben als „fast maßgeschneidert" apostrophiert worden ist, ist vor bzw. bei dem Erstkontakt mit dem betreffenden Fremdantigen noch keine perfekte Waffe. Erst durch Mutationen während der Zellteilungen entsteht schließlich die exakt passende Maßanfertigung, was eine Reihe von Tagen dauert.

Damit es überhaupt zur Produktion der für den speziellen Keim benötigten Antikörpersorte kommt, bedarf es der Unterstützung durch die den B-Lymphozyten übergeordneten T-Lymphozyten. Diese senden entsprechende Kontakt- bzw. Hormonsignale aus und besorgen außerdem die spezifische zelluläre Immunantwort. Die Folge dieser Aktivitäten ist das Anschwellen der Lymphknoten, teils auch der Milz, bei Infektionskrankheiten.

3.8 Spezifische zelluläre Abwehr

Dafür sind die *T-Lymphozyten* zuständig. „T" steht für „Thymus-abhängig",

d. h. diese Zellen wandern während der Embryonalzeit aus dem Knochenmark in den Thymus, wo sie wichtige Informationen (ihre „Prägung") erhalten; später siedeln sie sich auch in Lymphknoten und in der Milz an, wobei ein kleiner Prozentsatz von ihnen wie im Falle der B-Lymphozyten auf dem Blut- und Lymphweg auf Wanderschaft geht, um nach Feinden Ausschau zu halten (es sind übrigens mehr T- als B-Zellen auf Patrouille). Die in Warteposition stehenden, für die Auseinandersetzung mit der Umwelt gerüsteten B- und T-Lymphozyten werden auch *Immunozyten* oder *Immunzellen (immunkompetente Zellen)* genannt.

Erkennen des Fremdantigens und HLA-Erkennung. Die Prägung erfahren die T-Lymphozyten im Thymus nur während der Embryonalzeit, die Produktion der so geprägten T-Lymphozyten vollzieht sich im Thymus während des ganzen Lebens. (Die verschiedenen Thymushormone wirken dabei mit; ihre Abnahme im Alter beeinflußt das Immunsystem negativ.)

---

[14] Antikörper und Immunglobuline werden als Synonyme verwendet (es handelt sich dabei um die sezernierte Form der Rezeptoren der B-Lymphozytenmembran). Die Antikörper kann man auch als Teil von Immunglobulinen auffassen, wobei die letzteren als Träger der spezifischen Antikörper unterschiedlichster Konfiguration fungieren.

Die reifen T-Zellen, die ihre „Thymusschule“ hinter sich haben, tragen auf der Oberfläche eine bestimmte Zahl unterschiedlicher Rezeptoren. Eine Sorte von Rezeptoren hat gewisse Ähnlichkeit mit dem Immunglobulin auf der Oberfläche von B-Zellen,

und zwar kann man sich einen solchen T-Zellrezeptor als die Hälfte eines symmetrisch angeordneten Antikörpers vorstellen. Für die Erkennungsstruktur dieser kompliziert aufgebauten Antigenbindenden T-Zellrezeptoren gilt die gleiche nahezu unendliche Vielfalt wie für die Antigen-Bindungsstelle (das Schloß) der Antikörper auf der B-Zelloberfläche – und wieder bildet sich diese einzigartige Spezifität wie im Falle der B-Zellen vor der Geburt, d. h. ohne Vorhandensein von Antigenen, mit denen ja der Organismus normalerweise erst nach der Geburt in Kontakt kommt. Das Neugeborene hat bereits Milliarden vorgeprägter Immunzellen.

Unsere Erbinformationen reichen für diese ungeheure Vielfalt der Antikörper bzw. der Rezeptoren nicht aus. Sie wird erklärt durch zufällige Neukombinationen von Genen in den Lymphozyten sowie durch eine absichtliche „Schlamperei“ (in Form von Mutationen) und durch willkürliches Einsetzen von Bausteinen („Zufallsgenerator“) beim Zusammenbau der Eiweißkörper.

Nach Eindringen eines Mikroorganismus in den Körper werden nicht nur die dafür zuständigen B-Lymphozyten, sondern auch die passenden T-Zellen stimuliert. Letzteres ist allerdings recht kompliziert.

- Die T-Zellen weisen nämlich neben der oben erwähnten *Antigen-bindenden Erkennungsstruktur* (zum Erkennen des **Fremd-**Antigens, also des Mikroorganismus etc.)
- noch eine zweite Rezeptorsorte auf, die für die *HLA-Erkennung* zuständig ist, d. h. für die Erkennung des **„Selbst“:**

Das HLA-System (human leukocyte antigen systeme, auch Histokompatibilitätsantigene oder Transplantationsantigene genannt) bestimmt die individuelle Besonderheit jedes einzelnen Menschen, weist also bei den unterschiedlichen Menschen eine große Variabilität auf.

Das HLA-System besteht aus Antigenen, die für den Betreffenden das „Selbst“ darstellen, für alle anderen Menschen als „Fremd“ empfunden werden, d. h. Fremdantigene sind (Ausnahme: eineiige Zwillinge). Eine solche HLA-Markierung findet sich auf all unseren kernhaltigen Zellen. Die T-Lymphozyten haben während ihrer Prägung beim Durchgang durch den Thymus u. a. auch gelernt, das eigene HLA-System als „Selbst“ zu erkennen und zu akzeptieren. Alle Lymphozyten, die so konstruiert waren, daß sie das eigene HLA-System wie ein Fremdantigen behandelten, also bekämpften, wurden fast völlig ausgemerzt; schon während der Fetalzeit kommen derartige Zellen praktisch nicht mehr vor. Auch nicht zu akzeptierende B-Zellen, also solche, die Antikörper gegen den eigenen Organismus produzieren (autoaggressive Antikörper), werden schon vor der Geburt bei den bereits erwähnten Prüfungen nahezu völlig aus dem Verkehr gezogen. (100%ig gelingt dies allerdings nicht, wie das Auftreten von Autoimmunkrankheiten beweist, s. S. 318). Immerhin sind schon in der Fetalzeit B- und T-Zellen reif und könnten, falls nötig, reagieren, werden aber, wie erwähnt, in der keimfreien Umgebung des Uterus noch nicht gefordert. Die T-Lymphozyten sind übrigens die einzigen Zellen unseres Körpers, die die Fähigkeit haben, zwischen „Selbst“ und „Fremd“, d. h. Schützenswertem und Bekämpfenswertem, zwischen Freund und Feind, zu unterscheiden. Nur die speziellen T-Zellrezeptoren sind imstande, die HLA-Moleküle (gewissermaßen den Personalausweis der körpereigenen kernhaltigen Zellen) zu erkennen, dafür sind sie da.

Anders als im Falle der B-Zellen lassen sich T-Zellen nicht direkt von den Antigenen (also z. B. von Viren oder Bakterien) stimulieren, sondern zur Aktivierung von T-Zellen ist es nötig, daß

- Makrophagen, aber auch B-Zellen, nach der Aufnahme von Antigenen diese entsprechend verarbeiten und dann auf ihrer Zelloberfläche zur Schau stellen (die Makrophagen und B-Zellen werden deshalb Antigen-präsentierende Zellen genannt)
- und gleichzeitig Signale für das eigene HLA-System darbieten.

Auf diese Weise machen die Makrophagen und B-Zellen die T-Lymphozyten auf sich aufmerksam. Nur wenn die T-Zelle diese beiden Schlüssel (sie bilden übrigens einen Komplex aus HLA und Fremdantigen und passen in den entsprechenden komplexen T-Zellrezeptor) gleichzeitig angeboten bekommt, läßt sie sich – einem Banksafe vergleichbar – „öffnen“, d. h. „aktivieren“ (der HLA-Kundenschlüssel steht für „Selbst“ und der Antigen-Bankschlüssel für „Fremd“).

Es gibt also nicht nur eine humorale Immunität (wofür die B-Zellen zuständig sind – nach Antigenkontakt wird die Maschinerie der Antikörperbildung in Gang gesetzt –), sondern außerdem eine zelluläre (zellvermittelte) Immunität, die an die T-Zellen gebunden ist und nicht auf der Anwesenheit von Antikörpern beruht.

T-Helferzellen und T-Suppressorzellen. Von dem hier dargestellten Prototyp eines T-Lymphozyten gibt es Zellen mit ganz unterschiedlicher Funktion. Alle haben sie eine Sorte von Antigen-bindenden Rezeptoren und eine HLA-Erkennungsstruktur (s. o.). Sie haben aber noch weitere „Marker".

So gibt es Zellen, die zusätzlich z. B. sog. T4-Rezeptoren und andere, die sog. T8-Rezeptoren besitzen.

Die *T4-Lymphozyten* (sog. CD4-Zellen[15], also Zellen mit dem T4-Marker) werden **T-Helferzellen** (Helfer-T-Zellen) genannt. Sie helfen den B-Lymphozyten bei der Immunglobulinproduktion („T-B-Kooperation"). Andererseits darf die Immunantwort nicht zügellos verlaufen; denn eine zu rasant ablaufende, überschießende Antigen-Antikörper-Reaktion könnte zu einer schweren Schädigung des Gesamtorganismus führen. Dies zu verhindern, ist die Aufgabe einer bestimmten Sorte von *T8-Lymphozyten,* auch **T-Suppressorzellen** genannt.

Die B-Zellen bzw. die daraus hervorgehenden Plasmazellen sind sehr leistungsfähige Arbeiter; sie unterliegen der Aufsicht der helfenden bzw. hemmenden T-Zellen, die als Manager in dieser Fabrik die Antikörperproduktion den Bedürfnissen anpassen. Für die dafür unerläßliche Kommunikation zwischen den verschiedenen Immunzellen sind hormonartige, immunregulatorische Stoffe, die Interleukine (S. 307) zuständig. Der Dialog zwischen Immunsystem und Neuroendokrinum (noch dazu über gleichartige Rezeptoren) zeigt die engen Verflechtungen dieser Systeme (s. auch S. 305).

Zytotoxisch wirkende Zellen.

- Einen T8-Marker (CD8-Zellen[15]) tragen auch noch andere Lymphozyten, die zytotoxisch wirken, d. h. Zellen schädigen **(zytotoxische Lymphozyten).** Sie lösen durch direkten Kontakt solche Zellen auf, die das Fremdantigen tragen (Virus-infizierte Körperzellen, bestimmte Tumorzellen und – als Abstoßungsreaktion – transplantierte Zellen).
- Weiterhin gibt es **(Antikörper-abhängige) Killerzellen,** die nur Antikörper-beladene Zellen schädigen können.
- Eine 3. Gruppe von zytotoxischen Zellen ist weder von Antigenen noch von Antikörpern abhängig, wird also nicht aufgrund einer Immunantwort aktiv, sondern wirkt spontan (gehört deshalb genaugenommen zur unspezifischen zellulären Abwehr), und zwar zerstören diese natürlicherweise vorhandenen Zellen – sie werden **natürliche Killerzellen** (NK-Zellen) genannt – eine Vielzahl von Tumorzellen, Mikroorganismen und andere „Zielzellen".

[15] CD steht für cluster of differentiation = Unterscheidungsgruppen.

Dieses sofort einsatzfähige, breitgefächerte Abwehrsystem versucht die Eindringlinge solange hinzuhalten, bis die spezifische Immunantwort greift.

Killerzellen und zytotoxische Lymphozyten wirken dadurch, daß sie sich an das Opfer, die Zielzelle, anheften, die Zellmembran mit porenbildendem Protein beschießen und infolgedessen durchlöchern; so stirbt die leckgeschlagene Zelle ab, und der Angreifer löst sich von dieser tödlich getroffenen Zielzelle – er bleibt übrigens intakt im Gegensatz zu den neutrophilen Granulozyten, die bei der Phagozytose zugrunde gehen (auf diese Weise entsteht z. B. die Granulozytopenie bei Virusinfekten).

Wie im einzelnen die Reaktion abläuft, hängt nicht nur vom Erreger ab, sondern ganz wesentlich auch von der Immunantwort des Wirtes. Das Hepatitis-B-Virus z. B. ist als solches nicht krankheitsauslösend, nicht „zytopathogen". Wenn der Organismus die Anwesenheit dieses Virus in der Leberzelle toleriert *(„Immuntoleranz"),* haben wir einen zumindest zunächst klinisch gesunden, symptomlosen Träger vor uns. Ein solcher *Trägerstatus* wird z. B. oft bei Kindern nach Übertragung des Virus unter der Geburt, aber auch bei darniederliegender Immunabwehr beobachtet. Bei normalem Immunsystem werden die Virus-befallenen Leberzellen im Rahmen einer Antigen-Antikörper-Reaktion vernichtet. Dabei entsteht eine *akute Hepatitis.* Der Körper nimmt den Untergang einer bestimmten Zahl von Leberzellen in Kauf, um sich der Viren entledigen zu können, was normalerweise auch gelingt. Bei ungenügender Immunantwort kommt es zur Viruspersistenz, zur *chronisch-persistierenden* oder *chronisch-aktiven Hepatitis.* Die letztere (auch chronisch-aggressive Hepatitis genannt) birgt die Gefahr des Übergangs in eine Leberzirrhose in sich. Die zytotoxischen Lymphozyten spielen bei der Hepatitis B eine wichtige Rolle. Sollten die Reaktionen zu rasant verlaufen, d. h. sollten in kurzer Zeit große Leberzellareale vernichtet werden, so liegt eine *fulminante Hepatitis* vor, die in aller Regel zum Tode führt. Dies ist ein seltenes Ereignis. Die Bremswirkung durch die regulatorischen T-Suppressorzellen sorgt unter normalen Umständen dafür, daß der Angriff des Körpers gegen die Virusinfektion in geordneten Bahnen, also abgestuft verläuft.

Es gibt Situationen, wo während eines akuten Infektes und noch einige Wochen danach die Immunitätslage des Organismus beeinträchtigt ist. Wir sehen dies in typischer Weise bei und nach den Masern. In dieser Zeit ist z. B. die vorher positiv ausgefallene Tuberkulinprobe negativ (Anergie infolge vorübergehender Störung der T-Lymphozyten). Früher kam es in dieser Phase häufiger zum Aufflackern von Tuberkuloseherden. Die Ursache der zeitlich befristeten Abwehrschwäche liegt darin, daß sich das Masernvirus unglücklicherweise ausgerechnet in den für die Immunabwehr zuständigen Zellen einnistet (B-, T4- und T8-Lymphozyten sowie Makrophagen), es ist nämlich lymphotrop. Die befallenen Lymphozyten werden von ihrer eigenen Zellpopulation bekämpft. Dieser bürgerkriegsähnliche Zustand hält bei den Masern etwa 6 Wochen an. Dann ist der Spuk vorüber (anders verhält es sich mit dem HIV, das u. a. die T4-Lymphozyten dauerhaft befällt und AIDS hervorruft). Bei der Mononukleose werden die B-Lymphozyten infiziert – bei den im Blut nachweisbaren PFEIFFER-Zellen handelt es sich übrigens um aktivierte T-Lymphozyten. Neben den Masern und der Mononukleose führen auch z. B. die Windpocken zu einer vorübergehenden Beeinträchtigung der Immunantwort.

3.9 Das immunologische Gedächtnis

Jeder 1. Antigenkontakt hinterläßt in bestimmten B- und T-Lymphozyten einen Eindruck, der gespeichert wird.

Diese langlebigen Zellen (manche dieser Zellen scheinen über Jahrzehnte hinweg am Leben zu bleiben) werden *Gedächtniszellen* (memory cells) genannt. Ihnen verdankt es der Organismus, daß aufgrund der bereits gemachten Erfahrungen – die Antikörper waren bereits entsprechend „zurechtgefeilt" – bei späterer Berührung mit den gleichen Antigenen die Eindringlinge schneller, intensiver und effektiver abgefangen werden als bei der ersten Berührung, so daß eine Erkrankung ausbleibt.

Darauf beruht die langdauernde (teils lebenslängliche) Immunität nach Überstehen der meisten Infekte oder nach Schutzimpfungen. Spezielle sog. follikuläre, dendritische Zellen (Zellen mit Fortsätzen) wirken dabei mit. An den zahlreichen Fortsätzen werden die verschiedensten Antigene aufbewahrt (diese Zellen sind nämlich auf Antigenbevorratung spezialisiert), und die memory cells werden immer wieder durch diese „Antigenpräsentation" an die betreffenden Antigene erinnert: das Bild des Antigens prägt sich um so besser ein, je öfter es gezeigt wird[16]. So wird das immunologische Gedächtnis aufgefrischt. Voraussetzung dafür ist also die Persistenz des Antigens (z. B. des Herpesvirus in bestimmten Ganglienzellen) oder – wie z. B. im Falle der Tuberkelbakterien – deren Persistenz auf sehr niedrigem Niveau an abgeschirmtem Ort (abgeheilter Tb-Herd).

3.10 Immunglobuline

Die Immunglobuline (Ig), unsere Antikörper, sind bei der elektrophoretischen Auftrennung in der Gamma-Globulinfraktion zu finden.

IgG und IgM. Durch andere Verfahren, z. B. mit Hilfe der Immunelektrophorese, lassen sich die Immunglobuline in verschiedene Klassen aufteilen (IgG, IgM etc.).

Der 1. Antikörper, der nach der ersten „Feindberührung" gebildet wird, ist das *Immunglobulin der Klasse M (IgM).*

Er steigt 1 – 2 Wochen nach Eindringen der Erreger im Blut an und geht in den folgenden 2 Wochen auf niedrigere, später auf nicht mehr meßbare Werte zurück. Etwa 3 – 4 Wochen nach der Infektion kommt es zum Anstieg eines anderen Antikörpers im Blut, nämlich des *Immunglobulins der Klasse G (IgG):* der B-Lymphozyt schaltet, während er sich durch Zellteilung vermehrt, von IgM auf IgG um („Klassenswitch"), wobei er seine Antigenspezifität beibehält (also seine Wirksamkeit auf ein und dasselbe Antigen, z. B. auf dasselbe Virus).

Daraus ergeben sich wichtige Regeln für den Zeitpunkt der diagnostisch oft entscheidenden Blutentnahmen. Zum Nachweis einer frischen Infektion muß die erste Blutentnahme möglichst früh erfolgen, die 2. in der 2. Woche nach Krankheitsbeginn. Sind in der ersten Serumprobe keine oder nur wenige Antikörper (der IgM-Klasse) vorhanden und weist das zweite Serum eine hohe (IgM-)Antikörperkonzentration auf (*„hoher* Titer",

---

[16] Ähnlich arbeitet unser Gehirn: Gedächtnisleistungen, der Einsatz chemischer Botenstoffe (Hormone, Neurotransmitter, Zytokine) zur Signalüberbringung bzw. zur Kommunikation, das Vorhandensein von Rezeptoren an der Zelloberfläche von Lymphozyten und Neuronen zur Aufnahme äußerer Reize sind Beispiele für die zahlreichen Analogien zwischen Nerven- und Immunsystem. (Lymphozyten haben sogar Rezeptoren für neurale Überträgerstoffe und Hormone und können einige dieser Substanzen selbst bilden; andererseits bewirken Zytokine die Freisetzung von Zwischenhirnhormonen, die ihrerseits auf die Immunreaktivität Einfluß nehmen.)

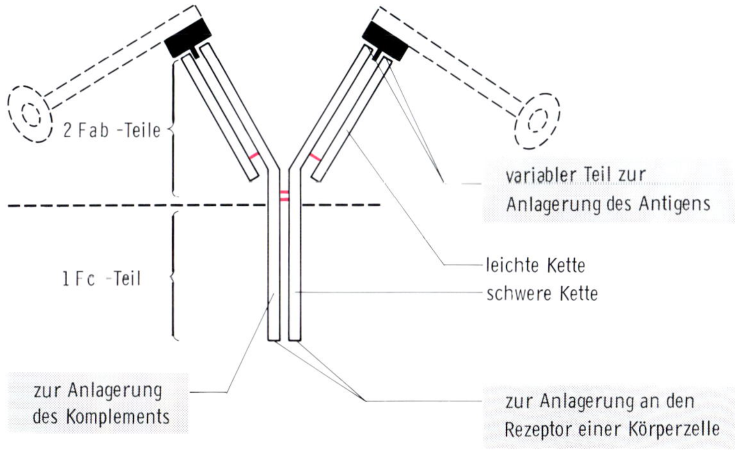

Abb. 17.3 Antigen-Antikörper-Reaktion (Antigen schwarz, als „Schlüssel"; Antikörper, z. B. IgG, weiß, als „Schloß"; Disulfidbindungen rot).

d. h. der Nachweis ist selbst bei *starker* Serumverdünnung noch möglich), so ist die Diagnose dieser betreffenden Infektion „serologisch" weitgehend gesichert. Ist kein IgM (mehr), wohl aber IgG vorhanden, so liegt die Infektion schon länger zurück.

Der IgG-Gehalt verringert sich in den nächsten Wochen und Monaten nach der Infektion zwar auch, ein Rest bleibt aber jahrelang im Blut vorhanden.

Solange der gegen einen bestimmten Keim gerichtete IgG-Spiegel eine Mindestkonzentration nicht unterschreitet, besteht ein Schutz gegen die spezielle Infektion.

Bei erneutem Antigenkontakt (z. B. erneuter Kontakt mit Rötelnviren oder Rötelnimpfung eines bereits Immunen) werden die eindringenden bzw. einverleibten Viren sofort beseitigt, ohne daß der Betreffende von diesen Vorgängen etwas merkt.

Ist der Antikörpertiter aber sehr niedrig, so kommt es beim zweiten Eindringen des gleichen Erregers (z. B. Rötelnkontakt, Rötelnimpfung) innerhalb weniger Tage – also schneller als beim Erstkontakt – zu einem steilen Anstieg des gegen diesen Keim in geringer Menge vorhandenen Antikörpers (und zwar nur des IgG). Wir sprechen hier von *Boosterung.*

Diese auf der Funktion der Gedächtniszellen beruhende Reaktion läuft ebenfalls für den Betreffenden symptomlos ab.

Ständig kreist also in unserem Blut eine große Menge der unterschiedlichsten, gegen viele Erreger gerichteten Antikörper in niedriger (noch schützender) Konzentration, und ständig kommen nach Erstkontakt neue Antikörper hinzu. Zum Verständnis dieser schier unübersehbaren Vielfalt von Antikörpern wie auch zum Verständnis ihrer Funktion ist es notwendig, Genaueres über die Struktur oder zumindest über das Bauprinzip dieser Eiweißkörper zu wissen.

Bauprinzip des IgG. Als Beispiel möge das Immunglobulin der Klasse G dienen, ähnliches gilt aber auch für die anderen noch zu erwähnenden Ig-Klassen. Das IgG (Abb. 17.3, 17.4) ist symme-

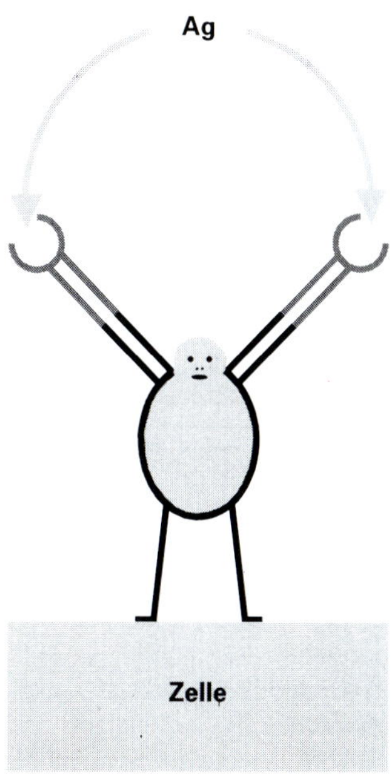

Abb. 17.4 Bildliche Darstellung eines Antikörpers als Männchen, das mit den Füßen auf einer Zelle verankert ist und mit den Händen die passenden Antigene (Ag) greift und festhält. Das Männchen kann sich auch von der Zelle lösen und frei (als Antikörper) im Blut herumschwimmen. (Aus: HITZIG, W. H.: Pädiatrische Praxis, Hans Marseille Verlag München, Bd. 43, S. 105, 1991/92.)

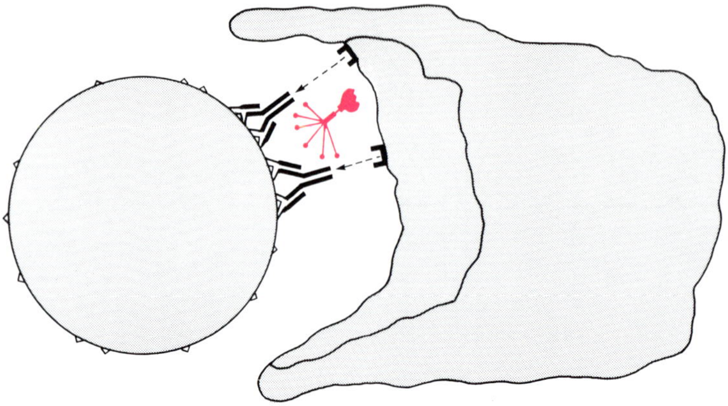

Abb. 17.5 Beginnende Phagozytose; links: mit Antikörpern (schwarz: nur 2 sind eingezeichnet) und Komplement (rot) besetzte körperfremde Zelle, rechts: Phagozyt.

trisch aufgebaut, hat die Form eines „Y" und besteht aus 2 Paaren (also 4) Polypeptidketten, die durch Disulfid-Brücken (S-S) miteinander verbunden sind. 2 der 4 Ketten haben ein hohes Molekulargewicht („schwere Ketten"), die beiden anderen sind leichter („leichte Ketten"). Alle 4 Ketten bestehen überwiegend aus einem konstanten Anteil mit immer derselben Aminosäurenzusammensetzung, nur am Ende des Moleküls – und zwar dort, wo das „Y" wie Greifarme auseinanderstrebt – findet sich ein variabler Teil:

Diese variablen Abschnitte enthalten also außen, gewissermaßen im Bereich der „Hände" der Greifarme, Aminosäuren in ganz unterschiedlicher Reihenfolge. Darin liegt das Geheimnis der enormen Variabilität der Antikörper.

- Hier, also an den Händen der Greifarme, kommt es zum Antigenkontakt, d. h. zur Antigen-Antikörper-Reaktion mit Neutralisation von Toxinen und – teils nach vorausgegangener Phagozytose – Abtötung von Viren sowie Bakterien.
- Erst jetzt, d. h. nach Ankoppelung des Antigens an den Antikörper, ist dessen Struktur so verändert, daß eine Komplementanlagerung möglich wird. Sie erfolgt seitlich am „Stiel" (am „Bein") der Y-Figur.
- Das unterste Stück der Y-Figur (der „Fuß") ist für die Verankerung des Antikörpers an Phagozyten, B-Lymphozyten und andere Zellen zuständig (Abb. 17.5).

Das Gesamtmolekül kann durch entsprechende chemische Reaktionen in mehrere Teile zerlegt werden. Der abgelöste „Stiel" der Y-Figur (Füße und Beine) läßt sich gut kristallisieren und wird deshalb *Fc-Teil* genannt (fragment crystallizable). Der darüberliegende Molekülrest, der Ähnlichkeit mit einem „V" hat (er stellt Greifarme und Hände dar), besteht aus 2 *Fab-Teilen;* diese Abkürzung bedeutet „fragment antigen binding" (d. h. für die Antigenbindung zuständiges Bruchstück).

Es gibt Indikationen, wo das intakte IgG verabreicht werden muß (sog. 7 S-Präparate), z. B. i. m. zur Prophylaxe bei Masernkontakt oder – bei entsprechender Immunglobulinpräparation – i. v. bei Patienten mit Antikörpermangel. Unter bestimmten Umständen kann es aber sinnvoll sein, bei schwersten bakteriellen und viralen Infekten nur Fab-haltige Präparate i. v. einzusetzen (sog. 5 S-Immunglobulin), sie haben allerdings wegen des Fehlens des Fc-Stücks eine sehr kurze Halbwertszeit [17].

Vom IgG gibt es 4 Subklassen, nämlich IgG_1 bis IgG_4.

IgA. Das IgA kommt in 2 Subklassen vor (IgA_1 und IgA_2). Wichtiger ist die Tatsache, daß es außer dem im Blut vorhandenen IgA ein Gewebs- bzw. Schleimhaut-IgA gibt: IgA wird von den im Schleimhautbereich sitzenden Plasmazellen produziert und zu den Epithelzellen geschleust, wo jeweils 2 IgA-Moleküle durch ein weiteres Protein (die sog. sekretorische Komponente) miteinander verbunden werden. Diese Substanz (IgA-SC-IgA) nennen wir

sekretorisches IgA (sIgA). Es sitzt als „immunologische Tapete" (als Schutz vor dem Angriff durch Mikroorganismen) auf der Schleimhautoberfläche

des Dünndarms, der Respirationsorgane, des Urogenitaltraktes, in der Gallenblase und findet sich ferner im Speichel, in der Tränenflüssigkeit, im

---

[17] S steht für Sedimentationskoeffizient: Das intakte IgG findet sich bei der Sedimentation mit der Ultrazentrifuge in der sog. 7 S-Fraktion. Das Fc-freie IgG ist relativ leicht und wird nach der Sedimentation in der 5 S-Fraktion angetroffen.

Nabelsekret, im Schweiß sowie – zusammen mit Makrophagen und Lymphozyten – in der Muttermilch (vor allem im Kolostrum).

Der gestillte (nicht der künstlich ernährte) Säugling wird also durch diese oral aufgenommenen Antikörper gegen diejenigen Darminfektionen geschützt, die in der betreffenden Region vorkommen (das ist der Grund, warum die Mutter die betreffenden Antikörper besitzt).

Das sekretorische IgA verhindert u.a. die Anbindung der Viren und Bakterien an die entsprechende Schleimhaut, und zwar dadurch, daß es sich an die dafür vorgesehenen Bindungsstellen der Mikroorganismen heftet. Diese verlieren dadurch aber – nachdem sie den Körper verlassen haben – nichts an ihrer Virulenz.

IgE. Weitere Immunglobulinklassen sind das *IgM* – hier sind 5 „Y-Figuren" zu einem IgM-Molekül in Ringform zusammengeschlossen – und das *IgE.*

Das IgE spielt einerseits bei Allergien (Asthma, Heuschnupfen etc.) eine Rolle,

indem es die Freisetzung von Substanzen wie Histamin aus den Mastzellen und den basophilen Leukozyten bewirkt – dazu ist es notwendig, daß sich das IgE an diese Zellen bindet –,

andererseits hilft es den Makrophagen durch Bildung von Immunkomplexen bei der Bekämpfung bestimmter Tropenkrankheiten (z.B. Wurmkrankheiten).

Schließlich gibt es noch das *IgD,* über dessen Funktion wenig bekannt ist.

Plazentagängigkeit der Immunglobuline. Nur das *IgG,* keine der anderen Immunglobulinklassen, ist plazentagängig.

IgG gelangt nach der 20. Schwangerschaftswoche und besonders stark gegen Ende der Schwangerschaft von der Mutter zum Kind; bei sehr unreifen Frühgeborenen ist deshalb dieser sog. Leihtiter, der *„Nestschutz"*, geringer.

In den letzten Schwangerschaftswochen und beim Neugeborenen ist der IgG-Gehalt im kindlichen Blut sogar bis zu 10% höher als bei der Mutter – es kommt zu einer Anreicherung im Fetus.

Die Antikörper, an deren Produktion das Kind nicht teilgenommen hat, bewirken eine *passive Immunisierung (Leihfeiung).* Diese **Leihimmunität** ist von kürzerer Dauer als nach *aktiver Immunisierung*

(die letztere liegt dann vor, wenn der Organismus die Immunität durch Bildung der Immunglobuline selbst aufgebaut hat, d.h. daran aktiv beteiligt ist, wie nach überstandener Infektion oder nach Impfung). Die fremden Eiweißkörper verschwinden relativ schnell aus dem kindlichen Organismus. Mit einer biologischen Halbwertszeit von etwa 3 Wochen wird nach der Geburt das „geliehene" IgG abgebaut.

In den ersten 3 Lebensmonaten ist der IgG-Titer z. B. gegen Masern aber trotzdem noch so hoch, daß es in dieser Zeit bei Maserkontakt nicht zur Erkrankung kommt (für den Schutz vor Viruskrankheiten genügen schon sehr kleine Antikörpermengen). In den dann folgenden Monaten können im Falle einer Infektion abgeschwächte Masern *(mitigierte Masern)* auftreten. Ein minimaler Resttiter ist bei vielen Kindern noch zu Beginn des 2. Lebensjahres vorhanden, was daran zu erkennen ist, daß die Masernimpfung eines gerade 1 Jahr alt gewordenen Kindes oft keinen langdauernden Schutz vermittelt – wegen des kleinen Restes mütterlicher Antikörper werden nur relativ wenig eigene Immunglobuline gebildet. Das ist der Grund, warum die Masernimpfung erst ab 15. Lebensmonat empfohlen wurde, von da an ist mit einer guten Immunantwort zu rechnen. Es ist gezeigt worden, daß der Nestschutz gegen Masern bei Kindern, deren Mütter gegen Masern geimpft sind und die Erkrankung nicht selbst durchgemacht haben (der Antikörpertiter ist dann niedriger), schneller verschwindet. In solchen Fällen könnte die Masernimpfung schon im Säuglingsalter mit Erfolg durchgeführt werden – entsprechend darf sie jetzt schon im 12. Lebensmonat beginnen. Eine Leihfeiung besteht nur gegen solche Erreger, gegen die die Mutter einen *hohen* Gehalt an Antikörpern vom IgG-Typ besitzt (Masern, Poliomyelitis, Mumps, Scharlachexanthem, Herpes-Virus-Infektion u.a.).

Hat die Mutter als Kind oder danach überhaupt keinen Kontakt mit diesen Infektionskrankheiten gehabt oder ist der IgG-Gehalt inzwischen zu weit abgesunken (wie das z.B. beim Keuchhusten der Fall ist), beruht die Immunität auf anderen, die Plazenta nicht passierenden (humoralen) Immunglobulinen (z.B. Cholera – hier wird das nicht plazentagängige IgM gebildet) oder handelt es sich um eine zellständige Immunität (z.B. Tuberkulose), so ist das Neugeborene gegen diese Infektionen nicht geschützt.

Mit 3–4 Monaten ist das mütterliche IgG schon sehr niedrig und das kindliche IgG erst gerade im Aufbau. In dieser Zeit besteht eine **transitorische bzw. „physiologische" Hypogammaglobulinämie** des (gesunden) Säuglings.

In den nächsten Monaten und Jahren steigt das kindliche IgG immer weiter an und erreicht kurz vor Beginn des Schulalters normale Erwachsenenwerte.

Sollte schon z.Z. der Geburt im kindlichen Blut *IgM* nachweisbar sein – die fetalen B-Zellen kön-

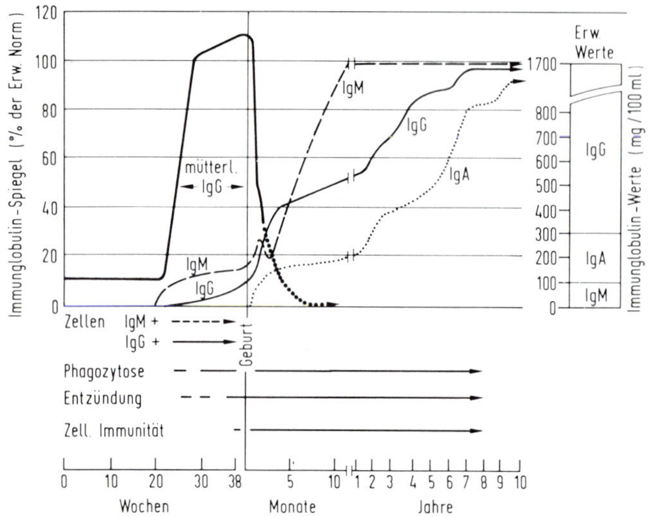

Abb. 17.6 Entwicklung der Immunglobuline IgG, IgA und IgM während der Schwangerschaft und danach. (Nach: ALFORD jr., C. A.: Immunglobulin Determinations in the Diagnosis of Fetal Infection. In: Pediatric Clinics of North America. Vol. 18. W. B. Saunders Company, Philadelphia, London, Toronto, 1971, 102 bzw. aus: TYMPNER, K.-D.: Bakterien, Endotoxin, Sepsis-Immunglobulin M. Hrsg. von E. UNGEHEUER, D. HEINRICH. Springer, Berlin, Heidelberg, 1985, 69.)

nen praktisch nur IgM und IgE bilden –, so ist eine intrauterine, also pränatale Infektion bewiesen (das IgM kann die Plazenta nicht passieren!). Wegen der zahlreichen postnatal ablaufenden Infektionen, von denen der Säugling meist gar nichts merkt, setzt sich der IgM-Anstieg (die Summe der verschiedensten IgM-Antikörper) in den nächsten Monaten fort, und schon gegen Ende des 1. Lebensjahres sind normale Erwachsenenwerte erreicht.

IgA fehlt zum Zeitpunkt der Geburt im kindlichen Blut normalerweise ebenfalls völlig und steigt sehr langsam an. Erst mit etwa 10 Jahren oder z. Z. der Pubertät werden normale Erwachsenenwerte gemessen (Abb. 17.6).

4 Angeborene Immundefektkrankheiten

Erworbene Immundefekte. Über *erworbene Immundefekte* (*AIDS* etc.) ist auf S. 391 berichtet worden. Eine *Hypogammaglobulinämie,* wie sie beim nephrotischen Syndrom (hier gehen IgG und IgA – nicht aber das viel größere IgM – mit dem Harn verloren) und bei der *Eiweiß-verlierenden Enteropathie (exsudative Enteropathie, Eiweißverlustsyndrom)* beobachtet wird, geht meist nicht mit erhöhter Infektanfälligkeit einher, zumindest nicht wegen der Hypogammaglobulinämie. Bei diesen Kindern ist die Antikörpersynthese nicht beeinträchtigt.

Angeborene Immundefektsyndrome. Es gibt darüber hinaus eine große Zahl unterschiedlicher *angeborener Immundefektsyndrome.* Die **transitorische bzw. physiologische Hypogammaglobulinämie** ist gerade erwähnt worden (s. o.). Im folgenden sei von den **erblichen Formen** die Rede.

Im vorhergehenden wurde dargelegt, daß viele Mechanismen ineinandergreifen müssen, wenn die Immunabwehr ordnungsgemäß funktionieren soll. Eine einzige Störung kann sich verheerend auswirken.

Komplementmangel

So sehen wir schwere bakterielle Infektionen, falls auch nur ein einziges Komplement fehlt, die Komplementaktivierung ist dann unterbrochen.

Granulozytopenie und Phagozytosedefekt

Von Granulozytopenie wird gesprochen, wenn die Zahl der neutrophilen Granulozyten 1500/μl unterschreitet. Bei Werten unter 1000/μl, besonders aber bei Werten unter 500/μl ist mit manifesten bakteriellen Erkrankungen zu rechnen. Trotz normaler Zahl und Morphologie der neutrophilen Granulozyten können diese Zellen nutzlos sein, wenn sie eine Störung der Phagozytose aufweisen; auch in solchen Situationen beobachten wir vermehrt bakterielle Infektionen.

IgG-Mangel

Ähnliche Probleme treten auf, wenn ein Antikörpermangel besteht, allerdings sind beim IgG-

Mangel in erster Linie kapseltragende Bakterien wie Pneumokokken und Haemophilus-influenzae-Bakterien betroffen. Ein Mangel an IgG ist hauptsächlich bei wiederholter Virusinfektion von Nachteil. Der Organismus wird nicht immun, und das gleiche Virus kann mehrfach Erkrankungen verursachen. Beim Erstkontakt mit einem Virus bestehen trotz Antikörpermangels – von wenigen Ausnahmen abgesehen – keine Schwierigkeiten, falls die zelluläre Abwehr funktioniert.

Störung der T-Zellfunktion

Eine darniederliegende T-Zellfunktion durch Mangel an T-Lymphozyten wirkt sich katastrophal bei Virusinfekten aus, sie können einen tödlichen Verlauf nehmen. Die T-Zellen sind ferner äußerst wichtig bei Infektionen, die durch intrazellulär sich vermehrende Bakterien gekennzeichnet sind (Tuberkulose, Listeriose), bei Pilzerkrankungen, Protozoenerkrankungen und opportunistischen Infektionen (s. S. 397). T-Zellen sind am Zustandekommen eines positiven Tuberkulin-Hauttests beteiligt. Eine schlechte T-Zellfunktion hat einen ungünstigen Einfluß auf die körpereigene Abwehr von malignen Tumorzellen. Die Tatsache, daß die T-Zellen auch bei der Transplantation unerwünschte Effekte verursachen, erfordert Gegenmaßnahmen (einerseits eine Immunsuppression zur Unterdrückung der T-Zellen des *Empfängers*, um eine Transplantatabstoßung – z. B. der Spenderniere – zu verhindern, andererseits – bei der Knochenmarktransplantation – die Herausnahme der immunkompetenten *Spender*zellen aus dem Transplantat).

Wenn auch alle Immundefektkrankheiten zu rezidivierenden Infekten führen, so besteht doch insofern ein Unterschied, als beim Antikörpermangel, also bei der Störung der B-Zellfunktion, die Symptome nicht so gravierend sind wie beim T-Zelldefekt, eine noch ernstere Prognose haben die kombinierten B- und T-Zelldefekte.

Es sei aber nicht verschwiegen, daß wegen der engen Verknüpfung von B- und T-Zellfunktion eine „saubere“ Trennung in humorale und zelluläre Störungen oft schwer ist, weshalb teils das Wort „vorwiegend“ hinzugefügt wird. Aus der Vielzahl der angeborenen (erblichen) Immundefektsyndrome seien einige klassische besonders hervorgehoben.

4.1 Humoraler Immundefekt (Antikörpermangelsyndrom)

Als Beispiel eines humoralen Immundefektes (B-Zelldefekt) sei die **kongenitale Agammaglobulinämie (Morbus Bruton)** erwähnt. BRUTON beschrieb 1952 erstmals einen Patienten mit einer Störung der humoralen Immunität. Mit Hilfe der Elektrophorese, die damals gerade eingeführt wurde, konnte das Fehlen der Gammaglobulinfraktion im Serum festgestellt werden. Wir wissen heute, daß diese Patienten weder über reife B-Lymphozyten noch über Plasmazellen verfügen.

Es handelt sich um eine X-chromosomal rezessiv vererbte Störung, sie kommt also nur beim Jungen vor. Die ersten Symptome treten auf, wenn das mütterliche Gammaglobulin im kindlichen Körper deutlich abgefallen ist, also nach dem 3. Lebensmonat. Es kommt zu gehäuften Infekten der oberen Luftwege, wobei auch die Nasennebenhöhlen und das Mittelohr betroffen sein können, zu Pneumonien, zu Durchfällen etc. Es gibt übrigens auch Sonderformen, bei denen teils sogar das Serum-IgG Normalwerte aufweist, nämlich in Fällen von **selektivem IgG-Subklassenmangel,** d. h. dem isolierten Fehlen einer der 4 Subklassen des IgG. Am häufigsten ist der IgG_2-Mangel, oft im Sinne einer Reifungsverzögerung. Auch Kombinationen, wie z. B. der gleichzeitige Mangel von IgG_2 und IgG_4 kommen vor.

Behandlung: Gute Erfolge sind sowohl beim Morbus BRUTON als auch beim IgG-Subklassenmangel durch 3- bis 4wöchentliche i. v. Infusionen eines Gammaglobulinpräparates zu erzielen.

Es gibt auch einen **selektiven IgA-Mangel** (isoliertes Fehlen der IgA-Fraktion, übrigens auch des sekretorischen IgA). Dies wird sehr oft beobachtet, und zwar in einer Häufigkeit von 1 : 400 bis 1 : 1300. Symptome treten aber nur bei einem Teil der Patienten auf, und zwar rezidivierende Infekte der Luftwege und chronische Durchfälle. Interessant ist die Neigung dieser Patienten zu Allergien.

Selten beobachten wir einen *selektiven IgM-Mangel*. Auch ein lebensbedrohliches *Hyper-IgM-Syndrom* mit Granulozytopenie wird nicht häufig gesehen.

4.2 Zelluläre Immundefekte

Von den isolierten T-Zelldefekten sei hier nur auf das **Di-George-Syndrom** hingewiesen (auch **kongenitale Thymusaplasie** genannt). Wenn man bedenkt, daß bei diesen Kindern der Thymus entweder völlig fehlt oder nur rudimentär angelegt ist und sich folglich keine T-Zellen ausbilden konnten, so leuchtet ein, daß unter solchen Umständen teils lebensbedrohliche Infekte auftreten. Gleichzeitig haben diese Kinder weitere Auffälligkeiten (Unterfunktion der Nebenschilddrüsen, Herzfehler u. a., s. S. 235).

4.3 Kombinierte Immundefekte

Eine Störung der B- und T-Zellfunktion sehen wir beim WISKOTT-ALDRICH-Syndrom (s. S. 174) und beim LOUIS-BAR-Syndrom (s. S. 48).

Auch unabhängig von diesen Syndromen gibt es leichtere und vor allem **schwere kombinierte Immundefektsyndrome (SCID),** im letzteren Falle ist die Prognose außerordentlich schlecht. Wegen des Lymphozytenausfalls (Defekt sowohl des B- als auch des T-Zellsystems!) haben diese Kinder trotz chronischer oder rezidivierender Infekte meist keine tastbaren Lymphknoten und keine sichtbaren Mandeln. Ein Thymusschatten läßt sich röntgenologisch nicht nachweisen.

▶ Es ist inzwischen in Einzelfällen gelungen, eine spezielle Form dieses ernsten Immundefektes, bei dem ein bestimmtes Enzym nicht gebildet werden kann, mit Hilfe einer Genmanipulation (Gentechnologie = „genetic engineering“) zu behandeln (Gentherapie). Dazu müssen die pathologischen Lymphozyten außerhalb des Körpers das korrigierte Gen erhalten. Als „Genfähre“ (Vehikel für das Gen) werden Retroviren verwendet, die eine Infektion proliferierender, d. h. sich vermehrender Lymphozyten (nicht aber eine Erkrankung) und damit eine Einschleusung des korrekten Gens in diese Zellen bewirken. Danach erhält der Patient die jetzt „geheilten“ Lymphozyten zurück. Diese Prozedur muß mehrfach durchgeführt werden. ◀

4.4 Phagozytosedefekte

Hier ist einmal die **progressive septische Granulomatose** zu nennen (s. S. 171), bei der es zu Hauteiterungen, Abszessen in den tiefen Weichteilen und Infektionen innerer Organe kommt (zum Nachweis der enzymatischen Aktivität der Granulozyten dient der NBT-Test, s. S. 160). Zum anderen ist das **Hyper-IgE-Syndrom** von Bedeutung (es geht mit extrem hohem IgE-Spiegel im Serum einher), auch **Hiob-Syndrom** oder **Job-Syndrom** genannt (vom Alten Testament wissen wir, daß Hiob „mit bösen Schwären“ gezeichnet war), das mit Hautabszessen, Ekzemen und Otitiden verbunden ist.

4.5 Komplementdefekte

Von allen Komponenten des Komplementsystems kommen – wenn auch selten – genetische Defekte vor, die z. T. durch rezidivierende bakterielle Infektionen auffallen.

5 Autoimmunkrankheiten (Autoaggressionskrankheiten)

Normalerweise bildet der Organismus nur dann *Antikörper,* wenn er mit körperfremden Stoffen in Berührung kommt. Das sind in erster Linie *Antigene* (z. B. Mikroorganismen), ferner *Allergene* (allergisierende Antigene, s. S. 320). Es wäre fatal, wenn die Immunabwehr über das Ziel hinausschießen und körpereigene Zellen angreifen würde. Das Risiko, daß den T-Lymphozyten Fehler bei der Unterscheidung von „Selbst“ und „Nicht-Selbst“ unterlaufen, besteht durchaus. Das ist der Preis, den wir dafür zahlen müssen, eine so schlagfertige Truppe gegen äußere und innere (Malignome) Schädlichkeiten zur Verfügung zu haben. In aller Regel schaffen es die T-Suppressorzellen, die Abwehrmechanismen in Schranken zu halten. Bei Abnahme der regulatorisch wirkenden T-Suppressorzell-Aktivität, wie es z. B. im Alter parallel zur Einschmelzung des Thymusgewebes vorkommt, droht Gefahr. Aber auch im Kindesalter kommt es vor, daß der Organismus Teile seiner eigenen Körpersubstanz (körpereigene Zellen) nicht als solche erkennt, sondern als fremd empfindet (*Autoantigene*) und dagegen Antikörper bildet *(Autoantikörper).* Die Autoantigene werden also ebenso wie die Autoantikörper von demselben Organismus gebildet.

Mit derartigen Antikörpern, genauer gesagt, durch die sich entwickelnde Antigen-Antikörper-Reaktion leitet der Organismus irrtümlicherweise die Zerstörung seiner eigenen Zellen ein.

Hier wird also der Grundsatz durchbrochen, daß die sehr potenten Lymphozyten nicht die körpereigene Substanz gefährden dürfen (es gilt nicht mehr der „Horror autotoxicus“, d. h. die „Scheu vor der Selbstvergiftung“, wie es P. EHRLICH, einer der Wegbereiter der Immunologie, formulierte), und es entsteht eine **Autoimmunkrankheit (Autoaggressionskrankheit).** An einer solchen Entwicklung, d.h. an dem Zustandekommen zellulärer und humoraler Abwehrreaktionen gegen körpereigenes Gewebe, sind genetische Faktoren beteiligt, wie das oft familiäre Auftreten von Autoimmunkrankheiten und die Häufigkeit, mit der dabei bestimmte HLA-Marker angetroffen werden, zeigen.

Die Tatsache, daß bei einer bestimmten Erkrankung Autoantikörper nachgewiesen werden, beweist noch nicht, daß diese Antikörper für die Erkrankung verantwortlich sind, daß es sich also um krankmachende Antikörper handelt und tatsächlich eine Autoimmunkrankheit besteht; es könnte sich nämlich bei den Autoantikörpern um ein Begleitphänomen handeln. Insofern kann man bei den meisten hier zur Diskussion stehenden Erkrankungen nicht absolut sicher sein, ob sie zu Recht als Autoimmunkrankheiten gelten dürfen, wenn auch die Wahrscheinlichkeit sehr groß ist, zumal sich nicht selten eine Störung der T-Suppressorzellen nachweisen läßt.

Morbus Werlhof. Ein typisches Beispiel für eine Autoimmunkrankheit ist der *Morbus* WERLHOF, eine Sonderform der *Immunthrombozytopenie* (ITP, s. S. 172), bei der die eigenen Blutplättchen für körperfremd gehalten werden, also das Antigen (Autoantigen) darstellen und im Rahmen einer Antigen-Antikörper-Reaktion vernichtet werden. In diesen Fällen lassen sich Plättchen-Autoantikörper im Plasma nachweisen (und zwar IgG).

Hashimoto-Thyreoiditis. Eine weitere Autoimmunkrankheit ist die HASHIMOTO-*Thyreoiditis* (s. S. 233), wobei zellvermittelte Autoimmunreaktionen das Krankheitsbild hervorrufen; diagnostisch wichtig ist u.a. der Nachweis humoraler Schilddrüsen-Antikörper.

Kollagenosen. Es seien im folgenden noch einige Erkrankungen genannt, die ebenfalls zu den Autoimmunkrankheiten gerechnet werden. So sind bei den Erkrankungen des rheumatischen Formenkreises (bei den Kollagenosen), und zwar bei der *juvenilen chronischen Polyarthritis,* dem *Lupus erythematodes,* der *Dermatomyositis* und der *Sklerodermie* Immunkomplexe nachgewiesen worden, die Autoantikörper enthalten und sich unter Vermittlung (Aktivierung) des Komplementsystems z. B. an der Innenhaut der Gelenkkapsel ablagern; auf diese Weise werden Entzündungsprozesse ausgelöst.

Colitis ulcerosa. Da die *Colitis ulcerosa* nicht selten mit einer chronischen Arthritis vergesellschaftet ist, ist es nicht verwunderlich, daß sich bei dieser Darmerkrankung ebenfalls Autoantikörper finden. Sie sind gegen Zellen der Kolonschleimhaut gerichtet.

Chronische Glomerulonephritiden. Bei einigen *chronischen Glomerulonephritiden* sind Immunkomplexe und Autoantikörper am Krankheitsgeschehen beteiligt; sie lagern sich im Bereich der Kapillaren der Glomeruli ab, wo sie nach Einschaltung des Komplementsystems lokale Entzündungen hervorrufen. In vielen Fällen kommt es durch die Komplementaktivierung zu einem Komplementverbrauch. Solche Glomerulonephritiden sind deshalb durch eine Verminderung des Komplements im Serum charakterisiert.

Lupoide Hepatitis. Es gibt eine Hepatitisform, die nicht virusbedingt ist, sondern Autoimmunphänomene zeigt, die *chronisch-aktive Autoimmunhepatitis (lupoide Hepatitis).* Sie geht mit einer Hypergammaglobulinämie mit extrem hohem IgG einher. Charakteristisch sind Autoantikörper, die gegen „Antigene" von Leberzellmembranen gerichtet sind. Die Erkrankung führt zur Zerstörung primär intakter Leberzellen, oft mit Übergang in Leberzirrhose. Es überwiegt das weibliche Geschlecht.

Behandlung: mit immunsuppressiven Medikamenten.

Typ-I-Diabetes. Beim *juvenilen Diabetes mellitus* (Typ-I-Diabetes) finden sich im Serum folgende Autoantikörper: Inselzellantikörper, Inselzelloberflächenantikörper und Insulinautoantikörper (nicht zu verwechseln mit den unter der Insulintherapie u.U. entstehenden Insulinantikörpern). Es liegt also nahe, den Typ-I-Diabetes als Autoimmunkrankheit aufzufassen, doch ist die Ursache des Diabetes multifaktoriell (s. S. 99).

6 Allergie

Wir haben gehört, daß das Eindringen eines Erregers in den Organismus – d.h. die Aufnahme eines Antigens – eine Krankheit hervorrufen kann und vom Menschen mit der Bildung von Antikörpern beantwortet wird. Es kommt zur Immunisierung,

mit anderen Worten, der betreffende Mensch ist normalerweise bei nochmaliger Aufnahme des gleichen Antigens (des gleichen Erregers) gegen diese Krankheit geschützt.

- Die gebildeten Antikörper werden deshalb **schutzbringende Antikörper** genannt (neutralisierende Antikörper).
- Bei vielen Viruserkrankungen werden allerdings im Rahmen der Immunisierung auch Antikörper produziert, die keine Schutzwirkung ausüben (nichtneutralisierende Antikörper) und diagnostisch als **Indikator-Antikörper** eingesetzt werden. Ein Beispiel sind eine Reihe von HIV-Antikörpern, deren Nachweis eine HIV-Infektion oder AIDS anzeigt.
- Im letzten Absatz war von **krankmachenden Antikörpern** als Auslöser von Autoimmunkrankheiten die Rede. Krankmachende Antikörper entstehen auch bei der Allergisierung.

Die Allergisierung ist ein der Immunisierung ähnlicher Vorgang.

Auch hier ruft jedes Antigen die Bildung von Antikörpern hervor, und es kommt wie bei der Immunisierung zur Antigen-Antikörper-Reaktion. Sie führt jedoch zu einem ganz anderen Ergebnis als im Falle der Immunisierung.

Das Antigen wird hier **Allergen** (= allergisierendes Antigen) genannt.

Die erste Aufnahme des Allergens führt – anders als sonst beim ersten Kontakt mit einem Antigen – nicht zur Krankheit, sondern wird reaktionslos vertragen. Die sich bildenden Antikörper verursachen nun aber nicht etwa einen Schutz vor diesem Allergen – es kommt nicht zur Immunität –, sondern machen den Organismus sogar empfindlicher bzw. überempfindlich (Allergisierung = Sensibilisierung), so daß er bei erneuter Allergenzufuhr nun mit einer Krankheit reagiert.

Der Mensch ist jetzt nicht **immun** (Infektionskrankheit nach erstmaligem Antigenkontakt → Immunisierung → *Immunität = Unempfänglichkeit),* sondern **allergisch** (zunächst nach Allergenaufnahme keine Reaktion → Sensibilisierung → *Allergie*[18] = *spezifische Überempfindlichkeit = Hyperergie).*

Folgende Gruppen von Allergenen werden unterschieden:

- *inhalative Allergene:* Pollen, Tierhaare und -epithelien, Hausstaubmilben, Schimmelpilzsporen u. a.,
- *Kontaktallergene:* Nickel, Kosmetika u. a.,
- *medikamentöse Allergene:* Penicillin, Sulfonamide, Antikonvulsiva, Aspirin u. a.,
- *Insektenallergene:* der Stich der Bienen, Wespen, Hornissen, Hummeln, Mücken u. a.,
- bakterielle Allergene und Allergene gegen andere Krankheitskeime: In diesen Fällen – und auch bei Insektenallergien – kann es zu allergischen Fernreaktionen der Haut kommen, zu sog. *Id-Reaktionen* (s. S. 294).
- *Nahrungsmittelallergene:* Fisch, Eiklar, Kuhmilch, Erdbeeren, Nüsse u. a., es können also nicht nur Eiweißkörper, sondern auch Polysaccharide und andere Stoffe allergen wirken.

Auf die genannten Stoffklassen reagieren keineswegs alle Menschen mit einer Allergie, die Neigung dazu ist individuell recht unterschiedlich. Eine Familiarität (Stichwort: Atopie, s. S. 289) von *allergischen Erkrankungen (Allergosen),* über die in vorhergehenden Kapiteln ausführlich berichtet wurde (Asthma, Heuschnupfen, Ekzem usw.) ist unverkennbar.

Das Kuhmilcheiweiß und andere Proteine können den Organismus auf zwei unterschiedliche Arten schädigen. Einerseits kann es sich um eine allergische (IgE-vermittelte) Reaktion gegen das Eiweiß handeln (z. B. *Kuhmilcheiweißallergie*), und es kommt zur Urtikaria, zur Neurodermitis, mitunter auch zu gastrointestinalen Symptomen (Durchfälle etc.). Häufig bildet sich in den nächsten Jahren eine Toleranz gegen das betreffende Eiweiß aus, so daß es später vertragen wird. Andererseits gibt es auch eine pseudoallergische Reaktion auf Eiweiß

---

[18] allos (griech.): anders; ergon (griech.): Werk, Tätigkeit; gemeint ist, daß der Organismus jetzt anders (nämlich überschießend) reagiert als vorher. Auch nach der Immunisierung ist die Reaktion verändert (sie fehlt). Für all diese Formen des „Andersreagierens" hat der Wiener Pädiater v. PIRQUET zu Beginn dieses Jahrhunderts die Bezeichnung Allergie geprägt. Die Bedeutung dieses ursprünglich sehr weit gefaßten Begriffes hat sich inzwischen gewandelt, heute ist damit nur die spezifische Überempfindlichkeit gemeint, also die Hyperergie.

(z. B. *Kuhmilcheiweißunverträglichkeit* mit schweren Durchfällen). Sie ist nicht IgE-vermittelt (der genaue Mechanismus ist meist unbekannt, mitunter ist der Histamingehalt von Nahrungsmitteln schuld). Oft entwikkeln die Kinder am Ende des ersten Lebensjahres eine Toleranz gegen das Protein, und es wird dann anstandslos vertragen.

Ist von einer vorausgegangenen Allergenzufuhr nichts bekannt und führt schon der erste Kontakt mit der Substanz zur allergischen Reaktion, so spricht man hier von *Idiosynkrasie*. Genetische Faktoren dürften dabei im Spiele sein, z. B. ein Enzymmangel wie beim *Favismus* (s. S. 166).

Es gibt ganz unterschiedliche Überempfindlichkeitsreaktionen. 4 Typen werden unterschieden:

Typ I. Sofortreaktionstyp. Reaktion meist innerhalb von Sekunden bis wenigen Minuten: Er wird durch das von Plasmazellen produzierte IgE ausgelöst, das an dem einen Ende mit dem Allergen verbunden ist und sich mit dem anderen Ende an die Oberfläche von Blutbasophilen und Gewebsmastzellen bindet. Dadurch werden diese Zellen zur Ausschüttung bestimmter „Mediatoren" veranlaßt (z. B. Histamin, es wird in den Mastzellen und basophilen Leukozyten synthetisiert und gespeichert). Beispiele für den Soforttyp sind *Heuschnupfen, Asthma, Nesselsucht, Nahrungsmittelallergie* und *anaphylaktischer Schock.*

Beim **anaphylaktischen Schock** kommt es beim Zusammenprall der inzwischen seit der *1. Zufuhr* eines Allergens in großer Menge gebildeten IgE-Antikörper mit dem frühestens 6 Tage später – so lange dauert die Antikörperbildung – *erneut zugeführten* Allergen meist innerhalb weniger Minuten zu einem akuten Kreislaufversagen mit Zyanose, Schweißausbruch, Erbrechen und Krämpfen. Teils tritt sofort der Tod ein. Als Allergene kommen z. B. in Betracht tierisches, also artfremdes Serum, Penicillin, Insektenstiche (s. auch S. 578).

Typ II. Zytotoxische Reaktion. Sie tritt innerhalb weniger Stunden ein: Hier spielen IgG und IgM eine wichtige Rolle. Diese Antikörper reagieren mit Allergenen (oder Antigenen bzw. Autoantigenen), die auf Zelloberflächen sitzen (z. B. in Form von Medikamenten). Diese Zellen werden unter Mitwirkung des Komplementsystems vernichtet. Ein typisches Beispiel ist die (u. a. durch Medikamente hervorgerufene) *allergische Form der Immunthrombozytopenie* (ITP, s. auch S. 172).

Typ III. Immunkomplexreaktion. Auch hier reagieren IgG- und IgM-Antikörper und Antigene (Antigen-Antikörper-Komplex = Immunkomplex) unter Mithilfe des Komplements auf der Zelloberfläche (und zwar häufig in den Gefäßwänden), die sie schädigen (lokale Entzündungsreaktion), ohne sie völlig zu zerstören. Die Reaktion kommt teils schon nach Minuten bis Stunden zustande. Beispiel: *Purpura* SCHÖNLEIN-HENOCH.

Ähnliche Mechanismen laufen bei der **Serumkrankheit** ab, allerdings erst nach einer Latenzzeit von 7–14 Tagen. Während sich bei Reaktionen vom Soforttyp meist wenige Minuten nach der 2. Applikation von z. B. tierischem Serum, wie oben erwähnt, ein anaphylaktischer Schock einstellen kann, tritt die Serumkrankheit erst in der 2. Woche nach der Allergenzufuhr auf. Ein weiterer Unterschied gegenüber dem anaphylaktischen Schock besteht darin, daß die Serumkrankheit schon (1–2 Wochen) nach der *Erst*injektion von tierischem Serum zustande kommt. Dies widerspricht keineswegs dem Allergiebegriff. Es dauert nämlich etwa 1–2 Wochen, bis nach einmaliger Fremdserumzufuhr ausreichend Antikörper gebildet worden sind. Am Ende der Sensibilisierung sind nun aber immer noch Allergene von der vorausgegangenen Injektion im Organismus vorhanden, die zunächst anstandslos vertragen wurden, jetzt aber eine Antigen-Antikörper-Reaktion (Immunkomplexreaktion) heraufbeschwören, eben die Serumkrankheit. Sie zeigt sich in Fieber, Gelenkschmerzen, Lymphknotenschwellungen, Ödemen und quaddelartigen Hautausschlägen (Nesselsucht). Teils wird nach Fremdseruminjektionen oder nach der Zufuhr anderer Allergene (z. B. Penicillin) nur eine Nesselsucht beobachtet. (Nicht jedes im Zusammenhang mit der Verabreichung eines Medikamentes auftretende Exanthem ist allergisch bedingt, so ist z. B. das *Ampicillin-Exanthem* toxisch ausgelöst, s. S. 291).

Auf jeden Fall ist größte Vorsicht bei Injektionen von tierischem Eiweiß geboten (Kortikoid und Antihistaminikum bereithalten!) und vorher zu fragen, ob der Betreffende schon einmal artfremdes Serum erhalten hat.

Selbst wenn dies verneint wird, ist – wie am Beispiel der Serumkrankheit erläutert – die Fremdseruminjektion nicht ungefährlich. Gefahrlos ist dagegen der Ersatz des artfremden Serums durch menschliches Gammaglobulin, was jetzt für die meisten Anwendungsgebiete zur Verfügung steht (s. S. 324).

Wo dies nicht möglich ist (z. B. Diphtherie), muß evtl. bei vorausgegangener Fremdseruminjektion Serum einer anderen Tierart verwendet oder desensibilisiert (d. h. die Sensibilisierung rückgängig gemacht) werden (s. S. 324). Eine Desensibilisierung, genauer gesagt, Hyposensibilisierung (s. S. 117), kommt übrigens auch beim Asthma und beim Heuschnupfen in Betracht, und zwar dann, wenn es – wie z. B. im Falle der Pollenallergie – nicht möglich ist, die Aufnahme des Allergens zu vermeiden (wenn also eine „Expositionsprophylaxe“ – wie sie z. B. bei der Tierhaarallergie praktiziert wird – nicht angewendet werden kann).

Typ IV. Spätreaktionstyp. Während die als Typ I – III abgehandelten Reaktionen humoral gesteuert werden, sind für die Spätreaktion (Spättyp, Reaktion vom verzögerten Typ, Typ IV) spezifisch sensibilisierte Lymphozyten verantwortlich. Die Reaktion wird meist nach 1 – 3 Tagen beobachtet. Hierher gehören die *Abstoßung von Organtransplantaten,* das *allergische Kontaktekzem,* aber auch die *Tuberkulinreaktion,* weshalb die Spätreaktion auch als *„Reaktion vom Tuberkulintyp“* bezeichnet wird: Nach etwa 2 – 3 Tagen ist die Überempfindlichkeit der Haut gegenüber Tuberkulin an der positiven Tuberkulinreaktion abzulesen. Der Körper reagiert übrigens auf Tuberkulin so lange *allergisch* (positive Tuberkulinprobe), wie die *Immunität* anhält (Superinfektionsschutz, s. u.). Unter bestimmten Umständen (z. B. Masern, s. S. 362, 367) verschwindet die Tuberkulinallergie vorübergehend; Personen, die auf die Allergenzufuhr zunächst tuberkulinpositiv reagierten, zeigen jetzt keine Reaktion mehr. Wir nennen diese Form der Reaktionsweise **Anergie.**

Die nahen Beziehungen zwischen Allergie und Immunität gehen auch daraus hervor, daß durch Glukokortikoide in beiden Fällen die Antikörperbildung unterdrückt werden kann. Außerdem bestehen enge Beziehungen zwischen Allergisierung und Autoimmunisierung – schließlich sind in beiden Fällen krankmachende Antikörper am Werke; so laufen viele Autoimmunkrankheiten nach den unter I – IV aufgeführten Reaktionen ab.

7 Passive Immunisierungen und Schutzimpfungen

7.1 Einleitung

Nach Überstehen einer Infektionskrankheit besteht in der Regel eine Immunität (Gefeitsein). Es war naheliegend zu versuchen, ob dies auch auf künstlichem Wege zu erreichen ist, ohne daß es zur Krankheit mit ihren teils unangenehmen Komplikationen kommt.

Zu dieser auf immunologischem Wege durchgeführten Infektionsprophylaxe sind 2 Verfahren geeignet, nämlich die *aktive* und die *passive* Immunisierung.

Im ersteren Falle handelt es sich um eine *Schutzimpfung* – der Organismus muß die Antikörper selber bilden und macht dabei eine, wenn auch fast stets nur leichte Erkrankung durch –, im letzteren Falle werden ihm bereits fertig ausgebildete, von einem anderen Organismus produzierte Antikörper einverleibt. Sie stammen entweder vom Menschen oder – seltener – vom Tier und werden wie die von der Mutter über die Plazenta auf das Kind übergegangenen Immunglobuline schnell abgebaut.

Dieser „geliehene“ Schutz nach *passiver Immunisierung* ist sofort (spätestens nach wenigen Stunden) vorhanden – die zugeführten Antikörper hemmen die Vermehrung des betreffenden Erregers bzw. neutralisieren seine Gifte –, aber von kürzerer Dauer (nur wenige Wochen) als im Falle der selbsterrungenen Immunität, d. h. der Eigenproduktion von Antikörpern, die nach der Impfung – allerdings erst allmählich – einsetzt.

Dem Vorteil des langdauernden Schutzes nach einer *Impfung* steht der Nachteil der längeren Anlaufzeit gegenüber.

Schutzimpfungen sind also nur dann sinnvoll, wenn *für spätere Zeiten vorgebeugt* werden soll. Zur „Prophylaxe“ (genauer: Therapie) *nach bereits eingetretener Infektion* (vor Ausbruch der Erkrankung) eignen sich nur wenige Imfpungen *(„Inkubationsimpfung“),* nämlich die Tollwut- und die Masernlebendimpfung, ferner die Diphtherie- und die Windpockenimpfung – früher wurde auch die Pockenimpfung bei bereits Infizierten, aber noch nicht Erkrankten mit Erfolg praktiziert (der Impfschutz – die Immunität infolge Impfung – setzt schon vor Ablauf der Inkubationszeit der betreffenden Krankheit ein, deren Ausbruch dadurch verhindert wird; durch die Impfung wird „das schnellere Pferd gesattelt“); im übrigen ist das therapeutische Vorgehen nach stattgefundener Infektion die Domäne der passiven Immunisierung.

7.2 Passive Immunisierung

7.2.1 Standard-Immunglobuline

Hauptsächlich wird also die passive Immunisierung nach erfolgter Infektion (wir sprechen von postinfektioneller oder *postexpositioneller passiver Immunisierung)* eingesetzt. So kann z. B. die i. m. Injektion von **humanem normalem Immunglobulin** (Gammaglobulin) in den ersten 2 (– 3) Tagen nach Masernexposition den Ausbruch der Erkrankung verhindern. Wird das Präparat erst am 4. oder 5. (spätestens am 6.) Tag der Inkubationszeit verabreicht – es muß nach dem 2. Tag höher dosiert werden –, so kommt es nicht zu einer völligen Unterdrückung, sondern nur zu einer Abschwächung der Masernerkrankung (mitigierte Masern). Eine noch spätere Applikation ist unwirksam. Dieses konventionelle Gammaglobulin schützt auch, in den ersten 5 (– 7) Tagen *nach* Kontakt mit Hepatitis A i. m. injiziert, vor dem Auftreten dieser Erkrankung. Eine Gammaglobulingabe kann ferner *vor* dem Kontakt mit dem Hepatitis-A-Virus (also kurz vor Antritt einer Reise in Endemiegebiete) sinnvoll sein. Diese sog. präinfektionelle oder *präexpositionelle passive Immunisierung* – eine echte prophylaktische Maßnahme – ist sicherer und wirksamer als die postexpositionelle; heute wird allerdings teils die Hepatitis-A-Impfung bzw. die Simultanimpfung vorgezogen (S. 335, 384).

Das Standard-Immunglobulin (IgG) wird übrigens auch prophylaktisch beim *Antikörpermangelsyndrom* (zur Substitution des fehlenden bzw. verminderten IgG) eingesetzt, und zwar dient dazu eine spezielle Präparation, die sich zur intravenösen Infusion eignet. Dieses Gammaglobulin wird alle 3–4 Wochen zugeführt, um den Gammaglobulinspiegel des Serums im Normbereich zu halten.

7.2.2 Hyperimmunglobuline

Neben den gerade erwähnten konventionellen Präparaten gibt es spezielle, gegen ganz bestimmte Erkrankungen (gegen einen einzigen Erreger oder seine Gifte) gerichtete Immunglobuline. Wir sprechen hier von Hyperimmunglobulinen, die meist *vom Menschen* stammen (z. B. das **humane Anti-Tetanus-Immunglobulin** oder entsprechende spezifische humane Präparate gegen Tollwut, Hepatitis A, Hepatitis B, die durch Zecken übertragene Frühsommermeningoenzephalitis, Varizellen-Zoster, Röteln und Zytomegalie). Gelegentlich muß auf *tierische* Präparate (meist Pferdeserum, gelegentlich Serum vom Rind oder Hammel) ausgewichen werden (mit der Gefahr der Sensibilisierung), wie im Falle der passiven Immunisierung mit tierischem Antitoxin gegen Diphtherie (hier steht nur ausnahmsweise einmal ein humanes Präparat zur Verfügung) sowie – aus begreiflichen Gründen (s. u.) – gegen Botulismus und Gasbrand. Auch das Antiserum gegen Schlangengift gehört hierher. Für die tierischen Antitoxine (Antiseren) ist die Bezeichnung **Heilserum** bzw. **Immunserum** üblich.

Das Diphtherieheilserum von E. v. Behring war das erste zur passiven Immunisierung verwendete Präparat (Pferdeserum). Es stand schon um die Jahrhundertwende zur Verfügung. Das Diphtherie-Antitoxinpräparat wird sowohl zur Therapie der Diphtherie als auch bei Diphtherieverdacht eingesetzt.

> Die passive Immunisierung, die schon kurz nach der Injektion der Antikörper einen Schutz gewährt, dient demnach einerseits der *Verhütung der Erkrankung* nach stattgehabter Infektion und ist andererseits teils auch für die *Behandlung* bestimmter bereits ausgebrochener Infektionskrankheiten von Wert.

Nicht nur im Falle der Diphtherie, sondern auch gegen einige andere Krankheiten sind Hyperimmunglobuline *therapeutisch* wirksam (z. B. Tetanus und Botulismus). Die meisten dieser Hyperimmunglobuline werden jedoch *postexpositionell* vor Ausbruch der Erkrankung verabreicht. Bei der Frühsommermeningoenzephalitis kommt u. U. sogar eine *präexpositionelle* Prophylaxe in Betracht (dann nämlich, wenn bei entsprechendem Infektionsrisiko nicht rechtzeitig geimpft werden konnte – dieses spezielle Hyperimmunglobulin darf z. Z. erst nach Vollendung des 14. Lebensjahres gegeben werden). Auch das (Hyper)immunglobulin gegen Hepatitis A schützt prä- (und post-) expositionell (s. o.).

7.2.3 Herstellung der Immunglobulinpräparate

Wir können also auf folgende IgG-haltige Präparate zurückgreifen:

- humanes normales Immunglobulin (Standard-Immunglobulin),
- humanes Hyperimmunglobulin (gegen eine spezifische Krankheit gerichtet),
- Immunserum vom Tier (ebenfalls gegen eine spezifische Krankheit).

Das zuerst genannte *Antikörperkonzentrat* wird aus dem Serum von mehr als 1000 normalen Blutspendern gewonnen und enthält ein ganzes Spektrum von Immunglobulinen, nämlich Antikörper gegen eine Vielzahl von Viren (Masern-, Hepatitis-A-, Polio-, EPSTEIN-BARR-, Coxsackie-B-Viren u.a.), gegen Bakterien und ihre Gifte, Pilze usw. Das *menschliche Hyperimmunglobulin* stammt dagegen von Rekonvaleszenten oder von Menschen, die gegen die zur Diskussion stehende Krankheit mehrfach geimpft worden sind. Dieses Hyperimmun-Gammaglobulin hat also nur gegen eine einzige, ganz bestimmte Krankheit einen besonders hohen Antikörpergehalt. Es ist dem tierischen Immunserum vergleichbar, zeichnet sich aber durch eine bessere Verträglichkeit aus und ist auch wegen der längeren Verweildauer im Empfänger (Halbwertszeit 3–4 Wochen) dem tierischen Antiserum (Halbwertszeit 1–2 Wochen) überlegen. Die Verwendung von *Tierseren* ist dann berechtigt, wenn menschliche Seren die entsprechenden Antikörper nicht oder nicht in genügender Menge enthalten und eine Immunisierung beim Menschen zum Zwecke der Antikörperbildung zu gefährlich wäre. Zur Produktion derartiger Tierseren werden die Tiere dem betreffenden Antigen ausgesetzt, so daß sie eine gute aktive Immunisierung durchmachen. Das Blut dieser Tiere ist dann mit den von ihnen gebildeten Antikörpern angereichert. Auf der Höhe der Antikörperbildung werden die Tiere zur Ader gelassen. Die speziellen Antikörper befinden sich im Serum.

Früher wurde auch direkt das Serum von Personen, die gerade eine Infektionskrankheit überstanden hatten *(Rekonvaleszentenserum),* oder eine *Bluttransfusion* zur Verhütung bestimmter Infektionskrankheiten gegeben (vorausgesetzt, der Blutspender hatte die betreffende Krankheit durchgemacht). Wegen der Gefahr der Übertragung von Krankheitserregern ist diese Praxis verlassen worden, und zwar zugunsten der unter strengsten Kautelen hergestellten Präparationen, die frei von Hepatitisviren, HI-Viren und anderen Erregern sind.

Bei den nur i.m. applizierbaren Gammaglobulinpräparaten ist es nötig, sich – wie bei allen i.m. (und s.c.) Injektionen – davon zu überzeugen, daß kein Blutgefäß getroffen worden ist (Aspirationsversuch!); es kann sonst zu schweren Schocksymptomen kommen. Daß es bestimmte Gammaglobulinpräparate gibt, die zur i.v. Verabreichung geeignet sind, wurde bereits erwähnt. Vor der Injektion von Tierseren muß nach etwaigen vorausgegangenen Injektionen von artfremdem Eiweiß (Gefahr des anaphylaktischen Schocks, s. S. 321) und überhaupt nach Allergien – auch innerhalb der Familie – gefragt werden. Selbst nach der ersten Fremdeiweißinjektion kann es zu Sensibilisierungen mit entsprechenden Nebenwirkungen kommen (Serumkrankheit, s. S. 321). Seit Einführung des *Fermoserums* ist die Verträglichkeit besser; es handelt sich dabei um ein Tierserum, aus dem einige begleitende Eiweißbestandteile fermentativ entfernt worden sind. Trotzdem muß u.U. eine Vortestung (z.B. i.c. Hauttest) durchgeführt bzw. das Serum fraktioniert (d.h. in kleinen Schritten mit steigenden Dosen) verabreicht werden. Teils muß eine andere Tierart (Hammelserum, Rinderserum) gewählt werden.

7.3 Schutzimpfungen

Eine größere Bedeutung als die passive Immunisierung haben die Schutzimpfungen. Sie spielen eine wichtige Rolle bei der Verhütung von Infektionskrankheiten. Es sei nur daran erinnert, daß durch konsequente Pockenschutzimpfung die *Pocken besiegt* worden sind; im Oktober 1977 ist der allerletzte Pockenfall aufgetreten (und zwar in Somalia). Etwa 2 Jahre später, nämlich im Dezember 1979, verkündete die WHO (Weltgesundheitsorganisation), daß die Pocken ausgerottet sind. Eine weltweite Ausrottung der Kinderlähmung ist das nächste Ziel der WHO. Den enormen *Rückgang an Kinderlähmung, Diphtherie u.a.* verdanken wir hauptsächlich den Impfungen.

Die Durchführung von Schutzimpfungen gehört zu den schönsten Aufgaben der Präventivmedizin; denn Vorbeugen ist besser als Heilen.

Für Schutzimpfungen ist jetzt auch die Bezeichnung *Vakzination*[19] üblich. Ursprünglich verstand man darunter nur die *Pockenschutzimpfung;* sie geht nämlich auf die Beobachtung zurück, daß beim Melken durch Kontakt mit *Kuhpocken* (= Bläschenkrankheit am Euter) eine relativ leichte Erkrankung (Kuhpocken an den Händen) entsteht und daß diese später bei Pockenkontakt das Angehen der eigentlichen Pocken verhindert. Der schottische Arzt E. JENNER konnte beweisen, daß auch die durch Impfung übertragene Kuhpockeninfektion beim Menschen gegen die weitaus gefährlicheren Pocken schützt. Er führte 1796 die 1. Pockenschutzimpfung durch. Erst 1874 wurde die Pockenschutzimpfung in Deutschland laut Gesetz Pflicht. 1976 wurde wegen des damals schon deutlichen Rückgangs der Pocken die Pokkenerstimpfung, die sehr viel gefährlicher ist als die Zweitimpfung, nicht mehr gesetzlich vorgeschrieben, und im November *1982 wurde das Pockenimpfgesetz völlig aufgehoben.* Seitdem werden nur noch Menschen pockengeimpft, die im Labor mit Pockenviren arbeiten.

Es gibt Impfstoffe gegen Viren und solche gegen Bakterien, in beiden Gruppen werden Lebendimpfstoffe und Totimpfstoffe unterschieden. Bei

---

[19] vacca (lat.): Kuh; „Vakzination" bedeutet heute ganz allgemein „Impfung", desgleichen ist der Ausdruck „Vakzine" („Kuhpockenlymphe") jetzt gleichbedeutend mit „Impfstoff".

Tabelle 17.3 Impfstoffe und Applikationsart.

Virusimpfstoffe	Bakterielle Impfstoffe
Lebendimpfstoffe gegen	Lebendimpfstoffe gegen
Polio (SABIN), oral	Tuberkulose, i.c.
Masern, s.c.	Typhus, oral
Mumps, s.c.	Cholera, oral
Röteln, s.c.	
Gelbfieber, s.c.	Totimpfstoffe gegen
Windpocken, s.c.	*(abgetötet:)*
(Pocken, Skarifikation)	Keuchhusten, i.m.
	Cholera, i.m., oral
Totimpfstoffe gegen	*(Toxoid:)*
(abgetötet:)	Diphtherie, i.m.
Polio (SALK), i.m.	Tetanus, i.m.
Tollwut, i.m.	*(Bakterien-Extrakte:)*
Frühsommermeningo-enzephalitis, i.m.	Pneumokokken, i.m.
(Einzelantigene:)	Meningokokken, i.m.
Hepatitis B, i.m.	Haemophilus influenzae, i.m.
Influenza, i.m.	Typhus, i.m.

den **Lebendimpfstoffen** werden die Erreger abgeschwächt („attenuiert"), d.h. sie bleiben am Leben, sind vermehrungsfähig und führen zur Immunisierung. Die **Totimpfstoffe** (inaktivierte Impfstoffe) entstehen entweder durch Abtötung der Keime bzw. durch „Entgiftung" von Toxinen – dabei entsteht das Toxoid –, oder es werden nur bestimmte Bestandteile der Mikroorganismen verwendet, z.B. Bakterienextrakte von der Oberfläche oder einzelne Virusantigene – wie das Oberflächenantigen HbsAg bei der Hepatitis-B-Impfung (Tab. 17.3). Bei der Herstellung von Totimpfstoffen spielt u.a. das *Formaldehyd* eine wichtige Rolle. Es hat die Eigenschaft, Erreger (Viren wie Bakterien) abzutöten bzw. Toxine zu entgiften, ohne daß dadurch die Immunisierungsfähigkeit verlorengehen würde.

Aus der Tab. 17.3 ist ersichtlich, daß die Totimpfstoffe i.m. verabreicht werden, während die meisten Lebendimpfstoffe s.c. zu applizieren sind, außer den oralen Impfstoffen gegen Kinderlähmung, Typhus und Cholera sowie der BCG-Impfung, die streng i. c. gegeben wird. (Die Pockenimpfung erfolgte übrigens durch Sklarifikation, d.h. durch Ritzen der Haut.)

7.3.1 Impfplan

Es existieren verschiedene **Impfpläne.** Der hier wiedergegebene (Tab. 17.4) ist optimal (das angegebene Alter gilt für reife Neugeborene ebenso wie für Frühgeborene). Dazu muß allerdings noch vermerkt werden, daß durch Infekte, Reisen etc. Verschiebungen der Impftermine unvermeidlich und akzeptabel sind. Bestimmte Regeln sind aber zu beachten.

Lebendimpfstoffe. Zwischen 2 *Polio-Schluckimpfungen* sollte der Abstand von 6 Wochen möglichst nicht unterschritten werden (eine obere Grenze gibt es dagegen nicht): es werden ja bei der Polio-Schluckimpfung stets alle 3 Impfvirusstämme angeboten – trivalenter Impfstoff –, von denen zunächst *ein* Stamm im Darm haftet; erst nach Ablauf von bis zu 6 Wochen sind die Darmzellen zur Aufnahme eines anderen Polio-Impfvirus bereit – das evtl. sogar aus der einige Wochen zurückliegenden Schluckimpfung stammen kann (vorher wird das Angehen eines 2. Virus durch das 1. gehemmt, ein Phänomen, das als Interferenz bezeichnet wird). Spätestens nach 3 Schluckimpfungen sollte der Organismus Antikörper gegen alle 3 Polio-Virusstämme besitzen. Mit der 4. Polio-Schluckimpfung im Alter von etwa 10 Jahren soll eine eventuell bestehende Impflücke geschlossen werden (Fehlen von Antikörpern gegen einen der 3 Stämme). Auch bei den anderen Lebendimpfstoffen führt eine einzige Impfung (z.B. gegen Masern) meist zu einer ausreichenden Antikörperbildung gegen den betreffenden Erreger, Wiederimpfungen haben hier ebenfalls den Sinn, mögliche Lücken zu schließen.

Totimpfstoffe. Ganz anders verhält es sich bei den Totimpfstoffen. Hinsichtlich des Tetanus z.B. *gehören 3 T-Impfungen zur sog. Grundimmunisie-*

Tabelle 17.4 Impfplan.

Lebensalter	Impfung
1. (– 6.) Lebenswoche	BCG-Impfung (gegen Tuberkulose), nur bei besonderer Indikation
ab 3. Monat	1. DPT-Hib-Impfung* 1. Polio-Schluckimpfung** 1. Hepatitis-B-Impfung***
ab 4. Monat	2. DPT-Hib-Impfung****
ab 5. Monat	3. DPT-Hib-Impfung 2. Polio-Schluckimpfung 2. Hepatitis-B-Impfung
ab 12.–15. Monat	4. DPT-Hib-Impfung 3. Polio-Schluckimpfung 3. Hepatitis-B-Impfung 1. Masern-Mumps-Röteln-Impfung
ab 6. Lebensjahr	1. Td-Auffrischimpfung 2. Masern-Mumps-Röteln-Impfung
11.–15. Lebensjahr	4. Polio-Schluckimpfung 2. Td-Auffrischimpfung Rötelnimpfung aller Mädchen (evtl. – falls noch nicht erfolgt – als 2. Masern-Mumps-Röteln-Impfung) Hepatitis-B-Impfung für ungeimpfte Jugendliche

* Über die Kontraindikationen der Keuchhustenimpfung s. Text. Auch die DT-Hib-Impfung ohne Keuchhustenkomponente kann in den ersten Lebensmonaten dreimal verabreicht werden, was u.a. bei Frühgeborenen sinnvoll ist.
P steht hier im Impfplan für Pa, d.h. azellulärer Keuchhustenimpfstoff

** Über den Einsatz des inaktivierten Polio-Impfstoffes (IPV) s. Text.

*** Unmittelbar nach der Geburt impfen, falls die Hepatitis-B-Serologie der Mutter nicht vorliegt.

**** Diese 2., frühe Impfung erfolgt wegen der Pertussiskomponente. Die anderen Impfstoffe werden zweckmäßigerweise (in derselben Spritze) mit verabreicht.

rung. Die Abstände dieser einzelnen Impfungen dürfen etwas länger sein als im Impfplan angegeben, d.h. hier gibt es einen gewissen Spielraum, ohne daß die Wirkung – das immunologische Gedächtnis – verlorenginge. Zwischen der 2. und 3. Tetanusimpfung dürfen sogar viele Jahre liegen, was allerdings nicht empfehlenswert ist, weil dann in der Zwischenzeit bei Verletzungen kein ausreichender Schutz besteht: der Antikörpertiter erreicht nach jeder der 3 Tetanus-Impfungen immer größere Höhen, aber erst die 3. T-Impfung führt zu einer ausreichenden Antikörperantwort des Organismus, d.h. zu einem jahrelangen Impfschutz. In mehrjährigen Abständen ist hier wegen des allmählichen Rückgangs des Antikörpergehalts eine *Auffrischimpfung (Boosterung)* notwendig. Während nach den zur Grundimmunisierung gehörenden Injektionen der Antikörpertiter nur ganz allmählich (über Wochen) ansteigt, führt eine einzige, viele Jahre später gegebene Auffrischimpfung zu einem sprunghaften Antikörperanstieg: innerhalb von 48 Stunden ist wieder ein ausreichender, lang andauernder Impfschutz vorhanden (dieser Boostereffekt beruht auf der Funktion der Gedächtniszellen, s. S. 312).

Standardimpfungen und Indikationsimpfungen. Die meisten der im Impfplan enthaltenen Impfungen sind von allen Bundesländern als Routineimpfungen generell „öffentlich empfohlen" *(Standardimpfungen).* Es gibt auch öffentlich empfohlene Sonderimpfungen für einen bestimmten Personenkreis *(Indikationsimpfung,* z.B. gegen Windpocken, Grippe, Tollwut). Eine öffentliche Empfehlung wird von der Obersten Landesgesundheitsbehörde ausgesprochen – die Länder sind für das Impfwesen zuständig –, wenn die betreffende Impfung im Interesse der Gesamtbevölkerung liegt. Im Falle von Impfschäden leistet das Land bei öffentlich empfohlenen Impfungen Entschädigung (nach Antragstellung beim zuständigen Versorgungsamt).

Reiseimpfungen. Daneben gibt es Impfungen (wie z.B. die Gelbfieberimpfung), die vor bestimmten Auslandsreisen aufgrund von Verordnungen im Reiseverkehr vorgeschrieben sind. Diese *Reiseimpfungen,* ebenfalls Sonderimpfungen, werden im Gegensatz zu den bisher genannten von der Gesetzlichen Krankenversicherung nicht mehr bezahlt.

Impfkrankheit. Da sich der Organismus nach der Impfung mit dem Antigen des Impfstoffs auseinandersetzt, ist es nicht verwunderlich, daß auch Nebenwirkungen auftreten können. Wir sprechen hier von *Impfkrankheit* (sie ist leichter als die Krankheit, die durch die Impfung verhindert werden soll). Teils treten praktisch keine Probleme auf oder allenfalls leichte Reaktionen wie Schwellung an der Impfstelle und Fieber (so z.B. gelegentlich nach der Tetanusimpfung), teils kommt es regelmäßig zu Nebenwirkungen und u.U. sogar zu ernsteren Komplikationen (wie nach der wenig beliebten Choleraimpfung).

Impfkontraindikationen. Eine Masern-Mumps-Röteln- und eine BCG-Impfung sind in der *Schwangerschaft* kontraindiziert. In den 14 Tagen vor einer geplanten *Operation* sollte keine Impfung mit Lebendimpfstoffen gegeben werden, dagegen können die meisten Totimpfstoffe, insbesondere gegen Tetanus (und Diphtherie) auch unmittelbar vor einem chirurgischen Eingriff verabreicht werden. Nach einer Operation wird im allgemeinen 6 Wochen gewartet, bevor Routineimpfungen erfolgen, bei Lebendvakzinen und besonders schweren Eingriffen ist ein größerer Abstand zu wählen. Um das Impfrisiko klein zu halten, ist es wichtig, daß nicht während einer *akuten Krankheit* geimpft wird und auch dann nicht, wenn Infektionskrankheiten in der unmittelbaren Umgebung des Kindes bekannt sind. Weitere Impfkontraindikationen sind die Behandlung mit *Zytostatika* o. ä. und bestimmte *Immundefekte*.

Impfungen bei HIV-Infektion bzw. Immunschwäche. *Symptomlosen HIV-infizierten Kindern* sind Impfungen mit Totimpfstoffen erlaubt. Eine Masern-Mumps-Röteln-Impfung kann hier mit Einschränkung durchgeführt werden. Es besteht allerdings bei der HIV-Infektion immer die Gefahr, daß es durch Impfungen über die Aktivierung von T-Helferzellen (s. S. 394) zur Vermehrung von HI-Viren und damit zur Verschlechterung kommt. Bezüglich der Lebendimpfstoffe gilt im übrigen folgende Regelung: Verboten ist die Tuberkulose-Schutzimpfung; denn nach der BCG-Impfung von HIV-infizierten Kindern (selbst vor Ausbruch der Erkrankung) ist es zu Komplikationen, z. B. zur Einschmelzung von Lymphknoten in der linken Leiste gekommen.

Statt der Polio-Schluckimpfung nach SABIN wird die SALKsche Impfung mit dem Totimpfstoff vorgenommen (s. S. 330); dies gilt übrigens auch für nicht HIV-infizierte Kinder, wenn sich im Haushalt HIV-positive Personen befinden, und für Kinder mit *Antikörpermangelsyndrom*. Bei der *Leukämie* und anderen immundefizienten Patienten ist in bestimmten Situationen die Windpockenimpfung angezeigt (es wird in einer Therapiepause geimpft).

Kinder mit (manifestem) *AIDS* dürfen wohl Totimpfstoffe bekommen, jedoch im allgemeinen keine Lebendimpfstoffe (bzgl. der Tuberkulose- und der Polioimpfung s. o.). Die Masern können bei AIDS-Kranken besonders schwer, teils sogar tödlich verlaufen, so daß bei erhöhter Maserngefahr eine Masern- (bzw. Masern-Mumps-Röteln-) Impfung – wenn auch mit großen Bedenken – zu erwägen ist. Vorzuziehen ist eine rechtzeitige passive Immunisierung bei Masernkontakt. Die den HIV-Infizierten und AIDS-Kranken zur Infektionsprophylaxe (nur) alle 3 bis 4 Wochen verabreichten Immunglobuline sind in dieser Beziehung weniger hilfreich und würden den Masernimpferfolg sogar in Frage stellen; auch solche Kinder müssen bei zu lange zurückliegender IgG-Substitution im Falle einer Masernexposition sofort Immunglobulin bekommen.

Impfen nützt, impfen schützt. Möglichst alle gesunden Kinder sollten die generell öffentlich empfohlenen Impfungen wahrnehmen; denn die betreffenden Infektionskrankheiten lassen sich erst dann beherrschen, wenn im Kindesalter über 90 % der einzelnen Geburtsjahrgänge durchgeimpft sind: diejenigen Kinder, die nicht geimpft worden sind oder nicht geimpft werden dürfen bzw. die wenigen „Impfversager“ (kein Antikörperanstieg nach der Impfung) entgehen dann meist der Infektion. Sie leben unter dem Schutz der Geimpften, die diese Erkrankungen nicht bekommen und folglich nicht weiterverbreiten können.

Ganz allgemein gilt, daß nur solche Impfungen durchgeführt werden sollten, die **notwendig, wirksam** und **verträglich** sind

(den Nutzen einer Impfung sieht man nicht auf den ersten Blick, einen Impfschaden erkennt man dagegen sehr viel leichter). Bei äußerst dringlichen Impfungen muß allerdings ein mehr oder weniger großes Impfrisiko in Kauf genommen werden. Dies traf früher 1. für die Pocken-Erstimpfung und 2. für die Tollwutimpfung zu (die Pockenimpfung ist, wie erwähnt, überflüssig geworden, und für die Tollwutimpfung stehen inzwischen sehr gut verträgliche Impfstoffe zur Verfügung).

Impfungen werden vom Kinder- oder Hausarzt, vom Arzt im Krankenhaus oder vom Gesundheitsamt vorgenommen, und zwar nach entsprechender Aufklärung. Jede Impfung bedarf der Zustimmung des Impflings bzw. seines gesetzlichen Vertreters.

Zu den einzelnen Impfungen sei noch folgendes ausgeführt.

7.3.2 BCG-Impfung[20]

Indikation. Die Notwendigkeit einer Tuberkuloseimpfung wird unterschiedlich beurteilt.

[20] BCG = Bacillus CALMETTE-GUÉRIN, nach 2 französischen Forschern benannter, vom Rind stammender Impfkeim (lebende, abgeschwächte Erreger) für die Tuberkuloseschutzimpfung

In einigen Bundesländern wird empfohlen, alle Neugeborenen zu impfen, in anderen Bundesländern werden diese Neugeborenenimpfungen wegen des Rückgangs der Tuberkulose – die wenn auch nur geringe Impfkomplikationsrate (s. u.) ist unter diesen Umständen mit zu berücksichtigen – nur dann für indiziert gehalten, wenn ein erhöhtes Tb-Infektionsrisiko, also eine erhöhte Tuberkulosegefahr besteht:

- vermehrt Tuberkulosen am Ort,
- Neigung zu Tuberkuloseerkrankungen in der Familie,
- Kinder von Eltern, die aus einem Land mit hoher Tuberkuloserate stammen,
- vor Reisen in Dritte-Welt-Länder,
- Personal in Tuberkulosekrankenhäusern.

Das ist auch die offizielle Meinung der Ständigen Impfkommission am Robert-Koch-Institut (STIKO) und anderer Gremien.

Tuberkulintestung. Allerdings sollten bei den nicht geimpften Kindern (insbesondere bei den Kleinkindern) jährliche Tuberkulintests durchgeführt werden – was aber nur teilweise geschieht –, um eine Tuberkuloseinfektion (das Positivwerden der Tuberkulinprobe, d. h. eine *Tuberkulinkonversion*) rechtzeitig zu erkennen und so vor Auftreten der Tuberkulosekrankheit eine Behandlung einleiten zu können (die sog. *präventive Chemotherapie*). Bei BCG-Impfungen in den ersten 6 Lebenswochen ist eine vorausgehende Tuberkulintestung entbehrlich. Ältere Kinder dürfen die BCG-Impfung nur erhalten, wenn sie auf die Intrakutanprobe (0,1 ml) mit 10 TE GT (gereinigtes Tuberkulin) negativ reagiert haben. Zur Erfolgskontrolle der Impfung wird beim Säugling rund 4 Monate später, bei älteren Kindern nach 8 Wochen, eine Tuberkulintestung durchgeführt – zunächst mit 10 TE GT, wenn nötig bis zur Stärke 100 GT i. c. Der Impfschutz hält etwa 10 Jahre an.

Verträglichkeit. Die BCG-Impfung ist gut verträglich. Gelegentlich kommt es nach etwa 6 Wochen zu einem in der Regel harmlosen *Impfgeschwür* am Injektionsort, also an der linken Hüfte (größere Ulzera finden sich in rund 1 %) oder zum *Lymphknotenabszeß* in der linken Leistenbeuge (in etwa 1‰, therapeutisch wird die Kombination von Exstirpation der eingeschmolzenen Lymphknoten und 6wöchiger tuberkulostatischer Behandlung mit Isoniazid empfohlen). Ernstere Komplikationen sind selten (z. B. die *BCG-Osteomyelitis*, die etwa einmal auf 100 000 Impfungen beobachtet wird). Eine extreme Rarität (etwa 1 : 5 Millionen Impfungen) ist die bei Immundefekten auftretende BCG-Tuberkulose mit tödlichem Ausgang. Schwere Verläufe sind auch bei HIV-infizierten Säuglingen vorgekommen – solche Kinder dürfen nicht BCG-geimpft werden.

7.3.3 Diphtherieimpfung

In der Vergangenheit sind bei uns in etwa 25- bis 30jährigen Abständen große Diphtherieepidemien aufgetreten. In den 60er Jahren ist es jedoch wegen des guten Impfschutzes nur zu Lokalepidemien gekommen.

Obwohl die Diphtherie selten geworden ist, muß zur Vermeidung größerer Impflücken die sehr gut verträgliche Diphtherieimpfung beibehalten werden. Nach dreimaliger bzw. – in Kombination mit dem Keuchhustenimpfstoff – viermaliger Impfung (Grundimmunisierung) mit dem herkömmlichen Diphtherieimpfstoff (D) hält der Impfschutz mit Sicherheit 5 Jahre an, weshalb im 6. Lebensjahr die 1. Auffrischimpfung empfohlen wird. Sie führte früher in dieser Altersgruppe nicht selten zu stärkeren Schwellungen am Ort der Injektion. Man ist deshalb jetzt dazu übergegangen, für Kinder nach der Grundimmunisierung und für Erwachsene einen stark verdünnten, fast nebenwirkungsfreien Diphtherieimpfstoff (d) anzubieten, der – wie der konzentrierte Diphtherieimpfstoff (D) – zweckmäßigerweise mit der Tetanusimpfung kombiniert wird, und zwar bei Jugendlichen und Erwachsenen – während des ganzen Lebens – in 10- (bis höchstens 15-)jährlichen Abständen (spätestens nach dem 6. Lebensjahr sowohl bei Auffrischimpfungen als auch bei der Erstimmunisierung als *Td-Impfung* im Gegensatz zur *DT-Impfung* im Säuglingsalter und im 2. Lebensjahr).

7.3.4 Tetanusimpfung

Die Tetanusimpfung ist wegen der hohen Sterblichkeitsrate (um 30 %) des ausgebrochenen Tetanus dringend zu empfehlen, bei Kindern wie Erwachsenen.

Jährlich erkranken bei uns noch etwa 15 Menschen an Tetanus und weltweit rund 1 Million. Auch diese Impfung hat sich wie die Diphtherieimpfung hervorragend bewährt und ist sehr gut verträglich. Im allgemeinen wird die Tetanusimpfung in Kombination mit anderen Impfungen durchgeführt (gegen Diphtherie, Haemophilus influenzae Typ b, meist zusätzlich gegen Keuchhusten), aber auch der Einzelimpfstoff gegen Tetanus steht zur Verfügung. Es werden im 1. und 2. Lebensjahr 3 bis 4 Tetanusimpfungen gegeben

(s. Impfplan, Tab. 17.4), und die im 6. Lebensjahr ohnehin fällige Diphtherie-Auffrischimpfung wird mit einem Tetanus-Booster kombiniert (Td-Impfstoff). Später werden – auch während des ganzen Erwachsenenalters – *ohne Verletzung* alle *10 (bis höchstens 15) Jahre* T- (besser Td-)Auffrischimpfungen durchgeführt. Innerhalb von 5 Jahren nach der Grundimmunisierung (also nach 3 bzw. 4 Impfungen) oder nach einem Booster braucht selbst im Verletzungsfall nicht gegen Tetanus geimpft zu werden. Liegt jedoch die Immunisierung länger als *5 Jahre (bis höchstens 10 Jahre)* zurück, so ist im Falle einer *tetanusgefährdeten Verletzung* (nicht bei sauberen, kleinen Wunden) eine Tetanusauffrischimpfung vorzunehmen. Besteht kein ausreichender Impfschutz (ist z. B. keine oder nur *eine* Tetanusimpfung vorausgegangen oder liegt die letzte wirksame Impfung – Grundimmunisierung oder Boosterung – schon länger als 10 Jahre zurück), so ist bei Verletzungen die Kombination von Tetanusimpfung und passiver Immunisierung erforderlich (Simultanimpfung, s. S. 335). Zu häufige Tetanusimpfungen (Überimpfungen) müssen vermieden werden, da sonst mit stärkeren Nebenwirkungen zu rechnen ist.

7.3.5 Keuchhustenimpfung

Bis vor kurzem stand nur ein Pertussisimpfstoff zur Verfügung, der alle Antigene der Keuchhustenbakterien enthielt *(„Ganzkeimvakzine")*. Wenn auch inzwischen weitgehend feststeht, daß es sich bei den kurz nach dieser Impfung aufgetretenen schweren neurologischen Schäden um ein rein zeitliches Zusammentreffen gehandelt hatte, so waren doch die unerwünschten Wirkungen nach Impfungen mit dieser Keuchhustenkomponente häufiger und stärker als nach DT- bzw. DT-Hib-Impfungen (neben Rötung, Schwellung und Schmerzen an der Impfstelle, was hier mehr als doppelt so häufig vorkam, wurden auch u. a. Krämpfe – in der Regel zusammen mit Fieber –, anhaltendes, schrilles Schreien sowie schockähnliche Zustände beobachtet). Zwischen 1975 und Mitte 1991 war dieser Impfstoff wegen des eingangs erwähnten vermuteten Zusammenhangs mit Gehirnschäden nur für Indikationsimpfungen vorgesehen (z. B. bei schweren chronischen Atemwegserkrankungen). Jetzt gehört die Keuchhustenimpfung wieder zu den generell öffentlich empfohlenen Impfungen, doch wird vorgeschlagen, Kinder mit chronischen neurologischen Erkrankungen (z. B. Krampfleiden, fortschreitende neurologische Erkrankungen) vorsichtshalber nicht gegen Keuchhusten zu impfen.

Die jetzt an die Stelle der Ganzkeimvakzine getretenen *azellulären Impfstoffe* sind weit besser verträglich. Sie enthalten im Gegensatz zur Ganzkeimvakzine eine oder einige gereinigte Komponenten der Keuchhustenbakterien (der Vierkomponenten-Pertussis-Impfstoff z. B. enthält 4 Antigene bzw. Toxine, gegen die der Organismus Antikörper bildet). Die oben erwähnten Kontraindikationen bzw. Vorsichtsmaßnahmen gelten auch für diesen Impfstoff.

Geimpft werden Säuglinge im 3., 4. und 5. Lebensmonat mit dem DPT-Hib-Impfstoff, die 4. DPT-Hib-Impfung erfolgt im 12.–15. Lebensmonat (komplette Grundimmunisierung). Ein späterer Impfbeginn oder größere Abstände sind unzweckmäßig, da der Pertussisschutz möglichst schnell erreicht sein soll.

Für Säuglinge ist nämlich der Keuchhusten gefährlicher als für ältere Kinder. Am größten ist die Sterblichkeit an Keuchhusten im 1. Lebenshalbjahr,

doch so früh kann kein Impfschutz aufgebaut werden. Er ist erst 4 Wochen nach der 3. Impfung zu erwarten. Durch die 4. Impfung im 12.–15. Lebensmonat verlängert sich die Dauer des Impfschutzes auf über 5 Jahre, so daß die älteren Geschwister kaum noch als Infektionsquelle für junge Säuglinge in der Familie in Betracht kommen.

Im Gegensatz zu früher dürfen jetzt auch Kinder, die älter als 2 Jahre sind, die Keuchhustenimpfung erhalten (auch in Form der Grundimmunisierung als Nachholimpfung), doch wird dafür statt des Kombinationsimpfstoffs DPT-Hib eine monovalente Vakzine (nur gegen Keuchhusten) verwendet, um eine zu häufige Verabreichung der anderen Komponenten zu vermeiden.

7.3.6 Haemophilus-influenzae-Typ-b-Impfung (Hib-Impfung)

Verwendet wird ein Totimpfstoff.

Die Impfung ist sinnvoll, wenn man bedenkt, daß in den ersten Lebensjahren Meningitiden durch Haemophilus influenzae häufiger und gefährlicher sind als durch Menigokokken und daß Haemophilus influenzae auch für die gefürchtete Epiglottitis u. a. verantwortlich ist.

Der Totimpfstoff wird ab 3. Lebensmonat gegeben (gleichzeitig mit den Diphtherie-Tetanus-Impfungen oder zusammen mit dem DPT-Impfstoff, s. Tab. 17.4). Wird erst nach dem 18. Lebensmonat geimpft, so genügt eine einzige Hib-Impfung. Diese Impfung wird bis zum vollendeten 5. Jahr empfohlen, danach nur in Sondersituationen (Milzentfernung, Immunglobulinmangel etc.). Die Verträglichkeit ist gut, flüchtige Rötungen und Schwellungen an der Impfstelle sind selten.

Der überwiegende Teil der schweren Haemophilus-influenzae-Infektionen wird durch den Typ b der Bakterien (Hib) hervorgerufen. Es gibt noch andere kapseltragende Typen (Typ a, c, d, e, f), die sich durch die Art des Polysaccharids in der Kapsel unterscheiden, und die meist harmlosen unbekapselten Haemophilus-influenzae-Bakterien. Der Impfstoff wirkt nur gegen den Typ b. Das eigentliche Antigen, ein in der Kapsel enthaltenes spezielles Polysaccharid, ist so schwach, daß der daraus hergestellte Impfstoff (der ersten Generation) frühestens gegen Ende des 2. Lebensjahres wirksam war. Die schlechte Immunogenität des Polysaccharid-Antigens ist auch der Grund dafür, daß eine in den ersten 18–24 Lebensmonaten durchgemachte Hib-Infektion keinen dauerhaften Schutz vermittelt, so daß auch diese Kinder Hib-geimpft werden müssen. Wir verwenden jetzt ausschließlich den schon im jungen Säuglingsalter gut wirksamen Impfstoff der 2. Generation, wobei das Kapselpolysaccharid mit einem T-Zell-stimulierenden Trägerprotein, z. B. Diphtherie-Toxoid, verknüpft ist (daher der Name „Konjugat-Impfstoff"). Der Diphtherie-Toxoid-Anteil im Impfstoff schützt nicht vor Diphtherie, sondern erst die Kombination mit „D" (DT-Hib- bzw. DPT-Hib-Impfstoff).

7.3.7 Polioimpfung

In vielen Teilen der Erde ist die Kinderlähmung noch relativ häufig. Sie kann jederzeit zu uns eingeschleppt werden. Deshalb dürfen keine größeren Impflücken entstehen. Leider haben die Anfangserfolge der Polioimpfung zu einer gewissen Sorglosigkeit gegenüber der Poliomyelitis geführt (Patienten mit Kinderlähmung sind nicht mehr – wie früher – allgegenwärtig).

Jährlich erkranken weltweit noch rund 100 000 Menschen. Die WHO hat sich das Ziel gesetzt, die Poliomyelitis bis zum Jahr 2000 global auszurotten. Seit einigen Jahren gibt es auf dem gesamten amerikanischen Kontinent keine Kinderlähmung mehr, und auch in ganz Deutschland ist diese Erkrankung eine Rarität, selbst vor 10–20 Jahren gab es hier nur bis zu 10 Erkrankungen/Jahr – meist nach Einschleppung aus dem Ausland.

Totimpfstoff (Salk). Für die Polioimpfung steht einerseits ein injizierbarer *Totimpfstoff (nach* Salk, inaktivierte Poliovakzine = IPV) zur Verfügung – er wird u. a. bei Kontraindikation der Schluckimpfung wie z. B. Antikörpermangelsyndrom oder AIDS eingesetzt. In einigen Ländern wird er routinemäßig verwendet (in Frankreich, Skandinavien, in den Niederlanden etc.).

Lebendimpfstoff (Sabin). Andererseits gibt es den einen lange anhaltenden Schutz vermittelnden *Lebendimpfstoff (nach* Sabin, orale Poliovakzine, OPV), der oral – z. B. als Einzelimpfportion aus einer Tube – verabreicht wird (Polio-Schluckimpfung). Am Anfang des Kapitels ist über die Impfabstände ausführlich berichtet worden (s. S. 325). Nach 3 Polio-Schluckimpfungen, die in der Regel jeweils gleichzeitig mit einer D(P)T-Hib- und Hepatitis-B-Impfung erfolgen, wird 10 Jahre später eine weitere Impfung gegeben, ferner beim Erwachsenen, falls die letzte Impfung schon mehr als 10 Jahre zurückliegt, und zwar besonders vor bestimmten Auslandsreisen – Südosteuropa, Afrika, Asien – sowie bei der Mutter gleichzeitig mit der Impfung ihres Kindes (um einer Kontaktinfektion durch die vom Impfling nach 1 Woche bis höchstens 2 Monate ausgeschiedenen Impfviren vorzubeugen – es können bei der Virusvermehrung im Darm des Kindes ungünstige Mutationen aufgetreten sein –, bzw. um den eigenen Impfschutz zu verbessern). Der Infektionsweg, den die Polio-Impfviren bei der oralen Impfung nehmen, ist der gleiche wie bei den die Kinderlähmung hervorrufenden „Wildviren". Von dieser „Darminfektion" bei der Polio-Schluckimpfung, die übrigens selten in Form einzelner *weicher Stühle* sichtbar wird, ist ebenfalls eingangs bereits die Rede gewesen (s. S. 325). Die bei der Polio so gefürchteten *Lähmungen* sind nach der Schluckimpfung extrem selten. Eine solche Komplikation – bleibende oder vorübergehende Lähmung – wird 1mal bei mehreren Millionen Impfungen gesehen, und zwar am ehesten bei Immundefekten (die eine Kontraindikation der Polio-Schluckimpfung darstellen, s. o.), aber nicht nur dann.

Sequentielle Impfungen (IPV + OPV). Zur Vermeidung der „Impfpolio" erhalten noch nicht immunisierte Erwachsene den Totimpfstoff vor einer geplanten Schluckimpfung. Aus demselben Grunde wird jetzt in einigen Ländern (Dänemark, Ungarn, USA usw.) generell, also auch bei Säuglingen und Kindern, so verfahren: zunächst 2- (bis 3-) mal IPV und später 2mal OPV.

7.3.8 Masernimpfung

Masernimpfung unverzichtbar. Die große Bedeutung der Masernimpfung ist offenkundig, wenn man sich vergegenwärtigt, daß Masern alles andere als harmlos sind. Gefürchtet werden z. B. bedrohliche Pneumonien und die Enzephalitis. Die letztere kommt 1mal auf 1000 bis einige 1000 Masernerkrankungen vor, bei älteren Kindern ist sie häufiger als bei Kleinkindern. Sie führt bei etwa einem Viertel der Betroffenen zum Tode, oft auch zu schweren Hirnschäden mit dauernder Pflegebedürftigkeit, weitgehende Ausheilungen sehen wir bei etwa jedem zweiten Patienten. Eine sehr seltene, fast immer tödlich endende Masernkomplikation ist die SSPE (subakute sklerosierende Panenzephalitis, s. S. 376), die etwa 1mal auf 1 Million Masernerkrankungen beobachtet wird. Die Sterblichkeit an Masern ist in den einzelnen Ländern der Erde recht unterschiedlich, sie schwankt zwischen fast 0,1‰ (in den Industrienationen) und über 100‰ (in einigen Entwicklungsländern).

Wenn man angesichts der Gefährlichkeit der Masern die gute Verträglichkeit der Masernimpfung bedenkt, ist es schwer vorstellbar, daß es überhaupt Masernimpfgegner gibt; eine solche Einstellung ist medizinisch nicht begründbar. Wir haben nur die Alternative: entweder Masern mit dem Risiko schwerer Komplikationen oder die harmlose Masernimpfung.

Wegen des insgesamt noch unzureichenden Durchimpfungsgrades unserer Kinder (etwa 70%) bekommt bei uns jeder Masern, es sei denn, er ist geimpft (z. Z. sehen wir in Deutschland noch fast 100000 Masernerkrankungen pro Jahr). Es gibt auch Länder, wo rund 99% aller Kinder maserngeimpft sind (z. B. USA, Kanada, Finnland, Schweden, ehemalige DDR) und diese Erkrankung nur noch ausnahmsweise auftritt. In solchen Ländern werden die wenigen Kinder, die nicht geimpft werden dürfen bzw. nicht geimpft wurden oder bei denen die Impfung keine Immunität (mehr) hinterlassen hat, durch die hohe Impfrate weitgehend mit geschützt.

Kombinationsimpfstoff. Es ist sinnvoll, den Masernlebendimpfstoff mit den Lebendimpfstoffen gegen Mumps und Röteln zu kombinieren (in *einer* Sitzung, niemals einzeln in einem Abstand von einem Tag bis vier Wochen).

Zeitpunkt der Impfung. Die Impfung kann frühestens im 12. Lebensmonat durchgeführt werden. Jüngere Kinder haben möglicherweise noch einen kleinen Rest mütterlicher, über die Plazenta übertragener Antikörper, so daß die Impfung zu diesem frühen Zeitpunkt entweder nicht angeht oder eine zu geringe Immunantwort hervorruft, also einen nur sehr kurze Zeit anhaltenden Impfschutz bewirkt. Kinder von Müttern, die Masern durchgemacht haben – der Antikörpertiter ist dann höher als nach Impfung, s. S. 315 –, werden zweckmäßigerweise erst im 15. Monat geimpft.

Zweitimpfung. Es muß das Ziel sein, einen hohen Durchimpfungsgrad zu erreichen. Er muß über 90% liegen, um Maserndurchbrüche vermeiden zu können. Deshalb wird jetzt auch bei uns, wie vorher schon in vielen anderen Ländern (Schweden, Finnland, USA etc.), eine zweite Masernimpfung (bzw. Masern-Mumps-Röteln-Impfung) empfohlen, und zwar ab dem 6. Lebensjahr.

Sekundäre und primäre Impfversager. Nur selten dürfte es sich bei der Zweitimpfung um eine Boosterung handeln, d. h. um die Auffrischung eines zu weit abgesunkenen Titers nach Erstimpfung (*sekundäre Impfversager* – meist wird die Masernimpfung einen Jahrzehnte anhaltenden oder lebenslangen Schutz vermitteln; es kann auch sein, daß z. Z. Superinfektionen mit Wildviren an der Aufrechterhaltung bzw. Boosterung des Antikörpertiters beteiligt sind). Viel häufiger gilt es, Lücken zu schließen: in rund 5% der Masernimpfungen haben wir es mit *primären Impfversagern* (Seronegativen bzw. Nichtreagenten) zu tun (Interferenz mit anderen, nicht erkannten Virusinfektionen z. Z. der Impfung, Nichteinhalten der Kühlkette für den Impfstoff, zu langes Intervall zwischen Auflösung des Impfstoffs und Injektion, falsche Impftechnik, noch vorhandene mütterliche Antikörper, kurz vorausgegangene Gammaglobulingabe bzw. Bluttransfusion) – evtl. fehlt auch die Erstimpfung. Primäre und sekundäre Impfversager reagieren auf die Wiederimpfung in rund 95% mit einer normalen Immunantwort.

Nebenwirkungen. Die Nebenwirkungen der Masernimpfung sind gering und treten – wenn überhaupt – am 5. bis 12. Tag nach der Impfung auf. Weniger als 10% der Geimpften entwickeln sog. *Impfmasern* (höheres Fieber, katarrhalische Erscheinungen, uncharakteristisches Exanthem), die nicht ansteckend sind. Pneumonien gibt es nach der Impfung nicht. Eine *Enzephalopathie* nach Masernimpfung ist rund 1000mal seltener als nach Masern und kommt weniger als 1mal auf 1 Million Impfungen vor. Tritt eine solche Komplikation innerhalb von 30 Tagen nach der Masernimpfung in Erscheinung und bestehen auch 4 Monate später noch entsprechende Symptome, so wird die Enzephalopathie *juristisch* als Impfschaden (also als Impffolge) anerkannt, vorausgesetzt, daß es keine andere Erklärung dafür gibt. Damit ist natürlich nicht gesagt, daß diese Enzephalopathie durch die Impfung verursacht wurde. Es handelt sich hier wohl stets um ein rein zufälliges Zusammentreffen *(zeitliche, nicht ursächliche Korrelation)*, d. h. dieselbe Erkrankung wäre bei diesen Kindern auch ohne vorausgegangene Masernimpfung aufgetreten. Solche seltenen Vorkommnisse gibt es in gleicher Zahl auch unabhängig von Masernimpfungen. Selbst wenn es wirklich eine Masern-Impfenzephalopathie gäbe, so wäre dies kein Grund, die Masernimpfung abzulehnen; denn die Masern sind, wie ausgeführt, weit gefährlicher.

Es darf nicht übersehen werden, daß mit der Zunahme der Impfungen bei zunächst noch ungenügender Gesamtimpfrate Masern bei Nichtgeimpften in einem immer höheren Lebensalter auftreten (bei älteren Schulkindern, teils sogar bei Erwachsenen) und damit gefährlicher verlaufen (wie erwähnt, nimmt mit steigendem Alter die Häufigkeit der Masernenzephalitis zu). Auf diese Weise kommt es zu einer besonderen Gefährdung der Kinder von Impfgegnern – es gibt übrigens keine Altersbegrenzung für die Masern.

Da das Masern- (und auch das Mumps-) Impfvirus auf Hühnerfibroblasten und nicht im bebrüteten Hühnerei gezüchtet wird, ist die Allergie gegen Hühnereier so gut wie nie eine Kontraindikation der Impfung (anders also als bei der Grippe-Impfung). Bei sehr schwerer Eierallergie besteht die Möglichkeit, vorsichtshalber auf das Schweizer Präparat auszuweichen, für dessen Herstellung humane diploide Zellkulturen (HDC) verwendet werden. In Hessen z. B. ist dieser in Deutschland eigentlich nicht zugelassene, aber sonst nicht zu beanstandende Impfstoff für derartige extreme Sondersituationen öffentlich empfohlen.

Über die Inkubationsimpfung s. S. 322.

7.3.9 Mumpsimpfung

Ähnlich wie mit Masern verhält es sich mit Mumps. Es erkranken jetzt wegen des steigenden, aber keineswegs ausreichenden Durchimpfungsgrades immer höhere Altersklassen (z. Z. gibt es in Deutschland schätzungsweise fast 100 000 Mumpserkrankungen jährlich). Damit sind auch vermehrt männliche Patienten während oder nach der Pubertät betroffen. Etwa jeder 4. dieser Altersgruppe erkrankt dann an einer Orchitis (Hodenentzündung),

die teils doppelseitig ist und in dem Falle zur Unfruchtbarkeit führen kann. Unabhängig davon ist die Impfung bei beiden Geschlechtern wegen anderer Mumpskomplikationen indiziert, wie Meningitis, Meningoenzephalitis, Taubheit u. a. Die Mumpsimpfung ist sehr gut verträglich; gelegentlich kommt es nach verkürzter Inkubationszeit zu einer nicht schmerzhaften, harmlosen Parotisschwellung, eine Meningoenzephalitis nach Mumpsimpfung ist sehr selten. Wie schon erwähnt, wird die Mumpsimpfung in Kombination mit der Masern- und Rötelnimpfung ab 12.–15. Lebensmonat gegeben, bewirkt meist einen mehrere Jahrzehnte bzw. lebenslang anhaltenden Schutz und wird wegen der etwa 5 % Nichtreagenten wie die Masernimpfung aus Sicherheitsgründen ab 6. Lebensjahr wiederholt (s. o.).

7.3.10 Rötelnimpfung

Sie dient der Prophylaxe des konnatalen Rötelnsyndroms.

- Eine Rötelnimpfung sollten einerseits **alle Kinder** – Jungen wie Mädchen – in Kombination mit der Masern-Mumps-Impfung ab 12.–15. Lebensmonat erhalten,

und zwar nicht, weil ihnen die Röteln gefährlich werden könnten – dies ist eine extreme Rarität –, sondern um zu verhindern, daß sich nichtimmune Schwangere infizieren, mit anderen Worten, um das Zirkulieren der Rötelnviren einzudämmen.

- Andererseits sollte eine **Wiederholungsimpfung** ab 6. Lebensjahr durchgeführt werden, wieder in Kombination mit der Masern-Mumps-Impfung.

Eine Boosterung, d. h. ein erneuter Anstieg der Rötelnantikörper, tritt allenfalls bei einigen älteren Kindern ein, bei denen die Erstimpfung schon länger zurückliegt; der Hauptgrund für diesen „2. Durchgang“ ist dagegen, eventuell bestehende Impflücken zu schließen (Erfassung Nichtgeimpfter und primärer Impfversager, s. o.).

- Bei **Frauen mit Kinderwunsch** kommt dann die Rötelnimpfung in Betracht, wenn das Fehlen von Röteln-Antikörpern festgestellt worden ist. **Eine Schwangerschaft muß ausgeschlossen sein** (entweder Kontrazeption, z. B. Ovulationshemmer 2 Monate vor bis 3 Monate nach der Impfung, oder Impfung im Wochenbett). Allerdings überblickt man inzwischen viele 100 versehentlich in der Frühschwangerschaft gegebene Rötelnimpfungen, ohne daß das Kind durch die Impfung Röteln-spezifische Schäden erlitten hätte. Ein Schwangerschaftsabbruch ist natürlich indiskutabel, wenn in Unkenntnis der Schwangerschaft eine Rötelnimpfung vorgenommen worden ist.

Alle Frauen sollten im „gestationsfähigen“[21] Alter über einen guten Röteln-Antikörper-Titer verfügen. Auf Antikörperbestimmungen vor der Impfung bei Kindern kann hier verzichtet werden; denn die (an sich überflüssige) Impfung eines bereits Immunen ist harmlos und komplikationsfrei. Dagegen sollte vorsichtshalber der Röteln-Antikörper-Titer vor einer Schwangerschaft auch bei den früher Geimpften – ja selbst bei denen, die früher Röteln durchgemacht haben – bestimmt werden.

[21] gestatio (lat.): Tragen, Schwangerschaft

Es gibt Berichte über angeborene Röteln nach Reinfektion von Schwangeren mit niedrigen Titern, und zwar sowohl nach nachgewiesenen Röteln in der Vorgeschichte als auch – häufiger – bei „erfolgreich" Rötelngeimpften (sowohl die natürliche Infektion als auch die mit einem Titeranstieg beantwortete Rötelnimpfung garantieren also keineswegs in jedem Falle eine lebenslange Immunität).

Bei konsequenter Impfung gehört die Rötelnembryopathie zu den größten Raritäten. In den USA sind z. B. Kinder, die keine Rötelnimpfung erhalten haben, vom Schulbesuch ausgeschlossen – sie müssen sich einen Privatlehrer nehmen („no vaccination, no school"). Die Rötelnembryopathie wird dort nur bei 1 oder einigen wenigen Kindern pro Jahr beobachtet. In der Bundesrepublik wurden dagegen jährlich noch rund 100 Kinder mit einem konnatalen Rötelnsyndrom geboren, und bei etwa ebenso vielen Infektionen wurde die Schwangerschaft abgebrochen. Wir sind also von einer zufriedenstellenden Lösung noch weit entfernt (s. auch S. 38), und dabei handelt es sich um eine sehr gut verträgliche Impfung. Die wichtigste Komplikation sind *passagere (also vorübergehende) Gelenkbeschwerden,* die bei der Impfung junger Erwachsener häufig beobachtet werden. Bei Rötelnimpfungen vor und in der Pubertät kommt diese Nebenwirkung dagegen kaum vor.

7.3.11 Hepatitis-B-Impfung

Nach den Empfehlungen der Ständigen Impfkommission (STIKO) ist neuerdings auch die Hepatitis-B-Impfung im Impfplan enthalten. Danach wird die Grundimmunisierung dieser Impfung im 3. Lebensmonat eingeleitet; ab 11.–15. Lebensjahr beginnt die Grundimmunisierung der ungeimpften Jugendlichen (Tab. 17.4). Der Erwerb einer Hepatitis B im Säuglings-, aber auch noch im Kleinkindalter ist besonders gefährlich (häufiger als beim Erwachsenen chronischer Verlauf und infolgedessen eher u. U. nach vielen Jahren Übergang in Leberzirrhose und Leberkrebs, s. u. und S. 385). Ebenso ist der Aufbau eines Schutzes vor dieser Erkrankung zu Beginn der Geschlechtsreife sinnvoll.

Darüber hinaus ist wegen des erhöhten Infektionsrisikos beim Umgang mit Blut die Hepatitis-B-Impfung für das medizinische und zahnmedizinische Personal zu empfehlen, ferner für Dialysepatienten und für Patienten, die häufiger Blut übertragen bekommen (allerdings werden die Blutspender seit langem serologisch auf Hepatitis B untersucht, und unsere Blutextrakte, z. B. antihämophiles Globulin, sollten jetzt aufgrund des Herstellungsverfahrens weitgehend frei von Viren sein). Die Hepatitis-B-Impfung ist auch für diejenigen vorgesehen, die mit HBsAg-positiven Personen engen Kontakt haben.

Neugeborene von HBsAg-positiven Müttern benötigen wegen der Gefahr der vertikalen Übertragung der Hepatitis B ebenfalls eine Hepatitis-B-Impfung und übrigens zusätzlich eine Injektion von Hepatitis-B-Hyperimmunglobulin – wie auch Personen nach Kontamination mit Hepatitis-B-Virus-haltigem Blut durch Stichverletzungen bzw. nach Schleimhautkontamination (Simultanimpfung, s. S. 335).

Anders als bei Kindern werden im Erwachsenenalter nur seronegative Personen geimpft (Anti-HBc-Negative bzw. HBsAg-Negative). Bei Verwendung der gentechnologisch aus Hefezellen hergestellten Impfstoffe Gen H-B-Vax bzw. Gen H-B-Vax K (letzterer für Neugeborene und Kinder bis zum vollendeten 15. Lebensjahr) gehören zur Grundimmunisierung 3 Injektionen: die 2. Impfung 1 (–2) Monate und die 3. ½ (– 1) Jahr nach der 1. Impfung. Bei Fortbestehen eines entsprechenden Infektionsrisikos werden Auffrischimpfungen empfohlen, und zwar entweder im Abstand von 10 Jahren oder in Abhängigkeit vom serologischen Befund (von der Höhe des Anti-HBs im Serum – hier muß also der HBs-Antikörpergehalt im Serum nach der Impfung kontrolliert werden). Menschen über 50 Jahre – und übrigens auch nierendialysierte Patienten – zeigen nach der Impfung eine schlechtere Antikörperbildung als Kinder und junge Erwachsene, der Anti-HBs-Titer erreicht dann schneller niedrige Werte (bzw. die Impfung geht gar nicht an).

Schließlich sei erwähnt, daß besonders in Ostasien, aber auch in Afrika, wo aufgrund der vertikalen Übertragung des Hepatitis-B-Virus häufig ein Trägerstatus (HBsAg-Träger, oft auch HBeAg-Träger) entsteht, die Gefahr der Ausbildung von Leberzirrhose und Leberkarzinom sehr groß ist. Die dort jetzt angelaufenen Hepatitis-B-Impfungen stellen eine wirksame Krebsprophylaxe dar. Eine wichtige prophylaktische Maßnahme bei uns ist die HBsAg-Bestimmung bei allen Schwangeren (s. S. 386).

7.3.12 Hepatitis-A-Impfung

Inzwischen gibt es auch einen Hepatitis-A-Impfstoff. Dieser Totimpfstoff ist gut verträglich und sehr wirksam. Es wird eine Schutzdauer von 5–10 Jahren vermutet. Wegen der Harmlosigkeit der Hepatitis A im Kindesalter, besonders in den ersten 5 Lebensjahren, ist die Impfung allenfalls bei älteren Kindern sinnvoll bzw. bei behinderten Kindern in Heimen, bei Hämophiliepatienten und chronisch Leberkranken sowie bei Erwachsenen wie Kindern (auch asymptomatisch infizierte Kinder sind ansteckend) vor Reisen in Hepatitis-A-Endemiegebiete (Osteuropa, östlicher Mittelmeerraum, Afrika, Asien, Lateinamerika). Ferner sollten das für Stuhluntersuchungen zuständige Laborpersonal und andere Personen in medizinischen Einrichtungen, das Küchenpersonal und Arbeiter in Kläranlagen und in der Kanalisation geimpft werden. Zur vollständigen Immunisierung genügen 2 Impfungen (bei Kindern mit der halben Erwachsenendosis): eine Grundimmunisierung und eine Auffrischimpfung (für Kinder ab 2 Jahre und für Jugendliche nach 6–18 Monaten, für Erwachsene nach 6 Monaten). Schon 14 Tage nach der 1. Impfung beginnt der Impfschutz. Steht noch weniger Zeit zur Verfügung, ist die Immunglobulingabe oder die Simultanimpfung (S. 335) eine Alternative.

7.3.13 Tollwutimpfung

Jede ausgebrochene Tollwuterkrankung verläuft fast stets tödlich. Trotzdem wurden früher an eine Tollwutimpfung sehr strenge Maßstäbe angelegt; denn die damaligen Impfstoffe waren durch eine hohe Rate von Neurokomplikationen belastet *(postvakzinale Enzephalomyelitis)*. Seit der 1. Tollwutimpfung von Pasteur im Jahre 1885 wurde der Impfstoff immer mehr verbessert. Die jetzt eingesetzte *HDC-Vakzine* (human diploid cells, *Rabivac®*) und *PCEC-Vakzine* (purified chick embryo cells, *Rabipur®*) sind sehr gut verträglich. Diese auf menschlichen Zellen oder auf Hühnerembryofibroblasten gezüchteten Impfstoffe werden an den Tagen 0, 3, 7, 14, 30 und 90 injiziert. Über die Simultanimpfung s. S. 335.

7.3.14 Grippeimpfung

Die Grippeimpfung (Influenzaimpfung) kommt nur für einen bestimmten Personenkreis in Frage, nämlich für

- Kinder und Erwachsene mit bestimmten chronischen Lungen- und Herzerkrankungen sowie schweren Stoffwechselstörungen,
- ältere Menschen (über 60 Jahre),
- Personal in Pflegeheimen,
- Kinder in Heimen,
- Personen mit Immundefekten,
- medizinisches Personal und andere stark exponierte Personen,
- Kinder, die Azetylsalizylsäure als Dauermedikation erhalten (s. S. 387),
- Personal in Pflegeheimen.

Es wird mit dem jeweils aktuellen Impfstoff (s. auch S. 387) im Herbst geimpft. Unter bestimmten Umständen kann bis in den Januar hinein geimpft werden. Die Hühnereiallergie stellt eine Gegenanzeige zur Impfung dar.

7.3.15 FSME-Impfung (Frühsommermeningoenzephalitis-Impfung)

Die Frühsommermeningoenzephalitis (FSME) nach Zeckenstich gibt es nur in gewissen Zeckenendemiegebieten (Baden-Württemberg, Bayern, Österreich u. a.). Dort ist bei hohem Infektionsrisiko (Förster, Waldarbeiter, Wanderer) diese Impfung angezeigt. Sie ist recht gut verträglich, nur ganz selten führt sie zu unerwünschten Wirkungen auf das Nervensystem. Über die passive Immunisierung s. S. 323.

7.3.16 Weitere Impfungen

Die *Windpockenimpfung* ist auf S. 327 erwähnt worden. Die Windpocken können immundefizienten Patienten gefährlich werden, weshalb diese u. U. geimpft werden – aber auch gesunde Kinder können den Impfstoff erhalten. Vorgesehen ist die Impfung ferner für seronegative Mitarbeiter auf onkologischen und geburtshilflichen Abteilungen, und sie wird für seronegative Frauen im gebärfähigen Alter diskutiert (über das Varizella-Zoster-Immunglobulin s. S. 323).

Die *Pneumokokkenimpfung* ist (ähnlich wie die Hib-Impfung, s. S. 329) in Immunmangelsituationen, z. B. bei splenektomierten Kindern angezeigt; denn diese neigen zu schweren Pneumokokkeninfektionen und erhalten deshalb außerdem eine mehr oder weniger langdauernde Chemoprophylaxe mit Penicillin (s. S. 169). Die Impfungen sollten mehrere Wochen vor der Milzentfernung erfolgen, was natürlich bei akuter Indikation des Eingriffs nicht möglich ist. Eine Pneumokokkenimpfung sollten eigentlich auch andere gefährdete Personen erhalten, z. B. chronisch Lungenkranke und Erwachsene ab 65 Jahre.

Die verfügbare *Meningokokkenimpfung* wirkt nicht gegen den bei uns fast ausschließlich vorkommenden Meningokokkentyp B. Sie ist u. a. Entwicklungshelfern vor ihrer Reise in den Tropengürtel (z. B. Sahelzone) zu verabreichen und auch in Südamerika angezeigt.

Bei bestimmten **Auslandsreisen** wird eine *Gelbfieberimpfung* verlangt – sie hält 10 Jahre an und wird nur durch bestimmte autorisierte Impfstellen verabreicht. Wichtig kann auch die orale (Typhoral L) bzw. i. m. (Typhim Vi) *Typhusimpfung* sein (s. auch S. 326). Der Schutz der *Choleraimpfung* ist unbefriedigend. Neben der parenteral zu verabreichenden, inaktivierten Vakzine gibt es neuerdings mehrere Cholera-Schluckimpfstoffe, und zwar sowohl als Tot- als auch als Lebendimpfstoff. Von einigen Ländern wird vor der Einreise eine Choleraimpfung gefordert. Man vergewissere sich vor Auslandsreisen auch darüber, ob der *Tetanus-* (evtl. auch *Diphtherie-*) und *Polioimpfschutz* ausreicht und ob eine *Hepatitis-A-Impfung* indiziert ist. Teils ist zusätzlich eine *Chemoprophylaxe gegen Malaria* erforderlich.

7.4 Simultanimmunisierung (Simultanimpfung)

Die Kombination von passiver und aktiver Immunisierung wird Simultanimmunisierung (Simultanimpfung) genannt (simultan = gleichzeitig). Hyperimmunglobulin bzw. Immunglobulin und Impfstoff müssen getrennt an zwei verschiedenen Körperstellen (rechts und links) injiziert werden.

Tetanus. Die Simultanimpfung spielt z. B. zur Abwendung der akuten *Tetanusgefahr* im Falle von Verletzungen bei noch nicht Geimpften bzw. bei unvollständiger Impfung oder bei zu lange zurückliegender Impfung (s. S. 329) eine wichtige Rolle. Hier geht der sofortige, jedoch kurzdauernde Schutz der passiven Immunisierung mit Hyperimmunglobulin in den erst nach einer gewissen Anlaufzeit einsetzenden, aber langdauernden Schutz der Impfung über.

Tollwut. Eine Simultanimpfung gegen *Tollwut* kommt dann in Frage, wenn Schleimhäute von einem tollwütigen oder tollwutverdächtigen Tier beleckt worden sind oder wenn es zu Bißverletzungen gekommen ist (Näheres s. S. 562). Wird nur die nicht intakte Haut beleckt oder sind die Verletzungen leicht – z. B. Kneifen an einer mit Kleidung bedeckten Körperstelle –, so wird meist lediglich die Tollwutimpfung und nicht zusätzlich auch das spezielle Hyperimmunglobulin gegeben, das Belecken der – wirklich – intakten Haut erfordert keine Gegenmaßnahmen.

Hepatitis B. Nach Stichverletzungen z. B. durch eine mit Blut von einem *Hepatitis-B-Patienten* kontaminierte Kanüle sowie dann, wenn das infektiöse Material auf die Schleimhaut (Mundschleimhaut o. ä.) gelangt, und bei Neugeborenen von Müttern, die HBsAg-positiv sind, sollte sofort – bei Neugeborenen möglichst schon im Kreissaal bzw. innerhalb von höchstens 12 Stunden – das entsprechende Hyperimmunglobulin gegeben werden, also bevor sich die Viren in den Zellen „verstecken".

Die Neugeborenen erhalten gleichzeitig mit dem Hyperimmunglobulin eine Hepatits-B-Impfung (Simultanimpfung); dieses Vorgehen führt zu einem sicheren, langdauernden Schutz.

Die Ansteckungsfähigkeit der HBsAg-positiven Mütter besteht bei gleichzeitiger HBeAg-Positivität, jedoch ausnahmsweise auch bei Anti-HBe-positiven (HBeAg-negativen) HBsAg-Trägerinnen (s. S. 385).

Bei Stichverletzungen sollte unmittelbar vor der Hyperimmunglobulininjektion Blut zur nachträglichen Bestimmung der Hepatitis-B-Serologie abgenommen werden. Es hängt von dem Ergebnis der serologischen Untersuchung ab, ob der Verletzte zusätzlich zur sofortigen Hyperimmunglobulingabe auch noch später die Hepatitis-B-Impfung erhalten muß.

Hepatitis A. Es gibt auch eine Simultanimpfung gegen *Hepatitis A*. Diese gleichzeitige Gabe von Impfstoff und Immunglobulin ist indiziert, wenn weniger als zwei Wochen vor Antritt der Reise in ein Hepatitis-A-Endemiegebiet zur Verfügung stehen und deshalb der alleinige Impfschutz zu spät käme. Auch nach bereits erfolgtem Kontakt kann bei frühzeitigem Einsatz – innerhalb 5(–7) Tagen – die Simultanimpfung sinnvoll sein. In beiden Fällen würde die passive Immunisierung genügen, wenn die Ansteckungsgefahr nur höchstens drei Monate andauert.

Kontraindikation simultaner passiver Immunisierung. Bei den genannten vier Impfungen hat sich bei entsprechender Indikation eine gleichzeitige Gammaglobulingabe sehr bewährt: mit den zirkulierenden Antikörpern bildet ein Totimpfstoff besonders wirksame Komplexe.

Bei Lebendimpfstoffen ist die simultane passive Immunisierung dagegen absolut kontraindiziert, die vorhandenen Antikörper würden den Lebendimpfstoff inaktivieren.

So darf z. B. erst drei Monate nach einer Gammaglobulininjektion (oder einer Bluttransfusion) gegen Masern geimpft werden.

8 Allgemeines zu den Infektionskrankheiten

8.1 Übertragungsarten

Infektionskrankheiten treten nur auf, wenn eine Ansteckung (Infektion, und zwar entweder örtliche oder Allgemeininfektion) vorausgegangen ist. Die Art dieser Ansteckung kann recht unterschiedlich sein und ist in großem Maße von den Lebensgewohnheiten des Erregers selbst abhängig. Im einzelnen kommen folgende Übertragungsarten in Betracht.

8.1.1 Kontaktinfektion

Hier handelt es sich um eine *direkte Übertragung* durch körperliche Berührung (Syphilis, Gonorrhoe; auch durch den Kuß, wie bei der Tuberkulose und dem PFEIFFERschen Drüsenfieber).

8.1.2 Schmierinfektion

Hier sind zwei Formen zu unterscheiden. Entweder handelt es sich um eine *direkte Verschmierung (direkte Übertragung)* von infektiösem Material (Auswurf, Eiter, Blut, Stuhl, Urin, Abwasser) auf einen Gesunden. Die Verschmierung erfolgt meist durch die Hände (Tuberkulose, Typhus, Ruhr, Furunkulose, Impetigo und andere Eiterungen). Die zweite Möglichkeit ist die *indirekte Verschmierung (indirekte Übertragung).* Hier wird das gleiche infektiöse Material zunächst auf Gebrauchsgegenstände oder Nahrungsmittel übertragen (Bücher, Spielsachen, Milch bei Scharlach und anderen Streptokokkenerkrankungen sowie bei Diphtherie, die Milch kann auch E. coli enthalten). Erst durch diese Gegenstände oder Nahrungsmittel wird der Gesunde angesteckt.

8.1.3 Übertragung durch Nahrungsmittel

Sie können einmal, wie gerade erwähnt, durch Schmierinfektion verunreinigt sein, zum anderen von vornherein Krankheitserreger enthalten. So fanden sich in der Milch tuberkulöser (perlsüchtiger) Kühe *Rindertuberkelbakterien* – die Tuberkulose wird heute auf andere Weise übertragen, nämlich durch Kontakt-, Schmier-, Tröpfchen- und Staubinfektion. In rohen Eiern können *Salmonellen* enthalten sein. Das Fleisch kann *Trichinen* und andere Würmer beherbergen – sie gehören allerdings nicht zu den Mikroorganismen. Auch die *Bangsche Krankheit,* eine Bruzellose (durch Bruzellen übertragen), die mit langdauernden Fieberschüben im Wechsel mit kürzeren fieberfreien Intervallen einhergeht („undulierendes Fieber"), wird durch rohe Milch von erkrankten Kühen („Verwerfen = Verkalben der Kühe") übertragen, häufiger ist jedoch die Infektion durch direkten Kontakt mit dem kranken Tier. Krankheitskeime können auch mit dem Trinkwasser weiterverbreitet werden (z. B. Typhus- und Paratyphusbakterien).

8.1.4 Fliegende Infektion

Die Übertragung des Erregers vom Kranken auf den Gesunden über größere Entfernungen durch die Luft (den Wind) – also ohne Vermittlung eines Transportmittels – kommt bei Windpocken vor (daher der Name) sowie bei Masern. Früher wurden die Pocken ebenfalls so übertragen.

8.1.5 Tröpfcheninfektion

Die Übertragung durch Tröpfchen, die als Transportmittel für die Krankheitserreger fungieren, ist im Gegensatz zur fliegenden Infektion nur über kurze Entfernungen möglich. Kleinste Schleimtröpfchen, die beim Niesen oder Husten vom Kranken in die Luft geschleudert werden, werden über eine Entfernung von 1 – 2(– 3) m *direkt übertragen,* oder sie halten sich eine gewisse Zeit in der Luft und werden vom Gesunden eingeatmet. Die Tröpfchen können auch in die Augenbindehaut gelangen und auf die Weise zur Infektion führen. Eine Tröpfcheninfektion kann schon beim Sprechen zustande kommen (Tuberkulose, Keuchhusten, Diphtherie, Scharlach, Grippe).

8.1.6 Staubinfektion

Der Staub kann bei Schmier- und Tröpfcheninfektion mit Krankheitserregern beladen sein. Beim Aufwirbeln wird er eingeatmet und kann so eine Infektion verursachen. Eine besondere Gefahr stellt ein eingetrockneter Auswurf von Kranken mit offener Tuberkulose dar, der sich im Straßenstaub findet.

8.1.7 Inokulation

Die Übertragung des Erregers durch Einbringung infizierten Materials (z.B. Blut) in den Körper spielt bei der Hepatitis B *(„Inokulationshepatitis")* und bei der *HIV-Infektion,* die zu *AIDS* führt, eine Rolle.

8.1.8 Vertikale Übertragung

Bisher war von der horizontalen Übertragung die Rede, d.h. von der Übertragung von Krankheitskeimen nach der Geburt. Unter vertikaler Übertragung *(vertikaler Transmission)* verstehen wir eine intrauterine (diaplazentare) oder perinatale (um den Zeitpunkt der Geburt erfolgende) Übertragung von Krankheitserregern von der Mutter auf das ungeborene bzw. gerade geborene Kind (Beispiel: *Toxoplasmose, Lues, Hepatitis B, HIV-Infektion* bzw. *AIDS*).

8.1.9 Keimträger und Dauerausscheider

Dauerausscheider. Werden von einem ehemalig Infektionskranken, der inzwischen genesen ist, noch immer Bakterien ausgeschieden, obwohl die Krankheit schon 10 Wochen oder länger zurückliegt (teils wird als Grenze mindestens 1 Jahr angegeben), so haben wir es mit einem *Dauerausscheider* zu tun. Er kann die Krankheit weiter übertragen (Typhus, Paratyphus, Ruhr).

Zwischenträger (Keimträger). Personen, die, ohne krank zu sein oder krank gewesen zu sein, Krankheitskeime beherbergen, nennt man *Zwischenträger* oder *Keimträger* (s. auch S. 341). Gerade sie spielen bei der Krankheitsübertragung eine wichtige Rolle; denn diese Menschen werden nicht isoliert und haben in ihrer gewohnten Umgebung womöglich mit vielen Empfänglichen Kontakt (Beispiele: Kinderlähmung und Diphtherie).

Inkubationskeimträger. Hiervon zu unterscheiden sind die *Inkubationskeimträger:* Vielfach besteht auch schon in der Inkubationszeit, d.h. vor dem Auftreten der Krankheitszeichen Ansteckungsgefahr, und zwar z.B. bei Röteln, Windpocken und Keuchhusten, in geringem Maße auch bei Masern. „Noch" gesund erscheinende Personen können diese Krankheiten übertragen.

8.1.10 Übertragung durch Tiere

Hierfür gibt es viele Beispiele. So wird der *Milzbrand* durch Rinder, Schafe und Pferde übertragen, *Fleckfieber* (eine Rickettsienerkrankung) durch die Kleiderlaus, *Malaria* durch eine besondere Stechmückenart (Anopheles), die *Schlafkrankheit* durch die Tsetsefliege (sie ist in Afrika beheimatet), die *Frühsommermeningoenzephalitis (FSME,* eine Virusinfektion) und die *Lyme-Borreliose* (Infektion durch Borrelien, zu den Spirochäten gehörend) durch Zeckenstich, die *Tollwut* z.B. durch den Hundebiß, die *Papageienkrankheit (Psittakose)* oder ganz allgemein die *Ornithose* durch Zier- und Nutzvögel. Über *Bangsche Krankheit* s. S. 336. Wenn die Krankheitserreger einen Teil ihrer Entwicklung im tierischen Organismus durchmachen (z.B. Finnen des Rinderbandwurms), so stellt die betreffende Tierart (in diesem Falle das Rind) den **Zwischenwirt** dar. Teilweise erkranken die Tiere auch selbst: **Zoonose –**

> Zoonosen sind Krankheiten, die zwischen Wirbeltieren und Menschen bzw. zwischen Menschen und Wirbeltieren übertragen werden.

Meist können die erkrankten Menschen den Erreger nicht auf andere Menschen übertragen, doch kommt dies bei bestimmten von Tieren übertragenen Erkrankungen durchaus vor.

Es gibt natürlich auch infektiöse Tiererkrankungen, die nicht auf den Menschen übertragen werden können, wie es umgekehrt auch Infektionen gibt, die nur beim Menschen vorkommen, für die keine Tierart empfänglich ist.

8.2 Eintrittspforte

Entscheidend ist, daß die Erreger eine *Eintrittspforte* finden. So können sich schon nach unscheinbaren Verletzungen der Haut schwere Infektionen entwickeln (Tetanus, Sepsis etc.). Auch die Schleimhaut kann Eintrittspforte sein. Je jünger das Kind ist, desto verletzlicher sind Haut und Schleimhäute und desto eher können Keime eindringen. Augenbindehäute, Atemwege, Verdauungstrakt, Urogenitalorgane (z.B. auch über einen Dauerkatheter) sowie das Blutgefäßsystem (im Zusammenhang mit einer intravenösen Dauertropfinfusion) sind weitere mögliche Eintrittspforten.

Tabelle 17.5 Inkubationszeiten.

Krankheit	Inkubationszeit
Diphtherie	3–5 Tage
Erysipel	einige Std. – 5 Tage
Exanthema subitum	5–10 Tage
Frühsommermeningoenzephalitis	(3 –) 7–14 (– 21) Tage
Gasbrand	wenige Std. – 5 Tage
Gonorrhoe	1–3 Tage
Grippe (epidemische)	1–4 Tage
Hepatitis A	15–45 Tage (im Mittel 4 Wochen)
Hepatitis B	45–180 Tage
Keuchhusten	7–14 (– 21) Tage
Lyme-Borreliose	(2 –) 5–29 (– 49) Tage
Masern	9–11 Tage, nach Gammaglobulingabe bis zu 23 Tagen
Meningokokkenmeningitis	2–3 Tage
Mumps	8–35 Tage, im Durchschnitt 18–21 Tage
Paratyphus	3–10 Tage
PFEIFFERsches Drüsenfieber	8–30 (– 60) Tage
Poliomyelitis	etwa 7–14 Tage
Ringelröteln	(4 –) 6–14 (– 31) Tage
Röteln	14–21 Tage
Ruhr (bakterielle)	1–7 Tage
Salmonellosen (enteritische)	wenige Std. – 3 Tage
Scharlach	1–8 Tage (meist 2–4 Tage)
Syphilis	rund 21 Tage
Tetanus	2–14 Tage (bis zu mehreren Wochen)
Tetanus neonatorum	1–14 Tage (bis zu mehreren Wochen)
Tollwut	10 Tage – mehr als 1 Jahr
Tuberkulose	4–12 Wochen
Typhus	7–21 Tage
Windpocken	10–21 (– 28) Tage, nach Immunglobulingabe bis höchstens 32 Tage, bei konnatalen Windpocken rund 9–10 (–15) Tage

8.3 Inkubationszeiten

Vom Zeitpunkt der Infektion bis zum Auftreten der ersten Krankheitserscheinungen vergeht immer eine bestimmte Zeitspanne, die sog. **Inkubationszeit** („Ausbrütungszeit").

Sie ist bei den einzelnen Krankheiten unterschiedlich lang. Bei ein und derselben Krankheit kann sie in mehr oder weniger engen Grenzen schwanken (Tab. 17.5). Ihre Kenntnis ist wichtig, z. B. hinsichtlich der Dauer der Isolierung von gesunden Kontaktpersonen. Dabei ist wichtig zu bedenken, daß bei Virusinfektionen die Infektiosität schon vor Ausbruch der Erkrankung in der Endphase der Inkubation sehr groß sein kann. In der Inkubationszeit vermehren sich die Krankheitskeime, und der Organismus beginnt, sich mit den betreffenden Erregern auseinanderzusetzen (Antikörperbildung etc.).

8.4 Lokalinfektionen und Allgemeininfektionen

Die Unterscheidung in *Lokalinfektionen*[22] (*örtliche Infektionen,* z. B. Streptokokkenerkrankungen, Diphtherie, Ruhr, Tetanus) und *Allgemein-*

[22] nicht verwechseln mit *Fokalinfektion,* d. h. *Herdinfektion* (von einem Streuherd, Fokus, gelangen Mikroorganismen oder deren Toxine über längere Zeit in den Kreislauf und führen zu Störungen)

infektionen (viele Virusinfekte, Typhus, Tuberkulose, Lues usw.) ist aus vielerlei Gründen sinnvoll. So ist die Inkubationszeit bei Lokalinfektionen lediglich vom Entwicklungstempo der *Keime* abhängig bzw. von der Schnelligkeit, mit der ihre schädlichen Stoffwechselprodukte (Toxine) ihr Ziel erreichen.

Die Lokalinfektionen werden auch **Toxinkrankheiten** genannt, da hier die Keime über ihre Toxine den Organismus schädigen.

Bei den Allgemeininfektionen ist die Inkubationszeit dagegen diejenige Zeit, die der *Wirt* benötigt, um auf die Mikroorganismen und deren Produkte entsprechend reagieren zu können; dabei richtet sich die Reaktion (Antikörperbildung) nicht nur – wie auch bei den Lokalinfektionen – gegen die Gifte der Mikroorganismen, sondern – im Gegensatz zu den Lokalinfektionen – auch gegen die Eindringlinge selbst.

Bei den Allgemeininfektionen sind es nicht die Keime als solche, die krank machen, sondern erst die Auseinandersetzung zwischen Keim und Wirt, also die Antigen-Antikörper-Reaktion, verursacht die Krankheitssymptome.

Die Allgemeininfektionen machen meist bestimmte Stadien durch (teils wird hier auch von **zyklischen Infektionskrankheiten** gesprochen: z. B. Syphilis, Lyme-Borreliose), nämlich

- *Inkubationszeit* und *erste Krankheitszeichen,*
- Ausbreitung der Erreger auf dem Blutweg, also Bakteriämie, Virämie etc., und auf dem Lymphweg *(Generalisation),*
- Absiedlung der Erreger in Organen *(Organmanifestation).*

(Wegen der bei der Allgemeininfektion vorkommenden Ausbreitung der Keime – insbesondere der Bakterien – über den Blutweg ist auch die Bezeichnung **Sepsis** üblich [über die Unterscheidung von Sepsis und Bakteriämie s. S. 346].) Die dabei ablaufende Antikörperbildung führt meist zu einer *dauerhaften Immunität,* der Betreffende ist lange, u. U. lebenslänglich (wie im Falle der Masern) gegen den gleichen Erreger unempfänglich (gefeit).

Auch die Lokalinfektion führt zur Bildung bestimmter Antikörper (Antitoxine), die entstehende Immunität bietet aber *keinen zuverlässigen Schutz* (Beispiel: Tetanus). Bei anderen örtlichen Infektionen, wie z. B. der Wundinfektion, fehlt jegliche Antikörperbildung und damit auch eine Immunität.

Bei den örtlichen Infektionen verbreiten sich die Erreger nicht auf dem Blutwege, sondern durch Übergreifen auf die Umgebung. Die Toxine wirken teils in der Nähe des Krankheitsherdes, teils kommt es nach Weiterleitung der Gifte mit dem Blut, dem Lymphstrom bzw. den Nervenbahnen entlang zu Fernwirkungen.

Die Erreger der Lokalinfektion werden am Ort der Infektion u. a. durch die neutrophilen Granulozyten und durch die Makrophagen des Blutes (die Monozyten) beseitigt, die nicht nur die Erreger, sondern auch zerstörtes Gewebe phagozytieren und wegschaffen. Diese Aufräumarbeiten können von den Phagozyten geleistet werden, weil sie die Fähigkeit haben, eiweißspaltende Fermente zu bilden, welche Zellen und Zelltrümmer in der Wunde bzw. im Entzündungsherd zerlegen.

Die Bezeichnung „Lokalinfektion“ ist insofern irreführend, als dabei durchaus auch Allgemeinsymptome vorkommen können (z. B. beim Tetanus). Andererseits gibt es deutliche Lokalbefunde bei Allgemeininfektionen (z. B. Parotisschwellung bei Mumps). Zum besseren Verstehen der ablaufenden immunologischen Veränderungen, also der Wechselwirkung zwischen Mikro- und Makroorganismus, ist die Unterscheidung in Lokal- und Allgemeininfektion aber doch gerechtfertigt.

8.5 Näheres zur Immunität bei Allgemeininfektionen

Spezifische Immunität und Kreuzimmunität. Zu den Allgemeininfektionen sei noch einiges ausgeführt. Ist es zur Immunität gekommen, so ist sie streng *„spezifisch“*, d. h. sie ist auf denjenigen Erreger beschränkt, durch den sie hervorgerufen worden ist. Gelegentlich besteht allerdings auch ein Schutz gegenüber einem anderen, sehr ähnlichen Erreger und umgekehrt *(Kreuzimmunität).*

Superinfektionsschutz (Infektionsimmunität). Eine besondere Form von Immunität ist der *Superinfektionsschutz (Infektionsimmunität).* Er findet sich z. B. bei der Tuberkulose (auch nach BCG-Impfung): Solange noch Tuberkelbakterien bzw. Impfkeime im Organismus vorhanden sind, ist er gegen Tuberkelbakterien, die ihn von außen erreichen („Superinfektion“) geschützt – dies ist bei natürlicher Infektion, auch ohne daß es zur Erkrankung gekommen ist, meist lebenslang der Fall (die im Organismus weiterlebenden Tuberkelbakterien sind abgekapselt).

Stille Feiung. Es kann also selbst dann zur Immunität kommen, wenn die Infektion überhaupt keine Krankheitserscheinungen hervorgerufen hat:

Nicht jede Infektion führt zur Infektionskrankheit, zum Infekt. Wir müssen also streng zwischen **Infektion** (Eindringen eines Erregers in den Körper, was ohne Schaden überstanden werden kann: *inapparente Infektion)* und **Infektionskrankheit** oder **Infekt** unterscheiden, im letzteren Falle hat die Infektion eine Schädigung bewirkt.

Auch bei der inapparenten Infektion setzt sich der Organismus mit dem Erreger auseinander und bildet Antikörper. Diese Immunität nennen wir *stille Feiung.*

Immuntoleranz. Hiervon muß die *Immuntoleranz* (s. S. 311, 399) abgegrenzt werden; auch dabei bleiben Symptome nach der Infektion aus, und zwar deshalb, weil der Organismus auf die Eindringlinge überhaupt nicht reagiert (keine Antikörperbildung etc.).

Apparente und abortive Krankheit. Es ist einleitend schon darauf hingewiesen worden, daß während einer Poliomyelitisepidemie nur wenige der empfänglichen (nicht immunen) Personen mehr oder weniger schwer erkranken *(apparent oder manifest),* bei sehr leichtem Verlauf wird von *abortiver* Krankheit gesprochen. Die übrigen sind entweder nicht infiziert worden oder machen eine stille Feiung durch. Eine Unterscheidung ist durch den Nachweis der Erreger (z. B. im Liquor oder im Stuhl), besonders aber durch den Antikörpernachweis im Serum möglich. Er gelingt bei der stillen Feiung – und natürlich bei eingetretener Krankheit –, nicht dagegen bei ausgebliebener Infektion.

9 Die wichtigsten Infektionskrankheiten

Vielfach entsteht am Ende der Inkubationszeit vor Auftreten des Vollbildes der Infektionskrankheit ein relativ uncharakteristisches Vorstadium, das **Prodromalstadium.** Einige Infektionskrankheiten zeigen auf dem Höhepunkt der Krankheit einen Ausschlag **(Exanthem).** Teils ist die **Hauptkrankheit** von Nebenkrankheiten **(Komplikationen)** gefolgt. Es sollen jetzt die wichtigsten der durch Bakterien, Viren, Pilze, Protozoen und Würmer hervorgerufenen Erkrankungen besprochen werden. An den Anfang seien die im Krankenhaus erworbenen Infektionen gestellt. Damit soll auf diese Problematik besonders aufmerksam gemacht werden.

9.1 Krankenhausinfektionen (nosokomiale Infektionen, infektiöser Hospitalismus)

Definitionsgemäß verstehen wir unter *Krankenhaus- oder nosokomialer Infektion* jede durch Mikroorganismen hervorgerufene Infektion, die der Patient im Krankenhaus erworben hat.

Eine 3 Tage nach der allerersten stationären Aufnahme auftretende Masernerkrankung gehört natürlich nicht hierher (sie wurde zu Hause erworben); tritt sie dagegen nach 4wöchigem Krankenhausaufenthalt noch in der Klinik oder wenige Tage nach der Entlassung auf, so liegen krankenhauserworbene Masern vor. Der früher häufiger als jetzt verwendete Ausdruck *„infektiöser Hospitalismus"* sollte eine Parallele zum *psychischen Hospitalismus (Deprivationssyndrom)* aufzeigen, also zu den seelischen Schäden, die mit einem Krankenhausaufenthalt verbunden sein können.

Eine nosokomiale Infektion kann einerseits durch Keime hervorgerufen werden, die der zunächst harmlosen patienteneigenen Flora entstammen (z. B. bestimmte Darminfektionen, ein Teil der krankenhauserworbenen Harnwegsinfektionen) – die Bedeutung der Keimeinschleppung von außen (durch Besucher) wurde lange Zeit überschätzt.

Andererseits können Keime aus der Krankenhausumgebung des Patienten kommen, die gegen viele Antibiotika resistent sein können (Übertragung durch die *Hände des Personals,* durch *Instrumente* u. a.).

Auch fliegende Infektionen sind zu nennen. Nosokomiale Infektionen können durch direkte Übertragung von einem Patienten auf den anderen entstehen. Von Nachteil ist, daß bereits eine Grundkrankheit vorliegt; abwehrgeschwächte Patienten sind besonders gefährdet. Ein großes Risiko stellen auch Feuchtstellen dar bzw. ein feucht-warmes Milieu. „Naßkeime", wie Pseudomonas, können sich sogar in destilliertem Wasser vermehren. So findet sich Pseudomonas in Wasserbehältern von Inkubatoren, Kaltluftverneblern und Beatmungsgeräten.

Nosokomiale Infektionen sind ein ernstes Problem; sie treten bei einer nicht unerheblichen Zahl von Patienten auf. Zu den am häufigsten beobachteten krankenhauserworbenen Infektionen gehören

- Atemwegsinfekte (z.B. bei Beatmungspatienten sowie bei der Inhalationstherapie, ferner Adenovirusinfektionen, dabei sind Isolierungsmaßnahmen sinnvoll – ähnliches gilt für RS-Virusinfektionen, wobei Säuglinge und Kleinkinder besonders betroffen sind),
- Harnwegsinfekte,
- Infektionen des Verdauungskanals (Patienten mit Rotavirus-Infektion sollten isoliert werden),
- Hautinfektionen (insbesondere Wundinfektionen)
- und Sepsis.

Sepsis und Harnwegsinfekte werden häufig durch die Katheterisierung ausgelöst (durch den Venen- bzw. Blasenkatheter). Die Vermeidung jedes unnötigen Blasendauerkatheters bzw. seine möglichst kurzfristige Anwendung sind wichtige prophylaktische Maßnahmen zur Verhinderung krankenhauserworbener Harnwegsinfekte. Das Mischen von Lösungen zur intravenösen Dauertropfinfusion muß stets unter streng aseptischen Bedingungen vorgenommen werden, teils wird mit Laminar-Air-Flow-Einheiten (im keimfreien Luftstrom) gearbeitet; eine lebensbedrohliche Sepsis durch Staphylococcus aureus, durch Pilze und andere Erreger kann sich bei unsachgemäßem Vorgehen einstellen.

Entsteht bei einer Reihe von Patienten, also nicht nur vereinzelt, eine Infektion mit ein und demselben Erreger in zeitlichem, örtlichem und ursächlichem Zusammenhang mit einem Krankenhausaufenthalt, so liegt eine *epidemische Krankenhausinfektion* vor.

Nicht jede nosokomiale Infektion ist vermeidbar. Um so wichtiger sind Maßnahmen zur Eindämmung dieser Infekte. Dazu gehören entsprechende hygienische Vorkehrungen, sparsame Antibiotikabehandlung (eine zu großzügige Verabreichung begünstigt die Entstehung antibiotikaresistenter Keime) und laufende bakteriologische Kontrollen. Alle im Krankenhaus Tätigen müssen sich stets der Gefahr, die den Patienten von seiten der nosokomialen Infektionen droht, bewußt sein und danach handeln.

9.2 Erkrankungen durch Bakterien

Auf die in der Einleitung (s. S. 301) besonders hervorgehobenen Bakterien, nämlich die *Chlamydien, Rickettsien, Mykoplasmen* (s. auch S. 122) und *Aktinomyzeten* wird im folgenden nicht noch einmal eingegangen (im Mikrobiologiekapitel von Band I ist darüber ebenfalls nachzulesen).

9.2.1 Streptokokkenerkrankungen

Die Streptokokken-Tonsillitis (-Angina) bzw. -Pharyngitis (s. S. 344, 663) wird ebenso wie der Scharlach (s. u.) durch β-hämolysierende Streptokokken der Gruppe A hervorgerufen (Streptococcus pyogenes), desgleichen das Erysipel und die Impetigo contagiosa (die aber auch durch Staphylokokken bedingt sein kann). Häufig findet man als Ursache der Neugeboreneninfektionen (Sepsis, Menigitis, s. S. 42) β-hämolysierende Streptokokken der Gruppe B.

Scharlach

Ansteckung: Die Erreger des Scharlachs sind β-hämolysierende Streptokokken der bakteriologischen Gruppe A. Er wird durch Tröpfchen- und direkte Schmierinfektion von Mensch zu Mensch übertragen, ferner durch Gegenstände (Spielsachen usw.), die mit Scharlachpatienten in Berührung gekommen waren, mitunter auch durch Nahrungsmittel (z.B. durch die Milch). Die Scharlachkranken selbst sind besonders in den ersten Tagen ansteckend, daneben wird der Scharlach gelegentlich durch Personen mit sehr geringen Krankheitserscheinungen – selten auch durch Zwischenträger – übertragen.

Dazu ist allerdings zu sagen, daß A-Streptokokken ganz allgemein (nicht speziell die Scharlacherreger) bei entsprechenden Untersuchungen in 5–20% der Bevölkerung im Rachen angetroffen wurden, ohne daß Symptome vorhanden waren. Diese gesunden Träger sind nur selten ansteckend (die Zahl der Streptokokken im Rachen ist dabei viel geringer als bei den Erkrankten, die die Infektion leichter übertragen können).

Die Bezeichnung „Dauerausscheider" statt „Träger" ist also unzutreffend. Eintrittspforte der Erreger ist im allgemeinen die Nase oder der Rachen, selten auch Wunden, einschließlich Verbrennungs- und Verbrühungswunden *(Wundscharlach, Verbrennungsscharlach).* Die Empfänglichkeit ist deutlich geringer als z.B. bei Masern. Säuglinge in den ersten Monaten erkranken nicht an Scharlach (sie bekommen kein Scharlachexanthem), wohl aber können sie nach Kontakt mit Scharlach einen Streptokokkeninfekt durchmachen. Die Immunität ist sehr dauerhaft. Zweiterkrankungen an Scharlach kommen nur selten vor (an Streptokokkenanginen *ohne* Exanthem kann man dagegen häufig erkranken).

Die zuletzt geäußerten Thesen werden verständlich, wenn man sich vergegenwärtigt, welche Antigene beim Scharlach bzw. überhaupt bei Streptokokkenerkrankungen eine Rolle spielen. Der Streptococcus, der eine Pharyngitis oder Angina auslösen könnte, wird durch Aufnahme von *Bakteriophagen* (Viren, die sich in Bakterien vermehren) zum Scharlacherreger. Erst jetzt kann das Bakterium das den Scharlachausschlag hervorrufende *pyrogene Exotoxin* (früher *erythrogenes Toxin* genannt) produzieren, von dem es 3 unterschiedliche Formen gibt. Die gegen eines dieser 3 Toxine gebildeten Antikörper schützen natürlich nicht vor dem davon differenten Toxin eines anderen Streptococcus, so daß man gelegentlich mehr als einmal an Scharlach erkranken kann. Die pyrogenen Exotoxine gehen vor der Geburt aufs Kind über. Das ist der Grund, warum junge Säuglinge nach entsprechendem Kontakt u.U. eine Streptokokkenerkrankung, nicht aber ein Scharlachexanthem bekommen. Das pyrogene Exotoxin wird auch als Dick-Toxin bezeichnet (nach dem amerikanischen Ehepaar Dick benannt). Die intrakutane Injektion von 0,1 ml Dick-Toxin (*Dick-Test*) ruft dann keine Reaktion hervor, wenn der Organismus das dazu passende Antitoxin besitzt. Kommt es dagegen etwa 24 Stunden nach der Injektion zu einer örtlichen scharlachähnlichen Rötung (positive Dick-Reaktion), so spricht das für das Fehlen des neutralisierenden Antitoxins, mit anderen Worten, der Getestete ist gegen Scharlach noch nicht immun – zumindest nicht gegen diesen einen getesteten Typ (bei der Tuberkulintestung ist es übrigens umgekehrt: eine positive Tuberkulinprobe findet sich bei Menschen, die bereits mit dem Tuberkelbakterium im Berührung gekommen sind, die übrigen sind tuberkulinnegativ).

Die gegen ein anderes Antigen, das sog. *M-Protein,* gebildeten Antikörper sind für die Immunität verantwortlich. Sie sind nicht plazentagängig (das Neugeborene ist vor Streptokokkenerkrankungen nicht geschützt). Es gibt unter den Streptokokken etwa 80 unterschiedliche M-Serotypen. Die gegen ein bestimmtes M-Protein aufgebaute Immunität vermittelt keinen Schutz vor den vielen anderen M-Serotypen, man wird also im Laufe des Lebens zahlreiche Streptokokkeninfektionen (auch inapparente, also stille Feiungen) durchmachen. Das M-Protein ist ferner für bestimmte Komplikationen verantwortlich; so bewirkt z.B. der M-Serotyp 12 die Poststreptokokken-Glomerulonephritis (er ist „nephritogen").

Eine weitere Gruppe von Antigenen der Streptokokken trägt den Namen *Streptolysine.* Als Immunantwort darauf bildet der Organismus *Antistreptolysine.* Der Antistreptolysin-Titer (AST) ist nach durchgemachten Streptokokkeninfektionen häufig erhöht (Titer über 250–300 IE/ml), so z.B. oft nach Scharlach oder auch beim rheumatischen Fieber. Das Streptolysin ist übrigens für die Hämolyse auf der Blutagarplatte (Rachenabstrich, s.u.) verantwortlich.

Inkubationszeit: 1–8 Tage, meist 2–4 Tage.

Prodromalstadium: Es dauert 1 bis 2 Tage und ist durch Fieber, Tonsillitis mit Schluckbeschwerden und Erbrechen charakterisiert.

Hauptkrankheit: Es tritt ein sehr feinfleckiges, dichtstehendes, gelbrotes *Exanthem* auf (Abb. 17.7). Dieses ist samtartig und in der Leistenbeuge, an den Innenseiten der Oberschenkel und in der Achselhöhle besonders ausgeprägt. Brust, Rücken und Bauch sind ebenfalls betroffen, Arme und Beine bleiben mehr oder weniger verschont. Das Gesicht bleibt frei. Gegenüber den fieberroten Wangen erscheinen Mundpartie und Kinn ausgesprochen blaß *(blasses Munddreieck).* Die Mundschleimhaut – besonders die des weichen Gaumens – zeigt eine intensive Rötung *(Enanthem).* Zunächst findet sich ein grauweißer Zungenbelag, der sich am 6. bis 7. Krankheitstag ablöst. Dadurch tritt der hochrote Untergrund mit den stark geschwollenen Zungenpapillen deutlich hervor *(Himbeer- oder Erdbeerzunge).* Diese Zungenveränderungen werden jedoch auch bei anderen Erkrankungen beobachtet. Die Kieferwinkellymphknoten sind beim Scharlach geschwollen. Es kommt vor, daß das Scharlachexanthem von einigen kleinen Blutungen *(Petechien)* begleitet ist. Sie beruhen auf einer vermehrten Kapillardurchlässigkeit und treten auch bei anderen Erkrankungen auf (z.B. bei Streptokokkeninfektionen ohne Exanthem). Durch Anlegen einer Stauung am Oberarm wie zum Zwecke einer Blutentnahme kommt es zu vermehrtem Auftreten von Petechien in der Ellenbeuge (*Rumpel-Leede-Versuch*). 1 bis 2 Wochen nach Beginn des Exanthems schuppt sich die Haut teils in großen Lamellen (Abb. 17.8). Besonders ausgeprägt ist die Schuppung an Händen und Füßen (z.B. am Nagelfalz). *Die Schuppen sind nicht ansteckend.*

Besondere Verlaufsformen: Beim *abortiven Scharlach* sind die Symptome sehr gering, auch das Exanthem ist nur leicht ausgeprägt. Einen sehr ungünstigen Verlauf nimmt der *toxische Scharlach* (s. auch S. 346). Hier löst das Scharlach-Toxin besonders heftige Reaktionen aus. Es kommt zu Kreislaufschwäche mit schnellem, fadenförmigem Puls, Bewußtlosigkeit und Krämpfen. Der Kreislaufkollaps kann tödlich enden. Eine gefährliche Erkrankung ist auch der *septische Scharlach.*

Die Krankheitserreger dringen hier von Eiterherden aus in die Blutbahn ein; diese Scharlachsepsis nimmt z. B. von den Tonsillen, dem Warzenfortsatz oder einer Sinusthrombose (s. u.) ihren Ausgang. Beim *Wund-* oder *Verbrennungsscharlach* greift das Exanthem von der Wundumgebung aus auf andere Körperteile über. Erst nach einigen Tagen kommt es zu einer leichten Angina.

Komplikationen: Lymphadenitis am Kieferwinkel mit Einschmelzung, Nasennebenhöhleneiterung, Otitis media mit übergreifen auf den Warzenfortsatz (Mastoiditis) und einen oder mehrere große Hirnblutleiter (Sinusthrombose), Bronchopneumonie, das früh – etwa nach 1 Woche – auftretende, harmlose und in letzter Zeit selten beobachtete Scharlachrheumatoid (meist sind beide Handgelenke betroffen, die Symptome klingen schnell ab) und das später kommende, ernst zu nehmende rheumatische Fieber (s. S. 274), Myokarditis und auch unbedeutendere EKG-Veränderungen sowie Glomerulonephritis (s. S. 264). Eine Urinkontrolle – besonders in der 3. Woche – ist erforderlich. In dieser Zeit werden am häufigsten Komplikationen beobachtet *(„2. Kranksein“)*.

Diagnose: Das klinische Bild (Fieber, Tonsillitis und typisches Exanthem) und der Nachweis hämolysierender Streptokokken (Rachenabstrich mit Anzüchtung der Keime auf der Blutagarplatte) sichern die Diagnose, ebenso positive Schnelltests.

Verlauf und Behandlung: Vor der Penicillin-Ära verschwand bei Patienten mit Scharlach und anderen Streptokokkenerkrankungen die Ansteckungsfähigkeit nach und nach. Sie war bei unbehandelten Kindern in der 1. Krankheitswoche sehr groß, in der 2. und 3. Woche mäßig, in der 4. bis 10. Woche gering und nach der 10. Woche kaum noch vorhanden. Trotzdem kam es früher nicht selten vor, daß ein nach über 3wöchigem Krankenhausaufenthalt entlassener Patient zu Hause Geschwister und andere Personen ansteckte („Heimkehrfälle“ – diese Kinder bekamen eine Streptokokken-Angina oder Scharlach), er war wahrscheinlich vor der Entlassung von einem neuaufgenommenen Kranken infiziert worden, evtl. beherbergte er aber noch immer die ursprünglichen Streptokokken. Seit der Penicillinbehandlung und der Isolierung Frischinfizierter wird etwas Derartiges kaum noch beobachtet.

24 Stunden nach Einsetzen der oralen Penicillinbehandlung sind nämlich die Patienten nicht mehr ansteckend, und die Isolierung kann aufgehoben werden,

doch sind sie zunächst noch nicht ganz streptokokkenfrei. Das Penicillin muß beim Scharlach – wie auch bei der Streptokokken-Tonsillitis etc. – 10 Tage gegeben werden, damit schweren Verlaufsformen und Komplikationen vorgebeugt wird. Der Scharlach hat seit Einführung der Penicillinbehandlung viel von seinem Schrecken verloren. Schwere Verläufe wie z. B. der toxische Scharlach werden dadurch meist ebenso verhindert wie das rheumatische Fieber. Doch schon vor der Penicillinära verlief der Scharlach aufgrund des auch bei anderen bakteriellen Infektionskrankheiten zu beobachtenden Gestaltwandels relativ leicht. Die häusliche Pflege ist in der Regel ausreichend.

In letzter Zeit mehren sich die Berichte darüber, daß es jetzt häufiger Abweichungen von dem hier aufgezeigten gewohnten Bild des Scharlachablaufs – wie überhaupt des Verlaufs von Streptokokkenerkrankungen – gibt. So wird von verschiedenen Teilen der Welt über eine Zunahme des rheumatischen Fiebers berichtet, und gelegentlich wird das rheumatische Fieber durch eine 10tägige Penicillinbehandlung nicht verhindert. Es sei ausdrücklich betont, daß der Streptococcus pyogenes stets penicillinempfindlich ist, während man bei Streptococcus pneumoniae vielerorts eine Penicillinresistenz beobachtet hat (z. B. in Südafrika, Spanien, Frankreich und Ungarn, neuerdings auch in den USA). Bei uns spielt dies (noch) keine Rolle. Außerdem kommen jetzt mehr als früher Rückfälle der Streptokokken-Tonsillitis bzw. -Pharyngitis vor, und zwar überwiegend bakteriologische Rückfälle (positiver Rachenabstrich ohne Symptome), aber auch immer wieder klinische Rückfälle (sowohl positiver Bakterienbefund als auch entsprechende Krankheitszeichen, d. h. Pharyngitis bzw. Tonsillitis). Teilweise handelt es sich hier um Reinfektionen, zunehmend jedoch um Therapieversager. Die letzteren beruhen z. T. auf unzuverlässiger Penicillingabe (fehlende „Compliance“), z. T. darauf, daß sich im Nasen-Rachen-Raum Keime (z. B. Anaerobier) finden, die zwar direkt nichts mit der Erkrankung zu tun haben, die aber aufgrund ihrer Fähigkeit, Penicillasen (Penicillinasen) zu bilden, die Penicillinwirkung vereiteln. Diese Penicillinasen (genauer: „β-Laktamasen“) sind Enzyme, die den Penicillinring aufbrechen, so daß das Penicillin unwirksam wird. Mikroorganismen, die dieses Enzym produzieren, sind penicillinresistent. Die Streptokokken gehören nicht dazu (sie werden durch Penicillin abgetötet), profitieren aber von diesen ebenfalls in der Mundflora vorhandenen Keimen. Die Bedeutung dieses Phänomens dürfte allerdings nicht sehr groß sein. Es gibt Berichte, wonach am Ende einer 10tägigen Penicillinbehandlung in über 20% der Fälle noch Streptokokken im Rachen nachweisbar sind; nicht selten handelt es sich hier um gesunde Streptokokkenträger (s. o.), doch können auch gehäuft Rezidive auftreten. Neben Penicillin, das das Mittel der ersten Wahl ist, sind deshalb zur Behandlung von Scharlach und anderen Streptokokkenerkrankungen weitere Antibiotika im Gespräch: Cephalosporine (wie z. B. Bidocef®), Clindamycin (also Sobelin®), Augmentan® (eine Kombination aus Amoxicillin und Clavulansäure) und Erythromycin.

Prophylaxe: Frühestens 2 Tage nach Behandlungsbeginn – teils auch erst nach Beendigung der Antibiotikatherapie – dürfen die Kinder nach Abklingen der Symptome und bei klinischem Wohlbefinden wieder in den Kindergarten oder zur Schule, unbehandelte Erkrankte – dies sollte eigentlich nicht vorkommen – dagegen frühestens nach 3 Wochen (bei Scharlach) oder nach 10 Tagen (bei Streptokokkenangina), vorausgesetzt das Ergebnis des Rachenabstrichs läßt dies zu. Das unterschiedliche Vorgehen – je nachdem, ob Scharlach vorliegt oder eine Streptokokkenangina – hat historische Gründe, eine medizinische Rechtfertigung gibt es dafür heute nicht (früher verlief der Scharlach oft besonders schwer). Den gesunden Kindern der Wohngemeinschaft, in der sich Streptokokken-Kranke befinden, wird schon kurz nach erfolgter Absonderung bzw. Behandlung des Erkrankten, gelegentlich auch erst bis zu 8 Tage danach, der Besuch von Kindergarten bzw. Schule wieder erlaubt. Diese Ratschläge haben keinen Gesetzescharakter, so erklären sich die regional recht unterschiedlichen Regelungen. Die prophylaktische Gabe eines Antibiotikums an Kontaktpersonen ist zu erwägen, sollte aber sparsam gehandhabt werden; manche der Personen mit positivem Rachenabstrich sind schon lange Streptokokken-Träger, die selten erkranken und – wie eingangs erwähnt – kaum andere anstecken; sie werden nicht routinemäßig behandelt (wohl aber z.B. bei Kleinepidemien in Gemeinschaftseinrichtungen oder innerhalb einer Familie). Scharlachtodesfälle sind meldepflichtig.

Andere Streptokokkenerkrankungen des Rachens

Im vorhergehenden wurde schon auf die Streptokokken-Tonsillitis (-Angina) und -Pharyngitis verwiesen. Über die Tonsillitis s. auch S. 663. Hier seien nur noch einige differentialdiagnostische Bemerkungen angefügt; denn nicht jede Tonsillitis oder Pharyngitis ist durch Streptokokken bedingt. Entscheidend für den Nachweis der Streptokokken ist der Rachenabstrich (Anlegen einer Kultur) bzw. ein positiver Schnelltest. Aber auch der klinische Befund trägt zur Diagnosefindung bei. So sprechen Halsschmerzen in Kombination mit hohem Fieber eher für eine Streptokokkosis. Häufiger finden sich dabei auch eine Leukozytose und dicke Beläge auf den Tonsillen. Doch ist dies nicht beweisend für eine bakterielle Erkrankung. Beläge auf den Mandeln gibt es nämlich gelegentlich auch bei Virusinfektionen, besonders in den ersten Lebensjahren, aber auch danach; das Fieber

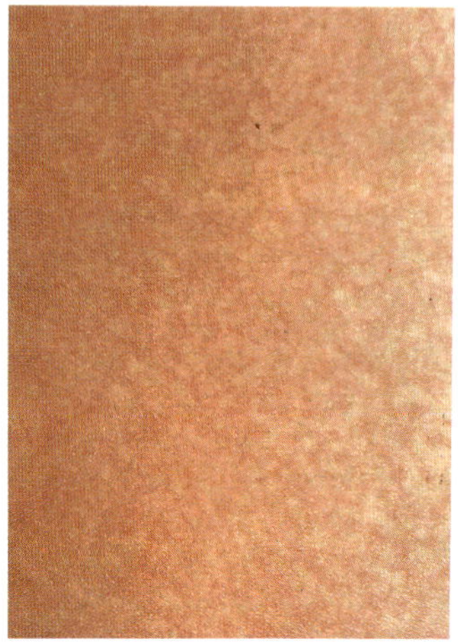

Abb. 17.7 Scharlachexanthem bei 12jährigem Mädchen. (Aus: OEHME, J., STEHR, K., WOLF, H.: Infektionskrankheiten. In: W. CATEL: Das gesunde und das kranke Kind. Hrsg. von E. GLADTKE, J. OEHME, J. SCHAUB. 12. Auflage, Thieme, Stuttgart 1983.)

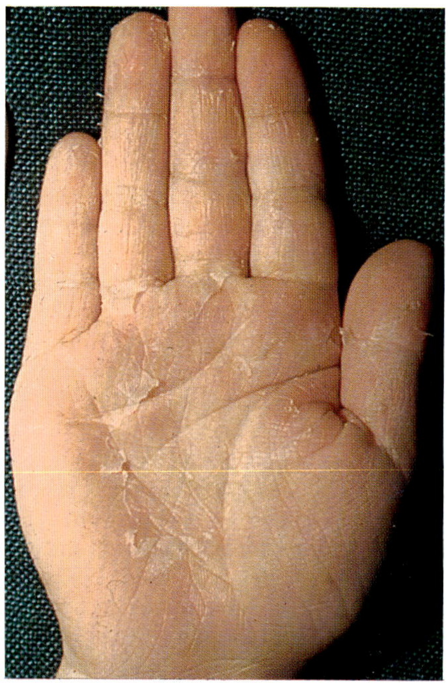

Abb. 17.8 Grobe Schuppung bei Scharlach an Händen und Füßen in der 2.–3. Krankheitswoche. Ähnlich kommt die Schuppung auch beim KAWASAKI-Syndrom (mukokutanes Lymphknotensyndrom) vor. (Aus: MOLL, H.: Pädiatrische Krankheitsbilder. 2. Auflage, Thieme, Stuttgart 1983.)

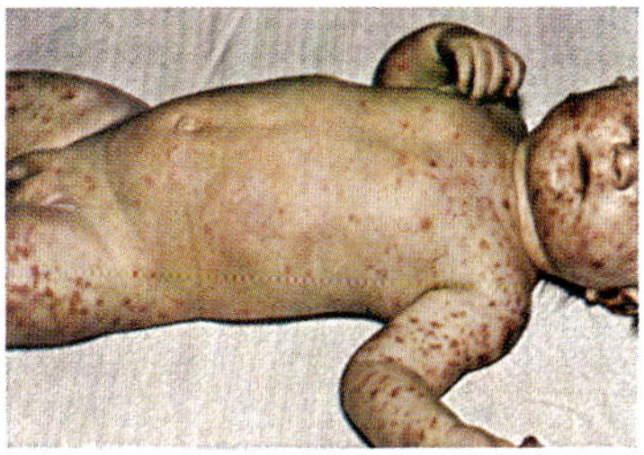

Abb. 17.9 Hautveränderungen bei Meningokokkensepsis.

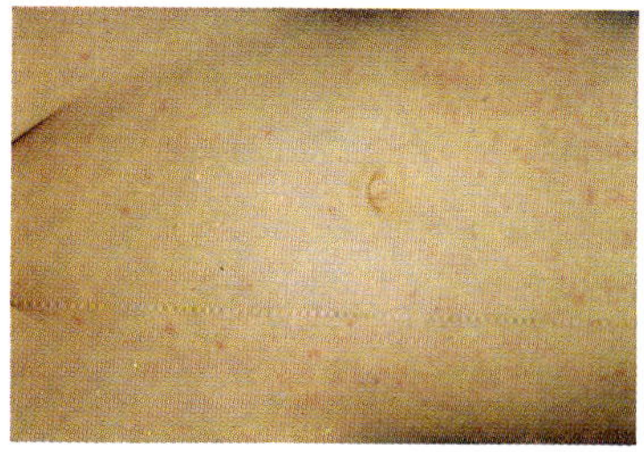

Abb. 17.11 Roseolen bei Typhus.

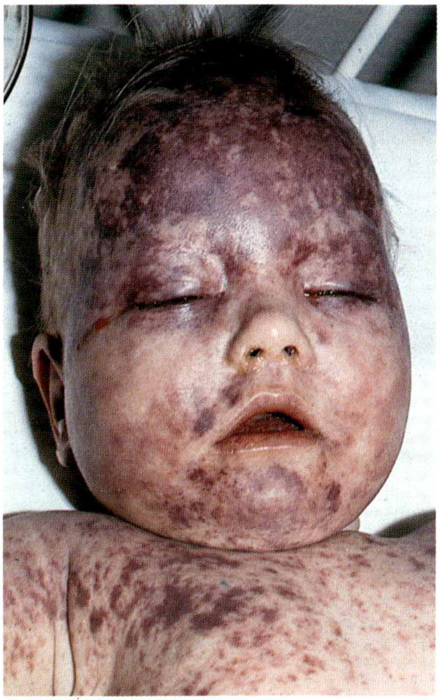

Abb. 17.10 WATERHOUSE-FRIDERICHSEN-Syndrom bei 8 Monate altem Mädchen. (Aus: MOLL, H.: Pädiatrische Krankheitsbilder. 2. Auflage, Thieme, Stuttgart 1983.)

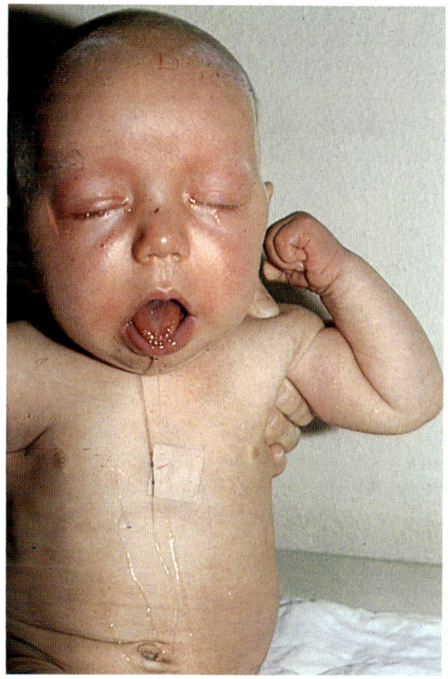

Abb. 17.12 4 Monate alter Säugling im Pertussisanfall: hochrotes, gedunsenes Gesicht, Tränen- und Speichelfluß. (Aus: MOLL, H.: Pädiatrische Krankheitsbilder. 2. Auflage, Thieme, Stuttgart 1983.)

ist bei diesen viral bedingten Erkrankungen oft niedriger, und die Halsschmerzen sind geringer ausgeprägt, vielfach bestehen – im Gegensatz zu den Streptokokkeninfekten – Husten und seröser Schnupfen. Bei Kindern in den ersten 2 Lebensjahren kann häufiger als im späteren Leben eine Haemophilus-influenzae-Infektion im Rachen vorliegen. Durch die Hib-Impfung wird dies jetzt allerdings seltener beobachtet.

Wundrose (Erysipel)

Ansteckung: Es handelt sich um eine Infektion der Haut und des Unterhautgewebes, gelegentlich auch der Schleimhaut mit β-hämolysierenden Streptokokken der Gruppe A, die sich auf dem Lymphwege ausbreiten. Sie haften auch bei unscheinbaren Verletzungen, bei Ekzemen, Impetigo, Windpocken etc. Bei Neugeborenen können die Streptokokken in die Nabelwunde eindringen.

Erysipel ist ansteckend und hinterläßt keine Immunität.

Inkubationszeit: einige Stunden bis 5 Tage.

Krankheitsbild: Charakteristisch für das Erysipel ist eine rasch fortschreitende Schwellung und Rötung, die von einem scharf abgesetzten, zackigen (flammigen) Rand begrenzt ist. Lymphknoteneiterungen und eine Sepsis können sich entwickeln. Als Komplikation sei die auch nach anderen Streptokokkenerkrankungen auftretende *Glomerulonephritis* genannt („Impetigonephritis").

Behandlung: Penicillin.

Prophylaxe: Die Kinder müssen isoliert werden. Bei gehäuftem Auftreten in Krankenhäusern und auf Entbindungsstationen besteht Meldepflicht (was übrigens auch für Masern, Mumps, Windpocken, Keuchhusten und die Koli-Dyspepsie zutrifft).

9.2.2 Staphylokokkenerkrankungen

Sie sind an den verschiedensten Stellen dieses Buches abgehandelt worden, so daß jetzt darauf verwiesen werden kann (Staphylokokkenerkrankungen der Haut, infektiöser Hospitalismus, Neugeboreneninfektionen, Staphylokokkenpneumonie usw.). Über eine Besonderheit, die allerdings nur selten vorkommt, sei im folgenden berichtet.

Syndrom des toxischen Schocks

Diese Erkrankung (auch toxic shock syndrome genannt) wird durch ein oder mehrere Staphylokokkentoxine ausgelöst (ähnlich dem LYELL-Syndrom, s. S. 294). Der auf S. 342 erwähnte *toxische Scharlach* hat große Ähnlichkeit mit dem Syndrom des toxischen Schocks (*„Staphylokokkenscharlach"* – andererseits gibt es auch ein durch Streptococcus pyogenes hervorgerufenes, dem Syndrom des toxischen Schocks ähnliches Krankheitsbild mit Schock und nekrotisierender Fasziitis durch „Fleisch essende Streptokokken" = „Killer-Streptokokken"). Besonders typisch sind die während der Menstruation auftretenden Erkrankungen, sofern Tampons verwendet werden (*„Tamponkrankheit"*); doch auch von infizierten Wunden kann die Erkrankung ausgehen.

Krankheitsbild: In ausgeprägten Fällen finden sich ein akuter Beginn mit hohem Fieber, niedrigem Blutdruck (Schocksymptomatik), ein scharlach- oder sonnenbrandähnlicher Ausschlag und in der Rekonvaleszenz Desquamationen an Handtellern und Fußsohlen, teils an Fingerkuppen und Zehen. Häufig werden eine Pharyngitis, Himbeerzunge, Konjunktivitis, Vaginitis sowie Erbrechen und Durchfall, Leber- und Nierenerkrankungen, Myalgien und Störungen des Zentralnervensystems beobachtet. Die schweren Krankheitsbilder weisen eine hohe Sterblichkeit auf. Es gibt auch leichte Verlaufsformen („Schocksyndrom ohne Schock").

Diagnose: kultureller Nachweis von (penicillinresistentem) Staphylococcus aureus, der ein spezielles pyrogenes Exotoxin produziert, das Enterotoxin TSST (toxic-shock-syndrome-toxin).

Behandlung: Schockbekämpfung (intravenöse Dauertropfinfusion), antibiotisch.

9.2.3 Sepsis („Blutvergiftung")

Definition und Ursache:

Sepsis. Von einer *Sepsis (bakterielle Allgemeininfektion, Septikämie)* sprechen wir dann, wenn von einem Eiterherd aus, in dem sich die Keime festgesetzt haben und vermehren *(Sepsisentwicklungsherd), dauernd oder in Schüben* Erreger ins Blut eingeschwemmt werden; Krankheitserscheinungen sind die Folge. Als Sepsisentwicklungsherde kommen in Betracht: Furunkulose, Warzenfortsatzentzündung, Sinusthrombose und – selten – eitrige Tonsillitis (über den *septischen Scharlach* = *Scharlachsepsis* s. S. 342). Ausgangspunkt für eine Sepsis kann z. B. auch ein Venenkatheter sein (*„Kathetersepsis"*). Daneben gibt es mehr schleichend verlaufende Sepsisformen z. B. nach Ventiloperation beim Hydrozephalus (Sepsisentwicklungsherd im Ventil, *Ventilsepsis*). Ein ähnliches Krankheitsbild beobachten wir bei angeborenen Herzfehlern (und ganz selten bei rheumatischen Herzklappenfehlern). Wegen des schleichenden Verlaufs spricht man hier von langsamer Sepsis (*Lentasepsis* mit Endocarditis lenta, s. S. 150). Über die vom Nabel ausgehende Sepsis des Neugeborenen *(Nabelsepsis)* s. S. 42.

Pyämie. Bei wiederholten (*in Schüben* „periodisch" verlaufenden) Bakerieneinschwemmungen ins Blut – für diese Form der Sepsis ist auch die Bezeichnung *Pyämie* üblich – siedeln sich die von einem bestimmten Herd ausgehenden Bakterien an anderen Körperstellen ab. So können sogenannte *pyämische Metastasen*[23] in den verschiedenen Organen entstehen: im Knochen (Osteomyelitis), in den Hirnhäuten (eitrige Meningitis), in den Herzklappen (bakterielle Endokarditis), im Herzmuskel (Myokarditis), in Lunge, Leber, Niere und Weichteilen (Abszesse) usw.

---

[23] Der Ausdruck Metastase wird nicht nur für die Absiedlung von Geschwulstzellen *(Tochtergeschwulst)*, sondern auch für Bakterienabsiedlungen verwendet *(metastasierende Allgemeininfektion).*

Die für die Sepsis bzw. Pyämie verantwortlichen Keime sind meist Staphylokokken oder Streptokokken, im Neugeborenenalter kommen oft auch andere Keime vor (s. S. 43).

Bakteriämie. Ein *einmaliger* Übertritt von Bakterien ins Blut stellt keine Sepsis dar und wird *Bakteriämie* genannt. Solche einmaligen Bakterieneinbrüche in die Blutbahn sind gar nicht selten. Die körpereigene Abwehr beseitigt die Bakterien schnell. Teils fehlen jegliche Krankheitszeichen, teils tritt leichtes Unwohlsein oder ein heftiger Temperaturanstieg auf.

Krankheitsbild: Die Überschwemmung des Körpers mit Bakterien ruft wie bei der Bakteriämie so auch bei der Sepsis die Abwehrmechanismen auf den Plan. Die Antwort des Organismus ist bei der Sepsis jedoch viel heftiger als bei der Bakteriämie. Es kommt zu schweren Allgemeinerscheinungen mit Kopfschmerzen und Mattigkeit, zu Schüttelfrost (bei Erwachsenen häufiger als bei Kindern) und eventuell zum Kollaps. Das Fieber kann remittierend sein, doch kommen auch andere Fieberverläufe vor. Beim jungen Säugling kann das Fieber fehlen. Die verschiedensten Exantheme können auftreten, ebenso Haut- und Schleimhautblutungen. Das zuletzt genannte Symptom ist z. B. für die *Meningokokkensepsis* typisch, von der unten noch die Rede sein wird.

Diagnose: mehrfache Blutkulturen.

Behandlung: Antibiotika in hoher Dosis unter Berücksichtigung der Resistenzbestimmung (Prüfung der Empfindlichkeit der Bakterien).

9.2.4 Hirnhautentzündung (Meningitis)

Die Hirnhautentzündung (Entzündung der den Subarachnoidalraum umgebenden Arachnoidea und Pia) ist eine häufige Erkrankung des Kindesalters, beim Erwachsenen kommt sie sehr viel seltener vor.

Ursache: Es können ihr ganz verschiedene Ursachen zugrunde liegen. Unabhängig von der Ursache unterscheiden wir eitrige und seröse Meningitiden, je nachdem, ob der durch Lumbalpunktion entnommene Liquor trübe (eitrig) oder klar bzw. fast klar (serös) aussieht. Im ersteren Falle sind meist viele 1000/3 Zellen in 1 µl Liquor enthalten, im letzteren Falle ist die Zellvermehrung im Liquor gering, und die Zellzahl beträgt nicht mehr als etwa 1500/3 bis höchstens 2000/3 pro µl.

Eitrige Meningitis

Zu den *eitrigen Meningitiden* gehören die bakteriellen Hirnhautentzündungen, nämlich

die durch *Meningokokken* hervorgerufene Meningitis epidemica (Meningokokkenmeningitis), die durch *Pneumokokken* (Pneumokokkenmeningitis) und die durch *Haemophilus influenzae* (Influenzabakterienmeningitis) ausgelöste Hirnhautentzündung.

Viel seltener sind eitrige Meningitiden durch andere Erreger bedingt. Hier sind die besonders beim Neugeborenen vorkommende Kolimeningitis und Listerienmeningitis zu nennen (teils ist hier allerdings die Zellzahl geringer, so daß der Liquor serös aussieht). Auch Streptokokken, Staphylokokken u. a. kommen als Ursache für eine eitrige Meningitis in Betracht, gelegentlich auch Viren (s. u.).

Im allgemeinen erreichen die Erreger auf dem *Blutwege* die Hirnhäute und den Liquor. Eine Meningitis kann aber auch durch *Fortleitung* eines entzündlichen Prozesses im Warzenfortsatz, in den Nasennebenhöhlen oder nach Schädelbrüchen auftreten (meist Pneumokokkenmeningitiden). Nach Schädelbrüchen und bei Gammaglobulin-Mangel (Antikörpermangel-Syndrom) kommt es gelegentlich bei ein und demselben Patienten innerhalb eines verhältnismäßig kurzen Zeitraums zu mehreren Meningitiden.

Ähnliches gilt für Patienten mit einem Hautsinus[24], nach dem bei *wiederholt auftretender Me-*

---

[24] In der Mittellinie der Körperrückseite vom Kopf bis zum Beginn der Gesäßspalte findet sich gelegentlich ein Porus, von dem aus ein langer, schmaler Gang *(Hautsinus, Dermalsinus)* u. U. bis zu den Hirn- oder Rückenmarkshäuten reicht. Bakterien können leicht dorthin gelangen. Eine solche Minimalform eines nicht geschlossenen Neuralrohrs (z. B. *Sakralfistel*) muß operativ korrigiert werden, am besten vor der ersten Meningitis. Die entsprechende Hautregion fällt häufig durch eine umschriebene vermehrte Behaarung, ein Hämangiom o. ä. auf. Ein flaches *Steißbeingrübchen* (Kokzygealgrübchen) ohne Fistel ist dagegen harmlos, ebenso das bei vielen Kindern vorhandene Grübchen *(„Postanalgrübchen")*, das erst nach dem Spreizen der Gesäßbacken oberhalb der Analöffnung sichtbar wird – Störungen können sich hier allenfalls durch leichte örtliche Entzündungserscheinungen bemerkbar machen. Die zuletzt genannte Anomalie wird oft fälschlicherweise als *Pilonidalsinus* („Haarnestgrübchen") bezeichnet. Dieser ist aber nicht angeboren, sondern entsteht an derselben Stelle bei stark behaarten Jugendlichen und Erwachsenen durch Einsprießen von Haaren in die Haut der Gesäßspalte mit der Gefahr einer nachfolgenden Entzündung und ausgedehnten Abszeßbildung.

ningitis besonders aufmerksam gefahndet werden muß.

Hier und bei Rückenmarksbrüchen (z. B. offene Myelozele) gelangen die Erreger *direkt von der äußeren Haut* in die Meningen.

Seröse Meningitis

Es gibt aber auch bakterielle Menigitiden, bei denen die Zellvermehrung im Liquor weniger ausgeprägt ist.

Eine solche *bakterielle Meningitis* mit *serösem* (nicht eitrigem) Liquor ist z. B. die *tuberkulöse Meningitis* (s. S. 364),

ferner die bei *Syphilis* auftretende Hirnhautentzündung (s. S. 371) und die Meningitis bei Lyme-Borreliose (s. S. 373) sowie die sog. *Leptospirenmeningitis* (wir sehen sie bei der WEILschen Krankheit, die außerdem mit hohem Fieber, Wadenschmerzen, Gelbsucht, Nephritis und Blutungen einhergeht – die Infektion erfolgt durch Baden z. B. in Baggerseen oder überhaupt durch Kontakt mit Wasser, das durch Urin befallener Ratten verunreinigt ist). Serös sind außerdem manche bakterielle *Neugeborenen-Meningitiden* (s. o.), oft auch *anbehandelte bakterielle Hirnhautentzündungen* und viele nichtbakterielle Meningitiden.

Vor allem gehören die *Virusmeningitiden* zu den serösen (abakteriellen) Meningitiden,

doch kommt bei der Virusmeningitis, wie schon angedeutet, auch einmal ein eitriger Liquorbefund, also eine hohe Zellzahl im Liquor vor. Bei der angeborenen *Toxoplasmose* (s. S. 40) beobachten wir ebenfalls nur eine geringe Zellvermehrung im Liquor.

Es sei noch auf Meningitiden hingewiesen, die nicht durch Bakterien, Viren oder andere Erreger (z. B. Toxoplasmen) hervorgerufen werden. Wir kennen *toxische oder allergische seröse Meningitiden* bei der Ruhr und anderen Infektionskrankheiten; im Liquor sind in diesen Fällen keine Erreger nachweisbar. *Physikalisch ausgelöste seröse Meningitiden* sehen wir z. B. nach Schädelverletzungen und nach übermäßiger Sonnenbestrahlung (Insolationsmeningitis, Sonnenstich). Die Insolationsmeningitis kann in besonders schweren Fällen zu Bewußtlosigkeit, ja sogar zum Tode führen.

Zusammenfassend kann gesagt werden, daß ein *eitriger* Liquor vorwiegend – wenn auch nicht ausschließlich – bei *bakteriellen* Meningitiden vorkommt, während eine geringere Zellvermehrung im Liquor (*seröse* Meningitis) meist *viral* bedingt ist, eine bakterielle Ursache aber nicht ausschließt.

Krankheitsbild: Während die *Ursache* der Meningitis also recht unterschiedlich sein kann, ist das entstehende *Krankheitsbild* doch relativ einheitlich.

Es ist allerdings zu sagen, daß die bakteriellen Meningitiden sehr viel dramatischer verlaufen und prognostisch ungünstiger sind als die Virusmeningitiden.

Die Symptome der Hirnhautentzündung sind Fieber, Kopfschmerzen und Erbrechen, teils auch – meist infolge Hirnödem oder Entzündung des Gehirns – Krämpfe und Bewußtlosigkeit. Viele der Kinder haben eine auffällige Berührungsempfindlichkeit, eine Lichtscheu und eine Übererregbarkeit gegen akustische Reize. Bei allen Verrichtungen ist deshalb besonders behutsam vorzugehen.

Diagnose:

Klinische Diagnose. Zunächst sei von der Diagnostik aufgrund charakteristischer Symptome die Rede. Ein wichtiges diagnostisches Zeichen ist die *Nackensteifigkeit* (tonsiche Starre der Nackenmuskulatur): der Kopf kann nicht so weit gebeugt werden, daß das Kinn die Brust berührt – bei hochgradiger Nackensteifigkeit läßt sich das Kind aus der Rückenlage steif wie ein Brett am Kopf hochheben. Diese *„Genickstarre"* wird besonders bei der Meningokokkenmeningitis (s. u.) beobachtet, die auch als übertragbare Genickstarre bezeichnet wird. In extremen Fällen kommt es zum *Opisthotonus,* dabei sind Wirbelsäule und Kopf soweit nach hinten gebeugt, daß sich der Kopf ins Kissen bohrt. Dem Versuch, bei vorhandener Nackensteifigkeit den Kopf des Kindes passiv weiter zu beugen, wird erheblicher Widerstand entgegengesetzt. Dabei tritt eine Beugung der Beine auf *(Brudzinskisches Zeichen)*. In dieser Stellung werden nämlich die mitbetroffenen hinteren Rückenmarkswurzeln entlastet und die Rückenmarks- und Hirnhäute weniger gedehnt. So ist auch das *„Dreifußzeichen"* zu erklären (im Sitzen stützt sich das Kind bei steif gehaltener Wirbelsäule mit beiden Händen nach hinten ab – der dritte „Fuß" ist das Gesäß). Aus dem gleichen Grunde kann der Patient im Sitzen nur dann seine Knie küssen, wenn sie stärker gebeugt sind *(„Kniekußphänomen")*. Überhaupt können die Knie bei gebeugtem Hüftgelenk, also z. B. im Sitzen, nicht gestreckt werden *(Kernigsches Zeichen)*. Die meisten dieser auf eine meningeale Reizung hinweisenden Zeichen sind im allgemeinen erst jenseits der Säuglingszeit von Bedeutung. Beim Säugling ist die *gespannte, vorgewölbte Fontanelle* auf eine Meningitis verdächtig. Eine solche Vorwölbung findet sich jedoch auch beim subduralen Erguß, beim

Hydrozephalus und natürlich beim Meningismus (s. u.).

Lumbalpunktion. Für die endgültige Diagnose, insbesondere auch für die Erkennung der Meningitisursache (Erregernachweis!) ist die Lumbalpunktion unerläßlich. Bei den bakteriellen Hirnhautentzündungen sieht der Liquor, wie erwähnt, meist eitrig-trübe aus. Er enthält nicht nur eine große Zahl von weißen Blutkörperchen, sondern oft auch große Mengen des für die Meningitis verantwortlichen Krankheitserregers, der mit Hilfe der Gramfärbung eines Ausstrichpräparats und vor allem *kulturell* nachgewiesen werden kann. Auf das sterile Auffangen des Liquors bei der Lumbalpunktion ist besondere Sorgfalt zu verwenden. Der Liquor bzw. die liquorhaltigen Kulturröhrchen werden möglichst schnell einem bakteriologischen Labor übergeben. Eine geringe Liquormenge wird zur *Gramfärbung, Zellzählung* und *Zelldifferenzierung* sowie zum Anstellen der *Pandy-Reaktion* benötigt (sie ist bei Erhöhung des Liquoreiweißes positiv, und zwar etwa ab 60 mg/ 100 ml). Eine weitere Liquorprobe kommt zur genauen Bestimmung des *Liquoreiweißwertes* in ein klinisches Labor. Hier werden evtl. auch andere Untersuchungen durchgeführt, z. B. die des *Laktats* im Liquor – es ist bei bakteriellen Meningitiden deutlich erhöht – und des *Liquorzuckers,* der bei bakteriellen Meningitiden erniedrigt ist. Zur Beurteilung des Liquorzuckers muß stets eine Blutentnahme zur Blutzuckerbestimmung unmittelbar vor der Lumbalpunktion erfolgen, damit beide Werte miteinander verglichen werden können.

Behandlung: Die *Virusmeningitiden* sind verhältnismäßig harmlos. Für sie gibt es keine spezielle Therapie; die Ansteckungsfähigkeit dauert bis 7 Tage nach Krankheitsbeginn. Wegen der Bösartigkeit der *bakteriellen Hirnhautentzündungen* ist die Frühdiagnose (sofortige Lumbalpunktion bei entsprechendem Verdacht) eine unbedingte Notwendigkeit. Schnelles Handeln und eine gute Zusammenarbeit von Schwester und Arzt sind für das weitere Schicksal dieser Patienten entscheidend. Es kommt alles darauf an, den Patienten rechtzeitig einer wirksamen *Behandlung* zuzuführen. Durch den unverzüglichen Einsatz von Penicillin und anderen Antibiotika in hoher Dosis hat sich die Prognose der bakteriellen Meningitiden ganz erheblich gebessert, nur noch wenige Kinder sterben an dieser Erkrankung (bis zu 5%). Vor Einführung der genannten Chemotherapie war die Sterblichkeit dagegen sehr groß. Bei der Haemophilus-influenzae-Meningitis betrug sie z. B. etwa 95%, bei der Meningokokkenmeningitis rund 60%. Auch Defektheilungen (Spätschäden) kamen früher häufiger vor als heutzutage, sind aber noch immer zu beklagen (z. B. Ertaubung und Epilepsie). Zur Vermeidung von Hörstörungen und anderen neurologischen Folgeerscheinungen wird in den ersten Tagen der früh zu beginnenden Therapie Dexamethason (ein gut liquorgängiges Cortisonpräparat) intravenös verabreicht, wobei der frühe Beginn entscheidend ist: 1. Gabe am besten vor, evtl. auch mit der 1. Antibiotikaapplikation (toxische Wandbestandteile der Bakterien werden durch die Antibiotikagabe freigesetzt; durch Cortison wird die so angekurbelte Entzündungsreaktion in ihrer Wirkung gebremst).

Prophylaxe: Die „übertragbare Genickstarre", d. h. die Meningokokkenmeningitis ist also ansteckend, wie auch die Influenzabakterienmeningitis (s. auch S. 350). Patienten mit diesen Meningitisformen – und übrigens auch solche mit Virusmeningitis – müssen isoliert werden, nicht dagegen die Pneumokokkenmeningitiden, die nicht ansteckend sind. Bei Virusmeningitiden dauert die Ansteckungsfähigkeit bis 7 Tage nach Krankheitsbeginn. So lange werden die Patienten isoliert. Über weitere prophylaktische Maßnahmen wird im Zusammenhang mit der unten noch genauer zu erörternden Meningokokkenmeningitis einiges ausgeführt. Haemophilus-influenzae-Meningitiden sind seit Einführung der Hib-Impfung selten geworden.

Meningismus (meningeales Syndrom)

Von den Meningitiden zu trennen sind solche Erkrankungen, die klinisch ähnlich aussehen (z. B. eine Nackensteifigkeit aufweisen), ohne daß die Liquorzellzahl oder der Eiweißgehalt im Liquor erhöht wäre, jedoch steht die Rückenmarksflüssigkeit unter erhöhtem Druck. Wir sprechen hier von *Meningismus* bzw. *meningealem Syndrom* (Hirnhautreizung). Ein Meningismus kann bei Patienten mit Lungenentzündung, Racheninfekt usw. beobachtet werden.

Die so wichtige Abgrenzung gegenüber der Meningitis ist nur durch die Untersuchung des Liquors möglich.

9.2.5 Meningokokken-erkrankungen

Meningokokkenmeningitis (Meningitis epidemica)

Ansteckung: Der Erreger dieser „übertragbaren Genickstarre“, der Meningococcus, lebt auf den Schleimhäuten der Luftwege und gelangt von hier aus auf dem Blutweg zur Hirnhaut. Die Hirnhautentzündung stellt somit eine Absiedlung (Metastase) einer Meningokokken-Bakteriämie bzw. -Sepsis dar. Säuglinge und Kleinkinder sind besonders empfänglich. Die Krankheit wird hauptsächlich durch Tröpfcheninfektion übertragen, wobei die an Meningitis Erkrankten eine geringere Gefahr bedeuten (sie sind isoliert) als die ihrer normalen Beschäftigung nachgehenden (gesunden) Zwischenträger bzw. Leichtkranken (Nasen-Rachen-Katarrh). Meist tritt die „epidemische“ Hirnhautentzündung nicht in Epidemieform, sondern sporadisch auf.

Inkubationszeit: 2 bis 3 Tage.

Krankheitsbild: Zusätzlich zu den weiter oben erwähnten Symptomen sind als

charakteristisches Zeichen für die Meningokokkenmeningitis die mehr oder weniger zahlreichen punktförmigen Hautblutungen **(Petechien)** zu nennen, die bei anderen Meningitiden nur selten beobachtet werden.

Gelegentlich kommt bei der Meningokokkenmeningitis ein *Herpes labialis* vor.

Diagnose: Sie wird klinisch und durch Nachweis der Erreger (Liquorkultur, Blutkultur) gestellt.

Behandlung: Die Meningokokkenmeningitis wird wie die anderen Meningokokkenerkrankungen mit Penicillin i. v. behandelt. Im übrigen gilt das für die Therapie der anderen bakteriellen Meningitiden Gesagte (s. o.). Jede unnötige Handhabung ist zu unterlassen (die Kinder sind sehr berührungs-, geräusch- und lichtempfindlich).

Prophylaxe: Eine Isolierung der Patienten ist anfangs notwendig. Schon 24 Stunden nach Beginn der intravenösen Behandlung verschwinden die Erreger aus dem Atemtrakt; die Isolierung kann deshalb 1 Tag nach Therapiebeginn aufgehoben werden. Eine kurzfristige Rifampicinbehandlung von Personen (auch Erwachsenen), die mit Meningokokkenkrankheiten engen Familienkontakt hatten, ist zu empfehlen – wie übrigens auch bei entsprechendem Kontakt mit einer Influenzabakterienmeningitis. Im letzteren Falle wird eine solche Prophylaxe sogar für den Patienten vor der Entlassung empfohlen, da trotz exakter Therapie und Beschwerdefreiheit die Keime noch im Nasopharyngealraum enthalten sein können. Bei Pneumokokken-Meningitis-Kontakt ist eine Prophylaxe, wie schon erwähnt, natürlich nicht erforderlich. Krankheits- und Todesfall sind bei der Meningokokkenmeningitis und bei den übrigen ansteckenden Meningitiden meldepflichtig.

Meningokokkensepsis

Sehr ausgedehnt sind die Hautblutungen (petechiale und größere) bei der Meningokokkensepsis (Abb. 17.9, S. 345).

Es kommt zu **Hautnekrosen** und Vernarbungen.

Auch Schleimhautblutungen kommen vor (blutige Durchfälle).

Eine Meningitis fehlt hier.

Waterhouse-Friderichsen-Syndrom

Bei Blutungen in die Nebenniere sprechen wir vom WATERHOUSE-FRIDERICHSEN-Syndrom (Abb. 17.10, S. 345). Wir haben es hier mit einer hochakuten Krankheit zu tun, die unter Schocksymptomen oft innerhalb der ersten 24 Stunden tödlich endet.

Meningitische Zeichen haben sich in der kurzen Zeit noch nicht entwickelt (klarer Liquor mit nur geringer Zellvermehrung).

Die Hautveränderungen haben Ähnlichkeit mit **Totenflecken.**

9.2.6 Bakterielle Darminfektionen

Es soll im folgenden nur von den bakteriell bedingten Magen-Darm-Erkrankungen die Rede sein. Noch häufiger sind die viralen Magen-Darm-Erkrankungen; über die im Säuglings- und jungen Kleinkindalter oft beobachtete Rotavirus-Infektion, die häufigste virale Darmerkrankung, s. S. 43; sie kommt aber auch bei älteren Kindern und bei Erwachsenen vor.

Salmonellosen

Die Salmonellosen gehören mit zu den häufigsten Erkrankungen des Kindesalters. Die Erreger, die

Salmonellen[25], können ganz unterschiedliche Krankheitsbilder erzeugen, nämlich

- septische Allgemeininfektionen (*Typhus,* durch Salmonella typhi hervorgerufen, und *Paratyphus,* meist durch Salmonella paratyphi B bedingt),
- akute Gastroenteritiden *(Enteritis-Salmonellosen),* Salmonellosen im engeren Sinne, zahlreiche Salmonellen kommen in Betracht (sog. Enteritis-Salmonellen): S. typhimurium, S. enteritidis, S. panama etc.

Typhus (Typhus abdominalis)

Ansteckung: Die Übertragung erfolgt einerseits durch Kontakt- und Schmierinfektion, wobei nicht nur Kranke, sondern auch Dauerausscheider und Zwischenträger als Ansteckungsquellen in Betracht kommen, andererseits durch Trinkwasser und Nahrungsmittel (Milch, Speiseeis, Obst, Salate, Fleisch usw.). Die Immunität ist meist lebenslänglich.

Inkubationszeit: 1–3 Wochen.

Krankheitsbild: Vorweg sei bemerkt, daß der Typhus zwar vom *Darm* ausgeht, nämlich vom unteren Teil des Dünndarms mit Schwellung der PEYERschen Plaques und Geschwürsbildung, daß es aber

von hier aus zu einer akuten *Allgemeininfektion* mit Übertritt der Typhusbakterien ins Blut kommt. Wir haben es also nicht mit einer *lokalen Darmerkrankung* zu tun.

Der Typhus gehört vielmehr zu den *zyklischen Infektionskrankheiten* (s. S. 339). In der ersten Krankheitswoche treten Leib- und Kopfschmerzen sowie Fieber auf (Kontinua, also etwa gleichbleibende, hohe Temperatur). In typischen Fällen werden erbsbreiartige Stühle entleert, jedoch kann zu Beginn der Krankheit auch eine Verstopfung bestehen. In der zweiten Krankheitswoche werden stecknadelkopfgroße, rosa Flecken am Rumpf sichtbar (*Roseolen,* Abb. 17.11, S. 345), die sich im Gegensatz zu Petechien wegdrücken lassen; nach Aufhören des Drucks erscheinen sie sofort wieder. Meist sind nur wenige vorhanden, die erst bei genauer Betrachtung der Haut entdeckt werden. Typisch ist ferner die Typhuszunge (dicker, borkiger, bräunlicher Belag des Zungenrückens, wobei die Zungenränder und die Zungenspitze frei bleiben). Gelegentlich wird Haarausfall beobachtet.

Die Milz ist meist vergrößert. Viele Tage lang bleibt das Fieber etwa zwischen 39° und 40 °C bestehen (Kontinua). Erst später kommt es zur lytischen Entfieberung. Dieser für Typhus relativ charakteristische Fieberverlauf wird jedoch bei Kindern, besonders bei jüngeren Kindern, häufig vermißt. Apathie, Verwirrtheit[26] und Kreislaufschwäche können auftreten. Als Komplikationen seien genannt Pneumonie, Otitis media, Meningitis und Osteomyelitis. Eine ernste Komplikation stellen schwere *Darmblutungen* und Geschwürsdurchbrüche im Darm dar *(Darmperforation).* Sie sind bei Kindern selten. In diesem Alter nimmt der Typhus meist einen günstigen Verlauf. *Erwachsene erkranken schwerer.*

Diagnose: Sie wird durch den *Bakteriennachweis* gesichert, wodurch auch die Abtrennung anderer Salmonellosen gelingt. Besonders in den ersten beiden Krankheitswochen ist die Blutkultur positiv. Auch danach können im Blut noch Typhusbakterien kreisen.

Wegen der Ansteckungsgefahr ist deshalb bei der Blutentnahme größte Vorsicht geboten (Desinfektion!).
Im Stuhl und im Urin können ebenfalls Typhusbakterien gefunden werden,

insbesondere vom Ende der 2. Krankheitswoche ab. In der 2. Woche wird auch die *Widalsche Reaktion* positiv (dabei werden im Serum Antikörper – und zwar Agglutinine – gegen Typhusbakterien nachgewiesen). Im Blut findet sich eine Leukopenie mit Linksverschiebung.

Pflege und Behandlung: mit Antibiotika; diätetische Maßnahmen (flüssig-breiige Kost in ausreichender Menge) und gute Mundpflege sind ebenfalls wichtig. Bei Apathie und Bewußtseinstrübung haben sich kühle Bäder, eventuell auch Übergießungen mit kühlerem Wasser (Abgußbad) bewährt.

Prophylaxe: Der Patient wird isoliert. Er wird erst dann aus dem Krankenhaus entlassen, wenn 3 im Abstand von einer Woche entnommene Stuhlproben kulturell frei von Typhusbakterien sind (teilweise werden 5 negative Stühle im Abstand von je 48 Stunden verlangt). Es kommt auch vor, daß trotz intensiver Therapie die Bakterien nicht verschwinden. Diese Dauerausscheider zeigen keinerlei Krankheitssymptome, stellen jedoch eine ständige Gefahr für die Umgebung dar. Die Entlassung aus

[25] nach dem Bakteriologen SALMON benannt

[26] typhos (griech.): Dunst, Nebel („Umnebelung der Sinne")

dem Krankenhaus darf hier nur mit Genehmigung des Gesundheitsamtes erfolgen, das die Dauerausscheider ebenso überwacht wie (nichterkrankte) Zwischenträger, die bei der Umgebungsuntersuchung eines Krankheitsfalles aufgedeckt worden sind. Bei Kindern sind im Gegensatz zu Erwachsenen Dauerausscheider von mehr als einem Jahr sehr selten. Gebrauchsgegenstände, Urin und Stuhl (und Blut) müssen sorgfältig desinfiziert werden. Verdacht, Krankheit und Todesfall sind meldepflichtig, ebenso die Dauerausscheider. Eine aktive Immunisierung ist möglich (Typhus-Schluckimpfung mit Typhoral L oder Typhim Vi i. m.).

Paratyphus

Ansteckung: Übertragung durch Kranke, Dauerausscheider und Zwischenträger sowie durch Nahrungsmittel.

Inkubationszeit: 3 bis 10 Tage.

Krankheitsbild: Der Paratyphus verläuft entweder *wie ein leichter Typhus* – dann sind die Roseolen oft besonders zahlreich und auch an den Gliedmaßen vorhanden – oder wie eine einfache Durchfallserkrankung *(Gastroenteritis).* Der Stuhl enthält oft Blut und Schleim. Wie beim Typhus gibt es auch hier im Rahmen einer Sepsis lokale Eiterungen (Osteomyelitis, Meningitis u. a.).

Diagnose: *Bakteriennachweis* aus dem Blute, dem Stuhl, eventuell auch dem Urin, *Widalsche Reaktion* wie bei Typhus.

Behandlung: antibiotisch; wichtig sind die Diät, der Flüssigkeitsersatz und der Elektrolytausgleich.

Prophylaxe: wie bei Typhus; doch steht eine Impfung bei uns nicht mehr zur Verfügung. Verdacht, Erkrankung, Todesfall und Dauerausscheider sind meldepflichtig.

Enteritis-Salmonellosen

Salmonellagastroenteritiden sind häufiger als Typhus und Paratyphus.

Ansteckung: Die Infektion geht meist von Salmonellen-haltigen Nahrungsmitteln aus (Speiseeis, Hühnerei, Milch, Käse, Fleisch, besonders Geflügel, Salate usw.).

Inkubationszeit: wenige Stunden – 3 Tage.

Krankheitsbild: Es kommt zu Erbrechen und Durchfall. Die wäßrig-schleimigen Stühle können auch Blut enthalten, und ein septischer Verlauf wird gelegentlich beobachtet.

Als besondere Krankheitsform mit sehr kurzer Inkubationszeit ist die **bakterielle Lebensmittelvergiftung (Nahrungsmittelvergiftung)** zu nennen, bei der nicht die Bakterien entscheidend sind, sondern die Gifte – die der Salmonellen oder anderer Bakterien wie z. B. die des Staphylococcus aureus (s. auch S. 346) und das Botulinustoxin (es ruft den Botulismus hervor). Hierüber und über andere Lebensmittelvergiftungen (durch giftige Abbauprodukte der Nahrung und durch Pilze) s. Band I, Mikrobiologie.

Diagnose: Erregernachweis im Stuhl.

Behandlung: symptomatisch; Antibiotika würden die Dauer der Keimausscheidung verlängern und kommen in aller Regel nur bei septischem Verlauf (junge Säuglinge, Abwehrschwäche) in Betracht.

Prophylaxe: Wichtig ist eine gewissenhafte Nahrungsmittelhygiene (z. B. Beachtung küchenhygienischer Grundsätze und Kontrolle der Massentierhaltung von Hühnern). Eier müssen z. B. lange genug gekocht oder auf beiden Seiten gebraten werden. Bakterienausscheidungen von einigen Wochen bis Monaten kommen immer wieder vor, Ausscheidungen bis zu einem Jahr oder sogar darüber hinaus sind dagegen sehr selten. Ein alter Zopf ist die Forderung, erst nach drei negativen Stuhlkulturen den Kindergarten- oder Schulbesuch wieder zuzulassen. Diese antiquierte, übertriebene Vorsichtsmaßnahme ist unsinnig, wenn die hygienischen Grundregeln beachtet werden (Händewaschen nach dem Stuhlgang etc.). In anderen Ländern gibt es eine solche obsolete gesetzliche Regelung nicht. Enteritis-Salmonellen werden nämlich fast ausschließlich durch befallene Nahrungsmittel übertragen, in denen sich die Keime vermehren können; dagegen findet eine Übertragung von einem asymptomatischen Salmonellenausscheider auf einen anderen Menschen kaum statt (die Zahl der Enteritis-Salmonellen im Stuhl ist nach Abklingen der akuten Erkrankung zu gering); der Kindergarten- oder Schulbesuch braucht nicht verwehrt zu werden. Andererseits ist die gewissenhafte Einhaltung der entsprechenden Vorschriften bei Typhus und Paratyphus sehr wichtig (s. o.).

Natürlich dürfen Dauerausscheider von Enteritis-Salmonellen nicht in Lebensmittelbetrieben arbeiten. Die in Lebensmittelgeschäften, Gastwirtschaften und Fleischereien tätigen Personen müssen sich regelmäßigen Stuhlkontrollen unterziehen. Meldepflichtig sind Verdacht, Erkrankung, Todesfall und Dauerausscheider.

Bakterielle Ruhr (Dysenterie, Shigellosen)

Ansteckung: Erreger sind die Ruhrbakterien *(Shigellen*[27]), von denen es mehrere Gruppen gibt. Die Verbreitung erfolgt durch Schmierinfektion (wie bei Typhus und Paratyphus bedeuten Kranke, Dauerausscheider und Zwischenträger eine Gefahr für die Umgebung) sowie durch Nahrungsmittel (Obst, Milch usw.) und Wasser. Auch Fliegen spielen bei der Verbreitung der Krankheit eine Rolle. Eine zuverlässige Immunität bleibt nicht zurück.

Inkubationszeit: 1 bis 7 Tage.

Krankheitsbild: Im Gegensatz zum Typhus ist die Ruhr eine akute, **lokale** Erkrankung (die Bakterien dringen nicht in den Körper ein), und zwar ist nicht wie beim Typhus der Dünndarm betroffen, sondern der Dickdarm. Es kommt zur Entzündung der Dickdarmschleimhaut und zur Bildung von Dickdarmgeschwüren. So erklären sich – bei mäßigem Fieber, Erbrechen und heftigen Leibschmerzen *(Koliken)* – die schmerzhaften Entleerungen *(Tenesmen)* blutig-schleimiger Stühle. Sie sind teils auch mit Eiter vermischt und haben einen eigenartig faden Geruch. Diese Stühle werden als charakteristisch für die Ruhr angesehen, werden jedoch auch bei anderen Darminfektionen beobachtet. Die Anzahl der Stühle ist recht unterschiedlich (etwa bis zu 20 pro Tag). Bei besonders häufigen Stuhlentleerungen kommt es zu einer Erlahmung des Afterschließmuskels. Die Folge kann ein *Mastdarmvorfall* sein. *Exsikkose und Schock* bewirken schwere Krankheitszeichen. Die Exsikkosegefahr ist bei Säuglingen sehr groß. Daneben gibt es extrem *leichte Verläufe* mit nur geringem Durchfall.

Von den bisher beschriebenen Krankheitsbildern ist die **toxische Form** der Ruhr zu unterscheiden. Sie ist im Kleinkindalter relativ häufig, verursacht meningitische bzw. meningoenzephalitische Symptome und führt u. U. schnell – teils schon am ersten Krankheitstage – unter Bewußtlosigkeit, Krämpfen und Exsikkose zum Tode.

Diagnose: Wegen der Hinfälligkeit der Shigellen ist der *Bakteriennachweis* mit Hilfe der Stuhlkultur nicht ganz einfach. Es muß frischer Stuhl untersucht werden, oder der Stuhl sollte mit einem Watteträger direkt aus dem Mastdarm entnommen *(Stuhlabstrich)* und *unverzüglich* einem bakteriologischen Labor übergeben werden. Die *serologische Untersuchung* nach Art der vom Typhus her bekannten WIDALschen Reaktion kann von der 2. Krankheitswoche ab vorgenommen werden.

Behandlung: Entscheidend ist der Flüssigkeitsersatz, eventuell in Form einer intravenösen Dauertropfinfusion. Im übrigen wird nach den Regeln der Durchfallsdiät vorgegangen. Außerdem sind Sulfonamide oder Antibiotika indiziert. Feuchtwarme Leibwickel und spasmolytische Mittel sollen die qualvollen Leibschmerzen mildern. Es ist zu bedenken, daß nach überstandener Ruhr noch jahrelang eine erhöhte Empfindlichkeit des Darms zurückbleiben kann, so daß z.B. auch Milch zunächst schlecht vertragen wird.

Prophylaxe: Hier gelten die gleichen Regeln wie auch sonst für Durchfallserkrankungen. Die Beschmutzung der Hände mit Stuhl muß unbedingt vermieden werden. Das ist mindestens ebenso wichtig wie Desinfektion und Händewaschen. Die Kranken sind zu isolieren. Die Isolierung darf erst dann aufgehoben werden, wenn 5 im Abstand von 1–2 Tagen entnommene Stuhlabstriche bei kultureller Untersuchung keine entsprechenden Erreger mehr ergeben haben. Verdacht, Krankheit, Tod und Dauerausscheider müssen gemeldet werden.

Campylobacterinfektionen

Sie führen bei uns gar nicht selten zu Durchfällen. Die Stühle sind wäßrig, oft auch blutig. Es besteht Meldepflicht.

Yersiniosen

Folgende 3 Yersinienarten sind von Bedeutung.

- *Yersinia pestis,* der Erreger der **Pest;** diese bedrohliche Erkrankung geht mit Sepsis, Meningitis, Pneumonie u. a. einher und kommt jetzt in Europa nicht mehr vor, wohl aber in Ostafrika sowie in Teilen Asiens und Amerikas.
- *Yersinia pseudotuberculosis;* sie verursacht eine **mesenteriale Lymphadenitis** (sehr selten).
- *Yersinia enterocolitica;* sie kann ebenfalls eine **mesenteriale Lymphadenitis** hervorrufen – durch die intraabdominellen Lymphknotenschwellungen kann es zu Verwechslungen mit einer Appendizitis kommen.

Die Yersinia enterocolitica ist aber auch recht häufig der Erreger von **Gastroenteritiden.** Die durchfälligen Stühle enthalten oft Blut. Teils bestehen Symptome, die an einen Morbus CROHN erinnern, doch entwickelt sich keine chronische Erkrankung (s. S. 215).

[27] nach dem Bakteriologen SHIGA benannt

Diese Yersiniose kann ebenso wie die Salmonellose, Shigellose und Campylobacterinfektion eine Arthritis auslösen (s. S. 279). Über den günstigen Einfluß des Eisens auf das Yersinienwachstum s. S. 169, es kann zu septischen Verlaufsformen kommen. Die enteritische Yersinieninfektion ist meldepflichtig.

Infektionen durch Dyspepsie-Kolibakterien

Besondere Typen von Kolibakterien, die sog. Dyspepsie-Kolibakterien, können Durchfälle hervorrufen, und zwar sowohl *Säuglingsdyspepsien (Kolidyspepsien)* als auch *Reisediarrhoen,* die letzteren können aber auch andere Ursachen haben (Salmonellen, Shigellen etc.). Zur Vorbeugung einer Reisediarrhoe gilt der Grundsatz:

Boil it, cook it, peel it, or forget it
(sied es, koch es, schäl es oder laß es sein)!

Besonders Tropenreisende sollten ein Mittel, das Elektrolyte und Glukose enthält, mitführen (orale Rehydrierungstherapie, s. u.).

Kolidyspepsien sind, falls in einer Gemeinschaft eine größere Zahl von Erkrankungen auftritt, meldepflichtig.

Cholera

Sie wird durch Vibrionen hervorgerufen und kommt bei uns nur selten vor. Charakteristisch sind schwere Brechdurchfälle mit starkem Wasser- und Elektrolytverlust. Auch Hypoglykämien kommen vor. Die Patienten sind meist schwer krank. Die Sterblichkeit ist hoch. Therapeutisch werden Wasser, Elektrolyte und Glukose intravenös zugeführt, bei leichteren Verläufen auch oral. Hier hat sich – wie überhaupt bei Erkrankungen mit Exsikkose – die orale Gabe von zucker- und salzhaltigen Lösungen bewährt. Zu erklären sind die Erfolge dieser oralen Behandlung dadurch, daß die Natrium- und Glukoseresorption im Dünndarm gekoppelt ist: Natrium beschleunigt die Resorption von Glukose und Wasser. Über die Choleraimpfung s. S. 334. Cholera ist meldepflichtig, und zwar Verdacht, Erkrankung, Tod und Dauerausscheidung.

„Intractable Diarrhoea"

Die verschiedensten Erreger (Salmonellen, Shigellen, Dyspepsie-Kolibakterien, Rotaviren etc.), aber auch andere Beeinträchtigungen können besonders bei jungen Säuglingen eine schwere, mehr als 2 Wochen anhaltende Durchfallserkrankung auslösen und zu Malabsorption führen. Therapeutisch kommen u. a. Protein-Hydrolysate zum Einsatz.

9.2.7 Diphtherie[28]

Die Diphtherie ist eine der gefährlichsten Infektionskrankheiten und betrifft vornehmlich Kinder. Sie verläuft wellenförmig in 25- bis 30jährigen Abständen. 1893, während einer Diphtherieepidemie, starben im Deutschen Reich über 75 000 Menschen an Diphtherie. Eine weitere Welle war bei uns z. Z. des 1. Weltkrieges zu beobachten und dann wieder in den 40er Jahren mit rund 143 000 Erkrankungen allein 1946. Die Letalität betrug damals 5–6%. Seit vielen Jahren kommt die Diphtherie nur selten vor (in letzter Zeit größenordnungsmäßig 10 Erkrankungen pro Jahr mit einer Letalität von rund 25% – die hohe Sterblichkeit hängt mit der jetzt relativ späten Erkennung der Diphtherie zusammen), und die großen Wellen sind ausgeblieben (in den 60er Jahren kam es nur zu Lokalepidemien). Mit gehäuftem Auftreten muß jedoch jederzeit gerechnet werden (wie es z. Z. in Rußland beobachtet wird).

Ansteckung: Der Erreger der Diphtherie ist das *Diphtheriebakterium* (Corynebacterium diphtheriae). Es wird in erster Linie durch Tröpfcheninfektion übertragen, ferner durch Kontakt- und direkte Schmierinfektion, durch Gegenstände, Nahrungsmittel (Milch) und Zimmerstaub (der durch Diphtheriekranke infiziert worden ist), durch Zwischenträger und Dauerausscheider. Diphtherie ist schon in der Inkubationszeit ansteckend. Die Diphtheriebakterien siedeln sich auf den Schleimhäuten an (Rachen, Nase, Kehlkopf, Luftröhre, Augenbindehaut, Geschlechtsteile) sowie auf beschädigter — nicht auf unverletzter — Haut (Ekzem, Verbrennung, Verbrühung, Verletzung, nach der Abnabelung). Auf Haut und Schleimhäuten führt das Diphtheriebakterium zur Bildung festhaftender membranartiger Beläge (sog. *Pseudomembranen*). Hier vermehrt es sich, dringt jedoch im allgemeinen nicht in das Körperinnere ein.

Wohl aber sondert es ein gefährliches Toxin ab, das den Körper überschwemmt und schwere Schäden verursachen kann.

Die Empfänglichkeit ist nicht sehr groß (sie ist etwas größer als bei Scharlach). Die Herabsetzung der Widerstandskraft (Überanstrengung, Erkältung usw.) erhöht die Wahrscheinlichkeit, daß die Infektion haftet. Stille Feiung ist häufig. Die sich entwickelnde Immunität ist recht gut, aber nicht optimal. Zweiterkrankungen kommen gelegentlich vor.

[28] diphthera (griech.): Lederhaut (die Namensgebung nimmt Bezug auf die lederartigen Beläge)

Inkubationszeit: 3 bis 5 Tage.

Hauptkrankheiten: Je nach Lokalisation und Schweregrad der Erkrankung werden folgende Diphtherieformen unterschieden.

Rachendiphtherie. Es bestehen Fieber, Schluckbeschwerden und allgemeine Mattigkeit. Auf einer oder auf beiden Gaumenmandeln bilden sich schleierartige, dann weißliche bzw. gelbweiße, festhaftende Beläge. Sie fließen bald zu einer größeren Pseudomembran zusammen. Der Belag bleibt entweder auf die Mandeln beschränkt oder überschreitet diese Grenze. Im letzteren Falle ist der Krankheitsverlauf schwerer. Ein besonders schweres Krankheitsbild entsteht bei Übergreifen des Belags auf Gaumen und hintere Rachenwand. Diphtheriekranke haben oft einen süßlich-faden Mundgeruch (Foetor ex ore). Die Kieferlymphknoten sind mehr oder weniger geschwollen.

Toxische Diphtherie (maligne Diphtherie). Je stärker die Ausbreitung der Beläge ist, desto mehr Toxin gelangt in den Körper. Es kommt zu der bösartigen, das Leben bedrohenden toxischen (malignen) Diphtherie. Zusätzlich zu den starken Belägen der Rachendiphtherie tritt eine ödematöse Schwellung am weichen Gaumen und im Bereich der Kieferwinkellymphknoten auf. Teigige Schwellung und Ödem können sehr ausgeprägt sein und den ganzen Hals (Cäsarenhals), den Nakken und die obere Hälfte der Brust einnehmen. Als Ausdruck der *toxischen Kapillarschädigungen* können Blutungen in Haut und Schleimhäute (Nasenbluten, ja sogar Magen-Darm-Blutungen) auftreten. Die bräunlich-schwärzliche Verfärbung der diphtherischen Beläge beruht ebenfalls auf Blutaustritten. Auch die *Niere* wird durch das Toxin geschädigt. Über die Wirkung des Toxins auf *Herz* und *Nerven* s. u. Der Foetor ex ore ist bei der toxischen Diphtherie mehr faulig, aashaft stinkend. Oft besteht gleichzeitig eine Nasendiphtherie.

Nasendiphtherie. Sie kommt besonders bei Säuglingen und Kleinkindern vor. Bei Säuglingen ist sie die häufigste Diphtherieform und in diesem Alter keineswegs harmlos. Jenseits des 1. Lebensjahres verläuft die Nasendiphtherie leicht — vorausgesetzt, daß nicht außerdem andere Lokalisationen der Diphtherie vorliegen. Auf eine Nasendiphtherie verdächtig ist ein dünnflüssig-blutiger oder blutig-eitriger Schnupfen. Teils sind nur die Naseneingänge durch blutige Borken verklebt.

Kehlkopfdiphtherie. Während bei der toxischen Diphtherie das Leben des Kindes durch die Toxinwirkung gefährdet ist, droht den Kindern bei der Kehlkopfdiphtherie wegen der Pseudomembranbildung im Bereich der Stimmritze und damit der Verlegung der Atemwege ein schrecklicher Erstikkungstod („Würgeengel der Kinder"). Es gibt eine *primäre Kehlkopfdiphtherie,* bei der der Rachen frei von Veränderungen ist, und – häufiger – eine *sekundäre Kehlkopfdiphtherie.* Diese letztere Form entwickelt sich aus einer Rachendiphtherie durch Hinabwandern der diphtherischen Beläge nach unten (eventuell noch über den Kehlkopf hinaus bis in die Luftröhre, gelegentlich sogar bis in Bronchien und Bronchiolen). Wir sprechen hier von *progredienter (fortschreitender) Diphtherie.*

Die Kehlkopfdiphtherie wird auch *Diphtherie-Krupp* oder *echter Krupp* (s. S. 108) genannt. Die Krankheit beginnt mit Heiserkeit und bellendem Husten. Sehr bald werden jedoch Stimme und Husten tonlos (aphonisch). Es tritt Atemnot mit Erschwerung der Einatmung auf, erkennbar an dem inspiratorischen Stridor und den Einziehungen. Jeder einzelne Atemzug wird schließlich zu einer großen Anstrengung und Qual. Wenn nicht geholfen werden kann (wenn z. B. die Atemwege in den tieferen Abschnitten der Luftröhre verlegt sind), führt das mechanische Atemhindernis schließlich unter Bewußtlosigkeit zum Tod. Zunächst aber sind die Kinder während dieses qualvollen Zustandes noch bei Bewußtsein. Für die pflegende Schwester sind dies schwere Augenblicke. Von ihr wird nicht nur ein mitfühlendes Herz, sondern auch Standhaftigkeit verlangt.

Diphtherie anderer Schleimhäute. Eine gefährliche Diphtherieform ist die *Augenbindehautdiphtherie.* Sie kann zu Hornhautschädigung führen. Bei der *Genitaldiphtherie* finden sich Geschwüre und Pseudomembranen an der Vulva.

Wunddiphtherie. Bei Hautveränderungen bzw. -verletzungen kann es zu einem Haften der Diphtheriebakterien auf der vorgeschädigten Haut kommen. Eine besondere Form der Wunddiphtherie ist die *Nabeldiphtherie* des Neugeborenen. Hierbei fehlen teils die sonst für Diphtherie – auch für die Wunddiphtherie – typischen Beläge. Statt dessen wird nicht selten eine brettharte Schwellung und Rötung in der Umgebung des Nabels beobachtet, was nicht mit einem Erysipel verwechselt werden darf (s. S. 42).

Komplikationen: Durch die Wirkung des Diphtherietoxins kann es besonders im Rahmen der toxischen Diphtherie zu schweren Organschäden kommen, nämlich zu Schädigungen der Gefäße *(Blutungsbereitschaft* und *Kollapsneigung), Nierenschäden,* vor allem zu Herzmuskelschäden *(Myokarditis)* und Schädigungen der peripheren

Nerven *(Polyneuritis)*. Die beiden zuletzt genannten Komplikationen seien im folgenden näher beschrieben.

Myokarditis. Die diphtherische Myokarditis ist eine äußerst gefährliche Komplikation. Mit ihr muß schon vom 4. Krankheitstag an gerechnet werden *(Frühmyokarditis)*. Selbst bis zu 6 Wochen nach Krankheitsbeginn kann eine Myokarditis auftreten *(Spätmyokarditis)*. Der Puls ist ungleich gefüllt und unregelmäßig (arrhythmisch). Teils besteht eine Bradykardie, aber auch plötzliches Herzjagen wird beobachtet. Infolge verminderter Herzleistung sinkt der Blutdruck ab. Die Kinder sind blaß und matt und haben kalte Hände und Füße (Kreislaufschwäche!). Hinzu kommen anfallsweise auftretende heftige Leibschmerzen als Ausdruck der durch die Herzinsuffizienz bedingten Lebervergrößerung. Ebenfalls infolge der Herzinsuffizienz stellt sich Erbrechen ein. Die Kinder sind unruhig und von Todesangst geplagt. Geht die Erkrankung tödlich aus – was meist innerhalb weniger Tage der Fall ist –, so sind die bedauernswerten Kinder bis zum Schluß bei vollem Bewußtsein. Es gibt auch einen unerwartet, plötzlich eintretenden Herztod bei diphtherischer Myokarditis, z. B. bei Aufregungen oder beim Versuch aufzustehen.

Polyneuritis. Vom Ende der 1. bis zur 7. Krankheitswoche können Schädigungen der peripheren Nerven auftreten (Polyneuritis), und es entwickeln sich Lähmungen. Am häufigsten ist die Gaumensegellähmung (näselnde Sprache, beim Trinken kommt Flüssigkeit aus der Nase heraus). Augenmuskellähmungen (Lähmungsschielen und andere Störungen), Lähmungen von Armen und Beinen und evtl. sogar die gefürchteten Lähmungen der Atemmuskulatur mit Erstickungsgefahr kommen vor. Im allgemeinen haben sie eine gute Prognose. Innerhalb der nächsten Wochen bis Monate kommt es meist zu einer vollständigen Rückbildung der Lähmungen.

Diagnose: Sie wird aufgrund des typischen Krankheitsbildes gestellt. Im Abstrich (z. B. Rachenabstrich) sind die Diphtheriebakterien nachweisbar.

Der **D**ick-Reaktion des **S**charlachs (s. S. 342) ist die **S**chick-Reaktion der **D**iphtherie vergleichbar. Die intrakutane Einspritzung von Diphtherie-Toxin führt bei Personen, die über kein Diphtherie-Antitoxin verfügen, nach etwa 24 Stunden zu einer lokalen Rötung *(positive Schick-Reaktion)*. Bei negativer SCHICK-Reaktion – d. h. bei Neutralisation des Diphtherie-Toxins durch vorhandenes Antitoxin – kann die Diphtherie (auch die inapparent verlaufene) schon lange zurückliegen, bzw. der Diphtherieimpfschutz ist noch wirksam. Dieser Test ist mehr von historischem Interesse.

Behandlung: Im Vordergrund der Therapie steht die Verabreichung von *Diphtherie-Heilserum*. Das Serum muß sehr früh gegeben werden (nach Möglichkeit innerhalb der ersten drei Krankheitstage, aber auch bei Diphtherieverdacht). Es fängt nämlich das noch im Organismus kreisende Diphtherie-Toxin ab, um es unschädlich zu machen. Ist dieses bereits vom Blut aus in die Körperzellen eingedrungen, so ist es für das Serum unerreichbar. Das Serum wird nach Internationalen Einheiten (I. E.) dosiert. Je schwerer die Erkrankung, desto größer die erforderliche Dosis, während bei Diphtherieverdacht niedriger dosiert wird. Das Serum wird meistens intramuskulär appliziert. Nur unter bestimmten Bedingungen wird es i. v. gegeben. Die Diphtherie wird nicht nur mit Heilserum, sondern auch antibiotisch behandelt (mit Penicillin oder Erythromycin). Mit den Antibiotika werden lediglich die Diphtheriebakterien bekämpft, einen Einfluß auf das Toxin haben diese Mittel nicht. Herz und Kreislauf sind genau zu überwachen.

Bei vorhandener Myokarditis wird Digitalis gegeben („digitalisiert").

Wegen der Gefahr des plötzlichen Herztodes muß 6 bis 8 Wochen lang strenge Bettruhe eingehalten werden. Körperliche Anstrengungen und seelische Erregungen müssen in dieser Zeit von den Kindern ferngehalten werden.

Die Beruhigung der Kinder mit Diphtherie ist bei all diesen Patienten von großem therapeutischem Nutzen. Bei Kehlkopfdiphtherie leisten Kaltluftvernebler, Sauerstoff und Kortikoide gute Dienste, doch kommt man oft ohne Intubation nicht aus (reichen die Pseudomembranen bis tief in die unteren Luftwege hinein, so ist von dieser Maßnahme keine Hilfe zu erwarten). Bei Lähmungen der Atemmuskulatur müssen Beatmungsgeräte eingesetzt werden. Die Gaumensegellähmung erfordert Sondenernährung.

Prophylaxe: Wichtig ist die Diphtherieschutzimpfung (s. S. 328). Bei Diphtheriekontakt erhalten Geimpfte eine weitere Auffrischimpfung gegen Diphtherie; doch ist dies nur nötig, falls die Grundimmunisierung länger als 5 Jahre zurückliegt. Außerdem wird den Kontaktpersonen Penicillin oder Erythromycin gegeben. Auch Diphtherie-schutzgeimpfte Kinder können an Diphtherie erkranken, sie zeigt dann aber fast immer einen leichten Verlauf, Todesfälle kommen hier nicht vor. Diphtheriekranke müssen isoliert werden. Die Isolierung kann erst aufgehoben werden, wenn 3 negative Abstriche vorliegen. Abstrichuntersuchungen in der Umgebung des Kranken zum Auffinden von Keimträgern sind zweckmäßig. Diphtheriekrankheit und Todesfall sind meldepflichtig.

9.2.8 Keuchhusten (Pertussis)

Ansteckung: Der Erreger, das Keuchhustenbakterium (Bordetella pertussis[29]), wird ausschließlich von Mensch zu Mensch durch Tröpfcheninfektion übertragen, und zwar über eine Entfernung bis zu 2(–3) m. Die Empfänglichkeit ist sehr groß.

Selbst Neugeborene und junge Säuglinge können erkranken (der Krankheitsverlauf ist dann sogar besonders schwer – es besteht kein Nestschutz),

neben den Kindern erkranken auch Erwachsene, diese oft ohne die typischen Hustenanfälle (s. u.). Schon am Ende der Inkubationszeit und im katarrhalischen Stadium, d. h. vor Auftreten der typischen Hustenanfälle, besteht Ansteckungsgefahr. Sie ist wenige Wochen nach Krankheitsbeginn nur noch gering. Nach 6 bis 8 Wochen ist sie völlig erloschen. Bei antibiotischer Behandlung sind schon spätestens 5 Tage nach Therapiebeginn die Erreger nicht mehr nachweisbar. Es ist eine reine Vorsichtsmaßnahme, wenn man davon ausgeht, daß erst nach mindestens 10tägiger Behandlung die Ansteckungsfähigkeit geschwunden ist. Die Immunität ist langanhaltend, doch kommen bei nachlassender Immunität Zweiterkrankungen im Erwachsenenalter vor, die Zahl der Keuchhustenerkrankungen ist seit Aufhebung der Meldepflicht im Jahre 1961 nicht genau bekannt, dürfte aber bei uns bei jährlich schätzungsweise 100000 liegen. In der letzten Zeit hatten wir fast 10 Keuchhusten-Todesfälle pro Jahr zu beklagen (hinzu kommt eine Dunkelziffer), von denen ca. 70% Säuglinge betrafen. In der DDR, wo seinerzeit intensiv gegen Keuchhusten geimpft wurde, beobachtete man jährlich nur rund 100 Keuchhustenerkrankungen und 1 Todesfall an Keuchhusten in 20 Jahren.

Inkubationszeit: 1–2 (– 3) Wochen.

Hauptkrankheit:

Typischer Verlauf. Es werden normalerweise 3 Stadien unterschieden:

das katarrhalische Stadium,
das Krampfstadium,
das abklingende Stadium.

Das **katarrhalische Stadium** – es dauert 1–2 Wochen – entspricht dem Prodromalstadium und ist durch Husten und Schnupfen charakterisiert. Die Temperatur ist nur gering erhöht.

Gegen Ende dieses ersten Stadiums werden die Hustenanfälle immer heftiger und treten häufig auch *nachts* auf, was für Keuchhusten besonders typisch ist.

Noch charakteristischer sind die nicht zu unterdrückenden Hustenattacken des 3–4 Wochen dauernden **Krampfstadiums** (Abb. 17.12, S. 345), in das die Pertussis jetzt übergeht. Es stellt den Höhepunkt der Krankheit dar. Für die Keuchhustensymptomatik sind die von den Keuchhustenbakterien gebildeten Toxine verantwortlich. Dabei kommt es zu zahlreichen, immer heftiger werdenden Hustenstößen, ohne daß zwischendurch eingeatmet würde *(„Stakkatohusten")*. Die Abstände von einem Hustenstoß zum nächsten werden immer kürzer. Das Kind wird rot, eventuell auch zyanotisch, ist völlig erschöpft und der Erstickung nahe (*„Stickhusten"* mit Krampf der Glottismuskulatur). Erst jetzt wird die Hustenattacke durch eine mühsame, aber erlösende, tiefe, ziehende (enge Stimmritze!) Einatmung unterbrochen *(Reprise[30])*. Doch gleich danach folgt die nächste Hustenattacke.

Es können mehrere derartige Attacken – jedesmal durch eine laute Einatmung unterbrochen – einander folgen.

Pro Tag können bis zu 20 und noch mehr solcher Anfallsserien auftreten.

Infolge der Anstrengung während der Keuchhustenanfälle schwillt das Gesicht an, Blutungen in die Augenbindehaut, Nasenbluten und Petechien im Bereich der oberen Körperhälfte werden beobachtet: die genannten Veränderungen sind Folge der durch das Pressen erzeugten Blutstauung. Durch Reibung der beim Husten vorgestreckten Zunge an den unteren Schneidezähnen kann sich ein *Zungenbandgeschwür* entwickeln. Am Ende einer Hustenattacke wird zäher Schleim ausgehustet, teils wird auch Mageninhalt erbrochen. Schwächliche Säuglinge liegen nach einem Hustenanfall scheinbar leblos da. Es kann der Tod eintreten. Auch eine Gehirnschädigung infolge Sauerstoffunterbrechung ist möglich.

---

[29] nach dem Entdecker BORDET benannt

[30] la reprise (frz.): die Wiederaufnahme (gemeint ist das Wiedereinsetzen der Atmung)

Bei jungen Säuglingen mit Keuchhusten können die charakteristischen und unverkennbaren Hustenanfälle fehlen, und es kommt statt dessen – eventuell nach leichtem Hüsteln – zu einer Apnoe. Auch hier besteht größte Lebensgefahr.

Säuglinge mit Keuchhusten sollen stets in einer Kinderklinik überwacht werden. Die Sterblichkeit an Pertussis ist gerade im jungen Säuglingsalter groß.

Jenseits der 6. Woche werden die Anfälle nach und nach immer seltener und hören schließlich ganz auf (**abklingendes Stadium** von etwa 3 Wochen Dauer). Gelegentlich wird ein plötzliches Verschwinden der Anfälle beobachtet. Manche Kinder – besonders die nervösen – husten in typischer Weise *gewohnheitsmäßig* noch viele Wochen, ohne daß eine Ansteckungsgefahr besteht. Es kommt auch vor, daß bei einem erneuten (durch einen anderen Erreger hervorgerufenen) Infekt wieder aus alter Gewohnheit für den Keuchhusten charakteristische Anfälle auftreten *(„Erinnerungshusten")*. Keuchhustenbakterien sind auch in diesen Fällen nicht mehr vorhanden.

Abortive Formen. Andererseits gibt es einen leichten Keuchhusten ohne typische Anfälle: **abortive Formen** bei Erwachsenen (die aber auch schwer erkranken können), älteren Kindern und manchen Keuchhustengeimpften. Symptome eines milden Keuchhustens finden sich ferner bei der **Parapertussis** (Erreger: Bordetella parapertussis).

Komplikationen: in erster Linie *Bronchopneumonie, obstruktive Bronchitis, Bronchiolitis und – selten – Bronchiektasen.* Erbrechen und Appetitlosigkeit können Probleme bereiten.

Eine besonders gefürchtete Komplikation ist die mit Krämpfen und Bewußtlosigkeit einhergehende *Keuchhusten-Enzephalopathie* (eine enzephalitisartige Erkrankung).

Ähnlich wie bei Masern, Windpocken und Grippe kommt es auch während des Keuchhustens zu einer Phase erhöhter Tuberkulosegefahr: die ursprünglich positive Tuberkulinprobe wird vorübergehend negativ.

Diagnose:

Klinische Diagnose. Bei typischen Hustenanfällen handelt es sich mit großer Wahrscheinlichkeit um Keuchhusten, besonders wenn sie nachts den Schlaf stören. Die Mukoviszidose, die Influenza, die Infektion durch Adenoviren, durch Branhamella catarrhalis (ein gramnegativer Diplococcus, also ein Kugelbakterium) u.a. können jedoch ebenfalls mit pertussisartigem (pertussiformem) Husten einhergehen. Typisch für den Keuchhusten (allerdings nicht in der Frühphase) ist die recht erhebliche Leukozytose (über 20000/µl) mit besonders starker Vermehrung der Lymphozyten. Bei vielen Säuglingen – teils auch bei älteren Kindern – und bei praktisch allen Erwachsenen fehlen diese Blutbildveränderungen jedoch. Die Blutsenkungsgeschwindigkeit ist bei unkompliziertem Verlauf normal.

Labordiagnose. Zum Nachweis der Keuchhustenbakterien dient der Nasen-Rachen-Abstrich; dabei wird ein dünner, biegsamer Drahttupfer (Watteträger) ganz flach in die Nase auf dem Boden des unteren Nasengangs bis zur Rachenhinterwand eingeführt. Es wird also von den zilientragenden Epithelzellen abgestrichen, die bei der Pertussis von den Keuchhustenbakterien besiedelt sind. Das so gewonnene Material wird sowohl auf einen Objektträger aufgebracht und mit Hilfe der *direkten Immunfluoreszenz* mikroskopisch auf Erreger untersucht als auch zur *kulturellen Anzüchtung* in einen Transportnährboden gegeben. Beide Methoden sind für den Versand geeignet. Die sog. Hustenplatte ist nicht sehr hilfreich (das Anhusten einer Kartoffelagarplatte aus etwa 10 cm Entfernung). Antikörper im Serum finden sich meist erst 15–25 Tage nach Krankheitsbeginn. Ihre Bestimmung kommt deshalb für die so wichtige Frühdiagnose nicht in Frage, wohl aber zur Abklärung länger bestehender unklarer Krankheitsbilder.

Pflege und Behandlung: Von großer Wichtigkeit ist die Pflege dieser Kinder. Die Schwester sollte sich die besondere Gefährdung des Säuglingsalters stets vor Augen halten. Während des Keuchhustenanfalls müssen die Säuglinge hochgenommen und beruhigt werden. Auch Beruhigungsmittel haben sich bewährt. Das Ausfahren der nicht zu schwer kranken Säuglinge und die Freiluftbehandlung sind von Nutzen, teils ist Sauerstoffgabe erforderlich. Besteht eine Apnoe, so ist sofort mit den Wiederbelebungsmaßnahmen zu beginnen (u.U. sogar Beatmung). Bei diesen Kindern ist ständige Überwachung notwendig. Bei der Ernährung ist zu beachten, daß häufige, kleine, aber inhaltsreiche Mahlzeiten vorzuziehen sind. Die Nahrung darf nicht zum Husten reizen, also keine Krümel enthalten. Nach dem Erbrechen muß wieder gefüttert werden. Als Antibiotikum wird in der Frühphase für 14 Tage Erythromycin angewendet (zur Vermeidung von Komplikationen wie Pneumonie und zur Abkürzung der Infektiosität). Wird erst mitten im Krampfstadium behandelt, so ist kaum ein Effekt zu erwarten (die Toxine können dann praktisch nicht mehr beeinflußt werden).

Über die therapiebedingte Verkürzung der Ansteckungszeit s. o.

Prophylaxe: Besonders bewährt hat sich die 7- (bis 10)tägige prophylaktische Gabe von Erythromycin, die in den ersten 3 (– 5) Tagen der Inkubationszeit beginnen muß. Der Ausbruch des Keuchhustens kann dadurch verhindert werden. Diese *„Chemoprophylaxe"* sollte besonders bei jungen Säuglingen, die mit Keuchhusten in Berührung gekommen sind (ältere Geschwister!) stets angestrebt werden. Über die *Keuchhustenimpfung* s. S. 329. Angesichts der großen Gefährdung des Säuglingsalters sollten Kinder und Erwachsene auch bei uncharakteristischem Husten vom Säugling ferngehalten werden – eine sehr wichtige Forderung –, denn es könnte ein abortiver oder beginnender Keuchhusten vorliegen. Keuchhustenkranke müssen isoliert werden, frühestens (5–)10 Tage nach Beginn der antibiotischen Therapie sind Kindergarten- und Schulbesuch wieder erlaubt. Der Tod an Keuchhusten ist meldepflichtig.

9.2.9 Wundstarrkrampf (Tetanus)

Ansteckung: Der Erreger ist der Tetanusbazillus (Clostridium tetani), ein Sporenbildner, der sich – anaerob wachsend – in Gartenerde und Straßenstaub findet. (Andere anaerob wachsende Sporenbildner sind die Gasbrandbazillen, s. S. 594, und die Botulinusbazillen, s. S. 302.) Bei Verletzungen der Haut gelangt er mit dem Schmutz in die Wunde. Besonders gefährdet sind tiefe Wunden; denn der Tetanusbazillus vermehrt sich als Anaerobier unter Luftabschluß.

Nicht die Tetanusbazillen, sondern das von den Tetanusbazillen produzierte Gift (Tetanustoxin) wird von der Wunde aus vom Organismus aufgenommen und gelangt ins Nervensystem.

In Entwicklungsländern spielt der Neugeborenen-Tetanus eine große Rolle, bei uns ist er sehr selten. Er geht von der Nabelwunde aus, die durch staubige Windeln oder erdbeschmutzte Hände infiziert wird. Auch jenseits der Neugeburtsperiode ist der Tetanus bei uns selten (10–20 Fälle pro Jahr). Der Tetanus ist nicht ansteckend, d. h. eine Übertragungsgefahr auf andere Menschen besteht nicht. Es entwickelt sich keine Immunität.

Inkubationszeit: 2–14 Tage (bis zu mehreren Wochen), bei Neugeborenen-Tetanus 1–14 Tage (bis zu mehreren Wochen).

Krankheitsbild bei älteren Kindern: Beginn mit Kopfschmerzen, Schwitzen und gesteigerter Erregbarkeit, schließlich *(tonische) Starre* der Kaumuskulatur mit Unfähigkeit, den Mund zu öffnen *(Trismus, Kieferklemme* – wie z. B. nach Paspertin und ähnlichen Medikamenten). Bei Befall der mimischen Muskulatur verzieht sich der Mund zwangsläufig zu einem Grinsen *(Teufelslächeln).* Den Kindern ist natürlich nicht zum Lachen zumute; denn die Muskelstarre erzeugt starke Schmerzen. Die Augen sind krampfhaft geschlossen. Die Starre der quergestreiften Muskulatur führt zu brettharten Bauchdecken („wie bei einer Appendizitis") und zur Verkrampfung von Nacken- und Rückenmuskulatur mit Rückwärtsbeugen des Kopfes *(Opisthotonus).* Bei schwerem Verlauf kommt es zu Krampfanfällen *(klonische Krämpfe),* die außerordentlich schmerzhaft sind. Die Patienten sind nämlich auch während der Krämpfe nicht bewußtlos, was den Zustand besonders qualvoll macht. Tonische Starre und klonische Krämpfe werden häufig durch kleinste äußere Reize (Geräusche usw.) ausgelöst. Eine akute Lebensgefahr besteht dann, wenn Glottis- oder Atemmuskulatur betroffen ist. Ebenfalls äußerst gefährlich ist der Krampf der Schluckmuskulatur.

Krankheitsbild beim Neugeborenen-Tetanus (Tetanus neonatorum): Auch hier führt die Kaumuskelstarre zur Kieferklemme. Die Kinder können den Mund nicht öffnen und folglich nicht trinken (sie „verweigern" Brust oder Flasche). Die Schnäuzchenstellung des Mundes (nicht mit der Tetanie verwechseln, einer mit Hypokalzämie einhergehenden Krampfneigung) und der krampfhafte Lidschluß geben dem Gesicht wieder den zum Grinsen verzerrten Ausdruck (Abb. 17.13). Die tonische Starre kann sich über den ganzen Körper ausbreiten, und immer heftiger werdende Zuckungen (klonische Krämpfe) können hinzutreten. Die

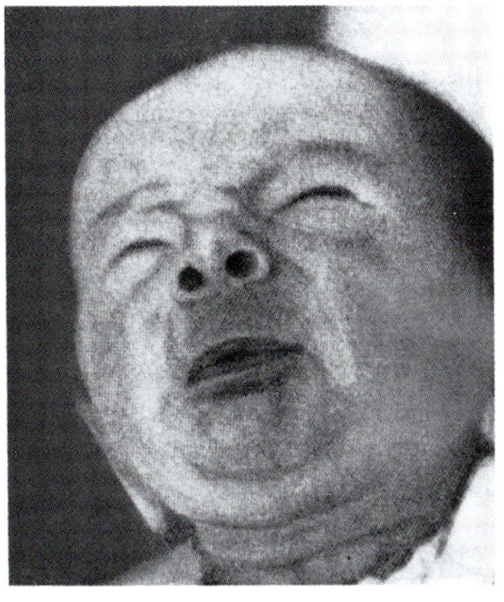

Abb. 17.13 Tetanus des Neugeborenen.

Atmung kann erheblich beeinträchtigt sein. Die Sterblichkeit ist noch höher als beim Tetanus älterer Kinder (s. u.).

Pflege und Behandlung: Das Kind wird, um möglichst wenig gestört zu werden, in einem dunklen Einzelzimmer untergebracht und entsprechend sediert (Valium, Barbiturate). Alle unnötigen Handhabungen und Geräusche müssen vermieden werden; denn sie können – ebenso wie der Lichtreiz – schmerzhafte und lebensbedrohliche Krämpfe auslösen. Mehrfache Umlagerung zur Pneumonieprophylaxe ist jedoch notwendig. Die Ernährung erfolgt durch die Nasensonde oder eine intravenöse Dauertropfinfusion, damit das Kind nicht ständig gestört werden muß. Die genannten Maßnahmen zusammen mit der Gabe von Penicillin, menschlichem Tetanus-Hyperimmunglobulin in hoher Dosierung und einer Tetanusimpfung genügen nur bei leichterem Tetanus. Stellen sich klonische Krämpfe ein, so sind Intubation oder Tracheotomie, Sauerstoffgabe und unter maschineller Beatmung muskelerschlaffende Mittel erforderlich (Muskelrelaxantien wie z. B. Curare; Krämpfe können dann nicht mehr auftreten, jedoch wird dabei auch die Atemmuskulatur gelähmt, deshalb nur in Kombination mit künstlicher Beatmung!). Die teils wochenlange Pflege gestaltet sich sehr schwierig und verlangt großes Können (s. auch S. 594). Die Sterblichkeit liegt trotz Intensivbehandlung um 30 % und ist in der Neugeborenenperiode noch höher.

Prophylaxe: sorgfältige Händedesinfektion beim Umgang mit dem Neugeborenen; eine gute Immunisierung durch Tetanusimpfungen der Schwangeren verleiht dem Neugeborenen einen hohen IgG-Antitetanus-Titer und schützt es vor der Erkrankung. Über die Tetanusschutzimpfung und das prophylaktische Vorgehen bei Verletzungen s. S. 328, 335. Während die Impfung schützt, hinterläßt ein überstandener Tetanus keine Immunität (die für die Erkrankung nötige Toxinmenge ist so gering, daß sie das Immunsystem „unterläuft"). Es besteht Meldepflicht von Erkrankung und Todesfall.

9.2.10 Milzbrand

Er wird ebenfalls durch einen Sporenbildner hervorgerufen, nämlich durch Milzbrandbazillen (Bacillus anthracis), deren Sporen in eingetrocknetem Zustand bis zu 40 Jahre infektionstüchtig bleiben. Die Übertragung erfolgt durch Tiere (Rinder, Schafe, Pferde etc.), mehr noch durch Tierprodukte (Felle, Wolle etc.), aber auch rein mechanisch durch Insekten. Bei Infektionen über die verletzte Haut kommt es zum *Haut-Milzbrand* (Milzbrandkarbunkel, von schwarzem Schorf bedeckt), die häufigste Form des Milzbrandes. Sie ist, sofern sie behandelt wird, relativ harmlos. Durch Einatmen sporenhaltigen Staubes entsteht der *Lungen-Milzbrand* (eine meist tödliche Pneumonie). Wird kontaminiertes Fleisch verzehrt, entwickelt sich der *Darm-Milzbrand* (Erbrechen, blutige Durchfälle, starke Vergrößerung der Milz, die brandig verfärbt ist – daher der Name Milzbrand). Der Darm-Milzbrand hat ebenfalls eine hohe Sterblichkeit. Penicillin, hoch dosiert, ist beim Milzbrand das Mittel der Wahl. Verdacht, Erkrankung und Tod sind meldepflichtig.

9.2.11 Katzenkratzkrankheit

Der Erreger ist ein gramnegatives Bakterium (Bartonella henselae). Die Erkrankung entsteht nach Kratz- oder Bißwunden durch Katzen (auch durch Hunde etc.). Zunächst bildet sich an der Verletzungsstelle eine Papel bzw. Pustel, später schwellen die regionalen Lymphknoten an. Diese können nach Wochen bis Monaten einschmelzen. Die Prognose ist gut.

9.2.12 Tuberkulose

Die Tuberkulose ist eine *chronische* Infektionskrankheit, die noch immer eine große Rolle spielt. In der Bundesrepublik gibt es noch fast 7000 bekannte ansteckungsfähige Tuberkulosen (und wahrscheinlich eine ähnlich große Dunkelziffer). Jährlich werden bei uns jetzt etwa 12 000 Neuerkrankungen an Tuberkulose beobachtet. 1985 starben in der Bundesrepublik 1001 Personen an Tuberkulose, darunter 1 Kind und 2 Jugendliche; dagegen gibt es in der Welt noch rund 8 Millionen Neuerkrankungen an Tuberkulose pro Jahr, darunter über 1 Million Kinder, und 2–3 Millionen jährliche Sterbefälle an Tuberkulose (davon sind rund 300 000 Kinder) sowie 60 Millionen aktive Tuberkulosen, von denen die Hälfte ansteckungsfähig ist. Die Zahl der Infizierten wird weltweit auf 2 Milliarden geschätzt.

Ansteckung

Infektionsrisiko. Die Tuberkulosedurchseuchung der Bevölkerung und die Sterblichkeit an Tuberkulose sind hierzulande in den letzten Jahrzehnten ganz erheblich zurückgegangen. Während um die Jahrhundertwende fast alle Schulentlassenen bereits tuberkulinpositiv, d. h. tuberkuloseinfiziert waren, sind es jetzt bei den 14jährigen nur noch wenige Prozent.

Das *Infektionsrisiko* ist nämlich z. Z. bei uns nur rund (0,02%–) 0,1%, d.h. 1 von (5000 bzw.) 1000 nicht BCG-geimpften Kindern wird pro Jahr tuberkulinpositiv – nur ein Teil der Infizierten erkrankt

(wie weiter unten bei Besprechung des *Erkrankungsrisikos* näher ausgeführt wird). Sehr viele Menschen machen jetzt erst im Erwachsenenalter die Tuberkuloseinfektion durch. In Deutschland ist die Tuberkulose bei Ausländerkindern 3- bis 4mal so häufig wie bei deutschen Kindern. In vielen Ländern (Türkei, Südostasien, Ostafrika, Arabien etc.) ist das Infektionsrisiko sehr viel höher als bei uns. Massentourismus, Massenauswanderung und Massenflucht können auch in Deutschland zu einer höheren Tuberkuloserate führen.

Mykobakterien. Die Tuberkulose wird durch das Tuberkelbakterium hervorgerufen. Es ist im Jahre 1882 von R. Koch entdeckt worden und gehört zu den *Mykobakterien*, von denen es verschiedene menschenpathogene Typen gibt:

- Mycobacterium tuberculosis (das Tuberkelbakterium des Menschen);
- Mycobacterium bovis (das Rindertuberkelbakterium);
- Nichttuberkulose-Mykobakterien (alte Bezeichnung: atypische Mykobakterien, es gibt über 100 verschiedene Arten, hierzu gehören z. B. die von Vögeln, besonders Hühnern, übertragenen Mykobakterien, nämlich das Mycobacterium avium),

sie können die gleichen Krankheitsbilder hervorrufen wie die zuerst genannten beiden Typen (Infektionen durch Nichttuberkulose-Mykobakterien verursachen übrigens häufig keine Symptome), sind aber bei uns recht selten (Zunahme solcher Infektionen wie auch der Tuberkulose bei AIDS). Eine Therapie von Infektionen durch Nichttuberkulose-Mykobakterien ist nur bei entsprechenden Krankheitszeichen angezeigt, die Behandlung gestaltet sich dann oft recht schwierig.

Übertragungsarten. Die *Übertragung* der Tuberkelbakterien erfolgt:

1. durch Inhalation (menschliche Tuberkelbakterien),
2. durch die Kuhmilch (Rindertuberkelbakterien),
3. vor der Geburt (angeborene Tuberkulose).

ad 1. Inhalationsinfektion. Der tuberkulöse Erwachsene stellt die Hauptansteckungsquelle dar. Kinder übertragen die Tuberkulose nur selten (s. S. 364). Wir können hier verschiedene Infektionswege unterscheiden.

- *Tröpfcheninfektion.* Sie ist am häufigsten. Die mit Tuberkelbakterien beladenen, ausgehusteten feinsten Bronchialschleimtröpfchen werden vom Gesunden eingeatmet.
- *Staubinfektion.* Der achtlos ausgespuckte Auswurf von Menschen mit ansteckungsfähiger Tuberkulose trocknet auf dem Boden ein. Die Tuberkelbakterien bleiben trotzdem lange infektiös. Nach dem Aufwirbeln werden sie mit dem Staub eingeatmet.
- *Kontaktinfektion.* Durch den Kuß übertragen die kranken Eltern oder Großeltern die Tuberkulose auf ihre Kinder bzw. Enkel.
- *Schmierinfektion.* Tuberkelbakterienhaltiger Auswurf kann auf Gegenstände, eventuell auch auf Nahrungsmittel verschmiert werden. Durch verunreinigte Taschentücher kann die Krankheit ebenfalls übertragen werden.

ad 2. Infektion durch tuberkelbakterienhaltige Kuhmilch. Bei der Rindertuberkulose, d. h. bei der Tuberkuloseerkrankung des Kuheuters *(Perlsucht)* gelangen die Tuberkelbakterien in die Milch. Wird sie nicht gekocht oder pasteurisiert, so kann sich beim Menschen nach dem Genuß dieser Milch eine *Bauchtuberkulose (Fütterungstuberkulose)* entwickeln. Seit der Ausmerzung der tuberkulösen Rinderbestände kommt diese Form der Bauchtuberkulose praktisch nicht mehr vor (s. aber S. 366).

ad 3. Angeborene Tuberkulose. Sie entsteht einerseits durch Inhalation oder Verschlucken von tuberkelbakterienhaltigem Fruchtwasser. Andererseits können die Tuberkelbakterien auch auf dem Blutwege von der Mutter auf das Kind übertreten (Tuberkulose der Leber und anderer Organe des Kindes). Die angeborene Tuberkulose ist äußerst selten.

Erkrankungsrisiko. Vom Infektionsrisiko (s. o.) ist das Erkrankungsrisiko zu unterscheiden:

- Nicht jeder Kontakt mit Tuberkelbakterien *(Exposition)* führt zur Infektion.
- Nicht jede *Infektion* mit Tuberkelbakterien hat eine Tuberkulose zur Folge:
- das (lebenslange) *Erkrankungsrisiko* nach einer solchen Infektion liegt bei insgesamt 10% und ist in den einzelnen Altersgruppen recht unterschiedlich.

Es beträgt – ohne Behandlung – bei Säuglingen fast 50%, bei Kleinkindern rund 25%, bei jungen

Schulkindern ist es sehr niedrig (etwa 1–2%) und steigt in der Pubertät wieder an (auf etwa 15%). Für ältere Menschen bedeutet diese Infektion ebenfalls eine ernste Gefahr. Von bestimmten Altersgruppen abgesehen (z. B. Säuglinge und junge Kleinkinder, die ein besonders hohes Risiko haben), überstehen also rund 90% der Tuberkuloseinfizierten die Infektion ohne erkennbare Krankheitszeichen (d. h. etwa 1 von 10 Infizierten erkrankt; und damit sich 10 Menschen infizieren, müssen rund 100 Personen Kontakt mit offener Tuberkulose gehabt haben – eine solche Chance ist heutzutage sehr viel geringer als in früheren Zeiten, vgl. niedriges Infektionsrisiko von 0,02–0,1%). Ob die Infektion zur Krankheit führt (Erkrankungsrisiko), und wenn ja, ob sie leicht oder schwer verläuft, hängt auch von der **Massivität der Infektion** ab und von der **natürlichen Widerstandskraft (Resistenz),** die durch eine Reihe von Faktoren bestimmt wird. Sie ist bei den einzelnen Menschen unterschiedlich ausgeprägt und ist auch bei ein und derselben Person nicht zu allen Zeiten gleich. Von diesen Faktoren sei im folgenden die Rede.

a) Lebensalter. Zusätzlich zu den gerade erörterten Zusammenhängen zwischen Alter und Erkrankungsrisiko ist noch folgendes zu bemerken. Die angeborene Tuberkulose ist eine ernste Krankheit. Die im Säuglingsalter erworbene Tuberkuloseinfektion ist ebenfalls außerordentlich gefährlich und endet ohne Behandlung nicht selten tödlich. Auch in der Pubertät verläuft die Tuberkulose oft schwer. 5- bis 10jährige erkranken – wenn überhaupt – meist nur leicht.

b) Veranlagung. Obwohl rund 50% unserer Bevölkerung im Laufe des Lebens Tuberkelbakterien aufnehmen, erkrankt nur ein kleiner Teil. Das andere Extrem ist die völlige Widerstandslosigkeit gegenüber der Tuberkuloseinfektion. Erbfaktoren sind hier von großer Bedeutung.

Kinder aus Familien mit Tuberkulose sind besonders gefährdet, und zwar nicht nur, weil sie schon frühzeitig und wiederholt Gelegenheit haben, sich zu infizieren, sondern unabhängig davon auch durch ihre besondere (konstitutionelle) Anfälligkeit.

Es gibt Rassen, die Tuberkelbakterien gegenüber besonders widerstandslos sind, z. B. die Indianer. Sie haben sich nämlich bis vor kurzem mit der Tuberkulose nicht auseinandersetzen müssen, während bei uns die „Widerstandslosen" im Laufe der Jahrhunderte immer mehr abnahmen (sie starben an Tuberkulose, bevor sie sich fortpflanzten), die Widerstandsfähigen überlebten („Auslesekrankheit").

Besonders gefährdet sind Patienten mit Immundefekten (z. B. Agammaglobulinämie). Sie können bei Kontakt mit Tuberkelbakterien an einer tödlichen *Tuberkelbakteriensepsis* erkranken (werden solche Patienten BCG-geimpft, kann es zu einer tödlichen BCG-Tuberkulose kommen, s. S. 328). Die Gefährdung bei AIDS ist schon erwähnt worden.

c) Äußere Lebensbedingungen. Unhygienische Wohnverhältnisse, schlechte Pflege, Hunger, körperliche, geistige und seelische Überbeanspruchung, Durchnässung und Auskühlung begünstigen den Ausbruch der Tuberkulose und wirken sich nachteilig auf ihren Verlauf aus.

d) Zusätzliche Krankheiten. Diabetiker sind in größerem Maße tuberkulosegefährdet als Gesunde. Vorausgegangene oder hinzugekommene Infekte verschlechtern die Widerstandsfähigkeit, d. h. ein ruhender tuberkulöser Herd kann aufflakkern (Exazerbation), bzw. die Aufnahme von Tuberkelbakterien von außen (Infektion oder – falls schon Tuberkelbakterien vorhanden waren – Superinfektion) wird nicht, wie es häufig der Fall ist, symptomlos überwunden, sondern führt zur Tuberkulose. Ganz besonders trifft das für Masern (sehr viel weniger für die Masernimpfung), Windpocken, Grippe, Keuchhusten, Mumps und Typhus zu, ferner für Röteln, Poliomyelitis, Diphtherie, Scharlach und infektiöse Mononukleose.

So ist auch zu erklären, warum während der akuten Phase und bis zu 6 Wochen nach den genannten Infektionskrankheiten eine vorher positive Tuberkulinprobe negativ ausfällt oder zumindest vorübergehend abgeschwächt ist.

Wir sprechen bei dieser vorübergehenden Tuberkulinnegativität von *Anergie* (s. S. 322, 367). Etwas Derartiges sehen wir auch bei einem Teil der Patienten mit tuberkulöser Meningitis, bei Immundefekten, malignen Erkrankungen und bei der Sarkoidose (eine unklare Systemerkrankung z. B. der Lunge).

Eine solche – allerdings anhaltende – Anergie findet sich auch bei HIV-Infektionen, was zu einem (Wieder-)Aufflackern der Tuberkulose bzw. der Tuberkuloseinfektion führen kann. Dieses Problem betrifft nicht nur die Entwicklungsländer, sondern auch einige Industrienationen (über den Anstieg der Tuberkulose in New York in den 80er Jahren ist im AIDS-Kapitel berichtet, s. S. 400).

Tuberkuloseinfektion und Tuberkulose(krankheit). Treffen die Tuberkelbakterien einen Menschen **(Infektion),** der nach den oben genannten Kriterien als anfällig gilt, so ist die Wahrscheinlichkeit groß, daß diese Infektion zur **Tuberkulo-**

se (**Tuberkulosekrankheit**) führt; andererseits können unter den genannten Bedingungen ruhende Herde aufflackern.

Inkubationszeit

4–12 Wochen. So lange dauert es, bis die Infektion mit Tuberkelbakterien die ersten Krankheitszeichen hervorruft. Außerdem ist der Betreffende von diesem Zeitpunkt an gegen Tuberkulin (s. u.) *allergisch:*

der Infizierte *reagiert* jetzt auf die Tuberkulinprobe *anders* als vorher, die bisher negative Probe wird positiv (sog. *Tuberkulinkonversion*).

Verlaufsformen der Tuberkulose

Die eingeatmeten oder durch den Mund aufgenommenen Tuberkelbakterien setzen sich irgendwo im Bereich des Atmungstrakts oder des Verdauungskanals fest. Es entwickelt sich hier ein kleiner tuberkulöser Herd, der sog. *Primärherd.* Er sitzt z. B. an den Mandeln, der Rachenschleimhaut, den Schleimhauttaschen der Zähne, im Mittelohr (tuberkulöse Otitis media), meistens jedoch bei der Inhalationsinfektion in der Lunge (in den Lungenbläschen), früher oft bei der Infektion durch tuberkelbakterienhaltige Milch auch im Dünndarm. Von hier aus gelangen die Bakterien **auf dem Lymphweg** (lymphogen) – dabei eine *Lymphangitis* erzeugend – in die zugehörigen *Lymphknoten.* Das sind bei primärem Befall im Bereich von Mund oder Rachen – am häufigsten in den Tonsillen – die Halslymphknoten. Meist ist diese primäre Halslymphknotentuberkulose einseitig, und es ist in der Regel nur 1 recht großer Lymphknoten betroffen. Sitzt der Primärherd in den Lungenbläschen, so erkranken die Hiluslymphknoten (Brochiallymphknoten), bei der Fütterungstuberkulose sitzt die Entzündung in den Ileozökallymphknoten.

Primärherd, Lymphangitis und Lymphknotenentzündung stellen den *Primärkomplex* dar.

- Er kann abheilen (an der *Verkalkung* in der Lunge und im Bauch röntgenologisch sichtbar, und zwar frühestens nach 6 Monaten).
- Er kann auch zerfallen (*Verkäsung,* in der Lunge können sich dabei Kavernen[31] = Höhlen bilden).
- Das zerfallene Material kann beim Atmen an viele andere Stellen der Lunge **über den Bronchialbaum** (bronchogen) verschleppt (aspiriert) werden.
- Vom tuberkulösen Herd aus können die Bakterien **auf dem Blutwege** (hämatogen) weitertransportiert werden und den ganzen Körper überschwemmen (*Generalisation,* sie führt zur Miliartuberkulose, zur tuberkulösen Meningitis und anderen Manifestationen).
- Es gibt auch kleinere Bakterienschübe vom tuberkulösen Herd aus in die Blutbahn. So kommt es zu *isolierten Organtuberkulosen* (Skelettuberkulose, Nierentuberkulose usw.).

In diesem Zusammenhang sei darauf hingewiesen, daß manche Halslymphknotentuberkulosen sowie manche Lungen- und Bauchtuberkulosen nicht im Rahmen des Primärkomplexes entstehen, sondern als hämatogene Metastasen eines anderen Herdes aufzufassen sind. Im Falle der hämatogen entstandenen Halslymphknotentuberkulose (meist *doppelseitig*) sind im Gegensatz zur primären Form (s. o.) viele kleine Lymphknoten befallen. Eine Bauchtuberkulose kann auch infolge Verschluckens tuberkulösen Materials entstehen.

- Ebenso kann sich auf verschiedene Weise eine tuberkulöse Pleuritis entwickeln, nämlich einerseits auf dem Blutwege, andererseits **durch Fortschreiten** des tuberkulösen Prozesses in die Umgebung (ein pleuranaher Primärherd greift auf die Pleura über).

Einige Tuberkuloseformen seien näher beschrieben.

Primärtuberkulose der Lunge

Hiluslymphknotentuberkulose (Bronchiallymphknotentuberkulose). Der *Primärherd* selbst ist meist sehr klein und röntgenologisch nicht sichtbar, die *Lymphknotenkomponente* des *Primärkomplexes* steht ganz im Vordergrund. Diese Tuberkuloseform wird *Hiluslymphknotentuberkulose* (*Bronchiallymphknotentuberkulose,* Abb. 17.14) genannt. Die Lymphknotenpakete können so groß sein, daß sie durch Druck von außen die Bronchiallichtung völlig oder teilweise verschließen. Im ersteren Fall entwickelt sich eine *Atelektase,* im letzteren kann es zur Ventilstenose mit *Emphysem (Lungenblähung)* kommen (die Einatmung ist wenig beeinträchtigt, beim Ausatmen kann jedoch die Luft nur zum Teil entweichen). Auch in diesem Stadium kann der Primärkomplex noch unter Verkalkung abheilen.

Bronchiallymphknotendurchbruch. Es kann aber auch zu einer Aussaat der Bakterien auf dem Blutweg (oder Lymphweg) kommen, oder das ein-

[31] caverna (lat.): Höhle

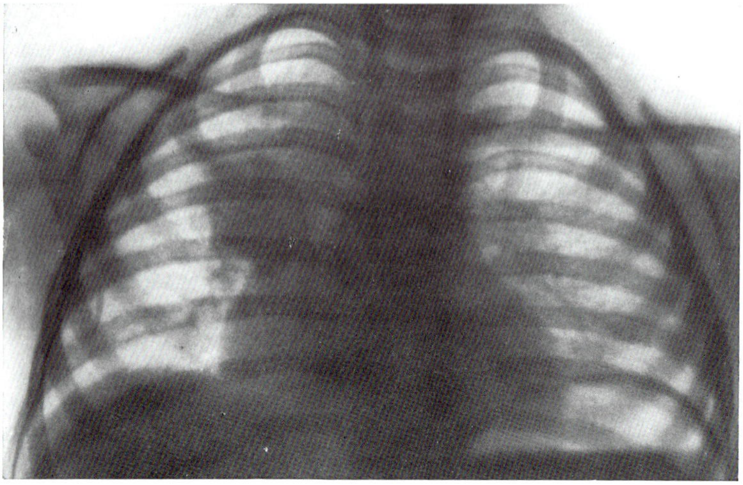

Abb. 17.14 Hiluslymphknotentuberkulose rechts. (Aus: OEHME, J., STEHR, K., WOLF, H.: Infektionskrankheiten. In: W. CATEL: Das gesunde und das kranke Kind. Hrsg. von E. GLADTKE, J. OEHME, J. SCHAUB. 12. Auflage, Thieme, Stuttgart 1983.)

geschmolzene Material wird über die Bronchien *(Bronchiallymphknotendurchbruch)* in andere Lungenabschnitte verschleppt. Der Primärherd kann käsig zerfallen (im Inneren bildet sich eine Höhle, **Primärherdkaverne**) und Anschluß an den Bronchialbaum bekommen. Häufiger jedoch geht die Kavernenbildung von den Bronchiallymphknoten aus **(Lymphknotenkaverne).** Auch hier kommt es u. U. zum Einbruch von käsigem Material in die Bronchien.

Fortschreitende Primärtuberkulose. Die bronchogene Verschleppung der Tuberkelbakterien führt dann jeweils zur *fortschreitenden Primärtuberkulose.* In all diesen Fällen kann eine **käsige Pneumonie** die Folge sein. Später können sich durch die Schädigung der Bronchialwand *Bronchiektasen* bilden. Wieder ist eine Heilung unter Kalkeinlagerung in die Herde möglich.

Krankheitsbild: Der Bronchialeinbruch geht häufig mit Husten einher, während sonst bei der Primärtuberkulose der Lunge der Husten häufig fehlt und nur allgemeine Krankheitssymptome bestehen (Appetitlosigkeit, Mattigkeit, Gewichtsverlust, subfebrile Temperaturen u. a.).

Ansteckung: Beim Bronchialeinbruch sind die Kinder ansteckend (im Zusammenhang mit Kavernen noch mehr als beim Bronchiallymphknotendurchbruch), sonst besteht praktisch keine Ansteckungsgefahr, selbst Kinder mit tuberkelbakterienhaltigem Magenspülwasser (s. u.) sind kaum infektiös (die unterschiedliche Gefährdung hängt mit der Zahl der nach außen gelangenden Tuberkelbakterien zusammen).

Miliartuberkulose

Gelangen große Mengen von Tuberkelbakterien ins Blut, so wird plötzlich der ganze Körper damit überschwemmt *(Generalisation).* Das kann unter anderem zu einer schweren Form von Lungentuberkulose führen, nämlich der Miliartuberkulose[32]. Erst etwa 3 Wochen später sind im Röntgenbild der Lunge sehr dichtstehende, hirsekorngroße Fleckschatten zu sehen. Es handelt sich um ein akutes Krankheitsgeschehen. Neben Fieber, Müdigkeit, Appetitlosigkeit und anderen Allgemeinsymptomen bestehen teils auch Dyspnoe und Zyanose. Unbehandelt führt diese Miliartuberkulose nach etwa 2 Monaten zum Tode **(galoppierende Schwindsucht).**

Tuberkulöse Meningitis
(Meningitis tuberculosa, tuberkulöse Hirnhautentzündung)

Miliartuberkulose und tuberkulöse Hirnhautentzündung können allein oder kombiniert vorkommen. Bei der tuberkulösen Meningitis siedeln sich die im Blut kreisenden Tuberkelbakterien an der weichen Hirnhaut an – besonders im Bereich der Hirnbasis. Die hier liegenden Hirnnerven werden in Mitleidenschaft gezogen (das kann z. B. Lähmungsschielen zur Folge haben), auch das Gehirn selbst erkrankt. Es kann sich ein Hydrozephalus entwickeln.

---

32 milium (lat.): Hirse (die Herde der „Miliar"-Tuberkulose haben Hirsekorngröße); tuberculum (lat.): Knötchen (die Knötchenbildung ist für die tuberkulöse Infektion typisch, danach sind Krankheit und Bakterien benannt)

Längere Zeit vor dem Auftreten deutlicher Zeichen der Meningitis fallen die Kinder durch ihre Wesensveränderung auf. Sie spielen kaum noch und sind nicht mehr so vergnügt wie vorher. Auch der Appetit läßt nach. Allmählich nehmen die Symptome immer mehr zu, und Fieber, Erbrechen, Kopfschmerzen, Nackensteifigkeit sowie Überempfindlichkeit gegenüber Licht und Geräuschen treten auf. In der 2. bis 3. Krankheitswoche entwickelt sich eine zunehmende Bewußtlosigkeit. Lähmungen können hinzutreten. Wird nicht rechtzeitig therapeutisch eingegriffen, so endet die Krankheit im allgemeinen innerhalb weniger Wochen tödlich. Wenn zwischen Krankheits- und Behandlungsbeginn mehr als 3 Wochen liegen, sind die Kinder meist verloren. Bei den Überlebenden können geistige Rückständigkeit, Krämpfe, Erziehungsschwierigkeiten u. a. zurückbleiben (Defektheilung), falls die Therapie relativ spät einsetzt bzw. unzureichend ist. Bei frühzeitiger Chemotherapie ist die Prognose gut. Es kommt also ganz entscheidend auf die Frühdiagnose dieser äußerst gefährlichen Krankheit an. Bei entsprechendem Verdacht ist sofort eine Lumbalpunktion durchzuführen. Bei der tuberkulösen Hirnhautentzündung ist der Liquor klar bzw. nur leicht getrübt, jedenfalls nicht eitrig (seröse Meningitis) und enthält bis zu $^{2000}/_{3}$ Zellen pro µl; der Liquoreiweißwert ist erhöht und der Liquorzuckergehalt stark vermindert (weniger als 40 % des direkt vorher untersuchten Blutzuckers). Der zuletzt genannte Befund ist wichtig, weil so die Abgrenzung gegen die viel häufigeren Virusmeningitiden möglich ist, die ebenfalls oft einen serösen Liquor, aber keine Liquorzuckerverminderung aufweisen. (Die starke Erniedrigung des Liquorzuckergehaltes ist hauptsächlich bedingt durch die bei der tuberkulösen Meningitis besonders heftige Entzündungsreaktion der Hirnhäute, weniger durch die Bakterien selbst.) Bei Verdacht auf tuberkulöse Meningitis läßt man ein Reagenzglas mit einigen ml Liquor einen Tag lang bei Zimmertemperatur stehen und achtet auf die Bildung des für eine tuberkulöse Meningitis relativ typischen, aber auch bei Virusmeningitiden vorkommenden *Spinnenwebgerinnsels,* das dann mikroskopisch auf Tuberkelbakterien untersucht wird. Die Tuberkulinprobe ist hier wenig hilfreich. Sie kann positiv (teils stark positiv) ausfallen, aber auch negativ sein (Anergie).

Die tuberkulöse Meningitis ist bei uns sehr selten geworden. Nur wenige Erkrankungen pro Jahr werden beobachtet.

Lungentuberkulose vom Erwachsenentyp

Postprimäre Lungentuberkulose. Sie wird gelegentlich auch bei älteren Kindern beobachtet. Oft vergehen jedoch viele Jahre, bevor ein hämatogen oder bronchogen entstandener, eventuell bereits verkalkter Herd, in dem noch jahrelang vermehrungsfähige Tuberkelbakterien nachweisbar sind und der meist stationär (d. h. unverändert) bleibt, Ausgangspunkt für die sog. *postprimäre Lungentuberkulose* wird. Ein solcher Herd sitzt meist im

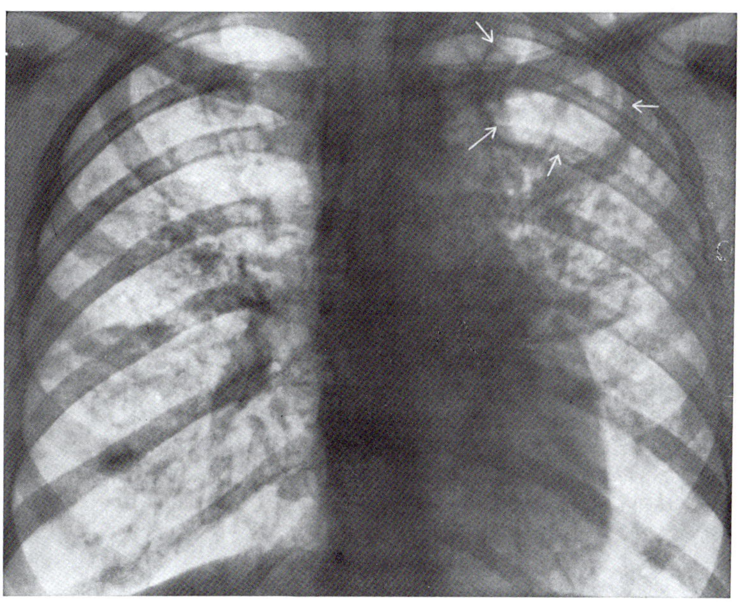

Abb. 17.15 Phthisische Herde in beiden Lungen bei $16^1/_2$jährigem Jugendlichen. Große, durch Pfeile gekennzeichnete Kaverne im linken Oberlappen. (Aus: OEHME, J., STEHR, K., WOLF, H.: Infektionskrankheiten. In: W. CATEL: Das gesunde und das kranke Kind. Hrsg. von E. GLADTKE, J. OEHME, J. SCHAUB. 12. Auflage, Thieme, Stuttgart 1983.)

Lungenoberlappen („Spitzenherd", „Streuherd"). Durch Gewebszerfall entsteht eine Kaverne.

Lungenschwindsucht (Phthise). Von diesem Herd aus werden die Tuberkelbakterien auf dem Bronchialweg in andere Lungenabschnitte transportiert. So bilden sich weitere Kavernen, was schließlich zu einer Lungenschrumpfung führt (*Lungenschwindsucht* = *Phthise,* Abb. 17.15).

Krankheitsbild: Zunächst können jegliche Symptome fehlen. Im übrigen werden Fieber, Blässe, Appetitlosigkeit, Gewichtsverlust und eventuell *Bluthusten* bzw. *Blutsturz (Hämoptoe)* beobachtet. Unbehandelt endet die Phthise tödlich, während viele Primärtuberkulosen der Lunge (s. o.) sogar ohne Behandlung heilen.

Bauchtuberkulose (Abdominaltuberkulose)

Als **Fütterungstuberkulose** ist sie seit praktisch vollständiger Ausrottung der Rindertuberkulose eine Rarität **(Bauchlymphknotentuberkulose, Mesenteriallymphknotentuberkulose).** Bei offener Lungentuberkulose kann durch Verschlukken tuberkelbakterienhaltigen Sputums ebenfalls eine Bauchtuberkulose entstehen. Die befallenen Lymphknoten können später verkalken.

Auch eine **Bauchfelltuberkulose** nach Lymphknotendurchbruch kommt vor. Absiedlungen auf dem Bauchfell, also eine Bauchfelltuberkulose kann aber auch Folge einer hämatogenen Aussaat sein. Es bildet sich eine Bauchwassersucht.

Weitere Tuberkuloseformen

Tuberkulöse Pleuritis (Pleuritis tuberculosa) und **Halslymphknotentuberkulose** sind wichtige Tuberkulosekrankheiten, die einleitend bereits erwähnt worden sind (S. 363).

Als **isolierte Organtuberkulose** sei die **Skelettuberkulose** genannt. Sie geht mit einer hohen Tuberkulinempfindlichkeit einher (starke Tuberkulinreaktion) und kommt entweder als Knochen- oder als Gelenktuberkulose vor. Die wichtigste **Knochentuberkulose** ist die *Wirbelkörpertuberkulose,* bei der teilweise Bauch- und teilweise Rückenschmerzen bestehen. Der Zusammenbruch mehrerer Wirbelkörper führt zu einer winkligen Knickung der Wirbelsäule nach hinten *(Gibbus).* **Gelenktuberkulosen** sind die *Hüftgelenkstuberkulose* (teils strahlen die Schmerzen zum Kniegelenk aus) und die meist einseitige *Kniegelenkstuberkulose.*

Inzwischen selten gewordene isolierte Organtuberkulosen sind die **Nierentuberkulose** und die **Nebennierentuberkulose.** Die letztere führt – heutzutage eine Rarität – zur ADDISONschen Krankheit (s. S. 237).

Hauttuberkulose und **Augentuberkulose** können im Rahmen der Generalisation ebenfalls auftreten (zusammen mit der Miliartuberkulose oder der tuberkulösen Meningitis). An der Haut beobachtet man dann kleine Papeln *(Tuberkulide).* Sie sehen aus wie Papeln eines schwach positiven Tuberkulin-Stempeltests. Eine andere Hauttuberkulose, der *Lupus vulgaris,* kommt fast nur beim Erwachsenen vor. Die dabei auftretenden Lupusknötchen haben Ähnlichkeit mit den Knötchen nach BCG-Impfungen. Die Augentuberkulose wird durch die Augenhintergrunduntersuchung entdeckt (Knötchen am Augenhintergrund).

Tuberkulinprobe und andere diagnostische Mittel

Alttuberkulin und gereinigtes Tuberkulin. Das Tuberkulin ist von R. KOCH im Jahre 1890 entdeckt worden. Es wird aus einer Tuberkulosebakterienkultur gewonnen und enthält lösliche Stoffwechselprodukte sowie Substanzen untergegangener Tuberkelbakterien, jedoch keine intakten, lebenden Bakterien. Neben diesem *Alttuberkulin (AT)* gibt es ein *gereinigtes Tuberkulin (GT),* es ist von Ballaststoffen befreit. Beide können für die Tuberkulintestung verwendet werden. Das letztere Präparat hat den Vorzug, daß unspezifische Hautreaktionen seltener auftreten.

Stempeltests und Mendel-Mantoux-Probe. Die Tuberkulintestung ist 1907 von dem österreichischen Kinderarzt EDLER RITTER VON PIRQUET eingeführt worden. Diese sog. Kutanprobe (Einritzen der Haut) wird heute wie auch die von dem Heidelberger Pädiater ERNST MORO angegebene Perkutanprobe (mit Tuberkulinsalbe) nicht mehr eingesetzt. Verwendet wird nur noch die **Intrakutanprobe,** und zwar

- entweder als relativ unzuverlässiger, allenfalls als Screening-Test eingesetzter Stempeltest = Multipunkturmethode (*Tubergen-Test, Mérieux-Test* bzw. *Tine-Test*[33])
- oder – am zuverlässigsten – als *Mendel-Mantoux-Probe.*

Im zuletzt genannten Fall wird 0,1 ml Tuberkulin intrakutan injiziert,

[33] tine (engl.): Zacke

das bei einer *1 : 100-Verdünnung 100 Tuberkulineinheiten (TE)* gereinigtes Tuberkulin (GT) enthält = *Stärke 100.*

Bei einer *1 : 1000-Verdünnung* sind in 0,1 ml nur 10 TE enthalten = *Stärke 10* (nicht verwechseln mit *Stärke 1000,* d. h. 1000 TE/0,1 ml; sie entsprechen einer *Verdünnung von 1 : 10!* – die Stärke 1000 ist weitgehend entbehrlich und wird nur ausnahmsweise eingesetzt, es kann hier häufig zu unspezifischen, falsch-positiven Reaktionen kommen).

Im einzelnen kann zur Not so vorgegangen werden, daß zunächst ein Stempeltest (er entspricht etwa 5 E GT) angelegt wird. Von positivem Ergebnis wird gesprochen, wenn die Induration (Papel) einen Durchmesser von mindestens 2 mm aufweist. In einem solchen Fall muß stets intrakutan nach MENDEL-MANTOUX nachgetestet werden. Bei negativem Ausfall werden bei entsprechendem Verdacht höhere Konzentrationen gereinigten Tuberkulins intrakutan eingesetzt (z. B. 100 TE). Vorzuziehen ist allerdings wegen der Unzuverlässigkeit der Stempeltests von vornherein eine MENDEL-MANTOUX-Probe zu planen, und zwar mit 10 TE GT (das Testergebnis wird als positiv bezeichnet, wenn in einer Risikopopulation die Infiltration 5 mm überschreitet, sonst muß die Infiltration mehr als 10 mm betragen). Bei Verdacht auf besonders hohe Tuberkulinempfindlichkeit (floride Tuberkulose) darf zunächst nur wenig Tuberkulin injiziert werden (z. B. 1 TE GT). Andernfalls würden die sehr stark Tuberkulinempfindlichen eine zu heftige Hautreaktion zeigen.

Starkreagenten. Aus einer starken Tuberkulinreaktion kann *im Einzelfall* nicht geschlossen werden, daß eine Tuberkulosekrankheit vorliegt.

Häufig jedoch finden wir bei Tuberkulösen eine hohe Tuberkulinempfindlichkeit – und übrigens auch bei solchen Personen, die sich frisch infiziert haben (bei diesen *Konvertoren* ist die Gefahr groß, in den nächsten 2 bis 3 Jahren an einer Tuberkulose zu erkranken).

Im Auffinden solcher *„Starkreagenten“* (sie reagieren auf etwa 10 TE GT i. c. mit einem Infiltrationsdurchmesser von mehr als 15 mm) liegt der Wert von (möglichst jährlich zu wiederholenden) Tuberkulintests bzw. *Tuberkulinreihentests* (Tuberkulinprüfung größerer Bevölkerungsschichten). Die „Starkreagenten“ müssen entsprechend überwacht werden.

Schwachreagenten. Heutzutage gehören viele Tuberkulinpositive zu den *„Schwachreagenten“:* Wegen des Rückgangs der Tuberkulose haben sie jetzt viel seltener als früher Gelegenheit, durch Berührung mit Tuberkelbakterien ihren Impfschutz oder ihre „natürliche“ Tuberkulinallergie aufzufrischen, was die Tuberkulinempfindlichkeit erhöhen würde; deshalb sprachen damals viel mehr Tuberkulinpositive schon auf die schwachen Tests an, als das heutzutage der Fall ist.

Superinfektionsschutz. Nach einer unbemerkt durchgemachten oder nach klinisch manifester Tuberkulose bleibt die Tuberkulinprobe noch viele Jahrzehnte positiv. Während dieser Zeit, d. h. solange der Organismus gegenüber Tuberkulin *allergisch* reagiert (mit anderen Worten, solange noch lebende Tuberkelbakterien im Körper vorhanden sind), besteht ein weitgehender Superinfektionsschutz (Infektions*immunität*) gegenüber der Tuberkulose: in dieser Zeit führt die Aufnahme von Tuberkelbakterien von außen im allgemeinen nicht zur Krankheit. Es gibt Ausnahmen, auch BCG-geimpfte Kinder können erkranken.

Negative Tuberkulinprobe. Daß Masern und andere Infektionskrankheiten (S. 322) vorübergehend eine *Verschlechterung der Immunitätslage* und eine Abnahme der Tuberkulinempfindlichkeit bis hin zum Negativwerden der Tuberkulinreaktion bewirken können (Anergie), ist bereits angedeutet worden (s. S. 362): Ähnliches ist bei HIV-Infektionen, Malignomen, bei Sarkoidose und unter Cortisontherapie etc. beobachtet worden. Auch sonst kann ausnahmsweise einmal eine Tuberkulose – und zwar meist eine besonders schwere Tuberkulose (z. B. tuberkulöse Meningitis) – mit einer *negativen* Tuberkulinprobe einhergehen. Ebenso sind natürlich Nichtinfizierte tuberkulinnegativ.

Diagnostik der Tuberkulose. Im übrigen besagt eine *positive* Tuberkulinprobe lediglich, daß sich der Betreffende irgendwann einmal *mit Tuberkelbakterien infiziert* hat (eventuell auch künstlich mit BCG), eine *Tuberkulose* (also eine Krankheit) muß nicht vorliegen (ein mit atypischen Mykobakerien Infizierter ist übrigens auch tuberkulinpositiv).

Zur weiteren Klärung bedarf es anderer Untersuchungen.

- So gelingt der Bakteriennachweis (z. B. im Spinnenwebgerinnsel des Liquor) mit Hilfe der **Ziehl-Neelsen-Färbung,** die die Säurefestigkeit dieser Bakterien ausnützt (Abb. 17.2 h, S. 300). Die Sputumuntersuchung auf Tuberkelbakterien ist bei Kindern meist nicht möglich, weil sie das Sputum verschlucken. Allenfalls kann das hochgehustete Sekret mit einem Stieltupfer innerhalb der Mundhöhle aufgefangen werden.

- Statt dessen kann der morgens nüchtern durch Ausheberung gewonnene Magensaft untersucht werden, in dem sich das nachts verschluckte Sputum befindet. Der Magensaft wird bakterioskopisch und **kulturell** – evtl. auch mit Hilfe der Polymerase-Kettenreaktion (PCR, s. S. 383) untersucht.
- Eine wichtige diagnostische Maßnahme ist die **Röntgenuntersuchung** (z. B. der Lungen).

Behandlung

Die Behandlung der Tuberkulose erfolgt meist zunächst im Krankenhaus, später zu Hause. Die Chemotherapie wird je nach Schwere der Erkrankung 6–12 Monate lang durchgeführt. Die hierfür geeigneten Chemotherapeutika werden Tuberkulostatika genannt (Isoniazid, Rifampicin, Pyrazinamid, Ethambutol u. a.); es werden anfangs 3 (oder 4) Tuberkulostatika kombiniert, nach 2 Monaten meist Reduktion auf 2 Mittel. Kortikoide sind z. B. bei der tuberkulösen Meningitis indiziert (dann auch intrathekal, d. h. in den Liquorraum – sie wirken dem Hirnödem und einer Liquorzirkulationsstörung entgegen), sie werden hier niemals ohne Tuberkulostatika verabreicht. Daneben ist eine vollwertige Diät (keine Mastkost) wichtig. In bestimmten Situationen sind zusätzlich operative Eingriffe notwendig (endobronchiale Absaugung über ein Bronchoskop bei Bronchiallymphknotendurchbruch, Lungenoperation, operative Entfernung tuberkulöser Halslymphknoten u. a.). Bei rechtzeitiger Erkennung und intensiver Therapie sind die Heilungsaussichten der Tuberkulose günstig. Beängstigend ist allerdings die z. B. in den USA, in Spanien und Italien in letzter Zeit beobachtete Zunahme multiresistenter Bakterien, d. h. die Unwirksamkeit mehrerer Tuberkulostatika. Eine solche Resistenzentstehung wird begünstigt durch unzuverlässige Einnahme der Medikamente und vorzeitigen Therapieabbruch. 4–6 Wochen nach Behandlungsbeginn ist der Patient zwar nicht mehr ansteckend, und er fühlt sich relativ wohl; die Tuberkulostatika müssen aber gewissenhaft eingenommen werden. Übermäßig starke Tuberkulinreaktionen (Blasenbildung) werden mit Cortisonsalbe behandelt.

Prophylaxe

Umgebungsuntersuchungen. Eine wichtige Maßnahme sind die vom Gesundheitsamt anzustellenden *Umgebungsuntersuchungen* bei Auftreten einer Neuerkrankung an Tuberkulose. Sie dienen dem Aufspüren der Infektionsquelle, was allerdings nur in etwa 50% gelingt. Durch Isolierung des Kranken können weitere Ansteckungen verhindert werden. Wir sprechen hier, unabhängig vom Bakteriennachweis, von aktiver Form der Tuberkulose. Die Unterscheidung zwischen *offener (ansteckungsfähiger)* und *geschlossener Tuberkulose* ist schwierig und irreführend: solange Tuberkelbakterien z. B. im Sputum nachweisbar sind, gilt der Kranke als offen tuberkulös. Werden keine Tuberkelbakterien gefunden, so kann der Betreffende bei Bekanntwerden des Ergebnisses trotzdem Tuberkelbakterien ausscheiden. Über die Tuberkuloseschutzimpfung **(BCG-Impfung)** s. S. 327, über die prophylaktisch wichtige **Tuberkulinreihentestung** s. S. 367.

Chemoprophylaxe. Sie kommt bei tuberkuloseexponierten, aber (noch) tuberkulinnegativen Kindern zur Anwendung. Hat z. B. die Mutter eine ansteckungsfähige Tuberkulose, so wird das Neugeborene sofort nach der Geburt von ihr getrennt. Je nach Lage des Falles wird es entweder sofort geimpft, oder es erhält als *Chemoprophylaxe* etwa 3 Monate lang Isoniazid. Daran schließt sich die BCG-Schutzimpfung an, falls die Tuberkulinprobe dann noch negativ ist (andernfalls wird weiterbehandelt). Vor der Impfung muß das Isoniazid abgesetzt werden, sonst geht sie nicht an. Erst wenn die Schutzwirkung der BCG-Impfung eingesetzt hat – also etwa 8 Wochen später – darf das Kind in das tuberkulöse Milieu (meist schon eher, wenn nämlich inzwischen die Ansteckungsfähigkeit der Familienangehörigen beseitigt werden konnte).

Präventive Chemotherapie. Eine *präventive Chemotherapie* (vorbeugende Therapie bei positiver Tuberkulinprobe vor Ausbruch der Erkrankung) wird ebenfalls mit Isoniazid durchgeführt, und zwar über 6 Monate. Sie kommt in Betracht

- bei nicht BCG-geimpften Kindern der ersten 3 Lebensjahre, falls die Tuberkulinprobe positiv ist (gelegentlich wird dieses Vorgehen auch noch im 4. Lebensjahr empfohlen);
- bei bekannter Tuberkulinkonversion (s. S. 367), sofern sie nicht länger als 2 Jahre zurückliegt;
- bei Tuberkulinstarkreagenten (mehr als 15 mm Infiltratdurchmesser auf 10 TE GT i. c., s. S. 367);
- bei Gefahr der Exazerbation (des Wiederaufflackerns) einer bereits inaktiv gewordenen Tuberkulose, was z. B. unter Cortisongabe zu befürchten ist.

Es besteht Meldepflicht von Erkrankung und Tod, jedoch nicht (nicht mehr) bei Tuberkulinkonversion ohne Erkrankung. Das Gesundheitsamt legt aber mit Recht Wert darauf, über positive Tuberkulinproben von nicht BCG-geimpften Säuglingen und Kindern informiert zu werden.

9.2.13 Lepra (Aussatz)

Erreger dieser schon in der Bibel beschriebenen Seuche ist das *Mycobacterium leprae*, das Ähnlichkeit mit dem Erreger der Tuberkulose hat. Laut Angaben der Weltgesundheitsorganisation ist die Zahl der Leprakranken auf der Welt in den letzten Jahrzehnten von 20 Millionen auf 7 Millionen zurückgegangen, täglich kommen jedoch 2000 neue Fälle hinzu (von denen hoffentlich viele geheilt werden, s. u.). Die Lepra ist in tropischen und subtropischen Gebieten endemisch (Asien – vor allem Indien –, Afrika, Amerika, auch Südeuropa), aber nicht wegen des Klimas, sondern aufgrund der Armut dieser Menschen, insbesondere infolge Unterernährung. Die Ansteckung erfolgt durch direkten, *engen* Kontakt von Mensch zu Mensch. Kinder sind besonders empfänglich. Die Inkubationszeit ist sehr lang (sie beträgt 3 Monate bis Jahrzehnte). Der Grund dafür ist die äußerst lange Verdoppelungszeit der Leprabakterien, nämlich 20 Tage (beim Tuberkelbakterium sind es 20 Stunden und bei Kolibakterien 20 Minuten). Es handelt sich um eine Infektionskrankheit der Haut mit knotigen Infiltraten. Auch Schleimhäute (chronische Rhinitis) und innere Organe können betroffen sein. Der Prozeß kann auf Muskeln, Knochen und Nerven übergreifen. Infolge Störung der Oberflächensensibilität entwickeln sich schwere Verstümmelungen an Fingern und Zehen. Auch Erblindung kommt vor.

Behandlung und Prophylaxe: Therapeutisch kommen Kombinationen mehrerer Chemotherapeutika in Betracht. Früherfassung und -behandlung sind wichtig: unter diesen Umständen ist die Lepra heilbar. Wegen des schnellen Rückgangs der Infektiosität unter der Therapie ist eine Isolierung heute überflüssig (früher wurden die „Aussätzigen“ z. B. in Lepradörfern zusammengefaßt). Verdacht, Erkrankungs- und Todesfall sind meldepflichtig.

9.2.14 Tripper (Gonorrhoe)

Der Tripper wird beim Erwachsenen fast ausschließlich beim Geschlechtsverkehr übertragen. Solche Infektionskrankheiten werden **Geschlechtskrankheiten** genannt (statt dessen ist auch die umfassendere Bezeichnung *„sexuell übertragbare Erkrankungen“* üblich; sie spielen u. a. bei der perinatalen Infektion eine Rolle, z. B. bei der Chlamydieninfektion, s. S. 41). Die Gonorrhoe wird durch den Gonococcus hervorgerufen, der ähnlich aussieht wie der Meningococcus und sich auf allen Schleimhäuten ansiedelt. Inkubationszeit 1–3 Tage. Von besonderem Interesse sind der Augentripper der Neugeborenen (Näheres s. S. 686) und die gonorrhoische Vulvovaginitis (s. auch S. 537).

Das Gesetz zur Bekämpfung der Geschlechtskrankheiten dient dazu, die Ausbreitung des Trippers – und auch der Syphilis – zu verhindern.

9.2.15 Syphilis (Lues)

Ansteckung: Der Syphiliserreger gehört zu den Spirochäten (Spirochaeta pallida = Treponema pallidum).

- Beim Erwachsenen wird er fast stets durch Kontakt beim Geschlechtsverkehr *(Geschlechtskrankheit)* übertragen *(erworbene Syphilis)*.
- Beim Kind ist die Syphilis – von seltenen Ausnahmen abgesehen – *angeboren*. Jedes Kind mit einer angeborenen Syphilis hat eine syphilitische Mutter (diese kann äußerlich gesund erscheinen). Die Spirochäten der Mutter gehen über die Plazenta ins Blut der Frucht, und zwar in der Fetalzeit, nicht in den ersten 3 Schwangerschaftsmonaten (in der frühen Phase der Schwangerschaft existiert noch keine reife Plazenta). Mit dem Blutstrom werden die Spirochäten über den ganzen kindlichen Organismus verteilt –
- ähnlich wie bei der *Transfusionssyphilis*.

Eine Immunität bleibt nach syphilitischer Erkrankung nicht zurück.

Syphilis des Erwachsenen

An der Infektionsstelle (z. B. Vorhaut oder Schamlippen) bildet sich etwa 3 Wochen nach der Infektion (= Inkubationszeit) ein hartes, unempfindliches Geschwür, der *harte Schanker*[34] **(Primäraffekt = 1. Krankheitsstadium).** Die Spirochäten wandern vom Ort der Infektion aus mit dem Lymphstrom zunächst in die regionären Lymphknoten, die daraufhin anschwellen. Etwa 6–8 Wochen nach der Infektion kommt es zur Aussaat der Erreger auf dem Blutweg, d. h. zur Allgemeininfektion **(Generalisation = 2. Krankheitsstadium).** Dabei tritt u. a. ein feinfleckiges, rosafarbenes Exanthem auf *(Roseola)*. Danach können Monate bis viele Jahre vergehen, bevor spezifisch syphilitische Erkrankungen einzelner Organe in Erscheinung treten **(Organmanifestationen = 3. Krankheitsstadium).** Neben Hauterkrankungen kommt im 3. Stadium der Befall folgender Organe vor: Leber, Lunge, Knochen, Gefäße, Augen und vor allem Gehirn und Rückenmark. Die syphilitischen Erkrankungen des Zentralnervensystems werden *Neurolues* genannt. Hierzu gehören die fortschreitende Hirnerweichung *(progressive Paralyse)* und die Rückenmarksschwindsucht *(Tabes dorsalis)*.

---

[34] im Unterschied zum *weichen Schanker* (= eine weitere Geschlechtskrankheit)

Angeborene Syphilis (Lues connata)

Da hier die Erreger vom mütterlichen Kreislauf über die Plazenta direkt in die Blutbahn der Frucht gelangen, fehlt das von der Erwachsenensyphilis her bekannte 1. Stadium. Es entsteht eine schwere Allgemeininfektion (Fetopathie) mit Absiedlungen der Spirochäten in einzelnen Organen („2. Stadium", d. h. Ausbreitung auf dem Blutweg und „3. Stadium", nämlich Organmanifestationen). Die Krankheit kann so schwer verlaufen, daß die Frucht abstirbt. In anderen relativ bedrohlichen Fällen kommt es zur Frühgeburt eines schwerkranken Kindes:

gehäufte Aborte und vermehrte Früh- bzw. Neugeborenensterblichkeit bei Kindern derselben Mutter sind auf Syphilis verdächtig, kommen natürlich auch aus anderen Gründen vor.

Teils wird die Schwangerschaft ausgetragen. Die Krankheitserscheinungen sind dann unterschiedlich stark ausgeprägt. Sie können schon bei der Geburt vorhanden sein oder treten erst nach mehr oder weniger großem Intervall auf.

Es lassen sich drei Formen der angeborenen Syphilis unterscheiden, nämlich

- die Syphilis des Säuglings,
- die Rezidivsyphilis des Kleinkindes,
- die Spätsyphilis des Schulkindes.

Syphilis des Säuglings. Schon bei der Geburt oder in den ersten Lebensmonaten werden an folgenden Körperabschnitten – einzeln oder in Kombination – Veränderungen festgestellt.

Haut. **Bläschenausschlag beim Neugeborenen (Pemphigus syphiliticus = syphilitisches Pemphigoid).** Bevorzugte Lokalisationen sind im Unterschied zum nichtsyphilitischen Neugeborenenpemphigoid (Schälblasenausschlag, s. S. 44) Fußsohlen und Handinnenflächen. Später können wir an verschiedenen Körperstellen Infiltrate (die sogenannten **Syphilide**) beobachten, so z. B. an Fußsohle und Handinnenfläche. Die Haut läßt sich hier nicht in Falten zusammenschieben, sieht wie lackiert (glänzend, z. B. Glanzsohlen) aus und ist rötlichlivide verfärbt. Oft besteht eine Schuppung. An anderen Körperstellen verursachen die Infiltrate makulopapulöse Exantheme (Abb. 17.16). In der Umgebung des Mundes führen die Infiltrate zu Einrissen (Rhagaden des Lippenrots und der angrenzenden Haut). Nasenöffnung und After können ähnliche Veränderungen zeigen. Sie heilen später unter strahliger Narbenbildung ab (Abb. 17.17).

Nase. Zunächst trockenes Schniefen, dann eitriger und blutig-eitriger Schnupfen. An den Nasenein-

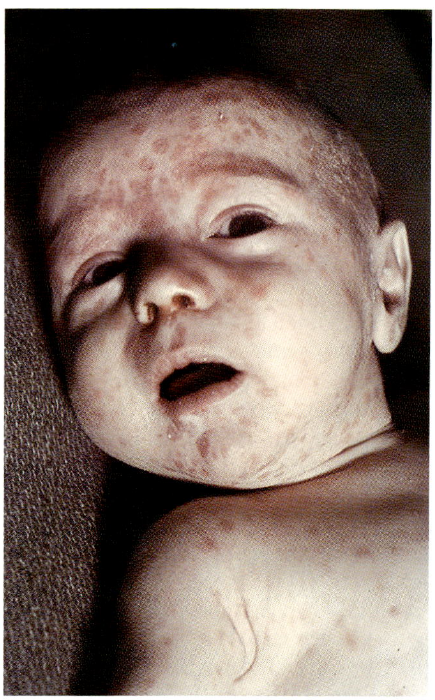

Abb. 17.16 Makulopapulöses Syphilid an Kopf und Stamm bei angeborener Syphilis. (Aus: OEHME, J., STEHR, K., WOLF, H.: Infektionskrankheiten. In: W. CATEL: Das gesunde und das kranke Kind. Hrsg. von E. GLADTKE, J. OEHME, J. SCHAUB. 12. Auflage, Thieme, Stuttgart 1983.)

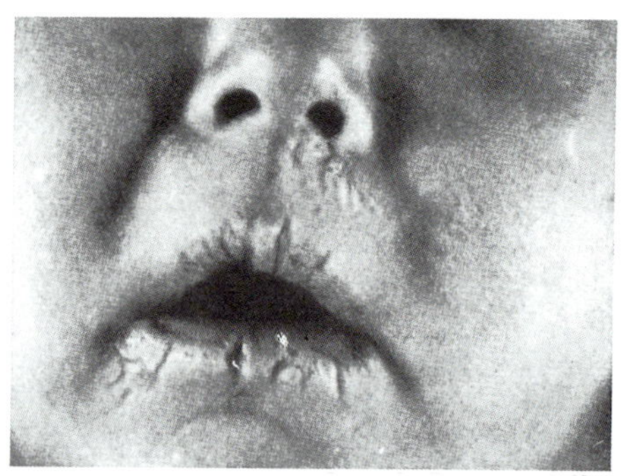

Abb. 17.17 Vernarbte, bleibende Lippenrhagaden bei angeborener Syphilis (Düsseldorfer Kinderklinik). (Aus: OEHME, J., STEHR, K., WOLF, H.: Infektionskrankheiten. In: W. CATEL: Das gesunde und das kranke Kind. Hrsg. von E. GLADTKE, J. OEHME, J. SCHAUB. 12. Auflage, Thieme, Stuttgart 1983.)

gängen finden sich blutige Borken **(syphilitische Coryza = syphilitische Rhinitis).** Durch entzündliche Zerstörung des knorpeligen und knöchernen Nasengerüsts bildet sich eine **Sattelnase,** Abb. 17.18, die zeitlebens bestehenbleibt.

Skelett. Auch an anderen Stellen des Körpers kommt es zu Entzündungen und Zerstörungen des Knochens und des Knorpels sowie der Knochenhaut (Ostitis, Chondritis, Periostitis). Diese entzündlichen Veränderungen führen zu heftigen Schmerzen und folglich zu einer schmerzreflektorischen Ruhigstellung der befallenen Gliedmaßen. Es wird eine Lähmung vorgetäuscht (**Parrotsche Scheinlähmung,** Abb. 17.19).

Zentralnervensystem. Im Beginn seröse **Meningitis,** später auch Befall des **Gehirns** mit Ausbildung eines Hydrozephalus. Dabei geistige Rückständigkeit. Auch eine **Chorioretinitis** (Pfeffer- und Salzfundus) kommt vor, sie ähnelt den Augenveränderungen bei Zytomegalie und Toxoplasmose.

Andere Organe. Leber und Milz können vergrößert sein **(Hepatosplenomegalie).** Die dabei bestehende syphilitische Hepatitis geht oft mit Gelbsucht einher. Teils besteht eine **Herzmuskelentzündung,** auch **Lungenentzündung** und **Nierenbeteiligung** sowie Befall des **Gefäßsystems** werden beobachtet.

Rezidivsyphilis des Kleinkindes. Ist die angeborene Syphilis in der Säuglingszeit nur unzureichend oder überhaupt nicht behandelt worden, so treten nach vorübergehender Beschwerdefreiheit im 2. bis 4. Lebensjahr erneut Symptome auf (Rezidiv). Charakteristisch für die Rezidivsyphilis sind breite, beetartige, nässende Hautwucherungen in der Umgebung des Afters und der Vulva, die sog. **breiten Kondylome** – sie werden auch bei der erworbenen Syphilis beobachtet (über spitze Kondylome s. S. 287).

Spätsyphilis des Schulkindes (Lues tarda). Es kommt vor, daß die angeborene Syphilis im Schulalter entweder erneut oder erstmalig Symptome macht, nämlich Geschwürsbildungen an **Haut** und **Schleimhäuten,** die meist doppelseitige **Kniegelenksentzündung,** die **Säbelscheidentibia,** die **Neurolues** (wie beim Erwachsenen, s. S. 369) sowie die **Hutchinson-Trias.** Darunter verstehen wir die Kombination von *Innenohrtaubheit, syphilitischer Hornhauterkrankung* und eigenartigen Zahnveränderungen (*Hutchinsonsche Zähne:* kleine Zähne und sog. Tonnenzähne, Abb. 17.20). Die mittleren oberen Schneidezähne

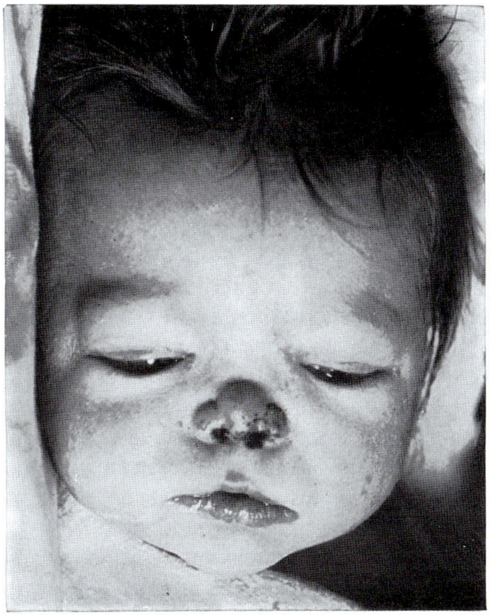

Abb. 17.18 Sattelnase und Rhagaden an der Nase bei angeborener Syphilis.

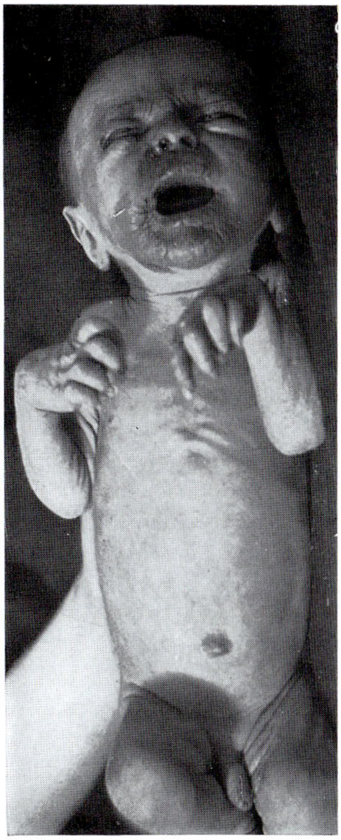

Abb. 17.19 Scheinlähmung der Hände bei angeborener Syphilis.

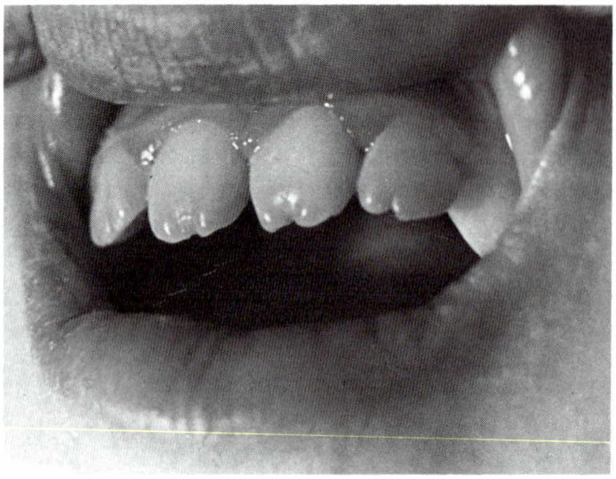

Abb. 17.20 Hutchinsonsche Zähne bei angeborener Syphilis. (Aus: Oehme, J., Stehr, K., Wolf, H.: Infektionskrankheiten. In: W. Catel: Das gesunde und das kranke Kind. Hrsg. von E. Gladtke, J. Oehme, J. Schaub. 12. Auflage, Thieme, Stuttgart 1983.)

sind an der unteren Kante halbmondförmig ausgebuchtet und haben Tonnenform (sie verschmälern sich zur Schneidefläche hin).

Erworbene Syphilis des Kindes

Infektion nach der Geburt. Tritt die Infektion erst nach der Geburt auf (frühestens in den Geburtswegen, was sehr selten ist), so ähnelt das Krankheitsbild dem des Erwachsenen, d. h. es entwickelt sich u. a. ein Primärkomplex (1. Stadium), z. B. am Mund bei Übertragung durch den Kuß.

Transfusionssyphilis. Sie entsteht durch Übertragung von Blut eines Syphiliskranken, entspricht dagegen in ihrem Erscheinungsbild mehr der angeborenen Syphilis: der Organismus wird sofort auf dem Blutweg mit Spirochäten überschwemmt (das 1. Stadium fehlt hier wie bei der angeborenen Syphilis).

Diagnose: Sie wird durch Blutuntersuchungen (serologische Untersuchungen) gesichert. Die *Wassermannsche Reaktion (WaR)* war das erste serologische Verfahren zur Diagnose der Lues, ist aber inzwischen von anderen Tests verdrängt worden. Es handelt sich hier um einen unspezifischen Test, der nur einen indirekten Hinweis auf das Vorliegen einer Lues gibt. Ganz im Vordergrund der Lues-Diagnose stehen heute die erregerspezifischen (treponemaspezifischen) Proben.

1. *TPHA-Test* (= Treponema-pallidum-Hämagglutinationstest). Er ist der wichtigste dieser Tests und dient als Suchtest bzw. als Ausschlußdiagnose: Bei negativem Ergebnis ist eine Lues im allgemeinen ausgeschlossen. Ist er positiv oder ist das Ergebnis zweifelhaft ausgefallen, so wird anschließend der folgende Test durchgeführt.

2. *FTA-Abs-Test* (= Fluoreszenz-Treponema-pallidum-Antikörper-Absorptionstest). Er dient zur Bestätigung der Diagnose, ist aber recht umständlich.

Beide Tests sind treponemaspezifisch und werden etwa 2–3 Wochen nach der Infektion positiv und bleiben es oft während des ganzen Lebens, können also nichts über die Behandlungsnotwendigkeit aussagen.

Behandlung: medikamentös mit Penicillin. Es ist weit ungefährlicher als die früher üblichen Heilmittel und hat eine ausgezeichnete Wirkung. Allerdings kann es zu Beginn der Therapie zu einer *Jarisch-Herxheimer-Reaktion* kommen: Durch den Zerfall der Erreger werden Toxine frei, die hohes Fieber und Schock auslösen. Man gibt deshalb anfangs eine niedrigere Penicillindosis und ein Kortikoid.

Das syphilitische Kind kann von seiner eigenen Mutter gestillt werden (sie hat ausnahmslos auch eine Syphilis). Andere Kinder darf sie dagegen nicht stillen, und ihnen darf auch nicht ihre Milch gegeben werden.

Es ist ferner nicht erlaubt, einen syphilitischen Säugling einer gesunden Amme zum Stillen zu übergeben; denn er könnte dabei die Syphilis übertragen. Bei der Pflege solcher Kinder ist größte Vorsicht geboten.

Das Nasensekret und der Inhalt der leicht platzenden Bläschen des syphilitischen Pemphigoids – ebenso das Blut – sind hochinfektiös. Auch die nässenden breiten Kondylome stellen eine Infektionsquelle dar. Es müssen deshalb bei der Pflege Gummihandschuhe getragen werden.

Prophylaxe: Jede Mutter muß während der Schwangerschaft mehrfach auf Syphilis untersucht werden. Wird dabei eine (abgeklungene oder noch vorhandene) Syphilis festgestellt oder ist bekannt, daß sie früher einmal durchgemacht wurde bzw. noch besteht, so muß eine Penicillinkur während der Schwangerschaft durchgeführt werden. Die syphilitische Infektion des Kindes ist damit so gut wie immer zu verhindern. Eine „Sicherheitskur" des gesund erscheinenden Säuglings ist wegen der guten Überwachung heutzutage nicht mehr erforderlich (bzw. nur noch in Zweifelsfällen indiziert). Zur Eindämmung der Geschlechtskrankheiten ist das Gesetz zur Bekämpfung der Geschlechtskrankheiten erlassen worden.

Die Blutspender werden serologisch untersucht. Bei Verwendung von Frischblut für Transfusionen kann zur Syphilisprophylaxe der Zusatz von Penicillin notwendig sein (100 000 E Penicillin-G-Natrium pro 100 ml Blut).

9.2.16 Lyme-Borreliose (Erythema-migrans-Borreliose)

Die verschiedenen zu dieser Borreliose gehörenden Krankheitsbilder sind schon lange bekannt. Daß es sich hier um eine einheitliche Erkrankung handelt, wurde durch gehäuftes Auftreten in dem kleinen Ort Lyme in den USA deutlich *(Lyme-Krankheit).*

Ansteckung: Als Erreger wurde später von Burgdorfer eine bestimmte Spirochäte erkannt *(Borrelia burgdorferi).* Sie wird durch den Biß (genauere Bezeichnung: Stich) einer weiblichen Zecke (Holzbock) übertragen – die Vorstadien der adulten Zecke (Larven und Nymphen) sind ebenfalls infektiös –, auch gelegentlich durch Milben, Mücken und Stechfliegen. Die Zecke wird beim Vorbeigehen von Sträuchern abgestreift oder läßt sich auf den Betreffenden fallen, findet sich aber auch in Bodennähe. In waldreichen Gegenden (im Unterholz), aber auch in Parks, Gärten, Flußniederungen und überhaupt in Feuchtgebieten ist die Ansteckungsgefahr groß, und zwar besonders von Frühsommer bis Herbst. In Höhen über 1000–1200 m können die Zecken nicht existieren. Selten ist eine Übertragung von der Schwangeren auf die Frucht beobachtet worden. Die Zecken sind in etwa 4–40% Borrelienträger. Das Infektionsrisiko nach dem Stich durch eine infizierte Zecke beträgt rund 20%, das Auftreten einer manifesten Erkrankung ist dann nur 2% oder wenig mehr. Vielfach wird die Infektion nicht bemerkt, und es entwickelt sich eine (teils nicht lange anhaltende) Immunität (stille Feiung). Nur etwa die Hälfte der Patienten erinnert sich an einen Zeckenstich (er ist wegen der anästhesierenden Wirkung des Zeckenspeichels schmerzlos).

Krankheitsbild: Es besteht bezüglich Erreger, Krankheitsverlauf und Antibiotikaeinsatz große Ähnlichkeit mit der Syphilis („Lues aus dem Wald"). So läßt sich auch die Lyme-Borreliose in 3 Krankheitsstadien einteilen.

Stadium 1

Primäraffekt. In typischen Fällen entwickelt sich nach einer Inkubationszeit von 5–29 (2–49) Tagen ein *Erythema migrans* (Wanderröte) an der Stichstelle: von einer erythematösen Papel aus entsteht eine sich teils über Monate vergrößernde Rötung, wobei es im Zentrum zu einer Abblassung kommt; das Erythema migrans stellt ein Ringerythem mit erhabenem Rand dar. Es bildet sich spontan zurück, aber auch Rückfälle kommen vor. Teils ist das Erythema sehr flüchtig und diskret und wird deshalb leicht übersehen. So fehlt vielfach bei Auftreten anderer Krankheitssymptome der Hinweis auf den Primäraffekt völlig.

Allgemeine Krankheitszeichen. Hierher gehören Fieber, Mattigkeit, Kopfschmerzen, Gliederschmerzen, Magen-Darm-Symptome, Konjunktivitis etc. Die verschiedenen Symptome von Stadium 1 bestehen meist gleichzeitig.

Stadium 2

Generalisation mit frühen Organmanifestationen. Innerhalb eines Jahres nach dem Zeckenstich kommt es bei einigen Patienten mit vorausgegangenem Erythema migrans (aber auch ohne einen solchen anamnestischen Hinweis) zu folgenden Manifestationen:

- *(seröse) Meningitis und Polyneuritis* (häufig mit meist einseitiger *Fazialislähmung* – es gibt hier auch oft Fazialislähmungen ohne meningitische Zeichen), sie tritt gewöhnlich in den ersten drei Monaten nach dem Stich in Erscheinung; diese und andere neurologische Manifestationen werden unter der Bezeichnung *Lyme-Neuroborreliose* zusammengefaßt,
- eine nach einem bis mehreren Monaten auftretende *Arthritis* (bevorzugt das Kniegelenk betreffend),
- selten eine *Karditis,*
- sehr selten ist das *benigne Lymphozytom* (früher Lymphadenosis benigna cutis genannt), ein rotbläuliches Knötchen mit bevorzugter Lokalisation an Ohrläppchen, Mamille oder Skrotum.

Die bisher genannten Stadien (1 und 2) werden als **Frühstadium** zusammengefaßt und dem **Spätstadium** (Stadium 3) gegenübergestellt.

Stadium 3

Organmanifestationen des Spätstadiums (persistierende Infektion). Sie beginnen mehr als ein Jahr nach dem Zeckenstich, nämlich:

- eine *progressive Enzephalomyelitis* mit schweren Lähmungen, Hirnnervenausfällen, Ataxie, Wesensänderung usw.,
- eine *chronische Arthritis,*
- eine Hautveränderung an den Extremitäten *(Acrodermatitis chronica atrophicans),* zu der es

häufig erst nach vielen Jahren kommt; sie wird fast ausnahmslos bei Erwachsenen beobachtet.

Diagnose: Teils ist beim Auftreten der ersten Symptome die Zecke in der Haut noch sichtbar. Im Serum (teils auch im Liquor) finden sich meist in den ersten Krankheitswochen spezifische IgM-Antikörper, in späteren Stadien spezifische IgG-Antikörper. Bei begleitender Meningitis werden die Borrelien teilweise im Liquor nachgewiesen.

Diese Borreliose darf nicht mit der *Frühsommermeningoenzephalitis* verwechselt werden, die auch durch den Zeckenstich übertragen wird, aber eine Virusinfektion ist (s. u.).

Schwierig ist anfangs die Abgrenzung der Meningitis bei Lyme-Borreliose von der viel häufigeren, ebenfalls serösen Virusmeningitis. Die Differenzierung ist wichtig, weil die erstere therapeutisch angegangen werden kann und muß.

Behandlung und Prophylaxe: Therapeutisch kommen Antibiotika in Betracht. Es geht hauptsächlich um die Verhütung oder Therapie der Organmanifestationen, besonders auch um die Verhinderung der neurologischen Symptome des chronischen Stadiums.

Zur Prophylaxe gehören auch entsprechende Kleidung: festes, geschlossenes Schuhwerk, lange Hosen (Hosenstöße bzw. Umschlag in die Strümpfe stülpen), lange Ärmel, Kopfbedeckung, ferner das sorgfältige gegenseitige Absuchen der Haut nach Zecken und die unverzügliche Entfernung der Zecke. Sie wird mit einer Spezialzange (Pinzette) nach leichtem hin und her Drehen samt Kopf kontinuierlich nach oben herausgezogen; dabei darf der Zeckenleib nicht gequetscht werden (am Kopf fassen), da sonst die Borrelien aus dem Darm mobilisiert werden. Die Methode, die Zecke durch einen Tropfen Uhu oder Öl zu ersticken, ist obsolet; denn oft infizieren die Zecken den Wirt erst während ihres dann einsetzenden Todeskampfes.

Das Infektionsrisiko ist innerhalb der ersten (12–)24 Stunden nach dem Stich sehr gering, die Übertragung der Erreger erfolgt oft sogar erst am 3. Tag, so daß die Zeckenentfernung selbst 48 Stunden nach dem Stich noch aussichtsreich ist. Repellents gegen Insekten (s. auch S. 405) sind wegen der Nebenwirkungen (z. B. Krämpfe) nicht sehr hilfreich.

9.3 Erkrankungen durch Viren

9.3.1 Frühsommermeningoenzephalitis (FSME)

Wie die gerade beschriebene, durch Spirochäten übertragene Lyme-Borreliose wird auch die FSME, eine Virusinfektion, durch den Zeckenstich – meist bei Aufenthalt im Wald – übertragen, allerdings im Gegensatz zur Borreliose nur in bestimmten Endemiegebieten, nämlich bei uns fast ausschließlich südlich des Maintals, nämlich in Baden-Württemberg und Bayern. In Ostdeutschland sind in den letzten Jahren nur wenige Erkrankungen beobachtet worden. Betroffen sind ferner Österreich, Ungarn, Polen, Rußland, der Balkan, Skandinavien usw. Ein weiterer Unterschied zu der recht häufigen Borrelienerkrankung liegt darin, daß die FSME sehr selten ist und daß selbst in unseren Endemiegebieten größenordnungsmäßig nur etwa jede 1000. Zecke Keimträger ist (gelegentlich wird auch ein höherer Befall gefunden), statt 4- bis 40 % im Falle der Borrelien.

Krankheitsbild: Nach einer Inkubationszeit von 7–14 (3–21) Tagen treten allgemeine Krankheitszeichen wie Kopf- und Gliederschmerzen, katarrhalische Erscheinungen und Fieber auf. Nach einem beschwerdefreien Intervall von 1–20 Tagen kann sich eine Meningoenzephalitis entwickeln. Es kann zu vorübergehenden oder bleibenden Lähmungen kommen. Allerdings zeigen Kinder unter 3 Jahren zwar katarrhalische, aber nur selten ZNS-Symptome, und auch 3- bis 6jährige erkranken in der Regel nur leicht – Ausnahmen kommen hier ebenfalls vor. Etwa 70 % der Infizierten haben nicht einmal einen grippalen Infekt, sondern machen eine stille Feiung mit wahrscheinlich lebenslanger Immunität durch (inapparenter Verlauf).

Prophylaxe: Gegen die FSME (nicht gegen die Borreliose) gibt es eine Impfung (s. S. 334) und eine weniger wirksame passive Immunisierung (s. S. 323). Über die umgehende Zeckenentfernung, die Art der Kleidung und über Repellents s. o.

9.3.2 Masern

Ansteckung: Der Erreger der Masern ist ein Virus, das durch Tröpfcheninfektion, durch Kontakt mit Erkrankten, aber auch über mehrere Meter durch bewegte Luft („fliegende Infektion“) übertragen wird. Das Masernvirus geht außerhalb des menschlichen Körpers schnell zugrunde. Eine Übertragung durch Gegenstände oder gesunde Keimträger gibt es nicht.

Nach dem Verlassen des Krankenzimmers kann man, sobald die Zimmertür geschlossen ist, ein anderes Zimmer betreten. Ein vorheriges *Lüften* (kurzfristiges Verweilen an der frischen Luft), wie es früher üblich war, hat sich als überflüssig erwiesen.

Die Empfänglichkeit für Masern ist sehr groß, praktisch jeder (ungeimpfte) Mensch bekommt – meist als Kind – Masern („Kinderkrankheit"). Mit zunehmender Durchimpfung gegen Masern erkranken vermehrt ältere (ungeimpfte) Jahrgänge – bei einer Impfrate von z.B. 70% wird erwartet, daß das mittlere Erkrankungsalter etwa bei 15 Jahren liegt. Die Ansteckungsgefahr ist bereits 1 bis 2 Tage vor Auftreten der Prodromalerscheinungen in geringem Maße vorhanden, ist mit Beginn der katarrhalischen Symptome besonders groß und ist äußerst gering, wenn das Masernexanthem die Füße erreicht hat. Die Infektiosität erlischt etwa einen Tag danach bzw. spätestens 4 Tage nach Beginn des Exanthems. Eintrittspforte sind hauptsächlich die Augenbindehäute. Masern hinterlassen so gut wie immer eine lebenslange (aktive) Immunität. Über die angeborene (passive) Immunität der ersten Lebensmonate s. S. 315.

Inkubationszeit: Nach der Infektion vergehen bis zum Auftreten des Prodromalstadiums 9–11 Tage. Durch passive Immunisierung mit Gammaglobulin, ebenso durch zwischendurch auftretende (sog. interkurrente) Krankheiten kann die Inkubationszeit verlängert sein (sie kann dann bis zu 23 Tage betragen).

Prodromalstadium: Es dauert 3–4 Tage. In dieser Zeit bestehen Fieber, allgemeine Mißlaunigkeit und katarrhalische Erscheinungen, nämlich heftiger, teils *bellender Husten, Schnupfen* und *Bindhautentzündung* (gerötete, verschwollene Augen mit Lichtscheu): „verschmiemeltes" Maserngesicht. Weicher Gaumen und Zäpfchen weisen eine fleckige Rötung auf *(Enanthem).* In über der Hälfte der Fälle finden sich am 2. oder 3. Tag des Prodromalstadiums auf der geröteten Wangenschleimhaut in Höhe der Backenzähne sehr feine, „kalkspritzerartige" weiße Flecken (KOPLIKsche Flecken), die meist ein paar Tage nachweisbar sind. Sie sind für Masern charakteristisch. Da die Flecken außerdem schon vor Auftreten des typischen Masernexanthems vorhanden sind, kommt ihnen eine große diagnostische Bedeutung zu. Sie dürfen nicht mit kleinen Bißverletzungen der Mundschleimhaut verwechselt werden.

Hauptkrankheit:

Typischer Verlauf. Nach leichtem Fieberrückgang beginnt die Hauptkrankheit mit einem zweiten raschen Temperaturanstieg (zweigipfliger Fieberverlauf) und einem großfleckigen, leicht erhabenen, dunkel- bis bläulichroten Ausschlag hinter den Ohren. Von dort aus breitet sich der Ausschlag nacheinander über Gesicht, Rumpf, Arme und Beine bis zu den Füßen aus. Die einzelnen Effloreszenzen neigen dazu zusammenzufließen, so daß zwischen ihnen nur noch einzelne weiße Hautinseln stehen bleiben (2. Exanthemtag, Abb. 17.21, S. 379). Während des Ausschlags finden sich generalisierte Lymphknotenschwellungen. Vom 3. Tag ab verschwindet der Ausschlag in derselben Reihenfolge, in der er gekommen ist. Gleichzeitig kommt es zum Fieberabfall. Eine kleieförmige Hautschuppung kann folgen. Sie läßt im Gegensatz zur Schuppung nach Scharlach Handteller und Fußsohle frei. Teils hinterlassen die Exanthemflecke eine vorübergehende bräunliche Pigmentierung. Sie ist Folge kleinerer Blutungen in die Einzeleffloreszenz.

Hämorrhagische Masern. Treten stärkere Hautblutungen auf, so sprechen wir von *hämorrhagischen Masern.* Ihr Verlauf ist jedoch nicht schwerer als der der normalen Masern.

Mitigierte Masern. Eine andere Abart der Krankheit sind die *mitigierten Masern.* Es bestehen hier nur leichte Krankheitserscheinungen mit schwach ausgeprägtem Exanthem. Eine Mitigierung der Masern bei Säuglingen, die noch unter einem Restschutz von diaplazentar übertragenen mütterlichen Antikörpern stehen, ist bereits erwähnt worden (s. S. 315). Sie wird auch nach prophylaktischer Gabe von Gammaglobulin und nach Bluttransfusionen beobachtet, sofern es nach der Applikation nicht zu einer völligen Unterdrückung der Erkrankung gekommen ist (s. u.).

Masern (fast) ohne Exanthem. Hiervon zu unterscheiden ist das plötzliche Abblassen oder die spärliche Entwicklung des Exanthems bei stark ausgeprägten Allgemeinerscheinungen (der Laie sagt, „die Masern sind *nach innen geschlagen"*). Das Exanthem kann auch ganz fehlen (z.B. gelegentlich bei der Leukämie). Die Krankheit verläuft in all diesen Fällen meist schwer.

Toxische Masern. Eine besonders schwere Verlaufsform, die tödlich enden kann, sind die *toxischen Masern.* Sie gehen mit Bewußtlosigkeit, Krämpfen und Kreislaufkollaps einher.

Atypische Masern. Mit *atypischen Masern* ist dann zu rechnen, wenn der Betreffende früher den jetzt nicht mehr hergestellten Masern-Totimpfstoff erhalten hat, der nur einen kurzen Schutz vermittelt. Es kommt später nach Masernkontakt zu atypischen Exanthemen (an den Füßen beginnend, teils urtikariell), ein Exanthem kann aber auch fehlen; Pleuraergüsse werden beobachtet, und es kommen Rundherde in der Lunge vor.

Komplikationen: Der *Maserncrupp* wird in der Frühphase der Masern beobachtet. *Bronchiolitis, Bronchopneumonie* und *Otitis media* können im Verlaufe der Masern als Komplikationen auftreten; in den meisten der zuletzt genannten Fälle handelt es sich dann nicht um Erkrankungen, die durch das Masernvirus ausgelöst sind, sondern um bakterielle Superinfektionen (die Bakterien haften auf der entzündlich veränderten Schleimhaut der Atemwege besonders leicht). Die Komplikationen kündigen sich meist mehrere Tage nach Beginn des Exanthems durch einen erneuten Fieberanstieg an – oder die Entfieberung beim Abblassen des Exanthems bleibt aus. Besonders die Pneumonie ist ein ernstes Problem (s. auch S. 123), sie endet teils tödlich. Auch eine Schädigung der Flimmerhaare kommt vor, und die Zilienfunktion kann dann lange gestört sein.

Eine gefürchtete Komplikation ist die *Masernenzephalitis.* Sie tritt bei jüngeren Kindern seltener auf als bei älteren (etwa 1mal auf 1000 bis einige 1000 Masernerkrankungen). Die Sterblichkeit der Masernenzephalitis ist hoch (etwa 25%), 20–30% der Erkrankten zeigen mehr oder weniger schwere Defektheilungen (zerebrale Dauerschäden, einschließlich geistiger Retardierung), bei den übrigen heilt die Enzephalitis weitgehend aus. Leichtere Hirnschäden ohne eindeutige Enzephalitiszeichen sind nach Masern recht häufig. So beginnt bei etwa 3% der Kinder mit der Masernerkrankung ein Anfallsleiden, und 50% der Masernkinder zeigen EEG-Veränderungen, teils sogar über 6 Monate.

Fast stets tödlich endet die *subakute sklerosierende Panenzephalitis (SSPE,* s. S. 431), die meist erst 5–10 Jahre nach der akuten Masernerkrankung auftritt (Häufigkeit 1 : 1 Million Masernerkrankungen – bei guter Durchimpfung kommt dies kaum noch vor). Wir sprechen hier von „slow virus infection". Solche Infektionen betreffen häufig, wie auch hier, das Zentralnervensystem, haben eine lange Inkubationszeit sowie einen chronisch-fortschreitenden Verlauf und enden meist tödlich.

Eine ähnliche Erkrankung ist die sehr seltene *progressive Rötelnpanenzephalitis.* Den sog. Slow-Virus-Infektionen ähnlich – wahrscheinlich kommen hier Prionen als Überträger in Frage, s. S. 301 – sind die *Creutzfeldt-Jakobsche Krankheit* (Übertragung durch Gabe menschlichen Wachstumshormons aus Leichenhypophysen, durch Hornhauttransplantationen, Dura-mater-Implantationen u. a.), *Kuru* (befiel Eingeborene aus Papua-Neuguinea, solange bei rituellen Festen noch das Gehirn der toten Verwandten verzehrt wurde – es erkrankten übrigens nur Kinder und Frauen, die Männer beteiligten sich nicht an diesen kannibalischen Riten), bovine spongiöse Enzephalopathie (BSE, *Rinderwahnsinn*), die entsprechende Erkrankung der Schafe und Ziegen (*Scrapie,* sog. *Traberkrankheit*) etc.

Ein ungünstiger Verlauf der Masern ist zu befürchten, wenn die Masern mit Keuchhusten, Scharlach, Diphtherie oder Tuberkulose kombiniert sind. Die durch Masern bedingte Verminderung der Immunität ist bei Tuberkulose-Infizierten oder -Kranken auch daran zu erkennen, daß eine schwere Tuberkulose auftreten (s. S. 322, 362, 367) oder daß während und in den ersten Wochen nach der Masernerkrankung eine ursprünglich positive Tuberkulinreaktion negativ sein kann.

Behandlung: Eine ursächliche Behandlung der Masern existiert nicht. Mund und Nase müssen besonders gepflegt werden. Die Augen sind vor grellem Licht zu schützen. Eine Verdunkelung des Zimmers ist nicht erforderlich. Besser ist es, das Zimmer zu lüften. Die Lüftung wirkt der Entwicklung einer Pneumonie entgegen. Es ist jedoch darauf zu achten, daß dabei die Fenster in der Umgebung des Krankenzimmers geschlossen sind. Für die Reinigung der Lidränder ist physiologische Kochsalzlösung geeignet. Bei quälendem Husten wird ein Hustenmittel gegeben. Bronchiolitis, Pneumonie und Otitis media werden antibiotisch behandelt (nicht dagegen der relativ früh auftretende, viral bedingte Maserncrupp).

Da Masern offenbar den Vitamin-A-Spiegel reduzieren, was ebenso wie ein primär niedriger Vitamin-A-Spiegel eine Verschlimmerung der Erkrankung zur Folge haben kann, ist es nicht verwunderlich, daß Vitamin A bei schweren Masern mit Komplikationen, besonders in den ersten zwei Lebensjahren, erfolgreich eingesetzt wurde (es erhöht z. B. die Antikörperproduktion).

Prophylaxe: Isolierung vom 8. Inkubationstag an (also bereits 1 Woche nach der Inkubation) bis etwa 4 Tage nach Exanthembeginn (s. auch weiter oben unter „Ansteckung"). Besonders gefährdete Kinder (tuberkulöse, widerstandsschwache usw.), die nicht gegen Masern geimpft wurden und Masernkontakt hatten, müssen durch Gammaglobulin geschützt werden. Näheres ist auf S. 323 ausgeführt. Neben dieser passiven Immunisierung mit Gammaglobulin gibt es eine aktive Immunisierung in Form der Masernimpfung, auch als Inkubationsimpfung (s. S. 322), mit einem Lebendimpfstoff (s. S. 330). Der Tod an Masern ist meldepflichtig.

9.3.3 Röteln

Ansteckung: durch Tröpfcheninfektion (nicht durch fliegende Infektion). Die Ansteckungsfähigkeit beginnt bereits eine Woche vor Ausbruch des Exanthems und hält auch danach noch etwa 5 (– 7) Tage an. Nur etwa 30% der Infizierten erkranken; sie sind ebenfalls ansteckend und reagieren mit einer Antikörperbildung. Die Immunität nach Röteln (und auch nach Rötelninfektion ohne Erkrankung) ist meist lebenslang.

Inkubationszeit: 14–21 Tage.

Krankheitsbild: Röteln verlaufen wie leichte Masern. Die katarrhalischen Erscheinungen (Prodromalstadium) können gering sein oder sogar ganz fehlen. Die Temperatur ist nur wenig erhöht oder normal. Das Exanthem, das wie bei den Masern hinter den Ohren beginnt, ist weniger stark ausgeprägt. Ein Zusammenfließen der Flecke wird nicht beobachtet (Abb. 17.22, S. 379). Außerdem sind sie etwas kleiner als bei Masern (aber größer als beim Scharlach). Auf der Höhe der Erkrankung sind besonders die Lymphknoten am Nacken und am Hinterkopf angeschwollen, was als typisch für die Röteln gilt, doch finden sich hier auch, wie bei vielen Viruskrankheiten, generelle Lymphknotenschwellungen. Vor allem bei jungen Frauen kann es zu Gelenkbeschwerden kommen. Sonstige Komplikationen (progressive Rötelnpanenzephalitis, s. o.) und Todesfälle sind sehr selten. Eine große Gefahr für das Kind stellt jedoch die Rötelnerkrankung während der Frühschwangerschaft dar (konnatales Rötelnsyndrom, s. S. 37).

Prophylaxe: Rötelnimpfung (s. S. 332).

Behandlung: keine ursächliche, sondern nur eine symptomatische Therapie.

9.3.4 Ringelröteln (Erythema infectiosum)

Es handelt sich um eine seltene, praktisch immer harmlos verlaufende Viruskrankheit (der Erreger ist das Parvovirus B 19), die im allgemeinen ohne Fieber einhergeht. Oft fehlen jegliche Symptome: stille Feiung; teils besteht lediglich ein leichter grippaler Infekt. Das Exanthem ist relativ typisch. Es beginnt nach einer Inkubationszeit von 6–14 (u. U. 4–20) Tagen im Gesicht. Die Rötung von Wangen und Nasenrücken bildet hier eine Schmetterlingsfigur und kontrastiert damit zu dem blassen Munddreieck. Später treten ring- und girlandenförmig angeordnete Flecke an den Streckseiten der oberen und unteren Gliedmaßen und an den Gesäßbacken auf. Die übrigen Körperstellen, z. B. der Rumpf, sind häufiger exanthemfrei (im Gegensatz zum ähnlich aussehenden Erythema anulare des rheumatischen Fiebers mit bevorzugtem Befall des Rumpfes). Die Infektiosität beginnt viele Tage vor dem ersten Krankheitszeichen, also schon in der Inkubationszeit, und erlischt mit Ausbruch des Exanthems; Patienten mit aplastischer Krise (s. u.) sind länger ansteckend. Das Exanthem der Ringelröteln bleibt gewöhnlich 1 bis mehrere Wochen bestehen, wobei die Ausprägung wechseln kann. Der Ausschlag kann sogar völlig schwinden und nach Stunden oder Tagen, ja selbst noch nach vielen Wochen, teils infolge Hautreizungen (warmes Bad, Sonnenbestrahlung u. a.) erneut in Erscheinung treten.

Bei Patienten mit hämolytischen Anämien werden mitunter akute aplastische Krisen (s. S. 165) beobachtet. Besonders beim Erwachsenen kann diese Parvovirusinfektion zu Gelenkerscheinungen (Arthralgien bzw. Arthritis) führen. Über die intrauterine Infektion s. S. 39.

9.3.5 Windpocken (Varizellen)

Ansteckung: Das Windpockenvirus (Varicella-Zoster-Virus) wird sehr leicht übertragen. Selbst über größere Entfernungen kann es mit dem Wind weitergetragen werden und zur Ansteckung führen (daher der Name Windpocken). Infektionen nicht nur von Bett zu Bett, sondern auch von Zimmer zu Zimmer (durch offenstehende Türen, Türritzen, Schlüssellöcher), ja sogar von einem Stockwerk zum anderen (durch offene Fenster, den Speiseaufzug oder Fahrstuhlschacht) kommen vor (fliegende Infektion). Das Virus ist sehr hinfällig.

Wie bei den Masern kommen für die Übertragung nur Kranke in Frage und nicht Gegenstände und gesunde Keimträger; „Lüften" ist nicht nötig (s. S. 375).

Die Empfänglichkeit für Windpocken ist sehr groß. Fast jeder macht die Krankheit als Kind durch („Kinderkrankheit"). Die Ansteckung beginnt 1–2 Tage vor dem allerersten Auftreten des Ausschlags. Schon eine Woche später bzw. mit Eintrocknen der letzten Bläschen ist die Übertragbarkeit praktisch erloschen, eine Übertragung im Borkenstadium ist kaum zu erwarten. Die strikte

Isolierung bis zum Abfallen der letzten Borke ist nicht erforderlich (nur Patienten mit bestimmten Formen von Abwehrschwäche sind länger ansteckend); denn der Schorf enthält keine vermehrungsfähigen Viren. Windpocken hinterlassen fast stets eine lebenslange Immunität (Näheres s. Herpes zoster, S. 380).

Inkubationszeit: 10–21 (ausnahmsweise bis 28) Tage, nach Gabe von Varizella-Zoster-Immunglobulin, ebenso bei Hinzutreten einer zweiten Infektion während der Inkubationszeit Verlängerung, nämlich bis zu 32 Tagen, Verkürzung (Inkubationszeit von 9–10 [–15] Tagen) bei konnatalen Windpocken.

Prodromalstadium: Dieses 1–2 Tage dauernde Stadium tritt kaum in Erscheinung. Gelegentlich wird über Kopfschmerzen oder Mattigkeit geklagt. Selten wird wenige Stunden vor Ausbruch des eigentlichen Ausschlags ein scharlachartiges „Vor-Exanthem", der sogenannte Varizellen-Rash, beobachtet.

Hauptkrankheit: Es treten schubweise bis zu etwa einer Woche lang stecknadelkopf- bis linsengroße Knötchen auf, die sich schnell vergrößern. In ihrer Mitte bildet sich ein wasserklares („Wasser"-pocken = Windpocken), zartes, teils heftig juckendes Bläschen, dessen Inhalt sich trüben kann (Pustel), das teils eine Delle zeigt und relativ schnell eintrocknet (Abb. 17.23). Dabei entsteht ein brauner Schorf, der nach etwa 7 bis 10 Tagen abfällt. Bei unkompliziertem Verlauf hinterlassen die Bläschen keine Narben. Durch den schubweisen Verlauf der Krankheit finden sich gleichzeitig verschiedene Stadien des Ausschlags, nämlich unterschiedlich große Knötchen und Bläschen, die letzteren sind zum Teil schon eingetrocknet und tragen einen Schorf.

Dieses für die Windpocken charakteristische Nebeneinander frischer und älterer Effloreszenzen verschiedener Größe ergibt ein buntes Exanthem (im Unterschied zu den ausgerotteten Pocken, s. S. 381).

Fieber kann fehlen oder mehr oder weniger stark ausgeprägt sein. Das Exanthem erscheint dann etwa auf dem Höhepunkt des Fiebers, das während des Aufschießens weiterer Effloreszenzen bestehenbleiben kann (bei den Pocken ging dagegen der Exanthemausbruch mit einem Fieberabfall einher). Die Zahl der entstehenden Bläschen ist sehr unterschiedlich, der ganze Körper kann befallen sein, besonders Gesicht, behaarter Kopf (im Gegensatz zum Strophulus, s. S. 294) und Rumpf; die Gliedmaßen sind dagegen weniger betroffen. Auch auf der Mundschleimhaut – wiederum im Gegensatz zum Strophulus – können sich kleine Bläschen entwickeln, die sich jedoch sehr schnell in kleine Geschwüre verwandeln. Daneben sind unter Umständen andere Schleimhautbezirke befallen, nämlich Augenbindehaut sowie Schleimhaut der Genitalien und des Kehlkopfs. Im zuletzt genannten Falle kommt es zum Krupp mit gefährlichen Erstickungsanfällen. Über das embryo-fetale Varizellen-Syndrom s. S. 39, über die konnatalen Varizellen s. u.

Komplikationen: Sie sind selten. Eine gleichzeitig vorhandene Tuberkulose kann einen ungünstigen Verlauf nehmen. Durch Kratzen entstehen Eiterungen (bakterielle Superinfektion), was besonders für schwächliche, dystrophe Kinder unangenehme Folgen haben kann (in die Tiefe gehende Infiltrate mit gangränöser Umwandlung und Zurückbleiben häßlicher Narben, u. U. Sepsis). Mitunter machen Windpockenpusteln durch ihren Sitz Beschwerden (Auge, Scheide, Kehlkopf, s. o.). Gelegentlich kommt es zu einer *Enzephalitis,* wobei teilweise vornehmlich das Kleinhirn befallen ist *(Zerebellitis),* es besteht oft eine Ataxie (s. S. 415). Verhängnisvoll wirkt sich aus, wenn die Windpocken bei einem Kind auftreten, das wegen einer anderen Erkrankung seit langem Kortikoide einnimmt. Die Windpocken gehen hier mit Hautblutungen einher *(hämorrhagische Windpokken),* und der tödliche Ausgang ist häufig nicht zu verhindern (hämorrhagische Windpocken kommen gelegentlich auch einmal bei sonst gesunden Kindern vor und müssen dann nicht diese ernste Prognose haben). *Windpockenpneumonien* sind unter Kortikoidtherapie – ganz selten auch sonst (z. B. bei Jugendlichen und Erwachsenen) – beobachtet worden. Über das *Reye-Syndrom* s. S. 387.

Prophylaxe: Bei Kontakt mit Windpocken beginnt die Isolierung vom 8. Inkubationstag an, über die Dauer der Ansteckung s. S. 377. In bestimmten Situationen sind die Windpocken, wie gerade ausgeführt worden ist, sehr gefährlich, und es sollte dann unbedingt versucht werden, die Krankheit zu unterdrücken oder zumindest den Verlauf günstig zu beeinflussen. Dies gilt nicht nur für Patienten, die Cortison o. ä. erhalten (Leukämie-Patienten etc.), sondern auch für Neugeborene, deren Mütter 5 Tage vor bis 2 Tage nach der Entbindung an Windpocken erkrankt sind – mütterliche (das Kind schützende) Antikörper sind hier zum Zeitpunkt der Entbindung noch nicht produziert worden. Unter diesen Umständen verlaufen die hämatogen auf den Fetus übertragenen Windpocken beim Neugeborenen sehr schwer *(konnatale Varizellen);* es erkrankt zwischen dem

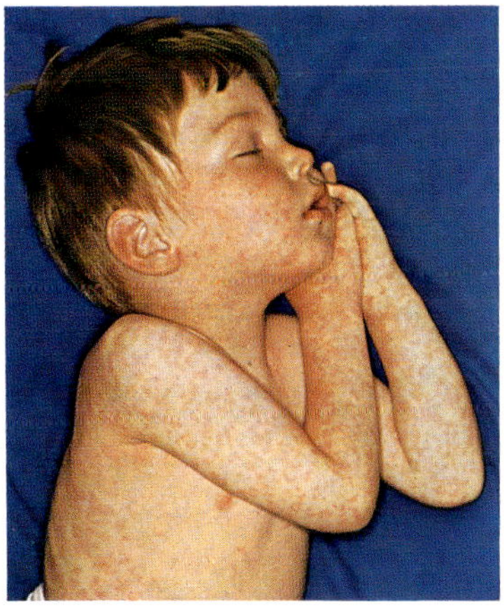

Abb. 17.21 Masern.

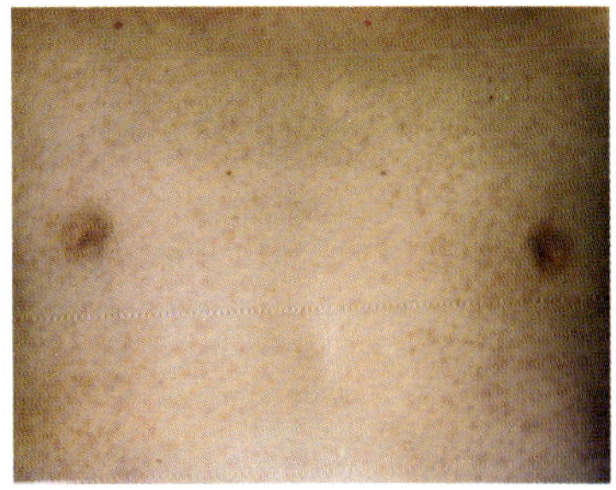

Abb. 17.22 Röteln.

a

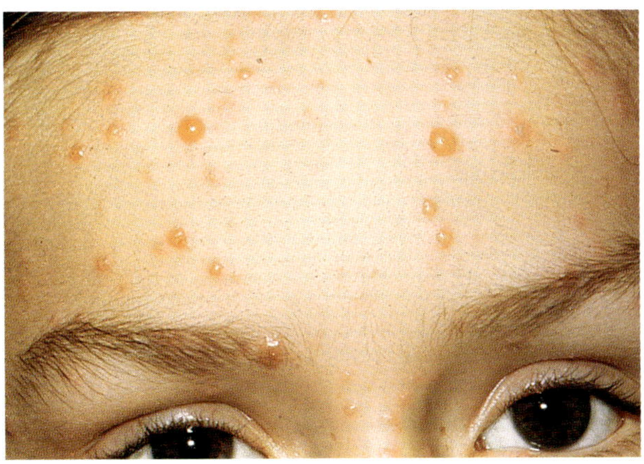

b

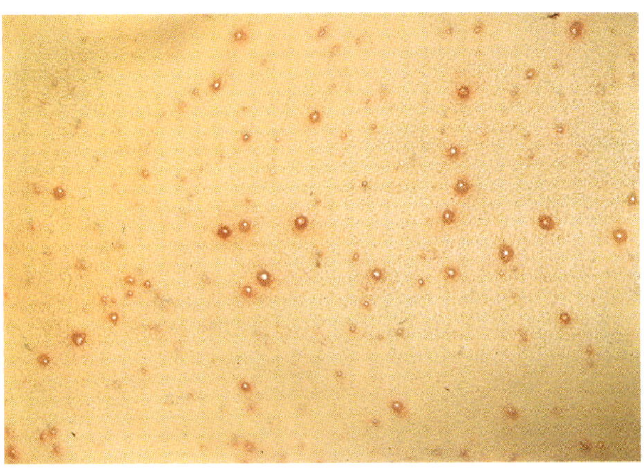

◀ **Abb. 17.23 a, b** Windpockenexanthem an Gesicht (**a**) und Stamm (**b**). (Aus: Oehme, J., Stehr, K., Wolf, H.: Infektionskrankheiten. In: W. Catel: Das gesunde und das kranke Kind. Hrsg. von E. Gladtke, J. Oehme, J. Schaub. 12. Auflage, Thieme, Stuttgart 1983.)

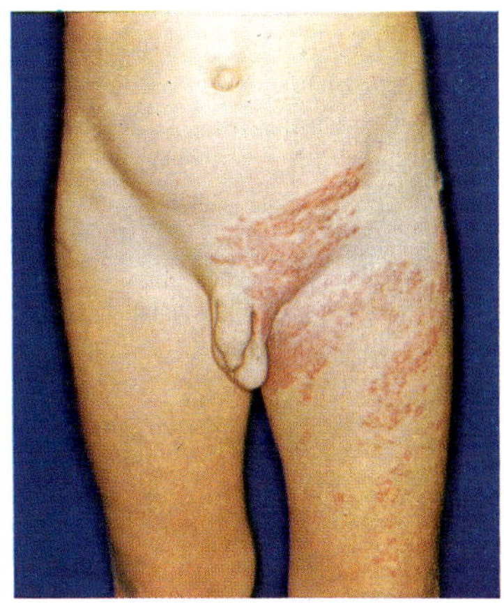

Abb. 17.24 Gürtelrose.

1. (–5.) und 10. (–12.) Lebenstag, die Sterblichkeit ist hoch (etwa 30%). Windpocken sind auch für die unreiferen Frühgeborenen gefährlich, selbst wenn die Mutter schon Windpocken durchgemacht hat (Antikörper sind noch nicht zum Kind gelangt). In all diesen Fällen bewährt sich nach Windpockenkontakt die Injektion des **Varizella-Zoster-Immunglobulins.** Sind seit dem Kontakt mit Windpocken mehr als 3 Tage vergangen – die Immunglobulingabe käme dann zu spät – oder sind bei den gefährdeten Patienten die Windpocken sogar schon ausgebrochen, ist die i. v. Infusion von **Zovirax**® (Aciclovir), eine antivirale Substanz, erfolgversprechend. Fehlt eine solche Gefährdung (infiziert sich z. B. ein reifes Neugeborenes erst nach der Geburt), sind diese prophylaktischen (bzw. therapeutischen) Maßnahmen nicht angezeigt. Über die **Windpockenimpfung** s. S. 327, 334.

Behandlung: Bei heftigem Juckreiz ist Bepinseln (z. B. mit Tannosynt-Lotio oder 5%iger Kaliumpermanganat-Lösung) erforderlich. Keine feuchten Umschläge verwenden, da sie das Eintrocknen der Bläschen verzögern. Teils werden juckreizstillende Medikamente eingesetzt. Die Fingernägel sind kurz zu halten. Bei bakterieller Superinfektion werden Antibiotika gegeben. Bei gangränösen Veränderungen hat sich Perubalsam bewährt. Risikopatienten erhalten Zovirax (s. o.).

9.3.6 Gürtelrose
(Zoster, Herpes zoster)

Ansteckung: Die Gürtelrose wird ebenfalls durch das Virus der Windpocken hervorgerufen, die Infektiosität ist jedoch geringer (der Zoster gehört nicht zu den fliegenden Infektionen – nur der sog. generalisierte Herpes zoster, der klinisch wie Windpocken aussieht, ist sehr infektiös). Beim *ersten* Kontakt kommt es stets zu Windpocken. Bei schlechter Ausbildung bzw. Nachlassen der Immunität, also z. B. nach sehr leichter Erkrankung (Varizellen im 1. Lebensjahr bzw. – meist symptomlos verlaufende – intrauterine Infektion) oder lange zurückliegenden Windpocken, aber auch infolge Immunsuppression kann sich eine Gürtelrose entwickeln, und zwar schon beim jungen Kind (im zuletzt genannten Fall, also z. B. bei der zytostatisch behandelten Leukämie, sogar mehrfach – selbst Windpocken können unter derartigen Bedingungen wiederkehren). Wenn eine Gürtelrose auftritt, dann sind die seit der ursprünglichen Infektion noch im Organismus (in Ganglienzellen) vorhandenen („schlafenden") Windpockenviren dafür verantwortlich. Eine solche *(endogene) Reaktivierung* kann auch z. B. durch einen Schlag provoziert werden. Einen Zoster durch erneuten Kontakt mit dem Virus, etwa bei Nachlassen der Immunfunktion, also eine *Reinfektion von außen* (exogen) dürfte eine extreme Rarität sein.

Krankheitsbild: In einem von einem bestimmten Nerv versorgten Hautbezirk entwickeln sich fast immer einseitig dichtstehende Bläschen (Abb. 17.24). Sie gehen nur wenig über die Mittellinie hinaus. Am häufigsten ist der Befall des Rumpfes („halber" Gürtel), auch Hirnnervengebiete können betroffen sein. In dem befallenen Hautareal treten schon kurz vor Sichtbarwerden der Bläschen Schmerzen auf, die besonders beim Erwachsenen äußerst heftig sein können.

Behandlung: Tannosynt-Lotio, bei schwerem Verlauf (z. B. Immunschwäche) Zovirax® (Aciclovir).

9.3.7 Pocken
(echte Blattern, Variola vera)

Die Pocken gehörten zu den gefährlichsten Seuchen (Sterblichkeit rund 50%) und galten bis zur Mitte des vorigen Jahrhunderts als eine der verheerendsten Infektionskrankheiten („Geißel der Menschheit"). Das hat sich durch die Pockenschutzimpfung grundlegend geändert. Die Pocken sind inzwischen ausgerottet (die letzte Erkrankung war im Oktober 1977, s. S. 324). Es soll trotzdem an diese Erkrankung – auch im Hinblick auf die Differentialdiagnose zu den Windpocken – erinnert werden.

Ansteckung: Das Virus wurde durch Tröpfchen übertragen, ferner durch die Luft („fliegende Infektion") und durch den Staub des Krankenzimmers (indirekte Übertragung, auch eingetrocknetes Virus war lange infektiös!). Die sich entwickelnde Immunität war lebenslang.

Inkubationszeit: (5 –) 8 bis 18 (– 21) Tage.

Prodromalstadium: Es ging mit hohem Fieber und Krankheitsgefühl einher und dauerte 2 bis 3 Tage.

Hauptkrankheit: Dann (also am 3. oder 4. Krankheitstag) entwickelten sich unter vorübergehendem Fieberabfall sehr dichtstehende, tiefsitzende Knötchen. Rund 4 Tage lang schossen immer neue Effloreszenzen auf, und zwar zunächst im Gesicht und auf der Kopfhaut, später an den Gliedmaßen (deren Enden stets besonders stark betroffen waren) und am Rumpf, der weniger befallen war (im Gegensatz zu den Windpocken, wo der Rumpf stärker betroffen ist als die Gliedmaßen). Handinnenflächen und Fußsohlen blieben nie verschont. Die Papeln verwandelten sich schnell in Bläschen (klarer Inhalt), diese wiederum in Pusteln (eitrig-trüber Inhalt) mit einer Delle.

Die später auftretenden Effloreszenzen entwikkelten sich schneller, so daß sich alle – nach einem anfänglich bunten Bild – nach etwa 4 Tagen im gleichen Stadium befanden (im Gegensatz zu den Windpocken, s. S. 378).

Bei günstigem Verlauf trockneten die Pusteln unter Krustenbildung ab. Nach dem Abfall der Krusten blieben Pockennarben zurück. Eine besonders gefährliche Form waren die **hämorrhagischen Pocken (schwarze Blattern)** mit Blutungen in die Pusteln (sie sahen dadurch schwarz aus) und Schleimhautblutungen. Sehr leicht verliefen dagegen die Pocken bei Geimpften, falls die Krankheit überhaupt anging. Diese infektiöse Krankheit wird **Variolois** genannt. Hiervon zu unterscheiden ist die **Alastrim,** eine den Pocken ähnliche, aber sehr viel leichter verlaufende Krankheit, die durch ein anderes Virus hervorgerufen wird. Variolois und Alastrim können leicht mit Windpocken verwechselt werden.

Katzenpocken werden durch eine Variante der Pockenviren verursacht (sie sind mit den Kuhpockenviren verwandt) und wurden früher durch die Pockenimpfung ebenfalls verhindert. Bei Menschen, die Immunsuppressiva erhalten oder eine Immunschwäche haben, können Katzenpockenviren ein schweres, teils tödliches Krankheitsbild hervorrufen (eine Zoonose). Aber auch gesunde Kinder können die Erkrankung bekommen. Es wird deshalb empfohlen, die Kinder nur mit solchen Katzen spielen zu lassen, bei denen durch eine entsprechende Untersuchung nachgewiesen wurde, daß sie frei von Katzenpocken sind.

9.3.8 Mumps (Ziegenpeter, Parotitis epidemica)

Ansteckung: Das Mumpsvirus wird durch Tröpfcheninfektion übertragen. Auch eine 3. Person kann, wenn auch nur über eine sehr kurze Entfernung, die Krankheit weitertragen. Die Patienten sind schon vier Tage vor der Anschwellung der Ohrspeicheldrüse ansteckend und bleiben es bis zu 7 (– 9) Tagen nach Beginn der Drüsenschwellung. Die Empfänglichkeit ist groß. Etwa ein Drittel der noch nicht immunen Bevölkerung erkrankt nach dem Kontakt nur inapparent oder mit kaum erkennbaren Krankheitszeichen. Die Krankheit hinterläßt eine dauerhafte Immunität.

Inkubationszeit: 8–35, im Durchschnitt 18–21 Tage.

Prodromalstadium: 1–2 Tage bestehen uncharakteristische Symptome wie Hals- und Kopfschmerzen, Mattigkeit und Unlust, doch können jegliche Vorboten fehlen.

Krankheitsbild: Es kann sehr unterschiedlich sein. Fieber kann bestehen, es gibt aber auch fieberfreie Verläufe. Am häufigsten kommt es zu einer teigigen, leicht schmerzhaften Schwellung der Ohrspeicheldrüse einer oder beider Seiten (daher der Name „Parotitis" epidemica). Entsprechend der Lokalisation der Ohrspeicheldrüse liegt die Schwellung vor dem Ohr und unterhalb der Ohrmuschel (Abb. 17.25). Das Ohrläppchen steht in ausgeprägteren Fällen ab. Auch die anderen Speicheldrüsen – selbst die Bauchspeicheldrüse – können gemeinsam mit der Ohrspeicheldrüse oder auch einzeln erkranken. Eine *Pankreatitis* tritt gar nicht selten auf, die meist folgenlos abheilt, gelegentlich aber beim Zustandekommen des Typ-I-Diabetes mitwirkt (wie auch andere Viren, s. S. 99). Weitere Organe können betroffen sein. Die schmerzhafte Hodenentzündung (*Orchitis,* Abb. 17.26) kommt erst bei der Infektion während und nach der Pubertät vor, und zwar bei rund 25 % der männlichen Patienten. Tritt die Orchitis doppelseitig auf, was in etwa 30 % der Fall ist, kann es mitunter zur Sterilität kommen. Selten und ungefährlich ist die *Eierstockentzündung.* Ferner gibt es hier – und bei einigen anderen Infektionskrankheiten – gelegentlich den Befall der Schilddrüse (*Thyreoiditis*). Etwa ein Drittel aller Mumpskran-

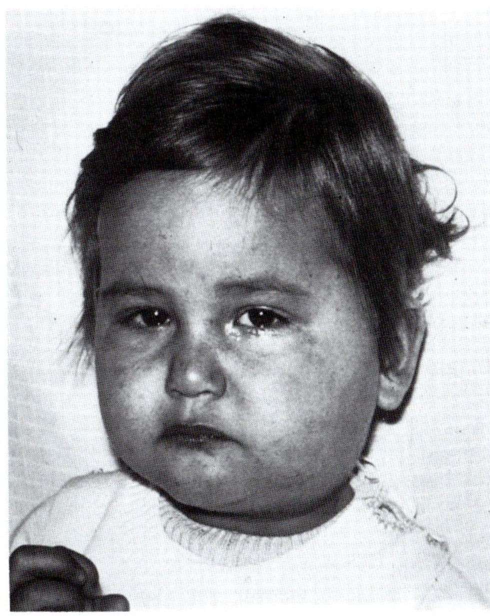

Abb. 17.25 Kleinkind mit linksseitiger Parotitis, übellaunig. (Aus: OEHME, J., STEHR, K., WOLF, H.: Infektionskrankheiten. In: W. CATEL: Das gesunde und das kranke Kind. Hrsg. von E. GLADTKE, J. OEHME, J. SCHAUB. 12. Auflage, Thieme, Stuttgart 1983.)

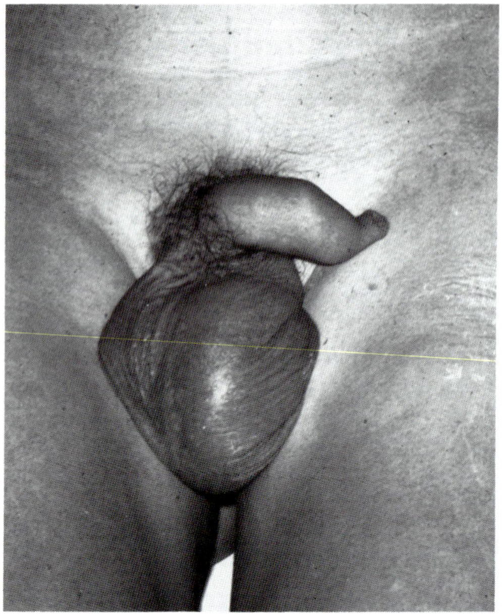

Abb. 17.26 Orchitis bei einem 11jährigen Jungen. (Aus: OEHME, J., STEHR, K., WOLF, H.: Infektionskrankheiten. In: W. CATEL: Das gesunde und das kranke Kind. Hrsg. von E. GLADTKE, J. OEHME, J. SCHAUB. 12. Auflage, Thieme, Stuttgart 1983.)

ken zeigt eine Zell- und Eiweißvermehrung im Liquor. Meningitische Zeichen können bei dieser harmlosen *serösen Meningitis* fehlen, sie können aber auch mehr oder weniger deutlich ausgeprägt sein. Gar nicht selten ist eine Mumpsmeningitis ohne sonstige Hinweise auf eine Mumpserkrankung, insbesondere ohne eine Parotitis. Unangenehmer verläuft die *Mumps-Meningoenzephalitis* (Benommenheit, Krämpfe u. a.). Gleichgewichtsstörungen, Schwerhörigkeit, ja sogar Taubheit kommen vor. Eine Mumpsarthritis findet sich überwiegend bei Erwachsenen (S. 279).

Diagnose: Der Amylasewert im Blut ist meist erhöht. Beweisend ist ein entsprechender Anstieg des Titers der Mumps-Komplementbindungsreaktion im Serum bei mehrfacher Blutentnahme in ein- bis mehrwöchigem Abstand (wichtig z. B. bei seröser Meningitis ohne sonstige Erscheinungen). Die ebenfalls teigige Halsschwellung bei toxischer Diphtherie hat zwar gewisse Ähnlichkeit mit der Parotitis, geht aber mit typischen Rachenveränderungen einher, so daß eine Verwechslung nicht vorkommen dürfte bzw. nicht vorkommen darf.

Behandlung: Ist eine Orchitis aufgetreten, so können Kortikoide (Prednison u. a.) gegeben werden. Der Hodensack muß hochgelagert werden. Ansonsten beschränkt sich die Pflege Mumpskranker auf Sauberkeit der Mundhöhle (unter Umständen Spülungen) und feuchtwarme Umschläge bzw. Ölwattepackungen der geschwollenen Gesichtsseite. Flüssigbreiige Kost wird von den Kindern bevorzugt.

Prophylaxe: Mumpsimpfung (s. S. 332).

9.3.9 Akute infektiöse Lymphozytose

Diese seltene Infektionskrankheit ist wahrscheinlich virusbedingt und kommt hauptsächlich im Kindesalter vor. Die allgemeinen Krankheitszeichen sind oft nur gering (leichtes Fieber, Mattigkeit etc.). Bronchitiden und Durchfälle, gelegentlich auch kleinfleckige Exantheme, werden beobachtet. Charakteristisch ist eine Leukozytose von 40000–50000 (teils bis zu 100000) Zellen/µl („leukämoide Reaktion") mit 60% – 97% Lymphozyten. Veständlicherweise wird differentialdiagnostisch eine Leukämie erwogen. Die akute infektiöse Lymphozytose hat eine gute Prognose. Eine Therapie erübrigt sich.

9.3.10 Pfeiffersches Drüsenfieber
(infektiöse Mononukleose, Monozytenangina)

Ansteckung: Das Virus (*Epstein-Barr-Virus = EBV*) wird durch Tröpfcheninfektion und durch direkten Kontakt übertragen. Die meisten Menschen werden vom EBV infiziert.

Inkubationszeit: 8 bis 30 (– 60) Tage.

Krankheitsbild: Es ist charakterisiert durch Fieber, Tonsillitis (Abb. 17.27, S. 392), generalisierte Lymphknotenschwellung, wobei die Halslymphknoten besonders betroffen sind, Milz- und evtl. Lebervergrößerung, teils ein Exanthem. Eine Hepatitis mit und ohne Gelbsucht kommt vor, teils sogar ohne sonstige Zeichen des PFEIFFERschen Drüsenfiebers. Andere Komplikationen sind Milzruptur, Meningoenzephalitis, Myokarditis, Pneumonie etc.

Diagnose: Beweisend ist der EPSTEIN-BARR-Virus-Antikörper-Nachweis im Serum, von Nutzen ist auch der Nachweis sog. heterophiler Antikörper (*Paul-Bunnell-Reaktion, Mono-Test*). Es besteht meist eine Leukozytose. Das Differentialblutbild ist in typischer Weise verändert: mindestens 60% – oft über 80% – mononukleäre Zellen (Lymphozyten, Monozyten und ähnliche Zellen, die „atypische" Lymphozyten[35] oder PFEIFFER-Zellen genannt werden). Das Blutbild ist von großem Nutzen bei der Abgrenzung gegenüber der Diphtherie und der Streptokokken-Tonsillitis, wo ähnliche Veränderungen im Rachen und Halslymphknotenvergrößerungen gefunden werden.

Es besteht – wenn auch nur sehr selten – ein Zusammenhang mit der Entstehung maligner Tumoren (Nasopharyngealkarzinom, BURKITT-Lymphom u. a.).

Behandlung: symptomatisch, Antibiotika bei Superinfektion (kein Amoxicillin bzw. Ampicillin, s. S. 291).

9.3.11 Virushepatitis

Bei einer Reihe von Erkrankungen kann es zur Hepatitis kommen, z. B. – wie gerade erwähnt – im Rahmen des PFEIFFERschen Drüsenfiebers, aber auch bei der Zytomegalie, der Coxsackie-B-Virusinfektion, bei Herpes-Virusinfektionen u. a. Weiterhin gibt es neben den durch Hepatitis-A- und Hepatitis-B-Virus hervorgerufenen Erkrankungen Hepatitisformen, bei denen das Hepatitis-C-, D- bzw. E-Virus eine Rolle spielt. Während das *A- und E-Virus* überwiegend fäkal-oral übertragen wird (kurze Inkubationszeit) – hier gibt es keinen chronischen Verlauf und auch keinen Übergang in ein Leberzellkarzinom –, ist für die *B-, C- und D-Viren* u. a. der parenterale Weg typisch (lange Inkubationszeit) mit der Gefahr des Chronischwerdens und der Entstehung eines Leberzellkarzinoms. (Ebenso kann das erst kürzlich entdeckte Hepatitis-G-Virus, das HGV, auch über das Blut übertragen werden.) Für die serologisch-virologische Differentialdiagnose existiert die nobelpreisgekrönte, extrem empfindliche *Polymerase-Kettenreaktion (PCR)*[36].

[35] Das EBV vermehrt sich in den B-Lymphozyten. Daraufhin beginnen spezielle T-Lymphozyten zu proliferieren. Diese aktivierten T-Zellen sind identisch mit den sog. atypischen Lymphozyten.

[36] Die PCR ist ein gentechnologisches Verfahren, das im Reagenzglas („in vitro") innerhalb weniger Stunden eine milliardenfache Vervielfältigung von Desoxiribonukleinsäureteilen erlaubt. Mit Hilfe einer solchen Kettenreaktion können auch Ribonukleinsäuren erfaßt werden. So gelingt z. B. der Nachweis einer Virusinfektion selbst bei geringem Ausgangsmaterial (nur wenige Viren), und zwar eher und sicherer als mit Antikörpertests. Die PCR dient übrigens nicht nur zur Identifizierung der verschiedensten Viren und Bakterien, sondern auch zur Erkennung von Gendefekten (z. B. im Chorionzottenbiopsiematerial) und wird in der Gentherapie eingesetzt.

Hepatitis A

Ansteckung: Das Hepatitis-A-Virus wird schon etwa 2 Wochen vor (!) Auftreten der Gelbsucht, d. h. bevor die Patienten isoliert werden, mit dem Stuhl ausgeschieden. Dadurch erhöht sich die Ansteckungsgefahr. Übertragung auf fäkal-oralem Wege, und zwar durch Schmierinfektion, was bei Kindern häufiger ist als bei Erwachsenen, durch Verseuchung von Abwässern, Trinkwasser, Lebensmitteln, einschließlich kontaminierter, ungenügend gekochter Muscheln, und Gegenständen (z. B. Bücher). Weiterhin können Fliegen bei der Übertragung eine Rolle spielen. Epidemien in Familien und Heimen sind nicht ungewöhnlich (Hepatitis „epidemica"). Über die epidemiologische Situation s. auch S. 333. Eine parenterale Übertragung wie z. B. bei der Hepatitis B (s. u.) ist hier sehr unwahrscheinlich und kommt nur äußerst selten vor (es gibt eine kurze Virämiephase am Ende der Inkubationszeit). Eine vertikale Übertragung (kurz vor oder unter der Geburt) ist extrem selten. Bei Auftreten der Symptome ist das Hepatitis-A-Virus (HAV) meist nicht mehr im Stuhl nachweisbar. Allenfalls bis zum Beginn der 3. Krankheitswoche muß gelegentlich noch mit infektiösem Stuhl gerechnet werden. Spätestens danach kann die Isolierung aufgehoben werden. Es entwickelt sich eine wahrscheinlich lebenslange Immunität.

Inkubationszeit: 15–45 Tage, im Mittel 4 Wochen.

Prodromalstadium: Dauer meist 3–4 Tage, eventuell auch länger. In diesem Stadium beobachten wir Müdigkeit, Appetitlosigkeit, Übelkeit, Erbrechen, mitunter Durchfall oder Verstopfung, Leibschmerzen, manchmal auch Schmerzen im Hinterkopf und Gliederschmerzen.

Hauptkrankheit: Sie beginnt mit Auftreten der Gelbsucht (Ikterus). Die vorher genannten Beschwerden gehen dabei relativ schnell zurück. Die Gelbfärbung betrifft Haut und Schleimhäute und ist besonders deutlich an den Augen (Skleren) zu erkennen. Der Stuhl ist grauweiß bis weiß (acholisch infolge fast oder völlig fehlender Gallenfarbstoffausscheidung) und fettglänzend (mangelnde Fettverdauung durch das Fehlen der Gallensäuren im Darm). Der hohe Gallenfarbstoffgehalt des Urins führt zu einer bierbraunen Farbe. Im allgemeinen dauert die Krankheit 2–6 Wochen.

Es gibt aber auch sehr leichte, kaum erkennbare Krankheitsverläufe, wobei der Ikterus völlig fehlt. Diese *anikterische Form* ist bei Kindern besonders häufig, in den ersten 5 Lebensjahren ist dies sogar die Regel; die Symptome nehmen mit dem Alter zu.

Das andere Extrem ist der bei Erwachsenen gelegentlich beobachtete und im Kindesalter äußerst seltene Übergang in eine *fulminante Hepatitis* (fulminant bedeutet blitzartig), d.h. eine *akute Lebernekrose* (Leberschwund), die mit einer hohen Sterblichkeit einhergeht. In allen anderen Fällen heilt die Erkrankung aus. Ein chronischer Verlauf, etwa die Entwicklung einer Leberzirrhose, kommt bei der Hepatitis A nicht vor, ebensowenig eine Umwandlung in ein Leberzellkarzinom. Die Prognose darf als gut bezeichnet werden.

Diagnose: Sie ergibt sich aus dem klinischen Bild, der Stuhl- und Urinfarbe, dem Bilirubinnachweis im Urin und der positiven Urobilinogenprobe im Urin. Von besonderem diagnostischem Wert ist die Erhöhung der Transaminasen im Serum (GPT und GOT). Sie ist schon einige Zeit vor Auftreten der klinischen Erscheinungen nachweisbar. Diese Untersuchung ist deshalb für die Frühdiagnose geeignet. Anikterische Formen werden hauptsächlich durch die Bestimmung von GPT und GOT erkannt. Teilweise sind die Transaminasen nach einigen Wochen, ohne daß erneut Krankheitszeichen auftreten, noch einmal für kurze Zeit erhöht.

Das Vorliegen einer Hepatitis A kann durch die serologische Bestimmung der Antikörper (vom IgM-Typ) gegen Hepatitis-A-Viren bewiesen werden. Dieses Anti-HAV-IgM ist bereits beim Auftreten der ersten Symptome im Serum nachweisbar. Ebenfalls möglich, aber kaum noch aktuell, ist der Virusnachweis im Stuhl (HAV).

Behandlung: Bettruhe wird als angenehm empfunden, hat aber kaum Einfluß auf den Krankheitsverlauf. Strenge Diätvorschriften sind überflüssig, eine fettarme Kost ist jedoch anfangs sinnvoll.

Prophylaxe: Wichtig sind entsprechende hygienische Maßnahmen in Endemiegebieten. Bewährt haben sich die Hepatitis-A-Impfung (S. 333) und die Injektion von Gammaglobulin (s. S. 323). Die Patienten werden höchstens bis zum Beginn der 3. Woche isoliert (s. o. unter „Ansteckung“). Die Meldepflicht betrifft Krankheit und Tod.

Hepatitis B (Inokulationshepatitis, Serumhepatitis, Transfusionshepatitis)

Ansteckung: Das Virus B wird durch ungenügend sterilisierte Instrumente übertragen bzw. inokuliert („Inokulationshepatitis“). Übertragung durch Spritzen und Kanülen ist möglich, aber vermeidbar. Kleinste Blut- und Serumspuren, die an den Instrumenten haften, reichen für die Übertragung aus („Serumhepatitis“). Transfusionen und Austauschtransfusionen mit virushaltigem Blut können zur Hepatitis führen („Transfusionshepatitis“ bzw. „Posttransfusionshepatitis“), ebenso eine Plasmainfusion. In all den Fällen sprechen wir von *parenteraler Übertragung*.

Das Blut dieser Patienten ist hochinfektiös.

Das Virus B wird gelegentlich sogar – wie das Virus A – *über das Nasen-Rachen-Sekret* bzw. den Speichel übertragen, ferner über die Samenflüssigkeit und den Vaginalschleim. Die Infektion kann also auch auf genitalem Wege erfolgen *(Intimkontakt)*. Nur wenig infektiös sind Tränen und Urin, der Stuhl (ohne Blutbeimengungen) ist dagegen frei von Viren (eine fäkal-orale Infektion gibt es demnach nicht).

Wichtig ist die *vertikale Übertragung*. Darunter verstehen wir die Übertragung des Hepatitis-B-Virus von der Mutter auf das Kind während der Geburt (infektiös sind das mütterliche Blut, der Vaginalschleim und in geringerem Maße auch das Fruchtwasser) bzw. kurz danach – eine diaplazentare Übertragung in den letzten Schwangerschaftsmonaten kommt nur höchst selten vor. In der Muttermilch sind gelegentlich Hepatitis-B-Viren enthalten.

Die Hepatitis-B-Viren führen nicht direkt zur Erkrankung, d.h. sie schädigen die Leberzellen nicht, sondern die Zellzerstörung ist das Resultat der Auseinandersetzung des Organismus mit den Viren (Näheres s. S. 311). Die sich entwickelnde Immunität ist unterschiedlich lang. Über die Dauer der Ansteckungsfähigkeit s. weiter unten.

Inkubationszeit: 45–180 Tage (also trotz direkter Einverleibung der Viren ins Blut länger als bei der Hepatitis A).

Krankheitsbild und Verlauf:

Akutes Stadium. Die Symptome im *akuten Stadium* können ähnlich sein wie bei der Hepatitis A. Die Prognose ist auch hier im allgemeinen gut.

Chronische Verläufe. Doch gibt es im Gegensatz zur Hepatitis A *chronische Verläufe*, und zwar im Erwachsenenalter und beim älteren Kind in etwa 5–10% der Fälle. Bei vertikaler Übertragung von der Mutter auf das Kind verlaufen 90% chronisch, bei Infektion im Säuglingsalter 60–80% und im Kleinkindalter 30–40%. Eine solche Entwicklung ist zu befürchten, wenn sich der Patient nach 3–4 Monaten nicht erholt hat und die Transaminasen auch dann noch stark erhöht sind. Daneben gibt es eine chronische Hepatitis B ohne vorausgegangenes akutes Stadium. Wir unterscheiden eine *chronisch-persistierende* und eine *chronisch-aktive (chronisch-aggressive)* Hepatitis. Die letztere kann in eine *Leberzirrhose* (s. S. 222) übergehen. Patienten mit chronischer Hepatitis können ansteckend sein.

HBsAg-Träger. Dies gilt auch für solche Personen, die niemals Symptome einer Lebererkrankung boten und selbst histologisch lebergesund sind (*gesunde HBsAG-Träger* = Carrier, s. u.). Der HBsAG-Träger-Status ist dann häufig, wenn die Erkrankung vertikal erworben wird, also zu einer Zeit, wo das Immunsystem noch nicht voll ausgereift ist (kommt aber auch sonst vor); diese Kinder sind dann oft auch HBeAG-positiv (s. u.). Die Carrier können das Virus weiter verbreiten (sog. infektiöser Trägerstatus). Das Serum ist übrigens hier erst ab 2.–4. Lebensmonat positiv (die Inkubationszeit beginnt mit der Geburt). Diese Kinder erkranken gewöhnlich nicht, doch gibt es ganz selten beim jungen Säugling eine fulminante Hepatitis, die fast immer tödlich verläuft. Auch eine chronische Hepatitis kann sich entwickeln mit Übergang in Zirrhose und/oder Leberzellkrebs – letzteres nach 30–50 Jahren (s. S. 333). Das Risiko, an Leberkrebs zu erkranken, ist bei den Carriern 200mal größer als bei den Nichtinfizierten, so erklärt sich die hohe Leberkrebsrate in Ostasien und Afrika.

Gelegentlich findet sich – nur bei Kindern – im Zusammenhang mit der Hepatitis B eine exanthematische Reaktion auf dieses Virus, nämlich die *infantile papulöse Akrodermatitis* (Gianotti-Crosti). Die Hepatitis B verläuft dabei meist anikterisch (ohne Bilirubinerhöhung im Serum). Diese Hautveränderung (dicht stehende Papeln im Gesicht, an den Extremitäten und am Gesäß) kommt auch bei anderen Erkrankungen vor (z. B. bei Infektionen durch Epstein-Barr-Virus und durch Coxsackie-Viren (HBsAg-negatives Gianotti-Crosti-Syndrom).

Diagnose: Am wichtigsten ist hier der Nachweis von HBsAg = Hepatitis-B-Surface-Antigen (Oberflächen-Antigen, es stellt also die Oberfläche des Virus dar, nicht dagegen das Virus selbst und wurde früher Australia-Antigen genannt). Es ist im akuten Stadium fast immer, etwa 2 Monate später aber oft nicht mehr nachweisbar. Ist es auch nach 6 Monaten noch vorhanden, so liegt ein chronischer Verlauf vor: es kann sich um eine chronische Hepatitis B handeln oder um einen gesunden HBsAg-Träger (gesunder „Carrier"), dessen Serum meist ein Leben lang HBsAg enthält.

Die Leberbiopsie ist bei Verdacht auf Chronizität (etwa ab 6 Monate) ein wichtiges Instrument für die Diagnose und die Verlaufsbeurteilung.

Neben dem HBsAg – bei Positivität im Serum wird vorsichtshalber eine Infektiosität angenommen, doch ist dieses Antigen selbst nicht infektiös – kann das HBeAg untersucht werden. Sein Vorhandensein im Serum beweist die Infektiosität. Andererseits bedeutet das Auftreten der entsprechenden Antikörper (Anti-HBs bzw. Anti-HBe), daß die Erkrankung überwunden wird. Allerdings kann das Serum selbst in Gegenwart von Anti HBe (bei fehlendem HBeAg) infektiös sein. Es gibt noch ein 3. Antigen, das im Kern des Virus lokalisiert ist, nämlich das HBcAg (c = core bzw. Kern). Es kommt nur in der Leber, nicht im Serum vor. Der dazugehörige Antikörper (Anti-HBc) ist schon früh im Serum nachweisbar und bleibt dort lange vorhanden. Das komplette Virus B wird Dane -Partikel genannt, das nur elektronenmikroskopisch nachweisbar ist bzw. mit Hilfe der PCR (s. S. 383) erkannt wird.

Behandlung: wie bei Hepatitis A. Manche HBeAg-positiven Patienten mit chronischer Hepatitis B profitieren von einer α-Interferon-Therapie.

Prophylaxe: Nach den weiter oben gemachten Ausführungen kann jetzt auch zur Isolierung Stellung genommen werden. Bleibt das Serum HBsAg-positiv – und dies gilt erst recht beim Nachweis von HBeAg im Serum –, so muß davon ausgegangen werden, daß dieses Blut hochinfektiös ist (in geringerem Umfange sind es auch die entsprechenden Sekrete, s. o.). Selbst zu Beginn der Erkrankung werden die Patienten oft nicht isoliert (bzw. nur bis zum Auftreten von Anti-HBc); denn die Gefahr der Übertragung ist bei Einhaltung der üblichen Vorsichtsmaßnahmen sehr gering. Solche Menschen brauchen auch nicht von Kindergarten und Schule ferngehalten zu werden (allenfalls in Ausnahmefällen, z. B. bei aggressivem Verhalten), doch sollte die Problematik bekannt sein, d. h. bei etwaigen Verletzungen sollten sich die „Kontaktpersonen" bzw. die für sie Verantwortlichen über die hohe Infektiosität des Blutes im klaren sein.

Man bedenke auch, daß viele infiziert sind, ohne es zu wissen (anikterischer Verlauf, unbekannte Carrier) – ihr Blut kann ansteckend sein.

Wichtig für die Prophylaxe ist die ausreichende Sterilisation aller für Blutentnahmen und Injektionen benutzten Kanülen, Spritzen usw. Eine große Bedeutung haben die Verwendung von Einmalgeräten, die gute Überwachung der Blutspender und eine strenge Indikation zur Bluttransfusion sowie die Herstellung praktisch virusfreier Blutextrakte (z. B. für Bluter).

Die Gefahr der Virusübertragung mit der Muttermilch ist gering und seit Einführung der Immunprophylaxe sofort nach der Geburt so unwahrscheinlich, daß nicht mehr vom Stillen abgeraten werden muß.

Nach den *Mutterschaftsrichtlinien* wird jetzt eine HBsAg-Bestimmung aller Schwangeren nach der 32. Schwangerschaftswoche vorgenommen (vorher war ein solches Screening in der Spätschwangerschaft nur auf einen genau definierten, besonders gefährdeten Personenkreis beschränkt). Die Neugeborenen von HBsAg-positiven Müttern (bei uns ist in knapp 1 % mit einem positiven Testergebnis zu rechnen) erhalten eine Hepatitis-B-Impfung (s. S. 333) und Hyperimmunglobulin: über diese Simultanimpfung s. S. 335. (Die Immunprophylaxe kommt übrigens bei den sehr seltenen Fällen zu spät, bei denen die diaplazentare Übertragung schon eine Zeitlang vor der Geburt erfolgt ist.)

Hepatitis D (Delta-Hepatitis)

Das Delta-Agens ist ein defektes Virus, das nur in Kombination mit dem Hepatitis-B-Virus vermehrungsfähig ist – es benötigt die HBsAg-Hülle (Hepatitis-Delta-Virus bzw. Hepatitis-D-Virus). Die Hepatitis D (Delta-Hepatitis) entsteht entweder durch gleichzeitige Aufnahme beider Viren *(Koinfektion)* oder durch nachträgliche „Delta-Infektion" eines HBsAg-Positiven *(Superinfektion)*. Häufig wird dadurch die Prognose der Hepatitis B erheblich verschlechtert, und zwar insbesondere bei Vorliegen einer Superinfektion.

Hepatitis C

Ein Teil der früher als Non-A-Non-B-Hepatitis deklarierten Hepatitiden kann nach dem Auffinden eines weiteren Virus, nämlich des Hepatitis-C-Virus (HCV) als Hepatitis C abgegrenzt werden. Das Hepatitis-C-Virus wird bzw. wurde parenteral übertragen (durch Blut und Blutprodukte wie z. B. Faktor-VIII-Konzentrat für die Hämophilie A). Die Hepatitis C ähnelt im Verlauf der Hepatitis B und ist eine häufigere Ursache der Posttransfusionshepatitis als die Hepatitis B, seitdem alle Blutspender auf Hepatitis-B-Marker untersucht werden. Inzwischen gehört allerdings auch die lückenlose Testung von Blutspendern auf HCV-Antikörper (Antikörper gegen Hepatitis-C-Virus) zum Routineprogramm. Desgleichen sollten die Blutprodukte jetzt sicher sein. Eine perinatale Übertragung (vertikale Infektion) kommt – selten – vor, bei den infizierten Kindern wird aber keine Immunantwort beobachtet (symptomfreier Trägerstatus). Die akute Hepatitis C verläuft teils milder – oft subklinisch – als die akute Hepatitis B. Trotzdem sind chronische Verläufe bei der Hepatitis C häufiger (die Rate liegt bei über 50 %) als bei der Hepatitis B; auch die Entstehung einer Leberzirrhose ist nicht selten wie der Übergang in ein Leberzellkarzinom (es ist nicht ausgeschlossen, daß viele der ursprünglich gesunden Carrier dieses Schicksal erleiden).

Der Nachweis der Hepatitis C erfolgt serologisch.

Hepatitis E

Es handelt sich um eine fäkal-oral übertragene Hepatitisform, die in Indien, Afrika, Rußland, Mittel- und Südamerika endemisch auftritt und durch Nahrungsmittel und Trinkwasser übertragen wird. Sie kommt nur als akute Infektion vor, allerdings ist die Sterblichkeit bei infizierten Schwangeren (fulminanter Verlauf) sehr hoch, nämlich bis zu 20 % (s. auch S. 383).

Hepatitis G

Das erst kürzlich bekannt gewordene Hepatitis-G-Virus (HGV) wird hämatogen (z. B. über Blutspender), venerisch (also durch Sexualkontakte) und vertikal (von der Mutter auf das Neugeborene) übertragen. Der Erreger scheint relativ harmlos zu sein, chronische Verläufe werden vermutet, doch sind noch viele Fragen offen.

Von den Virushepatitiden müssen differentialdiagnostisch die *chronisch-aktive Autoimmunhepatitis* abgegrenzt werden (S. 319) und die *Wilson-Krankheit* (ein seltenes, autosomal rezessives Erbleiden, das den Kupferstoffwechsel betrifft: Das für den Kupfertransport im Blut zuständige Zäruloplasmin ist erniedrigt und die Kupferausscheidung im Urin erhöht; es kommt zu Kupferablagerungen in den verschiedensten Organen und klinisch zu Lebererkrankung, Erkrankung des Zentralnervensystems sowie am Auge u. U. zum Kayser-Fleischerschen Kornealring, s. S. 222).

9.3.12 Epidemische Grippe (Influenza)

Ansteckung: Die Influenzaviren (nicht zu verwechseln mit den Influenzabakterien) werden durch Tröpfcheninfektion übertragen. Ein Grippekranker ist in dem Zeitraum von 1 Tag vor dem Auftreten der ersten Symptome bis 3–7 Tage danach infektiös. Wir unterscheiden Influenzaviren der Typen A (mit den Subtypen A, A_1 und A_2), B und C. Besonders der A_1- und der A_2-Subtyp verursachen in Abständen von einigen Jahren immer wieder epidemische Erkrankungen. Teilweise kommt es zu weltweiten Seuchenzügen *(Pandemien)*; die Typen B und C sind dazu nicht in der Lage – der Typ B kann allerdings (geographisch begrenzt) *Epidemien* auslösen. Typ-C-Infektionen kommen nur *sporadisch* vor, sind selten und meist gutartig; sie verlaufen oft inapparent. Je nachdem, von wo die durch den A_1- oder A_2-Subtyp ausgelöste Epidemie bzw. Pandemie ausgeht, hat man ihr den Beinamen Spanische, Asiatische, Hongkong-Grippe etc. gegeben. Die sich entwickelnde Immunität ist nur auf den entsprechenden Subtyp beschränkt, der für die Infektion verantwortlich ist (z. B. ein bestimmter A_2-Subtyp), und nicht gegen den ganzen Typ gerichtet (z. B. Typ A). Das ist einer der Gründe, warum man häufig an epidemischer Grippe erkranken kann.

Die Influenzaviren ändern immer wieder ihre Oberflächenstruktur. Weniger ausgeprägte Änderungen der Antigeneigenschaften („Punktmutationen") werden *Antigendrift* genannt, bei tiefgreifenderen Änderungen (Austausch von Oberflächenantigenen unterschiedlicher Influenzaviren mit neuer Kombination) sprechen wir von *Antigenshift*. So können neue Viren mit neuen Antigeneigenschaften entstehen, wogegen in der Bevölkerung noch kein Schutz vorliegt. Die Impfstoffhersteller müssen dies bei der Produktion der aktuellen Vakzine bedenken.

Inkubationszeit: 1–4 Tage.

Hauptkrankheit: Ohne Prodromalerscheinungen beginnt die Krankheit mit hohem Fieber, das oft einen zweigipfligen Verlauf nimmt (zwischen den beiden Gipfeln liegen 1–2 fieberfreie Tage). Es kommt zu heftiger Reizung der Schleimhäute der oberen Luftwege mit Schnupfen und Reizhusten; der Husten hat pertussisartigen Charakter. Dabei bestehen Kopf-, Glieder- und Rückenschmerzen sowie Schmerzen hinter dem Brustbein, Abgeschlagenheit, Schwindelgefühl und Appetitlosigkeit. Auch ein scharlachartiges Exanthem kann auftreten. Bei Befall der Kehlkopfschleimhaut kommt es zum Bild des *Grippekrupps*. Toxische *Herz- und Kreislaufschädigungen* sowie eine toxische Beeinträchtigung des Zentralnervensystems werden beobachtet und sind keineswegs harmlos.

Besonders gefährlich ist die Grippe für chronisch Kranke (Lungenkranke, Herzkranke etc.) und alte Menschen. Die sog. Übersterblichkeit (Zunahme der Sterblichkeit gegenüber einem Vergleichszeitraum ohne Grippeepidemie) betrifft hauptsächlich Menschen über (55 –) 65 Jahre. Typisch ist eine teils sehr ausgeprägte Leukopenie.

Komplikationen: Die Grippeviren schädigen die Schleimhaut der Luftwege derart, daß sich auf ihr leicht sekundär Bakterien ansiedeln (bakterielle Superinfektion). So kommen *Nekrosen der Kehlkopf- und Luftröhrenschleimhaut, Tracheobronchitis, Pneumonien* und *Pleuritis exsudativa* vor. Bei vorhandener Tuberkulose besteht die Gefahr, daß es durch die Grippekrankheit zu einer Verschlimmerung kommt.

In diesem Zusammenhang sei das sehr seltene *Reye-Syndrom* erwäht, das nach scheinbar bereits überwundener Influenza (ferner nach Windpocken, grippalen Infekten etc.) ausschließlich bei Kindern auftritt. Es wird vermutet, daß außerdem bestimmte Toxine eine Rolle spielen. So wurde insbesondere Aspirin angeschuldigt, teilweise auch u. a. das Aflatoxin. Schließlich scheinen genetische Faktoren mitzuwirken.

Beim REYE-Syndrom handelt es sich um die Kombination von Enzephalopathie und Leberverfettung (hepatozerebrales Syndrom). Die Kinder zeigen unstillbares Erbrechen, Bewußtseinsstörungen und Krämpfe. Der Ammoniak-Spiegel im Serum ist teils recht hoch. Die Prognose ist ernst (hohe Sterblichkeit, neurologische Dauerschäden bei den Überlebenden); es gibt aber auch milde Verläufe.

Behandlung: Bettruhe, schmerzstillende und fiebersenkende Maßnahmen. Bei bakteriellen Superinfektionen Antibiotika. Noch über lange Zeit können Kreislaufschwäche und subfebrile Temperaturen bestehen (längere Rekonvaleszenz).

Prophylaxe: Über die Grippeimpfung s. S. 334.

9.3.13 Grippaler Infekt

Neben den Influenzaviren gibt es zahlreiche andere Viren, die zu Infektionen des Respirationstraktes führen. Das Krankheitbild dieser Virusinfektionen der oberen Luftwege ist wenig charakteristisch. Man spricht deshalb ganz allgemein von *„Nasen-Rachen-Katarrh", „grippalem Infekt"* oder auch einfach *(banalem) „Infekt"*. Es treten Schnupfen, Rachenmandelentzündung, Kehlkopfentzündung (Pdeudokrupp) oder Tracheobronchitis auf. Wie bei der epidemischen Grippe, womit der grippale Infekt häufig verwechselt wird, so wird auch hier durch die virusbedingte Schädigung der Schleimhäute bakteriellen Infektionen der Weg geebnet. Selbst Pneumonien können auf diese Weise entstehen.

Infektionen der Luftwege sind die häufigsten Erkrankungen im Kindesalter. Von Laien wird oft die Bezeichnung **„Erkältung"** benutzt. Dies soll die Bedeutung des *Kälteschadens* (Zugluft, Durchnässung usw.) für das Zustandekommen des grippalen Infektes bzw. der katarrhalischen Erkrankung (Schnupfen, Nasen-Rachen-Katarrh u. a.) – das ist mit „Erkältung" gemeint – unterstreichen. Eine wichtige Rolle spielt die *Anfälligkeit*, die von Kind zu Kind, auch bei ein und derselben Person zu verschiedenen Zeiten sehr unterschiedlich sein kann. Im allgemeinen sind Kinder anfälliger als Erwachsene. Besonders gefährdet sind junge Kinder. Natürlich darf nicht übersehen werden, daß die *Ansteckung (Infektion)* einen entscheidenden Faktor darstellt. Die Bedeutung des Kälteschadens liegt ja gerade darin, daß er eine lokale oder allgemeine Herabsetzung der Widerstandsfähigkeit des

Organismus bewirkt, und zwar sowohl gegenüber den ohnehin auf den Schleimhäuten der Luftwege vorhandenen als auch gegenüber den neu aufgenommenen Keimen. In der kalten Jahreszeit und in den Übergangsmonaten im Frühjahr und Herbst besteht deshalb eher die Möglichkeit, daß eine Infektion haftet. Die Erreger solcher banalen Infekte sind übrigens häufiger Viren als Bakterien.

Mitunter ist ein banaler Infekt bei Erwachsenen die Ursache für die u. U. schwere Erkrankung der Kinder. Es muß deshalb an das Verantwortungsbewußtsein der Schwester etc. appelliert werden, eigene grippale Infekte auch leichterer Art dem Arzt oder der Stationsschwester zu melden. Da der grippale Infekt nichts mit der epidemischen Grippe zu tun hat, schützt natürlich die Grippeimpfung davor nicht. Eine gewisse prophylaktische Wirkung hat die Abhärtung: an Kälte adaptierte Personen (kalte Duschen etc.) erkranken seltener an einer banalen Erkältungskrankheit. Sie haben in der Kälte z. B. eine höhere Nasenschleimhauttemperatur, ein ungünstiger Faktor für die Lebensbedingungen von Mikroorganismen.

9.3.14 Tollwut (Rabies, Lyssa)

Diese durch den Biß tollwütiger Tiere (s. auch S. 562) übertragene Viruskrankheit hat eine stark schwankende Inkubationszeit (10 Tage – mehr als 1 Jahr, meist weniger als 3 Monate). Das Virus befällt das Zentralnervensystem, es kommt zur (allergischen oder Immun-)*Enzephalomyelitis.* Die Erkrankung beginnt beim Menschen mit einer abnormen Empfindlichkeit im Bereich der Bißstelle. Hinzu kommen Kopfschmerzen, Wasserscheu, Aufregungszustände, Schlund- und Kehlkopfkrämpfe und schließlich allgemeine tonisch-klonische Krämpfe. Die (ausgebrochene) Tollwut ist fast immer tödlich. Es muß also früh genug mit der Prophylaxe begonnen werden. Über Hyperimmunglobulin und Impfung bzw. Simultanimpfung s. S. 334, 335.

Wichtige prophylaktische Maßnahmen sind ferner die regelmäßigen Impfungen von Hunden und Katzen sowie – zur Erfassung der Füchse – die flächendeckende Schluckimpfung mit ausgelegten impfstoffpräparierten Ködern. Tollwutverdacht, Erkrankung und Todesfall müssen gemeldet werden.

9.3.15 Übertragbare Kinderlähmung (Poliomyelitis acuta anterior, HEINE-MEDINsche Krankheit)

Die Poliomyelitis[37], nach ihren Erstbeschreibern im 19. Jahrhundert auch HEINE-MEDINsche Krankheit genannt, ist eine akute Virusinfektion des Zentralnervensystems. Meist erkranken Kinder, besonders Kleinkinder („Kinder"-lähmung), doch kommt die Krankheit auch bei Erwachsenen vor. Im Säuglingsalter ist sie seltener, in den ersten Lebensmonaten eine Rarität.

Bei der Poliomyelitis können wir 3 epidemiologische Verhaltensweisen unterscheiden:

- In dicht bevölkerten tropischen Gebieten mit schlechten hygienischen Verhältnissen wird die Infektion sehr früh durchgemacht, und zwar wird die Feiung in einer Zeit aufgebaut, in der noch ein Rest von Nestschutz wirksam ist (es gilt der modifizierte Spruch: „Jung gefeit, hat nie gereut!"). Infolgedessen kommt es nur selten zu Erkrankungen *(„endemische Poliomyelitis").*
- Mit der Verbesserung der Hygienemaßnahmen hat man diesen Entwicklungsländern bezüglich der Poliomyelitis zunächst keinen Gefallen getan: die Erstinfektion tritt später, nämlich nach Abklingen des Nestschutzes ein, und viele erkranken *(„epidemische Poliomyelitis").*
- In den gut durchgeimpften Ländern (Industrieländern wie z. B. die Bundesrepublik) werden nur vereinzelte Poliomyelitisfälle beobachtet, die meisten importiert worden sind *(„Postvakzinationspoliomyelitis").*

Es gibt 3 Poliomyelitisvirustypen („Polioviren"), nämlich Typ I, II und III. Der Typ I ist der häufigste, er ist für rund 90% der Poliomyelitiserkrankungen verantwortlich.

Ansteckung: Mit dem Stuhl werden die Viren ausgeschieden und verbreitet. Diese Schmierinfektion hält etwa 3–4 Wochen an. Seltener ist die Tröpfcheninfektion. Sie kommt nur im Beginn der Krankheit vor (von kurz vor bis etwa 1 Woche nach Ausbruch der Symptome). Zwischenträger spielen bei der Übertragung der Krankheit eine größere Rolle als die zahlenmäßig viel kleinere Gruppe der apparent (sichtlich) Kranken (s. S. 298). Die aufgenommenen Viren gelangen vom Darmkanal aus in die Lymphknoten des Darms und weiter auf dem Blutwege (Virämie) – oder auch über periphere Nerven – ins Zentralnervensystem. Die Kinderlähmung trat bei uns vor Einführung der Schluckimpfung in Epidemien auf, und zwar vor-

[37] polios (griech.): grau; myelos (griech.): Mark

zugsweise in den Monaten Juli bis Oktober. Das weist darauf hin, daß es sich hier primär um einen Darminfekt handelt – Darminfekte sind im Spätsommer besonders häufig. Die sich entwickelnde Immunität ist dauerhaft, jedoch immer nur auf den jeweils beteiligten Typ beschränkt. Im Laufe der Zeit wurde der Mensch vor der Impfära nacheinander gegen alle 3 Typen immun.

Inkubationszeit: etwa 7 – 14 Tage.

Krankheitsbild: Es ist schon angedeutet worden, daß es hier in den meisten Fällen nach der Infektion nicht zur Erkrankung kommt (*inapparente Infektion, stille Feiung*, s. auch S. 340). Bei typischem Verlauf können 4 Stadien unterschieden werden.

Prodromalstadium (Vorkrankheit). 2 bis 3 Tage Fieber, katarrhalische Erkrankungen des Nasen-Rachen-Raumes, Durchfall, Kopf- und Gliederschmerzen, Mattigkeit, auffällig starkes Schwitzen. Danach kann die Krankheit überstanden sein *(abortive Krankheit)*, es können aber auch weitere Symptome hinzukommen (s. u.).

Latenzstadium. 1 bis 3 Tage lang sind die Patienten fieberfrei und fühlen sich gesund.

Nichtparalytisches Stadium. Es kommt wieder zum Fieberanstieg (zweigipfliger Fieberverlauf – die Temperaturkurve erinnert an die durch Kopf und Höcker bedingte Silhouette eines nach links schauenden Dromedars, d. h. zunächst nur kurzdauerndes Fieber, dann länger anhaltender Fieberverlauf), und es treten meningitische Zeichen auf. Liquorzellzahl und Liquoreiweiß sind leicht erhöht *(seröse Meningitis)*. Die Krankheit kann dann allmählich in Heilung übergehen, ohne daß Lähmungen in Erscheinung getreten sind, es kann aber auch zu Lähmungen kommen:

Paralytisches Stadium. Die Lähmungen können sich allmählich entwickeln oder schlagartig auftreten („über Nacht", sogenannte *Morgenlähmung*). Auch hier finden sich die oben beschriebenen Liquorveränderungen.

Je nach der Lokalisation dieser Erkrankung unterscheiden wir 3 verschiedene Formen:

- Befall des **Rückenmarks.** Es werden die motorischen Vorderhornzellen zerstört (Poliomyelitis acuta „anterior"[38]). Das hat den Ausfall der von hier aus innervierten Muskulatur zur Folge und äußert sich in *schlaffen Lähmungen.* Die Kinder können den Kopf nicht mehr halten, sich nicht mehr aufsetzen, ein Bein nicht heben oder einen Arm nicht bewegen. Die Asymmetrie der Lähmung (Befall nur oder vornehmlich *einer* Seite) ist für die Poliomyelitis typisch. Es kommen jedoch auch schlaffe Lähmungen aller Gliedmaßen vor *(Tetraplegie)*. Lebensbedrohlich ist der Befall der für die Nerven der Atemmuskulatur zuständigen Ganglienzellen (Interkostalmuskulatur, Zwerchfell). Wir sprechen hier von *peripherer Atemlähmung.*
- Befall des **Atemzentrums** und der **Hirnnerven.** Von der peripheren ist die *zentrale Atemlähmung* zu unterscheiden. Sie beruht auf der Zerstörung von Ganglienzellen im Atemzentrum (im verlängerten Mark und in der Brücke) – beide Formen der Atemlähmung können gleichzeitig bestehen. Atemlähmungen kündigen sich durch einen kraftlosen Husten an und durch die Unfähigkeit, den normalerweise produzierten Schleim aus den Bronchien heraufzubringen. Die zentrale Atemlähmung ist oft mit einer *Schlucklähmung* kombiniert, was sich außerordentlich unangenehm auswirkt und zur Aspiration und Aspirationspneumonie führt: bei der Schlucklähmung ist es dem Kind unmöglich, seinen Speichel zu verschlucken, er sammelt sich im Rachen an und wird zum Teil aspiriert. Die Schlucklähmung beruht auf dem Befall von Ganglienzellen bestimmter Hirnnerven. Auch andere Hirnnerven können betroffen sein *(Lähmungsschielen, Fazialislähmung).*
- **Polioenzephalitis.** Der sich in Krämpfen und Bewußtlosigkeit zeigende Befall des Gehirns ist selten und hat eine gute Prognose. Dauerschäden kommen praktisch nicht vor.

Verlauf: Die Unberechenbarkeit des Verlaufs verleiht der Poliomyelitis etwas Unheimliches. Die hohe Sterblichkeit (rund 10%) ist hauptsächlich durch Atemlähmungen bedingt (Erstickungstod). Den Überlebenden der Poliomyelitis steht immer dann ein schweres Schicksal bevor, wenn ausgedehnte Lähmungen zurückgeblieben sind. Über die endgültige Ausdehnung der Lähmungen kann im akuten Stadium nichts ausgesagt werden. Sie kann im Verlauf einiger Tage noch zunehmen. Danach tritt praktisch immer eine mehr oder weniger starke Rückbildung der Lähmungen ein. Ja es kommt in einigen Fällen sogar vor, daß die Funktion schließlich wieder normal ist. Im Rückbildungsstadium der Lähmungen können 2 verschiedene Phasen unterschieden werden, nämlich:

1. eine relativ *rasche Rückbildung* (durch Verschwinden des Ödems in der Umgebung der Ganglienzellen – durch das Ödem sind die Ganglienzellen nicht zerstört, sondern nur in ihrer Funktion beeinträchtigt worden),

[38] anterior (lat.): der Vordere

2. eine *langsame Rückbildung* über viele Monate, ja selbst über einige Jahre (verschont gebliebene Ganglienzellen übernehmen in beschränktem Maße die Funktion der zerstörten Nachbarzellen).

Nach Jahrzehnten kann sich gelegentlich ein *Postpoliomyelitis-Syndrom* einstellen: wieder auftretende, langsam fortschreitende Lähmungen, die sich vornehmlich in der ursprünglich befallenen Muskulatur entwickeln.

Diagnose: Sie ist in typischen Fällen einfach. Bei abortiver Krankheit und meningitischen Formen ohne Lähmungen bleibt die Ursache oft unklar. Der Beweis wird durch den Antikörperanstieg im Serum (2 Blutentnahmen im Abstand von 14 Tagen) oder durch den Virusnachweis im Stuhl, Rachenspülwasser oder Liquor erbracht. Das für die Virusisolierung bestimmte Material muß gekühlt versandt werden.

Behandlung: Eine kausale Behandlung dieser Virusinfektion gibt es nicht. Patienten mit stärkerer Atemlähmung sind nur zu retten, wenn sofort mit künstlicher Beatmung begonnen wird. Bei außerdem bestehender Lähmung der Schluckmuskulatur ist kaum ohne Tracheotomie auszukommen. Da die Gefahr besteht, daß Nahrung aspiriert wird, sind Sondenernährung und intravenöse Dauertropfinfusionen notwendig. Der Elektrolytstoffwechsel der Beatmungspatienten muß sorgfältig überwacht werden. Schon im akuten Stadium muß der gelähmte Patient sachgemäß gepflegt werden, damit die Besserung der Muskelkraft unterstützt und eine zusätzliche Schädigung verhindert wird (Lagerung, Wasserbett usw.). Die zusätzlichen Schäden können sich unter Umständen schlimmer auswirken als die Lähmung selbst. Sie müssen und können vermieden werden. Von großem Nutzen ist die *Krankengymnastik* mit anfangs passiven und später – bei wiederkehrender Muskelkraft – aktiven Bewegungsübungen. Diese werden zunächst im warmen Bad ausgeführt, wobei man den Auftrieb des Wassers ausnutzt. Auch die Verordnung von Stützapparaten und orthopädisch-chirurgischen Maßnahmen können erforderlich werden. Nicht zu unterschätzen ist die große Bedeutung der seelischen Führung dieser Patienten.

Prophylaxe: Es besteht Meldepflicht bei Krankheitsverdacht, Krankheit und Tod. Seit Einführung der *Schluckimpfung* (s. S. 330) ist die Häufigkeit der Poliomyelitis beachtlich zurückgegangen.

9.3.16 Coxsackie-Virus- und ECHO-Virusinfektionen

Die verschiedenen Coxsackie- und ECHO-Viren[39] kommen wie die Poliomyelitisviren vornehmlich im Darmkanal vor. Für alle diese Viren ist deshalb der Oberbegriff *Enteroviren* üblich. Coxsackie-Viren (und zwar sowohl die Gruppe A wie die Gruppe B) und ECHO-Viren können eine *seröse Meningitis* hervorrufen, aber auch poliomyelitisähnliche Erscheinungen mit *Lähmungen* bewirken. Die Lähmungen sind nicht sehr stark ausgeprägt und verschwinden fast stets wieder. Die genannten Viren können auch ganz andere Krankheitsbilder auslösen, ECHO-Viren z. B. Durchfälle und grippale Infekte. Eine Reihe von Coxsackie-Virustypen der Gruppe A verursacht die *Herpangina* (Abb. 17.28, S. 392). Die dabei auftretenden feinen Bläschen besonders am weichen Gaumen hinterlassen nach dem Platzen einen graugelb belegten oberflächlichen Defekt. Coxsackie-Virus A ist auch die Ursache der *Hand-Fuß-Mund-Krankheit* (Abb. 17.29, S. 393) mit Aphthen und Ulzera im Mund sowie Bläschen an Händen und Füßen. Eine Coxsackie-Virusinfektion (meist Coxsackie-Virus B, selten A) ist die *Bornholmer Krankheit (Pleurodynie).* Sie geht mit heftigen Schmerzen einher, die anfallsweise den Bauch und – besonders bei der Einatmung – den Brustbereich betreffen. Coxsackie-B-Viren können gelegentlich eine *Pankreatitis* auslösen (und einen Typ-I-Diabetes, s. S. 99). Auch eine *Perikarditis* und *Myokarditis* können durch Serotypen des Coxsackie-B-Virus bedingt sein.

9.3.17 Herpes-simplex-Virusinfektionen

Vom Herpes-simplex-Virus gibt es 2 Typen, den Typ I und den Typ II. Die gerade erwähnte Herpangina (s. o.) muß differentialdiagnostisch von der durch Herpesviren (Typ I) ausgelösten *Stomatitis aphthosa (Gingivostomatitis)* abgegrenzt werden (Abb. 17.30, S. 392), die überwiegend die Schleimhaut der vorderen Mundhöhle, einschließlich der Zunge, und die Lippen *(Herpes labialis,* Abb. 17.31, S. 392) befällt. Diese Erkrankung ist schmerzhafter als die Herpangina, und nach dem Platzen der Aphthen entstehen tiefere Ulzera. Das Herpes-Virus Typ II bewirkt den *Herpes genitalis;*

---

[39] ECHO ist die Abkürzung für enteric cytopathogenic human orphan – „orphan“ (engl. = Waise), da zunächst nicht klassifizierbar

unter der Geburt kann es zu der gefährlichen *Herpesinfektion des Neugeborenen* kommen mit Bläschen z. B. im Mund und auf der Haut, Bindehautentzündung, Herpessepsis bzw. generalisiertem Herpes mit Befall von z. B. Leber, Nebennieren und Gehirn.

Die *Herpes-simplex-Enzephalitis* ist in jeder Altersgruppe bedrohlich

(Typ I oder – beim Neugeborenen – überwiegend Typ II). Die Infektion spielt sich im Temporallappen ab. Die schwerkranken Kinder haben hohes Fieber und Kopfschmerzen. Es findet sich eine zunehmende Bewußtlosigkeit, und es kommt zu fokalen Anfällen, teils auch zu Halbseitenlähmungen. Herpesbläschen würden die Diagnose stützen, sind aber nur selten vorhanden. Falls nicht sofort behandelt wird, ist die Sterblichkeit hoch, bei vielen der Überlebenden bleiben neurologische Dauerschäden zurück. Therapeutisch hat sich hier Zovirax® (Aciclovir) bewährt, wie übrigens auch im Falle der prognostisch sonst ungünstigen Herpes-Infektion bei *immunsupprimierten Patienten* und beim *Ekzema herpeticatum* (s. S. 287).

Eine besondere Form ist die *rekurrierende Herpes-simplex-Virusinfektion* (Herpesrezidiv), meist in Form des Herpes labialis oder des Herpes genitalis. Das Phänomen, daß in gewissen Zeitabständen immer wieder Bläschen auftreten, ist dadurch zu erklären, daß die latent in Ganglienzellen vorhandenen Viren durch fieberhafte Erkrankung, Streß, Menstruation u. a. reaktiviert werden. Eine derartige Störung des Gleichgewichts zwischen Wirt und Herpesviren sehen wir auch bei Pneumokokkenpneumonien, Meningokokkenerkrankungen u. a.

9.3.18 Kritisches Dreitagefieber (Exanthema subitum, Roseola infantum)

Das Exanthema subitum[40] kommt fast nur bei Kindern im Alter von 6 Monaten bis zu 3 Jahren vor. Der Erreger ist ein bestimmtes Herpes-Virus (humanes Herpesvirus 6, HHV 6). Die Krankheit beginnt nach einer Inkubationszeit von 5 – 10 Tagen mit hohem Fieber ohne typische Symptome, dessen Ursache zunächst unklar ist. Krämpfe kommen gar nicht selten vor. Das Fieber dauert 3 – 4(– 6) Tage („Dreitagefieber"). Dann kommt es „plötzlich" zu einer „kritischen" Entfieberung. Etwa gleichzeitig tritt ein an Röteln erinnerndes Exanthem auf, das besonders am Stamm lokalisiert ist und nur kurze Zeit bestehen bleibt (teils nur wenige Stunden bis zu 2 Tagen). Die Krankheit ist damit beendet.

Inzwischen hat sich herausgestellt, daß das HHV 6 eine häufige Ursache fieberhafter Erkrankungen bei jungen Kindern ist. Das Virus verursacht nicht nur das Exanthema subitum mit (selten ohne) Fieber, sondern – häufiger (ohne das typische Exanthem) – auch viele andere akut auftretende Symptome bzw. Erkrankungen wie allgemeines Krankheitsgefühl, chronisches Müdigkeitssyndrom, mononukleoseartiges Syndrom, Meningitis, Atemwegsinfekte, Otitis media, Hepatitis, Gastroenteritis etc. In den meisten Fällen verläuft die HHV-6-Infektion inapparent (stille Feiung).

Andere Erreger als HHV 6 können ganz ähnliche Krankheitsbilder hervorrufen.

9.3.19 Gelbfieber

Gelbfieber gilt – von AIDS abgesehen – als die gefährlichste Viruskrankheit der Tropen (in Afrika von 15° nördlicher bis 15° südlicher Breite sowie in ähnlicher Ausbreitung in Mittel- und Südamerika, insbesondere das Amazonasgebiet betreffend) und wird durch weibliche Stechmücken übertragen. Der Verlauf ist recht unterschiedlich. Meist beginnt die Erkrankung mit Fieber, Kopf- und Gliederschmerzen. Es können Gelbsucht, Hämatinerbrechen, Haut- und Schleimhautblutungen, Nierenversagen und enzephalitische Symptome folgen. Die Sterblichkeit schwankt zwischen 5% und 50%. Allein die Gelbfieberimpfung (s. S. 326, 334) gewährt einen zuverlässigen Schutz.

9.3.20 AIDS

Die Abkürzung AIDS steht für **a**cquired **i**mmune **d**eficiency **s**yndrome = **erworbenes** *Immundefektsyndrom*. Diese 1981 in den USA erstmals diagnostizierte und als eigenständige Erkrankung beschriebene erworbene Immunschwäche ist ein Virusinfekt und muß abgegrenzt werden einerseits von erworbenen Immundefekten,

- die infolge Verabreichung von *immunsuppressiven und zytostatischen Medikamenten* entstehen (Behandlung von Autoimmunkrankheiten, s. S. 318, und von bösartigen Tumoren bzw. von Leukämien),
- nach *Milzentfernung*,

[40] subitus (lat.): plötzlich

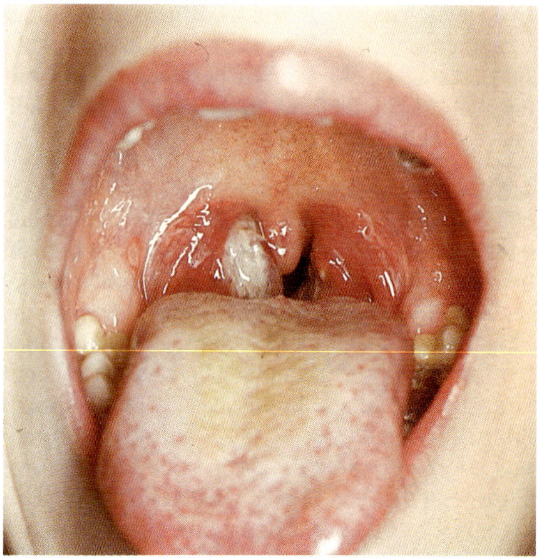

Abb. 17.27 Rachenbefund bei infektiöser Mononukleose. (Aus: OEHME, J., STEHR, K., WOLF, H.: Infektionskrankheiten. In: W. CATEL: Das gesunde und das kranke Kind. Hrsg. von E. GLADTKE, J. OEHME, J. SCHAUB. 12. Auflage, Thieme, Stuttgart 1983.)

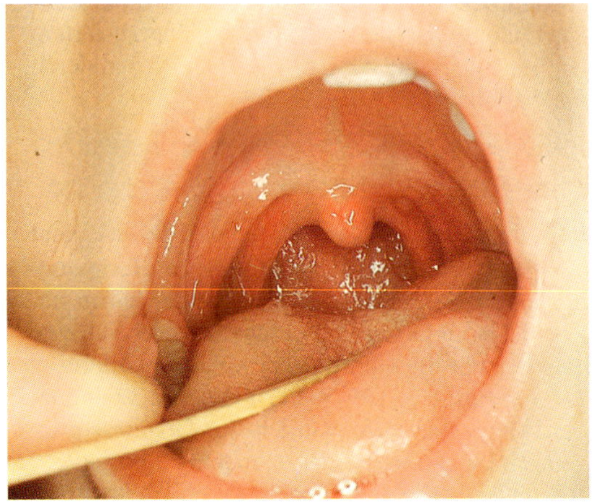

Abb. 17.28 Herpangina bei 6jährigem Jungen mit typischen bläschenartigen Effloreszenzen am weichen Gaumen. (Aus: OEHME, J., STEHR, K., WOLF, H.: Infektionskrankheiten. In: W. CATEL: Das gesunde und das kranke Kind. Hrsg. von E. GLADTKE, J. OEHME, J. SCHAUB. 12. Auflage, Thieme, Stuttgart 1983.)

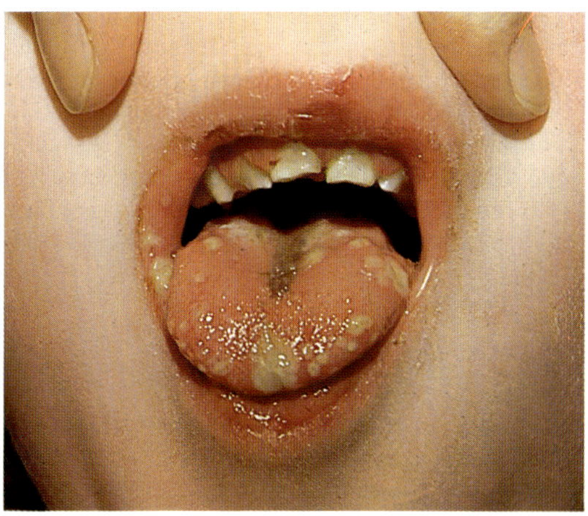

Abb. 17.30 Stomatitis aphthosa der Zunge und der Lippen. (Aus: MOLL, H.: Pädiatrische Krankheitsbilder. 2. Auflage, Thieme, Stuttgart 1983.)

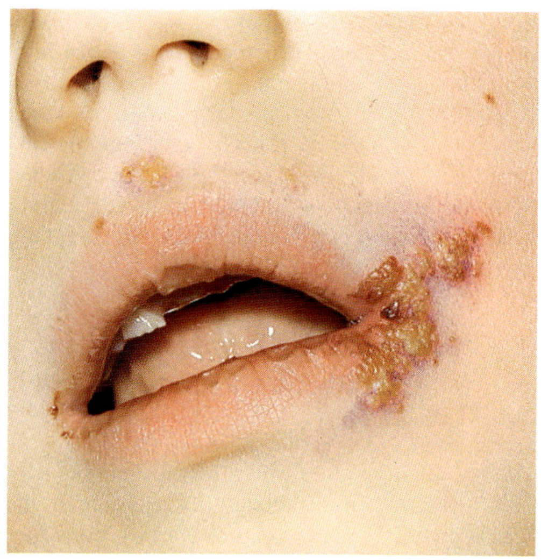

Abb. 17.31 Herpes labialis. (Aus: OEHME, J., STEHR, K., WOLF, H.: Infektionskrankheiten. In: W. CATEL: Das gesunde und das kranke Kind. Hrsg. von E. GLADTKE, J. OEHME, J. SCHAUB. 12. Auflage, Thieme, Stuttgart 1983.)

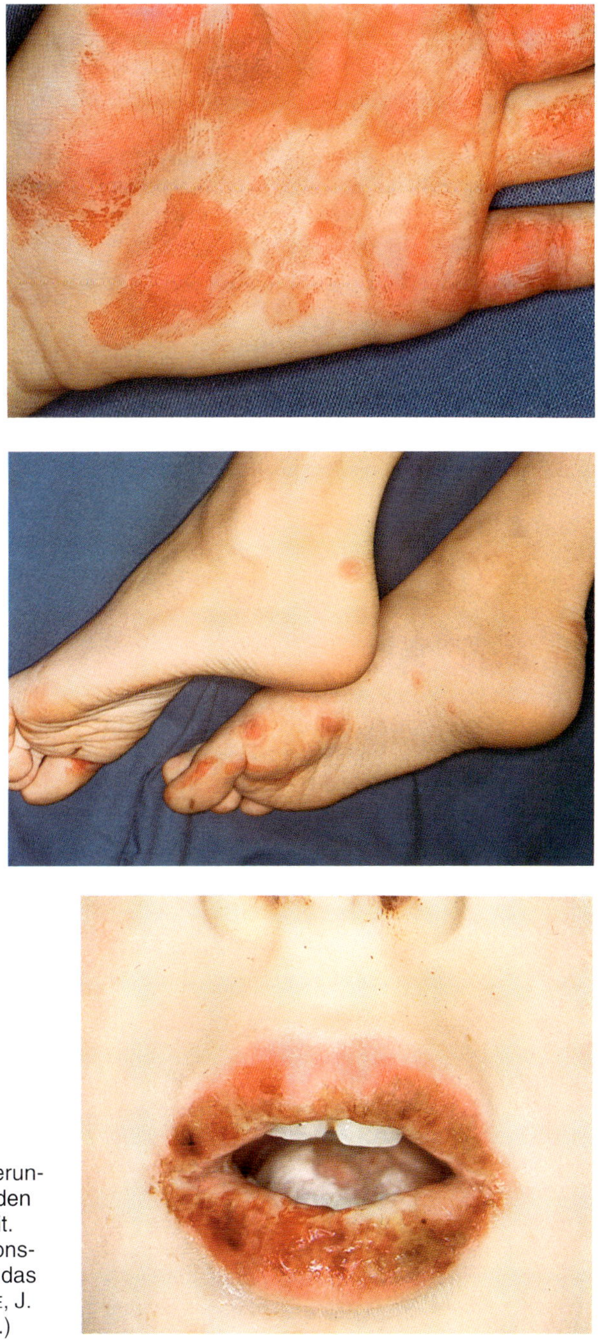

a

b

c

Abb. 17.29 a–c Charakteristische Veränderungen an Händen (**a**) und Füßen (**b**) sowie an den Lippen (**c**) bei der Hand-Fuß-Mund-Krankheit. (Aus: Oehme, J., Stehr, K., Wolf, H.: Infektionskrankheiten. In: W. Catel: Das gesunde und das kranke Kind. Hrsg. von E. Gladtke, J. Oehme, J. Schaub. 12. Auflage, Thieme, Stuttgart 1983.)

- in den Entwicklungsländern bei *Mangelernährung,*
- als vorübergehende Störung der Immunabwehr bei und kurz nach bestimmten *Infektionskrankheiten* (z. B. Masern, s. S. 376).
- Andererseits sind differentialdiagnostisch die in der Kinderheilkunde geläufigen (erblichen) **angeborenen** *Immundefektsyndrome* zu berücksichtigen (z. B. das angeborene Antikörpermangelsyndrom).

HIV

Der Erreger der erworbenen Immunschwäche wurde 1983 von MONTAIGNER (Frankreich) entdeckt und **L**ymphadenopathie-**a**ssoziiertes **V**irus (LAV) genannt. GALLO (USA) isolierte dieses Virus 1984 und gab ihm den Namen HTLV III (**h**uman **T**-cell **l**ymphotropic **v**irus III). Die Numerierung deutet an, daß es andere Viren dieser Gruppe gibt (HTLV I und HTLV II sind Viren, die beim Menschen bestimmte Leukämieformen auslösen). Man ist übereingekommen, den Erreger von AIDS als **HIV** zu bezeichnen (**h**uman **i**mmunodeficiency **v**irus = menschliches Immunschwäche-Virus). Auch die Bezeichnung *HIV 1* ist üblich; es gibt nämlich noch ein 2. Virus, das HIV 2, das ebenfalls AIDS verursachen kann. HIV 2 ist in Europa extrem selten und kommt besonders an der Westküste Afrikas vor. Beide HI-Viren werden bei den später zu besprechenden diagnostischen Tests berücksichtigt; im folgenden wird nur von HIV 1 (HIV) die Rede sein, wovon es mindestens 9 Subtypen gibt. Die bisher genannten und einige andere Viren gehören zur Gruppe der *Retroviren.*

▶ Das Retrovirus besteht wie alle Viren aus Eiweiß und Nukleinsäure. Die letztere enthält die genetischen Informationen. Im Falle des Retrovirus ist die Erbinformation als Ribonukleinsäure gespeichert (es gehört also zu den *RNS-Viren*) und nicht, wie bei vielen anderen Viren, in Form der Desoxiribonukleinsäure *(DNS-Viren).* Nachdem sich das Retrovirus in die menschliche Zelle eingeschlichen hat (s. u.), muß zunächst die Information des RNS-Stranges in einen DNS-Doppelstrang umgewandelt werden. Dazu dient die vom Virus mitgelieferte *reverse*[41] *Transkriptase* (es wird also „umgekehrt geschrieben", denn normalerweise liegt die Erbinformation der Zelle als DNS vor, und über die davon abgeleitete RNS kommt die Eiweißsynthese zustande, beim Retrovirus ist dagegen die RNS das Primäre, DNS entsteht erst sekundär). Der so gebildete DNS-Doppelstrang wird in die DNS des Chromosomenbestandes der menschlichen Zelle eingebaut – der ungebetene Gast hat sich in der Zelle häuslich eingerichtet – und steht so als sog. Provirus zur Produktion von HIV lebenslang (diese Information in der Erbsubstanz wird bei der Zellteilung weitergegeben) bzw. bis zum Untergang der betreffenden Zelle zur Verfügung. Nach der Synthese der verschiedensten Virusbestandteile (Proteine des Virusinnenkörpers und der Transkriptase, Strukturproteine der Virushülle und das Protein, das die Verbindung zwischen Hülle und Innenkörper herstellt etc.) erfolgt der Aufbau des Gesamt-Virus. ◀

Das HIV kann nur in bestimmte Zellen eindringen, und zwar in solche, die es „aufschließen" kann. Dazu ist es nötig, daß die betreffende Zelle einen Rezeptor aufweist, an den sich das Virus anlagern kann (ein Schloß also, in das der Schlüssel des Virus paßt). Ein solcher Rezeptor (eine bestimmte Oberflächeneigenschaft, auch Marker genannt) ist das T4, das sich z. B. auf bestimmten Lymphozyten, den sog. T-Helferzellen (T4-Zellen) findet (Abb. 17.32). An T4 – bzw. genauer – an einen Teil davon kann sich das HI-Virus anlagern. Ähnliches spielt sich an den Makrophagen und Monozyten ab. Neben dieser Rezeptor-Antigen-Bindung („Andocken") gibt es noch eine zweite Kontaktstelle zwischen Zellmembran der Zielzelle und Virushülle, über die die Virusbestandteile in die Zelle gelangen. Nachdem sich das

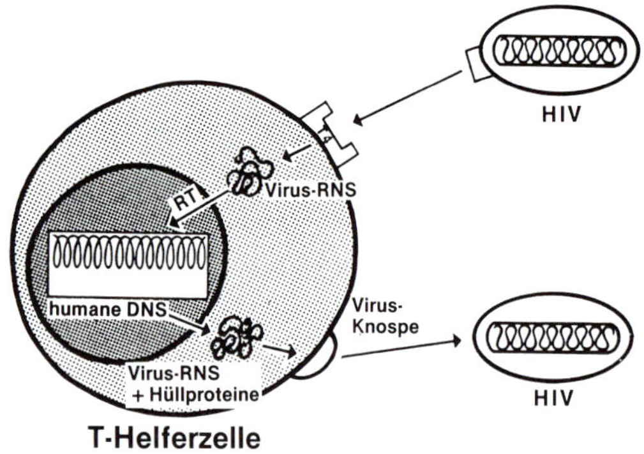

Abb. 17.32 Das AIDS-Virus benötigt zu seiner Vermehrung z. B. T-Helferzellen. Seine genetische Information trägt es über die RNS in die Zelle hinein. Ein vom Virus mitgeliefertes Enzym (RT = reverse Transkriptase) sorgt dafür, daß diese Information in die DNS der menschlichen Zelle eingebaut wird. Auf die Weise wird der zelleigene Apparat zur Synthese neuer Viren genutzt. (Aus: WAHN, U., SEGER, R., WAHN, V. (Hrsg.): Pädiatrische Allergologie und Immunologie. 2. Auflage, Fischer, Stuttgart 1994.)

[41] revertere (lat.): umdrehen

Virus auf dem oben beschriebenen Wege im menschlichen Erbgut eingenistet hat, kommt es nicht sofort zur Virussynthese; erst dann werden neue HI-Viren produziert, wenn die entsprechenden T-Helferzellen aktiviert (d. h. in einen aktiven Zustand versetzt) sind. Eine solche „Virusfabrik" entsteht z. B. durch Eindringen von Fremdeiweiß in den Organismus (Sperma u. a.), durch Schwangerschaften sowie durch Streß (Operationen oder interkurrent[42] auftretende Infekte – auch nach Impfungen muß damit gerechnet werden). Schon aus diesem Grunde muß alles versucht werden, zusätzliche Infekte bei den HIV-infizierten Patienten zu vermeiden.

Zum „Ausschleusen" der neugebildeten Viren aus der Zelle entsteht an der Zelloberfläche zunächst eine „Virusknospe", die sich danach von der Zelle ablöst – in diesem Fall bleibt die Zelle (Makrophag, Monozyt) am Leben; Viren können auch durch den Untergang von Zellen nach außen gelangen – wie im Falle der T4-Zellen, deren Zahl sich im Laufe der Erkrankung verringert. Freie Viren befinden sich jetzt im Blut und stehen zur Infektion weiterer Zellen bereit.

Zu der Aufnahme des HIV in Makrophagen bzw. Monozyten sei noch einiges erwähnt. Diese Freßzellen, die wie die Lymphozyten zum zellulären Abwehrsystem des Organismus gehören, halten an Körperöffnungen bzw. überhaupt in Haut und Schleimhaut Wache und nehmen Viren in ihren Zelleib auf, um sie zu vernichten. Im Falle des HIV gelingt den Freßzellen das aber nicht, im Gegenteil, die seßhaften Makrophagen der Epidermis (die LANGERHANS-Zellen) stellen wie die T4-Lymphozyten ein Reservoir für die HI-Viren dar, und bewegliche Makrophagen (Monozyten) verschleppen die Viren an andere Körperstellen, tragen also somit zur Ausbreitung des Virus innerhalb des befallenen Organismus bei. Die Makrophagen können HI-Viren sogar – vergleichbar einem trojanischen Pferd –unbehelligt ins Zentralnervensystem transportieren; denn diese Zellen können die Blut-Liquor-Schranke überwinden. Unabhängig davon können die HI-Viren auch direkt in Zellen des Nervensystems eindringen, z. B. in die zwischen den Nervenzellen des Gehirns, aber auch des Rückenmarks liegenden Gliazellen (Stützzellen). Alle diese Zellen tragen den T4-Marker (bzw. ein ähnliches Molekül) auf der Oberfläche.

[42] intercurrere (lat.): dazwischenlaufen, dazukommen (z. B. zusätzlich auftretende Infekte)

Ansteckung

HIV wird mit dem Blut des oder der Infizierten, der Samenflüssigkeit bzw. dem Vaginalsekret oder der Muttermilch übertragen. Auch in zahlreichen anderen Körperflüssigkeiten wurde HIV nachgewiesen, ohne daß diese Sekrete bei der Übertragung von HIV eine Rolle spielen (Tab. 17.6). Dies ist so zu erklären, daß z. B. im Speichel und in der Tränenflüssigkeit, wenn überhaupt, dann nur sehr kleine Virusmengen enthalten sind. Ob es zu einer Virusinfektion kommt, hängt aber u. a. ganz entscheidend von der Anzahl der einverleibten Viren ab (von der Größe des „Inokulums"[43]). Über die intakte Schleimhaut z. B. kann das HIV in den Körper gelangen. Daneben können auch Hautverletzungen, selbst wenn sie klein und unscheinbar sind (Schrunden, die nicht intakte Haut der Ekzematiker etc.), eine Voraussetzung für das Eindringen des Virus sein. Eine Sonderstellung nimmt die HIV-Infektion während der Schwangerschaft ein.

Tabelle 17.6 Körperflüssigkeiten, in denen HIV nachgewiesen wurde.

1. Von Bedeutung für die HIV-Infektion:
   Blut
   Plasma (frisch oder gefroren)
   Samenflüssigkeit (auch nach Tieffrieren)
   Vaginalsekret
   (lymphozytenhaltiges) Wundsekret
   Muttermilch
2. Ohne Bedeutung für die HIV-Infektion:
   Speichel
   Tränenflüssigkeit
   Liquor
   Urin
   Stuhl
   Bronchialsekret
   Nasensekret
   Punktionsflüssigkeiten (Pleura-, Perikard-, Peritonealflüssigkeit, Knochenmark)
   Synovialflüssigkeit
   Schweiß
   Talg
   Ohrenschmalz
   Schuppen
   Fruchtwasser

[43] inoculare (lat.): einpflanzen, hineinbringen

Risikogruppen

Die ersten der zahlreichen AIDS-Erkrankungen in den USA betrafen überwiegend Homosexuelle. In Afrika, wo die Erkrankung ebenfalls sehr häufig ist, wurde dagegen ein Überwiegen des männlichen Geschlechts nicht beobachtet. Die verschiedenen Risikogruppen, die bevorzugt an AIDS erkranken, sind neben Homosexuellen auch bisexuelle Männer, Drogensüchtige (über gemeinsam benutzte Spritzen), Bluter (sowohl durch Faktor-VIII- als auch durch Faktor-IX-Gabe, s. aber S. 176), Patienten mit häufigen Bluttransfusionen, die Partner dieser Risikogruppen sowie Kinder von HIV-infizierten Müttern. Inzwischen hat sich die Erkrankung auf alle Erdteile ausgebreitet. Besonders schwer betroffen sind jetzt Zentral- und Ostafrika, neuerdings auch Asien. Auf das Gesundheitssystem dieser schwachen Volkswirtschaften kommen wegen der verheerenden Ausbreitung von AIDS ernste Probleme zu.

1981 wurde AIDS als eigenständige Erkrankung in den USA erkannt, noch bevor der Erreger identifiziert werden konnte. Retrospektiv sind seit 1959 einzelne AIDS-Erkrankungen in Afrika nachgewiesen. Die Vermutung, daß der Ursprung der Erkrankung in Afrika liegt, ist nicht endgültig bewiesen. Immerhin gibt es schon lange ein ähnliches Virus bei afrikanischen Affen, das sich inzwischen an den Menschen angepaßt haben könnte – der Zeitpunkt ist unbekannt – und zunächst *sporadische* Fälle ausgelöst hat. Wahrscheinlich ist daraus eine zentralafrikanische *Endemie* und eine Endemie auf Haiti hervorgegangen, was über eine amerikanische *Epidemie* in der 2. Hälfte der 70er Jahre in eine weltweite *Pandemie* einmündete.

In den 80er Jahren wurde zunächst eine starke Zunahme der AIDS-Erkrankungen beobachtet, in etwas weniger als einem Jahr kam es jeweils zu einer Verdoppelung der Zahl der AIDS-Kranken. Schließlich konnte durch prophylaktische Maßnahmen (s. u.) die Ausbreitungsgeschwindigkeit gedrosselt werden. Inzwischen dürfte in der Bundesrepublik die Zahl der manifest Erkrankten auf über 16 000 und die der bereits Verstorbenen auf über 10 000 angestiegen sein. Der Anteil der Kinder an den AIDS-Patienten beträgt in Deutschland schätzungsweise 2%. Neben den bisher rund 70 000 in Deutschland gemeldeten HIV-Infektionen gibt es viele, die nichts von ihrer Infektion wissen, andere also auch nicht warnen können. Die Dunkelziffer, d. h. die Zahl der nicht bekannten Fälle, ist z. B. in Afrika recht hoch. Eine besonders rapide Ausbreitung wird in letzter Zeit in Ostasien beobachtet. Inzwischen sind weltweit mehrere Millionen an AIDS erkrankt (darunter waren allein in Europa und in den USA mehr als 10 000 Kinder). Außerdem gab es zu dem Zeitpunkt über 20 Millionen HIV-Infizierte.

Wir müssen streng zwischen AIDS-Kranken und HIV-Infizierten unterscheiden: AIDS ist das Endstadium der HIV-Infektion.

Krankheitsbild bei älteren Kindern und Erwachsenen

Akute HIV-Krankheit. Nur ein Teil der Patienten beobachtet nach einer **Inkubationszeit** von wenigen Tagen bis einige Wochen ein *grippeartiges oder mononukleoseähnliches Krankheitsbild,* andere Patienten – der Zeitpunkt der Infektion (der „Inokulation") ist ja oft nicht bekannt – können sich nicht erinnern oder hatten keinerlei Zeichen dieser *akuten HIV-Krankheit.* In typischen Fällen können folgende Symptome auftreten:

- Fieber,
- allgemeines Krankheitsgefühl,
- Kopfschmerzen,
- Gelenk- bzw. Muskelschmerzen,
- Halsweh,
- Lymphknotenschwellungen,
- Exanthem usw.

Die Symptome klingen nach kurzer Zeit spontan ab. In dieser Phase der akuten HIV-Krankheit befinden sich HI-Viren im Blut, die Patienten (bzw. ihr Blut etc.) sind sehr infektiös. Antikörper fehlen zunächst noch. Die Antikörperbildung setzt jetzt erst ein.

Lymphadenopathie-Syndrom. Es folgt eine Monate bis u. U. viele Jahre dauernde **Latenzzeit,** in der der Patient gesund erscheint, aber ansteckend ist – wenn auch weniger als während der akuten HIV-Krankheit (mit dem späteren Auftreten von Symptomen, also im fortgeschrittenen Stadium nehmen der Antigengehalt des Blutes – die Viren im Blut – und damit die Infektiosität wieder zu). Die lange Inkubationszeit bei Patienten ohne akute HIV-Krankheit wird ebenfalls Latenzzeit genannt. Bei einigen, aber keineswegs allen Patienten geht sie in das Stadium des *Lymphadenopathie-Syndroms* über *(LAS),* eine Phase der HIV-Infektion, in der generalisierte Lymphknotenschwellungen auftreten, die lange bestehenbleiben. Nach Monaten oder Jahren kann dieses Stadium in die eigentliche AIDS-Krankheit übergehen.

AIDS. Entweder aus dem Lymphadenopathie-Syndrom heraus oder ohne dieses Übergangsstadium entwickelt sich AIDS, und zwar Monate bis teilweise viele Jahre nach der HIV-Infektion. 5

Jahre nach der Ansteckung haben rund 30% AIDS. Selbst wenn die Ansteckung schon 10–15 Jahre zurückliegt, muß noch mit dem Ausbruch der Erkrankung gerechnet werden (s. S. 400).

HIV-assoziierte Symptomatik. Am Anfang der AIDS-Erkrankung steht die *HIV-assoziierte Symptomatik* (AIDS-related complex = ARC). Darunter verstehen wir „mit AIDS verknüpfte" Allgemeinsymptome wie:

- über einen Monat dauerndes Fieber,
- starke Gewichtsabnahme,
- länger als einen Monat anhaltender Durchfall.

Vollbild von AIDS. Dazu kommen für AIDS typische Krankheiten. Es sind vier verschiedene Klassifikationsschemata zur Definition von AIDS ausgearbeitet worden, die hier nicht weiter interessieren sollen. Für das Verständnis des Vollbildes von AIDS ist es wichtig, sich zu erinnern, welche Zellen vom HI-Virus befallen werden: Es werden u. a. die T-Helferzellen infiziert, die einmal für die zellvermittelte Immunantwort zuständig sind, zum anderen eine zentrale Bedeutung bei der gesamten, also auch der humoralen Immunabwehr haben. So kommt es, daß auch die für die humorale Immunität wichtigen B-Lymphozyten in ihrer Funktion beeinträchtigt sind und zahlreiche nutzlose Antikörper – selbst Autoantikörper – bilden. Folglich können die B-Lymphozyten dann wegen Überforderung auf eine spezielle Infektion nicht mehr mit gezielter, adäquater Antikörperbildung reagieren.

Das *Vollbild von AIDS* ist beim älteren Kind und Erwachsenen durch folgende Störungen charakterisiert:

- schwere bakterielle Infektionen,
- vorwiegend opportunistische Infektionen,
- Malignome,
- Schädigung des zenralen und peripheren Nervensystems.

Im einzelnen ist dazu noch folgendes auszuführen. Es kommt also einerseits infolge der humoralen Immunschwäche zu **schweren Infektionen mit den üblichen Erregern,** andererseits – und das ist bei Erwachsenen mit AIDS besonders typisch – führen normalerweise harmlose Erreger, die bei funktionstüchtigem zellulärem Immunsystem keine Chance hätten, jetzt zu schweren Krankheiten; wir sprechen hier von **opportunistischen**[44] **Krankheiten,** d. h. die Erreger nützen die Schwäche des Organismus aus. Gegen die meisten der hier zur Diskussion stehenden Erreger hat bereits der junge Erwachsene in über 50% der Fälle Antikörper gebildet, von der damaligen Infektion jedoch im allgemeinen nichts oder nur wenig bemerkt. In Gegenwart der HIV-Infektion können die mehr oder weniger lange Zeit in Schach gehaltenen Erreger „wild" werden oder auch erstmals den Körper befallen und dann zur Krankheit führen (Tab. 17.7). Häufig sind z. B. unter diesen Umständen Pilzerkrankungen wie die Pneumocystis-carinii-Pneumonie – sie wurde früher zu den Protozoen-Krankheiten gerechnet (s. S. 123) – sowie immer wiederkehrender und therapieresistenter Soor der Mundschleimhaut und Soor der Speiseröhre.

Aus der Beeinträchtigung des Immunsystems erklärt sich auch das häufige Auftreten von **malignen Tumoren** bei Patienten mit AIDS. So finden wir relativ oft das Kaposi-Sarkom – dieses allerdings auch schon, bevor das Vollbild von AIDS in Erscheinung tritt –, ein Hauttumor, der außerdem Schleimhäute und innere Organe befallen kann, ferner werden Non-Hodgkin-Lymphome, wie z. B. das Hirn-Lymphom (primäres ZNS-Lymphom), und andere bösartige Tumoren beobachtet.

Erkrankungen des Zentralnervensystems sind verständlich, wenn man bedenkt, daß 1. das HI-Virus in Zellen des **Nervensystems** eindringen kann

Tabelle 17.7 Die wichtigsten opportunistischen Infektionen.

durch Protozoen
Toxoplasmose
durch Pilze
Pneumocystis-carinii-Pneumonie
ausgedehnter Soor (z. B. in der Speiseröhre)
Kryptokokkose, Aspergillose, Histoplasmose (s. S. 403)
durch Viren
disseminierte Infektion mit dem Zytomegalie-Virus
chronische Infektionen durch Herpes-simplex-Virus
ausgedehnte Infektionen durch Varicella-Zoster-Virus
durch Bakterien
Tuberkuloseerkrankungen durch Nichttuberkulose-Mykobakterien (z. B. Mycobacterium avium), auch durch Tuberkelbakterien

[44] opportunus (lat.): günstig, vorteilhaft

(entweder direkt oder unter Vermittlung von Makrophagen), daß 2. viele opportunistische Infektionen auch das Zentralnervensystem betreffen (z.B. Toxoplasmose, Zytomegalie) und daß 3. Tumoren das Gehirn befallen können (z.B. Hirnlymphom). Die Schädigung des Nervensystems äußert sich beim Erwachsenen in:

- Demenz,
- neurologischer Symptomatik, ausgehend vom *Gehirn* (z.B. Krampfanfälle), *Rückenmark* (Beinschwäche und Lähmungen sowie Inkontinenz) oder *peripheren Nervensystem* (Zittern).

Krankheitsbild bei Kindern bis 13 Jahre

Akute HIV-Krankheit. Ob es auch beim Kind eine akute HIV-Krankheit gibt, ist noch nicht bekannt.

AIDS. Die AIDS-Symptomatik des jungen Kindes ist zwar der des Erwachsenen ähnlich, es bestehen aber doch so deutliche Unterschiede, daß mit Recht von **AIDS bei Kindern („Pediatric AIDS" = PAIDS)** gesprochen wird.

Im Kindesalter gibt es nicht nur die *vertikale Übertragung* (intrauterine oder perinatale Infektion, s.u.) und die HIV-Übertragung durch die *Muttermilch,* sondern HIV-Infektionen sind hier auch bei *Blutern* (Hämophilie A und B), die HIV-haltige Faktorenkonzentrate erhalten haben, und nach *Bluttransfusionen* vorgekommen. *Drogenabhängige* sind in aller Regel älter.

HIV-assoziierte Symptomatik. Die auch beim Kind vorhandene *Lymphadenopathie* führt hier rasch zur Generalisation und geht mit anderen unspezifischen Befunden einher. Sowohl die Lymphadenopathie als auch diese Allgemeinsymptome der *HIV-assoziierten Symptomatik* (AIDS-related complex = ARC) werden bereits der AIDS-Krankheit zugerechnet.

Zur **HIV-assoziierten Symptomatik** gehören:

- Lymphadenopathie,
- rezidivierende Fieberschübe,
- Gedeihstörungen oder Gewichtsverlust – bei längerer Krankheitsdauer kommt es zu einer hochgradigen Kachexie („Wasting") –,
- chronische Parotisschwellung,
- persistierende oder rezidivierende Durchfälle u.a.

Vollbild von AIDS. Dem Vollbild von AIDS bei Kindern fehlt praktisch niemals eine progressive **neurologische Symptomatik:**

- motorische Entwicklungsrückschritte, d.h. bereits erlernte Fähigkeiten wie Sitzen und Laufen gehen verloren,
- geistiger Abbau,
- Koordinationsstörungen, Ataxie, Gangstörung, Lähmungen und fortschreitende Spastik der Muskulatur,
- gestörtes Gehirnwachstum (Mikrozephalie bzw. Gehirnatrophie, im kranialen CT nachweisbar).

Im übrigen gibt es viele Parallelen, aber auch Unterschiede zu der Erkrankung bei älteren Kindern und Erwachsenen, wie die folgende Zusammenfassung zeigt.

Beim **Vollbild von AIDS** finden wir:

- progressive neurologische Erkrankung,
- schwere, rezidivierende bakterielle Infektionen,
- seltener bzw. später auftretend opportunistische Infektionen,
- chronische lymphoide interstitielle Pneumonie,
- Malignome.

Bei den bei AIDS-kranken Kindern vorkommenden *Infektionen* stehen die durch die **üblichen Bakterien** ausgelösten infolge *Störung der humoralen Abwehr* ganz im Vordergrund (rezidivierende Infektionen durch Staphylokokken, Streptokokken, Pneumokokken, Kolibakterien, Haemophilus influenzae, Salmonellen etc.). Es kommt zu Meningitiden, Sepsis, Pneumonien, Otitis media, Harnwegsinfekten usw. Doch gibt es gelegentlich auch bei Säuglingen mit AIDS infolge der *zellulären Immunschwäche* die gleichen **opportunistischen Infektionen** wie beim Erwachsenen (Tab. 17.7). Beim jungen Säugling mit *Toxoplasmose, Zytomegalie,* schweren *Herpes-simplex-Virus-Infektionen* etc. muß aber differentialdiagnostisch bedacht werden, daß diese konnatalen oder kurz nach der Geburt erworbenen Infektionen in der genannten Altersgruppe auch ohne HIV-Infektion wegen des noch nicht voll ausgereiften Immunsystems ernste Symptome hervorrufen können. Säuglinge und Kinder, aber auch Erwachsene mit AIDS entwickeln nicht selten eine vor vielen Jahren bei sonst gesunden Frühgeborenen häufiger beobachtete *Pneumocystis-carinii-Pneumonie.* Eine für Kinder mit AIDS besonders typische und nur bei Kindern vorkommende andere Form der interstitiellen Pneumonie ist die sog. **chronische lymphoide interstitielle Pneumonie** ohne nachweisbare Erreger.

Auch **maligne Tumoren** kommen bei Kindern mit AIDS vor – wenn auch viel seltener als bei Erwachsenen –, und zwar *Non-Hodgkin-Lymphome,* wie das *Hirnlymphom* (primäres ZNS-Lymphom) und das *Kaposi-Sarkom.*

Intrauterine oder perinatale Infektion

Wenn die Mutter eine HIV-Infektion hat – sie ist dann entweder eine (noch) gesunde HIV-Trägerin oder hat bereits Krankheitszeichen –, besteht beim Kind in etwa 12–20% die Wahrscheinlichkeit, daß es sich ebenfalls mit HIV infiziert hat; bei sehr unreifen Frühgeborenen und bei weit fortgeschrittener Erkrankung der Mutter zum Zeitpunkt der Entbindung ist diese Rate etwas höher. Die Erkrankung wird entweder intrauterin oder perinatal (um den Zeitpunkt der Geburt herum) übertragen – wir sprechen in beiden Fällen von **vertikaler Übertragung** –, auch Infektionen durch die Muttermilch sind dokumentiert. HIV-positive Mütter dürfen deshalb nicht stillen, zumindest nicht in den Industrieländern; für Entwicklungsländer wird angesichts der ohnehin hohen Säuglingssterblichkeit zur Stärkung der Abwehr das Stillen von Kindern auch HIV-positiver Mütter empfohlen. Es ist wiederholt vorgekommen, daß eine Mutter während mehrerer Schwangerschaften das HI-Virus auf ihre Kinder übertragen hat.

HIV-Embryopathie. Bei sehr früher Infektion soll u. U. eine *HIV-Embryopathie* auftreten, die allerdings nur vereinzelt beobachtet worden ist. Dabei zeigten sich Schädel- und Gesichtsdysmorphien (Mikrozephalie, vergrößerter Augenabstand etc.: *HIV-assoziiertes Dysmorphie-Syndrom).*

Vollbild von AIDS. Oft wird schon in der Säuglingszeit zu klären sein, daß das Virus übertragen wurde: bereits nach einem bis wenigen Monaten kann das Vollbild von AIDS vorliegen, und im Alter von drei Jahren haben viele HIV-infizierte Kinder schon AIDS oder sind daran gestorben, teils bricht die Erkrankung später aus, u. U. erst nach dem 12. Lebensjahr; die regelmäßige Gammaglobulinprophylaxe (s. u.) scheint sich hier günstig auszuwirken, und doch treten die Symptome bei intrauteriner oder perinataler Infektion mitunter recht früh auf. In bestimmten Situationen wird bei den Kindern schon vor dem Ausbruch von AIDS eine aggressive Chemotherapie durchgeführt.

Diagnose bei vertikaler Übertragung. Die von der Mutter gebildeten HIV-Antikörper gehen aufs Kind über und beweisen natürlich keine kindliche Infektion. Diese mütterlichen Antikörper bleiben einige Monate, in seltenen Fällen bis zu zwei Jahren im kindlichen Blut nachweisbar.

Daraus folgt, daß bei HIV-positiven (genauer: HIV-Antikörper-positiven) Kindern der ersten zwei Lebensjahre noch nichts darüber ausgesagt werden kann, ob es zur Infektion gekommen ist oder nicht, es sei denn, die Erkrankung ist bereits ausgebrochen.

Von Anti-HIV-positiven Kindern, die älter sind als zwei Jahre, wissen wir dagegen, daß sie eine HIV-Infektion erworben haben. Bei negativ gewordenen Kindern oder solchen, die trotz Infektion gar keine Antikörper bilden (s. u.), läßt sich dagegen eine HIV-Infektion mit diesem Antikörper-Test nicht mit letzter Sicherheit ausschließen. Andererseits ist bei positivem IgM-Test oder bei Nachweis des Antigens die Situation eindeutig (s. u.).

Besonders bewährt hat sich hier die PCR (Polymerase-Kettenreaktion), mit deren Hilfe schon kurz nach der Geburt (in den ersten Tagen bis Lebenswochen) die HIV-Infektion des Neugeborenen bewiesen werden kann.

Zu den diagnostischen Möglichkeiten wird im folgenden noch Stellung genommen.

Diagnose

Antikörper- und Antigennachweis. Wie gerade ausgeführt wurde, ergibt sie sich aus dem klinischen Bild und dem Nachweis von HIV-Antikörpern. Diese sind kurz nach der Inokulation und z. Z. der akuten HIV-Krankheit (s. S. 396) noch nicht vorhanden. Sie bilden sich nach (2 –) 4–8 (–12) Wochen, teilweise auch später; es kommt vereinzelt sogar vor, daß sie erst mehr als 2–3 Jahre nach der auf andere Weise gesicherten Infektion erscheinen. Manche Patienten bilden trotz HIV-Infektion niemals Antikörper, und zwar manche Kinder, die so früh intrauterin infiziert wurden, daß sie das Antigen HIV nicht als fremd empfanden (sog. Immuntoleranz). Bei einigen dieser Nonresponder, die es übrigens ganz selten auch bei Erwachsenen gibt – teils werden im Endstadium von AIDS keine Antikörper mehr gebildet –, wurden die HIV-Viren (also das Antigen) nachgewiesen. Die Tests zum Antigennachweis sind aufwendig. Inzwischen gibt es auch eine PCR (s. S. 383) zum Erkennen des HI-Virus; über die Bedeutung im Neugeborenenalter ist oben berichtet worden. Seit einiger Zeit steht ferner ein IgM-Test zur Verfügung (auch IgA kann teilweise nachgewiesen werden), was bei jungen Säuglingen ebenfalls schon früh die Infektion beweist. Durch diese neuen Tests läßt sich das „diagnostische Fenster" eher öffnen. Routinemäßig wird vornehmlich der übliche Antikörpernachweis geführt, und zwar zunächst mit Hilfe des *ELISA-Tests.* Es handelt sich um ein relativ einfaches Screeningverfahren (Suchtest) mit *hoher Sensitivität,* d.h. es werden praktisch alle wirklich Positiven, allerdings auch einige Falsch-Positive erfaßt. Wegen des gewissen Prozentsatzes falsch-positiver Resultate muß ein Bestätigungstest angeschlossen werden, nämlich der umständlichere *Western-Blot (Immunoblot).* Er ist *hochspezifisch,* d.h. zeigt so gut wie nur die gesuchten Antikörper an, die Falsch-Positiven werden auf die Weise weitgehend abgesondert. ELISA-Test und Western-Blot werden bei positivem Ergebnis aus Sicherheitsgründen je einmal wiederholt (um Serumverwechslungen und Laborfehler zu erkennen).

Diese gezielten Antikörpertests dürfen grundsätzlich nur mit Genehmigung des Patienten bzw. der Erziehungsberechtigten durchgeführt werden. Anders verhält es sich bei Blutabnahme zur Abklärung einer verdächtigen, unklaren Erkrankung.

Lymphozyten. Bei Erwachsenen kommt es zunächst zu einem Anstieg von T-Suppressorzellen (T8-Zellen), eine bestimmte Lymphozytenart mit dem Oberflächenmarker T8. Später geht die Zahl der T-Helferzellen (T4-Zellen) deutlich zurück, eine andere T-Lymphozytenart. Infolgedessen nimmt mit Fortschreiten der Erkrankung der T4/T8-Quotient immer mehr ab. Beim Gesunden liegt er über 1, bei AIDS-Kranken oft deutlich unter 1. Auch die Gesamtlymphozytenzahl verringert sich. Die genannten Veränderungen an den T-Lymphozyten und die Lymphopenie sind beim kindlichen AIDS oft zunächst nicht nachweisbar. Kinder zeigen anfangs meist Störungen der B-Lymphozyten mit unproduktiver Immunglobulinerhöhung. Die Folge dieser humoralen Störung sind übrigens die für Kinder mit AIDS typischen rezidivierenden bakteriellen Infektionen, worauf schon hingewiesen wurde.

Durch die Immunschwäche ist zu erklären, warum manche HIV-infizierte Kinder, die gegen Diphtherie und Tetanus geimpft waren, Antikörper dagegen im Blut nicht mehr aufweisen. Auch die zellvermittelte Immunität ist beeinträchtigt: der *Multitest Mérieux* gegen Tuberkulose, Soor, Tetanus etc. zeigt bei AIDS-Kranken oft keine Reaktion (negativer Intrakutantest infolge Anergie[45], s. S. 322, 367, 376).

Prognose

Es wurde bereits angedeutet, daß es jenseits des 2. Lebensjahres kaum anti-HIV-positive Personen geben wird, bei denen selbst nach Jahrzehnten ein Übergang in die AIDS-Krankheit ausbleibt. Die Frage, ob das sehr seltene offenbar völlige Verschwinden der Infektion durch ein defektes (schwaches) Virus oder eine besondere Leistung des Immunsystems zu erklären ist, kann noch nicht beantwortet werden; es ist z.Z. noch unklar, ob es überhaupt auf Dauer gesunde HIV-Träger geben wird. Immerhin wird die Möglichkeit der Überwindung der Infektion neuerdings diskutiert. Auch (noch) gesunde HIV-positive Personen bedürfen einer langen Überwachung und intensiven Führung; sie sind suizidgefährdet. Bisher sind bei Erwachsenen jährlich 5–7% der HIV-Antikörper-Träger an AIDS erkrankt, bei Kindern verläuft der Übergang in AIDS schneller.

Nach dem Ausbruch von AIDS ist praktisch nicht damit zu rechnen, daß der Patient überlebt. Der Tod tritt meist nach einigen Monaten bis wenigen Jahren ein. Beim Erwachsenen sind Überlebenszeiten von mehr als 5 Jahren nach Ausbruch der Erkrankung bekannt geworden, Kinder sterben teils schon innerhalb von 2 Jahren nach Auftreten der ersten AIDS-Symptome. Bei Krankheitsbeginn im Säuglingsalter verläuft AIDS schnell tödlich. Die Patienten sterben übrigens nicht direkt an ihrer HI-Virusinfektion, sondern an den sich daraus ergebenden bakteriellen oder opportunistischen Infektionen bzw. an den Malignomen oder Hirnkomplikationen. Nach 9 Jahren ist übrigens die Hälfte der HIV-infizierten Kinder noch am Leben.

---

45 So ist auch die zunehmende Anfälligkeit der HIV-Infizierten gegenüber Tuberkulose zu erklären. In den USA hat die Tuberkulose nach jahrzehntelangem Rückgang jetzt wieder zugenommen (in New York z.B. wurde zwischen 1984 und 1986 ein Anstieg um 36% festgestellt). Wenn auch zunächst hauptsächlich HIV-infizierte Personen betroffen sind, so wird es wegen der zunehmenden Ansteckungsgefahr, d.h. mit Zunahme der Infektionsmöglichkeiten nicht ausbleiben, daß jetzt auch andere Menschen an Tuberkulose erkranken.

Behandlung

Sie ist letztendlich machtlos, wenn auch viele Infekte zumindest vorübergehend erfolgreich behandelt werden können. Das 1. Medikament, das eine Lebensverlängerung und vorübergehendes Nachlassen von Krankheitssymptomen und damit eine verbesserte Lebensqualität gebracht hat, ist *AZT (Azidothymidin)*, generischer Name (s. S. 17): *Zidovudine*, Handelsname: *Retrovir®*. Das Präparat hat allerdings eine Reihe von Nebenwirkungen. Auch andere ähnliche Wirkstoffe werden verwendet.

Es handelt sich hier um Hemmstoffe der reversen Transkriptase, d. h. im Falle des AZT um ein Thymidinanalogon (ein Abkömmling der Nukleinsäure Thymidin) – oder ganz allgemein um ein Nukleosidanalogon. Sie werden von dem gerade genannten Ferment in das DNS-Molekül eingebaut, doch können aufgrund der speziellen Struktur des Medikamentes keine weiteren Bausteine angelagert werden. Die Umschreibung von RNS in DNS bricht an dieser Stelle ab, das Ferment wird am weiteren Umschreiben gehindert. Die bereits in den menschlichen Genbestand der Zelle eingebaute Information ist jedoch nicht zu beeinflussen; derartige infizierte Zellen können weiter Viren produzieren. Dies versucht man mit einem Medikament zu unterbinden, das einen anderen Wirkmechanismus aufweist, nämlich mit einem HIV-Protease-Inhibitor (die Protease ist für die HIV-Vermehrung unentbehrlich); er hemmt die Virusreifung, also die Virusneubildung, die Neuinfektion von Zellen unterbleibt daraufhin.

Von Nutzen ist eine Kombination solcher Präparate („Medikamentencocktail"), die an verschiedenen Stellen der Virus-Neusynthese angreifen, die Kombination von Hemmstoffen der reversen Transkriptase mit einem Proteasehemmer bewirkt, daß die Virusmenge unter die Nachweisgrenze sinkt (allerdings nur im Blut).

Prophylaxe

Pneumocystis-carinii-Pneumonie. Zur Verhütung einer Pneumocystis-carinii-Pneumonie eignet sich Co-trimoxazol (und zur Behandlung).

Gammaglobulin i. v. Die intravenöse Verabreichung von Gammaglobulin in (3- bis) 4wöchigen Abständen hat sich zur Infektionsprophylaxe bei Kindern mit AIDS bewährt; vor den ersten Symptomen von AIDS gegeben, kann es den Ausbruch der Erkrankung verzögern (s. auch S. 399).

Schwierigkeiten der Impfstoffherstellung. Auch an der Produktion eines Impfstoffes wird fieberhaft gearbeitet, bisher allerdings ohne durchschlagenden Erfolg (zahlreiche Impfstoffe wurden bei bereits Infizierten getestet, außerdem laufen Impfversuche an Affen auf Hochtouren). Der Organismus selbst und auch der Impfstoffhersteller sehen sich dadurch großen Problemen gegenüber, daß das HIV in einem infizierten Individuum ständig seine Antigeneigenschaften und damit die Angriffspunkte für die Abwehr ändert; diese genetische Variabilität betrifft besonders die äußere Hülle („das Virus trägt ständig andere Kleider"), wir sprechen hier von genetischem Polymorphismus. (Über die bei AIDS erlaubten und verbotenen Impfungen s. S. 327).

Anonyme Meldepflicht. Eine *namentliche Meldepflicht* von HIV-Infizierten bzw. AIDS-Kranken sieht der Bundesgesetzgeber nicht vor. Man befürchtet, daß in einem solchen Falle die Bereitschaft zur Untersuchung und damit die Diagnosestellung zurückgehen, was sich auch ungünstig auf die Prophylaxe (auf die Verhinderung der Weiterverbreitung der Erkrankung) auswirken könnte. Die positiven (und bestätigten) Antikörpertests werden allerdings anonym erfaßt. Dies regelt die *Laborberichtverordnung* (Verordnung über die Berichtspflicht für positive HIV-Bestätigungstests). Die anonyme Meldung geht an das Robert-Koch-Institut in Berlin (Bundesinstitut für Infektionskrankheiten und nicht übertragbare Krankheiten), wo ein **zentrales AIDS-Infektionsregister** geführt wird. Dort besteht außerdem das **AIDS-Fallregister,** das 2. Instrument zur Erfassung der Infektion. Diese ebenfalls nicht namentliche Meldung von manifesten AIDS-Erkrankungen sowie Todesfällen infolge AIDS ist freiwillig.

Aufklärung. Intensive Aufklärungsarbeit hat dazu geführt, daß sich die HIV-Infektion zumindest in den Industrieländern nicht mehr so rasant ausbreitet. Die Verwendung von Kondomen ist ein wichtiger Faktor, allerdings ist die Schutzrate der Kondome nicht 100%ig (falsche Handhabung des „Verhüterlis", schlechte Qualität der Kondome – die „Stiftung Warentest" entdeckte Fehler an jedem 3. Kondomfabrikat, verlieh andererseits aber vielen Kondomsorten das Prädikat „sehr gut").

Vorsorgemaßnahmen bzgl. Blut und Blutprodukten. Seit dem 1. Oktober 1985 werden bei uns alle Blutspender (ebenso alle Organspender und Samenspender) auf HIV-Antikörper untersucht. Auch dann, wenn nur noch Blut von HIV-Antikörper-Negativen für Transfusionen akzeptiert wird, kann nicht mit absoluter Sicherheit ausgeschlossen werden, daß sich unter den Spendern gelegentlich ein HIV-Infizierter befindet, der noch keine Antikörper gebildet hat (also vor der Serokonversion steht) oder keine HIV-Antikörper bildet

(Nonresponder). Dies ist in der Tat vorgekommen. Man versucht, dieser Gefahr dadurch zu begegnen, daß man Personen aus Risikogruppen auffordert, von Blutspenden abzusehen. Die Erfahrung hat gezeigt, daß bei uns das „Restrisiko" einer transfusionsbedingten HIV-Infektion extrem gering ist, es liegt größenordnungsmäßig bei 1 : 1 Million Transfusionen. Wegen der strengen Auswahlkriterien der Blutspender ist diese Gruppe nicht repräsentativ. Die tatsächliche Häufigkeit von HIV-Infektionen in der Bevölkerung ist weit größer.

Unsere bei Hämophilen eingesetzten Faktoren-Konzentrate sollten spätestens seit Ende 1985 weitgehend sicher sein. Bei der Herstellung wird auf thermischem Wege u. a. auch das HIV praktisch abgetötet. Über den gentechnologisch hergestellten Faktor VIII s. S. 176. Andere Produkte aus Blutbestandteilen sind jetzt ebenfalls so gut wie HIV-frei. Viele Bluter haben allerdings bis 1984/85 immer wieder aus gepooltem Plasma hergestellte Produkte bekommen, die meist HI-Viren enthielten. Inzwischen sind bereits etwa 50 % der damals behandelten Bluter AIDS-krank.

Schwangerschaft und HIV-Infektion. Schwangerschaften bei HIV-Infizierten sollten vermieden werden, und zwar nicht nur wegen der Gefahr für das Kind, an AIDS zu erkranken, sondern auch deswegen, weil die Schwangerschaft aufgrund immunologischer Vorgänge zu einer Verschlechterung der HIV-Infektion der Mutter führen kann. Es darf auch nicht übersehen werden, daß viele der selbst nicht infizierten Kinder sehr bald ihre Mutter verlieren werden, schon einige Zeit vor ihrem Tod wird sie sich um ihr Kind nicht mehr kümmern können. Für HIV-infizierte Waisenkinder ist es sehr schwer, eine Pflegefamilie zu finden.

Im Vergleich zur vaginalen Entbindung schneidet der Kaiserschnitt hinsichtlich einer HIV-Übertragung etwas besser ab.

Drogenabhängige. Die Aufklärungsarbeit war bei den Drogensüchtigen am wenigsten erfolgreich. Sie nehmen zu einem großen Teil weiterhin die Infektionsgefahr durch gemeinsame Benutzung von Spritzen in Kauf. Es werden also auch in Zukunft Kinder von HIV-positiven Frauen geboren werden, während insgesamt ein Rückgang neuer HIV-Infektionen beobachtet wird.

Prophylaxe im Krankenhaus. Wir müssen uns im Krankenhaus auf die Gefahr der HIV-Übertragung durch Blut einstellen und entsprechende Schutzmaßnahmen ergreifen:

Tragen von Handschuhen bei Blutentnahmen (und zwar aus Umweltgründen – und weil sie meist sicherer sind – Latex-, nicht PVC-Einweghandschuhe), Tragen von Mundschutz und Spritzschutzbrille mit seitlicher Abschirmung bzw. Vollgesichtsmaske, wenn mit dem Auftreten von infektiösen Aerosolen gerechnet werden muß (z. B. bei der Intubation und im zahnärztlichen Bereich).

Bei Operationen von Risikopatienten zusätzlich flüssigkeitsdichte Operationskleidung verwenden! Die Empfehlung, 2 Paar Handschuhe übereinander zu tragen, ist bei entsprechendem Risiko sinnvoll, sie werden meist nicht beide gleichzeitig undicht, natürlich schützen sie nicht vor Stichen, aber man hofft, daß die Nadel weitgehend von (eventuell) infektiösem Blut „gereinigt" wird, während sie die beiden Latex-Schichten der Handschuhe durchdringt. Wichtig ist die Beachtung der üblichen Hygienevorschriften. Wegen der besonderen Gefährdung des Operateurs und des Pflegepersonals im Operationssaal ist es verständlich, daß zum Schutze dieses Personenkreises vor entsprechenden Eingriffen auf HIV-Antikörper untersucht werden muß (mit Kenntnis und Zustimmung des Patienten). Man wird bei der Operation von HIV-positiven Kranken noch wachsamer und vorsichtiger sein als sonst. Bei der Atemspende Mund-zu-Nase ist der Schleimhautkontakt geringer als bei der Atemspende Mund-zu-Mund, die erstere wird deshalb vorgezogen, die letztere wird – wenn überhaupt – mit einem zwischengeschalteten Taschentuch durchgeführt, das den Speichelfluß abhalten soll.

Es muß unbedingt vermieden werden, daß infektiöses Material auf Haut und Schleimhäute – und damit womöglich in die Blutbahn – des Personals gelangt.

Bei Verschmutzung der Hände mit möglicherweise HIV-haltigem Blut müssen die Hände zunächst mit einem desinfektionsmittelgetränkten Einwegtuch abgewischt und dann mit einem alkoholischen Einreibepräparat desinfiziert werden (möglich ist auch, die Hände zunächst gründlich mit Wasser abzuspülen, mit Seife vorsichtig zu waschen, mit einem Einmalhandtuch abzutrocknen und anschließend mit einem alkoholhaltigen Mittel zu desinfizieren). Nicht Schmutzteile mit Alkohol in der womöglich kleine Verletzungen aufweisenden Hand verreiben! Sind Schleimhäute durch Spritzer inokuliert worden, muß gründlich mit Wasser gespült werden. Über das Vorgehen bei Verletzungen (Wunden) s. u.

Instrumente, an denen man sich verletzen kann, müssen, falls keine thermisch desinfizierende Waschmaschine zur Verfügung steht, zum Schutz des Personals zuerst desinfiziert (z.B. mit aldehydhaltigen Mitteln) und erst dann gereinigt und evtl. sterilisiert werden. Aldehydische Desinfektionsmittel sind auch zur Flächendesinfektion bei Verdacht auf Verunreinigungen durch HIV geeignet (z. B. Formaldehyd). Kontaminiertes Spielzeug wird mit alkoholischen Desinfektionsmitteln desinfiziert.

Bei mehreren 1000 Nadelstichverletzungen mit Inokulation von HIV-haltigem Blut ist es nur in wenigen Fällen zur HIV-Infektion gekommen (auch Infektionen über die intakten Schleimhäute von Augen, Mund und Nase sowie die nicht intakte Haut – Ekzem etc. – sind gelegentlich beobachtet worden). Das Risiko wird bei Nadelstichverletzungen auf weniger als 0,5% geschätzt. Bei der Hepatitis B muß in vergleichbaren Situationen mit einem Infektionsrisiko von rund 20% gerechnet werden; das Blut enthält nämlich bei Patienten mit HIV-Infektion weniger Viren als bei Hepatitis-B-Virus-Trägern, hier sind es rund 50- (bis 100-)mal soviel. Wunden müssen zum Bluten gebracht, dann ausgewaschen und desinfiziert werden (z. B. mit Alkohol oder Polyvinylpyrrolidon-Jod-Komplexen). Es sei auch erwähnt, daß das HI-Virus sehr hinfällig ist (empfindlich gegenüber Austrocknung, Erhitzen, Desinfektionsmitteln). Ist es doch zu einer fraglichen Inokulation von HIV gekommen, so muß aus juristischen Gründen sofort und dann mehrfach in bestimmten Abständen Blut zur HIV-Antikörperbestimmung abgenommen werden.

Der Hinweis auf das verhältnismäßig geringe HIV-Infektionsrisiko beim Umgang mit AIDS-Patienten im Krankenhaus darf aber keineswegs so interpretiert werden, daß die Hygienemaßnahmen lasch gehandhabt werden könnten. Sie sind selbstverständlich gewissenhaft einzuhalten. Hektik ist zu vermeiden. Die Kanüle darf, um Verletzungen vorzubeugen, nicht in die Hülle zurückgesteckt werden, sondern gehört in einen dickwandigen Plastikbehälter mit großer Öffnung. Man bedenke, daß eine HIV-Infektion so gut wie immer zum Tode führt. Andererseits besteht beim Händeschütteln, bei der Benutzung desselben Geschirrs, derselben Toilette etc. keine Gefahr der HIV-Übertragung, übrigens auch nicht durch Insektenstiche, Haustiere und Nahrungsmittel; auch Übertragungen in Form von Tröpfcheninfektionen (Husten, Niesen) sind nicht zu befürchten.

Unterbringung von HIV-infizierten Kindern in Kindergärten und Schulen. Wenn Bedenken bestehen, HIV-infizierte Kinder in einer großen Kindergartengruppe zu betreuen, so nicht wegen der Gefahr für die gesunden Kinder – diese ist fast nicht existent –, sondern wegen der Infektionsgefährdung des HIV-Antikörper-Positiven (aus demselben Grunde werden HIV-positive Patienten im Krankenhaus isoliert bzw. nur mit solchen Patienten zusammen untergebracht, von denen keine Infektionsmöglichkeit ausgeht). Die Unterbringung in kleinen Kindergartengruppen ist sinnvoll, wobei eine Betreuerin als Vertrauensperson in die Diagnose eingeweiht sein muß, um bei entsprechenden Verletzungen geeignete Maßnahmen ergreifen zu können. Die Eltern der anderen Kinder sollten über den HIV-Status des betroffenen Kindes nicht informiert werden. Bei allgemeinem Bekanntwerden der HIV-Infektion des Kindes (wie des Erwachsenen) ergeben sich meist erhebliche nachteilige soziale Konsequenzen. Ähnliches gilt für den Schulbesuch, der nur untersagt werden sollte, wenn das Verhalten des Schülers Probleme erwarten läßt oder die Krankheit zu weit fortgeschritten ist. Eine wichtige Aufgabe hat die *Deutsche AIDS-Hilfe* übernommen, eine Dachorganisation für die in fast allen großen Städten entstandenen regionalen AIDS-Hilfen. Aufklärung ist vonnöten, um einer Absonderung der Betreffenden entgegenzuwirken.

9.4 Erkrankungen durch Pilze

Pilze, die beim Menschen Erkrankungen hervorrufen können, kommen auf der Haut und Schleimhaut vor (s. S. 287). Normalerweise wird ein Übergreifen auf andere Körperstellen verhindert. Unter Antibiotikagabe oder infolge Immunschwäche (bei Behandlung durch Zytostatika, bei AIDS u. a.) kann es dagegen zu einer starken Vermehrung von Pilzen und damit zu entsprechenden Erkrankungen kommen („opportunistische" Infektionen, s. S. 397).

Die **Soormykose** wird durch den Sproßpilz Candida albicans hervorgerufen (ein Hefepilz). Er ist der wichtigste pathogene Pilz beim Kind. Über die Soormykose der Windelgegend s. S. 89, über den Soorbefall von Mundhöhle und Darm s. S. 208. Eine Soorsepsis kommt z. B. in der Neugeborenenzeit vor. Sonst muß bei ausgedehnteren Soorinfektionen, z. B. bei Befall der Speiseröhre, an AIDS gedacht werden.

Die **Kryptokokkose** wird ebenfalls durch einen Hefepilz verursacht. Sie ist bei immunsupprimierten Patienten (z. B. AIDS) häufig. Es kann u. a. zu Pneumonie und zu Meningitis bzw. Meningoenzephalitis kommen, wobei das klinische Bild dem der tuberkulösen Meningitis ähnelt.

Die **Histoplasmose** ist eine Pilzinfektion, an der vor allem Kinder erkranken, und zwar besonders im mittleren Westen der USA, in der Karibik, in Südamerika und im tropischen Afrika. Eine opportunistische Infektion (z. B. bei AIDS) ist dann anzunehmen, wenn die Histoplasmose nicht auf die Lunge beschränkt bleibt (der Lungenbefall mit Kavernen und Schwellungen von Hiluslymphknoten, die z. T. verkalken, muß übrigens von der Tuberkulose abgegrenzt werden), sondern wenn z. B. ein sepsisartiges Bild auftritt.

Der Erreger der **Aspergillose** ist ein Schimmelpilz. Sie wird fast ausschließlich bei chronisch Kranken (z. B. als gelegentliche Komplikation bei der Mukoviszidose) und bei abwehrgeschwächten Patienten (unter immunsuppressiver Therapie, bei AIDS etc.) beobachtet (Pneumonie, Hirnabszeß u. a. – nicht zu verwechseln mit der nicht ganz so gefährlichen allergischen Aspergillose, wie sie z. B. bei der Mukoviszidose auftreten kann).

9.5 Erkrankungen durch Protozoen

9.5.1 Toxoplasmose

Bei Kindern und Erwachsenen kommt es nach der Toxoplasmainfektion nur selten zu Krankheitserscheinungen (z. B. Lymphknotenschwellungen, mitunter Meningoenzephalitis), und dabei sind im jungen Erwachsenenalter schon über 50% durchseucht. Bei Immundefekten (AIDS usw.) spielt die Toxoplasmose dagegen eine große Rolle (s. S. 397), ebenso in Form der konnatalen Toxoplasmose – über Einzelheiten s. dort (S. 40).

9.5.2 Malaria

Die Malaria[46] gehört zu den verbreitetsten Infektionskrankheiten. Jährlich erkranken über 200 Millionen Menschen an Malaria, und es sterben jedes Jahr 2 Millionen daran. Die meisten dieser Todesfälle betreffen Kinder unter 5 Jahre, die Malaria ist also im jungen Kindesalter besonders gefährlich und trägt zu der hohen Kindersterblichkeit in den Entwicklungsländern bei. Malaria kommt in den Tropen und Subtropen vor, nämlich in Afrika, Südostasien, Indien, Mittel- und Südamerika. In Europa erworbene Malaria-Erkrankungen gibt es fast nicht – eine Ausnahme stellt die Türkei dar, und es gibt in Europa in unmittelbarer Nähe von Flughäfen die „Flughafenmalaria". Die Malaria tritt in Zusammenhang mit Reisen in Malaria-Endemiegebiete auf, und zwar oft erst nach der Rückkehr. In Deutschland werden jährlich fast 1000 Malariafälle gemeldet.

Ansteckung: Sie erfolgt durch den Stich der weiblichen Anophelesmücke (Stechmücke, Moskito), durch den die Erreger der Malaria, die Plasmodien, in den Organismus gelangen. Befallen werden Leber und Erythrozyten (über die Zusammenhänge zwischen bestimmten Erkrankungen der roten Blutkörperchen und der Malaria s. S. 167). Der Entwicklungszyklus dieser Protozoen, der nur in wärmerem Klima ablaufen kann, ist im Mikrobiologiekapitel von Band I dargestellt.

Krankheitsbild: Es hängt von der Plasmodienart ab. Wegen des wechselnden Fiebers spricht man auch von *„Wechselfieber"*: So führen Plasmodium vivax und Plasmodium ovale alle 48 Stunden (jeden „3." Tag) zu Fieberanfällen *(Malaria tertiana)*, Plasmodium malariae zeigt alle 72 Stunden einen Fieberanfall (jeden „4." Tag, *Malaria quartana*), während bei Plasmodium falciparum unregelmäßig remittierende Fieberanfälle vorkommen.

Diese sog. *Malaria tropica* ist der gefährlichste Malariatyp.

Bei allen Formen von Malaria können im Anfang die typischen remittierenden Fieberanfälle fehlen, teils wird bei infizierten Kindern auch später die charakteristische Periodizität des Fiebers vermißt. Es treten Allgemeinsymptome auf wie Abgeschlagenheit, Kopf- und Gliederschmerzen, aber auch Husten, also grippale Krankheitszeichen, besonders häufig gastrointestinale Erscheinungen wie Appetitlosigkeit, Bauchschmerzen (teils eine Appendizitis nachahmend), Erbrechen, Durchfälle sowie Gelbsucht und Hypoglykämie. Es entwickelt sich eine Anämie, regelmäßig auch eine Milzvergrößerung mit oder ohne Lebervergrößerung. Die gefährliche Malaria tropica zeigt bei Säuglingen und Kleinkindern eine neurologische Symptomatik mit Meningitis, Krämpfen, Koma, Lähmungen, Ataxie, Erblindung u. a. Bewußtlosigkeit und Erblindung werden auch bei älteren Kindern und Erwachsenen beobachtet. Eine nicht seltene Malariakomplikation ist das nephrotische Syndrom. Rezidive der Malaria kommen vor, teils noch bis zu 30 Jahren nach der ursprünglichen Erkrankung (Spätrezidive).

Viele der Menschen, die schon lange in Malariagebieten leben, können eine Teilimmunität gegen die Malaria entwickeln und dadurch ohne Prophy-

[46] mala aria (ital.): schlechte Luft (man vermutete zunächst, daß die Ausdünstungen über den Sümpfen die Malaria verursachen: „Sumpffieber", s. S. 298)

laxe (s. u.) bzw. Therapie eher überleben als Reisende aus einem Nicht-Malariagebiet, die sich frisch infizieren.

Es gibt auch – selten – eine *konnatale Malaria* (eine Fetopathie), die in den ersten Lebenstagen und -wochen uncharakteristische Krankheitszeichen hervorruft (Fieber, Appetitlosigkeit etc.).

Diagnose: Bei Patienten, die sich – wenn auch nur kurz (z. B. anläßlich einer Zwischenlandung) – in einem malariagefährdeten Gebiet aufgehalten haben, muß selbst bei uncharakteristischen Krankheitssymptomen an eine Malaria gedacht werden. In Endemiegebieten wird bei unklarem Fieber zunächst eine Malaria vermutet, und entsprechende Untersuchungen müssen schnellstens folgen. Die Frühdiagnose ist wegen der hohen Sterblichkeit der unbehandelten Malaria tropica wichtig (sie kann innerhalb 1–2 Wochen zum Tode führen). Die Plasmodien können im gefärbten Blutausstrich und nach Färbung eines auf einem Objektträger angetrockneten dicken Tropfens nachgewiesen werden, und zwar am besten während eines Fieberanfalls.

Behandlung und Prophylaxe: Verschiedene Malariamittel sind im Einsatz (Resochin, Lariam, Chinin – dieses nicht zur Prophylaxe – u. a.). In schweren Fällen kommt ein Blutaustausch oder ein Teilblutaustausch in Betracht. Die zunehmende Resistenzentwicklung (nur bei Plasmodium falciparum) gegen bestimmte Chemotherapeutika wird mit Sorge verfolgt (z. B. in Südostasien, Ost- und Zentralafrika, Südamerika). Dies betrifft auch die Prophylaxe, die in der Regel mit Resochin durchgeführt wird und schon eine Woche vor Reiseantritt beginnen soll. Erst 4–6 Wochen nach Verlassen des malariagefährdeten Gebietes darf die Chemoprophylaxe beendet werden. Bei einem Kurzaufenthalt im Endemiegebiet wird statt dieser Langzeitprophylaxe das In-Bereitschaft-Halten eines Malariamittels vorgezogen (sog. Stand-by-Präparat zur notfallmäßigen Selbstbehandlung). Es wird bei malariaverdächtigen Symptomen bis zum Arztbesuch eingesetzt und kann auch sonst in bestimmten Situationen bei nicht erreichbarer ärztlicher Hilfe eingenommen werden. Nicht zu vernachlässigen sind bei Aufenthalt in Malaria-Endemiegebieten prophylaktische Maßnahmen wie der Einsatz von Insekt-Repellents (zum Einreiben) oder das Versprühen eines Insektenvertilgungsmittels. Neuerdings werden Sporen einer für den Menschen ungefährlichen Bacillus-thuriginiensis-Art eingesetzt, die – in Tablettenform dem Wasser in Tonnen und Tümpeln (stehendes Wasser ist gefährlich) zugegeben – selektiv Mückenlarven abtöten und damit als biologisches Bekämpfungsmittel dienen, gegen das sich keine Resistenz entwickeln kann. Ferner ist auch die Expositionsprophylaxe wichtig, wie z. B. das Tragen nicht enganliegender langer Hosen und langärmeliger Kleidungsstücke von der Dämmerung an sowie heller Garderobe (die dunkle zieht Moskitos an). Nachts sind – nach Möglichkeit in klimatisierten Räumen bei geschlossenen Fenstern – intakte Moskitonetze zu verwenden, die den Körper an keiner Stelle berühren dürfen. Es gibt auch Moskitonetze, die mit den für Warmblüter ungefährlichen Pyrethroiden imprägniert sind. Bei offenem Fenster sind „Fliegen"-Gitter nötig. Ein wirksamer Malaria-Impfstoff steht noch nicht zur Verfügung. Erkrankung und Tod sind meldepflichtig.

9.5.3 Leishmaniasen

Die Erreger der Leishmaniasen, die ebenfalls zu den Protozoen gehörenden Leishmanien, werden durch Sandfliegen übertragen. Wir unterscheiden:

- Kala-Azar (eine viszerale Leishmaniase),
- Orientbeule (eine kutane Leishmaniase),
- amerikanische Haut- und Schleimhautleishmaniase.

Kala-Azar ist u. a. im Mittelmeerraum endemisch, aber auch in Indien, Afrika und Südamerika. Sie geht u. a. mit Durchfällen, Bronchitis, Fieber, Blutbildveränderungen, Milz-, Leber- und Lymphknotenvergrößerungen einher und führt unbehandelt meist zum Tode. Therapeutisch haben sich Antimon-Präparate sehr bewährt.

Die **Orientbeule** und die **amerikanische Haut- und Schleimhautleishmaniase** stellen Geschwüre dar. Die erstere ist prognostisch günstiger, sie kommt in Südeuropa, dem vorderen Orient und Asien vor.

9.5.4 Schlafkrankheit

Diese Erkrankung gibt es nur im tropischen Afrika (*„afrikanische Schlafkrankheit"*). Sie wird durch Trypanosomen hervorgerufen, die durch den Stich der Tsetsefliege übertragen werden. Es kommt zunächst zu Fieber und Lymphknotenschwellungen, später zum Befall des Zentralnervensystems mit Schlafsucht. Ohne Behandlung ist die Erkrankung tödlich. Medikamentös werden Germanin u. a. eingesetzt.

9.5.5 Amöbenruhr (Amöben-Dysenterie)

Sie wird nicht durch Bakterien – wie die Shigellosen (bakterielle Ruhr) –, sondern durch Protozoen (Amöben) verursacht und findet sich in tropischen Gegenden. Eine gefährliche Komplikation ist der Leberabszeß.

9.5.6 Lambliasis

Wie einige der im nächsten Kapitel zu besprechenden Wurmkrankheiten so gehört auch die Lambliasis zu den *parasitären Darmerkrankungen*. Sie wird durch Lamblien hervorgerufen (also durch Protozoen). Diese haben birnenförmige Gestalt und sind mit 8 Geißeln besetzt (Geißeltierchen = Flagellaten). Die Übertragung dieser Kleinlebewesen wird durch unhygienische Lebensweise begünstigt. Sie besiedeln dann in großer Zahl den obersten Dünndarmabschnitt und können Verdauungsbeschwerden und „Nabelkoliken“ hervorrufen. Die Lamblien können im Duodenalsaft mikroskopisch nachgewiesen werden, der zur Zeit der Untersuchung noch warm (!) sein muß. Im Stuhl werden neben den Lamblien auch ihre Dauerformen *(Zysten)* gefunden.

9.6 Erkrankungen durch Würmer

Wir unterscheiden hier Eingeweidewürmer (die Infektion erfolgt über den Darm) und Blutparasiten.

9.6.1 Erkrankungen durch Eingeweidewürmer

Madenwürmer (Oxyuren)

Es handelt sich um fadenförmige, weiße Würmer (Einzahl: Oxyuris, Enterobius vermicularis). Sie gehören wie einige andere dieser Gruppe zu den Fadenwürmern. Die Weibchen sind etwa 1 cm, die Männchen etwa 0,5 cm lang.

Epidemiologie: Die Würmer halten sich im Dickdarm auf. In den ersten Nachtstunden wandern sie aus dem After heraus und legen in der Aftergegend ihre Eier ab. Durch Kratzen am After gelangen die Eier an die Finger sowie unter die Fingernägel und bei ungenügender Sauberkeit in den Mund *(Selbstansteckung)*. Daneben kommen andere Oxyurenträger als Ansteckungsquelle in Betracht, ferner können Oxyureneier auf ungewaschenem Obst und Gemüse (Fäkaliendünger) in den Körper gelangen. In Heimen und Kindergärten spielt auch die Übertragung der Oxyureneier im Bett- und Zimmerstaub eine Rolle. Das Badewasser und die Kleidung können ebenfalls Oxyureneier enthalten.

Krankheitsbild: Beschwerden können fehlen. Selten kommen Bauchschmerzen vor. In der Umgebung des Afters verursachen die Würmer Juckreiz, der so heftig sein kann, daß die Nachtruhe erheblich gestört wird. Bei Mädchen kommt es mitunter zum Hochwandern der Oxyuren in die Scheide. Entzündungen (Vulvovaginitis, s. S. 537) werden dadurch begünstigt.

Diagnose: Die Mutter wird auf den Wurmbefall dadurch aufmerksam, daß sie die kleinen, sich bewegenden Würmer auf der Oberfläche des Stuhls sieht. Eier werden im Stuhl kaum gefunden. Der Nachweis der Oxyureneier gelingt am sichersten mit Hilfe eines Tesafilmstreifens, der kurzfristig morgens vor dem Aufstehen auf die Aftergegend geklebt worden ist und dann auf einem Objektträger für die mikroskopische Untersuchung befestigt wird.

Behandlung und Prophylaxe: Zur Wurmkur wird eine einzige orale Dosis verabreicht, die Kur sollte nach 14 Tagen wiederholt werden. Wird Molevac verwendet, so färben sich Stuhl und evtl. Wäsche dadurch rot. Die übrigen Familienmitglieder, die ebenfalls Oxyurenträger sein können, sind mit zu behandeln. Bei ausbleibender Reinfektion sind auch ohne Behandlung nach spätestens 3 Monaten alle Oxyuren abgestorben. Nachts muß eine enganliegende Unterhose getragen werden, die täglich ausgekocht wird. Die Fingernägel müssen kurzgeschnitten sein und immer gut gesäubert werden. „Nach dem Stuhlgang, vor dem Essen Händewaschen nicht vergessen!“ Außerdem ist ein morgendliches Säuberungssitzbad erforderlich (Waschen der Aftergegend).

Spulwürmer (Askariden)

Die regenwurmartigen Askariden (Einzahl: Ascaris lumbricoides) sind gelblich oder rosa gefärbt. Die Weibchen haben eine Länge von 20 bis 40 cm, die Männchen sind etwa 10 bis 20 cm lang.

Epidemiologie: Ein Weibchen kann 20 Millionen Eier legen. Die mit dem menschlichen Stuhl ausgeschiedenen Eier sind zunächst ungefährlich. Sie müssen erst eine mehrwöchige Vorentwicklung durchmachen, was nur in der Außenwelt möglich ist (in feuchter Erde, im fäkalienhaltigen Dünger u. ä). Gelangen sie dann beim Spielen im Sand oder durch den Genuß von rohem, schlecht gesäubertem Obst und Gemüse in den Verdauungstrakt des Menschen, so schlüpfen im Dünndarm aus den Eiern nach wenigen Tagen kleine wurmartige Larven aus. Nach Durchbohrung der Darmwand werden sie mit dem Blut der Pfortader in die Leber und dann in die Lunge transportiert (über LÖFFLER-Syndrom s. S. 123). Sie bohren sich einen

Weg in die Lungenbläschen und wandern allmählich durch den Schlag des Flimmerepithels in den Atemwegen nach oben, werden verschluckt und gelangen wieder in den Dünndarm. Hier wachsen sie innerhalb von etwa 6 Wochen zu geschlechtsreifen Würmern heran.

Krankheitsbild: Die Askariden können dann vom Dünndarm aus in die Gallenwege und auch in den Magen wandern, unter Umständen sind sie im Erbrochenen zu finden. Außer Erbrechen können sie Appetitlosigkeit und „Nabelkoliken" verursachen. Durch Zusammenballungen von Spulwürmern – teils beherbergt ein und dasselbe Kind 100 Exemplare und mehr – kann es zum Darmverschluß kommen.

Diagnose: Nachweis der Wurmeier im Stuhl. Während der Lungenpassage der Larven hohe Eosinophilenzahl im Differentialblutbild.

Behandlung und Prophylaxe: Zur Wurmkur wird teils ein *Piperazin* verwendet. Es ruft gelegentlich Krämpfe hervor. *Helmex* ist harmloser. Kurz vor der Ernte sollte nicht mit Fäkalien gedüngt werden. Obst und Gemüse müssen vor dem Genuß sorgfältig gewaschen werden.

Peitschenwurm

Er ist 5 cm lang, sein dünnes Kopfende ähnelt einer Peitschenschnur. Wie beim Spulwurm müssen die Eier in der Außenwelt eine Vorentwicklung durchmachen. Die Übertragungsart ist ebenfalls die gleiche wie bei Spulwürmern. Klinische Erscheinungen sind selten.

Bandwürmer

Sie haben einen zarten, kleinen Kopf mit meist 4 Saugnäpfen, an den sich mehr oder weniger zahlreiche, immer größer werdende Glieder anschließen. Es gibt verschiedene Arten, nämlich den bis zu 5 m langen Schweinebandwurm, den bis zu 10 m langen Rinderbandwurm (Abb. 17.33), den etwa ebenso langen Fischbandwurm und den nur 0,5 cm langen Hundebandwurm.

Epidemiologie: Die Bandwurmeier entwickeln sich über ein Zwischenstadium **(Finnen)** zum fertigen Bandwurm. Das Finnenstadium wird beim *Schweine-, Rinder- und Fischbandwurm* in der betreffenden Tierart durchgemacht *(Zwischenwirt)*. Die Ansteckung erfolgt hier durch den Genuß von rohem Fleisch oder Fisch, in dem sich die Finnen befinden. Im Darm des Menschen entstehen aus den Finnen Bandwürmer. Beim *Hundebandwurm* ist umgekehrt der Hund (oder auch z. B. der Fuchs

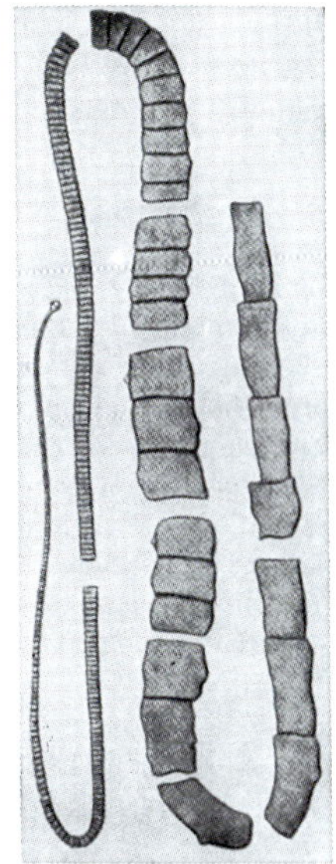

Abb. 17.33 Bandwurm: Kopf mit einer Reihe von Gliedern, verschiedene Stellen der Gliederkette entnommen (nach HERTWIG). (Aus: OEHME, J., STEHR, K., WOLF, H.: Infektionskrankheiten. In: W. CATEL: Das gesunde und das kranke Kind. Hrsg. von E. GLADTKE, J. OEHME, J. SCHAUB. 12. Auflage, Thieme, Stuttgart 1983.)

– „Fuchsbandwurm") Träger des Bandwurms, Zwischenwirt ist u. a. der Mensch. Wenn Gesicht und Hände vom Hund beleckt werden, kann der Mensch die Eier des Hundebandwurms aufnehmen. Die sich aus diesen Eiern im menschlichen Organismus entwickelnden Finnen werden *Echinokokken* genannt.

Krankheitsbild: Die Echinokokken können in vielen Organen des Menschen wachsen (z. B. Leber, Lunge, Gehirn, Auge) und schwere Symptome hervorrufen. Diese Erkrankung ist jedoch in unseren Gegenden selten. Der Rinderbandwurm und der seltene Schweinebandwurm machen oft keine Beschwerden, mitunter kommt es zu Leibschmerzen und Abmagerung. Der ebenfalls seltene Fischbandwurm kann eine perniziosiforme Anämie (s. S. 165) hervorrufen.

Diagnose: Beim Echinokokkus z. B. durch einen Intrakutantest, beim Rinder- und Schweinebandwurm durch den Nachweis der abgestoßenen Glieder im Stuhl, die in Form und Farbe Bandnudeln ähneln, beim Fischbandwurm (und auch beim Schweinebandwurm) durch Untersuchung des Stuhls auf Wurmeier.

Behandlung und Prophylaxe: Die Echinokokken werden operativ entfernt, sonst Behandlung mit *Yomesan* (bei obstipierten Patienten vor der Kur für Darmentleerung sorgen). Die Wurmkur ist beim Befall mit Schweine-, Rinder- oder Fischbandwürmern nur dann erfolgreich gewesen, wenn der Kopf mit abgegangen oder zerstört worden ist. Von ihm aus erfolgt nämlich das Wachstum der Glieder. Der Stuhl mit den abgegangenen Gliedern wird mit Formalin versetzt und muß mehrere Stunden stehenbleiben.

Trichinose

Sie wird durch *Trichinen,* den kleinsten Wurmparasiten des Menschen, hervorgerufen (Länge 1,5 mm). Die Übertragung erfolgt durch infiziertes, rohes bzw. nicht ausreichend erhitztes Schweinefleisch. Die im Menschendarm aus den geschlechtsreifen Würmern hervorgehenden Larven dringen in die Skelettmuskulatur ein. Es kommt u. a. zu Muskelschmerzen, Durchfällen und Fieber. Die Trichinose kann zum Tode führen. Durch den gesetzlichen Fleischbeschau kommt diese meldepflichtige Erkrankung praktisch nicht mehr vor.

9.6.2 Erkrankungen durch Blutparasiten

Bilharziose (Schistosomiasis)

Sie wird durch Bilharzien[47] (Schistosomen) hervorgerufen und ist nur in den Tropen und Subtropen verbreitet; denn nur dort sind die Gewässer für die entsprechenden Zwischenwirte (Schnecken) warm genug: Afrika, Südamerika, China, Japan etc. Nach Schätzungen sollen z. Z. 200–300 Millionen Menschen weltweit daran erkrankt sein. Die Kinder werden beim Baden oder beim Genuß von „Trinkwasser" infiziert, indem sich Schwanzlarven aktiv durch die Haut bzw. Schleimhäute bohren und in die Venen gelangen. Wir unterscheiden eine *Urogenital-Bilharziose* mit Befall der Harnblase und der Harnleiter (Hämaturie, Hydronephrose usw.) und eine *Darm-Bilharziose* (u. a. Durchfälle und Übergang in Leberzirrhose).

Behandlung und Prophylaxe: Neben der medikamentösen Therapie ist die Schneckenbekämpfung prophylaktisch wichtig, ebenso in Endemiegebieten die Beachtung bestimmter hygienischer Maßnahmen (Vermeidung der Aufnahme infizierten Wassers – kein Leitungswasser zum Zähneputzen und auch keine Eiswürfel verwenden –, Badeverbot in Uferregionen und Tümpeln).

Filariose

Die Erreger, die *Filarien,* sind Fadenwürmer. Sie werden durch verschiedene Stechmücken übertragen und sind an feuchtes, warmes Klima gebunden (Afrika, Süd- und Mittelamerika, Asien). Die Infektion erfolgt in Endemiegebieten oft schon in früher Kindheit und kann zu Fieber, abszedierender Lymphangitis sowie Lymphadenitis führen. Auch Erblindungen kommen vor (*„Flußblindheit"* durch Mikrofilarien). Gelegentlich ist eine Makrofilarie (der Wurm Loa Loa) im Auge unter der Konjunktiva sichtbar. Infolge Verstopfung von Lymphgefäßen (durch absterbende Filarien) entsteht eine Elephantiasis (unförmige Anschwellung) der betreffenden Extremität, evtl. auch des Skrotums oder der weiblichen Brust. Wenn retroperitoneale Lymphgefäße verlegt werden, tritt eine Chylurie auf (milchig getrübter Harn infolge Beimengung von fetthaltiger Lymphe, also von Chylus). Auch ein Chylothorax kann sich bilden (milchig aussehender Pleuraerguß, chylushaltig).

Diagnose: Die Diagnose wird durch Nachweis der Larven (Mikrofilarien) im Blut gestellt (dicker Tropfen). Über das Sichtbarwerden einer Makrofilarie s. o.

Behandlung: Sie erfolgt medikamentös, selten operativ.

Weiterführende Literatur

Germer, W. D., Lode, H., Stickl, H. (Hrsg.): Infektions- und Tropenkrankheiten, AIDS, Schutzimpfungen. 3. Auflage, Springer, Berlin, Heidelberg, New York 1987

Schmitt, H.-J., Polsky, B.: AIDS. Virologie, Epidemiologie und Management. Marseille Verlag, München 1987

Schulte, F. J., Spranger, J.: Lehrbuch der Kinderheilkunde. 27. Auflage, Fischer, Stuttgart, New York 1993

Spiess, H. (Hrsg.): Impfkompendium. 3. Auflage, Thieme, Stuttgart, New York 1987

Stickl, H., Weber, H.-G.: Schutzimpfungen, Grundlagen und Praxis. Hippokrates, Stuttgart 1987

Wahn, U., Seger, R., Wahn, V. (Hrsg.): Pädiatrische Allergologie und Immunologie. 2. Auflage, Fischer, Stuttgart, New York 1994

47 nach dem Entdecker dieses Wurmes, dem deutschen Arzt Th. Bilharz, benannt

18. Teil Krankheiten des Nervensystems und der Muskulatur

Ekkehart Dieterich

1 Begriffsbestimmung und diagnostische Möglichkeiten

1.1 Allgemeine Übersicht

Leitsymptome. Erkrankungen des Nervensystems und der Muskulatur äußern sich mindestens mit einem der vier folgenden *Leitsymptome:*

- Störungen der Sinnesfunktionen wie Hören, Sehen oder Riechen,
- Störungen der Körperempfindungen und Bewegungsabläufe,
- Störungen der geistigen Entwicklung und/oder des Verhaltens,
- Krampfanfälle oder anfallsartige Störungen des Bewußtseins.

Krankheitsgruppen. Diese vier Leitsymptome können einzeln oder kombiniert eine der sechs kinderneurologischen *Krankheitsgruppen* anzeigen:

- Fehlbildungen und perinatale und postnatale Schädigungen des Nervensystems,
- Entzündungen des Nervensystems oder der Muskulatur,
- angeborene Störungen des Stoffwechsels, der Nerven- oder Muskelzelle,
- Durchblutungs- und/oder Versorgungsstörungen des Nervensystems oder der Muskulatur,
- Tumoren des Nervensystems,
- zerebrales Anfallsleiden.

Differentialdiagnose. Die wichtigste Differentialdiagnose ist die Unterscheidung zwischen perinatalen und postnatalen *erworbenen Schäden* des Nervensystems (sog. Residualschaden oder Defektsyndrom) und *fortschreitenden,* unter Umständen zum Tode führenden Hirnerkrankungen. Dabei ist zu beachten, daß eine Funktion erst als gestört oder fehlend erkannt werden kann, wenn sie im Laufe der psychomotorischen Entwicklung „abgerufen" wird. Die einer Funktionsstörung zugrundeliegende Gewebsschädigung ist zeitlich mitunter lange vor dem Beginn des neurologisch faßbaren Symptoms eingetreten. Zur Klärung der Frage, ob die Symptomatik einer perinatal oder postnatal erworbenen Schädigung oder einer fortschreitenden Erkrankung zuzuordnen ist, bedarf es der Erhebung einer ausführlichen Anamnese und gründlichen internen sowie neurologischen Untersuchung des Kindes.

1.2 Anamnese

Für Diagnose, Therapie und Prognose vieler Erkrankungen im Kindesalter ist die *Anamnese* wichtiger als der Befund. Das Ergebnis der Vorgeschichte bestimmt den weiteren Untersuchungsgang und erspart oft eingreifende Untersuchungen und diagnostische Irrwege.

Familiäre Erkrankungen. Zunächst interessieren *Erkrankungen bei Geschwistern, Eltern, Elterngeschwistern* und *Großeltern.* Hierzu gehören Fragen nach Aborten, Fehlgeburten, Zahl, Alter und Gesundheitszustand der Geschwister sowie Blutsverwandtschaft der Eltern. Familiäre Erkrankungen des Nervensystems, Suizide, Geisteskrankheiten, Mißbildungen oder Epilepsien werden oft aus Schuldgefühlen oder wegen der Anwesenheit des Ehepartners verschwiegen. Bei Verdacht auf eine genetisch bedingte Erkrankung ist es daher zweckmäßig, die Angehörigen zu einem späteren Zeitpunkt getrennt zu befragen.

Pränatale Ursache. Viele neuropädiatrische Erkrankungen haben eine *pränatale Ursache.* Fehlbildungen des Zentralnervensystems erfolgen meist in den ersten drei Schwangerschaftsmonaten. Daher ist die Frage nach Blutungen, Abortgefahr, Infektionskrankheiten, Operationen, Röntgenstrahleneinwirkungen, Diabetes, Toxikosen, Anämien, Geschlechtskrankheiten, Unfällen und Medikamenteneinnahmen von besonderer Bedeutung.

Perinatale Hirnschädigungen. Sie spielen als alleinige oder zusätzliche Ursache bei vielen Residualschäden eine ausschlaggebende Rolle. Es bedarf deshalb einer sorgfältigen Rekonstruktion der Geburt und der Neonatalperiode. Wichtig sind Tragzeit, Wehendauer, Blasensprung, Verhalten der kindlichen Herztöne, Narkose, Geburtsdauer, Lage des Kindes, Zustand nach der Geburt (lebensfrisch, zyanotisch, abnorm blaß, ikterisch, nach Möglichkeit APGAR-Index), Wiederbelebungsmaßnahmen, Gewicht, Größe und Kopfumfang.

Störungen in der Neugeborenenperiode. Prä- oder perinatale Hirnschäden führen oft zu *Störungen in der Neugeborenenperiode* wie Trinkschwäche, Muskelschwäche, Schläfrigkeit, Übererregbarkeit, Krämpfe und Atempausen. Oft wissen Eltern über derartige Störungen in der Neugeborenenperiode nicht ausreichend Bescheid; es lohnt sich, Befundberichte der Entbindungsklinik oder weiterbehandelnden Klinik einzuholen.

Zeitpunkt der Hirnläsion. Die **psychomotorische Entwicklung** im Säuglings- und Kleinkindesalter ist für die Beurteilung des Zeitpunktes der Hirnläsion sowie für die Differenzierung zwischen erworbener Gewebsschädigung (Residualschaden) und fortschreitenden Erkrankungen des Nervensystems oder der Muskulatur (prozeßhaftes Geschehen) entscheidend.

Aus der *Entwicklungsanamnese* wird man erfahren, ob sich das Kind bis zum Zeitpunkt der Untersuchung normal oder verzögert (retardiert) entwickelt hat, oder man kann feststellen, daß nach zunächst normaler Entwicklung ein *Entwicklungsstillstand* einsetzte, unter Umständen ein *Entwicklungsknick* und *Entwicklungsrückschritt.* Die Angaben der Eltern oder Großeltern zu den Entwicklungsstufen sind allein oft nicht ausreichend. Folgende *Hilfsmittel* können hier von großer Bedeutung sein; das Photoalbum der Säuglingszeit oder angefertigte Filme erlauben häufig, an der Haltung und der Motorik des Kindes Bewegungsstörungen zu erkennen. Ebenso hilfreich können Zeichnungen aus der Kindergartenzeit, Einschulungstestergebnisse und Schulhefte sein, da diese einen Entwicklungsstillstand oder gar Entwicklungsabbau sehr eindrücklich zum Ausdruck bringen können.

1.3 Neuropädiatrische Untersuchung

Beobachtung. Die Untersuchung eines Kindes beginnt mit der einfachen *Beobachtung* seines Verhaltens gegenüber der Umgebung (Mitpatienten, Eltern, Untersucher). Bereits die einfache Beobachtung der Spontanmotorik vermittelt nützliche Hinweise auf statomotorische Entwicklungsrückstände, Intelligenz und Verhalten. Die Beobachtung von Körperhaltung, Gesamtmotorik, Spontansprache und unwillkürlichen Bewegungsabläufen erlaubt manchmal Befunde zu erheben, die durch keine andere Untersuchungsmethode gewonnen werden können. Je jünger das Kind ist, um so mehr muß man sich bemühen, die Untersuchungssituation in eine Spielsituation zu verwandeln, denn die Kooperation des Kindes ist die wichtigste Voraussetzung für eine aussagekräftige Untersuchung. Wenn ein Kleinkind die Untersuchung der Motorik und Koordination als Spiel versteht, werden die freie Beobachtung von Gehen, Springen, Stuhl- und Treppensteigen, aber auch die Prüfung wie Strichgang, Blindgang und einbeiniges Hüpfen ohne Schwierigkeiten zu untersuchen sein.

Kleinkinder und jüngere Schulkinder haben Angst vor dem Entkleiden; man untersucht deshalb vorher den Schädel und die Hirnnerven und erst, wenn man glaubt, das Vertrauen des Kindes gewonnen zu haben, überläßt man ihm selbst die Entkleidung, aus der Beobachtung des Öffnens von Knöpfen, von Gürteln, des Ausziehens von Pullovern, Hemdchen und Hosen können sich wiederum wertvolle Hinweise auf feinmotorische und koordinative Funktionen dieses Kindes ergeben.

Inspektion der Haut. Der Allgemeinbefund des Kindes wird ergänzt durch eine *sorgfältige Inspektion* der Haut. Dabei achtet man auf Veränderungen der Pigmentation, der Durchblutung und insbesondere lokaler Hautveränderungen in der Mittellinie vom Schädel bis zum Steißbein.

Maße. Zum Allgemeinbefund gehören auch die *metrische Feststellung von Körpergröße, Gewicht und Kopfumfang,* unter Umständen auch von Länge und Umfang der Extremitäten. Die ermittelten Werte müssen jeweils in Beziehung zur Altersnorm bzw. zu ihren physiologischen Abweichungen gesetzt werden.

Beim *akut kranken Kind* liegen die Verhältnisse anders. Hier geht es darum, in kurzer Zeit einen Überblick über Bewußtseinslage, Vitalfunktionen

(Herz, Kreislauf, Atmung, Temperatur) und grobe neurologische Ausfälle zu gewinnen, um zu einer therapeutischen Entscheidung zu kommen.

1.3.1 Hirnnervenfunktion

N. olfactorius (I). Die Prüfung des *Geruchssinnes* erfolgt durch Riechenlassen an verschiedenen aromatischen Riechstoffen. Vorübergehende Geruchsstörungen (Anosmie) kommen bei Infekten des Nasen-Rachen-Raumes oder der Nasennebenhöhlen vor. Bleibende Anosmien finden sich bei Erkrankungen, die zu Läsionen des N. olfactorius im Bereich der Siebbeinplatte, des Bulbus oder Tractus olfactorius führen, z. B. Meningitis, Hydrozephalus, Schädeltraumen.

N. opticus (II). Die Untersuchung des *N. opticus (II)* und der *Retina* erfolgt durch *Visus- und Gesichtsfeldbestimmung*. Eine neurologische Untersuchung sollte stets eine eingehende augenärztliche Untersuchung einbeziehen. Von besonderer Bedeutung ist die *Fundoskopie* (Spiegelung des Augenhintergrundes). Um den Augenhintergrund mit dem Augenspiegel gut zu erkennen, bedarf es der Vorbereitung des Kindes durch das Eintropfen eines Mydriatikums zur Pupillenerweiterung. Von besonderem Interesse am Augenhintergrund sind die Größe, Form, Farbe, Begrenzung der Papille (Eintrittsstelle des Sehnervs). Die häufigsten pathologischen Papillenbefunde sind Stauungspapille, Optikusatrophie und Papillitis.

Stauungspapille. Als *Stauungspapille* oder Papillenödem bezeichnet man Unschärfen und Schwellungen der Papille aufgrund einer Erhöhung des intrakraniellen Druckes und/oder des Venendruckes. Die häufigste Ursache einer Stauungspapille ist ein Hirntumor. Weitere Ursachen für eine Stauungspapille bei zerebralen Erkrankungen mit intrakranieller Druckerhöhung sind Hirnabszeß, sub- und epidurales Hämatom, Sinusthrombose, Schädel-Hirn-Traumen, Status epilepticus und akute Enzephalitis und Enzephalopathie.

Optikusatrophie. Die *Optikusatrophie* ist ein unspezifisches Symptom. Die sichtbare Abblassung der Papille beruht auf einer Minderdurchblutung und Gliawucherung im Papillenbereich. Besteht lange Zeit eine Stauungspapille, so führt die dann entstehende Optikusatrophie zu einer konzentrischen Einengung der Gesichtsfelder und einem Visusverlust. Einer Schwellung der Papille (sog. *Papillitis*) kann auch eine lokale Erkrankung des N. opticus zugrunde liegen. Eine „Neuritis optica" kann etwa bei akuten und chronischen Infektionskrankheiten, Vergiftungen und Enzephalomyeliti-den, d. h. bei der multiplen Sklerose auftreten. Die Netzhaut beteiligt sich auch an einer Reihe zentralnervöser umfassenderer Stoffwechselstörungen, ist teilweise weißlich geschwollen und bietet schließlich das Bild einer Pigmententartung.

Augenfachärztliche Untersuchung. Eine spezielle augenfachärztliche Untersuchung ist bei geringstem Verdacht auf eine *Bewegungsstörung der Augen* einzuleiten.

In den ersten Lebenswochen benutzt man zur orientierenden Funktionsprüfung das physiologische *Puppenaugen-Phänomen*. Der Kopf des Säuglings wird passiv ruckartig seitwärts, nach hinten und vorn bewegt. Dabei drehen sich die Bulbi beim Gesunden entgegengesetzt in die Endpositionen. Liegt eine Augenmuskellähmung vor, gelingt das in Richtung des gelähmten Muskels nicht. Ältere Kinder klagen bei erworbenen Augenmuskelparesen über *Doppelbilder* bzw. neigen zu deren Vermeidung den Kopf zur Seite oder kneifen ein Auge zu. Kleinkinder und ältere Kinder mit angeborenen oder früh erworbenen Augenmuskelparesen nehmen keine Doppelbilder wahr. Zunächst werden diese unterdrückt, später kommt es zu einer sekundären **Erblindung (Amaurose)** des betroffenen Auges.

Pupillenreaktionen. Von besonderer Bedeutung ist die Untersuchung der *Pupillenreaktionen*. Bei der Inspektion der Pupillen achtet man auf Größe, Größenunterschiede und Entrundungen. Bei Belichtung einer Pupille verengt sich physiologischerweise auch die andere (konsensuelle Lichtreaktion). Bei der Beurteilung der Pupillenweite und ihrer Reaktionen sollte folgendes bedacht werden: Die Verabfolgung von Mydriatika Stunden oder Tage vor der Untersuchung muß zur Fehlbeurteilung führen. In den ersten Lebenswochen sind die Pupillen physiologischerweise eng; ebenso finden sich enge Pupillen im Schlaf. Bei Klein- und Schulkindern sind die Pupillen physiologischerweise weit, was durch Angst und Schmerz verstärkt werden kann. Die wichtigsten pathologischen Pupillenbefunde sind die *amaurotische Pupillenstarre* (Störungen in der Retina, im Sehnerv, im primären Sehzentrum). Patienten mit kortikal (Hirnrinde) bedingter Amaurose haben normale Pupillenreaktionen. Eine vorübergehende einseitige Mydriasis findet sich bei Bulbustrauma, nach fokalem Krampfanfall, bei einseitigen Schädel-Hirn-Traumen oder subduralem Hämatom.

Ptosis (Hängen des Augenlides), **Schielen** (Strabismus) oder **Nystagmus** (rhythmische, horizontale oder vertikale oder rotatorische ruckartige

Augenbewegungen) sind stets Zeichen einer neurologischen Erkrankung und müssen augenfachärztlicherseits exakt beurteilt werden.

N. trigeminus (V). Sein motorischer Anteil versorgt die *Kaumuskulatur.* Seine Funktion prüft man durch kräftiges Zusammenbeißen der Zähne und Sprechen von Worten. Die sensiblen Anteile des N. trigeminus versorgen die *Haut des Gesichtes* und des Vorderhauptes, ferner die *Schleimhäute von Nase und Mundhöhle,* die *Zunge* und die *Zähne* sowie die *Kornea.* Der empfindlichste Indikator für eine Störung im sensiblen Trigeminusbereich ist das Fehlen des Kornealreflexes.

N. facialis (VII). Dieser motorische Hirnnerv versorgt die gesamte *mimische Muskulatur,* außerdem den M. stapedius des Mittelohres. Zur Funktionsprüfung beobachtet man zunächst die Spontanmimik. Vorhandene Störungen (Parese) können durch Stirnrunzeln, Augenbrauenzusammenziehen, Augenzukneifen, Zähnezeigen und Backenaufblasen verstärkt werden. Die Rückbildung einer **Fazialisparese** erfolgt in der Regel zuerst im Stirnast und zuletzt im Mundast. Zahnstellungsanomalien, Gesichtsnarben oder knöcherne Asymmetrien des Gesichtsschädels können eine leichte Fazialisparese vortäuschen.

N. vestibulocochlearis (VIII). Er versorgt das *Gehör- und Gleichgewichtsorgan.*

> Schon bei dem geringsten Verdacht auf eine **Hörstörung** ist eine eingehende hals-nasen-ohren-ärztliche Untersuchung erforderlich.

Auf **Taubheit** verdächtig ist ein Kind, wenn es nicht spricht, obwohl es laut lachen und schreien kann. **Schwerhörige Kinder** verstümmeln die Worte, verändern den Vokalklang und vertauschen ähnlich klingende Wörter. Sie neigen zu unnatürlich lautem, unartikuliertem Kreischen. Gelegentlich berichten die Eltern, daß das Kind jedesmal dann erschrickt, wenn sie sich ihm von hinten nähern. Ein Kind, das regelmäßig auf leise Geräusche, leise Musik, leise Sprachlaute oder imitierte Tierlaute reagiert, hat keine ausgeprägte periphere Hörstörung, ebensowenig ein Kind, das beim Spiel stets tönendes Spielzeug bevorzugt und zum Klingeln bringt, vorausgesetzt, daß das tönende Spielzeug nicht vibriert. Einige *altersspezifische Hörreaktionen* während des ersten Lebensjahres sollten stets geprüft werden: In den ersten 3 Lebensmonaten Änderung des Verhaltens bei plötzlichem lautem Geräusch, Beruhigung bei Zuspruch seitens der Mutter, Lauschen auf den Ton eines Glöckchens und Beginn der Lallperiode im 2.–3. Monat. Im 4.–6. Lebensmonat sollte festgestellt werden, daß eine leichte Kopfwendung in Richtung einer Schallquelle erfolgt, das Kind auf einen Stimmgabelton lauscht und beim Ertönen von Musik mit Schreien aufhört. Im 7.–9. Monat sollte ein Kind auf Zuruf reagieren, seine Stimme, um Beachtung zu finden, gebrauchen und auf das Ticken einer an das Ohr gehaltenden Uhr lauschen. Im 10.–12. Lebensmonat sollte ein Kind stimmliche Reaktionen auf Musik zeigen, auf leise Zusprache auf 1 m Entfernung reagieren und zwei und mehr Worte verständlich sprechen. Bei geringem Verdacht auf eine Hörstörung bedarf es einer *audiometrischen Untersuchung* (S. 647) in einer Spezialabteilung einer Hals-Nasen-Ohren-Klinik oder in der pädoaudiologischen Untersuchungsstelle einer Schwerhörigen- oder Gehörlosenschule.

Gleichgewichtsorgan. Die Pars vestibularis des N. vestibulocochlearis (VIII) versorgt das *Gleichgewichtsorgan.* Beim akuten Ausfall eines Vestibularisapparates, der zu Schwindel, Nystagmus und Fallneigung führt, muß an eine Enzephalomeningitis gedacht werden, z. B. bei einer Parotitis epidemica. Bei chronisch fortschreitendem Ausfall des N. vestibularis fehlt der Schwindel und manchmal auch der spontane Nystagmus. Einseitige Läsionen können mit Kopfschiefhaltung zur Herdseite hin einhergehen (labyrinthärer Schiefhals).

N. glossopharyngeus (IX) und N. vagus (X). Wegen der anatomischen Nachbarschaft der Kerngebiete des *N. glossopharyngeus (IX)* und des *N. vagus (X)* sind isolierte Störungen der einzelnen Nerven eine Ausnahme. Als Folge einer Parese dieser Hirnnerven treten **Schluckstörungen** (Dysphagie) und **Sprachstörungen** auf. Entsprechende Funktionsprüfungen überlasse man dem Hals-Nasen-Ohren-Arzt.

N. accessorius (XI). Dieser rein motorische Hirnnerv versorgt den *M. sternocleidomastoideus* und den oberen Teil des *M. trapezius.* Die Funktion des Sternocleidomastoideus prüft man durch Kopfdrehen zur Gegenseite gegen Widerstand (Hand an die Wange des Kindes). Bei einseitiger Lähmung kann der Kopf nicht vollständig zur gesunden Seite gedreht werden. Beidseitige Paresen verhindern das Anheben des Kopfes aus der Rückenlage. Die Parese des oberen Trapeziusanteiles äußert sich in Schulterschiefstand, verminderter Kraft beim Schulterheben und Tiefstand mit Abheben der Schulterblätter. Diese Befunde spielen jedoch auch bei Erkrankungen der Muskulatur eine große Rolle, z. B. bei progressiver Muskeldystrophie (s. S. 433).

N. hypoglossus (XII). Dieser ebenfalls rein motorische Hirnnerv versorgt die *Zungenmuskulatur.* Bei doppelseitigem Ausfall werden erhebliche *Kau-, Schluck- und Sprachstörungen* hervorgerufen. Die Zunge liegt schlaff und bewegungsarm im Mund und kann nicht vorgestreckt werden. Im Säuglings- und Kleinkindesalter ist die infantile spinale Muskelatrophie (WERDNIG-HOFFMANN) die häufigste Ursache doppelseitiger Hypoglossusparesen.

1.3.2 Sensomotorik

Die Untersuchung der Sensomotorik beinhaltet die Prüfungen von:

- Motorik,
- Motilität,
- Muskeltonus,
- Koordination,
- Sensibilität,
- Reflexverhalten.

Motorik und Motilität. Unter *Motilität* versteht man die aktive Beweglichkeit von Rumpf und Extremitäten hinsichtlich Richtung und Intensität; sie bezieht sich in erster Linie auf die *quantitativen Eigenschaften* der Bewegungen. *Motorik* wird definiert als koordinierter Bewegungsablauf und bezieht sich in erster Linie auf die *qualitativen Eigenschaften* der Bewegungen.

Vor der Untersuchung der Motorik orientiert man sich zunächst über *Muskelmasse, Muskelkonsistenz* und *Muskelkraft,* wobei sogleich auf *Schmerzhaftigkeit,* verzögerte *Entspannung* und abnorm rasche *Ermüdbarkeit* der Muskeln geachtet wird. Eine *Zunahme der Muskelmasse (Hypertrophie)* wird durch große Aktivität bedingt oder kann vorgetäuscht werden als sog. *Pseudohypertrophie,* wobei eine scheinbare Zunahme der Muskelmasse infolge Einlagerung von Fettgewebe vorliegt, z.B. bei Muskeldystrophien (am häufigsten beim Typus DUCHENNE). Eine *Verminderung der Muskelmasse* tritt insbesondere bei Myopathien (myogen) und bei allen Erkrankungen des peripheren Nervs (neurogen) auf. Der Muskelschwund infolge Gelenkerkrankungen und Immobilisierung wird als *Inaktivitätsatrophie* bezeichnet. Eine Verminderung der Muskelkraft kann durch die verschiedensten neurologischen und myopathischen Erkrankungen bedingt sein. Eine regionäre schlaffe Muskelschwäche (schlaffe Parese) ist in der Regel neurogen bedingt, sofern nicht beim Kleinkind und Säugling eine Schmerzlähmung infolge Erkrankung von Gelenken oder Weichteilen vorliegt.

Ermüdbarkeit und verzögerte Erholungsfähigkeit. Abnorm rasche Ermüdbarkeit und verzögerte Erholungsfähigkeit der Skelettmuskulatur von wechselnder Intensität sind die Leitsymptome des **myasthenischen Syndroms.**

Schmerzhaftigkeit der Muskulatur. Bei Anspannung und Kontraktion tritt dies häufig bei den **Muskelentzündungen** auf. Anfallsweise, spontane schmerzhafte Muskelkrämpfe, sog. *Krampi,* können auf peripheren Zirkulationsstörungen (Varizen), Stoffwechselstörungen (Diabetes), endokrinen Störungen (Hypothyreose) unnd Neuropathien (Polyneuritis) beruhen.

Mitbewegungen. Bei der Prüfung der Motorik ist außerdem auf *Mitbewegungen* zu achten; es sind unwillkürliche, automatische Bewegungen, welche willkürliche und halbreflektorische Bewegungen begleiten, die in einem anderen Innervationsgebiet ablaufen. Man unterscheidet *unkontrollierte* (z.B. das BELLsche Phänomen) und *kontrollierte Mitbewegungen* (z.B. das Armpendeln beim Gehen). Diese normalen Mitbewegungen können unter pathologischen Verhältnissen vermindert sein oder fehlen. Von großer Bedeutung sind pathologische Mitbewegungen z.B. assoziierte Mitbewegungen. Assoziierte Massenbewegungen treten nach spastischen Paresen auf und bestehen aus Beuge- und Streckmustern an Armen und Beinen. Sie können durch Teilbewegung der paretischen Extremität oder durch eine beliebig lokalisierte starke Willkürinnervation ausgelöst und in die kompensatorische Willkürmotorik eingebaut werden.

Hyperkinesen. Neben den Mitbewegungen ist bei der Prüfung der Motorik und Motilität auf das Auftreten sog. *Hyperkinesen* zu achten. Es handelt sich um eine vermehrte Motorik im Bewegungsablauf wie z.B. das **Übererregbarkeitssyndrom** des Säuglings (Hyperexzitabilitätssyndrom). Dieses Syndrom ist gekennzeichnet durch vermehrte Massenbewegungen und grobschlägigen Tremor bei spontanen und induzierten Bewegungen. Diese Kinder zeichnen sich durch lebhafte oder gesteigerte Eigenreflexe, Schreckhaftigkeit sowie gieriges Saugen aus.

Hyperaktivität. Beim Kleinkind und Schulkind finden sich Hyperkinesien in Gestalt von *Hyperaktivität,* motorischer Unruhe und bei Erregung auftretenden kurzen arrhythmischen irregulären Zuckungen der Muskulatur wechselnder Lokalisation (Myoklonien). In psychischer Hinsicht fallen diese Kinder durch unbeherrschtes, turbulentes Verhalten, Stimmungs- und Affektlabilität und Konzentrationsschwäche bei normaler Intelligenz auf. Sie sind äußerst ablenkbar und sprechen auf jeden äußeren Reiz an. Diesem Syndrom liegen häufig minimale zerebrale Schädigungen zugrunde, die wohl an erster Stelle durch Schwangerschafts- und Geburtskomplikationen bedingt sind;

beim älteren Kind kann diese Störung auch vorwiegend oder ausschließlich psychogen bedingt sein, wobei familiäre Konfliktsituationen vorherrschen. Durch eine entsprechende kinderpsychologische Untersuchung und Beratung können die meistens im Vordergrund stehenden Verhaltensauffälligkeiten im Kindergarten oder in der Schule behoben werden.

Hyperkinetisches Syndrom. Von diesen sog. hyperaktiven Kindern sind die mit einem sog. *hyperkinetischen Syndrom* zu unterscheiden. Hierbei handelt es sich um Schulkinder, die unter einem ständigen *Bewegungsdrang* leiden. Sie sind ständig in Bewegung, reagieren enorm *impulsiv* und zeichnen sich durch eine meist überdurchschnittliche Intelligenz aus. Diese hyperkinetischen Kinder sind im Klassenverband nicht tragbar, sie werden in der Regel ausgeschult, eine psychologische Betreuung bleibt erfolglos, wenn nicht eine gleichzeitige medikamentöse Therapie mit Ritalin erfolgt.

Die Annahme, daß dieser Störung, ebenso wie der Hyperaktivität des Kleinkindes eine Phosphatallergie zugrunde liegt, konnte wissenschaftlich nicht bestätigt werden.

Stereotype rhythmische Bewegungen. Sie sind bei schwachsinnigen Kindern häufig zu beobachten; sie finden sich gelegentlich auch bei emotional gestörten, chronisch kranken oder verwahrlosten oder sogar bei anscheinend normalen Kindern. Relativ häufig ist die **Jactatio capitis,** wobei das auf dem Rücken liegende Kind den Kopf während Stunden und Tagen hin- und herrollt oder in sitzender Stellung kräftig rhythmische Nick- oder Schüttelbewegungen macht. Das **Pagodenwakkeln** ist ebenfalls nicht selten und besteht aus raschen Schaukelbewegungen des Oberkörpers vorwärts und rückwärts. Seltene Stereotypien sind das rhythmische Stoßen oder Schlagen des Kopfes gegen die Bettwand oder den Tisch und die stereotypen rhythmischen Bewegungen der Hände, die meist nur bei mental retardierten Kindern zu beobachten sind.

Tremor. Der Tremor ist eine Störung der Motorik, die sich als mehr oder weniger rasches Zittern der Augenlider und der Hände zeigt. Auch diese Hyperkinese sollte stets an schwerwiegende neurologische Erkrankungen denken lassen.

Chorea. Die wohl bekannteste Hyperkinese ist die *Chorea.* Sie kann einseitig oder doppelseitig auftreten und ist gekennzeichnet durch *rasche,* plötzlich einschießende, ziel- und regellose Bewegungen wechselnder Lokalisation. Gesicht, Kopf, Rumpf und Extremitäten können gleichzeitig betroffen sein. Äußere Reize und affektive Erregung verstärken die Chorea; im Schlaf verschwindet sie meistens. Die choreatische Hyperkinese beruht in erster Linie auf einer Erkrankung der Stammganglien. In Kombination mit einer Chorea, aber auch als isoliertes hyperkinetisches Syndrom findet man die *Athetose.*

Athetose. Sie ist gekennzeichnet durch wiederholte, *langsame* verkrampfte Bewegungen, wenn sie insbesondere die Extremitätenenden und das Gesicht betreffen und aus übermäßiger Flexion und Extension von Gelenken unter starker Anspannung der Antagonisten besteht. Dadurch kommt es zu bizarren, verkrampften Haltungen, die an den Händen besonders eindrücklich sind und mit der Zeit zu Subluxationen der Fingergelenke führen können (Bajonett-Finger). Gezielte Willkürbewegungen sowie die automatischen Bewegungen, z.B. das Gehen, können durch eine Athetose erheblich behindert und gestört werden. In schweren Fällen sind keine koordinierten Bewegungen mehr möglich. Die Mimik dieser Patienten ist übertrieben, grimassierend und die Artikulation in typischer Weise beeinträchtigt. Die Sprachentwicklung ist meist stark behindert. Der Schluckakt kann ebenfalls betroffen sein. Auch die Athetose kann durch äußere Reize und affektive Erregung erheblich gesteigert werden und verschwindet im Schlaf.

Die Athetose ist eine selten gewordene Hyperkinese, da sie früher vornehmlich bei Kernikterus (infolge Hyperbilirubinämie des Neugeborenen) auftrat. Heute muß man bei Vorliegen einer Athetose besonders an die Manifestation einer erblichen Entwicklungsstörung der Stammganglien denken.

Dystonie. Als *Dystonie* bezeichnen wir eine besondere Form unwillkürlicher Bewegungen und abnormer Haltungen, die auf starken Schwankungen des Muskeltonus zwischen Hypertonie und Hypotonie beruht. Die Willkürmotorik wird dadurch schwer gestört oder unmöglich gemacht. Der Tonuswechsel kann sehr rasch erfolgen. Willkürbewegungen und emotionelle Einflüsse verstärken die Dystonie. Die Bewegungsstörung findet sich immer bei Schädigung der Stammganglien. Auch diese Hyperkinese muß stets an das Vorliegen progressiver Erkrankungen des Zentralnervensystems denken lassen. Dystone Bewegungsstörungen finden sich jedoch auch relativ häufig bei den Bewegungsstörungen nach Geburtstrauma, Kernikterus, Enzephalitiden oder Schädel-Hirn-Traumata. Eine besondere Form der Dystonie ist die sog. **transitorische dystone Hyperkinese,** welche in erster Linie die Muskulatur von Mund, Zunge, Pharynx, Hals und Rumpf betrifft. Sie beobachtet man in der Regel nach Behandlung mit verschiedenen Medikamenten.

Tick. Eine besondere Hyperkinese, die relativ häufig zu beobachten ist, ist der sog. *Tick*. Die motorischen Erscheinungen bestehen hier aus unwillkürlichen, stereotypen, kurzen Bewegungen oder Zuckungen, die meist auf gewisse Muskelgruppen beschränkt sind. Sie befallen Gesicht, Hals, Nakken, Schultergürtel, Arme, Atemmuskulatur, Zwerchfell, Larynx oder Rumpf und zeigen sich als

- Blinzeln,
- ruckartige Kopfdrehung,
- Schnalzen,
- Schnüffeln,
- Schulterzucken.

Der Tick ist meistens, jedoch nicht immer, mit psychischen Störungen kombiniert; diese äußern sich in Übererregbarkeit, Zappeligkeit, Selbstunsicherheit und Ängstlichkeit.

Muskeltonus. Bei der Untersuchung der Sensomotorik kommt neben der Motorik und Motilität der Prüfung des Muskeltonus besondere Bedeutung zu. Der *Spannungszustand* der Muskulatur kann an der Dehnbarkeit der Muskeln bei langsamer passiver Beugung und Streckung der Extremitäten oder am Widerstand bei Dehnung der Muskeln geprüft werden. Der Muskeltonus kann *vermehrt (Hypertonie)* oder *vermindert (Hypotonie)* oder *normal (normoton)* sein. Der Muskeltonus bestimmt in ganz wesentlicher Weise die Haltung des Kindes. Starke Muskeltonuserhöhungen (Hypertonie) bedingen starke Beugehaltungen oder extreme Streckhaltungen der Extremitäten.

Spastizität. Ein vermehrter Muskeltonus wird generell als *Spastizität* bezeichnet; sie ist gekennzeichnet durch einen abnorm starken, zunehmenden Widerstand bei rascher passiver Dehnung des Muskels und Steigerung der Muskeleigenreflexe. Am häufigsten findet sich eine Spastizität bei den infantilen Zerebralparesen (S. 426), seltener bei Erkrankungen des Rückenmarkes, z. B. als Folge von Entzündungen, Sauerstoffmangelzuständen oder Vergiftungen. Besteht eine Spastizität längere Zeit fort, kann es zu **Kontrakturen** in den Gelenken der befallenen Körperregionen kommen; denn jeder Muskel, der während längerer Zeit dauernd oder meist in einem Zustand der Verkürzung belassen wird, ändert seine physikalischen Eigenschaften und verliert seine Dehnbarkeit teilweise.

Muskelschwäche (Hypotonie). Sie ist gekennzeichnet durch eine vermehrte Dehnbarkeit und Passivität des Muskels; insgesamt ist der Widerstand vermindert. Die Muskelhypotonie kann verschiedenste Ursachen haben. Die neurologischen Begleiterscheinungen der Hypotonie ermöglichen oft eine klinische Diagnose; sie sind entscheidend für die Differentialdiagnose und für die Wahl weiterer Untersuchungen. Die größte diagnostische Bedeutung hat das Verhalten der *Eigenreflexe* (S. 416). Sie sind stark abgeschwächt bei den Myopathien. Bei den durch Hirnschäden bedingten Hypotonien (infantile Zerebralparese) sind sie in der Regel lebhaft oder gesteigert. Jedoch ist nicht jede muskuläre Hypotonie durch neurologische Krankheiten bedingt. So findet man eine ausgeprägte Hypotonie bei bestimmten Ernährungsstörungen, die zu einer Hypokaliämie und/oder Hyperkalzämie führen.

Koordination. Um eine willkürliche und zweckmäßige Körperhaltung sowie kontinuierliche Führung willkürlicher und zweckmäßiger Bewegungen zu ermöglichen, bedarf es der

> Koordination, d. h. des *regelrechten Zusammenspiels von Muskeltonus und Motilität bzw. Motorik sämtlicher Muskeln bzw. Muskelgruppen* des Körpers.

Von *Koordinationsstörungen* spricht man, wenn dieses zweckmäßige Zusammenspiel gestört ist.

Mit wenigen einfachen Untersuchungen läßt sich die Koordination prüfen: Das freie Stehen ist eine besonders komplexe Funktion, die von zahlreichen äußeren Einflüssen und von deren Koordination abhängt. Die Untersuchung erfolgt zuerst mit Hilfe des Romberg-Versuches, indem man den Patienten auffordert, seine Füße parallel zusammenzustellen und zuerst mit offenen, dann mit geschlossenen Augen unbeweglich zu stehen. Die Untersuchung wird empfindlicher, wenn beide Arme gleichzeitig horizontal nach vorne gestreckt werden. Schwanken bei offenen Augen ist auch nach dem 3. Lebensjahr pathologisch. Einseitige *Falltendenz* ist z. B. typisch für eine Schädigung des Kleinhirns. Bei den im Kindesalter häufigen Tumoren des Kleinhirns besteht meist eine Falltendenz nach vorne oder hinten. Ab dem 6. Lebensjahr ist der Einbeinstand diagnostisch verwertbar, er stellt eigentlich lediglich eine besonders empfindliche Variante des Romberg-Versuches dar. Koordinationsstörungen lassen sich vorwiegend verdeutlichen durch den Strichgang, Grätschversuch und Hüpfen auf einem Bein; diskrete, insbesondere einseitige Paresen werden oft erst durch diese Untersuchungsmethoden nachgewiesen.

Ataxie. Die klinisch bedeutsamste Störung der Koordination ist die *Ataxie* (Gang-, Standunsicherheit). Ursache der Ataxie sind Mißbildungen und Entwicklungsstörungen des Zentralnervensystems, prä- oder perinatal erworbene Hirnschädigungen, Tumoren des Kleinhirns, entzündliche

Schädigungen der Nervenbahnen und verschiedene Stoffwechselkrankheiten (S. 430).

Sensibilität. Von allergrößter Bedeutung für einen geordneten Bewegungsablauf und eine zielsichere Orientierung im Raum ist ein intaktes sensibles Nervensystem. Dieses ist untrennbar mit allen motorischen Funktionen verbunden, weswegen wir auch von dem *sensomotorischen System* sprechen. In der Haut liegen verschiedene *Rezeptoren* zur Empfindung von **Berührung, Schmerz** und **Temperatur (Oberflächensensibilität),** die die entsprechenden äußerlichen Reize über lange Bahnen des Rückenmarks zum Thalamus und von dort zur Hirnrinde (Kortex) fortleiten. Weitere Rezeptoren liegen in *Muskeln, Bändern* und *Sehnen* und registrieren zu jeder Zeit die Muskelspannung bzw. die Stellung der Gelenke und teilen dies stets ebenfalls über lange Bahnen des Rückenmarks dem Thalamus und schließlich dem Großhirn mit **(Tiefensensibilität).** Die Prüfung der Oberflächen- und Tiefensensibilität ist beim Säugling und Kleinkind erheblich erschwert, da eine genaue Prüfung dieser Qualitäten auf die Mitarbeit der Patienten angewiesen ist. Jedoch können auch schon beim Säugling und Kleinkind die Temperaturempfindung und Schmerzempfindung geprüft werden.

Reflexverhalten. Eine wertvolle Hilfe bei der Untersuchung des sensomotorischen Systems ist die Prüfung der sog. Reflexe. Nach dem Auslösungsort der Reflexe werden sog. Eigen- bzw. Fremdreflexe unterschieden.

Eigenreflexe. Bei den *Eigenreflexen* wird der Muskel bzw. seine Sehne durch einen kurzen Schlag mit dem Reflexhammer gereizt. Diese kurze Reizung wird über die Rezeptoren in den Sehnen und Muskeln der Vorderhornzelle im Rückenmark gemeldet; an der Vorderhornzelle wird sofort die Reflexantwort ausgelöst, und es kommt zu einer kurzen Kontraktion des gereizten Muskels. Der Muskeleigenreflex kann somit nur ausgelöst werden, wenn mindestens 4 Funktionseinheiten intakt sind:

- Die Rezeptoren in den Sehnen und Muskeln,
- die sensiblen Nervenbahnen zur Vorderhornzelle,
- die Vorderhornzelle,
- die motorische Nervenbahn zum Muskel.

Klinisch wichtige Eigenreflexe sind in Tabelle 18.1 aufgeführt. Mit Hilfe dieser Reflexauswahl ist es möglich, eventuelle Schädigungen im Rükkenmark zu lokalisieren (Segmentzugehörigkeit).

Bei der Beurteilung des Reflexverhaltens kann folgende Faustregel gelten: Muskeleigenreflexe fehlen oder sind abgeschwächt bei Erkrankungen im Muskel, peripheren Nerven und der Vorderhornzelle. Die Muskeleigenreflexe sind gesteigert, d. h. überaus lebhaft auslösbar bei Schädigungen des Rückenmarks und des Gehirns. Das wichtigste Kriterium zur Beurteilung der Eigenreflexe ist jedoch der Seitenvergleich, wobei asymmetrische Haltungen, insbesondere bei Patienten mit organischen Krankheiten des Zentralnervensystems, bei der Untersuchung zu vermeiden sind. Welche Seite pathologisch zu bewerten ist, läßt sich oft erst aufgrund zusätzlicher neurologischer Befunde entscheiden.

Tabelle 18.1 Klinisch bedeutsame Eigenreflexe und ihre Segmentzugehörigkeit.

Reflex	*Segment*
Masseterreflex	Pons
Bizepssehnenreflex (BSR)	C5 – C6
Trizepssehnenreflex (TSR)	C6 – C8
Patellarsehnenreflex (PSR)	L2 – L4
Achillessehnenreflex (ASR)	S1 – S2

Fremdreflexe. Durch Reizung von Tast- und Schmerzrezeptoren der Haut, der hautnahen Schleimhäute und der Kornea werden die sog. *Fremdreflexe* ausgelöst. Die Erfolgsorgane dieser Fremdreflexe sind in erster Linie Flexormuskeln und Sphinktermuskeln, welche Flucht-und Abwehrbewegungen als Schutzreaktionen bewirken. Im Gegensatz zu den Eigenreflexen verlaufen die Fremdreflexe über mehrere Synapsen ab, und da die Reize der Hautrezeptoren über Thalamus und Großhirnrinde verlaufen, haben höhere zentrifugale Einflüsse Bedeutung auf die Reflexantwort. Die klinisch wichtigsten Fremdreflexe sind in Tabelle 18.2 aufgeführt. Bestimmte Flucht- und Abwehrbewegungen im Sinne von Schutzreaktionen treten lediglich im frühen Kindesalter auf und schwinden mit zunehmender Reife des Zentralnervensystems; aus diesem Grund kann man *permanente* physiologische und *altersbegrenzte Fremdreflexe* unterscheiden.

Der *Kornealreflex* wird geprüft, indem man den Patienten nach oben blicken läßt und die Kornea außerhalb der Pupille mit feuchter, spitz ausgezogener Watte berührt. Einseitige Abschwächung oder einseitiges Fehlen des Kornealreflexes ist meistens verursacht durch Störung oder Unterbrechung des Reflexbogens im Verlaufe des N. trigeminus oder des N. facialis oder innerhalb des Hirnstammes in Pons und Medulla oblongata. Die doppelseitige Abschwächung oder der Ausfall des Kornealreflexes ist ein Maß für die Tiefe des Komas oder der Anästhesie. Der *Bauchhautreflex* wird mit einer stumpfen Nadel ausgelöst. Es werden auf beiden Seiten nach-

Tabelle 18.2 Klinisch wichtige Fremdreflexe und ihre radikuläre Innervation.

Reflexe	*Radikuläre Innervation*
permanente Reflexe	
Kornealreflex	Hirnnerv V + VII
Gaumenreflex	IX + X
Bauchhautreflex	$Th_7 - Th_{12}$
Fußsohlenreflex	$L_2 - S_2$
Analreflex	$S_3 - S_5$
altersbegrenzte Reflexe	
Saugreflex (2. Lebensjahr)	
Handgreifreflex (4. Monat)	$C_6 - Th_1$
Fußgreifreflex (16. Monat)	$L_5 - S_2$
Babinski-Reflex (2. Lebensjahr)	$L_2 - S_2$

einander der obere, der mittlere und der untere Bauchhautreflex durch rasche, diagonal verlaufende, medialwärts gerichtete Striche geprüft. Als pathologisch werden nur stark abgeschwächte oder fehlende Bauchhautreflexe bewertet. Dies kann die Folge sein von direkter Schädigung des spinalen Reflexbogens oder durch Schädigung der motorischen Bahn von der Großhirnrinde zur Vorderhornzelle. Der *Reflex nach* BABINSKI wird durch Bestreichen der lateralen Fußsohle ausgelöst. Er besteht aus einer langsamen, tonischen Dorsalflexion der Großzehe sowie Fächerung und Dorsalflexion der übrigen Zehen. Jenseits des 2. Lebensjahres ist der vorhandene BABINSKI-Reflex Ausdruck einer Schädigung der Pyramidenbahn; er kann einziges Symptom einer solchen Schädigung sein.

Eine vollständige Untersuchung bzw. Beurteilung des sensomotorischen Systems ist mit alleiniger Prüfung von Muskeltonus, Motorik, Motilität, Koordination, Sensibilität und Reflexverhalten unvollständig, solange *entwicklungsneurologische Besonderheiten,* insbesondere des 1. Lebensjahres, unberücksichtigt bleiben. Auf die normale und pathologische sensomotorische und statomotorische Entwicklung des 1. Lebensjahres wird in dem Abschnitt „Infantile Zerebralparese" besonders eingegangen.

1.3.3 Vegetative Störungen

Im Rahmen vieler neurologischer Erkrankungen kommt es auch zu vegetativen Störungen. Diese werden erfaßt durch Messungen der *Puls-* und *Atemfrequenz,* des *Blutdruckes* und der *Körpertemperatur* sowie *Schweißneigung.* Weiterhin zeigen sich vegetative Störungen in der *Tränen-* und *Speichelsekretion* sowie in der *Blasen-Mastdarm-Funktion.* Gemeinsam mit vermehrtem Speichelfluß kommt es zur Ausbildung sog. „Krokodilstränen" nach Defektheilungen peripherer Fazialisparesen.

Speichelsekretion. Eine erhöhte *Speichelsekretion* findet sich bei vielen Kindern mit infantilen Zerebralparesen (S. 426). Auch bei motorisch unauffälligen Kindern mit einer frühkindlichen Hirnschädigung kann dieses sozial sehr belastende Symptom bestehen. Zu leicht wird vom Aspekt her die Diagnose eines Schwachsinns nahegelegt. Auch schwere Intelligenzdefekte oder Einengungen des Bewußtseins, z. B. bei epileptischen Dämmerzuständen und medikamentöser Überdosierung, können zu Speichelfluß aus dem Mundwinkel führen, ohne daß eine Sekretionsstörung vorliegt.

Schweißsekretion. Im Rahmen vieler Erkrankungen kommt es zur vermehrten *Schweißsekretion.* Neben allgemeinen Infekten und dramatischem Fieber sind Meningitis und Enzephalitis zu nennen. Profuse Schweißausbrüche sehen wir z.B. bei der Hyperthyreose.

Mastdarm- und Blasenfunktion. Die Fähigkeit zur Kontrolle der *Mastdarm- und Blasenfunktion* ist vom Reifegrad des Kindes abhängig. Meist kann im Alter von 12–18 Monaten damit gerechnet werden, daß die Hemmung bzw. die Steuerung des im Lumbal- und oberen Sakralmark gelegenen Mastdarm- und Blasenzentrums möglich ist. Die individuelle Schwankungsbreite ist aber groß. Als Richtlinie kann gelten, daß einige Monate, nachdem das Kind freies Laufen gelernt hat, auch mit der Fähigkeit zur Blasen-und Mastdarmkontrolle gerechnet werden darf. Bei der Inspektion des Anus wirkt dieser Bereich normalerweise straff. Der *Analreflex* wird durch leichtes Stechen auf die Haut im Perianalbereich ausgelöst. Es führt zu einer sofortigen, gut erkennbaren Kontraktion des äußeren Sphinkters. Störungen des Analschlusses können durch eine mangelhafte Anlage des Sphinkters bedingt sein oder durch eine Beeinträchtigung der zentralen oder peripheren Innervation (z.B. Myelomeningozele). Der Analring wirkt dann aufallend schlaff.

Harnentleerung. Organisch bedingte Störungen der *Harnentleerung* sind anamnestisch durch Angabe von rezidivierenden Harnwegsinfekten, vorübergehende Phasen *vermehrten Harndrangs* (Pollakisurie), Pressen bei der Miktion und Schmerzen und *Harnträufeln* zu erfassen. Eine derartige Inkontinenz stellt immer eine Indikation zur Zystographie und möglichst auch zur Miktionsurethrographie dar. Blasenentleerungsstörungen finden sich – abgesehen von Erkrankungen des Urogenitaltraktes – bei zerebralen Erkrankungen und spinalen Läsionen (z.B. Myelodysplasien, Tumoren, Myelitiden) mit zusätzlichen neurologischen Ausfallserscheinungen an den unteren Extremitäten; in der Regel findet man eine hypotone Blase und Harnträufeln infolge der Sphinkterschwäche, sog. *neurogene Blase.*

1.3.4 Bewußtseinsstörungen

Als 4. Leitsymptom neurologischer Erkrankungen waren Krampfanfälle und andere anfallsartige Störungen des Bewußtseins aufgeführt worden. Die Symptomatik und Untersuchung **zerebraler Anfälle** wird gesondert abgehandelt werden (S. 437). Nichtepileptische Störungen des Bewußtseins, also **Zustände verminderten Bewußtseins,** werden in 3 verschiedene Schweregrade
unterschieden:

Somnolenz. Sie ist eine Verminderung der Spontanaktivität der Bewegungen und der Zuwendung zur Umwelt. Die Patienten wirken apathisch und schläfrig, sie reagieren jedoch, wenn sie etwas energisch angesprochen werden; man kann sich in geringem Umfang mit ihnen verständigen.

Sopor. Als *Sopor* bezeichnet man den nächst schweren Grad der Störung. Dabei sind die Patienten in einem Zustand, der einem Tiefschlaf ähnelt. Nur durch starke Reize, Klatschen auf die Wange, Rütteln, lautes Rufen zeigt sich eine Reaktion. Dies ist aber in keiner Weise mehr situationsgerecht, sondern diffus und stereotyp: Abwehrbewegungen, Lallen, Murmeln oder Grimassieren sind zu beobachten.

Koma. Im *Koma,* dem Stadium der Bewußtlosigkeit, sind keinerlei Reaktionen, auch nicht durch starke Reize, hervorzurufen. Auch die Eigen- und Fremdreflexe sind erloschen. Es fehlt häufig eine Pupillenreaktion.

Bei der Untersuchung des bewußtlosen Kindes ist zunächst eine gründliche *äußere Inspektion* vorzunehmen (Hinweise auf Gewalteinwirkung, Spuren eingenommener Medikamente oder Lösungen). Es folgt die Prüfung der *Tiefe der Bewußtseinsstörung* (s. Tab. 18.3) und eine orientierende neurologische Untersuchung mit Spiegelung des Augenhintergrundes (Halbseitenzeichen, Herdsymptome, Fundusblutung und Stauungspapille). Bei der orientierenden internen Untersuchung darf insbesondere eine prallgefüllte Blase nicht übersehen werden.

Über die zusätzliche apparative Diagnostik (EEG, Röntgen und Comptertomographie) wird jeweils nach anamnestischen Angaben und den Allgemeinbefunden im Einzelfall entschieden werden (weiteres s. Kapitel „Intensivmedizin“).

1.4 Apparative diagnostische Möglichkeiten

Das Ergebnis der Anamnese und der neurologischen Untersuchung wird darüber entscheiden, welche zusätzlichen apparativen diagnostischen Untersuchungen notwendig sein werden. Eine Auswahl der wichtigsten Verfahren soll hier besprochen werden.

1.4.1 Röntgenaufnahme des Schädels in zwei Ebenen

Siehe Band I.

1.4.2 Elektromyographie (EMG)

Mit Hilfe der Elektromyographie können durch Ableitung elektrischer Potentiale vom ruhenden Muskel, vom aktivierten Muskel und vom direkt elektrisch gereizten Muskel Kenntnisse über die periphere neuromuskuläre Aktivität und Erregbarkeit gewonnen werden und die Tätigkeit selbst einzelner Motoneurone untersucht werden; auch können bestimmte Veränderungen auf zentrale supranukleäre Störungen hinweisen (Abb. 18.1).

1.4.3 Nervenleitgeschwindigkeit (NLG)

Bei dieser Untersuchungsmethode wird die Geschwindigkeit gemessen, in der ein Reiz über eine bestimmte Entfernung von der Nervenbahn fortgeleitet wird. Ist die Nervenleitgeschwindigkeit vermindert, spricht dies für eine Schädigung der Nervenbahn. Ist eine Muskelschwäche bedingt durch eine Erkrankung des Muskels selbst, so findet man eine normale Nervenleitgeschwindigkeit.

Tabelle 18.3 Glasgow Coma Scale.

Name: .... Vorname: .... geb.: ....

Tag der Untersuchung: .... Uhrzeit: ....

Augenöffnen	4	Spontanes Augenöffnen		
	3	Augenöffnen nach Anruf		
	2	Augenöffnen auf Schmerzreiz		< 24 Monate
	1	Kein Augenöffnen		
Verbale Antwort	5	Spricht verständlich, ist orientiert	5	Fixiert, verfolgt, erkennt, lacht
	4	ist verwirrt, spricht unzusammenhängend, ist desorientiert	4	Fixiert und verfolgt inkonstant, erkennt nicht sicher, lacht nicht situationsbedingt
	3	Antwort inadäquat, Wortsalat	3	Nur zeitweise erweckbar, trinkt und ißt nicht
	2	Unverständliche Laute	2	ist motorisch unruhig, jedoch nicht erweckbar
	1	Keine verbalen Äußerungen	1	Tief komatös, kein Kontakt zur Umwelt, keine visuell, akustisch oder sensorisch ausgelöste motorische Reizbeantwortung
Motorische Antwort	5	Befolgt motorische Aufforderungen prompt		
	4	Gezielte Abwehr eines Schmerzreizes möglich		
	3	Ungezielte Bewegungen auf Schmerzreize		
	2	Extension aller vier Extremitäten auf Schmerzreize (Dezerebrationshaltung)		
	1	Keine motorische Antwort auf Schmerzreize		

Score: ....

1.4.4 Elektroenzephalographie (EEG)

Hierbei handelt es sich um eine Ableitung der hirneigenen elektrischen Aktivität an der Schädeloberfläche. Die beim gesunden Menschen registrierte Hirnaktivität im EEG wird als *Grundaktivität* bezeichnet (Abb. 18.2). Diese Grundaktivität kann bei neurologischen Erkrankungen verlangsamt oder beschleunigt sein und bei umschriebenen Veränderungen des Gehirns herdförmige Verlangsamungen oder Beschleunigungen aufzeigen. Als Zeichen sog. *vermehrter Krampfbereitschaft* kommt es im EEG zum Auftreten sog. hypersynchroner Aktivität (Krampfpotentiale), die sich deutlich von der Grundaktivität abhebt. In der Regel erfolgt die EEG-Untersuchung am wachen Kind mit geschlossenen Augen. Durch bestimmte sog. **Provokationsmethoden** (Hyperventilation und Photostimulation) kann das Auftreten hypersynchroner Potentiale provoziert werden. In manchen Fällen bedarf es auch der Untersuchung des Hirnstroms *im Schlaf* oder *nach Schlafentzug*, weil unter diesen Bedingungen unter Umständen erst pathologische EEG-Veränderungen bei den verschiedenen Typen der Epilepsien zu finden sind

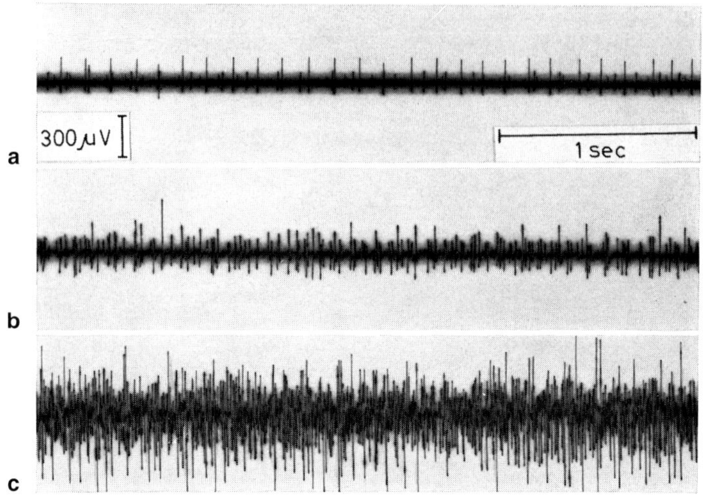

Abb. 18.1 Elektromyogramm (EMG): **a** schwache; **b** mittelstarke; **c** starke Innervation.

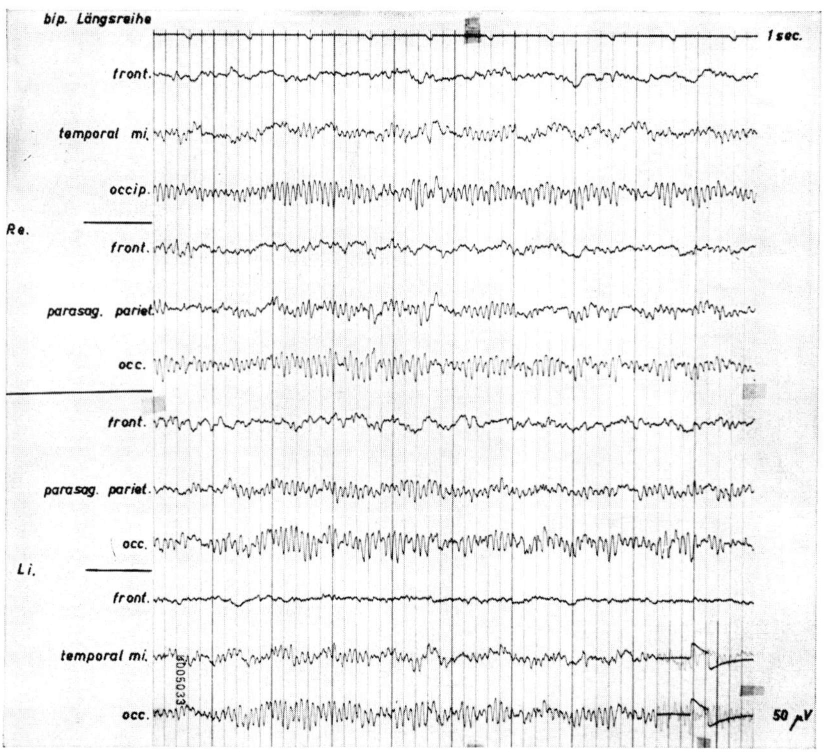

Abb. 18.2 Elektroenzephalogramm mit gut ausgeprägtem Alpha-Rhythmus eines wachen, gesunden 12 Jahre alten Jungen mit geschlossenen Augen über den verschiedenen Hirnabschnitten.

(S. 439). Gelegentlich reicht die einmalige EEG-Ableitung zur Beurteilung z. B. eines Anfallsleidens nicht aus. In solchen Fällen kann deshalb die *EEG-Ableitung über 24 Stunden* notwendig werden, was mit einem tragbaren EEG-Gerät (Oxford) möglich ist. In manchen Fällen führt die Beobachtung eines anfallsartigen Geschehens und andererseits der EEG-Befund zu keiner klaren Diagnose; dann ist die gleichzeitige Aufzeichnung des EEG und des Patienten (Doppelbild-Aufzeichnung mit Videogerät) sinnvoll. Wurde bei einer solchen **Doppelbild-Aufzeichnung** das Anfallsgeschehen registriert, kann dieses durch mehrmaliges Anschauen des Videofilms genau analysiert und mit dem gleichzeitig registrierten EEG beurteilt werden. Sowohl die 24-Stunden-Langzeit-Aufzeichnung als auch die Doppelbild-Aufzeichnung haben in der Diagnostik von zerebralen Anfallsleiden zu wesentlichen Fortschritten geführt.

1.4.5 Hirnszintigraphie

Siehe Band I.

1.4.6 Computertomographie

Siehe Band I.

1.4.7 Kernspintomographie

Siehe Band I.

1.4.8 Evozierte Potentiale

Die Untersuchung der sog. evozierten Potentiale stellt eine spezielle diagnostische Methode dar zur Prüfung einerseits der Hörbahn und andererseits der Sehbahn. Wie beim EEG wird von der Schädeloberfläche an ganz bestimmten Punkten die Reaktion des Nerven, des Hirnstamms und des Gehirn auf bestimmte akustische oder visuelle Reize gemessen. Die gemessene *Reizantwort* (evoziertes Potential) zeigt bei Gesunden einen ganz charakteristischen Verlauf. Bestimmte Störungen oder Veränderungen dieser Reizantwort lassen dann Tumoren im Bereiche des Nervenverlaufes (Hörnerv oder Sehnerv) oder Erkrankungen im Bereiche des Hirnstammes lokalisieren. Das *akustisch evozierte Potential* wird bereits auch zur Untersuchung der Hörfähigkeit von kleinen Neugeborenen und Frühgeborenen benutzt.

Das *visuell evozierte Potential* läßt Entzündungen im Bereiche des Sehnervs oder Schädigungen im Bereiche der Sehbahn lokalisieren.

Die Untersuchung der evozierten Potentiale bedarf einer großen Erfahrung und wird deshalb in der Regel nur an hierfür spezialisierten Abteilungen durchgeführt.

1.4.9 Myelographie

Mit der Myelographie gelingt die Darstellung des Rückenmarkes durch Injektion eines Kontrastmittels in den Liquorraum über eine Lumbalpunktion. Durch entsprechende Lagerung des Patienten verteilt sich dann das Kontrastmittel im Liquorraum, der das Rückenmark umgibt. Führt z. B. ein Rükkenmarkstumor zu einer Einengung des Liquorraumes, so wird sich hier wenig oder kein Kontrastmittel ansammeln, was dann im Röntgenbild der Wirbelsäule genau lokalisiert werden kann.

1.4.10 Biopsien

Durch die operative Entnahme von *Muskel-, Nerven-, Rektum-* oder *Hirngewebe* können histologische, elektronenmikroskopische und auch biochemische Untersuchungen durchgeführt werden. Die *Muskelbiopsie* erlaubt die Differentialdiagnose zwischen myogener und neurogener Muskelatrophie, Differenzierung innerhalb der Myopathien zwischen Muskeldystrophien, Poly- bzw. Dermatomyositiden und den seltenen kongenitalen Myopathien. Durch die *Nervenbiopsie* wird ein Teil des N. suralis entnommen. Bei prozeßhaft ablaufenden Polyneuropathien, Leukodystrophien und anderen seltenen Stoffwechselstörungen können elektronenmikroskopisch am entnommenen Nervengewebe Befunde erhoben werden, die zum Teil die Diagnose eindeutig stellen.

Mit der *Rektumbiopsie* werden Ganglienzellen aus der Darmschleimhaut gewonnen. Bei Verdacht auf Vorliegen von Neurolipidosen, Poliodystrophien und Leukodystrophien erlauben elektronenmikroskopische Befunde an diesen Ganglienzellen unter Umständen die Diagnose.

Die *Hirnbiopsie* beinhaltet die Entnahme von Hirngewebe z. B. aus „stummen Zonen" des rechten Frontallappens, wozu eine operative Eröffnung des Schädels in Narkose notwendig ist. Die Untersuchung des entnommenen Hirnstückes erlaubt eine biochemische und elektronenmikroskopische Analyse der grauen und weißen Substanz des Gehirns. Der Eingriff dient zur Sicherung der Diagnose und erlaubt unter Umständen eine genetische Beratung der Eltern.

2 Krankheitsbilder und Krankheitseinheiten

2.1 Fehlbildungen

Alle anatomisch faßbaren Normalabweichungen des Zentralnervensystems, die auf erbliche oder erworbene Störungen der normalen Wachstums- und Differenzierungsvorgänge beruhen, bezeichnet man als Fehlbildungen. Art und Ausmaß der Fehlbildungen werden weniger von der jeweiligen Ursache als vom Zeitpunkt bestimmt, an dem die Entwicklungsstörung erfolgt (sog. teratogenetische Determinationsperiode). So rufen Störungen in der frühembryonalen Phase vor Schluß des Neuralrohres Spaltbildungen des Gehirns oder des Rückenmarks (Dysraphien) hervor.

2.1.1 Anenzephalie

Der Anenzephalus ist eine totale Schlußstörung des kranialen Neuralrohres unter Einschluß des Kopfskelettes, so daß nur die Schädelbasis angelegt ist. Manchmal treten Hirnreste wie eine Hernie aus dem breiten Schädeldefekt hervor. Mädchen sind 2- bis 3mal häufiger als Knaben betroffen. Häufig finden sich zusätzlich begleitende Fehlbildungen wie Spina bifida (s. 2.1.4), Zwerchfellanomalien und andere. Neugeborene mit Anenzephalie haben unterentwickelte Nebennieren; diese Nebennierenrindeninsuffizienz beruht wahrscheinlich auf dem fehlenden ACTH, da die Hypophyse nicht vorhanden ist.

2.1.2 Dandy-Walker-Syndrom

Eine Fehlbildung medianer Strukturen liegt auch diesem Mißbildungssyndrom zugrunde: der Schluß der Ausgänge des 4. Ventrikels und Fehlen von Kleinhirnwurmanteilen. Klinisch manifestiert es sich in Form eines *aktiven Hydrozephalus* (s. S. 425).

2.1.3 Spina bifida

Die Spina bifida ist eine Fehlbildung der Wirbelsäule, eventuell unter Einschluß des Rückenmarkes. Es handelt sich um eine *Spaltbildung* eines oder mehrerer *Wirbelbögen*, und es werden verschieden starke Ausprägungen unterschieden.

Meningozele. Bei der *Meningozele* ist durch einen Spalt an der Wirbelsäule Rückenmarkshaut ausgetreten, und der hierdurch entstehende Sack ist nur mit Flüssigkeit (nicht mit Rückenmarksgewebe) gefüllt.

Myelomeningozele. Bei der *Myelomeningozele* befinden sich in dem Sack außerdem Rückenmarkgewebe und Nervenwurzeln. Wenn der Sack geplatzt ist oder das Rückenmark von Anfang an offen liegt, spricht man von einer offenen Meningomyelozele.

Die Schwangeren mit Spina-bifida-Feten haben häufig Blutungen in den ersten Monaten der Schwangerschaft und später ein Hydramnion (vermehrtes Fruchtwasser).

Bei einer **Meningozele** treten keine Lähmungen auf. Es muß verhindert werden, daß der Sack vor der Operation platzt und Bakterien einwandern, die eine Hirnhautentzündung hervorrufen.

Bei einer **Meningomyelozele** bestehen fast immer *Lähmungen.*

Sie sind um so ausgedehnter, je höher die Meningomyelozele sitzt. Meist befinden sich die Zelen im Bereiche der unteren Wirbelsäule, und es kommt dann nur zu einer *Blasen- und Mastdarmlähmung,* manchmal auch zu einer teilweisen *Beinlähmung* (besonders Fußlähmung). Bei höher gelegenen Meningomyelozelen sind beide Beine völlig gelähmt. Dabei ist auch die *Berührungs- und Schmerzempfindlichkeit aufgehoben.* Infolge einer gleichzeitigen Durchblutungsstörung der Haut fühlen sich die Beine kalt an und es treten durch ständiges Liegen Druckgeschwüre an den Fersen und am Gesäß auf. Nicht selten haben die Kinder eine lähmungsbedingte *Hüftgelenksverrenkung* und *Klumpfußhaltung.*

Blasenlähmung. Die *Blasenlähmung* kann vollständig oder teilweise sein. Bei vollständiger Blasenlähmung tröpfelt ständig Urin aus der Harnröhrenmündung. Bei teilweiser Blasenlähmung ist nur der innere, nicht der äußere Blasenschließmuskel gelähmt. Die Harnentleerung erfolgt erst, wenn ein bestimmter Druck in der Blase überschritten wird, und es bleibt Restharn zurück. Die Gefahr ist, daß infolge der Drucksteigerung in der Blase Harn durch die Harnleiter in die Nierenbekken zurückfließt; hierdurch können eine Nierenentzündung (Pyelonephritis) durch Bakterien und eine Erweiterung der Harnleiter und Nierenbekken (eine sog. Hydronephrose) hervorgerufen werden. Bei wiederholten Infektionen entwickelt sich eine **chronische Nierenentzündung** und schließlich ein Nierenversagen.

Mastdarmlähmung. Die *Mastdarmlähmung* äußert sich meist durch hartnäckige Verstopfung, weil die Muskeln in der Darmwand schlaff sind. Ein ständiger Stuhlabgang durch den klaffenden After ist selten.

Sehr häufig bildet sich bei einer Meningomyelozele ein *Hydrozephalus* (s. S. 603). Die Erweiterung der Hirnkammern beruht auf einer Hirnfehlbildung, welche die Zirkulation von Hirnflüssigkeit (Liquor) behindert. Ein Hydrozephalus ist oft schon bei der Geburt vorhanden und nimmt in den ersten Lebenswochen rasch zu. Er wird an einer krankhaften Größenzunahme des Kopfes und durch eine spezielle Röntgenuntersuchung (Computertomographie) erkannt.

Behandlung: Eine Meningomyelozele wird möglichst in den ersten 24 Stunden nach der Geburt operiert u. a. auch deshalb, weil bei längerem Zuwarten die Gefahr einer eitrigen Hirnhautentzündung (durch aufsteigende Infektion) zunimmt. Bei der *Operation* wird nach Rückverlagerung von Nervenfasern in den Wirbelkanal der Sack abgetragen und der Hautdefekt geschlossen. Ein sich bei 80% der Kinder entwickelnder wachsender **Hydrozephalus** wird in den ersten Lebenswochen durch eine *Ableitungsoperation* behandelt (s. S. 603).

Eine besondere Bedeutung hat die genaue Prüfung der Harnentleerungsstörung, um Dauerschäden an den Nieren zu verhindern. Bei einem Teil der Kinder mit teilweiser Blasenlähmung läßt sich durch *regelmäßiges Blasentraining* (die Kombination von Bauchpresse und Abklopfen der Harnblase) Trockenheit erreichen. Bei Jungen können Urinbeutel verwandt werden. Bei teilweiser Blasenlähmung kann man regelmäßig die *Harnblase mit einem speziellen Handgriff* (nach Credé) *ausdrükken* (vorausgesetzt, daß durch Röntgenuntersuchung ein Harnrückfluß in das Nierenbecken ausgeschlossen ist).

Bei Restharn hilft manchmal ein Medikament (Phenoxybenzamin), das den Blasenausflußwiderstand herabsetzt. Bei Versagen kommen urologische Operationen in Betracht. Oft ist eine Selbstkatheterisierung durch den Patienten erfolgreich (regelmäßiges Einführen eines Schlauches in die gefüllte Harnblase). Bei Harnwegsinfekten sind Antibiotika oder Harnwegschemotherapeutika erforderlich. Bei Mastdarmlähmung gelingen *regelmäßige Stuhlentleerungen* oft mit Hilfe der Bauchpresse. Ein zu harter Stuhlgang kann durch Diät oder ein mildes pflanzliches Abführmittel gebessert werden.

Kinder mit Bein- oder Fußlähmungen bedürfen *orthopädischer Behandlung,* z. B. durch Gehschienen oder Sehnentransplantation (von gelähmten Muskeln auf nicht gelähmte Muskeln), außerdem einer regelmäßigen *krankengymnastischen Behandlung* und *sozialpädagogischen Betreuung*. Es gibt *Selbsthilfegruppen* von Eltern gelähmter Kinder sowie verschiedene soziale Hilfen und die Möglichkeit der Aufnahme in einer Körperbehindertenschule. Außerdem ist eine besondere *psychische* und *heilpädagogische Betreuung notwendig*.

Prognose: Wenn einem Kind mit einer Meningomyelozele alle denkbaren Hilfen zugute kommen und alle eintretenden Komplikationen konsequent betreut werden, kann die *Prognose* dieser mehrfach behinderten Kinder heute dennoch relativ günstig gestellt werden, da ihre geistige Entwicklung nicht unbedingt gestört sein muß.

2.2 Perinatale und postnatale Schäden des Nervensystems

2.2.1 Perinatale Enzephalopathien

Kurz vor, während und direkt nach der Geburt bestehender *Sauerstoffmangel* (sog. Asphyxie) schädigt bevorzugt jene Hirngebiete, deren Entwicklung am weitesten fortgeschritten ist (Hirnstammkerne, Kleinhirn, Thalamus, bestimmte Gebiete des Temporalhirns u. a.). Typische Folge der hypoxischen perinatalen Hirnschädigung ist die Nekrose (Zellverfall) von Nervenzellen. Folge dieser Nervenzelluntergänge sind schließlich Narben mit oft schmalen Hirnwindungen. Art und Ausmaß der Folgen solcher hypoxischer Hirnschädigungen ist von Lokalisation und Ausdehnung der Schädigung abhängig. Infolgedessen ist eine ganze Skala zu erwarten, die über Minimalschäden bis zu schwersten Destruktionen des Gehirns reicht. Bestimmte Residualsyndrome (S. 409) scheinen für die prä- und intranatalen hypoxischen Hirnschäden besonders typisch zu sein, z. B. die **spastischen Lähmungen** von Beinen und Armen. Neben den Bewegungsstörungen ist mit **Schulschwierigkeiten** bis zum **Schwachsinn**, Störungen des Sehvermögens mit oder ohne **Schielen** (Strabismus) sowie **Hörstörungen** bis zur **Taubstummheit** zu rechnen. Einzelheiten zu diesen sog. **infantilen Zerebralparesen** s. S. 426.

Hirnblutungen. Besonders *kleine frühgeborene Kinder* sind, abgesehen von der Asphyxie, durch zusätzliche **Hirnblutungen** bedroht.

Einblutungen in das Gehirn führen zunächst zu uncharakteristischen Krankheitszeichen. Ähnlich wie bei der Asphyxie sind die Kinder meist schläfrig und bewegungsarm. Der Schrei ist kläglich und schrill, die Kinder gähnen häufig und haben einen ängstlichen Gesichtsausdruck. Meist ist eine Blässe oder Zyanose zu beobachten, zusätzlich eine stöhnende, oberflächliche Atmung oder gar Schnappatmung. Diese Kinder neigen zu Apnoen (Atempausen) oder auch Kampfanfällen.

Die Folgen solcher Hirnblutungen hängen ebenfalls von der Lokalisation und dem Ausmaß der verursachten Schädigung ab.

2.2.2 Perinatale Myelopathien

Ungewöhnlich stark *traumatisierende Geburten,* vor allem bei Beckenendlagen, Wendungen sowie unsachgemäßen Zugbelastungen und gleichzeitiger Abweichung von der Körperlängsachse, können zu schweren *Schädigungen des Rückenmarks* führen. Etwa 10% der Todesfälle bei Neugeborenen sollen durch Rückenmarksverletzungen bedingt sein.

Krankheitsbild: Die klinischen Erscheinungen sind abhängig von der Lokalisation der Rückenmarksverletzung. Am häufigsten erfolgt sie im Halsmarkbereich. Diese Kinder bieten dann *Lähmungen der Beine,* auch *Rumpf und Teile der Atemmuskulatur* können schlaff sein.

Behandlung: Erfolgreiche Behandlungen ausgedehnter Rückenmarksverletzungen in der Neugeborenenperiode sind bisher nicht möglich.

2.2.3 Perinatale Verletzungen der peripheren Nerven

Periphere **Nervenlähmungen** sind Folge von Schwellung oder Blutung nach Druck und Zerrung der Nervenbahnen. Die Nervenbahnen sind selten komplett durchtrennt, weshalb die Prognose im allgemeinen günstig ist.

Fazialisparese. Am häufigsten ist die **Lähmung des VII. Hirnnervs (Fazialisparese)**, die meist einseitig auftritt, als Druckschädigung zu verstehen ist und wobei alle drei Äste des Nerven betroffen sind.

Behandlung: Eine Behandlung der Fazialisparese ist nicht nötig, ihre Prognose ist gut. Die Symptome verschwinden meistens in den ersten Lebenswochen.

Plexuslähmung. Die Schädigung der *Nervenbahnen der Arme (Plexus brachialis)* erfolgt durch starke Seitbeugung des Kopfes gegen den Rumpf und umgekehrt durch Zug am Arm oder durch Druck in der Achselhöhle des Kindes. Gelegentlich ist eine Schlüsselbeinfraktur mit der Nervenschädigung verbunden. Am häufigsten werden die Nervenfasern der Rückenmarksegmente C 5 und C 6 geschädigt, es resultiert die sog. **obere Plexuslähmung nach** Erb. Der Arm wird innenrotiert, proniert und im Ellenbogengelenk gestreckt gehalten. Die **untere Plexuslähmung** (Klumpke) ist beschränkt auf die Nervenfasern der Segmente C 8 und Th 1 im Rückenmark mit Lähmung der kleinen Handmuskeln. Das Handgelenk wird schlaff gebeugt gehalten.

Behandlung: Eine frühzeitige krankengymnastische Behandlung ist erforderlich, um Kontrakturen zu vermeiden. Die erforderliche Lagerung der Extremität sollte insbesondere über Nacht durch eine erfahrene Krankengymnastin überwacht werden.

2.2.4 Kernikterus

Alle Erkrankungen mit **Hyperbilirubinämien** können zum Kernikterus führen, wenn das sog. indirekte Bilirubin im Serum stark erhöht ist. Im akuten Stadium des Icterus gravis wird nicht nur die Haut, sondern auch die graue Substanz des Gehirns gelb gefärbt. Als Folge der Bilirubineinlagerungen kommt es zur Schädigung von Hirngebieten, die von ihnen ausgehenden Nervenbahnen sind unter Verlust ihrer Markscheide geschädigt.

Krankheitsbild: Kinder mit einer solchen **„Bilirubinenzephalopathie"** werden bereits innerhalb der ersten Lebenstage oder Lebenswochen klinisch auffällig. Sie werden *schläfrig und schlaff,* die Neugeborenenreflexe sind leicht erschöpfbar. Später treten motorische *Koordinationsstörungen* und Reizerscheinungen hinzu. Es kommt zu Störungen im Muskeltonus. Als späte Folgen (Residualsyndrom) resultieren häufig Bewegungsstörungen, am häufigsten in Form einer generalisierten *Athetose* (s. S. 414).

Prophylaxe: Durch die heute durchgeführte frühzeitige **Austauschtransfusion bzw. Lichttherapie** der Hyperbilirubinämie ist ein Kernikterus selten geworden.

2.2.5 Subdurales Hämatom

Einblutungen unter die harte Hirnhaut (subdural) entstehen am häufigsten unter der Geburt selbst oder im Rahmen einer Asphyxie. Aber auch scheinbar harmlose Verletzungen, wie etwa ein *brüskes Hinlegen* des jungen Säuglings auf den Wickeltisch oder ein *Aufschlagen des Kopfes* aus geringer Höhe können aufgrund der unterschiedlichen Dichte von knöcherner Schädelkapsel und elastischem Schädelinhalt bei abrupten Bewegungsänderungen zu Verletzung der Brückenvenen führen. Zusätzlich vorhandene *Störungen der Blutgerinnung, Gefäßanomalien und Anlagestörungen der Hirnhäute* können das Auftreten subduraler Hämatome ebenso fördern wie *Vitaminmangelzustände (Vitamin K)* oder stärkere *Elektrolytverschiebungen.*

Krankheitsbild: Der Blutaustritt erfolgt aus kleinen Venen und führt erst nach 1 – 2 Wochen zu einer Flüssigkeitsansammlung, die groß genug ist, um klinisch Erscheinungen machen zu können. Durch das aus den Erythrozyten austretende Hämoglobin und Eiweiß wird aus der Umgebung (Liquor) Wasser angezogen, was eine fortschreitende Aufhellung und Vermehrung der Ergußflüssigkeit bedingt **(Hygrom, chronisches subdurales Hämatom).** Dies führt zu einer allmählichen *Steigerung des Schädelinnendruckes* und einer zunehmenden lokalen Schädigung der Hirnrinde, die in ihrem normalen Wachstum behindert wird. Bleibt der Erkrankung unbehandelt, kommt es zu *lokalen Hirnatrophien.* Die klinischen Erscheinungen des chronischen subduralen Hämatoms (Hygrom) sind uncharakteristisch. *Krampfanfälle* sind das konstanteste Symptom. Gelegentlich treten rezidivierendes *Erbrechen, Unruhe, Reizbarkeit* auf. Auch *Gedeihstörungen* sind nicht selten, solche sollten immer an das Vorliegen eines Hygroms denken lassen.

Diagnose: Die Diagnose einer subduralen Blutung bzw. eines Hygroms kann heute *computertomographisch* gestellt werden. Jedoch kann die Verdachtsdiagnose bereits mit einer einfachen Untersuchungsmethode, der sog. *Diaphanoskopie* (Transillumination) gestellt werden. Dabei verwendet man eine lichtstarke Stablampe, die mit einem Gummiring versehen auf den Schädel aufgesetzt wird. Zur Untersuchung muß der Raum ganz dunkel sein. Normalerweise sieht man um den Gummiring der aufgesetzten Lampe einen 1/2 – 1 cm breiten, leuchtenden Ring. In der Gegend der Schädelnähte und der Fontanellen sowie am Haaransatz kann dieser aufleuchtende Ring leicht unregelmäßig sein. Sonst aber sind alle unregelmäßigen Abweichungen vom Leuchtring verdächtig auf abnorme Flüssigkeitsansammlungen. Aufleuchten (Diaphanie) an einem lichtquellenfernen Punkt des Schädels ist immer abnorm. Abnorme Diaphanie bedeutet entweder eine Flüssigkeitsansammlung von mindestens 0,5 cm Dicke oder einen Hydrocephalus internus mit einem Hirnmantel von weniger als 1 – 1,5 cm Dicke (Abb. 18.3). Reines Blut, also ganz frische subdurale Blutungen, geben keinen Diaphanieeffekt.

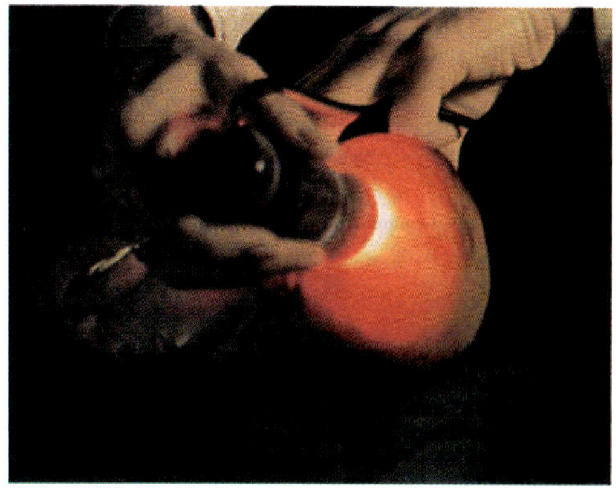

Abb. 18.3 Die Transillumination des Schädels bei einem Säugling mit einem hochgradigen Hydrozephalus. Der gesamte Schädel leuchtet wie ein Lampion auf.

Behandlung: Die Behandlung eines Hygroms besteht zunächst, wenn es durch **Fontanellenpunktion** erreichbar ist, in der möglichst raschen *Trokkenlegung des Ergusses.* Allein diese Punktion führt häufig zu einer deutlichen Besserung der klinischen Erscheinungen. Gelingt die Trockenlegung des Ergusses nicht, muß unter Umständen eine **operative Entfernung** erfolgen. Unbehandelt führen größere subdurale Hämatome im Säuglingsalter und im Kindesalter entweder zum Tod oder zu mehr oder minder ausgeprägten neurologischen Ausfallserscheinungen.

2.3 Aktiver Hydrozephalus

Die Hydrozephalie ist keine Krankheit, sondern lediglich ein Symptom sehr unterschiedlicher Ursache. Es handelt sich um eine *Erweiterung der Liquorräume* und somit können **Ventrikelsystem (Hydrocephalus internus)** oder die **äußeren Liquorräume (Hydrocephalus externus)** oder beide Bereiche betroffen sein. Ist die Erweiterung der Liquorräume durch eine *Drucksteigerung* bedingt, spricht man von einem **aktiven Hydrozephalus** (ist die Erweiterung durch *Zelluntergang* eingetreten, spricht man vom **Hydrocephalus e vacuo**).

Eine **Liquordrucksteigerung** kann bedingt sein durch eine *Verminderung der Liquorresorption*

(Hydrocephalus aresorptivus). Diese entsteht durch eine Fehlanlage oder entzündliche Verwachsungen oder Verödungen der Subarachnoidalräume (z. B. postmeningitischer Hydrozephalus), wo im wesentlichen die Liquorresorption erfolgt. Oder die Drucksteigerung ist Folge einer *gestörten Liquorpassage* (Hydrocephalus occlusivus). Hier liegt eine Behinderung des Liquorabflusses aus den Ventrikeln in den Subarachnoidalraum vor; Tumoren, Entzündungen (z. B. Toxoplasmose) und Blutgerinnsel können die Ursachen sein. Schließlich kann durch eine *vermehrte Liquorproduktion* (Hydrocephalus hypersecretorius) eine Liquordrucksteigerung und damit ein aktiver Hydrozephalus bedingt sein. Entzündungen und Tumoren des Plexus (Papillom) können eine solche Vermehrung der Liquorproduktion bewirken.

Krankheitsbild: Das klinische Bild des aktiven Hydrozephalus ist je nach Alter des Patienten unterschiedlich. Beim Neugeborenen und Säugling tritt **verstärktes Schädelwachstum** ein. Beginnt dieses abnorme Schädelwachstum bereits vor der Geburt, kann eine erhebliche *Geburtsbehinderung* entstehen. *Gedeihstörungen, Trinkunlust, Erbrechen* sind die häufigsten klinischen Zeichen. Man findet in der Regel eine *gespannte und vergrößerte Fontanelle, vermehrtes Schädelwachstum* mit erweiterten Schädelnähten und das **„Symptom der untergehenden Sonne“** (Verschwinden der Pupille und der Iriş hinter dem Unterlid).

Der Schädel kann innerhalb kurzer Zeit enorme Größe erreichen. Zentralnervöse Ausfallserscheinungen wie geistige Behinderung oder Spastik stellen sich relativ spät ein. Beim älteren Kind steht wegen der bereits eingetretenen Stabilisierung der Schädelnähte nicht die Kopfvergrößerung, sondern die Drucksymptomatik im Vordergrund. Der **chronische Hirndruck** führt zur *Erblindung, Bewegungsstörungen* und anderen neurologischen Ausfällen wie auch *Krampfanfällen.*

Diagnose: Bei geringsten Hinweisen auf ein vermehrtes Schädelwachstum oder eine vergrößerte Fontanelle muß ein aktiver Hydrozephalus ausgeschlossen werden, was heute mit der Computertomographie kein Problem mehr darstellt. *Differentialdiagnostisch* müssen alle Raumforderungen, vor allem Tumor und subdurale Blutung (Hygrom) ausgeschlossen werden.

Behandlung: Die Therapie des aktiven Hydrozephalus besteht in der *Ableitung des Liquors* in den rechten Herzvorhof oder in den Peritonealraum *durch Anlegen einer Drainage,* so daß der Liquor aus den Ventrikeln ungehindert abfließen kann; ein eingebautes *Ventil* reguliert die Menge des abfließenden Liquors (Shunt).

2.4 Infantile Zerebralparese

Die infantile Zerebralparese ist eine *sensomotorische Störung* als Folge einer **frühkindlichen Hirnschädigung.** Neben der im Vordergrund stehenden sensomotorischen Störung findet sich eine bunte Vielfalt weiterer Symptome im Bereiche der *geistigen Entwicklung* der *Sensorik* (Hören und Sehen), der *Wahrnehmung* und des *Verhaltens.* Nicht selten kommt es zum Auftreten einer *Epilepsie.*

Nach Schätzungen des Statistischen Bundesamtes muß angenommen werden, daß etwa 2,5 % aller Kinder unter 16 Jahren behindert sind. Die größte Gruppe von ihnen erfaßt die lern- und geistig Behinderten. Sie werden gefolgt von verhaltensgestörten, sprachgestörten, sinnesgeschädigten und körperbehinderten Kindern. Körperbehinderungen finden sich bei etwa 20 % aller behinderten Kinder. Die Zahl hirngeschädigter Kinder unter 16 Jahren in der Bundesrepublik wird mit ca. 50 000 angegeben. Man vermutet, daß von 1000 Lebendgeborenen 3–4 eine Bewegungsstörung entwickeln, wobei diejenigen mit minimalen Bewegungsstörungen unberücksichtigt bleiben.

Durch bessere geburtshilfliche und neonatologische Versorgung sind die perinatalen Schädigungen in den letzten Jahren rückläufig. Der **Sauerstoffmangel (Hypoxie)** steht als Schädigungsfaktor an erster Stelle, seltener sind traumatische **Hirnblutungen** die Ursache. Durch Hypoxie und Blutungen kommt es zu Höhlenbildungen im Gehirn.

Weniger häufig finden sich pränatale Ursachen und postnatale Komplikationen.

Krankheitsbild: Das Tempo der **statomotorischen Entwicklung** bei frühkindlich hirngeschädigten Kindern ist *verlangsamt,* in schweren Fällen bis zum Stillstand. Aber die Verzögerung ist fast nie gleichmäßig, d. h. alle Bereiche in gleichem Maße betreffend, sondern ungleichmäßig. Es kommt zu unterschiedlichen Rückständen in den einzelnen Gebieten und Fehlentwicklungen. Die Möglichkeiten des Kindes, sich selbst und seine Umwelt kennenzulernen, sind eingeschränkt, so daß es ohne Behandlung zu immer größeren Erfahrungsdefiziten kommt. Charakteristisches Merkmal der zerebralen Bewegungsstörung ist die **abnorme zentrale Steuerung von Tonus und Koordination.** Die *Muskelspannung (Tonus)* ist nicht den augenblicklichen Erfordernissen angepaßt. Sie ist zu niedrig, zu hoch oder einem abrupten, unkontrollierten Wechsel unterworfen. Das Zusammenspiel der Muskelgruppen, die *Koordination* ist erschwert. Primitive Massenbewegungen bestehen fort und beeinflussen so die Haltung und Bewegung des Kindes. Es ist kaum fähig, Bewegungsabläufe auf bestimmte Körperregionen zu beschränken, da sich jeder Impuls unbegrenzt auf weitere Muskelbereiche ausbreitet.

Die **Spontanbewegungen** eines zerebralparetischen Kindes können quantitativ und qualitativ gestört sein. Quantitativ kann ein Zuviel und ein Zuwenig an Motorik bestehen. Einen *Bewegungsüberschuß* (Hyperkinese) findet man meist bei Kindern mit verminderter Muskelkraft (Hypotonie). Eine *Bewegungsarmut* gehört dagegen zum Bild des spastischen Kindes, bei dem die erhöhte Spannung (Hypertonie) der Beugemuskeln und Streckmuskeln nur mühsam überwunden wird. Die Qualität der Motorik wird dadurch abnorm, daß die Form der Bewegungsabläufe, ihr Ausmaß und Tempo vom Normalen abweichen. Wichtigste Merkmale der Abnormität sind die *Eintönigkeit,* der *Mangel an Variation* und der unterschiedlich starke *Einfluß von Massenbewegungen.*

Nach der **Verteilung der Tonusstörungen** werden unterschieden:

- Quadriplegie (Tetraplegie),
- Diplegie,
- Hemiplegie.

Bei der **Quadriplegie** sind Arme und Beine betroffen, meist mit deutlichen Seitendifferenzen. Sind die Arme nur leicht betroffen und funktionell weniger beeinträchtigt, so spricht man von **Diplegie.** Bei ihnen sind Seitendifferenzen seltener und meistens gering. Mit **Hemiplegie** bezeichnet man halbseitige Störungen. Nach Art der Tonusstörungen lassen sich vor allem *spastische, hypotone (schlaffe)* und *gemischte Formen* (s. 1.3.2) unterscheiden. Dabei ist die Spastik mit ca. 60% die häufigste Tonusanomalie.

Spastische Quadriplegien. Sie fallen oft schon frühzeitig durch ihre Hypertonie und Bewegungsarmut auf, wobei der Haltungstonus im Rumpf durchaus auch niedrig sein kann. Die Kinder kommen oft nicht zum freien Gehen und sind in ihrer geistigen Entwicklung meist stärker beeinträchtigt als diejenigen mit Diplegien und Hemiplegien. Mit wenigen Ausnahmen sind sie später an den Rollstuhl gebunden und können sich wegen des manchmal stärkeren Befalls der Beine nur sehr mühsam oder gar nicht fortbewegen. Die Kopfkontrolle ist erschwert, und Rumpf und Arme neigen zu verkrampfter Beugehaltung.

Spastische Diplegien. Fast alle Kinder mit spastischen Diplegien kommen irgendwann zum Laufen. Ihre Balance ist zwar schlecht, kann aber mit den nur leicht betroffenen Armen ausgeglichen werden.

Spastische Hemiplegie. Bei Kindern mit spastischer Hemiplegie zeigt die betroffene Seite eine Verkrampfung und bleibt in der Gesamtentwicklung etwas zurückk. Der Arm tendiert zu steifer Beuge- oder Streckhaltung, das Bein wird in der Hüfte weniger gestreckt, steifer aufgesetzt und kürzer belastet. Beim Gebrauch der Hände fällt schon mit dem Beginn des Greifens die einseitige Bevorzugung auf.

Hypotone (schlaffe) Formen. Die hypotonen (schlaffen) Formen sind nahezu immer schon im Säuglingsalter ausgeprägt. Die Kinder sind schlaff und bewegungsarm und liegen flach auf dem Rükken mit hochgeschlagenen Armen und Froschstellung der Beine. Bei schweren Formen kommen sie meist nicht zum Laufen, bei leichten fällt lediglich ein etwas schlaksiger, ungelenker Gang auf.

Minimale Zerebralparese. Bei Kindern mit *leichter Hirnschädigung* (minimaler Zerebralparese) ist die Bewegungsstörung gering. In der Säuglingszeit bestehen häufig nur gering ausgeprägte neurologische Symptome. Die motorische Entwicklung ist meist verzögert. Auffällig wird die Störung oft erst im Kindergarten oder in der Schule.

Behandlung: In der Behandlung eines zerebral bewegungsgestörten Kindes ist die **Physiotherapie (Krankengymnastik)** von vorrangiger Bedeutung. Ihre Wirksamkeit hängt nicht nur von einem frühen Beginn und einer großen Intensität ab, sondern auch von der Methodik. Ziel aller krankengymnastischen Maßnahmen ist es, die **abnorme Steuerung des Muskeltonus und der Koordination zu beeinflussen,** dem Kind normale Haltungs- und Bewegungsmuster zu ermöglichen.

Von den *Spezialmethoden,* die in den letzten Jahrzehnten entwickelt wurden, sind zwei besonders verbreitet: die neurologische *Entwicklungsbehandlung nach* Bobath und die *entwicklungskinesiologische Behandlung nach* Vojta.

In der Behandlung nach **Bobath** geht es zunächst darum, den abnormen Haltungstonus der Kinder zu durchbrechen und möglichst zu normalisieren. Von bestimmten Schlüsselpunkten aus – Kopf, Schultern, Becken usw. – wird die pathologische Tonusverteilung gehemmt. Gleichzeitig und von denselben Schlüsselpunkten aus werden die automatischen Mechanismen der Haltungsbewahrung, also Stell-, Stütz- und Gleichgewichtsreaktionen, gebahnt. Diese bilden die Haltungsbasis, auf der dann eine differenzierte willkürliche Motorik aufbauen kann. Es kommt darauf an, das Kind immer wieder aus seinen pathologischen Schablonen herauszubekommen und ihm das Gefühl für normale Haltungs- und Bewegungsmuster zu vermitteln. Dazu dienen außer der krankengymnastischen Behandlung tägliche Übungen und ein geeignetes „Hantieren" (Handling) des Kindes im Elternhaus.

In der **Vojta** -Behandlung werden bestimmte Koordinationskomplexe gebahnt, die alle zur Fortbewegung notwendigen Grundfähigkeiten enthalten: Beherrschung der Körperlage und Aufrichtungsmechanismen. Damit werden die pathologischen Bewegungsstereotypien durchbrochen, vorausgesetzt, daß die Übungen mehrmals täglich durchgeführt werden. Mit der Rückbildung der Störungen und dem Training einer normalen Zusammenarbeit der Muskelgruppen ist die Voraussetzung für eine normale Weiterentwicklung gegeben. In bestimmten Ausgangspositionen werden durch Druck auf sog. Auslöserzonen die angestrebten Koordinationskomplexe ausgelöst. Gleichzeitige Stimulationen an mehreren Stellen erleichtert die Bewegungsantwort. Diese besteht nicht nur aus lokalen Reaktionen, sondern auch aus entfernteren, die die Muskulatur des Rumpfes und Nackens einschließen.

Beiden Behandlungskonzepten gemeinsam ist, daß sie eine individuelle Anpassung an die Probleme des Kindes erfordern, wobei die Bobath-Konzeption eine größere Variationsbreite erlaubt. Beide haben das Ziel, die zentrale Tonusregulierung und Koordination zu verbessern und der drohenden oder schon bestehenden Behinderung entgegenzuwirken. Beide geben funktionellen Gesichtspunkten den Vorrang und versuchen, mit möglichst wenig Hilfsmitteln und orthopädischen Maßnahmen auszukommen. Eine **günstige Lagerung** und **Sitzhaltung** der Kinder wird die Physiotherapie sinnvoll unterstützen. Dabei sollten die abnormen Haltungsmuster weitgehend verhindert und normale Bewegungen gefördert werden. Ein Kind, das in der Bauchlage sehr instabil ist und dessen Schultern und Arme stark nach unten ziehen, profitiert manchmal von einer kleinen Handtuchrolle, die quer unter seinem Brustkorb liegt. Für das Kind, dessen Beine immer wieder überkreuzen, ist eine breitere Wicklung oft eine Hilfe. Kinder mit starker Opisthotonusneigung, die Kopf und Hände nicht in der Mittellage halten können, sind in einer kleinen Hängematte eher dazu in der Lage.

In der Behandlung eines zerebralparetischen Kindes sollte zwar der Krankengymnastik großer Raum eingeräumt werden, aber auch die anderen Bereiche, die möglicherweise gestört sein können, sollten stets bedacht werden. Hierzu gehören rechtzeitige **Sprachtherapie und heilpädagogische Maßnahmen,** die oft entscheidend zur späteren *Eingliederung der Kinder* beitragen. Besonders wichtig ist die *Förderung der Wahrnehmungsfunktionen,* die eine wesentliche Voraussetzung für die Intelligenzentwicklung darstellen. In der **Spielförderung** geht es darum, daß das Kind die Funktion von einfachen Gegenständen erfährt und lernt, verschiedene Objekte zu kombinieren, um schließlich zum *konstruktiven Spielen* zu kommen. Einfache Hand- und Fingerspiele oder ähnliches helfen, den eigenen Körper in seinem Bau und seinen Funktionen kennenzulernen.

Prognose: Die *Lebenserwartung* zerebralparetischer Kinder hat in den letzten 3 Jahrzehnten erheblich zugenommen, insbesondere seitdem bakterielle Infektionen, zerebrale Anfälle und Ernährungsstörungen wirksamer behandelt werden können. Nach wie vor spielt der Schweregrad der Hirnschädigung eine wesentliche Rolle für die Prognose insgesamt. Von den meisten erfahrenen Therapeuten wird angenommen, daß mit optimaler Förderung während der ersten 3 Lebensjahre es gelingt, den Schweregrad der zu erwartenden Behinderung wirkungsvoll zu beeinflussen.

Ein zunehmendes Problem ist die Zahl der Kinder mit sog. **„minimaler Zerebralparese"** (s. o.), die zum Teil aus der Gruppe der frühbehandelten Kinder hervorgehen. Sie entwickeln häufig eine *familiäre oder schulische Problematik,* die **nicht** – entsprechend der unglücklichen Krankheitsbezeichnung – als minimal abgetan werden kann. Sie brauchen therapeutische und pädagogische Hilfen, um sie vor der Gefahr der sekundären *Verhaltensstörungen und des Außenseitertums* zu bewahren.

2.5 Neurokutane Dysplasien

Die Krankheitseinheit der neurokutanen Dysplasien umfaßt eine Gruppe genetisch determinierter *Fehlbildungen von Tumorcharakter* mit meist langsamer und begrenzter Wachstumstendenz. Obwohl es sich um angeborene Störungen handelt, treten die ersten klinischen Symptome unter Umständen erst im Kleinkindes- oder Schulalter auf und betreffen das Nervensystem („neuro") und die Haut (Cutis).

2.5.1 Tuberöse Hirnsklerose

Die tuberöse Hirnsklerose ist die häufigste neurokutane Dysplasie und unterliegt einem *autosomal dominanten* Erbgang. Sie manifestiert sich in

Form multipler Fehlbildungen von Geschwulstcharakter des Gehirns, der Haut und der inneren Organe.

Im Bereich der Hirnrinde finden sich viele knotige oder flächige weißliche bis gelbliche *Verhärtungen (Tubera),* in der weißen Substanz des Gehirns herdförmige Myelinisierungsstörungen, die zur *Verkalkung* neigen. Bei entsprechender Lokalisation können diese Tumoren zu *Störungen des Liquorabflusses* mit folgendem *aktivem Hydrocephalus internus* führen.

Krankheitsbild: Das früheste und konstanteste Symptom sind *epileptische Anfälle* in Gestalt von **BNS-Krämpfen** (Blitz-Nick-Salaam-*Krämpfe*). An der Haut entwickeln sich im Säuglingsalter unregelmäßig begrenzte **weiße Flecke** (0,5–3 cm Durchmesser), die sog. *„white spots"*. Im Bereich des Gesichtes entwickelt sich das **Adenoma sebaceum** (*Morbus* Pringle) als eine schmetterlingsförmig über Nasenrücken und Wangen, gelegentlich über das ganze Gesicht verteilte Häufung kleiner, wenig erhabener bis knollig wuchernder weißgelber oder roter Knötchen.

Die neurologischen Symptome hängen ganz von der intrazerebralen Tumorwucherung ab. Am häufigsten sind leichte Hemiparesen, selten spastische Tetraplegien. Ebenso unterschiedlich ist die geistige Entwicklung dieser Kinder; es gibt auch Patienten mit normaler geistiger Entwicklung.

Diagnose: Die Diagnose wird in der Regel durch die typischen Hautveränderungen gestellt. Röntgenologisch lassen sich häufig intrazerebrale Verkalkungen nachweisen und mit Hilfe der *Computertomographie* des Gehirns können die kleinen Tumoren gut dargestellt werden.

Behandlung: Die Therapie besteht in der Behandlung der epileptischen Anfälle, bei Liquorabflußstörungen ist eine Ventiloperation angezeigt. Die Grundkrankheit ist in ihrem Verlauf therapeutisch unbeeinflußbar.

2.5.2 Sturge-Weber-Krankheit

Es handelt sich um eine *Fehlbildung der Meningen, der kleinen Gefäße des Gehirns und der Haut.* In der Regel haben die Patienten einen ausgedehnten **Naevus vasculosus** im Trigeminusbereich, und intrakraniell findet man auf der gleichen Seite zur Verkalkung neigende, **meningeale und zerebrale Angiome.** Eine *Epilepsie vom fokalen Typ* und eine *spastische Hemiparese* sind meist die Folge. Viele Patienten sind durch die epileptischen Anfälle und die fast immer hinzutretende oder sich verschlimmernde spastische Hemiparese erheblich behindert. Selten kommt es zu *fatalen intrakraniellen Blutungen* durch Ruptur der angiomatösen Fehlbildungen.

Behandlung: Die Behandlung besteht in der antiepileptischen Therapie, ein neurochirurgisches Vorgehen (z. B. Resektion des Okzipitallappens) ist problematisch.

2.5.3 Recklinghausen-Krankheit (Neurofibromatose)

Bei dieser in der Regel *autosomal dominant* vererbten Krankheit finden sich multiple *Pigmentnävi,* sog. **Café-au-lait-Flecke,** die bereits bei Geburt vorhanden sein können oder sich im Laufe der Kindheit schubweise ausbilden. Weiterhin finden sich vielfältige von den kleinen Hautnerven ausgehende **Geschwülste** *(Fibrome)* von Stecknadelkopf- bis Pflaumengröße. Auch können kleine Tumoren von den Wurzeln des Rückenmarkes *(Neurinome)* entstehen und Anlaß zu spinalen Kompressionssymptomen geben.

Krankheitsbild: Das klinische Bild wird ganz vom Sitz der kleinen Tumoren geprägt. Z. B. können durch Tumoren im 3. Ventrikel, der Hypophyse oder des Hypothalamus *innersekretorische Störungen* hervorgerufen werden (Minderwuchs, Pubertas praecox, Diabetes insipidus).

Diagnose: Die Diagnose stützt sich in erster Linie auf die *Café-au-lait-Flecke.* Sind sie in einer Zahl von über 5 und einem Durchmesser von mehr als 1,5 cm vertreten, kann die Diagnose Morbus Recklingshausen gestellt werden. Mit einer malignen Entartung der Tumoren muß in etwa 15 % der Fälle gerechnet werden.

Behandlung: Die Behandlung kann nur im operativen Entfernen der Tumoren bestehen, dies sollte jedoch nur ausnahmsweise erfolgen, da postoperativ maligne Entartungen gehäuft vorkommen.

2.6 Heredodegenerative Systemerkrankungen

Allen Erkrankungen dieser Gruppe ist ein langsam fortschreitender *Zellzerfall* und die *Degeneration* einer bestimmten Hirnregion (Vorderhornzelle, Kleinhirn oder Stammganglien) gemeinsam. Das *familiär* (hereditär) gehäufte Auftreten ist besonders typisch.

2.6.1 Infantile spinale Muskelatrophie (Werdnig-Hoffmann)

Bei dieser *rezessiv autosomalen* Krankheit kommt es zum fortschreitenden Untergang der *Vorderhornzellen des Rückenmarks.* Beginnt der Prozeß bereits vor oder bei der Geburt und schreitet im 1. Lebensjahr rasch fort, machen die Kinder zeitweise auch motorische Fortschritte, jedoch nimmt die Behinderung relativ rasch zu bis zur völligen Hilflosigkeit, und sie sterben meist in den ersten Lebensjahren. Selten setzt die Erkrankung erst im Kleinkindesalter ein, der Abbau bereits erlernter Funktionen ist typisch, und ein jahrzehntelanger Krankheitsverlauf ist möglich.

Krankheitsbild: Das klinische Bild wird anfangs von einer allgemeinen *Hypotonie und Überstreckbarkeit der Gelenke* bei zunehmendem deutlicher werdendem motorischem Entwicklungsrückstand beherrscht. Bereits erworbene Fähigkeiten wie Sitzen, Aufrichten oder Treppensteigen gehen wieder verloren. Sehr bald kommt es zur Abschwächung und zum völligen Erlöschen der Muskeleigenreflexe, die Muskeln atrophieren. Betroffene Säuglinge liegen oft in „Henkelkorbstellung", also mit in den Hüften abduzierten und außenrotierten Beinen. Ihr lebhafter, aufgeweckter Gesichtsausdruck und später altersentsprechender Sprachschatz kontrastieren stark zu ihrer motorischen Hilflosigkeit.

Diagnose: Die Diagnose wird durch typische Veränderungen im Elektromyogramm und der Muskelbiopsie gestellt.

2.6.2 Friedreichsche Ataxie

Die Friedreichsche Ataxie ist die häufigste Form erblicher Ataxien (Heredoataxie).

Krankheitsbild: Die wichtigsten klinischen Zeichen sind Ataxie, Hohlfuß, Wirbelsäulendeformität, grobschlägiger Nystagmus. Es besteht ein *dominanter Erbgang.*

Im Säuglings- und Kleinkindesalter sind *Hypotonie* und *Zurückbleiben in der psychomotorischen Entwicklung* Leitsymptome. Im Schulalter nimmt die *Ataxie* bis zur vollständigen Gehunfähigkeit zu.

Die mittlere Krankheitsdauer beträgt 16–20 Jahre. Hirnorganisch entwickelt sich häufig eine zunehmende *Demenz* (Schwachsinn).

2.7 Neurometabolische Krankheiten

Eine Vielzahl neurologischer fortschreitender Erkrankungen ist bedingt durch **Störungen im Stoffwechsel** (Metabolismus) der *Eiweiße, Kohlenhydrate, Fette,* des *Purins* und der *Metalle.*

Krankheitsbild: Die einzelnen Krankheitsbilder werden in den entsprechenden Spezialkapiteln besprochen. Der Verdacht auf das Vorliegen einer neurometabolischen Erkrankung ergibt sich stets aus der Anamnese. Alle diese Krankheiten sind *wenigstens in einem Stadium fortschreitend.* In vielen Fällen ist diese Periode relativ kurz und auf das Säuglings- oder Kleinkindesalter beschränkt. Hieraus resultiert ein *Defektzustand,* der bis zum Tode viele Jahre unverändert bestehen kann. Manche Erkrankungen führen zu einem stetigen, aber langsamen Abbau des Nervensystems. *Mangelnde psychische Entwicklung* oder *Abbau bereits erworbener intellektueller Funktionen* (Demenz) und hirnorganische *Wesensänderungen* sind die prominentesten klinischen Symptome. Als weiteres Hauptsymptom sind *epileptische Anfälle,* und bei der Mehrzahl dieser Erkrannkungen sind *auch andere Organsysteme* betroffen (Leber, Milz, Nieren und Knochenmark).

2.8 Entzündliche Gehirnerkrankungen

2.8.1 Enzephalitis und Enzephalomyelitis

Sogenannte primäre und sekundäre Enzephalitiden sind zu unterscheiden. Die *primären Enzephalitiden* sind überwiegend unmittelbar virogener, die *sekundären* (postinfektiösen) neuroallergischer Genese. Bakterielle Enzephalitiden sind sehr selten, sie treten im Verlauf von septischen Erkrankungen auf.

Krankheitsbild: Für die meisten Enzephalitisformen ist *akuter Beginn* mit *Erbrechen, Kopfschmerzen, Krämpfen, Bewußtseinstrübung bis zum Koma, Lähmungen* u. a. charakteristisch. Ist das Rückenmark beteiligt, spricht man von **Enzephalomyelitis**; neben Querschnittssymptomen finden sich dann häufig Störungen der Blasen- und Mastdarmfunktion.

Die **zerebellare Ataxie** ist eine spezielle Verlaufsform der kindllichen Enzephalitis. Sie wird als postinfektiöse Komplikation bei zahlreichen

Virusinfektionen, besonders häufig aber bei Varizellen beobachtet. Diese Kinder erkranken plötzlich mit motorischer und statischer Ataxie, Nystagmus und Hypotonie der Muskulatur. Die Prognose dieses Krankheitsbildes ist gut, wenn auch die Rückbildung der Ataxie manchmal Monate dauern kann.

Behandlung: Die Behandlung der akuten Enzephalitis ist überwiegend symptomatisch, d.h. sie besteht in Unterdrückung von Krämpfen, Bekämpfung des Fiebers, Kontrolle des Wasserhaushaltes usw. Einzig bei der *Herpesenzephalitis* scheint die Gabe von Zovirax® (Aciclovir) günstig zu sein.

2.8.2 Subakute sklerosierende Panenzephalitis (SSPE)

Es handelt sich um eine langsam fortschreitende, fast immer *tödlich verlaufende Enzephalitis.* Im Gehirn von Kindern, die an dieser Krankheit starben, fand man Masernviren und im Serum und Liquor erhöhte Titer der Komplementbindungsreaktion für **Masern**. Die SSPE tritt in der Regel mehrere Jahre nach einer Masernerkrankung auf. Man nimmt an, daß durch einen erworbenen Funktionsverlust der thymusabhängigen Immunzellen das Masernvirus im Gehirn – und nur hier – wieder aktiv wird und die fatale Panenzephalitis auslöst.

Krankheitsbild: Die Erkrankung befällt vorwiegend Kinder und Jugendliche zwischen dem 3. und 20. Lebensjahr. Der *Beginn ist schleichend* mit psychischen Veränderungen und schulischem Leistungsrückgang. Konzentrationsfähigkeit und Ausdauer lassen nach. Es finden sich alle Zeichen einer langsamen prozeßhaften Gehirnerkrankung. Nach einigen Wochen oder Monaten kommt es zum *geistigen Abbau,* zum *Sprachzerfall* und zu *Bewegungsstörungen.* Charakteristisch sind die auftretenden *generalisierten Zuckungen* (Myoklonien), die sich 3- bis 12mal pro Minute wiederholen und lediglich im Schlaf verschwinden. Im letzten Krankheitsstadium führt der allgemeine *Hirnzerfall bei zunehmender Abmagerung fast ausnahmslos zum Tod.* Die Gesamtkrankheitsdauer schwankt zwischen einigen Monaten und vielen Jahren.

Diagnose: Die Diagnose wird durch typische Liquorbefunde (positive Komplementbindungsreaktion auf Masern, leicht erhöhte Zellzahl, leicht erhöhtes Gesamteiweiß bei starker Gammaglobulinvermehrung) und durch einen typischen EEG-Befund gestellt.

Behandlung: Eine erfolgreiche Behandlungsmethode dieses Krankheitsbildes ist bisher nicht bekannt geworden.

2.8.3 Hirnabszeß

Es handelt sich um eine *lokalisierte eitrige Einschmelzung von Hirnsubstanz.* Dies entsteht entweder durch eine fortgeleitete Infektion (Ohr, Nase, Nasennebenhöhlen oder infizierte Fraktur), oder es gelangen über die Blutbahn Bakterien aus anderen Herden (Osteomyelitis, Pneumonie) metastatisch in das Gehirn.

Krankheitsbild: Überwiegend findet sich ein *initiales enzephalitisches Stadium mit Fieber, Herdanfällen und Begleitmeningitis.* Unter antibiotischer Behandlung bilden sich die akuten Erscheinungen zurück, und der Abszeß kapselt sich ab. Nach tage-, monate- oder gar jahrelanger Latenz bilden sich die Symptome einer lokalisierten Raumforderung aus. Da entzündliche Zeichen dann oft vollkommen fehlen, kann die Diagnose schwierig sein.

Behandlung: Die Behandlung besteht zunächst in der Antibiotikagabe, unter Umständen muß neurochirurgisch vorgegangen werden.

2.9 Zerebrovaskuläre Erkrankungen

Durch Schädel-Hirn-Verletzungen, Ruptur von Gefäßfehlbildungen oder Gerinnungsstörungen kommt es zu intrakraniellen Blutungen oder durch infektiöse, toxische, physikalische und chemische Einflüsse zu Zirkulationsstörungen des Gehirns.

2.9.1 Intrakranielle Blutungen

Subdurales Hämatom. Es kann geburtstraumatisch oder durch eine spätere Schädel-Hirn-Verletzung bedingt sein. Es kommt zum Zerreißen subdural gelegener Venen. Wenn das Hämatom nicht rasch resorbiert oder durch Punktion beseitigt wird, kann sich ein *chronisches subdurales Hämatom (Hygrom)* entwickeln (s. S. 605).

Epidurale Blutung. Sie ist eine gefürchtete Komplikation von Schädeltraumen mit und ohne Fraktur. Sie entsteht durch Einrisse der A. meningea media oder ihrer Äste. Betroffen sind fast nur ältere Kinder.

Krankheitsbild: Nach oft mehrstündigem, weitgehend *erscheinungsfreiem Intervall* zeigen sich zunehmende Bewußtseinstrübung, neurologische Herdzeichen, Krampfanfälle, schließlich schwere Hirndruckzeichen mit Atemstörungen.

Behandlung: Die Therapie kann nur in einer möglichst rasch erfolgenden Operation bestehen.

Subarachnoidale Blutung. Sie hat ihre Ursache vor allem in Gefäßdysplasien, seltener in einer hämorrhagischen Diathese (Gerinnungsstörung).

Krankheitsbild: *Schlagartig auftretende* heftigste Kopfschmerzen, Schwindel, Bewußtseinstrübung sind die klinischen Zeichen. Kleinere Blutungen führen lediglich zu Kopfschmerzen, Schwindel und meningealen Reizerscheinungen.

Behandlung: Die Behandlung besteht in einer absoluten Ruhigstellung und gegebenenfalls in einer operativen Entfernung der Blutungsquelle.

2.9.2 Zirkulationsstörungen

Sinusthrombose. Bei schweren Infektionen und septischen Prozessen kann es zur *Thrombose des Sinus longitudinalis* (Sinus sagittalis) kommen. Akute zerebrale Symptome, Venenstauungen im Bereich der Kopfhaut, retrobulbäres Ödem und Exophthalmus sind die Folge.

Akute infantile Hemiplegie. Der *akuten infantilen Hemiplegie* können verschiedene Gefäßprozesse zugrunde liegen (Mißbildungen, Thrombosen, Embolien).

Krankheitsbild: Das klinische Bild ist gekennzeichnet durch akuten Beginn mit mehr oder weniger hohem Fieber, häufig Halbseitenkrämpfe oder halbseitig betonte generalisierte Anfälle. Diese halten oft lange, bis über Stunden an. Der Liquor zeigt höchstens geringe Zellzahlvermehrung. Nach dem Anfall besteht eine Halbseitenlähmung, die sich meistens langsam zurückbildet, nicht selten aber dauernd bestehen bleibt. Häufig entwickelt sich dann eine Epilepsie fokalen Typs.

Migräne. Eine plötzlich auftretende Regulationsstörung der zerebralen Durchblutung bedingt das Krankheitsbild der *Migräne.* Einer kurzen vasokonstriktorischen Phase (Gefäßverengung) folgt eine längere vasodilatatorische (Gefäßerweiterung).

Krankheitsbild: Die klinischen Zeichen bestehen in *anfallsartigen Kopfschmerzen mit Lichtscheu, Übelkeit* und *Erbrechen* nach *vorausgegangener Reizbarkeit* und Unruhe. Selten finden sich neurologische Begleiterscheinungen wie halbseitige Parästhesien (Gefühlsstörungen) oder gar Lähmungen und andere Herdzeichen (**Migraine accompagnée**).

2.10 Erkrankungen des Rückenmarkes

Erkrankungen des Rückenmarkes sind Folge von Durchblutungsstörungen, Entzündungen, Fehlbildungen, Tumoren oder geburts- bzw. unfallbedingten Schädigungen. Die klinischen Erscheinungen werden ganz entscheidend von der Lokalisation und dem Ausmaß der Schädigung bestimmt. Unterschiedliche Störungen lassen sich mit dem Ausfall bestimmter Bahnen oder Neuronengruppen in Zusammenhang bringen, da diese innerhalb des Achsenorgans in symmetrischer Weise angeordnet sind. Aus diesem Grunde werden *verschiedene spinale Syndrome unterschieden:*

2.10.1 Komplette Querschnittslähmung

Die obere Begrenzung der Querschnittslähmung wird durch die Höhe des betroffenen Rückenmarkssegments bestimmt. Unterhalb hiervon finden sich eine *schlaffe Lähmung* der Muskulatur mit *totalem Sensibilitätsausfall, Blasen-Mastdarm-Störungen* und trophischen Störungen (trockene Haut, Gefäßerweiterung, Geschwürsbildung und Entkalkung der Knochen). In der Regel entwickelt sich aus der schlaffen Lähmung *nach Stunden, Tagen oder Wochen eine spinal bedingte Spastik.* Die Sensibilitätsausfälle bestehen unverändert fort.

2.10.2 Inkomplette Querschnittslähmung

Sie unterscheidet sich von der kompletten Querschnittslähmung durch folgende Punkte: Die Lähmungen sind asymmetrisch, die Sensibilitätsstörungen unvollständig oder von sensiblen Reizsymptomen begleitet (Parästhesien, Schmerzen), und die vegetativen und trophischen Störungen sind geringer ausgeprägt.

2.10.3 Halbseitensyndrom

Unterhalb der Schädigung findet sich eine *halbseitige* spastische Parese mit Störung der Tiefensensibilität. Auf der Gegenseite sind Schmerz- und Temperaturempfindung aufgehoben.

2.10.4 Extramedulläres Kompressionssyndrom

Wird das Rückenmark durch Tumoren, Blutungen oder Abszesse eingeklemmt, kommt es zunächst zu *Reizerscheinungen* der Nervenwurzeln (Schmerzen, segmentale motorische Ausfälle). Nimmt die Kompression des Rückenmarks zu, kann schließlich eine inkomplette oder gar komplette Querschnittslähmung resultieren.

2.10.5 Spinales Sperrliquorsyndrom

Bei totaler oder partieller *Blockierung der Liquorpassage* durch raumfordernde Prozesse zeigt der unterhalb des Hindernisses entnommene Liquor eine oft extreme Eiweißvermehrung. Die Zellzahl ist nicht wesentlich erhöht.

Verlauf und Prognose: Verlauf und Prognose der verschiedenen spinalen Syndrome hängen von der Grunderkrankung ab.

2.11 Erkrankungen des peripheren Nervensystems

Pathogenetisch und klinisch sind die Erkrankungen des peripheren Nervensystems unterteilt in *generalisierte* Affektionen (Polyneuropathie) und in *umschriebene* Schädigungen (Mononeuropathien). Entsprechend dem Aufbau der gemischten Nerven sind folgende drei Symptome zu berücksichtigen:

- Störungen im *sensomotorischen* System (Parese, Adynamie, Hypotonie und Ataxie),
- Störungen im *sensibel-sensorischen* System (Tiefen- und Oberflächensensibilität),
- Störungen der *vegetativen* Fasern (trophische Veränderungen).

2.11.1 Polyneuritiden

Die gleichzeitige Erkrankung verschiedener, nicht unbedingt benachbarter Nervengebiete führt in der Regel zu *Parästhesien, Sensibilitätsstörungen, Muskelschmerzen, Muskelschwäche, Gangunsicherheit* und *Verlust der Sehnenreflexe.* Sind mehr die Nervenwurzeln betroffen, spricht man von einer **Polyradikulitis.** Als Ursache solcher Polyneuropathien kommen am häufigsten Infektionen, aber auch metabolische und toxische Ursachen in Frage.

Diagnose: Die Diagnose ergibt sich aus dem klinischen Bild, der Bestimmung der Nervenleitgeschwindigkeit, dem EMG- und Liquorbefund.

2.11.2 Mononeuropathien

Die echte Mononeuropathie ist praktisch immer mechanischer Genese, verursacht durch Geburtstrauma, Fraktur, Hämatom, Injektion, chronische exogene Druckschädigung, anatomischen Engpaß oder Tumor. Mononeuropathien kommen beim Kind sehr selten vor. Bezüglich der perinatal entstandenen Nervenlähmungen (ERBsche Lähmung, Klumpke-Lähmung) sei auf den Abschnitt „Perinatale und postnatale Schädigungen des Nervensystems“ verwiesen (S. 424).

2.12 Muskelerkrankungen

Leitsymptom der *generalisierten Muskelerkrankungen* ist eine primär rumpfbezogene, d. h. proximal betonte Schwäche der Extremitätenmuskulatur; während Systemerkrankungen des peripheren Nervs in der Regel distal beginnen.

Die *Muskelbiopsie* zeigt im typischen Fall ein „Myopathiebild“ mit diffus verteiltem Einzelfaseruntergang im Gegensatz zum felderförmig gruppierten Faseruntergang bei Neuropathien. Das *EMG* zeigt ein „Myopathiemuster“ und spiegelt den Muskelzerfall wieder. Jeder stärkere Muskelzelluntergang bewirkt eine vermehrte Freisetzung von Zellinhaltsstoffen (Transaminasen, CPK), die im Serum und Urin nachzuweisen sind.

2.12.1 Progressive Muskeldystrophie (Morbus Erb)

Die Gruppe der *familiären progressiven Muskeldystrophien* ist durch eine *zunehmende Schwäche und Zerfall der Muskulatur* gekennzeichnet. Die Ursache des zugrundeliegenden Muskelzellzerfalls ist unbekannt. Der Muskelzerfall beginnt nicht gleichzeitig in allen Muskelgruppen, sondern kann entweder im Bereich des **Beckengür-**

tels (Typ DUCHENNE) oder im Bereich des **Schultergürtels (fazio-skapulohumeraler Typ)** beginnen. Von besonderer Bedeutung ist die Beckengürtelform vom Typ Duchenne, die sog. **maligne infantile Muskeldystrophie.** Diese häufigste und gleichzeitig bösartigste Form der progressiven Muskeldystrophie findet sich bei eins auf 4000 Geburten. Die Vererbung erfolgt *geschlechtsgebunden X-chromosomal rezessiv,* weshalb ausschließlich Knaben erkranken.

Krankheitsbild: Das klinische Bild ist gekennzeichnet durch eine im 2.–6. Lebensjahr einsetzende *zunehmende Schwäche* der Beckengürtel- und Oberschenkelmuskulatur.

Beim Aufrichten der Kinder aus der Hocke beobachtet man, wie sie an sich selbst emporzuklettern versuchen (s. Abb. 18.4, 18.5).

Im Verlaufe der nächsten Jahre greift der Krankheitsprozeß auf die Muskeln des Rumpfes, der Schultergürtel, der Arme, schließlich des Nackens und Gesichtes über. Schon früh tritt „Invalidität" ein, in der Regel zwischen dem 10. und 15. Lebensjahr; der *Tod* erfolgt um das 20. Lebensjahr.

Behandlung: Eine Behandlung dieser fortschreitenden Erkrankung ist nicht bekannt, lediglich durch spezielle Krankengymnastik kann das frühzeitige Auftreten von Kontrakturen verhindert werden.

2.12.2 Akute Polymyositis und Dermatomyositis

Akute Polymyositis. Die akute Polymyositis beginnt mit *Schmerzen, Schwäche* und *Schwellung* besonders der proximalen Muskelgruppen. *Fieber bis über 40 Grad C,* Leukozytose, Eosinophilie sowie Milz- und Lymphknotenschwellungen gehen unmittelbar voraus. Die Serumtransaminasen sind erhöht, es stellt sich eine Kreatinurie ein.

Dermatomyositis. Treten charakteristische rotviolette Erytheme im Stirn- und Augenlidbereich hinzu, handelt es sich um eine sog. Dermatomyositis. Die Krankheitsdauer erstreckt sich von wenigen Wochen bis über zwei und mehr Jahre. Ein Drittel endet tödlich (s. S. 282).

Behandlung: Die Behandlung besteht in Steroid-Langzeitmedikation bis zur Normalisierung der Muskelenzymwerte. Mit dem EMG kann der Krankheitsverlauf gut überwacht werden.

In den letzten Jahren gelang es durch elektronenmikroskopische Untersuchungen, die progressiven Muskelerkrankungen und die entzündlichen Muskelerkrankungen in zahlreiche Untergruppen zu differenzieren.

Abb. 18.4

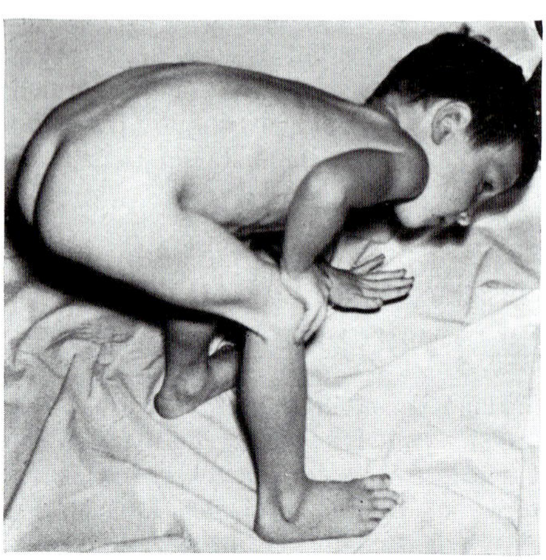

Abb. 18.5

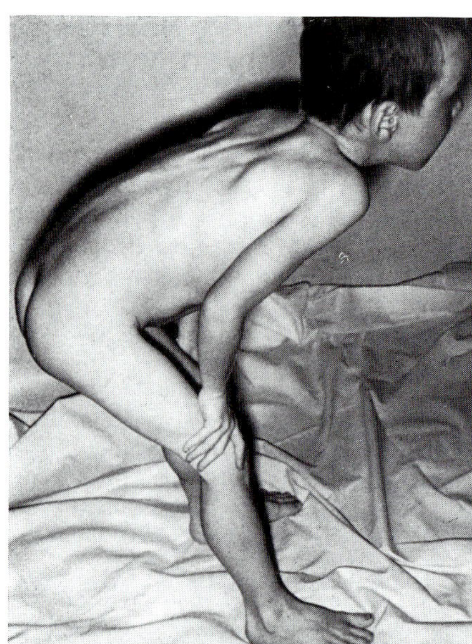

Abb. 18.4 und **18.5** Kind mit progressiver Muskeldystrophie, das beim Aufstehen „an sich emporklettert".

2.13 Schädel-Hirn-Trauma

2.13.1 Akutes Schädel-Hirn-Trauma

Unfälle mit Schädel-Hirn-Verletzungen sind im Kindesalter ein häufiges Ereignis. Die direkten Folgen einer Schädel-Hirn-Verletzung können in Art und Ausmaß sehr unterschiedlich sein. Folgende *Krankheitsbilder* können unterschieden werden:

Commotio. Die *Gehirnerschütterung* (Commotio) geht mit einer unmittelbaren Bewußtseinsstörung einher; diese kann leicht sein, einem Dämmerzustand entsprechen oder bis zur *Bewußtlosigkeit* reichen. Nach Aufklaren des Bewußtseins besteht in der Regel eine *anamnestische Lücke,* selten auch eine sog. *retrograde Amnesie,* d. h. die Erinnerung an die Zeit unmittelbar vor und während des Unfalles ist gelöscht.

Weitere Folgen einer Gehirnerschütterung sind *Übelkeit* und *Erbrechen,* jedoch bleibt der Patient *neurologisch unauffällig;* eine Lumbalpunktion ergibt keinen pathologischen Befund, und elektroenzephalographisch lassen sich nur leichte Allgemeinstörungen ohne Herdhinweis registrieren, die sich innerhalb von wenigen Tagen normalisieren.

Hirnödemphase. Nach einem freien Intervall nach dem Unfallereignis von etwa 1/2 Stunde bis zu einigen Stunden kann es zum Auftreten von Kopfschmerzen, Übelkeit, Apathie kommen, bzw. die Patienten werden schläfrig und sind schwer erweckbar. Dieser Zustand hält 3–6 Stunden an, und am folgenden Tag sind die Patienten wieder beschwerdefrei. Man nimmt an, daß durch den Unfall ein *flüchtiges Hirnödem* entstanden ist. Bei Eintreten eines solchen klinischen Bildes muß differentialdiagnostisch stets eine intrakranielle Blutung ausgeschlossen werden.

Akute posttraumatische kortikale Blindheit. Als einziges Zeichen eines Schädel-Hirn-Traumas kann es wenige Minuten nach dem Unfall bis zu Stunden zu einer Blindheit kommen. Die Pupillenreaktionen sind dabei normal, der Patient führt jedoch keine Fixations- und Folgebewegungen durch. Elektroenzephalographisch findet sich eine okzipitale Allgemeinstörung, der Liquor ist unauffällig, und sonstige neurologisch pathologische Befunde werden nicht erhoben. Nach wenigen Stunden oder Tagen kehrt das Sehvermögen vollständig zurück.

Liquorunterdrucksyndrom. Bei Fraktur der Schädelbasis kann es zum Austritt von Liquor kommen. Tritt der Liquor durch Nase oder Ohren aus *(Liquorrhoe),* kann dies mit einem Blutzuckerteststäbchen (positiver Ausfall) nachgewiesen werden. Folgen der Liquorrhoe sind Kopfschmerzen, Erbrechen und Benommenheit, wobei diese Symptome lageabhängig sind, d. h. sich im Liegen bessern. Das Liquorunterdrucksyndrom läßt sich durch eine lumbale Liquordruckmessung nachweisen. Aufsteigende Bakterien aus dem Nasenrachenraum oder Ohr können zu einer eitrigen Meningitis führen.

Contusio cerebri. Kam es bei dem Unfall zu einer *Hirngewebsverletzung,* spricht man von einer Contusio cerebri. Das klinische Bild ist schwerer. Es unterscheidet sich zunächst nicht von einer *Commotio cerebri,* es treten jedoch *neurologische Ausfälle (Paresen)* hinzu, nicht selten auch Krampfanfälle. Die Lumbalpunktion ergibt häufig blutigen Liquor, das Elektroenzephalogramm zeigt deutliche Allgemeinstörungen, meistens mit Herdzeichen im Bereich der verletzten Region.

Compressio cerebri. Führte das Unfallereignis zu einer intrakraniellen Blutung und Hirnschwellung, kann dies eine *intrakranielle Drucksteigerung* bedingen. Diese führt zu einer zunehmenden Bewußtseinstrübung mit fortschreitenden neurologischen Symptomen (Hirnnervenausfälle, Hemiparesen). Ab einer bestimmten intrakraniellen Drucksteigerung können Großhirnanteile in den Tentoriumschlitz vorgedrängt werden und führen zu einem Druck auf das Mittelhirn; es entsteht das sog. **Mittelhirnsyndrom.**

Mittelhirnsyndrom. Es treten *Streckkrämpfe* auf, die durch akustische Reize oder Schmerzreize ausgelöst oder verstärkt werden können. Die *Pupille wird lichtstarr,* es treten Regulationsstörungen bezüglich der *Körpertemperatur* auf und schließlich kann eine *Cheyne-Stokes-Atmung* einsetzen. Kommt es zu einer weiteren Drucksteigerung, können Kleinhirnanteile in das Foramen magnum der Schädelbasis eingeklemmt werden, und es entsteht das klinische Bild der **Kleinhirntamponade.** In diesem Moment kommt es zu einem Blutdruckabfall, Temperaturabfall, zu einer allgemeinen Muskelhypotonie und Areflexie; schließlich setzt Schnappatmung ein, und der Atemstillstand droht.

2.13.2 Spätfolgen eines Schädel-Hirn-Traumas

Nach Abklingen der akuten Erscheinungen der Schädel-Hirn-Verletzung können verschiedene *Defektzustände* bestehenbleiben. Das sog. **postkommotionelle Syndrom** mit Kopfschmerzen, Reizbarkeit, Schwindelgefühl und rascher Ermüdbarkeit klingt wenige Wochen oder Monate nach einer Gehirnerschütterung aus. Die Dauer dieses Syndroms ist weitgehend abhängig von der in der Akutphase durchgeführten strengen Bettruhe; die früher geübte strenge Bettruhe und flache Lagerung des Patienten mußte bei vielen Patienten zu Kreislaufstörungen im Moment der Wiederbelastung führen. Heute beschränkt man die Bettruhe auf die akute Phase; Kinder, die aus eigenem Willen heraus sich wieder belasten wollen, sollte man daran nicht mit aller Macht hindern.

Als Folge einer Hirnkontusion können die verschiedensten **Defektzustände** verbleiben (Hirnnervenausfälle, Paresen). Bei etwa 20% der Schädel-Hirn-Verletzten kann es auch Jahre später noch zum Auftreten eines zerebralen *Anfallsleidens* kommen (s. Kapitel zerebrale Anfälle).

Bei sehr schweren Schädel-Hirn-Verletzungen kann der Patient in einem *komatösen Zustand* verbleiben. Man unterscheidet folgende **Komataformen.**

Coma prolongé. Im Coma prolongé finden sich alle Zeichen des *Mittelhirnsyndroms,* wobei dies *mindestens seit 3 Wochen* besteht. Die Augen des Patienten sind geschlossen, er zeigt keine Reaktion auf optische oder akustische Reize; solche führen lediglich zu Streckspasmen der Extremitäten.

Coma vigile. Nach Wochen oder Monaten kann dieser Zustand in das Coma vigile übergehen. Jetzt werden die Augen geöffnet, der Patient schaut ins Leere, ohne zu fixieren. Es wechseln sich Wach- und Schlafperioden ab. Meist hat sich eine spastische Tetraparese entwickelt.

Apallisches Syndrom. Besteht dieser Zustand des *Coma vigile über Wochen und Monate ohne jegliche Änderungstendenz,* so spricht man vom apallischen Syndrom.

Weiterführende Literatur

KELLER/WISKOTT: Lehrbuch der Kinderheilkunde. 6. Auflage, Thieme, Stuttgart 1991

SIMON, C.: Klinische Paediatrie. Schattauer, Stuttgart 1991

SIMON, C.: Knaurs Elternratgeber, Kindermedizin (1988). Droemersche Verlagsanstalt, München

19. Teil Anfallsleiden

Ekkehart Dieterich

1 Ursache von Krampfanfällen

Krampfanfälle im Kindesalter sind ein recht häufiges Ereignis. Mindestens 4 % aller Kinder erleiden einmal einen Anfall. Ist der Krampfanfall Begleitsymptom einer akuten Erkrankung oder Schädigung des Gehirns (Meningitis, Enzephalitis, Blutung, Geburtstrauma, postnatale Traumen, Tumor u. a.), einer Vergiftung oder Stoffwechselstörung (Hypokalzämie, Hypoglykämie), spricht man von **Gelegenheitskrämpfen** (Okkasionskrampf, symptomatischer Anfall). Ist eine Grunderkrankung nicht erkennbar und treten zerebrale Anfälle in unregelmäßigen Abständen immer wieder auf (chronisch rezidivierend), so spricht man von **Epilepsie.**

Die häufigste Ursache eines **Gelegenheitskrampfes** ist ein *rasch ansteigendes Fieber*, bei Kindern im 2.–4. Lebensjahr, die eine niedrigere Krampfschwelle besitzen. Auch Krampfanfälle im *Neugeborenenalter* sind Gelegenheitskrämpfe, die verschiedenste Ursachen haben können (Hypoglykämie, Hypokalzämie, Gehirnblutungen und Sauerstoffmangelschädigungen des Gehirns).

Eine weitere wichtige Gruppe der Gelegenheitskrämpfe sind die Anfälle nach einem *Schädel-Hirn-Trauma* (sog. posttraumatische Anfälle). Sie treten innerhalb kürzester Zeit nach der Verletzung auf und sind ein Zeichen einer Hirnverletzung. Als spätere Folge einer Hirnverletzung nach Monaten und Jahren kann es zu zerebralen Anfällen kommen, die als Folgezustand der Verletzung anzusehen sind und als posttraumatische Epilepsie bezeichnet werden.

Die **Epilepsie** ist kein einheitliches Krankheitsbild, sondern es gibt ganz verschiedene Krankheitsverläufe. Die Ursachen der Epilepsien sind noch nicht bekannt,

- sicherlich spielen *genetische Faktoren* eine Rolle. Jedoch ist die *Epilepsie keine Erbkrankheit.*
- Das Auftreten einer Epilepsie ist mit großer Wahrscheinlichkeit auch davon abhängig, ob eine mehr oder weniger stärkere *Veränderung des Gehirns* vorliegt.

Da die genetische Bereitschaft und Art und Ausmaß der hirnorganischen Veränderungen sehr unterschiedlich sein können, gibt es ganz unterschiedliche Krankheitsbilder.

1.1 Gelegenheitskrämpfe

1.1.1 Neugeborenenkrämpfe

Anfälle bei Neugeborenen zeigen sich als

- plötzliches Verdrehen der Augen,
- Zuckungen der Augenlider,
- Schmatzbewegungen des Mundes,
- kurzdauernde Änderung des Muskeltonus,
- Atempausen (Apnoe),
- rhythmische Zuckungen der Extremitäten.

Diese verschiedenen Anfallserscheinungen können isoliert oder kombiniert auftreten (s. auch S. 59).

Einzelzuckungen können zerebrale Anfälle sein, müssen jedoch von den sog. *Einschlafzuckungen* abgegrenzt werden. Seltener sind sog. tonische Anfälle (Streckkrämpfe), die über mehrere Stunden anhalten können. Aus dem Schlaf heraus auftretende motorische anfallsartige Phänomene müssen nicht immer zerebrale Anfälle sein. Im sog. Traumschlaf (aktiver Schlaf) treten rasche ruckartige Augenbewegungen (Rapid Eye Movements = REM) auf; plötzliche Verziehungen des Gesichts und Kloni der Extremitäten sind physiologische Ereignisse in dieser Schlafphase.

Die spätere *Entwicklung* von Kindern mit Neugeborenenkrämpfen ist ungünstig. Ca. 20–25 % versterben infolge der Schwere ihrer Grundkrankheit noch in der Neugeborenenzeit. Von den überlebenden Kindern zeigen insgesamt etwa 40 % einen bleibenden Hirnschaden und 25 % erkranken an einer Epilepsie, zum größten Teil noch innerhalb des 1. Lebensjahres.

Behandlung: Die Behandlung der Neugeborenenkrämpfe erfolgt mit Phenobarbital über zunächst 8 Wochen Dauer, und anhand von Kontrolluntersuchungen muß dann entschieden werden, ob eine Weiterbehandlung erforderlich ist.

1.1.2 Fieberkrämpfe (Infektkrämpfe)

Kinder zwischen dem 2. und 4. Lebensjahr mit einer erniedrigten Krampfschwelle erleiden bei rasch ansteigendem Fieber häufig einen Kampfanfall.

Dieser Fieberkrampf beginnt plötzlich mit krampfartigen rhythmischen (klonischen) Zukkungen der Arme und Beine. Meist geht den Zukkungen eine Versteifung (Tonuserhöhung) der Muskeln voraus (tonische Phase). Man spricht dann von einem *tonisch-klonischen Krampfanfall,* der immer mit einem *Verlust des Bewußtseins* einhergeht. Das Kind ist dabei völlig abwesend und reagiert nicht auf Ansprechen. Manchmal zeigt es lediglich eine Versteifung der Muskeln, und es fehlen rhythmische Zuckungen, oder der Anfall beginnt sofort mit rhythmischen Zuckungen, ohne daß die Muskeln vorher versteift sind.

Bei anderen Kindern beginnt der Anfall in einem Arm oder einem Bein und breitet sich dann auf die anderen Gliedmaßen aus. Nicht selten sind die Krämpfe auf einer Seite stärker (man spricht von einer Seitenbetonung). Während das Kind anfangs blaß aussieht, können sich während des Anfalls durch Atemunregelmäßigkeiten und Sauerstoffmangel im Blut die Lippen und das Gesicht bläulich verfärben. Meist werden die Augen verdreht, die Pupillen sind erweitert, und aus dem offenen Mund fließt Speichel, so daß es zu Schaumbildung vor dem Mund kommt. Häufig näßt das Kind ein. Der Anfall ist in der Regel kurz (1 – 2 Min.), diese Zeit erscheint den Eltern jedoch erschreckend lange, und es werden häufig wesentlich längere Zeitangaben gemacht.

Beim sog. **komplizierten Fieberkrampf** besteht eine größere Gefahr, daß sich später eine Epilepsie entwickelt. Ein komplizierter Fieberkrampf liegt vor

- wenn der Anfall länger dauert (mehr als 15 Min. = *prolongierter Anfall)*
- oder das Kind *jünger als 12 Monate* ist.
- Ein ungünstiges Zeichen ist auch eine *Halbseitenbetonung*
- oder das Auftreten einer *Arm- oder Beinlähmung nach dem Anfall* (für Stunden oder Tage anhaltend).

Findet man bei mehreren Untersuchungen der Hirnstromkurve (EEG) ständig eine Abweichung von der Norm (Krampfaktivität), so ist eine Epilepsie zu befürchten. An eine beginnende Epilepsie ist auch zu denken, wenn das Kind früher eine Hirnerkrankung hatte (Hirnblutung nach der Geburt, Hirnhaut- oder Hirnentzündung) und wenn schon vor dem ersten Fieberkrampf spastische Lähmungen oder eine Entwicklungsstörung bestanden haben.

Beim **unkomplizierten (einfachen) Fieberkrampf** ist die weitere Entwicklung des Kindes günstig, und es bleiben keine Schäden zurück. Auch bei wiederholten einfachen Fieberkrämpfen sind im allgemeinen keine Dauerschäden zu befürchten.

Nach dem ersten Fieberkrampf sollte das Kind unbedingt in einer Kinderklinik untersucht werden, es gilt vor allem eine Hirnentzündung auszuschließen. Nach jedem Fieberkrampf sollte das Kind wiederholt ärztlich untersucht werden, einschl. des EEG's, um eine behandlungsbedürftige Epilepsie rechtzeitig erkennen zu können.

Behandlung: Die Behandlung eines Fieberkrampfes besteht in der schnellen Gabe von Diazepam (rektal) oder in der intramuskulären Gabe von Phenobarbital.

Das Fieber wird auch heute noch am wirkungsvollsten durch *Wadenwickel* gesenkt. Während eines Infektes soll in 6- bis 8 stündlichen Abständen Diazepam und ein fiebersenkendes Medikament (Paracetamol) verabreicht werden.

Bei komplizierten Fieberkrämpfen muß eine Dauertherapie mit Primidon (Liskantin, Mylepsinum) in Erwägung gezogen werden. Außerdem sollten der Betreuerin des Kindes zu Hause Diazepam-rectal-Tuben zur Verfügung stehen, um bei einem erneuten Fieberkrampf sofort den Inhalt einer Tube in den Enddarm geben zu können. Diese Behandlungsform wirkt ebenso rasch wie eine intravenöse Valium-Gabe.

1.1.3 Posttraumatische Krämpfe

Krampfanfälle können in direktem Zusammenhang mit einem Schädel-Hirn-Trauma unmittelbar sofort auftreten (sog. **Frühest-Anfälle**). Diese Krampfanfälle sind Zeichen einer direkten Hirnverletzung.

Treten Krampfanfälle nach einem Intervall von mehreren Minuten oder Stunden nach dem Unfallereignis auf, so spricht man von sog. posttraumatischen **Früh-Anfällen,** die besonders bei Kindern in den ersten 5 Lebensjahren auftreten. Diese Anfälle sind Zeichen entweder einer Einblutung unter die Hirnhäute oder in das Gehirn selbst.

Prognose: Kinder mit Frühest-Anfällen haben eine gute Prognose, d. h. das Epilepsierisiko ist bei ihnen nicht erhöht. Patienten mit den sog. Früh-Anfällen dagegen erkranken häufiger an einer **posttraumatischen Epilepsie.**

Behandlung: Die Behandlung von posttraumatischen Anfällen richtet sich nach dem Ausmaß und der Art des Schädel-Hirn-Traumas. Bei Auftreten solcher Anfälle ist unverzüglich Art und Ausmaß der Hirnverletzung computertomographisch zu untersuchen, evtl. können neurochirurgische Eingriffe lebensrettend sein.

1.2 Epilepsie

1.2.1 Einteilung epileptischer Anfälle

Kommt es in unregelmäßigen Abständen wiederholt zum Auftreten zerebraler Anfälle (chronisch rezidivierend) ohne erkennbare akute Grunderkrankung, spricht man von Epilepsie. Die Häufigkeit beträgt 0,5%; in Deutschland leben fast 300000 Epileptiker, die Hälfte von ihnen erkrankte bereits in der Kindheit.

Die Epilepsie ist **keine Erbkrankheit,** aber sie manifestiert sich nur bei besonders veranlagten Menschen (sog. Disposition, genetische Faktoren). Zum Auftreten eines Anfallsleidens, so nimmt man heute an, muß es irgendwann früher vor oder nach der Geburt zu einer mehr oder weniger starken Schädigung des Gehirns gekommen sein.

Diese Hirnschädigung braucht sich später neurologisch nicht immer nachweisen zu lassen. Art und Ausmaß dieser Hirnschädigung (Realisationsfaktor) und der genetischen Disposition (die altersgebunden mehr oder weniger stark ausgeprägt sein kann) bestimmen Anfallsart und Krankheitsverlauf. Epilepsien können unter äußerst verschiedenartigen Erscheinungen auftreten und einen sehr unterschiedlichen Verlauf nehmen. Das Spektrum reicht von bösartigen, schlecht zu behandelnden Säuglingsepilepsien bei schweren Hirnschädigungen bis hin zu Krankheitsverläufen mit nur wenigen Anfällen, die für die Betroffenen kaum eine Beeinträchtigung darstellen. *Der Begriff „Epilepsie" bezeichnet somit keine Krankheitseinheit.*

International unterscheidet man **zwei Gruppen** epileptischer Anfälle:

a) **Fokale (partielle, lokale) Anfälle**
Es sind zerebrale Anfälle, in denen im allgemeinen die ersten klinischen und EEG-Veränderungen auf eine umschriebene Hirnregion eines Teils einer Hirnhemisphäre hinweisen. Das Anfallsgeschehen besteht in motorischen, sensiblen, vegetativen oder psychischen Symptomen. Ist das Bewußtsein bei derartigen Anfällen eingeschränkt oder gestört, spricht man von komplexen fokalen Anfällen. Es werden dann neben den Bewußtseinsstörungen auch Verhaltensstörungen, z. B. Schmatzbewegungen des Mundes, beobachtet. Solche fokalen Anfälle können sich über größere Hirnregionen auch zur gegenseitigen Hirnhälfte ausbreiten und zu generalisierten Anfällen führen, man spricht hier von sog. *sekundär generalisierten Anfällen,* da sie sich von bestimmten Hirnregionen her ausgebreitet haben.

b) **Generalisierte Anfälle (konvulsiv oder nicht konvulsiv)**
Hierbei handelt es sich um Anfälle, bei denen die ersten klinischen Veränderungen eine Einbeziehung beider Hemisphären des Gehirns anzeigen und sich im EEG über allen Hirnregionen gleichermaßen nachweisen lassen. Hierzu gehören kurzzeitige abrupte Änderungen der Bewußtseinslage *(Absencen),* rhythmische Zuckungen in den Extremitäten *(myoklonische Anfälle)* ohne Beeinträchtigung des Bewußtseins, große Anfälle mit plötzlichem Bewußtseinsverlust und rhythmischen Zuckungen *(klonische Anfälle)* oder Streckmuster der Extremitäten *(tonische Anfälle).* Solche großen Anfälle *(Grand mal)* können bei Bewußtseinsverlust auch mit einer zunächst tonischen und anschließend klonischen Phase ablaufen, sog. *tonisch-klonische Anfälle.* Schließlich können Anfälle mit Bewußtlosigkeit und völligem Erschlaffen der gesamten Muskulatur auftreten (sog. *atonische Anfälle).* Bei Kleinkindern kommt es zu atonischen Anfällen auch ohne Bewußtseinsverlust (sog. *astatische Anfälle).*

1.2.2 Epilepsie mit generalisierten Anfällen

Generalisierte große oder kleine Anfälle sind durch abrupten und unvermittelten Beginn gekennzeichnet. Fokale Zeichen (Hinweise auf bestimmte Hirnregionen) fehlen stets. Im EEG ist erkennbar, daß die epileptische Erregung von Anfallsbeginn an das ganze Gehirn betrifft.

Großer Anfall (Grand mal)

Große Anfälle treten unvermittelt, ohne jegliche Vorboten auf. Die Patienten werden schlagartig *bewußtlos* und zeigen tonische oder klonische oder tonisch-klonische *Verkrampfungen.* In der Regel tritt mit der Bewußtlosigkeit zunächst eine tonische Verkrampfung der Muskulatur auf, die dann nach wenigen Minuten von einem rhythmischen Zucken aller Extremitäten, auch der Gesichtsmuskulatur (klonische Phase) gefolgt wird. Während des Anfalles beobachtet man eine *Tachykardie,* einen *Schweißausbruch* und eine vermehrte *Speichelproduktion,* die zu einer Schaumbildung vor dem Mund führt. Der große Anfall wird in der Regel durch eine verminderte Atmung oder einen Atemstillstand für kurze Zeit beendet, wobei die Patienten dann sich bläulich verfärben (Zyanose) und nach Wiedereinsetzen der Atmung in einen *Tiefschlaf* verfallen.

Folgen große Anfälle dicht aufeinander, so daß das Bewußtsein zwischenzeitlich nicht wieder aufklart, spricht man von einem **Status epilepticus** *(Grand-mal-Status).* Ein Grand-mal-Status ist eine lebensgefährliche Situation und bedarf der sofortigen intensiv-medizinischen Betreuung.

Abgesehen vom Status epilepticus sind zerebrale Anfälle zwar bedrohliche Ereignisse und dramatisch ablaufend, jedoch nicht lebensgefährlich. Erlebt man einen zerebralen Anfall mit, sollte man sich darauf konzentrieren, den Patienten vor Verletzungen durch entsprechende Lagerung zu schützen und das Anfallsgeschehen und die Anfallsdauer exakt registrieren. Die Gabe von Sauerstoff oder kreislaufstärkenden Mitteln ist nicht angebracht, dagegen kann als 1. Hilfe-Maßnahme die Einführung einer Diazepam-rectal-Tube in den Enddarm das Anfallsgeschehen abbrechen.

Myoklonisch-astatische Anfälle

Es handelt sich um eine seltene Form frühkindlicher kleiner Anfälle. Betroffen sind vorwiegend Kleinkinder vom 1.–5. Lebensjahr, Knaben häufiger als Mädchen. Bis zu Beginn der Epilepsie sind diese Kinder normal entwickelt. Bei den *astatischen Anfällen* ist das führende Symptom ein *plötzlicher Tonusverlust.* Die Kinder stürzen ohne Vorboten blitzartig zu Boden. Die Dauer des Anfalles beträgt nur Sekunden. Sie können auch wesentlich leichter ausgeprägt sein, so daß es nur zu einem leichten Einknicken in den Knien kommt oder ein leichtes Nicken des Kopfes beobachtet wird. Die Folge solch weniger stark ausgeprägter Anfälle ist kurzes Stolpern oder Taumeln. Solche Ereignisse werden selten sofort als zerebrale Anfälle gedeutet. *Myoklonische Anfälle,* die häufig mit astatischen kombiniert auftreten, sind *blitzartige symmetrische Zuckungen* im Bereiche der oberen Extremitäten und des Schultergürtels, meist bei gleichzeitiger Nickbewegung des Kopfes. Sind diese Myoklonien heftig, führen sie zu schleudernden Bewegungen der Arme. Diese Anfälle treten bevorzugt, wie auch die übrigen generalisierten Anfälle, in den Morgen- und Vormittagsstunden auf. Es wird deshalb häufig beobachtet, daß Kinder mit myoklonischen Anfällen entweder die Kaffeetasse oder die Zahnbürste durch die Gegend schleudern.

Kinder mit myoklonisch-astatischen Anfällen können auch im weiteren Verlauf an großen Anfällen erkranken. Manchmal sind die großen Anfälle erst der Anlaß, die Diagnose zu stellen.

Absencen

Leitsymptom ist die unvermittelt einsetzende und ebenso plötzlich endende *Bewußtseinspause* von 5–20 Sekunden Dauer. Der Blick wird starr, geht ins Leere, das Gesicht wirkt maskenartig, die Augen sind halb geöffnet, meist leicht nach oben gewendet. Das Kind verharrt und unterbricht eine begonnene Tätigkeit. Häufig beugen die Kinder den Kopf und den Rumpf nach hinten, seltener nach vorne. Manchmal beobachtet man rhythmische Zuckungen in der Frequenz von 3/s im Bereiche des Kopfes, des Schultergürtels und auch nur der Augenlider. Bei länger dauernden Absencen werden häufig Schmatzbewegungen des Mundes, Schlucken, Lecken und Zupfen mit den Händen beobachtet. Die Absencen können sich zu Stunden oder sogar Tage anhaltenden Staten häufen. Dann erscheinen die Patienten verträumt, umdämmert und verlangsamt.

1.2.3 Epilepsien mit fokalen Anfällen

Rolandische Anfälle

Es handelt sich um Anfälle, die von der motorischen und sensiblen Hirnrinde ihren Ausgang haben. Diese sog. „Rolandische Hirnregion" gab der Epilepsie ihren Namen; man spricht von einer Rolando-**Epilepsie.** Diese Anfälle sind altersgebunden, verschwinden mit und ohne Therapie nach der Pubertät, und die spätere Entwicklung der Kinder ist sowohl im geistigen wie motorischen Bereich unauffällig.

Die Anfälle treten meistens nachts auf. Charakteristisch ist der Beginn eines Anfalles mit Empfindungsstörungen in der Mundgegend und der Unfähigkeit zu sprechen (bei erhaltenem Bewußtsein). Das wird oft für einen Bewußtseinsverlust gehalten. Danach folgen Versteifungen oder rhythmische Zuckungen (Krämpfe) der Kaumuskulatur und einer Gesichtshälfte. Es kann aber auch ein großer Anfall (sekundär generalisiert) mit Bewußtseinsverlust auftreten. Nach dem Krampfanfall hält die Sprachstörung noch einige Minuten an. Wenn das Bewußtsein nicht verlorengegangen ist, können sich die Kinder an den Anfall erinnern und den Ablauf genau schildern. Diese Epilepsie nimmt einen gutartigen Verlauf, weshalb sie auch die *„gutartige bzw. benigne Herdepilepsie des Kindesalters“* genannt wird.

Motorischer Herdanfall

Der Anfall beginnt in einem eng begrenzten Bezirk, z. B. in einem Finger oder einer Gesichtshälfte und kann sich dann bei erhaltenem Bewußtsein auf andere Körperregionen ausbreiten (sog. *Jackson-Anfall).* Ein solcher motorischer Herdanfall kann auch in einen generalisierten Grand mal übergehen. Die Dauer der fokalmotorischen Anfälle ist meistens gering (wenige Minuten). Motorische Herdanfälle weisen auf eine Störung in der motorischen Großhirnrinde hin.

Adversivkrämpfe

Bei erhaltenem Bewußtsein tritt eine tonische Blick- und Kopfwendung, oft auch Rumpfdrehung auf. Der Adversivkrampf kann in einen generalisierten großen Anfall einmünden. Adversivkrämpfe finden sich häufiger bei zerebral vorgeschädigten Kindern.

Sensible Herdanfälle

Es handelt sich um anfallsartige sensible Störungen (Kribbeln, Brennen, Schmerzen) z. B. im Bereiche der Extremitäten. Solche sensiblen Herdanfälle werden oft in Kombination mit motorischen Herdanfällen beobachtet. Sensible Herdanfälle weisen auf eine Schädigung im Bereiche der sensiblen Hirnrinde hin.

Sensorische Herdanfälle

Es handelt sich um plötzlich auftretende ungewöhnliche Sinnesempfindungen. Bei optischen Herdanfällen treten abnorme Gesichtseindrücke (Umwelt verzerrt, abnorm groß oder abnorm klein) auf. Bei akustischen Herdanfällen beklagen sich die Patienten über die enorme Lautstärke des Gehörten. Oder Patienten beklagen sich über unangenehme Geschmacks- bzw. Geruchsempfindungen. Sensorische Herdanfälle weisen auf Störungen in ganz umschriebenen Hirnregionen hin und zwingen stets, computertomographisch einen Hirntumor auszuschließen.

Psychomotorische Anfälle

Das Hauptsymptom ist die Bewußtseinseinengung. Diese setzt langsam ein und klingt langsam ab (im Gegensatz zu den Absencen). Das Ausmaß der Bewußtseinseinengung ist unterschiedlich. Sie reicht von leichter bis zu tiefer Umdämmerung. Manche Patienten vermögen noch zu hören oder zu sehen. Der Umdämmerung geht meistens ein sensorischer Anfall *(Aura)* voraus. Dieser sensorische Anfall besteht meistens aus einer optischen Wahrnehmung oder einem Geschmackserlebnis. Neben der Bewußtseinseinengung (sog. psychische Komponente) kommt es zu motorischen Symptomen: automatische Bewegungen des Mundes mit Schmatz-, Schluck- und Kaubewegungen, Nesteln und Zupfen mit den Händen, Treten und Scharren mit den Füßen sind häufig zu beobachten. Auch ausgestaltete szenische Handlungsabläufe können vorkommen wie Herumlaufen, An- und Ausziehen u. ä.

Große Anfälle fokaler Genese

Am Beginn des Anfalles stehen sensorische oder motorische Anfälle. Bereits Stunden oder Tage vor dem Anfall fallen die Patienten durch vermehrte Unruhe und Reizbarkeit auf. Die meisten Kinder kennen diese Vorboten und wissen, daß mit einem Anfall zu rechnen ist. Im großen Anfall sind die Patienten dann bewußtlos, zeigen tonische oder klonische Verkrampfungen, die meist eine Seite bevorzugen. Der Anfall endet mit einem mehrstündigen Schlaf, wobei neurologische Seitenunterschiede noch anschließend nachweisbar sein können. Diese großen Anfälle fokaler Genese sind streng von tonisch-klonischen bzw. generalisierten tonisch-klonischen Anfällen zu trennen. Bei den großen Anfällen fokaler Genese ist insbesondere der Beginn, der Ablauf und der Zustand nach dem Anfall genau zu registrieren. Man wird in der Regel Zeichen für eine Hirnschädigung (fokale Hinweise) finden, wie sie bei generalisierten großen Anfällen nicht zu beobachten sind. Die Differenzierung generalisierter Anfälle von fokalen sekundär generalisierten Anfällen ist deshalb von Bedeutung, da die spätere Dauertherapie grundsätzlich verschieden ist.

Blitz-Nick-Salaam-Krämpfe (BNS-Leiden)

Es handelt sich um heftige und plötzliche *Beugekrämpfe* der Extremitäten, Arme und Beine, die **blitzartig** nach vorne geschleudert werden, wobei sich Kopf und Rumpf gleichzeitig beugen. Bei den **Nickkrämpfen** beschränkt sich die Beugebewegung auf den Kopf. Diese generalisierten Anfälle dauern nur Bruchteile von Sekunden. Bei den **Salaam-Krämpfen** laufen die geschilderten Bewegungen langsamer ab: Rumpf und Extremitäten werden tonisch gebeugt, wobei die Hände oft vor der Brust zusammengeführt werden. BNS-Krämpfe treten häufig in Serien auf; sehr oft schreien die Kinder zwischen den einzelnen Entladungen, da das Anfallsgeschehen schmerzhaft ist.

Die BNS-Krämpfe sehen wir bevorzugt im frühen Säuglingsalter. Sie werden zunächst von den Angehörigen häufig als Schreckhaftigkeit der Kinder fehlgedeutet. Die Behandlung von BNS-Krämpfen ist auch heute noch ein großes Problem; es wird in der Regel eine Hormonkur mit ACTH (Hormon der Hypophyse) erforderlich sein. Diese Hormonkur ist mit vielen Nebenwirkungen behaftet. Auch wenn die BNS-Krämpfe beseitigt werden können, ist die spätere Entwicklung dieser Kinder durch eine meist vorhandene schwere zerebrale Schädigung stark beeinträchtigt.

1.3 Diagnose der Epilepsie

Die Diagnose einer Epilepsie ist nur möglich in Kenntnis der genauen *Vorgeschichte,* der *Anfallssymptomatik* und des *EEG-Befundes.* Die Zuordnung des Anfallsgeschehens zu einer Epilepsie generalisierten Typs oder des fokalen Typs ist von entscheidender Bedeutung.

1.4 Behandlung der Epilepsie

Die Wahl des Medikamentes, das, auf Dauer gegeben, die Epilepsie heilen soll (Antiepileptikum) richtet sich nach dem Epilepsietyp.

Generalisierte Epilepsien. Sie werden heute mit Valproat (Ergenyl, Orfiril, Leptilan) und/oder Ethosuximid (Petnidan, Suxinutin) behandelt. Manche generalisierte Epilepsien werden erst durch Primidon (Liskantin, Mylepsinum, Resimatil oder Brom (Dibrobe) erfolgreich behandelt.

Epilepsien vom fokalen Typ. Diese Epilepsien werden mit Carbamazepin (Timonil, Tegretal) oder Hydantoinen (Phenhydan, Zentropil) behandelt. Das BNS-Leiden spricht nur selten auf die herkömmlichen Antiepileptika an. In der Mehrzahl der Fälle muß ein BNS-Leiden mit Hormonen (Dexamethason, ACTH) behandelt werden. Die Wirksamkeit neuer Medikamente wie Vigabatrin (Sabril) und Lamotrigin (Lamictal) wird z.Z. erprobt.

Dauer und Reduktion der Behandlung. Die Behandlung einer Epilepsie erstreckt sich in der Regel über mindestens zwei Jahre. Ist eine Anfallsfreiheit zu erzielen und das EEG normal, kann nach diesem Zeitraum in kleinen Schritten die Behandlung reduziert werden. Zur Überprüfung der Therapie werden regelmäßige EEG-Kontrollen, unter Umständen mit den Provokationsmethoden (Hyperventilation, Photostimulation, Schlafentzug und Schlaf) durchgeführt (s. EEG S. 419).

Ziel der Behandlung. Das Behandlungsziel ist nicht nur die *Anfallsfreiheit,* sondern möglichst auch die *volle Integration* der Kinder in ihrer Umwelt. Bei vielen Epilepsieformen gelingt dies heute.

Bei frühzeitiger Diagnose und richtiger Wahl des Antiepileptikums ist in der Regel rasche Anfallsfreiheit zu erzielen. Die häufigste Ursache einer sog. *„Therapieresistenz“* sind unregelmäßige Medikamenteneinnahme und unterdosierte Therapie. Leider erfolgt auch nicht selten die Wahl eines falschen Antiepileptikums, weil die Anfälle irrtümlicherweise einem falschen Epilepsietyp zugeordnet worden sind, oder aber es wurde eine Stoffwechselstörung oder eine intrakranielle Raumforderung nicht beachtet.

Epilepsie und Gesellschaft. Den Epilepsiekranken bringt die *Gesellschaft* seit eh und je *diskriminierende Vorurteile* entgegen. Fälschlich wird Epilepsie auch heute noch vielfach für eine therapeutisch unbeeinflußbare Erbkrankheit gehalten, die regelmäßig zu Verblödung und Anstaltsbedürftigkeit führt.

Man unterstellt den Epilepsiekranken irrigerweise eine Neigung zu Gewalttätigkeiten oder gar Kriminalität. Diese *Fehleinstellung der Gesellschaft* stellt den Kranken vor soziale, berufliche, intrafamiliäre Probleme, die in der Behandlung und Betreuung der Patienten gravierender sein können als die Krankheit selbst.

Anfallsfreiheit. Kinder mit Epilepsien können, wenn sie anfallsfrei geworden sind, meistens ein normales Leben führen. *Anfallsauslösende Situationen* sind zu vermeiden, z.B. Überanstrengung und Übermüdung. Wenn wechselnde Lichtreize,

z. B. Fernsehen, Anfälle auslösen, ist beim Fernsehen eine Sonnenbrille zu tragen und ein größerer Bildabstand einzuhalten. Erlaubt sind alle *Sportarten,* bei denen durch einen Anfall keine Verletzungsgefahr besteht. Verboten sind *Radfahren und Führen eines Kraftfahrzeuges;* allerdings kann nach 2jähriger Anfallsfreiheit unter bestimmten Auflagen eine Fahrerlaubnis erteilt werden. Schwimmen unter Aufsicht ist möglich.

Soziale Hilfen. Kinder mit einer Epilepsie sind seelisch besonders zu betreuen. Soweit erforderlich, sind *soziale Hilfen* für die Eltern und das Kind zu gewähren (z. B. heilpädagogische Maßnahmen, Pflegegeld, Schwerbehindertenausweis, Hilfe für die überlastete Mutter). Außerdem werden begleitende Krankheitserscheinungen wie spastische Lähmungen, Seh- und Hörstörungen usw. behandelt. Durch den Einsatz aller zur Verfügung stehenden Mittel gelingt es häufig, den Epileptiker am normalen Leben voll zu beteiligen.

Weiterführende Literatur

Doose, H.: Epilepsie im Kindes- und Jugendalter. 10. Auflage., Desitinwerk Hamburg 1995

Simon, H.: Knauers Elternratgeber, Kindermedizin. Droemersche Verlagsanstalt, München 1988

20. Teil Kinder- und Jugendpsychiatrie

Christian Eggers, Margarete Möllering

1 Psychische Entwicklung des Kindes

1.1 Beziehungen zwischen Entwicklung und psychischer Störung im Kindesalter

Zu den Aufgaben der Kinderpsychiatrie gehören Diagnostik und Therapie psychischer Störungen. Die breiteste, aber wohl auch zutreffendste Definition einer psychischen Störung ist die, daß es sich dabei um ein *teleologisches* Problem handelt, d. h., daß psychische Störung gleichzusetzen ist mit einer Beeinträchtigung von Reifung und Entwicklung, und zwar in erster Linie der *emotionalen Entwicklung,* die wiederum Ausdruck einer Störung der *Beziehungsgeschichte* des Kindes ist. In seinem bedeutsamen Aufsatz „Symptomtoleranz in der Pädiatrie" hat Winnicott (1976) darauf aufmerksam gemacht, daß Gesundheit eine Frage der Reife ist, nicht aber eine Frage des Freiseins von Symptomen, und er hat darauf hingewiesen, daß psychische Störungen „immer als Verzögerungen oder Verzerrungen der emotionalen Entwicklung" bezeichnet oder aber damit begründet werden können, „daß die emotionale Entwicklung den Reifegrad nicht erreicht hat, der dem Alter des Kindes entspricht", (Winnicott, 1976, 131). An anderer Stelle weist Winnicott darauf hin, daß der Psychiater es „mit Entwicklung zu tun hat", „der emotionalen Entwicklung des Individuums" (Winnicott 1978, 148).

Psychische Störungen sind somit nur verständlich aus der Entwicklungsgeschichte des Kindes, d.h. aus der Geschichte des geistig-seelischen Wachstums eines jeden Individuums. Das geistig-seelische Wachstum ist nicht zu trennen vom körperlichen Wachstum,

insbesondere nicht von neuronalen und endokrinen Reifungsvorgängen des kindlichen Organismus. Dabei ist zu bedenken, daß die Entwicklungspsychologie des Kindes als eine Wissenschaft anzusehen ist, „die einen besonderen Ausschnitt einer allgemeinen Embryogenese studiert, die weit über die Geburt hinausreicht und das ganze, organische wie geistige, Wachstum bis zu jenem Zustand relativer Ausgeglichenheit umfaßt, das den Erwachsenen darstellt" (Piaget, Inhelder 1979).

Die seelisch-geistige Entwicklung des Kindes ist im Band I von U. Puyn zusammengefaßt dargestellt worden. Entwicklungspsychologisch bedeutsam ist, daß sich heute wesentliche Übereinstimmungen ergeben zwischen kognitionspsychologischen, verhaltensbiologischen und psychoanalytisch-tiefenpsychologischen Konzepten der psychischen Entwicklung des Kindes! Gerade verhaltensbiologische Beobachtungen und Untersuchungen haben analytische Konstrukte teils widerlegt, teilweise aber auch ergänzt oder sogar bestätigt.

1.2 Kind-Umwelt-Interaktion im Neugeborenen- und frühen Säuglingsalter

In den ersten Lebensmonaten ist das junge Kind ganz besonders auf die Pflege seiner engsten Bezugspersonen angewiesen. Die verlängerte umweltbezogene Abhängigkeitsperiode des Kindes steht in enger Beziehung zu der für den Menschen charakteristischen Steigerung der Gehirnentwicklung: das menschliche Gehirn ist etwa 3- bis 4mal so schwer wie das der Anthropoiden.

Während der Fetal- und Embryonalperiode kommt es zu einer stetigen Massenzunahme des Gehirns. Sie ist bedingt durch eine zunehmende neurale Differenzierung: Entwicklung von Markscheiden, Gliazellproliferation, Dendriten-, Neuronenentwicklung, Wachstum der perineuralen Gefäße. Das Verhalten des Neugeborenen spiegelt den Entwicklungsstand seines Gehirns wider, dieser läßt sich durch die Untersuchung der proprio- (Eigen-) und exterozeptiven Reflexe (z. B. Niesreflex) des Neugeborenen objektivieren (Moro-, Palmar-, Fußgreifreflex u. a. – vgl. auch 18. Teil Beitrag DIETERICH).

Die *Variationsbreite* der neuro-motorischen Reifung eines Neugeborenen, Säuglings und Kleinkindes ist sehr groß, je jünger, desto größer. Entsprechend variabel verläuft die **statomotorische Entwicklung,** die zugleich Ausdruck von Hirnreifungsprozessen und der Differenzierung der Kind-Umwelt-Interaktion ist. Einen kurzen Überblick über die statomotorische Entwicklung des Säuglings gibt Tabelle 20.1.

Tabelle 20.1 Überblick über die statomotorische Entwicklung des Säuglings (nach SCHULTE 1993).

Alter	Motorische Entwicklungsstadien
Reifes Neugeborenes	Spontane Flexionshaltung der Extremitäten. Schreit- und Kriechbewegungen. Beim Aufziehen zum Sitzen Flexion der Arme. In Bauchlage Kopfdrehung zur Seite.
3. Monat	Beginnende Streckung der Extremitäten. Sicheres Fixieren von Gegenständen und Greifen mit ganzer Hand. Kopf wird in Bauchlage angehoben.
6. Monat	Drehung von Rücken- in Bauchlage. Abstützung mit geöffneten Händen (sog. Parachute-Reaktion). Greift auch nach entfernten Gegenständen (Flachzangengriff). Unsicheres Sitzen mit Rundrücken, Beine dabei außenrotiert. Kopf wird aus Rükkenlage gehoben, sichere Kopfkontrolle.
9. Monat	Stabiles Sitzen, Kind dreht sich auf dem Gesäß. Hochziehen zum Aufstehen, steht mit Unterstützung. Vierfüßerstand mit Krabbeln. Greifen mit Daumen und Zeigefinger (Pinzettengriff).
12. Monat	Steht sicher mit Unterstützung oder sogar breitbeinig frei. Macht einzelne Schritte mit Festhalten (sog. Küstenschiffahrt). Krabbelt sicher und schnell mit Rotation. Greift ausgewählt nach Spielzeug, legt es zurück.
15. Monat	Kind steht sicher, etwa 75% der Kinder können völlig frei laufen.

Auf der *Verhaltensebene* ermöglicht die neuromotorische und neurosensorische Weiterentwicklung des jungen Säuglings bereits früh einen immer differenzierter und komplexer werdenden Austausch mit seiner Umwelt. Diese Austauschprozesse des jungen Säuglings sind durch *Periodizität, Spontaneität* und *Selektivität* (Fähigkeit, Reize auszuwählen) gekennzeichnet. Dies zeigt sich z. B. beim *Saugen,* das präzise reguliert und subtil auf *innerorganismische* und *äußere Regelsysteme* abgestimmt ist. So erfolgt nicht nur eine *Synchronisation* mit innerorganismischen Funktionen wie Schlucken und Atmen, sondern beim Stillen auch mit dem komplexen Reaktionssystem der Mutter.

Im Zuge der weiteren Entwicklung werden die Verhaltensweisen des jungen Säuglings, auch das Schlaf- und Eßverhalten, mehr und mehr interaktionalen Schlüsselreizen der versorgenden Umwelt koordiniert. Je sensibler dabei die versorgende Person auf die Bedürfnisse des Säuglings reagiert, desto regelmäßiger und stabiler werden dessen physiologische Funktionen über lange Perioden hinweg.

In den ersten zwei Lebensmonaten differenziert sich die Mutter-Kind-Beziehung zu einem komplexen Muster gegenseitiger, aufeinander abgestimmter Reiz-Signal-Antworten. Bereits 2 Monate alte Säuglinge greifen aktiv in das Interaktionsverhalten mit ihren Müttern ein: werden Mütter angewiesen, ihr natürliches Interaktionsverhalten willkürlich zu verändern, z. B. konstant am Kind vorbeizuschauen, so versucht der Säugling, die Aufmerksamkeit der Mutter wieder auf sich zu lenken durch Gestikulieren mit Armen und Beinen, durch Vokalisieren, wobei er den Gesichtsausdruck seinerseits verändert und sich bemüht, den Blickkontakt mit der Mutter wieder herzustellen.

Schon der junge Säugling ist in den ersten Lebenstagen und -wochen aufgrund des relativ hohen Entwicklungsstandes seiner neuralen und sensomotorischen Funktionen in der Lage, in recht differenzierter Weise aktiv und selektiv mit seiner Bezugswelt zu interagieren (vgl. u. a. DORNES 1993, SCHAFFER 1982, STERN 1991). Die Beobachtungen und Untersuchungsbefunde zum Interaktionsverhalten von Säuglingen widerlegen lange gehegte Vorstellungen und Theorien der Psychoanalyse, insbesondere die Konzepte einer autistischen Phase der frühkindlichen Entwicklung oder eines primären Narzißmus des Neugeborenen bzw. jungen Säuglings.

1.3 Kleinkindalter

Im Kleinkindalter nimmt die Körperbeherrschung zu, entsprechend erweitert sich der Lebensraum des Kindes. Eroberungsdrang, kindliche Entdekkerfreude und Austestung der eigenen Grenzen *(Trotzphase)* gehen in dieser Altersperiode Hand in Hand. Auch die *Sprachentwicklung* macht rasche Fortschritte. Sie fußt auf der bereits im Säuglingsalter entwickelten Fähigkeit, die Bedeutung sozialer Gesten zu erkennen (*„Kommunikationskompetenz“,* SCHAFFER 1982). Dies erfolgt zunächst in engem Austausch mit der mütterlichen Person, während der Mutter-Kind-Dyade, beide Partner haben ja schon in den ersten Lebenswochen und -monaten ein gemeinsames *Signalsystem* entwickelt, in dem sich beide zunehmend sicher bewegen. Die Dyade kann in dem Maße aufgelockert und schließlich aufgegeben werden, in dem das Kind an Selbstkontrolle und Selbständigkeit gewinnt. Der Mikrokosmos des Kindes erweitert sich auf diese Weise allmählich immer mehr. Das Kind bezieht immer mehr Bezugspersonen in seine Welt mit ein, die familiäre Umwelt wird erweitert um die Kindergarten-, dann um die Schulwelt und später um die Berufs- und Arbeitswelt. Damit wird der komplexe Einfluß der Umwelt auf die Entwicklung des Kindes auch immer größer, wobei die Einflüsse *wechselseitig* sind. Wechselseitige Anpassungsprozesse gehen dabei Hand in Hand, d.h. das Kind paßt seine kognitiven Schemata an die jeweiligen Umweltbedingungen an und umgekehrt wird die Umwelt vom Kind in zunehmendem Maße an die spezifischen kognitiven Schemata des Kindes *akkommodiert* (PAGET).

Die *Latenzphase* ist eine biologisch relativ stabile Phase, die *körperliche Wachstumsgeschwindigkeit* ist im Vergleich zu den vorausgegangenen Entwicklungsphasen *am geringsten* und erreicht mit etwa 10–12 Jahren ihren niedrigsten Stand vor Einsetzen des Pubertätswachstumsschubs. In dieser Phase, die dem frühen Schulalter *(Grundschulalter)* entspricht, wird der Grundstein gelegt für wichtige Entwicklungsaufgaben:

- Erwerb der Kulturtechniken und schulische Fertigkeiten,
- Erlernen von Arbeitstechniken und Konstanz und Zuverlässigkeit im Arbeitsverhalten,
- Aufbau eines angepaßten Sozialverhaltens (Lernen in der Gruppe, adäquate Interaktionen mit Gleichaltrigen, allmähliche Perspektivenübernahme des anderen, Einfühlungsvermögen),
- Verbesserung von Selbststeuerung und Selbstkontrolle.

Die allmähliche Anpassung an kulturell tradierte Normen und die Fähigkeit zur Übernahme der Perspektive des anderen ist Teil der *Moralentwicklung* des Kindes. Das heranwachsende Individuum lernt, Regeln einzuhalten, auch in Situationen, in denen es nicht durch Eltern oder andere Bezugspersonen überwacht und ermahnt wird und keine Sanktionen erfolgen. D. h.

es geht um **Verinnerlichung** von Verhaltensregeln. Die Moralentwicklung hängt also mit der *Gewissensbildung* eng zusammen. Vorläufer des Gewissens werden schon im 2. Lebensjahr sichtbar. *Sie sind zunächst nur der Niederschlag von Geboten und Verboten*

der Eltern und von Lob und Tadel. Das Gewissen funktioniert zunächst nur in unmittelbarer Anwesenheit der Eltern, von der es aber mit zunehmendem Erinnerungsvermögen und Verinnerlichung der elterlichen Gebote mehr und mehr unabhängig wird. Die Stimme des Gewissens ist im Grunde die Stimme der Eltern. Dies würde bedeuten, daß strenge Eltern ein strenges Gewissen bei Kindern hervorrufen, was auch zum Teil so zutrifft. Ganz wesentlich für die Gewissensbildung ist jedoch die Art der Gefühlsbeziehung, die die Eltern zueinander haben und insbesondere, ob diese Beziehung eine für das Kind vorteilhafte ist. Ist diese Beziehung gut, dann hat sie affirmativen Charakter und das Kind kann leichter seine rivalisierende Haltung aufgeben und die Realität der Triangulierung akzeptieren, d.h. die Tatsache, „nur Kind“, nicht aber gleichzeitig ausschließlicher Bezugspunkt eines Elternteils zu sein (in der Regel des heterosexuellen Elternteils).

Mit dem Eintritt in die Schule ist die Grundlage der Charakter- und Persönlichkeitsbildung des Klein- und jungen Schulkindes in der Regel abgeschlossen. Das Kind tritt jetzt in die triebdynamisch ruhigere *Phase der Latenz* ein, in der es sich vornehmlich der Erweiterung seines Wissens und dem Aufbau seines Weltbildes widmen kann. Dieser Prozeß geht einher mit der zunehmenden Entwicklung kognitiver Fähigkeiten und dem Übergang vom voroperatorischen (anschaulichen) zum *operatorischen* (operationalen) *Denken* (beim letzteren werden z.B. Formen erfaßt, verglichen und eingeordnet). Das Denken des Kindes in der Übergangsphase vom Kindergarten- zum Schulalter geht in den meisten Fällen konform mit den logischen Regeln, ist aber noch unstabil, und wahrnehmungsbedingte Eindrücke verleiten das Kind noch zeitweise zu Irrtümern. Dies hat PIAGET mit seinen genialen *Invarianz-* und *Erhaltungsexperimenten* bei 4- und 5jährigen Kindern belegt. In dieser Altersstufe werden Flüssigkeitsmengen immer dann falsch eingeschätzt, wenn diese in unterschiedlich geformte Glasgefäße mit verschiedenen Durchmessern gegossen werden, d. h. die *Gesetzmäßigkeit der Erhaltung der Menge* ist in dieser Altersstufe aufgrund der kognitiven Entwicklung des Kindes noch nicht stabiler Besitzstand des kindlichen Denkens.

2 Die psychische Entwicklung des Jugendlichen

Die Adoleszenz kann nach BLOS in fünf Phasen untergliedert werden:

- **Präadoleszenz,**
- **Frühadoleszenz,**
- **eigentliche Adoleszenz,**
- **Spätadoleszenz,**
- **Postadoleszenz.**

Die Entwicklung in den verschiedenen Adoleszenzphasen vollzieht sich weder in gleichmäßigem Tempo noch in gerader Linie. Der Jugendliche tritt, belastet mit den Vorerfahrungen seiner frühen Kindheit, in die Adoleszenz ein. Außer seiner persönlichen Konstitution, die durch körperliche und genetische Merkmale bedingt ist, bringt er in die Adoleszenz mögliche frühe orale Fixierungen, unvollständig vollzogene Trennungs- und Individuationsprozesse sowie ungelöste ödipale Konflikte mit. All diese Prägungen beeinflussen die weitere Entwicklung und prädestinieren zu gewissen Gefahren. Die Adoleszenz spiegelt, wenn auch in veränderter Form, nochmals die Trennungs- und Individuationsprozesse der frühen Kindheit (s. Tab. 20.2).

2.1 Präadoleszenz (Mädchen 10–13 Jahre, Jungen 11–14 Jahre)

Die Präadoleszenz ist charakterisiert durch die körperliche Reife mit erheblicher Zunahme der Sexualhormone, die ihrerseits eine Steigerung des Sexualtriebes bewirken, gegen den die Jugendlichen phasenspezifische Abwehrstrategien entwickeln.

Beunruhigend für die Jugendlichen ist, daß in dieser Zeit nahezu jedes emotionale Erlebnis sexuell stimulierend wirkt. Die Skala reicht von erotischen Phantasien bis zu Zorn, Furcht oder Schock. Das Genitale dient noch als unspezifisches Organ zur Spannungsabfuhr. Diese quantitative Triebzunahme scheint alles, was die Erziehung der vorhergehenden Jahre an Triebbeherrschung und sozialer Eingliederung erreicht hat, zur Auflösung zu verurteilen. Es ist das Alter der „schmutzigen" Witze, Geheimnistuerei und des Flüsterns.

Eine direkte sexuelle Triebbefriedigung ist, bedingt durch unseren kulturellen Hintergrund, nicht möglich. Somit stößt sie auf ein mißbilligendes Über-Ich. Als Abwehrmaßnahmen werden altbekannte Lösungsstrategien wiederbelebt. Das frühe Bewältigungsschema der Projektion taucht vermehrt auf. Alles Negative, alle Schuld wird nach außen projiziert und alles Positive, alles Gute dem eigenen Selbst zugeschrieben. Typisch für dieses Alter sind besonders die *zwanghaften Abwehrstrategien*. Der Jugendliche sammelt jetzt sehr konsequent Briefmarken, Münzen, Streichholzhefte, Vereinsabzeichen usw. Dieses Sammeln, Katalogisieren, Ordnen und Kontrollieren hilft, mit dem inneren Ansturm von Gefühlen fertig zu werden. Oft sind diese zwanghaften Abwehrstrategien auch mit *magischen Denkvorstellungen* verknüpft. Der Jugendliche unterstellt der Art – rechtes oder linkes Bein –, wie er den Bürgersteig betritt –, eine magische Bedeutung für den Tagesablauf, er achtet auf die Anzahl von Treppenstufen, kann sich eine Rechts-links-Bevorzugung auferlegen oder mißt Zahlen eine magische Bedeutung zu, deren Beachtung zwanghaft eingehalten werden muß.

Eine weitere Abwehrmaßnahme, die vornehmlich der Entlastung des Über-Ichs dient, ist das *Gruppenleben* bzw. die Bandenzugehörigkeit. Der Jugendliche wendet sich mehr und mehr vom Elternhaus ab und erlebt sich in der Gruppe, wobei außer der Befriedigung einer gleichgeschlechtlichen Intimität die Gruppe zur Sozialisierung der Schuld dient. Die geteilten oder auch schlicht projizierten Schuldgefühle dienen dazu, eine individuelle Auseinandersetzung zu ersparen.

Die Entwicklung von Jungen und Mädchen geht jetzt getrennte Wege. Der Junge zeigt häufig eine mädchenfeindliche Einstellung, er vermeidet Kontakte, protzt, bläst sich auf. Intrapsychisch wird durch den sexuellen Ansturm eine ödipale Kastrationsangst wiederbelebt in Form der Angst vor dem übermächtig erlebten weiblichen Ge-

Tabelle 20.2 Psychische Entwicklung des Jugendlichen.

Phasen der Adoleszenz (nach Blos)	Präadoleszenz	Frühadoleszenz	Adoleszenz	Spätadoleszenz	Postadoleszenz
	♀ 10–13 Jahre ♂ 11–14 Jahre	♀ 13–15 Jahre ♂ 14–16 Jahre	♀ 15–18 Jahre ♂ 16–18 Jahre	♀ + ♂ 18–20 Jahre	♀ + ♂ 20–24 Jahre
Ich-Funktionen	körperliche Reifung, soziale, intellektuelle Ausdifferenzierung	Abgrenzung v. Elternhaus, Hinwendung z. Gruppe, Versuch d. Selbstdefinition	beginnende Lebensplanung, Berufsfindung	Begrenzung v. Zielen, Kompromißbildung	Durchführung von Zielen, Lehr- und Wanderjahre, Ausbildung konstanter Charakterzüge
Es-Triebentwicklung	Steigerung des Sexualtriebes, gleichgeschl. Gruppe ♂ mädchenfeindlich ♀ knabenfeindlich	bisexuelle Gruppe ♂ idealisierter Freund ♀ Schwarm	Heterosexualität, beginnende Freundschaft, heterosexuelle Polarisierung	feste Freundschaften	reife Bindung, Elternschaft
Über-Ich	Über-Ich, Labilisierung	In-Frage-Stellen sozialer Normen und Elterngebote	beginnende Konsolidierung des Über-Ichs	Konsolidierung	Stabilisierung
Abwehrmechanismen	Projektion, Zwang	Schuldverteilung in uniformer Gruppe	Askese, Intellektualisierung	Aufschubmanöver	Rettungsphantasien

schlecht. Er muß diese Angst verbal durch Zotigkeiten abwehren und in Tagträumen die Frauen sexuellen, leicht masochistisch gefärbten Taten unterwerfen oder demütigen. Nahrung erhält seine Angst durch das in dieser Phase nicht stimmende Gleichgewicht der Geschlechter. Die Mädchen gleichen Alters sind den Jungen somatisch und auch psychisch an Reife überlegen. Besonders in Familien mit dominierenden Müttern ist der Kampf mit der Angst schwer und die Flucht in die Regression und Passivität verlockend. Der Junge neigt daher zu gleichgeschlechtlichen Freundschaften und gleitet von diesem Stadium aus langsam in die Bisexualität, um erst in der Adoleszenz den Mut zu heterosexuellen Freundschaften zu finden.

Für das Mädchen stellt die Präadoleszenz einen langsamen und langen Trennungsprozeß von der Mutter dar, wobei die Ablösung vornehmlich über die Identifizierung erfolgt. Die Sexualität ist beim Mädchen länger und vollständiger verdrängt als beim Jungen. Durch diese Verdrängung kann das Mädchen in dieser Zeit bedeutende Reifungsschritte vollziehen, die sich durch einen erheblichen Aktivitätsschub und eine große Realitätsbezogenheit auszeichnen. Ein Teil der Mädchen (besonders die hysterisch strukturierten) neigen dazu, den in der Präadoleszenz sichtbaren Entwicklungsvorsprung vor den Jungen demonstrativ auszuspielen. Sie nehmen eine amazonenhafte kriegerische Einstellung ein und entwickeln ein Tomboyverhalten[1].

2.2 Frühadoleszenz (Mädchen 13–15 Jahre, Jungen 14–16 Jahre)

Die Frühadoleszenz ist charakterisiert durch das Absetzen von der Familie und der Hinwendung zu neuen Freunden und Bezugspersonen. Es ist eine Zeit äußerster Unruhe, die sich klinisch im erstmaligen Auftreten von Psychosen, ausgeprägten Neurosen und psychosomatischen Erkrankungen widerspiegeln kann. Die Ablösung geht langsam und oszillierend vor sich. Es wechselt ein mehr aktives progressives Verhalten mit einem passiv-regressiven Anklammerungsbedürfnis. Der Wechsel zwischen aktiv und passiv spiegelt sich wider im Urteil und in der Stimmung. BLOS beschreibt die Befindlichkeit des Adoleszenten als Schwankung zwischen Unterwerfung und Rebellion, Zartgefühl und emotionaler Grobheit, Geselligkeit und Verkriechen in die Einsamkeit, Altruismus und Egoismus, grenzenlosem Optimismus und niedergeschlagener Hoffnungslosigkeit, intensiver Bindung und plötzlicher Treuelosigkeit, hohen Idealen und kleinkindlichem Argumentieren, Idealismus und Materialismus, Hingabe und Gleichgültigkeit, übermäßigem Wohlleben und grausiger Askese.

Erschwert wird diese Zeit durch die Schwächung des Über-Ichs, die sowohl durch das Anwachsen des Triebdrucks als auch durch die Loslösung vom Elternhaus bedingt ist. Durch diese Lösung werden auch internalisierte Elterngebote hinterfragt, negiert, ins Gegenteil verkehrt, um später leicht variiert, aber dann als Eigenes erneut akzeptiert zu werden. In diesem Interregnum steht der Jugendliche ohne die Autorität des Gewissens mit seinen einfachen und zwingenden Direktiven. Die Einschätzung von Trieb und Umweltanforderung ist für ihn unsicher. Die ungeklärten Verhältnisse zwischen Ich und Über-Ich bewirken eine Verstimmungsneigung des Heranwachsenden, der sich leer und aufgewühlt fühlt und auf der Suche ist nach Erleichterung und neuen Vorbildern.

Erleichterung bietet das Untertauchen im Schutz der Peergroup. Vorbild ist der idealisierte und zum Ärger der Eltern völlig überhöhte Freund oder ein erwachsener Führer, der fähig und bereit ist oder doch vorgibt, sich selbst als sicheres Objekt für eine versuchsweise Neuorientierung anzubieten. Seine Meinung wird als Dogma hingenommen. Die Jugendlichen sind durch Identifikation mit diesem idealisierten Freund oder Führer zu altruistischen Leistungen fähig. Hier liegt die Gefahr, aber auch eine Chance. Im positiven Fall können negative Elternvorbilder gelöscht oder stark modifiziert werden. Im negativen Fall ist eine absolute Verhetzung der Jugendlichen möglich, da sie im idealisierten Freund ein externalisiertes kollektives Ich-Ideal und Über-Ich sehen. Die Adoleszenten können kompromißlos, primitiv und grausam sein und doch in ihrer Brutalität altruistische Motive zeigen. Unserer Gesellschaftsstruktur ist aufgrund ihrer nationalsozialistischen Vorbelastung nur in sehr geringem Maße möglich, diese Chance als positives phasenspezifisches Instrument zu nutzen.

Bei Mädchen ist eine Sonderform der Idealisierung, der Schwarm – männlich oder weiblichen Geschlechts – zu nennen. Das Objekt solcher Schwärmerei wird passiv geliebt mit dem Ziel, etwas von seiner Aufmerksamkeit oder Zuwendung zu erlangen und in der Phantasie durch sexuelle

[1] tomboy (engl.): ausgelassenes, jungenhaftes Mädchen

Annäherung von ihm überwältigt zu werden. Die passive Qualität dieser Erscheinung zeigt den Übergang zwischen der dominierenden Einstellung in der Frühadoleszenz zur Ausbildung der Feminität. Ein Spezifikum dieser Phase ist auch das hormonelle Überwiegen des Östrogens. Bei entsprechender Charakterstruktur kann dies zur Folge haben, daß die Mädchen sich in einer Pseudo-Heterosexualität in rascher Folge Jungen „an den Hals werfen", wobei es zumeist bei einem schillernden Ausprobieren ohne Ernsthaftigkeit bleibt.

2.3 Adoleszenz (Mädchen 15–18 Jahre, Jungen 16–18 Jahre)

Die Adoleszenzphase ist charakterisiert durch die allmähliche Verfestigung heterosexueller Beziehungen, wobei in der Übergangsphase sowohl gleichgeschlechtliche Freundschaften als auch heterosexuelle Freundschaften bestehen. Das Über-Ich erarbeitet jetzt neue Abwehrmechanismen, das Ich baut systematisch planende vorausschauende Denkstrategien auf. Ein weiteres Charakteristikum dieser Zeit ist die Neigung, an Kindheitsprivilegien festzuhalten und gleichzeitig Erwachsenenrechte zu beanspruchen.

Heterosexuelle Kontakte werden in der Regel sehr vorsichtig ausprobiert und rückversichernd geknüpft. Die Annäherung ist häufig mit Angst besetzt, die sich beim Jungen z. B. in der Phantasie der verschlingenden Vagina ausdrückt. Beide Geschlechter, die Jungen und die Mädchen, durchlaufen zumindest in der Phantasie ein *Stadium der Bisexualität*, welches sich besonders in den Vorstellungsinhalten, die die Onaniepraktiken begleiten, widerspiegelt. Die Jugendlichen empfinden sich gleichzeitig und wechselnd als Subjekt und Objekt, als männlich und weiblich, als aktiv und passiv. Die Masturbationsphantasien sind gelegentlich sadomasochistisch[2] gefärbt, es geht inhaltlich oft um aktives Quälen und passives Gequältwerden.

Die Phantasien werden in der Regel nicht mitgeteilt, können aber, falls dieses geschieht, zur Quelle tiefer Beunruhigung für die Eltern werden. Dieses oszillierende Phantasieleben spiegelt sich auch in der Stimmung der Jugendlichen wider. Die Aufnahme heterosexueller Kontakte kann erhebliche Erleichterung bringen. Kommt es durch Störungen in der Kontaktaufnahme zur Fixierung in dieser Phase, so geht eine Verarmung an zwischenmenschlichen Beziehungen oft mit einem Überwuchern von Tagträumereien einher.

Die ersten heterosexuellen Freundschaften sind noch recht einfache Identifizierungen in einer stürmischen, wenig haltbaren Liebesbeziehung. Das Positive dieser Beziehungen ist das Resonanzphänomen, das zur weiteren Polarisierung der Sexualität beiträgt. Der Junge gebärdet sich extrem maskulin, das Mädchen akzentuiert feminine Züge. Die gegengeschlechtliche Komponente wird dem Partner eingeräumt und damit liebenswert und für das eigene Ich akzeptabel gemacht. Die heterosexuelle Bindungsfähigkeit festigt sich. Das randalierende Sexualspiel der Pubertät wird beendet. Die Jugendlichen können Zärtlichkeit, Hingebung und Abhängigkeitsgefühle zulassen.

Wie wichtig und entscheidend die Ablösung vom Elternhaus ist, zeigt sich bei nur unvollständig vollzogener Trennung in den Rache- und Trotzbindungen. Das Mädchen, das überzeugt ist, seinen Vater besser zu verstehen als die Mutter, interessiert sich für Jungen, die von anderen mißverstanden sind, und entsprechend wird der Junge das mißverstandene Mauerblümchen suchen, deren Charakterzüge ihn an die Mutter erinnern, die er aber im Grunde nicht liebt. Oder in Trotzreaktion zum Elternhaus werden Freunde aus fremdem sozialem Milieu, fremder Rasse, fremder Religion oder Hautfarbe gewählt, wobei der Partner dazu mißbraucht wird, dem immer noch so immens wichtigen eigenen Elternhaus eine Pseudounabhängigkeit zu demonstrieren.

Das Über-Ich, das sich in dieser Zeit über wechselnde Vorbilder und Ich-Ideale neu konsolidiert hat, arbeitet phasenspezifische Abwehr- und Anpassungsmechanismen aus, die oft so extrem wie transitorisch sind. ANNA FREUD beschrieb die Askese und Intellektualisierung als typische Abwehrmechanismen, wobei die Intellektualisierung große positive Möglichkeiten eröffnet, die Askese jedoch oft nur der reinen Selbstbeschränkung dient und gelegentlich ins Sadomasochistische abgleiten kann. In der Intellektualisierung kann der Jugendliche im negativen und radikalen Be- und Verurteilen sehr aggressive Impulse zur Abfuhr bringen.

Typisch für diese Phase ist das Tagebuch. Für das Mädchen versinnbildlicht es eine weibliche Ver-

---

[2] Sadismus = anomales Sexualverhalten mit Lust an körperlichen (Züchtigung etc.) und seelischen Quälereien (Demütigung etc.) im Gegensatz zum Masochismus; darunter versteht man die sexuelle Befriedigung beim Erdulden von Mißhandlungen – es gibt auch einen Wechsel zwischen beiden Praktiken

traute, dem Jungen bedeutet es sein Journal. Wo früher der berühmte Weltschmerz beschrieben wurde, der aus dem Triebkonflikt mit der begleitenden Verstimmung resultiert, manifestiert sich heute oft diffuse Lebensangst. Die Naivität des Weltschmerzes ist durch bildungs- und sozialpolitisches Konfliktbewußtsein entmystifiziert. Das Tagebuch hat die wesentliche Funktion der Katharsis, der Überprüfung und der stärkeren Bewußtwerdung des Innenlebens, ein Vorgang, der an sich schon das Ich entlastet und es leistungsfähiger macht. Das wesentlichste ist jedoch das probatorische Handeln in der Phantasie, das verfrühtes sexuelles Agieren erspart. In der Phantasie kann Befriedigung erlebt werden, die in der Realität nur mit Problemen belastet wäre.

ERIKSON beschreibt die für diese Zeit typische *Identitätskrise*. Dem Jugendlichen kann es bis zu diesem Alter oft recht gut möglich sein, seine nicht phasenspezifische Entwicklung durch Regression und Ausweichmanöver vor sich selbst und vor anderen zu vertuschen. In diesem Alter stellen jedoch die Gesellschaft – das Berufsleben und die Partnerin – sowie das neuerwachte Über-Ich unerbittliche Forderungen, die den Zusammenbruch des Ichs in Form einer Psychose oder neurotischen Symptombildung bedingen können. Nahezu jeder, auch der gesündeste, Jugendliche versucht dem endgültigen Erwachsenwerden durch verschiedene Aufschubmanöver noch eine Zeit der Ruhe abzugewinnen.

2.4 Spätadoleszenz (Mädchen 18–20 Jahre, Jungen 18–20 Jahre)

Die Spätadoleszenz ist die Konsolidierungsphase, in der der Jugendliche eine gesellschaftliche Integration, eine gewisse Stetigkeit seiner Gefühle und Stabilität seiner Selbstachtung in einer relativen Persönlichkeitsreifung erreicht.

Die Schule oder die erste Berufsausbildung sind abgeschlossen, die erste Liebe ist „begraben", der Jugendliche hat eine gewisse äußere Lebensform gefunden. Er hat Kompromisse schließen, seine Ziele begrenzen müssen.

Interessen und Möglichkeiten müssen der Realitätsprüfung unterworfen, akzeptiert und so planendem Handeln zugänglich gemacht werden. Die heterosexuelle Ausrichtung konsolidiert sich, obwohl Reste von Bisexualität sich hartnäckig halten und immer wieder Auftrieb erleben. Nur in Zeiten der relativen Ruhe im späteren Leben des Erwachsenen werden sie vollständig gemeistert.

2.5 Postadoleszenz (Mädchen 20–24 Jahre, Jungen 20–24 Jahre)

Die Postadoleszenz ist charakterisiert durch einen gewissen Abschluß der Charakterbildung. Es herrscht eine gewisse Konstanz bei den Wegen, die das Ich wählt, um Aufgaben zu lösen. Eine gewisse Stabilität und Irreversibilität ist eingetreten, wobei jedoch ein Leben lang Modifikationen möglich und notwendig sind. Ich-Ideal und Ehrgeiz ändern sich während der gesamten Lebensspanne. Die psychosexuelle Entwicklung findet in der Mutter- und Vaterschaft ihre Variation und ihren Ausdruck. Das Selbstbildnis ist durch die Umwelt noch stark beeindruckbar. Übermäßigen Anforderungen versucht der Jugendliche durch Rettungsphantasien zu begegnen („wenn ich verheiratet wäre", „wenn ich einen anderen Beruf hätte"). Die Anforderungen der Phase bestehen in der Durchführung von Ich-Zielen, die in den vorhergehenden Phasen auf ein realisierbares Maß begrenzt wurden. Nach den „Lehr- und Wanderjahren" folgt die endgültige soziale und familiäre Integration.

3 Psychische Störungen mit vorwiegend psychischer Symptomatik

3.1 Depression

Definition: Unter *Depression* versteht man ein Krankheitsbild, das durch eine traurige, depressive Grundstimmung, Antriebsminderung, Herabsetzung von Vitalität und Lebensgefühl und durch Denkhemmung gekennzeichnet ist.

Häufigkeit: Mittlere und schwere depressive Zustandsbilder kommen etwa in einer Häufigkeit von 2 bis 3 % der kinder- und jugendpsychiatrisch untersuchten Patienten vor. Unter Einbeziehung leichterer depressiver Verstimmungen steigert sich der Prozentsatz auf 6 bis 12 %. Mädchen sind etwa doppelt so häufig betroffen wie Jungen.

Krankheitsbild: Die Symptomatologie der Depression hängt vom Entwicklungsstand ab, auch vom Geschlecht und von den Intelligenzfunktionen.

Nach Nissen lassen sich folgende Erscheinungsformen in Abhängigkeit vom Lebensalter auflisten (Tab. 20.3).

Aus Tab. 20.3 wird deutlich, daß im Kleinkindalter relativ uncharakteristische, psychosomatische Störungen vorherrschen, während in der Pubertät und im Jugendalter das klinische Bild bereits der Depression des Erwachsenenalters gleicht. Depressive Zustandsbilder können auch im Säuglingsalter auftreten, und zwar in Form anhaltender Wein- und Schreizustände, Appetitstörungen, Erbrechen und Schlafstörungen. Das von R. Spitz beschriebene Krankheitsbild der „anaklitischen Depression" ist heute nur selten zu finden. Es tritt bei Säuglingen und jungen Kleinkindern auf, die unter ungünstigen Bedingungen aufgewachsen sind (häufige Heimwechsel, unzureichende Versorgungsbedingungen, häufiger Wechsel der Bezugspersonen, immer wiederkehrende Kontaktabbrüche).

Im **Schulalter** sind folgende Symptome vorherrschend: Kontaktschwäche, Angst, Gehemmtheit, psychogene Lernstörungen, Isolierungsneigung, Konzentrationsschwächen, Tagträumereien, Initiativelosigkeit, mangelnde Kreativität. Die Symptome werden von der Umgebung häufig als Bequemlichkeit, Gleichgültigkeit, Faulheit oder Dummheit verkannt. Solche Vorwurfshaltung der Umgebung verstärkt wiederum die depressive Verstimmtheit mit Resignation, Selbstzweifeln, Traurigkeit und passivem Rückzug. Im Gegensatz zu Mädchen, die eher passiv-gehemmt sind, kommt es bei Jungen mehr zu aggressiver Agitiertheit, Wutausbrüchen, Zerstörungsdrang und trotziger Bejahung ihrer Außenseiterrolle.

Jugendliche sind in der Lage, ihre innere Befindlichkeit besser zu beschreiben. Sie berichten von Minderwertigkeitsideen, Gefühlen von Schuld, Scham und Ausgeliefertsein an Familie, Lehrer oder Mitschüler, bei denen sie sich nicht geborgen fühlen. Im Jugendalter kann es auch zu episodischen depressiven Verstimmungen kommen mit tageszeitlichen Schwankungen (Morgentief, abendliche Besserung). Typisch sind Grübelneigung, Denkhemmung, Schlafstörungen, Appetitverlust, Gewichtsabnahme, sozialer Rückzug und Suizidgedanken oder -handlungen.

Ursache: Es gibt eine Vielzahl von Entstehungsmöglichkeiten depressiver Verstimmungen. Wahrscheinlich sind endogene (genetische, konstitutionelle) und exogene (somatische oder milieubedingte) Faktoren in unterschiedlichem Maße beteiligt. Somatische Erkrankungen (Infektionen, Epilepsien, schwere operative Eingriffe, Schädel-Hirn-Traumen) können mit mehr oder weniger langdauernden depressiven Zuständen einhergehen. In der Regel sind depressive Verstimmungen bei Kindern und Jugendlichen jedoch reaktiver Natur und Ausdruck einer nachhaltigen Beziehungsstörung zu ihrer entscheidenden Bezugswelt.

Tabelle 20.3 Depressive Symptome bei Kindern und Jugendlichen.

Alter	Psychische Symptome	Psychosomatische Symptome
Kleinkind- und Vorschulalter	Spielhemmung Agitiertheit	Wein- und Schreikrämpfe Enkopresis (ab 3. Lebensjahr) Schlafstörungen Jaktationen Appetitstörungen
Schulalter	Gereiztheit Unsicherheit Spielhemmung Kontaktsucht Lernhemmung	Enuresis (ab 5. Lebensjahr) Pavor nocturnus Manipulationen am Genitale Wein- und Schreikrämpfe
Pubertät Adoleszenz	Grübeln Suizidimpulse Minderwertigkeitsgefühle Bedrücktheit	Kopfschmerzen

Die Wurzeln depressiver Erkrankungen reichen auch bei späterem Ausbruch der Symptomatik oft bis in die frühe Kindheit zurück. In dieser Zeit entsteht das Urvertrauen des Kindes: Das Grundgefühl, in einer sicheren und guten Welt zu leben, akzeptiert und geborgen zu sein.

Kinder, die in disharmonischen Familien aufwachsen oder von depressiven, ängstlichen Eltern betreut wurden, können solch ein Urvertrauen nicht oder nur eingeschränkt entwickeln. Sie behalten das Gefühl, nicht liebenswert und nichts wert zu sein. In Krisenzeiten sind sie besonders gefährdet, depressiv zu reagieren und zu dekompensieren. In schweren Fällen kann aus einer reaktiven Depression schließlich eine **neurotische** oder sogar eine **psychotische** Depression werden. Bei der psychotischen Depression spielen erbgenetische Faktoren und möglicherweise auch Hirnstoffwechselstörungen eine ursächliche Rolle. Auch im Rahmen schizophrener Psychosen können depressive Episoden auftreten (vgl. Kapitel „Psychosen").

Behandlung: Bei den reaktiven und neurotischen Depressionen sind psychotherapeutische Methoden angezeigt (Spiel-, Mal-, Gesprächstherapie). Wichtig ist die Einbeziehung der Eltern (Familientherapie, Elterntherapie) bzw. des schulischen Umfeldes (bei schulischer Überforderung: Schulwechsel). Bei schweren Depressionen, vor allem bei der psychotischen Depression, ist der Einsatz von Antidepressiva sinnvoll.

3.2 Angststörungen

Definition: Angst und Furcht sind eine Grundbefindlichkeit des Menschen. Situationsadäquate Angst steigert unsere Aufmerksamkeit und Konzentration. Sie mobilisiert die Herz- und Kreislauffunktion und versetzt die Muskulatur in Anspannung, so daß sie jederzeit reagieren kann. Angst und Furcht haben eine wichtige Schutzfunktion gegenüber drohenden Gefahren.

Unter *Angststörung* versteht man eine ungewöhnlich starke, von der jeweiligen realen Gefahrensituation unabhängige Angstentwicklung mit entsprechend ausgeprägtem Vermeidungsverhalten. Im Gegensatz zur **Realangst,** die zielgerichtet und situationsadäquat ist, ist die **neurotische Angst** *(Angststörung)* frei flottierend, der Ursprung ist dem Patienten nicht bewußt.

Häufigkeit: Ängste sind bei Kindern und Jugendlichen ebenso wie bei Erwachsenen weit verbreitet und meistens nicht behandlungsbedürftig. Ausgeprägte Angstsyndrome sind etwa bei 10 bis 15% der Grundschulkinder und bei 5 bis 10% der Jugendlichen zu beobachten. Mädchen sind häufiger betroffen als Jungen (2:1).

Krankheitsbild: Es lassen sich drei verschiedene Grundformen der Angst unterscheiden:

- **Phobische Ängste.** Sie beziehen sich auf bestimmte Objekte und Situationen (z. B. Ansammlung großer Menschenmassen, Angst vor engen, geschlossenen Räumen).
- **Fluktuierende Ängste.** Es handelt sich um Angstanfälle, die nicht an ein bestimmtes Objekt oder an eine bestimmte Situation gebunden sind und panikartig auftreten *(„Panikattacken")*.
- **Generalisierte Ängste.** Sie treten nicht anfallsartig auf, sind überdauernd und nicht an bestimmte Objekte oder Situationen gebunden (frei flottierende Angst).

Die kindlichen Ängste unterscheiden sich in Abhängigkeit vom psychischen Entwicklungsniveau (Tab. 20.4).

Im Kleinkindalter herrschen Trennungsängste (z. B. bei Krankenhausaufenthalt) und Dunkelängste vor. Die lebhafte Phantasietätigkeit des Kleinkindes prädisponiert zu entsprechenden Ängsten in der Einschlafsituation oder beim Aufwachen, was sich bis zum nächtlichen Angstanfall **(Pavor**

Tabelle 20.4 Angststörungen in Abhängigkeit vom Entwicklungsalter.

Säuglings- und Kleinkindalter	Siebenmonatsangst	Fremdeln	Trennungsangst
Vorschulalter	Dunkelangst	Pavor nocturnus	Tierphobien
Schulalter	Phobie	Schulangst	
Adoleszenz	Reifungsangst	Zwangsneurosen	Anorexia nervosa
Frühes Erwachsenenalter	generalisierte Angststörung	Panikattacken	Phobien

nocturnus) steigern kann. Die Kinder sitzen schreiend mit angstgeweiteten Pupillen und Herzklopfen im Bett, starren um sich und sind nicht erweckbar, fallen nach ein bis zwei Minuten wieder in den Tiefschlaf zurück. Am folgenden Morgen besteht keine Erinnerung.

Im Schulalter steht die **Schulangst** im Vordergrund: Angst vor der Schule, Angst vor Auseinandersetzungen mit den Klassenkameraden oder vor der Kritik der Lehrer. Versagensängste, neurotische Lernstörungen sind die Folge. Überprüft werden muß, ob das Kind seiner intellektuellen Leistungsfähigkeit entsprechend eingeschult ist. Oft hilft ein Gespräch mit den Lehrern, aber auch eine Umschulung, um dem Leistungsstreß oder einer Rowdyklasse zu entgehen, der das Kind psychisch und physisch nicht gewachsen ist.

Die **Schulphobie** ist durch eine symbiotische Beziehung zwischen Mutter und Kind gekennzeichnet, was zu Trennungsängsten führt und sich, oberflächlich betrachtet, in einer Phobie vor der Schule darstellt. Das Kind klagt morgens vor der Schule zumeist über Bauchschmerzen, Kopfschmerzen oder Übelkeit. Es äußert Angst, der Mutter oder ihm selbst könnte in der Trennungszeit etwas zustoßen. Die Symptomatik kann in einen sozialen Rückzug münden oder in einer trotzigen Verteidigung einer Monopolstellung bei der Mutter. Die tieferliegenden Ursachen können in einer schwierigen zwischenehelichen Beziehung zu finden sein mit der realen Angst des Kindes, der Mutter könne ein Leid geschehen, oder aber in einer depressiv-struktuierten Mutter-Persönlichkeit, die ihrerseits das Kind braucht.

Im *Jugendalter* herrschen phobische, fluktuierende oder generalisierte Ängste vor. Letztere sind frei flottierend, diffus und gehen mit psychosomatischen Symptomen wie Kopfschmerzen, Schlaflosigkeit, Tachykardien, Schwitzen, Schwindelgefühlen und Kurzatmigkeit sowie mit motorischer Unruhe und Konzentrations- und Lernstörungen einher. Es handelt sich häufig um Zukunfts- und Lebensängste. Diese Ängste können sich zu **Panikattacken** steigern, d.h. anfallsartig auftretenden Angstzuständen mit plötzlichem Beginn, Herzklopfen, Brustschmerzen, Erstickungsgefühlen, Schwindel, Entfremdungsgefühlen und Befürchtungen, zu sterben oder wahnsinnig zu werden. Die Anfälle dauern in der Regel nur Minuten. Sie sind nicht streng an eine spezifische Situation gebunden. Die angstfreien Zeiträume sind oft geprägt von der Furcht vor der nächsten Attacke.

Ursache: Angstzustände kommen *familiär gehäuft* vor. Eineiige Zwillinge weisen eine höhere Konkordanz auf als zweieiige, so daß von der Mitwirkung erbgenetischer Faktoren ausgegangen werden kann. Ängstliche, unsichere Eltern sind aber auch in Gefahr, eigene Gefühle von Unsicherheit, Lebensängste und Selbstzweifel auf ihre Kinder zu übertragen. Im Einzelfall muß also kritisch geprüft werden, welche psychodynamischen Ursachen, die in der *Beziehungsdynamik* zwischen Eltern und Kind begründet sind, ursächlich für die Angststörungen des Kindes verantwortlich zu machen sind.

Behandlung: Verhaltenstherapeutische, spiel- und psychotherapeutische Verfahren stehen neben Eltern- und Familientherapie im Vordergrund. Sinnvoll sind Entspannungsübungen (autogenes Training). Nur in schweren Fällen sind vorübergehend anxiolytisch wirksame Medikamente indiziert, die allerdings keine ursächliche Behandlung darstellen!

3.3 Phobien

Definition: *Phobien* sind Angstzustände, die ausschließlich oder überwiegend in bestimmten Situationen oder bei der Konfrontation mit bestimmten Objekten auftreten. Sie führen zu panischer Angst und zu Vermeidungsverhalten.

Wir unterscheiden:

Die **Tierphobie** entwickelt sich häufig im Kleinkindalter. Oft geht eine reale Bedrohungssituation durch ein Tier voraus, oder das Kind übernimmt die Angst der Mutter vor bestimmten Tieren. Das Kind kann auch soziale oder familiäre Ängste auf dieses Tier projizieren, um so einen sichtbaren Grund für seine Verunsicherung zu haben, damit es sekundär von der Familie getröstet und versichert wird.

Die **Agoraphobie** ist die Angst vor großen offenen, weiten Plätzen, aber auch die Angst vor Menschenmengen oder die Angst vor dem Fliegen. Die Patienten sind von der Vorstellung gequält, ohne nutzbaren Fluchtweg einer Situation ausgeliefert zu sein, z.B. zu kollabieren und hilflos in der Öffentlichkeit liegenzubleiben.

Die **Klaustrophobie** bezeichnet die Angst in geschlossenen Räumen, z.B. in Aufzügen oder in Straßenbahnen, mit der Angst, hilflos und ohne Handlungsalternative in einer aussichtslosen Situation eingeschlossen zu sein.

Soziale Phobien sind Gruppenphänomene und beziehen sich auf das Verhalten in Gruppen: Äng-

ste, in der Öffentlichkeit sprechen zu müssen, gesehen und bewertet zu werden, insbesondere von Menschen des anderen Geschlechts. Dies kann zum Erröten führen, wodurch ein Teufelskreis entsteht: die Angst vor dem Erröten fördert wiederum das Symptom. Die Patienten reagieren außerdem mit Zittern, Übelkeit, Harndrang, was wiederum ihre Angst und Not verstärkt. Durch die Vermeidungsangst engen die Patienten sich mehr und mehr ein, dies führt zu familiären Belastungen, zu Isolierung und zum Verlust sozialer Kompetenz. Letzteres ist besonders im Jugendalter zu befürchten. Die sehr expansiven dynamischen jugendlichen Peergroups sind bestrebt, die Grenzen ihrer Möglichkeiten auszutesten. Sie haben für phobische ängstliche Freunde oft wenig Verständnis. Sie grenzen diese aus, wodurch sich der Teufelskreis von Angst und Vermeidungsverhalten weiter verstärkt.

Ursache: Phobien sind neurotische Fehlentwicklungen aufgrund ungelöster Konflikte, insbesondere im Zusammenhang mit Verlustängsten. Aggressionen können nicht offen ausgelebt und nicht kreativ zu Konfliktlösung eingesetzt werden, sondern werden regressiv gegen das eigene Selbst verkehrt. Mittelpunktbestrebungen oder sexuelle Wünsche werden vom Über-Ich geahndet. Aus Angst zu wollen und doch nicht zu genügen, beschneiden die Patienten sich ihre expansiven Entfaltungsmöglichkeiten. Aus Angst vor der Angst werden Situationen umgangen. Vermeidungsverhalten wird systematisch aufgebaut, der Lebensraum wird enger.

Behandlung: Die Phobien sind die Domäne der Verhaltenstherapie. Die Patienten werden angehalten, einen Stufenplan aufzustellen, nach dem sie versuchen, ihren Lebensradius wieder zu erweitern. Das Expositionstraining muß liebevoll und stützend begleitet werden. Je jünger das Kind ist, umso stärker ist die Familie einzubeziehen. Antidepressiva können hilfreich sein. Von Benzodiazepinen ist wegen der starken Suchtgefährdung abzuraten.

3.4 Zwangsstörung

Definition: Unter einer *Zwangsstörung* versteht man bestimmte, immer wiederkehrende, zwanghaft sich aufdrängende Gedanken oder Handlungsimpulse, die von dem Betroffenen als lästig und quälend empfunden werden. Obwohl sie als unsinnig und störend erkannt werden, können sie willentlich nicht unterdrückt werden.

Häufigkeit: Verläßliche Häufigkeitsangaben fehlen. Die Schätzungen liegen bei 0,3 bis 3% der Alterspopulation. Der Manifestationsgipfel liegt um das 20. Lebensjahr, ein Drittel der Patienten erkranken vor dem 15. Lebensjahr. Jungen erkranken 3- bis 6mal häufiger als Mädchen.

Krankheitsbild: Die Symptomatologie ist altersabhängig, im Schulalter herrschen *Zählzwänge, Rückversicherungszwänge, Ritualbildungen* (z. B. beim Einschlafen oder beim Zähneputzen) vor. Die Reihenfolge der jeweiligen Verrichtungen muß genau eingehalten werden. Auch *Vermeidungszwänge* sind typisch für diese Altersstufe (man darf nicht auf die Umgrenzungen von Pflastersteinen treten oder nur mit dem rechten Fuß auf die Bordsteinkante treten etc.). Eine wirklich krankhafte Zwangssymptomatik wird vor dem 10. Lebensjahr selten beobachtet. Die Symptomatik kann sich in Form von Zwangsritualen, Wasch-, Kontroll-, Wiederholungs-, Ordnungs- und Rückversicherungszwängen äußern. Am verbreitetsten sind ausgiebige Wasch- und Duschzwänge.

Bedeutsam ist, daß die Zwangsgedanken und -impulse als der eigenen Person zugehörig anerkannt, wenn auch als unsinnig und quälend empfunden werden. Der Patient wehrt sich gegen die Impulse und die Gedanken und wird durch sie gequält. Trotz der Unsinnigkeit müssen die Gedanken und Handlungsimpulse in Form von sog. **Gedankenketten** bzw. **Handlungsketten** wiederholt werden, eine Unterdrückung führt zu qualvollen Verzweiflungszuständen, wobei das Nachgeben der Zwangsimpulse auch nur für relativ kurze Zeit Entlastung gewährleistet.

Die **Zwangsgedanken** können auch **phobischer** Natur sein, typisch sind **Zwangsbefürchtungen** (z. B. mit Unsauberem, Bakterien, Sperma, Blut oder AIDS) in Berührung gekommen zu sein und hierdurch evtl. andere Personen zu gefährden. Nicht selten werden die Kinder durch obszöne Vorstellungen sexuellen Inhalts gequält oder auch durch blasphemische Gedanken, was immer zu ausgeprägten Schuldgefühlen führt.

Zwangshandlungen sind ständig sich wiederholende stereotype Handlungsabläufe. Sie sind sinnlos, dienen aber in der Vorstellung dazu, ein befürchtetes Ereignis abzuwenden, das anderen Schaden bringen könnte oder bei dem der Patient selbst Unheil anrichten könnte. Von Angst gequält und mit extremer innerer Anspannung können solche Zwangshandlungen sich über Stunden hinziehen. Nicht selten werden auch die Eltern, Geschwister oder Freunde in die Zwangshandlungen mit einbezogen. Beim **Wasch- oder Duschzwang**

stehen die Patienten oft stundenlang unter der Dusche oder nur vor dem laufenden Wasserhahn. Sie sind bemüht, alles Schlechte abzuwaschen, erlangen aber nie die Sicherheit, sauber zu werden und geraten in Panik, wenn die Familie das Wasser absperrt. **Kontrollzwänge** betreffen häufig das Schließen von Fenstern, Türen oder Wasserhähnen, wobei selbst fünf- bis fünfzigmaliges Kontrollieren keineswegs Sicherheit bringt.

Beim **Wiederholungszwang** müssen Türen auf- und zugemacht, Kleider an- und ausgezogen werden, so daß die gesamte Familie bereits vor dem Schulbesuch extrem gestreßt ist. Beim **Berührungs- oder Ordnungszwang** müssen immer wieder Dinge symmetrisch angeordnet werden. Optisch muß strikte Ordnung herrschen, Änderungen führen zu panikartigen Schreianfällen. Die Zwangserkrankung eines Kindes bedeutet für eine Familie eine extreme Belastung, insbesondere, da der Kranke versucht, Familienmitglieder in sein Sicherungssystem mit einzubeziehen. Der Appell an die Eltern um versichernde Hilfe ist groß. Nicht selten wird die Mutter, die sich für den Tagesablauf des Kindes verantwortlich fühlt, zum „Zwangs-Kompagnon".

Ursache: Die Ursachen sind noch nicht genügend erforscht. Zwangssyndrome treten oft *familiär gehäuft* auf, d. h. die Kinder stammen aus einem rigiden Elternhaus, wobei nicht klar ist, ob eine genetische Disposition vererbt wird oder ob Angst- und Schuldgefühle über einen rigiden, einengenden Erziehungsstil weitergegeben werden. Die Zwangsneurose kann als besonders neurotische Form der Auseinandersetzung mit den Eltern aufgefaßt werden. In der Zwangsneurose klammert das Kind an den Eltern, es treibt oft Reinlichkeits- und Moralvorstellungen der Eltern im Symptom auf die Spitze und führt sie ad absurdum. Das Zwangsritual dient immer der Vermeidung von Angst. Dies Vermeidungs- und Schutzverhalten steht derartig im Vordergrund, daß kreative Lösungsstrategien nicht mehr zustandekommen.

Behandlung: Die Therapie sollte dreidimensional gestaltet sein.

- **Verhaltenstherapeutisch.** In der Vorstellung, aber auch in der Realität sollte das Aushalten und die Überwindung von Angst erprobt werden, um so den Aktionskreis des Patienten langsam wieder zu vergrößern. Diese Therapie setzt eine hohe Therapiemotivation voraus.
- **Psychopharmaka** wirken unterstützend, besonders das Antidepressivum Clomipramin (Anafranil®) zeigt in einem Drittel der Fälle eine gute Wirkung.
- **In den tiefenpsychologisch fundierten Gesrächen** muß an den hohen moralischen Vorstellungen und Gewissenseinstellungen (rigides Über-Ich) und an der Versündigungsangst der Patienten gearbeitet werden. Der Patient muß lernen, das Böse in der Welt zu akzeptieren in Form von Schuld, Krankheit und Ungewißheit, mit der Vorstellung, ihm tätig, aber auch wiedergutmachend, nicht nur vermeidend, entgegentreten zu können.

3.5 Konversionsstörungen (dissoziative Störungen)

Definition: Unter *dissoziativen Störungen* versteht man motorische und sensorische Funktionsstörungen sowie Bewußtseinsstörungen und Anfallszustände. Sie lassen köperliche Krankheiten vermuten, sind aber tatsächlich Ausdruck eines psychischen Konfliktes oder Bedürfnisses.

Krankheitsbild: Das klinische Bild der Konversionssymptomatik ist mannigfaltig.

1. **Konversionsneurotische Lähmungen.** Befalsind z. B. die Bein- oder Armmuskulatur er Unfähigkeit zu gehen oder zu stehen. In Kontrast zur Schwere des Krankheitsbildes steht die „belle indifference", die unbeschwerte Fröhlichkeit der Patienten, die sich um ihr schweres Krankheitsbild wenig Sorgen machen.
2. Bei den **funktionellen Sensibilitätsstörungen** geben die Patienten an, daß bestimmte Hautbezirke unempfindlich seien, wobei die Begrenzung der laienhaften Körpervorstellung entspricht, nicht der anatomischen Innervation, z. B. strumpf- oder handschuhförmige Begrenzung der Gefühlsstörung.
3. Bei den **Störungen der Sinnesfunktion** sind sondere die funktionelle Taubheit oder Blindheit zu nennen, in der Regel selektiv sind z. B. Sehen durch ein fernrohrartig röhrenförmig eingeengtes Gesichtsfeld.
4. **Konversionsneurotische Schmerzzustände** bedürfen einer oft langwierigen intensiven organischen Abklärung und sind häufig schwer differentialdiagnostisch abgrenzbar.
5. Im Bereich der **Atmungsorgane** sind asthmaartige Beschwerden, Glottiskrampf, Heiserkeit, Aphonie zu nennen.
6. **Konversionsneurotische Bewußtseinsstörungen** können sich in Dämmerzuständen oder Stupor äußern. Beim Ganser-Syndrom liegt eine Bewußtseinseinengung vor, meist kombiniert mit Pseudodemenz und sehr regressivem kindlich-infantilem Gehabe. Es dient oft dem Zweck, sich ei-

fantilem Gehabe. Es dient oft dem Zweck, sich einer schwierigen Auseinandersetzung oder Bestrafung zu entziehen.
7. **Psychogene Anfälle** verlaufen in der Regel dramatisch, aber ohne Hinstürzen und Verletzungen. Sie dauern oft viel länger als epileptische Anfälle. Gelegentlich zeigen sie ein sehr expressives Ausdrucksverhalten. Die Pupillenreaktion, die Reflexe und die Schmerzreaktion bleiben erhalten und geben differentialdiagnostische Aufschlüsse.
8. **Dissoziative Persönlichkeitsstörung** *(„multiple Persönlichkeit")* ist extrem selten und wird auch kontrovers diskutiert. Das Hauptmerkmal ist die phantasierte Existenz zweier oder mehrerer „Personen" innerhalb der eigenen Persönlichkeit. Sie werden von dem Patienten als unterschiedliche Personen mit getrenntem Erinnerungsvermögen und eigenen Verhaltensweisen wahrgenommen, wobei eine Person als die dominante erlebt wird. Die einzelnen Sub-Persönlichkeiten haben oft einen eigenen Namen und zeigen ganz unterschiedliche Verhaltensweisen und übernehmen wiederholt die volle Kontrolle über das Verhalten des Patienten.

Häufigkeit: Verläßliche Zahlen liegen nicht vor. In kinder- und jugendpsychiatrischen Kliniken sind etwa 0,8 bis 2% Patienten betroffen. Die Erkrankung ist in unserem Kulturkreis stark rückläufig. Mädchen sind heute gleich häufig betroffen wie Jungen.

In den vorindustriellen Gesellschaften, z.B. bei Flüchtlingskindern, tritt die Erkrankung häufiger auf; Mädchen sind hier erheblich häufiger betroffen.

Diagnose: Die Diagnose stützt sich auf

- den oft demonstrativen Darbietungsstil,
- den symbolischen Ausdrucksgehalt und die Zweckgerichtetheit der Symptomatik,
- eine Familientradition,
- einen sekundären Krankheitsgewinn,
- das Auftreten in schwierigen Situationen,
- den Ausschluß somatischer Ursachen.

Oft bildet sich im Symptom der Konflikt ab. Die konversionsneurotische Lähmung zeigt, daß es für den Patienten „in dieser Situation nicht mehr weitergeht", daß er sich nach der vorausgegangenen seelischen Verletzung gelähmt fühlt. Welche Art der Konversion gewählt wird, hängt ab von evtl. Vorerkrankungen, z.B. ob eine Unterschenkelfraktur beim Patienten selbst oder eine Beinverletzung, z.B. beim Vater, in der Familie Zuwendung brachte. Vielleicht führt auch die vielbeachtete Augenkrankheit bei einer Großmutter zur psychogenen Erblindung. Der Patient möchte vor übermäßigen Konflikten, insbesondere vor der eigenen Schuld und Verführbarkeit die Augen verschließen. Die Krankheit führt oft zu einem Schonverhalten von seiten der Familie und läßt Konfliktsituationen weiter hinausschieben. Sie hat oft appellativen Charakter. So fiel ein Heimkind seiner neuen Ersatzmutter, d.h. Erzieherin, appellativ vor die Füße, als diese nach ihrer eigenen Heirat die Stelle kündigte. Somatische Ursachen sind stets auszuschließen. Oft ist die Differentialdiagnose verwirrend. Neurogene Erkrankungen können z.B. sehr schleichend beginnen und vom Kind zunächst dramatisch überzeichnet werden. Einige Kinder haben echte epileptische Anfälle und fügen bei Beobachtung, z.B. in Epilepsiekliniken, ihrem Repertoire weitere Anfallsformen hinzu, um so Aufmerksamkeit zu erreichen.

Ursache: Die Ursache der Konversionssymptome ist vielfältig. Die Konversionsreaktion war das erste Modell, an dem Freud seine Neurosenentstehung erklärte. Er wies nach, daß unerwünschte Triebwünsche oder unbewältigte Konflikte ins Unbewußte verdrängt wurden, sozusagen im Symptom gebunden waren und somit Aufschub und Erleichterung erzielten. Andere theoretische Ansätze betonen den Ausdruck und Symbolcharakter der Symptome wie oben erklärt.

Behandlung: Zu entscheiden ist, ob eine symptomorientierte oder konfliktzentrierte Behandlung indiziert ist. Kurzfristig bestehende Konversionssymptome haben eine gute Prognose. Sie müssen rasch behandelt werden. Hierzu eignen sich Suggestivmaßnahmen, verhaltenstherapeutische Methoden, evtl. auch wegen der Suggestibilität der Patienten Hypnoseverfahren.

Länger bestehende Konversionsneurosen müssen konfliktzentriert und tiefenpsychologisch fundiert behandelt werden. Eine Übungsbehandlung dient der Vermeidung von sekundären Schäden. Sie eignet sich auch dazu, dem Patienten einen „ehrenvollen Rückzug aus dem Symptom" zu ermöglichen. In der konfliktzentrierten Therapie muß der Patient erleben, daß seine infantilen Wünsche vom Therapeuten akzeptiert werden und damit für den Patienten selber akzeptabel werden, daß sie verstehbar und nicht strafwürdig sind, daß er kreative Möglichkeiten entwickeln muß, um sich Teilaspekte seiner Wünsche zu gestatten, daß er kreativ auf die Welt zugehen kann und sich nicht regressiv verkriechen darf.

Prognose: Die Symptombildungen bei Konversionsneurosen sind größtenteils flüchtig und heilen oft spontan. Bei den seltenen chronischen Fällen drohen Komplikationen, z. B. Inaktivitätsatrophien bei Lähmungen. Auch kann der Patient sich durch seine Erkrankung viel Entlastungen, Zuwendungen seitens der Umwelt erarbeitet haben, so daß der Krankheitsgewinn groß, der Anreiz zur Gesundung gering ist.

3.6 Suizidales Verhalten

Definition: *Suizidversuche* sind Handlungen, die das Ziel haben, das eigene Leben zu beenden. Beim **Suizid** haben diese Handlungen zum Tode geführt. Unter einem **erweiterten Suizid** versteht man die Mitnahme eines nahestehenden Menschen, zumeist eines Kindes, das nicht allein in der schrecklichen Welt zurückgelassen werden soll.

Häufigkeit: Im Kindesalter steht der Suizid als Todesursache an 10. Stelle, im Jugendalter, ab 15 Jahre, steht er an 2. Stelle. Jährlich suizidieren sich in der Bundesrepublik etwa 100 Kinder, im Jugendalter etwa 1500. Bei den vollendeten Suiziden überwiegen in jedem Alter die Jungen. Das Verhältnis von Suiziden zu Suizidversuchen beträgt bei Jungen 1:10, bei Mädchen 1:30. (SCHMIDTKE, 1984).

Krankheitsbild: Das klinische Bild der Suizidhandlungen variiert in Abhängigkeit vom Alter. Bei **Kindern** unter 10 Jahren sind vollendete Suizidversuche selten, obwohl Suizidgedanken und -drohungen häufig beobachtet werden. Kinder sind sich bei der Planung und Durchführung suizidaler Handlungen der Endgültigkeit des Todes nicht bewußt. Suizidversuche stellen Impulshandlungen in scheinbar ausweglosen Situationen dar, denen das Kind auf diese Weise entrinnen möchte. Häufig werden Suizidhandlungen als Unfälle verbrämt. Der Anlaß ist häufig nichtig: Angst vor Strafe oder Diskriminierung (z. B. schlechte Schulzeugnisse).

Bei **Jugendlichen** spielen Selbstwertkonflikte, Isolation, Kontaktstörungen, Enttäuschungen in der ersten Liebesbeziehung, häufig eine auslösende Rolle. Tragisch ist, daß diesen Konflikten ein bis zwei Jahre später in der Regel keinerlei Bedeutung mehr zugemessen würde. Jugendliche, die an psychotischen oder depressiven Erkrankungen leiden, neigen zu harten Methoden, das Ausmaß an Autoaggressivität ist stärker ausgeprägt. Unter den Methoden steht die Einnahme von Schlaf- oder Schmerzmitteln und im Haushalt gefundener Giftstoffe an erster Stelle. Die härteren Methoden wie Springen aus größerer Höhe, Strangulation oder Gasvergiftungen sind seltener. Als Suizidort wird überwiegend die elterliche Wohnung gewählt.

Während bei Kindern Suizidhandlungen in der Regel abrupt aus einer akuten Notsituation heraus erfolgen, können bei Jugendlichen, ähnlich wie bei Erwachsenen, vorausgehende Hinweiszeichen beobachtet werden wie:

- Einengung des gesamten Lebensbereiches – Kontaktscheu, Verlust altersgemäßer Interessen, Abbruch zwischenmenschlicher Beziehungen, Initiativeverlust, Nihilismus. Häufig finden sich entsprechende Hinweise in Tagebuchniederschriften.
- Die Jugendlichen isolieren sich zunehmend, sie finden keine Möglichkeit mehr der adäquaten Auseinandersetzung mit Eltern oder Gleichaltrigen, verfügen somit nicht mehr über entsprechende Konfliktlösungsmöglichkeiten.
- Todeswünsche und Selbstmordphantasien: 50% aller Jugendlichen machen sich in dieser Entwicklungsphase Gedanken über mögliche Selbstmordhandlungen. Bei konkretem Ausphantasieren solcher Gedanken besteht Gefahr, daß solche Gedanken auch in die Tat umgesetzt werden.

Suizidversuche sind etwa zehnmal häufiger als erfolgreiche Suizide. Sie sind als Appell an die Umgebung zu verstehen, der auf unlösbare Konfliktsituationen aufmerksam machen soll. Psychotische Jugendliche sind stärker suizidgefährdet, sie streben in der Regel eine ernsthafte Selbsttötung an. Entsprechend werden harte Methoden (Strangulation, Sprung aus großer Höhe, lebensgefährliche Stichverletzungen) bevorzugt.

Behandlung: In der Therapie ist neben dem aktuell auslösenden Konflikt der familiäre Hintergrund zu gewichten. Schwierigkeiten bereitet oft die mangelnde Kooperationsbereitschaft jugendlicher Suizidenten, die aus desolaten familiären Verhältnissen stammen. Hier ist oft nur in der Frühphase, auf der Intensivstation, ein therapeutischer Zugang möglich, da diese Patienten sehr rasch wieder ihre destruktive Abwehr formieren. In einer längerdauernden stationären Psychotherapie muß versucht werden, das zerstörte Selbstwertgefühl der Patienten wieder aufzurichten. Neue konstruktive Konfliktlösungsmuster müssen erarbeitet werden.

3.7 Sexueller Mißbrauch

Definition: *Sexueller Mißbrauch* beinhaltet Aktivität mit sexuellem Charakter zwischen Erwachsenem und Kind. Es werden verschiedene Schweregrade des sexuellen Mißbrauchs unterschieden: Anreden in sexueller Weise, Zeigen von pornographischen Medien, Vorzeigen von Genitalorganen in sexueller Absicht, aktive oder passive Berührungen am Körper oder an den Genitalregionen mit sexueller Absicht, masturbatorische Handlungen bis hin zum Anal-, Oral- und Geschlechtsverkehr. Als sexueller Mißbrauch wird jede Handlung bezeichnet, die mit der Absicht verbunden ist, ein Kind sexuell zu stimulieren oder ein Kind zur sexuellen Erregung eines Erwachsenen zu benutzen. Ein Ereignis wird grundsätzlich dann als Mißbrauch gewertet, wenn der Mißbraucher mindestens 5 Jahre älter ist als der/die Mißbrauchte.

Häufigkeit, Alter: Mißbrauchserlebnisse im Kindesalter sind kein seltenes Ereignis. Aufgrund neuerer Prävalenzstudien liegt die Häufigkeit bei Mädchen um 25% und bei Jungen um 10%. 90% der Mißbrauchserlebnisse betreffen den sozialen Nahraum des Kindes, 60% – 70% ereignen sich innerhalb der Familie, nur 8% sind Fremde. Die Mißbrauchsverantwortlichen sind zu 95% männlichen Geschlechts. Die Dunkelziffer ist hoch: beim intrafamiliären Mißbrauchsereignis liegt sie bei 1 : 30, beim extrafamiliären bei 1 : 23 und beim durch Fremde verantworteten Mißbrauchsereignis bei 1 : 6 (Raupp u. Eggers 1993). Die meisten Inzestopfer werden erstmalig im Alter zwischen 6 und 10 Jahren, knapp ein Drittel bereits im Säuglings- und Kleinkindalter mißbraucht! Bei kleinen Kindern besteht die Mißhandlungsform vorwiegend in oralen, analen und extravaginalen sexuellen Handlungen, wobei es dann im Alter zwischen 6 und 8 Jahren zu vollem Vaginalverkehr kommt.

Extrafamiliärer versus intrafamiliärer sexueller Mißbrauch: Der sexuelle Mißbrauch spielt sich vorwiegend intrafamiliär ab, so daß im eigentlichen Sinn von Inzest gesprochen werden kann. In den intrafamiliären Mißbrauch können auch nicht oder nur nah verwandte Personen verwickelt sein (Stiefeltern, Partner der Mutter, Stiefgeschwister, Babysitter, nahe Freunde der Eltern). Im Gegensatz zu sexuellem Mißbrauch durch Fremde, der meist ein einmaliges Ereignis bleibt und das Kind auch nicht zusätzlich durch Rollen- und Loyalitätskonflikte traumatisiert, sind Mißbrauchsereignisse im sozialen Nahraum chronisch, erstrecken sich über viele Jahre hinweg und stürzen das Kind in erhebliche emotionale Verwirrungen und Konflikte. Im Gegensatz zu Übergriffen durch Fremde bleiben intrafamiliäre Mißbrauchshandlungen in der Regel verborgen und bilden ein Geheimnis zwischen Kind und Mißbrauchsverantwortlichem. Der sexuelle Mißbrauch zwischen Vater bzw. Stiefvater und Tochter ist die am häufigsten beschriebene Mißbrauchsform, deren Psychodynamik am besten untersucht ist. Typischerweise handelt es sich um relativ isoliert lebende, sozial unauffällige Mittelschichtfamilien. Die Väter sind häufig schwach, unsicher, ängstlich, gleichzeitig aber egoistisch und brutal ihre Triebwünsche durchsetzend.

Der offensichtliche *Mutter-Sohn-Inzest* mit genitalen Handlungen ist recht selten, weil besonders tabuisiert. Jedoch kommen sexuelle Verführungen seitens der Mütter häufiger vor und werden z. B. in Form übertriebener und bis in die Adoleszenz hinein verlängerter Körperpflege verbrämt (Eincremen, Massieren und Reinigen von Anal- und Genitalgegend, gemeinsames Baden).

Psychische Inzestfolgen: Mehr als die Hälfte der Betroffenen leidet langdauernd an gravierenden psychischen Symptomen wie Alpträume, Schlafstörungen, Angstzustände, Panikattacken, Einnässen, akute und chronische Bauch- oder Kopfschmerzen, Eßstörungen (Magersucht, bulimische Freßattacken, Fettsucht), konversionsneurotische Lähmungen oder Bewußtseinsstörungen, aggressive oder gar delinquente Verhaltensstörungen, Tabletten-, Alkohol-, Drogenmißbrauch, Suizidalität, Selbstverstümmelungen, Depressionen. Typisch sind später zwischenmenschliche Beziehungsstörungen und ein gestörtes Sexualverhalten, insbesondere Promiskuität – als Folge zwanghafter Reinszenierungen der erlittenen sexuellen Traumen. Das *Ausmaß der psychischen Folgeschäden* hängt von folgenden Faktoren ab: Altersunterschied zwischen Täter und Opfer, Intensität der Beziehung zum Mißbrauchsverantwortlichen, Ausmaß der Gefühlsverwirrung beim Inzestopfer, Nähe des Verwandtschaftsgrades, Dauer der Inzestbeziehung, Ausmaß des Gewaltpotentials und des Zwangs zur Geheimhaltung, Alter bei Mißhandlungsbeginn und Abwesenheit schützender Vertrauensbeziehungen.

Behandlung: In *therapeutischer* Hinsicht kommt es sehr auf eine behutsame Bearbeitung der schweren *Schuldgefühle* an, von denen das Inzestopfer zeitlebens gequält wird. Da sexuelle Mißbrauchshandlungen immer auch vor dem Hintergrund intrafamiliärer Beziehungsstörungen vorkommen, kann eine Familientherapie vor allem dann indiziert sein, wenn der Mißbrauchsverantwortliche zu seiner Schuld steht und diese auch bearbeiten möchte. Ist dies nicht möglich, sollte eine Trennung des Kindes von dem Mißbrauchsverantwortlichen erfolgen: Fremdunterbringung gem. KJHG (Kinder- und Jugendhilfegesetz).

4 Psychosomatische Störungen mit vorwiegend körperlicher Symptomatik

4.1 Anorexia nervosa

Definition: Unter *Anorexia nervosa* versteht man eine überwiegend bei Mädchen in der Präpubertät und Pubertät auftretende extreme Gewichtsabnahme infolge anhaltender Verweigerung der Nahrungsaufnahme. Das Gefühl für normale Körperproportionen ist nachhaltig beeinträchtigt, und es besteht eine intensive Furcht vor dem **Dickwerden.**

Häufigkeit:

- 0,5 bis 1 % der Kinder und Jugendlichen leiden an einer Anorexie.
- Das Erkrankungsalter liegt zwischen 8 bis 40 Jahren.
- Der Manifestationsgipfel liegt in der Adoleszenz bei 16 Jahren (+/– 3 Jahre). Mädchen erkranken erheblich häufiger als Jungen. Die Verhältniszahlen liegen zwischen 10 : 1 bis 30 : 1. In den letzten Jahrzehnten ist ein deutlicher Anstieg der Erkrankung festzustellen. Sie tritt in allen Industriestaaten auf.

Krankheitsbild: Im Vordergrund steht der hochgradige Gewichtsverlust, das Gewicht liegt um 15 bis 20 % unter dem ehemaligen Körpergewicht. Die Fettpolster sind atrophisch, die Bauchdecken eingefallen, Rippen, Beckenknochen und Dornfortsätze stehen vor. Die Haut ist schorfig-trocken, lanugobehaart. Es kann zur Ausbildung eines regelrechten Hirsutismus kommen. Die Akren sind kühl und marmoriert, das Haar ist stumpf. Später kommt es durch den Östrogenmangel zu vermehrtem Haarausfall und zur Osteoporose. Es besteht eine Bradypnoe und Bradykardie (bis 35/min) und ein niedriger Blutdruck. Die sekundären Geschlechtsmerkmale sind mangelhaft ausgebildet. Die Brustentwicklung ist rückläufig, es besteht eine primäre und sekundäre Amenorrhoe.

Es besteht eine schwere Störung des Körperschemas, die Kinder verlieren jegliches Körpergefühl, haben insbesondere kein Gefühl mehr für normale Proportionen.

Psychische Symptome. Hervorstechend sind die Freude an der Gewichtsabnahme und die mangelnde Krankheitseinsicht. Es fehlt typischerweise jegliches Gefühl für die Gefährlichkeit der extremen Abmagerung. Die Patienten erleben ihren kachektischen Körper in der Regel als zu dick oder zumindest als wohlproportioniert. Sie sind gedanklich extrem an das Essen oder Nichtessen fixiert. Sie sind „wandelnde Kalorientabellen“ und kennen auch die Kalorienzusammensetzungen seltener Speisen. Stundenlang können sie mit der Überlegung beschäftigt sein, ein viertel oder ein halbes Brötchen oder eine achtel oder eine viertel Kartoffel zu essen.

Stundenlang wird die Nahrung im Mund hin und her geschoben. Die Kinder fühlen sich nicht hungrig und neigen dazu, andere Familienmitglieder zu füttern, selbst aber ihrerseits nichts zu essen. Gelegentlich kann es zu Heißhungerattacken und entsprechenden Eßdurchbrüchen kommen, die jedoch sofort von Schuld- und Ekelgefühlen gefolgt sind, was die Patienten dazu verleitet, mit dem Finger im Rachen Erbrechen auszulösen. Verbreitet ist ein Laxanzien-Abusus, einerseits um die Nahrungsreduktion zu verhindern, andererseits um die durch die Nahrungskarenz bedingte Obstipation zu bekämpfen. Durch extreme und andauernde sportliche Betätigungen versuchen sich die Patienten fit zu halten und eine drohende Gewichtszunahme zu verhüten.

Die Patienten sind meistens gut bis überdurchschnittlich intelligent und versuchen ihre Mängel an sozialer Kompetenz durch Schulerfolge auszugleichen. Sie sind strebsam und ehrgeizig und geraten dadurch zusätzlich in soziale Isolation.

Blutbefunde: Sie spiegeln die Einschränkung des Stoffwechsels wider mit Abfall der Cortisol-, Östrogen-, Thyroxin-, LTH- und FSH-Spiegel im Serum, Anämie durch Eisen- und Folsäuremangel, und wir sehen einen Abfall der Proteinspiegel. Durch Eiweißkatabolismus kommt es zum Anstieg von Harnstoff N und Kreatinin im Serum. Die Glukosetoleranz ist vermindert. Durch Erbrechen, Laxanzien- und Diuretika-Abusus entstehen gefährliche Elektrolyt-Verschiebungen mit Abfall von Natrium, Chlorid und besonders Kalium. Die Azetonämie führt zum Verlust des Hungergefühls.

Ursache: Es werden erbgenetische Einflüsse diskutiert, Eßstörungen kommen familiär gehäuft vor. Häufig sind die Mütter übergewichtig, was bei den Kindern auf Ablehnung stößt, die selbst anfänglich auch übergewichtig waren und evtl. sogar gehänselt worden sind. Beim Abnehmen und Hungern gerät der Organismus dann „außer Kontrolle", die Betroffenen verlieren jegliches Gefühl für die Norm. Gesellschaftliche Vorstellungen von Schlankheitsideal (Twiggy-Idol) tragen hierzu bei (soziokulturelle Einflüsse).

Familiäre Einflüsse. Es gibt relativ typische familiäre Interaktionsmuster: Übermäßige gegenseitige Besorgtheit, überprotektives Verhalten, rigider Erziehungsstil, Konfliktvermeidung, fehlende Konfliktlösungsstrategien, Pseudoharmonie, mangelnde Abgrenzung zwischen Individuen verschiedener Generationen, Rollendominanz von Mutter und Großmutter. Die Geschwisterbeziehungen sind eng, aber auch von gegenseitiger Rivalität geprägt, wobei die erkrankten Kinder im Rivalitätswettbewerb unterliegen. Neid, Mißgunst und Besitzansprüche werden von ihnen verdrängt. Durch das provozierende Eßverhalten, was die ganze Familie „zur Weißglut bringen" kann, leben sie aber ihr Mittelpunktstreben in fataler Weise aus.

Individuelle Faktoren. Das Erwachsenwerden wird abgelehnt, vor allem Mädchen wollen nicht zur Frau heranreifen, sie möchten nicht so werden wie die Mutter, auch Sexualität und Geschlechtsreife werden als gefährlich erlebt. Die Kinder flüchten sich in Askese, gehen ausschließlich ihren geistigen und sportlichen Interessen nach und geraten zunehmend in Isolation. Häufig besteht eine enge Vaterbindung oder auch eine entsprechend ambivalent-widersprüchliche Beziehung zum Vater, die Mutter wird abgelehnt. Das anorektische Eßverhalten wird häufig auch als Machtmittel benutzt, um sich gegen starke innerfamiliäre Bindungen zu wehren, der Kampf um Autonomie und Eigenständigkeit wird über die Nahrungsverweigerung geführt. Die betroffenen Jugendlichen fühlen sich als körperlose Wesen übermächtig und omnipotent. Die Fähigkeit zur vermeintlichen Körper- und Triebbeherrschung verleiht den Patientinnen ein immenses Hochgefühl, sie erleben den „Triumpf des Geistes" über den Körper und alles Triebhafte.

Behandlung: Bei extremer Abmagerung ist eine stationäre Behandlung erforderlich, evtl. bedarf es einer Ernährung durch die Sonde. Durch entsprechende Nahrungszufuhr und Infusionen muß das gestörte Elektrolyt-Gleichgewicht wieder hergestellt werden. Das lebensbedrohliche Untergewicht muß mit allen Mitteln beseitigt werden, um den Hungertod und schwere körperliche Schäden zu verhüten 10% der Patienten entwickeln Krampfanfälle durch Unterzuckerungen und/oder Elektrolyt-Verschiebungen, bei vielen Patienten kommt es zu einer Pseudo-Atrophie des Gehirns (im CT nachweisbar). Nach Überwindung der akuten Phase sollte ein diätetischer Essensplan erarbeitet werden unter Mithilfe der Diätassistentin. Eine individuelle Psychotherapie und begleitende Eltern-Familien-Therapie sind unabdingbar. In der Regel erstreckt sich die Therapie über ein bis zwei Jahre oder länger, was notwendig ist, da die Prognose der Anorexia nervosa ernst ist. Die Mortalitätsrate liegt bei etwa 5%, teilweise sogar höher. Oft bleiben Eßstörungen chronisch, auch Umschläge in Adipositas sind nicht selten.

Bulimie

Definition: Die *Bulimie* ist gekennzeichnet durch suchtartige Eßdurchbrüche oft hochkalorischer, voluminöser Nahrungsmittel mit dem Vorsatz, sich ihrer durch selbstinduziertes Erbrechen wieder zu entledigen. Oft besteht Abführmittel-Abusus, gelegentlich auch ein Alkohol- und Tablettenproblem.

Häufigkeit: Das Hauptmanifestationsalter liegt in der Adoleszenz und im frühen Erwachsenenalter. Die Erkrankung wird lange verheimlicht, die Häufigkeit wird je nach Strenge der Kriterien mit 2 bis 4% angegeben. 1% bedarf klinischer Behandlung. Das Verhältnis von Mädchen : Jungen beträgt 9:1.

Bei etwa 50% der Anorexiepatienten treten bulimische Phasen auf: „Bulimarexie". Die mittlere Erkrankungsdauer beträgt 7 Jahre. Patientinnen mit höherem Ausbildungsniveau sind häufiger betroffen.

Krankheitsbild: Die Symptomatologie ist durch folgende 4 Hauptkriterien gekennzeichnet:

1. nahezu unwiderstehliche Gier nach Nahrungsmitteln mit Eßattacken,
2. Verhinderung der Gewichtszunahme durch
   - selbstinduziertes Erbrechen,
   - selbstinduziertes Abführen,
   - zeitweilige Hungerperioden,
   - Gebrauch von Appetitzüglern, Diuretika, Schilddrüsenpräparaten,

3. krankhafte Furcht vor Gewichtszunahme,
4. anamnestisch oft anorektische Perioden.

Die Eßattacken gehen mit erheblichen Schuldgefühlen einher. Die Patientinnen sind depressiv gestimmt. Infolge des Erbrechens und des Laxanzien-Abusus bleibt das Körpergewicht in der Regel normal, wobei periodische Gewichtsschwankungen zwischen 5 und 20 kg eintreten können. Durch Abführmittel-Mißbrauch und durch Diuretika kommt es zu erheblichen Elektrolytverschiebungen mit Kalium-, Natrium- und Chloridverlust. Durch Reizungen der Speiseröhre mit Magensäure können Speiseröhrenentzündungen auftreten. Ähnlich wie bei der Anorexie ist häufig auch das Körperschema gestört. Patientinnen mit einer Bulimie sind aber sexuell aktiver und interessierter, auch ist eine Amenorrhoe nicht die Regel, wenn sie vorkommt, so besteht sie nur für kurze Dauer.

Ursache: Die Ursachen sind nicht grundsätzlich unterschieden von denjenigen bei Anorexia nervosa. Individuelle, familiäre und soziokulturelle Faktoren spielen eine Rolle. Frühe Beziehungskonflikte mit den Eltern sind bedeutsam, die später bei Partner-Konflikten wieder „virulent" werden können. Es kommt zu einer psychischen Labilität mit niedrigem Selbstwertgefühl, emotionaler Instabilität, verstärkter Leistungsorientierung und einer starken Betonung des Schönheitsideals (Schlankheit und Fitness sind wichtige Werte). Mehrere Studien belegen einen Zusammenhang zwischen sexuellen Mißbrauchserlebnissen in der Kindheit und späterem Auftreten von bulimisch-anorektischen Eßstörungen.

Behandlung: Individuelle Psychotherapie, begleitende Eltern-Familien-Therapie. Verhaltenstherapeutische Techniken können symptomreduzierend wirken. In schweren Fällen und bei ausgeprägten depressiven Verstimmungen der Patienten können kurzfristig Antidepressiva sinnvoll sein.

4.3 Adipositas

Definition: Unter einer *Adipositas* verstehen wir ein meistens alimentär bedingtes Übergewicht über 20% der Norm oder außerhalb der 2-Sigma-Grenze des Normgewichts (eine ausführliche Darstellung findet sich auf S. 249 u. ff).

Physiologie: Bis zur Pubertätsphase, insbesondere in der Säuglingszeit, kommt es durch überkalorische Ernährung zu einer Vermehrung der Fettzellen. Frauen entwickeln in der Regel 40 Milliarden Fettzellen, während Männer nur 20 Milliarden Fettzellen ausbilden. Die vermehrte Ausscheidung des Testosterons scheint den präpubertären Teilungsschub der Fettzellen bei Jungen zu vermindern.

Jenseits der Pubertät zeigen die Fettzellen eine geringere Teilungsrate. Der Fettgehalt der einzelnen Zelle kann jedoch bis auf das Achtfache anwachsen. So entwickeln Menschen, die in der Jugend nie adipös gewesen sind, wenn sie zu viel essen, eine großzellige Fettsucht, während Menschen, die durch eine Adipositas in der Präpubertärzeit ein großes Fettzellreservoir erworben haben, später eine kleinzellige Fettsucht entwickeln. Bei Abmagerung verschwindet keine einzige Fettzelle, sie schrumpft lediglich, um bei vermehrtem Angebot sich erneut wieder zu füllen.

Die Verteilung der Fettzellen ist genetisch bedingt. Frauen neigen zu Adipositas der unteren Körperhälfte, während bei Männern die obere Körperhälfte bevorzugt ist. Die Fettverteilung, die die spezifische Körpergestalt ausmacht, ist genetisch bedingt und ähnelt sehr der der Eltern.

Ursache: Der psychisch bedingten Fettsucht liegt häufig eine früh gestörte Mutter-Kind-Beziehung zugrunde. Das früheste Unlusterlebnis der Kindheit ist Hunger, und somit wird das Gesättigtwerden als eine sehr elementare Befriedigung erlebt. Wenn der Säugling die Zuwendung der Mutter stets in Zusammenhang mit dem Gestilltwerden erlebt, so bleibt das Sättigungserlebnis häufig mit dem Gefühl von Sicherheit und Wohlbefinden verknüpft, obwohl diese Gefühlsqualitäten eigentlich durch die gesamte Familienatmosphäre, insbesondere durch das mütterliche Gehalten-, Geschaukelt- und Gewärmtwerden gewährleistet sind.

Für die Mutter selbst ist das Stillen und das Füttern eines Kleinkindes in der oralen Phase eine recht gut zu handhabende Form der Zuwendung, die ihr selbst viel Befriedigung bringt, während die Beschäftigung mit dem Kleinkind in der analen Phase in Form von Ausprobieren- und Gewährenlassen motorischer, aggressiver und expansiver Triebe für sie sehr viel aufwendiger und anstrengender ist. Eine depressiv strukturierte und ängstliche Mutter wird unbewußt versuchen, ihr Kind möglichst lange in der symbiotischen Phase zu halten, in der es sich noch ganz ihrer Obhut und unter ihrer Kontrolle befindet. Sie wird also die oralen Bedürfnisse ihres Kindes aufgrund ihrer eigenen Charakterstruktur verstärken und somit ungewollt kreativ-expansive Bestrebungen bei ihrem Kind erschweren oder gar verhindern. Eine ihrem Kind gegenüber ambivalent eingestellte Mutter wird aus eigenen Bedürfnissen die zeitlich limitierte und stets notwendige Aufgabe der Fütterung gut wahrnehmen, von den wachsenden Ansprüchlichkeiten des Kleinkindes nach Spiel und Beschäftigung wird sie sich vielleicht durch Gabe von Süßigkeiten „loskaufen". Aggressive Impulse des Kindes versuchen solche Mütter häufig durch Überfütterung abzumildern, das Kind wird dann ruhiger und phlegmatischer.

Das Kind selbst erfährt Befriedigung und Erfüllung vornehmlich durch Essen, während ihm Befriedigungsmöglichkeiten durch Ausschöpfen der Motorik, durch Kreativität, durch Kontakt mit anderen Menschen in solchen Fällen weitgehend verschlossen bleiben. Entsprechend wird es später in kritischen Situationen auf dieses so sichere und einfache Befriedigungsmuster zurückgreifen. Es entwickelt sich der sog. Kummerspeck. Als auslösende Ereignisse sind häufig Verlusterlebnisse zu sehen, z. B. nach einem Umzug, beim Abbruch einer Freundschaft, beim Übergang ins Internat oder später bei der Pensionierung oder nach Verlust des Ehepartners. Viele Berufstätige zeigen gerade am Abend, wenn sie allein zu Hause sind, ein abnormes Eßverhalten. Während des Berufsalltags erscheinen sie recht ausgeglichen, in den Abendstunden macht sich jedoch ihre mangelnde Kreativität bemerkbar, und sie neigen dazu, ihre psychische Leere durch das reale In-Sich-Hineinstopfen von Essen zu „erfüllen". Andere Menschen regredieren besonders in Streßsituationen, da für sie eine vermehrte Körperfülle mit dem Gefühl psychischer Sicherheit verknüpft ist.

Die Adipositas ist häufig ein Glied in einem Circulus vitiosus. Durch ihre charakterlich bedingte Gehemmtheit und den Mangel an Kreativität liegen 70% der Adipositaskinder in ihren Schulleistungen unter ihrem zu erwartenden intellektuellen Leistungsniveau. Das Ausbleiben schulischer und sportlicher Leistungen führt zu einer sozialen Isolierung, diese wiederum zum Ersatzessen eventuell mit resignativer Haltung oder Trotzhaltung („dann bin ich eben dick").

Prognose: Sie ist schlecht, 50–80% der adipösen Kinder bleiben auch als Erwachsene übergewichtig. Prognostisch ungünstige Faktoren sind ein hohes Ausgangsgewicht, familiäre Häufung, niedriger IQ sowie sehr frühe Manifestation und hochgradige Fettsucht, die in der Regel mit schwerer affektiver Störung vergesellschaftet ist.

Behandlung: Bei einer ausgeprägten Adipositas ist in der Regel eine stationäre Aufnahme angezeigt. Neben der Reduktionsdiät muß das Kind emotional sehr viel Stützung erfahren, da es nicht plötzlich auf seine oralen Befriedigungsmechanismen verzichten kann, ohne daß ihm kreative Möglichkeiten eröffnet worden sind. Neben einem verhaltenstherapeutischen Regime (Diät) muß die gesamte emotionale Problematik des Kindes aufgearbeitet werden, da es sonst nach Anfangserfolgen rasch zu Rezidiven kommt. Die Patienten neigen zu dem Trugschluß, daß die Gewichtsreduktion alle sozialen Probleme löst, und sind entsprechend enttäuscht. In der individuellen Psychotherapie müssen die Fragen der Selbstwertproblematik, der Autonomie, die Beziehungsprobleme zu den Eltern durchgearbeitet werden. Eine aktive Freizeitgestaltung ist anzuregen.

Je jünger die Kinder sind, um so intensiver muß die Familie mit einbezogen werden. Das familiäre Eßverhalten ist durchzusprechen. Insbesondere ist die Eltern-Kind-Beziehung zu beleuchten. Oft tragen die Mütter zur Adipositas ihrer Kinder bei. Einige Mütter füttern aus Schuldgefühlen. Andere Mütter sind selbst depressiv strukturiert, sie reagieren gewissermaßen nur auf oralem Niveau. Sie möchten die Kinder in Abhängigkeit halten, damit diese ihnen nicht zu früh entwachsen. Wiederum andere Mütter fürchten die Schönheit ihrer heranwachsenden Mädchen und möchten unbewußt diese Rivalität ausschalten.

4.4 Enuresis

Definition:

Unter dem Begriff *Enuresis* versteht man das wiederholte unwillkürliche Einnässen jenseits des vollendeten 4. Lebensjahres, ohne daß eine bedeutsame urologische, eine neurologische oder endokrine Störung vorliegt.

Man unterscheidet folgende Formen.

- **Primäre** Enuresis: Das Einnässen wird seit der Säuglingszeit beibehalten.
- **Sekundäre** Enuresis: Erneutes Auftreten nach einer Trockenperiode von mindestens 6 Monaten.

Weiterhin kann eingeteilt werden in

- **Enuresis nocturna:** Bettnässen nur während der Nacht, es ist mit 80% die häufigste Form;
- **Enuresis diurna:** Einnässen nur während des Tages (hier spricht man besser von Harninkontinenz), sie ist mit 5% ein relativ seltenes Ereignis;
- **Enuresis diurna et nocturna:** kombinierte Form; sie ist in 15% der Fälle zu diagnostizieren.

Häufigkeit:

Die Häufigkeit der Enuresis ist altersabhängig: Im Alter von 3 Jahren nässen etwa 34%, im Alter von 5 Jahren 6%, im Alter von 7 Jahren 5% und im Alter von 14 Jahren 1 bis 2% ein. Im Erwachsenenalter sind es 1%. Bis zur Pubertät sind Jungen und Mädchen gleich häufig betroffen. Nach der Pubertät besteht eine Knabenwendigkeit, Jungen sind doppelt so häufig betroffen wie Mädchen. Die jährliche „Spontanheilungsquote" liegt bei 10% bis 15%.

Ursache:

1. **Genetische Faktoren.**

Bei $^{2}/_{3}$ der Patienten besteht eine *familiäre Belastung*. Unklar ist, ob es familiär bedingt zu einer verspäteten neurologischen Ausreifung kommt oder ob es sich um einen tradierten Erziehungsstil handelt. Interessant ist, daß Kinder von Enuretiker-Eltern, die im Kibbuz aufwuchsen, ebenfalls eine Enuresis entwickelten.

2. **Organische Ursachen.**

Harnwegsinfekte. Blasenentzündungen sind bei Mädchen häufig zu diagnostizieren, ob sie Ursache oder Folge sind, ist unklar.

Kleine Mißbildungen im Urogenitaltrakt. Z. B. eine leichte Blasenhalsschwäche und eine verminderte Blasenkapazität sind in etwa 10% der urologisch untersuchten Kinder nachzuweisen. Sie sind operativ kaum anzugehen und werden in ihrem Stellenwert für die Entstehung einer Enuresis wahrscheinlich oft überschätzt.

Mangelhafte nächtliche Ausscheidung des antidiuretischen Hormons (ADH). Bei Gesunden ist die nächtliche Urinproduktion um 50% gedrosselt. Bei einem Teil der Kinder, „bei denen nachts das Bett schwimmt", konnte nachgewiesen werden, daß die Sekretion des antidiuretischen Hormons in der Nacht vermindert war. Bei diesen Patienten ist eine therapeutische Substitution sehr erfolgreich.

Differentialdiagnostisch sind auszuschließen

- Diabetes insipidus,
- Diabetes mellitus,
- Sakralnervenstörung, z.B. Spina bifida occulta,
- Hirnreifungsverzögerung oder Schädigung, z.B. Debilität,
- Einnässen bei epileptischem Krampfanfall.

3. **Psychische Ursachen.**

Fehler bei der Reinlichkeitserziehung können bei Unreife des neurophysiologischen Apparates zu einer Fixierung des Kindes auf sein Unvermögen führen und zu einem in der Regel depressiven Rückzugsverhalten. Ängstliche und selbstunsichere Mütter stehen bei ihrem ersten Kind oft unter dem Druck sozialer Normen. Gestreßte berufstätige Mütter wünschen sich häufig zu früh ein pflegeleichtes Kind. Eine leistungsorientierte oder zwanghafte Mutter kann, bedingt durch die eigene Abhängigkeit von Erfolgserlebnissen, wohlmeinend zu früh mit einer rigiden Pädagogik beginnen. Diese Mütter überfordern ihr Kind, so daß es verunsichert kapituliert und lieber im Kleinkindsein verhaftet bleibt.

Belastende Lebenssituationen können eine sekundäre Enuresis auslösen. Zu nennen ist die Geburt eines Geschwisters, auf das mit Eifersucht, Neid und Traurigkeit reagiert wird, ebenso ein Wohnungswechsel mit Verlust der Freunde, aber auch familiäre Zwietracht und Scheidung. Diese Faktoren können eine primäre Enuresis verlängern oder eine sekundäre Enuresis auslösen.

Intrafamiliäre Schwierigkeiten sind bei einem Großteil der therapierefraktären Kinder zu diagnostizieren, wobei es unklar ist, ob es sich dabei um auslösende Faktoren handelt oder um eine Folgewirkung, d.h. Verschlechterung der Mutter-Kind-Beziehung aufgrund der Arbeitsbelastung durch eine chronifizierte Enuresis.

Sauberkeitstraining:

Dem rechtzeitigen Beratungsgespräch junger Mütter bezüglich der Sauberkeitsentwicklung kommt eine erhebliche prophylaktische Bedeutung zu.

Ein Säugling uriniert etwa 20mal am Tag, ein einjähriges Kind 10- bis 15mal, Erwachsene durchschnittlich 5mal. Die Blasenkapazität des Neugeborenen beträgt $^{1}/_{4}$ bis $^{1}/_{3}$ der Tagesharnmenge. Bei Erwachsenen kann die Blase die Gesamttagesharnmenge von 1,5 l fassen (individuelle Unterschiede zwischen 250 und 1500 cm^3). Die Fähigkeit zur Kontrolle der Blasenfunktion ist vom Entwicklungsstand des Kindes abhängig. Voraussetzung sind

- eine gewisse Aufmerksamkeit gegenüber dem Einsetzen des Harndranges,
- die Zunahme der Blasenkapazität,
- die Ausreifung der Willkür-Motorik sowie der autonomen Funktionen der im Sakralmark gelegenen Blaseninnervationszentren.

Der Gebrauch von Einmalwindeln hat zu einer Entlastung der Mütter geführt, so daß sich in den letzten Jahren eine vernünftige, gewährende Haltung in der Reinlichkeitserziehung durchgesetzt hat, die sich auf ein „Denkenhelfen" beschränkt.

Die vollständige Blasenkontrolle bei Tag und Nacht gelingt nur in 20% der Kinder im Alter von 2 bis 3 Jahren. Diese Zahl steigert sich auf rund 90% im Alter von 4 Jahren. Sinnvoll ist es im zweiten Lebensjahr mit dem „Topfen" zu beginnen. Kinder, bei denen bereits Ende des ersten Lebensjahres mit dem Topf begonnen wurde, konnten nicht rascher sauber werden als Kinder, bei denen die Reinlichkeitserziehung Ende des zweiten Lebensjahres einsetzte. Die Gefahr der zu frühen und zu rigiden Sauberkeitserziehung besteht einerseits in einer Fixierung auf das Unvermögen und andererseits in einer Störung der Mutter-Kind-Beziehung, die für beide Teile belastend und unerfreulich ist.

Viele Kinder haben regelmäßig nach bestimmten Mahlzeiten Stuhldrang. Zu diesen Zeiten sollte getopft werden. Bei Erfolg soll das Kind gelobt werden. Es soll sich nicht vor dem Topf fürchten, sich langweilen oder genüßlich darauf spielen. Entsprechend den neuralen Reifungsfortschritten sollte das Kind zunächst die Kontrolle über den Darm, dann die Blasenkontrolle bei Tag und dann die Blasenkontrolle während der Nacht erlernen. Oft geht die Initiative, die lästigen Windeln loszuwerden, von den Kindern selbst aus, so daß ein langwieriges Sauberkeitstraining völlig entfällt. Bleiben die Kinder auch während der Nacht gelegentlich trocken, so sollen die Windeln durch eine Gummiunterlage auf der Matratze ersetzt werden. Das Kind sollte nicht zu warm zugedeckt werden, so daß es die Nässe auch als lästig erleben kann. Verbale Verstärkungen sind hilfreich. Kommt es zu wiederholtem Einnässen, so sollte ein erneuter Versuch, die Windeln loszuwerden, erst nach einer Ruhepause von 6 bis 8 Wochen durchgeführt werden.

Behandlung: Infolge der Heterogenität der Entstehungsbedingungen ist eine gute Anamnese notwendig. Bei einer erst kürzlich aufgetretenen sekundären Enuresis ermöglicht das Aufzeigen der auslösenden Situation den Rückschluß auf die Befindlichkeitsstörung des Kindes. Z. B. Eifersucht durch ein nachgeborenes Geschwisterkind, Belastungen bei der Einschulung, Umzug etc. Bei einer gestörten Mutter-Kind-Beziehung ist zunächst die Situation der Mutter zu erfragen. Streßfaktoren und nicht adäquate Normvorstellungen sind zu eruieren.

Sind die o. g. organischen Ursachen ausgeschlossen und behandelt, so kann *symptomorientiert* weitergearbeitet werden.

Konditionierende Behandlung. Dem Kind müssen alle Schritte erläutert werden, es muß als Co-Therapeut mitwirken dürfen. Während des Tages muß das Kind eine ausreichende Trinkmenge ($1^1/_2$ l) erhalten. Es darf nicht durch unsinnigen Flüssigkeitsentzug bestraft werden. Während des Tages sollte es einige Male versuchen, den Gang zur Toilette hinauszuschieben, es muß für Erfolg belohnt werden. Vor dem Schlafengehen sollte es zweimal zur Toilette geschickt werden, um bei erhöhter Aufmerksamkeit die Blase wirklich vollständig zu entleeren.

Näßt das Kind zu einer relativ konstanten Uhrzeit ein, so sollte es gegen 22.00 oder 23.00 Uhr regelmäßig geweckt werden. Wichtig ist, daß die Kinder ganz wach werden (allein zur Toilette gehen, Licht anmachen etc.), damit sie nicht paradoxerweise das Urinieren im Halbschlaf trainieren. Kommt es trotzdem zum Einnässen, so sollten die Kinder Gelegenheit erhalten, entsprechend ihrem Entwicklungsstand selbständig oder mit Hilfe „den Schaden wieder gutzumachen", z. B. das Bett neu beziehen, die Wäsche zur Waschmaschine bringen etc. Die Erfolge können in einem Kalender festgehalten werden durch Darstellungen von Sonnen- und Regentagen. Der Kalender sollte von der Mutter und vom Arzt positiv honoriert werden. Bei Mißerfolg muß das Kind getröstet werden. Überwiegen die Regentage, und es ist keine Besserung abzusehen, so muß das Kalenderführen abgesetzt werden, es darf keine Negativliste entstehen.

Das **operative Konditionieren** ist oft sehr erfolgreich, wenn seitens der Kinder ein Leidensdruck besteht. Eine *Klingelmatratze* oder *Klingelhose* sind batteriebetriebene Geräte, bei denen durch Feuchtigkeit der Kontakt zwischen zwei Batteriepolen hergestellt wird, so daß ein Klingelzeichen ertönt. Die Anwendung erfolgt über einige Wochen. Die neuen Geräte können auch als Kontaktplättchen in die Unterwäsche geknüpft werden, so daß die Geräte auch bei der Harninkontinenz am Tage einsetzbar sind. Die Erfolge und die Rückfallquoten sind hoch. Die Geräte werden auf Antrag von den Krankenkassen bezahlt.

Pharmakotherapie. Desmopressin ist ein Analogpräparat zum antidiuretischen Hormon **Vasopressin.** Es führt zu einer Verminderung der nächtlichen Urinproduktion. Erfolge und Rückfallquote sind hoch.

Ein Versuch mit dem Medikament ist positiv zu beurteilen. Er bringt eine schnelle Entlastung für Mutter und Kind und legt damit den Grundstein für ein optimistischeres und geduldigeres Miteinander. Insbesondere vor Ferienreisen oder Klassenfahrten ist das Medikament einzusetzen.

4.5 Enkopresis

Definition: Unter *Enkopresis* versteht man regelmäßiges Einkoten des Kindes jenseits des 4. Lebensjahres (mindestens einmal pro Monat über wenigstens ein halbes Jahr). Bei der **primären Enkopresis** wird das Einkoten beibehalten, bei der **sekundären Enkopresis** kommt es zum Wiedereinkoten nach längerer Sauberkeitsperiode.

Häufigkeit: Im Alter von 3 Jahren sind 97 % aller Kinder sauber. Im Alter von 7 bis 8 Jahren koten noch 1,5 % der Kinder ein. Jungen koten 3- bis 4mal häufiger ein als Mädchen. Die **sekundäre Enkopresis** wird 4- bis 5mal häufiger diagnostiziert als die primäre. Eine familiäre Häufung ist selten nachweisbar.

Krankheitsbild: Die Symptomatik des Einkotens reicht von gelegentlichem Kotschmieren als Folge von Nachlässigkeit bei der Toilettenhygiene bis zum häufigen Kotschmieren oder Absetzen regelrechter Kothaufen in die Wäsche. Die Enkopresis erfolgt zumeist am Tage, selten in der Nacht. In der Regel schämen die Kinder sich ihrer Symptomatik und versuchen, die Wäsche zu verstecken. Sie geben an, den Stuhldrang nicht wahrzunehmen. Seltener bejahen sie die Symptomatik, sind indolent gegenüber Geruchsbelästigung und tragen nahezu provokant ihre Windeln.

Die meisten Kinder sind subdepressiv verstimmt, einige Kinder sind ausgesprochen depressiv, teilweise trotzig, übellaunig und (auto-) aggressiv. In einem Viertel der Fälle tritt neben der Enkopresis auch eine Enuresis auf. Das Einkoten ist nicht selten vergesellschaftet mit einer Adipositas und/ oder mit Rückständen der Sprach- und motorischen Entwicklung.

Ursache: Zu unterscheiden sind organische und psychische Ursachen.

1. **Organische Ursachen.**

- Das sog. **Megacolon congenitum** (Hirschsprungsche Krankheit) wird in der Regel bereits im Säuglingsalter diagnostiziert, da es zu erheblichen Stuhlproblemen führt.
- Die **Analfissur** kann bei jüngeren Kindern zum Einhalten des Kotes führen, zum ängstlichen Vermeiden des Töpfchens und zum Überlaufeinkoten in die Windeln.
- Das **Einkoten mit Durchfall** bei Magen-Darm-Erkrankungen ist situativ.

2. **Psychische Ursachen.**

Enkopretikerkinder und ihre Eltern zeigen oft psychische Störungen, die als auslösende Faktoren in Betracht kommen. Zu bedenken ist, daß eine bestehende Enkopresis sekundär zur erheblichen familiären Belastung mit Akzentuierung von Beziehungsstörungen und Verhaltensauffälligkeiten führt, es entsteht eine sich aufschaukelnde Problematik.

Häufig bestehen Auffälligkeiten im Erziehungsstil der Eltern: einerseits ängstliche, überprotektive und einengende Erziehungshaltungen, andererseits aggressiv-ablehnendes, rigide disziplinierendes Erziehungsverhalten. Ursächlich hierfür sind berufliche Überforderungen oder psychische Erkrankungen der Eltern, familiärer Streß mit einem entsprechend gereizten Familienklima (z. B. Scheidungskinder) verantwortlich zu machen.

Behandlung: Wegen der Schwere der zugrundeliegenden Störung und der in der Regel eingetretenen Chronifizierung ist eine stationäre Therapie oft nicht zu vermeiden. Wichtig ist, daß sowohl Eltern als auch Kind über die Mastdarm-Sphinkter-Funktion aufgeklärt werden. Die Aufklärung muß in kindgerechter Form erfolgen. Die Eltern müssen verstehen, daß viele Kinder den Füllungsdruck im Enddarm und damit das Stuhldranggefühl nicht richtig wahrnehmen können. Dadurch kommt es bereits zu einer Entlastung von Scham- und Schuldgefühlen, was psychotherapeutisch wichtig ist. Die medikamentöse Behandlung mit Laxanzien mit dem Ziel einer gründlichen Darmentleerung soll der Erweiterung des Kolons und der Überdehnung des Enddarms durch die Anhäufung des Stuhls entgegenwirken. Man sollte allerdings zunächst versuchen, durch ballaststoffreiche Kost, Weizenkleie, Lactulose zu regelmäßigen Darmentleerungen zu kommen. Evtl. ist eine stärkere Tonisierung der Darmmuskulatur durch Behandlung mit Mutterkornalkaloiden (z. B. Dihydergot®) angezeigt. Anschließend sollte ein **mehrdimensionales Therapiekonzept** Anwendung finden. Das verhaltenstherapeutisch orientierte Sauberkeitstraining beinhaltet eine positive Verstärkung bei erfolgreich benutzter Toilette und eine Verbesserung der individuellen Körperhygiene. Das Kind sollte zur Mithilfe bei der Entsorgung der verschmutzten Wäsche angehalten werden. Begleitend muß immer eine **Psychotherapie** durchgeführt werden in Form von Spiel- oder Gesprächstherapie, um die emotionale Befindlichkeit des Kindes zu bessern und die symbolische Bedeutung des Symptoms verständlich zu machen (trotzige Hergabeverweigerung, ohnmächtiger Versuch, sich durchzusetzen gegen überstrenge, rigide Anforderungen seitens der Eltern, resignatives Bemühen, etwas Kostbares besitzen und behalten zu dürfen, Abwehr von Verlust- und Trennungsängsten). Heilpädagogik und die Beschäftigungstherapie werden eingesetzt zur Förderung der kreativen und der sozialen Fähigkeiten des Kindes. Unabdingbar ist eine **Elternberatung oder Familientherapie,** damit das Kind aus der Sündenbockrolle entlassen werden kann, in die es oft seit langem verstrickt ist.

4.6 Sprachstörungen

Wir unterscheiden (s. auch S. 676)

1. **Störung der Sprachentwicklung:**
   Stammeln,
   Dysgrammatismus;
2. **Störungen im Redefluß:**
   Stottern,
   Poltern;
3. **Störung des Spracheinsatzes:**
   Mutismus.

ad 1. Störung der Sprachentwicklung

Definition: Unter einer *Sprachentwicklungsstörung* verstehen wir eine Retardierung gegenüber der Altersnorm. Die Sprachentwicklung bei Jungen ist physiologischerweise gegenüber Mädchen um ein halbes Jahr verzögert. Im Alter von 2 bis 2½ Jahren kann ein Kind Zweiwortsätze äußern. Kurze Sätze sollen ab 4½ Jahren, längere Sätze und kürzere Nebensätze ab dem 5. bis 6. Lebensjahr grammatikalisch richtig sein.

Ursache:

- Hirnfunktionsstörungen unterschiedlicher Grade bis zu geistiger Behinderung,
- Autismus,
- Hörstörungen, besonders Paukenergüsse.

(Bei schlechter Verständigung kann ein Erwachsener aus dem Zusammenhang heraus erhebliche auditive Ergänzungen vornehmen. Ein Kind ist aufgrund der mangelnden Erfahrung hierzu nicht in der Lage. Es ist bereits durch leichte Hörstörungen beim Erlernen der Sprache erheblich gehandikapt.)

Stammeln (Dyslalie)

Definition: Unter *Stammeln (Dyslalie)* versteht man Artikulationsstörungen, die einzelne Laute betreffen, z.B. das „S" = Sigmatismus (Lispeln), oder das „R" = Rothazismus. Physiologisch ist die Paralalie, d.h. das Ersetzen von Konsonanten im 2. bis 4. Lebensjahr, „K" durch „T" oder „G" durch „D", „S" anstatt „Sch".

Dysgrammatismus

Definition: Unter *Dysgrammatismus* versteht man Störungen in der Satzbildung. Bei schweren Formen, z.B. bei geistiger Behinderung, gelingt die Verständigung nur über Ein- oder Zweiwortsätze. Bei leichten Störungen bleiben Fehler in der Deklination und Konjugation bestehen.

ad 2. Störung im Redefluß

Stottern

Definition: Unter *Stottern (Balbuties)* versteht man eine Störung des Redeflusses mit tonischen oder klonischen oder kombiniert tonisch-klonischen Störungen.

Häufigkeit: 1% der Bevölkerung stottert. Das Stottern entwickelt sich meist vor dem 8. Lebensjahr, bevorzugt im Vorschulalter. Ein vorübergehendes *„Entwicklungsstottern"* wird in 4% der Kinder beobachtet. Es besteht eine deutliche Knabenwendigkeit. Jungen : Mädchen = 2 : 1 bis 10 : 1.

Krankheitsbild:

1. Tonisches Stottern. Es besteht ein stummes Pressen mit krampfartigem Verschluß der Stimmlippen, zumeist zu Beginn des Satzes, wobei einzelne Summ- oder Zischlaute hörbar werden können, begleitet von einer spürbaren Anstrengung oft mit grimassierenden Bewegungen im Gesichts- oder Halsbereich. Dieses Pressen wird gelegentlich durch einen Kraftausdruck oder durch ruckartige Bewegungen der Arme oder der Rumpfmuskulatur beendet. Der dann begonnene Satz kann oft völlig fehlerfrei vollendet werden.

2. Klonisches Stottern. Kennzeichnend sind häufige Wiederholungen von Silben, Worten oder bestimmten Konsonanten, besonders am Wortanfang oder zu Beginn eines Satzes. Es kommt zu typischen Dehnungen von Lauten, Silben oder Wörtern.

Die Symptome des tonischen oder klonischen oder gemischten Stotterns sind situativ sehr variabel. Manche Kinder stottern nur in Belastungssituationen, z. B. in der Schule. Sie können im Umgang mit Gleichaltrigen oder Tieren fließend sprechen oder ungestört singen. Neben den **Primärsymptomen** bilden sich **Sekundärsymptome** aus in Form von Erröten, Schwitzen, Vermeidung von Blickkontakt oder Sprechscheu. Viele Kinder werden gehänselt. Da sie verbal nicht „zurückschlagen" können, so erledigen sie dieses mit den Fäusten. Sensiblere Kinder entwickeln sich oft zum zurückgezogenen Eigenbrötler.

Ursache:

1. **Familiäre Belastung.** In 40 bis 60% findet sich eine familiäre Belastung, die zumeist über die Mutter weitergegeben wird. Hohe Konkordanz besteht bei eineiigen Zwillingen.

2. **Leichte Hirnfunktionsstörung.** Sie besteht in 80% der Fälle. Begleitend zeigen sich oft extrapyramidale Bewegungsstörungen in Form einer allgemeinen motorischen Ungeschicklichkeit. Stotterkinder haben in der Regel auch eine verzögerte Sprachentwicklung, sie sind aber in der Regel von durchschnittlicher Intelligenz.

3. **Fixiertes Entwicklungsstottern.** Es findet sich bei 4% der Kinder. Kinder machen im 3. und 4. Lebensjahr eine Phase durch, in der ihre Sprachfähigkeit nicht Schritt hält mit ihrem Sprechantrieb und ihrem Mitteilungsbedürfnis. Durch übermäßiges Korrigieren kann das Stottern zur „gelernten Gewohnheit" werden.

4. **Psychische Faktoren.** Sie spielen eine erhebliche Rolle in der Aufrechterhaltung des Symptoms. Möglicherweise sind die unter 1–3 genannten Ursachen als prädisponierende Faktoren zu sehen, auf die sich psychische Faktoren belastend aufpfropfen. Mütter von Stotterkindern weisen häufig eine erdrückende Vitalität und einen erheblichen Rededrang auf. Sie neigen dazu, sofort helfend aber auch bevormundend einzugreifen, wenn ihr Kind stockt. Obwohl dieses helfend gemeint ist, führen ungeduldige Äußerungen oder übermäßige Besorgtheit und Kritik beim Kind zu einer Fixierung auf die Sprechschwierigkeiten. Der Sprechvorgang verliert seine Selbstverständlichkeit, das Kind wird selbstunsicher und ängstlich. Gelegentlich sind es auch autoritäre und dominierende Väter, die ihre Kinder, besonders ihre Söhne, blockieren, ihnen symbolisch den „Mund verbieten", indem sie in übersteigerter Anspruchshaltung etwas Druckreifes von den Kindern erwarten. Aus Stottererkindern entwickeln sich oft gehemmte Menschen, die Angst haben zu stolpern und das nicht nur über sprachliche Hürden. Oft lernen die Patienten im Alltag fließend sprechen, aber bei Auseinandersetzungen oder in einer größeren Runde tritt eine Sprachhemmung auf, oder sie können sich nur stotternd artikulieren. Bei einfühlsamem Hinhören ist in der Regel viel von der zugrundeliegenden Psychodynamik zu erkennen. So verrät das explosive Initialstottern, begleitet von einem Kraftausdruck, eine gute Vitalität, oft mit verdrängter Aggressivität. Das inspiratorische Stottern mit Zurücknehmen des Oberkörpers, das Sich-nicht-äußern-Wollen, verrät Angst. Überdehnungslaute symbolisieren ein Hinauszögern der sprachlichen Produktion.

Auch in der Sekundärsymptomatik spiegeln sich Angst, Scham und vielleicht auch ein trotziges Aufbegehren der Kinder wider.

Behandlung: Der Therapeut muß die Stotterersymptomatik und die Sprechangst, die situative Abhängigkeit des Stotterns und die psychischen Komponenten beachten und die Therapie entsprechend gestalten. Wichtig ist die Eltern- und Lehrerberatung mit dem Ziel des Abbaus symptomverstärkender Reaktionen. Die **logopädischen** und **sprachheilpädagogischen Behandlungsansätze** beinhalten übende Verfahren neben Atem- und Entspannungsübungen, Einsatz des autogenen Trainings, rhythmisches Musizieren mit dem ORFFschen Instrumentarium. Bei musikalischer Begabung kann Chorgesang sehr hilfreich sein.

Prognose: Verläßliche Statistiken fehlen. In etwa 30 bis 70% der Fälle kommt es zur Voll-Remission.

Poltern

Definition: Unter *Poltern* versteht man eine überstürzte Sprechweise mit verwaschener Artikulation, Verschlucken von Lauten oder Satzendungen, Stolpern im Redefluß oft mit zusätzlichen Wortfindungsstörungen.

Ursache: Es besteht ein Mißverhältnis zwischen einer charakterlich bedingten überhasteten Impulsivität und einem Ideenreichtum einerseits und sprachlicher Gestaltungsschwäche andererseits. Gedankliche Gliederung und formaler Sprachentwurf halten nicht Schritt mit dem Sprechdrang. Hirnorganische und genetische Faktoren spielen ätiologisch eine Rolle.

Behandlung: Durch die Arbeit am Symptom muß eine Verlangsamung des Redeflusses erreicht werden. Das Hinlenken der Aufmerksamkeit auf den Artikulationsvorgang führt beim Poltern zu einer Verbesserung der Symptomatik, während es beim Stottern zu einer Verschlechterung kommt. Motorische Übungsbehandlungen und Entspannungsübungen (autogenes Training) können die Therapie sinnvoll ergänzen.

ad 3. Störungen des Spracheinsatzes

Mutismus

Definition: Unter *Mutismus* versteht man die Verweigerung der sprachlichen Verständigung aus psychischer Ursache bei erhaltenem Sprechvermögen.

Häufigkeit: Der Manifestationsgipfel liegt im Trotzalter oder im frühen Schulalter, also stets nach weitgehend abgeschlossener Sprachentwicklung. Mädchen scheinen etwas häufiger betroffen zu sein als Jungen. Verläßliche statistische Angaben zur Prävalenz fehlen. Eine länger bestehende Sprechverweigerung ist jedoch selten.

Ursache und Psychodynamik: Beim **totalen Mutismus** ist es augenscheinlich, daß ein akutes, sehr belastendes Ereignis dem Kind **„die Sprache verschlagen hat“.** Bei einer depressiven Charakterstruktur kann das Kind schuldbeladen, ängstlich, in sich gekehrt verstummen. Bei einer hysteroiden Charakterstruktur kann es in seinem Selbstwertgefühl so gekränkt sein, daß es sich nur noch in Schweigen retten kann und hiermit vielleicht einen Appell an die Bezugspersonen richtet, daß diese Kränkung zu schwer war.

Die Ursachen des **elektiven Mutismus** sind vielgestaltig. Sie verstärken und bedingen sich zum Teil. Die Familiendynamik kann unterschiedlich wirksam werden, z. B. geographisch isoliert gelegene Höfe, ein spracharmes häusliches Milieu, eigenbrötlerische Sonderlinge im Familienverbund. Modellfunktion haben intrafamiliäre Spannungen, bei denen Konflikte nicht aktiv angesprochen werden, sondern oft mit langen Schweigeperioden belegt sind, in denen das Kind sich als Sündenbock fühlt. Zu denken ist auch an symbiotische Beziehungen innerhalb des Elternhauses, in denen **„man sich wortlos“** versteht. Das Kind überträgt diese Erwartungshaltung auf außerfamiliäre Situationen und verstummt enttäuscht oder wütend.

Entsprechend ist die Persönlichkeit der Kinder sehr unterschiedlich strukturiert. Die Kinder sind in der Regel durchschnittlich intelligent. Sie sind oft sehr sensibel, gemüthaft, weich, empfindsam, aber auch ängstlich scheu. Sie können andererseits recht eigenwillig sein und trotzige Verhaltensweisen mit erheblichem Beharrungsvermögen zeigen. Gelegentlich weisen sie autistische Züge auf. Je nach Charakterstruktur der Kinder hat der Mutismus mehr den Charakter eines trotzigen Verweigerns verbaler Kommunikation, wodurch erhebliche Machtkämpfe ausgetragen werden können, oder aber es zeigt sich das ängstliche Verstummen des eingeschüchterten Kindes.

Verlauf: Ein Mutismus kann alle Schweregrade aufweisen. Vom schüchternen mutistischen Verhalten, das nach den ersten drei Schultagen abklingt, bis zum festgefahrenen Verhaltensmuster, das während der gesamten Schulzeit beibehalten wird und das später in belastenden Situationen stets wieder hervortritt. Es ist für das betroffene Kind tragisch zu erleben, wie schwer es trotz besten Willens und Bemühungen von seiten der Lehrer ist, diese Kinder in einer normalen Schule zu halten und leistungsgerecht zu beurteilen.

Behandlung: Die *psychotherapeutische Behandlung* ist mühsam, schwierig und zeitraubend. Es verstreicht viel Zeit, bis die Kinder die passive schweigsame Einstellung gegenüber dem Therapeuten aufgeben können. Die Kontaktaufnahme muß in der Regel über averbale Techniken wie Scenospiel, Zeichnen, Malübungen und Gesellschaftsspiele versucht werden. Ob die Therapie mehr **psychoanalytisch** orientiert gestaltet oder ob eine **Verhaltenstherapie** angewandt wird, hängt von der Ausbildung des Therapeuten und der Akzeptanz des Patienten ab. Die Therapie eines mutistischen Patienten erfordert sehr viel Geduld und Geschicklichkeit. Immer ist eine **Familientherapie** oder Beratung der Eltern und Lehrer nötig. Schwere Fälle sind oft sehr therapieresistent. Ein Umgebungswechsel mit Wegfallen der Rollenerwartung kann gelegentlich hilfreich sein. Bei länger bestehendem elektivem Mutismus rechnet man in 50% mit unbefriedigenden Verläufen hinsichtlich der Symptomatik und Kontaktfähigkeit.

4.7 Tics

Definition: Als *Tics* werden plötzlich einschießende, nicht willentlich steuerbare, auf einzelne Muskelgruppen beschränkte Bewegungen verstanden, die vornehmlich im Kopf- und Schulterbereich auftreten, sich unter Erregung verstärken und im Schlaf sistieren.

Häufigkeit: Die Häufigkeitsangaben schwanken zwischen 5 und 15% je nach Alter. Im Jugendalter besteht eine deutliche Rückbildungstendenz. Der Manifestationsgipfel liegt im Alter zwischen 7 und 12 Jahren. Jungen sind 2- bis 3mal so häufig befallen wie Mädchen.

Krankheitsbild: Es ist zwischen 3 verschiedenen Formen von Tic-Störungen zu unterscheiden:

1. Vorübergehende Tic-Störungen. Die Tic-Symptomatik besteht nicht länger als 12 Monate, am häufigsten handelt es sich um Gesichtstics (Augenzwinkern, Grimassieren), es können aber auch andere Körperregionen betroffen sein. Die Intensität des Tics schwankt stark, in emotionalen Belastungssituationen kommt es zu einer Verstärkung der Tic-Symptomatik. Der Manifestationsgipfel dieser Tic-Form liegt im Alter von 4 und 5 Jahren.

2. Chronische motorische oder vokale Tics. Hier kommen motorische oder vokale Tics vor, jedoch nicht gleichzeitig, durchaus aber nachfolgend im Verlauf der Erkrankung. Im Unterschied zu den passageren Tics bleibt die Symptomatik in der Regel länger als ein Jahr bestehen, es handelt sich um multiple Tics im Bereich der Kopf-, Rumpf- und Schultergürtel-Muskulatur.

3. Kombinierte vokale und multiple motorische Tics. Diese Form wird als GILLES-DE-LA-TOURETTE-Syndrom bezeichnet und ist im nachfolgenden Kapitel behandelt.

Ursache: Die Ätiologie der Tics ist unklar. Die Rate an Geburtskomplikationen oder perinatalen Störungen ist bei Tic-Kindern häufiger als in der Gesamtpopulation. Für manche Erkrankungsformen wird eine Striatumschwäche vermutet mit entsprechender Filterschwäche für motorische Impulse. Psychodynamisch gibt es Hinweise für einen ursächlichen Einfluß von einengenden, rigiden Erziehungshaltungen bei dominanten, überprotektiven Müttern. Die Tics mögen in diesen Fällen Abwehr gegenüber Einengung und Einschränkung symbolisieren.

Behandlung: Bei den **einfachen Tics** handelt es sich in der Regel um gut remittierende Erkrankungen, bei denen eine Aufklärung und Beratung der Bezugspersonen mit dem Ziel der Vermittlung von Verständnis und Abbau möglicher Spannungs-und Angstsituationen ausreicht. Die Symptomatik darf keineswegs durch Kritik oder Zurechtweisung verstärkt werden.

Bei **persistierenden und komplexen Tics** sind verschiedene Therapieformen anwendbar. Symptomorientiert kann verhaltenstherapeutisch gearbeitet werden mit Selbstkontrolltechniken, aber auch über eine willkürlich ausgelöste exzessive Produktion der Symptome unter der Annahme einer konditionierten Hemmung im Sinne einer Erschöpfung. Erfolgversprechend sind ebenfalls Entspannungsübungen oder ein Selbstsicherheitstraining.

Zur Behandlung begleitender emotionaler Störungen sind eine tiefenpsychologisch fundierte Psychotherapie und eine Familientherapie angezeigt.

Pharmakotherapeutisch ist die Behandlung mit Triapid (Dosierung 5–10 mg/kg Körpergewicht) oder mit Neuroleptika, z. B. Pimozid, indiziert.

Prognose: Die meisten Tics sind vorübergehender Natur und dauern Tage bis Wochen. Auch multiple komplexe Tics sistieren häufig im Alter von 12 bis 13 Jahren. Retardierte Kinder oder Kinder mit schweren familiären Problemen haben einen ungünstigen Verlauf. 6% der Tic-Erkrankungen werden chronisch und persistieren.

GILLES-DE-LA-TOURETTE-Syndrom

Definition: Das GILLES-DE-LA-TOURETTE-Syndrom ist die schwerste Form der Tic-Erkrankung mit sehr komplexen, verschiedene Körperregionen betreffenden motorischen Tics und bizarren Bewegungsabläufen, die von vokalen Phonationstics meistens obszönen Inhalts begleitet sind (Koprolalie, Ausstoßen sexueller Schimpfwörter, plasphemische Äußerungen).

Häufigkeit: Die Erkrankung ist sehr selten, Häufigkeit: 3 bis 5 : 10000. Der Manifestationsgipfel liegt zwischen 2 und 7 Jahren. Knaben sind 2- bis 3mal häufiger betroffen als Mädchen.

Ursache: Die Ätiologie ist nicht befriedigend geklärt. Eine familiäre Belastung ist nachweisbar. In 15 bis 20% leidet auch ein Elternteil und in 5% ein Geschwisterkind an einer Tic-Symptomatik. Die Familienatmosphäre, in der die Kinder aufwachsen, ist oft durch chronische Konfliktsituation gekennzeichnet. Häufig sind es überstrenge, dominante Eltern, die Kinder sind entsprechend ängstlich-gespannt, submissiv und neigen häufig zu Zwangsritualen oder anderen Zwangssymptomen.

Krankheitsbild: Ein ausgeprägtes GILLES-DE-LA-TOURETTE-Syndrom stellt für das Kind eine schwere Erkrankung und für seine Umwelt eine starke Belastung dar. Die Kinder neigen oft zu bizarren ausfahrenden Bewegungsabläufen mit lautstarken Vokalisationen, die wegen des sexuellen Inhalts oder der Fäkalsprache von der Umwelt zunächst als grobes Fehlverhalten gedeutet werden und die Eltern in Verlegenheit bringen, was oft zu ungerechten Sanktionen am Kind und somit zu einer Verschärfung der Symptomatik führt. In Regelschulen sind Kinder mit einer GILLES-DE-LA-TOURETTE-Symptomatik kaum förderbar. Die Störung ist chronisch und setzt sich nicht selten bis ins Erwachsenenalter fort. Die Symptomatik hat einen fluktuierenden Verlauf und variiert stark hinsichtlich Intensität und Ausprägung. Unter Streß und Belastung kommt es zur Verschlechterung.

Behandlung: Die Therapie entspricht der der übrigen Formen, eine medikamentöse Therapie ist bei der Schwere der Erkrankung stets angezeigt. Zumeist ist eine stationäre Aufnahme nicht zu vermeiden.

Prognose: Trotz aller Bemühungen ist die Prognose schlecht. Gilles-de-la-Tourette-Syndrome neigen zur Persistenz oder zu episodenhaftem Wiederaufflackern. Aufgrund der oft lückenhaften schulischen Förderung durch krankheitsbedingte soziale Isolation und Benachteiligung ist eine sekundäre Neurotisierung stets zu befürchten.

4.8 Jaktationen

Definition: Unter *Jaktationen* verstehen wir stereotype, streng symmetrische Bewegungen, die Kinder ausführen, wenn sie sich allein überlassen sind.

Häufigkeit: Die Symptomatik tritt im Kleinkindalter auf. 15 bis 20% der gesunden Säuglinge schaukeln sich durch Stereotypien in den Schlaf. Stereotypien manifestieren sich selten nach Ablauf des 3. Lebensjahres. Zu Beginn des Schulkindalters sind noch 1,5 bis 4% der Kinder betroffen. Heimkinder und geistig behinderte Kinder neigen stärker und häufiger zu Jaktationen. Jungen : Mädchen = 2 : 1.

Krankheitsbild: Leichte Jaktationen in Form von Schaukeln des Kopfes (Jactatio capitis, s. S. 414) oder des Rumpfes sind in der Regel zweckvolle, ruhige, offensichtlich willentlich gesteuerte Bewegungen, die rhythmischen Charakter haben und in Abhängigkeit von der Affektlage in Rhythmus und Ablauf variieren können. Bei geistig behinderten Kindern nehmen die Jaktationen oft selbstschädigendes Ausmaß an. Die Kinder sitzen auch tagsüber oft und schaukeln mit dem Oberkörper oder treten von einem Fuß auf den anderen. Oder sie schlagen mit dem Kopf gegen die Wand oder mit der Hand ruckartig gegen die Ohren und steigern sich dabei in tranceartige Zustände hinein.

Ursache: Leichte Formen dienen als Einschlafritual, als Selbstberuhigung und können auch deutliche Beziehungen aufweisen zur lustbetonten kindlichen Onanie. Schwerere Stereotypien sind Ausdruck einer psychischen Störung. Sie dienen der Selbstberuhigung, aber auch zur Spannungsabfuhr, oft in einem stark kontrollierenden, lieblosen Elternhaus.

Die schweren motorischen Stereotypien bei geistiger Behinderung, die oft zur Selbstschädigung führen, haben unterschiedliche Funktion. Sie dienen der Spannungsabfuhr, dem Schutz vor Überforderung oder als Ersatzbefriedigung bei mangelnder Zuwendung oder Unterbeschäftigung, aber auch dem Austesten und Aufspüren von eigenen Ich-Grenzen. Blinden Kindern dient das Fingerbohren im Auge dem Erzeugen von Lichtblitzen. Ein rhythmisches Schlagen auf die Ohren kann Ursache oder Folge einer Mittelohrentzündung sein.

Behandlung: Für die vorübergehenden Jaktationen im Kleinkindalter reicht in der Regel ein klärendes Gespräch mit den Eltern, insbesondere ist vor dem Zubettgehen nochmals eine Schmusephase anzuraten, so daß die Kinder zufrieden einschlafen können. Die schweren Stereotypien geistig Behinderter müssen mit Neuroleptika sowie mit einem differenzierten verhaltenstherapeutischen Programm behandelt werden.

4.9 Schlafstörungen

Häufigkeit und Geschlechtsverteilung: Die Angaben über die Häufigkeit von Schlafstörungen im Kindesalter schwanken sehr stark in den verschiedenen Studien. Bei Elternbefragungen haben sich relativ hohe Prozentzahlen bis 40% ergeben, während im jugendpsychiatrischen Patientengut die Häufigkeit zwischen 3 und 6% zu liegen scheint. Im Säuglingsalter überwiegen die Durchschlaf-, im Kleinkind- und Schulalter die Einschlafstörungen. Schlafstörungen kommen bei Knaben häufiger vor als bei Mädchen. In gestörten Familien sind Schlafstörungen etwa dreimal häufiger als in intakten Familien.

Schlafstörungen im Säuglingsalter: Sie können verschiedene Ursachen haben. Die häufigste Ursache ist Hunger; in den ersten 12 Lebenswochen ist der Schlaf des Säuglings noch sehr vom Sättigungsgefühl abhängig, und das nächtliche Weinen ist ein Hungersignal. Es kann aber auch eine Art „Kontakt-Weinen" sein, entsprechend den Kontaktrufen bei Tierjungen. Die Kinder schlafen wieder ein, wenn sie durch Mutter oder Vater beruhigt und in den Schlaf gewiegt werden. Schlafstörungen können aber auch im Rahmen somatischer Erkrankungen des Säuglingsalters auftreten. Säuglinge mit einer leichten oder stärkeren Hirnschädigung zeigen häufig das Symptom der Schlafstörung, sie schreien aber auch tagsüber viel und sind unruhig.

Schlafstörungen im Kleinkind- und Schulalter: In dieser Altersphase sind Schlafstörungen, wenn keine pädiatrische Erkrankung vorliegt, Ausdruck von Ängsten, insbesondere von Trennungsängsten, sei es aus aktuellem Anlaß oder bedingt durch eine chronische Konfliktsituation zwischen Kind und Eltern. Im Schulalter und später sind Schlafstörungen nicht selten Hinweise für Schwierigkeiten des Kindes in der Auseinandersetzung mit sozialen und schulischen Problemen. Schlafstörungen sind bei Kindern in dieser Altersstufe häufig Begleiterscheinungen anderer Symptome wie milieureaktive Verhaltensstörungen, leichte frühkindliche Hirnschädigung, Sprachstörungen, Teilleistungsschwächen, neurotische oder psychotische Erkrankungen.

Besondere Formen von Schlafstörungen: Im Kleinkindalter entwickeln zahlreiche Kinder sog. *Einschlafzeremonielle:* Sie äußern Angst vor der Dunkelheit und schlafen nur ein, wenn das Licht im Zimmer angezündet ist oder die Tür einen Spalt weit offenbleibt. Sie fordern gewisse Zu-Bett-geh-Rituale von den Eltern. Das Zubettbringen ist ja ein ganz wichtiger Akt, der es dem Kind erleichtert, von den Eltern und seiner eigenen Bezugswelt für die Nacht Abschied zu nehmen. Zu den Einschlafzeremoniellen gehören Verhaltensweisen wie Daumenlutschen, das Erzeugen von bestimmten Geräuschen mit dem Mund oder das Streicheln bestimmter Körperteile, auch masturbatorische Betätigungen oder rhythmische Bewegungen mit dem Kopf oder mit dem ganzen Körper. Wichtig ist, daß die Kinder ihre Lieblingstiere oder -puppen mit ins Bett nehmen können („Übergangsobjekte").

Im Kleinkind- und frühen Schulalter können während der Einschlafphase *hypnagoge Erscheinungen* auftreten: Die Kinder berichten über Veränderungen des eigenen Körpers und der Umwelt, sie sehen alles kleiner oder alles größer, sehen die Dinge auf sie zukommen oder von sich selbst wegrücken oder glauben, daß sich etwas Merkwürdiges um sie herum ereignet. Diese Erscheinungen haben traumhaften Charakter und werden am Tag in der Regel nicht erinnert.

Eine besondere Form der Schlafstörung ist der sog. *Pavor nocturnus,* das nächtliche angstvolle Aufschreien der Kinder mit erregtem Gestikulieren. Die Kinder sind desorientiert, verkennen ihre Eltern und Geschwister und sind kaum ganz wach zu bekommen, obwohl sie hochgradig ängstlich erregt sind. Wenn der Erregungszustand vorüber ist, schlafen sie wieder ein und haben am nächsten Morgen keine Erinnerung an die nächtlichen Ereignisse. Die Häufigkeit liegt bei 3–4% im Kleinkindalter, bei Jugendlichen und Erwachsenen sind solche Pavorzustände extrem selten.

Auch beim *Schlafwandeln (Nachtwandeln, Somnambulismus)* sind die Kinder desorientiert und haben am nächsten Morgen keine Erinnerung an ihre Wanderungen und Handlungen, die durchaus zielstrebig sein können. Die Häufigkeit wird auf 1–6% geschätzt, Knaben sind häufiger betroffen als Mädchen. Das Schlafwandeln ist vor allem bei Kindern verbreitet, die aus Familien mit Nachtwandlern stammen. In einem Drittel der Fälle kommen Pavor nocturnus und Somnambulismus gemeinsam vor. Bei Kindern mit Tendenzen zum Schlafwandeln werden depressive und ängstliche Persönlichkeitszüge beschrieben.

Behandlung: Die Therapie sollte *in erster Linie pädagogisch* ausgerichtet sein. Wichtig ist, daß man darauf hört, was das Kind mit seinem Symptom ausdrücken will. So ist darauf zu achten, ob eventuell eine schulische oder sonstige Überforderung vorliegt. Dann ist oft schon eine Änderung der äußeren Situation hilfreich, z.B. das Zurückversetzen des Kindes in der Schule um 1 Jahr, die Herausnahme aus einem bestimmten Schultyp oder die Ermöglichung eines Urlaubes zu zweit von Mutter und Kind, wo das Kind ganz für sich allein für eine bestimmte Zeit die Mutter hat und sie nicht mit seinen Geschwistern teilen muß. Wenn eine tiefergreifende Störung zwischen Eltern und Kind vorliegt, muß versucht werden, diese mit den Eltern aufzuarbeiten. Oft gelingt es schon in einem oder mehreren Gesprächen, den Eltern Beziehungsprobleme sowohl sich selbst als auch dem Kind gegenüber bewußt zu machen und somit eine Konfliktlösung anzubahnen. Schlafmittel sollten, wenn überhaupt, nur kurzfristig eingesetzt werden. Bei Kindern, die an somatischen Erkrankungen leiden, hat sich nach wie vor das Chloralhydrat bewährt. Oft reicht die Gabe von Baldrian oder Hovaletten.

5 Leichte frühkindliche Hirnschädigung

Definition: Die *leichte frühkindliche Hirnschädigung* ist eine Hirnfunktionsstörung (minimale zerebrale Dysfunktion), bei der es durch Ausreifungs- und Migrationsstörungen zu mangelhafter Vernetzung von Nervenzellen gekommen ist.

Schwere frühkindliche Hirnschädigungen manifestieren sich in Form von Störungen der Motorik, z. B. in spastischen Lähmungen, in Krampfleiden oder in deutlicher Intelligenzminderung.

Leichte frühkindliche Hirnschädigungen werden eingeteilt in

1. **Teilleistungsstörungen:**
   - visuelle Erfassungsstörung,
   - auditive Erfassungsstörung,
   - Kinästhetisch-taktile Erfassungsstörung,
   - Programmsteuerungsschwächen,
   - Umschriebene Lese-Rechtschreib-Schwäche (Legasthenie),
   - Dyskalkulie;
2. **Hyperkinetische Störungen,**
3. **Minimale Zerebralparesen.**

ad 1. Teilleistungsstörung

Definition: Als *Teilleistungsstörung* bezeichnet man eine funktionelle Schädigung einzelner kognitiver und/oder perzeptiver Leistungsbereiche bei normaler Intelligenz.

Häufigkeit: 10 bis 12% der Kinder sind von Teilleistungsschwächen betroffen. Der Begriff der Teilleistungsstörung darf nur bei normal intelligenten Kindern Verwendung finden. Natürlich zeigen auch geistig behinderte Kinder ein sehr unterschiedliches Leistungsprofil, oft mit ausgeprägten Teilleistungsschwächen einerseits und isolierten Teilbegabungen andererseits.

Ursache: Leichte Hirnfunktionsstörungen können prä-, peri- oder postnatal erworben sein. Anamnestisch werden oft frühkindliche Risikofaktoren angegeben, z. B. Blutungen in der Schwangerschaft, Frühgeburtlichkeit oder Übertragung, Asphyxie, Sectio, Vakuumextraktion, kindliche Pertussis etc. Durch diese Noxen kommt es zu einer mangelhaften Ausreifung, Migration oder Vernetzung der Gehirnzellen. Die Nervenzellen werden ontogenetisch im Bereich des Ventrikelsystems angelegt und wandern im Laufe der Hirnreifung rindenwärts, wobei es zur Ausbildung von multiplen Längs- und Querverbindungen kommt. Wie intensiv die Vernetzung im 1. und 2. Lebensjahr stattfindet, zeigt die Abbildung 20.1 a – c.

Eine dichte neuronale Vernetzung ist die organische Grundlage für die Fähigkeit eines Kindes, viele geistige Verknüpfungen durchzuführen. (Die Anzahl der Synapsen bestimmt die Schnelligkeit, mit der ein Kind „durchschaltet".) Neben der erworbenen frühkindlichen Hirnschädigung gibt es auch **familiäre ererbte Störungen,** auf die sich exogene Schädigungen aufpfropfen können.

Visuelle Erfassungsstörung

Definition: Unter visueller Wahrnehmung versteht man die Fähigkeit, visuelle Reize zu erkennen und zu unterscheiden und sie durch die Verknüpfung mit früheren Erfahrungen zu interpretieren. Eine *Störung der visuellen Wahrnehmung* führt zu einer Differenzierungsschwäche optischer Signale, in deren Folge motorische Aktivitäten, z. B. Zeichnen, Malen oder Schreiben mitbetroffen sind, da für diese Tätigkeiten eine adäquate visuelle Erfassung Voraussetzung ist.

Krankheitsbild: Die Differenzierung der visuellen Wahrnehmung beginnt mit der Geburt und hat eine besonders stürmische Entwicklung zwischen dem 4. und 8. Lebensjahr. Zunächst versucht ein Säugling Dinge optisch zu erkennen, aber auch gleichzeitig zu begreifen, befühlen und abzuschlecken. Kinder mit einer optischen Differenzierungsschwäche müssen länger Dinge „begreifen" trotz Mutters Ermahnung, nicht alles anzufassen. (Später „sehen" wir mit Hilfe unserer Erfahrung, ob ein Tierfell sich hart oder weich anfühlt).

Vorschulkinder mit visueller Differenzierungsschwäche haben oft Schwierigkeiten, die averbalen zwischenmenschlichen Kommunikationssignale zu verstehen, die durch Mimik, Gestik und Körperhaltung vermittelt werden. Da die Mutter in der Regel intuitiv die Schwierigkeiten ihres Kindes erfaßt, wird sie ihre Anweisungen, ihr Lob und ihren Tadel durch verbale Mitteilung untermauern und das Kind lernt so, die Mutter richtig zu verstehen.

Im Kindergarten hat das Kind Schwierigkeiten, das auffordernde Lächeln der Kindergartenleiterin, deren ungeduldige Handbewegung oder die Drohgebärde eines Spielkameraden oder dessen hilfesuchenden Blick richtig zu interpretieren. Es kommt sekundär zu Verhaltensauffälligkeiten in Form unangepaßten Sozialverhaltens. Es ist gut nachvollziehbar, wie verstört diese Kinder reagie-

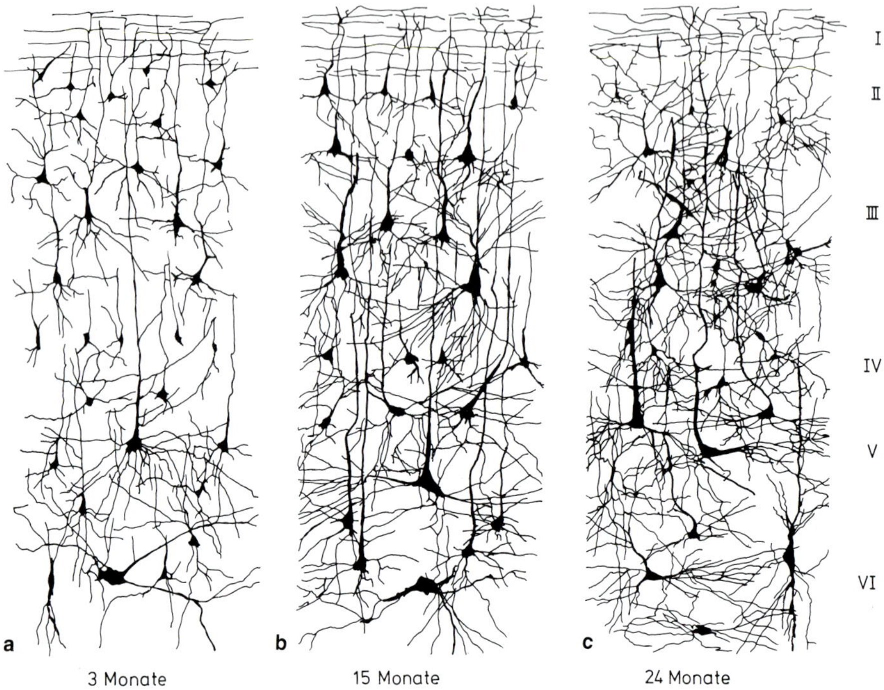

Abb. 20.1 a–c Stadien der menschlichen Hirnreifung (Hirnrinde im Alter von 3, 15 und 24 Monaten nach CONEL. Aus: BIRBAUMER, N.: Physiologische Psychologie. Springer, Berlin 1975).

ren, sich entweder weinerlich zurückziehen oder aggressiv auf die für sie unverständliche Welt zugehen, um zu versuchen, sie auf ihre Weise zu erfassen, was dann oft handgreiflich erfolgt. Die visuelle Erfassungsstörung geht häufig mit einer Behinderung der Motorik einher. Die Kinder wirken motorisch retardiert, etwas tolpatschig, es gelingt ihnen nicht, die Hand dorthin zu führen, wo der Ball ankommt, den Malstift innerhalb der Linien zu halten. Die Auge-Hand-Koordination gelingt oft nur unter Mühen.

Die optische Erfassungsstörung kann eine Ursache der Lese-Rechtschreib-Schwäche sein.

Verdachtsmomente, die auf eine visuelle Erfassungsstörung hinweisen:

- Das Kind ist tolpatschig und ungeschickt,
- es faßt alles an,
- es kommt mit dem visuellen Vorschulmaterial nicht zurecht,
- beim Malen bleibt es lange im Kritzelstadium,
- es zeigt im Vorschulkindergarten ein mangelhaftes Sozialverhalten,
- es entwickelt eine schlechte Handschrift,
- die Schulprognose der Kindergärtnerin ist oft für die Eltern enttäuschend.

Behandlung: Alle Teilleistungsstörungen sind mit übenden heilpädagogischen Verfahren zu behandeln. Für die visuelle Erfassungsstörung eignet sich das **Frostig-Programm** oder das **Montessori-Übungsmaterial,** das thematisch unterschiedliche Bereiche tangiert. Hilfreich sind weiter Steckbrettübungen, Puzzlespiele, Modellübungen. Dabei ist wichtig, die individuelle Leistungsfähigkeit und das Durchhaltevermögen der Kinder zu berücksichtigen. Sinnvoll ist es, visuelle Übungen verbal zu kommentieren, so daß das Kind lernt, Verbindungen zwischen dem sprachlichen Kommentar und dem Gesichtsausdruck und der Körpersprache herzustellen, und daß es sich in schwierigen Situationen, z.B. beim Lesen der Landkarte, durch lautes Vorsprechen helfen kann.

Auditive Erfassungsstörung

Definition: Unter einer *auditiven Erfassungsstörung* versteht man eine akustische Differenzierungsschwäche, die sich besonders im sprachlichen Gebiet auswirkt.

Zu unterscheiden sind folgende Störungen:

- **Störungen der auditiven Lokalisation** (denken Sie an Ihre Irritation, wenn Sie in einer Straßenschlucht durch die Reflexion von Schallwellen ein Martinshorn nicht orten können).

- **Störung der auditiven Diskriminierung.** Das Kind muß lernen, zwischen relevanten und irrelevanten Geräuschen zu unterscheiden und letztere vom Bewußtsein auszuschließen. Es muß lernen, sich auf relevante akustische Signale zu konzentrieren. Ein Kind muß lernen, dem Lärmpegel der Schulklasse oder die Geräusche der Familie oder das Radio bei den Schularbeiten wegzudrängen – die irrelevanten Geräusche abzuschalten.
- **Störung der Lautdifferenzierung.** Ähnlich klingende Buchstaben wie **d** und **t, b** und **p** sind schwierig zu differenzieren.
- **Störung der auditiven Ergänzung.** Bei der Umgangssprache verstehen wir nur einen Teil, der Rest muß aus dem Zusammenhang ergänzt werden.
- **Störung des auditiven Kurzzeitgedächtnisses.** Das Kind muß den Satz noch „im Ohr haben", um ihn wirklich zu erfassen und antworten zu können.

Krankheitsbild: Die Kinder fallen durch eine verzögerte Sprachentwicklung auf. Die Grundworte **Mama, Papa, Auto, Teita** werden noch gut gelernt. Die weitere Sprachentwicklung zeigt jedoch eine deutliche Verzögerung, so daß Zwei-bis Dreiwortsätze oft erst nach dem 3. Jahr gelingen. Anamnestisch geben die Eltern oft an, daß sie vorübergehend das Gefühl hatten, ihr Kind höre nicht gut.

Mittelohrergüsse sind durch HNO-ärztliche Untersuchung auszuschließen. Auffällig wird das Kind oft erst im Schulalter durch unerwartet schlechte Leistungen. Dies beruht darauf, daß in der Schule die Wissensvermittlung fast ausschließlich verbal-akustisch erfolgt im Gegensatz zum nahezu rein visuellen Vorschulalter. Es fehlt heute die Märchen vorlesende Mutter oder Großmutter, die das Kind in früherer Zeit weit besser auf die verbale Informationsebene der Schule vorbereitete.

Verdachtsmomente, die für eine auditive Wahrnehmungsstörung sprechen:

- Das Kind bittet oft, das Gesagte zu wiederholen.
- Schnelles Sprechen oder lokale Mundarten verblüffen und verwirren das Kind.
- Es hat Schwierigkeiten, Anweisungen zu befolgen.
- Es kann sich schwer an Namen, Orte aber auch Melodien oder rhythmische Muster erinnern.
- Es läßt sich von Nebengeräuschen leicht ablenken und wirkt bei lauter Umgebung gereizt und verärgert.
- Es scheint begriffsstutzig zu sein. Es verwechselt Laute, z. B. „Fritz aß **brei** Äpfel" statt „Fritz aß **drei** Äpfel".
- Es verwechselt Buchstaben, Wortfolgen, z. B. **Boothaus** statt **Hausboot.**
- Es versteht falsche Bedeutungen, z. B. „wie alt bist Du" statt „wie groß bist Du".

Behandlung: Die Kinder sind zunächst sorgfältig audiologisch zu untersuchen. Die auditive Erfassungsstörung wird mit übenden heilpädagogischen Verfahren behandelt. Besonders geeignet sind das **Sound-or-Sense-Programm,** das **HANES-Förderprogramm.** Auch im Alltag ist eine heilpädagogische Förderung angezeigt. Die Familie und die Lehrer sollen kurze klare Anweisungen geben. Die Kinder sind liebevoll zu stützen, damit sie nicht vorzeitig in trotzige Abwehrhaltung geraten.

Kinästhetisch-taktile Erfassungsstörung

Definition: Unter *kinästhetisch-taktiler Erfassungsstörung* versteht man das Unvermögen, Raum und Lage differenziert zu erfassen (Raumlagelabilität).

Symptomatologie

Erste Hinweise sind eine Verwechslung oder Unsicherheit betreffs oben und unten jenseits des 3. Lebensjahres oder eine mangelnde Rechts-Links-Unterscheidung jenseits des Einschulungsalters. Die Entwicklung des Körperschemas und die räumliche Orientierung sind gestört. Dieses kann zu einer Verwechslung spiegelbildlicher Buchstaben wie b und d bzw. p und q führen und so zu einer Lese-Rechtschreib-Schwäche beitragen. Später zeigt sich diese Teilleistungsstörung oft in einer Orientierungslosigkeit in fremden Städten, im Unvermögen, einen Stadtplan zu lesen, oder durch mangelndes räumliches Vorstellungsvermögen in der Geometrie.

Behandlung: *Mototherapeutische Übungsbehandlung.* Hilfreich sind kleine Tricks, z. B. das Beschweren des rechten Armes mit einer emotional hochbesetzten Uhr, so daß sich durch wiederholtes Erinnern ein differenziertes Gefühl für die rechte Körperseite bildet.

Programmsteuerungsschwächen

Definition: Der *Programmsteuerungsschwäche* liegt eine Unfähigkeit zugrunde, komplexe Handlungs- oder Sprachabläufe zu erfassen, zu speichern und problemlos wiederzugeben.

Wir sind in unserem Leben darauf angewiesen, daß sehr viele auch komplexe Handlungsabläufe „automatisch reflexhaft" ablaufen. Wir verwenden kaum Aufmerksamkeit und Energie darauf, unseren PKW zu starten, uns anzuziehen oder ein einmal gelerntes Lied auf dem Klavier zu klimpern. Wie mühsam es jedoch ist, sog. Programmabläufe beherrschen zu lernen, erfassen wir an der Schwierigkeit, was es für ein Kleinkind bedeutet, eine Schleife zu binden. Kinder mit Programmsteuerungsschwächen müssen sehr viel Energie und Aufmerksamkeit aufwenden. Ihr Leistungspensum ist in etwa mit dem zu vergleichen, das ein Erwachsener zu leisten hat in den ersten zwei bis drei Tagen auf einer völlig fremden Arbeitsstelle, wo er sich erst mühsam orientieren muß. Es ist nachvollziehbar, wie sehr diese enorme Konzentrationsarbeit die Ausdauer und die Leistungsfähigkeit der Kinder herabsetzt, so daß gewisse Fähigkeiten, z. B. das Erlernen eines Musikinstrumentes oder das Schreibmaschinenschreiben von diesen Kindern mit Programmsteuerungsschwächen kaum zu leisten ist.

Behandlung: Auch hier ist ein psychomotorisches Übungstraining anzuraten. Dies muß aber elastisch gehandhabt werden, so daß es nicht zu einer Fixierung auf das Unvermögen kommt.

Umschriebene Lese-Rechtschreib-Schwäche (Legasthenie)

Definition: Unter *Lese-Rechtschreib-Schwäche* versteht man eine bedeutsame Beeinträchtigung in der Entwicklung der Lese- und Schreibfertigkeiten, die nicht durch ein Intelligenzdefizit, Visusprobleme oder unangemessene Beschulung erklärbar ist. Die Ursache liegt in einer Wahrnehmungs- und Deutungsinsuffizienz. Begleitende Störungen im emotionalen- und Verhaltensbereich sind häufig.

Bei der Legasthenie muß eine deutliche Differenz zwischen der herabgesetzten Lese- und Rechtschreibfertigkeit einerseits und der normalen Intelligenz andererseits nachgewiesen sein.

Epidemiologie: 2 bis 8 % der Schulkinder leiden an einer umschriebenen Lese-Rechtschreib-Störung. 1 % der Schulkinder sind schwer betroffen. Es besteht eine Knabenwendigkeit. Jungen sind 3- bis 4mal häufiger betroffen als Mädchen.

Ursache: Die Lese-Rechtschreib-Schwäche ist keine einheitliche, monoklausal bedingte Störung. Unterschiedliche Teilleistungsstörungen können zu einer Legasthenie führen. Es gibt familiäre Häufungen.

Man kann wahrscheinlich 3 Untergruppen differenzieren:

- **Schwierigkeiten bei der Verknüpfung visueller und akustischer Informationen** haben 60 % der Kinder. Sie brauchen ungewöhnlich lange, um die Identität von Buchstaben oder Worten (graphische Zeichen) mit der akustischen Wiedergabe, dem gesprochenen Wort, zu verknüpfen.
- Eine **Störung in der Reihung verbaler Informationen,** die wahrscheinlich auf ein schlechtes Speicherungsvermögen des Gedächtnisses zurückgeht, liegt bei 10 bis 20 % der Kinder vor.
- Eine **Störung räumlich-visueller Fähigkeiten** liegt bei 5 bis 10 % vor. Hier kommt es zu mangelnden Unterscheidungen z. B. von ei und ie, b und d, p und q. Es besteht auch eine Schwierigkeit, Figuren aus dem Gedächtnis wiederzugeben, was auf eine primäre Störung der Analyse visuell-räumlicher Informationen zurückgeführt wird.

Krankheitsbild: Ab dem 2. Schuljahr setzt sich auch bei Kindern, die nach der synthetischen Lesemethode das Lesen erlernten, das Ganzwortbild-Lesen durch. Ein Kind mit Lese-Rechtschreib-Schwäche hat Schwierigkeiten, ein geschriebenes Wort in ein akustisches Wort umzusetzen und umgekehrt. Ein solches Kind muß sich lange mit Laut addierendem Lesen helfen und bleibt somit langsam beim Erfassen von Silben oder Worten. Wie mühsam dieses sein kann, erfassen wir selbst bei der Aufschlüsselung unbekannter, graphisch untereinander gesetzter Worte, z. B. bei Reklame. Bei der Untersuchung der Augenbewegungen von Legasthenikern verzeichnet man ein vermehrtes Vorwärtshasten und ein wiederholtes Rückwärtsvergewissern. Die Patienten verbrauchen somit für das Aneinanderreihen von Buchstaben und Silben sehr viel Energie und Zeit, so daß für die inhaltliche Bedeutungszuordnung wenig Konzentration übrig bleibt. Das Kind mit Lese-Rechtschreib-Schwäche begreift häufig nicht, was es liest. Dies wird deutlich an dem fehlenden Klangbild der Worte und an der mangelnden Satzmelodie. Je mehr diese Kinder unter Streß geraten, um so mehr unterlaufen ihnen Fehldeutungen, die sie durch Konfabulieren zu kompensieren versuchen. Sie bemühen sich durch Bildung von Analogieschlüssen, durch Erlernen von Dehnungs- oder Schärfungsregeln ihre Fehlerquellen zu vermindern, aber gerade in der Regelbefangenheit unterlaufen ihnen neue Fehler (warum fliegt der Vogel mit „V"? Kommt das Gespräch von Sprechen oder von Sprache?). Konrad Duden litt unter Lese-Rechtschreib-Schwierigkeiten und machte aus seiner Teilleistungsschwäche sein Lebenswerk, den „Duden".

Wie bei allen Teilleistungsstörungen birgt auch die Lese-Rechtschreib-Schwäche die Gefahr der sekundären Neurotisierung. Die Kinder leiden unter einer erheblichen Selbstwertproblematik. Sie müssen ertragen lernen, daß weniger intelligente Mitschüler das Lesen und Schreiben wie selbstverständlich lernen, während sie selbst damit mühsam zu kämpfen haben. Aus diesem Versagen kann sich eine progressive Lernhemmung entwickeln. Eine Lernhemmung in Form einer depressiven Resignation – „das Buch will gelesen werden" –, nicht „ich nehme mir aus dem Buch das Wissenswerte heraus". Viele dieser Kinder sind depressiv, lebensunlustig und leiden unter starken Minderwertigkeits- und Insuffizienzgefühlen. Sie können aber auch in eine trotzige Abwehrhaltung geraten und ihr Versagen mit Kraftmeierei, Clownerie und störenden Verhaltensweisen zu kompensieren versuchen. Sie werden häufig zum Klassen-Kasper, Klassen-Clown und Störenfried.

Behandlung: Aufgrund des LRS-Erlasses des Kultusministeriums von 1991 ist die Schule verpflichtet, durch Sonderunterricht in kleinen Gruppen von der 1. bis zur 10. Klasse allen Kindern das Lesen beizubringen. Eine diagnostizierte Lese-Rechtschreib-Schwäche ist kein Grund, ein Kind von der weiterführenden Schule auszuschließen. Auch in den Fremdsprachen soll die Rechtschreibleistung nicht in die Benotung einbezogen werden. 1 % der schwer betroffenen Kinder benötigen außerhalb des Schulbereichs intensive heilpädagogische Förderung zur Kompensation ihrer akustischen oder visuellen Störungen.

Die Therapie muß immer zu einer Entlastung des Kindes und der Eltern führen. Der Verdacht von Faulheit, Widerwillen oder Dummheit muß entkräftet werden. Es liegt vielmehr eine vererbte oder früh erworbene Begabungslücke vor, die in der Regel kompensiert werden kann. Diktate sollten nicht benotet werden, Aufsätze müssen nach Stil, Inhalt, Phantasiereichtum und Logik beurteilt werden. In den LRS-Förderkursen kann akut an der Aufarbeitung der Defizite gearbeitet werden.

Dyskalkulie

Definition: Unter *Dyskalkulie* versteht man eine umschriebene Beeinträchtigung der Rechenfähigkeiten, die nicht durch eine allgemeine Intelligenzminderung oder durch eine unangemessene Beschulung erklärbar ist.

Häufigkeit: Zur Häufigkeit liegen keine verläßlichen Zahlen vor, die Dyskalkulie ist ein seltenes Krankheitsbild.

Ursache: Als Ursachen sind frühkindlich erworbene Hirnfunktionsstörungen anzunehmen. Im Zentrum der Störungen stehen Schwächen im Verstehen und in der Verinnerlichung und Anwendung mathematischer Operationen. Anzunehmen sind visuelle Wahrnehmungsstörungen, Speicherdefizite, Automatisierungsprobleme.

Behandlung: Sonderpädagogische Trainingsprogramme der Schulen, evtl. heilpädagogische Förderungen, visuelles Wahrnehmungstraining, Sicherung von Zahlenbegriffen etc. Wichtig sind eine sorgfältige Aufklärung und Beratung sowie eine stützende heilpädagogische Begleitung, da eine sekundäre Neurotisierung wie bei der Lese-Rechtschreib-Schwäche zu befürchten ist.

ad 2. Hyperkinetisches Syndrom

Definition: Das *hyperkinetische Syndrom („Zappelphilipp-Syndrom")* ist charakterisiert durch eine ständige Hyperaktivität in Form von motorischer Unruhe, zielloser Umtriebigkeit mit mangelndem Steuerungsverhalten. Es führt nahezu zwangsläufig zu Aufmerksamkeits-, Lern- und Verhaltensstörungen.

Ursache: Die Ursachen sind in der Regel in einer leichten frühkindlichen Hirnschädigung im Bereich zentraler Hirnstrukturen zu suchen, insbesondere im limbischen und striären Bereich. Dies führt u. a. zu einer Filterschwäche gegenüber den von außen kommenden sensorischen Reizen und den vom Gehirn ausgehenden motorischen Impulsen.

Häufigkeit: Die Prävalenzrate beträgt 2% bis 9,5%. Jungen sind 3- bis 9mal häufiger betroffen als Mädchen.

Krankheitsbild: Durch die Filterschwäche des Gehirns ist das Kind allen eindringlichen Reizen nahezu gleichzeitig und unmittelbar ausgesetzt. Dies führt zu einer gesteigerten motorischen Unruhe. Als **Säuglinge** sind die Kinder leicht *irritierbar und hyperexzitabel.* Motorisch entwickeln sie sich meistens normal, während Sprachentwicklung und Sauberkeitserziehung verzögert verlaufen können.

Im Kindergarten fallen die Kinder durch *Umtriebigkeit, mangelndes Konzentrationsvermögen,* schlechte Impulskontrolle auf, die zu Regelverletzungen und Störverhalten führen. Im Verhalten sind sie stürmisch und dranghaft, sie sind nicht in der Lage, Mimik und Gestik des Gegenübers abwartend zu beurteilen und somit seine Reaktionsweise einzuschätzen. Dies kann zu einer sozialen Isolation führen, die dem Kind nicht verständlich ist und die es nicht selten mit Wutanfällen beantwortet.

Im Grundschulalter ist die überschießende Motorik, das völlig augenblicksbezogene Dazwischenreden, das *fast ziellose Herumrennen in der Klasse* mit dem Schulalltag kaum vereinbar. Die Kinder handeln, bevor sie denken. Sie geben jedem motorischen Impuls oder gedanklichen Einfall nach, ohne die Konsequenzen zu bedenken. Das Nicht-Selektieren-Können von störenden Außenreizen führt zur *Konzentrationsschwäche mit mangelndem Durchhaltevermögen.*

Diese Kernproblematik führt häufig zu schlechten Schulleistungen und zu einer sekundären Neurotisierung. Das Kind erlebt sich als **Störenfried** und ist Disziplinierungsmaßnahmen ausgesetzt, ohne sein Verhalten ändern zu können. Dies verstärkt die ohnehin gesteigerte Reizbarkeit und führt zu erheblichen Selbstwertproblemen.

Das Kind kann die ihm unverstehbare Situation **depressiv-regressiv** verarbeiten, indem es in oft ungeschickter Art versucht, seinen mangelnden Sozialstatus durch kleine Angebereien aufzuwerten oder indem es versucht, sich Freunde zu kaufen, wobei es zu kleinen Beschaffungsdiebstählen kommen kann. Das hyperaktive Kind kann aber auch **aggressiv-progressiv** reagieren, indem es seinen Einfallsreichtum ausbaut und zum Klassenclown wird, die Lehrpersonen provoziert und attackiert, was die Klasse in der Regel mit Wohlwollen quittiert, oder es führt tollkühne waghalsige Husarenstücke auf, die mit Applaus beantwortet werden, aber sehr unfallsträchtig sind.

Die Kinder leiden an ihrer Störung, empfinden ihre Andersartigkeit und spüren die Ablehnung, die sie durch ihr Verhalten hervorrufen. Sie benötigen dringend therapeutische Hilfe, damit sie nicht belastet durch Klassen- und Schulkonferenzen sowie Ausschluß vom Unterricht immer mehr resignieren und u. U. trotz guter Begabung auf Schulen für Lernbehinderte oder Verhaltensgestörte wechseln müssen und im trotzigen Bejahen ihres Andersseins in zunehmende Schulverweigerung und Banden-Delinquenz abgleiten.

Behandlung: Die *Behandlung ist mehrdimensional:* Heilpädagogik, Verhaltenstherapie, Elternberatung, intensive Kontakte mit den Lehrern, medikamentöse Therapie.

Beim ausgeprägten hyperkinetischen Syndrom ist eine medikamentöse **Behandlung mit Stimulanzien** (Ritalin® oder Tradon®) zu erwägen. Bei 60 bis 90% der Kinder kommt es durch diese Medikamente zu einer erheblichen Beruhigung mit Fokussierung der Aufmerksamkeit, so daß ein tragfähiges Arbeitsbündnis mit dem Kind und eine Verbesserung der Ausdauer und Kooperationsbereitschaft möglich werden. Stimulanzien sollten nach dem 13./14. Lebensjahr nicht mehr verordnet werden, da eine Suchtgefahr in diesem Alter nicht sicher auszuschließen ist. Sorgfältige katamnestische Untersuchungen haben ergeben, daß es vor der Pubertät zu keiner Abhängigkeit kommt. Bei Ineffizienz dieser Medikamente können Neuroleptika oder Antidepressiva versucht werden, Barbiturate verschlechtern die Symptomatik und sind kontraindiziert.

Verhaltenstherapeutisch müssen Selbstkontrollprogramme trainiert werden, indem das Kind lernt, seine Reaktionsweisen zu verzögern, z. B. durch lautes Vorsichhinsprechen: „Warten, hinsehen, zuhören" („stop, look and listen"). Die Fähigkeit zum Perspektivenwechsel und zur Einfühlung in die Befindlichkeit des Gegenübers mit Abschätzen der Folgen eigener Handlungsweisen muß immer wieder eingeübt werden.

In **funktionellen Therapien** (Mototherapie, Heilpädagogik) müssen begleitende Entwicklungsrückstände aufgearbeitet werden.

Psychotherapeutisch braucht das Kind sehr viel Zuspruch, um ein gesundes, an der Realität orientiertes Selbstwertgefühl entwickeln zu können. Es muß lernen, mit der Ablehnung und auch mit Hänseleien von Mitschülern und Spielgefährten fertig zu werden. Da Eltern und Lehrer durch die hyperkinetische Unruhe oft bis an die Grenze ihrer Belastbarkeit gefordert sind, kommt es naturgemäß zu ablehnenden Einstellungen dem Kind gegenüber, was therapeutisch bearbeitet werden muß. Wichtig ist, daß die Kinder genügend motorische Betätigungsmöglichkeiten erhalten, um sich abreagieren zu können. Vom Schulsport, der bei der Klassenstärke oft eine Reizüberflutung darstellt, müssen sie gelegentlich wegen erhöhter Umtriebigkeit und darausfolgender Unfallgefahr suspendiert werden.

Prognose: Die Prognose hängt ab vom Ausprägungsgrad des hyperkinetischen Syndroms, von der Belastbarkeit des Elternhauses, von der Motivation der Lehrer und vom sozialen Umfeld. Außerdem kann die Prognose durch zusätzlich bestehende Lernstörungen und Teilleistungsschwächen wie z. B. Lese-Rechtschreib- oder Rechenschwächen negativ beeinflußt werden.

Mit der Pubertät bessert sich die Hyperkinesie in der Regel spontan. Wichtig ist, daß bis dahin eine sekundäre Neurotisierung vermieden, d. h., daß das Kind in einem guten sozialen Umfeld gehalten wurde mit erfolgreicher Schulkarriere und daß es nicht durch seine Andersartigkeit in eine Außenseiterposition geriet, die es letztlich trotzig bejahen mußte.

ad 3. Minimale Zerebralparese

Definition: Die *minimale Zerebralparese* ist eine leichte neurologische Funktionsschwäche, die sich in einer Störung der Feinmotorik, in einer mangelhaften Koordination und auch einer leichten Störung des Gleichgewichts manifestiert.

Ursache: Als Ursachen sind frühkindliche Hirnstörungen zu nennen, die anamnestisch oft kaum zu eruieren sind.

Krankheitsbild: Kinder mit einer minimalen Zerebralparese werden nur bei einer eingehenden neurologischen und motodiagnostischen Untersuchung erfaßt. Sie wirken auf den ersten Blick hin unauffällig. Sie selbst leiden zwar, wenn z. B. die Hände befallen sind, unter ihrer Ungeschicklichkeit beim Basteln und Malen, unter der Schwierigkeit, eine gute Handschrift zu entwickeln. Wenn die Bein- oder die Fußmuskulatur befallen ist, so haben sie Schwierigkeiten beim Dreiradfahren, lernen später nicht zu hüpfen, können nicht mithalten beim Fußballspielen oder Rollschuhfahren. Sie werden verlacht als das „hölzerne Bengele", und ihre Schwierigkeit, motorisch auf andere Menschen zuzugehen, überträgt sich auf das Psychische. Sie entwickeln sich oft zu etwas kontaktarmen, linkischen, zurückhaltenden Menschen oder aber versuchen, in einem unwirschen Draufgängertum ihre Behinderung zu überspielen.

Behandlung: Zur Behandlung einer minimalen zerebralen Parese sind übende motopädagogische Verfahren angezeigt, die zum einen das Ziel haben, die motorischen Ungeschicklichkeiten durch vermehrtes Üben zu beseitigen. Zum anderen sollten die vielen Kränkungen therapeutisch bearbeitet werden, die das Kind erlitten hat, da seine Behinderung von der Umgebung oft nicht als Krankheit, sondern als „Dummheit", „Tolpatschigkeit" oder „Nicht-Wollen" gesehen wird.

6 Geistige Behinderung

Definition: Die Definition der geistigen Behinderung darf sich nicht allein nach dem Intelligenzquotienten ausrichten. Intelligenztests erfassen nur unzulänglich die Möglichkeiten eines Individuums, sich mittels lebenspraktischer Fertigkeiten an die jeweiligen soziokulturellen Umweltbedingungen anzupassen. *Geistige Behinderung* kann letztlich als Beeinträchtigung der kognitiven *und* handelnden Auseinandersetzung mit der Welt aufgefaßt werden. Hierbei sind jedoch nicht nur *intellektuelle,* sondern auch *affektiv-emotionale, motivationale, sensorisch-perzeptorische* und *sensomotorische Faktoren beteiligt.* Dies wird in der Definition der Enquête zur Lage der Psychiatrie in der Bundesrepublik Deutschland (1975) berücksichtigt, die

> solche Kinder, Jugendliche und Erwachsene als geistig behindert bezeichnen, „deren geistige Entwicklung durch angeborene oder erworbene Störungen vorübergehend oder auf Dauer hinter der altersgemäßen Norm zurückgeblieben ist, so daß sie für ihre Lebensführung besonderer Hilfe bedürfen.

Mit der geistigen Behinderung sind meist Beeinträchtigungen der Sprache, der Motorik, der Sinnesleistungen, des Verhaltens, der emotionalen und Persönlichkeitsentwicklung sowie der sozialen Anpassung verbunden."

Klassifikation und Häufigkeit: Die Einteilung der geistigen Behinderung wird in der Regel nach dem *Schweregrad* vorgenommen. Dieser wird wiederum nach dem Grad des intellektuellen Leistungsvermögens bewertet. Damit ist die Fähigkeit gemeint, sich „zweckmäßig" gegenüber verschiedenen Aufgaben in einer standardisierten Leistungssituation zu verhalten. Das Ergebnis solcher Intelligenztests wird in einem Quotienten (IQ) ausgedrückt. Damit wird der relative Leistungsstand eines Individuums definiert, den es im

Vergleich zu einer repräsentativen Stichprobe Gleichaltriger erreicht hat. Als unterdurchschnittliche allgemeine Intelligenz wird die Leistung angesehen, die mehr als eine Standardabweichung unter dem Mittelwert der Standardisierungsstichprobe eines allgemeinen Intelligenztests liegt. Beim Hamburg-Wechsler-Intelligenztest für Erwachsene bzw. für Kinder (HAWIE bzw. HAWIK) entspricht einer Standardabweichung (Streuungsmaß der empirischen Verteilung) nach unten bzw. oben vom Mittelwert (IQ = 100) ein IQ von 85 bzw. 115. Die Intelligenzquotienten verteilen sich gemäß der Gaussschen Normalkurve, 50% der Stichprobe liegen mit ihrem Intelligenzquotienten über 100 und 50% unter 100.

In *sozialer bzw. lebenspraktischer Hinsicht* kann ein Individuum mit einem IQ im Range von etwa 65–80 eine Sonderschule für Lernbehinderte besuchen und später einen leichteren (ungelernten bzw. Anlern-)Beruf ausüben. Die *Häufigkeit solcher Lernbehinderungen* mit Intelligenzeinbußen liegt etwa bei 3–4% der Geburtsjahrgänge im schulpflichtigen Alter.

Kinder mit einem IQ unter 60 werden im allgemeinen nur in Sonderschulen für *praktisch Bildbare* (geistig Behinderte) und später in beschützenden Werkstätten gefördert werden können. Sie bedürfen dauernder pädagogischer Hilfen. Eine soziale und wirtschaftliche Selbständigkeit ist hier in der Regel nicht erreichbar. Die *Häufigkeit* liegt etwa bei 0,3–0,6% der Durchschnittsbevölkerung.

Bei einer *schweren geistigen Behinderung* (IQ 20 oder wenig darüber) sind nur sehr begrenzte sprachliche Verständigungs- und Ausdrucksmöglichkeiten vorhanden. Einfachste Gewohnheiten (Nahrungsaufnahme, Toilettentraining) können erlernt werden. Noch stärker geschädigte Individuen bedürfen dauernder Überwachung und Pflege. Meistens bestehen zusätzlich erhebliche sensomotorische Behinderungen. Die *Häufigkeit* liegt bei 0,1–0,25%.

Leichte Minderbegabungen sind also sehr viel häufiger als schwere geistige Behinderungen. Die Mortalitätsrate von geistig Behinderten ist größer als die der Durchschnittsbevölkerung, wobei die Mortalität der schweren geistigen Behinderungen erheblich höher ist als bei Lernbehinderung. Bei der nur leicht erniedrigten Intelligenz liegt die Lebenserwartung innerhalb der Norm.

Ursache: Grundsätzlich muß zwischen *angeborenen* (pränatalen) und *erworbenen* (peri- und postnatalen) Behinderungen unterschieden werden. Zu den pränatalen Ursachen gehören die *genetisch vererbten Stoffwechselstörungen,* die den Aminosäuren-, Fett-, Kohlenhydrat-, Hormon-, Vitamin- und den Elektrolytstoffwechsel betreffen können.

Die häufigste und bekannteste erbliche Stoffwechselstörung ist die *Phenylketonurie.* Dabei handelt es sich um eine genbedingte Abbaustörung der Aminosäure Phenylalanin (Häufigkeit 1:10000 Geburten). Sie kann durch den inzwischen routinemäßig bei allen Neugeborenen durchgeführten Guthrie-Test unmittelbar nach der Geburt diagnostiziert und diätetisch behandelt werden, wodurch in diesem Fall die Ausbildung einer geistigen Behinderung verhindert wird! Bislang sind etwa 100 Stoffwechselleiden routinemäßig schon in der Frühschwangerschaft durch Fruchtwasseruntersuchungen diagnostizierbar (sog. *pränatale Diagnostik*). Eine pränatale Diagnostik durch Amniozentese oder Chorionzottenbiopsie sollte bei allen Schwangeren ab 35 Jahren sowie bei Risikofamilien vorgenommen werden (Vorkommen einer geistigen Behinderung in der Familie). Zu empfehlen ist sie deshalb ab 35 Jahren, weil bekannt ist, daß mit zunehmendem Alter der Mutter die Chance einer *Chromosomenstörung* beim Kind zunimmt. Dies gilt insbesondere für das Down-Syndrom (Häufigkeit 1:600 bis 1:700).

Weiterhin können *infektiöse* (Röteln), *chemisch-toxische, mechanisch-traumatische, strahlenbedingte, hämodynamische* (Sauerstoffmangel, Herzfehler) und *hormonell* bedingte Störungen in der Schwangerschaft, insbesondere nach Frühschwangerschaft, zu pränatalen Intelligenzstörungen führen *(Embryopathie).* Eine zunehmende Bedeutung gewinnen Hirnschädigungen beim Kind, die durch Alkohol und Drogen im weitesten Sinne hervorgerufen werden.

Behandlung: Die Therapie hat, soweit möglich, ursachenspezifisch zu sein. Bei manchen Stoffwechselerkrankungen ist eine diätetische Therapie möglich. Die meisten Schwachsinnsformen können jedoch lediglich symptomatisch behandelt werden, wozu motopädische, logopädische und heilpädagogische Maßnahmen gehören.

Besonders wichtig ist die Betreuung der betroffenen Familie, die durch die Erkrankung ihres Kindes vor ernste Probleme gestellt wird. Sie sieht sich in ihrer Hauptfunktion vom Scheitern bedroht, worauf sie in der Regel mit Versagensängsten und Schuldgefühlen reagiert. Kompensatorisch versuchen die Eltern dann häufig durch Überaktivität und Überfürsorglichkeit ihrer Hilflosigkeit Herr zu werden oder aber sie verfallen im Gegenteil in fatalistische Ratlosigkeit oder passive Resignation und verlassen sich willig auf törichte Trostworte wie „das gibt sich" oder „das wächst sich aus". Hier ist es wichtig, den Eltern möglichst früh realistische, d.h. weder beschönigende und falsche Hoffnungen weckende noch pessimistische Informationen zu vermitteln über Diagnose, therapeutische Förderungsmöglichkeiten und prognostische Tendenzen. Wichtig ist, den Eltern bei der Bewältigung von Schuldgefühlen und Abwehrreaktionen (Verleugnung, Resignation, übertriebenes Leistungsstreben, überhöhte Erwartungen) zu helfen. Die Eltern sind auf chancenreiche Möglichkeiten der Frühförderung hinzuweisen; wertvolle Hilfen vermitteln die Bundesvereinigung „Lebenshilfe für Geistig Behinderte" mit ihren über 400 örtlichen Organisationen sowie Ärzte, Gesundheits-, Jugend- und Sozialämter, kinderpsychiatrische Institutionen und Erziehungs- und Familienberatungsstellen. Beratung und Förderung sollten möglichst familiennah durchgeführt werden und sekundäre Folgebeeinträchtigungen mit einbeziehen.

7 Psychosen des Kindes- und Jugendalters

Definition: Unter Psychosen versteht man schwere Störungen der Beziehung sowohl zum eigenen Selbst als auch zur personalen und dinglichen Umwelt, deren Bedeutungsgehalt für das betroffene Individuum so stark verändert ist, daß sowohl das Erleben als auch das Verhalten des Betroffenen für seine Mitwelt nicht mehr einfühlbar scheint. Die Patienten sind quasi aus der gemeinsamen Lebens- und Welterfahrung der Mitmenschen ausgebrochen, sie scheinen in einer eigenen, für den Mitmenschen schwer zugänglichen Welt zu leben.

Grundsätzlich ist zwischen endogenen und exogenen, körperlich begründbaren Psychosen zu unterscheiden.

Letztere sind immer durch bekannte somatische Ursachen wie Enzephalitiden, Hirntumoren, Stoffwechselerkrankungen, die das Gehirn treffen, Hirntraumen, Vergiftungen und andere Somatosen bedingt, die sekundär zu einer Beeinträchtigung der zentralnervösen Wahrnehmungsfunktion führen. Bei den endogenen Psychosen ist eine Ursache letztlich noch nicht bekannt, wenn auch vieles dafür spricht, daß sowohl *lebensgeschichtliche Faktoren* als auch *somatische Basisstörungen* (Störung des Hirnstoffwechsels) ätiologisch und pathogenetisch eine ganz bedeutsame Rolle spielen. Insofern hat die Unterscheidung zwischen exogenen und endogenen Psychosen nur einen grob orientierenden, didaktischen Charakter.

Häufigkeit: Kindliche Psychosen sind selten. Vor dem 10. Lebensjahr liegt die Manifestationsrate schizophrener Psychosen bei 0,5–1%, vor dem 14. Lebensjahr bei 3–4% der Gesamterkrankungen an Schizophrenien (Gesamtmorbiditätsrate: 1% der Durchschnittsbevölkerung). Manisch-depressive Psychosen sind in dieser Altersspanne noch seltener und kommen bei etwa 1–2‰ der Alterspopulation vor. Etwa 0,5% der Gesamterkrankungen manisch-depressiver Psychosen beginnt bereits vor dem 10. Lebensjahr.

Krankheitsbild:

1. Manisch-depressive Psychosen. Manisch-depressive Symptome im Kindesalter sind flüchtig und werden häufig verkannt als Unarten, Faulheit, Unlust, Trotz und Leistungsverweigerung. Die einzelnen Phasen sind sehr kurz und dauern häufig nur mehrere Tage an. Ein *endogen-depressives* Kind verhält sich dadurch ähnlich wie ein depressiver Erwachsener: es kann sich mit den gleichen Selbstvorwürfen, Schuldgefühlen, Versündigungsideen, hypochondrischen Befürchtungen und Suizidgedanken quälen wie erwachsene Depressive. Traurigkeit, Antriebshemmung, Grübelneigung, Angst, Appetitmangel und Schlafstörungen gehören dazu. Nicht selten beschäftigen sich Kinder in der depressiven Phase mit dem Tod (Todesphantasien, Suizidgedanken, Suizidhandlungen). Die Kinder ziehen sich zurück, zeigen an nichts mehr Interesse und lassen in ihren schulischen Leistungen nach. Die *manischen* Phasen sind durch Distanzlosigkeit, gesteigerte Impulsivität, Rast- und Ruhelosigkeit, zielloses Weglaufen, sprunghafte Handlungen, Getriebenheit, frech-aufsässiges Benehmen, Rededrang mit Ideenflucht, oft abenteuerliche Einfälle, heitergehobene Stimmung mit Neigung zu Schabernack und derben Späßen sowie Größenideen gekennzeichnet; die Kinder halten sich für Fußball-, Gesangs- oder Filmstars, für Prinzessinnen oder Könige. Häufig besteht eine familiäre Belastung mit manisch-depressiven oder schizophrenen Psychosen. Die Phasen heilen in der Regel folgenlos aus, können aber wiederkehren. Typisch ist für manisch-depressive Erkrankungen des Kindes- und Jugendalters der spätere Übergang in eine schizophrene Psychose.

2. Schizophrenie. Die Symptomatologie der kindlichen Schizophrenie ist vom jeweiligen Manifestationsalter und vom erreichten Reifegrad der kindlichen Persönlichkeit abhängig. Vor dem 6./7. Lebensjahr werden typisch schizophrene Symptome noch nicht entwickelt, obwohl das Verhalten auch dann schon Ähnlichkeiten zu demjenigen erwachsener Schizophrener aufweist. Im Vorschulalter herrschen unproduktive Symptome vor wie Verlust altersgemäßer Interessen, Spielunlust, motorische Störungen (Stereotypien, Hyperkinesien, manierierter Gang, bizarre Körperhaltungen), negativistisches Verhalten, Beziehungsstörungen bis zur völligen Abkehr in die eigene autistische Welt, Sprachstörungen (Echolalie = Wiederholung von Gesprochenem; Fragen werden nicht beantwortet, sondern papageienhaft in derselben Sprachmelodie wiederholt), schließlich Zerfall der Sprache und dementiver Persönlichkeitsabbau. Die Kinder sind hochgradig ängstlich und mißtrauisch, die Stimmung schwankt zwischen explosibler Gereiztheit und depressiver Apathie, die Kinder erscheinen gefühlskalt und roh, während sie vorher lieb und anhänglich gewesen sind. Typisch sind Entfremdungserlebnisse, die Kinder meinen, nicht mehr sie selbst zu sein, sie meinen eine andere Person (eine Freundin, das Geschwister) oder ein Gegenstand (ein Baum, eine Lampe, ein Haus) zu sein. Typisch ist auch, daß Dinge der Umgebung personifiziert werden („der Zug niest und hustet ja"). Typisch sind weiterhin merkwürdige Leibmißempfindungen wie: „Der Nabel platzt", „das Herz bleibt stehen", „der Blitz geht durch mich durch", „das Geschlecht geht entzwei". Äußerungen wie „ich bin nicht mehr ich selbst" oder „ich bin in zwei kleine Menschlein geteilt" deuten darauf hin, daß bereits kindliche Schizophrene Spaltungserlebnisse haben (Schizophrenie = „Spaltungsirresein"). Die Kinder leiden unter Katastrophenängsten („die Sonne fällt vom Himmel", „der Regen wird nicht mehr aufhören, und alle Menschen werden ertrinken"). Wahnideen und Halluzinationen sind bereits im Schulalter möglich, die Kinder leiden unter wahnhaften Vergiftungs-, Verfolgungs-, Beziehungs-, Beeinflussungs- oder Größenideen. Sie befürchten, daß merkwürdige Veränderungen in ihrem Körper vor sich gehen, daß sie unheilbar krank sind oder daß sich die Umwelt verändert und bedrohlich gegen sie richtet. Sprache, Schrift und Bewegungsmuster sind durch Stereotypien, Manierismen, Disharmonien und Bizarrerien gekennzeichnet. Oft sind die Kinder dranghaft enthemmt, zerstören sinn- und ziellos Dinge, koten ins Zimmer, masturbieren ohne Scham vor Fremden, essen wahllos Zigarettenkippen, Abfälle und sonstige ungenießbare Dinge, beschädigen sich mit scharfen oder spitzen Gegenständen oft lebensgefährlich und unternehmen gelegentlich auch unmotivierte Selbstmordversuche.

Der *Verlauf* ist bei Erkrankungen, die vor dem 10. Lebensjahr beginnen, so gut wie immer sehr ungünstig, es kommt zu erheblichen Persönlichkeitsveränderungen, vor allem auf dem Gebiet des Antriebs und der Emotionalität. Häufig müssen die Kinder jahrelang in psychiatrischen Instituten oder Heimen leben, weil sie durch ihre unberechenbaren, schlecht beeinflußbaren Verhaltensweisen mit Erregungs- und Aggressionsdurchbrüchen, mit völliger Kontaktlosigkeit, Initiativearmut und Antriebsverlust sonst nirgends mehr tragbar sind. Bei Krankheitsbeginn nach dem 10. Lebensjahr wird die Prognose deutlich besser. Es ist dann mit etwa 20 % Vollheilungen zu rechnen. Insgesamt verlaufen etwa 50 % der Erkrankungen relativ günstig, während die Prognose bei den übrigen 50 % weniger günstig bis sehr ungünstig ist. Die Erkrankung verläuft in der Regel in Schüben, flackert immer wieder auf und kommt häufig erst nach Jahrzehnten zur Ruhe, wobei die aufgetretenen Persönlichkeitsveränderungen sehr variieren von völlig unauffällig bis hochgradig wesensverändert (sog. schizophrener Sonderling, Antriebsarmut, emotionale Leere).

3. Somatogene Psychosen. Die Symptome exogener, körperlich begründbarer Psychosen ähneln weitgehend denjenigen schizophrener Psychosen. Manisch-depressive Bilder, die durch somatische Störungen ausgelöst wären, gibt es praktisch nicht. Im Unterschied zu den schizophrenen Psychosen sind die organischen Psychosen durch lebhafte optische und akustische Halluzinationen gekennzeichnet, die der Realitätswelt des Kindes näher stehen als diejenigen schizophrener Psychosen. Es werden „alltägliche" Dinge halluziniert wie Schiffe, Häuser, Tiere, Spielsachen und andere Dinge der Umgebung. Die Trugwahrnehmungen schizophrener Kinder haben dagegen häufig einen „märchenhaften" Charakter. So sah ein schizophrener Junge einen Riesen aus Rauch, der sich um einen Apfel ringelte, ein anderer sah das „Welttelefon" an der Decke und hörte daraus merkwürdige Stimmen sprechen, sie sehen Engel mit riesenhaften Leuchtschildern durch die Gänge schreiten oder hören Engelstimmen und sehen groteske Schlangen, die in den Mündern von Riesenleibern verschwinden. Die Stimmung ist ängstlich oder aber freudig erregt, das Bewußtsein ist häufig getrübt, und die Kinder sind desorientiert. Bewußtseinstrübung und zeitliche und örtliche Desorientiertheit sind stets Hinweise für eine organische Psychose. Bei endogenen Psychosen ist das Bewußtsein in der Regel klar und die Orientierung voll erhalten. Der Verlauf exogener Psychosen ist abhängig von der Grundkrankheit.

Behandlung: Bei exogenen Psychosen muß die somatische Grundkrankheit behandelt werden. Schizophrene Psychosen werden mit Neuroleptika behandelt in kindgerechten Dosierungen, abhängig vom jeweiligen Körpergewicht. Manisch-depressive Psychosen werden mit Antidepressiva, manische Phasen ebenfalls mit Neuroleptika behandelt. Prophylaktisch werden auch im Kindes- und Jugendalter Lithiumsalze gegeben. Neben der Pharmakotherapie sind psychagogische, spieltherapeutische und heilpädagogische Verfahren indiziert. Wichtig ist die Herstellung einer konstanten und vertrauensvollen Beziehung zum Kind, die nur gelingt, wenn der Therapeut versucht, sich in die magisch-animistische Phantasiewelt des psychotischen Kindes einzufühlen. Nur so kann er dem Kind dabei hilfreich sein, aus der schizoid-paranoiden, angst- und aggressionsbesetzten Erlebniswelt herauszukommen und zu einer realitätsbezogenen Ich-Welt-Auseinandersetzung zu gelangen. Nur wenn der Therapeut eine Atmosphäre der Sicherheit und Geborgenheit schafft, kann das schizophrene oder manisch-depressive Kind in die Lage versetzt werden, seine Schuldgefühle, Ängste, Verfolgungs- und Minderwertigkeitsideen zu bearbeiten und ein positives Selbst- und Lebensgefühl zu entwickeln, das es ihm ermöglicht, ein realistisches Weltbild aufzubauen und eine gesunde Beziehung zu sich selbst und zur Mitwelt zu entwickeln.

8 Frühkindlicher Autismus (Kanner)

Definition: Der *frühkindliche Autismus* (Kanner) ist gekennzeichnet durch eine tiefgreifende Störung der Entwicklung mit schwerer Beeinträchtigung der sozialen und kommunikativen Fähigkeiten sowie erheblichen Sprachstörungen und bizarren, oft stereotypen Verhaltensauffälligkeiten. Die Krankheit besteht seit Geburt oder wird bis zum 30. Lebensmonat deutlich. 75% der Patienten leiden an einer gravierenden Intelligenzminderung. Eine führende Rolle beim frühkindlichen Autismus (Kanner) spielen Hirnfunktionsstörungen. Etwa ein Drittel der Kinder entwickelt später eine Epilepsie. Typische hirnanatomische Veränderungen wurden bislang nicht gefunden.

Ursache: Die Ursachen des frühkindlichen Autismus sind noch nicht genügend geklärt. Für einen genetischen Faktor sprechen positive Familienbefunde mit Häufungen von Sprachstörungen, autistischen Syndromen, Lernstörungen oder geistigen Behinderungen in der Aszendenz. Biochemische Hypothesen sind noch unklar. Die bildgebenden Verfahren brachten keine einheitlichen Befunde.

Häufigkeit: Die Prävalenzrate beträgt 0,2 bis 0,4‰, d. h. zwei bis vier von 10000 Kindern. Jungen sind drei- bis sechsmal häufiger betroffen als Mädchen.

Krankheitsbild: Folgende Kriterien sind symptomatologisch hinweisend auf das Vollbild eines frühkindlichen Autismus (Kanner):

- Beginn vor dem 30. Lebensmonat,
- grundlegender Mangel an sozialer Beziehungsfähigkeit,
- erhebliche Störungen der Sprachentwicklung,
- bizarre Reaktionen auf Veränderungen der dinglichen Umwelt („Veränderungsangst"),
- motorische und sensorische Auffälligkeiten,
- Intelligenzstörung.

In 80 Prozent der Fälle besteht die Symptomatik seit der Geburt. In 20 Prozent der Fälle entwickelte sich die Symptomatik bis zum 30. Lebensmonat. Bei den seit der Geburt geschädigten Babys gibt es unterschiedliche Verhaltensweisen.

Einige Babys schreien viel, sie lassen sich durch Liebkosungen nicht trösten, sie strecken der Mutter nie die Arme entgegen, lächeln sie nicht an, wehren sich gegen das Waschen und Trokkenlegen und sind oft nur durch stereotypes Schaukeln zu beruhigen.

Andere liegen oft tagelang im Kinderwagen und die Mütter geben an, daß sie das Gefühl hätten, das Baby würde verhungern, wenn sie es nicht automatisch füttern würden.

Später neigen sie zu stereotypem Hin- und Herschaukeln, sind oft fasziniert von Lichtreizen, zeigen aber keine Lallmonologe, beugen sich nicht aus dem Kinderwagen, um Menschen oder Tiere beobachten zu können. Es besteht eine unterschiedliche Geräuschempfindlichkeit. Sie sind z. B. fasziniert vom Geräusch der Rassel, reagieren aber äußerst ängstlich beim Staubsaugergeräusch. Die oft jungen Mütter stehen diesen Kindern hilflos gegenüber und reagieren meist mit Schuldgefühlen, da sie nicht in der Lage sind, ihr Kind zu trösten oder ihm die Welt zu erschließen.

Der **grundlegende Mangel an sozialer Beziehungsfähigkeit** ist im Vor- und Frühschulalter am ausgeprägtesten, um sich dann in der Regel etwas zu bessern. Er prägt aber das gesamte Leben dieser Kinder. Die Kinder verhalten sich, als ob andere Menschen nicht existieren. *Sie nehmen keinen Blickkontakt auf,* reagieren nicht auf Gestik oder Mimik, *suchen keinen Körperkontakt.* Sie beantworten keine Zärtlichkeiten, sondern wehren sie zum Teil ärgerlich ab.

Die autistischen Kinder sind nicht unfreundlich, aber oft von kränkender Neutralität. Sie entwickeln kein Einfühlungsvermögen, erlernen keinen Perspektivenwechsel und können sich somit kaum auf die Reaktionen ihres Gegenübers einstellen. Sie nehmen z. B. Dinge aus dem Besitz Fremder an sich, die sie dann weinend verteidigen, oder sie essen von den Tellern anderer Menschen.

Aus diesem Mangel an sozialer Beziehungsfähigkeit ist auch zu folgern, daß die Kinder sich kaum zu etwas motivieren lassen, sie tun dem anderen nichts zuliebe, sie ahmen nicht nach, sie können nicht gehorsam sein. Diese mangelnde soziale Anpassung überfordert häufig die Mütter, erschwert auch jeden Förderungsprozeß.

Störungen der Sprachentwicklung: *50 Prozent der Autisten erlernen keine funktionsfähige Sprache.* Kinder, die bis zum zweiten oder dritten Lebensjahr gesprochen haben, verlernen die Sprache oft vollständig, auch wenn es z. B. alle 5 Jahre zu einem plötzlichen kurzen Aufflackern der Sprechaktivität kommen kann. Zu überprüfen ist stets, ob ein partieller Hörausfall, z. B. Paukenerguß, vorliegt. Die erlernte Sprache wirkt monoton. Sie dient der Benennung von Begriffen, hat aber kaum emotional kommunikative Funktion. Einiges spricht dafür, daß die Kinder es schwer haben, Symbole zu bilden, es dauert oft Jahre, bis sie z. B. mit dem Wort „Bonbon" die symbolhafte Vorstellung von etwas Süßem verknüpfen. Gelegentlich besteht eine starke Echolalie (Wiederholung von Gesprochenem) oder ein Phonographismus (Wiederholung der Frage, die an das Kind gestellt wurde anstatt Beantwortung). Sie neigen zu Neologismen (Wortneubildungen) und sprechen von sich in der 3. Person („pronomiale Umkehr"). Zeitvorstellungen oder Beziehungsdarstellungen entfallen zumeist, multiple Doppeldeutungen eines Wortes können auch von intelligenten Autisten kaum erfaßt werden.

Bizarre Reaktion auf die dingliche Umwelt: Autistische Kinder leiden unter erheblicher Veränderungsangst. Sie neigen zu einem zwanghaften Bemühen, ihre Umwelt konstant zu halten. Der Tagesablauf muß stets nach dem gleichen Rhythmus ablaufen. Sie können nahezu tyrannisch auf der Einhaltung von Ordnung und Sicherheit beharren. Das Zubettgeh- und Fütterungszeremoniell sowie das Einhalten bestimmter Sitzordnungen kann zur Qual für die Familie werden, da das Kind auf jede Veränderung mit Angst und Erregungszuständen reagiert. Oft sind junge Mütter bereit, sich durch das aufkeimende Interesse der Kinder zu langen Zeremonien verführen zu lassen, die später schwierig rückgängig zu machen sind. Bei Änderungen des alltäglichen Ablaufs und Tagesrhythmus oder bei Veränderungen der Ordnung geraten diese Kinder u. U. in schwere Erregungszustände.

Eigentümliche Interessiertheit: In der Regel interessieren sich Autisten für alles, was sich drehen läßt. Sie können mit Begeisterung und leichtem Lustgeheul sich mit rotierenden Gegenständen beschäftigen. Bindfäden und Krimskrams können für sie eine „existentielle" Bedeutung bekommen. Sie erforschen je nach Intellekt Fahrpläne und Busrouten, zeichnen sie in Farben und Mustern und geben ihnen eine für uns unklare und nicht nachvollziehbare Bedeutung. Sie können stundenlang vor der Waschmaschine sitzen und geraten z. B. in Panik, wenn das rote Lämpchen am Backofen erlischt.

Sie leiden oft unter extremen Ängsten. Hunde sind unberechenbare Feinde und auch ein Luftballon kann sie ins Schwitzen bringen. Tödlicher Gefahr sind sie sich dagegen oft nicht bewußt, quietschende Autoreifen können für sie das reinste Vergnügen sein.

Die motorische Entwicklung ist bei autistischen Kindern meistens unauffällig. Bei der Koordination zeigen sie jedoch oft Schwierigkeiten, z. B. beim Ballwerfen, Dreiradfahren, Schleifebinden. Hingegen sind sie oft sehr geschickt im Sortieren von Farben und Formen, und beim Puzzeln entwickeln sie eine enorme Detailsicherheit sowie eine stoische Geduld. In der Graphomotorik sind sie entsprechend ihrem IQ schwach. Viele Kinder kommen über das Kritzelstadium nicht hinaus.

Im *Spielverhalten* bevorzugen sie das Spielen im Mundbereich. Sie fühlen, schmecken und riechen, entwicklen eine ungeheure Funktionslust im Drehen und Rotieren von Gegenständen. Durch ihre Hyperaktivität neigen sie oft zu destruktivem Spiel. Schwer zu ertragen sind für Außenstehende die autoaggressiven Verhaltensweisen. Sie reichen von Ganzkörperstereotypien, einem friedlichen Schaukeln im Bett bis zu plötzlichem Schlagen des Kopfes, raptusartigem Sichbeißen (Beißschwiele). Die autoaggressiven Verhaltensweisen findet man vornehmlich bei Kindern mit niedriger Intelligenz. Ihre Ursache ist sorgfältig zu eruieren. Zu denken ist an eine mangelnde Betreuung und das Fehlen von Anregungen. Möglich ist, daß die Kinder mit ihrem Verhalten Aufmerksamkeit erzwingen wollen oder daß sie versuchen, sich einer Überforderung zu entziehen, oder daß sie einfach selbststimulierende Verhaltensreize ausführen.

Intelligenzstörung: Bei 75% der Kinder besteht eine *erhebliche Einschränkung der geistigen Fähigkeiten.* Die Testung autistischer Kinder, die aufgrund ihres affektiven Blocks schwer zur Mitarbeit zu motivieren sind, sollte Fachleuten überlassen werden. 60% der intellektuell behinderten Autisten haben isolierte Fähigkeiten, die deutlich oberhalb ihres Behindertenniveaus liegen, z. B. im Puzzeln, im Reproduzieren von Melodien, im Erfassen von Autonummern. Der Gesamt-IQ ist jedoch der wesentliche Prädiktor für die spätere intellektuelle und langfristige Entwicklung.

Diagnose: Der Diagnose liegt eine sorgfältige Beobachtung zugrunde. Anhand von Symptomlisten und Beurteilungsskalen kann das Ausmaß des frühkindlichen Autismus eingeschätzt werden. Es gibt Zusatzbeurteilungsskalen, die den gelben kinderärztlichen Untersuchungsheften von U1 bis U8 angegliedert sind.

Behandlung: Das Kind muß heilpädagogisch, motopädisch und verhaltenstherapeutisch betreut werden. Wichtig ist die Sprachanbahnung. Das Kind muß lernen, über ein reichhaltiges Förderprogramm Ängste abzubauen, Zutrauen zu Bezugspersonen zu entwickeln und Interesse an seiner Umwelt zu gewinnen. Nur wenn es gelingt, die emotionale Blockierung abzubauen, ist das Kind wirklich förderfähig. Bei starken Verhaltensstörungen können Psychopharmaka in niedriger Dosierung zur Krisenintervention eingesetzt werden. Sehr wichtig ist eine kontinuierliche Eltern- und Familienarbeit zur Vermittlung von Verständnis für das abnorme Verhalten des Kindes, zur Entlastung von Schuldgefühlen, Hilfe im alltäglichen Umgang etc. Die Betreuung erfolgt am zweckmäßigsten in speziellen Behandlungszentren, deren Adressen über den Berufsverband „Hilfe für das autistische Kind e. V.“, Bebel-Allee 141, 22297 Hamburg/Tel.: 040/5 11 56 04, zu erfahren sind.

Prognose: Trotz aller Fördermaßnahmen ist die Prognose eher ungünstig. In 50% der Fälle ist eine Dauerunterbringung in betreuenden Heimen notwendig. Wenn jenseits des 6. Lebensjahres keine Sprachanbahnung gelungen ist, ist mit einem ungünstigen Verlauf zu rechnen. Nur 25 bis 30% nehmen eine günstigere Entwicklung.

9 Autistische Psychopathie (Asperger)

Definition: Die Aspergersche Psychopathie[3] stellt eine Sonderform des Autismus dar. Sie tritt viel später in Erscheinung als der Kannersche Autismus und ist wesentlich milder ausgeprägt. Die Kinder werden etwa vom 3. Lebensjahr an auffällig, meistens erst im Schulalter durch Anpassungsprobleme.

Häufigkeit: Die Prävalenzrate liegt bei 0,1 bis 0,26‰, d. h. bei etwa 1 bis 2 von 10000 Kindern. Jungen sind achtmal häufiger betroffen als Mädchen.

Ursache: Die Ursachen sind ungeklärt. Es besteht eine deutliche familiäre Belastung, die über die Väter an die Söhne weitergegeben wird.

Krankheitsbild: Charakteristisch ist die starke emotionale Beziehungsstörung, die später einsetzt und nicht den Schweregrad erreicht wie beim Kannerschen Autismus. Die Kinder sind sehr ernst, grüblerisch, extrem introvertiert und eigenbrötlerisch. Die Aspergerschen Autisten sind *motorisch ungeschickt. Sie lernen spät laufen aber früh sprechen,* während dies bei den Kannerschen Autisten umgekehrt ist. Allerdings ist die Sprechmelodie oft manieriert, eintönig, leiernd. Die Kinder bzw. Jugendlichen sprechen auf einem hohen Abstraktionsniveau, aber ohne emotionale Wärme.

---

[3] Unter Psychopathie verstehen wir eine Persönlichkeitsstörung. Nach der Definition von K. Schneider sind psychopathische Persönlichkeiten solche, die an ihrer Abnormität leiden oder unter deren Abnormität die Gesellschaft leidet (z. B. stimmungslabile oder depressive oder geltungsbedürftige oder betriebsame Psychopathen).

Die *Intelligenz ist durchschnittlich oder überdurchschnittlich.* Kennzeichnend sind ausgeprägte Sonderinteressen und Spezialkenntnisse mit entsprechenden Spitzenleistungen, die leider aufgrund der mangelnden sozialen Kompetenz in der Regel nicht sinnvoll integriert werden können.

Die Kinder neigen dazu, sich zu isolieren, sie sind humorlos, haben wenig Einfühlungsvermögen und kein Interesse an menschlichem Miteinander. Sie sind oft pedantisch und zwanghaft.

Aufgrund ihrer mangelnden sozialen Kompetenz sind die Kinder oft Hänseleien ausgesetzt, die sie weiter ins soziale Abseits drängen. Es entsteht somit ein Teufelskreis, der eine stützende psychotherapeutische Beratung des Jugendlichen und der Eltern notwendig macht. Eine psychomotorische Übungsbehandlung ist aufgrund der motorischen Ungeschicklichkeit sinnvoll.

Prognose: Die Störungen haben die Tendenz, bis ins Adoleszenten- und Erwachsenenalter bestehen zu bleiben. Gelegentlich kommt es im frühen Erwachsenenalter zu psychotischen Episoden. Wichtig ist eine gute schulische und soziale Förderung, damit die jungen Erwachsenen eine berufliche Nische finden, in der sie ihren Sonderinteressen nachgehen können. Oft bringen sie es auf ihrem Spezialgebiet zu erheblichen Leistungen, die aber nicht selten von anderen verkauft und vermarktet werden. Beziehungskonflikte, Partnerschaftsprobleme und ein sozial oft recht eingeschränktes Leben sind häufig unvermeidlich.

Behandlung: Vorsichtige Modifikation der autistischen Verhaltensweisen durch Psychotherapie oder Verhaltenstherapie. Notwendig ist Aufklärung und Beratung der Eltern und der pädagogischen und beruflichen Umgebung, die dazu gebracht werden muß, die Eigenheiten der betroffenen Jugendlichen zu tolerieren und akzeptieren und den Betroffenen adäquate Möglichkeiten der beruflichen Verwirklichung zu geben.

Weiterführende Literatur

Dornes, M.: Der kompetente Säugling. Die präverbale Entwicklung des Menschen. Fischer, Frankfurt 1993

Eggers, Ch., Lempp, R., Nissen, G., Strunk, P.: Lehrbuch der speziellen Kinder- und Jugendpsychiatrie. 7. Auflage. Springer, Berlin, Heidelberg, London, New York, Paris, Tokyo 1994

Freud, A.: Wege und Irrwege in der Kindesentwicklung. Huber, Bern, Stuttgart 1971

Piaget, J., Inhelder, B.: Die Psychologie des Kindes. Walter, Olten, Freiburg 1972

Remschmidt, H.: Psychiatrie der Adoleszenz. Thieme, Stuttgart, New York 1992

Schaffer, R.: Mütterliche Fürsorge in den ersten Lebensjahren. Das Kind und seine Entwicklung. Klett-Cotta, Stuttgart 1982

Steinhausen, H. Ch.: Psychische Störungen bei Kindern und Jugendlichen. Lehrbuch der Kinder- und Jugendpsychiatrie. 2. Auflage. Urban & Schwarzenberg, München, Wien, Baltimore 1993

Stern, D. N.: Tagebuch eines Babys. 3. Auflage. Piper u. a., München 1991

Tölle, R.: Psychiatrie einschließlich Psychotherapie. Kinder- und jugendpsychiatrische Bearbeitung R. Lempp. 10. Auflage. Springer, Berlin, Heidelberg, New York, London, Paris, Tokyo, Hong Kong, Barcelona, Budapest 1994

Winnicott, D. W.: Reifungsprozesse und fördernde Umwelt. Kindler, München 1974

21. Teil Schwangerschaft und Geburtshilfe, Gynäkologie, Gynäkologie des Kindes- und Jugendalters

Peter Lentsch, Volker Terruhn

A Schwangerschaft und Geburtshilfe

Peter Lentsch

1 Die Schwangerschaft

1.1 Befruchtung und frühe Entwicklung

Befruchtung (Konzeption). Die Schwangerschaft beginnt mit der **Vereinigung (Konjugation) der beiden Keimzellen (Gameten),** der *Eizelle* und der *Samenzelle (Spermium),* im Eileiter. Durch die **Reife- oder Reduktionsteilung** entstehen im Ovar *Eizellen (Oozyten)* und im Hoden *Samenzellen (Spermatozoen),* die alle einen **ganzen (= haploiden) Chromosomensatz von 23 Chromosomen** besitzen. Mit der Vereinigung der männlichen Samenzelle und der weiblichen Eizelle wird die **normale doppelte (= diploide) Anzahl von 46 Chromosomen** wiederhergestellt. Die so **befruchtete Eizelle** wird als **Zygote** bezeichnet.

Die **Befruchtung** findet *innerhalb von 12 Stunden nach dem Eisprung (Ovulation)* statt. Die **Befruchtungsfähigkeit** der Eizellen beträgt nur 6–12 Stunden, die der Spermien 24–36 Stunden. Von den 300–500 Millionen Spermien, die bei der Ejakulation ins hintere Scheidengewölbe gelangen, erreichen ca. 300 innerhalb einer Stunde die Ampulle der Tube (Eileiter).

Entwicklung der befruchteten Eizelle (Zygote). Nach der *Befruchtung der Eizelle im Eileiter* beginnen sofort die ersten Zellteilungen.

- Nach 30 Stunden befindet sich die *Zygote (befruchtete Eizelle)* im **Zweizellstadium,**
- nach 40 bis 45 Stunden im **Vierzellstadium,**
- nach 3–4 Tagen im fortgeschrittenen **Morula-Stadium** von 32 Zellen und
- nach 4–5 Tagen im **Blastula-Stadium (Blastozyste).**

Dies alles findet im Eileiter statt und dauert 3–5 Tage (Abb. 21.1).

Implantation (Nidation, Einnistung). Eine gut ausgebildete **Keimblase (= Blastozyste)** liegt nach etwa 120–140 Stunden (5–6 Tagen) vor. Diese ist zur **Einnistung (Nidation, Implantation)** in der durch die Sexualhormone vorbereiteten hochaufgebauten Gebärmutterschleimhaut fähig. Die Blastozyste (Keimblase) beginnt sich jetzt bereits in eine *innere Zellschicht,* den **Embryoblasten,** und eine *äußere Zellage,* den **Throphoblasten** – aus dem sich später die Plazenta entwickelt – zu differenzieren. Die Trophoblastzellen der äußeren Zellschicht dringen ab dem 7. Tag der Befruchtung bzw. dem 21. Zyklustag in die Gebärmutterschleimhaut ein **(= Implantationsphase).**

Plazentation. In der nun folgenden **Plazentationsphase** kommt es zur festen Verbindung zwischen Gebärmutter und Trophoblasten. Auch innerhalb des Embryos findet jetzt eine *Differenzierung einzelner Zellschichten* in die sogenannten *Keimblätter* statt. Wir unterscheiden: **Ektoderm, Mesoderm** und **Entoderm,** aus denen sich später die einzelnen Organe und Organsysteme bilden.

Zusammenfassung:
1. Befruchtung (Konzeption)
Sie findet im Fimbrientrichter des Eileiters (Tube) innerhalb von 12 Stunden nach dem Eisprung (Ovulation) statt. Dabei kommt es zur

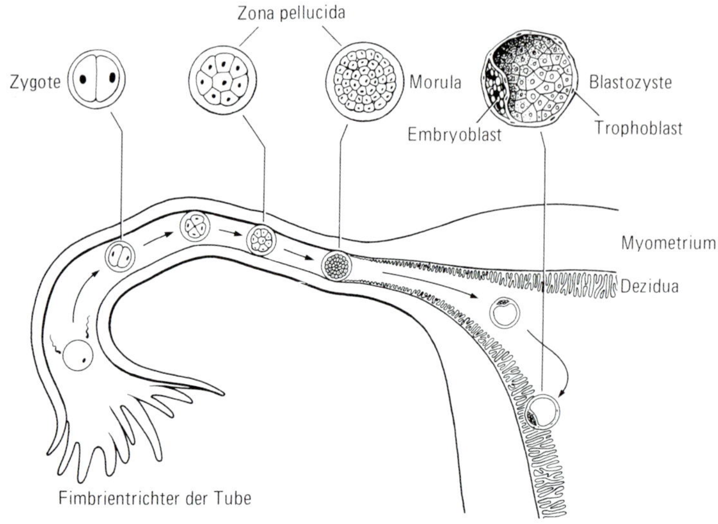

Abb. 21.1 Entwicklung der befruchteten Eizelle vor Einnistung (Blastogenese). (Aus: Pschyrembel, W., Dudenhausen, J.: Praktische Geburtshilfe mit geburtshilflichen Operationen. 16. Auflage, de Gruyter, Berlin, New York 1989.)

Vereinigung der beiden Keimzellen – der *Eizelle (Oozyte)* und der *Samenzelle (Spermatozoon)* mit jeweils *23 Chromosomen (haploider Chromosomensatz)* – zur befruchteten Eizelle (Zygote) mit der normalen Anzahl von *46 Chromosomen (diploider Chromosomensatz).*

2. Entwicklung der befruchteten Eizelle (Zygote) und Eizellwanderung

Nach der Befruchtung beginnt die Wanderung der Eizelle (Zygote) durch den Eileiter, währenddessen die Zellteilungen stattfinden.

2-Zellenstadium: 30 Stunden nach Befruchtung
4-Zellenstadium: nach 40–45 Stunden
8-Zellenstadium: nach 60 Stunden
Morula-Stadium: (32 Zellen) nach 3–4 Tagen
Blastula-Stadium = Blastozyste: nach 4–5 Tagen
gut ausgebildete Blastozyste (Keimblase): nach 120–140 Stunden (= 6.–7. Tag) mit Differenzierung in eine
a) *innere Zellschicht = Embryoblast*
b) *äußere Zellschicht = Trophoblast*

3. Einnistung (Implantation, Nidation)

a) Implantationsphase

b) Plazentationsphase:

Herstellung einer festen Verbindung zwischen Gebärmutterschleimhaut und äußerer Zellschicht (Trophoblast)

Differenzierung einzelner Zellschichten des Embryoblasten in verschiedene **Keimblätter:** *Ektoderm, Mesoderm, Entoderm.*

1.2 Entwicklung von Embryo und Fetus

Embryonalperiode. Durch die Furchungen und Faltungen werden allmählich das Relief des menschlichen Körpers und die einzelnen Organe geformt. Es entstehen so zunächst die *embryonale C-Form* und später die *Extremitätenknospen,* die heute durch die Sonographie bereits in der 8. Woche (vom 1. Tag der letzten normalen Menstruation an gerechnet) zu sehen sind. Der Embryo ist zu diesem Zeitpunkt von den ihn umgebenden Hüllen nur mehr durch einen Haftstiel – die spätere Nabelschnur – verbunden. Er schwimmt in der mit Fruchtwasser gefüllten Höhle, das ihn vor Erschütterungen und Druck schützt. Der Zeitraum zwischen *Befruchtung und Ende der 4. Woche* nach dem 1. Tag der letzten normalen Regelblutung wird als **Blastogenese** bezeichnet.

Der Zeitraum der **Organbildung (Organogenese)** kennzeichnet die Embryonalperiode vom *Anfang der 5. Woche bis zum Ende der 14. Woche* (vom 1. Tag der letzten normalen Periode an gerechnet) bzw. bis zum Ende der 12. Woche seit der Konzeption (Empfängnis). In der Embryonalperiode werden aus den noch undifferenzierten Zellansammlungen Organsysteme angelegt (Organogenese). Im 4. Schwangerschaftsmonat hat der Embryo die *endgültige menschliche Form* erreicht.

Fetalperiode. Die Zeit nach der Embryonalperiode, also nach der 14. Woche wird als **Fetalperiode** bezeichnet; sie ist durch das *Wachstum* des gesamten Organismus und die *Differenzierung* der

Organfunktionen gekennzeichnet. Dabei kommt es zu einem konstanten Wachstum der Frucht. Diese gleichbleibende Wachstumsgeschwindigkeit führte zur Aufstellung der normalen **Wachstumskurven** (Abb. 21.2).

Die Schwangerschaftsdauer wird immer vom 1. Tag der letzten Regelblutung an gerechnet. Normalerweise findet Eisprung und Befruchtung ca. 14 Tage nach dem 1. Tag der letzten Regelblutung statt.

Embryonalperiode: Zeitraum der ersten 12 Wochen (3 Monate) der Kindsentwicklung nach der Befruchtung bzw. der ersten 14 Schwangerschaftswochen (nach dem 1. Tag der Regelblutung).
Blastogenese (Entwicklung der befruchteten Eizelle): die ersten 2 Wochen nach der Befruchtung (bis zum Ende der 4. Schwangerschaftswoche).
Organogenese (Zeitraum der Organentwicklung): Zeitraum der 3.–12. Woche nach der Befruchtung (5.–14. Schwangerschaftswoche).
Fetalperiode: Zeitraum ab der 13. Woche nach Befruchtung (ab der 15. Schwangerschaftswoche) bis zur Geburt.

Im 5. Monat beginnt der Fet sich spürbar zu bewegen; bei der Mehrgebärenden etwa in der 18., bei der Erstgebärenden erst in der 20. Schwangerschaftswoche. Mit Ultraschall ist die **Herzaktion** bereits in der *6. Schwangerschaftswoche,* die **Extremitätenbewegung** in der *10. Woche* nachweisbar. Fehlende Herzaktion und leerer oder deformierter Fruchtsack sind Hinweise auf eine nicht entwicklungsfähige Schwangerschaft.

Für die **Länge der Frucht** am Ende der einzelnen Schwangerschaftsmonate gilt etwa folgende Regel (1 Schwangerschaftsmonat = 28 Tage).

I. $1 \times 1 = 1$ cm	VI. $6 \times 5 = 30$ cm
II. $2 \times 2 = 4$ cm	VII. $7 \times 5 = 35$ cm
III. $3 \times 3 = 9$ cm	VIII. $8 \times 5 = 40$ cm
IV. $4 \times 4 = 16$ cm	IX. $9 \times 5 = 45$ cm
V. $5 \times 5 = 25$ cm	X. $10 \times 5 = 50$ cm

Nach *kompletten 25 Schwangerschaftswochen* gilt der Fet – unter optimalen Umständen geboren – **als lebensfähig** und besitzt eine Körperlänge von ca. 32 cm und ein Gewicht von ca. 800 g. Wird ein Kind vor der *vollendeten 37. Schwangerschaftswoche* geboren, spricht man von **Frühgeburt**. Die Mehrzahl aller Kinder werden normalerweise *zwischen der 38. und der 42. Woche* geboren. Sie sind

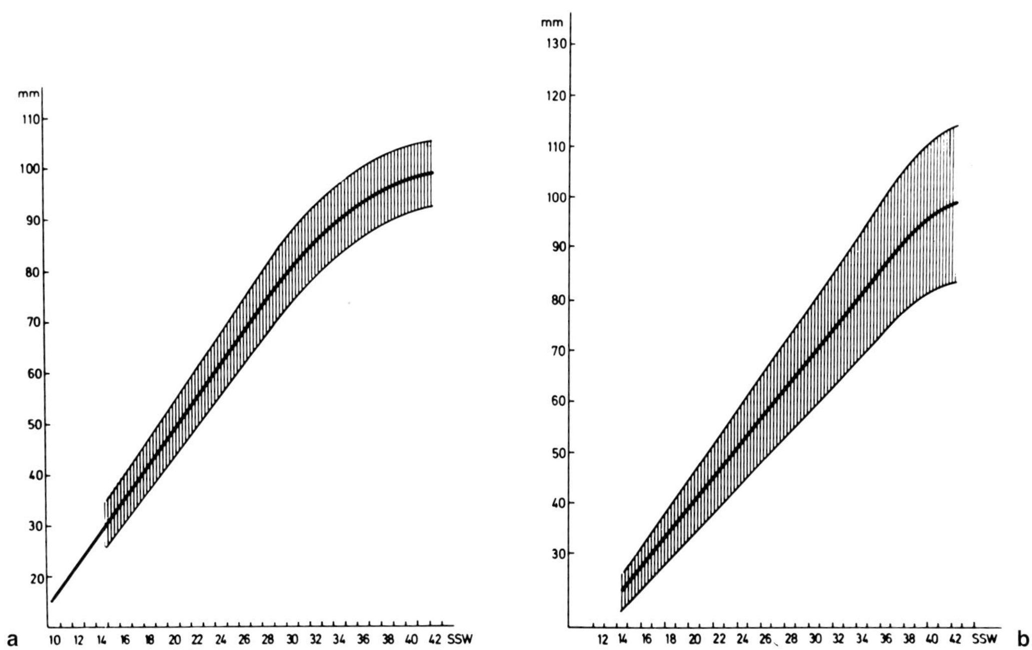

Abb. 21.2 a, b Wachstumsverlaufskurven von biparietalem (**a**) und thorakalem (**b**) Durchmesser in der Gravidität. (Aus: Hansmann, M.: Ultraschallbiometrie im 2. und 3. Trimester der Schwangerschaft. In: Gynäkologie. Band 9. Springer, Berlin, Heidelberg 1976.)

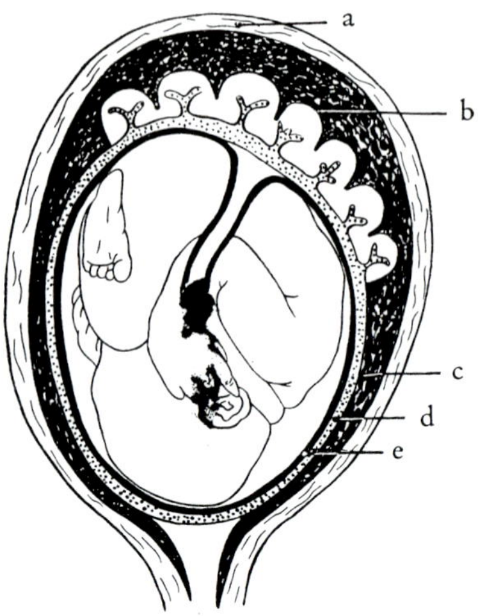

Abb. 21.3 Schnitt durch die **Gebärmutter mit reifer Frucht: a** Gebärmuttermuskulatur, **b** Plazenta, **c** Gebärmutterschleimhaut, **d** Lederhaut (Chorion), **e** Wasserhaut (Amnion), das Fruchtwasser umgebend.

reif und ausgetragen (Abb. 21.3). *Nach der vollendeten 42. Schwangerschaftswoche* spricht man von **Übertragung.**

1.3 Regelrechte Schwangerschaft

1.3.1 Diagnose der Schwangerschaft

Klinische Schwangerschaftszeichen.

- **Unsichere Schwangerschaftszeichen:**
  - Übelkeit, morgendlicher Brechreiz, morgendliches Erbrechen,
  - außergewöhnliche Gelüste nach gewissen Speisen (z. B. Essiggurken),
  - häufiges Wasserlassen (Pollakisurie),
  - Schwindelgefühle und Ohnmachten;
- **wahrscheinliche Schwangerschaftszeichen:**
  - Ausbleiben der Regelblutung (Amenorrhoe),
  - Vergrößerung und Spannung der Brüste,
  - livide Verfärbung der Scheidenhaut und des Muttermundes (Portio),
  - Vergrößerung und Auflockerung der Gebärmutter;
- **sichere Schwangerschaftszeichen:**
  - biochemische Schwangerschaftstests (β-HCG im Urin, im Serum),
  - sonographischer Nachweis,
  - Nachweis kindlicher Herztöne,
  - Kindsbewegungen.

Im allgemeinen vermutet man eine Schwangerschaft durch das Ausbleiben der Periodenblutung. Dies ist kein sicheres Schwangerschaftszeichen, da vielfältige Störungen möglich sind. Meistens wird nach Ausbleiben der Periodenblutung von der Patientin selbst ein **Schwangerschaftstest** durchgeführt. Diese Urin-Tests sind hoch empfindlich, so daß sie bereits vor Ausbleiben der Periodenblutung *positiv* ausfallen, d. h. eine Schwangerschaft anzeigen.

Gynäkologische Untersuchung.

- **Größe der Gebärmutter bei der gynäkologischen Untersuchung**

Ende I. Monat:	nicht oder wenig vergrößert,
Ende II. Monat:	deutlich vergrößert und aufgelockert (gänseei- bis frauenfaustgroß),
Ende III. Monat:	etwa mannsfaustgroß,
Ende IV. Monat:	etwa kindskopfgroß (doppelmannsfaustgroß).

- **Höhenstand des Gebärmuttergrundes (Fundus uteri) bei äußerer Untersuchung** (Abb. 21.4)

16. Woche:	3 Querfinger oberhalb der Symphyse,
20. Woche:	in der Mitte zwischen Nabel und Symphyse,
24. Woche:	in Nabelhöhe,
28. Woche:	3 Querfinger über dem Nabel,
32. Woche:	Mitte zwischen Nabel und Brustbeinspitze (Schwertfortsatz),
36. Woche:	am Rippenbogen,
40. Woche:	1–2 Querfinger unter dem Rippenbogen.

Naegelesche Regel. Neben den **anamnestischen Angaben** über Zyklusdauer und ersten Tag der letzten Periodenblutung kann der Befruchtungstag von großer Bedeutung sein. Da der Zeitpunkt der Befruchtung bzw. des Eisprungs nicht genau bestimmt werden kann, wird das **Schwangerschaftsalter** vom *ersten Tag der letzten normalen Regelblutung an gerechnet.* Von diesem Zeitpunkt an dauert die Schwangerschaft (bei einem 28tägigen Zyklus) *280 Tage,* also *10 Mond- oder Lunarmonate oder 40 Wochen.*

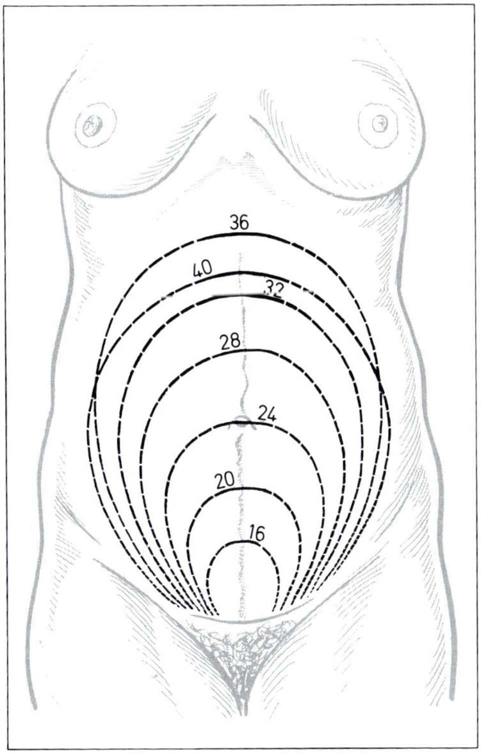

Abb. 21.4 Höhenstand des Fundus uteri (Gebärmuttergrund) bei der äußeren Untersuchung in den verschiedenen Schwangerschaftswochen (vgl. Text). (Aus: MARTIUS, G.: Lehrbuch der Geburtshilfe. 12. Auflage, Thieme, Stuttgart 1988.)

Man kann den Geburtstermin nach der **Naegeleschen Regel** errechnen. Dabei werden zum ersten Tag der letzten Menstruationsblutung 7 Tage und ein Jahr hinzugezählt und von dem Ergebnis wiederum 3 Monate abgezogen:

Naegelesche Regel:
Geburtstermin = Datum der letzten Periode + 7 Tage + 1 Jahr – 3 Monate.

1.3.2. Untersuchungen in der Schwangerschaft

Schwangerenvorsorge. Bei unauffälliger Erstuntersuchung und normalem Schwangerschaftsverlauf erfolgen die Vorsorgeuntersuchungen in der Schwangerschaft alle 4 Wochen und in den letzten beiden Schwangerschaftsmonaten alle 2 Wochen. Dabei kommt es neben der Erhebung der *Anamnese,* der Feststellung des Allgemeinzustandes mit Bestimmung von *Gewicht* und *Blutdruck* zu folgenden Untersuchungen: *gynäkologische Untersuchung, Blutuntersuchungen, Urinuntersuchung, Ultraschalluntersuchung* (eventuell pränatale Diagnostik) und ca. ab der 26.–30. Schwangerschaftswoche die *Kardiotokographie (CTG,* Herzton-Wehen-Schreibung), *Doppler-Sonographie* und *Amnioskopie* (Betrachtung des Fruchtwassers durch den Muttermund).

Schwangerenvorsorge (vgl. Kap. 1.3.4, S. 494):
- Anamnese,
- Allgemeinzustand: Gewicht, Blutdruck,
- Blutuntersuchungen (Blutbild, indirekter COOMBS-Test, Blutgruppe mit Rhesusfaktor, Blutzucker, Kreatinin, Lues-Serologie, Röteln-Test, Toxoplasmose-Test, HIV-Test, evtl. Varizellen- und Zytomegalie-Test),
- Urinuntersuchung (Eiweiß, Zucker, Sediment),
- gynäkologische Untersuchung (Krebsabstrich: PAP-Test = PAPANICOLAOU-Test, Abstrich auf Chlamydien, Inspektion und Palpation des Muttermundes),
- Ultraschalluntersuchung,
- CTG (Kardiotokographie),
- DOPPLER-Sonographie,
- Amnioskopie.

Ultraschalluntersuchung. Beim Vorliegen einer Schwangerschaft empfiehlt es sich zum *frühestmöglichen Zeitpunkt* eine **Ultraschalluntersuchung** durchzuführen. Diese kann sowohl durch die Bauchdecke *(abdominaler Ultraschall)* als auch – mit Hilfe einer Vaginalsonde – von der Scheide her durchgeführt werden. Die *Vaginalsonographie* hat den Vorteil, daß man keine volle Harnblase benötigt und die Darstellung des Feten durch die höhere Auflösung bereits zu einem sehr frühen Zeitpunkt viel besser und genauer gelingt. Sonographische Verlaufskontrollen ermöglichen mit Hilfe normierter Wachstumsverlaufskurven die genaue **Bestimmung des Schwangerschaftsalters;** dies erweist sich bei unklaren Angaben zur letzten Regelblutung bei der Festlegung des Geburtstermines als besonders hilfreich (Abb. 21.2, Abb. 21.5).

Man mißt in der Frühschwangerschaft die **Scheitel-Steiß-Länge (SSL oder CRL** = crown rump length), später den **Kopf-Durchmesser (BIP = biparietaler Durchmesser),** den **Brustkorb-Durchmesser** und die **Femurlänge** (Länge des Oberschenkelknochens). Darüber hinaus gelingt die Aussage, ob die Schwangerschaft in der Gebärmutter am richtigen Platz sitzt *(intrauterine Schwangerschaft)* oder ob es sich um eine außer-

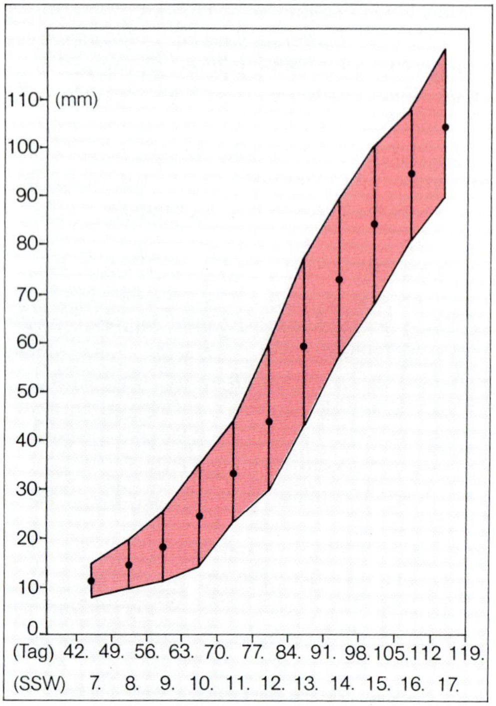

Abb. 21.5 Fetale Scheitel-Steiß-Länge in Abhängigkeit vom Schwangerschaftsalter. (Nach: HACKELÖER und HANSMANN 1976. Aus: MARTIUS, G.: Lehrbuch der Geburtshilfe. 12. Auflage, Thieme, Stuttgart 1988.)

halb der Gebärmutter liegende Schwangerschaft *(Extrauteringravidität = EUG)* handelt.

Schwangerschaftshormone. In der Schwangerschaft kommt es zur *hormonellen Umstellung:* in der Frühschwangerschaft zeigen der normale Anstieg von **β-HCG** (HCG = human chorionic gonadotropine) und von **Progesteron** eine intakte Schwangerschaft an.

In der Spätschwangerschaft können dann das **HPL** (= humanes plazentares Laktogen), ein Hormon der Plazenta, und das **Östriol,** welches hauptsächlich fetaler Herkunft ist, zur hormonellen Überwachung des fetalen Wohlergehens herangezogen werden.

Kardiotokographie (CTG). Seitdem jedoch die *kontinuierliche Registrierung der fetalen Herzfrequenz* **(Kardiotokographie = CTG)** (Abb. 21.6) sowie **Wehenbelastungstests (Oxytozin-Belastungstest = OBT),** die **Amnioskopie (Fruchtwasserspiegelung)** (Abb. 21.7) und die **fetale Mikroblut-Untersuchung (MBU)** unter der Geburt (Abb. 21.8) zur Routine geworden sind, haben diese Hormonuntersuchungen an Bedeutung verloren.

Pränatale Diagnostik. Im Rahmen der **sonographischen Screeninguntersuchung (Ultraschall-Vorsorge-Untersuchung** auf kindliche Fehlbildungen) sowie aufgrund anamnestischer Hinweise kann die Indikation für pränatale diagnostische Untersuchungen bestehen.

Pränatale diagnostische Untersuchungen (vgl. Kapitel 1.3.5, S. 495):
- *Ultraschall,*
- *Triple-Test,*
- *Amniozentese,*
- *Chorionzottenbiopsie mit Kariotypisierung,*
- *Alpha-Fetoprotein (AFP)-Konzentration,*
- *biochemische Untersuchungen* zum Ausschluß von Stoffwechselleiden sowie *Einzel-Gen-Untersuchungen an Amnionzellen,*
- *Nabelschnurpunktion (Chordozentese, Funikulozentese)* zur Bestimmung von Blutgruppe, Blutbild (Hämoglobin) und Chromosomenanalyse,
- *Fruchtwasseruntersuchungen:* Bestimmung von *Bilirubinoiden* bei Hämolyse (z.B. bei Rhesus-Inkompatibilität) oder der *L/S Ratio* (Lezithin-Sphingomyelin-Quotient) zur Ermittlung der fetalen Lungenreife,
- *Doppler-Sonographie:* Messung des Blutflusses in mütterlichen (A. uterina) und kindlichen Arterien (A. umbilicalis, fetale Aorta und A. cerebri media) mittels DOPPLER-Ultraschall bei Wachstumsrückstand oder -stillstand.

1.3.3 Physiologische Veränderungen des mütterlichen Organismus in der Schwangerschaft

Die plazentaren und fetoplazentaren Hormone verändern den gesamten mütterlichen Organismus. Diese Veränderungen sind als Adaptationsvorgänge an die erhöhten Leistungsanforderungen aufzufassen. Alle wichtigen Organveränderungen der Schwangeren können als Folge der *Entspannung der glatten Muskelzellen* und der *Gewebsauflockerung durch Flüssigkeitseinlagerung* erklärt werden.

Gewichtszunahme und Gesamtstoffwechsel. Die durchschnittliche **Gewichtszunahme** während der Schwangerschaft beträgt 10–12,5 kg. Dabei entfallen ca. 3500 g auf das Kind, ca. 1000 g

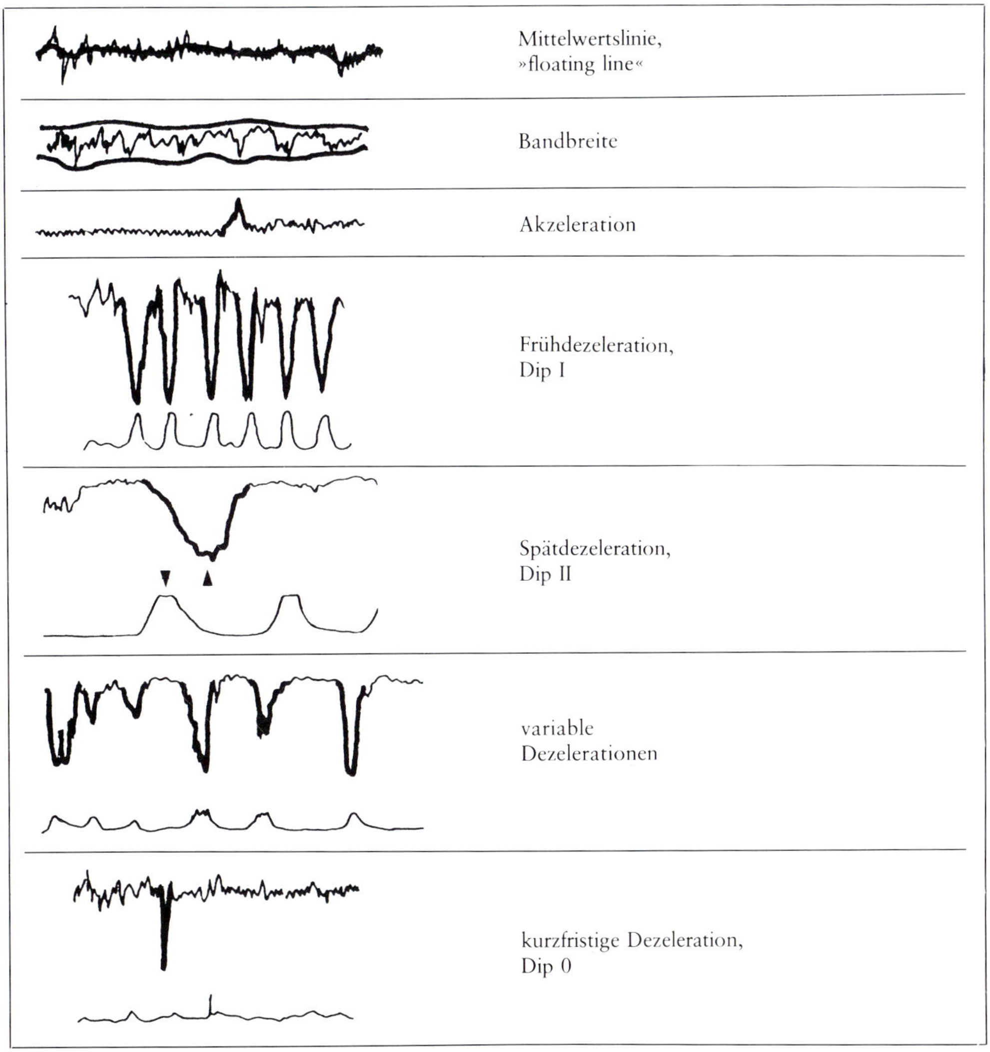

Abb. 21.6 Kardiotokographie (CTG): Schwankungen der fetalen Herzfrequenz. (Aus: SCHNEIDER, J., KAULHAUSEN, H. (Hrsg.): Lehrbuch der Gynäkologie und Geburtsmedizin. Kohlhammer, Stuttgart 1986.)

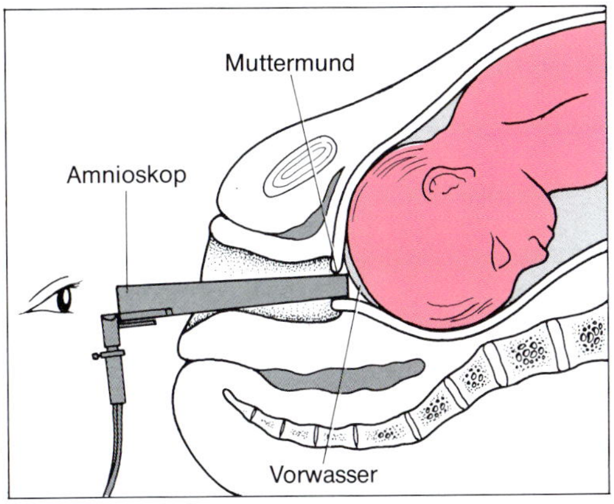

Abb. 21.7 Amnioskopie. (Aus SALING, E.: Das Kind im Bereich der Geburtshilfe. Thieme, Stuttgart 1966.)

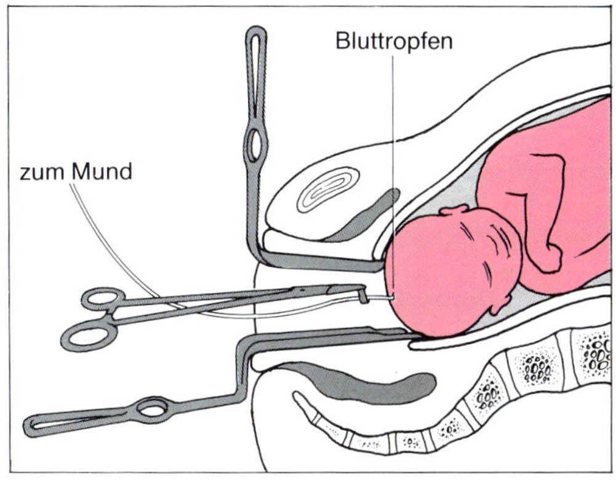

Abb. 21.8 Fetale Blutanalyse (fetale Mikroblutuntersuchung = MBU). (Aus SALING, E.: Das Kind im Bereich der Geburtshilfe. Thieme, Stuttgart 1966.)

(= 1 l) auf das Fruchtwasser, etwa 650 g auf die Plazenta und 900 g auf das Uterusgewicht. Die Brustdrüse wächst um ca. 500 g. Weiterhin werden im Körper 1–2 l Wasser eingelagert.

Für die Deckung des **Energiebedarfs** benötigt die Schwangere ab dem 4. Monat durchschnittlich *zusätzlich 300 kcal pro Tag.* Der O_2-Verbrauch steigt um 20–30%.

Uterus (Gebärmutter). Ausgeprägt sind die Schwangerschaftsveränderungen an der Gebärmutter, deren Größe und Gewicht durch Wachstum und Dehnung etwa auf das *20fache* zunimmt (von 60 auf rund 1000 g). Die Blutgefäße sind stark erweitert und können dank ihrer spiraligen Anordnung in die Länge gezogen werden.

Herz-Kreislauf. Das **Körperwasser** nimmt sowohl intra- als auch extrazellulär zu. Da das Plasmavolumen größer ist als die Erythrozytenmasse, kommt es zu einer *Blutverdünnung (Schwangerschaftshydrämie).* Die Zunahme des intravaskulären Volumens bewirkt eine **Zunahme des Herzminutenvolumens.** Dieses wird teils durch eine *Herzfrequenzsteigerung,* teils durch eine *Abnahme des peripheren Gefäßwiderstandes* bewältigt. Der Mitteldruck bleibt im wesentlichen gleich. Die *Herabsetzung des Gefäßtonus* führt zur **Gefäßerweiterung (Krampfadern, Hämorrhoiden).**

Harntrakt. Die **Nierendurchblutung** und das **glomeruläre Filtrationsvolumen** nehmen zu. Da die filtrierte Glukosemenge ansteigt, die Glukoserückresorption aber unverändert bleibt, kann sich in der Schwangerschaft eine *physiologische Glukosurie* einstellen (Zucker im Urin). Die **Harnleiter** werden weit und schlaff *(Dilatation der Harnleiter),* und es kommt zur Erweiterung der **Nierenbecken** *(Schwangerschaftshydronephrose).* Die Keimaszension und die Ausbildung einer **Pyelonephritis gravidarum** (Schwangerschafts-Nierenbeckenentzündung) werden begünstigt.

Gastrointestinaltrakt. Die **Darmfunktion** wird träger, Schwangere leiden vermehrt an *Verstopfung (Obstipation).* Neben Obstipation und morgendlicher Übelkeit ist die Neigung zu *Zahnfleischbluten* und *Sodbrennen* zu beobachten. Der Tonus im Magen-Darm-Trakt ist herabgesetzt, die Magen-Darm-Passage verzögert. Ebenso kann es durch Atonie der Gallenblase zur Bildung von *Gallensteinen* kommen.

Schilddrüse. Während der Schwangerschaft kommt es zu einem Anstieg des Thyroxin-bindenden Globulins im Serum. Teilweise nimmt in der Schwangerschaft das Schilddrüsenvolumen zu (bei entsprechender Disposition kann eine Struma entstehen).

Haut. Die dunklere Verfärbung der Brustwarzen, der Vulva, des Afters, des Nabels und der Linea alba ist durch die **vermehrte Pigmenteinlagerung** bedingt. Im Gesicht nennt man solche Pigmentansammlungen *Chloasma gravidarum,* sie bilden sich nach der Geburt zurück oder erblassen. An den Bauchdecken, an den Brüsten und an den Hüften entstehen umschriebene **streifenförmige Hautatrophien,** die *Schwangerschaftsstreifen (striae gravidarum).* Es kommt dabei zum Auseinanderweichen und Einreißen von elastischen Fasern, die – individuell unterschiedlich ausgeprägt – narbenähnliche Streifen hinterlassen.

Halte- und Stützapparat. Der hormonelle Einfluß führt zur **Auflockerung der Gelenke** und zu Gelenkschmerzen, die zusammen mit den statischen Veränderungen der Wirbelsäule, den Rükkenschmerzen und den ischialgiformen Schmerzen die Schwangere belästigen.

1.3.4 Schwangerschaftsvorsorge

Da die Zeitspanne der Schwangerschaft einerseits für die Mutter eine körperliche Belastung darstellt, andererseits die Entwicklung des Kindes Schädigungen ausgesetzt sein kann, ist eine vorsorgliche Betreuung der Schwangeren notwendig. Die erforderlichen Untersuchungen sind in gesetzlichen Richtlinien festgelegt und sollten in regelmäßigen Abständen stattfinden.

Schwangerenvorsorge-Untersuchungen:
- *Erstuntersuchung mit Anamnese* (allgemeine und geburtshilfliche Anamnese, Risikofaktoren, vorausgegangene Erkrankungen, Operationen, Erbkrankheiten usw.).
- *Blutentnahme* mit Bestimmung von Blutgruppe, Rhesus-Faktor, Antikörper-Titer, Lues-Serologie, Röteln-Titer, Toxoplasmose-Titer, HIV-Test, evtl. Varizellen- und Zytomegalie-Titer.
- Regelmäßige *körperliche Untersuchung* mit Bestimmung der *Uterusgröße* und der *Kindslage.*
- *Regelmäßige Kontrollen von Urin und Blutbild, von Blutdruck und Gewicht.*
- *Ödeme und Krampfadern* werden registriert.
- Regelmäßige *Beurteilung des Gebärmutterhalses* zur rechtzeitigen Erkennung einer vorzeitigen Öffnung (Zervix-Insuffizienz, Frühgeburtsbestrebungen).

- Bei unauffälliger Schwangerschaft *3malige Ultraschalluntersuchung* (in der ca. 10., 20. und in der 30.–34. SSW) zur Bestätigung des Geburtstermins und zur Fehlbildungsdiagnostik (pränatale Diagnostik).
- *Kardiotokographie (CTG)* ab der 26.–30. Schwangerschaftswoche.

Zur Schwangerenvorsorge gehört auch eine ausreichende **Beratung der Schwangeren über die Lebensweise.** Diese bezieht sich auf die körperliche Hygiene, auf den Schutz vor Infektionskrankheiten, auf die Berufsarbeit, die sportliche Betätigung, die Ernährung und die Geburtsvorbereitung.

Die **Ernährung** sollte eiweißreich und kohlenhydrat- und fettarm sein. **Genußmittel** wie Alkohol und Nikotin sind verboten, da sie zur Mangelentwicklung des Feten führen. Regelmäßiger Alkoholgenuß führt zur schweren Schädigung *(embryo-fetales Alkoholsyndrom).*

Schwangere sollten sich vor **Infektionskrankheiten** und **Kinderkrankheiten** schützen und Erkrankte meiden. Eine sinnvolle körperliche Betätigung fördert das psychische und physische Wohlbefinden der Schwangeren.

Körperliche Anstrengungen und Streß-Situationen sollten im Berufsleben und im privaten Bereich, bei Sport und bei Reisen vermieden werden.

Es besteht erhöhter Bedarf an **Mineralstoffen und Spurenelementen (Eisen, Calcium, Magnesium, Jod, Folsäure),** die zusätzlich zugeführt werden sollten. In der Frühschwangerschaft wird mit einer prophylaktischen *Gabe von Eisen und Folsäure* begonnen. Dadurch ist ein Hämoglobin-Abfall unter 12 g% zum Zeitpunkt der Geburt selten (s. auch S. 33). Der erhöhte *Calcium- und Vitaminbedarf* wird durch eine abwechslungsreiche Ernährung und durch Vitaminpräparate gedeckt.

Wesentlich ist die **körperliche und seelische Vorbereitung der Mutter auf den Geburtsvorgang.** Das Wissen über den Geburtsvorgang und die im Verlauf der Schwangerschaft durchgeführten gymnastischen und atemtechnischen Übungen vermindern die Angst vor der Geburt. Die Geburt wird dadurch für alle Beteiligten leichter und schöner.

1.3.5 Pränatale Diagnostik

Die vorgeburtliche Diagnostik von kindlichen Erkrankungen hat in den letzten Jahren wesentlich an Bedeutung gewonnen.

Indikationen zur pränatalen bzw. genetischen Diagnostik:
- *Alter der Mutter* 35 Jahre und mehr,
- *Chromosomenanomalie* bei früherer Schwangerschaft, bei einem Elternteil, bei anderen Familienangehörigen,
- Geburt eines *Kindes mit multiplen schweren Mißbildungen,*
- *Muskeldystrophie* vom Typ Duchenne, *Hämophilie, andere Erbkrankheiten* (zystische Fibrose = Mukoviszidose),
- *Schwangerschaften mit erhöhtem kindlichen Risiko* einer angeborenen Stoffwechselerkrankung, eines Neuralrohrdefektes, einer Sichelzellanämie.

Ultraschalldiagnostik. Sie ist durch die Entwicklung hochauflösender Geräte mit elektronischer Bildverarbeitung zu einem unersetzbaren diagnostischen Verfahren geworden. Durch die **vaginale Sonographie** werden in der Frühschwangerschaft exakte und frühzeitige Diagnosen möglich. *Ab der 14. Schwangerschaftswoche* werden durch die **abdominale Ultraschalluntersuchung** Wachstumsentwicklung, Größe und Lage des Kindes, Fruchtwassermenge und Plazentasitz bestimmt; außerdem können kindliche Organe wie Gehirn, Herz, Magen, Nieren, Harnblase, Wirbelsäule, Knochen, Gliedmaßen, Nabelschnur und Plazenta auf Auffälligkeiten untersucht werden.

Triple-Test. Im Hinblick auf ein kindliches **Down-Syndrom** (= Trisomie 21, „Mongolismus") besteht heute die Möglichkeit, das Risiko nicht nur unter Berücksichtigung des *mütterlichen Alters* allein (stark ansteigendes Risiko ab 35 Jahren), sondern unter gleichzeitiger Berücksichtigung der Serumparameter *AFP* (Alpha-Fetoprotein), *HCG* (Human-Chorionic-Gonadotropin) und *unkonjugiertes Östradiol* abklären zu lassen (sog. Triple-Test).

Amniozentese. Durch die **Entnahme und die Untersuchung von Fruchtwasser** in der *16. Schwangerschaftswoche* lassen sich verschiedene kindliche Erkrankungen frühzeitig diagnostizieren. Heute wird die Amniozentese vielfach bereits in der *(10.–)12.–14. Woche* durchgeführt **(Frühamniozentese).** Nach genauer Lokalisation des Kindes und der Plazenta mittels Ultraschall werden in Lokalanästhesie durch die Bauchdekken und die Gebärmutterwand hindurch ca. 20 ml Fruchtwasser aus der Fruchthöhle abpunktiert. Folgende Untersuchungen sind heute möglich:

- *Zellzüchtung von kindlichen Zellen,* die im Fruchtwasser enthalten sind, ermöglicht das **Er-**

kennen von Chromosomenveränderungen (z. B. Trisomie 21 = DOWN-Syndrom, „Mongolismus") und das Geschlecht des Kindes;
- durch *Nachweis eines Enzymmangels* in der Amnionzellkultur oder *Bestimmung von Stoffwechselprodukten* im Fruchtwasser lassen sich angeborene **Stoffwechselstörungen** (Lipidosen, Störungen des Aminosäuren- und Kohlenhydratstoffwechsels, Mukopolysaccharidosen) diagnostizieren;
- durch die *Bestimmung des Alpha-Fetoproteins (AFP)* können **Spaltbildungen des zentralen Nervensystems (Neuralrohrdefekte)** erkannt werden;
- durch die Bestimmung von Bilirubinoiden im Fruchtwasser ist das Ablesen der kindlichen Bedrohung bei **Rhesus-Unverträglichkeit** möglich.

Die Ergebnisse der Amniozentese liegen in ca. 2 Wochen vor. Das Risiko einer Fehlgeburt liegt etwa bei 0,5 %.

Die Chorionzottenbiopsie (CVS = chorionic villus sampling). Sie kann im Gegensatz zur Amniozentese bereits in der 9. bis 12. Schwangerschaftswoche durchgeführt werden. Aus dem **plazentaren und somit fetalen Gewebe der Chorionzotten** gelingt eine frühzeitige Chromosomenuntersuchung. Das Choriongewebe wird durch *transvaginale und transzervikale* Einführung einer Aspirationskanüle nach sonographischer Ortung der Plazenta gewonnen. In ca. 1 % kommt es zum Abort, das Risiko ist bei der Chorionzottenbiopsie im Vergleich zur Amniozentese also gering erhöht.

Nabelschnurpunktion (Funikulozentese, Chordozentese). Bei dieser Untersuchung wird unter Ultraschallkontrolle *die Nabelschnur punktiert.* Es kann Blut zu diagnostischen Zwecken entnommen und – bei Blutfaktoren-Unverträglichkeit – eine *intrauterine Transfusion* vorgenommen werden.

1.4 Regelwidrige Schwangerschaft

1.4.1 Abnorme Schwangerschaftsdauer

Die Beendigung der Schwangerschaft kann zu früh oder zu spät erfolgen:

- **Fehlgeburt (Abort)** vor der 25. (28.) Schwangerschaftswoche,
- **Frühgeburt** zwischen der abgeschlossenen 25. (29.)–37. Schwangerschaftswoche,
- **Terminüberschreitung** ab der abgeschlossenen 40. Schwangerschaftswoche,
- **Übertragung** nach der 42. Schwangerschaftswoche

Fehlgeburt (Abort)

Krankheitsbild: Die Symptome einer Fehlgeburt sind *vaginale Blutung,* verbunden mit *wehenartigen Unterbauch- und Rückenschmerzen.* **Beim Spätabort** (17. bis 25. [28.] Schwangerschaftswoche vom 1. Tag der letzten normalen Menstruation an gerechnet) ist der *Abgang von Fruchtwasser* – der vorzeitige Blasensprung – häufig das erste Symptom.

Diagnose: Meistens kann bei einer gestörten Frühgravidität bzw. bei Abortbestrebungen die Diagnose durch abdominale oder transvaginale *Ultraschalluntersuchung (fehlende Herzaktion)* gestellt werden. In seltenen Fällen ist jedoch eine Bestimmung des schwangerschaftsspezifischen Hormons *β-HCG* im Serum (wiederholte Kontrollen im Abstand von 2–3 Tagen) notwendig. Bei einer nicht entwicklungsfähigen Schwangerschaft (auch bei der Eileiterschwangerschaft) ist der β-HCG-Spiegel im Blut erniedrigt oder er fällt bei den Kontrollen ab anstatt anzusteigen.

Es wird zwischen der
- *drohenden Fehlgeburt (Abortus imminens),* der
- *bereits beginnenden Fehlgeburt (Abortus incipiens),* der
- *unvollkommenen Fehlgeburt (Abortus incompletus)* und der
- *vollkommenen Fehlgeburt (Abortus completus)* unterschieden.

Nur bei der **drohenden Fehlgeburt** ist eine Therapie zur Erhaltung der Gravidität möglich. Diese besteht in stationärer Aufnahme, Bettruhe, tokolytischer Therapie mit Magnesiumsalzen und bei fortgeschrittener Schwangerschaft Therapie mit β-Sympathomimetika (z. B. Partusisten) und Sedierung (z. B. Valium). *Symptome* sind leichte Blutung, ziehende Kreuz- und Unterbauchschmerzen. Der Zervikalkanal (Muttermund) ist geschlossen.

Beim **Abortus incipiens** ist die Fehlgeburt nicht mehr aufzuhalten. Das *klinische Bild* ist gekennzeichnet durch stärkere Blutungen mit Abgang von Koageln und Gewebsteilen, starke Unterbauchschmerzen und Eröffnung des Zervikalkanals.

Bei der **unvollkommenen Fehlgeburt (Abortus incompletus)** befinden sich noch Teile des Schwangerschaftsproduktes im Uterus, die mit einer *Ausschabung (Abort-Curettage)* entfernt werden müssen.

Abschließend sei noch auf zwei Besonderheiten verwiesen.

Bei der **verhaltenen Fehlgeburt (missed abortion)** unterbleibt nach dem Absterben der Frucht der Abgang des Schwangerschaftsproduktes. Die Gebärmutter wächst nicht weiter, die Schwangerschaftstests werden negativ. Auch in diesem Fall ist eine Ausräumung der Gebärmutter indiziert.

Bei der sog. **Windmole (Windei, Abortivei)** handelt es sich um einen verhaltenen Abort, wobei die Embryonalanlage fehlt und auch im Ultraschall nicht nachgewiesen werden kann.

Extrauteringravidität (= EUG). Bei der Extrauteringravidität kommt es zur Implantation des Schwangerschaftsproduktes *außerhalb der Gebärmutterhöhle.* Entsprechend dem Sitz der Schwangerschaft unterscheidet man zwischen **Eileiterschwangerschaft (Tubargravidität), Ovarialgravidität** und **echter Bauchhöhlenschwangerschaft.** Die häufigste Form der Extrauteringravidität ist die Eileiterschwangerschaft.

In Abhängigkeit vom klinischen Verlauf unterscheiden wir den Tubarabort und die Tubarruptur.

Tubarabort. Dabei kommt es zur Ablösung des Schwangerschaftsproduktes von seiner Unterlage und meist zu geringer Blutung in die freie Bauchhöhle. *Klinisch* führt dies zu Schmerzen im Unterbauch, manchmal kann auch eine schwache vaginale Blutung bestehen. Nicht selten kommt es zu anfallsartiger Kollapsneigung. Bei solchen Symptomen wird man die *Diagnose* durch Anamnese, Schwangerschaftstest, Ultraschalluntersuchung (leeres Cavum uteri, freie Flüssigkeit im DOUGLASschen Raum) und, falls notwendig, durch eine *Bauchspiegelung (Laparoskopie)* sichern und die notwendige möglichst konservative, *organerhaltende Operation* (laparoskopisch oder mit Unterbauchlaparotomie) vornehmen.

Tubarruptur. Im Unterschied dazu ist die Tubarruptur immer ein dramatisches Ereignis. Die Plazenta hat die Tubenwand durchwachsen und dabei arterielle Blutgefäße eröffnet. Es kommt zu einer Blutung in die freie Bauchhöhle mit Ausbildung eines *akuten Abdomens* und durch den meist starken Blutverlust nicht selten zum *hämorrhagischen Schock.*

Frühgeburt

Die Frühgeburt wird definiert als eine Schwangerschaftsbeendigung zwischen der abgeschlossenen *25. bis 37. Schwangerschaftswoche* (vom 1. Tag der letzten normalen Periode an gerechnet). Abhängig vom Schwangerschaftsalter kommt es bei den Frühgeborenen durch die Unreife der Organe zu *stark erhöhter Morbidität und Mortalität.* Allgemein wird der Beginn der Lebensfähigkeit des Kindes unter besten Voraussetzungen erst ab der vollendeten 25. Schwangerschaftswoche angegeben. Im Vordergrund stehen das **Atemnotsyndrom (RDS = Respiratory Distress Syndrome),** gefolgt von Nierenversagen, neonataler Sepsis und nekrotisierender Enterokolitis. Das Atemnotsyndrom wird durch das *Fehlen des Anti-Atelektase-Faktors (Surfactant-Faktor)* bedingt, der erst nach Abschluß der 37. Schwangerschaftswoche vollständig ausgebildet ist. Er verhindert ein Kollabieren der Lungenbläschen (Alveolen). Bei Frühgeburtsbestrebungen zwischen der 25. und 35. Schwangerschaftswoche versucht man deshalb durch *Gabe von Kortikosteroiden* an die Mutter (8 mg Celestan i. m., Wiederholung nach 24 Stunden) eine vorzeitige Lungenreifung zu bewirken *(RDS-Prophylaxe).* Diese Prophylaxe muß alle 10–14 Tage wiederholt werden (s. auch S. 56).

Die **Ursachen der Frühgeburt** sind vielfältig und überschneiden sich zuweilen. Einige dieser Ursachen sind:

- *Zervixinsuffizienz* (nach Zervixriß, bei Mehrlingen, bei Hydramnion, nach vorausgegangenen instrumentellen Zervixdehnungen),
- *vorzeitige Wehentätigkeit* (bei physischer und psychischer Überlastung, bei fieberhaften Infektionskrankheiten, bei Mehrlingen, bei Hydramnion),
- *Chorioamnionitis* und vorzeitiger Blasensprung,
- *utero-plazentare Insuffizienz* (Plazentaanomalien, Mehrlinge, Mangelgeburten, Nikotinabusus, Anämie, Gestose).

Die **Behandlung** der *vorzeitigen Wehentätigkeit* muß sich neben der auslösenden Ursache auch an der Schwangerschaftsdauer und an der Kindslage orientieren.

Die **Leitung der Frühgeburt** muß *möglichst schonend* erfolgen. Es sind sowohl besonders schnelle als auch protrahierte Geburtsverläufe möglich; diese können zu schweren kindlichen Komplikationen führen. Bei einem zu erwartenden Kindsgewicht unter 2000 g soll die zuständige

Neugeborenen-Intensivstation vorher informiert und für *optimale personelle und apparative Vorbereitungen zur Primärversorgung des Frühgeborenen* gesorgt werden. Die Geburt wird kontinuierlich mit dem CTG überwacht. Die Fruchtblase bleibt so lange wie möglich stehen. Atemdepressorisch wirksame Analgetika sollten mit Rücksicht auf die Unreife des Atemzentrums vermieden werden.

Die **Periduralanästhesie** hat das Ziel, den Beckenboden zu erschlaffen; dies ist wichtig für den unreifen kindlichen Schädel. Die vaginale Entwicklung des Köpfchens sollte durch eine *frühzeitige und ausreichend große Episiotomie* erleichtert werden. Bei kleinen Frühgeborenen und bei hohem Weichteilwiderstand kann durch die *Spiegelgeburt nach* BAUEREISEN (s. S. 508) – neben der Periduralanästhesie und der Episiotomie – zusätzlich Druck vom kindlichen Köpfchen genommen werden. Bei Geburtsstillstand oder drohender Asphyxie (Sauerstoffmangel) in der Austreibungsperiode ist die *Zangengeburt* der Vakuumextraktion vorzuziehen.

Die Indikationsstellung zur **Sectio** erfolgt entsprechend der Geburtsleitung beim reifen Kind. Lediglich bei einer *Beckenendlage zwischen der 28. und 34. Schwangerschaftswoche* ist die *primäre Schnittentbindung* gegenüber der vaginalen Geburt von Vorteil.

Bei protrahierter Eröffnungsperiode, pathologischem CTG und bei ungünstigem Muttermundsbefund ist eine *Sectio großzügig zu indizieren.*

Bei einem geschätzten Kindsgewicht unter 1000 g und einer Schwangerschaftsdauer unter 28 Wochen ist die Entscheidung zwischen vaginaler und abdominaler Entbindung schwer, da die Prognose unabhängig vom Entbindungsmodus ungünstig ist und die Nachteile einer Schnittentbindung für die Mutter oft in den Vordergrund treten.

Zervixinsuffizienz. Der Gebärmutterhals (Cervix uteri) stellt den Verschluß der Gebärmutterhöhle dar und verhindert durch feste und derbe Konsistenz eine vorzeitige Geburt. *Eine Verkürzung,* ein *Weicherwerden* und eine *Eröffnung der Cervix* können in ca. 2 % aller Schwangerschaften auftreten und sind meist auf vorausgegangene Traumatisierung der Cervix zurückzuführen, seltener auf eine primäre Bindegewebsschwäche. Daraus folgt eine wehenlose, unbemerkte Erweiterung des Zervikalkanals mit Freilegung der Fruchtblase, die hier durch Infektion mit pathologischen Scheidenkeimen *(Chorioamnionitis)* der Gefahr des Blasensprungs ausgesetzt ist. Die Behandlung der echten Zervixinsuffizienz besteht in der **operativen Zervixumschlingung mit einem Bändchen (Cerclage).** Die erste Operationsmethode war die nach SHIRODKAR, heute wird jedoch meistens die Methode nach MCDONALD angewandt.

Die Cerclage sollte zwischen der 14. und 16. Schwangerschaftswoche durchgeführt werden, als obere Grenze ist die 25. bis 28. Schwangerschaftswoche anzusehen. Zuvor sollten *bakteriologische Abstriche* von der Zervix (Chlamydien u. a. Bakterien) abgenommen und bei positivem Ergebnis eine antibiotische Therapie durchgeführt werden.

Vorzeitiger Blasensprung (PROM = premature rupture of membranes). Unter vorzeitigem Blasensprung versteht man die *spontane Ruptur der Fruchtblase vor Wehenbeginn;* im Gegensatz dazu sprechen wir von frühzeitigem Blasensprung, wenn die Ruptur eintritt, bevor der Muttermund etwa 10 cm weit eröffnet ist.

Die **Gefahren** des vorzeitigen Blasensprunges sind bei der Mutter das Auftreten eines **Amnioninfektionssyndroms (Sepsis)** und beim Kind die **Infektion** und die **Frühgeburtlichkeit.** Bei hochgradiger Oligo- und Ahydramnie sind *Lungenhypoplasie* und – durch die Zwangshaltung – *Skelettdeformationen* zu erwarten. Wird die Geburt innerhalb der ersten 24 Stunden nach Blasensprung beendet, kommt es selten zu Infektionen; nach 48 Stunden Latenzzeit steigt die Inzidenz steil an.

Das **Vorgehen** beim vorzeitigen Blasensprung wird im wesentlichen von der Tragzeit und von der zu erwartenden kindlichen Unreife bestimmt.

Nach vollendeten 34 Wochen wird die baldmögliche Entbindung angestrebt.

Zwischen der 28. und der 34. Schwangerschaftswoche wird versucht, eine RDS-Prophylaxe durchzuführen. Dabei müssen bei der Mutter die Entzündungszeichen (Temperatur, Leukozytenanzahl, CRP = C-reaktives Protein) und das kindliche Wohlbefinden (CTG) regelmäßig kontrolliert werden. Eine generelle prophylaktische Antibiotikagabe an die Mutter beim vorzeitigen Blasensprung wird heute abgelehnt. Tritt ein Amnioninfektionssyndrom auf, ist eine parenterale Antibiotikatherapie zu beginnen und die Geburt zu beenden.

Vorgehen beim vorzeitigen Blasensprung.
- **In Terminnähe:** Geburt anstreben. Die Geburt sollte innerhalb von 24 Stunden erfolgen. Beim Fehlen von spontanen Wehen *Weheninduktion nach 6–10 Stunden:*

- **bei reifer Zervix** mit *Oxytozininfusion,*
- **bei unreifer Zervix** durch *lokale Prostaglandinanwendung* (Gel, Vaginaltabletten).

● **Nach vollendeten 35 Schwangerschaftswochen (≥ 35 + 0), geschätztes Kindsgewicht ≥ 2500 g:** Vorgehen wie in Terminnähe.

● **Zwischen vollendeter 33. bis zur 35. Schwangerschaftswoche (34.–36. Schwangerschaftswoche = 33 + 0 bis 35 + 0), geschätztes Kindsgewicht 2000–2500 g:**
- *abwartendes Verhalten für 24–48 Stunden,* da es durch den Blasensprung zur Akzeleration der Lungenreifung kommt,
- *Überwachung von CTG und Entzündungsparametern* (Temperatur, Leukos, CRP, Thrombozyten).

● **Vor der vollendeten 33. Schwangerschaftswoche (< 33 + 0), geschätztes Kindsgewicht < 2000 g:**
- *abwartendes Verhalten,*
- *absolute Bettruhe,*
- *Lungenreifeinduktion (RDS-Prophylaxe),*
- 2 × *täglich CTG- und Laborkontrolle,*
- bei Wehen *Wehenhemmung (Tokolyse),*
- bei positivem bakteriologischem Zervixabstrich *antibiotische Therapie.*

Übertragung (Spätgeburt)

Wird der errechnete Geburtstermin von 280 Tagen (vom 1. Tag der letzten normalen Periode an gerechnet) um 14 Tage überschritten, so spricht man von Übertragung. Dabei kommt es wegen der Alterung der Plazenta zur Plazentainsuffizienz mit zunehmender Gefährdung des Kindes.

Übertragungszeichen sind

- *fehlende Käseschmiere* (Vernix caseosa),
- *trockene, faltige, schuppige Haut* (Waschfrauenhände),
- *grünliche Verfärbung* der Haut, der Fingernägel und der Nabelschnur.

Überwachung

● Ist eine Schwangere über dem errechneten Termin, so muß die feto-plazentare Einheit in 2tägigen Abständen mit **CTG** und eventuell mit dem **Wehenbelastungstest** (Oxytozininfusion) überwacht werden. Treten dabei pathologische fetale Herzfrequenzveränderungen (Dezelerationen) auf, muß die Schwangerschaft beendet werden.

● **Ultraschalluntersuchung** alle 2–3 Tage. Bei Übertragung kommt es zur *Verminderung der Fruchtwassermenge (Oligohydramnion)* und zur *Abnahme der Kindsbewegungen.*

● Bei offenem Muttermund bleibt als weiteres diagnostisches Hilfsmittel die *Betrachtung des Fruchtwassers durch die Fruchtblase* **(Amnioskopie)** (Abb. 21.7). Bei klarem Fruchtwasser und vorhandenen Vernixflocken (Käseschmiere) ist eine Übertragung unwahrscheinlich. Die in früheren Zeiten durchgeführten Hormonbestimmungen (Östradiol, HPL) sind in den letzten Jahren zunehmend von der Kardiotokographie abgelöst worden, oder sie werden bei bestimmten Indikationen zusätzlich bestimmt.

1.4.2 Erkrankungen in der Schwangerschaft

Bei Erkrankungen in der Schwangerschaft muß man unterscheiden zwischen:

● Erkrankungen, die **zufällig** mit der Schwangerschaft zusammenfallen (grippaler Infekt, Appendizitis, Rötelninfektion usw.).
● Erkrankungen, die **auch außerhalb** der Schwangerschaft auftreten, aber deren Entstehung durch eine Schwangerschaft begünstigt wird. Typisch hierfür ist die Nierenbeckenentzündung (Pyelonephritis gravidarum).
● Krankheiten, die **schwangerschaftsspezifisch** sind: sie kommen außerhalb der Schwangerschaft nicht vor (Gestosen).

Schwangerschaftsspezifische Erkrankungen (Gestosen):

- **Frühgestosen**
- **Spätgestosen**

Frühgestosen

Die **Emesis gravidarum (morgendliche Übelkeit, morgendliches Erbrechen)** belastet etwa ⅔ aller Schwangeren unterschiedlich stark und ist als physiologisch anzusehen. Übergänge von der *physiologischen* Emesis zur *pathologischen* **Hyperemesis gravidarum** sind fließend.

Behandlung: Die Therapie besteht bei der **Emesis** in häufigen und kleinen eiweißreichen und kochsalzarmen Mahlzeiten. Bei der **Hyperemesis** müssen durch *Infusionstherapie* die verlorenen Elektrolyte korrigiert werden. Unterstützend können *Vitamin-B-Präparate* gegeben werden. Bei starkem Erbrechen muß man – auch in der Schwangerschaft – *Antiemetika* verabreichen.

Spätgestosen

EPH-Gestosen zeigen folgende Symptome:

- Ödeme,
- Proteinurie (Eiweißausscheidung im Urin),
- Hypertonie (Blutdruckerhöhung).

Diese Symptome können einzeln oder aber auch zusammen in der unterschiedlichsten Ausprägung auftreten; man spricht in den letzten Jahren von der *schwangerschaftsinduzierten Hypertonie* **(SIH).** Auch der Ausdruck **EPH-*Gestose*** ist üblich (**e**dema, also Ödem, **p**roteinuria, **h**ypertension).

Man weiß heute, daß die **Ödeme** keinen Einfluß auf die kindliche und mütterliche Prognose haben und deshalb keiner Therapie bedürfen. Die früher durchgeführte Gabe von Diuretika (z. B. Lasix) ist kontraindiziert.

Die **Proteinurie** kann nur indirekt über eine Senkung des Blutdruckes verringert werden. Eine Eiweißsubstitution ist notwendig.

Pathologisch erhöht ist ein **Blutdruck von 140/ 90 mmHg und mehr.** Die Therapie der Hypertonie besteht in *Streßreduktion, Diät* und Gabe von *Antihypertonika* (Alpha-Methyldopa, Dihydralazin und β_1-Rezeptorenblocker). Die *stationäre Aufnahme (Bettruhe)* ist häufig notwendig.

Eklampsie. Die für Mutter und Kind **gefährlichste Form der Gestose** ist die Eklampsie, bei der es neben den oben genannten Symptomen zusätzlich zu *tonisch-klonischen Krämpfen* und anschließendem *Koma* kommt. Auch in der heutigen Zeit ist die Prognose der Eklampsie sowohl für die Mutter als auch für das Kind ernst. Kausal ist die einzige Therapie die baldmöglichste Beendigung der Schwangerschaft durch **Entbindung.**

Komplikationen dieser schwangerschaftsinduzierten Erkrankung können sein: *Lungenödem, schwere Blutgerinnungsstörungen* mit zerebrovaskulären Blutungen, *Leber- und Nierenversagen.*

HELLP-Syndrom. Eine spezielle Verlaufsform der Gestose ist das sog. HELLP-Syndrom (**h**aemolysis, **e**levated **l**iver enzymes, **l**ow **p**latelets), das sich aus folgenden Symptomen zusammensetzt:

- Hämolyse,
- erhöhte Leberwerte,
- erniedrigte Thrombozytenzahl.

Eine spezielle Therapie gibt es nicht, die baldmögliche **Entbindung** muß angestrebt werden.

Sog. Schwangerschaftsleber. Ein weiteres lebensbedrohliches Ereignis für Mutter und Kind stellt die sog. Schwangerschaftsleber dar. Dabei kommt es zur Leberschädigung mit ausgeprägtem *Ikterus* und *Erhöhung des direkten Bilirubins.* Falls nicht die **sofortige Beendigung der Schwangerschaft** erfolgt, droht der **Tod im Coma hepaticum.**

1.4.3 Rhesus- und Blutgruppen-Unverträglichkeit (Inkompatibilität)

Bei den Blutgruppen und Blutfaktoren unterscheidet man zwischen den

- **klassischen Blutgruppenmerkmalen (A, B, AB, 0),** dem
- sog. **Rhesus-Blutfaktorensystem (positiv bzw. negativ)** und weiteren
- weniger wichtigen **Untergruppen.**

Rh-Faktor

Die wichtigsten Unverträglichkeitsreaktionen resultieren aus dem **Rhesus-Blutfaktorensystem.** 85% der Menschen sind *Rhesus-positiv (Rh+),* 15% *Rhesus-negativ (Rh−).* Das Rhesus-Blutfaktoren-System enthält die Faktoren C-c, D und E-e. In Häufigkeit und Schädigungsgrad des Kindes bei stattgefundener Sensibilisierung ist der *Faktor D* der wichtigste.

Träger des Merkmals **D** werden als *Rhesus-positiv,* Menschen, bei denen dieses Merkmal fehlt **(d),** werden als *Rhesus-negativ* bezeichnet. Das Merkmal *Rh-positiv* wird *autosomal dominant* vererbt, das heißt jedes Rh-negative Individuum ist homozygot (= reinerbig) negativ.

Morbus haemolyticus neonatorum

Treten während der Schwangerschaft Erythrozyten (und somit Antigene) eines **Rh-positiven Kindes** über die Plazenta in die Blutbahn der **Rh-negativen Mutter** über, so regen diese Antigene bei der Mutter die Bildung von Antikörpern (aus der Klasse IgG) an. Dies kann bei der *ersten Schwangerschaft einer Rh-negativen Mutter mit einem Rh-positiven Kind* geschehen. Diese Antikörper der IgG-Klasse können die Plazentaschranke passieren und in den kindlichen Kreislauf gelangen. Größere Erythrozytenmengen des Kindes treten jedoch erst unter der Geburt über, weshalb das 1. Kind in der Regel gesund ist. Die sich nach der Geburt (oder Fehlgeburt) im mütterlichen Organismus bildenden Antikörper können erst dem nächsten Kind gefährlich werden. Es findet dann während der zweiten Schwangerschaft durch die von der Mutter auf das Kind übertretenden Antikörper der IgG-Klasse im Kind eine Antigen-Antikörper-Reaktion statt, die die Erythrozyten zerstört und zur Anämie führt. Das Krankheitsbild wird als **Morbus haemolyticus neonatorum** oder **fetale Erythroblastose** bezeichnet:

Schweregrade:

- *Anämie,*
- *Icterus gravis* (schwere Gelbsucht) und
- *Hydrops fetalis.*

Hydrops fetalis. Der schwerste Schädigungsgrad, der Hydrops fetalis, der sich intrauterin ausbildet, ist durch eine extreme *Anämie, Ödeme* und Ausbildung von *Ergüssen in Körperhöhlen (Aszites, Pleuraergüsse)* gekennzeichnet. Meist sterben diese Kinder intrauterin oder kurz nach der Geburt trotz intensiver Therapie.

Anti-D-Prophylaxe. Seit Einführung der **Rhesusprophylaxe (Anti-D-Prophylaxe)** und der regelmäßigen Überwachung bereits sensibilisierter Mütter in der Schwangerschaft werden schwere fetale Erythroblastosen nur äußerst selten gesehen.

Eine **Rh-negative Mutter** muß *nach der Geburt eines Rh-positiven Kindes,* nach einer *Fehlgeburt* oder nach einer *Amniozentese* der Rhesusprophylaxe unterzogen werden. Dies geschieht durch intramuskuläre Injektion von Anti-D-Gammaglobulin.

Coombs-Test. Um die Rhesus-Erythroblastose pränatal zu erkennen, ist es nötig, die Blutgruppe und den Rhesusfaktor der Mutter zu bestimmen. Ist die Mutter Rh-negativ, so soll auch der Rhesusfaktor des Kindsvaters bestimmt werden. Entscheidend ist aber vor allem der **Antikörpersuchtest (indirekter Coombs-Test** = Nachweis frei zirkulierender Antikörper im Blut der Mutter) bei der Rh-negativen Frau. Diese Untersuchung muß erstmals im ersten Trimenon erfolgen und soll im zweiten und dritten Trimenon wiederholt werden.

Liley-Schema. Bei einer bereits sensibilisierten Frau sind spezielle Überwachungsuntersuchungen durchzuführen. Da eine Beurteilung des Gefährdungsgrades des Kindes (fetale Hämolyse) aus Blutuntersuchungen der Mutter nicht möglich ist, muß *zwischen der 24. und der 26. Schwangerschaftswoche* eine **Amniozentese** vorgenommen und das *Fruchtwasser auf Blutfarbstoffe (Bilirubinoide) untersucht* werden. Die Menge der ausgeschiedenen Bilirubinoide ist direkt proportional zum Schweregrad der Hämolyse. Die Werte werden in das LILEY-Schema eingetragen, das in drei Zonen eingeteilt ist (Abb. 21.9):

LILEY-Schema:

- *Zone I* entspricht einem **leichten,**
- *Zone II* einem **mittelschweren** und
- *Zone III* einem **schweren Morbus haemolyticus neonatorum.**

Je nach dem zu vermutenden Schädigungsgrad sind die **Kontrollpunktion,** die **Schwangerschaftsbeendigung** oder – bei noch nicht lebensfähigem Kind – die **intrauterine Transfusion** notwendig.

AB0-System

Auch im **klassischen Blutgruppensystem (AB0-System)** kann es zu Unverträglichkeits-Reaktionen kommen. Diese manifestieren sich aber erst *postpartal* durch Auftreten eines **Icterus praecox** (frühzeitige Gelbsucht) oder eines **Icterus gravis** (schwere Gelbsucht).

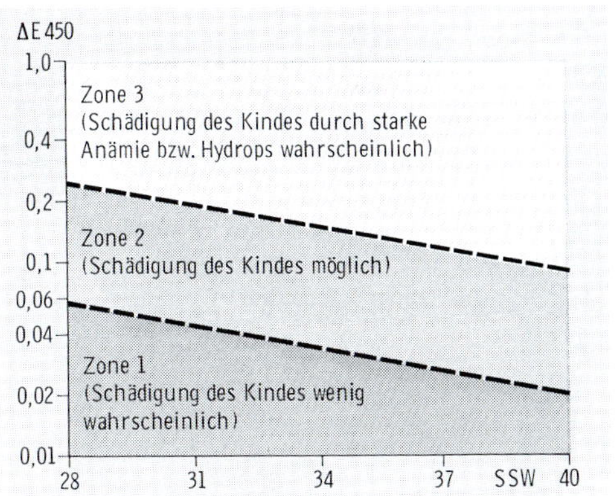

Abb. 21.9 LILEY-Schema. Bilirubinoidwerte (Delta-E-Werte) zu den verschiedenen Zeiten der Schwangerschaft und zu vermutender Erkrankungsgrad des Feten (nach LILEY). (Aus: HILFRICH, H.-J.: Gynäkologie und Geburtshilfe. In: W. CATEL. Das gesunde und das kranke Kind. Hrsg. von E. GLADTKE, J. OEHME, J. SCHAUB, 12. Auflage, Thieme, Stuttgart 1983).

1.4.4 Blutungen in der Schwangerschaft und unter der Geburt

Frühschwangerschaft. Hier handelt es sich bei Blutungen entweder um eine

- **Nidationsblutung** (ca. 23. Tag), um
- **menstruationsähnliche Blutungen** zum erwarteten Menstruationstermin, um eine
- **Blutung von der Portio uteri** (Ektropiumblutung, Zervixpolyp, Karzinom) oder um eine
- **Abortblutung.**

Spätschwangerschaft und Geburt. Blutungen in der Spätschwangerschaft können folgender Herkunft sein:

1. Blutungen aus Vagina und Zervix

- *Während der Schwangerschaft:*
  - **Kohabitationsverletzungen** beim Geschlechtsverkehr,
  - Blutung aus einem **Portioektropium,** einem **Zervixpolypen,** einem **Kollumkarzinom,**
  - Blutungen aus **Scheidenvarizen**
  - *vorzeitiges „Zeichnen"* bei **drohender Frühgeburt.**
- *Während der Geburt* kann es aus einem **Scheiden-** oder **Zervixriß** bluten. Gefährlich ist die Blutung bei Rissen aus der Gebärmutter **(Uterusruptur).**

2. Lösungsblutungen aus der Plazentahaftfläche

Sie stellen die wichtigste und zahlenmäßig die größte Gruppe dar. Zu unterscheiden ist zwischen:

- Blutungen bei **vorzeitiger Lösung** der regelrecht sitzenden Plazenta,
- Blutung bei den verschiedenen Formen der **Placenta praevia** (vorliegende Plazenta) und der
- **Randsinusblutung** (Blutung aus dem Plazentarrand).

Bei der vorzeitigen Lösung der normal sitzenden Plazenta kommt es plötzlich zu einer *akuten Situation* mit einer unterschiedlich starken vaginalen *Blutung* und einer starken *Kontraktion der Gebärmutter* bis zur hölzernen Konsistenz des Uterus *(Tetanus uteri – Holzuterus).* Mit der Lösung der Plazenta wird die Blutzufuhr vom mütterlichen Organismus zum Kind jäh unterbrochen und das Kind durch den Sauerstoffmangel geschädigt. Durch den Blutverlust sind Mutter und Kind gleichermaßen gefährdet. Eine *Gerinnungsstörung (Verbrauchs- und Verlust-Koagulopathie)* ist die Folge, intensivmedizinische Maßnahmen sind erforderlich.

Bei der Placenta praevia liegt die Plazenta in der Nähe des inneren Muttermundes und somit völlig oder teilweise vor dem vorangehenden Teil des Kindes.

Je nach Ausmaß unterscheiden wir folgende Formen des **Vorliegens der Plazenta** (Abb. 21.10):

- Beim *„tiefen Sitz"* reicht der untere Rand der Plazenta an den inneren Muttermund heran. Es bestehen fließende Übergänge zur

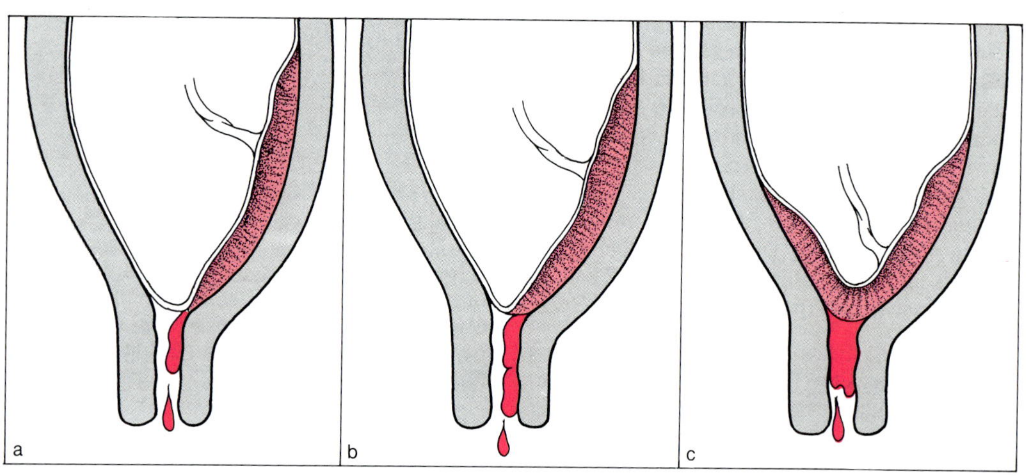

Abb. 21.10 a–c Die verschiedenen **Grade des Vorliegens der Plazenta** (nach Wulf).
a Tiefer Sitz. **b** Placenta praevia partialis. **c** Placenta praevia totalis.
(Aus: Martius, G.: Geburtshilflich-perinatologische Operationen. Thieme, Stuttgart 1986.)

- *Placenta marginalis.*
- Die *Placenta praevia partialis* überdeckt einen Teil des inneren Muttermundes.
- Bei der *Placenta praevia totalis* bedeckt die tief inserierende Plazenta völlig den inneren Muttermund.

Beim „tiefen Sitz“ der Plazenta und bei der Placenta marginalis ist – falls die Blutung aufhört – die vaginale Entbindung möglich. Bei der Placenta praevia muß ein Kaiserschnitt durchgeführt werden.

3. Fetale Blutungen

Sie treten bei der **Placenta praevia** und bei **eingerissenen Nabelschnurgefäßen, z.B. Insertio velamentosa,** auf. Dabei münden die Nabelschnurgefäße nicht unmittelbar zentral in die Plazenta, sondern in die Eihäute ein und durchlaufen diese in einem unterschiedlich langen Anteil, bevor sie in die Plazenta einstrahlen. Wenn in dem Eihautanteil, in dem die Nabelschnurgefäße verlaufen, beim Blasensprung die Eihäute einreißen, kommt es zum fetalen Blutverlust.

1.4.5 Intrauterine Mangelentwicklung (SGA) und Makrosomie (LGA)

SGA = small for gestational age,
LGA = large for gestational age.

SGA-Kinder = Gewicht unter der 3. Perzentile,
LGA-Kinder = Gewicht über der 97. Perzentile.

Durch die Sonographie können die normale kindliche Entwicklung und das normale Wachstum überwacht und einigermaßen exakt das kindliche Gewicht geschätzt werden. Sowohl SGA- wie LGA-Kinder haben eine erhöhte perinatale Morbidität.

Ursachen für die Mangelentwicklung (SGA):

- *fetale Ursachen* (Fehlbildungen, Chromosomenanomalien, Infektionen),
- *uteroplazentare Ursachen* (Uterusfehlbildungen, Myom),
- *Plazentainsuffizienz,*
- *Hypertonie* (SIH),
- *Nierenerkrankungen,*
- *schwere Herzkrankheiten,*
- *ausgeprägte Anämie,*
- *Nikotin-Alkohol-Drogen-Abusus* und
- *Unterernährung.*

Ursachen für Makrosomie (LGA):

- *heriditäre (erbliche) Faktoren,*
- *mütterlicher Diabetes mellitus,*
- *Hydrops fetalis* und
- *kindliche Anomalien.*

1.4.6 Plazentainsuffizienz

Die Plazenta stellt das zentrale Versorgungsorgan für den Feten dar. Es hat nicht nur eine *respiratorische* (Sauerstoffaustausch), sondern auch eine *nutritive Funktion* (Versorgung mit Nährstoffen). Bei der **akuten Plazentainsuffizienz** wird der fetomaternale Blutkontakt akut unterbrochen, bei der **chronischen Plazentainsuffizienz** entwickelt sich der Ausfall über Wochen hinweg. So wird bei langdauernder Einschränkung der Plazentafunktion zuerst die nutritive Funktion betroffen, wodurch es zur Wachstumsretardierung und Mangelentwicklung (SGA) bis zum intrauterinen Fruchttod kommen kann. Mit der *Ultraschalluntersuchung* kann anhand von Normalwerten für die betreffende Schwangerschaftswoche das regelrechte fetale Wachstum kontrolliert werden. Ein Wachstumsrückstand oder -stillstand weist auf eine Plazentainsuffizienz hin.

Mit Hilfe *weiterer Überwachungsmethoden (CTG, Doppler-Ultraschall, Hormonwerte usw.)* kann nun die Entscheidung zur Schwangerschaftsbeendigung und somit zur Einleitung der Geburt getroffen werden.

1.4.7 Risikoschwangerschaften

- Schwangerschaftsinduzierte Hypertonie (RR von 140/90 mmHg und mehr),
- Terminüberschreitung um 7 Tage und mehr,
- Morbus haemolyticus fetalis,
- mütterlicher Diabetes mellitus,
- Zervixinsuffizienz bzw. drohende Frühgeburt,
- anamnestische Hinweise (Zustand nach Fehl-, Früh- oder Totgeburten, nach Kaiserschnitt, nach schwierigen vaginal-operativen Entbindungen),
- alte Erstgebärende (ab 35 Jahre), Vielgebärende (5 Kinder und mehr),
- schwere Organerkrankungen der Mutter (Herz-Kreislauf, Lungen, Leber, Nieren, Schilddrüse),
- schwere Schwangerschaftsanämie (Hb unter 8 g%),
- Lageanomalien (Steißlage, Querlage),
- Mißverhältnis zwischen kindlichem Kopf und mütterlichem Becken,

- Mehrlingsschwangerschaften,
- Mangelgeburt (SGA), Makrosomie (LGA),
- Blutungen in der zweiten Schwangerschaftshälfte.

2 Die Geburt

Die normale Schwangerschaft dauert 280 Tage oder 40 Wochen oder 9 Kalendermonate (= 10 Lunarmonate), vom ersten Tag der letzten Menstruation gerechnet.

Beginn der Geburt. Er ist durch den allmählichen Übergang der **Vorwehen** (ohne Auswirkung auf den Gebärmutterhals) in die eigentlichen **Geburtswehen** mit einem Geburtseffekt (Tiefertreten des vorangehenden Kindsteiles und Öffnung des Muttermundes) gegeben.

Geburtswehen treten in regelmäßigen Abständen auf (2–3 pro 10 Minuten) und dauern ca. 1 Minute.

Weitere Anzeichen der beginnenden Geburt sind der Abgang von blutigem Schleim, der aus dem Zervikalkanal stammt **(„Zeichnen")** und der **Blasensprung.**

Verlauf und Mechanismus der Geburt. Dies hängt vom Verhältnis und von dem Sich-Anpassen von mütterlichem Becken und kindlichem Kopf ab. Da der kindliche Kopf gut verformbar ist, bestimmen die knöchernen Verhältnisse weitgehend das Geburtsgeschehen.

2.1 Regelrechte Geburt

2.1.1 Eröffnungsperiode

Durch die Wehen kommt es zunächst zu einem Auseinanderziehen des Muttermundes bis zur *vollständigen Eröffnung („Muttermund vollständig" = 10 cm).*

Die **Eröffnungsperiode** dauert bei der

- **Erstgebärenden** im Durchschnitt *6–12 Stunden,* bei der
- **Mehrgebärenden** *4–8 Stunden*

und beträgt damit 9/10 des gesamten Geburtsverlaufes.

Während der Eröffnungsperiode kommt es gleichzeitig zu einem

- *Tiefertreten,* zu einem
- *Drehen* und zu einem
- *Beugen* des kindlichen Köpfchens.

Der Blasensprung

Der Blasensprung tritt meistens spontan ein. Bei regelrechtem Verlauf springt die Fruchtblase am Ende der Eröffnungsperiode, wenn der Muttermund vollständig eröffnet ist (= *rechtzeitiger Blasensprung).*

- **Vorzeitiger Blasensprung:** Blasensprung vor Beginn der Eröffnungsperiode. Die Gefahr des vorzeitigen Blasensprungs besteht in der *aufsteigenden Infektion* mit *Fieber* unter der Geburt oder im Wochenbett (aszendierende Infektion).
- **Frühzeitiger Blasensprung:** Blasensprung während der Eröffnungsperiode.
- **Rechtzeitiger Blasensprung:** Blasensprung bei vollständiger Eröffnung des Muttermundes.
- **Hoher Blasensprung:** Blasensprung oberhalb des Muttermundbereiches, wobei der untere Fruchtblasenpol erhalten bleibt.

2.1.2 Austreibungsperiode

Als **Austreibungsperiode** wird die Geburtsphase zwischen der vollständigen Eröffnung des Muttermundes (10 cm) und der Geburt des Kindes bezeichnet. Sie dauert bei der

- **Erstgebärenden** *30 bis maximal 60 Minuten,* bei der
- **Mehrgebärenden** *15 bis 30 Minuten.*

Die Wehen werden kräftiger und häufiger, zusätzlich kommt es am Ende zum **Preß-Reflex:** die Schwangere verspürt einen Zwang zum aktiven Mitpressen (Bauchpresse). In der Austreibungsperiode werden die Herztöne des Kindes fortlaufend registriert, da diese Zeit *den für das Kind gefährlichsten Geburtsabschnitt darstellt.* Sollte in dieser Phase eine Gefährdung des Kindes durch den Abfall der kindlichen Herztöne erkennbar sein, so ist die Geburt durch Kaiserschnitt, Vakuumextraktion oder Forceps (Zange) operativ zu beenden.

Wird das Köpfchen am Beckenboden sichtbar, leitet die Hebamme den Kopf des Kindes mit der Hand langsam über den Damm, d.h. sie übt den **„Dammschutz"** aus. Danach wird das Kind herausgehoben und abgenabelt.

Bei zu straffem Beckenboden oder bei drohendem Dammriß muß man einen **Dammschnitt (Episiotomie)** durchführen. Das ist leider oft der Fall. In manchen Situationen ist die Durchführung eines Dammschnittes **unerläßlich:** bei *Frühgeburten* (um den unreifen kindlichen Schädel vor der starken mechanischen Belastung zu schützen), bei *vaginal-operativen Entbindungen* (Vakuumextraktion, Zangengeburt), bei *Zwillingsgeburten* und bei der *vaginalen Entbindung von Kindern in Beckenendlage.*

2.1.3 Nachgeburtsperiode

Nach der Geburt des Kindes geht die Wehentätigkeit weiter. Diese Wehen haben den Zweck, die Plazenta samt Eihäuten auszustoßen. Dies erfolgt *etwa 15 Minuten nach der Geburt* des Kindes. Um den Blutverlust zu reduzieren, ist man heute bedacht, eine sog. **aktive Leitung der Nachgeburtsperiode** durchzuführen. Unmittelbar nach der Geburt werden Uterotonika (gebärmutterkontrahierende Mittel) gegeben. Anschließend wird durch kontinuierlichen Zug an der Nabelschnur *(cord traction)* die Plazenta entwickelt. Plazenta und Eihäute werden auf ihre *Vollständigkeit geprüft.*

Bei unvollständiger Plazenta wird in Narkose mit der Hand **(manuelle Nachtastung)** oder mit der Curette nachgetastet **(instrumentelle Nachtastung oder Curettage).** *Sollte sich die Plazenta nicht lösen,* bedarf es der **manuellen Plazentalösung,** d.h. die Plazenta wird in Narkose mit der flachen Hand von der Uteruswand gelöst.

Nach der Versorgung des Dammschnittes (Naht in Lokal-, Pudendus- oder Spinal- bzw. Periduralanästhesie) sollte die Mutter noch 2 Stunden zur Beobachtung im Kreißsaal verbleiben (Gefahr der Nachblutung). Als **normaler Blutverlust** wird bei einer Geburt die Menge von *300 bis 500 ml* angesehen.

2.1.4 Versorgung des Neugeborenen

Die Zeit zwischen der Geburt des Kindes und der Nachgeburt wird für die **Erstversorgung des Neugeborenen** genutzt. Dies geschieht normalerweise durch die *Hebamme* oder den *Geburtshelfer.* Bei einer voraussehbaren möglichen Gefährdung des Kindes wird der *neonatologisch geschulte Kinderarzt* zur Geburt dazugerufen. Dies gilt für alle operativen Entbindungen, Risikoschwangerschaften und Risikogeburten.

Unmittelbar nach der Geburt wird das Kind noch vor dem ersten Atemzug *abgesaugt.* Dann wird die Nabelschnur durchtrennt, wobei frühes oder spätes *Abnabeln* keine Bedeutung hat. Der Zustand des Kindes wird unmittelbar nach der Geburt nach dem sog. **Apgar-Schema** (Tab. 3.4, S. 51) beurteilt. Die Gesamtpunktezahl ergibt den sog. APGAR-Index. Regelmäßig wird auch der *arterielle pH-Wert aus einer Nabelarterie* bestimmt und Nabelschnurblut (= kindliches Blut) aus der Nabelvene für verschiedene Laboruntersuchungen entnommen (Blutgruppe, Serologie etc.).

Ist das Kind klinisch unauffällig, so kann es der Mutter in den Arm gelegt und nach Zudecken mit einem vorgewärmten Tuch im Körperkontakt der Mutter belassen werden. Anschließend wird das Kind klinisch und grob-neurologisch untersucht, endgültig abgenabelt, kurz gebadet, und es wird die Augen-Prophylaxe durchgeführt.

2.1.5 Phasen der Geburt (Geburtsmechanik)

1. Phase. Der Kopf tritt mit *querverlaufender Pfeilnaht* in den *querovalen Beckeneingang* ein, die ovale Kopfform paßt sich also dem ovalen Beckeneingang an (**hoher Querstand,** Abb. 21.11–21.12).

2. Phase. In dieser Phase führt der Kopf *gleichzeitig 3 Bewegungen* aus, nämlich:

- das *Tiefertreten,*
- die *Beugung* und
- die *Drehung,*

und zwar mit dem Nacken und dem Rücken zur Symphyse hin **(vordere Hinterhauptslage).** Die 2. Phase ist abgeschlossen, wenn der stark gebeugte Kopf auf dem Beckenboden angekommen ist (**tiefer Geradstand,** Abb. 21.13 –21.14).

3. Phase. Sie entspricht dem **Austritt** des (stark gebeugten) Kopfes, der in eine Streckung übergeht. Dabei stemmt sich der Nacken des Kindes an der Symphyse ab, und das Gesicht des Kindes wird über den Damm geboren.

4. Phase. Sie entspricht dem Durchtritt der Schultern. Die Geburt des weiteren Körpers ist dann kein Problem mehr.

Während dieser Vorgänge kommt es zu einer *Verformung des kindlichen Schädels;* denn die einzelnen Schädelknochen sind übereinander beweglich. Diese **Konfiguration des Kopfes** ist oft noch einige Zeit nach der Geburt tastbar.

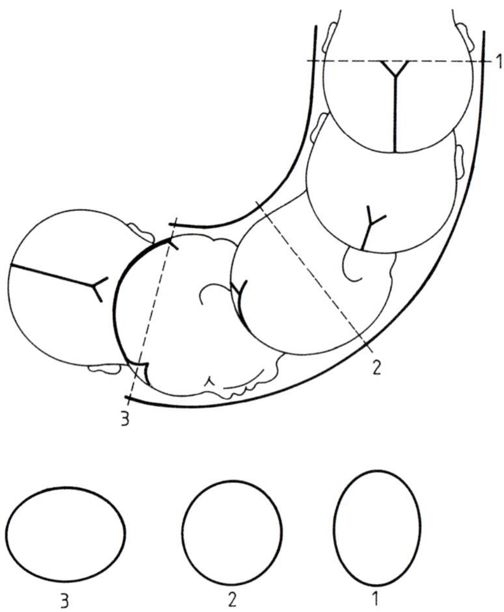

Abb. 21.11 Mechanismus der Geburt aus normal rotierter Hinterhauptshaltung; Querschnitte durch den Geburtskanal:
1 Beckeneingang
2 Beckenmitte
3 Beckenausgang.
(Aus: GITSCH, E., JANISCH, H. (Hrsg.): Geburtshilfe. Wilhelm Maudrich, Wien 1986.)

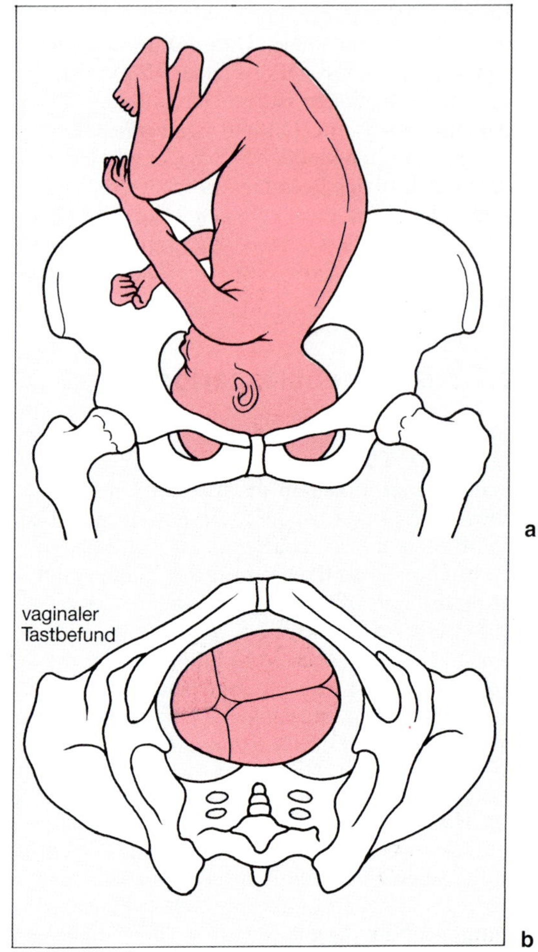

Abb. 21.12 a, b Erste Phase der Geburt. Eintritt des Kopfes in den Beckeneingang bei 1. vorderer Hinterhauptslage. Haltung ungezwungen, querverlaufende Pfeilnaht (hoher Querstand); **a** von vorne, **b** von unten. (Aus: MARTIUS, G.: Lehrbuch der Geburtshilfe. 12. Auflage, Thieme, Stuttgart 1988.)

An der Stelle des kindlichen Schädels, die bei der Geburt vorangeht, bildet sich eine mehr oder weniger starke *ödematöse Schwellung der Kopfhaut,* das **Caput succedaneum (Geburtsgeschwulst).** Sie bildet sich schon in den ersten Lebensstunden zurück.

Kommt es jedoch zu einem *echten Bluterguß,* der unter der äußeren Kopfhaut (dem Periost) liegt, so spricht man von einem **Kephalhämatom (Kopfblutgeschwulst).**

Ein solches Hämatom erkennt man daran, daß es im Unterschied zur Geburtsgeschwulst die Grenzen der einzelnen Schädelknochen nicht überschreitet (s. S. 34).

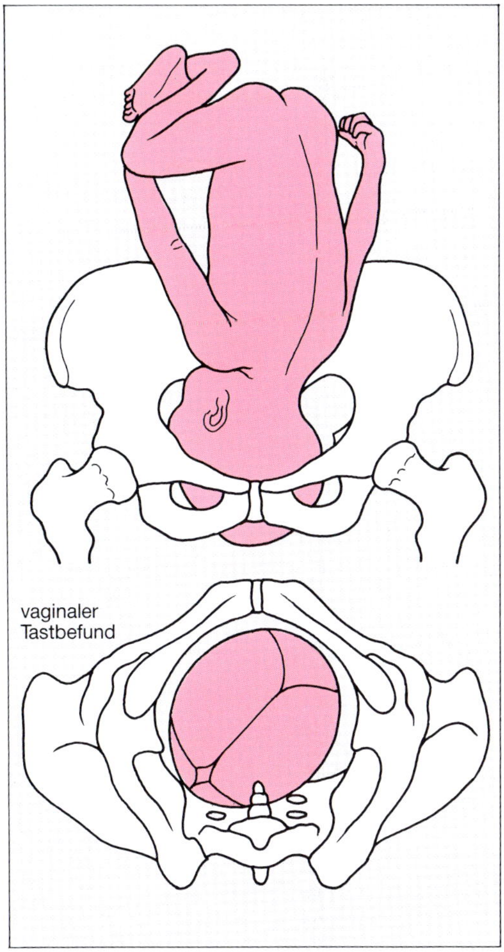

a
b

Abb. 21.13 a, b Zweite Phase der Geburt bei 1. vorderer Hinterhauptslage. Tiefertreten, Beugung und Drehung des Kopfes mit dem Nacken nach vorne. Pfeilnahtverlauf im schrägen Durchmesser; **a** von vorne, **b** von unten. (Aus: MARTIUS, G.: Lehrbuch der Geburtshilfe. 12. Auflage, Thieme, Stuttgart 1988.)

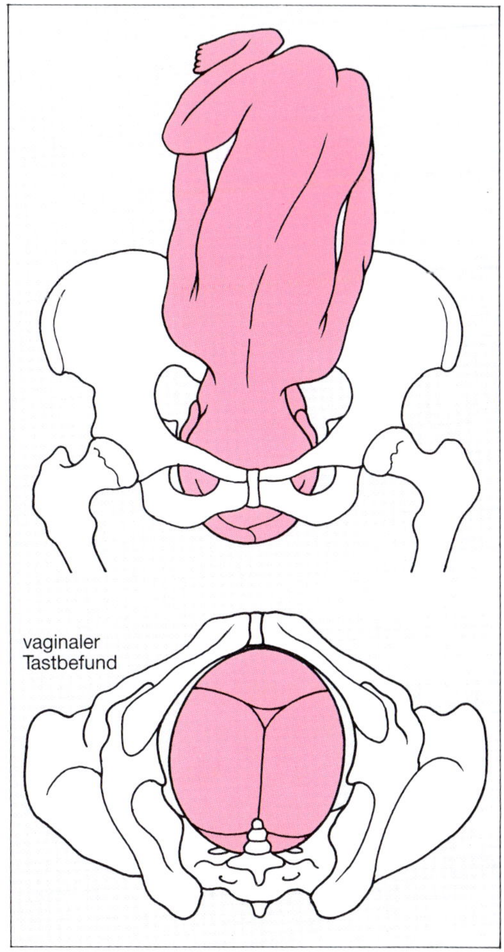

a
b

Abb. 21.14 a, b Ende der zweiten Phase der Geburt bei 1. vorderer Hinterhauptslage. Der Kopf steht stark gebeugt auf dem Beckenboden, die Pfeilnaht verläuft im geraden Durchmesser, die kleine Fontanelle ist in Führung tastbar; **a** von vorne, **b** von unten. (Aus: MARTIUS, G.: Lehrbuch der Geburtshilfe. 12. Auflage, Thieme, Stuttgart 1988.)

2.1.6 Methoden der Geburtserleichterung

Wir unterscheiden 2 Formen der Geburtserleichterung:

1. Psychologische Geburtserleichterung.

a) *gymnastische Übungen,*
b) *Entspannungs- und Atemübungen.*
c) Wichtig ist auch die Vorbereitung auf die Geburt durch Aufklärung: **Wissen beseitigt Angst** (Geburtsschmerzerleichterung nach READ).

2. Medikamentöse Geburtserleichterung.

a) **Analgetika** (Schmerzmittel): sie bringen Schmerzlinderung, nicht aber völlige Schmerzfreiheit.
b) **Vollnarkose (Intubationsnarkose):** z. B. beim Kaiserschnitt, selten am Ende der Austreibungsperiode (Durchtrittsnarkose).
c) **Lokalanästhetika:** bei der
   - *Lokalinfiltration des Dammes,*
   - *Periduralanästhesie,*
   - *Spinalanästhesie,*
   - *Pudendusanästhesie*

d) Leitungsanästhesien:

- *Periduralanästhesie (PDA):*
  - kontinuierliche über einen lumbal eingeführten dünnen Katheter als sogenannte *Katheterperiduralanästhesie (KPDA)* oder als
  - einmalige Injektion – *single shot,*
- *Spinalanästhesie,*
- *Pudendusanästhesie.*

Durch die Periduralanästhesie und die Spinalanästhesie erreicht man eine völlige Schmerzbeseitigung und eine Entspannung des Beckenbodens. Diese beiden Methoden werden einerseits bei normaler vaginaler Geburt und bei Risikogeburten (Zwillingsgeburt, vaginale Beckenendlagenentbindung), andererseits auch beim Kaiserschnitt zunehmend häufiger eingesetzt und erfreuen sich großer Beliebtheit.

2.2 Regelwidrige Geburt

2.2.1 Ursachen der regelwidrigen Geburt

Zu starke oder zu schwache Wehen, Gebärmutterrisse, die im Wege liegende Nachgeburt (Placenta previa), anatomische Veränderungen der Scheide und der äußeren Geschlechtsorgane oder der Nabelschnur können Ursache einer regelwidrigen Geburt sein. Ferner haben die regelwidrigen Kindslagen (Querlage, Beckenendlage) eine besondere Bedeutung; sie können durch ein enges Becken oder durch ein zu großes Kind, also durch ein Mißverhältnis zwischen kindlichem Kopf und mütterlichem Becken hervorgerufen werden **(feto-pelvines Mißverhältnis).**

2.2.2 Therapie der regelwidrigen Geburt

Kommt es aus irgendeinem Grund zu Regelwidrigkeiten, so finden folgende **geburtshilfliche Operationen** ihre Anwendung:

Spiegelgeburt nach Bauereisen. Diese kommt bei *Frühgeburten* in der Austreibungsperiode in Frage (Einsetzen eines breiten, hinteren Spekulums zur Verhinderung eines Geburtstraumas).

Vakuumextraktion (Abb. 21.15). Dabei wird eine Saugglocke auf den Schädel des Kindes aufgesetzt, langsam ein Vakuum aufgebaut und das Kind an der Saugglocke in der Führungslinie unter Mitpressen der Mutter *während der Wehe (wehensynchron)* herausgezogen. Die meistens entstehende Geburtsgeschwulst bildet sich innerhalb einiger Tage zurück. Es kann auch zur Ausbildung eines Kephalhämatoms kommen.

Zangengeburt (Forceps) (Abb. 21.16). Dabei wird der kindliche Kopf zwischen die beiden Zangenlöffel genommen und herausgezogen. Die Zange hat gegenüber der Vakuumextraktion den Vorteil, daß man in akuten Gefahrensituationen schneller ist als mit dem Vakuum und auch ohne Wehen und aktives Mitpressen der Mutter die Geburt beendet werden kann.

Sectio caesarea (Kaiserschnitt). Die abdominale Schnittentbindung kann entweder **primär** *am wehenlosen Uterus* oder **sekundär** *während der Geburt* durchgeführt werden.

Man unterscheidet **kindliche, mütterliche** oder in den meisten Fällen **gemischte Indikationen.**

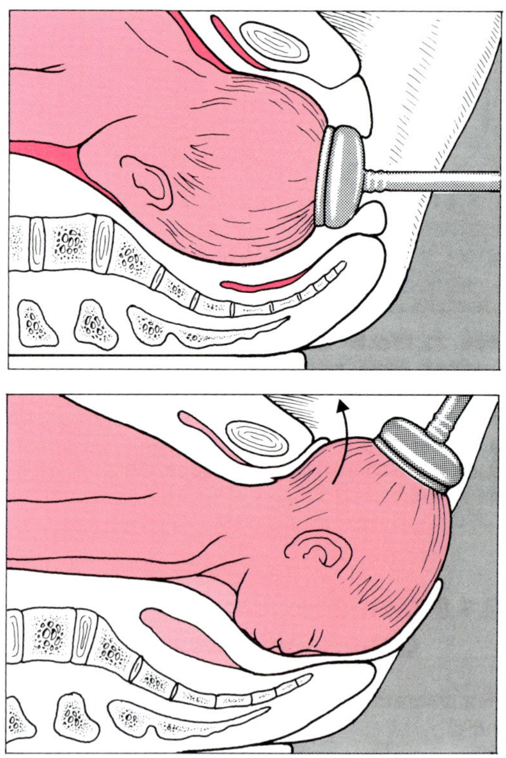

a

b

Abb. 21.15 a, b Vakuumextraktion. Die Vakuum-Glocke ist in Führungslinie über der kleinen Fontanelle plaziert, der Zug an der Glocke erfolgt zunächst in horizontaler (**a**), während des Durchschneidens des Kopfes nahezu in vertikaler Richtung (**b**). (Aus: MARTIUS, G.: Geburtshilflich-perinatologische Operationen. Thieme, Stuttgart 1986.)

Einige typische Indikationen sind:

- relatives feto-pelvines Mißverhältnis,
- Geburtsstillstand,
- drohende kindliche Asphyxie bei pathologischem CTG,
- starke vaginale Blutung unter der Geburt,
- Placenta praevia,
- Nabelschnurvorfall,
- Fieber unter der Geburt und Amnioninfektionssyndrom,
- schwere Gestose bzw. Eklampsie,
- regelwidrige Kindslagen (Querlage, zum Teil auch bei Beckenendlage),
- Mehrlinge.

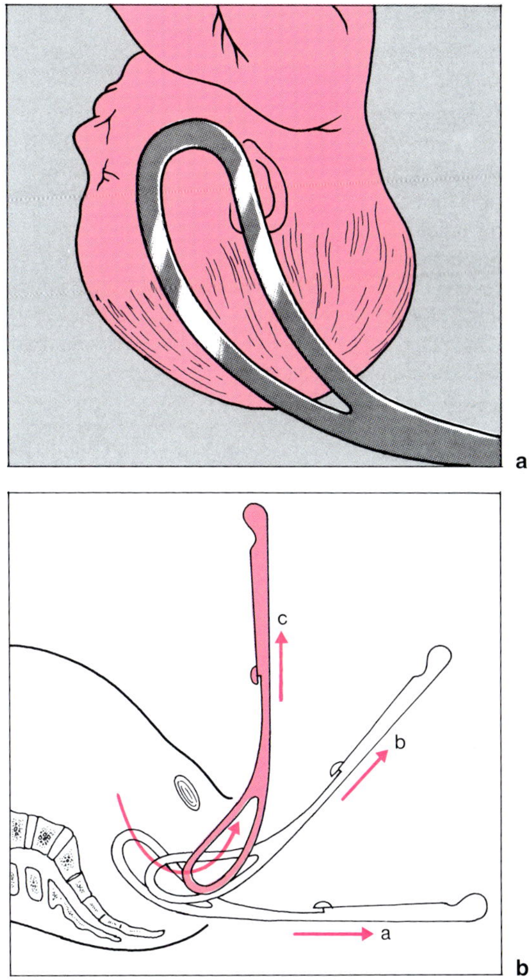

Abb. 21.16 a, b Zangengeburt. Die Zange umfaßt das kindliche Köpfchen (**a**). Die Traktionsrichtungen bei der Zangenextraktion laufen (wie bei der Vakuumextraktion) in der Führungslinie (**b**). (Aus: MARTIUS, G.: Geburtshilflich-perinatologische Operationen. Thieme, Stuttgart 1986.)

3 Das Wochenbett

An die Geburt schließt sich das Wochenbett an, eine Zeitspanne von etwa *6–8 Wochen,* in der sich die Schwangerschaftsveränderungen des mütterlichen Körpers zurückbilden. Für die Kinderkrankenschwester sind Kenntnisse über diese körperlichen Vorgänge von Bedeutung, weil sie während der Pflege des Neugeborenen gelegentlich auch die Wöchnerin zu betreuen hat.

Während des Wochenbettes sind folgende Vorgänge wichtig:

- die *Abheilung der Geburtsfolgen,*
- die *Rückbildung der Schwangerschaftsveränderungen,*
- die *Ernährung des Kindes.*

Diese drei Vorgänge hängen durch einen Steuermechanismus miteinander zusammen: das Saugen des Kindes an der Brust bewirkt in der *Hypophyse* (Hirnanhangsdrüse) die Ausschüttung des **Wehenhormons Oxytozin.** Dieses führt zu Kontraktionen der Gebärmutter, die als Nachwehen spürbar sind und eine Verkleinerung des Uterus zur Folge haben, ein Vorgang, der die Abheilung der großen Wundfläche in der Gebärmutter erleichtert. Auf der anderen Seite kommt es durch Kontraktionen der glatten Muskelfasern in der Wand der Milchkanälchen zum **Auspressen der Milch.**

Die Rückbildungsvorgänge und die Milchabgabe der Brust sind also im Grunde ein einheitlicher Vorgang.

3.1 Die Abheilung der Geburtsfolgen

Geburtsverletzungen wie Dammschnitt bzw. Einrisse am Damm heilen nach Versorgung überraschend schnell (1 Woche) und meist komplikationslos ab. Länger dauert die Abheilung der Wunde in der Gebärmutterinnenfläche: sie führt zur typischen Erscheinung des Wochenbettes, den **Lochien (Wochenfluß).** Sie bestehen aus abgestoßener Schwangerschaftsschleimhaut, aus Leukozyten, aus Serum, Lymphe, Gewebsnekrosen und verflüssigten Blutgerinnseln.

- Während die Lochien *in der ersten Woche* noch reichlich und blutig sind **(Lochia rubra = roter Wochenfluß),**
- werden sie *in der zweiten Woche* weniger, seröser und von bräunlich-rötlicher Farbe **(Lochia fusca).**
- Am *Ende der zweiten Woche* werden sie dann gelblich, rahmig **(Lochia flava)** und schließlich
- *in der vierten Woche* grauweiß, hell, wäßrig-serös **(Lochia alba).**

Die Menge des Wochenflusses nimmt dabei mehr und mehr ab, bis er 4–6 Wochen nach der Geburt versiegt. Die Wundheilung ist abgeschlossen.

Die **Rückbildung des Uterus** wird durch das Stillen und die dadurch hervorgerufene Oxytozinausschüttung begünstigt, sie kann durch Uterotonika (Methergin, Oxytozin) verstärkt werden.

Der *Fundus des Uterus* wird durch die Bauchdecken hindurch getastet und sinkt in den ersten 2 Wochen des Wochenbettes täglich ca. einen Querfinger tiefer. Diese genitalen Rückbildungsvorgänge werden als **Involution** bezeichnet.

3.2 Die Rückbildung der extragenitalen Schwangerschaftsveränderungen

Mit dem Abfall der Hormone nach Ausstoßung der Plazenta beginnen auch die extragenitalen Rückbildungsvorgänge. Der **Beckenboden** und die **Bauchmuskulatur** werden wieder zunehmend straffer.

Durch die Geburt kommt es manchmal am Blasenhals zu einem geburtstraumatisch bedingten Ödem, was nicht selten zu **Blasenentleerungsstörungen** mit Harnverhaltung führen kann. Es besteht eine Neigung zu vermehrten Entzündungen der Harnblase und der Nieren.

Der Darm neigt wie schon während der Schwangerschaft auch im Wochenbett zur **Obstipation.**

Die glatte Muskulatur der Gefäße ist noch schlaff, es kommt vermehrt zu **Krampfaderbeschwerden** und **Hämorrhoiden,** besonders gefährlich ist die **erhöhte Neigung** zu **Thrombosen.**

Die Psyche ist zu Anfang des Wochenbettes gewöhnlich durch eine euphorische Stimmungslage charakterisiert, durch den ausgeprägten Hormonentzug kommt es aber zwischen dem dritten und dem fünften Wochenbettag nicht selten zu mitunter schweren depressiven Verstimmungen.

Die Ovarien nehmen ihre Tätigkeit erst nach ca. 6 Wochen wieder auf. Dieser Zeitraum kann erheblich länger sein, wenn das Kind voll gestillt wird.

3.3 Stillen

3.3.1 Stilltechnik

Bei der Technik des Anlegens ist zu beachten, daß das Kind die Milch nicht durch einfaches Saugen entnimmt, sondern gleichzeitig mit den Kiefern streichende und beißende Bewegungen ausführt. Daher muß der Warzenhof dem Säugling so weit wie möglich in den Mund gegeben werden, damit die empfindliche Brustwarze nicht zerbissen wird. Ist die Brust sehr prall, so sollten vorher einige ml mit der Milchpumpe entnommen werden. Das Stillen erfolgt im Wochenbett im Liegen und in Seitenlage. Das Kind liegt im Arm der Mutter, die mit der anderen Hand dem Kind die Brustwarze reicht und gleichzeitig die Nase des Kindes freihält.

Soll eine ausreichende Milchbildung erreicht werden, so ist es unerläßlich, daß die Brust zunächst bei jedem Anlegen *vollständig entleert* wird. Daher wird möglichst *zu jeder Mahlzeit nur eine Brust* gereicht, allerdings *nicht länger als 10 Minuten.* Nicht richtig entleerte Brüste müssen mit der Milchpumpe bis zum Einspielen der Milchbildung regelmäßig leergepumpt werden. Nach dem Milcheinschuß am 3. Tag sollten immer *beide Brüste* gegeben werden, zunächst jeweils 5 Minuten, später 10 Minuten pro Seite.

Ausreichende Flüssigkeitszufuhr – verteilt über den ganzen Tag – regt ebenfalls die Milchproduktion an (Stilltee, Malzbier usw.). Die Abstände zwischen den Mahlzeiten sollten anfangs 3 Stunden, später 4 Stunden betragen.

3.3.2 Stillhindernisse

Stillhindernisse bei der Mutter. Der Milcheinschuß erfolgt meist am dritten Tag nach der Geburt, bis dahin muß **zugefüttert** werden. Manchmal hilft ein Behandlungsversuch mit **Oxytozin (Syntocinon-Nasenspray oder -Tabletten).** *Flach- und Hohlwarzen* können das Stillen erschweren oder unmöglich machen; es kann das Stillen mit auf die Brust aufgesetzten **Saughütchen** versucht werden, oder die Milch muß abgepumpt werden. Dazu stehen verschiedene Modelle von **Handmilchpumpen** und **elektrische Pumpen** zur Verfügung.

Stillhindernisse beim Kind. Sie werden durch manche *Fehlbildungen der Mundhöhle* hervorgerufen, im wesentlichen durch die Lippen-Kiefer-Gaumen-Spalte. *Frühgeborene* und durch *schwere Geburten geschwächte Kinder* sind manchmal nicht in der Lage, an der Brust zu trinken. Da das Kind während des Stillens durch die Nase atmet, kann ein *Schnupfen des Kindes* das Stillen unmöglich machen.

Abgesehen von diesen eigentlichen Stillhindernissen gibt es sowohl von seiten der Mütter als auch von seiten des Kindes Situationen, die das Stillen verbieten (s. Säuglingsernährung, Band I).

3.4 Pflege der Wöchnerin

Die Frischentbundene befindet sich in einem Zustand der allgemeinen Erschöpfung. Die Widerstandskraft gegen Krankheiten ist herabgesetzt.

Die **Brustpflege** bedarf großer Sorgfalt, vor dem Stillen sind die Hände gründlich zu säubern. Nach dem Stillen wird die Brust von Milchresten nicht gereinigt (Milch wirkt antibakteriell) und ein steriles Mulläppchen wird aufgelegt. Zuvor sollte die Brustwarze trocken sein, ein vorne zu öffnender *Stillbüstenhalter* ist zu empfehlen. Ist die *Brustwarze rissig (Rhagaden),* so sollte nicht angelegt und die Milch durch Abpumpen gewonnen werden.

Ganz allgemein muß auf eine **regelmäßige Harnblasen- und Darmentleerung** geachtet werden, zur Thrombose-Prophylaxe sollte frühzeitig mit der **Mobilisierung** begonnen werden.

3.5 Erkrankungen im Wochenbett

3.5.1 Rückbildungsstörungen

Mangelhafte Rückbildung der Gebärmutter. Die häufigste Störung im Wochenbett ist gekennzeichnet durch eine *mangelhafte Rückbildung der Gebärmutter (Subinvolutio uteri).* Sie ist meistens *Folge einer Überdehnung* nach Mehrlingsschwangerschaften, bei vermehrtem Fruchtwasser (Hydramnion) oder bei protrahiertem Geburtsverlauf. Der Fundus uteri steht höher, als er zu erwarten ist, die Lochien fließen reichlicher und sind vermehrt blutig.

Behandlung: Die Therapie ist einfach und besteht in der **Gabe von Kontraktionsmitteln** (Oxytozin, Methergin). Wegen des *prolaktin-hemmenden Effektes* dieser Medikamente sollten sie nicht routinemäßig verabreicht werden. Gelegentlich kann auch die Verabreichung von **Oxytozin (Nasenspray, Tabletten)** ausreichen.

Lochialstauung. Als *Lochialstauung (Lochiometra)* bezeichnet man eine Stauung des Wochenflusses im Uteruscavum aufgrund einer Verlegung des inneren Muttermundes durch Eihäute oder Verschluß durch einen Krampf des Muttermundes. Auch hier steht der Fundus uteri höher, die Lochien sind spärlich oder fehlen, die Gebärmutter ist druckempfindlich. Wird die Stauung nicht beseitigt, so kann es durch aufsteigende Infektion zur *Endometritis puerperalis (Wochenbettfieber)* kommen.

Behandlung: Die Therapie der Lochialstauung besteht ebenfalls in der Gabe von **Kontraktionsmitteln** in Kombination mit einem **Spasmolytikum** und in der **instrumentellen Beseitigung** der Obstruktion.

3.5.2 Kindbett- oder Wochenbettfieber (Puerperalfieber)

Ursache: Die Ursache des Wochenbettfiebers ist eine *bakterielle Infektion,* meistens handelt es sich um eine Mischinfektion. Die Gefahr liegt darin, daß es nicht zu einer begrenzten Entzündung kommt, sondern daß die Bakterien in dem aufgelockerten und gut durchbluteten Gewebe mit den großen Wundflächen leicht weiter vordringen und in die benachbarten Organe und in Blut- und Lymphwege einbrechen können *(Sepsis).* Wie erwähnt, kann eine Lochialstauung die erste Ursache für eine solche Infektion sein. Die Infektion der Uterushöhle, die **Endometritis puerperalis,** stellt heute die häufigste Form des Wochenbettfiebers dar.

Prognose: Noch zu Anfang des 19. Jh.s starben in großen Entbindungskliniken bis zu 30% der Wöchnerinnen am Wochenbettfieber, bis der Wiener Gebutshelfer SEMMELWEIS 1847 diese Krankheit als Übertragungsinfektion erkannte und hygienische Maßnahmen, Asepsis und Wochenbettpflege forderte.

Krankheitsbild und Behandlung: Die Symptome der Endometritis puerperalis sind *übelriechende Lochien* (oft Lochialstau), *subfebrile Temperaturen* und ein *großer, weicher, druckschmerzhafter Uterus.* Die Therapie besteht in der *antibiotischen Behandlung.*

3.5.3 Brustdrüsenentzündung (Mastitis puerperalis)

Ursache und Krankheitsbild: Die **Mastitis** ist eine hauptsächlich im Wochenbett oder in der Stillperiode auftretende Entzündung der Brustdrüse, die immer durch Schmierinfektionen mit *Bakterien – meistens Staphylokokken* – entsteht. Eintrittspforte ist die Brustwarze, wobei *Rhagaden* eine Infektion begünstigen. Meistens kommt es am 7.–8. Tag (nach der Entlassung nach Hause!) zur akuten, *hochfieberhaften Erkrankung* mit *Rötung, starker Schmerzhaftigkeit, Überwärmung* und *Schwellung* der betroffenen Brust bzw. eines umschriebenen Areals der Brust.

Behandlung: Die Therapie ist einerseits physikalisch, andererseits medikamentös und beginnt mit einer *Ruhigstellung der Brust.* Es wird nicht weiter angelegt, die Brust wird hochgebunden, es werden Eisblasen aufgelegt. Neben dieser mechanischen Ruhigstellung sollte die Milchbildung durch Gabe von *Prolaktinhemmern* in niedriger Dosierung (Bromocriptin = Pravidel®) gedrosselt werden. Wichtig ist es auch, darauf zu achten, daß die Brust gut entleert wird. Kommt es innerhalb von 12–24 Stunden nach dieser Therapie nicht zu einer deutlichen Besserung der klinischen Symptome und zur Entfieberung, so ist die *Fortführung der Prolaktinhemmerbehandlung* über 3–4 Tage und der Beginn der *antibiotischen Therapie* angezeigt. Man verwendet staphylokokkenwirksame, penicillinasefeste Penicilline.

Kommt die Patientin zu spät zur Behandlung oder ist die Entzündung zu weit fortgeschritten, dann kommt es zur Einschmelzung des Gewebes. Dies sollte durch Wärmebehandlung (feuchtwarme Umschläge, Rotlicht) unterstützt werden, den so entstandenen **Abszeß** muß man bei deutlicher Fluktuation dann *chirurgisch behandeln (Inzision* und *Drainage).*

B Gynäkologie

VOLKER TERRUHN

1 Menstruationszyklus und Störungen der Menstruation

1.1 Zyklus der gesunden Frau

Der reproduktive Zyklus hat eine Dauer von 28 Tagen +/– 5,4 Tage.

Befruchtungsfähige Eizellen werden in regelmäßigen Abständen in der Zyklusmitte bereitgestellt. Dem Eisprung (Ovulation) geht die *Proliferationsphase* (Aufbauphase) mit der Reifung des Follikels (Eibläschen) voraus. Auf den Eisprung, der 15 Tage vor Einsetzen der Regelblutung stattfindet, folgt die Umwandlung des Follikels in das Corpus luteum (Gelbkörper) und damit die *Sekretionsphase* (Transformationsphase). Der Gelbkörper schrumpft, und mit ihm kommt es zum Abfall der ovariellen Steroide und zur Abstoßung der Gebärmutterschleimhaut (Endometrium). Die Menstruation (Menses, Periode, Regelblutung) setzt ein. Der 1. Tag der Blutung ist gleichzeitig auch der 1. Tag des neuen Zyklus. Die Menstruation endet, wenn sich die obere Schleimhautschicht der Gebärmutter völlig abgelöst hat *(Desquamationsphase)*. Die Blutung dauert 3–5 Tage; der Blutverlust beträgt im Mittel 75 ml, der Eisenverlust etwa 20 mg. Unter dem Einfluß der ovariellen Steroide (Östrogene und Gestagene, also das Gelbkörperhormon Progesteron) laufen am Endometrium die typischen zyklischen, d. h. regelmäßig wiederkehrenden Veränderungen ab (Abb. 21.17).

Sie wiederholen sich von der Pubertät bis zu den Wechseljahren (Klimakterium) in ca. 400 Zyklen (zwischen Menarche und Menopause, Abb. 21.18) und liefern wertvolle Hinweise bei der Sterilitätsdiagnostik.

Der Muttermund öffnet sich unter der Östrogeneinwirkung am Ende der Proliferationsphase – in Zyklusmitte, zur Zeit der Ovulation – etwa 4 mm. Das zervikale Drüsenfeld produziert vermehrt transparenten Schleim, der in dünnen Fäden bis zu 10 cm spinnbar wird. Im Mikroskop formiert sich dieser Schleim zu farnkrautähnlichen Strukturen (Farnkrautphänomen). Diese Phase stellt das Zyklusoptimum für die Spermienpassage dar. Diese

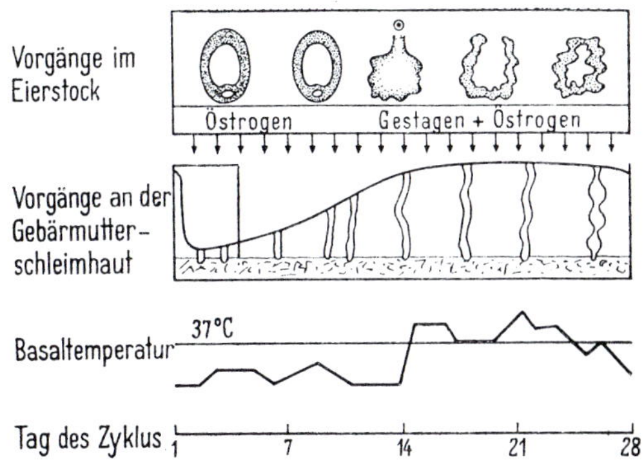

Abb. 21.17 Schema des normalen Menstruationszyklus.

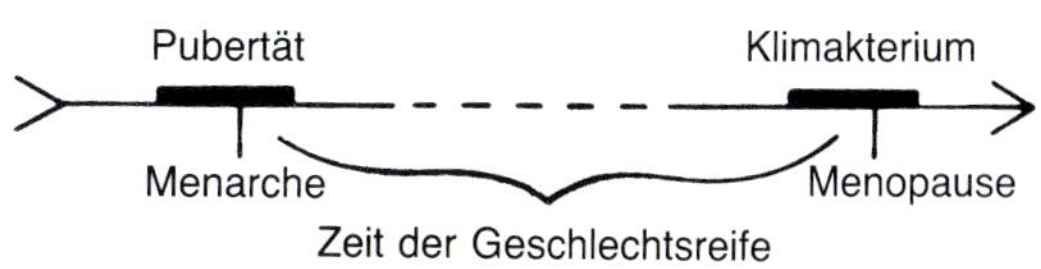

Abb. 21.18 Schematische Darstellung der Funktionsphasen der Frau (nach H. MARTIUS).

Phänomene ändern sich abrupt unter Einfluß der Gestagene in der 2. Zyklusphase. Die Basaltemperatur liegt bei rektaler Messung in der Proliferationsphase bei 36,2–36,7 °C. In der Sekretionsphase führt das Progesteron über die dienzephale Temperaturregulation zu einer leichten Erhöhung der Kerntemperatur um 0,4–0,7 °C. Dauer der Phasen: Normotherme Phase: 17,6 +/– 4,1 Tage. Hypertherme Phase: 12,7 +/– 1,7 Tage.

Dieses Phänomen wird zur Konzeption und Kontrazeption ausgenutzt.

Prämenstruelles Syndrom

Die psychische Alteration vieler Frauen vor Einsetzen der Menstruation, d. h. die „kritischen Tage“, das „Unwohlsein“ mit Reizbarkeit, Aggressivität und Hyperaktivität finden psychoendokrinologisch durch den vormenstruellen Abfall der endogenen Opiate mit Wegfall ihrer bremsenden Wirkung auf dopaminerge Neurotransmitter ihre Erklärung.

Extragenitale Veränderungen während des Zyklus, wie Flüssigkeitsretention, Brustspannen und Kopfschmerzen belegen, daß sämtliche Organe, auch die Psyche, vom Hormonspiegel der Sexualsteroide beeinflußt werden.

Behandlung: Diuretika, Bromocriptin (Pravidel®) oder Lisurid (Dopergin®) sowie Gestagene (lokal und systemisch) in der 2. Zyklushälfte. Evtl. Psychopharmaka. 30–50% Plazeboeffekt.

1.2 Störung der Menstruation

Die normale Menstruation setzt ovulatorische Zyklen voraus und ist als Gestagen-Entzugsblutung zu verstehen. Verändert sich die Rhythmik dieser Intervalle oder die Dauer und Stärke der Uterusblutung, so spricht man von *Zyklusanomalien.* Am Anfang (Menarche) und am Ende (Klimakterium) der reproduktiven Phase stehen **anovulatorische Zyklen.** Dazwischen liegt ca. 30 Jahre lang die Phase ovulatorischer Zyklen. Die wichtigsten Formen der Zyklusstörungen sind:

1.2.1 Anomalien des Blutungsrhythmus

Amenorrhoe

Das Fehlen oder Ausbleiben der menstruellen Blutung:

- **Primäre Amenorrhoe.** Keine Blutung bis zum 16. Lebensjahr bzw. keine Blutung bis zum 14. Lebensjahr bei phänotypisch voll ausgereifter weiblicher Konstitution.
- **Sekundäre Amenorrhoe.** 3–6 Monate keine Blutung, nachdem zuvor mindestens eine Regelblutung abgelaufen ist (Schwangerschaft ausgeschlossen).

Sichtbares Substrat für eine stärkere Störung des hypothalamisch-hypophysär-ovariellen Regelkreises ist das Ausbleiben der Regel: die Amenorrhoe.

Sie kann rein organische Ursachen haben, aber auch ein klassisches psychosomatisches Symptom sein, das in Streß- und Notsituationen sowie nach Hungerdiäten junger Frauen eintritt. Ursache ist eine fehlende oder eingeschränkte pulsatile GnRH-Sekretion mit der Folge einer ungenügenden Gonadotropinbildung und -abgabe.

Die Tabelle 21.1 a, b zeigt die Einteilung der primären und sekundären Amenorrhoe nach chromosomalen, peripheren und zentralen Ursachen. Gleichzeitig werden der hormonelle Status und die therapeutischen Richtlinien aufgezeigt.

Oligomenorrhoe

Zu selten auftretende Uterusblutung mit Abständen > 35 Tage bis zu 3 Monaten (Übergang zur sekundären Amenorrhoe).

Behandlung: Ovulatorisch: keine Therapie. Anovulatorisch: Zweiphasenpräparate.

Oligomenorrhoe bei Hyperandrogenämie-Syndrom

Hierzu gehört das Syndrom der polyzystischen Ovarien (PCO). Das morphologische Substrat sind polyzystische große Ovarien mit einer hellgrauen, derben Tunica albuginea (Bindegewebshülle), unter der zahlreiche zystische Follikel liegen. Typisch sind oligo-/amenorrhoische Phasen, Sterilität, Hirsutismus, Akne und Adipositas. Auch ein Nebennierenrinden-Tumor kann vermehrt männliche Hormone produzieren. Beide Drüsen können auch gemeinsam eine Hyperandrogenämie herbeiführen. Mit die häufigste Ursache ist die nicht tumorbedingte glanduläre Hypersekretion.

Diagnose und Behandlung: Diagnostik und Therapie (Gewichtsreduktion!) sind abhängig von dem Leidensdruck der Patientin hinsichtlich der Virilisierung und des Kinderwunsches und sollten speziell ausgerichteten endokrinologischen Sprechstunden überlassen werden.

Polymenorrhoe

Zu häufig auftretende Regelblutung, kürzer als 24 Tage.

Behandlung bei verkürzter *Proliferationsphase:* Östrogene postmenstruell oder Zweiphasenpräparate. Bei verkürzter *Sekretionsphase:* Östrogen-Gestagen-Kombination.

Tabelle 21.1 a **Primäre** Amenorrhoe.

Ursache	Gonadotropine	Östrogene	Bemerkung	Therapie
Chromosomale Entwicklungsstörungen				
X0-Gonadendysgenesie	↑	↓	ULLRICH-TURNER-Syndrom	Östrogen-Gestagen-Kombination
Isochromosomen, Deletion oder Mosaikbildung der Gonosomen	↗ →	↓	Oft Kleinwuchs	Östrogen-Gestagen-Kombination
Reine Gonadendysgenesie (XY), SWYER-Syndrom	↑	↓	Hypoplastisches Genitale Seminomgefahr	Östrogen-Gestagen-Kombination; Gonadektomie
Fehlbildungen				
Ovaraplasie, -atrophie oder -hypoplasie	↑ ↗	↓ ↘	Infantiles Genitale	Östrogen-Gestagen-Kombination
Rudimentärer Uterus, Scheidenaplasie			MAYER-ROKITANSKY-KÜSTER-HAUSER-Syndrom	Vaginalplastik: Neovagina
Atresien im Zervix-, Vaginal- u. Hymenalbereich	→	→	Molimina menstrualia. Kryptomenorrhoe	Beseitigung des Hindernisses
Testikuläre Feminisierung, „hairless women"	↗ →	↓	Androgenresistente Erfolgsorgane. Kurze Scheide, Seminomgefahr	Gonadektomie, Anlage einer Neovagina
Endometrium				
Menstruatio sine mense	→	→	Scheinbare Amenorrhoe: „silent menstruation"	keine, evtl. Gestagentest
Hypothalamisch-hypophysäre Störungen				
Pubertas tarda	↘	↘	Zentralbedingte Entwicklungsretardierung	Keine oder Rhythmustherapie
Situationsamenorrhoe (Streßamenorrhoe)	↘ →	↘ →	Psychische und physische Alteration, konsumierende Erkrankungen	Kausal und Östrogen-Gestagen-Kombination; Psychotherapie
Nebennierenerkrankungen				
Morbus CUSHING Morbus ADDISON Tumoren	↘	↓		
Kongenitales adrenogenitales Syndrom (AGS)	↓	↓	Virilismus; vermännlichtes Genitale	Cortisonderivate, Genitalkorrektur

→ = normal
↗ = etwas erhöht
↑ = stark erhöht
↘ = etwas vermindert
↓ = stark vermindert

Tabelle 21.1 b **Sekundäre** Amenorrhoe.

Ursache	Gonadotropine	Östrogene	Bemerkung	Therapie
Hypothalamische Störungen				
Idiopathisch	→	↗		Spontanheilung möglich. Östrogen-Gestagen-Kombination. Psychotherapie. Gewichtsreduktion bei Übergewicht. Kinderwunsch: Ovulationsauslöser, Gonadotropine
Psychogen reaktiv	→	→		
Mit Gewichtszunahme	→	↗		
Postpartale Ovarialinsuffizienz	↘/→	↘		
Notstands- und Situationsamenorrhoe	↘/→	↘/→		
Anorexia nervosa	↘	↘		Psychotherapie
Amenorrhoe-Galaktorrhoe-Syndrom	↓	↓	Hyperprolaktinämie	Prolaktinhemmer
Organische Prozesse und Tumoren	↘	↘		Kausal
Hypophysenstörungen				
Tumoren	→/↘	→/↘	Rö. Sella turcica	Kausal
SHEEHAN-Syndrom	↓	↓		Pluriglanduläre Substitution
Ovarielle Störungen				
Polyzystische Ovarien (PCO)	↗/→	→	früher: STEIN-LEVENTHAL-Syndrom; Hyperandrogenämie	Kausal Reduktion des Übergewichts, evtl. Keilresektion beider Ovarien; Antiandrogene
Hypoplastische Ovarien	↗/↘	↘		Östrogen-Gestagen-Kombination
Uterine Störungen				
Endometriumverlust nach Curettage	→	→	ASHERMAN-Syndrom	Lokal Östrogene, Hysteroskopie: Adhäsiolyse
Tuberkulose	→	→		Tuberkulostatika
Extragenitale endokrine Erkrankungen				
Schilddrüsenerkrankungen CUSHING-Syndrom Postpubertales AGS	→/↘	→/↘		Kausal

→ = normal ↘ = etwas vermindert
↗ = etwas erhöht ↓ = stark vermindert
↑ = stark erhöht

1.2.2 Anomalien der Blutungsstärke

Hypomenorrhoe

Zu schwache Uterusblutung, meistens ohne Krankheitswert.

Behandlung: Keine.

Hypermenorrhoe

Zu starke Regelblutung.

Myome, Adenomyose, Polypen und Intrauterinpessare können starke und lange Regelblutungen unterhalten.

Behandlung: Läßt sich keine morphologische Ursache (Myom etc.) erkennen, so kann die Zyklusstärke durch monophasische Ovulationshemmer wirkungsvoll reduziert werden.

Menorrhagie

Zu lange anhaltende und meist zu starke Menstruationsblutung.

Behandlung: Wie Hypermenorrhoe.

1.2.3 Periodenunabhängige uterine Blutungen (Metrorrhagien)

Azyklisch auftretende Uterusblutungen: Vorblutung, Mittelblutung (spotting), Nachblutung. Hinter einer azyklischen Blutung kann sich sowohl eine harmlose Aufbaustörung des Endometriums als auch ein Gebärmutterkrebs verbergen. Steht die Blutung nicht unter einer Behandlung einer Östrogen-Gestagen-Kombination, muß eine Ausschabung von Gebärmutterhals und Gebärmutterkörper vorgenommen werden (– aus diagnostischen Gründen – getrennte Curettage, Abrasio).

1.2.4 Juvenile und klimakterische Blutungen

Durch Gestagendefizit hervorgerufene dysfunktionelle Blutungen zu Beginn (Pubertät) und am Ende der Reifezeit (Präklimakterium). Abweichungen der regelmäßigen menstruellen Blutungen nach der Menarche sind aufgrund der zunächst unvollständigen Ausreifung der hypothalamisch-hypophysär-ovariellen Beziehung nichts Außergewöhnliches. Pulsatile GnRH-Sekretion und LH-/FSH-Ratio erreichen erst nach Durchgangsstadien das typische Muster normaler biphasischer Zyklen mit der Etablierung vollwertig funktionierender Regelkreise. Die endokrine Reife tritt durchschnittlich im Alter von 15–16 Jahren ein; dies entspricht einem gynäkologischen Alter von 3 Jahren (Menarchealter + 3). Das zeitgerechte und beschwerdefreie Eintreten der Regelblutung wird von der Patientin hoch bewertet. Bei verstärkten und verlängerten Blutungen mit azyklischen Rhythmuspausen handelt es sich fast immer um anovulatorische Formen; es sind östrogene Entzugsblutungen aus einem hyperplastischen bzw. glandulär-zystischen Endometrium bei Follikelpersistenz.

Die hochproliferierte Schleimhaut bricht bei relativem Östrogendefizit zusammen und unterhält eine nicht sistierende Dauerblutung. Die Blutung kann über Wochen, sogar Monate mit kaum blutungsfreien Intervallen anhalten und führt unbehandelt zur Anämie. Die Diagnose ist leicht aus dem Blutungskalender (BTK) zu stellen. Eine gynäkologische Untersuchung ist obligat, wobei nach einem vergrößerten Follikel zu fahnden ist. Meist ist der Befund unauffällig. Tumoröse und entzündliche Veränderungen und andere seltene organische Erkrankungen wie eine gestörte Frühgravidität sind auszuschließen; ebenso muß an eine Gerinnungsstörung (z. B. v. Willebrand-Jürgens-Syndrom) gedacht werden. Eine Abrasio ist bei der Jugendlichen im Gegensatz zur Frau im Präklimakterium zu vermeiden! Bei intermittierend auftretenden kurzfristigen Blutungsanomalien ist lediglich eine Beratung erforderlich. Bei schweren Störungen, in Fom von verlängerten und verstärkten Blutungen über Wochen ist eine Östrogen-Gestagen-Kombinationstherapie über 10 Tage angezeigt. Nach der eintretenden Entzugsblutung werden zur Rezidivprophylaxe zyklusgerecht Gestagene gegeben, z. B. Chlormadinonazetat = Gestafortin®, 2 × 1 Tablette vom 16.–26. Zyklustag, um das proliferierende Endometrium zu transformieren.

Für dysfunktionelle präklimakterische Blutungen gilt das gleiche. Fruchtet hier die hormonelle Substitution nicht, ist in diesem Alter, im Gegensatz zur Pubertät, zum Ausschluß eines Karzinoms unbedingt die getrennte Abrasio erforderlich.

1.2.5 Dysmenorrhoe

Die mit Schmerzen auftretende menstruelle Blutung.

- **Primär:** Prostaglandinimbalance.
- **Sekundär:** Endometriose, Adenomyose, Gynatresien mit Abflußbehinderung (Kryptomenorrhoe, s. S. 525).

Findet man keine organische Ursache wie eine Endometriose oder eine Abflußbehinderung infolge einer Fehlbildung im Uterovaginalkanal, handelt es sich um eine Imbalance des Prostaglandinstoffwechsels. 30–50% der jungen Frauen leiden an dieser primären Dysmenorrhoe. Die Erhöhung des Uterusbasaltonus durch Prostaglandine mit verminderter Blutzufuhr des Endometriums führt zu Ischämie und spastischen Schmerzen. Extragenitale Wirkungen dieses Prostaglandin-Ungleichgewichtes sind Bauchschmerzen, Übelkeit, Erbrechen, Durchfälle, Kopfschmerzen und Kreislaufstörungen bis zum Kollaps.

Behandlung: Man sollte nicht gleich zur Tablette greifen. Es kann schwierig oder unmöglich sein, bestehende Vorurteile und Erfahrungen der Mutter, die sie an ihre Tochter weitergegeben hat, abzubauen (Erwartungsdysmenorrhoe).

Als erstes sollten Wärme und Entspannungsübungen (autogenes Training, Yoga, Atemübungen) ausprobiert werden. Danach wird man *Analgetika* (Azetylsalizylsäure = ASS), *Spasmolytika* und bei stärkeren Regelschmerzen bereits vormenstruell *Prostaglandinsynthesehemmer:* Rheumamittel, wie Ibuprofen und Naproxen oder *Prostaglandinantagonisten:* Gestagene oder, wenn der Bedarf hierzu besteht, Ovulationshemmer zum Einsatz bringen.

Diese Behandlung setzt direkt am Ort des Geschehens ein und unterbindet die Produktion des schmerzmachenden Hormones. Bei der sekundären Dysmenorrhoe wird die Ursache operativ beseitigt.

2 Sterilität und Infertilität

Man spricht von *Sterilität,* wenn trotz ungeschützten Geschlechtsverkehrs keine Gravidität nach 6–12 Monaten – in Abhängigkeit vom Alter der Patientin – eingetreten ist. Ist die Konzeption möglich, aber kann die Schwangerschaft nicht ausgetragen werden (habituelle Aborte, gehäufte Frühgeburten mit lebensunfähigen Kindern, wiederholt ektope Graviditäten), spricht man von *Infertilität.* Die Ursache kann bei dem Mann wie bei der Frau (je 40%) liegen. Auch beide Partner können gleichzeitig krankhafte Befunde aufweisen, die zu Unfruchtbarkeit führen. Somit müssen beide Partner einer umfassenden Diagnostik unterzogen werden, bevor eine gezielte Behandlung der kinderlosen Ehe eingeleitet werden kann.

2.1 Wertstellung des Zyklus

Knapp die Hälfte aller weiblichen Sterilitätsfälle sind funktioneller Art und auf Störung der Follikelreifung und der Ovulation zurückzuführen. Zur Abklärung werden die Basaltemperaturkurve (BTK), der Zervixindex (s. u.), die Ultraschalluntersuchung, die Hormonanalytik und die Endometriumbiopsie eingesetzt.

2.1.1 Zervixindex und Spermieninteraktionen

Die klinische Beurteilung des Zervixschleimes ist sowohl in diagnostischer Hinsicht als auch zur Therapiekontrolle sehr aussagekräftig. Er gibt den Östrogeneffekt und den ovariellen Funktionszustand recht zuverlässig wieder (Insler-Test).

Zur Erkennung der zervikalen Sterilität wird am 13.–14. Zyklustag der Postkoitaltest (Sims-Huhner-Test) durchgeführt. Andere Tests zielen auf die Bestimmung immobilisierender und agglutinierender Spermienantikörper im Serum ab. Beim Miller-Kurzrok-Test wird das Penetrationsvermögen der Spermatozoen des Ehemannes sowie eines fertilen Spenders in fremdes und eigenes präovulatorisches Zervikalsekret geprüft. Die Methoden der Reproduktionsmedizin, wie das *In-vitro-Fertilisationsprogramm* (IVF), umgehen Unwegsamkeiten.

2.1.2 Sonographie

Die Möglichkeit der transvaginalen Ultraschalluntersuchung mit Eizellgewinnung ist aus der Sterilitätsabklärung und -behandlung nicht mehr wegzudenken. Größe und Struktur der Follikel lassen sich gut beurteilen, ebenso wie der Proliferationsgrad des Endometriums und die Ausformung der Uterushöhle. Darüber hinaus lassen sich polyzystische Strukturen (PCO) und Zeichen einer Überstimulation nach medikamentöser Auslösung des Eisprunges leicht erkennen.

2.1.3 Hormonanalytik

Prolaktin: Die Prolaktinbestimmung steht an erster Stelle. Neben dem klassischen Amenorrhoe-/Galaktorrhoesyndrom kann sich eine Hyperprolaktinämie in einer Follikelreifungsstörung und/oder Lutealinsuffizienz äußern. Bei Werten über 50 ng/ml muß an ein Prolaktinom gedacht werden.

Progesteron: Als Ovulationsbeweis kommt der Progesteronbestimmung (Gestagenbestimmung) große praktische Bedeutung zu. Ebenso kann damit die funktionelle Insuffizienz des Corpus luteum erkannt werden.

Östrogene: Die Bestimmung von Östradiol wird wichtig bei einer später notwendig werdenden Stimulationsbehandlung.

Androgene: Bei entsprechender klinischer Symptomatik, Hirsutismus oder Virilisierung, ist die Bestimmung des Testosterons unerläßlich. Werte über 3,0 nMol/l machen eine weitere Abklärung erforderlich.

Schilddrüsendiagnostik: Auch leichte Schilddrüsenstörungen können Zyklus- und Fertilitätsstörungen hervorrufen.

Gonadotropine: Die Bestimmung der Gonadotropine ist bei der Amenorrhoe indiziert. Durch sie kann zwischen der *primären* (Gonadenversagen) mit erhöhten Gonadotropinen und der *sekundären* Amenorrhoe (hypothalamisch/hypophysär) mit niedrigen Werten unterschieden werden. Ein relativ erhöhtes LH kann für polyzystische Ovarien (PCO-Syndrom) sprechen.

Der **Gestagentest** (Progesterontest) zeigt bei positivem Ausfall ein funktionstüchtiges Endometrium. Bei negativem Ausfall wird ein **Östrogentest** angeschlossen.

2.1.4 Endometriumbiopsie

Sie hat eine hohe Aussagekraft. 2–3 Tage vor der zu erwartenden Regelblutung wird von der Korpusvorderwand eine Strichcurettage durchgeführt. Die histologische Untersuchung zeigt, ob die sekretorische Transformation dem Zyklus entspricht.

2.2 Abklärung der Tubenfunktion

Die Tubendurchgängigkeit kann durch verschiedene Methoden mit unterschiedlicher diagnostischer Wertigkeit geprüft werden: durch Pertubation, Hysterosalpingographie und Chromolaparoskopie.

2.2.1 Pertubation

Die Durchblasung der Tuben wird apparativ gesteuert durch Insufflation von CO_2-Gas. Das Verfahren ist einfach und bei korrekter Durchführung ungefährlich. Eine genauere Beurteilung der Tuben und des Uterus ist dagegen nicht möglich.

2.2.2 Hysterosalpingographie

Mit dieser Röntgenkontrastuntersuchung gelingt eine Darstellung des Cavum uteri und der Tuben. Fehlbildungen und postentzündliche Eileiterveränderungen, wie Saktosalpingen, können lokalisiert werden. In 20 % stimmt das Ergebnis jedoch *nicht* mit den laparoskopischen Befunden überein.

2.2.3 Chromolaparoskopie

Sie ist zweifellos die aussagekräftigste Methode zur Abklärung des Tubenfaktors. Die Tubendurchgängigkeit wird mit einer Farbstofflösung unter Sicht ermöglicht. Dabei erkennt man auch peritubale Adhäsionen, die den Eiaufnahmemechanismus beeinträchtigen können. Darüber hinaus werden Endometrioseherde erkannt, die auch bei durchgängigen Tuben häufig eine Sterilitätsursache darstellen.

Alle genannten Methoden werden vorzugsweise in der frühen Proliferationsphase vorgenommen, da dann die Gefahr einer Verschleppung von Endometrium oder einer möglicherweise befruchteten Eizelle vermieden wird.

3 Kontrazeption

Die Kontrazeption reicht von den „natürlichen" Möglichkeiten über die chemischen, mechanischen, medikamentösen und hormonellen Methoden bis hin zu den operativen Verfahren (Tab. 21.2). Leider gibt es kein ideales Verhütungsmittel: es müßte absolut sicher und völlig frei von Nebenwirkungen sein.

Die Zuverlässigkeit einer kontrazeptiven Methode wird nach dem PEARL-Index beurteilt. Dieser gibt die Zahl ungewollter Schwangerschaften, die bei Anwendung einer bestimmten kontrazeptiven Methode pro 100 Frauenjahre eintreten, an. Die Tabelle 21.3 zeigt die Unterschiede in der Zuverlässigkeit einzelner kontrazeptiver Maßnahmen. In der Übersicht sind die Methoden der Kontrazeption aufgeführt.

Die *hormonelle* Kontrazeption befindet sich in einem Dilemma: ihre Sicherheit korreliert mit den Nebenwirkungen und steht in umgekehrtem Verhältnis zur Akzeptanz – besonders bei den Jugendlichen. 50% aller Mädchen haben im Alter von 16 Jahren sexuellen Kontakt. 30% aller Jugendlichen verwenden beim ersten Koitus keine Verhütung!

Tabelle 21.3 Zuverlässigkeit einzelner kontrazeptiver Maßnahmen.

Methode	PEARL-Index
Ungeschützter Verkehr	60 –80
Coitus interruptus („Aufpassen")	10 –40
Kondom	7 –28
Spirale (IUP)	0,5– 5
Pille	0 – 1,5
Diaphragma	5 – 6
Natürliche Verhütung	1 –15

Tabelle 21.2 Methoden der Kontrazeption.

Kontrazeption

reversible Kontrazeption

Frau:

ohne Mittel
- periodische Enthaltsamkeit (KNAUS-OGINO, Basaltemperatur)

mechanische Methoden
- Portiokappe
- Scheidendiaphragma

chemische Methoden
- Gel – Cremes – Ovula

Intrauterinpessare (IUP)
- einfaches IUP
- kupferhaltiges IUP
- gestagenhaltiges IUP

hormonale Kontrazeption
- Kombinationspräparate
- Sequenzpräparate (Zweiphasenpräparate)
- Depotpräparate
- Minipille
- postkoitale Kontrazeption

Mann:

ohne Mittel
- Coitus interruptus

mechanische Methoden
- Kondom, zugleich Infektionsschutz (!)

hormonale Kontrazeption (in Entwicklung)

immunologische Kontrazeption (in Entwicklung)

irreversible Kontrazeption (chirurgische Kontrazeption

Frau:

Tubenverschluß
- chirurgisch
- thermisch
- Clip
- Plombe

Zugang:
- Laparoskopie
- Kolpotomie
- Minilaparotomie
- Hysteroskopie

(Hysterektomie)

Mann:

Vasektomie

3.1 Bewertung der Nebenwirkungen hormonaler Kontrazeptiva

Die hormonale Kontrazeption wird weltweit von etwa 50–60 Millionen Frauen betrieben. Das Absetzen der hormonalen Kontrazeption oder anderer kontrazeptiver Methoden würde zusätzlich 1–7 Millionen Schwangerschaftsabbrüche mit allen ihren Risiken erforderlich machen.

Darüber hinaus verringert sich das Risiko für einen Gebärmutterkörper- und Eierstockkrebs, die Häufigkeit gutartiger Brusterkrankungen und genitaler Infektionen. Ferner haben Ovulationshemmer (die „Pille") einen günstigen Einfluß auf Menstruationsstörungen. Die Verringerung des Blutverlustes bei der Regel wird von vielen Frauen als positiv empfunden. Die schmerzhafte Regelblutung verschwindet. Bei jungen Frauen mit Akne haben bestimmte Ovulationshemmer ebenfalls eine günstige Auswirkung. Auf der anderen Seite handelt es sich um hochwirksame Medikamente, die auch unerwünschte Nebenwirkungen und bei Vorliegen zusätzlicher Risikofaktoren (Störungen im Fettstoffwechsel, Gefäßerkrankungen, wie Neigung zu thromboembolischen Prozessen) Komplikationen hervorrufen können. Gefäß- und stoffwechselneutrale Ovulationshemmer gibt es auch trotz der neuen Generation der Gestagene (Desogestrel, Gestoden, Neogestimat) nicht.

Bei der individuellen und adäquaten Auswahl der Präparate ist es notwendig, die 10 Punkte der Züricher Empfehlung zu berücksichtigen (s. Tab. 21.4). *Eine Pillenpause ist nicht sinnvoll.* Durch die Verschiebung der Ovulation kommt es dann nicht selten zu einer unerwünschten Schwangerschaft. Die früheren Befürchtungen, daß nach der Pille Amenorrhoen (Postpill-Amenorrhoen) oder bleibende Sterilität auftreten können, sind nicht mehr gültig. Die Häufigkeit der Postpill-Amenorrhoe ist auch bei jungen Mädchen mit 0,2–0,7 % nicht häufiger als bei erwachsenen Frauen. Im Wochenbett – bei der nicht stillenden Mutter und dringlichem Antikonzeptionswunsch – kann trotz Amenorrhoe nach 3 Wochen mit der hormonellen Kontrazeption begonnen werden.

Die „Pille danach" (Antinidationspille)

Es gibt Situationen, in denen eine ungewollte Schwangerschaft nur dadurch verhindert werden kann, daß ein postkoitales Medikament („Pille danach", Tetragynon®) gegeben wird. Die hormonelle Imbalance kann zu Blutungsstörungen führen. Die „Pille danach" ist keine Dauermethode; das Präparat ist nur in Notfallsituationen indiziert.

Tabelle 21.4 Ovulationshemmer (OH). Für die Auswahl des Präparates sind Estrogendosis sowie Art und Dosis des Gestagens Orientierungshilfen. Es gibt große Unterschiede in der Pharmakologie der kontrazeptiven Steroide, wobei sich Ethinylestradiol (EE) und die Gestagene gegenseitig beeinflussen. Voraussetzung für die kontrazeptive Sicherheit ist die korrekte Einnahme der Ovulationshemmer; denn die meisten unerwünschten Schwangerschaften beruhen auf Einnahmefehlern. Daher ist eine sorgfältige Beratung besonders bei der Erstversorgung erforderlich.

Züricher Empfehlung (1995):

1. Estrogene und Gestagene tragen synergistisch zur Ovulationshemmung bei. Die kontrazeptive Wirkung wird in erster Linie durch das Gestagen gewährleistet, eine adäquate Kombination mit EE ist vor allem für die Zykluskontrolle wesentlich.
Werden in der ersten Zyklushälfte Tabletten vergessen, steigt besonders in dieser Phase das Risiko für Zwischenblutungen und unerwünschte Schwangerschaften.

2. Wie bei jeder Pharmakotherapie gilt auch für die Verschreibung von OH das Prinzip „soviel wie nötig, sowenig wie möglich". Für EE ist mit 20 Mikrogramm/Tag die Untergrenze vermutlich noch nicht erreicht. Eine weitere Reduzierung der EE-Dosis könnte aber zu Lasten der Zykluskontrolle gehen. Die Dosis des Gestagens richtet sich nach der jeweiligen Wirkungsstärke (Ovulationshemmdosis).

OH und Medikamente können durch pharmakologische Interaktionen ihre Wirkung verstärken oder abschwächen. Bei Medikamenten, welche die kontrazeptive Sicherheit beeinträchtigen können (z. B. Antikonvulsiva, bestimmte Antibiotika), ist eine langfristige ununterbrochene Einnahme von monophasischen Kombinationspräparaten zu empfehlen.

Tabelle 21.4 (Fortsetzung)

3. Ernsthafte Nebenwirkungen treten unter der Einnahme von OH sehr selten auf und sind meistens von der individuellen Disposition abhängig. Voraussetzung für die Verordnung von OH sind deshalb eine sorgfältige Anamnese sowie eine allgemeine und gynäkologische Untersuchung. Bei der Anamnese sind zu beachten: familiäre Häufung von Herz-/Kreislauf-Erkrankungen, Diabetes mellitus, Gerinnungsstörungen; in der Eigenanamnese: zusätzliche Faktoren wie z. B. Rauchen und Medikamente. Die Untersuchung muß Blutdruckmessung und Zervixzytologie einschließen.

Bei anamnestischen Hinweisen ist eine fachspezifische Abklärung erforderlich (z. B. Lipoproteine, AT-III, Protein C und Protein S, oraler GTT, Augenhintergrund).
Häufigste Ursache von Thrombosen ist eine Resistenz gegen APC (aktiviertes Protein C).

4. OH dürfen nicht verordnet werden bei akuten und chronisch progredienten Lebererkrankungen, Störungen der Gallensekretion, intrahepatischer Cholestase (auch in der Anamnese), vorausgegangenen oder bestehenden Lebertumoren, thromboembolischen Erkrankungen, Stoffwechselerkrankungen mit sekundären Gefäßschäden, schwer behandelbarem Bluthochdruck, schwerer Hypertriglyzeridämie. Bei relativen Kontraindikationen muß über die Verordnung individuell entschieden werden.

5. Vor geplanten Operationen mit erhöhtem Thromboembolierisiko sowie bei längerfristiger Immobilisierung sollten OH rechtzeitig (4 bis 6 Wochen vorher) abgesetzt werden. Wenn dies nicht möglich ist, sollten sie – unter geeigneter Thromboseprophylaxe – weiter eingenommen werden.

6. Bei gesunden Frauen, die nicht rauchen, sind kardiovaskuläre Erkrankungen unter der OH-Einnahme sehr selten.
Kommt es dennoch zu arteriellen Erkrankungen, ist vor allem das Gestagen, bei den venösen das EE ursächlich beteiligt. Das Risiko einer Atherosklerose wird auch durch eine langjährige Einnahme von OH nicht erhöht.

7. OH-induzierte Leberzelladenome sind eine extrem seltene Komplikation. Sie bilden sich nach Absetzen der OH weitgehend zurück.
Leberzellkarzinome treten noch seltener auf, wobei andere Faktoren wie z. B. Hepatitis eine entscheidende Rolle spielen. Es ist nicht geklärt, ob OH das Risiko erhöhen; dies gilt auch für Präparate, die Zyproteronazetat enthalten.

8. Es gibt keine überzeugenden Hinweise auf eine Steigerung des Mammakarzinomrisikos durch die Einnahme von OH. Die in einzelnen Fall-Kontroll-Studien gefundene leicht erhöhte Inzidenz in bestimmten Untergruppen läßt sich durch Mängel bei der Auswahl der Kontrollgruppe erklären. Mammakarzinome werden in der Regel bei Pilleneinnehmerinnen in einem prognostisch günstigeren Stadium gefunden.
Es gibt keine Erkenntnisse über den negativen Einfluß von OH auf Prognose und Verlauf eines behandelten Mammakarzinoms.

Ob eine erhöhte Dysplasierate der Zervix durch die kontrazeptiven Steroide selbst oder durch begleitende andere Faktoren, insbesondere Virusinfektionen, hervorgerufen wird, ist ungeklärt.

Unabhängig von ihrer Genese wird die Prognose dieser Erkrankungen durch regelmäßige Früherkennungsmaßnahmen, die vor und während der Einnahme von OH obligat sind, entscheidend verbessert.
Ein Zusammenhang zwischen OH und malignem Melanom konnte nicht bestätigt werden.

9. Nach der Menarche steht der Verordnung von OH nichts im Wege. Frauen über 40 Jahre können die Einnahme von niedrigdosierten Präparaten fortsetzen, wenn gesundheitliche Risiken sorgfältig ausgeschlossen wurden.

10. OH verhindern zuverlässig ungewollte Schwangerschaften und die damit verbundenen Komplikationen. Darüber hinaus sind folgende günstige Wirkungen zu nennen: OH schützen vor einem Endometrium- und Ovarialkarzinom. Dieser protektive Effekt nimmt mit der Einnahmedauer zu und bleibt auch nach Absetzen erhalten. Außerdem vermindern OH die Inzidenz verschiedener Erkrankungen und Beschwerden wie z. B. gutartige Brusterkrankungen, Ovarialzysten, Blutungsstörungen, Dysmenorrhoe und schützen vor den Folgen einer Hyperandrogenämie. Sie haben keine langfristigen Auswirkungen auf die Fertilität und keine nachteiligen Wirkungen auf nachfolgende Schwangerschaften (z. B. Abort, Fehlbildungen), auch wenn sie unmittelbar nach Absetzen eintreten. Es gibt keine Hinweise auf teratogene Effekte, wenn während der Frühschwangerschaft versehentlich OH eingenommen werden.
Während der Laktationsphase sind reine Gestagenpräparate (Minipille) zu bevorzugen.

3.2 Kontrazeption durch Intrauterinpessare

Intrauterinpessare (IUP, „Spiralen") stellen eine Bereicherung der antikonzeptionellen Maßnahmen dar. Sie können entweder primär oder als Alternativlösung bei Kontraindikation zur hormonellen Kontrazeption eingesetzt werden. PEARL-Index 0,5–5.

Wirkung: Im Prinzip wirken alle Pessare gleich: Sie verhindern die Einnistung eines befruchteten Eies in die Gebärmutterschleimhaut. Die Einlage erfolgt nach Möglichkeit am 4. Tag post menstruationem. Der richtige Sitz ist sonographisch zu überprüfen.

Indikation zur vorzeitigen Entfernung des Intrauterinpessares:

- Dauerblutung,
- Anhaltende Unterbauchbeschwerden,
- Entzündungen im kleinen Becken (erhöhte BKS, erhöhtes CRP, Leukozytose),
- Perforation und Penetration von Zervix oder Fundus uteri,
- suspekter oder positiver zytologischer Abstrich,
- Gravidität.

3.3 Kondom

Der Schutz vor einer ungewollten Schwangerschaft ist unabhängig vom Schutz vor AIDS. Beides muß getrennt bedacht werden. Schutz vor AIDS bedeutet, daß das Virus, das sich in der Samenflüssigkeit oder im Scheidensekret befindet, nicht in die Blutbahn des Partners gelangt. Das kann vor allem beim Geschlechtsverkehr passieren.

Ein Kondom wirkt als Barriere und kann als einziges Verhütungsmittel die Übertragung sexuell übertragbarer Krankheiten weitgehend verhindern.

Manche sind darüber hinaus mit einer samentötenden Substanz (Nonoxynol) beschichtet, welche auch in der Lage sein soll, auf das AIDS-Virus abtötend einzuwirken. Da der PEARL-Index mit 7–28 hoch ist, ist der Schutz vor einer ungewollten Schwangerschaft nicht ausreichend sicher. Aus diesem Grund sollten andere Kontrazeptiva zusätzlich angewandt werden. Die Praxis sieht anders aus.

Zunehmende Mitteilungen über Latexallergien fordern die Hersteller zur Entwicklung anderer Materialien auf.

4 Lageveränderungen der Genitalorgane

4.1 Bemerkungen zur topographisch-funktionellen Anatomie

Die typische Lage des Uterus ist seine Anteversio/Anteflexio in der Führungslinie des Beckens (d. h. in der Mitte des „Geburtskanals") mit der Portio vaginalis in Höhe der Interspinal- (unmittelbar oberhalb des Beckenbodens) und dem Fundus in der Terminalebene (also am Beckeneingang). Der Uterus ist sehr beweglich und paßt sich dem Füllungszustand der Nachbarorgane an. In seiner Lage wird er durch das Wechselspiel zwischen Bauchdecke, Beckenboden und Bandapparat in Zusammenhang mit den intraabdominalen Adhäsionskräften gehalten. Es ist heute unwichtig, ob die Gebärmutter mehr links oder rechts gelegen ist (Sinistro-Dextropositio) und sich mehr nach vorn oder hinten (Ante-Retropositio) verlagert hat.

Dennoch kann diese Verlagerung in einigen wenigen Fällen Folge von Tumoren oder Entzündungen sein. Klinisch bedeutungsvoller ist jedoch das Tiefertreten der Gebärmutter, wobei die Scheide immer mitbeteiligt ist. Die Ursache ist im destruierten Beckenboden zu sehen. Der Beckenboden bildet den Abschluß der Leibeswandung nach unten. Die wesentliche Struktur ist der M. levator ani, der eine leicht schüsselförmige Gestalt hat. Ventral findet sich zwischen den Schambeinästen das Diaphragma urogenitale, welches den Durchtritt der Urethra aufweist. Den Durchtritt von Vagina und Urethra durch den M. levator ani bezeichnet man als Hiatus genitalis. Er bildet eine physiologische Bruchpforte und ist der Locus minoris resistentiae (schwächste Punkt) des Beckenbodens, da er einerseits die Aufgabe erfüllen muß, den Beckenboden nach unten fest zu verschließen, andererseits sich während der Geburt maximal erweitern muß, um den Feten durchtreten zu lassen.

4.2 Pathologische Veränderungen des Beckenbodens

Diese widerstrebenden Funktionen führen bei entsprechender Disposition (Bindegewebsschwäche, Adipositas, chronische Überbelastung durch schwere körperliche Arbeit oder chronische Bronchitis, mehrere, vor allem schwere Geburten) zum Nachgeben der Haltekraft und zur Senkung des Beckenbodens und damit zur Senkung des Genitales.

Die Beckenbodeninsuffizienz ist die Ursache folgender Symptome:

- **Descensus vaginae et uteri** (Senkung von Scheidenwand und Uterus),
- **Prolapsus uteri partialis oder totalis** (teilweise oder völliger Vorfall des Uterus vor die Vulva),
- **Zystozele** (Senkung des Blasenbodens),
- **Rektozele** (Senkung des Rektums),
- **Enterozele** (Senkung des DOUGLASschen Raumes mit Ausfüllung von Darmschlingen),
- **Kombinationsformen** von Zysto-, Rekto und Enterozele,
- **Incontinentia urinae relativa:** Harninkontinenz mit unwillkürlichem Harnverlust bei Belastung des Beckenbodens durch Husten, Niesen, Lachen, Heben, Laufen u. a. *(Streßinkontinenz).*

Behandlung:

Konservative Maßnahmen. Die *Beckenbodengymnastik* kommt bei jüngeren Patientinnen in Frage. Besonders sinnvoll und wichtig zur Prophylaxe ist hier die *Wochenbettgymnastik.* Die Pessartherapie bleibt jenen Frauen vorbehalten, bei denen eine Operation kontraindiziert ist. Die Hormontherapie mit Östrogenen verbessert den Tonus und die Vaskularisierung des muskulofaszialen Stützgewebes. Sie ist insbesondere angezeigt bei Harninkontinenz in der Postmenopause.

Chirurgische Maßnahmen. Hier versucht man operativ die zerstörten Strukturen wieder zu rekonstruieren (Diaphragmaplastik).

5 Genitale Fehlbildungen

Häufigkeit: Sie wird zwischen 1,6 und 2,5% angegeben. Im allgemeinen wird mit 1% genitaler Fehlbildungen zu rechnen sein, die häufig nur zufällig entdeckt werden (siehe auch Kapitel Kindergynäkologie). Es ist wichtig zu wissen, daß gynäkologische Fehlbildungen in etwa 30% mit Anomalien im Bereich von Niere und Harnleiter kombiniert sind.

Ziel einer auf Prävention ausgerichteten Gynäkologie muß es sein, Fehlbildungen am weiblichen Genitale so früh als möglich zu erkennen, um zum richtigen Zeitpunkt die adäquaten therapeutischen Maßnahmen einzuleiten.

5.1 Gynatresien

Findet sich an einer Stellle des Genitaltraktes (Uterovaginalkanal) ein *Verschluß,* spricht man von Gynatresie. Hierbei kann die Störung im Bereich der Zervix, der Vagina und des Hymens liegen.

5.1.1 Verschluß des Jungfernhäutchens (Hymen) – Atresia hymenalis mit Hämatokolpos

Hier liegt durch die Hymenalatresie eine Abflußbehinderung des Gebärmuttersekretes vor, so daß es zum Aufstau von Schleim nach der Geburt (*Hydrokolpos*) und nach der Menarche von Blut (*Hämatokolpos*) kommt. Die Jugendlichen leiden an einer primären Amenorrhoe, haben aber monatliche Unterbauchschmerzen. Die Scheide wird tumorartig aufgetrieben (Hämatokolpos). Zwischen den Labien wölbt sich die Hymenalhaut vor, und das dahinter gestaute Blut schimmert u. U. bläulich durch. Manchmal sind auch die Gebärmutter (*Hämatometra*) und Eileiter (*Hämatosalpinx*) betroffen.

Die stark erweiterte Scheide kann bis zum Nabel reichen und führt gelegentlich wegen Tumorverdachts zu unnötiger Laparotomie.

Behandlung: Exzision des zentralen Anteils der Hymenalmembran mit Antibiotikaschutz unter stationären Bedingungen.

Früherkennung: Bei Neugeborenen sollte auf den neonatalen Fluor geachtet werden, der die Verbindung der funktionstüchtigen Gebärmutter mit der Außenwelt aufs einfachste dokumentiert. Hebamme, Geburtshelfer, Kinderkrankenschwester und Pädiater können den Ausfluß unschwer bei der Inspektion erkennen. Fehlt er, muß nach der Ursache gefahndet werden (s. S. 534).

5.1.2 Querseptum der Scheide

Ein Septum transversum vaginae kann in jeder Höhe auftreten. Es verhindert ebenfalls den Abfluß des Menstrualblutes. Die Symptome sind die gleichen wie bei der Hymenalatresie. Die Inspektion des äußeren Genitales ergibt jedoch keine Besonderheiten(!), so daß eine gynäkologische Untersuchung am inneren Genitale unerläßlich ist, wenn 2 Jahre nach der Thelarche (Brustknospe) die zu erwartende 1. Regelblutung (Menarche) ausbleibt. Auch hier fehlt der neonatale physiologische Fluor.

Behandlung: Chirurgische Beseitigung des Septums.

5.1.3 Längsseptum der Scheide

Die Vagina kann teilweise oder vollständig durch ein longitudinales Septum geteilt sein. Meist bereitet es keine Beschwerden. Der Befund wird oft erst bei der gynäkologischen Untersuchung diagnostiziert oder erst dann erkannt, wenn Schwierigkeiten bei der Menstruationshygiene oder der Kohabitation auftreten. Übersieht man die Längssepten, so kann die Anwendung intravaginaler und – bei doppelter Uterusbildung – auch intrauteriner Verhütungsmittel zu Problemen führen.

Behandlung: Die Beseitigung des Septums erfolgt chirurgisch.

5.2 Weitere Fehlbildungen des Uterus und der Vagina

Es gibt eine große Palette der Malformationen des Uterovaginalkanales, z. B. Uterus duplex et Vagina duplex (doppelter Uterus und doppelte Vagina), Uterus bicornis (zweihörniger Uterus), Uterus unicornis (einhörniger Uterus), Uterus subseptus (durch ein Längsseptum teilweise geteilter Uterus).

5.2.1 Hemihämatokolpos oder Hämatokolpos unilateralis

Doppelbildungen des Uterovaginalkanales sind diagnostisch besonders heimtückisch, wenn *eine* Anlage (Uterus und Scheide) unten verschlossen ist (Abb. 21.19). Die Mädchen menstruieren sichtbar auf der einen Seite, während sich auf der anderen Seite durch Kryptomenorrhoe (unsichtbare Regelblutung) des verborgenen Hemiuterus die Vagina tumorös ausweitet und palpatorisch mit einem tiefsitzenden Ovarialtumor verwechselt werden kann. Zunehmend stellen sich Beschwerden, meistens von seiten der Miktion, ein.

Behandlung: Operativ ist eine breite Kommunikation zwischen beiden Scheiden durch Exstirpation des persistierenden Septums herzustellen. Hinsichtlich der Fertilität können beide Uteri ihre Funktion übernehmen.

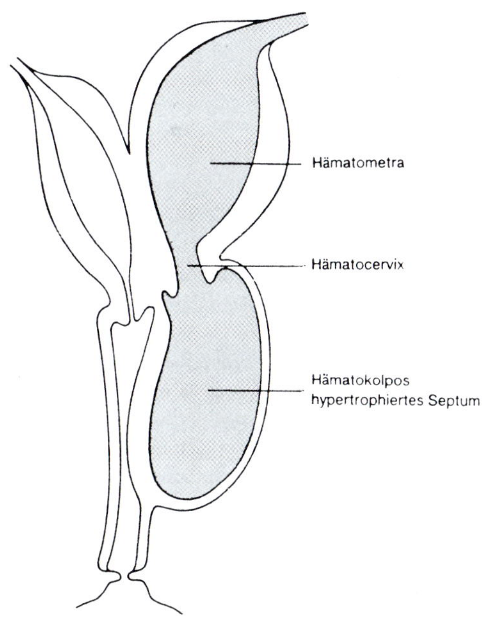

Abb. 21.19 Hemihämatokolpos links (Hämatokolpos unilateralis) durch partielle Atresie der linken Vagina. Es fehlt die linke Nierenanlage.

5.2.2 Fehlbildung ohne Abflußbehinderung: MAYER-ROKITANSKY-KÜSTER-HAUSER-Syndrom

Es handelt sich um chromosomal und gonadal weibliche Patienten mit weitgehend normaler Entwicklung der äußeren Genitalien. Häufigkeit von ca. 1 : 5000. Die Scheide fehlt, und der Uterus ist rudimentär. Deshalb kommt es zur primären Amenorrhoe. In der Kindheit wird diese Vaginalaplasie neben den anderen Gynatresien selten erkannt. Der fehlende physiologische Fluor (neonatal, präpubertal, pubertal) hätte ein Hinweis sein können.

Behandlung: Operative Anlage einer Neovagina und psychologische Betreuung.

5.3 Adrenogenitales Syndrom (AGS)

Das AGS ist beim weiblichen Geschlecht ein endogener Pseudohermaphroditismus femininus. Es liegen ihm unterschiedliche Defekte von Nebennierenrindenenzymen zugrunde, die alle die Cortisolsynthese behindern und über eine gesteigerte ACTH-Produktion zur Sekretionssteigerung androgener Hormone der Nebennierenrinde führen. Beim weiblichen Geschlecht ist bei einem intersexuellen äußeren Genitale unabhängig vom Lebensalter an ein AGS zu denken. Bei früher Behandlung kann spätere Fertilität erreicht werden (s. S. 241). Neben der hormonellen Substitution, die sofort nach Diagnosestellung einsetzen muß, sollten Korrekturen am äußeren Genitale möglichst frühzeitig noch vor Eintreten des Geschlechtsbewußtseins, also bis zum 3. Lebensjahr, vorgenommen werden.

Bei der Klitorisplastik wird unter bestmöglicher Ausnutzung des vorhandenen Gewebes die hypertrophierte Klitoris unter Erhaltung der Nerven und Gefäße der Glans verkleinert und orthotop plaziert. Die Korrektur des stenotischen Introitus vaginae sollte erst zum Zeitpunkt der Kohabitarche durchgeführt werden.

6 Infektionen der Genitalorgane

Die Zahl der für die Gynäkologie bedeutsamen Erreger dürfte weit unter 100 liegen. Mit vielen Bakterien lebt der Mensch im Einvernehmen; sie gehören zur Normalflora und haben nützliche und notwendige Aufgaben, wie z. B. die DÖDERLEIN-Flora, die notwendig ist, um pathogene Keime zu unterdrücken. Aber auch mit einigen Viren ist die Mehrzahl der Menschen zeitlebens besiedelt, z. B. Herpesviren und Papillomaviren. Ob es zur Infektion kommt oder nicht, hängt u. a. von der Virulenz des Erregers ab. Im wesentlichen kommen vier verschiedene Arten von Erregern vor:

- Viren,
- Bakterien,
- Pilze,
- Protozoen.

Die überwiegende Mehrheit pelviner gynäkologischer Infektionen ist bedingt durch Keime der Genitalflora, die bei Resistenzverminderung pathogen werden. In der Scheide findet sich ein breites Spektrum grampositiver und -negativer Keime sowie Anaerobier. Die wohl größte Bedeutung haben die Gruppe der Darmbakterien – in erster Linie Escherichia coli. Exogene Bakterien, die für eine Genitalinfektion in Frage kommen, sind Neisserien (Gonokokken), beta-hämolysierende Streptokokken (vor allem die der Gruppe B) und Staphylokokken. In der letzten Zeit werden immer mehr Chlamydien im Genitaltrakt als pathologische Erreger für massive Entzündungen nachgewiesen. Bei geringer Symptomatik sind sie die Ursache für schwerste Destruktionen des inneren Genitales.

6.1 Entzündungen im Bereich der Vulva

6.1.1 Vulvitis

Die Vulvitis reicht von der entzündlichen Rötung des Vestibulum vaginae bis zur ausgedehnten Schwellung (Ödem) der gesamten Vulva und der angrenzenden Hautpartien, begleitet von Schmerzen beim Wasserlassen (Dysurie) sowie häufig von einem serösen bis eitrigen Exsudat (Fluor).

Soor

Beim Soor (Candidiasis) bilden sich weiße Beläge auf der geröteten, geschwollenen Haut. Leitsymptome: quälender Juckreiz, brennende Schmerzen.

Diagnose: Sie gelingt durch Inspektion und Klärung der Ätiologie durch mikrobiologischen Erregernachweis.

Behandlung: Beseitigung der ursächlichen Faktoren. Bettruhe, Juckreizdämpfung. In den Lebensphasen des Östrogendefizites lokale Applikation von östrogenhaltiger Creme.

Viren

Eine besondere Bedeutung haben die durch Viren ausgelösten Erkrankungen. Sie können (als Kofaktoren) bei der Entstehung des Zervix- und Vulvakarzinomes eine Rolle spielen. Die äußerst schmerzhaften Ulzerationen des Herpes simplex genitalis werden mit dem Virostatikum Aciclovir (Zovirax®) und symptomatisch (Analgetika) behandelt. Papillomaviren sind verantwortlich für Condylomata acuminata (Feigwarzen). Die Behandlung besteht z. B. in der Verdampfung durch Laser.

6.1.2 Bartholinitis

Die *Bartholinitis* gehört zu den akuten Schmerzzuständen in der Gynäkologie. Durch Infektion kommt es zur Verklebung des Ausführungsganges der Drüse. Die Retention von Eiter im Ausführungsgang der BARTHOLIN-Drüsen (Vorhofdrüsen, die den Scheideneingang anfeuchten) läßt den BARTHOLINschen Pseudoabszeß entstehen.

Keime: Gonokokken, Staphylokokken, Streptokokken und Kolikeime.

Krankheitsbild: Tumoröse, einseitige Auftreibung im hinteren Drittel der Labien, Rötung und starke Schmerzen, besonders beim Sitzen, Gehen und bei der Defäkation. Gelegentlich Eiterentleerung durch Spontanperforation. Rezidivneigung.

Behandlung: Eröffnung durch Marsupialisation: der Zystenbalg wird mit der Außenhaut vereinigt.

6.2 Entzündungen der Vagina: Kolpitis (Vaginitis)

Der natürliche Schutzmechanismus der Scheide gegenüber Infektionen beruht auf ihrem sauren Milieu mit einem pH-Wert um 4, der durch die DÖDERLEIN-Flora aufrechterhalten wird. Er kann gestört werden durch verschiedene Faktoren (z. B. Chemotherapie, Fremdkörper, mangelhafte Genitalhygiene).

Krankheitsbild: Fleckförmige oder diffuse Rötung, samtartige Schwellung mit verstärkter Transsudation (Fluor). Der Ausfluß kann krümelig, wäßrig, schaumig, eitrig oder sanguinolent, in den Farben weiß, gelb und grün sein. Juckreiz, Brennen und Dyspareunien (Schmerzen beim Verkehr) sind weitere Symptome.

Behandlung: Gezielt, je nach Erreger. Beseitigung bzw. Behandlung der begünstigenden Faktoren (z. B. Diabetes mellitus). Stabilisierung des Scheidenmilieus.

6.3 Entzündungen des Uterus: Zervizitis – Endometritis

6.3.1 Zervizitis

Die Gebärmutterhalsentzündung ist klassisch durch Gonokokken bedingt (Gonorrhoe), ferner durch Chlamydien, Streptokokken, Staphylokokken, Fäkalkeime, Trichomonaden, Hefepilze und Papillomaviren. Die Entzündung verrät sich durch lästigen zervikalen, vielfach eitrigen Fluor und durch eine Blutung beim Abstrich.

Die Zervizitis kann eine Sterilitätsursache darstellen.

Behandlung: Sie richtet sich gezielt nach dem Erregernachweis; lokal und systemisch.

6.3.2 Endometritis

Die Infektion erfolgt über den offenen Zervikalkanal – aszendierend –, wobei ein lädiertes Endometrium dem Keim günstige Voraussetzungen schafft. Nach Aborten, Geburten und während der Menstruation finden Erreger einen guten Nährboden für Infektionen. Auch intrauterine diagnostische Eingriffe wie Sondierung, Hysterosalpingographie, Pertubation und Hysteroskopie prädestinieren zur lokalen Entzündung, ebenso wie Fremdkörper (Intrauterinpessare), Schleimhautpolypen, submuköse Myome, Karzinome.

Eine besondere Form stellt die *Pyometra* dar: der Uterus ist mit Eiter gefüllt. Früher war die Ursache häufiger eine Tuberkulose; heute denkt man am ehesten an ein Zervix- oder Korpuskarzinom. Ist nach einer Konisation (Ausschneiden eines Gewebskegels) oder Bestrahlung der Zervikalkanal verklebt, kann das Sekret nicht abfließen: eine Pyo- oder Hämatometra entsteht.

6.4 Entzündungen der Adnexe: Adnexitis

Als Anhangsgebilde (Adnexe) bezeichnet man Tuben und Ovarien. Die Entzündung der Tuben wird als Salpingitis, die Entzündung des Ovariums als Oophoritis und die Kombination von beiden als Salpingoophoritis oder *Adnexitis* bezeichnet. Die „Eierstockentzündung" ist meist eine *Eileiter*entzündung.

Bei der Frau haben die ableitenden Geschlechtswege (Vagina, Uterus, Tuben) eine Verbindung zur Bauchhöhle. So ist es verständlich, daß Keime durch Aufsteigen (Aszension) über den vorgegebenen Weg bis in die Bauchhöhle vordringen können. Der häufigste Infektionsweg für eine Adnexitis, die 10% des gynäkologischen Krankengutes ausmacht, ist die *aszendierende* Infektion. Über eine Appendizitis kann es zu einer *deszendierenden* Infektion kommen. Die Entzündung greift über das Peritoneum auf die Adnexe über. Adnexitiden treten bevorzugt doppelseitig auf und betreffen fast ausschließlich die Zeit der Geschlechtsreife.

Diagnose: Sie ergibt sich aus der Anamnese, dem klinischen Bild, der Inspektion, der Palpation und dem Erregernachweis durch direkten Abstrich von der Zervix oder – anläßlich der Laparoskopie – vom DOUGLASsekret und von den Tuben.

Behandlung: Durch aktives Vorgehen in Form einer Laparoskopie mit sofortiger Inspektion der entzündlich veränderten Genitalorgane sowie Indentifizierung ihrer Erreger gelingt es, durch hochdosierte gezielte antibiotische Behandlung eine Verklebung der Eileiter zu vermeiden. Bleiben Narben zurück, besteht die Gefahr einer Extrauteringravidität (s. S. 497). Kommt man mit der Behandlung zu spät, ist eine Sterilität fast immer die Folge. In günstigen Fällen können mikrochirurgische Operationen die Durchgängigkeit der Eileiter wiederherstellen.

6.5 Entzündungen der Brustdrüse: Mastitis

Bei einer Mastitis *außerhalb* der Schwangerschaft und Stillzeit (Mastitis nonpuerperalis) muß solange an ein inflammatorisches Karzinom der Brust gedacht werden, bis das Gegenteil histologisch erwiesen ist. Zur Mastitis im Wochenbett s. S. 512.

7 Neubildungen des Genitales und der Brust

Geschwülste des Genitales können von jeder Gewebsart ausgehen. Entscheidend für die Erkennung ist die Frage, ob es sich um gutartige oder bösartige Neoplasien handelt.

7.1 Gutartige Tumoren

7.1.1 Myome

Myome sind Muskelgeschwülste mit bindegewebigen Anteilen (Myofibrome) und die häufigsten Genitaltumoren. Jede 5. Frau hat Uterusmyome. Häufig bleiben sie asymptomatisch. 90% der Myome treten ab dem 30. Lebensjahr auf. *Östrogene* haben einen Wachstumseffekt: nach der Menopause sistiert das Wachstum. Die Myome werden kleiner. Dies ist nicht der Fall, wenn bei einem klimakterischen Östrogenmangelsyndrom eine Substitutionstherapie erfolgt.

Krankheitsbild: Es ist abhängig von der Lokalisation der Myomentwicklung im Uterus. Die Wachstumsrichtung kann vom Uterus weg oder auch zur Gebärmutterhöhle hingerichtet sein. *Subseröse Myome* buckeln die Oberfläche der Gebärmutter vor, so daß ihre Kontur unregelmäßig zu tasten ist. Bei weiterem Wachstum schnüren sie sich bis auf einen Stiel vom Uterus ab (Gefahr der Stieldrehung). *Intramurale Myomknoten* sind die häufigsten. Nur 5% sind unter der endometrialen Schleimhaut *(submukös)* lokalisiert; diese Gruppe hat jedoch die größte klinische Bedeutung. Durch Behinderung der Gebärmutterkontraktion bei der Regelblutung kann diese verlängert und verstärkt sein, so daß eine Anämie auftritt. Submuköse

Myome können auch polypös in die Gebärmutterhöhle weiterwachsen und durch den Muttermund wehenartig geboren werden (Myoma in statu nascendi).

Große Myome führen durch ihren Druck auf Blase und Darm zu Verdrängungserscheinungen wie Pollakisurie, Inkontinenz für Harn, Obstipationsbeschwerden und Schmerzen im Sakralbereich. Darüber hinaus können Riesenmyome zentral erweichen oder zu einem akuten Abdomen führen. Sind die Blutungen verlängert, verstärkt und schmerzhaft, so spricht dies bei einem Tastbefund: „Uterus vergrößert und relativ weich" für eine *Adenomyosis uteri;* neben vermehrtem Muskel- und Bindegewebe findet man in der Wand Gebärmutterschleimhaut (in 50%). *Sterilität* besteht bei 25% der Myomträgerinnen; in manchen Fällen kommt es zu Konzeption und Nidation. Die Schwangerschaft kann ungestört fortschreiten oder durch die Raumbeengung als Frühgeburt enden. Myome stellen in der Schwangerschaft einen *Risikofaktor* dar. Sie können Geburt und Wochenbett komplizieren. Durch Verlegung des Geburtskanales kann es z.B. bei zervikalen Myomknoten zu einem Geburtshindernis kommen. Im Wochenbett besteht die Gefahr, daß durch das rasche Wachstum und die mangelnde Blutversorgung akut eine Nekrose im Myom entsteht.

Behandlung: Bei Kinderwunsch wird man versuchen, isoliert den Myomknoten zu entfernen (Enukleation) und die Gebärmutter zu erhalten (Metroplastik). Ansonsten wird je nach Beschwerdebild die Gebärmutter vaginal oder abdominal entfernt (Hysterektomie).

7.1.2 Ovarialtumoren

Von den gutartigen neoplastischen Tumoren sind die funktionell bedingten Zysten, die sehr häufig sind, abzugrenzen.

Funktionell bedingte Zysten

Follikelzysten. Die Ovulation bleibt aus, und eine Follikelzyste entwickelt sich, die sich nach 4–6 Wochen meist von selbst zurückbildet. Hier ist also abzuwarten.

Corpus-luteum-Zysten. Wie bei Follikelzysten können Schmerzen durch die Kapselspannung entstehen. Reißt die Wandung ein, kann das eingeblutete Sekret ablaufen und das klinische Bild einer Extrauteringravidität vortäuschen.

Luteinzysten. Typisch sind sie bei Trophoblasterkrankungen (Blasenmole/Chorionepitheliom und Chorionkarzinom) und auch bei der Ovulationsauslösung. Keine Operation!

Endometriosezysten. Wegen ihres Inhaltes werden sie auch Schokoladen- oder Teerzysten genannt. Sie entstehen auf dem Boden einer externen (ovariellen) Endometriose (Verschleppung der Gebärmutterschleimhaut außerhalb der Gebärmutter – hier in das Ovarium). Die Behandlung ist primär operativ.

Echte gutartige Geschwülste

Sie können potentiell immer maligne werden. Den Übergang von gutartig zu bösartig zeigen sog. Borderline-Tumoren. Je nach dem Inhalt unterscheidet man seröse oder muzinöse (schleimbildende) Kystadenome, die eine beachtliche Größe einnehmen können.

Behandlung: Operation. Stets ist ein Längsschnitt vorzunehmen, da vom äußeren Aspekt keine Aussage über die Dignität des Tumors zu machen ist. Keine Punktion! Aus diesem Grund ist das laparoskopische Operieren nicht ohne Gefahren.

Embryonale Tumoren

Einer der häufigsten gutartigen Tumoren ist die *Dermoidzyste* (adultes Teratom). Haare, Zähne, Knochen, Hirn, Schilddrüsengewebe, Haut sowie talgiges Sekret sind ihr typischer Inhalt. Vielfach läßt sich dieser gutartige Ovarialtumor bereits durch die präoperative Abdomenübersichtsaufnahme (Zähne!) diagnostizieren.

Krankheitsbild: Die Zunahme des Bauchumfanges wird von vielen Patientinnen erst zu spät bemerkt oder auch fehlgedeutet. Schmerzen treten durch die Kapselspannung schleichend auf – sie sind jedoch stark ausgeprägt bei einer Stieldrehung.

Diagnose: Tastbefund, Sonographie, Abdomenübersichtsaufnahme.

Behandlung: Mit Ausnahme der Funktionszustände des Ovariums (funktionell bedingte Zysten, s.o.) muß jeder Ovarialtumor operiert werden, damit nicht ein Malignom übersehen wird. Jeder Tumor ist dabei so vorsichtig zu behandeln, als könnte es sich um einen bösartigen handeln. Grundsätzlich ist ein Schnellschnitt durchzuführen. Bei jungen Patientinnen wird versucht, möglichst durch Ausschälung des Tumors organerhaltend vorzugehen – mit dem Ziel, der Patientin ein funktionsfähiges Restovarium zu erhalten.

7.2 Bösartige Tumoren

Bei Frauen zwischen 35 und 55 Jahren ist der Krebs die häufigste Todesursache. Das Zervixkarzinom folgt heute in seiner Häufigkeit den Malignomen der Mamma, des Magen-Darm-Kanales und des Endometriums. Während früher die Relation Zervix- zu Korpuskarzinom mehr als 15:1 betrug, liegt sie durch den Rückgang des Zervix- und durch den Anstieg des Korpuskarzinoms inzwischen bei etwa 1:1.

7.2.1 Karzinom des Gebärmutterhalses: Zervixkarzinom

Häufigkeit: Ca. 17 Neuerkrankungen jährlich auf 100 000 Frauen, d.h. ca. 5400 Neuerkrankungen im früheren Bundesgebiet. Die Mortalität liegt bei ca. 7,6 Sterbefällen auf 100 000 Frauen, insgesamt starben 1986 2400 Patientinnen an Zervixkarzinom.

Altersverteilung: 10% sind jünger als 42 Jahre, 50% jünger als 66 Jahre. 10% älter als 80 Jahre.

Risikofaktoren: Frühzeitig aufgenommener Geschlechtsverkehr, häufiger Partnerwechsel: „das Zervixkarzinom ist koitalen Ursprungs“. *Hohe Geburtenzahl,* schlechte Genitalhygiene, Virusinfektionen.

Wert der Früherkennung: Im Bereich der Portio uteri treffen nicht verhornendes Plattenepithel der Scheidenhaut und Drüsenepithel der Zervix aufeinander. Bei geschlechtsreifen Frauen ist diese Zone leicht als roter Fleck (Ektropium) sichtbar. Bei Frauen in der Postmenopause zieht sich diese Zone in den Zervikalkanal zurück. Die leichte Erreichbarkeit der Zervix uteri, der gewöhnlich lange naturgesetzliche Verlauf der neoplastischen Veränderungen und die Verfügbarkeit einer sehr zuverlässigen Screeningmethode (Krebsabstrich) bestimmen den Wert der Früherkennung an der Zervix. Gelingt die zytologische Untersuchung *regelmäßig* und *flächendeckend* durch die Vorsorgeuntersuchung, kommt es nachweislich zum Rückgang von Morbidität unnd Mortalität. Der zytologische Abstrich und die Betrachtung der Portio mit der Lupe (Kolposkopie) sind Methoden, die geeignet sind, mit über 90%iger Sicherheit Frühformen und Vorstufen des Zervixkarzinomes zu erfassen, so daß invasive therapeutische Maßnahmen heute nicht mehr sein müßten. Dennoch nehmen nicht mehr als 25% der Frauen die Möglichkeit der Vorsorgeuntersuchung in Anspruch.

Behandlung: Sie erfolgt stadiengerecht durch radikale Operation und Strahlentherapie (primär und sekundär), in Einzelfällen auch systemisch durch Zytostatika. In den Stadien I und II zeigt die radikale Operation (WERTHEIM) bessere Ergebnisse als die Bestrahlung. Die 5-Jahres-Überlebensrate beträgt 85,3% (Stadium I) und 74,2% (Stadium II) bei der *Operation,* 66,7% (Stadium I) und 51,5% (Stadium II) bei der *Bestrahlung.*

Die zusätzliche Bestrahlung (zusätzlich zur Operation) führt leider nicht zu einer Lebensverlängerung.

7.2.2 Karzinom des Gebärmutterkörpers: Endometriumkarzinom

Frauen mit Adipositas, Hypertonie und Diabetes mellitus erkranken häufiger. Mortalität: Ca. 3000 Sterbefälle jährlich im früheren Bundesgebiet.

Altersverteilung: 10% sind jünger als 56 Jahre, 50% jünger als 72 Jahre, 10% älter als 82 Jahre.

Risikofaktoren: *Nulliparität,* Virginität, langandauernde Östrogeneinwirkung. Die Langzeittherapie mit Östrogenen ohne Gestagenzusatz führt zu einem erhöhten Risiko für das Entstehen eines Korpuskarzinoms.

Früherkennung: Im Gegensatz zum Zervixkarzinom gibt es für das Korpuskarzinom noch keine Methode, die zum Einsatz im Massenscreening sich eignen würde. Die Abstrichzytologie aus der Zervix zeigt zum Auffinden des Korpuskarzinoms eine Treffsicherheit von nur 50%. Mit der Intrauterinzytologie, die methodisch und technisch aufwendiger ist, kann die Treffsicherheit auf 80–90% angehoben werden. Suspekt ist die sonographisch auffällige Verbreiterung der Gebärmutterkörperschleimhaut. Bei Verdacht auf ein Endometriumkarzinom ist auch heute noch die getrennte Curettage (S. 517) zur histologischen Abklärung unerläßlich.

Behandlung: Primär operativ. Die Radikalität der Operation ist abhängig vom Differenzierungsgrad und der Tumorausbreitung. Bei lokaler oder allgemeiner Inoperabilität besteht die Möglichkeit der Strahlentherapie. Eine hormonale Behandlung (Gestagentherapie) kann sich postoperativ anschließen, wenn ein positiver Progesteronrezeptorgehalt des Tumors nachgewiesen wurde.

7.2.3 Karzinom des Ovariums

Häufigkeit: Ca. 22 Neuerkrankungen jährlich auf 100000 Frauen, d.h. 7400 Neuerkrankungen im früheren Bundesgebiet. Darunter Mortalität: ca. 16 Sterbefälle auf 100000 Frauen, insgesamt 1986 5038 Sterbefälle.

Altersverteilung: 10% sind jünger als 42 Jahre, 50% jünger als 65 Jahre, 10% älter als 80 Jahre.

Ovarialkarzinome nehmen nach Zervix- und Korpuskarzinomen die dritte Stelle in der Häufigkeit der Genitaltumoren ein. In den letzten Jahrzehnten ist eine Zunahme der Inzidenz zu beobachten.

Früherkennung: Die Früherkennung der Ovarialkarzinome ist eines der frustrierendsten Probleme in der Gynäkologie. Frühsymptome fehlen fast immer. Die Symptomatik entspricht also vorwiegend fortgeschrittenen Stadien. Hier werden am häufigsten Schmerzen und Zunahme des Bauchumfanges durch Aszites angegeben. Die malignen Tumoren des Ovariums sind von einer sehr großen Vielfalt. Sie unterscheiden sich durch ihre Herkunft aus unterschiedlichen Anteilen der Keimdrüse. Desgleichen weisen die einzelnen Geschwülste unterschiedliche Malignität und unterschiedliche Empfindlichkeit auf Chemotherapeutika auf.

Behandlung: Grundsätzlich wird die Prognose des weiteren Schicksals durch die *Radikalität bei der Erstoperation* entschieden. Dies bedeutet, daß man bemüht sein muß, soviel Karzinomgewebe wie möglich zu entfernen. Durch die Tatsache, daß Ovarialkarzinome häufig erst im fortgeschrittenen Stadium zur Behandlung kommen und auch postoperativ vielfach noch Resttumor vorhanden ist, erfolgt die postoperative Nachbehandlung durch chemotherapeutische Maßnahmen. Durch die Einführung platinhaltiger Substanzen wurde die Überlebenszeit verbessert. Dennoch haben die malignen Tumoren des Ovariums von den Karzinomen der Frau die schlechteste Prognose.

7.2.4 Karzinom der Vulva

Häufigkeit: Das Vulvakarzinom bevorzugt die Frau im Senium. Nur 4% der Patientinnen sind 40 Jahre alt und jünger. Mit 3–5% aller Genitalkarzinome ist das Vulvakarzinom relativ selten.

Krankheitsbild: Die Tumoren wachsen ulzerierend oder auch exophytisch. Juckreiz und Brennen belästigen die Patientinnen, die aus Schamgefühl den Arztbesuch hinausschieben. Bricht der Tumor auf, kommt es zu Blutungen. Nekrosen führen zu einer übelriechenden Sekretion.

Behandlung: Operativ mit Entfernung der Lymphknotenstationen. Je nach Ausdehnung zusätzliche Bestrahlung.

7.2.5 Karzinom der Vagina

Das Scheidenkarzinom ist mit 1–2% eine seltene Erkrankung. Wie das Vulvakarzinom tritt es bei Frauen jenseits der Menopause häufiger auf.

Krankheitsbild: Blutung, Kohabitationsbeschwerden, Schmerzen mit Störung der Miktion und bei der Defäkation.

Früherkennung: Ist die Inspektion der Scheide nicht sorgfältig – durch Einsatz sog. Entenschnabelspekula können größere Areale der Scheide verdeckt werden –, entziehen sich kleinere ulzeröse oder exophytische Areale der frühen Erkennung.

Behandlung: Methode der Wahl ist die Strahlentherapie, evtl. kombiniert mit operativem Eingriff.

7.2.6 Karzinom der Mamma

Jedes Jahr wurde im früheren Bundesgebiet bei mehr als 28800 Frauen die Mammakarzinom-Diagnose gestellt und starben 13701 Frauen an diesem Krebs. Fast jede 13. Frau erkrankt daran in ihrem Leben. Zunehmende Tendenz.

Altersverteilung: 10% sind jünger als 39 Jahre, 50% jünger als 58 Jahre, 90% jünger als 78 Jahre.

Risikofaktoren: Familiäre Brustkrebsbelastung, *Nulliparae* oder erste Geburt nach dem 35. Lebensjahr, Alkoholkonsum, hoher Fettverzehr.

Wert der Früherkennung: Wie beim Zervixkarzinom ergibt sich der Wert der Früherkennung aus dem naturgesetzlichen Verlauf der Erkrankung. Nach den derzeitigen Vorstellungen geht man davon aus, daß sich das Mammakarzinom aus praekarzinösen Epithelveränderungen des Läppchens und Gangsystems der Brustdrüse entwickelt. Etwa 85% der Tumoren lassen sich auf die Zellen der kleinen Ausführungsgänge zurückführen. Charakteristische Beschwerden und Symptome treten spät im Krankheitsverlauf auf und sind unspezifisch. Leitsymptome sind tastbare Auffälligkeiten im Drüsenkörper. Die Tastschwelle wird bei Veränderungen von etwa 1 cm Durchmesser angenommen. Eine Vorverlegung der Diagnose läßt sich nur durch eine Intensivierung der Tastuntersuchung (Vorsorge!) und durch die Mammographie erreichen. Zum Früherkennungsprogramm gehört die Anleitung zur *Selbstuntersuchung* der Brust.

Die verbreitetste, aussagekräftigste und nicht invasive Methode zur Mammabeurteilung ist die *Mammographie.*

Sie ist vorzuschlagen bei familiärer Krebsbelastung, bei vorangehenden Biopsien mit dem Nachweis atypischer epithelialer Proliferationen, bei Vorliegen eines kontralateralen Mammakarzinoms, bei schwieriger Beurteilung knotiger oder voluminöser Mammae. Anzustreben ist ein Mammascreening: die Basismammographie ab dem 30. Lebensjahr. Versagt die Mammographie – z. B. bei dichtem Drüsenkörper und Narben – gelingt es der Kernspintomographie, eine präzise Aussage zu geben.

Behandlung: Operativ: Entfernung des Tumors mit einem Mantel gesunden Gewebes unter Mitnahme der axillären Lymphknoten. Postoperativ Radiatio. In einigen Fällen kann nicht brusterhaltend vorgegangen werden. Die Entscheidung, zusätzliche Maßnahmen einzuleiten, wie Chemo- und/oder Hormontherapie, ist abhängig von der Tumorausdehnung, Tumorlokalisation und vom Lymphknotenbefall und hier wiederum, ob sich die Patientin vor oder nach der Menopause befindet. Über den Rezeptorstatus des Karzinoms erhält man die Information, ob eine Hormontherapie sinnvoll ist. Ist er positiv, kann man im Falle einer weiteren Tumorprogression oder eines späteren Rezidivs mit einem Antiöstrogen hormonell *helfen,* jedoch *nicht heilen.*

C Gynäkologie des Kindes- und Jugendalters

VOLKER TERRUHN

1 Bedeutung der Kindergynäkologie

Die Kindergynäkologie befaßt sich mit der physiologischen Entwicklung und den Erkrankungen der weiblichen Genitalorgane im Kindesalter. Obwohl sich schon vor mehr als 50 Jahren die Väter der pädiatrischen Gynäkologie, der ungarische Pädiater DOBSZAY und der amerikanische Gynäkologe SCHAUFFLER, mit der Physiologie und Pathologie des kindlichen weiblichen Genitales beschäftigt haben, hat dieses Grenzgebiet zwischen Kinder- und Frauenheilkunde bei uns lange Zeit wenig Beachtung gefunden. Die Kindergynäkologie ist als Teilgebiet dieser Fächer und nicht etwa als eigenständige Fachdisziplin anzusehen, schon eher als eine bisher vernachlässigte Alltagsmedizin. Auch heute noch besteht ein Mißverhältnis zwischen Bedarf und Angebot an einfachster kindergynäkologischer Betreuung. Dem Frauenarzt fehlen vielfach die Erfahrung im Umgang mit Kindern und auch das geeignete Instrumentarium. Der Kinderarzt ist ungeübt in der gynäkologischen Befunderhebung. Die zögernde Haltung der Ärzte, die Mädchen zu untersuchen, wird durch das gehemmte Verhalten der kleinen Patientinnen, d. h. eigentlich ihrer Mütter, noch unterstützt.

In letzter Zeit werden jedoch Hausärzte, Schulärzte, Pädiater und Gynäkologen zunehmend mit kindergynäkologischen Problemen konfrontiert. Die akzelerierte Reifung und eine verstärkte Aufklärung tragen dazu bei, daß viele Mädchen ihre Beschwerden nicht mehr so ohne weiteres hinnehmen.

Diese Entwicklung läßt sich auch an den emporschnellenden Patientenzahlen in den kindergynäkologischen Sprechstunden ablesen. Während anfangs Kinder und junge Mädchen ausschließlich bei Beschwerden in den pädiatrisch-gynäkologischen Ambulanzen vorgestellt wurden, so zeichnet sich heute schon der Trend zur Vorsorgeuntersuchung ab: es soll nachgesehen werden, ob im Genitalbereich alles in Ordnung ist. In Deutschland sind routinemäßige gynäkologische Vorsorgeuntersuchungen bei Kindern bislang noch nicht üblich. Im pädiatrischen Vorsorgeheft werden sie mangelhaft berücksichtigt. Das Bestreben, die gynäkologische Betreuung auch auf die frühen Abschnitte der weiblichen Entwicklung auszudehnen, ist aus der Tatsache erwachsen, daß alle gynäkologischen Erkrankungen der erwachsenen Frau grundsätzlich auch in der Kindheit auftreten können.

2 Entwicklungsperioden

Zwischen der Geburt und der Pubertät treten neben der somatischen und psychischen Entwicklung wesentliche physiologische und morphologische Veränderungen an den Geschlechtsorganen auf. Je nach vorhandener oder fehlender Einwirkung der Östrogene auf die kindlichen Genitalorgane unterscheiden wir drei Entwicklungsstadien (Tab. 21.5):

- Neugeborenenzeit,
- Ruhezeit (Kindheit),
- Reifezeit (Pubertät und Adoleszenz).

Diese Entwicklungsperioden des Mädchens mit den beeinflussenden hormonalen, anatomischen, hygienischen und sozialen Verhältnissen spielen eine große Rolle im Verständnis typischer gynäkologischer Krankheitsbilder. Die Verschiedenheit der einzelnen Wachstumsphasen wird besonders am Symptom Fluor deutlich.

2.1 Neugeborenenzeit

Durch hormonale Stimulierung befinden sich bei über 90% der neugeborenen Mädchen die schleimproduzierenden Zervixdrüsen als Ektropium auf der Portiooberfläche; es kommt zu starker Schleimsekretion, die sich als weißlicher Ausfluß

Tabelle 21.5 Östrogene in der Kindergynäkologie.

	Östrogene vorhanden in der Neugeborenenzeit (bis etwa 3 Wochen nach der Geburt) in der Reifezeit (ab etwa 8. Lebensjahr)	Östrogene fehlen in der Ruhezeit
Vaginalepithel	hoch aufgebaut, widerstandsfähig	dünn, atrophisch, verletzbar
Hymen	sukkulent	transparent
Introitus vaginae	schützend verschlossen	ungeschützt
Glykogen	+	–
DÖDERLEIN-Flora	+	–
pH-Wert	4	7,5
Zervixektropium	ja	immer pathologisch
Zervixschleim	massiv	immer pathologisch
Fluor	neonatalis = physiologisch praepubertalis = physiologisch	immer pathologisch
Trichomonaden	möglich	kommen eher nicht vor
Mykose	möglich	kommt eher nicht vor

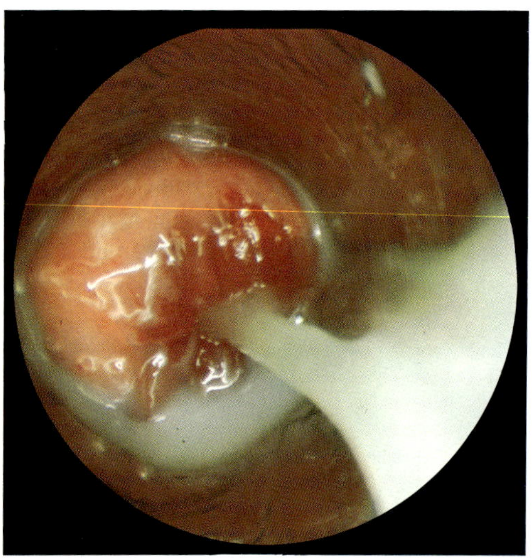

Abb. 21.20 Portio in der Neugeborenenzeit mit typischem Fluor neonatalis. Die Portiooberfläche ist eingenommen von einem roten Fleck: das Ektropium der schleimbildenden Zervixdrüsen.

(Leukorrhoe) im sukkulent verdickten Scheideneingang bemerkbar macht. Er tritt in der Neugeborenenperiode als Fluor neonatalis und dann erst wieder in der Reifezeit als Fluor pubertalis auf. In beiden Fällen ist der Ausfluß physiologisch und bedarf keiner Therapie (Abb. 21.20). Er dokumentiert, daß die ableitenden Geschlechtswege beim Neugeborenen, Uterus und Vagina, vorhanden und durchgängig sind. Fehlt der Fluor, müssen ein verschlossener Hymen, eine quere Scheidenwand, eine fehlende Anlage von Vagina und/oder Uterus ausgeschlossen werden.

Beim Neugeborenen findet sich schon 12 Stunden nach der Geburt die typische DÖDERLEIN-Flora und damit durch die Produktion der Milchsäure eine hohe Abwehrkraft der gesunden Scheide gegen Fremdkeime. Aufgrund des physiologischen Hormonabfalls und möglicherweise auch durch eine unvollständige Synthese von Gerinnungsfaktoren in der Leber kommt es bei 3 % der Neugeborenen zu einer sichtbaren Abbruchblutung (HALBAN-Reaktion).

2.2 Ruhezeit

Wenn die plazentaren Östrogene durch die Nieren ausgeschieden sind, beginnt die Ruheperiode der Säuglinge, Kleinkinder und jungen Schulkinder. Uterus, Vagina und die äußeren Genitalorgane machen eine Rückbildungsphase durch. Es gibt keinen hormonalen Fluor. In der Ruhezeit ist er immer ein Symptom für eine Erkrankung. Wird außerdem ein Portioektropium gefunden, so ist das ebenfalls stets ein pathologischer Befund: dahinter konnen sich eine vorzeitige endokrinologische Aktivität (Pubertas praecox), Ovarialtumoren oder eine exogene Hormonzufuhr (Pseudopubertas praecox) und ein neoplastisches Geschehen an der Cervix uteri verbergen.

Neben der hormonellen Situation spielen Anatomie und Hygiene in der Ruhezeit eine entscheidende Rolle. Die großen und kleinen Labien und der Hymenalsaum sind in dieser Zeit ohne schützende Sukkulenz, der Introitus ist weit geöffnet. Zudem fehlt der östrogenarmen, atrophischen und damit leicht verletzlichen kindlichen Scheide die Kraft der Selbstreinigung beim Eindringen von Bakterien. Vulva und Vagina sind den Ausscheidungen zweier unmittelbar benachbarter Körperöffnungen ausgesetzt, deren Kontrolle und Säuberung das kleine Mädchen erst vor kurzem selbst übernommen hat. Man muß auch bedenken, daß sich die weibliche Genitalregion bei ihrer Pflege der Selbstkontrolle durch das Auge entzieht. Deshalb treten in der Ruhezeit häufig Entzündungen der Vulva und Vagina durch Darmkeime auf. Auch einen Madenwurmbefall (Oxyuriasis) wird man in dieser Periode finden, jedoch zur Zeit der Menarche nicht mehr.

Die positive Seite der hormonellen Mangelsituation ist, daß Trichomonaden und Pilzinfektionen so gut wie nie auftreten.

2.3 Reifezeit

Erst mit dem Einsetzen der körpereigenen Hormonproduktion kommt es in der Präpubertät wieder zum Wachstum der Genitalorgane, so auch zu einer erneuten Ektropionierung der schleimbildenden Zervikaldrüsen. Die für die Pubertät typische neurovegetative Imbalance unterstützt den teilweise sehr starken physiologischen Ausfluß. Da sich hinter jedem Fluor auch pathologische Ursachen verbergen können, darf die gynäkologische Untersuchung nicht unterbleiben. Es sollte jedoch vermieden werden, portiosanierende Maßnahmen wie eine Koagulation, Konisation und Ringbiopsie, die im Hinblick auf die spätere Konzeption oder Geburt schwerwiegende Folgen haben können, durchzuführen.

3 Untersuchung

Bei der kindergynäkologischen Untersuchung sieht sich der behandelnde Arzt psychologischen und anatomischen Problemen gegenüber, die den wesentlichen Unterschied zur Erwachsenengynäkologie ausmachen. Kenntnisse der besonderen Anatomie und Physiologie der kindlichen Geschlechtsorgane und die Beherrschung der entsprechenden Untersuchungstechnik sind Voraussetzungen. Die Vaginoskopie, unter der man die Betrachtung der kindlichen Scheide und der Portio versteht, gehört in die Hand des Gynäkologen.

3.1 Psychologisches Vorgehen

Bei jeder kindergynäkologischen Untersuchung sollte man sich vor Augen halten, daß hier die Weichen für das spätere „gynäkologische" Verhalten der jetzt kleinen Patientin gestellt werden. Es muß deshalb mit viel Einfühlungsvermögen und Geduld vorgegangen werden. Bereits bei jeder kinderärztlichen Vorsorgeuntersuchung sollte die Genitalregion wie selbstverständlich mit inspiziert werden. Das verringert Angst und Verlegenheit. Die beruhigende Anwesenheit der Mutter ist bei der Untersuchung des Kindes meist erwünscht. Es ist von Vorteil, wenn man eine gut ausgebildete Schwester, möglichst eine Kinderkrankenschwester hat, die während der Sprechstunde die kleinen Mädchen betreut und die es auch versteht, sie im rechten Augenblick abzulenken. Eine adäquate Untersuchungstechnik, die das Kind in freundlicher und ruhiger Atmosphäre in den Untersuchungsgang mit einbezieht, trägt zur Entspannung bei. Die Sprechstunde soll bewußt räumlich und zeitlich getrennt vom gynäkologischen Ambulanzbetrieb der erwachsenen Frau stattfinden.

3.2 Instrumentarium

Die vollständige gynäkologische Untersuchung eines Kindes besteht aus *Inspektion, Vaginoskopie* und *Palpation*. Wie bei der erwachsenen Frau ist auch beim Kind die Lagerung auf dem gynäkologischen Untersuchungsstuhl mit Steigbügeln am zweckmäßigsten. Für die Vaginoskopie gibt es heute eine der Entwicklung der kindlichen Genitalorgane angepaßte, lückenlose Reihe von Instrumenten (Abb. 21.21). Sie machen die Befürchtung mancher Mütter, der Hymen könnte verletzt werden, gegenstandslos. Selbst die vaginoskopische Untersuchung eines Säuglings ist keineswegs belastend; schlafend läßt er sich durch die Untersuchung in keiner Weise irritieren (Abb. 21.22). Es ist zweckmäßig, das Instrumentarium und auch die Hände vor der Untersuchung anzuwärmen, da gerade Kinder auf Kältereize empfindlich reagieren. Brüskes Vorgehen und die Verwendung eines ungeeigneten Instrumentariums können zu körperlicher und psychischer Traumatisierung führen, und der einzige Ausweg ist dann eine in den allermeisten Fällen unnötige Narkoseuntersuchung. Bei ängstlichen Kindern kann es gelegentlich notwendig sein, den Untersuchungsgang auf mehrere Sprechstunden zu verteilen.

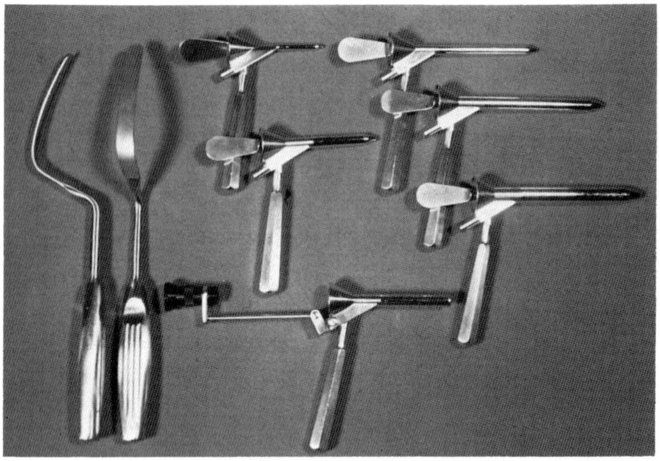

Abb. 21.21 Das kindergynäkologische Instrumentarium. Röhrenförmige Spekula (Vaginoskope) für die Betrachtung der Scheide und der Portio bis zur Präpubertät, schmale getrennte Blätter (BREISKY-Spekula) zur Entfaltung der Vagina bei Adoleszenten.

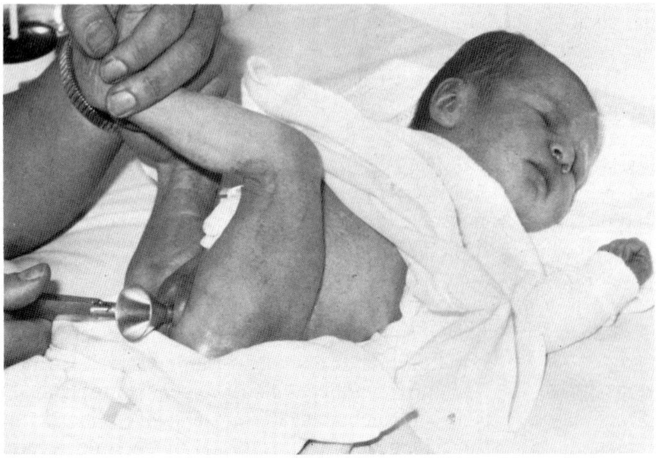

Abb. 21.22 Vaginoskopie eines Neugeborenen.

4 Erkrankungen

In den kindergynäkologischen Sprechstunden hat sich folgendes Verteilungsmuster der Erkrankungen ergeben: 60–80% der Mädchen leiden an Entzündungen, 20–30% an Blutungsstörungen, 5–10% an Fehlbildungen, 5–10% an Verletzungen und bis zu 7% an Tumoren. Die meisten kindergynäkologischen Probleme können ambulant abgeklärt und behandelt werden. Hierzu gehören die Vulvovaginitis – als die häufigste gynäkologische Erkrankung im Kindesalter – und die Blutungsstörungen. Fehlbildungen, Verletzungen und Tumoren erfordern in der Regel eine stationäre Aufnahme in der Klinik.

4.1 Vulvovaginitis

Vulva und Perianalregion sind gerötet, der Fluor unterschiedlicher Stärke ist von gelblich-grüner Farbe. Häufig besteht Juckreiz und Brennen während und nach der Miktion, wenn der Urin die entzündlich veränderten Areale benetzt. Bis die vielfältigen Ursachen der Vulvovaginitis erkannt werden, vergeht in der Regel unnötig viel Zeit. Die zweckmäßigste Einteilung der kindlichen Vulvovaginitis ist die Klassifizierung nach ihren Ursachen (Tab. 21.6).

Tabelle 21.6 Ätiologie der kindlichen Vulvovaginitis.

Exogen
- Mikrobiologische Ursachen
  Bakterien (unspezifisch, spezifisch)
  Protozoen
  Mykosen
  Viren
- Parasiten
- Mechanische Ursachen
  Fremdkörper
  Verletzungen

Endogen
- Folge von Allgemeinerkrankungen
- Anatomische Ursachen
  Hymen altus } (urethrovaginaler Reflux)
  Synechie }
  Fehlbildungen
  atrophische Hautveränderungen
  (Lichen sclerosus et atrophicus)

4.1.1 Exogene Ursachen der Vulvovaginitis

Mikrobiologische Ursachen

Unspezifische Bakterien. In der kindlichen hormonalen Ruheperiode – das Hauptmanifestationsalter liegt zwischen 3 und 7 Jahren – steht die Vulvovaginitis aufgrund *unspezifischer bakterieller Infektionen* im Vordergrund, vor allem durch Schmierinfektionen infolge falscher oder unzureichender Hygiene nach dem Stuhlgang. Die Analgegend wird fälschlicherweise nach vorn zur Vulva abgeputzt statt nach hinten. Paralabial und -klitoridal findet sich eine reichliche Smegmaansammlung, die nicht selten über den Juckreiz zur Masturbation und Vulvovaginitis führt.

Behandlung: Die Therapie der Wahl ist die Lokalsanierung des Scheidenmilieus, die nach Möglichkeit auf der Grundlage eines Antibiogramms vorgenommen wird. Eine orale Medikation vermag nichts auszurichten. Kaliumpermanganat-Sitzbäder, vor allem aber die Beseitigung der Hygienefehler unterstützen die Abheilung und schützen vor Rückfällen. Das Verhalten beim Wasserlassen ist zu überwachen, um den urethrovaginalen Reflux mit den Symptomen

- Nachtröpfeln,
- Fluor und
- Harnwegsinfekte

zu vermeiden. Trotz Regulierung des gestörten Vaginalmilieus kommt es aufgrund der fehlenden eigenen Regenerationskraft häufig zu Rezidiven. In hartnäckigen Fällen kann eine kurzfristige lokale Östrogenbehandlung durchgeführt wrden.

Spezifische Bakterien. Sie haben nur noch geringe Bedeutung. Die Vulvovaginitis gonorrhoica infantis ist heute kein epidemiologisches Problem mehr wie vor einigen Jahrzehnten, doch sollte man bei einem grüngelben, rahmigen, aus der Scheide fließenden Eiter kulturell danach fahnden. Der mikroskopische Nachweis intrazellulärer Diplokokken allein beweist keinen Morbus NEISSER. Eine Kultur ist unerläßlich.

Protozoen und Pilze. Hier sind die *Trichomonaden- und die Soorkolpitis* zu nennen. Ihre Häufigkeit als spezifische Entzündung nimmt mit dem Ansteigen der körpereigenen Hormonproduktion bis zur Pubertät zu (Kolpitis = Vaginitis). In der hormonalen Ruheperiode kommen beide Infektionen praktisch nicht vor.

Die *Flagellaten* können im Nativpräparat mit einer Erfolgsquote von 80% nachgewiesen werden. Der Fluor ist charakteristisch gelbgrünlich-schaumig.

In der Ruhezeit findet man *Sproßpilze* nur bei abwehrgeschwächten Kindern, die hohe Dosen Antibiotika erhalten haben, nach Zytostatikagabe und ferner bei diabetischen Mädchen. Die Vulva wirkt in diesen Fällen sukkulent, ödematös geschwollen und juckt stark. Das weißliche Vaginalsekret ist oft spärlich und bröckelig. Differentialdiagnostisch sollte an einen Lichen sclerosus et atrophicus gedacht werden (atrophische Hautveränderungen mit weißen Flecken).

Viren. Genitale Viruserkrankungen sind selten und treten beim Mädchen isoliert oder im Rahmen der generalisierten Aussaat wie bei Varizellen oder Masern auf. Condylomata acuminata können in der frühen Kindheit die gesamte Genitoanalgegend massiv befallen (Papillomaviren). Die Scheide ist dann von traubenförmigen, kontaktblutenden Papillomen übersät, so daß sich der Verdacht auf ein Traubensarkom aufdrängt (s. S. 540). Wie das Herpesvirus so zeigt auch das Molluscum-contagiosum-Virus eine Affinität zur Genitalregion.

Darmparasiten

Darmparasiten können Genitalentzündungen verursachen. Ist die Vulvovaginitis mit nächtlichem perianalem Juckreiz verbunden und der Damm gerötet, ist eine Oxyuriasis wahrscheinlich. Die Oxyurenweibchen schlüpfen in die Vagina und infizieren sie sekundär mit Darmkeimen. Der Nachweis der Eier mit dem Klebestreifentest ist einfach.

Mechanische Ursachen

Bei *Fremdkörpern* und *artefiziellen Läsionen* der Scheide ist der Fluor typisch: er ist blutig, reichlich und übelriechend. In der Säuglings- und Kleinkindzeit sind gelegentlich zu gut gemeinte hygienische Maßnahmen die Ursache: Puder- und Salbenreste geraten hinter den Hymenalsaum, sammeln sich dort und verursachen eine entzündliche Reizung. Der Altersgipfel liegt bei den Siebenjährigen, die meist spielerisch, aus Neugier (Doktorspiele), seltener aus masturbatorischer Absicht die verschiedensten Objekte in die Scheide einführen (Abb. 21.23). Werden sie vergessen oder aus Angst verschwiegen, so kommt es bei längerer Liegedauer zur Verletzung der benachbarten Hohlorgane mit anschließender Fistel. Eine

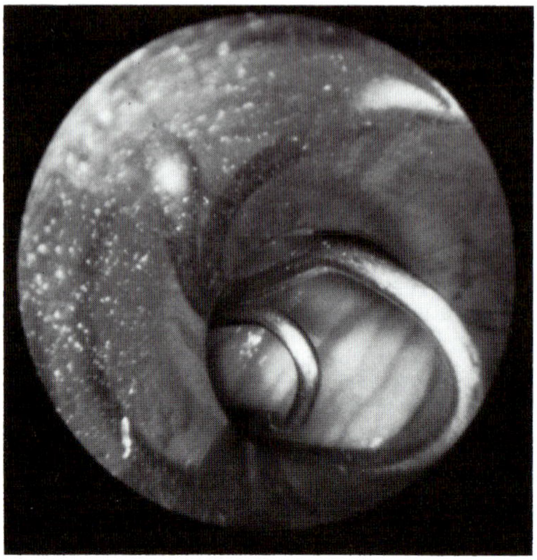

Abb. 21.23 Fremdkörper in der Scheide (Büroklammer).

Röntgendiagnostik zur Fremdkörpersuche sollte bei Kindern nicht mehr durchgeführt werden. Viele Fremdkörper sind weich, nicht röntgendicht und werden auch nicht getastet. Hier wird der Wert der Vaginoskopie und der Sonographie besonders deutlich. Nach der Menarche werden als Fremdkörper vergessene Tampons und Reste von Hygienebehelfsmitteln in der Scheide gefunden.

4.1.2 Endogene Ursachen der Vulvovaginitis

Pseudovulvovaginitis

Obwohl *keine* entzündlichen Veränderungen der Vulva und Vagina vorliegen, sind Mädchen in der präpubertalen und pubertalen Phase durch einen gelegentlich sehr stark auftretenden Fluor irritiert. Mutter und Tochter sollten wissen, daß diesem hormonell bedingten Ausfluß dieselbe Ursache zugrunde liegt, wie der Entwicklung der Brustdrüse. Man sollte ihn nicht behandeln. Wenn der Fluor sehr stark ist, kann man dünne, einklebbare Binden vorschlagen.

Folge von Allgemeinerkrankungen

Bei infektiösen Allgemeinerkrankungen wie Infekten des Nasen-Rachen-Raumes und der Harnwege kommt es gelegentlich zu einem verstärkten wäßrigen Ausfluß. Bei diesem „gynäkologischen Schnupfen" sind die Keime im Nasen-Rachen-Raum und in der Vagina identisch. Übergreifende

Adnexentzündungen sind bei einer Appendizitis möglich. Aufsteigende Infektionen dagegen, wie eine Endometritis oder Adnexitis, sind in der hormonalen Ruheperiode in Anbetracht des fest verschlossenen Muttermundes kaum zu befürchten.

Anatomische Ursachen

Weiter Introitus und Hymen altus. Nicht nur ein *weiter Introitus vaginae,* sondern auch ein *hochaufgebauter Hymen* können die Entstehung vulvovaginaler Entzündungen begünstigen. Bei hochaufgebautem Hymen (Hymen semilunaris altus) ist über den urethrovaginalen Reflux gleichzeitig ein Harnwegsinfekt möglich.

Synechie der kleinen Labien. Pathogenetisch ähnlich verhält sich die Verklebung der kleinen Labien: die nicht seltene *Synechie* (Abb. 21.24). In der Zeit des Hormonmangels sind Hygienefehler mit Smegmaansammlungen und nachfolgende entzündliche Irritationen Ursache dieser Hautverklebung. An sich ist die Synechie eine harmlose, präpubertal von selbst verschwindende Anomalie. Häufig läuft jedoch der Urin hinter dem verklebten Vestibulum in die Scheide und verursacht einen übelriechenden, mißfarbenen Fluor und möglicherweise einen Harnwegsinfekt.

Behandlung: Man dehnt die Synechie digital auf und appliziert zur Rezidivprophylaxe zwischen die separierten kleinen Schamlippen östrogenhaltige Creme. Es genügt aber auch alleinige Einwirkung dieser Creme über 10 Tage auf die verklebten Areale. Chirurgische Maßnahmen sind unnötig.

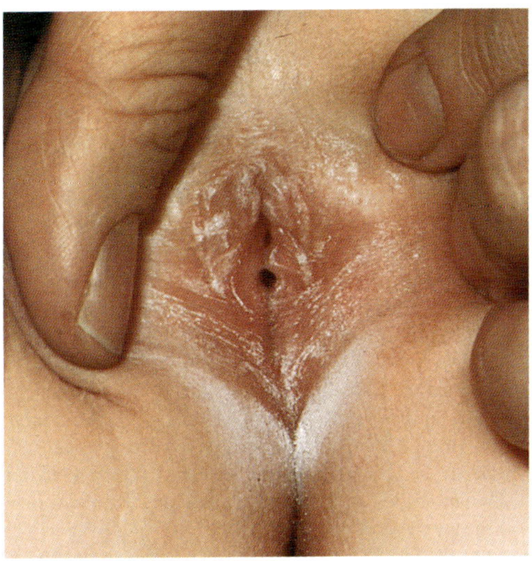

Abb. 21.24 Synechie der kleinen Labien mit Vulvovaginitis und Harnwegsinfekt infolge von urethrovaginalem Reflux.

4.2 Genitale Blutungen

Kommt es zu einer kindlichen vaginalen Blutung, so kann dies ein Alarmsymptom sein, das zu sofortigen diagnostischen und therapeutischen Überlegungen zwingt. Blutungen in der hormonalen kindlichen Ruheperiode müssen immer vaginoskopisch abgeklärt werden. Hinter dem blutigen Ausfluß kann sich nicht nur ein Fremdkörper oder eine Infektion durch aggressive Keime wie hämolysierende Streptokokken, nicht nur eine endokrine Ursache wie bei der Pubertas praecox, sondern auch ein neoplastischer Prozeß verbergen. Physiologische Blutungen sind die HALBAN-Reaktion in der Neugeborenenzeit (s. S. 534) und die Menarche bzw. Menstruation. Jede Blutung, die später als eine Woche nach der Geburt in den ersten Lebensjahren auftritt, ist als pathologisch anzusehen. Nach der Menarche können in den ersten beiden Jahren Menstruationsstörungen physiologisch sein. Ihre Ursache ist meistens eine verlängerte Östrogeneinwirkung bei fehlender Ovulation oder insuffizientem Corpus luteum. Die Mädchen müssen in der exakten Führung eines Blutungskalenders unterwiesen werden. Nur wenn die Regelblutungen verlängert und verstärkt über Wochen anhalten, sollte mit einem Gestagenpräparat das Endometrium transformiert werden (s. S. 517). Bluten die Kinder ständig, so sind sie nicht nur in ihrem Spielverhalten gestört, sondern die sekundäre Anämie führt zu einem deutlichen Leistungsabfall. Hat die hormonelle Substitutionstherapie keinen Erfolg, muß eine Gerinnungsstörung ausgeschlossen werden.

4.3 Fehlbildungen

Gonadendysgenesie. Es können Fehlbildungen vorliegen im Rahmen der Störungen der Geschlechtsdifferenzierungen bei den verschiedenen Formen der Gonadendysgenesie (s. Tab. 21.1 a).

Gynatresien. Genitale Fehlbildungen sind Fusionshemmungen der MÜLLERschen Gänge (embryonale Gänge, die bei der Entwicklung der inneren Geschlechtsorgane eine Rolle spielen). Diese Fehlbildungen werden als Gynatresien bezeichnet. Zu ihnen gehören der verschlossene Hymen *(Hymen imperforatus),* das *transverse Vaginalseptum,* das *Fehlen der Scheide und auch des Ute-*

rus und der *Haematokolpos unilateralis* mit seiner obligaten Vaginaladenose. Die Entwicklungsstörungen der ableitenden Geschlechtswege werden von einem 2-Faktoren-Konzept reguliert: dem Vorhandensein oder Fehlen von Androgenen und dem Faktor X, dem MÜLLERschen Hemmfaktor. Dadurch, daß die gynäkologischen Fehlbildungen gleichzeitig urologische und chirurgische Probleme aufweisen, zeigt sich, wie eng diese Erkrankungen mit den anderen Fächern verzahnt sind. Die Diagnostik muß immer auf das harnableitende System ausgeweitet werden.

Behandlung: Während Tumoren und Verletzungen sogleich behandelt werden müssen, gilt das nicht immer für Fehlbildungen. Die Wahl des richtigen Zeitpunktes für die Anlage einer Neovagina und der besten Methode kann sehr schwierig sein. Ebenso wichtig ist die Nachsorge.

4.4 Verletzungen

Zu den Verletzungen in der Kindergynäkologie gehören das *stumpfe Trauma* im Genitalbereich, welches sich das Mädchen im Grätschsitz zugezogen hat, ferner die *Penetrationsverletzung,* deren Ausmaß exakt festgestellt werden muß, und die Verletzungen durch *Fremdkörper* mit Fistelbildungen durch Eröffnung der benachbarten Hohlorgane und schließlich die *Kohabitationsverletzungen.* Bei einem Hymen bifenestratus, semilunaris altus und cribriformis muß präventiv auf die zu erwartenden *Schwierigkeiten bei der Menstruationshygiene und der Defloration* hingewiesen werden. Wenn bei einem jungen Mädchen eine dieser mit rund 10% seltenen Hymenalformen vorliegt und Mutter und Tochter nicht darüber aufgeklärt wurden, können Deflorationsblutungen nicht nur zu einem physischen Trauma mit hochgradiger Anämie, sondern auch zu einem psychischen Trauma führen. Der physischen Traumatisierung kann durch eine chirurgische Korrektur des Hymens und der psychischen durch Aufklärung vorgebeugt werden.

Das Ammenmärchen über die Deflorationsblutungen als Zeichen der Jungfräulichkeit, das sich hartnäckig bis heute erhalten hat, ist korrekturbedürftig. Bei Frauen mit einem Hymen semilunaris oder anularis, der mit über 90% häufigsten Hymenalform, tritt bei der Defloration keine Blutung auf. Wird wegen der fehlenden Blutung die Jungfräulichkeit eines Mädchens angezweifelt, so kann man ihm damit Unrecht tun. Die kulturhistorisch bedingte Angst vor der Verletzung eines intakten Jungfernhäutchens darf kein Hinderungsgrund für eine vaginoskopische Untersuchung bei gynäkologisch erkrankten Mädchen sein. Ein Hymen ist nicht so leicht verletzbar wie bisher angenommen wurde. Die Untersuchung der Scheide und der Portio beim erkrankten Kind ist ebenso notwendig wie bei der Erwachsenen.

4.5 Tumoren

Die tumorösen gynäkologischen Neubildungen sind im Kindes- und Jugendalter mit 1–7% erfreulicherweise selten, ein Drittel ist jedoch maligner Natur. **Dermoidzysten** machen etwa 50% der während der Kindheit vorkommenden Ovarialtumoren aus. Sie sind gewöhnlich gutartig und verhalten sich mit Ausnahme der durch ihre Größe bedingten Platzverdrängung asymptomatisch.

Das häufigste kindergynäkologische Malignom, das **Sarcoma botroyides** *(Traubensarkom),* ist sehr bösartig und hatte bis vor kurzem eine schlechte Prognose. Durch den Einsatz moderner Zytostatika hat sich diese aber erheblich gebessert.

Unsere Bemühungen sollten dahin gehen, gynäkologische Krankheitsbilder bei jungen Mädchen und Kindern möglichst früh zu erkennen und die daraus entstehenden Probleme in interdisziplinärer Zusammenarbeit zu lösen.

Weiterführende Literatur

GITSCH, E., JANISCH, H. (Hrsg.): Geburtshilfe. Verlag Wilhelm Maudrich, Wien 1986

HANSMANN, NACKELÖER, STAUDACH: Ultraschalldiagnostik in Geburtshilfe und Gynäkologie. Lehrbuch und Atlas. Springer, Heidelberg 1985

MARTIUS, G.: Lehrbuch der Geburtshilfe. Thieme, Stuttgart 1985

MARTIUS, G.: Geburtshilflich-perinatologische Operationen. Thieme, Stuttgart 1986

MARTIUS, G. (HRSG.): Therapie in Geburtshilfe und Gynäkologie. Band I: Geburtshilfe. Thieme, Stuttgart 1988

PSCHYREMBEL, W., DUDENHAUSEN, J. W.: Praktische Geburtshilfe mit geburtshilflichen Operationen. 16. Auflage, de Gruyter, Berlin, New York 1989

SCHNEIDER, J., KAULHAUSEN, H. (Hrsg.): Lehrbuch der Gynäkologie und Geburtsmedizin. Kohlhammer, Stuttgart 1986

STOLECKE, H., TERRUHN, V. (Hrsg.): Pädiatrische Gynäkologie. Springer, Heidelberg 1987

22. Teil Grundzüge der Anästhesie

Helfried Leske

1 Bedeutung der Anästhesie

Die Durchführung von Operationen ist wegen ihrer großen Schmerzhaftigkeit nur unter der Anwendung schmerzausschaltender Maßnahmen möglich. Auch Untersuchungen und Behandlungen können schmerzhaft oder unangenehm sein und eine Schmerzdämpfung oder Schmerzausschaltung erfordern. Eine Minderung der Schmerzempfindung kannn durch schmerzdämpfende Medikamente **(Analgetika)** erreicht werden. Deren Wirkung allein reicht aber für stark schmerzende oder sehr unangenehme Eingriffe in der Regel nicht aus. In diesen Fällen muß eine Anästhesie durchgeführt werden.

Die **Anästhesien** werden in die *örtliche Betäubung (Lokal- oder Regionalanästhesie)* und in die *Vollnarkose (Allgemeinanästhesie)* eingeteilt.

Bei der *Lokalanästhesie* wird die Schmerzleitung an einer beliebigen gewünschten Stelle zwischen den Schmerzrezeptoren in der Peripherie und dem Zentralnervensystem durch ein Lokalanästhetikum unterbrochen. Das Bewußtsein bleibt dabei erhalten.

Bei der *Vollnarkose* wird ein Bewußtseinsverlust herbeigeführt und dadurch die Schmerzausschaltung erreicht. Außer dem Schmerz werden dabei auch alle anderen Empfindungen ausgeschaltet. Es tritt ein Zustand völliger Empfindungslosigkeit (Anästhesie) ein. Infolge der Bewußtlosigkeit kann der Patient aber auch seine Kontrollfunktionen nicht mehr wahrnehmen. Diese Kontrolle übernimmt der Anästhesist für den Patienten.

Die *Lokalanästhesie* wird bei Kindern nicht so häufig durchgeführt wie bei Erwachsenen. Der Grund liegt in der fehlenden oder noch nicht ausreichenden Kooperation der kleinen Kinder. Aber auch größere Kinder, die schon gut kooperieren können, haben bei der Lokalanästhesie nicht selten Angst. Infolgedessen ist der Anwendungsbereich der Lokalanästhesie bei Kindern begrenzt. In manchen Fällen ist eine Kombination von Vollnarkose und Lokalanästhesie sinnvoll, wodurch eine gute postoperative Schmerzausschaltung erreicht werden kann.

Weder die *Vollnarkose* noch die *Lokalanästhesie* sind völlig ungefährlich. In der Hand des in der Kinderanästhesie Erfahrenen ist das Anästhesierisiko aber klein. Risikomindernd wirken außer den Hauptfaktoren Erfahrung und Wissen auch ausgefeilte Methodik, kindgerechtes Material und Instrumentarium, geeignete Geräte, gute Organisation und Personalausstattung des Anästhesiebereiches und reibungslose Zusammenarbeit zwischen allen beteiligten Disziplinen.

Hauptziele der Kinderanästhesie sind die Ruhigstellung des kindlichen Patienten, die Optimierung der Operationsbedingungen für den Operateur und die Durchführung vielfältiger Maßnahmen zur Vorbereitung und Nachbehandlung bei operativen Eingriffen.

Die Kinderanästhesie hat einen hohen Leistungsstandard erreicht. Sie ermöglicht heute langdauernde Operationen auch mit extremen Schwierigkeitsgraden bei Kindern aller Altersgruppen einschließlich der Neu- und Frühgeborenen, selbst bei schwerst- oder chronisch kranken Kindern.

2 Anästhesie-Vorbereitung und Prämedikation

Für Narkosen zu *geplanten Eingriffen* müssen die Kinder nüchtern und frei von Infekten der Luftwege sein. Für Lokalanästhesien gilt die Forderung des Nüchternseins nicht in dem gleichen Maße. Komplikationen der Lokalanästhesie und andere Gründe können jedoch Anlaß zum Übergang auf eine Vollnarkose geben. Für diesen Fall und auch für die Durchführung schwieriger Lokalanästhesien ist eine Vorbereitung und Prämedikation des Patienten wie zu einer Vollnarkose erforderlich.

Spezielle Vorbereitung

Bei der Narkosevorbereitung unterscheidet man zwischen einer allgemeinen und einer speziellen Vorbereitung. Die *spezielle Vorbereitung* richtet sich nach den Besonderheiten des Patienten und wird jeweils gesondert festgelegt. Zur speziellen Vorbereitung gehört u. a. die Behandlung von Anämien, Stoffwechselstörungen, Elektrolytstörungen, Störungen des Säure-Basen-Haushalts und vieles mehr. Insbesondere hochgradige Störungen können sich bei Narkosen ungünstig oder sogar schädigend auswirken.

Allgemeine Vorbereitung

Die *allgemeine Vorbereitung* zur Narkose gilt für alle Patienten in gleicher Weise und muß von Schwestern und Pflegern beherrscht werden. Die wichtigsten Punkte sind folgende:

Flüssigkeits- und Nahrungskarenz. Die Kinder müssen nüchtern sein. Bei der Nüchternheitsdauer unterscheidet man zwischen *Flüssigkeits- und Nahrungskarenz.* Die Flüssigkeitskarenz gilt für klare Flüssigkeiten (Tee, Wasser). Milch zählt als Nahrung. Wegen der längeren Magenverweildauer muß die Karenz bei Nahrung eine größere Zeitspanne umfassen als bei klaren Flüssigkeiten.

> Zur Narkose muß der Magen möglichst leer sein. Sonst könnte das Kind bei der Narkose erbrechen mit der Gefahr der Aspiration in die Lunge. Nahrungsaspirationen in die Lunge können tödlich verlaufen oder zu einer nicht minder gefährlichen Pneumonie führen.

Die Flüssigkeitskarenz soll insbesondere bei jungen Kindern nur die kürzest mögliche Zeitspanne umfassen, da wegen des höheren Flüssigkeitsumsatzes besonders der kleinen Kinder bei zu langen Durst-Phasen Flüssigkeitsdefizite auftreten, die das Kind gefährden können.

Die Flüssigkeitskarenz soll bei Säuglingen und Kleinkindern 2–4 Stunden betragen, die Nahrungskarenz mindestens 4–6 Stunden. Sicherer ist eine noch längere Nahrungskarenz und konsequentes Trinkenlassen klarer Flüssigkeiten bis zum Beginn der Flüssigkeitskarenz. Im Vorschul- und Schulalter beträgt die Flüssigkeitskarenz 4–6 Stunden und die Mindest-Nahrungskarenz 6–8 Stunden oder länger.

Eßbares und Getränke dürfen sich nicht in der Reichweite der zu anästhesierenden Kinder befinden. Es muß auch sichergestellt sein, daß Kinder, die nüchtern bleiben müssen, nicht von anderen Kindern oder Besuchern aus Mitleid noch Eßbares zugesteckt bekommen oder etwas zu trinken erhalten.

> Sollte ein Kind in der Zeit, in der es nüchtern bleiben muß, trotzdem noch etwas essen oder trinken, muß dem Anästhesisten Mitteilung gemacht werden, wenn dieser Vorgang bemerkt wird.

Er entscheidet dann, wie weiter zu verfahren ist.

Luftwegsinfekte. Wenn *Infekte* der Luftwege vorliegen, werden aufschiebbare Operationen bzw. Narkosen nicht durchgeführt. Luftwegsinfekte können sich durch die Narkose akut und ganz massiv verstärken und dann u. U. das Leben des Kindes bedrohen. Zumindest ist die Narkosedurchführung schwieriger und komplikationsreicher.

Diese Regeln gelten für den Normalfall, d. h. für aufschiebbare Eingriffe bzw. Narkosen. Je größer die Dringlichkeit des Eingriffs ist, desto weniger kann man diese Regeln berücksichtigen. Der Notfall durchschlägt alle Regeln. Narkosen bei Notfällen sind mit einem größeren Risiko behaftet und erfordern weitergehende Sicherungsmaßnahmen durch das Anästhesie-Personal.

Schmuck, Zahnspangen etc. Armbanduhren, Brillen, *Schmuck,* insbesondere Ohrringe, und *lose Teile* im Mund (z. B. Zahnspangen) sind vor der Narkose abzulegen. Nicht entfernte Ohrringe können sich beim Tragen des Kindes in der Kleidung des Tragenden festhaken und u. U. ausreißen. Bei der Anwendung der Hochfrequenz im Operationsbereich können auch einmal Verbrennungen auftreten, und zwar infolge hoher Stromdichten an Metallteilen, die den Körper berühren. Die gelegentlich lackierten Fingernägel stören die Beobachtbarkeit während der Narkose. Auf lockere Zähne zur Zeit des Zahnwechsels soll geachtet werden, damit nicht eine unbeabsichtigte Zahnaspiration während der Narkose eintritt.

2.1 Prämedikation

Die medikamentöse Vorbereitung zur Narkose heißt Prämedikation.

Unruhige und ängstliche Kinder können am Vorabend der Narkose Beruhigungsmittel erhalten. In einem geeigneten zeitlichen Abstand direkt vor der Narkose bekommen die Kinder Medikamente aus den nachfolgend aufgeführten Gruppen, und zwar oral, rektal oder als i. m. Injektion: *Beruhigungs-/angstlösende Mittel (Sedativa, Psychopharmaka), schmerzdämpfende Mittel (Analgetika)* und *Parasympathikus-dämpfende Mittel (Parasympathikolytika).* Beruhigungs- bzw. angstlösende Mittel *(= Anxiolytika)* sind z. B.: *Dormicum, Rohypnol, Valium* (= alle aus der bedeutsamen Gruppe der *Benzodiazepine), Atosil, Chloralhydrat, Luminal.* Analgetika sind beispielsweise die *Opiate: Dolantin, Dipidolor.* Das hauptsächlich verwendete Parasympathikolytikum ist *Atropin.*

Die Auswahl der Medikamente erfolgt nach dem gewünschten Prämedikationsziel: In der Regel sollen die Kinder zum Zeitpunkt des Narkosebeginns ruhig und ohne Angst sein, eine Schmerzdämpfung soll die Wirkung der Narkotika unterstützen und möglichst noch über das Operationsende hinaus bestehen bleiben, das Parasympathikolytikum soll unerwünschte Pulsfrequenzsenkungen und verstärkten Speichelfluß verhindern. Wegen der während Narkosen vermehrt auftretenden parasympathischen Reaktionen nimmt Atropin eine zentrale Stellung in der Prämedikation ein. Bei zu hoher Pulsfrequenz (Tachykardie), Fieber und bei manchen Herzfehlern wird es nicht oder in verminderter Dosis gegeben. Die Verabfolgung der ausgewählten Medikamente für die Prämedikation erfolgt vorzugsweise unter Vermeidung einer Injektion.

3 Anästhesie-Durchführung

3.1 Lokalanästhesie

Eine vorübergehende Blockade der Leitfähigkeit von Nerven kann durch die Anwendung von örtlichen Betäubungsmitteln (Lokalanästhetika) erreicht werden. Diese Lokalanästhesien werden in

- die *Oberflächenanästhesie,*
- die *Infiltrationsanästhesie* und
- die *Leitungsanästhesie*

eingeteilt. Eine in der Vergangenheit bedeutsame und heute kaum mehr angewendete Form der Lokalanästhesie stellt die *Kälteanästhesie* dar.

3.1.1 Oberflächenanästhesie

Dabei werden geeignete Lokalanästhetika *auf Schleimhäute* aufgetragen. Sie dringen in die Schleimhaut ein und anästhesieren im wesentlichen die sensiblen Nervenendigungen. Dadurch wird die Schleimhaut unempfindlich. An der Haut ist diese Form der Lokalanästhesie nur bedingt durchführbar, da das Eindringen der Lokalanästhetika in die Haut sehr viel geringer ist als in die Schleimhäute. Die Oberflächenanästhesie findet hauptsächlich in der Augenheilkunde und der Hals-Nasen-Ohren-Heilkunde Anwendung, z. B. um die Hornhaut des Auges zu Augendruckmessungen unempfindlich zu machen.

3.1.2 Infiltrationsanästhesie

Dabei wird das Lokalanästhetikum *in das Gewebe* gespritzt, eventuell in mehrere Stichrichtungen und von mehreren Einstichen aus. Das Gewebe wird mit dem Lokalanästhetikum infiltriert. Anästhesiert werden hierbei im wesentlichen die sensiblen Nervenendigungen und die Endaufzweigungen der sensiblen Nerven. Diese Form der Lokalanästhesie eignet sich besonders für Wundversorgungen.

3.1.3 Leitungsanästhesie

Hierbei werden die sensiblen Nervenbahnen im Bereich größerer Nervenstämme mehr oder weniger weit von dem Versorgungsgebiet des Nervs entfernt durch das Lokalanästhetikum blockiert. Dabei spritzt man das Lokalanästhetikum nach Möglichkeit *in die unmittelbare Nähe des Nervs.* Es diffundiert dann in den Nerv hinein und blokkiert dessen Leitfähigkeit. Voraussetzung: Der Nerv muß durch eine Injektion erreichbar sein.

Durch eine höhere Konzentration des Lokalanästhetikums können auch die motorischen Nervenbahnen blockiert werden. Beispiele für Leitungsanästhesien sind:

Oberstsche Anästhesie

Sie wird an den Fingern durchgeführt, indem man am Grundglied ringförmig ein Lokalanästhetikum spritzt. Alle durch diesen Bereich ziehenden Nerven werden blockiert, und der Finger wird empfindungslos. Die OBERST*sche Anästhesie* eignet sich zur Durchführung von kleinen Eingriffen, z.B. Wundversorgungen, an Fingern. An den Zehen ist sie ebenfalls durchführbar.

Plexusanästhesie

Bezeichnung für eine Leitungsanästhesie im Bereich von Nervengeflechten, z.B. in der Achselhöhle.

Periduralanästhesie

Vorgehen ähnlich wie bei der Lumbalpunktion. Die Dura mater wird jedoch nicht durchstochen und das Lokalanästhetikum nicht in den Liquorraum hineingespritzt. Das außerhalb der Dura befindliche Lokalanästhetikum diffundiert in die dort austretenden Nerven und in den Liquorraum hinein. Je nach Ort der Applikation und Menge kann man verschiedene und unterschiedlich große Körperbereiche empfindungslos machen.

Spinalanästhesie

Dabei wird das Lokalanästhetikum direkt in den Liquorraum hineingespritzt und eine Empfindungslosigkeit der unteren Körperbereiche erreicht. Um ein Aufsteigen des Lokalanästhetikums im Liquorraum mit Lähmung der Atmungsmuskulatur zu vermeiden, werden vorzugsweise Lokalanästhetika verwendet, die schwerer als Liquor sind *(hyperbare Lokalanästhetika)* und die beim sitzenden Patienten im Liquorraum nicht aufsteigen können

3.1.4 Kälteanästhesie

Bei dieser historischen Form der Lokalanästhesie wird die Schmerzausschaltung einer Extremität durch Verbringen in Eis oder Eiswasser erreicht, wobei der Blutdurchfluß der Extremität durch vorheriges Anlegen einer ESMARCH*schen Stauung* unterbrochen sein muß. Weiterhin kann man Flüssigkeiten, die bei normaler Raumtemperatur sofort verdampfen, auf die Haut aufbringen und damit kleinere Hautregionen unempfindlich machen. Diese Flüssigkeiten entziehen der Umgebung beim Verdampfen Wärme und kühlen dadurch ihre Umgebung. Das Besprühen mit einer schnell verdampfenden Flüssigkeit, z.B. *Chlorethyl,* wird heute noch gelegentlich angewendet, und zwar zum Eröffnen von Abszessen oder vor dem Einstechen von Plastikkanülen in die Haut.

3.1.5 Wirkungsverlängerung der Lokalanästhetika

Um bei längerdauernden Eingriffen oder bei aus anderen Gründen gewünschter langanhaltender Schmerzausschaltung die Wirkungsdauer der Lokalanästhetika zu verlängern, kann man von vornherein Lokalanästhetika mit längerer Wirkungsdauer verwenden. Weiterhin kann man durch einen *Suprareninzusatz* zum Lokalanästhetikum eine Verengung der Blutgefäße erreichen und damit eine Resorptionsverlangsamung mit Verlängerung der Wirkungsdauer. Lokalanästhetika mit Suprareninzusatz dürfen nicht im Bereich von Endarterien verwendet werden. Das sind Arterien, die im weiteren Verlauf keinen Zufluß aus anderen Arterien mehr erhalten, z. B. an den Fingern. Dabei besteht nämlich die Gefahr, daß das Suprarenin die Arterie so stark verengt, daß es zu einer Mangeldurchblutung des von ihr versorgten Bereiches kommt, der dann geschädigt werden kann oder sogar abstirbt. Eine weitere Möglichkeit der Wirkungsverlängerung ist das Einführen von Plastikkathetern in das Gewebe, die an der gewünschten Stelle in unmittelbarer Nachbarschaft des Nervs münden. Durch den Katheter kann immer wieder Lokalanästhetikum nachgespritzt werden.

Lokalanästhetika sind z.B. *Lidocain, Xylocain, Meaverin, Scandicain, Carbostesin.* Die Lokalanästhetika können in 0,5-, 1- und 2%iger Lösung mit und ohne Suprareninzusatz vorliegen. Bei Kindern werden vorzugsweise die niedrigeren Konzentrationen verwendet.

3.2 Allgemeinanästhesie

Durch die Wirkung der Narkotika tritt ein Lähmungszustand von Gehirnzellen ein, und der Patient wird bewußtlos. Während der Bewußtlosigkeit werden keine Schmerzen und keine anderen Empfindungen wahrgenommen. Der Muskeltonus und die Reflexe werden gedämpft und verschwinden schließlich vollständig. Bei Überdosierung der Narkosemittel tritt der Tod ein, oder der Patient überlebt mit schweren Schäden. Zur Vermeidung dieser Gefahren müssen Narkosen sehr gut geführt und pausenlos sehr sorgfältig überwacht werden.

Der Lähmungszustand der Gehirnzellen ist umkehrbar. Nach Beendigung der Narkosewirkung kehrt bei allen Zellen die ursprüngliche Funktionsfähigkeit uneingeschränkt wieder zurück.

Nach der Applikationsart des Narkotikums kann man die Allgemeinanästhesie einteilen in

- die *intravenöse Narkose,*
- die *intramuskuläre Narkose,*
- die *Inhalationsnarkose* und
- die *rektale Narkose.*

Bei der intravenösen Narkose wird ein Narkosemittel in eine Vene gespritzt. Bei der intramuskulären Narkose erfolgt die Injektion des Narkotikums in einen Muskel. Bei der Inhalationsnarkose wird ein gas- oder dampfförmiges Narkosemittel vom Patienten eingeatmet, und bei der rektalen Narkose wird ein Narkotikum wie ein Einlauf rektal appliziert.

Unter *Steuerbarkeit* einer Narkose versteht man die Möglichkeit, eine Narkose schnell zu vertiefen und auch wieder abzuflachen. Bei der rektalen Narkose sind Verabfolgung und Resorption des Narkosemittels nicht sicher standardisierbar, so daß hierbei schon die Narkosevertiefung nicht gut steuerbar ist. Bei der intravenösen und der Inhalationsnarkose gelingt es zwar, die Narkose nach Wunsch zu vertiefen, jedoch ist das gewünschte rasche Abflachen der Narkose nur bei der Inhalationsnarkose durch schnelle Abatmung des Narkosegases oder -dampfes möglich. Bei der intravenösen Narkose muß man warten, bis der Körper das Narkosemittel inaktiviert hat. Die Inhalationsnarkose hat also die beste Steuerbarkeit, dann folgt die intravenöse Narkose, weiterhin die intramuskuläre Narkose und zuletzt die rektale Narkose.

Wird eine Narkose nur mit einem Narkosemittel durchgeführt, so sprechen wir von einer *Mononarkose.* Da die Narkotika und andere bei der Narkose verwendete Medikamente unterschiedliche Wirkungen haben, kann man durch geschicktes Kombinieren von Medikamenten die gewünschten Effekte oft gut erreichen, ohne ein einzelnes Medikament hoch dosieren zu müssen. Man spricht dann von einer *Kombinationsnarkose.*

3.2.1 Narkosestadien

Bei ständiger langsamer Vertiefung einer Narkose durchläuft der Patient typische Stadien. Man unterscheidet 4 Narkosestadien:

Stadium I (Einschlafstadium)

In diesem Stadium tritt zunehmend eine Analgesie und eine Minderung des Bewußtseins ein. Oft besteht auch eine retrograde Amnesie für das unmittelbar vor Eintritt der Bewußtlosigkeit Erlebte.

Stadium II (Erregungs- oder Exzitationsstadium)

In diesem Stadium besteht Bewußtlosigkeit infolge Lähmung der Großhirnrinde. Die unter der Großhirnrinde liegenden motorischen Zentren sind erregt und deshalb bestehen Reflexsteigerung und motorische Unruhe.

Stadium III (Toleranzstadium)

Auch die tieferliegenden motorischen Zentren des Großhirns sind jetzt gelähmt. Deshalb tritt in diesem Stadium motorische Ruhe und Reflexdämpfung ein.

Das Toleranzstadium ist das eigentliche Narkosestadium, in dem die operativen Eingriffe, Behandlungen oder Untersuchungen möglich sind.

Stadium IV (Asphyxie-Stadium)

Durch Lähmung tiefer, lebenswichtiger Zentren des Gehirns tritt nach einer Atmungsinsuffizienz eine Atmungslähmung ein, der dann der Herz-Kreislauf-Stillstand folgt. Es ist eine wichtige Aufgabe des Anästhesisten zu verhindern, daß der Patient aus dem Toleranzstadium in das Asphyxie-Stadium gerät.

Die Stadien I und II sind bei langsamer Narkoseeinleitung (Einleitung mit Inhalation) deutlich ausgeprägt. Bei schneller Einleitung der Narkose (i.v. Einleitung) werden diese beiden Stadien meist rasch durchlaufen oder völlig übersprungen.

Ist die *Pupillenweite* nicht durch Medikamente (z.B. Atropin) beeinflußt, dann verändert sie sich in den Narkosestadien folgendermaßen:

Stadium I = normal weit (meist mittelweit),
Stadium II = weit,
Stadium III = eng,
Stadium IV = weit bis extrem weit.

Im Stadium I und II treten unkontrollierte, anfangs meist synchrone Bewegungen der Augäpfel auf, dann weichen die Bulbi in eine individuell unterschiedliche Schielstellung ab und erreichen im Stadium III wieder Mittelstellung, die bei weiterer Vertiefung der Narkose bestehenbleibt.

3.2.2 Maskennarkose

Narkosegase oder -dämpfe kann man einem Patienten im wesentlichen über eine *Maske* oder über einen *Intubationskatheter* zuführen. Bei der Maskennarkose wird das Narkosegasgemisch – immer zusammen mit Sauerstoff – in eine Maske geleitet, die dem Patienten auf Mund und Nase dicht aufgesetzt wird. Für junge Kinder werden vorzugsweise *Rendell-Baker-Masken* verwendet, die einen kleinen Totraum aufweisen. In diesem Alter spielen Totraumprobleme eine Rolle. Der Totraum ist der Raum, der dem Ort des Gasaustauschs, also den Lungenalveolen, vorgeschaltet ist und durch den sowohl die Ein- als auch die Ausatmungsluft hindurchgeatmet werden müssen. Dieser Raum, also die Bronchien, die Luftröhre, der Rachen, der Mund und die Nase, ist bei kleineren Kindern ohnehin verhältnismäßig groß. Wird dieser Raum durch Aufsetzen einer Maske mit großem Totraum noch vergrößert, kann zunehmend eine Rückatmung des bereits ausgeatmeten CO_2 eintreten und der CO_2-Gehalt im Blut ansteigen. Deshalb verwendet man bei kleinen Kindern Masken mit einem kleinen Totraum oder intubiert diese Kinder zur Narkose, da bei der Intubation der physiologische Totraum verkleinert wird (kleineres Lumen des Tubus als das der Atemwege). Bei der Maskenbeatmung muß der Kopf des Kindes leicht nach hinten überstreckt und der Unterkiefer nach vorn gezogen werden, um die Atemwege offen zu halten. Weiterhin legt man dem Kind einen *Guedel-Tubus* in den Mund, der ein Zurücksinken der Zunge verhindert. Er ist hohl und weist im Bereich der Zähne einen Beißschutz auf. Das Kind kann durch ihn atmen oder beatmet werden. Der GUEDEL-Tubus verbleibt auch während der Intubationsnarkose im Mund des Kindes. Nach den Narkosen beläßt man ihn meist solange, bis die Kinder ihn nicht mehr tolerieren.

3.2.3 Intubation

Endotracheale Intubation oder kurz *Intubation* ist die Bezeichnung für das Einführen eines Plastik- oder Weichgummikatheters in die Luftröhre. Dieser Katheter wird *Intubationskatheter* oder kurz *Tubus* genannt. Um ihn einzuführen, steht man oberhalb des Kopfes des liegenden Patienten und führt zunächst ein Instrument, das *Laryngoskop*, in den Mund des Patienten ein, zieht damit die Zunge und den Kehldeckel aus dem Gesichtsfeld heraus und kann dann den Kehlkopfeingang besichtigen. Man hat hierbei direkte Sicht auf die Stimmbänder und die Stimmritze. Diesen Vorgang nennt man *direkte Laryngoskopie*. Zwischen den Stimmbändern hindurch wird der Tubus in den Kehlkopf und in den oberen Anteil der Luftröhre eingeführt. Nach der Intubation muß man die Lunge des Patienten abhören, um festzustellen, ob der Tubus richtig liegt. Seine Spitze muß normalerweise oberhalb der Bifurkation liegen, also oberhalb der Teilungsstelle der Luftröhre in den rechten und linken Hauptbronchus. Wird der Tubus zu tief eingeführt, gelangt er in einen der beiden Hauptbronchien, und zwar überwiegend in den rechten, da der rechte Hauptbronchus normalerweise etwas steiler nach unten verläuft als der linke. Bei zu tiefer Intubation wird nur die Lunge beatmet, in deren Hauptbronchus der Tubus liegt. Die andere Seite ist nicht beatmet. In diesem Fall zieht man den Tubus unter Beatmung und unter Abhören der nicht beatmeten Lungenpartie vorsichtig zurück, bis an dieser Stelle das Beatmungsgeräusch hörbar wird.

Orotracheale und nasotracheale Intubation. Das Einführen eines Intubationskatheters durch den Mund in die Trachea nennt man *orotracheale Intubation.* Im Gegensatz dazu gibt es die *nasotracheale Intubation,* bei der man den Katheter durch die Nase und den Rachen in die Trachea einführt. Im letzteren Fall benötigt man als zusätzliches Instrument eine abgewinkelte Zange, die *Magill-Zange,* um die Spitze des durch die Nase eingeführten Katheters, die man im Rachenbereich mit der Hand nicht weiterführen kann, mit Hilfe der Zange in den Kehlkopfeingang zu führen. *Not- und Kurzzeitintubationen* werden meist als orotracheale Intubationen durchgeführt. Zu *Langzeitintubationen* werden die Katheter in der Regel nasotracheal eingeführt. Kurzzeitintubation ist eine Intubation mit einer Dauer bis zu 24 Stunden, Langzeitintubation mit mehr als 24 Stunden.

Kehlkopfreflexe. Das Einführen des Tubus durch den Kehlkopf in die Luftröhre gelingt nur, wenn keine oder kaum Kehlkopfreflexe vorhanden sind. Das ist der Fall bei Anwendung von *Muskelrelaxantien,* in *tiefer Narkose,* und zwar im reflexfreien Zustand, in *tiefer Bewußtlosigkeit,* und im *sehr schlechten Allgemeinzustand. Neugeborene und junge Säuglinge* kann man auch wach intubieren, da ihre Kehlkopfreflexe und ihre Abwehr noch nicht so stark ausgeprägt sind.

Laryngoskope. *Laryngoskope* bestehen aus einem Handgriff, der meist eine Batterie enthält, und einem Spatelblatt mit einer Lichtquelle, zunehmend Kaltlicht mit Glasfiber-Leitung. Für die verschiedenen Altersstufen gibt es unterschiedlich große Spatelblätter. Die Haupttypen von Laryngoskopen sind das *Macintosh-Laryngoskop* mit ge bogenen Spatelblättern und das *Forregger-Laryngoskop*, dessen Spatelblätter gerade sind.

Vorteile der Intubation. Die *Vorteile* der Intubation gegenüber der Maske sind:

- dichte Ankopplung des Beatmungssystems an die Luftwege, dadurch sichere Beatmung (keine Lecks im System, keine Beatmung in den Magen),
- keine Aspirationsgefahr,
- endotracheales Absaugen möglich,
- der Totraum wird verkleinert, bei der Maske vergrößert.

Die Intubation stellt allerdings eine schwierige Technik dar. Der Ungeübte kann durch traumatisches Intubieren Läsionen besonders am Kehlkopf oder an den Zähnen verursachen.

Kathetertypen. Der meist benutzte *Kathetertyp* zur Intubation für Kinder ist der *Magill-Katheter* ohne oder mit *Manschette (Cuff)* zum Abdichten der Tubusspitze gegen die Trachealwand. Bei kleinen Kindern werden nur manschettenlose Tuben verwendet, und erst bei Kindern von etwa 10 Jahren oder älter können auch Manschetten-Katheter verwendet werden.

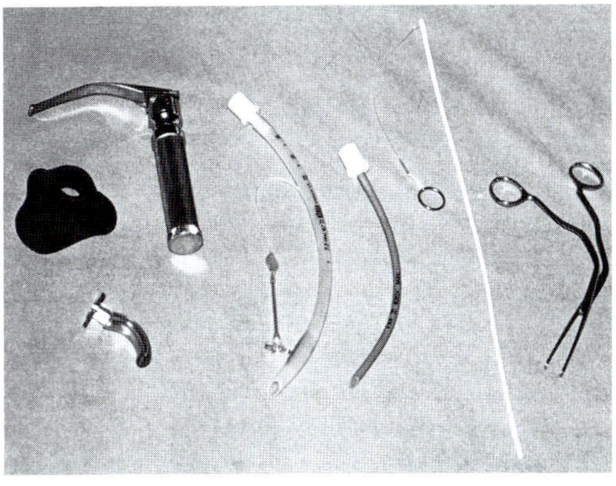

Abb. 22.1 Intubationsmaterial: RENDELL-BAKER-Maske, GUEDEL-Tubus, Laryngoskop mit gebogenem Spatelblatt, Intubationskatheter MAGILL-Form mit aufblasbarer Manschette und aufgestecktem Ansatzstück, Intubationskatheter MAGILL-Form ohne Manschette mit aufgestecktem Ansatzstück (Normkonnektor), Einführungsmandrin, MAGILL-Zange.

Wenn ein Katheter infolge unpassender Krümmung nicht in den Kehlkopfeingang einführbar ist, kann ein *Einführungsmandrin* benutzt werden. Das ist ein Stab, der in den Tubus eingeführt werden und den man in gewünschter Weise biegen kann. Aus Sicherheitsgründen, d. h. um Verletzungen zu vermeiden, benutzt man nur Einführungsmandrins, die aus Plastik bestehen, oder Metallstäbe, die vollständig mit einem Plastikmantel umhüllt sind und deren Spitze ausschließlich aus Plastik besteht, so daß sie flexibel ist und Verletzungen nicht möglich sind (Abb. 22.1).

3.2.4 Narkosegeräte und Beatmungssysteme

Die wesentlichen Teile eines Narkosegerätes sind die Gasquellen für *Sauerstoff* und *Lachgas* (Gasflaschen, Anschlüsse für zentrale Gasversorgung), die Meßröhren zur Einstellung der Gasmengen sowie *Halothan*- oder andere Verdampfer. Viele weitere Sicherheitseinrichtungen am Narkosegerät und Geräte für das Patientenmonitoring runden die Ausstattung eines Narkoseplatzes ab (Abb. 22.2).

Das im Narkosegerät fertig gemischte Narkosegas wird dann in ein Beatmungssystem geleitet. Für Kinder und Erwachsene werden Kreissysteme benutzt, in denen das Ausatmungsgas des Patienten wieder aufbereitet und dem Patienten teilweise wieder zugeführt wird. In diesem System befinden sich *Absorber*, die mit *Atemkalk* gefüllt sind. Der Atemkalk bindet das CO_2, Wasserdampf und Keime aus der Ausatmungsluft. Er ist mit einem farblosen *Indikator* versehen, der bei Erschöpfung der CO_2-Bindungskapazität des Atemkalks eine intensive blaue Farbe annimmt. Durch die CO_2-Bindung wird der Atemkalk auch allmählich warm. Er muß rechtzeitig vor Erschöpfung seiner Bindungskapazität gewechselt werden.

Maschinelle Beatmungen während der Narkose werden mit *Beatmungsgeräten (Respiratoren)* durchgeführt, die in die Narkosegeräte eingebaut sind oder als Zusatzgeräte angefügt werden können.

Für den Fall, daß kein Sauerstoff zur Beatmung zur Verfügung steht, z. B. bei Gasausfall, müssen an den Anästhesieplätzen, aber auch an allen anderen Stellen einer Kinderklinik, an denen mit dem Auftreten von Atmungsnotfällen zu rechnen ist, *Beatmungsbeutel* bereitliegen, die von Gas-

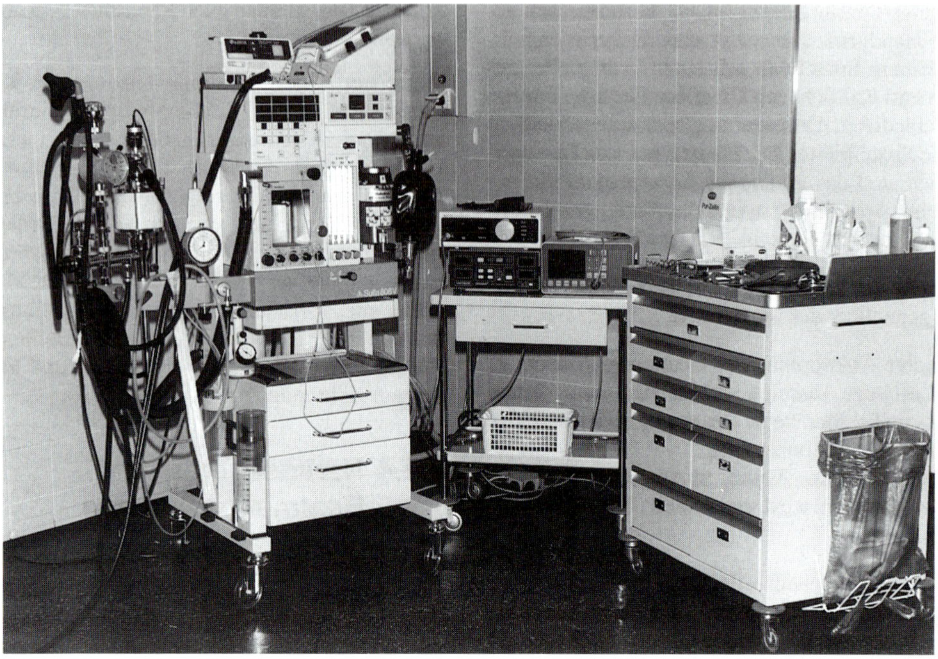

Abb. 22.2 Narkosegerät (links) mit Überwachungs-Geräten (Mitte) und Narkosetisch (rechts).

quellen unabhängig sind und sich während der Beatmung automatisch immer wieder mit Raumluft füllen, wie z. B. der *Ambu*-RUBEN - und der *Ambu-Baby-Beatmungsbeutel* (Abb. 22.3).

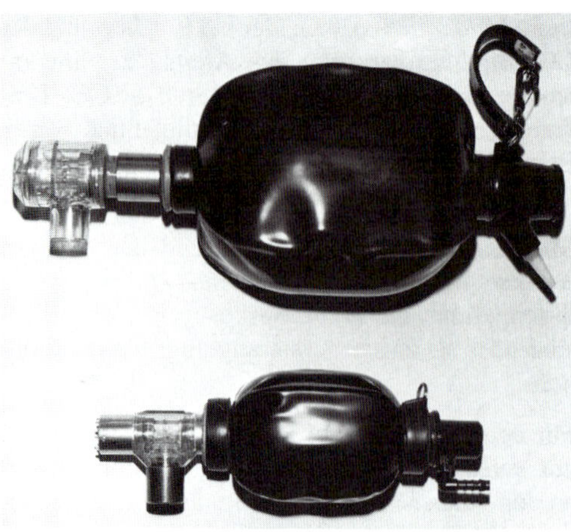

Abb. 22.3 Ambu-RUBEN-Beatmungsbeutel (oben) und Ambu-Baby-Beatmungsbeutel (unten).

Die künstliche Unterkühlung (Hypothermie)

Sie ermöglicht eine kurzfristige volllständige Kreislaufunterbrechung bei Herz- und neurochirurgischen Operationen. Dazu wird der ganze Patient auf eine niedrigere Temperatur gekühlt und sein Sauerstoffbedarf somit gesenkt.

Der extrakorporale Kreislauf

Er ermöglicht die Durchführung längerer Herzoperationen, indem der Blutkreislauf des Patienten für die Zeit der Operation an eine *Herz-Lungen-Maschine* angeschlossen wird, die dann die Pumpfunktion des Herzens und die Gasaustauschfunktion der Lunge übernimmt.

3.2.5 Injektionsnarkotika

Diese Narkosemittel können *intravenös* und einige darüber hinaus auch *intramuskulär* gespritzt werden. Die Injektionsnarkotika wirken schnell und können deshalb gut nach Wirkung dosiert werden. Eine intraarterielle Injektion muß vermieden werden, da bei manchen Narkosemitteln, besonders den Barbituraten, aber auch bei ganz anderen Medikamenten, Schäden (z. B. Nekrosen) in der Gefäßperipherie auftreten können. Deshalb soll man Narkotika nur in Venen spritzen, in deren Nachbarschaft normalerweise keine Arterien verlaufen (z. B. am Handrücken oder Unterarm). Die Narkotika-Injektion in der Ellenbeuge soll wegen der möglichen Nachbarschaft von Vene und Arterie vermieden werden, wenn die Venenpunktion an einer günstigeren Stelle durchführbar ist. Eine kleine Testdosis ist immer vorwegzuspritzen. Bei versehentlicher intraarterieller Injektion tritt meist ein starker Schmerz in der Peripherie auf. Die Injektion ist dann sofort abzubrechen, die Kanüle unbedingt liegenzulassen, und es müssen Medikamente zur Durchblutungsverbesserung der Gefäßperipherie durch die liegende Kanüle in die Arterie gespritzt werden: Verdünnen mit Kochsalzlösung, Medikamente gegen den arteriellen Spasmus und gegen die aufgetretenen Schmerzen, Thromboseverhütung, symptomatische Behandlung weiterer Probleme.

Barbiturate

Die Barbiturate sind als Trockensubstanz in Ampullen oder Injektionsflaschen lange Zeit ohne Wirkungsverlust lagerungsfähig. Zur Verwendung wird das Pulver aufgelöst. Die Lösung bleibt nur für eine jeweils angegebene Zeit stabil. Es gibt kurz bis lang wirkende Barbiturate. Als Narkosemittel werden kurz wirkende Barbiturate mit schnellem Wirkungseintritt verwendet. Die mittellang bis lang wirkenden finden als Schlafmittel Anwendung. Gebräuchliche *Barbituratnarkotika* sind das *Methylbarbiturat Brevimytal® und die Thiobarbiturate,* z. B. *Trapanal®*. Die Barbituratnarkotika werden zu Mononarkosen für kurzdauernde Eingriffe oder zur intravenösen Einleitung von Kombinationsnarkosen verwendet.

Ketamin (Ketanest®)

Dieses i. v. und i. m. applizierbare injektionsfertige Narkosemittel bewirkt auch eine sehr gute Analgesie. Im Gegensatz zu anderen Narkosemitteln bleiben Schutzreflexe, besonders im Zungen-, Rachen- und Kehlkopfbereich, und der Muskeltonus in der Regel erhalten. Der Blutdruck steigt an, während er bei anderen Narkosemitteln absinkt. Das Ketanest eignet sich deshalb zur Anwendung bei Patienten mit Schock. Es darf nicht bei Patienten angewendet werden, bei denen ein Blutdruckanstieg vermieden werden muß. Typisch für die Ketamin-Narkose sind ein eigentümlich leerer Gesichtsausdruck, offenstehende Augen, auch Augenbewegungen und verstärkter Speichelfluß. Während der Aufwachphase können Träume auftreten, die von manchen Patienten als unangenehm empfunden werden, insbesondere von Erwachsenen, aber auch älteren Kindern und Jugendlichen. Jüngere Kinder scheinen die Traumerlebnisse besser zu bewältigen.

Da äußere Einwirkungen die Traumerlebnisse auslösen oder verstärken können, soll besonders während der Aufwachphase Ruhe herrschen.

Eine Kombination des Präparates mit Valium kann die Traumerlebnisse mindern oder verhindern. Ketamin gilt als recht sicheres Narkosemittel und wird als günstig für die Anwendung in Katastrophenfällen angesehen.

Neuroleptanalgesie (NLA)

Als Neuroleptanalgesie bezeichnet man eine Narkoseform, bei der durch das i. v. und auch i. m. injizierbare *Psychopharmakon Dehydrobenzperidol®* eine psychische Indifferenz (Gleichgültigkeit) und durch das i. v. injizierbare *Opiat Fentanyl®* eine Analgesie erzeugt werden. Ein Bewußtseinsverlust tritt dabei nicht ein. Es hat sich aber als günstig erwiesen, durch *Zugabe von Lachgas* doch einen Bewußtseinsverlust herbeizuführen. Man kann dann Muskelrelaxantien anwenden, intubieren und beatmen und damit die Narkose- und Operationsbedingungen optimal gestalten, was bei erhaltenem Bewußtsein nicht möglich ist. Die Neuroleptanalgesie gilt als schonende Narkosemethode, insbesondere für die Organe Herz und Leber.

3.2.6 Inhalationsnarkotika

Halothan (Fluothane®, Halothan® „Hoechst")

Es stellt das Hauptnarkosemittel bei Kindern dar und ist eine farblose Flüssigkeit, die bei Raumtemperatur rasch verdampft. Die Dämpfe werden eingeatmet. Durch die große Oberfläche der Lungenalveolen erfolgt – wie bei allen Inhalationsnarkotika – eine schnelle Aufnahme und ebenfalls schnelle Abgabe des Inhalationsnarkotikums, woraus sich seine gute Steuerbarkeit ergibt. Halothan ist nicht brennbar und nicht explosibel. Es kann deshalb auch benutzt werden, wenn die Hochfrequenz bei den Operationen eingesetzt wird, ohne daß Explosionen zu befürchten sind. Brechreiz und Erbrechen treten nur gelegentlich nach den Narkosen auf. Leberschäden in seltenen Fällen werden diskutiert. Mit zunehmender Narkosetiefe tritt eine Minderung der Herzleistung (myokardiale Depression) auf.

Halothan kann schnell überdosiert werden. Durch exakte Dosierung mit einem speziellen Verdampfer *(Halothan-Vapor)* wird dieser Nachteil ausgeglichen. Die narkotische Wirkung des Halothans ist sehr gut, seine analgetische Wirkung gering.

Weitere ähnliche Inhalationsnarkotika sind: *Enfluran (Ethrane®), Isofluran (Forene®).*

Lachgas (N_2O, Stickoxidul)

Es befindet sich bei Raumtemperatur in gasförmigem Zustand, kommt aber in Stahlflaschen unter hohem Druck in flüssiger Form in den Handel. Eine 11-Liter-Gasflasche enthält etwa 4000 Liter Lachgas in komprimierter Form. Es ist nicht brennbar und verursacht keine Funktionsstörungen oder Organschäden während bzw. nach der Narkose. Seine analgetische Wirkung ist ausgezeichnet bei nur geringer narkotischer Wirkung. Man kann es als gasförmiges Analgetikum bezeichnen. Es ergänzt die Wirkung des Halothans – wie auch anderer Inhalationsnarkotika – und stellt mit diesem zusammen die hauptsächlich angewendete Kombination von Inhalationsnarkotika bei Kindern dar.

3.2.7 Muskelrelaxantien

Die Muskelrelaxantien haben ihren Ursprung in den *indianischen Pfeilgiften,* dem *Kurare.* Heute werden Kurarepräparate und auch andere Muskelrelaxantien synthetisch hergestellt. Allen Muskelrelaxantien gemeinsam ist die Eigenschaft, eine Blockade der Erregungsübertragung vom motorischen Nerv zur Muskelzelle in der motorischen Endplatte zu verursachen. Unter ihrer Wirkung tritt eine Lähmung der Skelettmuskulatur, einschließlich der Atmungsmuskulatur, ein. *Voraussetzung für ihre Anwendung ist eine sichere Beatmungsmöglichkeit für den Patienten.* Der große Vorteil der Muskelrelaxantien für die moderne Anästhesie liegt in der Möglichkeit, daß die Narkosen sehr flach gehalten werden können. Die Belastung der Patienten durch die Narkotika wird dadurch erheblich geringer, ihr Zustand nach der Narkose sehr viel besser, längere und schwierigere Operationen sind möglich, extremes Lebensalter stellt kein und schlechter Allgemeinzustand kaum ein Hindernis für eine Narkose dar.

Die Muskelrelaxantien werden in 2 Gruppen eingeteilt:

- *Depolarisierende Substanzen vom Typ des Succinylcholins,*
- *Nichtdepolarisierende Substanzen vom Typ des Kurare.*

Succinylcholin

Es wirkt in der motorischen Endplatte wie der normale Überträgerstoff, das Azetylcholin, und bewirkt wie dieser eine Depolarisation der postsynaptischen[1] Membran. Es wird jedoch nicht so schnell gespalten, wie Azetylcholin, so daß hierbei die Depolarisation der Membran für mehrere Minuten bestehenbleibt. Während dieser Zeit der Succinylcholin-Wirkung kann kein neuer Impuls übertragen werden, und die Muskulatur bleibt solange gelähmt. Wegen teilweise gravierender Nebenwirkungen verhält man sich zunehmend zurückhaltend in der Anwendung von Succinylcholin bei Kindern.

Kurare

Die gut verträglichen und sehr wertvollen *Kuraresubstanzen* besetzen die postsynaptische Membran in der motorischen Endplatte und verhindern, daß das Azetylcholin an diese Membran gelangen und dort eine Depolarisation auslösen kann. Infolgedessen bleibt auch hierbei die Muskulatur gelähmt. Die Wirkungsdauer ist länger als bei Succinylcholin. Kuraresubstanzen eignen sich deshalb für die Langzeitanwendung, Succinylcholin für die Kurzzeitrelaxation.

Dekurarisierung

Prostigmin und andere *Cholinesterasehemmstoffe* können die Kurarewirkung aufheben, und zwar durch Verdrängung der Kuraresubstanzen aus den motorischen Endplatten. Diesen Vorgang nennt man Dekurarisierung. Wegen seiner hierbei unerwünschten pulsfrequenzsenkenden Wirkung wird Prostigmin meist zusammen mit Atropin injiziert. Angewendet wird das Prostigmin, wenn am Ende von Narkosen noch Rest-Kurarisierungen aufgehoben werden sollen. Besteht zu diesem Zeitpunkt noch eine Voll-Kurarisierung, wird kein Prostigmin verabfolgt, sondern der Patient nachbeatmet, bis die Relaxation auf eine Rest-Kurarisierung abgefallen ist. Dann erst wird dekurarisiert.

Rekurarisierung

Wird zu früh dekurarisiert, d.h. noch während der Vollwirkung der Kuraresubstanzen, kann die Wirkung der mittels des Prostigmins nur von den motorischen Endplatten verdrängten und im Körper

[1] postsynaptisch: hinter der Synapse liegend (Synapse: Ort der Erregungsübertragung)

ansonsten noch vorhandenen Kuraresubstanzen die Prostigminwirkung überdauern. Nach einiger Zeit kann dann eine erneute und unerwartete Kurarewirkung mit Lähmung der Muskulatur eintreten und den Patienten womöglich gefährden. Bei Beeinträchtigung der Atmung muß unverzüglich mit Maskenbeatmung begonnen werden. Durch sorgfältigen Umgang mit den Kuraresubstanzen können solche gefährlichen Rekurarisierungen vermieden werden.

3.2.8 Maligne Hyperthermie

Eine sehr seltene, aber vielfach tödliche Narkose-Komplikation bei prädisponierten Patienten (vorwiegend dominant erbliche Anlage), die unter Anwendung mancher als Triggersubstanzen bezeichneter Medikamente (besonders Succinylcholin, Inhalationsnarkotika) auftreten kann, ist die maligne Hyperthermie. Dabei handelt es sich um eine *akute überschießende Stoffwechselkrise* (Erhöhung der intrazellulären Calciumkonzentration) mit extrem gesteigertem Energie-Verbrauch, Sauerstoff-Verbrauch und CO_2-Anstieg. Sie äußert sich in einem starken Anstieg der Körpertemperatur, Starre der in diesem Fall durch Muskelrelaxantien nicht zu lähmenden Muskulatur, Herzrhythmusstörungen und Zyanose.

Behandlung: Sofortige Beendigung der Gabe von Triggersubstanzen, Hyperventilation, physikalische Kühlung, Dantrolen-Infusion, umfangreiche Intensivbehandlung. Mit frühzeitiger Therapie steigen die Überlebenschancen dieser lebensgefährlichen Komplikation.

4 Anästhesie-Nachsorge

Die spezielle Nachbehandlung nach Narkosen richtet sich jeweils nach den Besonderheiten des einzelnen Falles. Es folgen die Grundsätze der allgemeinen Nachbehandlung, die von den Schwestern und Pflegern beherrscht werden müssen.

1. Richtige Lagerung. Ist das Kind noch tief bewußtlos, soll es nach Möglichkeit in *stabiler Seitenlage* gelagert werden (Abb. 22.4, 22.5). Wenn eine Rückenlage erforderlich ist, muß das Kind flach liegen. Kopfkissen dürfen nicht unter den Kopf gelegt werden. Kopfteile von Betten oder Fahrtragen müssen flachgestellt werden. Der Kopf des Kindes muß immer leicht nach hinten überstreckt liegen und darf nie nach vorn auf die Brust abknicken.

2. Freie Atemwege. Sie müssen sichergestellt sein. Nach der Narkose behalten die Kinder in der Regel den GUEDEL-*Tubus* im Mund, bis sie ihn nicht mehr tolerieren.

Wenn ein Kind nicht oder nicht ausreichend atmet, muß der ESMARCH*sche Handgriff* (Abb. 22.6) angewendet werden mit leichter Überstreckung des Kopfes nach hinten, Vorwärtsschieben des Unterkiefers und Öffnung des Mundes. Wenn das Kind dann nicht sofort wieder ausreichend atmet, muß *Maskenbeatmung*, z.B. mit einem AMBU-*Beutel*, durchgeführt werden. Beatmungsbeutel mit Masken sollen griffbereit sein. Dadurch wird eine *Mund-zu-Mund-* bzw. *Mund-zu-Mund-und-Nase-Beatmung* (Abb. 24.2, S. 571) vermeidbar, die im

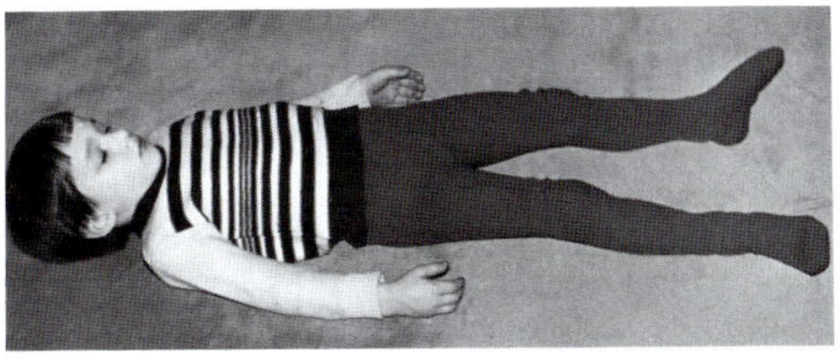

Abb. 22.4 *Falsche Lagerung* eines bewußtlosen Kindes. In Rückenlage besteht Aspirationsgefahr. Der Kopf ist nach vorn gewinkelt. Dadurch knicken die Atemwege ab. Unterkiefer und Zunge sinken zurück. Es besteht Erstickungsgefahr.

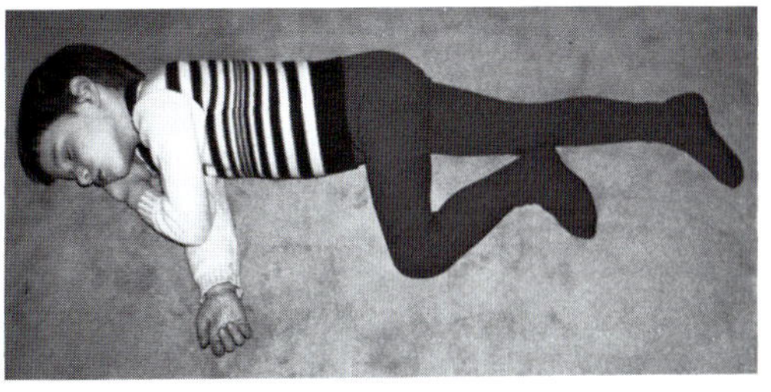

Abb. 22.5 *Stabile Seitenlage:* Die Hand des oberen Armes liegt unter dem Gesicht. Der untere Arm ist nach vorn gelagert und verhindert das Abgleiten des Kindes in Bauchlage. Das obere Bein ist mit gewinkeltem Knie nach vorn gelagert, und seine Ferse befindet sich in Höhe des unteren Knies. Das untere Bein ist gestreckt.

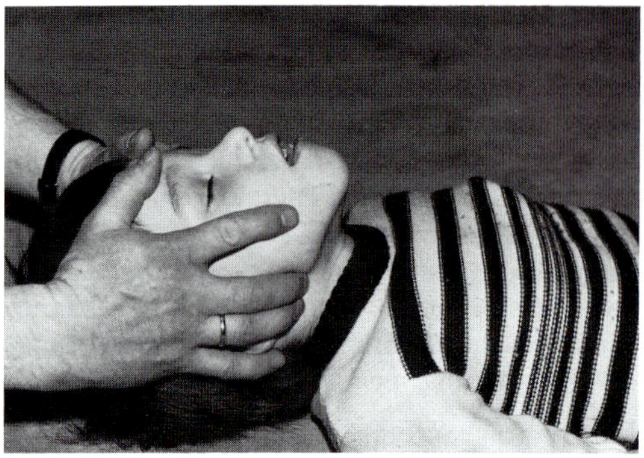

Abb. 22.6 ESMARCHscher Handgriff: Die Mittelfinger setzen beiderseits am aufsteigenden Ast des Unterkiefers an und schieben den Unterkiefer nach vorn. Die Zeigefinger öffnen den Mund für einen fingerbreiten Spalt. Die Daumen liegen an der Stirnhaargrenze und überstrecken den Kopf ohne Gewaltanwendung nach hinten, unterstützt von den Handflächen und dem Druck der Mittelfinger auf den Unterkiefer.

Notfall aber durchgeführt werden muß, wenn keine einsatzbereiten Beatmungsbeutel vorhanden sind.

Bei Erbrechen muß das Kind sofort soweit umgedreht werden, daß der Mund nach unten zeigt und das Erbrochene, der Schwerkraft folgend, aus dem Mund des Kindes herausläuft. Evtl. muß der Mund vom Erbrochenen gesäubert werden durch Herauswischen (nur bei reaktionslosen Kindern möglich) oder Absaugen.

3. Transport bewußtseinsgetrübter oder bewußtloser Kinder. Dazu sind 2 Personen erforderlich, von denen mindestens eine in der Lage sein muß, Notfallmaßnahmen durchzuführen. Die andere Begleitperson hat dafür zu sorgen, daß im Notfall schnellstens Hilfe für das Kind geholt oder das Kind unter Durchführung der Notfallmaßnahmen an eine Stelle transportiert wird, an der weitere Hilfe möglich ist.

4. Atmung und Kreislauf. Nach Narkosen müssen *die beiden wichtigsten Lebensfunktionen Atmung und Kreislauf* solange ständig überwacht werden, bis das Kind wach genug ist und wieder gut reagiert. Aus Sicherheitsgründen sollen Kinder nach Narkosen erst dann aus dem Aufwachraum oder dem OP auf die Station zurückgegeben werden, wenn ihre Lebensfunktionen wieder stabil sind und nicht mehr in Gefahr kommen können.

Flüssigkeitszufuhr und Schmerzbehandlung

Die *orale Flüssigkeitsgabe* ist in den meisten Fällen etwa 2–6 Stunden nach der Narkose möglich. Längere Nüchternphasen überbrückt man zur Vermeidung von Flüssigkeitsdefiziten durch eine *Infusion.* Die Nüchternphasen vor und nach Narkosen und die *postoperative Schmerzbehandlung* richten sich jeweils nach den in den einzelnen Bereichen geltenden speziellen Regelungen.

Weiterführende Literatur

JÖHR, M.: Kinderanästhesie. 3. Aufl. Gustav Fischer Taschenbücher, Stuttgart 1995

FREI, F. J., JONMARKER, C., WERNER, O.: Kinderanästhesie. Springer Berlin, Heidelberg 1995

23. Teil Erste Hilfe

GÜNTER FUCHS

In unserem Zeitalter der maschinellen Technik und der Motorisierung haben die Unfälle am Arbeitsplatz und im Verkehr sprunghaft zugenommen. Der Unfalltod nimmt heute in den hochindustrialisierten Ländern Europas nach Herzkrankheiten, Krebs und Schlaganfall bereits die 4. Stelle ein. Im Kindesalter ist seine Zahl größer als bei den bösartigen Neubildungen und bei den Infektionskrankheiten. Angesichts dieser Opfer auf der Straße, in der Fabrik und im häuslichen Milieu haben sich daher in den letzten Jahren alle verantwortlichen Institutionen in zunehmendem Maße um eine Aktivierung und Intensivierung der Ersten Hilfe am Unfallort bemüht, nachdem immer wieder in erschreckender Weise festzustellen war,

daß häufig nicht nur durch eine *unterlassene*, sondern auch durch eine *falsche Erste Hilfe* bei manchmal nur unbedeutenden Verletzungen akute Lebensgefahr heraufbeschworen worden war.

Theoretisches Wissen und die praktische Beherrschung aller notwendigen Verrichtungen am Unfallort sind Voraussetzung, um dem obersten Gesetz der Ersten Hilfe entsprechend *nur das zu machen, was notwendig ist, und das unter allen Umständen zu unterlassen, was einen zusätzlichen Schaden verursachen kann.*

Nicht nur derjenige hat „eine gute Tat“ vollbracht, der eine arterielle Blutung in Stammnähe durch gekonnte Kompression bis zur sachgemäßen Versorgung in der Klinik beherrscht, sondern auch der, welcher bei einem Unfallverletzten mit einer Wirbelfraktur übereifrige „Helfer“ mit Erfolg daran hindert, ihn aufzurichten, wodurch sie das schwere Krankheitsbild der Querschnittslähmung hätten auslösen können. Mit anderen Worten: nicht in allen Fällen ist couragierte Aktivität angezeigt, sondern bei bestimmten Verletzungen ist eine maßvolle Beschränkung für das weitere Schicksal des Verletzten von ausschlaggebender Bedeutung.

1 Knochenbrüche (Frakturen)

1.1 Begriffsbestimmung, Arten und Zeichen der Knochenbrüche

Unter einem Knochenbruch verstehen wir eine Zusammenhangstrennung des Knochengewebes. Durchzieht eine Fraktur nur einen Teil des Knochens, handelt es sich um eine *Infraktion* (unvollständiger Knochenbruch). Unter einer *Fissur* verstehen wir einen röntgenologisch feststellbaren, feinen Knochenriß, der nicht selten nur bei sorgfältiger Betrachtung des Röntgenbildes an der Unterbrechung der Bälkchenstruktur auszumachen ist. Bei Kindern kommt es häufig zu *subperiostalen Frakturen (Grünholzfrakturen,* s. S. 643).

Entsteht ein Bruch durch eine äußere Gewalteinwirkung (Stoß, Schlag, Fall usw.), spricht man von einer **traumatischen Fraktur;** bricht ein Knochen ohne äußeren Anlaß, liegt eine **pathologische Fraktur (Spontanfraktur)** vor.

Pathologische Fraktur. Bei diesen Brüchen ist die Tragfähigkeit des Knochengewebes durch eine Systemerkrankung des Skeletts, durch eine primäre Knochengeschwulst oder durch eine Metastase eines bösartigen Tumors mit Sitz in irgendeinem anderen Organ (Brustdrüse, Schilddrüse, Nebenniere usw.) so stark beeinträchtigt, daß es seiner Aufgabe als Stützorgan nicht mehr gerecht wird und unter der täglichen Belastung oder nach geringfügigen Ereignissen einbricht. In diesen Fällen ist eine eingehende, stationäre Durchuntersuchung angezeigt, um die Ursache der „Knochenbrüchigkeit" festzustellen und eine gezielte Behandlung vorzunehmen.

Traumatische Fraktur. *Traumatische Frakturen* können sowohl an der Stelle der Gewalteinwirkung *(direkter Bruch)* als auch entfernt davon *(indirekter Bruch)* auftreten. Nach dem Verlauf der Bruchlinie teilen wir die Knochenbrüche ein in *Querbrüche, Schrägbrüche, Längsbrüche, Spiralbrüche, Stück-* und *Splitterbrüche.* Reicht die Bruchlinie bis ins Gelenk hinein, liegt ein *Gelenkbruch* vor, der bezüglich der funktionellen Wiederherstellung der Gliedmaße ungünstiger zu beurteilen ist als ein Bruch im Schaftbereich des Knochens. Bei Kindern und Jugendlichen stellen Brüche der Wachstumszonen am Ende der Gliedmaßenknochen *(Epiphysenfrakturen)* schwere Verletzungen dar, weil Wachstumsstörungen mit bleibender Deformierung der Extremität zu befürchten sind (s. S. 643).

Geschlossene/offene Fraktur. Praktische Bedeutung erfährt die Unterscheidung der Frakturen auch in solche *ohne (geschlossene Fraktur)* und in andere *mit* Verletzung der Weichteile *(offener* oder *komplizierter Bruch).* Hat ein Knochenbruch zu einer Wunde geführt, kann die Hautverletzung sowohl durch die äußere Gewalteinwirkung als auch von innen her durch ein spitzes Fragmentende zustande gekommen sein. Diese komplizierten Brüche haben eine sehr viel ungünstigere Prognose als die geschlossenen Frakturen, da die von außen eindringenden Keime in dem zerrissenen Weichteilgewebe und in der Markhöhle der langen Röhrenknochen einen ausgezeichneten Nährboden vorfinden und leicht zu einer Eiterung *(Osteomyelitis)* Anlaß geben können (S. 624).

Frakturzeichen. *Bluterguß, Schmerz* und *mangelnde Gebrauchsfähigkeit* der Gliedmaße sind **unsichere** Frakturzeichen. Die **sicheren** Zeichen sind die *Fehlform,* das *Knochenreiben* und die *abnorme Beweglichkeit.*

Die Fehlform kommt durch die Verschiebung der Bruchenden gegeneinander zustande, findet sich also bei einer Infraktion und der Fissur nicht. Sind die Fragmente zur Seite hin gegeneinander versetzt, spricht man von einer *Seitverschiebung;* ist eine Achsenabweichung durch einen „Knick" an der Bruchstelle vorhanden, besteht eine *winkelige Abknickung;* ist das körperferne Fragment gegenüber dem körpernahen verdreht, liegt eine *Rotationsverschiebung* vor.

Wenn man den Knochen ober- und unterhalb der vermeintlichen Bruchstelle jeweils mit einer Hand umgreift und die Festigkeit des Knochens durch seitliches, entgegengesetztes Vorschieben der Hände prüft, spürt man bei einem vollständigen Bruch ein *Knochenreiben (Krepitation)* und die *Beweglichkeit* beider Fragmentenden gegeneinander. Diese Untersuchungsmethode darf niemals am Unfallort vorgenommen werden. Sie verursacht nicht nur starke Schmerzen, sondern es kann dabei auch bei zu brüsken Bewegungsausschlägen zu Nerven-, Gefäß- oder Hautverletzungen durch Verschiebung der spitzen Bruchenden kommen.

Röntgenaufnahmen in 2 Ebenen sichern die Diagnose und müssen *stets* vor Einleitung der Behandlung veranlaßt werden.

1.2 Erste Hilfe bei Knochenbrüchen

Im Vordergrund eines jeden Knochenbruches steht der *Frakturschmerz.* Er wird vor allem verursacht durch eine Zerrung der Knochenhaut, zu der es schon bei den geringsten Bewegungen der Bruchenden im Bruchspalt kommt.

Oberstes Gebot ist daher die Ruhigstellung der verletzten Gliedmaße.

Verwendet werden heute vom Roten Kreuz praktisch nur noch die **„First-Aid"-Bandagen** (Kammernschienen) und **Vakuummatratzen.**

„First-Aid"-Bandagen. Die *Bandagen* bestehen aus rißfesten, mit einem Reißverschluß zu schließenden Kunststoffhüllen, die in Sekundenschnelle an der verletzten Gliedmaße angelegt und mit dem Mund aufgeblasen werden können. Nach dem Gebrauch werden sie gesäubert und können dann wieder verwendet werden. Zum Anlegen jedes Schienenverbandes wird die Kleidung *nicht* entfernt (Kleider dienen als Polster!), nur bei Wunden werden die Kleider aufgeschnitten (!), die Wunde wird steril verbunden.

Vakuummatratzen. Eine große Bereicherung für die Schienung mehrerer Skelettabschnitte ist die *Vakuummatratze.* Sie ermöglicht am liegenden Verletzten durch Anhäufung der in ihr befindlichen Steropurkugeln um die frakturverdächtigen Gliedabschnitte und Schaffung eines Vakuums eine optimale Ruhigstellung für den Transport.

Eventuelle aus der Wunde herausragende Fremdkörper (Holzstäbe, Strumpfteile, Gras und Steine) dürfen *niemals* am Unfallort entfernt werden, weil es dabei zu einer unkontrollierbaren Blutung kommen kann. Stets sind die beiden dem Knochenbruch benachbarten Gelenke ruhigzustellen,

d. h., bei Unterschenkelbruch das Fuß- und Kniegelenk, beim Unterarmbruch das Hand- und Ellenbogengelenk.

Schonende Reposition. Hat die Fraktur zu einer erheblichen *Fehlstellung* geführt, so daß eine Schienung der Gliedmaße praktisch nicht möglich und eine Vakuummatratze nicht vorhanden ist, ist durch einen *leichten Zug in Längsrichtung* des gebrochenen Gliedabschnittes eine *schonende Reposition* nur so weit vorzunehmen, wie es für die Schienung notwendig ist.

Vorsichtige Repositionsmanöver sind auch unumgänglich, wenn sich durch Druck der Fragmente auf wichtige Arterien Zirkulationsstörungen mit blasser Verfärbung der Haut anbahnen oder eine Durchspießung der Hautdecke droht. Bei offenen Brüchen ist jegliche Reposition grundsätzlich zu unterlassen, weil dabei Keime nur noch in tiefere Gewebsschichten gelangen können (Gefahr der Osteomyelitis!).

Ausgesprengte, am Boden liegende und sogar nicht mehr ganz saubere Knochenstücke werden ebenso wie abgerissene oder abgetrennte Gliedmaßenabschnitte, steril oder in ein sauberes Tuch gewickelt, stets mit dem Verletzten ins Krankenhaus geschickt. Haut, Knochen und Nerven können nach entsprechender Präparation in der Klinik bei der Wiederherstellung der Gliedmaße wieder verwendet werden.

1.3 Spezielle Fraktur-Schienung

Bei den verschiedenen Knochenbrüchen sind folgende Maßnahmen zu empfehlen:

Schädelbruch: Flachlagerung. Bei Blutung oder Liquorfluß aus dem Gehörgang (Schädelbasisfraktur) steriler Verband mit Bindentouren um Kopf und Unterkiefer.

Unterkieferbruch: Anlegen einer Kinnschleuder. Bei starken Blutungen ist der Verletzte in Seitenlagerung zu transportieren, um Aspiration von Blut zu verhindern (Erstickungsgefahr!).

Wirbelkörperbruch: Es droht *stets* die Gefahr der Rückenmarksquetschung mit Querschnittslähmung.

Den Patienten so lange in unveränderter Stellung auf dem Rücken liegen lassen (mit Kleidungsstücken oder Decken zudecken), bis mindestens 3 weitere Helfer zur Stelle sind.

Von 3 Mann wird der Verletzte mit gestreckter Wirbelsäule hochgehoben, und der 4. Helfer schiebt die Vakuummatratze oder eine Trage unter den Patienten, worauf er liegend ins Krankenhaus mit dem Krankenwagen gebracht wird. Ist eine sog. „Schaufeltrage" vorhanden, kann ein gefahrloser Transport in den Krankenwagen hinein von nur 2 Helfern vorgenommen werden.

Bei **Halswirbelsäulenverletzungen** (Schleudertrauma) wird eine „Halskrawatte" angelegt.

Beckenbruch: Verletzungen des hinteren Bekkenringes verursachen eine ähnliche klinische Symptomatik wie ein Bruch der unteren Lendenwirbelsäule. Vorgehen daher wie beim Wirbelkörperbruch!

Rippenbruch: Festen Tuchverband in stärkster Ausatmungsstellung um den Brustkorb herum anlegen. Falls Transport liegend wegen anderer Mitverletzungen notwendig, Verletzten auf die kranke Seite mit erhöhtem Oberkörper lagern.

Schlüsselbein-, Schulterblatt- und Oberarmkopfbruch: Ruhigstellung des Schultergürtels und des Armes mittels Dreiecktuch oder einer breiten Binde.

Oberarmschaft-, Ellenbogengelenk- und Unterarmbruch: Ruhigstellung mit „First-Aid"-Bandage oder mit Schienenverbänden, die von der Schulter bis zu den Fingerspitzen reichen. Das Ellenbogengelenk steht dabei in *rechtwinkliger,* das Handgelenk in *Schreibstellung.*

Handwurzel-, Mittelhand- und Fingerbrüche: Schienenverband vom Unterarm bis zu den Fingerspitzen in Schreibstellung der Hand.

Oberschenkelschaftbrüche: Ruhigstellung durch seitlich an den Körper angelegte Schienen, die vom Becken bis zur Ferse und an der Innenseite des Beines bis zum Damm hinaufreichen. Der Fuß wird stets mit ruhiggestellt.

Kniegelenks-, Unterschenkel- und Knöchelbrüche: Die Ruhigstellung dieser Bruchformen läßt sich mit der „First-Aid"-Bandage durch Ruhigstellung des Knie- und Fußgelenkes gut vornehmen. Das Schuhwerk ist zu öffnen, weil es zu erheblichen Schwellungen kommen kann.

Fußwurzel- und Zehenfrakturen: keine Schienung notwendig.

2 Verrenkungen (Luxationen)

Verrenkung. Bei einer *Verrenkung* haben die gelenkbildenden Knochenenden ihren Kontakt miteinander verloren, d. h. der Kopf tritt aus der Gelenkpfanne. Kommt es zu diesen Veränderungen nach einer äußeren Gewalteinwirkung (Sturz, Schlag usw.), liegt eine *traumatische Verrenkung* vor; springt der Kopf ohne ein adäquates Trauma aus der Pfanne, spricht man von einer *habituellen* oder *gewohnheitsmäßigen Verrenkung*. Bei dieser Form der Luxation besteht in der Regel ein Mißverhältnis zwischen Kopf- und Pfannengröße. Nicht selten liegt auch eine Fehlentwicklung der Pfanne vor (zu flach ausgebildet), wie man es unter den habituellen Luxationen am häufigsten am Schultergelenk und als angeborenes Leiden beim eSäugling am Hüftgelenk (Hüftgelenkdysplasie bzw. -verrenkung, s. S. 637) findet. Von einer *Teilverrenkung (Subluxation)* spricht man dann, wenn Kopf und Gelenkpfanne nicht vollständig aus ihrer gelenkbildenden Verbindung getreten sind. Fast stets ist eine Verrenkung mit einer Kapselzerreißung und nicht selten mit einem Band- und Muskeleinriß sowie mit Nervenschädigungen am Hüftgelenk (Ischiasnerv) und insbesondere am Schultergelenk (Nervenplexus) verbunden. Bestehen gleichzeitig Knochenverletzungen, handelt es sich um einen *Verrenkungsbruch (Luxationsfraktur),* kommt es auch zu Hautverletzungen (selten!), liegt in Analogie zu den Knochenbrüchen das schwere Bild einer *offenen Luxation* vor.

Die Erkennung einer Verrenkung ist für den Geübten leicht:

> Es besteht eine *Fehlform der Gliedmaße,* die *Pfanne ist leer* (Vergleich mit der gesunden Seite!), und bei der Prüfung der Gelenksbeweglichkeit ist das *Bewegungsausmaß „federnd" eingeschränkt,* da der Kopf nicht in der Pfanne, sondern in den Weichteilen gleitet.

Erste Hilfe: Eine *Reposition am Unfallort* ist auch dem Arzt (bis auf Ausnahmefälle: langer Transport) *grundsätzlich verboten,* da wegen der schmerzreflektorischen Anspannung der Muskulatur die Einrenkung meist nicht gelingt, dem Verletzten unnötige Schmerzen bereitet werden und zusätzlich Knochenabrisse oder Nervenquetschungen auftreten können. Unterstützung des in Fehlform stehenden Gliedmaßenabschnittes und schnellster Transport ins Krankenhaus ist beste Erste Hilfe.

Dienstmädchenellenbogen. Einer etwas ausführlicheren Besprechung bedarf das nicht seltene Krankheitsbild des sog. *nursemaid elbow (Dienstmädchenellenbogen,* CHASSAIGNAC). Beim Spazierengehen werden am Händchen geführte „ungezogene" Kleinkinder nicht nur vom Dienstmädchen, sondern leider auch von unvernünftigen Müttern *ruckartig* am Arm gezogen, um sie am „Ausbrechen" zu hindern. Auch beim Treppensteigen oder beim Hinaufgehen auf einen Bordstein werden die Kinder nicht „hinaufgeführt", sondern am Arm „hinaufgeschleudert". Durch diese Unsitte rutscht das Speichenköpfchen *teilweise* aus seinem Ringband heraus, es kommt zu einer *Subluxation.* Die Kinder demonstrieren (mit Recht!) gegen diese „Mißhandlung" ihres Ellenbogengelenkes mit heftigem Schreien, was von den Erwachsenen nicht selten – da für sie nicht erklärlich – als „Trotzreaktion" ausgelegt wird und weitere „Züchtigungen" durch Ziehen und Zerren am Arm zur Folge hat. Ängstlich halten die Kinder das Ärmchen mit mäßig gebeugtem Ellenbogengelenk absolut steif und wehren jede auch noch so gut gemeinte Hilfe laut schreiend ab.

> **Erste Hilfe:** Durch Druck auf das Speichenköpfchen mit gleichzeitiger schneller Außendrehung und Beugung des Unterarmes ist die Subluxation beseitigt und das Kind wird auf der Stelle schmerzfrei.

3 Prellungen und Verstauchungen

(Kontusionen und Distorsionen)

Prellung. Bei einer *Prellung* der Gliedmaße kommt es meistens zu Blutergüssen, die sich auch erst nach Tagen in Form einer Blau-Grün-Gelb-Färbung der Haut durch Umwandlung des Blutfarbstoffes zu erkennen geben können.

Erste Hilfe: Eiskühlung und antiphlogistische Salbenverbände mit elastischen Binden sind als Sofort- und endgültige Behandlungsmaßnahmen in den meisten Fällen völlig ausreichend. Verletzungsfolgen bleiben nicht zurück, auch stärkere Prellungen sind nach höchstens 2–3 Wochen restlos abgeklungen.

Verstauchung. Eine *Verstauchung* ist immer schmerzhafter, langwieriger in der Behandlung und aufwendiger in den Behandlungsmaßnahmen als eine Prellung. An erster Stelle stehen wegen ihrer Häufigkeit die Fußgelenksverstauchungen, bei denen es zu einer Zerrung oder zu Einrissen der Gelenkbänder kommt, was in vielen Fällen eine längere Gipsbehandlung oder eine Operation notwendig macht.

Erste Hilfe: Die Schienung unterscheidet sich durch nichts von den bereits bei den Knochenbrüchen aufgestellten Grundregeln.

4 Wundversorgung

Bei jeder Versorgung einer Gelegenheitswunde am Unfallort sind zwei Forderungen zu erfüllen:

- Blutstillung,
- Verhütung der Infektion.

4.1 Blutstillung

Aufgabe der Ersten Hilfe ist die *vorläufige* Blutstillung *(endgültige* Blutstillung nimmt der behandelnde Arzt im Krankenhaus vor), wobei jedem Helfer klar sein muß, daß man durch ungeeignete Maßnahmen die Wunde infizieren und dem Verletzten dadurch mehr schaden als nützen kann. Man muß es sich zur obersten Pflicht machen,

eine Wunde auch zum Zwecke der Blutstillung nur mit sterilen Verbandstoffen zu berühren.

Da die Blutfülle eines Körperteiles weitgehend von seiner Lage abhängig ist, wird man zunächst bei jeder stärkeren Blutung die verletzte Gliedmaße hochlagern und einen sterilen Schutzverband nach den Regeln der Asepsis anlegen. Steht die Blutung dann nicht, kommt der sog. *Druck- oder Kompressionsverband* zu seinem Recht. Dabei werden auf den durchbluteten ersten Notverband mehrere Mullplatten, ein ganzes Verbandpäckchen, ein zusammengefaltetes Tuch o.ä. gelegt und unter leichtem Druck mit mehreren Bindentouren angewickelt.

Auf keinen Fall soll ein durchgebluteter Verband entfernt werden, weil dabei bereits verschlossene Gefäße durch Abreißen des Blutgerinnsels wieder eröffnet werden können.

In über 95% der Fälle kommt man bei Blutungen mit diesen Maßnahmen aus, zumal sich kleinere Gefäße durch Propfbildung innerhalb des Gefäßes schließen, und selbst größere Arterien verstopfen durch zusätzliche Kontraktion der Gefäßwand und durch Einrollung ihrer Wandschichten.

Die Umschnürung der Gliedmaße als *„Knebel- oder Abschnürverband“* kann dem Verletzten in mehrfacher Hinsicht *mehr schaden als nützen* und sollte daher ganz aufgegeben werden.

Wird die Abschnürung über das notwendige Maß hinaus gesteigert, können die darunter gelegenen Gewebe (Haut, Muskeln, Gefäße, Nerven) zerquetscht werden (Nervenlähmungen!). Werden dagegen die Touren der Abschnürvorrichtung wegen der damit verbundenen Schmerzhaftigkeit nicht straff genug angelegt, kommt es zu einer Blutstauung in der Peripherie, die die Blutung weiter unterhält und noch verstärkt.

Sehr ernst wird die Situation, wenn es bei Schnitt- (Glas) und Stichwunden (Messer) zu einer „arteriellen Blutung im Strahl“ kommt. Wenige Sekunden sind dann entscheidend für das Leben des Verletzten. Ohne Bedenken wird man in einem solchen Fall unter Mißachtung aller Regeln der Asepsis direkt in die Wunde greifen, um das verletzte Blutgefäß durch Druck zu komprimieren.

Die dabei anzuwendenden Druckkräfte müssen immer in Richtung auf den Knochen angesetzt werden, da nur er ein ausreichendes Widerlager für eine zuverlässige Blutstillung darstellt.

Die wichtigsten *„Abdrückstellen der Schlagadern"* sind in Abb. 23.1 wiedergegeben und die Abb. 23.2–23.5 zeigen das Vorgehen besser, als alle Worte es zu erklären vermögen.

Bei jedem Transport eines Verletzten mit einer stärkeren Blutung ist eine Begleitperson mitzugeben, die bei einer Nachblutung infolge Lockerung eines Druckverbandes sofort eingreifen kann. Von einem Erwachsenen werden Blutverluste bis zu 20% der normalen Blutmenge – das sind etwa 1000 bis 1500 ml – ohne besondere Störungen vertragen. Erst bei einem Verlust von über 1500 ml Blut entwickelt sich ein sog. *Volumenmangelkollaps* mit zunehmender Blässe, mit schneller und kleiner werdendem Puls, Schweißausbruch, Übelkeit, Ohrensausen, Angstgefühl und Unruhe. Schließlich führt die zunehmende Sauerstoffverarmung des Gehirnes über eine Bewußtseinsstörung zur Bewußtlosigkeit. Kleinkinder vertragen Blutverluste schlecht. So kommt z. B. ein einjähriges Kind bei einem Verlust von 250 ml Blut in einen Schockzustand.

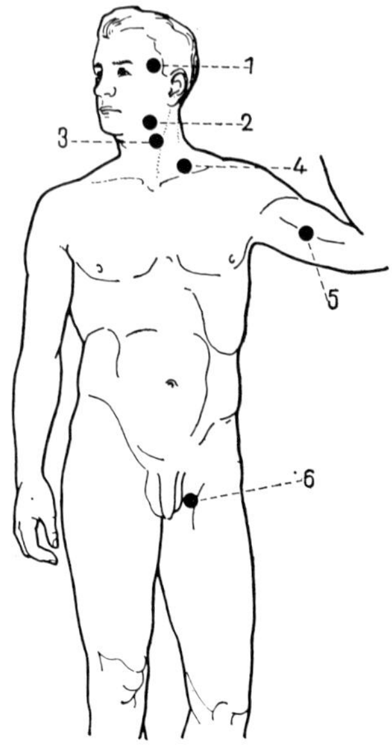

Abb. 23.1 Wichtige Abdrückstellen bei massiven arteriellen Blutungen. 1 Arteria temporalis, 2 Arteria facialis, 3 Arteria carotis, 4 Arteria subclavia, 5 Arteria brachialis, 6 Arteria femoralis.

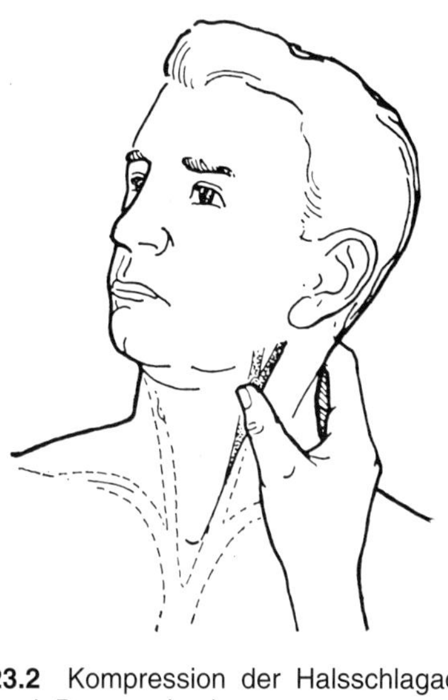

Abb. 23.2 Kompression der Halsschlagaderblutung durch Daumendruck.

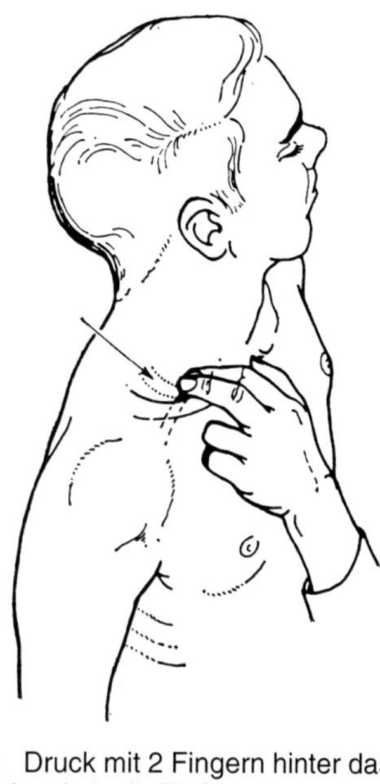

Abb. 23.3 Druck mit 2 Fingern hinter das Schlüsselbein senkrecht in die Tiefe gegen die 1. Rippe (A. subclavia) bei Blutungen in der Schlüsselbeingegend und in der Achselhöhle.

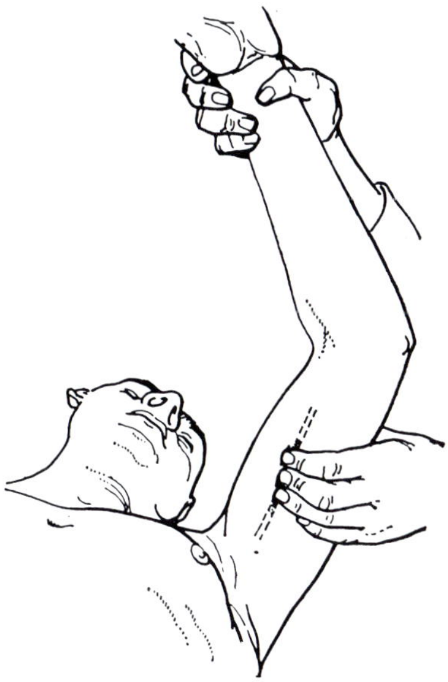

Abb. 23.4 Für den Arm liegt die Abdrückstelle der Schlagader an der Innenseite des Oberarmes knapp oberhalb der Mitte in der Rinne zwischen Beuge- und Streckmuskulatur.

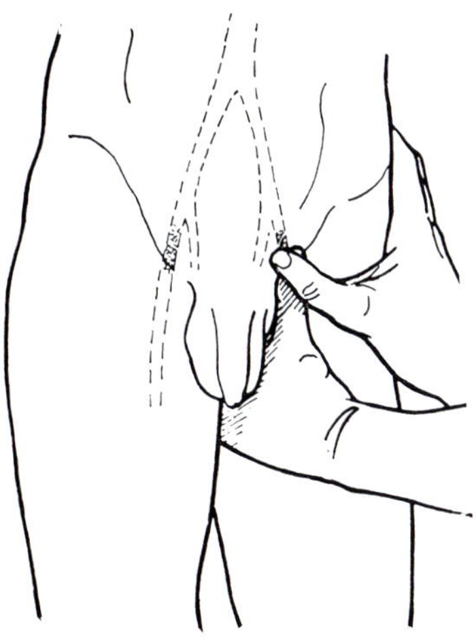

Abb. 23.5 Beidhändiges Abdrücken der wandstarken Oberschenkelarterien (großer Kraftaufwand erforderlich!) in der Leistenbeuge durch Druck gegen das Becken (Schambein) oder gegen den Oberschenkelkopf.

4.2 Verhütung der Infektion

Man muß unter allen Umständen verhindern, daß außer der primären Verschmutzung der Wunde durch die Verletzung *(primäre Infektion)* noch eine zusätzliche Verunreinigung *(sekundäre Infektion)* stattfindet.

Daraus ergibt sich die Forderung, am Unfallort grundsätzlich keine Wunde zu untersuchen. Die unsterile Hand des Helfers führt meist eine schwerwiegendere Infektion herbei, als die Verletzung selbst es vermochte!
Auch gröbere Verunreinigungen (Steine, Holz, Strumpfreste, Metallteile usw.) sind zu belassen!

Ihre Entfernung geschieht erst auf dem Operationstisch unter Wahrung aller Vorsichtsmaßnahmen, da bei ihrer Extraktion u. U. stärkste Blutungen auftreten können. Die Wunde ist lediglich mit einer sterilen Platte abzudecken und – falls erforderlich – die verletzte Gliedmaße wegen der Schmerzen zusätzlich zu schienen. Als Notverband vielfach bewährt hat sich das aus sterilisierten Mullagen mit einer daran angenähten Binde bestehende Verbandpäckchen, das in verschiedenen Größen hergestellt und geliefert wird.

Sind derartige keimfreie Verbände nicht greifbar, empfiehlt sich die Benutzung eines noch frischen, zusammengelegten Taschentuches, mit dessen nach innen gekehrter Seite die Wunde zu bedecken ist (Keimarmut durch Plättvorgang!).

Von diesen als optimal zu bezeichnenden Maßnahmen wird in der Praxis leider allzu häufig abgewichen. Mit dicker Salbenschicht bestrichene Mullplatten verhindern das Aufsaugen des Blutsekretes und begünstigen dadurch die Wundinfektion! Wundpuder verhindern die Sekretion, machen die Wundverhältnisse unübersichtlich und erschweren dadurch dem Chirurgen die definitive Wundversorgung nicht unwesentlich. Mit einer antibiotischen Wirkung dieser Mittel ist wegen der nur einmaligen Verabreichung und insbesondere wegen der Kürze ihrer Einwirkungszeit bis zur endgültigen Versorgung der Wunde auf keinen Fall zu rechnen.

Ebenso falsch ist es, Wunden mit Wasser zur Reinigung oder mit irgendeinem im Handel befindlichen Desinfektionsmittel zur Infektionsprophylaxe auszuwaschen oder auszuspülen.

Damit läßt sich die Wunde *weder keimfrei noch keimarm* machen. Durch diese unzweckmäßigen Manipulationen werden mit in die Wunde gelangte Infektionserreger nicht nur noch tiefer in die Wundbuchten und -taschen verschleppt, sondern durch zusätzliche Schädigung des Gewebes wird ihrer weiteren Entwicklung auch noch Vorschub geleistet. Auch bei „harmlos" erscheinenden Wunden (Bagatellverletzungen) soll der Verletzte zum Arzt geschickt werden, damit von ihm die Frage der Tetanusprophylaxe (s. S. 328, 335) geklärt werden kann.

5 Elektrischer Unfall, Blitzschlag

Elektrischer Unfall. Eine Sonderform der Verbrennung (s. S. 582) stellt der *elektrische Unfall* dar. Er entsteht dann, wenn der menschliche Körper in einen Stromkreis gerät, z. B. durch Berühren einer schadhaften Schnur, eines beschädigten Schalters oder einer defekten Steckdose. Die Schwere der Verletzung ist abhängig von der Stromart (Gleichstrom, Wechselstrom), von der Stromstärke, seiner Einwirkungsdauer und den zu durchlaufenden Widerständen (Hautbeschaffenheit – trocken/feucht –, Kleidung, Unterlage usw.). An der Berührungsstelle des Stromkreises tritt der Strom ein und an der Berührung des Körpers mit der Erde meist wieder aus. An diesen Stellen finden sich sog. *Strommarken,* eingetrocknete Blasen oder braun bis gelblich gefärbte, rundliche oder strichförmige Hautschädigungen.

Spezifisch elektrische Wirkungen sind *Muskelkrämpfe,* die zu Muskel- und Sehnenrissen und in schweren Fällen auch zu Ausrenkungen von Gelenken und Knochenbrüchen führen können. Sie sind auch die Ursache für den krampfartigen Schluß der Finger um den Stromleiter, den der Verletzte ohne fremde Hilfe nicht wieder loslassen kann, er „bleibt am Draht hängen". Zu den Schädigungen innerer Organe gehört die Beeinflussung der Herztätigkeit *(Extrasystolie),* oder es kommt über ein Kammerflimmern zum Erliegen der Blutzirkulation mit Atem- und Herzstillstand. In solchen Fällen ist unverzüglich künstliche Beatmung in Kombination mit Herzmassage einzuleiten.

Erste Hilfe: „Hängt ein Verletzter noch an der Leitung", Strom ausschalten oder – wenn das nicht möglich ist (selten!) – muß der Verletzte mit Holzstangen (schlechte Stromleiter) von der Leitung getrennt werden.

Der an der Leitung Haftende ist dabei vor Stürzen und somit vor weiteren Verletzungen zu bewahren. Will man den Verunglückten an seinen Kleidern wegziehen, muß sich der Helfer selbst durch Umwickeln seiner *trockenen* Hände mit *trockenen* Tüchern (schlechte Leiter) und dadurch schützen, daß er sich auf einen *nicht leitenden Fußboden* stellt (trockener Stuhl, trockene, zusammengelegte Kleider).

Wegen der Möglichkeit einer Herzschädigung den Geretteten nicht gehen und nicht viel sprechen lassen, Verbrennungswunden nach den allgemein gültigen Regeln mit einem sterilen Verband versehen und stets (!) einen Arzt benachrichtigen, der entscheiden muß, ob eine spezielle Herzuntersuchung (EKG) notwendig ist.

Blitzschlag. Bei Verletzungen durch *Blitzschlag* (Blitzfiguren auf der Haut) entsprechen die Hilfsmaßnahmen denen bei Stromverletzungen. Bei Gewitter empfiehlt sich als vorbeugende Maßnahme das Aufsuchen von Gebäuden mit Blitzableitern, während der Aufenthalt im Freien und hier insbesondere unter Bäumen und im Wasser gefährlich ist.

6 Erfrierungen

Die Stärke der Kälteschäden ist nicht nur abhängig von der *Tiefe der Temperatur* und der *Dauer ihrer Einwirkung,* sondern wird auch von verschiedenen *anderen Faktoren* beeinflußt. Zu ihnen gehören Blutumlaufstörungen, wie sie z. B. durch beengende Kleidungsstücke hervorgerufen werden (enges Schuhwerk, enge Handschuhe), feuchte Kleidungsstücke (nasse Füße), kalter Wind (beschleunigt die Auskühlung) und Gefäßerkrankungen, die für sich alllein schon eine Mangeldurchblutung der Gliedmaßen zur Folge haben (Arterienverkalkung des höheren Lebensalters).

Bei der **allgemeinen Auskühlung** unterscheiden wir 3 Schweregrade (Abkühlung der Körpertemperatur bis 34 °C, zwischen 34° und 27° und unter 27 °C), die über ein Stadium der Erregung mit

Muskelzittern, Bewußtlosigkeit mit Muskelstarre und langsamer oberflächlicher Atmung bis zum Tod durch Herzkammerflimmern führen können. Beim „Frieren“ versucht der Körper durch Engstellung der Hautblutgefäße – auch die Poren sind verschlossen (Gänsehaut) – die Wärmeabgabe zu verringern und durch „Zittern“ (Muskelarbeit) die Wärmebildung zu erhöhen. Erst wenn dieser Versuch der Kompensation mißlingt, kommt es zur Bewußtlosigkeit und zum Herzstillstand. Als Vorboten allgemeiner Auskühlung müssen Schweregefühl der Glieder, Teilnahmslosigkeit und Schlafneigung angesehen werden.

Den Bedrohten unter allen Umständen wachhalten (ansprechen, rütteln und schütteln) und ihn sich bewegen lassen, können lebensrettend sein.

Die **örtlichen Kälteeinwirkungen** rufen in ihrer äußeren Erscheinung ähnliche Bilder hervor, wie sie bei den Verbrennungen auftreten (s. S. 582). Zum Unterschied von diesen tritt der Kälteschaden jedoch langsamer und unmerklicher ein und betrifft vorwiegend vorspringende Körperteile (Nase, Ohren, Finger, Zehen). Es kommt zunächst zu einem Krampf der Blutgefäße, der abhängig von der Dauer und der Stärke der Kälteeinwirkung sowie den oben aufgeführten ungünstigen Faktoren zu der klassischen Einteilung in 3 Intensitätsgrade führt:

1. Grad: Schwellung und Rötung der Haut.
2. Grad: Blasenbildung. Der Inhalt der Blasen ist blutig (Blutaustritt durch Blutstauung).
3. Grad: Absterben der Haut und der tieferen Gewebsschichten.

Erste Hilfe: Bei *lokalen Erfrierungen* besteht die Erste Hilfe in einer vorsichtigen Erwärmung des erfrorenen Körperabschnittes durch leichte Massage mit wollenen, weichen Tüchern. Vom gebräuchlichen Einreiben mit Schnee ist abzuraten. Stark gefrorener Schnee wirkt wie Sand, setzt Wunden und erhöht die Infektionsgefahr. Bei der *allgemeinen Auskühlung* ist durch Einhülllen in Decken sowie Entfernung durchnäßter und gefrorener Kleidung für eine **langsame Erwärmung** mit allmählicher Wiederkehr der Blutzirkulation zu sorgen. Bei starker Unterkühlung ist rasche Erwärmung gefährlich (den Erfrorenen geschützt lagern, aber nicht in einen geheizten Raum bringen)! Warme Getränke können gegeben werden. Vorsichtiger Transport, da der erfrorene Knochen wie Glas brechen kann.

7 Verätzungen

Verätzungen der Haut mit Säuren (Salzsäure, Schwefelsäure, Salpetersäure, Flußsäure) und mit Laugen (Ätzkali, Ätznatron) sind bei Kindern als „häuslicher Unfall“ keine Seltenheit. In Abhängigkeit von der Stärke (Konzentration) und Dauer ihrer Einwirkung unterscheiden wir – in Analogie zu den Verbrennungen bzw. Erfrierungen – 3 Schweregrade: Rötung (1. Grad), Blasenbildung (2. Grad), Absterben der Haut und der darunterliegenden Gewebe (3. Grad). Bei den Verätzungen 2. und 3. Grades haben wir also eine Wunde, die wiederum, ähnlich der Brandwunde, zu einer erheblichen Narbenbildung (Keloid) neigt und dadurch kosmetisch sehr störend wirken und nicht selten später wiederholte Hauttransplantationen notwendig machen kann.

Erste Hilfe: Die Erste Hilfe besteht in einer ausgiebigen Bespülung der verletzten Körperstelle und der Wunde mit Wasser, um eine möglichst starke Verdünnung der chemischen Flüssigkeit und somit eine Neutralisierung ihrer ätzenden Wirkung zu erreichen.

Bei den durch chemische Mittel verursachten Wunden ist es also nicht nur erlaubt, sondern *dringend notwendig,* zur Herabsetzung der Schädigungsmöglichkeiten die Wunde *ausgiebig* und mit *reichlich Wasser* zu berieseln (s. aber S. 559).

Danach ist die Ätzstelle mit einer sterilen Mullplatte zu bedecken und der Verletzte zum Arzt zu schicken.

Verätzungen des Verdauungskanals. Besonders schwere Verletzungen stellen die *Verätzungen des Verdauungskanals* (Mund, Rachen, Speiseröhre, Magen) durch versehentliches oder – bei Kindern – unbeobachtetes Trinken von Säuren und Laugen dar. Sie führen meist zu ausgedehnten Zerstörungen der Schleimhaut, die in der Speiseröhre wegen des hier langsam ablaufenden Schluckaktes besonders stark sind *(Speiseröhrenverätzung)* und sekundär eine narbige Schrumpfung mit erheblicher Passagebehinderung bewirken können. Verätzungen mit Säure verursachen an den Lippen und im Mund einen *Ätzschorf,* bei Laugenverätzungen zeigen die Gewebe *schmierige, zerfließende Beläge.*

Erste Hilfe: Mit einer unverzüglichen chemischen Neutralisierung können die schwersten Folgen abgewendet werden.

Als wirksame Gegenmaßnahme wird das sofortige Trinken von reichlich Wasser oder anderen geeigneten, schnell verfügbaren Flüssigkeiten zur Verdünnung und Spülung empfohlen.

Nicht Zeit vergeuden mit der Suche nach puffernden Getränken – die natürlich, falls sie sofort greifbar sind, ebenfalls eingesetzt werden können: Milch oder dünne Sodalösung im Falle einer Säureverätzung bzw. Milch, verdünnter Essig oder Zitronensaft, falls eine Lauge getrunken wurde!

Schneller Transport in die Klinik ist angezeigt!

Zur Orientierung des Arztes Flasche mit dem verhängnisvollen Mittel mitbringen! Kein Erbrechen auslösen! Auch eine Magenspülung hat wegen der Perforationsgefahr zu unterbleiben.

In der Klinik wird eine Ösophagoskopie zur Feststellung des Schweregrades der Verätzung durchgeführt (1. Grad: Schwellung und Rötung, 2. Grad: Erosion und flache Ulzera, 3. Grad: tiefe Wandnekrosen oder Perforation). Teils sind chirurgische Eingriffe nötig. Die Nachbehandlung einer Speiseröhrenverätzung kann sich über mehrere Jahre erstrecken (Bougierung der Speiseröhre anfangs täglich, später in immer größeren Abständen, s. S. 673).

8 Bißwunden

Bißverletzungen sind besonders gefährlich, weil sie mit Quetschungen der Wundränder und Zerreißungen tiefer gelegener Gewebe einhergehen, lappenförmig gestaltet und von Gewebslücken durchsetzt sind und somit einen guten Nährboden für Infektionserreger abgeben. Außerdem ist bei ihnen eine hohe *primäre Infektion* dadurch gegeben, daß durch den Biß Keime übertragen werden, die sich bereits an den tierischen Körper akklimatisiert haben und so von vornherein virulent sind. Das gleiche gilt auch für den Menschenbiß.

8.1 Tollwut (Rabies, Lyssa)

Sehr gefürchtet ist die mit dem Biß tollwütiger Tiere (Hund, Katze, Wild) durch den infektiösen Speichel übertragene Viruskrankheit, die *Tollwut* (s. auch S. 388). Wenn diese Krankheit zum Ausbruch kommt, endet sie fast stets tödlich. Es kommt daher darauf an, die Entstehung der Krankheit auf jeden Fall zu verhüten. Dazu muß man die Krankheitserscheinungen beim Tier kennen: Zunehmende Unruhe, Reizbarkeit, Brechneigung, Schlingkrämpfe, Wasserscheu, Freßlust (die Tiere fressen unverdauliche Gegenstände wie Holzstücke, Erde). Wildtiere verlieren die Scheu vor den Menschen, laufen in Gehöfte und Dörfer und beißen wild um sich. Ist man von einem derartig wesensveränderten Tier gebissen worden, ist schnellste Überführung des Verletzten ins Krankenhaus angezeigt, und dem behandelnden Arzt sind die beim Tier gemachten Beobachtungen mitzuteilen.

Erste Hilfe: Die wirksamste Schutzmaßnahme bei der Ersten Hilfe ist die Beseitigung des Tollwutvirus von der Infektionsstelle auf chemischem oder physikalischem Wege.

Daher die Wunde sofort mit Wasser und Seife waschen und spülen. Danach mit 70%igem Alkohol oder Jodtinktur berieseln, offene Wundbehandlung.

Ausbrennen und Ätzen der Wunde ist schädlich und verboten! Der Brand- und Ätzschorf verhindert den Abfluß des Wundsekretes, wodurch sich die zurückbleibenden Viren weiter entwickeln können. Erst durch die Einführung der *Tollwut-Schutzimpfung* hat die Tollwut viel von ihrem Schrecken verloren (Näheres s. S. 334). Das gleichzeitig mit der ersten Dosis der Vakzine i. m. applizierte *menschliche Tollwut-Immunglobulin* (über die Kombination von aktiver und passiver Immunisierung s. S. 335) wird auch in die Wunde gegeben und in ihre Umgebung infiltriert. Tetanus- und Antibiotikaprophylaxe zur Verhütung anderer Infektionen sind *in jedem Fall* vorzunehmen.

8.2 Schlangenbiß

Der *Biß einer Giftschlange* ist in unseren Gegenden kein allzu häufiges Ereignis. In Deutschland stehen die Unglücksfälle mit unserer einheimischen Kreuzotter mit ihrem schwarz-braunen Zickzackstreifen auf dem Rücken an erster Stelle, im Süden Europas kommen noch die Schildotter und Sandviper hinzu. Der Biß einer Giftschlange ist an 2 direkt beieinanderstehenden Stichwunden zu erkennen, während man bei der selteneren Bißverletzung durch nicht giftige Schlangen (Ringelnatter) eine ganze Kette feinster Stichpunkte in hufeisenförmiger Anordnung findet. Die beiden kleinen Bißwunden werden verursacht durch 2 im Oberkiefer der Giftschlange sitzende, hakenförmig gebogene Giftzähne, die von Rinnen durchsetzt sind, durch die sich beim Biß das Gift aus den am Boden der Zähne sitzenden Giftdrüsen in die Wunde entleert. Die Giftwirkung ist abhängig von der Giftmenge und seinen Resorptionsbedingungen, von der Tiefe des Bisses und von der Art des verletzten Gewebes. Besonders gefährlich sind Verletzungen, die oberflächliche Venen getroffen haben, da das Gift dabei gleich in den Blutkreislauf gelangt.

Das Schlangengift verursacht *lokale* und mehr oder weniger heftige *allgemeine Krankheitserscheinungen.* Örtlich entwickelt sich recht schnell eine Schwellung mit Blutaustritt und bräunlicher Verfärbung des Gewebes. Nach kurzer Zeit (1 Stunde) kann es über Schwindel, Kopfschmerzen, Erbrechen, Atembeschwerden und Pulssteigerung zum Kollaps und in 3–9% der Fälle zum Tod durch Lähmung des Atemzentrums kommen.

Erste Hilfe: Die Maßnahmen der Ersten Hilfe haben zum Ziel, die Aufnahme des Giftes in den Körper zu verhindern.

Empfohlen wird daher das „Abbinden" der Gliedmaße herzwärts von der Wunde und das Aussaugen der frischen Bißwunde,

das nur bis zur ersten Stunde nach der Verwundung sinnvoll sein soll und beim Helfer intakte Mundschleimhäute zur Voraussetzung haben muß (in den Magen eingebrachtes Gift ist vollkommen unschädlich!). Vorzuziehen ist natürlich die Verwendung einer Saugglocke. Durch eine Ruhigstellung der Extremität wird der Einstrom des Giftes in den Kreislauf verzögert, so daß ein Schienenverband stets angezeigt ist. In jedem Fall ist für *schnellste* Überführung ins Krankenhaus Sorge zu tragen, damit hier die sicherste Maßnahme zur Verhütung von Vergiftungserscheinungen durchgeführt werden kann, deren Erfolg um so größer ist, je früher sie einsetzt:

Injektion von Schlangengiftserum.

9 Insektenstiche

Stiche durch Bienen, Wespen, Hummeln und Hornissen sind im allgemeinen harmlos. Ihre *örtliche Reaktion* (entzündliche Schwellung) bildet sich in der Regel von selbst zurück. Zu *Allgemeinerscheinungen* mit Erbrechen, Pulsbeschleunigung, oberflächlicher Atmung und Kollaps kommt es nur ausnahmsweise dann, wenn größere Körpergebiete mit zahlreichen Stichen (Überfall durch Bienenschwärme) bedeckt sind oder wenn – selten – eine Überempfindlichkeit dem Gift gegenüber besteht. Todesfälle nach einem einzigen Bienenstich sind bekannt (anaphylaktischer Schock, s. S. 321). Beim Bienen- oder Wespenstich in die Mundschleimhaut (beim Essen von Obstkuchen) kann es zu lebensbedrohlichen Zuständen durch Schwellung der Schleimhäute am Kehlkopfeingang (Larynxödem, Glottisödem) mit Atemnot und Erstickungsgefahr kommen, so daß ein Luftröhrenschnitt (Tracheotomie) notwendig werden kann (über die Koniotomie s. S. 669).

Erste Hilfe beim Bienenstich: Die Biene läßt beim Stich Stachel und Giftbläschen im Gewebe zurück; beide müssen entfernt werden, was leicht gelingt. Als *Sofortbehandlung* wird bei Bienenstichen das *kurzfristige* (!) Auftupfen mit verdünntem Ammoniak (zur Neutralisierung der Giftsäure), das Kühlen mit nassen Umschlägen (zur Bekämpfung der Schwellung) und die intravenöse Injektion von Antiallergika bzw. Kortikosteroiden (zur Verhütung einer Überempfindlichkeitsreaktion) empfohlen. U. U. Sofortige Klinikeinweisung.

10 Leichengift

Die Gefahr einer Wundinfektion durch Leichengift hat in der Praxis wegen der geringen in die Wunde gelangenden Menge keine Bedeutung. Wenn man dennoch nicht selten nach solchen Verletzungen eitrige Wundheilungsstörungen und das Bild einer schweren Allgemeininfektion beobachtet, dann deshalb, weil es bei der Verwundung zu einer Einschwemmung von besonders infektionstüchtigen Bakterien gekommen ist (wie bei Bißwunden).

Erste Hilfe: Durch Druck auf die Weichteile knapp oberhalb der Wunde soll man die Wunde zum Ausbluten bringen und durch einen Schutzverband eine sekundäre Infektion verhüten. Vom Arzt werden derartige Verletzungen grundsätzlich nicht genäht, sondern „offen" behandelt.

11 Stumpfe und offene Bauchverletzungen

11.1 Bauchtrauma

Während beim Erwachsenen mit seinen kräftigen Bauchwandmuskeln schon stärkere Kräfte auf die Bauchdecken einwirken müssen, um die im Bauchraum liegenden Organe zu verletzen (Stoß des Steuerrades in den Leib des nicht angeschnallten Fahrers beim Verkehrsunfall), stellt die verhältnismäßig muskel- und fettarme Bauchwand beim Kind nur einen sehr schwachen Schutz gegen Schlag und Stoß dar. Daher kommt es – insbesondere bei kleineren Kindern – schon bei geringfügigen Traumen (Fall beim Rollerfahren, Faustschlag oder Tritt in den Leib bei kindlichen Auseinandersetzungen, Schuß mit dem Ball in den Bauch u. ä.) zu inneren Verletzungen, wobei die Elastizität des Brustkorbes die Übertragung der Gewalteinwirkung z. B. auf die Milz oder Leber noch zusätzlich wesentlich erleichtert. Wird bei einem derartigen Unfall die Bauchdecke selbst nicht verletzt, spricht man von einem *stumpfen Bauchtrauma.* Nur in den seltensten Fällen kommt es zu gleichzeitigen Gewebszerreißungen der Bauchmuskeln mit der Bildung von Blutergüssen, die dann bei der Verschleierung des Krankheitsbildes durch Mehrfachverletzungen (Schädel- und Thoraxverletzungen, Frakturen der Gliedmaßen) den Weg zur richtigen Diagnose weisen.

Erste Hilfe: Jedes schwere stumpfe Bauchtrauma mit oder ohne innere Verletzungen ist meistens mit einem Schock verbunden, der am Unfallort mit den einfachen Maßnahmen wie Hochlagerung und straffes Umwickeln der Beine zu behandeln ist. Schnellster Transport in das nächstgelegene Krankenhaus ist sofort zu veranlassen (Rückenlagerung mit Beugung der Beine im Hüft- und Kniegelenk zur Entspannung der Bauchdecken!). Es kann nicht eindringlich genug davor gewarnt werden, die Lage auch nach einem zunächst harmlos erscheinenden Bauchtrauma leicht zu nehmen.

Eine Übersicht über die wahre Verletzung kann nur durch die klinische Beobachtung erfolgen, und bei dem Vorliegen einer großen inneren Blutung können wenige Minuten über Leben und Tod des Kindes entscheiden.

11.2 Verletzung innerer Organe

Leberriß und Milzruptur. Unter den Verletzungen der inneren Organe sind die *Leberrisse* besonders problematisch. Sie ereignen sich, obwohl das Organ durch den Rippenbogen relativ geschützt ist. Ein nicht unwesentlicher Grund dafür liegt in der unelastischen Beschaffenheit des Lebergewebes. Zu einer *Milzruptur,* die die häufigste intraabdominelle Verletzung im Kindesalter ist, kann es auch schon bei einem Sturz auf den Rücken kommen, indem dabei die Aufhängebänder dieses Organs das Milzgewebe einreißen. Auch können vermehrte Blutfülle (bei der Verdauung) und ein gefüllter Magen (nach der Nahrungsaufnahme) das Ausweichen der Milz bei einem Schlag gegen die Bauchwand erschweren und dadurch ihre Zerreißung begünstigen. Recht häufig sind Fahrradunfälle mit Sturz auf die Lenkstange Ursache einer Milzruptur. (Über geburtstraumatische Blutungen s. S. 37.)

Ergießt sich bei einer Verletzung dieser beiden blutreichen Organe das Blut sofort in die freie Bauchhöhle, spricht man von einer *„einzeitigen Milzruptur"* oder von einem *„einzeitigen Leberriß"* (schwerer, lebensbedrohlicher Schockzustand!). Bei den sog. *„zweizeitigen Verletzungen"* liegt zwischen dem Unfall und dem Bild der „großen inneren Blutung" ein verhältnismäßig beschwerdefreies Intervall, das Tage und gelegentlich auch Wochen dauern kann. Hier hat die durch den Unfall verursachte Blutung lediglich zu einem Bluterguß unter der intakt gebliebenen Leber- oder Milzkapsel geführt und sie so weit gedehnt, bis sie schließlich ohne jeden äußeren Anlaß einreißt und nun das Bild der inneren Blutung verursacht *(„Spätblutung")*.

Bei einer großen inneren Blutung kann sofortige Operation lebensrettend sein.

Bei der Versorgung einer *Milzverletzung* ist man heute bestrebt, *möglichst viel Gewebe zu erhalten,* da als Folge einer Splenektomie akute, septische Krankheitsbilder auftreten können, die tödlich ausgehen können. Störungen im Immunsystem werden als Ursache für diese Erkrankung angesehen.

Nierenverletzungen. Bei *Nierenverletzungen* kann es zu Blutungen in das Nierenlager oder zu Blutungen in die ableitenden Harnwege kommen. Beide Blutungsarten haben nicht selten eine erhebliche Schockwirkung zur Folge. *Flankenschmerz, Flankenschwellung* und *Blutharnen* sind die klassischen Symptome einer Nierenverletzung. Die Behandlung hat *stets stationär* zu erfolgen. Ergibt die sorgfältige Beobachtung des Verletzten (Bettruhe, Kontrolle von Harnfärbung, Puls und Blutdruck, Messung der Harnausscheidung), daß die Blutung nicht sistiert, muß operativ eingegriffen werden.

Verletzungen anderer Organe. Verletzungen von Magen, Darm, Bauchspeicheldrüse, Gallenblase, Hauptgallengang, Harnblase kommen vor, sind aber sehr viel seltener und verursachen – mit Ausnahme von extraperitoneal gelegenen Blasenrupturen – eine schwere Bauchfellentzündung (Peritonitis), deren Früherkennung oberstes Gebot ist. Sorgfältigste stationäre Verlaufsbeobachtung ist unumgänglich, und schon bei dem geringsten Verdacht auf eine Peritonitis soll innerhalb der Zwei-Stunden-Grenze operiert werden (schnelle Einweisung ins Krankenhaus!).

Offene Bauchverletzungen. Sie sind in Friedenszeiten selten.

Erste Hilfe: Diese Verletzungen werden an der Unfallstelle mit einem sterilen Verband versehen.

Bei *Pfählungsverletzungen* ist der eingedrungene Gegenstand in dem Körper zu belassen. Wird er herausgezogen, können durch die Beschaffenheit seiner Spitze zusätzliche innere Verletzungen hervorgerufen oder durch ihn komprimierte größere Blutgefäße eröffnet werden.

Kleine Stichwunden. *Kleine Stichwunden* (Fall in ein Messer, in eine Nadel) verkleben schnell und geben keinen Aufschluß über die Art und Ausdehnung der inneren Verletzung. Sie müssen *grundsätzlich* – ohne Ausnahme – im Krankenhaus endgültig operativ versorgt werden.

12 Brustkorbverletzungen

Rippenbrüche. Die bei der Starrheit des Brustkorbs eines alternden Menschen recht häufigen *Rippenbrüche* nach schon geringer äußerer Krafteinwirkung sind im Kindesalter seltener. Der Brustkorb des Kindes ist elastisch und leicht verformbar, die Rippen federn meist nach einem Schlag und Stoß in ihre ursprüngliche Form zurück, ohne zu brechen. Kommt es dennoch einmal zu Brüchen, bricht die kindliche Rippe in Form einer *Grünholzfraktur.* Die Fragmentenden bleiben durch die Knochenhaut geschient, Rippenfell, Lungengewebe und Blutgefäße werden so nicht verletzt.

Werden aber einmal bei einem heftigen Trauma zahlreiche Rippen an verschiedenen Stellen gebrochen **(Rippenserien- und Rippenstückbrüche),** so daß dadurch der knöcherne Zusammenhalt eines Teiles der Brustwand zerstört ist, wird diese Brustpartie den Atemexkursionen des Brustkorbes nicht folgen. Der instabile Wandabschnitt bewegt sich bei der Einatmung nach innen (nicht wie normalerweise nach außen) und bei der Ausatmung nach außen (nicht nach innen) – entsprechend dem von der gesunden Seite ausgehenden Sog (bei der Einatmung) bzw. Druck (Ausatmung); d. h. es ist anstelle der normalen Atmung die sog. *paradoxe Atmung* getreten, die zu einer mangelhaften Belüftung der Lungen und dadurch zu einer schlechten Sauerstoffversorgung des Blutes mit ihren schädlichen Folgen für Herzfunktion und Kreislauf führt.

Erste Hilfe: In diesen Fällen sind stabilisierende, die verletzte Brustwand stützende Verbände am

Unfallort schmerzlindernd, sie schaffen für die Atmung eine wesentliche Erleichterung. Die Verbände werden mit 15 cm breiten elastischen Binden angelegt, deren Touren zirkulär um den Thorax dachziegelförmig mit mäßig starkem Zug geführt werden.

Pneumothorax. Luftansammlungen in der Brusthöhle *(Pneumothorax)* verursachen – wenn sie einen erheblichen Umfang annehmen – eine deutliche Behinderung der Atmung mit manchmal beängstigender Luftnot. Wird die Brusthöhle von außen eröffnet (Stich, Schuß, Pfählungsverletzung), spricht man von einem **außen offenen Pneumothorax.** Wird der Brustraum von innen her verletzt (Bronchusabriß, Anspießungen der Pleura und des Lungengewebes durch spitze Rippenbruchstükke), liegt ein **innen offener Pneumothorax** vor. Zu dieser Form eines Pneumothorax kann es auch beim Neugeborenen durch eine zu forcierte künstliche Beatmung kommen, die eine Zerreißung von Lungengewebe und somit die Eröffnung eines Verbindungsweges zwischen Bronchus und Pleurahöhle zur Folge hat. In beiden Fällen dringt Luft in den Brustraum ein, die den hier herrschenden physiologischen Unterdruck von –3 cm bis –10 cm Wassersäule beseitigt und dadurch die Lungenhälfte kollabieren läßt. Wenn von außen ständig neue Luftmengen nachströmen und die im Thoraxraum vorhandenen an ihrem Rückstrom durch Lungen- und Pleuraanteile an der Verletzungsstelle gehindert werden (Ventilmechanismus), nimmt der sog. intrapleurale Druck kontinuierlich zu und verdrängt das Mittelfell mit den hier gelegenen Organen (Herz, große Venen und Arterien) zur gesunden Seite. Es entsteht das lebensbedrohliche Krankheitsbild des **Ventilpneumothorax (= Spannungspneumothorax)** mit seinem typischen Bild: gestaute Halsvenen, blaue Lippen, Luftnot, sinkender Blutdruck, kleiner, schneller Puls (s. auch S. 127).

Erste Hilfe: Bei einem offenen Pneumothorax ist schnelles Handeln entscheidend! Ziel der ersten Hilfe ist, den außen offenen in einen geschlossenen Pneumothorax zu verwandeln. Kleine Wunden werden mit Mullplatten und Heftpflasterstreifen versorgt, größere mit sterilen Kompressen ausgestopft. Beim Spannungspneumothorax muß schnell punktiert werden.

Während des Transportes soll der Verletzte auf die kranke Seite mit erhöhtem Oberkörper gelagert werden.

Emphysem. Eine keineswegs seltene, aber sehr ernste Komplikation des Spannungspneumothorax stellt die Luftansammlung in den Gewebsspalten des Mittelfellraumes dar *(Emphysem des Mittelfellraumes).* Die Luft breitet sich vom Mittelfellraum zum Hals und Gesicht hin aus *(Hautemphysem:* Knistern beim Betasten der Haut), das Gesicht ist gedunsen, die Augenlider sind geschwollen und geschlossen. Durch den zunehmenden Druck des Emphysems werden die Halsvenen und die obere Hohlvene komprimiert, das Gesicht wird blau. Ist nicht schnelle ärztliche Hilfe möglich, tritt der Tod ein.

Auch bei den Stichverletzungen des Mittelfellraumes kommt wegen der dabei immer auftretenden massiven Blutungen (Herz, Hohlvenen, Arterien) meistens jede Hilfe zu spät.

Hämatothorax. Blutungen in die Pleurahöhle *(Hämatothorax)* bei Anspießungen von Gefäßen durch Rippenfragmente sind meistens nicht bedrohlich und am Unfallort auch nicht zu diagnostizieren. Im Vordergrund der Beschwerden stehen der Schmerz durch die Rippenfrakturen und damit die Beeinträchtigung der Atmung.

Erste Hilfe: Mit dem Anlegen eines elastischen Bindenverbandes erschöpfen sich die Sofortmaßnahmen.

Zweihöhlenverletzung. Der Verlauf einer kombinierten Verletzung der Brust- und Bauchhöhle mit oder ohne Verletzung des dazwischenliegenden Zwechfells *(Zweihöhlenverletzung)* wird durch die Organverletzung und den Zeitpunkt erster fachärztlicher, *stationärer* Hilfe bestimmt.

Auf eine schnelle Überführung in das nächstgelegene Krankenhaus ist daher größter Wert zu legen.

Weiterführende Literatur

LICK, R. F.: Primärversorgung von Unfallverletzten. Schattauer, Stuttgart 1978

REHN, J. (HRSG.): Unfallverletzungen bei Kindern. Springer, Berlin 1974

SIEWERT, J. R., PICHLMAYR, R. (Hrsg.): Das traumatisierte Abdomen. Springer, Berlin 1986

WEBER, H. G., BRUNNER, CH., FREULER, F. (Hrsg.): Die Frakturenbehandlung bei Kindern und Jugendlichen. Springer, Berlin 1979

24. Teil Intensivmedizin

HERWIG STOPFKUCHEN

1 Einführung in die Thematik

1.1 Bedeutung der Intensivbehandlung

Die Intensität einer medizinischen Betreuung sollte sich immer nach der Schwere der zugrunde liegenden Erkrankung richten. Daraus folgt, daß beim Vorliegen einer das Leben eines Patienten akut bedrohenden Erkrankung auch maximale Anstrengungen zur Abwendung dieser Gefahr unternommen werden müssen. Für diese maximalen Anstrengungen steht der Begriff Intensivbehandlung.

Unter einer Intensivbehandlung versteht man also die Anwendung aller heute zur Verfügung stehenden therapeutischen Möglichkeiten, um gestörte oder ausgefallene lebenswichtige Elementarfunktionen wie Atmung, Kreislauf, Temperatur und Stoffwechselregulation zu erhalten, wiederherzustellen oder notfalls vorübergehend zu ersetzen.

Bei der Verfolgung dieser Ziele wurden in den vergangenen Jahren erhebliche Fortschritte erzielt. Diese Erfolge wurden dadurch möglich gemacht, daß sich in immer größerem Umfang entsprechend qualifiziertes pflegerisches und ärztliches Personal unter Anwendung neuer medizinischer Erkenntnisse und unter Zuhilfenahme immer besserer technischer Hilfsmittel der Behandlung vital Gefährdeter zuwandte. Dabei war es naheliegend, diese Patienten auf eigens dafür eingerichteten Stationen, den sog. **Intensivstationen,** zu konzentrieren.

Alles bisher Gesagte gilt in gleicher Weise für die Erwachsenenmedizin wie für die Pädiatrie.

Die pädiatrische Intensivmedizin ist aber darüber hinaus durch eine Reihe von spezifischen Problemen charakterisiert. So machen die unterschiedlichen anatomischen Größenverhältnisse eine entsprechende Anpassung der notwendigen technischen Hilfsmittel (Beatmungsgeräte, Kathetergrößen, Punktionsnadeln) notwendig. Aus gleichen Gründen können in der Erwachsenenmedizin routinemäßig eingesetzte diagnostische Verfahren – z. B. Blutentnahmen für laborchemische Untersuchungen – nur sehr gezielt eingesetzt werden. Darüber hinaus ist die Durchführung zahlreicher prinzipiell möglicher diagnostischer und therapeutischer Verfahren insbesondere bei Neugeborenen und Säuglingen technisch schwieriger und damit auch zeitraubender und komplikationsreicher. Nicht zuletzt gilt es zu berücksichtigen, daß gerade die Behandlung eines Kindes auf einer Intensivstation zu erheblichen psychischen Belastungen beim Kind und bei dessen Eltern führen kann.

1.2 Indikationen

Unter der grundsätzlichen Voraussetzung, daß auf der Intensivstation nur vital gefährdete Kinder versorgt werden sollen, kann eine Intensivbehandlung im einzelnen beim Vorliegen folgender schwerer Krankheitszustände notwendig werden:

- Extreme Früh- und Mangelgeborene;
- angeborene Fehlbildungen (prä- und/oder postoperativ)

Gastrointestinaltrakt: Ösophagusatresie; Darmatresie/Darmstenose; kongenitale Zwerchfellhernie; Gastroschisis; Omphalozele;

Herz: schwere angeborene Herzfehler (Transposition der großen Arterien, Trikuspidalatresie, Pulmonalatresie, FALLOTsche Tetralogie);

zentrales Nervensystem: Hydrozephalus; Enzephalozele;

- akute Herzinsuffizienz: schwere angeborene oder erworbene Herzfehler; entzündliche Erkrankungen (Myokarditis); Herzrhythmusstörungen (paroxysmale supraventrikuläre Tachykardie);
- Ateminsuffizienz: postpartale Asphyxie; Apnoe; Atemnotsyndrom; Mekoniumaspiration; Pneumothorax; bronchopulmonale Dysplasie;

Status asthmaticus; Pseudokrupp; Epiglottitis; Fremdkörperaspiration; Bronchiolitis; schwere Pneumonie;
- Schockzustände: septischer Schock; Meningokokkensepsis; anaphylaktischer Schock; Volumenmangelschock;
- akutes Nierenversagen: hämolytisch-urämisches Syndrom;
- akute Stoffwechselstörungen: angeborene Aminosäurenstoffwechselstörung; diabetisches Koma; Coma hepaticum;
- Störungen des Wasser-Elektrolyt- und Säure-Basen-Haushaltes: hypertone Dehydratation; Diabetes insipidus;
- Temperaturregulationsstörungen: maligne Hyperthermie;
- neurologische Erkrankungen: tiefe Bewußtlosigkeit; Enzephalitis; Hirntumoren; Hirnblutungen;
- Tetanus; Botulismus;
- Polytrauma;
- Schädel-Hirn-Trauma: epidurales Hämatom; subdurales Hämatom; Hirnschwellung;
- schwere Verbrennung;
- exogene Intoxikationen (Vergiftungen, vgl. auch S. 584): Schlafmittel; Alkohol; Pflanzenschutzmittel; halogenierte Kohlenwasserstoffe;
- Ertrinkungsunfall;
- Zustand nach Reanimation.

Ein optimale Versorgung der Kinder mit den hier im einzelnen aufgeführten Krankheitszuständen auf den Intensivstationen setzt voraus, daß einerseits keine anderen Indikationen wie organisatorische Mängel in der Gesamtklinik oder Fragen der Bettenbelegung zu einer Überbelegung der Intensivstation führen und daß andererseits ausreichend Personal zur Betreuung der vorhandenen Patienten zur Verfügung steht.

1.3 Arbeitsbereiche

Der Arbeitsbereich der Intensivmedizin läßt sich besonders anschaulich in 3 Teilbereiche untergliedern:

- Pflege,
- Überwachung,
- Therapie.

1.3.1 Pflege

Den intensiven pflegerischen Maßnahmen von vital bedrohten Kindern und da insbesondere von Früh- und Neugeborenen kommt eine entscheidende Bedeutung hinsichtlich der Prognose dieser Patienten zu. Die Aufgaben dieses Teilbereiches liegen dabei nahezu ausschließlich in den Händen des Pflegepersonals.

Eine Vernachlässigung dieser Aufgaben muß zwangsläufig zu einer Verschlechterung der Patientenversorgung führen, weil damit letztlich die Basis für alle weiteren intensivmedizinischen Maßnahmen entzogen wird. Die **Intensivpflege** muß deshalb auch weiterhin den Schwerpunkt in der Tätigkeit des Pflegepersonals und im Gesamtplan einer pädiatrischen Intensivstation darstellen.

1.3.2 Überwachung

Die Überwachung vital gefährdeter Kinder hat zum Ziel:

- zu jedem Zeitpunkt Kenntnis über den momentanen Zustand lebenswichtiger Körperfunktionen zu haben,
- Trends zur Verschlechterung von lebenswichtigen Funktionen rechtzeitig erkennen zu können und
- den Effekt therapeutischer Maßnahmen objektiv überprüfen zu können.

Das Erreichen dieser Ziele erfordert eine kontinuierliche und peinlich genaue Überprüfung zahlreicher Meßgrößen (Parameter) der verschiedensten Körperfunktionen.

Gerade in diesem Bereich hat der technische Fortschritt in den vergangenen Jahren auch in der pädiatrischen Intensivmedizin zu einigen erheblichen Verbesserungen beigetragen. So kann heute eine Vielzahl der Überwachungsparameter mit Hilfe von ausgeklügelten Monitorsystemen kontinuierlich registriert und zum Teil auch aufgezeichnet werden. Es ist jedoch dringend davor zu warnen, in derartigen Monitorsystemen einen Ersatz für ein hervorragend ausgebildetes und motiviertes Pflegepersonal zu sehen! So können geringgradige Veränderungen des Bewußtseinszustandes eines Kindes noch nicht vom Monitor, aber möglicherweise bereits von der aufmerksamen Pflegeperson erkannt werden. Nicht erst das Über- oder Unterschreiten von Alarmgrenzen, wie sie allerdings alle Monitoren besitzen müssen, dürfen auf Gefahrensituationen aufmerksam machen. Dabei muß den Apparatebedienern vor allem immer bewußt bleiben, daß die technischen Geräte um so defekt- und störanfälliger sind, je komplizierter sie konstruiert sind. Bei der Indikationsstellung zu invasiven Überwachungsverfahren muß darüber hinaus immer mit einkalkuliert werden, daß der notwendige invasive Eingriff sein eigenes Risiko besitzt. Schließlich sollte immer bedacht werden, daß gerade beim Umgang mit Kindern der persönliche Kontakt zwischen Patient und Pflegeperson nicht zu kurz kommen darf.

1.3.3 Therapie

Während die Pflege den Schwerpunkt der Tätigkeit des Pflegepersonals darstellt, gehört die Festlegung der therapeutischen Maßnahmen zu den wesentlichen Aufgaben des ärztlichen Dienstes. Da jedoch gerade in der Intensivmedizin eine scharfe Trennung zwischen den einzelnen Aufgabenbereichen nicht immer möglich ist und da das Pflegepersonal meist auch die angeordneten therapeutischen Maßnahmen durchführt, ist es notwendig, daß auch das Pflegepersonal über ein entsprechendes theoretisches Wissen über die im Bereich der Intensivmedizin vorkommenden Krankheitsbilder, über allgemein gültige Krankheitsabläufe und über in Frage kommende therapeutische Maßnahmen verfügt.

1.4 Hygiene

Wegen der großen Infektionsgefährdung von Intensivpatienten sind besonders strenge hygienische Maßnahmen notwendig.

2 Spezielle Krankheitsbilder

2.1 Herz-Atem-Stillstand

2.1.1 Einteilung

Der Herz-Atem-Stillstand ist definiert durch das gleichzeitige Fehlen von Herzaktionen und von spontaner Atemtätigkeit.

Je nachdem, welche der beiden vitalen Funktionen zuerst ausfällt, kann man dabei den primären Atemstillstand vom primären Herzstillstand unterscheiden. Da jedoch zwischen dem kardiovaskulären und dem respiratorischen System eine absolute Abhängigkeit besteht, führt der Ausfall des einen Systems zwangsläufig auch zum Sistieren der Funktion des anderen Systems. Dies macht Abb. 24.1 deutlich.

Im Kindesalter handelt es sich primär ganz überwiegend um **respiratorische Störungen.** Eine nicht mehr ausreichende Spontanatmung führt zur Hypoxämie und zur respiratorischen Azidose. Die daraus resultierende Gewebshypoxie bzw. Anoxie bedingt eine metabolische Azidose. Hypoxie und Azidose beeinträchtigen die kardiale Funktion. Bradykardie mit verringertem Herzauswurfvolumen sowie schließlich eine Asystolie sind die fatalen Folgen.

Ein **primärer Herzstillstand** ist dagegen im Kindesalter selten. Dieses Ereignis ist dann meist auf das Vorliegen eines angeborenen Herzfehlers zurückzuführen, wobei das Auftreten von Herzrhythmusstörungen eine entscheidende Rolle spielt. Dem primären Herzstillstand folgt dann aufgrund der ausbleibenden Gewebsperfusion unmittelbar die respiratorische Insuffizienz, d. h. der sekundäre Atemstillstand.

Da es sich bei Kindern ganz überwiegend um **sekundäre Herzstillstände** handelt, dominiert in diesem Lebensalter die asystolische Form des Herzstillstandes. Herzflimmern oder Herzflattern kommen demgegenüber viel seltener vor.

Prinzipiell muß man bei richtiger Auswahl der Patienten bei jedem auf der Intensivstation betreuten Kind immer damit rechnen, daß akut ein Herz-Atem-Stillstand auftreten kann. Es gibt jedoch be-

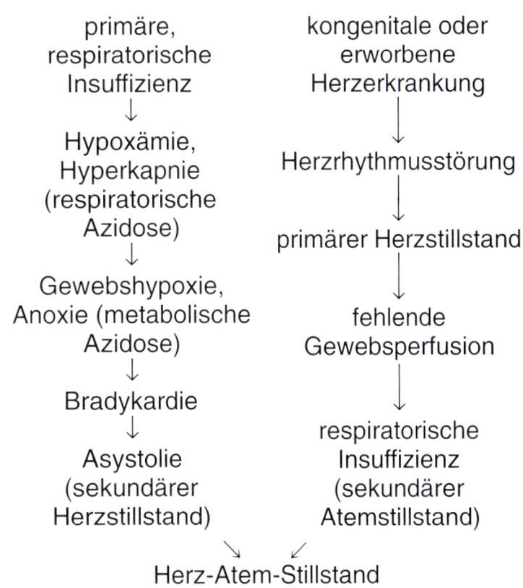

primäre, respiratorische Insuffizienz
Hypoxämie, Hyperkapnie (respiratorische Azidose)
Gewebshypoxie, Anoxie (metabolische Azidose)
Bradykardie
Asystolie (sekundärer Herzstillstand)
kongenitale oder erworbene Herzerkrankung
Herzrhythmusstörung
primärer Herzstillstand
fehlende Gewebsperfusion
respiratorische Insuffizienz (sekundärer Atemstillstand)
Herz-Atem-Stillstand

Abb. 24.1 Die Verbindung von respiratorischer Insuffizienz und Herzerkrankung beim Herz-Atem-Stillstand.

stimmte Krankheitszustände, und es werden auch einige intensivmedizinische Verrichtungen vorgenommen, die mit einem besonders hohen Risiko belastet sind. Liegt eine derartige Situation vor, so muß in besonderem Maße mit dem Auftreten eines **akuten Herz-Atem-Stillstandes** gerechnet werden.

Im einzelnen handelt es sich um folgende Risikosituationen:

- unstabile Herzkreislaufverhältnisse, z. B. Schock: hypovolämischer; kardiogener; septischer; anaphylaktischer;
- schwere Herzinsuffizienz: Myokarditis; Kardiomyopathie; Rhythmusstörungen; angeborene Herzfehler (z. B. Aortenstenose, Transposition der großen Arterien); Zustand nach Herzoperationen; Herzbeuteltamponade;
- Krankheitszustände im Bereich der Atemwege und der Lungen: Neugeborene in den ersten 6–12 Stunden nach der Geburt – besonders nach niedrigen Apgar-Werten; künstliche Atemwege; Spannungspneumothorax; Aspiration; Status asthmaticus; Ertrinkungsunfall; Keuchhustenanfälle;
- Krankheitszustände im Bereich des zentralen Nervensystems: zunehmende Bewußtlosigkeit; langanhaltende Krampfanfälle; erhöhter intrakranieller Druck;
- schwere Entgleisungen des Elektrolyt- und Säure-Basen-Haushaltes;
- maligne Hyperthermie;
- Narkose-Ein-und-Ausleitung;
- Durchführung bestimmter diagnostischer oder pflegerischer Maßnahmen: Lumbalpunktion; Absaugen; Extubation.

2.1.2 Behandlung

Ist ein akuter Herz-Atem-Stillstand eingetreten, so muß sofort mit gezielten Reanimationsmaßnahmen begonnen werden. Grundvoraussetzungen dafür sind, daß das dazu notwendige Instrumentarium immer sofort greifbar ist und daß das pflegerische und ärztliche Personal in der Durchführung einer Reanimation bestens geschult ist.

Eile tut not, wenn die Reanimation erfolgreich verlaufen soll!

> 6–12 Sekunden nach dem Eintritt eines Herz-Kreislauf-Stillstandes tritt Bewußtlosigkeit auf, nach 15–30 Sekunden sistiert die Spontanatmung. Mit irreparablen neurologischen Schädigungen muß gerechnet werden, wenn das Gehirn länger als 5–6 Minuten ohne Sauerstoffversorgung bleibt.

Reanimationsmaßnahmen

Vorgehen nach einheitlichem Schema. Bei den Reanimationsmaßnahmen handelt es sich um unspezifische Maßnahmen, d. h. sie sollten möglichst immer nach einem einheitlichen starren Schema ablaufen, unabhängig von der zugrunde liegenden Ursache des eingetretenen Herz- und/oder Atemstillstandes.

Dies bietet den großen Vorteil, daß diese Maßnahmen – einmal eingeübt – im entscheidenden Augenblick rasch und ohne langes Nachdenken ausgeführt werden können.

Da im Ablauf einer Reanimation oft mehrere manuelle Tätigkeiten gleichzeitig erfolgen müssen, verspricht die Zusammenarbeit mehrerer Helfer immer größere Erfolgsaussichten. Dabei kann es auch notwendig werden, die entsprechenden Mitarbeiter lautstark zu alarmieren!

Reanimationsmaßnahmen sollten grundsätzlich immer auf einer harten Unterlage (Fußboden oder Brett) erfolgen. Von besonderer Wichtigkeit ist es dabei, sich auch während des Reanimationsvorgangs immer von der Effektivität der eingeschlagenen Maßnahmen zu überzeugen. Die noch so gut gemeinte Herzmassage ist ineffektiv, wenn dabei peripher kein Puls getastet werden kann!

Als sehr zweckmäßig hat es sich erwiesen, die einzelnen Reanimationsmaßnahmen entsprechend dem Vorschlag von Safar in 3 Phasen mit 9 Einzelschritten einzuteilen. Dabei sind aus didaktischen Gründen die Kennwörter der 9 aufeinanderfolgenden Einzelschritte so gewählt, daß ihre jeweiligen Anfangsbuchstaben sowohl in der englischen als auch bei leichter Abwandlung in der deutschen Sprache eine alphabetische Gliederung von A–I ermöglichen (Tab. 24.1).

Freimachen der Atemwege. Am Anfang jeder Wiederbelebungsmaßnahme steht das Freimachen und Freihalten der Atemwege. Mund und Rachenraum müssen von Schleim und Erbrochenem freigemacht werden. Dazu wird der Kopf auf die Seite gelegt und der Mund gesäubert. Anschließend wird der Unterkiefer durch Griff in den Kieferwinkel nach vorn gebracht, damit sich die Zunge von der Rachenhinterwand entfernt. Dies kann auch durch Einlegen eines Guedel-Tubus geschehen. Steht eine Absaugvorrichtung zur Verfügung, so muß darauf geachtet werden, daß *immer zuerst oral und dann nasal abgesaugt* wird.

Beatmung. Besteht trotz Freimachen der oberen Luftwege keine ausreichende Spontanatmung, so muß bei Fehlen sonstiger Hilfsmittel unverzüglich

Tabelle 24.1 Phasen und Einzelschritte der Wiederbelebung (nach SAFAR).

1. Phase: Dringliche Oxygenisierung
   - A. Atemwege (Airways):
     Überstrecken des Halses nach hinten
     Mund öffnen
     Vorwärtsziehen des Unterkiefers
     Reinigen von Mund und Rachen
     Absaugen (oral-nasal)
     Rachentubus
     Trachealtubus
   - B. Beatmung (Breathing):
     Mund-zu-Mund-Beatmung
     Mund-zu-Nase-Beatmung
     Mund-zu-Mund- und -Nase-Beatmung
     Mund-zu-Tubus-Beatmung
     Beutel-zu-Maske-Beatmung mit und ohne Sauerstoff
     Beutel-zu-Tubus-Beatmung mit und ohne Sauerstoff
   - C. Zirkulation (Circulation):
     Erkennen der Pulslosigkeit
     extrathorakale Herzmassage
     offene Herzmassage
2. Phase: Wiederherstellung der spontanen Blutzirkulation
   - D. Drogen (Drugs = Medikamente):
     Suprarenin (Adrenalin)
     Natriumbikarbonat
   - E. EKG:
     Diagnostik
     Defibrillation bei Kammerflimmern
     nochmals D oder Schrittmacher bei Asystolie
   - F. Flüssigkeiten (Fluids):
     Elektrolytlösung
     Plasmaexpander
3. Phase: Langzeitwiederbelebung
   - G. Gespräch (Gauging):
     Suche nach der Ursache des Herz-Atem-Stillstands
     Beurteilung der Erfolgsaussichten der Reanimation
   - I. Intensivpflege (Intensive-Care):
     maschinelle Beatmung
     zentrale Zugänge
     hämodynamische Überwachung
     Behandlung des erhöhten intrakraniellen Drucks
     Flüssigkeitszufuhr
     Kalorienzufuhr

mit der direkten Mund-zu-Mund-Beatmung begonnen werden. Hierzu atmet die helfende Person tief ein, umschließt dann mit ihrem Mund eng den Mund des Kindes bzw. beim Säugling Mund und Nase und bläst langsam eine bestimmte Luftmenge in die Lunge des Kindes (Abb. 24.2). Bei Säuglingen reicht dabei die Menge an Luft, die sich in der Mundhöhle eines Erwachsenen befindet. Die Beatmungsfrequenz liegt in Abhängigkeit vom Alter des Kindes zwischen 25 und 40/min. Die Ausatmung erfolgt allein durch die Elastizität des Brustkorbes. Die Effektivität der Beatmung ist am Sich-Heben und -Senken des Thorax zu erkennen. Die Beatmung kann auch mit Hilfe eines Beutels über eine Maske erfolgen, z. B. Ambu-Beatmungsbeutel; LAERDAL-Resu-Beutel. Damit kann auch Sauerstoff in höherer Konzentration zugeführt werden. Noch erfolgreicher ist aber die Beatmung mit und ohne Sauerstoff über einen in der Trachea liegenden Tubus. Dabei ist neben einer Beatmung ohne Luftverlust in den Magen ein gezieltes Absaugen der Luftröhre möglich.

Herzmassage. Geht der Atemstillstand mit einem akuten Herz- und Kreislaufstillstand einher – erkennbar z. B. an den fehlenden Pulsationen in der Arteria carotis oder Arteria brachialis –, so muß zusätzlich zur Beatmung sofort mit der *extrathorakalen Herzmassage* begonnen werden. Dabei wird der Brustkorb durch Druck auf das Brustbein rhythmisch komprimiert. Die *offene Herzmassage* spielt nur im Rahmen von thoraxchirurgischen Eingriffen eine Rolle. Eine gute extrathorakale Herzmassage kann bis zu 30% des normalen Herzzeitvolumens fördern.

Die Ausführung der Herzmassage selbst ist altersabhängig: Während beim Säugling und Schulkind die Kompression im unteren Drittel des Sternums erfolgt und eine Kompressionstiefe von bis zu 5 cm angestrebt wird, stellt beim Neugeborenen die Mitte des Sternums den Ort der Wahl für eine Kompression um 1,0 bis 2,0 cm dar.

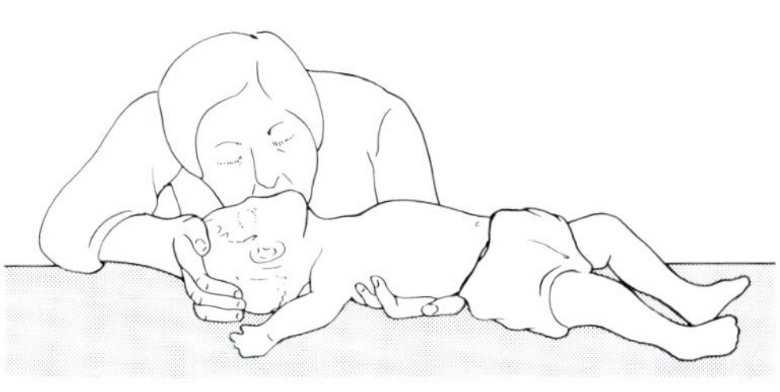

Abb. 24.2 Mund-zu-Mund- und -Nase-Beatmung beim Säugling.

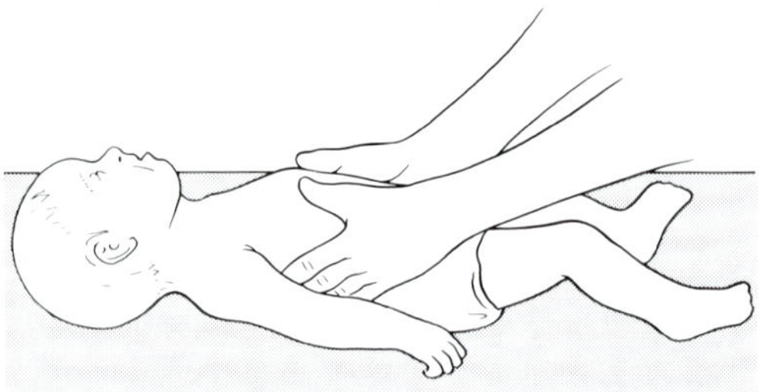

Abb. 24.3 Extrakorporale Herzmassage bei Neugeborenen und Säuglingen.

Beim Schulkind wird mit zwei Händen komprimiert, wobei der Ballen der einen Hand, auf die die zweite Hand gelegt wird, aufs Sternum aufgelegt wird. Beim Säugling hingegen genügen dazu zwei Finger (Zeige- und Mittelfinger), oder aber es wird der Brustkorb mit beiden Händen umfaßt und mit beiden Daumen komprimiert (Abb. 24.3).

Die Frequenz der rhythmischen Kompressionen sollte bei Kleinkindern 80–100/min und bei Säuglingen 100–120/min betragen.
Werden Beatmung und Herzmassage von 2 Helfern durchgeführt, so erfolgt beim Schulkind nach 5 Herzmassagen, beim Neugeborenen aber bereits nach 3 Herzmassagen eine Beatmung. Müssen aber Atemspende und Herzmassage von einem Helfer gleichzeitig geleistet werden, so empfiehlt es sich beim Schulkind, nach jeweils 15 Herzmassagen 2mal und beim Säugling und Kleinkind nach jeweils 5 Herzmassagen 1mal zu beatmen.

Medikamentöse Therapie. Der Wiederherstellung der spontanen Herztätigkeit dient vorrangig die Verabreichung von Suprarenin (Adrenalin), das alle fünf Minuten intravenös, intraossär (bei Kindern unter 5 Jahren), über den Tubus oder in seltenen Fällen auch intrakardial verabreicht wird.

Die Gabe von Natriumbikarbonat unter der Vorstellung der Behandlung einer metabolischen Azidose wird heute nur noch dann empfohlen, wenn der Herzstillstand lange besteht oder wenn eine metabolische Azidose sicher nachgewiesen ist.

2.2 Atemstörungen beim Neugeborenen

2.2.1 Asphyxie

Einleitung: Viele mütterliche, geburtsmechanische und kindliche Risikofaktoren können den Geburtsvorgang, d.h. den Übergang vom intra- zum extrauterinen Leben erschweren. Die größte Gefahr für das Kind ist dabei die Asphyxie, d.h. der Sauerstoffmangel (vgl. S. 587).

▶ **Pathophysiologie (im Tierexperiment):** Sauerstoffmangel bedingt einen anaeroben Stoffwechsel mit zunehmender Produktion von Laktat (metabolische Azidose) und konsekutivem pH-Abfall. Ein rascher $PaCO_2$-Anstieg (arterieller CO_2-Partialdruck) (respiratorische Azidose) verstärkt diese Azidose. Der Blutdruck fällt nach anfänglichem Anstieg stetig ab, die Pulsfrequenz sinkt ebenfalls beträchtlich. Auch die Funktion des zentralen Nervensystems wird durch den Sauerstoffmangel beeinträchtigt. Nach einer kurzen Phase verstärkter respiratorischer Anstrengung tritt schließlich eine Apnoephase ein. Dieser sog. primären Apnoe schließt sich eine kurze Phase mit Schnappatmung an, die dann allmählich in die sogenannte sekundäre Apnoe übergeht. ◀

Diagnose: Der Schweregrad einer Neugeborenenasphyxie wird üblicherweise unter Zuhilfenahme des APGAR-Scores und des Nabelschnur-pH bestimmt (s. S. 51).

1 Minute, 5 Minuten und 10 Minuten nach der Geburt eines Kindes werden 5 Kriterien (Atmung, Herzfrequenz, Hautfarbe, Muskeltonus und Reflexe beim Absaugen) überprüft und mit Punkten 0–2 belegt. Die Summe dieser Punkte erlaubt dann eine – wenn auch grobe – Beurteilung des Neugeborenen. Besondere prognostische Bedeutung kommt dabei dem 5-Minuten-APGAR-Wert zu.

APGAR-Zahlen von 8–10 finden sich bei unauffälligen Kindern mit sehr guten Überlebenschancen, während Werte unter 4 Hinweis für eine schwere Asphyxie mit entsprechend schlechterer Prognose sind.

Unter einer schlechten Prognose versteht man dabei nicht nur das mögliche Nichtüberleben, sondern auch das Risiko einer mehr oder weniger stark ausgeprägten permanenten Hirnschädigung.

Behandlung: Da die Prophylaxe immer die beste Therapie ist, muß es das Ziel einer jeden modernen Geburtshilfe sein, das Auftreten von schweren

Asphyxien vermeiden zu helfen. Für den Fall aber, daß doch eine Asphyxie auftritt, sollte immer dafür gesorgt sein, daß sofort entsprechende Maßnahmen zur Behebung dieser für das Kind so bedrohlichen Situation eingeleitet werden können. Diese Maßnahmen bestehen dabei vorrangig im Ingangsetzen oder Aufrechterhalten der Atmung, in der ausreichenden Sauerstoffzufuhr sowie im Ausgleich der Azidose und der Hypovolämie.

2.2.2 Vorübergehende Atemstörungen

Allen in der Versorgung von Neugeborenen Erfahrenen ist hinlänglich bekannt, daß es eine große Anzahl von Neugeborenen gibt, die während der ersten 24 Lebensstunden Atemstörungen zeigen, die ohne weitere aufwendige therapeutische Maßnahmen verschwinden. Die Atemstörungen sind dabei definiert als Atemfrequenzsteigerung, Stöhnen, Einziehungen, Nasenflügeln und Zyanose in Ruhe. Möglicherweise sind diese respiratorischen Adaptationsstörungen Ausdruck einer verspäteten postpartalen Resorption der alveolären Flüssigkeit. Die eigentliche Bedeutung der Kenntnis dieser vorübergehenden Atemstörung liegt darin, auf der einen Seite keine unnötigen therapeutischen Maßnahmen in die Wege zu leiten, auf der anderen Seite aber therapiebedürftige und wohldefinierte Krankheitszustände nicht zu übersehen.

2.2.3 Idiopathisches Atemnotsyndrom (Hyaline-Membranen-Krankheit)

Definition: Beim idiopathischen Atemnotsyndrom handelt es sich um krankhafte Veränderungen der unreifen Lunge, die dadurch charakterisiert sind, daß die Lungenbläschen (Alveolen) kollabieren, nicht richtig belüftet werden können und damit den Gasaustausch in den Lungen beeinträchtigen oder ganz unmöglich machen. Dieser Kollaps der Lungenbläschen ist auf den bei Frühgeborenen häufig bestehenden primären oder sekundären Mangel an **Surfactant** zurückzuführen (s. S. 55, 497).

Beim *Surfactant* handelt es sich um oberflächenaktives Material, das normalerweise die Lungenbläschen als feinen Film auskleidet und den Kollaps der Alveolen am Ende einer Exspiration verhindert.

Da sich die Hyalin-Membranen-Krankheit nahezu ausschließlich an unreifen Lungen abspielt, werden von dieser Erkrankung in der Regel auch nur Frühgeborene betroffen, und zwar etwa 10% aller Frühgeborenen mit einem Häufigkeitsgipfel in der Gewichtsklasse zwischen 1000 und 1500 g.

Krankheitsbild: Die ersten klinischen Symptome treten innerhalb der ersten 6 Lebensstunden auf. Das Neugeborene strengt sich mit aller Macht an, die kollabierten Alveolen zu belüften. Dies äußert sich in einer hohen Atemfrequenz, in interkostalen jugulären und sternalen Einziehungen, in Nasenflügeln und in einem exspiratorischen Stöhnen. Wenn diese Anstrengungen aber beim Vorliegen schwererer Formen nicht für eine ausreichende Sauerstoffaufnahme und Kohlendioxidabgabe ausreichen, entwickeln sich eine Zyanose und Kreislaufstörungen. Das Kind erschöpft sich dabei zunehmend.

Behandlung: Da diese Erkrankung mit Zunahme der Surfactant-Produktion ab etwa dem 4. Lebenstag eine erhebliche Spontanheilungstendenz hat, ist es besonders wichtig, rasch mit der geeigneten Therapie einzusetzen, um das gefährliche Intervall der ersten 3 Lebenstage zu überbrücken. Entscheidend sind dabei die ausreichende Sauerstoffzufuhr mit und ohne künstliche Beatmung (evtl. auch nur Atemhilfen) und die Kreislaufstabilisierung.

Allerdings kann gerade beim Vorliegen der Hyaline-Membranen-Krankheit diese Notwendigkeit der Behandlung mit hohen Sauerstoffkonzentrationen und hohen Beatmungsdrucken trotz aller Vorsichtsmaßnahmen zur Entwicklung einer chronischen Lungenkrankheit im Sinne einer *bronchopulmonalen Dysplasie* führen.

Seit einigen Jahren stehen nun aber auch mehrere Surfactant-Präparate zur Verfügung, die nach der Geburt, durch den Tubus appliziert, den primären Surfactantmangel des Frühgeborenen ausgleichen.

Gerade auch wegen der Spätkomplikationen gehört seit einigen Jahren die postpartale intratracheale Verabreichung eines Surfactantpräparates (z. B. natürlicher Surfactant aus Tierlungen oder synthetischer Surfactant) zu den etablierten Therapiemaßnahmen. Da das Atemnotsyndrom des Frühgeborenen Folge einer Lungenunreife ist, kommt der medikamentös induzierten Beschleunigung der Lungenreifung mit Glukokortikoiden bei drohender Frühgeburt ein hoher Stellenwert zu (s. S. 497).

2.2.4 Mekoniumaspiration

Beim Auftreten eines akuten oder chronischen Sauerstoffmangels im Uterus (fetale Asphyxie) kann es beim reifen Feten zum vorzeitigen Abgang von Mekonium (Kindspech) kommen. Das mekoniumhaltige Fruchtwasser kann dann von dem Kind vor, während oder nach der Geburt mit den ersten Atemzügen bis in die kleinsten Atemwege aspiriert werden, was zur Verlegung der Atemwege und zur Störung des Gasaustausches führen kann. Die Folge davon ist eine entsprechend schwere Beeinträchtigung dieser Kinder mit hohen Atemfrequenzen, exspiratorischem Stöhnen, Einziehungen, Zyanose und Zeichen des Schocks. Wichtig ist es deshalb beim Nachweis von mekoniumhaltigem Fruchtwasser Pharynx und Nase gründlich abzusaugen und beim Vorliegen von erbsbreiartigem Fruchtwasser unmittelbar nach der Geburt die oberen Luftwege über einen trachealen Tubus von dem Mekonium zu befreien, ehe dieses durch spontane Atemzüge des Kindes oder durch Bebeuteln in die tieferen Atemwege befördert wird.

2.2.5 Pneumothorax

Kommt es unter Spontanatmung, unter der Beatmung mit intermittierendem positivem Druck oder bei zu heftigem Bebeuteln zur Ruptur von Lungenbläschen, so kann Luft entlang den interalveolaren Septen bis in den Pleuraspalt gelangen, wo sich ein Pneumothorax entwickelt. Vergrößert sich dieser Pneumothorax – meist ist die rechte Seite betroffen – durch Zufuhr von Luft während der Inspiration ohne gleichwertige Abgabe während der Exspiration, so entwickelt sich rasch ein lebensbedrohlicher *Spannungspneumothorax*, der die übrigen Organe *im Thorax*, Lungen, Herz und Hohlvenen, massiv komprimiert. Dies kann insbesondere bei kleinen, beatmeten Frühgeborenen akut zu einer Verschlechterung des Allgemeinzustandes führen mit Atemnot, Zyanose und Schockzeichen (Abb. 24.4).

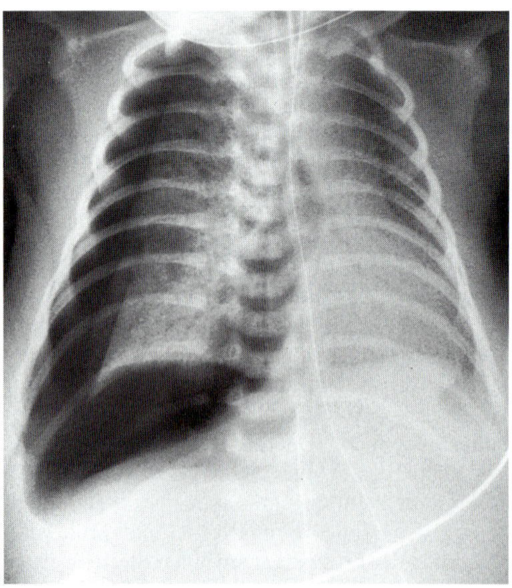

Abb. 24.4 Spannungspneumothorax rechts bei einem Frühgeborenen mit der Hyaline-Membranen-Krankheit. Verdrängung des Herzens nach links.

Das sofortige Legen einer Saugdrainage in den Pleuraraum beseitigt akut den lebensbedrohlichen Zustand.

2.2.6 Apnoe

Einleitung: Bei 25% aller Neugeborenen mit einem Geburtsgewicht unter 2500 g und bei 84% aller Kinder mit einem Geburtsgewicht unter 1000 g treten während der ersten 12 Lebenstage Apnoeanfälle auf.

Es handelt sich dabei um Atempausen, die länger als 10–20 Sekunden andauern (unterschiedliche Definitionen) oder die bei kürzerer Dauer mit Bradykardie, Hypoxämie, Zyanose, Blässe, Hypotonie oder Azidose einhergehen.

Derartige Apnoeanfälle sind streng von der bei Frühgeborenen vorkommenden physiologischen periodischen Atmung zu trennen, wobei wiederholte kurze Atempausen von 5–10 Sekunden ohne Änderung der Herzfrequenz und Hautfarbe auftreten.

▶ Bei der großen Mehrzahl der betroffenen Frühgeborenen liegt keine organische Erkrankung zugrunde. Diese muß jedoch zunächst immer ausgeschlossen werden. So können sich Hypoxie, Hypoglykämie, Elektrolytstörungen, Hypotension (Hypotonie), Meningitis, Sepsis, schwere zerebrale Schädigung, Krampfanfälle, Hyperpyrexie und Drogenentzug in Form von Apnoezuständen manifestieren. ◀

Diagnose: Das häufige Auftreten von Apnoeanfällen bei Frühgeborenen ist also auf die Unreife der zentralen Atmungskontrolle zurückzuführen. Dies macht es erforderlich, daß alle Frühgeborenen zumindest unter 2000 g kontinuierlich überwacht werden. Diese Überwachung erfolgt mittels Herzfrequenzmonitor, Atemmonitor und/oder Pulsoximeter.

Die kontinuierliche Überwachung und damit Registrierung der Apnoeanfälle (Häufigkeit, Dauer, Bradykardie) ist deswegen besonders wichtig, da man davon ausgehen muß, daß rezidivierende Apnoen zu Hirnschädigungen führen können.

Behandlung: Aus dem zuletzt Gesagten ergibt sich selbstverständlich auch die Indikation zur Therapie. Akut gelingt es meist durch Anstoßen des Kindes, einen Apnoeanfall zu unterbrechen. Andernfalls muß das Kind mit Maske und Beutel beatmet werden. Dabei dürfen jedoch nicht zu hohe Sauerstoffkonzentrationen verwendet werden. Sind zugrunde liegende organische Erkrankungen ausgeschlossen, kann zur Vermeidung weiterer Anfälle eine Stimulation des Atemzentrums versucht werden. Dazu bietet sich die medikamentöse Therapie mit Theophyllin bzw. Coffein oder die Applikation eines nasalen CPAP (engl. continuous positive airway pressure, s. S. 588) an. Falls diese Methoden nicht zu einer drastischen Senkung der Zahl der Apnoeanfälle führen, kann eine Beatmung erforderlich werden.

2.3 Schock

2.3.1 Einleitung

Unter Schock versteht man eine akut bis subakut einsetzende Störung der Hämodynamik, die durch eine Verminderung der Gewebsdurchblutung vor allem der lebenswichtigen Organe wie Gehirn, Herz, Lungen, Nieren und Leber Störungen des Zellstoffwechsels hervorruft, die bis zum Zelltod führen können.

Eine ausreichende Gewebedurchblutung setzt die Intaktheit aller drei Regelgrößen des Herz-Kreislauf-Systems voraus, nämlich

- ein ausreichend großes Blutvolumen,
- ein funktionstüchtiges Herz als Pumpe
- sowie einen normalen Gefäßtonus.

Davon läßt sich eine gängige Einteilung verschiedener Schockformen ableiten:

1. akuter Volumenmangelschock (Blut-, Plasma-, Wasser- und Salzverluste) – **hypovolämischer Schock;**
2. akute Verminderung der Herzleistung – **kardiogener Schock;**
3. akute Erweiterung der Strombahn bei gleichbleibendem Blutvolumen – **septischer Schock** und – **anaphylaktischer Schock.**

2.3.2 Pathophysiologie

Veränderungen der Makrozirkulation im Schock

Allen 3 Schockformen ist zunächst die direkte oder indirekte Herabsetzung des Herzzeitvolumens gemeinsam. Lediglich beim septischen Schock kommt es zunächst zu einer vorübergehenden Zunahme des Herzzeitvolumens. Dem folgen dann aber auch Stadien mit herabgesetztem Herzzeitvolumen.

▶ Dem Abfall des Herzschlagvolumens und damit des arteriellen Mitteldrucks begegnet der Organismus immer mit einer gleichförmigen Reaktion im Bereich der Makrozirkulation, d. h. im Bereich des Herzens sowie der kleinen Arterien und der kleinen Venen des großen und kleinen Kreislaufs. Diese Reaktion heißt: *Zentralisation.* Da bei herabgesetztem Herzzeitvolumen eine ausreichende Durchblutung aller Gewebe nicht mehr möglich ist, werden bestimmte, d. h. die lebenswichtigsten Organe bevorzugt. Es handelt sich dabei um das Gehirn, das Herz und die Nebennieren, mit großer Einschränkung die Lungen. Vor allem die Haut und Anteile des Magen-Darm-Traktes werden dagegen durch arterielle und venöse Konstriktion von der Durchblutung mehr oder weniger ausgeklammert. Als Folge dieser Umstellung der Makrozirkulation steigt der arterielle Mitteldruck an, die lebenswichtigen Organe werden geschont. Als wesentliche Mechanismen, die zur Zentralisation führen, sind dabei aufzuführen: eine positive Beeinflussung des Herzens, die Vergrößerung des arteriellen Gefäßwiderstands sowie die Förderung des venösen Rückstroms zum Herzen. In den durch die Zentralisation minderdurchbluteten Gebieten führt die schließlich resultierende Hypoxie allmählich zu einer metabolischen Azidose, der oxidative Stoffwechsel wird durch die anaerobe Glykolyse ersetzt. Hypoxie und Azidose bewirken aber zunächst funktionelle und später organische Schädigungen, die auch am Gefäßsystem selbst auftreten. Die Gefäßtonisierung läßt schließlich nach, was zu einer Erweiterung der Gefäßkapazität und damit zu sekundärem Volumenmangel sowie zu einem transkapillären Flüssigkeitsverlust führt. Zunehmender Blutdruckabfall weist auf diese Phase der Dekompensation hin. In diesem Stadium stellen sich dann zahlreiche nicht mehr nur funktionelle, sondern auch organisch fixierte Organstörungen ein. ◀

Veränderungen der Mikrozirkulation im Schock

▶ Die entscheidenden hämodynamischen Veränderungen im Schock spielen sich aber letztlich nicht in der Makro-, sondern in der Mikrozirkulation, d.h. in den Kapillaren und kleinen Venolen ab. Hier findet der für das Leben überhaupt entscheidende Austausch von Sauerstoff zwischen Blut und Gewebe statt. Eine generalisierte Verminderung der effektiven Kapillardurchblutung, vor allem durch Strömungsverlangsamung, muß also über eine Hypoxie zu Störungen des Zellmetabolismus, vor allem zum Auftreten einer Azidose führen. Letztere bewirkt aber, wie oben bereits erwähnt, weitere Störungen der Hämodynamik im Sinne eines Circulus vitiosus. ◀

Veränderungen in der Lunge im Schock

Im Schock kommt es zunächst unabhängig von den jeweiligen schockauslösenden Mechanismen zu einer reversiblen Beeinträchtigung der Lungenfunktion. Atemfrequenz und Atemzugvolumen steigen an. Damit erhöht sich jedoch lediglich die physiologische Totraumventilation, die alveoläre Ventilation nimmt sogar ab. Der arterielle Sauerstoffpartialdruck sinkt allmählich ab. Die Hypoxie führt in der Lunge zu einer Vasokonstriktion und bedingt damit eine zum Teil erhebliche Erhöhung des pulmonalen Gefäßwiderstandes mit konsekutiver Rechtsherzbelastung.

▶ Mikroskopisch läßt sich in dieser Schockphase in der Lunge ein interstitielles Ödem nachweisen. Diese zunächst rückbildungsfähigen Veränderungen können aber fließend in irreversible Störungen der Lungenfunktion und der Lungenmorphologie übergehen. Man spricht dann von einer sog. *Schocklunge*. Pathologisch-anatomisch finden sich Ähnlichkeiten mit der Hyaline-Membranen-Krankheit des Frühgeborenen. Neben Endotheldefekten der Lungenkapillaren, Mikrothrombosierungen und einem ausgeprägten interstitiellen Ödem finden sich in der interstitiellen Flüssigkeit Fibroblasten, die zu einer irreversiblen Bindegewebsvermehrung, d.h. Fibrosierung, führen. ◀

Was letztlich die Entwicklung zur Ausbildung einer **Schocklunge** auslöst, ist bislang unbekannt. Die Irreversibilität dieses Geschehens läßt damit aber die Lunge hinsichtlich des Überlebens zum entscheidenden Schockorgan werden.

Veränderungen in der Niere im Schock

Die bei den meisten Schockformen zu beobachtende Hypovolämie (z.B. hämorrhagischer Schock) bedingt eine Minderdurchblutung der Nieren. Diese Minderdurchblutung führt mittels bisher noch nicht endgültig geklärter Mechanismen zunächst zu reversiblen Nierenfunktionsstörungen. Erst wenn das Schockgeschehen über längere Zeit fortbesteht, entwickelt sich eine sog. **Schockniere,** d.h. es tritt ein mit organischen Läsionen einhergehendes akutes Nierenversagen auf.

Klinisch imponieren eine Oligurie-/Anurie und eine rasch fortschreitende Urämie. Auch diese organischen Veränderungen sind prinzipiell reversibel, benötigen dafür aber länger (etwa 10–20 Tage). Meist schließt sich an die Anurie eine polyurische Phase an.

Veränderungen der Gerinnung im Schock

Mehr oder weniger generalisierte Gerinnungsstörungen spielen als Teilaspekte des Schockgeschehens eine wesentliche Rolle. Bei bis zu 70% der Schockpatienten kommt es initial auf verschiedenen Wegen zum Auftreten einer Hyperkoagulabilität, d. h. zu einer Steigerung des Umsatzes von Gerinnungsfaktoren. Diese Hyperkoagulabilität kann sekundär zur Ausbildung sowohl einer *Verbrauchskoagulopathie* als auch einer *disseminierten intravasalen Gerinnung* führen.

▶ Bei einer **Verbrauchskoagulopathie** besteht eine Hypokoagulabilität, da zahlreiche Gerinnungsfaktoren wie Thrombozyten, Fibrinogen und Faktor VIII verbraucht sind und für weitere Gerinnungsvorgänge nicht mehr zur Verfügung stehen. Ist diese Hypokoagulabilität sehr ausgeprägt und kommt vor allem noch eine gesteigerte Fibrinolyse, d.h. Auflösung von Fibrin hinzu, so resultiert daraus eine gesteigerte Blutungsneigung (s.S. 174). Das Auftreten einer intravasalen Gerinnung ohne entsprechende reaktive Fibrinolyse in Form einer **disseminierten intravasalen Gerinnung** findet bevorzugt in Geweben statt, in denen die Mikrozirkulation gestört ist. Am häufigsten betroffen sind Nieren und Lunge. Besonders häufig findet man Fibrinmikrothromben beim Vorliegen eines septischen Schocks, z.B. im Rahmen eines WATERHOUSE-FRIDERICHSEN-Syndroms (s.S. 350).

Durch diese Mikrothromben wird aber die zunächst funktionell gestörte Mikrozirkulationsstörung morphologisch fixiert, was den Übergang des Schocks in ein therapieresistentes Stadium bedeuten kann. ◀

2.3.3 Schockformen

Hypovolämischer Schock

Ursache: Der akute Volumenmangel (mindestens 20–25% des gesamten Blutvolumens), der dem primär hypovolämischen Schock – der häufigsten Schockform im Kindesalter – zugrunde liegt, kann bedingt sein:

- durch einen akuten Blutverlust (Trauma mit inneren und äußeren Blutverlusten, Operation),
- durch überwiegenden Plasmaverlust (Verbrühung, Verbrennung) oder
- durch Wasser- und Elektrolytverluste (schwerer Brechdurchfall, Peritonitis).

▶ **Pathophysiologie:** Wie bereits unter dem Kapitel Pathophysiologie des Schocks dargelegt, kommt es mit der Abnahme des Blutvolumens zum Auftreten einer Tachykardie und zur Zentralisation, um mit dem verbliebenen Blutvolumen die lebenswichtigen Organe Gehirn und Herz noch ausreichend zu versorgen. Der systolische Blutdruck fällt dabei zunächst nicht oder nur geringfügig ab, bedingt durch die Gefäßkonstriktion im Rahmen der Zentralisation. Aus gleichem Grund steigt der diastolische Druck an, die Blutdruckamplitude wird also enger.

Mit zunehmend kleiner werdendem Herzschlagvolumen sinkt dann aber auch der systolische Blutdruck weiter ab. Infolge der verminderten Durchblutung in der Körperperipherie wird dieses Gewebe nicht mehr ausreichend mit Sauerstoff versorgt. Der dann vorherrschende anaerobe Stoffwechsel produziert große Mengen an Milchsäure (das Salz der Milchsäure ist das Laktat) und bedingt damit eine metabolische Azidose. Auf diese Minderdurchblutung ist auch eine erhöhte Kapillarpermeabilität zurückzuführen. ◀

Krankheitsbild: Kinder mit Volumenmangelschock sehen blaßgrau aus, haben eine kühle, schweißige Haut und können Störungen ihrer Bewußtseinslage aufweisen. Es besteht eine Tachykardie, der Blutdruck ist noch normal oder bereits erniedrigt bei schon enger Blutdruckamplitude. Die Venen sind kollabiert, die Kapillaren zeigen eine verzögerte Füllung. Die Urinproduktion ist eingeschränkt, die Differenz zwischen zentraler und Hauttemperatur beträgt evtl. mehr als 6 °C. Hämodynamische Messungen ergeben einen erniedrigten zentralen Venendruck.

Behandlung: Die Behandlung des hypovolämischen Schocks besteht vorrangig in einer ausreichenden Flüssigkeitszufuhr. Zur akuten Substitution werden kolloidale Lösungen (Plasma-Protein-Lösung, 5% Human-Albumin, Biseko, Blut, HAES 6%) oder kristalloide Lösungen (Ringer-Laktat, 0,9% Kochsalz) verwendet. Damit wird neben der Verbesserung der klinischen Zeichen eine Normalisierung des Blutdrucks, ein Anheben des zentralen Venendrucks sowie eine Steigerung der Urinproduktion angestrebt. Die eventuell vorliegenden Störungen des Säure-Basen-Haushalts und der Serumelektrolyte müssen dabei ausgeglichen werden. Besondere Vorsicht bei der Flüssigkeitszufuhr muß dann an den Tag gelegt werden, wenn bereits eine Schockniere oder eine sekundäre Herzinsuffizienz aufgetreten ist oder wenn sehr ausgeprägte Verschiebungen der Serumosmolarität vorliegen. Schwere schockbedingte Hypoxämien können eine mechanische Beatmung mit ausreichender Sauerstoffzufuhr erforderlich machen. Selbstverständlich muß immer versucht werden, die Quelle des Volumenverlustes, wenn möglich, zu schließen.

Kardiogener Schock

Ursache: Beim kardiogenen Schock, der im Kindesalter im Gegensatz zum Erwachsenen (Herzinfarkt) eine vergleichsweise untergeordnete Rolle spielt, kommt es akut zu einer Beeinträchtigung der Herzleistung, was zu einer Abnahme des Herzschlagvolumens führt. Dies kann bedingt sein durch eine primäre Dysfunktion des Herzmuskels selbst. Dabei kann es sich um das Vorliegen eines angeborenen Herzfehlers, einer schweren Herzmuskelentzündung (Myokarditis) oder einer schweren Herzrhythmusstörung handeln. Aber auch eine Überlastung des Herzens, z. B. bei Bluthochdruck im Rahmen einer Nierenerkrankung, kann akut zum Versagen der Herzleistung führen.

Behandlung: Zur Behandlung des kardiogenen Schocks kommen Medikamente in Frage, die die Herzkraft steigern: Katecholamine wie Adrenalin, Noradrenalin, Dopamin und Dobutamin und schnell wirkende Digitalispräparate. Besonders die Katecholamine, die sofort mit Beginn einer Infusion wirksam werden, finden beim Vorliegen sowohl primärer wie auch sekundärer Herzinsuffizienzen breite Anwendung. Da diese Substanzen bereits in kleinsten Dosen einen hohen Wirkungsgrad besitzen, ist hier auf eine peinlich genaue Infusionstherapie zu achten.

Septischer Schock

Ursache: Der septische Schock wird durch eine Infektion mit Bakterien, Viren oder Pilzen hervorgerufen. Im Kindesalter, vor allem im Säuglingsalter, sind es meist gramnegative Bakterien, bei Früh- und Termingeborenen derzeit vorrangig grampositive Keime (**Staphylococcus epidermidis; B-Streptokokken).**

Pathophysiologie: Vieles im Ablauf des septischen Schocks, selbst die Ursachen für den Übergang einer Sepsis in einen septischen Schock, ist bis heute unbekannt geblieben. Allgemein erfolgt jedoch eine Einteilung des Kreislaufverhaltens in zwei Phasen:

▶ In der 1. Phase, der **hyperdynamen Frühphase** mit erhöhtem Herzminutenvolumen, spielen sich die Veränderungen vorrangig im Bereich der **Makrozirkulation** ab. Es kommt zu einer Weitstellung der Gefäße und zu einer erhöhten Gefäßpermeabilität, woraus eine relative Hypovolämie resultiert. Die Kinder haben dabei meist eine warme Haut, Fieber und Schüttelfrost. Der systolische Blutdruck bleibt dabei oft noch normal, auffallend ist jedoch eine Erhöhung der Herzfrequenz und besonders charakteristisch eine Erhöhung der Atemfrequenz.

In der 2. Phase, der Spätphase oder auch **hypodynamen Phase** mit vermindertem Herzminutenvolumen, kommt es zum Blutdruckabfall, zur Hypozirkulation mit vorwiegender Beeinträchtigung der **Mikrozirkulation.** Auffallend häufig tritt in dieser Phase eine *disseminierte intravasale Gerinnung* auf. In dieser Phase haben die Kinder dann eine kühle, feuchte Haut und sehen blaßzyanotisch, verfallen aus. Begleitet wird dies meist von einer Änderung der Bewußtseinslage. Die Prognose ist zu diesem Zeitpunkt als sehr ernst zu stellen. ◀

Behandlung: Sie erfordert eine der jeweiligen Kreislaufsituation angepaßte Infusions- und medikamentöse Behandlung. Bei der streng überwachten Volumentherapie kommt dabei der Infusion von kolloidalen Lösungen eine besondere Bedeutung zu. In der medikamentösen Behandlung spielen auch hier kreislaufaktive Medikamente und dabei vor allem wieder die Katecholamine eine dominierende Rolle. Sinn dieser Therapie ist es, die vitalen Funktionen so lange stabil zu halten, bis die antiinfektiösen Maßnahmen, wie Gabe von sensiblen Antibiotika oder chirurgische Entfernung von septischen Herden, wirksam werden. Beim Vorliegen von Störungen von Teilfunktionen ist an eine möglichst frühzeitige Behandlung der respiratorischen Insuffizienz mittels Beatmung zu denken.

Anaphylaktischer Schock

Ursache: Beim anaphylaktischen Schock handelt es sich um ein akutes Kreislaufversagen im Verlaufe einer Überempfindlichkeitsreaktion. Am häufigsten tritt dies nach der Gabe von Medikamenten (Penicillin, Lokalanästhetika, Antipyretika), Kontrastmitteln, durch Insektengifte, Nahrungsmittel oder Fremdeiweiß auf (s. S. 321).

Krankheitsbild: Neben anderen bedrohlichen Symptomen wie *Bronchiolenspasmus* und *Larynxödem (Glottisödem)* kommt es von seiten des Kreislaufs, bedingt durch eine generalisierte Vasodilatation, zu einer akuten Hypotonie mit Absinken der systolischen und diastolischen Blutdruckwerte bis in nicht mehr meßbare Bereiche sowie zu einem maximalen Frequenzanstieg. Die Kinder sind dabei fahl, graublaß bis zyanotisch. Unter zunehmender Bewußtseinseintrübung kann es zum Herz-Atem-Stillstand kommen.

Behandlung: Sofern eine Reanimation noch nicht erforderlich ist, besteht die Behandlung der Wahl in der raschen Flüssigkeitszufuhr und in der Applikation von Adrenalin. Kortikoide sind ohne Nutzen für die akute Situation, sollten aber trotzdem verabreicht werden, da sie u. U. nach 12–24 Stunden auftretende Spätsymptome verhindern. In jedem Fall muß, falls möglich, sofort die Antigenzufuhr beendet werden!

2.4 Veränderungen der Bewußtseinslage

2.4.1 Einleitung

Bewußtsein setzt die Intaktheit einzelner Strukturen des oberen Hirnstamms voraus, im besonderen der oberen Anteile der sog. Substantia reticularis und ihres aktivierenden Systems. Zwischen diesem aktivierenden retikulären System und den Großhirnhemisphären besteht eine kontinuierliche Interaktion, was den *„Wachheitsgrad" (Vigilanz)* eines Menschen bestimmt. Zu einer Bewußtseinstrübung kommt es, wenn metabolische oder andere Ursachen die Funktion der Zellen in der Substantia reticularis beeinträchtigen.

Das klare Bewußtsein äußert sich unter anderem in der adäquaten Reaktion auf Umweltreize. Von einer Trübung des Bewußtseins wird dann gesprochen, wenn dazu ungewöhnlich intensive Reize benötigt werden oder/und wenn die Reaktion verzögert, vermindert oder unvollständig ist. Diese Bewußtseinstrübung kann unterschiedlich ausgeprägt sein, was als Hinweis für die Schwere einer Hirnfunktionsstörung gewertet werden kann.

2.4.2 Ursache

Im folgenden sind die wichtigsten Ursachen einer Trubung des Bewußtseins aufgefuhrt:

- exogene Intoxikationen, z.B. Schlafmittel, Psychopharmaka, Alkohol;
- Stoffwechselstörungen, z.B. Diabetes mellitus, Hypoglykämie, Urämie, Leberinsuffizienz, Wasserintoxikation;
- Infektionen des zentralen Nervensystems, z.B. Meningitis, Enzephalitis;
- epileptischer Anfall (postkonvulsiver Zustand);
- Schädel-Hirn-Trauma, z.B. Hirnkontusion, Hirnödem, intrazerebrales Hämatom, Subarachnoidalblutung, epidurales Hämatom, subdurales Hämatom;
- intrakranielle Raumforderung, z.B. Hirntumor, Hirnabszeß, Hirnblutungen, Pachymeningeosis (verdickte Dura), Hydrocephalus internus occlusus;
- Gefäßerkrankungen, z.B. arteriovenöse Fistel, arterieller Gefäßverschluß;
- schwere Hypoxie, z.B. Herz-Kreislauf-Stillstand, Atemstillstand, Kohlenmonoxidvergiftung.

2.4.3 Diagnose

Für die differentialdiagnostische Abklärung bei einem Kind mit veränderter Bewußtseinslage stehen folgende Untersuchungsverfahren zur Verfügung.

Laborchemische Untersuchungen.
pH: Störungen des Säure-Basen-Haushaltes,
Serumelektrolyte: Elektrolytstoffwechselstörung,
Blutzucker: Diabetes mellitus,
Harnstoff: Urämie,
toxikologische Untersuchungen: Vergiftungen.

Technische Untersuchungen.
Ophthalmologische Untersuchungen: Stauungspapille bei erhöhtem intrakraniellem Druck.
Lumbalpunktion: Meningitis.
Schädelröntgen: nach Schädel-Hirn-Trauma.
Elektroenzephalogramm: Zustand nach Krampfanfall.
Computertomographie, Kernspintomographie (MRT) des Schädels: intrakranieller raumfordernder Prozeß.
Angiographie: arteriovenöses Aneurysma.

Stadien

Grundsätzlich können 3 Stadien der Bewußtseinsstörung unterschieden werden (Tab. 24.2):

- Somnolenz (Bewußtseinstrübung),
- Stupor (Zwischenstadium),
- Koma (Bewußtlosigkeit).

Solange der Patient noch auf Ansprache reagiert, ist er nicht als bewußtlos zu bezeichnen. Man spricht dann von einer **Bewußtseinstrübung.** Diese erlaubt jedoch noch eine feinere Differenzierung. Der Grad der Veränderung der Bewußtseinstrübung kann von klar und voll orientiert bis zu stark verlangsamt reichen.

Von einem **stuporösen Zustand** spricht man dann, wenn der Patient nur durch massive Schmerzreize erweckbar ist. Dieser Zustand stellt den Übergang zum **Koma,** zur **Bewußtlosigkeit** dar, wo das Kind auch durch noch so grobe Schmerzreize nicht erweckbar ist.

Die Tiefe der *Bewußtlosigkeit (Koma)* kann anhand von motorischen Reaktionen auf massive Schmerzreize überprüft werden. Beim Vorliegen eines leichteren Komas erfolgen dabei gezielte oder ungezielte Abwehrbewegungen. Im tiefen Koma reagiert das Kind mit ungerichteten Streck- oder Beugebewegungen, oder es bleibt jegliche Reaktion aus.

Tabelle 24.2 Stadien der Bewußtseinsstörung.

Somnolenz (Bewußtseinstrübung) ↓	Reaktion auf Ansprache: prompt, voll orientiert verlangsamt, gezielte Reaktion stark verlangsamt, ungezielte Reaktion
Stupor (Zwischenstadium) ↓	Keine Reaktion auf Ansprache: erweckbar für kurze Perioden durch starke Schmerzreize ungezielte verbale Reaktionen
Koma (Bewußtlosigkeit)	nicht erweckbar durch grobe Schmerzreize motorische Reaktionen auf Schmerzreize: – gezielt – ungezielt – Massenbewegungen – Streck- oder Beugemechanismus – keine

2.4.4 Überwachung

Jedes Kind mit veränderter Bewußtseinslage erfordert eine besonders strenge Überwachung. Dies gilt insbesondere für die Vitalfunktionen Kreislauf und Atmung. Besonderes Augenmerk ist aber auf die Überwachung neurologischer Befunde wie

- Pupillenreaktion,
- Augenstellungen,
- Augenbewegungen,
- Spontanbewegungen,
- Bewegungen auf Schmerzreize und
- Krampfanfälle

zu legen.

Vor allem das einseitige Auftreten einer pathologischen Veränderung kann eine wichtige differentialdiagnostische Information bedeuten. Das plötzliche Auftreten einer weiten, lichtstarren Pupille kann das einzige Hinweiszeichen für die akute Entwicklung einer eventuell operationsbedürftigen intrakraniellen Raumforderung sein.

Der Verlauf der Erkrankung mit veränderter Bewußtseinslage läßt sich aber am besten am sich ändernden Schweregrad der Bewußtseinsveränderung beurteilen. Deswegen ist eine regelmäßige Überprüfung der Bewußtseinslage mit entsprechendem Vergleich der Vorbefunde erforderlich.

2.4.5 Behandlung

Die Behandlung eines Kindes mit veränderter Bewußtseinslage muß sich immer nach der zugrunde liegenden Ursache richten. Das Kind mit einem diabetischen Koma benötigt Insulin, der Patient mit einem epiduralen Hämatom eine Entlastungsoperation. Allgemein ist aber darauf zu achten, daß die bei diesen Kindern initial meist parenteral zugeführten Flüssigkeitsmengen nicht zu hoch liegen. Dies gilt insbesondere für die bewußtlosen Kinder, bei denen häufig ein erhöhter intrakranieller Druck besteht.

2.5 Erhöhter intrakranieller Druck

2.5.1 Einleitung

Unter Hirndruck (intrakranieller Druck) versteht man den Druck, den der Inhalt des Hirnschädels, nämlich Gehirn, Liquor und Blut, ausübt.

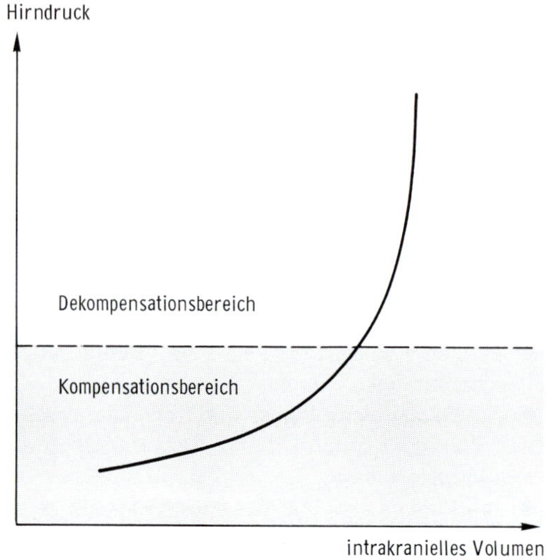

Abb. 24.5 Beziehung zwischen intrakraniellen Volumenänderungen und Hirndruck: Mit zunehmendem Volumen kommt es zunächst im Kompensationsbereich nur zu einer geringgradigen Druckzunahme. Sind jedoch die Kompensationsmaßnahmen erschöpft, bedingt eine geringgradige weitere Zunahme des Volumens eine massive Druckerhöhung = Dekompensationsbereich.

Nimmt das Volumen eines dieser Kompartimente zu, so muß auch der intrakranielle Druck ansteigen (normaler Druck 4–15 mmHg), sofern die Schädelnähte nicht mehr offen sind. Dieser Druckanstieg erfolgt zunächst allmählich, da einige wenige Kompensationsmöglichkeiten, wie die Verlagerung von Liquor in den Wirbelkanal und die Verringerung des Blutvolumens zur Verfügung stehen (Abb. 24.5). Diese Kompensationsmöglichkeiten sind jedoch rasch erschöpft, und der intrakranielle Druck steigt dann rasch an (Dekompensationsbereich). Hoher intrakranieller Druck kann zu schweren neurologischen Schädigungen und zum Tod führen.

2.5.2 Ursache

Eine Vielzahl von Ursachen kann zum Auftreten eines erhöhten intrakraniellen Drucks (Hirndruck) führen:

- gestörte Liquorzirkulation, z. B. gestörter Liquorabfluß bei Hydrocephalus internus occlusus;
- Volumenzunahme des Hirngewebes, z. B. Hirnödem nach Schädel-Hirn-Trauma, Hypoxie oder Entzündungen;

- Zunahme des Blutvolumens im Gehirn, z. B. Abflußstörung des Blutes aus dem Gehirn, Hypervolämie, Störung der Autoregulation nach Trauma;
- umschriebene raumfordernde Prozesse, z. B. Blutungen, Abszesse, Tumoren.

2.5.3 Krankheitsbild

Die klinischen Zeichen, die für das Vorliegen eines **erhöhten Hirndrucks** sprechen, sind unterschiedlich, je nachdem, ob sich dieser Hirndruck allmählich oder plötzlich entwickelt.

Bei einem sich **langsam** entwickelnden erhöhten Hirndruck stehen mit unterschiedlicher Häufigkeit immer wiederkehrende Kopfschmerzen, Nüchternerbrechen sowie zunehmende Reizbarkeit und Schläfrigkeit ganz im Vordergrund. Im Bereich des Augenhintergrundes findet sich meist eine mehr oder weniger stark ausgeprägte Stauungspapille.

Bei **akut** erhöhtem Hirndruck (z. B. nach Schädel-Hirn-Trauma) besteht meist eine stärkere Bewußtseinstrübung; die Pupillenmotorik kann gestört sein (weite, lichtstarre Pupillen), und Krampfanfälle (z. B. Streckkrämpfe) können auftreten. Störungen der Kreislauf- und Atemfunktion weisen auf Läsionen der entsprechenden Zentren hin und stellen eine besonders kritische Situation dar.

2.5.4 Diagnose

Die Höhe des intrakraniellen Drucks kann mit entsprechenden Vorrichtungen direkt gemessen werden. Diese **kontinuierliche intrakranielle Druckmessung** bildet eine gute Grundlage aller Behandlungsmaßnahmen.

Für die Überwachung des intrakraniellen Drucks stehen verschiedene Methoden zur Verfügung.

▶ Bei der **intraventrikulären** Methode wird ein kleiner Katheter durch die Hirnsubstanz bis in die liquorgefüllten Hirnventrikel vorgeschoben.

Bei der **subarachnoidalen** Methode wird eine Schraube in die Schädelkalotte eingeschraubt. Die Spitze der Schraube befindet sich dabei in Verbindung mit dem subarachnoidalen Raum.

Lediglich bei der **epiduralen** Methode wird die harte Hirnhaut, die Dura mater, nicht eröffnet. Hier wird ein kleiner Meßfühler zwischen Schädelkalotte und Dura vorgeschoben.

Bei Säuglingen kann der Druckaufnehmer im Bereich der offenen Fontanelle fixiert werden, eine Schraube braucht dann nicht eingesetzt zu werden. Diese **Fontanellendruckmessung** wird *Aplanations-Fontanometrie* genannt.

Die Druckmessungen selbst erfolgen mit Hilfe von Druckwandlern. ◀

2.5.5 Behandlung

Die Behandlung des erhöhten intrakraniellen Drucks zielt darauf ab,

1. alles zu vermeiden, was eine weitere Druckerhöhung bewirken könnte,
2. den bestehenden intrakraniellen Druck zu senken und
3. die Hirnfunktion aufrechtzuerhalten.

ad 1. Hierbei spielen die pflegerischen Maßnahmen eine entscheidende Rolle. So ist streng auf Hochlagerung des Kopfes und Vermeidung von Drehen des Kopfes zu achten. Auf alle Maßnahmen, die eine intrathorakale Drucksteigerung bedingen, ist zu verzichten (z. B. hoher PEEP = positiv endexspiratorischer Druck).

ad 2. Liegt der intrakraniellen Drucksteigerung eine chirurgisch behebbare Ursache zugrunde, so muß diese möglichst schnell angegangen werden (z. B. epidurales Hämatom nach Trauma, Tumor, Hydrocephalus internus occlusus).

Handelt es sich aber um eine Hirnschwellung, die in der Regel neurochirurgisch nicht angehbar ist, so müssen andere Methoden zur Reduzierung des Hirndrucks angewendet werden:

- Mit Hilfe einer Hyperventilation mit Abfall des $paCO_2$ auf Werte um 30 mmHg kann die Blutzufuhr zum Gehirn gedrosselt werden. Dies kann akut durch heftiges Bebeuteln erreicht werden.
- Osmotisch wirkende Diuretika wie Sorbit, 40 %, oder Mannit, 20 %, entziehen akut dem geschwollenen Gehirn Wasser und scheiden es über die Nieren aus. Dies hat einen sicheren therapeutischen Effekt zur Folge. Dieser Effekt hält jedoch nur wenige Stunden an. Osmotische Diuretika werden meist nur bei akuter Einklemmungsgefahr und unmittelbar vor neurochirurgischen Operationen verabreicht.
- Durch die Gabe von Dexamethason soll der Wassereinstrom in das Stützgewebe des Gehirns reduziert werden. Damit konnten in den vergangenen Jahren in der prä- und postoperativen Phase zur Ödemprophylaxe bei Hirntumoren gute Erfolge erzielt werden. Nach Schädel-Hirn-Trauma werden die Erfolge mit Dexamethason unterschiedlich beurteilt.

variiert dabei stark von Klinik zu Klinik. Nach der Reinigung der frischen Verbrennung kommen prinzipiell eine geschlossene Wundbehandlung mit Salbenverbänden (nur noch selten angewandt) oder die offene Wundbehandlung (Spray- und Gelbehandlung; Gerbungs- oder Verschorfungsbehandlung; Polyvidon-Jod-Salbenbehandlung) in Betracht.

Bei tiefen zweitgradigen und bei drittgradigen Verbrennungen ist immer ein chirurgisches Vorgehen, d. h. das Abtragen der Nekrosen erforderlich. Dies sollte jedoch erst nach völliger Stabilisierung der Schockphase der Verbrennungskrankheit erfolgen, d. h. etwa nach 7 Tagen. Frühabtragungen, d. h. innerhalb der ersten 4 Tage nach Verbrennung werden bei drittgradigen Verbrennungen im Bereich der Hände, des Brustkorbes und bei kleinen umschriebenen Verbrennungen angestrebt.

Der Wundverschluß erfolgt mit Eigenhaut oder mit Haut von Leichen. Vorteilhaft, aber sehr teuer, ist der Einsatz von eigener Haut aus Gewebekulturen. Im experimentellen Stadium befindet sich die Verwendung von „künstlicher Haut".

Antiinfektiöse Behandlung

Verbrannte Hautflächen stellen ideale Nährböden für das Wachstum von Bakterien dar. Infektionen, vor allem das Auftreten einer Sepsis, stellen deshalb die gefährlichsten Komplikationen nach Überwindung der Initialphase der Verbrennungskrankheit dar. Um dies zu vermeiden, ist eine möglichst sterile Pflege und Behandlung dieser Kinder erforderlich. Antibiotika sollen nicht prophylaktisch, sondern erst beim Verdacht auf das Vorliegen einer Infektion verabreicht werden. Eine fällige Tetanusprophylaxe ist dagegen immer sofort angezeigt.

2.7 Ertrinkungsunfall

2.7.1 Einleitung

Sobald nach längerem Untertauchen unter Wasser das Atemanhalten nicht mehr möglich ist, wird Wasser geschluckt und in die Atemwege bis in die Alveolen inhaliert. Je nachdem, ob es sich bei dem Wasser um Salzwasser oder Süßwasser handelt, spielen sich dann unterschiedliche pathophysiologische Vorgänge ab, denen allerdings keine praktische Bedeutung zukommt.

2.7.2 Krankheitsbild

Die resultierende respiratorische Insuffizienz manifestiert sich in niedrigen Sauerstoffpartialdrukken und hohen Kohlendioxidpartialdrucken mit konsekutiver kombinierter Azidose. Hinzu kommt meist eine Hypothermie und Störung des Zentralnervensystems. Dauert der Untertauchvorgang entsprechend lange, so tritt der Herz-Kreislauf-Stillstand ein.

2.7.3 Behandlung

Liegt ein Herz-Atem-Stillstand vor, so muß selbstverständlich zunächst eine Reanimation vorgenommen werden.

Bei beatmungsbedürftiger respiratorischer Insuffizienz soll ein positiv endexspiratorischer Druck (PEEP) der Entwicklung von Atelektasen und dem oft vorliegenden Lungenödem entgegenwirken.

Die Infusionstherapie wird sich im Einzelfall nach den hämodynamischen Meßgrößen wie z. B. dem zentralen Venendruck richten müssen.

Da die meisten Kinder nach Ertrinkungsunfall unterkühlt sind, ist eine Aufwärmung zunächst bis 30 °C anzustreben. Dabei ist zu beachten, daß bei 22 °C ein Herzstillstand besteht, während beim Aufwärmen auf 28 °C zunächst Kammerflimmern auftreten kann.

Dem nach langdauernder Hypoxie auftretenden erhöhten intrakraniellen Druck muß besondere Beachtung geschenkt werden. Die dabei in Frage kommenden therapeutischen Maßnahmen sollten durch entsprechendes Monitoring überprüft werden (s. S. 568).

Wegen der meist anzunehmenden bakteriellen Verunreinigung des inhalierten Wassers empfiehlt sich eine adäquate antibiotische Behandlung.

2.8 Vergiftungen und Ingestionsunfälle

2.8.1 Einleitung

- Unter akuten, exogenen Vergiftungen versteht man eine schädigende Einwirkung von chemischen, tierischen, pflanzlichen, bakteriellen oder sonstigen Giften auf den Organismus.
- Unter einem Ingestionsunfall versteht man jegliche Aufnahme von Stoffen, die abhängig von Menge oder/und Zusammensetzung zu einer Schädigung des Organismus führen können.

2.8.2 Ursache

Je nach Ursache der Giftaufnahme unterscheidet man:

Akzidentelle (zufällige, versehentliche) Giftaufnahme: Im Kindesalter steht die akzidentelle Vergiftung im Vordergrund. Überwiegend sind Kleinkinder im Alter von 1–4 Jahren betroffen. So werden in der BRD jährlich etwa 160000–200000 Ingestionsunfälle registriert. Am weitaus häufigsten werden sog. Publikumsmittel und Medikamente aufgenommen. Bitterer oder scharfer Geschmack der Stoffe oder Beschriftung der Verpackung stellen keinen Schutz dar.

Die einzige Vorbeugungsmaßnahme ist das sichere Aufbewahren der gefährlichen Mittel in abschließbaren Fächern.

Die größte Gefahr für die Kinder ist die Nachlässigkeit der Erwachsenen (vgl. auch Band I, 13. und 14. Teil).

Iatrogene[1] Giftaufnahme: Diese erfolgt durch falsche ärztliche Verordnung oder pflegerische Unachtsamkeit.

Suizidale[2] Giftaufnahme: Das Gift wird in selbstmörderischer Absicht eingenommen. Es handelt sich dabei in der Regel um ältere Kinder (> 10 Jahre).

Gewerbliche Vergiftungen: Hierbei handelt es sich z. B. um die Einwirkung von Abgasen.

2.8.3 Behandlung

In den meisten Fällen von akzidenteller Vergiftung ist eine intensive Überwachung nicht erforderlich. Eine enge Überwachung auf einer Intensivstation kann aber nach Einnahme von hochtoxischen Substanzen oder von großen Mengen erforderlich werden. Da bei schweren Vergiftungen in der Regel viele Organsysteme befallen sind, muß die Überwachung auch entsprechend breit angelegt sein (z.B. respiratorisches System, Herz-Kreislauf-System, Zentralnervensystem, Leberfunktion, Nierenfunktion).

Allgemeine Prinzipien

Identifikation des Giftes: Ist eine Vergiftung eingetreten, müssen folgende Fragen beantwortet werden:

Wer hat sich **wann, wie, warum** und **womit** vergiftet? Wird eine Vergiftung telefonisch angemeldet, müssen die Angehörigen aufgefordert werden, unbedingt die Reste und die Verpackung des eingenommenen Mittels zur Identifizierung mitzubringen. Notwendige Maßnahmen werden von einer der Giftinformationszentralen erfragt.

Verhinderung der Resorption des Giftes: Die „primäre Giftentfernung" hat die Verhinderung der Resorption einer Fremdsubstanz aus dem Gastrointestinaltrakt zum Ziel. Für die leichte bis mittelschwere Vergiftung im Kindesalter stellt dafür heute die frühzeitige, alleinige Gabe von Aktivkohle/Medizinische Kohle eine ausreichende und sichere Behandlungsmaßnahme dar.

Ist mit einem schweren Verlauf der Vergiftung zu rechnen, erfolgt eine Magenentleerung. Dies geschieht bei Kindern oft durch das Auslösen von Erbrechen, wobei die Indikationen und Kontraindikationen für das Auslösen von Erbrechen streng beachtet werden müssen. Üblicherweise wird dazu das Brechmittel Ipecac-Sirup appliziert.

Die Entleerung des Magens kann auch mittels einer Magenspülung erfolgen. Zur Durchführung einer Spülung wird ein möglichst dicker Magenschlauch eingeführt und mit körperwarmer isotoner Kochsalzlösung (5–10 ml/kg pro Spülung) so lange gespült, bis die Spülflüssigkeit klar ist. Bei Bewußtlosen ist eine Magenspülung zur Vermeidung einer Aspiration nur unter gleichzeitiger Intubation erlaubt. Der initiale Magenablauf soll zum Giftnachweis aufgehoben werden. Am Schluß der Magenspülung wird Aktivkohle (0,5 g/kg) zur Bindung der Restgiftstoffe und evtl. auch Natriumsulfat zur Förderung der Darmentleerung in den Magen gegeben.

Förderung der Giftausscheidung

Unspezifische Maßnahmen: Bereits resorbierte Gifte versucht man durch eine vermehrte Urinausscheidung zu entfernen. Sie wird bei intakter Nierenfunktion durch Infusion größerer Flüssigkeitsmengen erreicht. Die Ausscheidung von Barbituraten und Säuren kann durch eine Alkalisierung des Urins, z. B. mit Natriumbikarbonat, gesteigert werden. Bei gestörter Nierenfunktion oder Vergiftung mit schwer ausscheidbaren Stoffen müssen die Gifte durch eine Dialyse (Hämodialyse, Peritonealdialyse, Hämoperfusion, Plasmapherese) entfernt werden.

Spezifische Maßnahmen: Die Gabe von Gegengiften (Antidote oder Antikörper) ist nur bei einigen typischen Vergiftungen möglich: zum Bei-

[1] iatros (griech.): Arzt
[2] Suizid (lat.): Selbstmord

spiel Naloxon (Narcanti®) bei Vergiftung mit Morphinderivaten, Atropin und Toxogonin bei Vergiftungen mit Phosphorsäureestern wie E 605 oder Antikörper bei Digitalisintoxikation.

2.8.4 Spezielle Vergiftungen

Schlafmittelvergiftung: Schwere Schlafmittelvergiftungen sind im Kindesalter selten. Dabei haben barbiturathaltige unnd barbituratfreie Medikamente den gleichen Effekt. Kurzwirkende Schlafmittel führen zu einer kürzeren, aber dafür tieferen Bewußtlosigkeit als die langwirkenden. Entsprechend der eingenommenen Menge reicht die Wirkung vom Schlaf bis zur reflexlosen Narkose. Der Ausgang einer Schlafmittelvergiftung hängt überwiegend von den Komplikationen seitens des Kreislaufs und der Atmung ab. Ein echtes Antidot für Barbituratvergiftungen gibt es nicht.

Insektizide: Lebensbedrohliche Vergiftungserscheinungen werden durch einige Insektizide ausgelöst (chemische Bezeichnung: Organophosphate-Cholinesterasehemmer – wie z. B. E 605). Diese Gifte können sowohl oral als auch durch die Haut und Lunge aufgenommen werden. Bereits kleine Mengen führen zum Tode. Bei eingetretenem Atemstillstand darf auf keinen Fall eine direkte Mund-zu-Mund-Beatmung durchgeführt werden, da sich dabei der Retter ebenfalls kontaminieren kann.

Laugen und Säuren: Sie verletzen die Schleimhaut des Mundes, der Speiseröhre und des Magens mit möglicher Perforation der Speiseröhre. Daher keine Magenspülung! Das Kind soll sofort Wasser zur Verdünnung der Ätzgifte trinken. Oft bleiben als Folgen der Verätzung Narbenbildungen und Verengungen der Speiseröhre zurück. Die gefährlichste Säure – sie sollte im Haushalt nicht mehr vorkommen – ist die Essigessenz (s. S. 561).

Chlorierte Kohlenwasserstoffe: Viele Haushaltsmittel sind auf chlorierten Kohlenwasserstoffen aufgebaut. Sie führen zu schweren Schädigungen am Zentralnervensystem und der Leber. Durch Gabe von Milch würde ihre Aufnahme im Magen beschleunigt!

3 Spezielle therapeutische Maßnahmen

3.1 Künstliche Beatmung

3.1.1 Einleitung

Unter Spontanatmung wird bei der Einatmung durch die Tätigkeit des Zwerchfells und der Zwischenrippenmuskeln der Brustkorb erweitert, und es entsteht in den Alveolen ein Unterdruck (die Lungenbläschen sind erweitert). Dies bedingt einen Sog in den tieferen Luftwegen, der es ermöglicht, daß Luft von außen in die Alveolen einströmen kann. Die Ausatmung erfolgt im Ruhezustand rein passiv, d. h. die bei der Inspiration gedehnten Lungen gehen in ihre Ausgangslage zurück. Dabei entsteht in der Ausatemphase ein geringer Überdruck in den Luftwegen.

Bei der Beatmung (künstlichen Beatmung) wird während der Einatmungsphase ein Gasgemisch in die Lungen eingeblasen, d. h. es herrscht während der gesamten Inspirationsphase ein positiver Druck in den Atemwegen. Die Ausatmung erfolgt dann ebenfalls passiv.

3.1.2 Indikation

Eine künstliche Beatmung ist immer dann indiziert, wenn eine unzureichende Ventilation und/oder Oxygenierung durch andere Maßnahmen wie Atemstimulation durch Medikamente, Sauerstoffzufuhr oder kontinuierliche Dehnung der Atemwege nicht zu beheben ist.

Es kann sich dabei entweder um das Vorliegen einer *Apnoe* (z. B. Herz-Atem-Stillstand; Frühgeborene) handeln, oder um *Atemstörungen* aufgrund einer medikamentösen oder krankheitsbedingten Beeinträchtigung des zentralen Nervensystems (z. B. Narkosemittel; Enzephalitis), aufgrund von Nervenerkrankungen (z. B. GUILLAIN-BARRÉ-Syndrom), aufgrund unzureichender Thoraxbeweglichkeit (z. B. Rippenserienfraktur) und vor allem aufgrund von Lungenparenchymerkrankungen (z. B. Hyaline-Membranen-Krankheit; schwere Pneumonie).

Das Ausmaß der Atemstörung kann dabei klinisch (z. B. Atemfrequenz, Zyanose des Kindes) abgeschätzt oder durch die Bestimmung der Blutgase exakt ermittelt werden.

So gilt bei Früh- und Termingeborenen der Abfall der Sauerstoffspannung unter 50 mmHg bei einer inspiratorischen Sauerstoffkonzentration von über 60 % allgemein als Indikation zur mechanischen Beatmung. Gleiches gilt für den akuten Anstieg des Kohlendioxidpartialdrucks auf über 55 mmHg.

Weitere Indikationen für den Einsatz der künstlichen Beatmung sind

- die prophylaktische Beatmung nach kardiochirurgischen und nach Oberbauchoperationen (Omphalozele; Gastroschisis),
- die Energieeinsparung bei Schockzuständen sowie
- die therapeutische Hyperventilation (z. B. beim Kind mit Schädel-Hirn-Trauma; Vergiftungen mit halogenierten Kohlenwasserstoffverbindungen).

3.1.3 Durchführung

Intubation

Zur Durchführung einer künstlichen Beatmung muß das Kind in der Regel intubiert werden. Die Beatmung stellt also die häufigste Indikation für eine Intubation dar. Weitere Indikationen zur Intubation von Kindern sind das Offenhalten der Atemwege bei Atemwegsobstruktionen (z. B. Krupp, Epiglottitis, Fremdkörperaspiration) sowie die Protektion der Atemwege bei unzureichenden Schutzreflexen (z. B. schwere zerebrale Störung, Narkose) oder bei erhöhter Aspirationsgefahr (z. B. bei Magenspülungen).

Die orale Intubation sollte akuten Notfällen vorbehalten bleiben. Bei längerdauernder Intubation ist der nasotracheale Zugang als obligatorisch anzusehen. Nasale Tuben werden vom Kind besser toleriert, können fest fixiert werden, reiben weniger an der Trachealschleimhaut und erlauben zudem die orale Nahrungsaufnahme.

Tracheotomie

Die Tracheotomie, d. h. die operative Öffnung der Luftröhre mit Einlegen einer Kanüle, wird bei Kindern nur dann vorgenommen, wenn eine langdauernde Intubation (viele Wochen bis Monate) zu erwarten ist (z. B. Verbrennungen im Gesichtsbereich, hohe Querschnittsläsion, schwere Lungenparenchymveränderung) oder wenn eine Obstruktion im oberen Respirationstrakt vorliegt (z. B. Tracheomalazie, kongenitale Stenosen). Eine Tracheotomie sollte möglichst immer als geplante Operation durchgeführt werden. Notfallmäßige Eingriffe (dann in Form einer sog. **Koniotomie**, s. S. 669) sollten extrem selten sein (z. B. schwerste Epiglottitis, Glottisödem). Als Komplikationen einer Tracheotomie können Blutungen, mechanische Schädigungen der Luftröhre, Obstruktionen und unbeabsichtigtes Herausfallen der Kanüle auftreten. Hierbei sind besonders Kinder unter 2 Jahre gefährdet (s. auch S. 669).

Beatmungsgeräte

Die vielen heute auf dem Markt befindlichen Beatmungsgeräte können unter verschiedenen Gesichtspunkten eingeteilt werden; z. B. nach der Art des Antriebs (pneumatisch; elektronisch), nach dem Auslösemechanismus der Inspiration (s. Beatmungsformen) oder nach der Steuerung, d. h. dem Wechsel von Inspiration nach Exspiration.

Letzteres erlaubt die Einteilung in drei Haupttypen:

- druckgesteuerte Respiratoren,
- volumengesteuerte Respiratoren,
- zeitgesteuerte Respiratoren.

Die *druckgesteuerten Geräte* führen so lange ein Gasgemisch in der Einatmungsphase zu, bis der eingestellte Beatmungsdruck erreicht ist. Liegen hohe Atemwegswiderstände vor, so wird rasch der eingestellte Druck erreicht, noch ehe ein ausreichend großes Gasvolumen zugeführt wurde. Druckgesteuerte Geräte werden in der Pädiatrie nur noch selten verwendet.

Ein *volumengesteuertes Gerät* gibt ein festeingestelltes Atemzugvolumen an den Patienten ab, unabhängig von den vorliegenden Atemwegswiderständen. Sind letztere groß, so kann der Beatmungsdruck erheblich ansteigen. Das Atemzugvolumen wird aber immer annähernd konstant gehalten. Dieser Gerätetyp, der finanziell sehr aufwendig ist, wird bei älteren Kindern häufig verwendet.

Bei *zeitgesteuerten Beatmungsgeräten* beginnt die Exspirationsphase dann, wenn die vorgegebene Inspirationszeit beendet ist.

Die weitere Arbeitsweise hängt dann davon ab, ob zusätzlich ein konstantes Atemzugvolumen oder ein konstanter Gasfluß eingestellt wird. Zeitgesteuerte Geräte mit einem kontinuierlichen Gasfluß sind heute die Beatmungsgeräte der ersten Wahl für Frühgeborene, reife Neugeborene und Säuglinge bzw. junge Kleinkinder (bis etwa 20 kg KG).

Beatmungsformen

Die künstliche *Beatmung* kann in Form der

- kontrollierten intermittierender Überdruckbeatmung (IPPV = intermittent positive pressure ventilation) oder der in der Pädiatrie besonders erwünschten
- intermittierend befehlenden Beatmung (IMV = intermittent mandatory ventilation) durchgeführt werden.

Kontrollierte intermittierende Überdruckbeatmung: Bei der kontrollierten Überdruckbeatmung erhält das Kind von dem Beatmungsgerät in festgelegten Zeitintervallen Beatmungshübe, ohne daß das Kind darauf einen Einfluß nehmen könnte. Während der Inspiration und bis zum Ende der Exspiration herrscht dabei in den Atemwegen ein positiver Druck. Vom Ende der Exspiration bis zum Beginn der nächsten Inspiration herrscht atmosphärischer Druck. Dem Patienten wird dabei die Atemarbeit voll abgenommen.

Intermittierend befehlende Beatmung: Bei der intermittierend befehlenden Beatmung (mit kontinuierlichem Gasstrom in den Geräten für Neugeborene und Säuglinge) kann das Kind spontan atmen, erhält aber zusätzlich vom Gerät fest eingestellte Beatmungshübe.

Da letztere langsam reduziert werden können, ist damit eine schonende Entwöhnung vom Beatmungsgerät gewährleistet.

Bei beiden Beatmungsformen kann mit einem positiven endexspiratorischen Druck (PEEP) beatmet werden. Dadurch, daß am Ende der Exspiration der Druck in den Atemwegen nicht auf Null abfällt, werden die Alveolen daran gehindert zu kollabieren.

Atemhilfe (kontinuierlich erhöhter Atemwegsdruck = CPAP)

Wird einem *spontan atmenden Kind* über einen Tubus oder eine Maske kontinuierlich ein Gasgemisch mit einem kontinuierlichen Gasfluß zugeführt, so erzeugt dies einen kontinuierlichen positiven Druck in den Atemwegen dieses Kindes (continuous positive airway pressure = CPAP).

Der Haupteffekt dieser Technik ist wohl dabei, daß die Lungenalveolen am Ende der Exspiration wegen des noch immer herrschenden positiven Drucks nicht kollabieren können. Dies begünstigt den Gasaustausch in den Lungen, vor allem den des Sauerstoffs. Dadurch wird die Sauerstoffversorgung verbessert, der Sauerstoffpartialdruck im arteriellen Blut steigt an.

Indiziert ist dieses Verfahren beim Vorliegen eines leichten Aemnotsyndroms, bei Apnoeanfällen bei Frühgeborenen und zum Entwöhnen vom Beatmungsgerät nach Langzeitbeatmung.

Da hierbei die Spontanatmung Grundvoraussetzung ist, spricht man bei dieser Technik auch von einer Atemhilfe im Gegensatz zur künstlichen Beatmung. Die Kinder können dabei endotracheal intubiert sein oder die Tubusspitze wird nur wenige Zentimeter in die Nase vorgeschoben. Bei letzterem spricht man vom *Nasen-CPAP.*

Sauerstoff

Häufig ist mit der künstlichen Beatmung auch die Zufuhr höherer Saurstoffkonzentration verbunden.

> Sauerstoff ist aber in einer Konzentration von über 21 % als ein Medikament zu betrachten. Die Verabreichung eines Gasgemisches mit mehr als 21 % Sauerstoff muß deshalb wohlbegründet sein und ständig überwacht werden.

Die zugeführte Sauerstoffkonzentration, die immer gemessen werden muß, wird so gewählt, daß die arterielle Sauerstoffspannung zwischen 50 und 60 mmHg bei Neugeborenen und zwischen 60 und 80 mmHg bei Kleinkindern liegt. Blutgasanalysen sind also absolut notwendig.

Eine wesentliche Hilfe bietet hierbei die Möglichkeit der kontinuierlichen Registrierung der *transkutan gemessenen Sauerstoffsättigung* und der *transkutanen Sauerstoffspannung,* letzteres besonders bei Neu- und Frühgeborenen. Die größten Gefahren einer zu hohen Sauerstoffzufuhr stellen Augen- und Lungenschädigungen dar. Erstere treten bei Frühgeborenen im Sinne einer *Retinopathia praematurorum* (Retinopathie der Frühgeborenen) auf. Letztere können bei Kindern aller Altersstufen in Form der Beatmungslunge *(bronchopulmonale Dysplasie)* vorkommen.

Komplikationen

Jede künstliche Beatmung birgt erhebliche Risiken in sich (Tab. 24.4). Die Zahl der möglichen Komplikationen kann dabei nur klein gehalten werden, wenn ein zahlenmäßig ausreichendes und hochqualifiziertes Personal die Betreuung von beatmeten Kindern wahrnimmt.

Tabelle 24.4 Häufige Komplikationen im Rahmen der künstlichen Beatmung.

1. Intubation – Extubation
   zu lange Intubationsversuche
   Fehllage des Tubus
   Stridor nach Extubation
2. Endotracheale Tuben
   Tubusverschluß
   Dekonnektion
   Spontane Extubation
   Nasennekrose
3. Beatmungsgerät
   defektes Beatmungsgerät
   Ausfall der Alarmanlage des Beatmungsgerätes
   fehlerhafte Einstellung des Beatmungsgerätes
   inadäquate Anfeuchtung und Erwärmung der Atemgase
4. Lunge
   Pneumothorax
   Atelektasen
   Infektionen (Pneumonie, Sepsis)
   Beeinträchtigung der Herz-Kreislauf-Funktion
   Beatmungslunge (bronchopulmonale Dysplasie)

3.2 Totale parenterale Ernährung

3.2.1 Einleitung

Unter einer totalen parenteralen Ernährung versteht man die ausschließlich intravenöse Zufuhr adäquater Mengen an Wasser, Nahrungsbausteinen, Kalorien, Mineralstoffen, Vitaminen und Spurenelementen.

Indiziert ist diese unphysiologische Art der Nahrungszufuhr bei den Kindern, bei denen eine Nahrungs- und Flüssigkeitsaufnahme über den Magen-Darm-Trakt über längere Zeit unmöglich ist. Verschiedene Krankeitsbilder, bei denen dies zutrifft, sind in Tabelle 24.5 aufgelistet.

Tabelle 24.5 Verschiedene Krankheitsbilder, bei denen eine totale parenterale Ernährung notwendig ist.

Anomalien des Magen-Darm-Kanals
Gastroschisis
Omphalozele
nekrotisierende Enterokolitis
Kurzdarm nach Darmresektion
chronische, therapieresistente Durchfallserkrankung
Malabsorptionssyndrome
entzündliche Darmerkrankungen (ulzeröse Kolitis, Morbus CROHN)
schwere Verbrennungen

3.2.2 Zusammensetzung der totalen parenteralen Ernährung

Bei der Herstellung der Infusionslösungen für eine totale parenterale Ernährung muß darauf geachtet werden, daß in ausreichender Menge Wasser, Elektrolyte, Kalorien, Nahrungsbausteine (Kohlenhydrate, Eiweiß, Fett), Vitamine und Spurenelemente zugeführt werden. Ausreichend heißt dabei für das Kind, daß neben allen Stoffwechselvorgängen und Gewebereparationen auch das Wachstum (z. B. des Gehirns) regelrecht ablaufen kann.

Flüssigkeitsbedarf

Der physiologische Verlust an Wasser erfolgt vorwiegend über Niere, Lunge und Haut. Die unsichtbare Wasserausscheidung von Lunge und Haut wird als *Perspiratio insensibilis* bezeichnet. Sie ist routinemäßig nicht meßbar, sondern kann nur überschlagmäßig errechnet werden. Fieber und erhöhte Außentemperaturen *(Schweiß)* lassen den Flüssigkeitsverlust zusätzlich ansteigen und müssen bei der Berechnung berücksichtigt werden. Die hierzu notwendige Menge sowie Flüssigkeitsverluste über Drainagen und dergleichen, die ersetzt werden müssen, werden als *„Ersatzbedarf"* zusammengefaßt. Der Verlust über die Niere wird durch die *Urinmessung* erfaßt.

Der tägliche Gesamtflüssigkeitsbedarf setzt sich also aus

- der Urinmenge,
- der Perspiratio insensibilis und
- dem „Ersatzbedarf" zusammen.

Tabelle 24.6 Annähernder Wasserbedarf unter Normalbedingungen. (Aus: Wiemers, K., Kern, E., Günther, M., Burchardi, H.: Postoperative Frühkomplikationen. Thieme, Stuttgart 1969.)

Alter	Körpergewicht in kg	Körpergröße in cm	Körperoberfläche in m^2	Gesamtbedarf in 24 Std. in ml	Wasserbedarf pro kg Körpergew. in 24 Std. in ml
3 Tage	3,0	50	0,21	250–300	80–100
10 Tage	3,4	50	0,21	400–500	125–150
3 Monate	5,7	60	0,29	750–800	140–160
9 Monate	8,6	70	0,39	1100–1250	125–145
2 Jahre	12,5	87	0,53	1350–1500	115–125
4 Jahre	16,5	103	0,67	1600–1800	um 100
6 Jahre	20,0	117	0,81	1800–2000	90–100
10 Jahre	28,7	138	1,05	2000–2500	70–85
14 Jahre	47,0	160	1,50	2500–2700	50–60

Annäherungswerte – abzüglich des Ersatzbedarfes – in Abhängigkeit vom Lebensalter, Körpergewicht und Körperoberfläche sind in Tabelle 24.6 wiedergegeben.

Elektrolyte

Die Aufrechterhaltung des Wasserhaushalts ist nur bei Anwesenheit von Elektrolyten möglich. Störungen des Elektrolythaushalts, insbesondere des Natriums, führen gleichzeitig zu schweren Veränderungen der Wasserverteilung. Größere Verluste an Elektrolyten müssen daher zusätzlich zu dem täglichen Erhaltungsbedarf an Natrium, Kalium, Chlor, Kalzium, Magnesium und Phosphor unbedingt ersetzt werden. Hierzu kann der Verlust an Salzen direkt in den Sekreten bestimmt oder Normalwerttabellen entnommen werden. Eine Berechnung der zu ersetzenden Menge ist auch mit Einschränkung anhand der Serumwerte, bezogen auf die extrazelluläre Flüssigkeit, möglich.

Kohlenhydrate und Kalorienbedarf

Die Kohlenhydrate stellen den Hauptenergielieferanten dar. Die täglich benötigte Kalorienmenge errechnet sich aus dem bekannten Altersbedarf. Er ist relativ hoch im Säuglingsalter nach dem 3. Lebenstag, nämlich 100–130 Kalorien/kg/Tag, und verringert sich etwa alle 3 Jahre um 10 Kalorien/kg/Tag; so beträgt der Kalorienbedarf bei 4- bis 6jährigen noch 80–90 und bei 10- bis 12jährigen 60–70 Kalorien/kg/Tag. Unterschreiten der Bedarfsmenge bedeutet immer einen Abbau körpereigener Substanzen. Zusätzlich muß ein erhöhter Kalorienbedarf durch Fieber, körperliche Unruhe und ähnliches berücksichtigt werden.

In der parenteralen Ernährung vor allem von Frühgeborenen, Termingeborenen und Säuglingen – aber auch später im Leben – sollte wegen der möglicherweise vorliegenden Fruktoseintoleranz als Kohlenhydrat nur noch Glukose Verwendung finden. Sie kann in einer Menge von maximal bis zu 25 g/kg/Tag verabreicht werden. Wichtig ist dabei, streng darauf zu achten, daß die kontinuierliche Glukosezufuhr nie unterbrochen wird, da ansonsten schwerwiegende Hypoglykämien auftreten können.

Handelsübliche Glukoselösungen liegen in der Konzentration von 5, 10, 20 und 40% vor. Leider können hochkonzentrierte Lösungen rasch zu Venenwandschädigungen führen.

Aminosäuren

Die Aminosäuren sind die Bausteine der Eiweißmoleküle (Proteine). Sie sind deshalb für den Aufbau von bestimmten Gewebsstrukturen, von Enzymen und Hormonen absolut notwendig. Da der Organismus weder über Eiweiß- noch über Aminosäurendepots verfügt, ist eine permanente Aminosäurenzufuhr erforderlich. Die Synthese von Proteinen aus den Aminosäuren erfordert viel Energie, die durch den Abbau von Kohlenhydraten und Fett bereitgestellt wird. Werden dem Körper zu wenig Kohlenhydrate und Fett zugeführt, so wird Eiweiß zur Energiegewinnung genutzt. Dies führt zum Abbau des eigenen Gewebes, was unter allen Umständen verhindert werden muß. Die tägliche Aminosäurenzufuhr, die bei Säuglingen und Kleinkindern größer als im späteren Lebensalter sein muß, beträgt etwa 1–2 g/kg Körpergewicht. Verwendet werden Aminosäurelösungen, die möglichst eine Zusammensetzung haben sollten, die entweder dem für das Lebensalter normalen menschlichen Plasma angeglichen ist oder durch Bedarfsuntersuchung bestimmt wurde. Insbesondere betrifft dies die sog. *essentiellen Aminosäuren.*

Fett

Seitdem geeignete Emulsionslösungen (Grundsubstanz: Sojabohnen- oder Baumwollsaatöl) zur Verfügung stehen, wird auch Fett bei der totalen parenteralen Ernährung mitverwendet. Fett liefert nämlich bei kleinen Volumina viele Kalorien: 1000 ml einer handelsüblichen 10%igen Fettlösung etwa 1200 Kalorien. Dies erlaubt selbst bei Kindern mit Flüssigkeitsrestriktion eine noch befriedigende Kalorienzufuhr. Darüber hinaus erfolgt mit der Fettzufuhr die Versorgung des Organismus mit den lebenswichtigen *essentiellen Fettsäuren.* Da bei einer zu reichlichen Fettinfusion das Fett gelegentlich nicht rasch genug verwertet werden kann, sollte die täglich zuzuführende Menge an Fett im Regelfall 2 g/kg Körpergewicht nicht überschreiten.

Vitamine und Spurenelemente

Total parenteral ernährte Kinder müssen auch in ausreichender Menge Vitamine (vor allem A, B-Komplex, C, E und K) und Folsäure erhalten. Darüber hinaus benötigen diese Kinder laufend Kupfer, Zink, Magnesium und Kobalt, die entweder in Form von Einzelinjektionen (z. B. Zinkaspartat) oder als Bestandteil von Plasma zugeführt werden. Auch Eisen muß in geeigneter Form zugegeben werden.

3.2.3 Infusionstechnik

Die totale parenterale Ernährung kann über periphere Venen oder über sog. zentrale, d. h. herznah gelegene Venen erfolgen. Der periphere Zugang stellt das weitaus risikoärmere Verfahren dar. Nachteilig ist jedoch dabei, daß Zucker – der wichtigste Energielieferant – nicht in höheren Konzentrationen zugeführt werden kann. Dies ist nur über zentralgelegene Katheter möglich. Diese liegen in den Hohlvenen.

Eingeführt werden diese Katheter über die V. jugularis interna, über die V. subclavia oder über Armvenen. Dabei werden diese Venen entweder direkt durch die Haut punktiert oder in seltenen Fällen mittels einer Venae sectio freigelegt. Das Legen und das Verweilen derartiger zentraler Katheter sind in ungeübten Händen mit einem deutlich höheren Risiko behaftet als periphere Zugänge. Neben Fehllagen und Verstopfen der Katheter sowie Thrombosierungen der zentralen Venen sind hier vor allem das Auftreten von schweren Infektionen wie Bakteriämie und Sepsis zu befürchten. Nur absolut steriles Vorgehen läßt letztere Komplikationen vermeiden.

3.2.4 Überwachung

Die Durchführung einer totalen parenteralen Ernährung erfordert auch eine intensive kontinuierliche Überwachung. Neben laufender Kontrolle der Zugangswege müssen Ein- und Ausfuhr registriert werden. Eventuell täglich, mindestens mehrmals wöchentlich, müssen die Spiegel von Blutzucker, Elektrolyten, Eiweiß, Harnstoff, Ammoniak, Triglyzeriden, Cholesterin, Bilirubin und Transaminasen im Blut bestimmt werden. Blutbildkontrollen und Bestimmungen des Säure-Basen-Haushaltes sind ebenfalls häufig erforderlich. Darüber hinaus ist es aber auch wichtig, sich über den Erfolg der totalen parenteralen Ernährung zu orientieren, d. h., wie die Gewichtszunahme, das Längenwachstum, das Kopfumfangswachstum und die Zunahme der Hautfaltendicke verlaufen.

Weiterführende Literatur

Emmrich, P., F. C. Sitzmann, H. Truckenbrodt: Kinderärztliche Notfälle. Thieme, Stuttgart 1989

Gersmeyer, E., E. C. Yasargil: Schock und hypotone Kreislaufstörungen. Thieme, Stuttgart 1978

Hossli, G. R. Jenny: Grundlagen 1 der Anästhesiologie und Intensivbehandlung für Schwestern und Pfleger. Huber, Bern 1989

Lawin, P.: Praxis der Intensivehandlung. Thieme, Stuttgart 1993

Menzel, K., J. Frenzel: Erkrankungen des Neugeborenen. Thieme, Stuttgart 1988

Obladen, M.: Neugeborenenintensivpflege. Springer, Berlin 1995

Rogers, M. C.: Textbook of Pediatric Intensive Care. Williams and Wilkins, Baltimore 1992

Schranz, D.: Pädiatrische Intensivmedizin. Fischer, Stuttgart 1993

Stopfkuchen, H.: Pädiatrische Intensivpflege. Wissenschaftliche Verlagsgesellschaft, Stuttgart 1997

Stopfkuchen, H.: Notfälle im Kindesalter. Wissenschaftliche Verlagsgesellschaft, Stuttgart 1997

Stopfkuchen, H., A. Queisser-Luft, G. Simbruner: Neonatologie. Wissenschaftliche Verlagsgesellschaft, Stuttgart 1995

25. Teil Kinderchirurgie

HANS GEORG DIETZ

1 Allgemeiner Teil

Die Aufgabe der **Kinderchirurgie** ist die Behandlung der chirurgischen Erkrankungen des Kindesalters, ausgegliedert sind die Kardiovaskularchirurgie und die Tumorneurochirurgie.

Im Rahmen der Spezialisierung der chirurgischen Teilgebiete wurde 1992 der **Facharzt für Kinderchirurgie** von der Bundesärztekammer beschlossen.

Entsprechend der Entwicklung in der Erwachsenenchirurgie werden in der Kinderchirurgie die Subspezialisierungen gefördert und entsprechende Zentren gebildet.

1.1 Wundlehre

Die Wundheilung nach Verletzungen oder auch chirurgischen Eingriffen steht im Zentrum des Interesses der Chirurgen aller Zeiten. Die Wundbehandlung gehört zu den ältesten ärztlichen Handlungsweisen überhaupt.

Wundformen

Eine Wunde kann in einer *oberflächlichen Hautabschürfung (Exkoriation)* bestehen, sie kann aber auch die Haut völlig durchtrennen *(Hautwunden)* oder auch unter Mitverletzung weiterer Gewebeschichten in die Tiefe dringen *(tiefe Wunde)* oder sogar Körperhöhlen *(Schädel, Brustraum, Bauchhöhle)* eröffnen *(penetrierende Wunde)*. Es können entsprechend der Verursachung in der Gewalteinwirkung folgende Wundformen unterschieden werden:

Schnittwunden. Sie entstehen durch die Einwirkung *scharfer Gegenstände* (z.B. Messer). Die Schnittränder sind glatt, und die Blutung ist meist erheblich. Die Gewebezerstörung ist jedoch von untergeordneter Bedeutung, so daß Schnittwunden eine sehr gute Heilungstendenz besitzen.

Quetschwunden. Quetschwunden entstehen durch *stumpfe Gewalt,* z.B. durch Stockschlag oder Anpralltrauma. Durch den Unfallmechanismus kann es zu erheblichen, unregelmäßig zerfetzten oder oft unterminierten Wunden kommen. Die Wundränder sind gequetscht, blutunterlaufen und durch Beeinträchtigung der Durchblutung ernährungsgestört. Derartige Wunden bluten oft erstaunlich wenig, sie sind aber sehr anfällig für Infektionen.

Stichwunden. Diese Wunden entstehen durch einen *spitzen Gegenstand,* der in das Gewebe eindringt. Solche Stichwunden können äußerlich harmlos wie eine kleine Schnittwunde aussehen, ihre Gefährlichkeit besteht aber darin, daß in der Tiefe Gefäße oder Nerven zerschnitten oder eine Körperhöhle eröffnet und innere Organe verletzt sein können.

Pfählungswunden. Pfahlungswunden entstehen dadurch, daß Kinder etwa beim Sturz von einem Baum z.B. von einer Zaunlatte *aufgespießt* werden. Diese Wunden sind deshalb so gefährlich, weil meist zerrissene und tiefe (penetrierende) Wunden entstehen und dabei Fremdkörper, z.B. Kleiderfetzen oder Holzsplitter in die Tiefe verschleppt werden.

Schußwunden. Sie verursachen kleine äußere, aber auch starke innere Verletzungen und sind in unserem Kulturkreis, aber speziell im Kindesalter sehr selten.

Bißwunden. Häufig und z. T. sehr entstellend sind Tierbißwunden, wobei hier vor allem eine sehr hohe Infektionsgefahr besteht.

Wundheilung

Glatte, saubere Wundränder, die nicht klaffen, verschließen sich rasch, zunächst durch einen oberflächlichen Schorf. Der schmale Wundspalt schließt sich innerhalb von 6 bis 8 Tagen durch eine schmale zarte Narbe. Man nennt diesen Vorgang die **primäre Wundheilung.** Klaffen die Wundränder, so wird der Defekt von einem empfindlichen Bindegewebe (Granulationsgewebe) langsam ausgefüllt, die anschließende Überhäutung erfolgt vom Rand her. Es bleibt eine flächige Narbe zurück. Man spricht in solchen Fällen von einer **sekundären Wundheilung.** Bei zerfetzten Wunden muß zuerst das nicht mehr durchblutete, nekrotische Gewebe abgestoßen werden, ehe das Granulationsgewebe einwachsen und schließlich die Überhäutung stattfinden kann. Die Wundheilung verläuft in 3 Prozessen, in der *Granulation, der Wundkontraktion und der Epithelialisierung.*

Wundinfektion

Wundinfektionen sind wichtigster Grund für eine **Wundheilungsstörung.** Die Ursache einer Wundinfektion ist der Zusammenbruch der natürlichen Abwehrkräfte gegen verunreinigende Bakterien. Prinzipiell sind zwar alle Wunden mit Bakterien verunreinigt, jedoch sind die Abwehrkräfte des Organismus meist in der Lage, die Bakterien unschädlich zu machen. Bei schlecht durchbluteten Geweben aber (z. B. bei Quetschwunden) oder bei allgemeiner Abwehrschwäche (auch z. B. Diabetes, Cortisontherapie, Zytostatikatherapie) oder bei besonderen Erregern kann es dennoch zu eitrigen Wundinfektionen kommen. Liegt eine Wundinfektion vor, so muß unverzüglich eine breite *Wundspaltung* durchgeführt werden, so daß Sekret und Eiter abfließen können. Die Wunde kann nach Infektsanierung sekundär versorgt werden.

Wundbehandlung

Ziel der *Wundbehandlung* ist es, eine möglichst gute Voraussetzung für die primäre Wundheilung zu schaffen. Dies gelingt meist sehr leicht bei den glatten Schnittwunden sowohl durch Naht wie durch Wundklebung.

Wichtig ist die rasche und unverzügliche Wundversorgung **innerhalb der ersten 6 Stunden** nach Verletzung, da dies dann die beste Voraussetzung für eine ungestörte primäre Wundheilung bedeutet.

Bei gequetschten und gefaserten Wunden ist eine Wundausschneidung nötig, die das zerstörte und gequetschte Gewebe entfernt, so daß überall glatte und gut durchblutete Wundränder geschaffen werden, die problemlos dann durch eine Naht vereinigt werden können. Bei Stichwunden wie auch bei Pfählungswunden muß der Stichkanal erweitert und bis zu Ende verfolgt werden, hier sind Verletzungen der Tiefe zu erkennen und zu versorgen. Bei den penetrierenden Stichwunden muß die getroffene Körperhöhle geöffnet und inspiziert werden, um auszuschließen, daß innere Organe mit verletzt worden sind. Die oben angeführten Maßnahmen dürfen aber erst in der Klinik durchgeführt werden.

Tetanusprophylaxe

Nach jeder Verletzung mit Hautwunden kann es zu einem *Wundstarrkrampf (Tetanus)* kommen. Saubere glatte Wunden bergen jedoch eine geringere Gefahr als Quetschwunden und stark verschmutzte Wunden wie z. B. bei landwirtschaftlichen Unfällen.

Die heutzutage übliche Tetanusprophylaxe besteht in der zunächst sorgfältigen örtlichen Wundbehandlung. Entscheidend aber ist auch die *Tetanusimpfung,* die bereits im Säuglingsalter durchgeführt wird. Nach einer kompletten Immunisierung ist in den ersten 5 Jahren nach einer erfolgten Tetanusimpfung auch im Verletzungsfalle keine weitere Impfung nötig. Näheres s. S. 328.

1.2 Chirurgische Infektionen

Wir unterscheiden unspezifische Infektionen, hervorgerufen durch banale *Eitererreger,* wie z. B. durch Staphylococcus aureus, und *spezifische Infektionen,* die durch Erreger verursacht werden, die dann besonders im histologischen Bild typische Infektionskrankheiten hervorrufen. Als Vertreter dieser Gruppe von spezifischen Infektionen seien die Tuberkulose und die Lues genannt. Bei den durch Bakterien bedingten Infektionen lassen sich verschiedene Formen unterscheiden.

Furunkel

Es handelt sich um eine eitrige Entzündung eines Haarfollikels und seiner Umgebung mit Nekrosebildung. Erreger sind meist Staphylokokken.

Karbunkel

Dies sind konfluierende Furunkel mit ausgeprägter Narbenbildung, meist im Nacken älterer Leute, bei Kindern ausgesprochen selten.

Abszeß

Es handelt sich um eine fokale Eiterbildung durch Gewebseinschmelzung. Der Abszeß ist durch einen Wall von Granulationsgewebe abgekapselt.

Phlegmone

Darunter verstehen wir eine diffuse und schwer abgrenzbare infiltrierende Gewebsentzündung ohne lokalisierbare Eiteransammlung.

Empyem

Eiteransammlung in einer präformierten Höhle wie z. B. im Pleuraraum, in der Gallenblase oder in einem Gelenk.

Lymphangitis

Diese entlang der Lymphbahnen fortschreitende Rötung und Verhärtung kann nach infizierten Wunden in der Peripherie auftreten. Die Lymphknotenstationen schwellen schmerzhaft an.

Panaritium

Unter diesem Begriff werden alle eitrigen Infektionen der Finger zusammengefaßt. Je nach Sitz und Ausdehnung werden besondere Formen unterschieden, z. B. das *Nagelbettpanaritium* mit Eiterbildung unter dem Fingernagel, das *Knochenpanaritium* mit eitriger Entzündung eines Fingerknochens, das *Gelenkpanaritium,* und das *Sehnenscheidenpanaritium.*

Allen diesen eitrigen Infektionen ist gemeinsam, daß sie neben den von Ort zu Ort wechselnden Zeichen der lokalen Entzündung (Schmerzen, Hautrötung, Schwellung, Erwärmung) oft erhebliche Allgemeinreaktionen und besonders dann auch Fieber hervorrufen. Es ist ein alter Grundsatz der Chirurgie, daß Eiteransammlungen nicht belassen werden dürfen. Überall dort, wo sich Eiter gebildet hat, muß durch Spaltung eines Abszesses, durch Drainage eines Empyems bzw. durch Eröffnung eines Panaritiums die chirurgische Sanierung erfolgen. Bleibt nämlich ein Eiterherd im Körper bestehen, so liegt die Gefahr der Bildung einer Blutvergiftung vor (Sepsis). Die **Sepsis** ist ein äußerst schweres Krankheitsbild, das durch raschen Fieberanstieg mit Schüttelfrost und körperlichem Verfall einhergeht. Bei jungen Säuglingen verläuft eine Sepsis oft viel weniger dramatisch, sie ist im Beginn nur durch sorgfältige Beobachtung zu erkennen (Blässe, Trinkunlust, Unregelmäßigkeit der Atmung). Infolge einer Sepsis kann es zu Eiteransiedlung in entfernten Organen kommen, septische Absiedlungen können in Knochen, Niere, Gehirn und Lunge wie auch Leber entstehen.

Gasbrand

Eine äußerst gefährliche aber heute sehr seltene Erkrankung ist der Gasbrand. Der Erreger ist der Gasbrandbazillus (Clostridium perfringens), der weit verbreitet ist. Dieser Erreger gehört zu den Anaerobiern, einer Bakteriengruppe, die nur unter Sauerstoffmangel gedeihen kann. Aus diesem Grunde sind schlecht durchblutete Wunden nach Gewebezertrümmerung, wo der Luftzutritt verwehrt ist, besonders gefährdet.

Krankheitsbild: Mit dramatischer Geschwindigkeit kommt es nach einer nur wenige Stunden bis zu 5 Tagen dauernden Inkubationszeit zur Bildung von *Gas im Gewebe* der Wundumgebung und zum Ödem. Das Gewebe, insbesondere die Muskulatur, zerfällt unter der Wirkung der Bakterientoxine. Der Patient erleidet heftige Schmerzen, eine toxische Allgemeininfektion tritt ein.

Behandlung: Die Behandlung einer Gasbrandinfektion muß durch rasche und *breite Öffnung* der gesamten Wunde und Ausschneiden der befallenen nekrotischen Gewebsabschnitte erfolgen. Als weitere Maßnahme kommt eine hoch dosierte *Penicillinbehandlung* hinzu.

Wundstarrkrampf (Tetanus)

Aufgrund der regelmäßigen Tetanusschutzimpfung und der doch weitgehend guten Akzeptanz dieser Maßnahme ist auch die Wundstarrkrampferkrankung, hervorgerufen durch das Clostridium tetani, äußerst selten. Die Inkubationszeit der Infektion beträgt 2 bis 14 Tage (bis zu mehreren Wochen). Je kürzer die Inkubationszeit, desto schwerer ist der Verlauf der Erkrankung. Die Erreger können einen Giftstoff bilden, der sich entlang der Nerven zum Rückenmark ausbreitet.

Krankheitsbild: Nach einem uncharakteristischen Vorstadium (Unruhe, Schweißausbrüche, Kopfschmerzen, Licht- und Lärmempfindlichkeit) kommt es zu *schmerzhaften, tonischen Muskelkrämpfen,* die zunächst in der Kaumuskulatur beginnen (Trismus) und dann die Rückenstrecker, die Extremitätenmuskulatur und manchmal auch das Zwerchfell befallen. Die Krampfanfälle werden schon durch geringfügige Reize ausgelöst.

Behandlung: Trotz der Fortschritte in der Behandlung (Intensivtherapie mit Beatmung) ist die Sterblichkeit auch heute noch sehr hoch, sie liegt jedoch deutlich unter 50%.

1.3 Parenterale Ernährung

Eine parenterale Ernährung bedeutet die Zufuhr der notwendigen Energie und Baustoffe über ein *implantierbares Kathetersystem* in das *Venensystem.* Eine parenterale Ernährung ist bei den Patienten angezeigt, die über einen längeren Zeitraum nicht oder nicht genügend Nahrung über den Magen-Darm-Trakt aufnehmen können. In der Kinderchirurgie sind es oftmals Neugeborene und Säuglinge mit angeborenen Darmerkrankungen, wie Darmatresien, oder Kinder mit einem sog. Kurzdarmsyndrom, bei denen durch vorangegangene Operationen wegen Entzündungen oder Verdrehungen Darmabschnitte entfernt werden mußten. Bei älteren Kindern kann nach schwerem Trauma oder nach entzündlichen Erkrankungen wie der Colitis ulcerosa, der CROHN-Enteritis oder bei einer akuten oder chronischen Erkrankung der Bauchspeicheldrüse diese parenterale Ernährung notwendig werden. Die **totale parenterale Ernährung (TPE)** bedeutet die ausschließliche Ernährung des Patienten über intravenös zugeführte Energie- und Aufbaustoffe. Voraussetzung für eine parenterale Ernährung sind ein zentralvenöser Zugang, ein ausgewogenes Infusionsprogramm und ein optimales Monitoring. Da bei der parenteralen Ernährung natürliche Regulative entfallen, muß es selbstverständlich zu einer genauen Kontrolle der zugeführten Stoffe und dann der Stoffwechselprodukte kommen.

Die parenterale Ernährung hat eine große Bedeutung in der Behandlungsstrategie der Intensivpatienten, sie birgt aber auch große Gefahren und Komplikationsmöglichkeiten.

Gefährlichste Komplikation der parenteralen Ernährung ist die *Kathetersepsis:* durch Verschleppung von Keimen über den zentralen Zugang kommt es zu schweren Infektionen.

Implantierte Katheter sind immer keimbesiedelt, und es werden eine Unzahl von Anstrengungen bei Implantation und Pflege dieser Systeme durchgeführt, um der Kathetersepsis entgegenzuwirken. Weitere Komplikationen der Katheter sind die *Thrombose* und die *sekundäre Dislokation der Katheter mit Perforation.*

Prinzipiell kann auch die parenterale Ernährung neben den „mechanischen" und bakteriologischen Komplikationen zu Stoffwechselstörungen insbesondere im Bereich des Leberstoffwechsels führen, die dann in *Leberschädigungen* enden.

Implantierte Kathetersysteme

Voraussetzung für eine längerfristige parenterale Ernährung, sei sie nun teilweise oder total, sind implantierbare Kathetersysteme, die entweder ausgeleitet oder mit einem Reservoir subkutan plaziert sind. Entsprechende Kathetersysteme sind auch in der pädiatrischen Onkologie notwendig, hier werden allerdings über das Kathetersystem langfristige Chemotherapien durchgeführt, es dient in aller Regel nicht der parenteralen Ernährung.

Broviac- und Hickmann-Katheter. Diese Kunststoffkatheter können aufgrund ihrer Materialeigenschaften reizlos in der Blutstrombahn liegen. Sie werden operativ über eine periphere Vene, entweder Halsvenen, Oberarmvenen oder Leistenvenen, in die obere Hohlvene vorgeschoben. Die Katheter werden in der Regel nach chirurgischer Freilegung der Vene vorgeschoben; bei kleinlumigen Venen werden diese ligiert, bei großlumigen Venen werden die Katheter eingeführt und die Venenwand mittels einer Tabaksbeutelnaht abgedichtet. Die Lage der Katheterspitze wird bereits intraoperativ röntgenologisch kontrolliert. Der Katheter wird von der Eintrittsstelle in die Vene auf eine Strecke von mehreren Zentimetern *unter die Haut getunnelt,* dies verhindert einerseits eine Lageänderung des Katheters, und zum anderen bietet dieser lange Hauttunnel einen guten Schutz gegen eine bakterielle Infektion. Die BROVIAC- und HICKMAN-Katheter besitzen an der Eintrittsstelle zu dem subkutanen Tunnel einen festen Muff aus Dacronfasern, wobei aus der Gewebeumgebung der Eintrittsstelle Gewebe in den Dacronfilz einwachsen kann. Die Katheter gibt es in den unterschiedlichsten Variationen sowohl im Lumen- wie auch im Röhrensystem (1 bis 3 Lumina). Heute können sowohl Neugeborene wie ältere Patienten mit diesen Kathetersystemen versorgt werden.

„Portsystem". Portsysteme arbeiten nach einem ähnlichen Prinzip, haben aber ein komplett implantiertes Kathetersystem. Zentrum der Portsysteme sind **punktierbare Infusionskammern,** die mit dem zentralen Katheter verbunden sind. Nach Implantation eines zentralvenösen Katheters, hier in der Regel über die Halsvenen, wird die Infusionskammer rechts oder links am Brustkorb oberhalb und seitlich der Mamille eingebracht. Nach röntgenologischer Lagekontrolle des Katheters und nach entsprechendem Hautverschluß kann dann die Infusionskammer perkutan mit einer *speziellen Nadel* (HUBER-Nadel) punktiert und Infusionen appliziert werden. Der Vorteil dieser Portsysteme besteht in dem geringen Infektionsrisiko, und zusätzlich können diese Systeme Monate oder sogar Jahre liegenbleiben. Der Patient ist trotz implantiertem Kathetersystem völlig mobil. Der Nachteil der Portsysteme, speziell bei kleineren Kindern, ist bei oftmals geringerem Weichteilmantel die überdimensionierte Infusionskammer, und kleine Kinder reagieren ängstlich auf die Punktion, die perkutane Perforation mit der Infusionsnadel. Letztendlich sind Portsysteme vor allem für größere Kinder und Erwachsene geeignet.

Tenckhoff-Katheter. Tenckhoff-Katheter sind in die Bauchhöhle implantierte Katheter, die in der Dialysebehandlung bei chronisch niereninsuffizienten Kindern große Bedeutung erlangt haben. TENCKHOFF-Katheter werden unterhalb des Nabels nach einer Tunnelung in den Peritonealraum eingebracht und über eine Strecke von 2 bis 3 cm zwischen Bauchfell, Muskulatur und Haut positioniert. Das Ende des Katheters besteht in einem spiralig aufgeringelten perforierten Abschnitt, der einen großen Flüssigkeitsaustausch zuläßt. Der Vorteil dieser Kathetersysteme ist die Möglichkeit auch der ambulanten Dialysebehandlung und zu einem späteren Zeitpunkt dann die Dialyse der Patienten selbst bzw. durch deren Eltern im häuslichen Milieu.

2 Spezielle Kinderchirurgie

2.1 Neugeborenenchirurgie

Eine Vielzahl von angeborenen Fehlbildungen oder Erkrankungen macht schon beim Neugeborenen operative Eingriffe erforderlich.

2.1.1 Angeborener Speiseröhrenverschluß (Ösophagusatresie)

Die Ösophagusatresie betrifft ca. 1 von 3000 Neugeborenen, wobei hier im Thorax die Speiseröhre nicht durchgängig ist. In der überwiegenden Zahl der Fehlbildungen liegt eine Verbindung zur Luftröhre vor, was wir als **ösophagotracheale Fistel** bezeichnen. Erklärt wird dieses Phänomen durch die Embryologie, da Speiseröhre und Luftröhre entwicklungsgeschichtlich engstens verbunden sind. Die 3 häufigsten Formen der Ösophagusatresie sind die des *oberen Blindsackes mit der unteren ösophagotrachealen Fistel in 85%,* der langstreckigen Ösophagusatresie ohne Fistel mit 10% und die der oberen und unteren ösophagotrachealen Fistel mit 2% (Abb. 25.1). Insgesamt kennen wir fast 50 Formen von Ösophagusfehlbildungen.

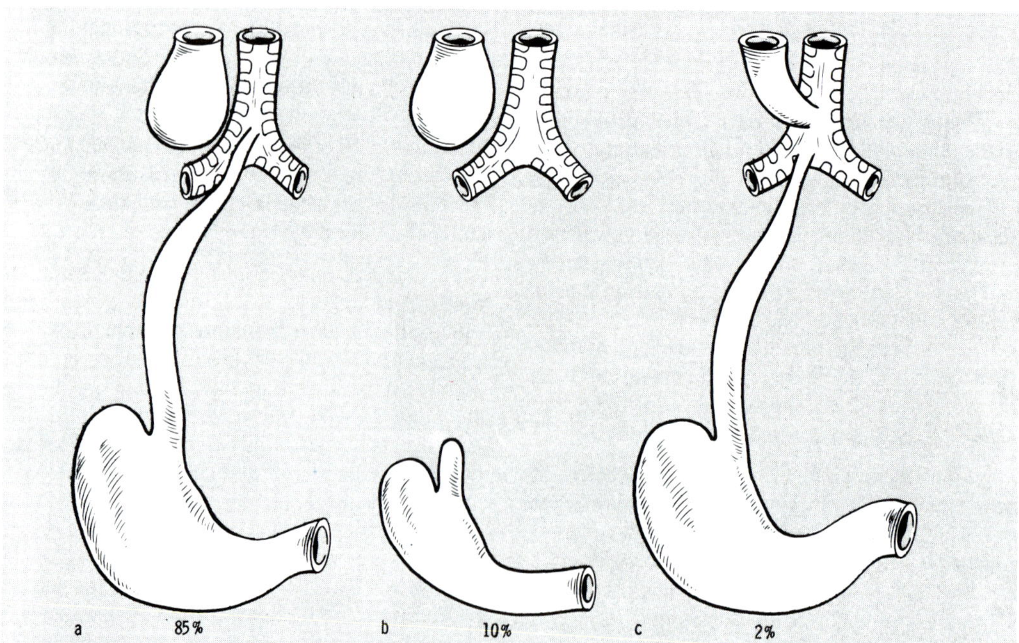

Abb. 25.1 a–c Die drei häufigsten Formen der Ösophagusatresie (Ansicht vom Rücken her).

Krankheitsbild: Erste Verdachtsdiagnose auf das Vorliegen einer Ösophagusatresie wird pränatal durch das Vorliegen eines **Hydramnions** gestellt.

Nach der Geburt können die Kinder ihren Speichel nicht herunterschlucken, und er läuft ihnen als blasig-schaumige Flüssigkeit aus dem Mund. Diese Babys verschlucken sich, husten und werden zyanotisch, und dies insbesondere dann, wenn aus Unkenntnis ein Trinkversuch gemacht wird.

Beim Schreien gelangt dann viel Luft über die Fistel in den Magen, der dadurch richtig aufgebläht wird. Besonders gefährlich ist das Zurückfließen von saurem Magensaft über den unteren Ösophagusanteil direkt in die Trachea, wobei es hier zu Erstickungsanfällen und durch die Magensaftaspiration zur lebensbedrohlichen Lungenentzündung kommen kann.

Diagnose: Um diesen Problemen vorzubeugen, ist die frühzeitige Diagnose von ganz besonderer Bedeutung. Jedem Neugeborenen muß daher initial nach der Geburt eine *weiche Sonde* durch die Nase *in den Magen* geschoben werden. Läßt sich auf dem Weg vom Nasen-Rachen-Raum in den Magen ein Stop feststellen, so muß eine Röntgenuntersuchung durchgeführt werden.

Behandlung: Ist nun die Diagnose einwandfrei gestellt, so muß unverzüglich operiert werden. Bis zum operativen Eingriff wird eine sog. **Schlürfsonde** in den Nasen-Rachen-Raum bis in den oberen Blindsack eingelegt, wobei kontinuierlich der gebildete Speichel abgesaugt wird. Dies dient der Verhinderung von Speichelaspirationen. Die Operation erfolgt heute auf einem retropleuralen Weg, d.h. das Brustfeld muß nicht eröffnet werden.

Üblicherweise wird nach einem Hautschnitt im 4. Rippenzwischenraum eingegangen, die Pleura mit Lunge abgedrängt, der obere Blindsack und der untere fisteltragende Speiseröhrenanteil dargestellt. Nach Absetzen der Fistel und deren Verschluß wird die Speiseröhre End-zu-End anastomosiert.

Zur frühzeitigen Ernährung dieser Kinder kann entweder über die Anastomose eine dünne Magensonde geschoben werden, oder man läßt über die primäre Anlage einer Gastrostomie die Ernährung frühzeitig beginnen. Zu beachten ist allerdings, daß in einem hohen Prozentsatz der Kinder mit Ösophagusatresie ein gastroösophagealer Reflux vorliegt. Dies kann zur Anastomosenstenose, zum Fistelrezidiv und zur Aspiration führen. Ca. 1 Woche nach dem operativen Eingriff wird die Durchgängigkeit der Speiseröhre röntgenologisch kontrolliert. Sollte sich eine Anastomosenstenose zeigen, so kann diese mittels einer Bougierungsbehandlung entsprechend aufgedehnt werden.

Ist die Entfernung nun zwischen den beiden Ösophagusstümpfen für eine primäre Anastomose zu groß, so muß zunächst eine Magenfistel zur Ernährung und ein Ausleiten des proximalen Ösophagus zum Abfluß des Speichels durchgeführt werden. Zu einem späteren Zeitpunkt dann, nach ca. 1/2 Jahr kann bei diesen Kindern der hochgezogene Magen als Speiseröhrenersatz verwendet werden. Alternative Verfahren hierzu, wie die Dickdarm- oder Dünndarminterposition sind heutzutage in den Hintergrund gerückt.

In seltenen Fällen besteht *bei durchgängiger Speiseröhre* eine Fistel zur Luftröhre. Man spricht dann hier von einer **H-Fistel.** Diese liegt meistens höher als die Fistel bei der Ösophagusatresie und wird in der Regel von einem Halsschnitt aus versorgt. Die Hauptsymptome der H-Fistel sind Husten und die rezidivierende Aspiration beim Füttern sowie ein stark lufthaltiger Magen.

2.1.2 Angeborene Zwerchfellhernie

Angeborene Zwerchfellhernien werden auch als pleuroperitoneale Hernien, Enterothorax oder, entsprechend den Bruchpforten, z.B. sternokostale Hernie (Morgagni) oder lumbokostale Hernie (Bochdalek) bezeichnet. Der Unterschied zwischen *Zwechfellhernie* und *-lücke* besteht darin, daß bei der Hernie eine zusätzliche peritoneale Ausstülpung die Abdominalorgane umscheidet. Für die tägliche Routine ist das Vorliegen eines Bruchsackes jedoch ohne Bedeutung. In seltenen Fällen liegt eine sog. *Zwerchfellaplasie* vor. Hier ist auf einer Seite das Zwerchfell überhaupt nicht angelegt. In der überwiegenden Zahl der Fälle ist die linke Seite betroffen, die doppelseitigen Zwerchfellhernien sind äußerst selten. Durch den Zwerchfelldefekt ist oft schon in der frühen Embryonalzeit ein großer Teil der Baucheingeweide in den Brustraum gewandert. Oftmals finden sich Magen, Dünndarm, Teile des Dickdarms, die Milz und eventuell Leberlappen intrathorakal. Durch diesen Mechanismus, aber auch primär, kommt es zu einer Unterentwicklung der Lungen, die auf der betroffenen Seite, ja sogar auf der Gegenseite als hypoplastisch zu bezeichnen sind. Die Hypoplasie der Lungen bringt eine Unterzahl und Veränderung der Blutgefäße der Lungenstrombahn und der Ausbildung des Bronchialbaumes mit sich. Der Mittelfellraum mit dem Herzen wird nach der nicht betroffenen Seite verschoben, so daß sich ebenfalls hier die Lunge nicht vollständig entwikkeln kann.

Diagnose: Die Diagnostik der Zwerchfellhernie wird heute bereits *intrauterin* gestellt, der **Enterothorax** und die Lungenhypoplasie, die ein Oligohydramnion bewirken, zeigen die Probleme dieser Patienten auf.

Krankheitsbild: Unmittelbar *postpartal* kommt es bei vielen dieser Kinder zur **lebensbedrohlichen Atemnot.** Schreien die Kinder und schlukken sie dabei viel Luft oder wird unsachgemäß eine Maskenbeatmung durchgeführt, so gelangt erneut Luft über den Magen-Darm-Trakt in die befallene Thoraxhälfte und führt zur weiteren Einengung. Bei diesen Patienten kommt es somit zur Dyspnoe, Zyanose und bald zur Ateminsuffizienz. Kinder mit Zwerchfellhernie und Zwerchfelldefekt, die erst nach 24 Stunden auffällig werden, bieten bezüglich der Operationen und folgenden Intensivtherapie keine Probleme. Dramatische Situationen können sich bei Patienten ergeben, die primär ateminsuffizient sind und die initial bereits maximal beatmet werden müssen.

Behandlung: Nach der Geburt muß bei diesen Patienten sofort eine Magensonde eingelegt werden, und die verschluckte Luft sollte abgesaugt werden. Ohne Maskenbeatmung sollte eine *sofortige Intubation* durchgeführt werden, und die Beatmung muß äußerst ausgewogen erfolgen, damit es nicht durch zu hohe Drucke im Bereich der hypoplastischen Lunge zu Pneumothorax oder Spannungspneumothorax kommt.

Die früher notfallmäßige und unmittelbar postpartal durchgeführte Operation von Zwerchfellhernie und Zwerchfelldefekt nach Diagnosestellung ist heute einem ausgewogeneren Regime gewichen. Nur die stabilisierten Patienten sollen und dürfen in den OP zur operativen Korrektur des Zwerchfelldefektes gebracht werden. Intrathorakal verlagerte Organe stellen nicht die Hauptproblematik dieser Patienten dar, die respiratorische Insuffizienz, ggf. zusätzliche kardiale Probleme limitieren die vitalen Funktionen dieser Neugeborenen. Wenn die konventionellen Methoden der Beatmung versagen, so ist heutzutage eine **ECMO-Therapie** (extrakorporale Membranoxygenierung) möglich, wobei die Arbeit der Lunge durch einen Membranoxygenator geleistet wird. Diese personell und apparativ höchst aufwendige Therapie wird derzeit in Deutschland nur in 3 Zentren (Berlin, Mannheim, München) durchgeführt und ist selbstverständlich mit großem Risiko verbunden.

Verlauf und Prognose: Die Letalität der Patienten mit angeborener Zwerchfellhernie ist auch heute noch hoch, große Serien berichten lediglich von 60–70% überlebenden Patienten. Ist die operative Korrektur gelungen und der Patient vom Atemgerät entwöhnt, so ist mit keinen weiteren gravierenden Komplikationen zu rechnen.

2.1.3 Omphalozele und Laparoschisis

In beiden Fällen handelt es sich um einen Defekt in der vorderen Bauchwand.

Omphalozele

Synonyme: **Nabelschnurbruch, Exomphalos.**

Bei der Omphalozele befindet sich *in der Bauchmitte um den Nabel herum* ein Defekt der Bauchwandschichten, so daß Baucheingeweide, hier insbesondere Darm, Magen und Teile der Leber, ausgetreten sind. Bedeckt wird dieser Bruch von einer zunächst durchsichtigen Haut, die innen vom Bauchfell und außen von der Eihaut gebildet wird. Auf dieser Haut setzt die Nabelschnur an. Bald nach der Geburt trocknet dieser Hautbezirk, wird undurchsichtig und spröde und reißt leicht ein. Je nach dem Durchmesser an der Basis unterscheidet man große (Abb. 25.2) oder kleine Omphalozelen.

Auch die Omphalozelen werden heute naturgemäß relativ einfach bereits intrauterin diagnostiziert. Wegen der Gefahr der Verletzung der Abdominalorgane oder der Ruptur der Omphalozele wird bei den Müttern heute die Sectio zur Entbindung empfohlen.

Behandlung: Bei den kleinen Omphalozelen ist die Behandlung relativ einfach. Der Omphalozelensack kann an seiner Grenze zur Bauchhaut entfernt und der Bruchinhalt in die Bauchhöhle zurückverlagert werden. Große Omphalozelen sind schwieriger zu behandeln, weil hier die Bauchhöhle zu klein ist, um den gesamten Bruchinhalt aufzunehmen. Heute wird auch hier die Omphalozelenhaut entfernt; da ein primärer Bauchdeckenverschluß nicht möglich ist, wird passager ein Ersatzmaterial, z.B. lyophilisierte Dura oder ein Silikon-Patch, eingenäht. Nach wenigen Tagen kann dann der Patch verkleinert werden, so daß nach 3–4 operativen Eingriffen der Bauchdefekt verschlossen werden kann.

Prognose: Nach komplettem Bauchdeckenverschluß bieten diese Patienten in der Regel keine weiteren Probleme.

a

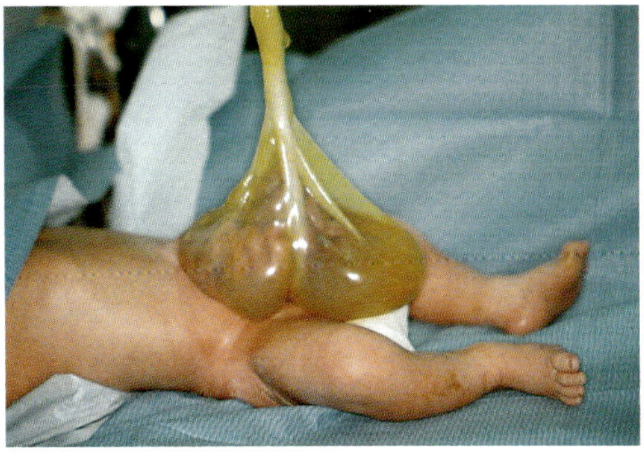

b

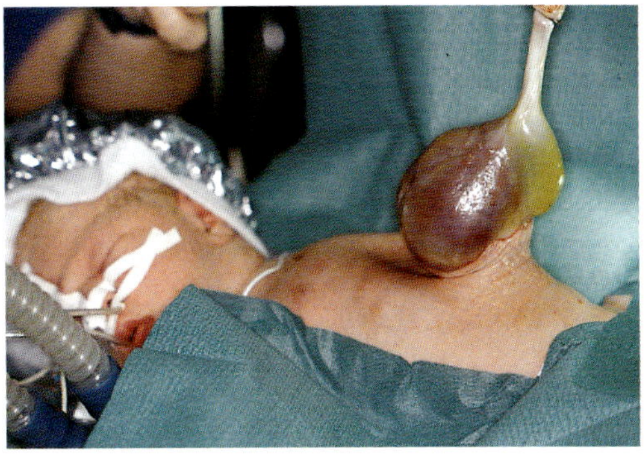

Abb. 25.2 a, b Omphalozele: **a** riesige Omphalozele mit dem gesamten Dünndarm als Inhalt, **b** eine weitere Omphalozele mit Leber als Inhalt.

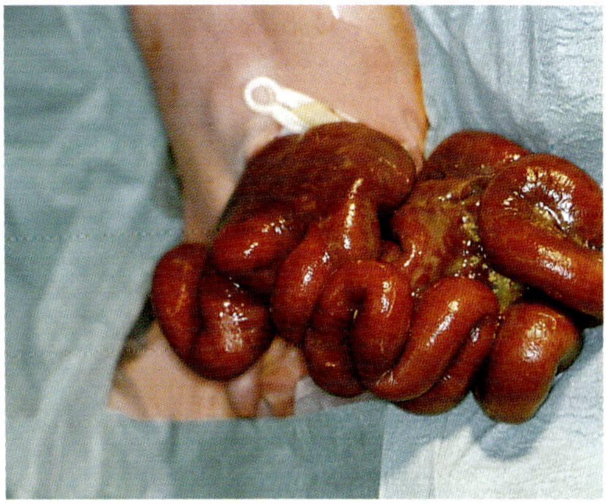

Abb. 25.3 Laparoschisis: Man sieht die vor den Bauchdecken gelegenen Darmschlingen.

Es kommen allerdings manchmal *andere Fehlbildungen* hinzu (z. B. Herzfehler), wodurch die Prognose stärker beeinflußt werden kann als durch die Omphalozele selbst.

Laparoschisis

Bei der Laparoschisis findet sich *neben der normal inserierenden Nabelschnur* stets auf der rechten Seite eine Öffnung in der Bauchwand, die im Durchmesser wenige Zentimeter beträgt. Durch diesen Bauchdefekt ist bereits intrauterin Dünndarm und Dickdarm vorgefallen (Abb. 25.3). Da sich diese Därme nicht in der Peritonealhöhle entwickeln können und sie sozusagen im Fruchtwasser frei schwimmen, sind die Darmwände bei der Geburt bereits schwer verändert, miteinander verbacken, verdickt und starr.

Oftmals sind diese Patienten *frühgeburtlich.*

Auch hier wird die Diagnose pränatal durch den Gynäkologen gestellt.

Behandlung: Postpartal erfolgt nach Sectio-Entbindung die Behandlung durch die Reposition der prolabierten Darmabschnitte in die Bauchhöhle und der Bauchdeckenverschluß. Auch hier kann eine schrittweise Verkleinerung des Defektes bei der primären Unmöglichkeit des Verschlusses notwendig sein. Der Nahrungsaufbau kann bei diesen Patienten z. T. mühsam sein, so daß u. U. eine langfristige parenterale Ernährung notwendig wird.

2.1.4 Ileus beim Neugeborenen

Der Darmverschluß des Neugeborenen kann verschiedene Ursachen haben, jedoch sind die Symptome ziemlich gleich, und die eigentliche Ursache wird oft bei der stets notwendigen Operation gefunden.

Wichtige Symptome des Ileus sind:

- galliges, dunkelgrünes *Erbrechen,*
- zunehmende *Auftreibung des Bauches* durch verschluckte Luft, die sich oberhalb des Passagehindernisses aufstaut,
- *fehlender Mekoniumabgang* (ein Neugeborenes muß normalerweise nach 24 Stunden, spätestens nach 48 Stunden kräftig Mekonium abgesetzt haben).

2.1.5 Duodenalstenose und Duodenalatresie

Angeborene Verengungen (Duodenalstenosen) oder komplette Verschlüsse (Duodenalatresien) des Zwölffingerdarms gehören zu den häufigsten Mißbildungen und sind bei etwa jedem 4000 sten Neugeborenen zu erwarten.

Ein Drittel dieser Kinder hat eine Trisomie 21 (Morbus DOWN),

und im Rahmen der pränatalen Diagnostik werden in den Kinderchirurgischen Zentren diese Patienten seltener. Hervorgerufen werden die duodenalen Verschlüsse entweder durch eine *Membran* (manchmal hat diese Membran auch eine kleine Perforation, so daß der Verschluß nicht vollständig ist) oder durch ein sog. *Ring-Pankreas,* das *Pancreas anulare,* welches das Duodenum von außen her ringförmig umgibt und so komprimiert, daß es nicht durchgängig ist. Diese Kinder haben zwar Mekoniumabgang, aber sie erbrechen von Geburt an und zwar gallig, falls die Darmenge unterhalb der Einmündung des Gallenganges in das Duodenum liegt. Typisch ist das in aufrechter Position angefertigte Röntgenbild des Bauches, das den erweiterten Magen und den erweiterten vor der Atresie liegenden Zwölffingerdarm zeigt, in welchem sich eine große Luftblase befindet (**Double Bubble,** Abb. 25.4).

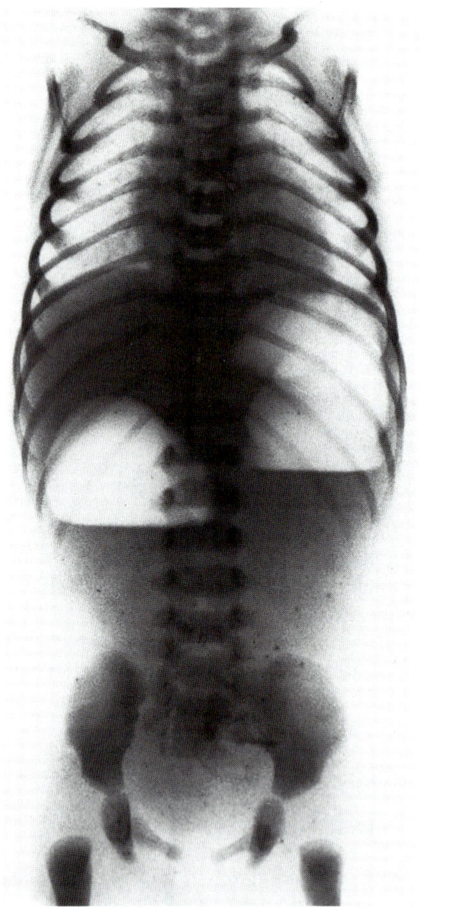

Abb. 25.4 Typisches Röntgenbild bei Duodenalatresie (Double Bubble).

Behandlung: Die Behandlung besteht darin, daß der oberhalb des Verschlusses gelegene Teil des Duodenums mit dem unterhalb gelegenen Seit-zu-Seit vereinigt wird und so der Verschluß überbrückt wird. Eine Jejunalsonde kann zur passageren Ernährung hilfreich sein.

2.1.6 Dünndarmatresie

Dünndarmatresien entstehen oftmals durch ischämische Prozesse während der fetalen Entwicklung im Mutterleib. Strenggenommen sind Dünndarmatresien keine Mißbildungen, sondern es handelt sich um eine *während der Fetalzeit erworbene Erkrankung.*

Behandlung: Der atretische Darm muß entfernt und eine End-zu-End-Anastomose durchgeführt werden (Abb. 25.5).

2.1.7 Mekoniumileus

Der Mekoniumileus tritt gehäuft zusammen mit der **zystischen Fibrose** auf. Hier wird abnorm zähes und festes Mekonium gebildet, das den Darm verstopfend ausmauert.

Behandlung: Therapeutisch kann ein Kolonkontrasteinlauf eingesetzt werden (s. auch S. 219), bei Erfolglosigkeit dieser Maßnahme müssen eine operative Revision und ein modifizierter künstlicher Ausgang angelegt werden. Dieser modifizierte künstliche Ausgang erlaubt eine Passage per vias naturales, bietet aber auch die Möglichkeit

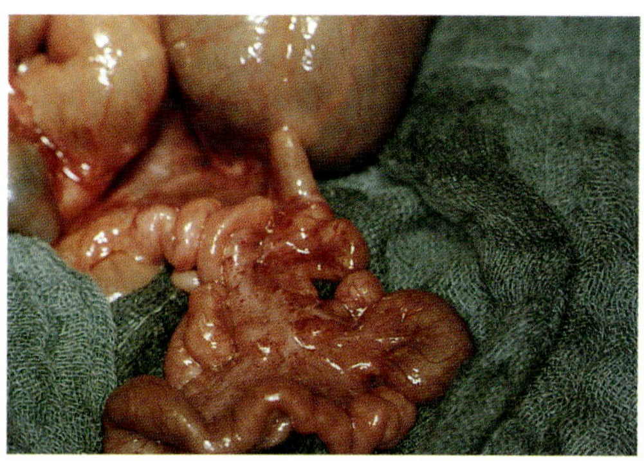

Abb. 25.5 Dünndarmatresie: extreme Erweiterung des zuführenden Darmabschnittes bei extremer Enge des postatretischen Darmabschnittes.

des Abganges von Dünndarminhalt über das angelegte Stoma.

2.1.8 Malrotation

Bei der Malrotation ist der Darm nicht entsprechend seiner Entwicklung gedreht, sondern es entsteht eine Fehllage. Hierbei kann es zu Abschnürungen und Abknickungen einzelner Abschnitte kommen, und Fehllagen von Dünndarm und Dickdarm können auch zu Obstruktion und zu Zeichen des Ileus führen.

Behandlung: Bei den klaren Hinweisen für das Vorliegen eines Ileus ist in der Regel nach Röntgendiagnostik (inklusive Kolonkontrastuntersuchung) die Operation unabdingbar.

2.1.9 Hirschsprungsche Erkrankung (sog. Megacolon congenitum)

Bei dem sog. Megacolon congenitum, der HIRSCHSPRUNGschen Erkrankung, fehlen dem Dickdarm die normalerweise in seiner Wand liegenden *Nervenzellen (Ganglienzellen)*, so daß der Darm im betroffenen Abschnitt zur Peristaltik unfähig ist. Man spricht hier von einer **Dickdarmaganglionose.** In der Mehrzahl der Fälle fehlen die Ganglienzellen im Enddarm und im unteren Stück des darüberliegenden Sigmadarmes. Bisweilen aber ist zusätzlich zum Rektum der gesamte Sigmadarm und in etwa 5 % der Fälle der gesamte Dickdarm aganglionär und kann den Stuhl nicht weitertransportieren. Prinzipiell ist aber auch ein Fehlen der Ganglienzellen im gesamten Magen-Darm-Trakt möglich. Häufig begleitend oder isoliert – und dies wurde erst in jüngerer Zeit festgestellt – können Reifungsstörungen der Ganglienzellen, sog. **intestinale neuronale Dysplasien** vorliegen, die ebenfalls den Stuhltransport erschweren.

Krankheitsbild: Die Folge der Erkrankung ist ein Stuhlaufstau, der den gesunden, vor der Aganglionose gelegenen Darm erheblich auftreibt und dann (und nicht schon „kongenital") zu dem bereits erwähnten Megakolon, zu dem *ausgeweiteten Dickdarm* führt (Abb. 25.6). Infolge des Stuhlstaus kann die gefürchtete **Enterokolitis** im Neugeborenen- und Säuglingsalter entstehen, und statt der Stuhlverhaltung beobachtet man dann schwerste Durchfälle, an denen früher nicht wenig Kinder verstorben sind.

Diagnose: In der Diagnostik der HIRSCHSPRUNGschen Erkrankung folgen auf die *elektromanometrische Untersuchung* (Druckmessung) die *Röntgenuntersuchung* und eine *Biopsie.*

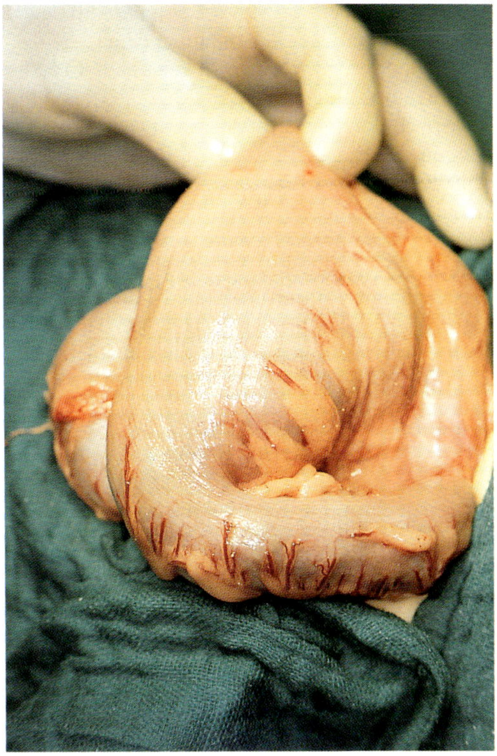

Abb. 25.6 Megakolon: massiv erweiterter Dickdarm vor der Aganglionose.

Behandlung: Ist die Diagnose gesichert, so wird zunächst oberhalb der Aganglionose ein **Anus praeter naturalis,** ein künstlicher Darmausgang, geschaffen. Nach Gedeihen der Säuglinge wird im Alter von 6–8 Monaten der betroffene Darmabschnitt entfernt und eine sog. **tiefe Anastomose** des gesunden Dickdarmes mit einem gerade noch oberhalb der Sphinktermuskulatur bestehenden Dickdarmabschnitt gebildet. Kurz nach diesem resezierenden Eingriff kann nach 1–2 Wochen der **Anus praeter verschlossen** werden.

2.1.10 Rektoanale Mißbildungen

Bei den rektoanalen Mißbildungen gibt es eine Vielzahl verschiedener Entwicklungsstörungen. Prinzipiell unterscheiden wir zwischen *hohen, intermediären* und *tiefen Formen* der Analatresie (Analverschluß). Entscheidend in der Beurteilung der Atresie ist die *Levator-ani-Muskulatur,* die einen wichtigen Faktor der analen Kontinenz darstellt. Oberhalb dieser Muskelschlinge mündende Atresien werden den hohen zugerechnet, die darunter mündenden zählt man zu den tiefen. In Höhe der Levatorschlinge münden die intermediären Formen. Bei den hohen Atresien liegen **Fistelbildungen** zu Blase, Prostata, hinterer Harnröhre beim Knaben bzw. zu den Genitalorganen beim Mädchen vor, bei den tiefen Formen finden sich *Damm- und Skrotalfisteln* bei den Knaben (Abb. 25.7) sowie Vulvafisteln bei den Mädchen. Entscheidender Vorteil der tiefen Formen ist die über 90%ige Kontinenz, die nach der Korrektur erreicht wird. Bei den hohen Formen bleiben je nach Literaturangabe bis zu 50% inkontinent.

Diagnose: In der Diagnostik wird bei fehlendem Anus nach 48 Stunden ein Röntgenbild in Bauchhängelage im seitlichen Strahlengang zur Bestimmung der Luft im Rektum durchgeführt. Hier kann man bereits Hinweise für das Vorliegen einer hohen oder tiefen Atresie erhalten. Weitere wichtige Untersuchungen sind das Röntgen-MCU, das über Fistelbildungen zum Harntrakt Aufschluß gibt.

Behandlung: Initial wird hier ein Anus praeter angelegt und zunächst das Gedeihen des Patienten abgewartet. Zu einem späteren Zeitpunkt wird dann der Anus an seine natürliche Position gebracht, wobei heute in 70–80% der Fälle lediglich ein operativer Zugang zwischen der Steißbeinspitze und der Dammregion notwendig ist. Gelingt von diesem Zugang die Mobilisierung des Dickdarms nicht, um ihn in seine natürliche Position zu bringen, so wird der Darm nach Eröffnung der Bauchhöhle in die Region des Anus verbracht. Führen die operativen Korrekturen nicht zur Kontinenz, so können später kontinenzverbessernde Operationen durchgeführt werden.

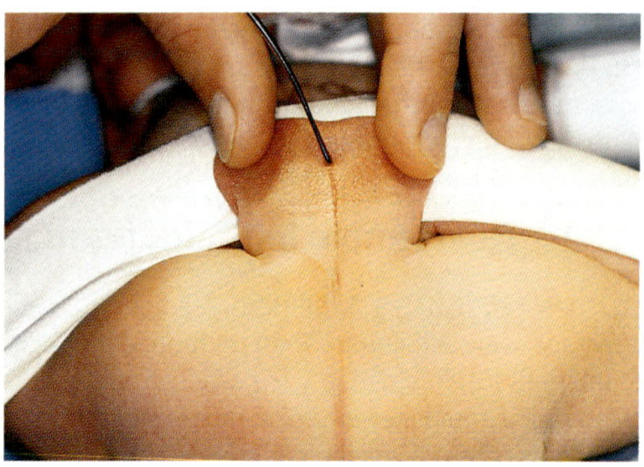

Abb. 25.7 Tiefe Analatresie mit skrotaler Fistel beim Knaben.

2.2 Neurochirurgie

2.2.1 Spina bifida

Unter dem Begriff Spina bifida werden eine ganze Reihe verschieden stark ausgeprägter **Spaltbildungen im Wirbelsäulen- und Rückenmarksbereich** zusammengefaßt. Im günstigen Falle sind Nervenbahnen nicht betroffen, und der Patient ist weder von peripheren Lähmungen noch Blasen-Mastdarm-Inkontinenzen bedroht, im ungünstigen Falle sind schwerste Beeinträchtigungen zu konstatieren.

Spina bifida occulta

Bei der Spina bifida occulta befindet sich ein knöcherner Spalt im Wirbelbogen meist im 5. Lumbal- und 1. Sakralwirbel. Das Rückenmark ist in der Regel nicht betroffen, so daß hier im allgemeinen keine Dauerschäden zu erwarten sind.

Meningozele

Bei der Meningozele findet sich am Rücken eine sackartige Ausstülpung, die innen von Dura und Arachnoidea bedeckt und mit Liquor ausgefüllt ist. Erfreulicherweise sind die Rückenmarkstrukturen nicht mitbetroffen, so daß *keine Lähmungen* bestehen. Hier ist zwar eine operative Korrektur vonnöten, die Prognose ist aber als sehr gut zu bezeichnen.

Myelomeningozele (MMC)

Sie ist die schwerwiegendste Form der Spina bifida. Das Rückenmark ist stets mitbetroffen. Die Myelomeningozele kann offen oder geschlossen vorliegen. Bei der offenen Myelomeningozele träufelt ununterbrochen Liquor cerebrospinalis ab (Abb. 25.8). Die Myelomeningozele kann überall im Bereich der Wirbelsäule auftreten, hauptsächlich betroffen sind jedoch der Lendenwirbelbereich und der thorakolumbale Übergang.

Je nach Ausdehnung und Sitz dieser Mißbildung zeigen die Kinder bereits bei der Geburt **Lähmungen und Deformierungen der unteren Extremitäten,** Pathologien des Beckenbodens sowie dann auch schon Schwierigkeiten bei der *Blasen- und Mastdarmentleerung.* Zu den Problemen der unteren Extremitäten mit *Klumpfußbildung* etc. kommen frühzeitig Wirbelsäulendeformierungen, sog. *Lähmungsskoliosen.* Diese Fehlbildungen von Myelomeningozelen werden auch heute bereits intrauterin diagnostiziert. Postpartal sind die

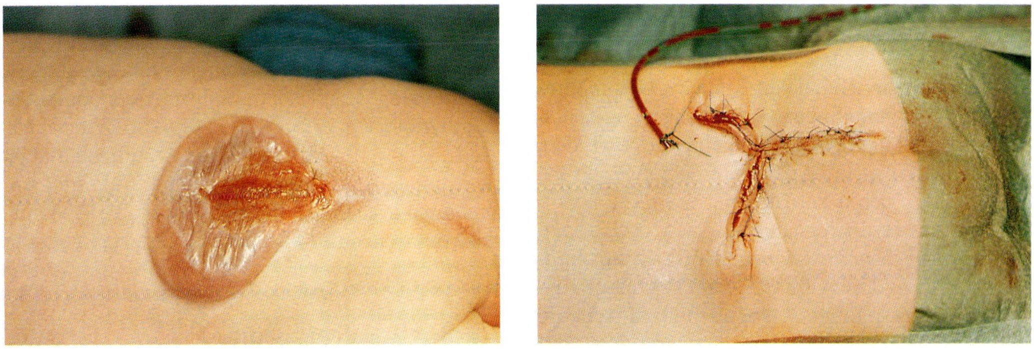

Abb. 25.8 a, b Myelomeningozele (MMC) **a** vor, **b** nach operativem Verschluß.

Kinder mit offener Myelomeningozele durch eine *aszendierende Meningitis* gefährdet. Häufig findet sich begleitend bei der Myelomeningozele ein *Hydrozephalus*.

Behandlung: Innerhalb der ersten Stunde nach der Geburt ist die (meist offene) **Myelomeningozele** operativ zu verschließen, wobei nach Rekonstruktion des Neuralrohrs und Rekonstruktion der Dura oftmals eine plastische Hautdeckung wegen des großen Defektes notwendig ist. Bei großem **Hydrozephalus** ist primär, bei wachsendem Hydrozephalus mit Zunahme sekundär ein einseitiger *ventrikuloperitonealer Shunt* (s. u.) zu implantieren. Je nach Ausprägung der Zele und des Hydrozephalus kann die Spannbreite zwischen Normalität und schwerster Behinderung liegen. Nach den akuten Risiken in der postoperativen Phase kommen später eine ganze Reihe von gravierenden Problemen auf die Patienten zu. Schwierigkeiten von seiten des Skelettsystems werden übertroffen von Problemen und Komplikationen des **Urogenitaltrakts.** Insbesondere sind Blasenentleerungsstörungen, neurogene Blase, vesikoureteraler Reflux mit Infektionen die Folgen der Grunderkrankung. Entsprechende therapeutische Maßnahmen sind hier notwenig.

Äußerst wichtig ist auch die Einbindung von **Kinderpsychologen** und **Kinderpsychiatern** zur Betreuung dieser Patienten. Die aufwendigen Heilmaßnahmen erfordern die intensive Zusammenarbeit der genannten Spezialisten, wobei auch selbstverständlich Krankengymnasten, Lehrer und die Eltern im höchsten Maße gefordert sind.

2.2.2 Hydrozephalus

Die häufigste Ursache eines pathologisch erhöhten Schädelwachstums bei Säuglingen ist der Hydrozephalus. Neben den **resorptiven Störungen** kann auch eine **Überproduktion von Liquor cerebrospinalis** zum Hydrozephalus führen. Die Folge der Zirkulationsstörungen und speziell des **Verschlusses eines Gangsystems** führt zu Liquoraufstau in den Seitenventrikeln, im 3. Ventrikel und ebenfalls auch im 4. Ventrikel. Die *Druckerhöhung im Liquorraum* bewirkt hier eine Erweiterung und wegen der noch offenen Schädelnähte eine *Vergrößerung des Kopfes* mit zusätzlicher Rarefizierung der Hirnmasse. Ursache dieser Liquorzirkulationsstörung sind entweder angeborene Probleme im Zusammenhang der Myelomeningozele oder entzündliche Verklebungen nach Infektionen, z. B. Toxoplasmose oder bakterielle Gehirnhautentzündung. Eine häufige Ursache für die Entstehung eines Hydrozephalus vor allem bei den Frühgeborenen ist die Hirnblutung, die zur Verklebung von Liquorräumen führt. Die nicht unterbrochene Druckzunahme hat eine irreversible Gehirnschädigung zur Folge. Es wird somit eine Entlastung der Liquorräume angestrebt.

Behandlung: In einem artifiziellen System wird der Liquor in die Peritonealhöhle oder in die Blutbahn (s. u.) drainiert *(Shuntoperation)*. Operationstechnisch wird in einem Seitenventrikel ein sog. **zentraler Katheter** (Kunststoffkatheter) eingeführt und mit einem **Ventilsystem** verbunden. Das Ventilsystem ist entweder druck- oder flußgesteuert, mechanisch oder elektronisch, und erlaubt somit nicht den ungehinderten Abfluß des Hirnwassers aus dem Seitenventrikel.

Der Abstrom erfolgt über ein Schlauchsystem entweder in die Bauchhöhle oder über die Hohlvene in den rechten Vorhof des Herzens.

Die Funktionsfähigkeit dieser Systeme ist anhand von Pumpkammern zu überprüfen, außerdem sind bei Shuntdysfunktionen klinisch eindrucksvoll die Zeichen des Hirndrucks nachzuvollziehen.

Diagnose: In der Diagnostik kann bei Neugeborenen und bei Säuglingen mit offener Fontanelle hervorragend die Sonographie eingesetzt werden, zur genauen Inspektion der hinteren Schädelgrube sowie bei größeren Patienten ist das CCT geeignet. Da bei Hydrozephaluspatienten und wegen notwendiger *Shuntrevisionen* häufig Kontrolluntersuchungen durchgeführt werden müssen, ist auch die Kernspinuntersuchung zu überlegen, die in hervorragender Weise die Hirnstrukturen und die Hirnwasserräume zeigt. Insbesondere ist hier mit keiner Strahlenbelastung zu rechnen, da eine häufige CCT-Untersuchung doch die Gefahr einer zu hohen Strahlendosis für die Linse in sich birgt.

Verlauf und Prognose: Im günstigsten Falle kann nach Shuntoperationen und ohne weitere Komplikationen bei einem ausgewogenen Druckverhältnis das Gehirn sich weiterentwickeln und das Schädelwachstum regelhaft erfolgen. Es liegt in der Natur der Sache, daß ein mechanisches, ggf. elektronisches System in einem biologischen Kreislauf störanfällig ist. Man muß daher kalkulieren, daß häufige Shuntdysfunktionen mit folgenden Korrekturoperationen notwendig werden, und diese Situation muß von vornherein ausführlich mit den Eltern besprochen werden.

2.2.3 Schädel-Hirn-Trauma

Schädel-Hirn-Traumata gehören zu den häufigsten Verletzungen im Kindesalter. Die hohe Elastizität der kindlichen Schädelknochen und die offenen Schädelnähte bringen es mit sich, daß es oftmals trotz massiver Gewalteinwirkung zu keinen schweren Schädelhirnverletzungen kommt. Dennoch müssen alle Patienten mit Schädelhirnverletzungen sorgfältig neurologisch untersucht werden, bei bewußtlosen Patienten muß eine kraniale Bildgebung, sei sie sonographisch oder computertomographisch, erfolgen. Da über 80% der Schädelfrakturen ohne intrakraniale Blutungen und intrakraniale Blutungen ohne Schädelfrakturen vorkommen können, ist das konventionelle Röntgenbild des Schädels in 2 Ebenen wenig aussagekräftig.

Schädelfrakturen

Schädelfrakturen ohne begleitende Verletzungen sind unproblematisch. Eine Besonderheit des Kindesalters ist die sog. **wachsende Schädelfraktur,** sie kann durch ein Interponat im Bruchspalt (z. B. Dura) hervorgerufen werden. Hier muß eine operative Behandlung mit Entfernung des Interponats und Anfrischen der Frakturränder erfolgen. Als Besonderheit der **Impressionsfrakturen** gibt es im Säuglingsalter die sog. **Pingpong-Fraktur,** wobei der elastische Schädelknochen wie ein Tischtennisball eingedrückt wird. Impressionsfrakturen müssen operativ behoben werden, selbst bei Pingpong-Frakturen wird dies empfohlen (Abb. 25.9). Immer ist auf weitere intrazerebrale Blutungen und Verletzungen sowie Kontusionen nach derartigen Frakturen zu achten.

Hirnblutungen

Bei einem schweren Schädel-Hirn-Trauma kann es je nach Verletzungsmechanismus zu Frakturen, Duraeinriß, Sinuseinriß und Gefäßabriß kommen. Blutungen können in dem epiduralen und subduralen Raum stattfinden. Die **epiduralen Blutungen sind arterielle Blutungen,** entstehen in der Regel sehr rasch und führen zu Mittellinienverla-

a
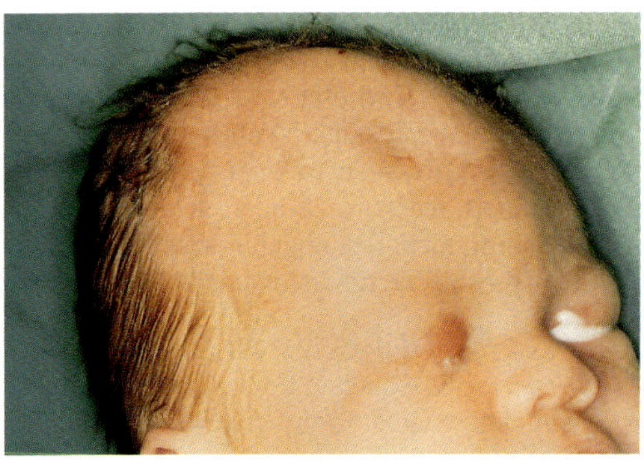
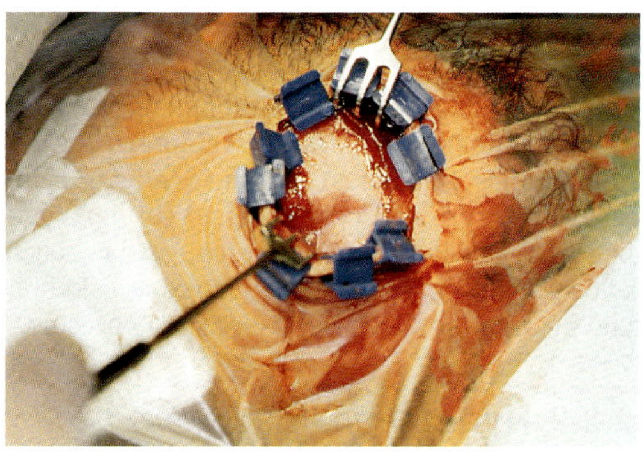
b

Abb. 25.9 a, b Pingpong-Fraktur: **a** klinisches Bild, **b** intraoperativer Situs vor Heben der eingedrückten Schädelkalotte.

gerungen, zu Pupillendifferenz und entsprechender Neurologie. Nach Diagnostik in Sonographie und CCT ist eine unverzügliche operative Entlastung angezeigt. **Subdurale Hämatome sind venöse Blutungen,** sie entwickeln sich langsamer und gehen oftmals mit schweren Hirnverletzungen einher. Auch hier ist bei entsprechender Größe und Mittellinienverlagerung die Entlastungsoperation angezeigt (über Fontanellenpunktion s. S. 425). Subdurale Hämatome können akut oder chronisch auftreten, wobei es in der chronischen Form zu einer langsamen Zunahme der Raumforderung kommt.

Weitere Hirnverletzungen

Neben Frakturen und Blutungen sind **Kontusionen** (*Hirnprellungen*) und **Kompressionen** (*Hirnquetschungen*) schwerwiegende Folgen eines direkten oder indirekten Kopftraumas.

Hirnödem

Aber auch das schwere Schädel-Hirn-Trauma ohne Verletzung mit ausschließlichem Hirnödem ist eine große Herausforderung des behandelnden Teams, und nur ein ausgewogenes therapeutisches Regime mit intensivem Monitoring (arterielle Druckmessung, Hirndruckmessung, zentralvenöse Druckmessung etc.) läßt alle therapeutischen Möglichkeiten ausschöpfen (Abb. 25.10).

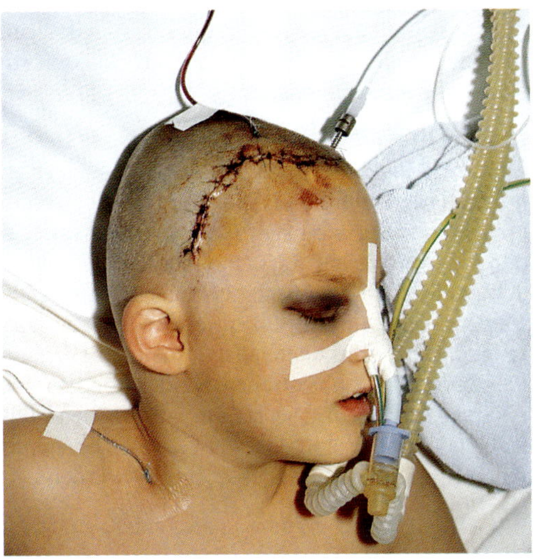

Abb. 25.10 Schädel-Hirn-Trauma: beatmeter Patient auf der Intensivstation mit Hirndruckmonitoring nach Entlastung des epiduralen Hämatoms.

2.3 Thoraxchirurgie

Trichterbrust

Aus der Vielzahl von Thoraxwandfehlbildungen soll die *Trichterbrust* als deren häufigste Form besprochen werden. Bei der Trichterbrust handelt es sich um eine Knorpelstoffwechselstörung, bei der es zu einer trichterförmigen Einziehung des Brustbeins kommt. Die Trichterbrust kann bereits postpartal vorhanden sein, sie kann im Laufe des Wachstums stationär bleiben oder zunehmen.

Auswirkungen auf die Funktionsfähigkeit des Herz-Kreislauf-Systems und die Lungenfunktion sind, von einigen extremen Ausnahmefällen abgesehen, nicht zu erwarten.

Behandlung: Die Indikation zur operativen Korrektur der Brustwandfehlbildungen resultiert aus **ästhetischen Überlegungen,** und vor allem aus der **psychischen Beeinträchtigung,** die ein großer Prozentsatz dieser Kinder erfährt. So bald wie möglich, sollten die Kinder bei der Entscheidung zur operativen Korrektur ein Mitspracherecht erhalten. Lediglich extreme Trichterbrustformen sind bereits im Vorschulalter zu korrigieren (Abb. 25.11).

In der operativen Korrektur sind heute implantatfreie Techniken dem Metallbügel oder den ähnliche Materialien verwendenden Verfahren überlegen, die Ergebnisse nach operativen Eingriffen

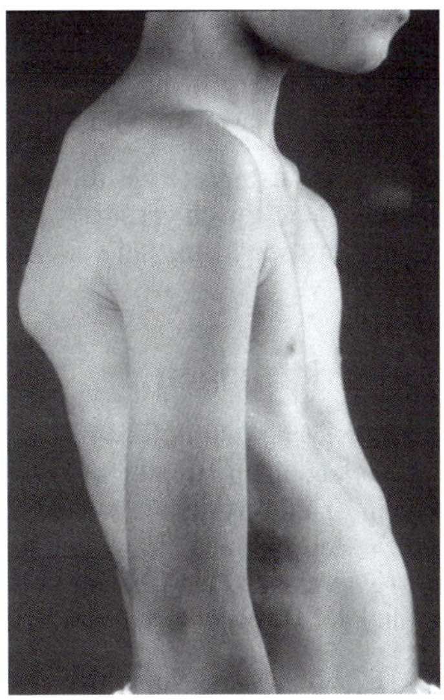

Abb. 25.11 Trichterbrust: beachte die schlechte Haltung des Patienten.

führen in 90 % zu guten und sehr guten Resultaten. Problematisch bleiben 10 % mäßige und unbefriedigende Ergebnisse, dennoch muß auch im Kindesalter die chirurgische Indikation aus ästhetischen und psychischen Überlegungen akzeptiert werden.

Pleuraempyem

Die häufigste entzündliche Erkrankung im Bereich des Thorax im Kindesalter ist das Pleuraempyem, das zumeist nach einer Lungenentzündung entsteht. Es kommt zu einer *Eiteransammlung in der Pleurahöhle,* wobei als Infektionserreger an erster Stelle Staphylokokken zu nennen sind. Die Patienten sind schwer krank, und das Röntgenbild zeigt Verschattungen im Empyembereich.

Behandlung: Die Therapie der Wahl ist die unverzügliche Einlage einer Thoraxdrainage, ggf. müssen bei gekammerten Empyemen mehrere Drainagen eingelegt werden. Die früher noch häufig durchgeführte Operation der Dekortikation, der Entfernung von Pleuraschwarten, ist heute aufgrund der potenten Antibiotikabehandlung und einer frühzeitigen Drainagebehandlung nur noch in extremen Ausnahmefällen indiziert.

Lungenzysten

Lungenzysten können angeboren oder erworben sein, sie können einzelne Segmente, Lappen oder die ganze Lunge betreffen. Sind große Areale der Lunge betroffen, so fallen die Patienten mit Atemstörungen auf. Die Diagnose der Lungenzysten wird mit dem Röntgenbild gestellt. Weitere diagnostische Maßnahmen, insbesondere Bronchoskopie und CT, sind nur in Ausnahmefällen nötig.

Behandlung: Die Therapie der Wahl ist die operative Entfernung der zystisch veränderten Segmente, Lappen oder im ungünstigsten Falle einer Lunge.

Thoraxverletzungen

Prinzipiell ist zwischen stumpfen und penetrierenden Thoraxverletzungen zu unterscheiden, wobei die stumpfen Thoraxverletzungen überwiegen. Neben der Verletzung von Weichteilen und der knöchernen Thoraxwand sind vor allem der Pneumothorax und der Hämatothorax von Bedeutung.

Pneumothorax

Beim *Pneumothorax* ist die Lunge kollabiert und in die Thoraxhöhle durch den Verlust des Unterdrucks im Pleuraspalt Luft eingedrungen. Die Lunge kann entweder durch Bronchial- oder Alveolarrupturen kollabiert sein, oder Luft kann z. B. bei einer Durchspießung bei Rippenfrakturen in die Thoraxhöhle eingedrungen sein.

Behandlung: Sie besteht in der Einlage einer *Drainage*, und unter kontinuierlicher Sogbehandlung oder unter Anlage eines *„Wasserschlosses"*, kann sukzessive die Luft aus dem Thoraxraum entweichen.

Hämatothorax

Der *Hämatothorax* stellt eine Blutansammlung im Thoraxraum dar.

Behandlung: Bei einer Verletzung von großen Gefäßen ist die notfallmäßige Thorakotomie notwendig. Kleinere Blutmengen können drainiert werden.

2.4 Abdominal- und Hernienchirurgie

2.4.1 Gastroösophagealer Reflux und Hiatushernie

Eine der häufigsten Ursachen des Erbrechens im Säuglingsalter ist die Verschlußunfähigkeit des unteren Ösophagus-„sphinkters" und der Kardia, also der Stelle, an der die Speiseröhre in den Magen einmündet. Bisweilen spricht man von der *„klaffenden" Kardia.* Durch die Verschlußunfähigkeit kommt es zu einem Zurückfließen des sauren Magensaftes in die Speiseröhre *(gastroösophagealer Reflux).*

Krankheitsbild: Der **gastroösophageale Reflux** führt nicht nur zum Erbrechen, sondern auch zu einer Säureverätzung und Andauung der Speiseröhrenschleimhaut, was sich dann in einer Entzündung und bisweilen sogar in einer Geschwürsbildung äußert. Die peptische Ösophagitis führt, besonders wenn sie mit Ulzera einhergeht, zu Blutungen. Dem Erbrochenen ist deshalb oft Hämatin beigemengt, die betroffenen Kinder können eine Anämie aufweisen. Das ständige Erbrechen führt zu Gewichtsstillstand oder gar Gewichtsabnahme. Auch Bronchitiden können ausgelöst werden.

Die Refluxkrankheit wird insbesondere auch bei der **Hiatushernie** beobachtet.

Diese entsteht dadurch, daß die Kardia mit einem angrenzenden Stück der Magenwand durch den

Zwerchfellschlitz (Hiatus) in das Mediastinum hochgleitet. Die chronische Ösophagitis kann zu einer narbigen Verengung der Speiseröhre führen, ein Zustand, der sehr schwierig zu therapieren ist, und deshalb durch eine frühzeitige und konsequente Behandlung der Ösophagitis nach Möglichkeit verhindert werden sollte. Die Ösophagitis kann auch eine Längenschrumpfung der Speiseröhre bewirken *(Brachyösophagus),* wodurch der Magen weiter nach oben gezogen wird.

Diagnose: Bei der Diagnostik ist die *pH-Metrie* von entscheidender Bedeutung, die über einen längeren Zeitraum (z.B. 24 Stunden) den Nachweis der Refluxperioden liefert. Zusätzlich können die *Röntgenuntersuchung* und die *Ultraschalldiagnostik* den Reflux zeigen.

Behandlung: An erster Stelle im therapeutischen Management steht die **konservative Therapie,** die andernorts bereits dargestellt ist. Lediglich beim Versagen der konservativen Therapie, insbesondere bei anatomischen Anomalien wie der Hiatushernie, ist eine operative Therapie nötig. Neben der sehr erfolgreichen Korrektur mittels der **retroösophagealen Hiatusplastik,** die nach Rekonstruktion des Hiatus eine Verlängerung des intraabdominellen Ösophagus und eine Aufspannung des Magenfundus erzeugt, kann auch eine sog. **Fundoplicatio,** eine Manschettenbildung des Magens um den Ösophagus, gebildet werden.

2.4.2 Hypertrophische Pylorusstenose

Dieses für das junge Säuglingsalter typische Krankheitsbild ist ebenfalls bereits ausführlich beschrieben worden (Abb. 25.12). Das **schwallartige Erbrechen** in der 2. bis 6. Lebenswoche läßt an diese Erkrankung denken, und die Ultraschalluntersuchung objektiviert den Verdacht.

Behandlung: Die operative Behandlung besteht in der Spaltung der hypertrophen Pylorusmuskulatur bis zum Zwölffingerdarm. Das Erbrechen sistiert schlagartig, und die Nahrungszufuhr kann zügig gesteigert werden, so daß diese Säuglinge sehr bald nach Hause entlassen werden können.

2.4.3 Invagination

Die Invagination ist die häufigste akute Baucherkrankung der älteren Säuglinge und Kleinkinder. Es handelt sich um eine Einstülpung des Darmes, wobei sehr häufig der unterste Dünndarmabschnitt in den Dickdarm eingestülpt wird.

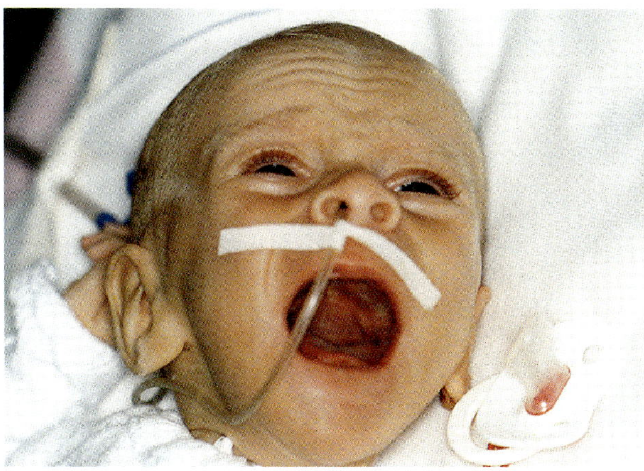
a

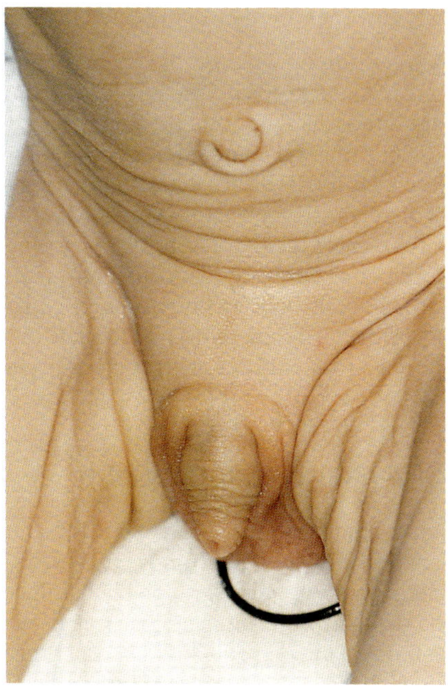
b

Abb. 25.12 a, b Hypertrophische Pylorusstenose: Beachte die Exsikkation; **a** Stirnfalten, **b** Faltenbildung am Abdomen.

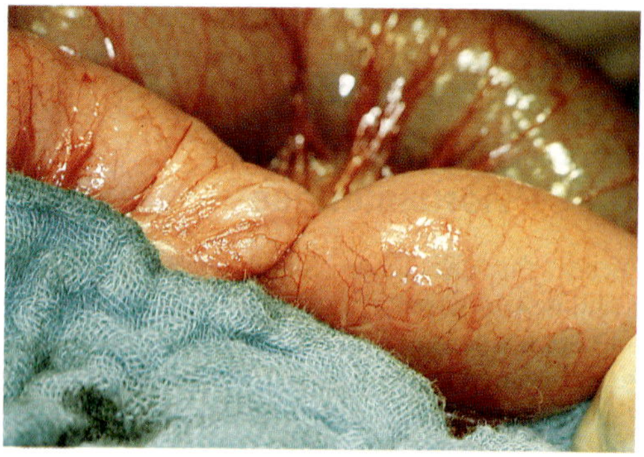

Abb. 25.13 Ileo-ileale Invagination vor Desvagination.

Vom Dickdarm wird dieser eingestülpte Darmabschnitt wie „Darminhalt" ergriffen und immer weiter hineingezogen.

Krankheitsbild: Leitsymptome sind der *akute krampfartige Bauchschmerz,* die *tastbare Walze* und der *blutig-schleimige* Stuhl. Besteht die Invagination über einen längeren Zeitraum, so werden die invaginierten Darmabschnitte aufgrund der Durchblutungsstörungen nekrotisch.

Diagnose: Neben der typischen Anamnese und den klinischen Untersuchungsbefunden ist die Ultraschalluntersuchung heute beweisend für die Invagination, wenn eine sog. „Schießscheibe" nachgewiesen werden kann.

Behandlung: In gutem Allgemeinzustand und bei kurzer Anamnese wird zunächst eine radiologisch oder ultraschallkontrollierte Reposition des Darmes mit Flüssigkeit oder Kontrastmittel zunächst durchgeführt. Ist dieses Repositionsmanöver nicht erfolgreich, so muß eine *Desvagination* operativ durchgeführt werden (Abb. 25.13), bei der nach Beseitigung der Invagination der terminale Dünndarmabschnitt am aufsteigenden Dickdarm prophylaktisch fixiert wird. Lediglich bei einer Darmnekrose muß der nekrotische Abschnitt entfernt werden.

2.4.4 Akute Appendizitis

Sie kommt hauptsächlich bei Vorschul- und Schulkindern sowie bei jungen Erwachenen vor und ist in dieser Altersgruppe die häufigste Ursache des akuten Abdomens. Nur sehr selten trifft man die akute Appendizitis bei Säuglingen oder Kleinkindern an. Die eitrige Entzündung befällt zunächst die Schleimhaut des Wurmfortsatzes und greift dann auf die übrigen Wandschichten über. Innerhalb von 6 bis 48 Stunden zerfällt die Appendixwand in der Regel, und es kommt zur **Perforation** und Eiterbildung in der Bauchhöhle. Gelegentlich bleibt die *freie Perforation* des Eiters in der Bauchhöhle aus, statt dessen entwickelt sich durch Abkapselung benachbarter Darmwände und unter Mitwirkung des großen Netzes eine sog. *gedeckte Perforation,* bei der die freie Bauchhöhle gegen den Eiterstrom abgeriegelt ist. Oftmals ist der Ausgangspunkt einer Appendizitis ein Kotstein im Wurmfortsatz.

Bei dem nekrotischen Zerfall des entzündeten Wurmfortsatzes spricht man von der durchgebrochenen Wurmfortsatzentzündung **(perforierte Appendizitis).** Ist die Perforation abgekapselt, so nennt man die umschriebene Eiteransammlung einen **perityphlitischen Abszeß.** Erfolgt die Perforation ohne Abkapselung in die Bauchhöhle, so spricht man von einer **diffusen Bauchhöhlenentzündung** (diffuse Peritonitis).

Krankheitsbild: Die Symptome der Appendizitis beginnen meist schleichend und mit allgemeinen Bauchschmerzen, die zunehmend in den rechten Unterbauch ziehen. Übelkeit und Erbrechen gehören in der Regel dazu, können aber fehlen. Das Fieber ist nur mäßig.

Diagnose: Von den Laboruntersuchungen sind die Leukozyten, CRP und BSG wichtige Parameter. Die Ultraschalluntersuchung kann ebenfalls Hinweise geben, vor allem auf das Vorliegen einer perforierten Appendizitis bzw. auf einen perityphlitischen Abszeß. *Entscheidende Bedeutung kommt aber der klinischen Untersuchung durch den erfahrenen Kinderchirurgen zu.*

Behandlung: Ist die Diagnose einer akuten Appendizitis gestellt, so muß unverzüglich operiert werden (Abb. 25.14). Heute kann eine akute Appendizitis sowohl *auf konventionellem Wege* mittels Wechselschnitt im rechten Unterbauch als auch *laparoskopisch* (mittels Bauchspiegelung) erfolgen *(Minimal Invasive Chirurgie = MIC).*

Komplikationen: Die Komplikationen der *perforierten Appendizitis* und besonders der *abszedierenden Appendizitis* sind auch heute noch nicht unproblematisch. Abszesse zwischen den Darmschlingen *(„Schlingenabszesse"),* Abszesse unter dem Zwerchfell *(subphrenischer Abszeß)* oder Eiteransammlungen im DOUGLAS-Raum *(Douglas-Abszeß)* können Revisionseingriffe nach sich ziehen. Weiterhin kann es zu einem späteren Zeitpunkt zu einem *Darmverschluß* kommen. Bei Mädchen ist nach einer perforierten Appendizitis mit Peritonitis die Gefahr einer *Infertili-*

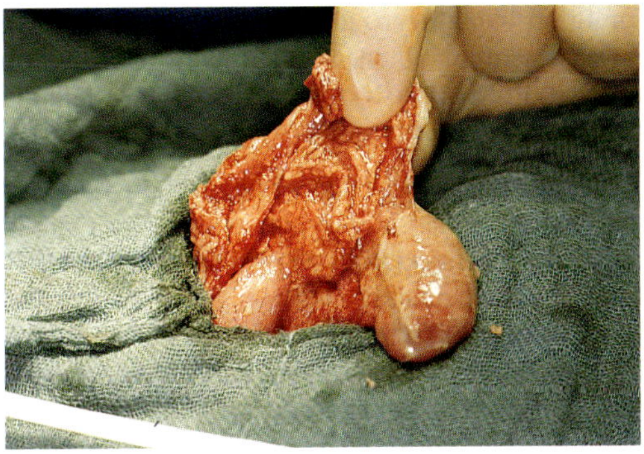

Abb. 25.14 Appendizitis: Hier dargestellt eine phlegmonös aufgetriebene Appendix, das Omentum majus ist mittels Adhäsionen an dem Wurmfortsatz fixiert.

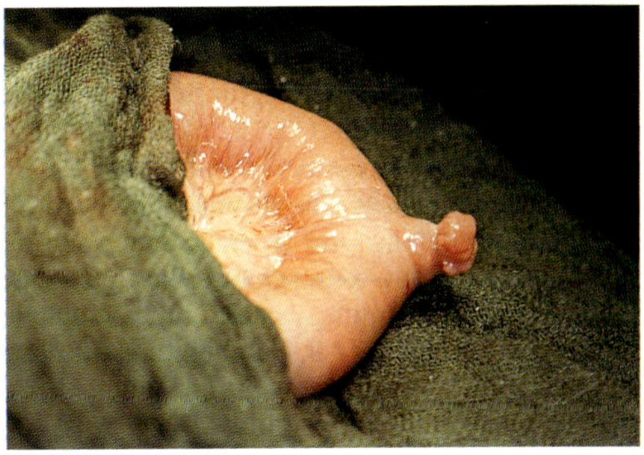

Abb. 25.15 MECKELsches Divertikel: Ausstülpung des Dünndarmes als Reste des Ductus omphaloentericus.

tät aufgrund von Verklebungen der Eileiteröffnungen zu befürchten.

2.4.5 Meckelsches Divertikel

Das MECKELsche Divertikel stellt ein Residuum aus der Embryonalzeit dar. In der 1. Embryonalwoche besteht eine Verbindung zwischen dem Urdarm und dem Dottersack. Diese Verbindung bildet sich normalerweise zurück. Sie kann aber gelegentlich bestehenbleiben, und dann findet man einen Gang vom Darm bis zum Nabel ziehen. In diesen Fällen sieht man am Nabel eine Öffnung, aus der sich ständig trübschleimige Flüssigkeit entleert.

- Man spricht hier von einem *persistierenden Ductus omphaloentericus (Dottergang).*
- Es kann aber auch sein, daß die Verbindung zum Nabel und zum Darm hin blind verschlossen ist: dann findet sich eine *enterogene Zyste.*
- Bei der unvollständigen *Nabelfistel* liegt nur ein kurzer, vom Nabel ausgehender Gang vor.
- Wenn nur die Darmausstülpung übriggeblieben ist, handelt es sich um ein typisches MECKELsches Divertikel.

Das MECKELsche Divertikel liegt meist am unteren Dünndarm und enthält manchmal Magenschleimhaut (seltener Pankreasgewebe). Natürlich produziert die ortsfremde Magenschleimhaut Salzsäure und Pepsin, dieser Magensaft daut dann die umgebende Darmschleimhaut an, so daß es leicht zu einer peptischen Entzündung, zum Geschwür und eventuell sogar zu einer Perforation kommen kann.

Krankheitsbild: Häufig bluten diese Geschwüre, und das MECKELsche Divertikel macht sich immer wieder durch eine Blutung aus dem Enddarm bemerkbar. Hier handelt es sich meistens um Kinder im Krabbel- oder Kindergartenalter. Auch kann eine eitrige Entzündung im MECKELschen Divertikel entstehen, die ähnliche Symptome hervorruft wie die akute Appendizitis.

Gelegentlich stülpt sich auch das MECKELsche Divertikel in das Darmlumen ein und kann so Ausgangspunkt für eine Darminvagination werden. So kann auf mannigfache Weise das MECKELsche Divertikel die Ursache eines akuten Abdomens im Kindesalter werden.

Behandlung: Bei der laparoskopischen und der konventionellen Appendektomie wird daher routinemäßig nach einem MECKELschen Divertikel gesucht und dieses gegebenenfalls entfernt (Abb. 25.15). Natürlich ist auch bei einem blutenden MECKELschen Divertikel eine Operation erforderlich.

2.4.6 Ileus im Kindesalter

Ileus bedeutet Darmverschluß, und grundsätzlich unterscheidet man den mechanischen Ileus vom paralytischen Ileus.

Mechanischer Ileus

Der mechanische Ileus kommt dadurch zustande, daß der Darm abgeklemmt oder verstopft ist, und macht sich durch kolikartige Bauchschmerzen, zunehmende Auftreibung des Bauches und galliges Erbrechen sowie Stuhl- und Windverhalten bemerkbar.

Eine Form des mechanischen Ileus ist die **Invagination** (s. S. 607). Eine andere Form, die bei Kindern auftritt, ist der **Strangulationsileus,** der meist nach einer perforierten Appendizitis auftritt. In diesen Fällen wird ein Darmabschnitt durch einen von der früher durchgemachten eitrigen Bauchfellentzündung übriggebliebenen *Fibrinstrang* abgeklemmt. Oft schnürt dieser Strang auch das Mesenterium dieser eingeklemmten Schlinge ab, so daß es zur Durchblutungsstörung und schließlich zur *Darmgangrän* kommt. Eine weitere Ursache ist der **Volvulus.** Dabei wird ein Darmabschnitt um seine Mesenterialwurzel so verdreht, daß auch hier eine Durchblutungsstörung und eventuell eine nachfolgende Darmgangrän resultiert. Den Volvulus kennt man besonders bei der *Malrotation.*

Diagnose: Zur Diagnostik des Ileus dient zunächst die **klinische Untersuchung,** wobei hier *fehlende Darmgeräusche, metallisch klingende Stenosengeräusche* etc. nachzuweisen sind. Das **Röntgenbild** in 2 Ebenen zeigt die Zeichen der Obstruktion mit *stehenden Darmschlingen* und *Spiegelbildung.* Die **Ultraschalluntersuchung** kann weiterhin *freie Flüssigkeiten* nachweisen.

Behandlung: Die Therapie des mechanischen Ileus besteht in der Operation, wobei nach Eröffnung der Bauchhöhle je nach Ursache entweder Fibrinstränge durchtrennt oder Verdrehungen beseitigt werden müssen. Avitale Darmabschnitte müssen reseziert werden.

Paralytischer Ileus

Der paralytische Ileus kommt durch eine Darmlähmung zustande, deren Ursache ebenfalls unterschiedlich sein kann.

In der Regel ist bei den Patienten der Bauch stark aufgetrieben, diffus druckschmerzhaft, es fehlen die Koliken und bei der Auskultation lassen sich keinerlei Darmgeräusche hören. Die Patienten sind schwer krank. Sie haben ein blasses, verfallenes Aussehen. Die beschleunigte oberflächliche Atmung und der fliegende Puls sind ernste Zeichen dieser vital bedrohten Patienten. In den meisten Fällen ist die Ursache eine *eitrige Peritonitis* und diese wiederum ursächlich durch eine perforierte Appendizitis, selten durch ein MECKELsches Divertikel und noch seltener durch ein durchgebrochenes Magen- oder Duodenalgeschwür hervorgerufen. Aber auch eine Bauchspeicheldrüsenentzündung, besonders nach stumpfer Abdominalverletzung, kann zur Peritonitis führen. In seltenen Fällen entstehen die eitrigen Peritonitiden hämatogen, und sie sind dann zumeist durch Pneumokokken, vornehmlich bei Kindern mit nephrotischem Syndrom, bedingt *(Pneumokokken-Peritonitis).*

Behandlung: Auch beim paralytischen Ileus ist die Operation fast immer notwendig. Der Operateur muß die Ursache der zugrundeliegenden Peritonitis aufsuchen und beseitigen, z. B. einen perforierten Wurmfortsatz entfernen. Der eitrige Erguß im Bauch muß abgesaugt und ausgetupft werden, und es müssen Drainagerohre an entsprechenden Stellen (z. B. im DOUGLASschen Raum) eingelegt werden. Daneben müssen natürlich eine intensive antibiotische Behandlung sowie eine sorgfältige Infusionstherapie durchgeführt werden.

Abzugrenzen ist der paralytische Ileus nach Peritonitis oder anderen oben genannten Erkrankungen von einer *postoperativen Paralyse* nach Eingriffen in die Bauchhöhle.

2.4.7 Erkrankungen der Leber, der Gallenwege und der Pfortader

Die chirurgisch bedeutsamen Leber- und Gallenwegserkrankungen im Kindesalter sind selten. Von Bedeutung sind einige gutartige und bösartige Tumoren, die andernorts beschrieben werden. Die Behandlung besteht in der operativen Entfernung.

Gallengangsatresie

Bei der Gallengangsatresie unterscheidet man die **intrahepatische** Gallengangsatresie von der **extrahepatischen** Gallengangsatresie. Bei beiden Formen ist der Gallefluß von der Leber in das Duodenum unterbrochen, im ersteren Fall innerhalb der Leber, im letzteren außerhalb der Leber, etwa im Bereich des Ductus choledochus oder noch weiter leberwärts in einem der beiden Ductus hepatici.

Behandlung: Bei diesen Formen der extrahepatischen Gallengangsatresie findet der Chirurg noch galleführende Gänge, die er in unterschiedlicher Technik mit dem Dünndarm anastomosieren kann, so daß man von einer *korrigierbaren Gallengangsatresie* spricht. Häufiger sind leider die Fälle, bei denen keine extrahepatischen Gallenwege vorhanden sind. In diesen Fällen wird zunächst versucht, mittels einer Verbindung von Dünndarm an die Leberpforte einen Gallefluß zu ermöglichen (KASAIsche Operation). Leider hat sich die Idee dieser Operation meist nicht verwirklichen lassen, und dieser Eingriff kann nur als palliativ gelten. Therapie der Wahl bei der *nicht korrigierbaren Gallengangsatresie* ist dann bei den Säuglingen und Kleinkindern die **orthotope Lebertransplantation (Transplantation an normaler Stelle).**

Choledochuszyste

Eine angeborene Fehlbildung der äußeren Gallenwege ist die Choledochuszyste. Bei ihr ist häufig infolge einer Einengung an der Mündung in den Zwölffingerdarm der Gallengang enorm erweitert. Durch den Gallenaufstau kommt es bei diesen Kindern zu Schüben von Ikterus und immer wiederkehrenden Bauchschmerzen. Die frühzeitige Diagnose durch Ultraschall und Gallenwegsdarstellungen führt dann zur operativen Behandlung, die in der Resektion der Zyste und einer biliodigestiven Anastomose besteht.

Pfortaderhochdruck

Auch bei Kindern ist das Krankheitsbild des Pfortaderhochdruckes durchaus bekannt. Es kommt dadurch zustande, daß aus dem Pfortaderquellgebiet (Magen, Darm, Milz, Bauchspeicheldrüse) das venöse Blut nicht ungebremst über die Pfortader in die Leber einfließen kann, weil es entweder in der Pfortader selbst *(prähepatischer Block)* oder in der Leber *(intrahepatischer Block)* auf ein Hindernis stößt. Deshalb steigt der venöse Blutdruck im Pfortaderquellgebiet an. Ein Teil des Blutes kann zwar noch über die Pfortader durch die Leber strömen, ein anderer Teil aber sucht sich neue Abflußwege unter Umgehung der Leber dort, wo normalerweise nur zarte venöse Verbindungswege zum systemischen Kreislauf bestehen. Dies ist insbesondere dort der Fall, wo die Magenvenen (Abfluß über die Pfortader) mit den Speiseröhrenvenen (Abfluß über die Hohlvene!) verbunden sind. Diese unteren Speiseröhrenvenen schwellen dann enorm an. Mit ihrer zarten Wand ragen sie prall gefüllt in das Ösophaguslumen hinein, man nennt dies **Ösophagusvarizen.** Die große Gefahr der Ösophagusvarizen besteht darin, daß sie platzen können und es dann zu *lebensbedrohlichen Blutungen* kommt. Bei Kindern ist die häufigste Ursache eine **Thrombose der Pfortader,** wobei die Leber in der Regel primär nicht geschädigt ist.

Behandlung: Die Therapie der akuten Ösophagusvarizenblutung besteht im Ersatz des verlorengegangenen Blutes durch **Transfusion,** falls nötig, in der notfallmäßigen Endoskopie und Sklerosierungsbehandlung. Bei der **Sklerosierungsbehandlung** wird nach Lokalisierung der Blutungsquelle die blutende Ader umspritzt und verödet. Bei blutungsgefährdeten Varizen wird die Sklerosierungsbehandlung bereits im freien Intervall, d.h. bei „stabilen" Patienten durchgeführt. Läßt sich in extremen Ausnahmefällen eine Blutstillung durch endoskopische Maßnahmen nicht erreichen, so muß auch heute noch eine sog. **Sengstaken-Blakemore-Sonde** eingelegt werden, die eine Kompression der Varizen erlaubt. Allerdings ist hier auf die Gefahr der Ösophagusnekrose hinzuweisen.

Die früher üblichen und zum Teil häufig durchgeführten Shuntoperationen (Verbindungen der Pfortadervene mit anderen großen Körpervenen) wurden weitgehend verlassen, da die Erfolge ausblieben.

2.5 Hernienchirurgie

Man versteht unter einer Hernie (Bruch) eine durch eine innere Haut (Bruchsack) ausgekleidete Ausstülpung des Bauchraumes. Die innere Haut stellt hier das Bauchfell, das Peritoneum, dar. Neben diesem Bruchsack ist auch eine Bruchpforte vorhanden, das ist die Lücke in der Bauchwand, durch die sich der Bruch vorschieben kann. Als Bruchinhalt bezeichnet man Organe innerhalb des Bruchsackes, wie z.B. Dünndarm, Dickdarm oder Ovar.

Nabelbruch

Beim Nabelbruch wird die Bruchpforte durch einen runden Defekt in der Linea alba gebildet, an der Stelle, wo während der Fetalzeit die Nabelschnur ausgetreten ist. An dieser Stelle ist der Bruchsack nur noch durch die äußere Nabelhaut bedeckt.

Besonders bei Säuglingen gehört der Nabelbruch zu einer sehr häufigen Besonderheit. Da jedoch Einklemmungen des Bruchinhaltes fast nie zu beobachten sind und der Nabelbruch des Kindes (im Gegensatz zum Erwachsenen) sich häufig innerhalb der ersten Lebensjahre spontan schließt, wird man mit der **Operation** bei Säuglingen und Krabblern **sehr zurückhaltend** sein. Nur sehr große Nabelhernien werden in diesem Alter operiert (Abb. 25.16).

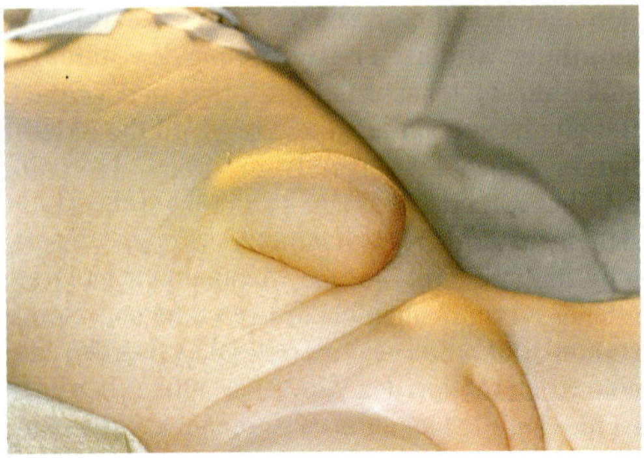

Abb. 25.16 Riesiger Nabelbruch bei einem Säugling.

Leistenbruch

Bei dem Leistenbruch handelt es sich im Kindesalter fast ausschließlich um *indirekte Brüche,* wobei die Bruchpforte durch den äußeren Leistenring gebildet wird (beim Erwachsenen gibt es auch *direkte Brüche,* sie verlaufen „direkt“ an einer dünnen Stelle der Bauchdecken durch die Bruchpforte). Beim Knaben wandert in der Fetalzeit der Hoden mit einer fingerförmigen Bauchfellausstülpung in den Leistenkanal. Diese Bauchfellausstülpung wird als Processus vaginalis peritonei bezeichnet. Die Verbindung zum Bauchraum geht normalerweise wieder verloren, sie verklebt. Bleibt nun der Processus vaginalis peritonei ganz oder teilweise offen, so ist die Voraussetzung für einen angeborenen Leistenbruch gegeben. Bei Mädchen spielt sich ein paralleler Vorgang ab.

Krankheitsbild: Von einem Leistenbruch sprechen wir dann, wenn mindestens einmal Baucheingeweide (z. B. eine Darmschlinge oder bei Mädchen das Ovar) in den Bruchsack ausgetreten sind (Abb. 25.17).

Diagnose: Die Diagnose des Leistenbruchs wird klinisch gestellt, wobei oftmals Mütter oder die versorgenden Kinderkrankenschwestern die Erkrankung erkennen.

Behandlung: Der Leistenbruch ist *eine der häufigsten chirurgischen Erkrankungen des Säuglingsalters.*

Da die Gefahr der Einklemmung des Leistenbruchs besteht, sollte ein **diagnostizierter Leistenbruch operiert** werden.

Nach Einklemmung eines Leistenbruchs kann eine sanfte Reposition versucht werden, ist dies nicht möglich, so ist mit einer Darmgangrän (einem Darmuntergang) wie auch mit einer Durchblutungsstörung am Ovar zu rechnen.

2.6 Plastische Chirurgie

Die *plastische* oder *Wiederherstellungschirurgie* hat in den letzten Jahrzehnten einen immer wichtigeren Platz eingenommen. Für das Kindesalter liegt ihre Domäne vornehmlich in der **Korrektur angeborener Mißbildungen der Extremitäten** (z. B. Syndaktylie) und besonders in der Wiederherstellung funktionell guter und kosmetisch ansprechender Ergebnisse nach **Verbrühungen und**

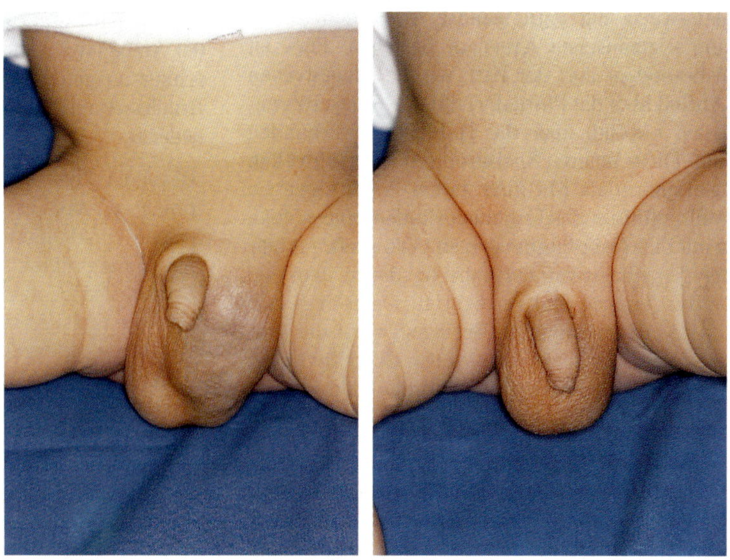

a b

Abb. 25.17 a, b Großer Leistenbruch bei einem männlichen Säugling, **a** vor, **b** nach Reposition.

Verbrennungen (Abb. 25.18) wie überhaupt in der Rehabilitation nicht nur nach Verbrühungen und Verbrennungen, sondern auch nach **Unfällen.** Weiterhin sind die modernen **Kryo- und Lasertherapien bei Hämangiomen** Arbeitsgebiet der plastischen Chirurgie im Rahmen der Kinderchirurgie. Die **Spaltchirurgie des Gesichtes** ist nur noch in einigen wenigen kinderchirurgischen Kliniken Bestandteil der plastischen Chirurgie, die Spaltchirurgie wird heute weitgehend von den Mund-, Kiefer- und Gesichtschirurgen durchgeführt. Häufige Probleme für die plastische Chirurgie sind aber dann **Fehlbildungen der Ohrmuscheln, Ohranhängsel, Lymphangiome, Hygroma colli** und die **Gynäkomastie.**

Narbige Kontrakturen, die über ein Gelenk ziehen, die dies in seiner Beweglichkeit einschränken, können oft durch eine Hautverschiebeplastik, etwa in Form einer Z-Plastik, beseitigt werden. Manchmal muß aber auch der gesamte Narbenbezirk ausgeschnitten und anschließend durch ein freies Hauttransplantat gedeckt werden. Hierzu wird mit dem *Dermatom* von einer geeigneten Stelle (früher Glutealregion, Oberschenkel, heute von der rasierten Kopfhaut) Gewebe aus den *oberflächlichen* Hautschichten entnommen und auf den Wundgrund aufgetragen. Die Haut kann als *Vollhauttransplantat* oder als *„Meshgraft"* verwendet werden. Die Einheilung erfolgt durch das Einwachsen von Kapillaren aus dem Empfängerbett. Dort, wo eine stark beanspruchte und widerstandsfähige Haut notwendig ist, z. B. an Handflächen und Fußsohlen wie auch im Gesicht, wird ein sog. Vollhauttransplantat verwendet, das alle Schichten, also auch die Lederhaut, umfaßt. Die Einheilung gelingt auf sehr gut vaskularisiertem Wundgrund. Immer wieder wird es nötig, Hautdefekte mit schlecht durchblutetem Wundgrund, z. B. auf bloßliegenden Knochen, nach Trauma oder Infektion zu decken. Hierzu verwendet man heute entweder *gestielte Lappen* oder *freie Lappen.* Falls aus der großen Variationsmöglichkeit der gestielten Lappen zur Defektdeckung keine Möglichkeit besteht, werden freie Lappen (in der Regel *myokutane Lappen*) verwendet. Das Prinzip eines myokutanen Lappens liegt darin, daß der entnommene Lappen, mittels mikrochirurgischer Technik neu angeschlossen, eine Defektregion als gut vaskularisiertes Transplantat bedecken kann.

Mit Hilfe der mikrochirurgischen Technik lassen sich heutzutage auch abgetrennte Finger und Extremitäten wieder replantieren. Mit dem Operationsmikroskop gelingt die **Replantation** der abgetrennten Finger etc., wobei stark traumatisierte Wunden, die Kleinheit und auch gelegentlich die Zeitdauer bis zur Versorgung in der Prognose limitierend wirken können.

2.7 Transplantationschirurgie

Auch für das Kindesalter hat die Organtransplantation heute eine große Bedeutung gewonnen. Die **Nierentransplantation** bei Kindern wird in Deutschland in vielen Kliniken durchgeführt, und auch die **Lebertransplantation,** inklusive Organsplitting und Verwandtenspende, wird an einigen Zentren mit zunehmendem Erfolg vorgenommen. Ebenfalls sind die **Herztransplantation** und die **Herz-Lungen-Transplantation** (letzteres z. B. – wenn auch hierzulande in nur bescheidenem Umfange – bei der zystischen Fibrose) und in seltenen Fällen die **Pankreastransplantation** (bei bestimmten Formen des Diabetes) im Kindesalter von Bedeutung.

Grundsätzlich steht der Organtransplantation zwischen zwei Individuen der gleichen Art, also der **Transplantation von Mensch zu Mensch** *(homologe Transplantation),* entgegen, daß das Spenderorgan beim Empfänger eine Immunantwort auslöst, die das Organ als fremd erkennt und sodann zerstört und somit abstößt.

a 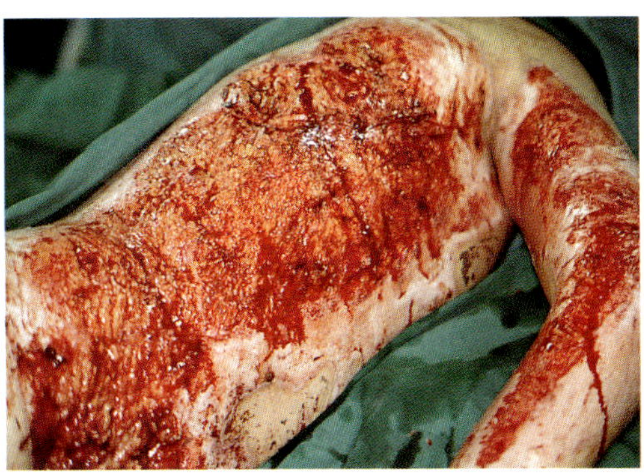 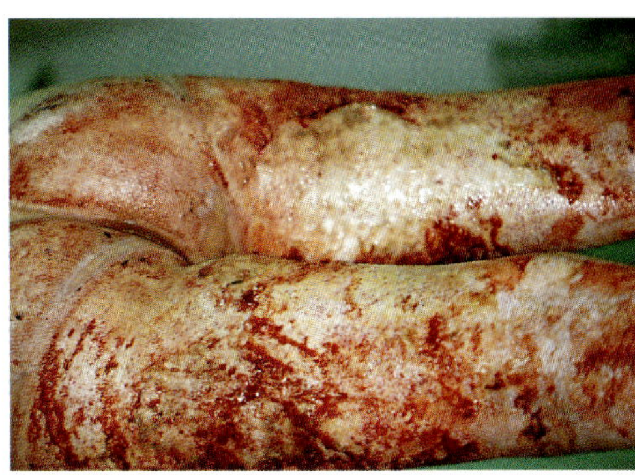 b

Abb. 25.18 a, b Verbrennungen: **a** Großflächige Verbrennungen, **b** Hauttransplantation.

Die Abstoßungsreaktion verläuft um so heftiger, je stärker die genetische Verschiedenheit zwischen Spender und Empfänger ist. Man kann diese Verschiedenheit durch Bestimmung der Leukozytenantigene (Transplantationsantigene = HLA-System, d.h. englisch: Human Leucocyte Antigen) im Labor austesten und damit herausfinden, ob eine besonders starke Verschiedenheit vorliegt oder ob bei bestimmten antigenen Eigenschaften in diesem HLA-System eine gewisse Übereinstimmung besteht, ähnlich wie bei der Blutgruppenbestimmung **(Histokompatibilitätsuntersuchung).** Die Immunreaktion des Empfängers erfolgt sowohl auf humoralem Weg (Bildung von löslichen Antikörpern gegen das Spenderorgan, die dann auf dem Blutweg in dieses gelangen) als auch durch besondere, den Leukozyten zugehörige Zellen, die wiederum auf dem Blutweg in das Spenderorgan gelangen und es zerstören.

Ein Überleben und Funktionieren des Spenderorgans gelingt dann, wenn die Immunreaktion des Empfängers unterdrückt werden kann. Hierzu sind besondere Medikamente wirksam, insbesondere Cortisonpräparate und bestimmte Zytostatika (z.B. Azathioprin sowie das Zellgift Cyclosporin),

welche die die Frühproliferation der die Immunreaktion besorgenden Lymphozyten unterdrücken. Man nennt dies eine **immunsuppressive Therapie.**

Leider ist es bis heute nicht gelungen, eine spezifische Immunsuppression zu finden, die ausschließlich auf das transplantierte Organ eingestellt ist, so daß dieses sozusagen als eigenes Gewebe akzeptiert wird. In der klinischen Organtransplantation läßt sich bisher nur die unspezifische Immunsuppression durchführen, die natürlich ihre erheblichen Nebenwirkungen und Gefahren hat. Insbesondere wird die allgemeine Infektionsabwehr des Empfängers geschwächt. Bakterielle und virale Infektionen, mit denen der Körper sonst spielend fertig wird, können unter der Immunsuppression zu lebensgefährlichen Erkrankungen werden. Die Cortisonbehandlung bewirkt bei Kindern oft eine Entstellung des Äußeren mit Stammfettsucht und Vollmondgesicht, insbesondere wird das Wachstum beeinträchtigt, so daß die Kinder unter einer Langzeitimmunsuppression klein bleiben. Andere ernste Nebenerscheinungen sind Osteoporose, Bluthochdruck, Linsentrübung und ähnliches. Trotz aller dieser Probleme haben in den letzten Jahren besonders durch das Cyclosporin A die organtransplantierten Kinder eine bessere Prognose erhalten, und durch ein ausgewogenes medikamentöses Regime konnten die Nebenwirkungen minimiert werden.

In der Bundesrepublik Deutschland herrscht ein großer Mangel an Spenderorganen. Dies hat seine Ursache in einer immer noch ungenügenden Aufklärung der Bevölkerung, den unzureichenden organisatorischen Voraussetzungen bei der Organbeschaffung, aber auch in dem Fehlen einer verbindlichen gesetzlichen Regelung der Organentnahme.

Die Organentnahme kann selbstverständlich nur erfolgen, wenn der Tod des Spenders unzweifelhaft eingetreten ist. Deshalb gelten für die Todesbestimmung (Hirntod bei künstlich aufrechterhaltener Funktion von Atmung und Kreislauf) sehr strenge Regeln. Der Hirntod muß von 2 Ärzten festgestellt werden, die selbstverständlich selbst bei der Transplantation nicht beteiligt sein dürfen.

Für die Nierentransplantation wie auch die Lebertransplantation kommt bei den Kindern die sog. *Lebendspende* in Frage. Natürlich sind auch in diesem Falle vorher sog. Histokompatibilitätsuntersuchungen vorzunehmen. Die Übertragung des Organs eines Verwandten hat den Vorteil, daß in der Regel die Überlebenswahrscheinlichkeit des übertragenen Organes besser ist als die nach der Transplantation einer Leichenniere und daß dem Kind u.U. eine lange Wartezeit für ein geeignetes Organ unter den schwierigen Bedingungen z.B. der chronischen Dialyse erspart bleibt. Auf der anderen Seite darf der moralische Druck, der hier auf Eltern und Verwandten lastet, nicht unterschätzt werden.

2.8 Kinderurologie

Die Urologie des Kindesalters hat in den letzten Jahrzehnten eine rasche und bedeutsame Fortentwicklung gemacht, und in Zukunft wird die Kinderurologie als Subspezialität der Kinderchirurgie und der Erwachsenenurologie existieren. Die pränatale Diagnostik hat die Möglichkeiten der Kinderurologie stark erweitert.

2.8.1 Fehlbildungen der Nieren

Nierenagenesie

Als Agenesie wird das *Fehlen einer Niere* bezeichnet. Dies bleibt oft unbemerkt, es wird teils zufällig entdeckt. Die Nierenagenesie kann in extrem seltenen Fällen auch *beidseits* vorliegen, wobei hier in der Regel begleitende Fehlbildungen (z. B. Lungenhypoplasie beim POTTER-Syndrom) das Überleben schon unmittelbar nach der Geburt unmöglich machen.

Zystische Nierenerkrankungen

Bei den zystischen Nierenerkrankungen gibt es doppelseitige (z. B. die *polyzystischen Nieren,* die mit zahllosen kleinen und kleinsten Zysten durchsetzt sind) und einseitige Formen (z. B. die *multizystische Niere*), wobei auch hier größere und kleinere Zysten das funktionslose Organ durchsetzen. Bei der multizystischen Niere ist der zugehörige Harnleiter in der Regel verschlossen (atretisch). Die Diagnose der multizystischen Niere wird sonographisch gestellt und eine nuklearmedizinische Untersuchung bestätigt die Funktionslosigkeit des Organes. Im Alter zwischen 6–12 Monaten wird meist die Entfernung dieses funktionslosen Organes durchgeführt; es wird auch diskutiert, ob unter sonographischer Kontrolle des Patienten abgewartet werden kann.

Nierendystopie

Unter der Nierendystopie versteht man eine Fehllage der Niere, die immer auch mit einer abnormen Blutgefäßversorgung verbunden ist. Am häufigsten findet man die Nierendystopie im Becken *(Beckenniere).* Gelegentlich kann eine Niere aber auch über die Mittellinie hinaus nach der anderen Seite verlagert sein, man spricht dann von einer *gekreuzten Dystopie.*

Verschmelzungsniere

Bei Verschmelzungsnieren ist das Nierengewebe beider Nieren miteinander verbunden. Das häufigste Beispiel der Verschmelzungsnieren ist die sog. *Hufeisenniere,* wobei beide Nieren an ihrem Unterpol durch eine Parenchymbrücke miteinander verbunden sind. Diese angeborenen Fehlbildungen der Nieren bleiben oft gänzlich symptomlos. Jedoch ist ihnen ein Problem gemeinsam: gelegentlich können wiederkehrende Harnwegsinfektionen auftreten, und in diesen Fällen sind eine umfassende uroradiologische Diagnostik und ggf. operative Therapie angezeigt.

2.8.2 Erkrankungen der Harnwege

Hydronephrose

Unter Hydronephrose versteht man gemeinhin eine *Erweiterung des urintransportierenden Hohlsystems,* wobei einzelne Abschnitte wie auch das gesamte System (Nierenbecken, Harnleiter) erweitert sein können.

Ureterabgangsstenose

Besteht am Übergang vom Nierenbecken zum Harnleiter eine Enge, so staut sich der von der Niere produzierte Urin im Nierenbecken auf. Das extra- und intrarenale Nierenbecken und die Nierenkelche werden dadurch aufgeweitet, und durch den erhöhten Binnendruck kommt es zu einer zunehmenden Verschmälerung des Nierengewebes und dadurch zu einer Funktionseinbuße des harnproduzierenden Nierengewebes, schließlich auch zum renalen Bluthochdruck. Diese Erkrankung wird als Ureterabgangsstenose bezeichnet, und es handelt sich hier um *eine der häufigsten Ursachen einer Harntransportstörung* im Kindesalter. Die Ureterabgangsstenose wird heute bereits pränatal diagnostiziert, und sie kann in ca. 20% auch beidseits auftreten. Postpartal sind Ultraschallkontrollen angezeigt, und eine Röntgenuntersuchung der Blase und der Blasenentleerung zeigt, ob ein vesikoureteraler Reflux begleitend (in 20%) mit vorliegt. Liegt eine echte Obstruktion am pyeloureteralen Übergang vor, wobei hier der Nachweis mit der nuklearmedizinischen Untersuchung durchgeführt wird, so muß eine operative Korrektur, eine Resektion des pyeloureteralen Überganges mit erneuter Anastomose, durchgeführt werden.

Megaureter

Als Megaureter bezeichnet man die Erweiterung des Harnleiters auf einen Durchmesser von über 1 cm. Ein Megaureter kann entweder durch eine *Obstruktion* oder durch einen *Reflux* hervorgerufen werden, in seltenen Fällen liegen bei Vorhandensein des Megaureters weder Obstruktion noch Reflux vor (z. B. *Prune-Belly-Syndrom,* d. h. Pflaumen-Bauch-Syndrom, mit Hypoplasie oder Fehlen der Bauchdeckenmuskulatur). Liegt nun bei einem Megaureter die Harnabflußstörung im untersten Abschnitt des Harnleiters unmittelbar vor der Harnblase, so spricht man von einer **Uretermündungsstenose** bzw. von einer **terminalen Harnleiterstenose.** Die Harntransportstörung kann funktionell aber auch durch eine anatomische Stenose bedingt sein. Wegen der Lokalisation der Harnabflußstörung wirkt sich der Aufstau oft mit einer erheblichen Erweiterung des Kalibers des Harnleiters, aber auch des Nierenbeckens aus. Der Harnleiter wird zunehmend geschlängelt und verläuft letztendlich in Windungen vom erweiterten Nierenbecken hin zur Harnblase. Von dem Megaureter gibt es die verschiedensten Schweregrade, er kann ein- und beidseitig auftreten, und die Behandlung hängt von der Funktionsdiagnostik, von der nuklearmedizinischen Untersuchung ab.

Behandlung: Bei einer echten Obstruktion ist die Enge am Übertritt des Harnleiters in die Harnblase zu entfernen und eine *Harnleiterneueinpflanzung* durchzuführen. Allerdings hat sich gezeigt, daß Harnleiterneueinpflanzungen im Neugeborenen- und Säuglingsalter nicht sinnvoll sind, zunächst wird eine konservative Behandlung mit vor allem medikamentöser Reinfektionsprophylaxe zur Vermeidung von Harnwegsinfektionen durchgeführt. Liegt jenseits des Säuglingsalters noch eine Harnabflußstörung prävesikal vor, so ist die Indikation zur Harnleiterneueinpflanzung gegeben.

Doppelbildungen des Harnleiters

Eine Verdoppelung eines oder beider Harnleiter ist nicht selten, und kann fast bei 1% der Bevölkerung nachgewiesen werden. Die Doppelbildung des Harnleiters kann ohne klinische Relevanz sein, sie kann aber bei weiteren Pathologien wie vor allem bei Obstruktion und Reflux zu operationsbedürftigen Befunden führen. Insbesondere kann es bei Hinzutreten von Infektionen zu schweren Komplikationen bei Aufstau oder Reflux kommen (Abb. 25.19).

Ureter bifidus. Bei dem *Ureter bifidus* oder *Ureter fissus* vereinigen sich die beiden Harnleiterzwillinge auf dem Weg vom Nierenbecken in die Harnblase und erscheinen somit lediglich mit einem einzigen Ostium in der Harnblase. Manchmal ist aber auch der Harnabstrom in die Blase dadurch gestört, daß der Harn zwischen beiden Ureterschenkeln hin und her transportiert wird, man nennt dies den *Pendelfluß* oder das *Jojo-Phänomen.*

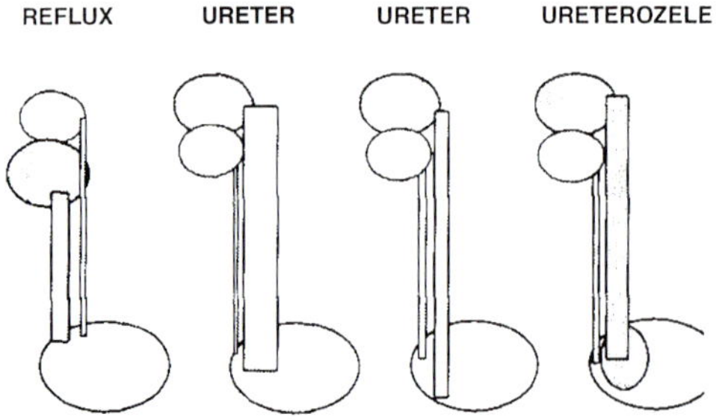

Abb. 25.19 Relevante Pathologien bei Doppelbildung eines Harnleiters: Reflux, Megaureter, ektoper Ureter und ektope Ureterozele.

Ureter duplex. Münden nun beide Harnleiterzwillinge getrennt mit 2 Ostien in die Harnblase, so spricht man vom *Ureter duplex.* Bisweilen kommt es dann zu einem vesikoureteralen Reflux, der normalerweise das untere der beiden Nierenbecken betrifft. Einer anatomischen Regel entsprechend, mündet der Harnleiter des oberen Pols unterhalb des Harnleiters vom unteren Nierenpol. Durch einen wiederkehrenden Rückfluß des Urins in das untere Doppelnierensegment kann es zu Harnwegsinfektionen und zur bakteriellen Nierenbeckenentzündung kommen.

Diagnose: In der diagnostischen Phase sind die Ultraschalluntersuchung, das MCU, das IVP und eine Nierenfunktionsuntersuchung notwendig.

Behandlung: Zeigt der betroffene Nierenpol einen Funktionsanteil von unter 10% der Gesamtnierenleistung, so wird eine *operative Entfernung des unteren Nierenpols mit dem erweiterten Harnleiter* durchgeführt. Liegt die anteilige Leistung über 10%, wird eine Harnleiterneueinpflanzung des Harnleiters vom unteren wie auch vom oberen Pol durchgeführt; diese sog. *„en bloc" Reimplantation* ist wegen der speziellen Gefäßversorgung der Harnleiter notwendig.

Ektoper Doppelureter. Bisweilen mündet einer der beiden Zwillingsharnleiter, und zwar stets der vom oberen Segment der Niere stammende, gar nicht in die Harnblase, sondern entweder in die Harnröhre oder – bei Mädchen – in die Vagina oder Vulva. Mädchen sind von dieser Pathologie weit häufiger betroffen als Knaben. Bei den Mädchen liegt dann ein permanentes Harnträufeln vor, da der Urin jenseits der Blase und der Blasenschließmuskulatur abgeleitet wird. Auch hier führt die entsprechende Diagnostik zur Entscheidung, ob der erkrankte Nierenpol entfernt werden muß oder erhalten werden kann. Oftmals erfährt der ektope Zwillingsharnleiter dort, wo er die Blasenwand im Bereich des Blasenbodens passiert, eine ballonförmige Auftreibung, die sich dann in das Blasenlumen hineinwölbt und gelegentlich den Blasenausgang verstopft. Man nennt dies eine **ektope Ureterozele** – in Richtung Harnröhre verlagert – (Abb. 25.19). Die Therapie ist entsprechend entweder resezierend oder rekonstruierend.

2.8.3 Refluxkrankheit

Unter dem vesikoureteralen Reflux versteht man den Rückfluß des Harns aus der Blase in den Harnleiter bei der Miktion, bei der Blasenentleerung also, aber auch unabhängig davon. Der Reflux kann anlagebedingt als anatomischer Defekt am Übertritt des Harnleiters in die Harnblase vorliegen, kann aber auch durch Harnwegsinfektionen und somit durch entzündlich bedingte Veränderungen an der Einmündungsstelle des Harnleiters in die Harnblase zustande kommen. **Der vesikoureterale Reflux wird in 5 Grade eingeteilt,** wobei Grad I den Reflux lediglich in den Harnleiter klassifiziert, bei Grad II wird das Nierenbecken erreicht, bei Grad III handelt es sich um eine gewisse Aufweitung bereits im Nierenbecken. Bei Reflux Grad IV kommt es zu einer Erweiterung und auch Schlängelung des Harnleiters mit Verplumpung der Kelche, und Grad V ist die extremste Form mit starker Schlängelung des Harnleiters und extremer Erweiterung des Nierenbeckens (Abb. 25.20). Der vesikoureterale Reflux kann wiederkehrende Harnwegsinfektionen nach sich ziehen, die dann zur *Nierenbeckenentzündung* bzw. zur *Pyelonephritis* führen. Die Folge der wiederkehrenden Nierenbeckenentzündungen sind Nierennarben, die einen Funktionsverlust von Nierengewebe und letztendlich Bluthochdruck und Nierenversagen zur Folge haben können. Besonders gefährdet für schwere Infektionen sind Säuglinge mit viert- und fünftgradigem Reflux.

Diagnose: Das diagnostische Spektrum des vesikoureteralen Refluxes umfaßt neben der Ultraschalluntersuchung und dem Miktionszystourethrogramm das IVP und die nuklearmedizinische Untersuchung der Nieren. Von großer Bedeutung ist auch die Funktionsuntersuchung der Blase, die *Zystomanometrie* (Blasendruckmessung) und die *Uroflowmetrie* (Urinflußmessung), da Blasenentleerungsstörungen auch zum vesikoureteralen Reflux führen können.

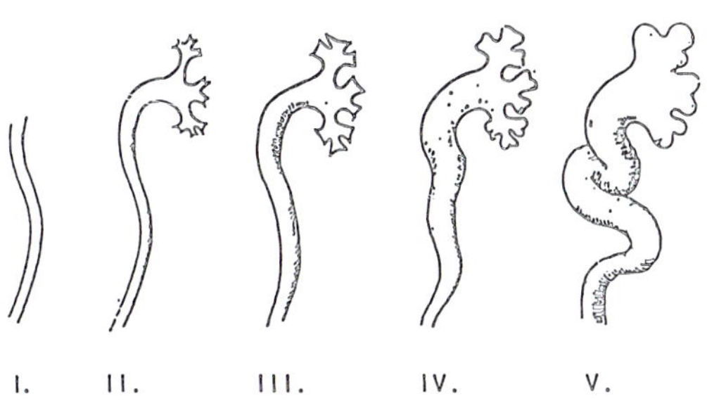

Abb. 25.20 Klassifikation des vesikoureteralen Refluxes.

Behandlung: Der entscheidende Faktor in der Behandlung des vesikoureteralen Refluxes ist die Harnsanierung, wobei ggf. über lange Zeit (mehrere Jahre) eine antibiotische Reinfektionsprophylaxe mit einem niedrig dosierten Chemotherapeutikum durchgeführt werden muß. Die operative Therapie der Harnleiterneueinpflanzung betrifft vornehmlich den viert- und fünftgradigen Reflux und dies besonders jenseits des Säuglingsalters. Neuere endoskopische Methoden zur Verhinderung eines vesikoureteralen Refluxes haben noch nicht einen allgemein akzeptierten Stellenwert in der Behandlung erhalten.

2.8.4 Urethralklappen

Harnröhrenklappen sind mit die schwerste Form der Harnabflußstörung und kommen nur bei Knaben vor.

In der hinteren Harnröhre, unterhalb des Colliculus seminalis (Mündungsstelle des Samenleiters) liegen ventilartig wirkende Schleimhautfalten, die sich im Harnabstrom aufblähen und diesen dann weitgehend blockieren. Die Harnröhrenklappen dürfen aber nicht als isoliertes Krankheitsbild gesehen werden, im Rahmen der **Klappenkrankheit** können weiter *Blasenentleerungsstörungen, Harnleiterdysplasien* sowie *Nierendysplasien* vorliegen.

Da dieser krankhafte Mechanismus schon in der Fetalzeit wirkt und die Balkenblase, die oft beidseitigen Megaureteren mit Hydronephrosen und der Nierengewebsschwund diese Säuglinge bisweilen initial bereits beeinträchtigen, kann nur die sorgfältige Überwachung und die rasche Therapie vor weiterem Schaden schützen.

Behandlung: Initial muß auf eine regelrechte Stoffwechsellage und auf Infektionen geachtet werden, die zu therapieren sind. Der Harnabstrom muß durch einen suprapubischen Blasenkatheter, ggf. durch einen Nierenbeckenkatheter gewährleistet werden. Zu einem späteren Zeitpunkt können dann mittels endoskopischer Therapie die Klappen reseziert werden.

Prognose: Die Prognose dieser Säuglinge hängt davon ab, inwieweit eine Erholung der bei Geburt schon oft schwer geschädigten Nieren noch möglich ist. Sorgfältige Kontrolluntersuchungen bei diesen Patienten sichern am besten deren Entwicklung.

2.8.5 Blasenekstrophie mit Epispadie

Bei diesen schweren, glücklicherweise aber sehr seltenen Mißbildungen ist die Blase nicht verschlossen, sondern liegt als Platte mit der Schleimhautseite nach außen frei im Unterbauch (die Vorderfläche der Blase fehlt, die untere Bauchwand ist offen); die Harnröhre ist ebenfalls geöffnet und besteht in einer mit Urothel ausgekleideten Rinne (Abb. 25.21). Diese schwere Hemmungsmißbildung bringt es mit sich, daß auch die Schließmuskulatur gespalten ist. Als weiteres Problem sind bei diesen Patienten die Schambeine des knöchernen Beckens nicht regelhaft im Bereich der Symphyse miteinander verbunden, sondern stehen mit großer Distanz auseinander.

Behandlung: Trotz der Schwere dieses Krankheitsbildes soll heute eine **Rekonstruktion** durchgeführt werden. Diese besteht in der Schaffung einer Hohlkugel als Blase, in der Rekonstruktion der Schließmuskulatur und in der Neubildung der Harnröhre. Die Harnleiter müssen ggf. neu in die Blase implantiert werden. Gelegentlich ist die Kapazität dieser neu geschaffenen Blase zu klein, so daß diese mittels ausgeschalteter Dünn- oder Dickdarmanteile, ggf. auch Magenabschnitte, vergrößert werden muß. Gelingt es mit den modernen Techniken der rekonstruktiven Chirurgie nicht, diese Patienten harnkontinent zu bekommen, so müssen andere Techniken der Harnab- oder Harnumleitung gewählt werden. Als **Harnableitung** kommen kontinente *Stoma aus Dünn-und Dickdarm* in Frage, als **Harnumleitung** kommt eine *Einpflanzung der Harnleiter in den Dickdarm* in unterschiedlicher Technik zur Anwendung.

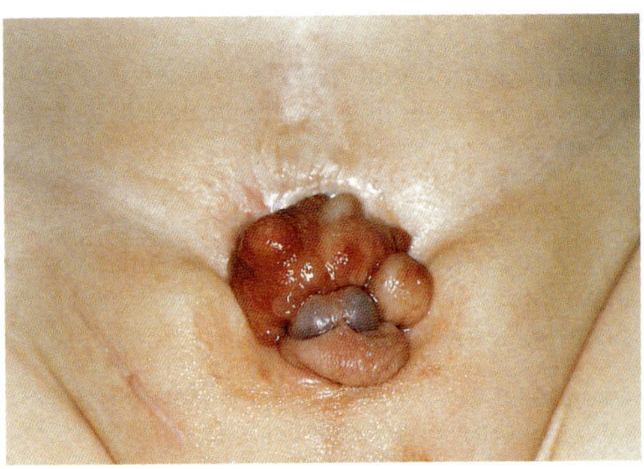

Abb. 25.21 Blasenekstrophie: Hier zeigt sich die im Unterbauch liegende Blasenplatte mit gespaltenem Penis.

2.8.6 Epispadie

Gelegentlich kommt eine Epispadie auch isoliert, d.h. ohne Blasenekstrophie, vor. Diese Kinder sind meist harninkontinent.

2.8.7 Erkrankungen des männlichen Genitales

Phimose

Beim Neugeborenen ist die Glans penis bedeckt und die Vorhaut mit der Eichel *verklebt*. Diese physiologische Situation ist streng von der echten Phimose, von der *verengten* Vorhaut, die sich nicht über die Glans streifen läßt, zu unterscheiden. Bis zum Ende des 2. Lebensjahres ist die Vorhaut nur bei 80% und bis zum Ende des 3. Lebensjahres nur bei 90% der Knaben reponibel. Ein Versuch der Reposition muß in diesem Alter vermieden werden. Nach dem 3. bis 4. Lebensjahr sollte allerdings auch eine blande *Vorhautverklebung* (ohne echte Phimose) wegen der Genitalhygiene gelöst werden.

Die Beschneidung der Vorhaut (Zirkumzision) sollte allerdings erst bei der *echten Phimose*, der verengten und nicht reponiblen Vorhaut **nach dem 3. Lebensjahr** wegen der Genitalhygiene erfolgen.

Balanitis

Eine eitrige Infektion zwischen Vorhaut und Eichel wird als Balanitis bezeichnet. Sie tritt vor allem bei kleineren Kindern auf und kann mittels Bäder und Salbenbehandlung ausgeheilt werden. Die Komplikation einer wiederkehrenden Balanitis ist die narbige Verengung der Vorhaut, die *narbige Phimose.*

Paraphimose

Als Paraphimose wird die nach gewaltsamem Zurückstreifen der zu engen Vorhaut hinter die Glans auftretende Schwellung von Glans und Vorhaut bezeichnet. Die Reposition der Vorhaut ist oft nicht mehr möglich, und die dorsale Spaltung der Vorhaut mit anschließender Reposition schützt dann die Glans penis vor Durchblutungsstörungen.

Hypospadie

Mündet die Harnröhre nicht auf der Spitze der Eichel, sondern an der Vorderseite des Penis, so

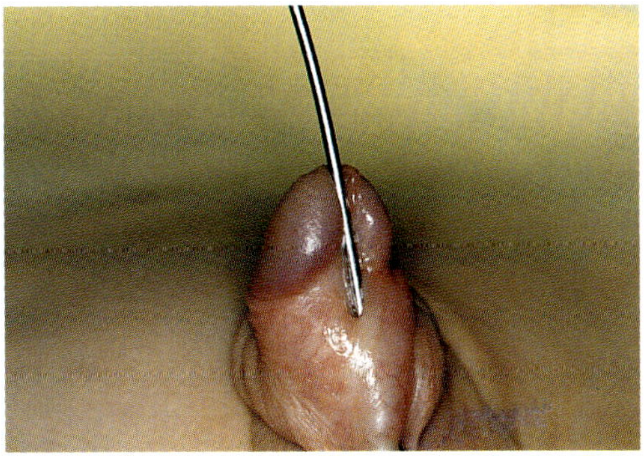

Abb. 25.22 Hypospadie: Die Abbildung zeigt die Harnröhrenmündung am Penisschaft, eine Sonde liegt im Meatus.

spricht man von Hypospadie. Je nach Lage der Harnröhrenmündung werden verschiedene Formen unterschieden. Bei der *Hypospadia glandis* mündet die Harnröhre an der Glans, bei der *Hypospadia coronaria* im Bereich der Kranzfurche. Bei der *Hypospadia penilis* mündet die Harnröhre am Penisschaft (Abb. 25.22), und bei der *Hypospadia scrotalis* liegt die Mündung im Bereich des dann oft zweigeteilten Hodensackes. Bei der *Hypospadia perinealis* liegt die Mündung im Dammbereich. Neben der unterschiedlichen Ausprägung der Harnröhrenmündung kann der Penis zusätzlich eine Verkrümmung zeigen, wie auch die Vorhaut lediglich dorsal vorhanden ist („Vorhautschürze“).

Behandlung: Die Korrektur erfolgt mit unterschiedlichen Techniken, wobei heute das *einzeitige operative Verfahren* angestrebt wird. Je nach Ausprägung der Hypospadie kann entweder mit der Urethralrinne, mit der Vorhaut oder gelegentlich mit freien Haut- oder Schleimhauttransplantationen die definitive Korrektur erfolgen. Die Hauptkomplikationsmöglichkeit bei der Korrektur von Hypospadien ist die Harnröhrenfistelbildung, die dann bei einem Zweiteingriff operativ verschlossen werden muß.

Hodenhochstand

Bei nahezu 5% aller männlichen Neugeborenen fehlt ein- oder beidseits der Hoden im Skrotum. Oftmals steigt der Hoden in den ersten Lebensmonaten noch in das Skrotum, gegen Ende des 1. Lebensjahres ist aber immerhin bei fast 2% der Knaben das Fehlen eines oder beider Hoden im Skrotum festzustellen. In den seltensten Fällen ist die Ursache für nicht tastbare Hoden entweder die *Anorchie* (Fehlen des Hodens) oder der *Bauchhoden,* wir sprechen hier von **Kryptorchismus.** In der Regel handelt es sich um einen **unvollständigen Abstieg des Hodens**, und der Hoden kann entsprechend seiner Wanderung von der Embryonalzeit bis zu der Geburt noch *intraabdominell,* im *Leistenkanal* (Leistenhoden) oder auch *suprafaszial* auf der Bauchdeckenfaszie (Hodenektopie) liegen. Ein *Gleithoden* liegt vor, wenn der Hoden zwar inguinal liegt, sich manuell aber in den Hodensack luxieren läßt, doch beim Loslassen sofort zurückweicht. Ein **Pendelhoden** besteht dann, wenn der Hoden spannungsfrei in das Skrotum zu luxieren ist und hier auch liegenbleibt, gelegentlich aber in die Leistenregion wandert.

Behandlung: Der Pendelhoden bedarf keiner Therapie. Alle anderen Formen von Hodenhochstand sind wegen der sonst drohenden Unfruchtbarkeit behandlungsbedürftig. Initial wird meist die bereits andernorts besprochene **Hormonkur** durchgeführt, und bei deren Versagen bzw. bei nicht komplettem Deszensus des Hodens ins Skrotum ist die **operative Korrektur** angezeigt.

Als wichtiges Kriterium muß gelten, daß die Behandlung des Hodenhochstands mit einer regelhaften Lage des Hodens im Skrotum *bis zum Ende des 2. Lebensjahres abgeschlossen sein muß.*

Hodentorsion

Eine plötzliche Drehung des Hodens um seinen Gefäßstiel führt zur Unterbrechung der Blutzufuhr und zu starken Hodenschmerzen. In der Regel ist der Hoden gerötet, geschwollen und auf Palpation äußerst schmerzhaft. Wird diese Torsion nicht innerhalb von wenigen Stunden korrigiert, so stirbt der Hoden ab. Die Hodentorsion kann in jedem Alter auftreten. Bei der Verdachtsdiagnose auf eine Hodentorsion ist die *operative Freilegung und die Detorquierung unumgänglich.* Selbst moderne diagnostische Verfahren, wie die Dopplersonographie können falsch negative Befunde zeigen. Als Differentialdiagnose kommen die **Nebenhodenentzündung** und eine **Hydatidentorsion** in Frage.

Lag bei dem Knaben eine Hodentorsion vor, so wird nach einem Intervall von 14 Tagen bis 4 Wochen die Gegenseite prophylaktisch im Skrotum fixiert, um eine weitere Torsion zu verhindern.

26. Teil Kinderorthopädie

KLAUS-DIETER PARSCH

1 Angeborene Systemerkrankungen

1.1 Chondrodystrophie/ Achondroplasie

Bei fast normaler Rumpflänge und kurzen Gliedmaßen handelt es sich um typische Zwerge. Die übliche Endgröße von 1,20 m bis 1,30 m bedingt große Benachteiligungen im täglichen Leben. Einzelne Achondroplasiker nützen die Besonderheit ihrer Zwergengröße und treten im Theater oder Zirkus auf. Die Erkrankung des Knorpels wird vererbt und kann mit unterschiedlicher Ausprägung auftreten. Der unterwertige Gelenkknorpel fällt leicht Abnützungserscheinungen zum Opfer. Therapeutisch kommen Achsenkorrekturen wegen des meist deutlichen O-Beines in Frage. Neuerdings werden Verlängerungsoperationen an beiden Ober- und Unterschenkeln mit gutem Erfolgt durchgeführt. Damit werden Endgrößen um 1,50 m erreicht.

1.2 Osteogenesis imperfecta (Glasknochenkrankheit)

Je nach Ausprägung kommen die Kinder mit intrauterin oder bei der Geburt erworbenen Frakturen zur Welt. Die herabgesetzte Elastizität führt bei relativ geringen Anlässen zu Brüchen vor allem der Schaftknochen. Die Folge der häufigen Frakturen sind Verbiegungen der Beine und Arme. Die verkrümmt zusammengewachsenen Knochen sind leichter in Gefahr, erneut zu brechen. Neben der Knochenbrüchigkeit gehören blaue Skleren und eine später auftretende Innenohrschwerhörigkeit zur klassischen Trias der Osteogenesis imperfecta. Auch die Zahnentwicklung ist meist gestört.

Behandlung: Die Ausheilung der vielen Frakturen unter Vermeidung von Fehlstellungen ist nicht einfach. Operative Auffädelungen mit teleskopartigen Nägeln werden hierfür heute verwandt. Die innerlich geschienten Knochen können weiterwachsen, ohne durch ständige Brüche Länge einzubüßen. Vorübergehend werden auch äußere Schienen (Orthesen) zum Schutz vor Brüchen eingesetzt. Die schweren Formen der Osteogenesis imperfecta bleiben trotz der Teleskopnägel und trotz selbständiger Gehleistung sehr klein. Die leichten Formen erreichen eine fast normale Endgröße und erleben eine deutliche Abnahme der Bruchgefahr nach Wachstumsabschluß.

1.3 Marmorknochenkrankheit

Es handelt sich um eine seltene Knochenmarkserkrankung, bei der dieses frühzeitig durch kompakten Knochen verdrängt wird. Milz und Leber sind stark vergrößert, da die blutbildenden Funktionen des Knochenmarks dort ersetzt werden müssen. Die röntgenologisch verdichteten Knochen sind spröde und bruchanfällig. Ein zusätzliches Handikap stellt die frühzeitige Erblindung dar, die von der Einmauerung des Sehnervs herrührt.

Therapeutisch kommt heute eine frühzeitige Knochenmarkstransplantation in Frage. Die Schwierigkeit, einen passenden Spender zu finden, vermindert die Chancen einer Behandlung vor Eintritt der Blindheit. Orthopädische Orthesen in Leichtbauweise helfen die Bruchgefahr der Marmorknochenkranken mindern.

1.4 Pfaundler-Hurler-Erkrankung (Mucopolysaccharidose Typ I)

Es handelt sich um eine seltene Störung im Kohlenhydratstoffwechsel mit daraus resultierendem Zwergwuchs. Im Laufe des Lebens führt die Ablagerung der Polysaccharide zu einer Verformung der Gelenke mit Kontrakturen. Die Ablagerungen betreffen auch das Gesicht, das wasserspeierartig entstellt wird, daher auch der Name *„Gargoylismus“ = „Wasserspeierkrankheit“*. Bei guter orthopädischer Unterstützung kann relativ lange eine selbständige Gehfähigkeit erhalten bleiben (s. auch S. 98).

1.5 Morquio-Brailsford-Erkrankung
(Mucopolysaccharidose Typ IV)

Unter den verschiedenen Zuckerspeicherkrankheiten (Typ I–IV) ist diese Form des unproportionierten Zwergwuchses zu erwähnen; einem relativ großen Schädel stehen kurze, meist in X-Stellung abweichende Gliedmaßen gegenüber. Die Behandlung ist symptomatisch. Eventuell wird ein zu starkes X-Knie operativ korrigiert.

2 Dysmelien

Die Gließmaßenfehlbildungen entstehen durch Genmutationen, durch Chromosomenänderungen oder durch äußere Faktoren, wie Bestrahlungen oder die Einnahme von Medikamenten. Dabei ist vor allem an mehrere 1000 Gliedmaßenfehlbildungen zu erinnern, die durch die Einnahme des Schlafmittels Thalidomid (Contergan) während der Schwangerschaft erzeugt wurden. Man unterscheidet Minusvarianten von Plusvarianten.

2.1 Minusvarianten

Es gibt verschiedene Minusvarianten vom longitudinalen Typ mit Fehlen einzelner Knochen und Unterentwicklung anderer.

Radiale Klumphand. Ein Beispiel für eine longitudinale Minusvariante ist die *radiale Klumphand*, entstanden durch das Fehlen bzw. den Minderwuchs der Speiche und des Daumens im Verhältnis zur Elle und den übrigen Langfingern.

Femur- und Fibulahypoplasie. Ein weiteres Beispiel für eine longitudinale Minusvariante ist die *Femurhypoplasie* mit daraus resultierender Beinverkürzung. Auch die angeborene *Fibulahypoplasie* geht mit einer Beinverkürzung und einer zusätzlichen Fehlstellung im unterentwickelten Sprunggelenk einher.

Spalthand und Spaltfuß. Die *Spalthand* und der *Spaltfuß* gehören ebenfalls zu diesen Minusvarianten. Oft vermögen die Kinder trotz der kosmetischen Probleme gut zu greifen und können auch bei der Schuhversorgung mit geringer Zurichtung leidlich hinkommen. Gelegentlich sind fußverschmälernde Operationen sinnvoll.

Transversale Hypoplasien. Weniger häufig finden sich Hypoplasien vom transversalen Typ. Dazu zählt das komplette Fehlen (*Peromelie*) eines Unterarms, der Hand oder der Finger, aber auch des Unterschenkels oder des Fußes. Die prothetische Versorgung bei der Peromelie des Armes muß abwägen zwischen den Vorteilen des äußeren Hilfsmittels und den Nachteilen der fehlenden Gefühlsempfindung. Bei den transversalen Fehlbildungen der unteren Gliedmaßen ist die prothetische Versorgung selbstverständlich.

2.2 Plusvarianten

Hexadaktylie. Die bekannteste Überzahl betrifft die Finger und Zehen mit der Ausbildung von 6 Strahlen (*Hexadaktylie*[1] = 6 Finger). Bei abstehenden und die Schuhversorgung störenden Hexadaktylien am Fuß wird der überzählige Strahl Ende des ersten Lebensjahres abgetragen. Ebenso verfährt man an der Hand, wenn die Hexadaktylie die Greiffunktion stört. Im anderen Fall werden die überschüssigen Zehen bzw. Finger erst mit 4–5 Jahren amputiert, wenn die kosmetische und funktionelle Beeinträchtigung eine Rolle spielt (s. auch S. 636).

Syndaktylien. Als Plusvarianten sind auch die *Syndaktylien*, die häutige und zum Teil knöcherne Verbindung zweier Finger oder Zehen, zu werten. Fingersyndaktylien werden Ende des ersten Lebensjahres getrennt, wenn sie mit Kontrakturen einhergehen. Günstiger ist die Trennung mit 4–5 Jahren, da das funktionelle und kosmetische Ergebnis bei der späteren Operation besser wird. Syndaktylien der Zehen sollten gar nicht operiert werden, die funktionellen Nachteile könnten die kosmetischen Vorteile übertreffen (s. auch S. 636).

[1] ex (griech.): sechs; daktylos (griech.): Finger

Makrodaktylie. Die *Makrodaktylie* ist der Riesenwuchs eines Fingers, einer Zehe oder auch eines Teiles einer Hand und eines Fußes. Die restlichen Anteile der Hand oder des Fußes haben ihre normale Form. Die kosmetische Beeinträchtigung kann beträchtlich sein. Verkleinerungsoperationen bringen eine Verbesserung, oft sind Teilamputationen zur Ermöglichung einer Schuhversorgung notwendig.

3 Knochentumoren

Wie bei anderen Tumoren unterscheiden wir gutartige von bösartigen Knochentumoren.

3.1 Gutartige Knochentumoren

3.1.1 Nicht ossifizierendes Fibrom (fibröser Kortikalisdefekt)

Häufiger Zufallsbefund bei der Röntgenuntersuchung des Kniegelenkes eines unfallverletzten Kindes. Ein kleiner Aufhellungsherd auf dem Röntgenbild eines Röhrenknochens und völlige Symptomlosigkeit sind typisch. Eine Therapie ist nicht erforderlich. Bei röntgenologisch eindeutigem Befund ist eine Probeexzision überflüssig.

Nur ausnahmsweise kann ein fibröser Kortikalisdefekt so groß sein, daß bei einem Sturz eine Fraktur durch den geschwächten Knochen verläuft. Dies nennt man eine **„pathologische Fraktur"**, da der Knochen an der durch den Kortikalisdefekt geschwächten Stelle gebrochen ist.

3.1.2 Juvenile Knochenzysten

Dieser zystische Tumor findet sich bevorzugt am körpernahen Oberarm- oder am körpernahen Oberschenkelknochen. Die Erstdiagnose erfolgt nicht selten über einen Knochenbruch, der aus nichtigem Anlaß durch die Zyste entstanden ist (*pathologische Fraktur*). Röntgenologisch zeigt sich die ein- oder mehrkammerige Zyste. Bei der Punktion findet man klare Flüssigkeit, die aus einer häutigen Wand abgesondert wird. Eine Abklärung durch Probeexzision ist nur bei atypischer Lokalisation notwendig.

Behandlung: Die früher übliche Auskürettierung und nachfolgende Spongiosaplastik ist heute ebenso verlassen wie eine aufwendige Resektionsoperation mit Überbrückung des Defektes. Ein Teil der Zysten heilt über die erlittene pathologische Fraktur aus. Einfach und erfolgversprechend ist die mehrmalige Injektion von Cortisonkristallsuspension in die Zyste. Sie verkleinert sich, wird mehrkammrig, wächst diaphysenwärts weg und verschwindet schließlich.

3.1.3 Die aneurysmatische Knochenzyste

Auch hier handelt es sich um einen zystischen gutartigen Knochentumor, der von anastomosierenden, bluterfüllten Räumen ausgefüllt ist. Er findet sich an den Röhrenknochen und kann die Metaphyse ebenso betreffen wie die Diaphyse. Der Knochen ist im Zystenbereich aufgetrieben. Bei raschem Wachstum kann Schmerz in der Geschwulst das Leitsymptom sein. Die bioptische Abklärung ist meist notwendig. Die Kürettage und Spongiosaplastik sind die Therapie der Wahl.

3.1.4 Die solitäre kartilaginäre Exostose

Bei leerer Familienanamnese wird ein ohne Schmerzen wachsender Knorpelknochensporn beobachtet. Die gelenknahen Anteile des körperfernen Femurs und der körpernahen Tibia und der körpernahe Humerus sind die hauptbetroffenen Stellen. Die typische solitäre kartilaginäre Exostose stört eher kosmetisch als funktionell, *kann anläßlich eines Unfalls brechen* und dann Schmerzen machen. Die komplette, basisnahe Abtragung ist die Therapie der Wahl. Ein Nachwachsen ist nur dann zu erwarten, wenn die knorpelige Kappe nicht ganz abgetragen wurde.

3.1.5 Multiple kartilaginäre Exostosenerkrankung

Viele gelenknahe Exostosen treten als familiäre Erkrankung auf. Vor allem an den paarigen Knochen des Unterarms und des Unterschenkels bedingen die Exostosen Fehlwuchs und Bewegungseinschränkungen. Bei erheblicher Beeinträchtigung z. B. in Form eines X-Knies sind Achsenkorrekturen sinnvoll. Das Risiko einer malignen Entartung wird zwar diskutiert, scheint aber sehr gering zu sein.

3.1.6 Osteoidosteom

Es handelt sich um einen gutartigen, oft nur erbsgroßen Tumor, der bevorzugt am körpernahen Femur, am Schienbein, gelegentlich auch an der Wirbelsäule, der Hand und an der Fußwurzel auftreten kann. Charakteristisch sind nächtliche Schmerzen über dem betreffenden Herd ohne äußerlich erkennbare Veränderung. Röntgenologisch sieht man einen kleinen Aufhellungsherd, der von einer knochendichten Zone umgeben ist. Szintigraphisch zeigt das intravenös verabreichte radioaktive Technetium eine herdförmige Anreicherung des Osteoidosteombezirks. Der „Aspirintest" hilft bei der Diagnosesicherung (Schmerzfreiheit nach Aspirineinnahme).

Behandlung: Die Therapie ist immer chirurgisch. Der Knochen wird an der betroffenen Stelle eröffnet und der Herd (Nidus = Nest) ausgeräumt. Die Schmerzen verschwinden schlagartig. Bei kompletter Entfernung des Nidus ist ein Rezidiv nicht zu befürchten.

3.1.7 Das eosinophile Granulom

Mit Schmerzen einhergehende Ansammlung eosinophiler Histiozyten im Knochen. Röntgenologisch ist ein solcher Herd kaum von einem bösartigen Tumor zu unterscheiden und führt leicht zu einer *„pathologischen Fraktur"*. Die Biopsie läßt die Diagnose stellen. Bei singulärer Ansiedlung genügt die chirurgische komplette Ausräumung. Bei plurifokalem Befall (an mehreren Stellen) nennt man die Krankheit „**Langerhans-Zell-Histiozytosis**". In diesem Fall muß wie bei einem bösartigen Tumor das Zellwachstum mit Chemotherapie gestoppt werden.

3.2 Bösartige Knochentumoren

Der orthopädisch-chirurgische Teil der Behandlung des Osteosarkoms sowie des Ewing Sarkoms soll abgehandelt werden (s. auch S. 200). Hier wurden in den letzten zehn Jahren wesentliche Verbesserungen der Prognose durch die vereinigten Anstrengungen der Onkologie sowie der onkologischen Orthopädie möglich.

3.2.1 Das Osteosarkom

Behandlung: Neben der Chemotherapie, die gemäß dem Protokoll der COSS-Gemeinschaftsstudie in Blöcken verabreicht wird, ist die chirurgische Entfernung des Tumors zum geeigneten Zeitpunkt indiziert. Während früher allein die Amputation als erfolgversprechend galt, werden heute, bei verbesserter Chemotherapie, resektive Verfahren bevorzugt. Das Osteosarkom wächst vornehmlich am distalen Femur. Nach Resektion des distalen Femurs, einschließlich Kniegelenk mit dem Tumor, wird der gesunde Unterschenkel, einschließlich Gefäß- und Nervenversorgung, umgedreht am körpernahen Femur fixiert. Nach dieser **„Umdrehplastik"** funktioniert das obere Sprunggelenk in der Prothese wie ein Kniegelenk. Hervorragende funktionelle Möglichkeiten stehen dem so behandelten Patienten zur Verfügung, sofern eine Metastasierung durch die Chemotherapie vermieden werden kann. Ein unauffälliges Gangbild und nahezu uneingeschränkte sportliche Möglichkeiten sind dem so resezierten Tumorpatienten eröffnet.

Eine wichtige Neuerung stellt der chirurgische Ersatz eines wegen Tumorbefalls resezierten Schaftanteils durch das gefäßversorgte Wadenbein dar. Dieses wächst ein und kann die Funktionen des resezierten Knochens übernehmen.

Bei hüft- oder schultergelenksnahem Sitz des Tumors kann ein künstliches Gelenk den resezierten Bereich überbrücken.

Osteosarkome anderer Lokalisation werden heute durch die Chemotherapie mit verbesserten Chancen reseziert oder, bei peripherer Lokalisation, amputiert. Trotz Chemotherapie auftretende Lungenmetastasen werden chirurgisch reseziert.

Insgesamt haben sich die Überlebensaussichten für Osteosarkompatienten durch das kombinierte chemotherapeutische und chirurgische Vorgehen auf 60 % Überlebende nach 5 Jahren drastisch verbessert.

3.2.2 Das Ewing-Sarkom

Der zweitwichtigste bösartige Knochentumor des Kindes und Jugendlichen ist das klein- und rundzellige EWING-Sarkom. Der Tumor wächst häufig in der Markhöhle, zuweilen auch außerhalb des Knochens in den Muskel hinein. Reaktives Knochenwachstum wird als Zwiebelschalenformation röntgenologisch erkannt. Der Tumor macht vor allem Ruheschmerzen und wird nicht selten erst nach Monaten als solcher erkannt. Die Kernspintomographie erlaubt eine Beurteilung der Knochenmark- und Weichteilbetroffenheit. Die Diagnose erfolgt über die Biopsie.

Behandlung: Die früher übliche Bestrahlungsbehandlung des EWING-Sarkoms ist heute fast völlig verlassen und wird nur noch bei Befall der Wirbelsäule angewandt. Statt dessen wird heute entsprechend der CESS-Studie durch die kombinierte Chemotherapie und Chirurgie der bestmögliche Erfolg angestrebt. Resektionen und Amputationen sind wie bei Osteosarkom indiziert, die Umdrehplastik kommt bei Befall des distalen Femurs in Frage, Gelenkersatzoperationen dienen zur Überbrückung der Defekte. Als weitere Möglichkeit steht die Verwendung gefäßversorgter Fibulatransplantate als Ersatz für resezierte Schaftabschnitte zur Verfügung.

4 Knochen- und Gelenkentzündungen

Während im Erwachsenenalter die erworbenen posttraumatischen und postoperativen Knochenentzündungen vorherrschen, sind im Kindesalter die hämatogenen (auf dem Blutweg in den Knochen gelangten) Entzündungen des Knochens in der Überzahl.

4.1 Hämatogene Osteomyelitis

Bei der hämatogenen Form der Knocheninfektion siedeln sich Bakterien, über eine Eintrittspforte ins Blut gelangt, in den stark durchbluteten Metaphysen der langen Röhrenknochen oder der Wirbelsäule an. Zuerst wird das gut vaskularisierte Knochenmark betroffen (Osteo-myelitis = Knochen-mark-Entzündung), bald kommt es über kommunizierende Gefäße zur Ausbreitung unter die Knochenhaut (subperiostaler Abszeß = Abszeß unter der Knochenhaut) und nur bei längerer Laufzeit zum Durchbruch nach außen in Form einer Fistel. Unzureichend behandelt, geht der Knochen, unter dem Bild einer Sepsis, zugrunde (Sequester), die Sequester werden von neuem Knochen überwachsen (Totenlade).

Diagnose: Hohes Fieber und starke bis stärkste lokale Schmerzen sind typisch. Die Blutsenkungsgeschwindigkeit und das C-reaktive Protein sind charakteristisch erhöht, auch die Leukozyten sind meist oberhalb der Norm.

Bei Verdacht auf eine hämatogene Osteomyelitis ist vor antibiotischer Therapie die Abnahme von 1–3 Blutkulturen sinnvoll, um die Chancen des Erregernachweises zu wahren.

Im Röntgenbild finden sich in der Frühphase keine Veränderungen, erst mit dem Hinzukommen des subperiostalen Abszesses werden Weichteilverdichtungen erkennbar. Später, nach 6–10 Tagen, werden Aufhellungsbezirke und fleckige Entkalkungen als Hinweis auf die Entzündung sichtbar. Die Knochenszintigraphie ist in der Frühphase nicht hilfreich, da sie erst 4–6 Tage nach Krankheitsbeginn positiv wird. Mit dem Ultraschallgerät lassen sich schon erste Anzeichen eines subperiostalen Abszesses nachweisen. Die Kernspintomographie erlaubt eine frühe Erkennung der Markveränderung aufgrund der vermehrten Flüssigkeitsansammlung.

Behandlung: Häufig wird empfohlen, zunächst für einige Tage eine hochdosierte Antibiotikumtherapie einzuleiten, um damit eine Operation zu umgehen. Nur wenn dies nicht erfolgreich ist, wird trepaniert (= der Knochen geöffnet). Dabei besteht allerdings das 20–30%ige Risiko einer Chronifizierung mit der Notwendigkeit einer längeren Antibiose und die Gefahr der Schädigung der Wachstumszone.

Sinnvoller und für das Kind schonender ist die frühzeitige Ausspülung der Markentzündung samt dem subperiostalen Abszeß. So befreit man das Kind am schnellsten von seinen schlimmen Schmerzen und vermeidet die Risiken einer Chronifizierung. In jedem Fall erfolgt die Abstrichnahme für Kultur und Antibiogramm sowie die Gewebsentnahme für die pathologische Untersuchung vor der vollständigen Entleerung des Abszesses und der sorgfältigen Spülung der Höhle. Anschließend werden mit Antibiotikum getränkte Knochenzementkugelketten (PMMA = **P**oly**m**ethyl**m**et**a**krylat) in den Knochen eingelegt und die Wunde verschlossen. Peroperativ beginnt die hochdosierte parenterale (= über die Vene verabreicht) antibiotische Therapie. Nach Eingang des vom Wundabstrich gefertigten Antibiogramms wird das Antibiotikum so belassen oder geändert, falls die nachgewiesenen Erreger nicht sensibel waren.

Bei 50% der hierzulande behandelten Osteomyelitiden wird Staphylococcus aureus als Erreger nachgewiesen. Weitere 20% sind Streptokokken,

Hämophilus influenzae und andere. Bei 30% der Kinder wird kein Erreger nachgewiesen, meist, weil schon bei der Abstrichentnahme eine orale antibiotische Vorbehandlung stattgefunden hatte.

Die früher übliche Ruhigstellung jeder von einer Osteomyelitis betroffenen Gliedmaße ist heute verlassen. Mit Eintreten der Schmerzfreiheit – dies ist in der Regel 2–3 Tage nach Eröffnung des Knochens der Fall – beginnen aktive Bewegungsübungen, um die Gelenke beweglich zu halten. Die einliegenden PMMA-Ketten werden nach 14 Tagen in einer zweiten Operation entfernt. Die Gesundung und Ausheilung der Osteomyelitis wird an der Normalisierung der Werte des C-reaktiven Proteins und der Blutsenkungsgeschwindigkeit abgelesen. Die antibiotische Therapie wird für zirka 3 Wochen parenteral und für weitere 3 Wochen oral (= über den Mund) durchgeführt. Mit Normalisierung der Blutsenkungsgeschwindigkeit und nach Abschluß der Antibiotikumtherapie darf das Kind die Gliedmaße wieder belasten. Eine Ausheilung ohne Folgen für die Wachstumsfugen ist so die Regel.

4.2 Knochenabszeß

Diagnose: Das Kind mit primär chronischem Knochenabszeß klagt über vergleichsweise geringere, vor allem in Ruhe auftretende Schmerzen. Von der bakteriellen Entzündung betroffen sind bevorzugt die wachstumsfugennahen Bezirke der langen Röhrenknochen (Metaphysen). Nicht selten wird ein Unfall als Ursache für die geklagten Beschwerden angegeben.

Röntgenologisch findet sich eine Aufhellungszone. Im Szintigramm zeigt sich die Mehrbelegung, im MRT die Veränderung im Mark.

Behandlung: Die Therapie besteht in der Ausräumung des Abszesses. Dabei wird immer eine Biopsie gewonnen und ein Abstrich genommen zur Bestätigung der Diagnose. PMMA-Ketten oder -Miniketten werden für 14 Tage eingelegt und wieder entfernt. Die antibiotische Therapie erfolgt zusätzlich parenteral, eventuell entsprechend dem Antibiogramm modifiziert. Rezidive sind selten, in der Regel wird nach 6 Wochen jede Aktivität erlaubt sein.

4.3 Septische Arthritis

Bakterielle Infektionen können sich von Hautverletzungen, Mandelentzündungen, Harnwegsinfekten u. a. auf dem Blutweg ausbreiten und sich in Gelenken ansiedeln. Neugeborene sind vor allem bei einer Sepsis nach Nabelinfektion bedroht, wobei bevorzugt das Hüftgelenk gefährdet ist.

Diagnose: Die septische Arthritis des Hüftgelenkes (Coxitis[2]) wird beim Neugeborenen aufgrund der Allgemeinerscheinungen nicht selten verspätet erkannt. Die schmerzhafte Hüfte, die erhöhte Temperatur und die Entzündungszeichen bei der Laboruntersuchung (erhöhte Blutsenkungsgeschwindigkeit, erhöhtes C-reaktives Protein) sind beim Klein- und Schulkind eindeutiger. Neben dem Hüftgelenk (Coxitis) sind vor allem das Kniegelenk (Gonitis[3]), gelegentlich das Schulter-, Ellbogen- oder Sprunggelenk von einer bakteriellen Arthritis betroffen.

Die Diagnosestellung wird heute durch die Ultraschalluntersuchung zum Nachweis des entzündlichen Gelenkergusses erleichtert. Die Diagnose einer Arthritis sollte möglichst vor dem Auftreten infektionsbedingter Knorpel- und Knochenzerstörungen gestellt werden. Bei zu später Diagnose der Coxitis des Neugeborenen oder Kleinkindes kommt es zu Erguß-verursachten Luxationen und Hüftkopfdestruktionen. Bei älteren Kindern droht als Folge der infektionsbedingten Knorpelzerstörung eine **Ankylose**[4] (Gelenkversteifung).

Behandlung: Die Therapie der septischen Arthritis besteht in der **frühestmöglichen Gelenkentlastung durch Arthrotomie**[5] (Gelenkschnitt) mit ausgiebiger Gelenkspülung und in gezielten **Antibiotikagaben parenteral** (über die Vene – nicht über den Darm), entsprechend dem durch Antibiogramm getesteten Erregerspektrum. Eine gleichzeitige Ruhigstellung wird nur noch dem Säugling angeboten. Bei allen größeren Kindern wird schon nach dem Drainageziehen die Bewegung des ehemals infizierten Gelenkes erlaubt. Dadurch werden die nach längerer Ruhigstellung immer drohenden Bewegungseinschränkungen vermieden. Die parenterale Antibiotikumgabe erfolgt für mindestens 3 Wochen, eine orale Weitertherapie für weitere 3 Wochen ist sinnvoll. Die normale Belastung des Beines nach durchgemachter Coxitis oder Gonitis wird erst nach 6 Wochen erlaubt. Zu diesem Zeitpunkt sollte die Blutsenkungsgeschwindigkeit normalisiert sein. Bei rechtzeitiger

---

[2] coxa (lat.): Hüfte
[3] gony (griech.): Knie bzw. genu (lat.): Knie
[4] agkylosis (griech.): Krümmung, Winkelstellung
[5] arthron (griech.): Gelenk; temno (griech.): ich schneide

und qualifizierter Therapie heilt eine septische Arthritis folgenlos aus.

4.4 Posttraumatische bzw. postoperative Osteitis

Die Gefahr eines postoperativen Infektes ist beim Kind wesentlich geringer als beim Erwachsenen. Die postoperative Knocheninfektion ist eine seltene Komplikation. Über 90% der Kinderfrakturen werden konservativ behandelt. Eine posttraumatische Infektion droht vor allem nach zweit- bis drittgradig offenen Verletzungen[6]. Ein hoher Standard der Asepsis im Operationssaal und die qualifizierte Primärtherapie bei offenen Knochenverletzungen sind die beste Prophylaxe vor postoperativen und posttraumatischen Knocheninfekten.

Bei Verdacht auf ein postoperatives Hämatom ist wie beim Erwachsenen eine frühzeitige Revision des infektbedrohten Gebietes sinnvoll. Nach Ausspülung eines sich infizierenden Hämatoms bietet sich die örtliche Einbringung antibiotikumgetränkter Zementketten an (PMMA-Ketten), die zirka 14 Tage später wieder entfernt werden. Bei verspäteter oder unangemessener Therapie einer posttraumatischen Knocheninfektion drohen die Ausbildung chronischer eiterabsondernder Fisteln, Gelenksteifen und frühzeitige Verschlüsse der Wachstumsfugen mit nachfolgender Verkürzung der Gliedmaße.

5 Aseptische Knochennekrosen

Als aseptische Knochennekrosen werden eine Gruppe von Krankheiten zusammengefaßt, bei denen ein umschriebener Skelettanteil, vor allem im Wachstumsalter, eine Phase der Ischämie[7] (Mangeldurchblutung) durchmacht. Infolge der Durchblutungsstörung ist die Knorpelknochenstruktur vermindert belastbar und kann sich infolgedessen verformen.

Die an einer aseptischen Knochennekrose erkrankten Kinder und Jugendlichen haben örtliche Schmerzen, die sich über Monate hinziehen. Von seiten des Labors gibt es wenig Aufschlüsse, die Blutsenkung ist ebenso normal wie die Leukozytenzahl. Dies läßt sich differentialdiagnostisch zur Abgrenzung von bakteriellen Knochenentzündungen verwerten. Röntgenologisch lassen sich im Anfangsstadium Knochenverdichtungen (Kondensation) nachweisen, später Aufhellungen im Wechsel mit Verdichtungen (Fragmentation).

Behandlung: Die Therapie der aseptischen Knochennekrose besteht in der Schonung und dem Schutz der betroffenen weichen Zone vor Überbelastung.

Die bekanntesten aseptischen Knochennekrosen des Kindes und Jugendlichen sind der Morbus Perthes, die Epiphyseolysis capitis femoris, die Osteochondrosis dissecans am Knie und am Sprungbein, der Morbus Schlatter, der Morbus Köhler und der Morbus Scheuermann.

[6] Bei Knochenbrüchen spricht man von erstgradiger Verletzung, wenn die Haut darüber defekt ist, von zweitgradiger Verletzung bei tieferen Wunden und von drittgradiger Verletzung, falls der Knochen frei liegt.

[7] ischo (griech.): halte zurück; aima (griech.): Blut

5.1 Morbus Perthes

Die häufigste aseptische Nekrose ist die Perthessche Erkrankung des Hüftkopfes. Knaben sind 3mal so häufig betroffen wie Mädchen, 20% treten beidseitig auf. Die Krankheit kann schon mit 2 Jahren beginnen, am häufigsten mit 4 Jahren und ausnahmsweise mit über 8 Jahren.

Diagnose: Als erste Krankheitssymptome imponieren das Hinken und rasche Ermüden bei Belastung, frühzeitig ist die Drehfähigkeit eingeschränkt. Im Gegensatz zur septischen Arthritis fehlen Fieber und Blutsenkungsbeschleunigung.

Im *Ultraschall* erkennt man in der Frühphase den Reizerguß, der von einem Erguß bei Coxitis fugax (Hüftschnupfen, flüchtiger Hüftreiz) nicht zu unterscheiden ist. Ebenso zeigt sich die unharmonische Gelenkoberfläche. Im *Röntgen*befund, der neben der Beckenübersicht immer auch ein axiales Bild berücksichtigt, lassen sich die Gelenkspaltverbreiterung und im weiteren Verlauf die Verdichtung und später die Fragmentation des Epiphysenkerns nachvollziehen (Abb. 26.1). Sogenannte „Kopfrisikozeichen" erlauben eine Aussage, betreffend des späteren Verlaufs. Schon sehr früh ist das *kernspintomographische Bild* des Morbus Perthes verwertbar.

Behandlung: Ohne Entlastung würde der Hüftkopf unter der normalen Körperlast langsam platt-

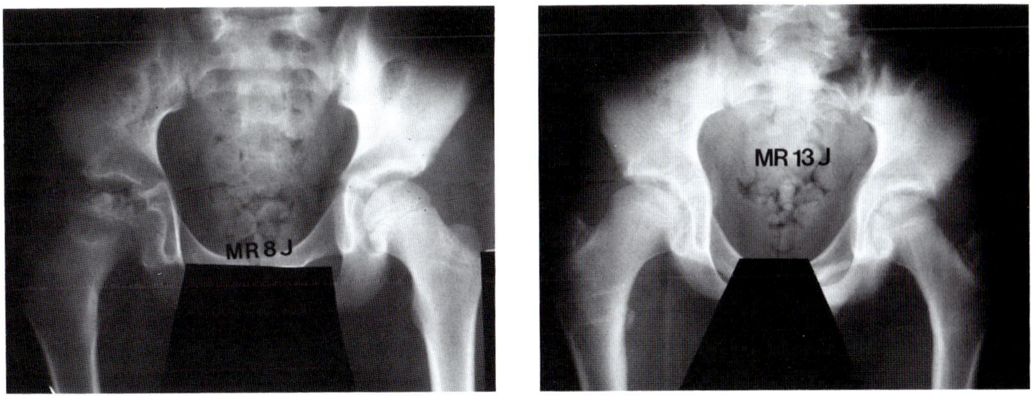

a b

Abb. 26.1 a, b Morbus PERTHES rechts mit 8 Jahren und 13 Jahren.
a Morbus PERTHES rechts in der Fragmentationsphase mit Epiphysenhöhenminderung und scholligem Zerfall.
b Ausheilungszustand des Morbus PERTHES rechts, 5 Jahre nach Varisierungsosteotomie und Entlastung des rechten Hüftgelenkes in einer Schiene für über ein Jahr. Der rechte Hüftkopf zeigt nur eine geringe Höhenminderung und ist gut gerundet. Funktionell ist die rechte Hüfte wieder frei beweglich, und der Junge treibt Leistungssport.

gedrückt und ausgewalzt, zum Teil wie ein Pfannkuchen die Gelenkpfanne verlassen. Die Therapie zielt darauf ab, die Verformung des Hüftkopfes zu verhindern. Bei kleinen Kindern mit Morbus PERTHES und fehlenden Zeichen eines Herauswanderns des Hüftkopfes (Kopfrisikozeichen) kann man auf jedwede Therapie verzichten. Meist kommt es dennoch zu einem guten Ausheilen ohne Höhenverlust des Hüftkopfes und ohne Zurücklassen einer präarthrotischen Deformität.

Bei älteren Kindern (6–8 Jahre) mit deutlicher Bewegungseinschränkung und röntgenologisch nachweisbaren Kopfrisikozeichen sollte eine Entlastung des Hüftkopfes erfolgen. Von alters her bewährt ist eine mehrmonatige bis mehrjährige Entlastung des Hüftkopfes durch Gehverbot, z. B. in Form einer Hospitalisierung. Die guten Langzeitergebnisse waren durch massive Einschränkungen für die Kinder erreicht worden. Heute stehen die Entlastung durch eine Schiene oder eine operative Verbesserung der Hüftkopfeinstellung in die Pfanne zu Gebot.

Am bekanntesten ist die Schiene nach THOMAS, bei der das Körpergewicht vom Sitzbein abgefangen und so die Hüfte selbst entlastet wird. Modifikationen davon, z. B. die Mainzer Innenrotationsschiene, sind noch heute in Gebrauch. Als operative Therapie bei Kopfrisikozeichen wird eine Schenkelhalsvarisierung oder eine Pfannenoperation, z. B. nach SALTER, angeboten. Hierdurch wird jeweils eine bessere Überdachung des Hüftkopfes und damit schlußendlich eine harmonische Ausheilung des Gelenkes angestrebt.

Prognose: Keine der genannten Methoden führt bei erheblichen Kopfrisikozeichen und entsprechendem Alter zu einem perfekten Ausheilungsergebnis. Bei 50% der PERTHES-Patienten bleiben kleinere bis mittlere Hüftkopfverformungen und Dysharmonien zurück (**Präarthrotische Deformität**), die als Ursache für eine spätere Arthrose angesehen werden müssen.

5.2 Epiphyseolysis capitis femoris

Bei älteren Kindern und Jugendlichen kann eine Lockerung der Knorpel-Knochen-Struktur der körpernahen Femurepiphyse auftreten. In der Folge rutscht die Hüftkappe vom Schenkelhals (Hüftkappenlösung). Hormonelle Störungen spielen eine Rolle, Knaben sind etwas häufiger betroffen als Mädchen.

Krankheitsbild und Diagnose: Eher dicke und hormonell auffällige ältere Kinder klagen über Knie- oder Hüftschmerzen. Häufig wird ein Bagatellunfall als Auslöser angegeben. Die Bewegungsprüfung des Hüftgelenkes bereitet Schmerzen, vor allem die Innendrehfähigkeit ist vermindert. Bei versuchter Beugung weicht das Hüftgelenk zwangmäßig nach außen aus (DREHMANNsches Zeichen).

Bei beginnendem Abrutsch ist auf der Beckenübersicht lediglich die aufgelockerte Wachstumszone sichtbar, im axialen Bild zeigt sich der Abrutsch der Kopfkappe früher. Bei akutem Abrutsch oder länger dauerndem Prozeß ist die Verschiebung der Kopfkappe auch in der Beckenübersichtsaufnahme erkennbar (Abb. 26.2).

Behandlung: Der akute Abrutsch wird *notfallmäßig* und unter Schonung der Kapselgefäße offen reponiert, die wieder aufgesetzte Kopfkappe wird mit KIRSCHNERdrähten oder Zugschrauben fixiert. Beim akuten Abrutsch ist, wie bei der kindlichen Schenkelhalsfraktur, die Gefahr einer Durchblutungsstörung recht groß, dann entsteht eine Kopfnekrose. Durch früheste Entlastung des Gelenkes vom blutigen Erguß (Hämarthros) und schonendes Vorgehen kann diese Gefahr vermindert werden.

Die zunächst nicht betroffene Gegenseite wird bei jüngeren Patienten mit noch weit offenen Wachstumsfugen prophylaktisch mit Drähten, Nägeln oder Schrauben gesichert, um ein späteres Abrutschen zu verhindern.

Bei chronischem Abrutsch geringen Ausmaßes fixiert man die Kopfkappe an Ort und Stelle (Fixation in situ). Bei größerem Abrutsch mit entsprechend eingeschränkter Beugung und Innendrehung des Gelenkes ist eine Schenkelhalskorrekturosteotomie sinnvoll. Durch die operative Entnahme eines vorderen und äußeren Knochenkeils und gleichzeitige Innendrehung des Beines in Relation zum Becken korrigiert man die Fehlposition des Hüftkopfes entfernt vom Abrutsch selbst. Die Korrekturosteotomie nach IMHÄUSER ermöglicht den Ausgleich der Fehlstellung, so daß ein befriedigendes Bewegungsausmaß und eine belastbare Hüfte resultieren.

5.3 Osteochondrosis dissecans

Diese herdförmige aseptische Nekrose betrifft herdförmig die unter dem Gelenkknorpel gelegene Knochenzone (subchondraler Knochen). Die Erkrankung trifft ältere Kinder und Jugendliche, seltener Erwachsene. Am häufigsten findet sich die Osteochondrosis dissecans an der **medialen Femurrolle**, an der **medialen Talusschulter**, selten am Hüftkopf. – Die mangeldurchblutete Knochenzone kann sich samt darüber befindlichem Knorpeldeckel lösen und schließlich als sogenannte **Gelenkmaus** ins Gelenk auswandern.

Diagnose: Dumpfe Gelenkschmerzen nach Belastung, bei fortgeschrittenen Fällen ein Gelenkerguß, legen den Verdacht auf einen Osteochondrosis-dissecans-Herd nahe. Bei einer im Gelenk herumhuschenden Gelenkmaus kann eine Blockade entstehen.

Röntgenologisch erkennt man einen pfennig- bis markstückgroßen Bezirk an der medialen Femurrolle, der sich durch einen Saum vom gesunden Knochen abgrenzen läßt. Im Sprungbein (Talus) läßt sich die pfennigstückgroße Nekrosezone bevorzugt an der medialen Talusrolle nachweisen.

Behandlung: Osteochondrosis-dissecans-Herde, die beim Kind zufällig entdeckt werden, können

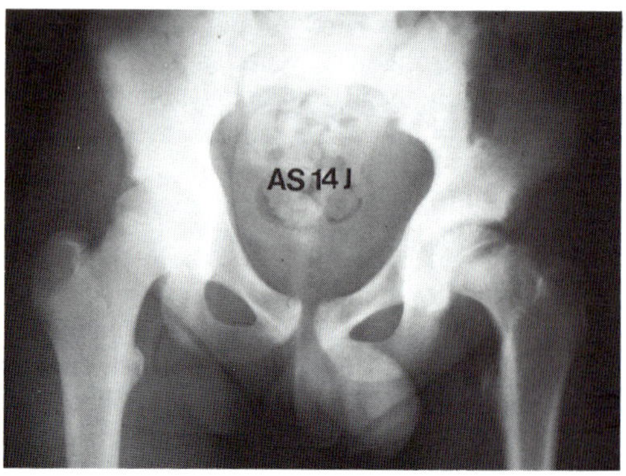

a

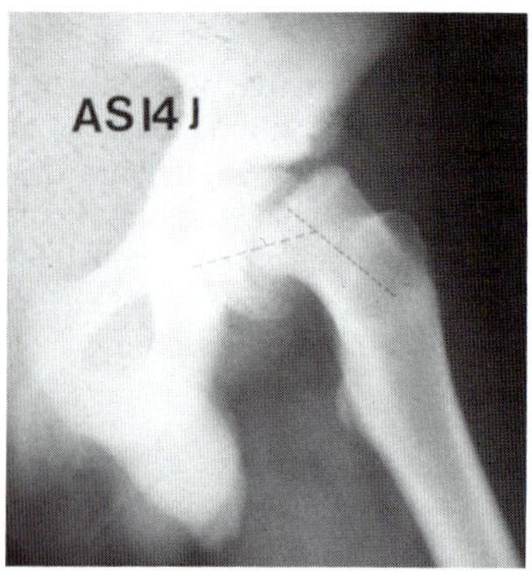

b

Abb. 26.2 a, b Epiphyseolysis capitis femoris links bei 14jährigem Jungen.
a Nach einem Bagatellsturz klagt der Junge über Knie- und Hüftschmerzen links. Die Beckenübersicht läßt einen akuten Abrutsch links erkennen.
b Im axialen Strahlengang, der bei einer derartigen Vorgeschichte immer zu fordern ist, zeigt sich der Abrutsch von 50° deutlicher.
Der Patient muß notfallmäßig operiert werden.

spontan wieder verschwinden. Bei stärkeren klinischen Symptomen, insbesondere bei anhaltenden Belastungsschmerzen, ist ausnahmsweise beim Kind eine operative Therapie nötig. – Der mangeldurchblutete Bezirk wird chirurgisch angefrischt, um ein Einsprossen von Gefäßen zu ermöglichen. Eine losgelöste Gelenkmaus wird, wenn nicht zu lange Zeit verstrichen ist, wieder in ein angefrischtes Mausbett implantiert und mit Stiften befestigt.

5.4 Morbus Schlatter

Die aseptische Nekrose der Schienbeinapophyse erzeugt belastungsabhängige Schmerzen am oberen Schienbein. Röntgenologisch können sich bröckelige Strukturen der fragmentierten Apophyse zeigen. Differentialdiagnostisch müssen vor allem eine chronische Entzündung und ein Sarkom ausgeschlossen werden. Deshalb sind bei derartigen Schmerzen immer Röntgenaufnahmen der Region anzufertigen.

Behandlung: Schonung hilft gegen die belastungsabhängigen Schmerzen. Ruhigstellende Verbände haben den Nachteil der dadurch erzeugten Muskelschwächung. Bei Ausbildung von punktförmigen Schmerzen im Zusammenhang mit pseudarthrotischen (falschgelenkähnlichen) Knocheneinlagerungen werden diese operativ entfernt.

5.5 Morbus Köhler

Die aseptische Nekrose des Os naviculare (Kahnbein, Köhler I) und des Köpfchens des 2. Mittelfußstrahles (Köhler II) bereiten dem Kind oder Jugendlichen belastungsabhängige Schmerzen. Eine vorübergehende Entlastung im Gehgips kann gelegentlich notwendig werden. Als Endresultat kann eine Talo-Navikulararthrose drohen. Chirurgische Maßnahmen sind nicht indiziert. Über den Morbus Scheuermann s. S. 634.

6 Neuromuskuläre Erkrankungen

6.1 Poliomyelitis anterior (Kinderlähmung)

In Entwicklungsländern zählen auch heute noch die Kinderlähmungsfolgen neben der Tuberkulose zu den wichtigsten orthopädischen Problemen.

Poliomyelitisviren greifen die Vorderhornzellen des Rückenmarks an und erzeugen eine Lähmung. Je nach dem Ausmaß der Viruserkrankung sind der ganze Körper, einschließlich Zwerchfellmuskulatur, oder nur einzelne Muskelgruppen motorisch gelähmt. Die Sensibilität ist erhalten. Nach Abklingen der akuten Infektionserkrankung bleiben Lähmungen unterschiedlicher Ausprägung zurück. Durch muskuläres Ungleichgewicht entwickeln sich mit dem weiteren Wachstum Deformitäten.

Ein *neurogener Klumpfuß* entsteht durch das Übergewicht der Supinatoren über die Pronatoren, ein *Knickfuß* durch Übergewicht der Pronatoren über die Supinatoren oder ein neurogener *Hackenfuß* durch das Übergewicht der Fußstrecker über die gelähmte Wadenmuskulatur.

Auch an Kniegelenk und Hüfte lassen die Poliomyelitislähmung durch das muskuläre Ungleichgewicht Deformitäten und Kontrakturen zurück. Typisch ist das *Valgusknie* bei kräftigem Musculus tensor fasciae latae (Spanner der Oberschenkelbinde) und schwachem Musculus vastus medialis (innerer Schenkelmuskel, Teil des Quadrizeps) oder der *Beckenschiefstand* bei fehlenden Glutäen und Hüftabspreizern auf einer Seite. Von Bedeutung ist auch die *Poliomyelitisskoliose* durch muskuläre Imbalance der teilgelähmten Rückenmuskulatur sowie die *Beinlängendifferenz* als Spätfolge der Kinderlähmung.

Behandlung: Die Fußdeformitäten infolge der Kinderlähmung werden zum Teil durch Muskelverpflanzungen, zum Teil durch korrigierende und versteifende Operationen angegangen. Die Fehlstellungen am Hüft- und Kniegelenk werden ebenfalls durch Muskelverlagerungen und Korrekturosteotomien behandelt. Einseitige Beinverkürzungen werden durch Verlängerungsoperationen zum Beispiel nach de Bastiani oder Ilizarow ausgeglichen. Für die Polioskoliose steht die Ausgradungs- und Versteifungsoperation zur Verfügung.

6.2 Myelomeningozele (MMC)

Es handelt sich um eine angeborene Verschlußstörung der Wirbelsäule mit Ausstülpung des Rückenmarks (Myelomeningozele). Sie führt zu einer motorischen und sensiblen Lähmung im Bereich der Beine, zu einer Blasen- und Mastdarmlähmung und zu einem Hydrozephalus (Wasserkopf).

Nach dem Verschluß des offenen Rückens am Tag der Geburt bildet sich in einem hohen Prozentsatz ein Wasserkopf aus, der dadurch erhöhte Druck im Hirn zerstört Nervenzellen. Zur Behandlung des Hirndrucks wurden ableitende Ventile erfunden, die das Hirnwasser über ein Schlauchsystem ins rechte Herz oder ins Abdomen ableiten.

Bei großen Spaltbildungen ist neben der Rumpf- und Beinlähmung eine Rückenverformung, der sog. *Gibbus*, vorhanden, der beim Sitzen und Liegen stört. Er muß eventuell operativ abgetragen werden, ohne daß hierdurch die Lähmung verändert wird.

Lähmung bis zur Brust. Kinder mit großen Myelomeningozelen haben eine ausgedehnte Querschnittslähmung, die bis zur Brust reichen kann. Schon im Säuglingsalter wird das Spina-bifida-Kind durch neurophysiologische Gymnastik angeregt. Mit 2–3 Jahren lernen auch Kinder mit ausgedehnter Paraparese (unvollständige Lähmung beider Beine oder beider Arme) in Stützapparaten stehen und gehen. Frühzeitig wird das Rollstuhlfahren erlernt, da es später die Hauptfortbewegungsart sein wird. Bei Kontrakturen und Deformitäten, die die Schienenversorgung behindern, kann chirurgisch geholfen werden.

Lumbale Lähmungen. Spina-bifida-Kinder mit lumbalen Lähmungen haben Schwächen der Hüftstrecker und Kniebeuger sowie aller vom Nervus ischiadicus versorgten Fußmuskeln. Die typische Hüftbeugekontraktur durch die Lähmung der Gesäßmuskulatur und die daraus entstandene Lähmungsluxation des Hüftgelenkes stört die Aufrichtung und verhindert ein selbständiges Gehen mit geringen Hilfen. Durch die Verlagerung des Iliopsoasmuskels durch ein Loch im Becken läßt sich das Ungleichgewicht ausgleichen und gleichzeitig die eingerenkte Hüfte stabilisieren. Der verlagerte Musculus iliopsoas kann durch Training zum Streck- und Abspreizmuskel umgeschult werden, das Kind lernt sein Becken aufzurichten.

Sakrale Lähmungen. MMC-Kinder mit sakralen Lähmungen zeigen schon bei der Geburt neurogene Fußdeformitäten, am häufigsten ist der neurogene Klumpfuß mit Übergewicht der Tibialisgruppe über die gelähmten Peronäen. Der Hackenfuß bereitet den Kindern mit Lähmung der Wadenmuskulatur erhebliche Gehprobleme, da die Abrollfähigkeit fehlt. Fußchirurgische Hilfen können die schlimmsten Deformitäten ausgleichen und eine selbständige Gehleistung für die meisten sichern.

Prognose: Bei allen Spina-bifida-Kindern treten mit dem Älterwerden die Probleme der Blasen- und Mastdarmlähmung in den Vordergrund. Gelegentlich werden harnableitende Operationen zum Schutz der Nieren notwendig. – Ein weiteres Problem stellt die relativ kleine Endgröße dar, ein zusätzliches Handikap im täglichen Berufsleben.

6.3 Arthrogryposis multiplex congenita

Die seltene angeborene Fehlentwicklung der Skelettmuskulatur, des Bindegewebes und der Gelenke führt zu Gelenkstarren und Kontrakturen. Streckstellung der Finger und Ellbogengelenke, Streck- oder Beugekontrakturen des Kniegelenkes, teratologische[8] Hüftluxationen und sehr kontrakte neurogene Klumpfüße sind charakteristisch.

Behandlung: Therapeutisch setzen schon im Säuglingsalter krankengymnastische Übungen ein, die über Jahre hinweg fortgesetzt werden müssen. Da die Gehfähigkeit durch die neurogenen Klumpfüße beeinträchtigt ist, ist die operative Korrektur Ende des ersten Lebensjahres zu empfehlen. Die Rezidivgefahr ist recht groß, mehrfache Korrekturen sind nicht ungewöhnlich. Auch die Behandlung der Kniestreckkontraktur und der Hüftgelenksluxation ist nicht frei von Rückschlägen.

Die meist normale Intelligenz der von der Gelenkkontrakturkrankheit befallenen Patienten läßt den großen, jahrelangen Einsatz der Therapeuten lohnend erscheinen.

6.4 Infantile Zerebralparese (Morbus LITTLE, spastische Lähmung)

Als Folge einer frühkindlichen Hirnschädigung kommt es zu Koordinationsstörungen der Gliedmaßen und des Rumpfes, zu Sprach-, Seh- und

[8] Teratologie = Lehre von den Mißbildungen

Hörstörungen sowie zu Intelligenzbeeinträchtigung. Die Qualität der heutigen neonatologischen Betreuung hat die Zahl von infantilen Zerebralparesen drastisch gesenkt. Dafür überleben heute sehr kleine Frühgeborene mit einem Geburtsgewicht von unter 1000 g und tragen das Risiko einer Bewegungsstörung in sich.

Die Schäden entstehen einmal pränatal (z. B. Infektionserkrankung der Mutter, mütterliche Eklampsie oder Plazentaanomalien). Perinatale Schäden sind für das große Kontingent der infantilen Zerebralparese verantwortlich. Als wichtigster Faktor gilt der Sauerstoffmangel während der Geburt, wie z. B. bei langer Geburt, bei Nabelschnurumschlingung oder vorzeitiger Plazentalösung. Auch eine zu rasche sogenannte Sturzgeburt kann den Sauerstoffmangel und dessen Folgen provozieren. Postnatale Ursachen einer Zerebralparese sind Hirn- und Hirnhautentzündungen (Enzephalitis, Meningitis, Meningoenzephalitis).

Der Sauerstoffmangel verursacht eine Leistungsstörung des Gehirns mit Auswirkung auf Zentrum und Peripherie. Am häufigsten sind die Störungen hyperton (*spastische Lähmung*), daneben gibt es die hypotone Form (*schlaffe Parese*), die mit überschießenden, schwer kontrollierbaren Bewegungen einhergehende *Athetose* oder die leichtere Form der Koordinationsstörung, die *Ataxie*.

Bei Betroffensein aller 4 Gliedmaßen spricht man von einer *Tetraparese*, bei Befall der unteren Gliedmaßen von einer *Diplegie*, bei der Halbseitenform von einer *Hemiparese* und wenn lediglich ein Bein betroffen ist, von einer *Monoparese*.

Die genaue Überprüfung der statomotorischen Entwicklung erlaubt bei allen Kindern mit vorbekannten Risiken, aber auch sonst, die frühzeitige Erkennung einer Bewegungsstörung. Die je nach Entwicklungsalter vorhandenen oder fehlenden Reflexe erlauben den Rückschluß, ob das Risikokind eine Zerebralparese hat oder eine gesunde Entwicklung durchmacht. Neben den schweren Schäden mit lebenslanger Behinderung gibt es bei geringen Ausfällen die sogenannten Minimalbetroffenen (engl.: minimal brain deficiency).

Behandlung: Ziel der Therapie soll es sein, die Koordination des Kindes frühzeitig zu schulen, Kontrakturen zu vermeiden und das Kind möglichst alterskonform reifen zu lassen. Durch die krankengymnastische und beschäftigungstherapeutische Anleitung nach Bobath oder Vojta werden die pathologischen Reflexe unterdrückt, und die Koordination der Bewegung wird angeregt. Durch eine konsequente und jahrelange Anleitung läßt sich das Ausmaß der Behinderung je nach Ausgangsbefund verbessern.

Operativ können Sehnenverkürzungen, z. B. am Fuß oder am Knie vermindert werden, wodurch wiederum die Möglichkeit der Krankengymnastik verbessert wird. Am bekanntesten ist die Adduktorentenotomie[9] zum Ausgleich der Adduktorenkontraktur und damit zur Verhütung einer spastischen Hüftluxation. Bei der Spitzfußstellung des Diplegikers wird durch eine Einkerbung des Sehnenspiegels des M. triceps surae (dreiköpfiger Muskel der Wade) die Spannung in der Wade vermindert und das Gehen erleichtert. Bei Hemiparetikern mit spastischem Spitzfuß verlängern wir die Achillessehne und ermöglichen einen entspannten Fußauftritt. Bei Kniebeugekontrakturen sind gelegentlich Rückversetzungen der Kniekehlensehnen sinnvoll, um eine bessere Kniestreckung zu ermöglichen.

6.5 Muskeldystrophien

Man unterscheidet heute über 80 Muskelerkrankungen, davon sind viele stationär, d. h. sie bleiben ein Leben lang gleich, andere zeigen schon frühzeitig eine Progredienz, die fatal enden kann. Beim bekanntesten *Typ Duchenne* beginnt der Muskelschwund schon im Vorschulalter und schreitet unaufhaltsam voran. Eindrucksvoll ist die dicke Wade, als Pseudohypertrophie bezeichnet, die von dem Ersatz der Muskelfasern durch Fett herrührt. Beim *Beckengürteltyp* geht die Gehfähigkeit aufgrund der Muskelschwächen irgendwann zwischen 10 und 16 Jahren verloren. Beim *Schultergürteltyp* sind die Arbeit der Hände, auch das Stützen und vor allem die Atmung frühzeitig benachteiligt.

Behandlung: Die schonende und langanhaltende gymnastische Anleitung soll den muskelkranken Kindern möglichst lange ihre Selbständigkeit erhalten. Kontrakturen sollen vermieden werden. Aufgetretene Spitzfüße werden durch Achillessehnenverlängerung behandelt, wobei postoperativ möglichst rasch wieder im Gehgips belastet wird, um die Aktivitäten lange zu erhalten. Bei den nicht progredienten Formen der Muskelfaserdysproportionierung ist die Langzeitprognose gut. Die Kinder mit progressiver Muskeldystrophie benötigen über kurz oder lang den Elektrorollstuhl. Patienten mit Atemmuskellähmung erliegen irgendwann der Pneumonie.

---

[9] tenon (griech.): Sehne; temno (griech.): ich schneide

6.6 Plexuslähmung

Als Folge einer schweren Geburt können die Nerven des Halsplexus so gezerrt oder gerissen sein, daß eine obere (Erbsche) oder untere (Klumpkesche) Lähmung entsteht, auch eine Kombination der oberen mit der unteren Geburtslähmung kommt vor. Seltener ist die Parese der unteren Gliedmaßen durch einen Ausriß des Lumbalplexus bei einem Geburtstrauma.

Differentialdiagnostisch ist die Plexuslähmung von einer Pseudoparese bei Schlüsselbeinbruch, von der Parrotschen Scheinlähmung bei Lues und beim Säugling von der Schmerzlähmung bei Schulterarthritis zu unterscheiden.

Behandlung: Die Therapie besteht in der neurophysiologischen Gymnastik, die frühestmöglich begonnen wird und das ganze erste Lebensjahr fortgesetzt wird. Durch die Gymnastik wird die Wiedereinsprossung der Nervenfasern vom Rückenmark her in die Peripherie unterstützt. Bei fleißigem Üben bildet sich ein Großteil der Lähmung innerhalb des 1. Lebensjahres zurück. Unbehandelt bleiben erhebliche Schwächen und Kontrakturen zurück, die zeitlebens ein Handikap bleiben.

7 Erkrankungen des Rumpfes und der Wirbelsäule

7.1 Klippel-Feil-Syndrom

Die knöcherne Fehlbildung der oberen Brustwirbelsäule und unteren Halswirbelsäule verursacht eine Schiefhaltung und einen verkürzten Hals. Neurologische Ausfälle sind nicht damit gekoppelt. Häufig ist die angeborene Fehlbildung mit einem einseitigen Schulterblatthochstand vergesellschaftet.

Behandlung: Eine Therapie der knöchernen Wirbelfehlbildung ist nicht möglich. Der Schulterblatthochstand (Sprengelsche Deformität) kann durch eine Lösung der Stränge zwischen Schulterblatt und Halswirbelsäule kosmetisch und funktionell verbessert werden.

7.2 Muskulärer Schiefhals

Schon bei der Geburt weist ein Teil der Kinder eine Verhärtung und Auftreibung eines Sternokleidomastoideusmuskels auf, man spricht fälschlicherweise von einem Hämatom. Später imponiert eine bevorzugte Neigung nach der verkürzten Seite des Kopfwenders. Differentialdiagnostisch müssen eine vom Auge verursachte Schiefhaltung (*okulärer Schiefhals*) und ein vom Gleichgewichtsorgan verursachter *(aurikulärer) Schiefhals* ausgeschlossen werden.

Behandlung: Die Therapie besteht in einer frühzeitigen neurophysiologischen Gymnastik nach Vojta. Bei ausgeprägten Formen muß nach Scheitern der Gymnastik eine Tenotomie des verkürzt gebliebenen Musculus sternocleidomastoideus durchgeführt werden.

7.3 Reflektorischer Schiefhals

Im Rahmen einer Virämie, insbesondere einer Erkältungskrankheit kommt es zu einer akuten Schiefneigung des Kopfes und des Halses, die sich selbst unter Schmerzen kaum ausgleichen läßt. Chiropraktische Manipulation oder lediglich die Anwendung einer wärmenden Halskrause läßt den Befund rasch wieder abklingen. Differentialdiagnostisch darf ein Halsabszeß oder ein Tumor nicht übersehen werden.

7.4 Skoliose

Die Skoliose ist eine fixierte Wirbelsäulenseitverbiegung, die mit einer Torsion einhergeht. Als skoliotische Fehlhaltung wird die ohne Torsion einhergehende Seitabweichung bezeichnet. In diese Gruppe gehört die Schmerzskoliose bei Ischiasschmerzen und die Schiefhaltung bei Beinverkürzung.

7.4.1 Säuglingsskoliose

Die großbogige, meist linkskonvexe Skoliose des Säuglings ist häufig mit einer Hüftdysplasie und einem Schiefhals kombiniert. Die Prognose ist mit und ohne Therapie gut, da 95 % der Säuglingsskoliosen später verschwinden und keineswegs in die gefürchtete, meist rechtskonvexe idiopathische Skoliose übergehen.

7.4.2 Infantile Skoliose

Im Gegensatz zur C-förmigen, gutartigen Säuglingsskoliose macht die S-förmige, im frühen Schulalter beginnende infantile Skoliose große Probleme. Neben der Seitabweichung erzeugt die Torsion einen Rippenbuckel und Lendenwulst. Bei rascher Progredienz ist die frühe Versorgung mit einem korrigierenden Korsett nicht zu umgehen. Später sind u. U. operative Maßnahmen notwendig.

7.4.3 Idiopathische Skoliose

Die Anlage zur Skoliose wird vererbt. Im 10.–12. Lebensjahr beginnt die meist rechtskonvexe Verbiegung, um sich in der Präpubertät und Pubertät zu verstärken. Der Schiefwuchs, der bei Mädchen viel häufiger vorkommt als bei Knaben, führt durch die Verdrehung des Thorax zu einem Rippenbuckel, zu einem Überhang und zu einem gegenläufigen Lendenwulst. Die Skoliose kann ihre Hauptkrümmung mehr an der Brustwirbelsäule oder mehr an der Lendenwirbelsäule zeigen. Wichtig für eine frühzeitige Entdeckung sind Schulreihenuntersuchungen in der Gruppe der 8- bis 12jährigen. Im ausgezogenen Zustand muß die Wirbelsäule von hinten im Stehen und unter Vorwärtsneigung inspiziert werden. – Die Röntgenuntersuchung im Stehen gibt Aufschluß über die Verkrümmung, die in Winkelgraden nach COBB vermessen wird (Abb. 26.3).

Behandlung: Leichte Verkrümmungen unter 20° werden durch eine spezielle Skoliosegymnastik beeinflußt. Bei stärkeren Krümmungen empfehlen wir die Korsettversorgung, z. B. mit dem CHENEAU-Korsett, das die Wirbelsäule passiv korrigiert, wenn es tags und nachts getragen wird. Parallel zur Korsettversorgung sollte regelmäßig die Skoliosegymnastik betrieben werden. Dadurch läßt sich der Schiefwuchs bremsen und zum Teil sogar zur Rückbildung bringen. Die Korsetts müssen bis zum Wachstumsabschluß getragen werden, bevor sie schrittweise abgesetzt werden können.

Bei Verkrümmungen über 50°, die zu spät entdeckt werden, und bei Scheitern der Korsettversorgung bleibt die Möglichkeit einer operativen Korrektur und Versteifung (Spondylodese). Am bekanntesten ist die Korrektur und Versteifung nach HARRINGTON mit von hinten eingebrachten Stäben, daneben haben die Versteifungen von vorne nach DWYER und ZIELKE bei Sonderindikationen gute Ergebnisse gebracht. In neuester Zeit wird von hinten mit einem sehr stabilen System

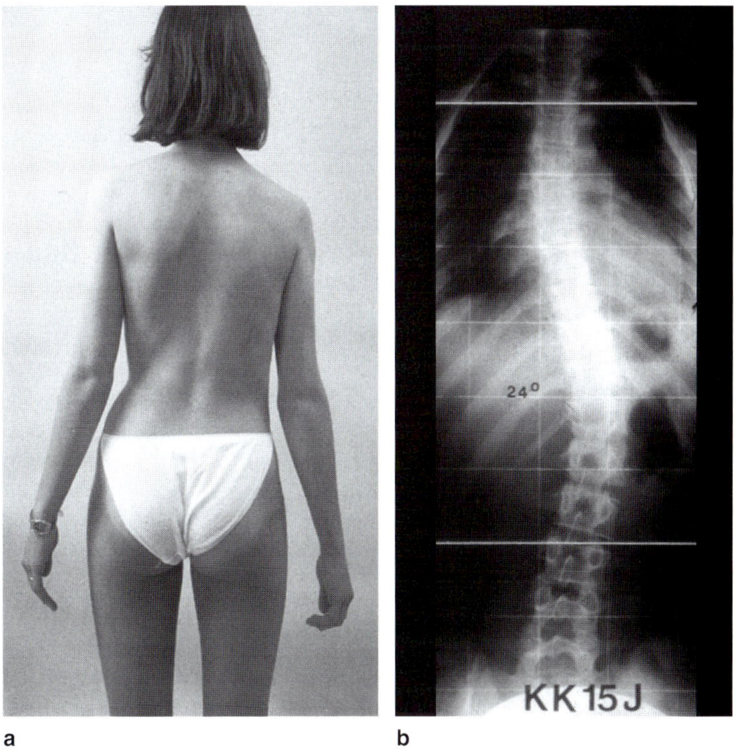

a b

Abb. 26.3 a, b Idiopathische Skoliose.
a klinischer Befund der rechtskonvexen Skoliose.
b Röntgenbefund der im Brustbereich rechtskonvexen, im Lendenbereich linkskonvexen Skoliose von 24°.

die Wirbelsäule korrigiert und fixiert, ohne daß postoperativ eine längere Ruhigstellung erforderlich wird (COTREL-DUBOUSSET-(CD-)Verfahren).

Die unbehandelte schwere Skoliose führt zur Buckelbildung, zur Verminderung der Atemkapazität und in besonders schlimmen Fällen über ein Abknicken des Rückenmarks zur Querschnittslähmung.

7.4.4 Lähmungsskoliose

Bei Jugendlichen mit neurologischen Erkrankungen wie Kinderlähmung, Myelomeningozele, Zerebralparese, aber auch mit progressiver Muskeldystrophie, kommt es aufgrund der muskulären Imbalance zur fortschreitenden Wirbelsäulenverkrümmung. Frühzeitig muß der Beckenschiefstand verhindert werden, selbständiges Gehen und Abstützübungen sind wichtig. Eine Korsettversorgung kann helfen. Bei schwersten Verbiegungen wird die Indikation zur Spondylodese zu stellen sein.

7.5 Morbus Scheuermann
(Adoleszentenkyphose)

Die aseptische Nekrose der Brust- und Lendenwirbelsäule führt unter Belastung zu einer trapezartigen Verformung der Wirbelkörper und zu einer Verlagerung von Bandscheibengewebe in den Wirbelkörper mit Rundrückenbildung. Bei etwa 20% der Jungendlichen finden sich geringe Hinweise auf die SCHEUERMANNsche Erkrankung, aber nur 1% hat klinische Symptome.

Krankheitsbild: Das klinische Leitsymptom ist der Rundrücken der durch die aseptische Nekrose veränderten Wirbelsäule, Rückenschmerzen nach der Nacht und nach Belastung geben einen Hinweis. Röntgenologisch zeigen sich an den Wirbelkörpern knotenförmige Veränderungen, die durch Verlagerung des Nucleus pulposus (Gallertkern einer Bandscheibe) entstanden sind (SCHMORLsche Knoten).

Behandlung: Sie besteht in der Aktivierung der Rücken- und Rumpfmuskulatur zum Beispiel in Form von isometrischer Rückengymnastik. Vielseitige sportliche Aktivitäten sind zu empfehlen. Nur in Extremfällen wird eine Korsettversorgung als passive Unterstützung und noch seltener eine operative Wirbelsäulenaufrichtung angeboten.

Die Häufigkeit des Morbus SCHEUERMANN und seine Bedeutung stehen im Gegensatz. Der Morbus SCHEUERMANN wird gerne zur Erlangung einer Wehrunfähigkeitsbescheinigung angeführt, andererseits lassen einige erfolgreiche Hochleistungssportler die klinischen und röntgenologischen Zeichen eines Morbus SCHEUERMANN erkennen.

7.6 Spondylolisthesis
(Wirbelgleiten)

Bei 2–5% der Bevölkerung gleitet auf dem Boden einer angeborenen Verdünnung der Interartikularportion im Laufe der Kindheit der fünfte Wirbelkörper vom Sakrum. Traumatologische Ursachen werden ebenfalls diskutiert, da z. B. Turmspringer, aber auch Turner häufiger betroffen sind als Durchschnittskinder. Der Gleitvorgang kann bis ins Erwachsenenalter hinein fortschreiten. Als klinische Symptome finden sich Kreuzschmerzen und ziehende Beschwerden, vom Gesäß zur Kniekehle strahlend, motorische Ausfälle sind nicht zu erwarten, da die Cauda equina (Pferdeschwanz) auch größere Gleitvorgänge der Wirbel unbeschadet übersteht.

Behandlung: Als Therapie empfehlen wir die Vermeidung von Übergewicht und ein intensives Training der Bauch- und Rückenmuskulatur. Nur in wenigen Fällen ist die operative Reposition des Wirbelgleitvorganges indiziert. Hierfür stehen heute schonende Verfahren vom vorderen und hinteren Zugang zur Verfügung.

Nur 10% der vom Wirbelgleiten Betroffenen haben überhaupt Symptome, häufig wird die Spondylolisthese zufällig entdeckt.

7.7 Bandscheibenvorfall
(teenage disc syndrome)

Bandscheibenvorfälle bei Kindern und Jugendlichen sind selten. Häufig wird ein Sportunfall zu Beginn der Erkrankung beobachtet. Das wichtigste klinische Zeichen ist die brettartige Verhärtung der Lendenstreckmuskulatur (Lendenstrecksteife), gelegentlich kommt es zu ziehenden Schmerzen ins Bein mit Ischiasskoliose. Dagegen ist eine Fußheber- oder Fußsenkerlähmung ungewöhnlich.

Diagnose: Die Diagnose wurde früher mit der Kontrastdarstellung des Rückenmarkkanals (Myelographie) gestellt, heute dient die Kernspintomographie zum Nachweis des Bandscheibenvorfalls des Jugendlichen, sie kann ohne Röntgenbelastung durchgeführt werden.

Behandlung: Die konserative Therapie mit Strekken der Wirbelsäule und isometrischer Rückengymnastik versucht, den Prolaps zum Zurückgleiten zu veranlassen. Beim Scheitern der konservativen Behandlung bleibt der Weg der mikrochirurgischen Entfernung des Prolapses. Danach kehren rasch Schmerzfreiheit und relativ bald die alte Beweglichkeit der Wirbelsäule zurück.

7.8 Trichterbrust

Die vordere Brustkorbwand ist trichterförmig eingezogen. Die Einziehung kann symmetrisch oder asymmetrisch sein. Das Volumen des Brustkorbes breitet sich kompensatorisch nach der Seite aus, der Abstand zwischen Brustbein und Wirbelsäule ist vermindert.

Behandlung: Die empfohlene Gymnastik steigert das Atemvolumen. Wesentliche Beeinträchtigungen der Kreislauf- oder Lungenfunktion sind nicht zu befürchten. In kosmetisch ungünstigen Extremfällen ist die operative Anhebung des Trichters gerechtfertigt.

8 Erkrankungen der oberen Gliedmaßen

8.1 Sprengelsche Deformität

Der angeborene Schulterblatthochstand, eine relativ seltene Fehlbildung, zeigt sich am asymmetrischen Schulterprofil und dadurch verkürzten Hals. Die Schultergelenksbeweglichkeit ist eingeschränkt, vor allem das Anheben des Armes nach vorne. Neben dem verkürzten Musculus levator scapulae findet sich oft ein dichter Strang zwischen Schulterblatt und Halswirbelsäule, der auch verknöchert sein kann (omovertebraler Knochen = Schulterblatt-Wirbel-Knochen). Häufige Kombination mit KLIPPEL-FEIL-Syndrom (s. o.).

Bei kosmetisch ungünstiger Situation werden eine operative Herauslösung des omovertebralen Knochens und eine Lösung des Musculus levator scapulae durchgeführt. Das Schulterblatt wandert damit nach unten, ohne allerdings eine Normalstellung zu erreichen. Wichtiger ist die dadurch erreichte Verbesserung der Schultergelenksbeweglichkeit.

8.2 Konstitutionelle Schultersubluxation

Aufgrund einer angeborenen Unterentwicklung kommt es schon im Schulalter zu Ausrenkerlebnissen am Schultergelenk. Im Gegensatz zur *„habituellen Schulterluxation“* steht am Anfang nicht ein Unfall mit der 1. Verrenkung, sondern die angeborene Flachheit der Pfanne in Kombination mit der Schlaffheit der Kapsel.

Behandlung: Therapeutisch ist zu empfehlen, die Subluxation nicht absichtlich zu provozieren. Bei luxationsbedingten Beschwerden kann beim älteren Kind und Jugendlichen eine operative Kapselverengung angeboten werden. Die Indikation zum operativen Vorgehen bei konstitutioneller Schultersubluxation im Kindesalter ist äußerst eng zu stellen.

8.3 Radio-ulnare Synostose

Seltene angeborene Fehlbildung mit Unterentwicklung der körpernahen Elle und der körpernahen Speiche. Klinisch imponiert die eingeschränkte Unterarmumwendmöglichkeit. Eine operative Trennung der Synostose ist nicht zu empfehlen, da eine Funktionsverbesserung nur kurzfristig zu erwarten ist, ein normales Zusammenspiel, wie im gesunden Ellbogengelenk, ist nicht zu erwarten.

8.4 Klumphand

Zu den Dysmelien zählende angeborene Unterentwicklung der Speiche samt Daumenstrahl. Eine Verkürzung des Unterarms gehört dazu (Abb. 26.4). Die kosmetische Benachteiligung ist größer als die funktionelle. Die meisten Kinder und Jugendlichen können sich mit ihrer Klumphand recht gut helfen. – Die operative Ausgradung des Handgelenkes ist nur dann sinnvoll, wenn dabei die Handfunktionen nicht vermindert werden.

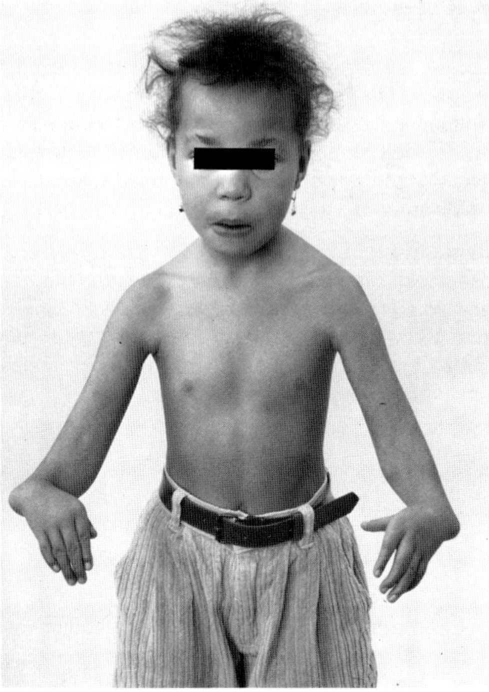

Abb. 26.4 Radiale Klumphand beidseits. Neben der Abknickung der Hand am verkürzten Unterarm ist beidseits der Daumen unterentwickelt und kann nur unvollständig zum Greifen verwendet werden.

8.5 Hexadaktylie

Plusvariante mit Ausbildung von 6 Fingern. Oft ist der überschüssige Finger etwas unterwertig und wird Ende des ersten Lebensjahres abgetragen (teils wird später operiert, s. S. 621). Die Operation muß von den Eltern des Kindes gewünscht sein. Sehr kleine fingerartige Anhangsgebilde werden schon in der Neugeborenenzeit durch Abbinden mit Hilfe eines dünnen Fadens amputiert, sonst wird das Anhängsel besser operativ entfernt, um zu verhindern, daß ein kleiner Bürzel stehenbleibt.

8.6 Syndaktylie

Häutige Verbindung zwischen 2 Fingern, die die Abspreizung nicht erlaubt, kann eine zusätzliche knöcherne Verwachsung haben. Die operative Trennung erfolgt früh, das heißt, Ende des ersten Lebensjahres, wenn die Finger sich nicht vollständig strecken lassen. Im anderen Fall wartet man bis kurz vor der Einschulung, um dann mit günstigerem Fernresultat die plastisch-chirurgische Trennung vorzunehmen.

8.7 Volkmannsche Kontraktur

Spätfolge einer akuten Durchblutungsstörung im Arm mit schlaffer Lähmung, Gefühlsstörung und Krallenfehlstellung der Finger. Gängige Ursache dieser extrem seltenen akuten Durchblutungsstörung (Ischämie) ist die verschobene suprakondyläre Oberarmfraktur. Durch schnürende Verbände, z. B. den nach Reposition der Fraktur angelegten Oberarmgipsverband kommt es in der Ellenbeuge zu einem Gefäßkrampf. Diese VOLKMANNsche Ischämie mit Sauerstoffmangel läßt Muskeln, Nerven und Bindegewebe des Unterarms und der Hand zugrunde gehen.

Behandlung: Die beste Therapie ist die Prophylaxe der Ischämiesituation in der Ellenbeuge durch Beachten des Pulses, der aktiven Fingerbeweglichkeit und vor allem der etwa geklagten Schmerzen. Die notfallmäßige Öffnung der Ellenbeuge und Lösung des Gefäßkrampfes (Gefäßrevision) sind zu empfehlen. Bei einmal eingetretener Ischämie mit Teilschwäche des Unterarms und der Hand wird durch die Lösung der Nerven aus den narbigen Verwachsungen, zum Teil durch Verlängerung der verkürzten Sehnen, eine Funktionsverbesserung angestrebt.

8.8 Pollex flexus[10]

Die Verengung des Daumenringbandes ist eine nicht seltene Besonderheit, die der Daumenbeugesehne Schwierigkeiten bereitet. Die eingeschränkte Streckfähigkeit im Grundgelenk wird im Laufe des ersten Lebensjahres entdeckt (kontrakter Daumen). Die operative Spaltung des Ringbandes ist die Therapie der Wahl.

[10] pollex (lat.): Daumen; flectere (lat.): beugen, biegen

9 Erkrankungen der unteren Gliedmaßen

9.1 Hüftgelenksdysplasie und Hüftgelenksluxation

Dysplasie und Luxation sind unterschiedliche Ausprägungen derselben Krankheit. Das Kind wird mit einer flachen Pfanne geboren, bei der der Hüftkopf noch im Gelenk sitzt (Dysplasie), das Gelenk fast verlassen hat (Subluxation) oder sich komplett außerhalb der Gelenkpfanne befindet (Luxation). Die Häufigkeit dieser äußerlich leicht übersehbaren Krankheit ist groß, ca. 2% der Neugeborenen haben eine Dysplasie, ca. 2‰ haben eine Luxation.

Diagnose von Luxation und Dysplasie: Die Frühdiagnose der angeborenen Hüftgelenksluxation ist eine wesentliche Aufgabe der gesetzlich vorgeschriebenen Vorsorgeuntersuchung. Durch ein deutlich hör- und tastbares Klicken läßt sich durch Abspreizen und Vorwärtshebeln die luxierte Hüfte reponieren. Die Dysplasie läßt sich durch die alleinige klinische Untersuchung des Neugeborenen kaum entdecken. Erst nach einigen Wochen kommt mit der besseren Tonisierung die Abspreizbehinderung und Asymmetrie zum Vorschein.

Die späte Verknöcherung der knorpeligen Anteile von Hüftkopf und Pfanne erschweren die röntgenologische Diagnose einer Dysplasie oder Luxation. Das Röntgenbild des Beckens wird erst mit 3–4 Monaten eindeutig beurteilbar.

Sonographie. Bei diesem Problem hat die zu Beginn der 80er Jahre von Graf eingeführte Hüftgelenksonographie eine entscheidende Wende gebracht. Da die Schallwellen den Knorpel unbehindert durchdringen, dagegen am Knochen des Pfannenbodens, aber auch an den Bindegewebsstrukturen der Gelenkkapsel reflektiert werden, lassen sich mit Hilfe der Sonographie schon beim Neugeborenen differenzierte Aussagen zur Dysplasie oder Luxation machen. In der Bundesrepublik Deutschland ist die Ultraschalluntersuchung des Hüftgelenkes in der Zeit der Vorsorgeuntersuchung U 3 (4.–6. Lebenswoche) per Gesetz zum 1.1.1996 eingeführt worden.

Alle Kinder mit dem Risiko einer Hüftdysplasie oder Luxation sollten heute schon im Neugeborenenalter die Hüftgelenke sonographisch untersucht erhalten. Dazu zählen alle familiär mit Hüfterkrankungen belasteten Kinder, solche, die aus Steißlage geboren werden, solche, die Wirbelsäulenasymmetrien oder Fußfehlformen zeigen. Selbstverständlich muß auch jedes Kind, bei dessen klinischer Untersuchung eine Besonderheit wie Abspreizbehinderung, Faltenasymmetrie am Gesäß oder Längendifferenz der Beine auffällt, sonographiert werden.

Innerhalb von 6 Jahren nach Einführung der Hüftsonographie konnten wir die Zahl der Frühdiagnosen der kongenitalen Hüftluxation von 14% auf 40% steigern. Die Schwierigkeiten bei der Einrenkung ließen sich dadurch senken und die Endresultate verbessern.

Röntgenuntersuchung. Bei Kindern, die älter sind als 3 Monate, hat die Röntgenuntersuchung eine beschränkte Bedeutung behalten. Jenseits des ersten Lebensjahres nimmt die Beurteilbarkeit der Hüftverhältnisse durch die Sonographie ab, da die zunehmende Reifung des Hüftkopfes die Schallwellen nicht zum Pfannenboden durchläßt. Ab diesem Alter werden wieder Röntgenuntersuchungen zur Verlaufsbeobachtung notwendig.

Behandlung der Hüftdysplasie:

Mit Hilfe der Sonographie läßt sich die Dysplasie schon früh feststellen. Die Pfanne ist steiler und überdeckt den Hüftkopf unvollständig. Unbehandelt entsteht daraus im Erwachsenenalter eine Arthrose (Gelenkverschleiß). Die Ausheilung der Dysplasie wird durch eine Spreizbehandlung von 6 Wochen bis zu 6 Monaten – je nach Ausprägung der Pfannenunterentwicklung – erreicht. Die verordnete Spreizwindelhose bringt die Hüften in eine schonende Abspreizstellung, der vom Hüftkopf auf die Pfanne ausgeübte formative Reiz veranlaßt das Nachwachsen des zuvor fehlenden Pfannenanteils. Per Ultraschall oder per Röntgen wird der Ausheilungsvorgang überprüft, um rechtzeitig die Spreizbehandlung abschließen zu können.

Behandlung der Hüftgelenksluxation:

Im Neugeborenenalter kann die klinisch und sonographisch entdeckte Hüftluxation sofort eingerenkt werden, das Repositionsergebnis wird sonographisch dokumentiert. Mit einer Schiene (v. Rosen-Schiene, Tübinger Schiene, Minischiene) wird das reponierte Hüftgelenk fixiert, um ein erneutes Ausrenken zu verhindern. Nach 6–8 Wochen ist die Hüfte stabil, dann gehen wir auf weniger starre Systeme, z.B. eine Spreizwindelhose, über. In schonender Spreizung und Beugung läßt sich die Restdysplasie vollends ausheilen. Die Überprüfung des Reifungsvorgangs in den ersten

3 Lebensmonaten erfolgt ausschließlich sonographisch, später kann ergänzend geröntgt werden.

Nach der 4. Lebenswoche. Wird die Hüftgelenksluxation nach der 4. Lebenswoche entdeckt, gelingt die einfache Einrenkung von Hand nicht mehr. Verschiedene Möglichkeiten bieten sich für die Luxationsbehandlung dieser Altersgruppe an. Wir empfehlen neurophysiologische Gymnastik nach Vojta, um die die Hüfteinrenkung hindernde verkürzte Muskulatur zu entspannen. Im Anschluß daran lassen wir das Kind den Hüftkopf, durch eine Repositionsbandage (Pavlik-Bandage, Beuge-Bandage) gelenkt, langsam in die Pfanne strampeln. Vielerorts wird die Reposition des Hüftgelenkes in Narkose mit arthrographischer Überprüfung bevorzugt. (Arthrographie: Gelenkkontrastdarstellung.) Je älter das Kind bei Diagnose der Hüftluxation ist, desto schwieriger wird die Einrenkung.

Jenseits des 1. Lebensjahres ist meist eine mehrwöchige Vorextension (Zug an den Beinen) und häufig sogar eine blutige Einrenkung erforderlich. Der durch Psoassehne und ausgewalzten Kapselschlauch verengte Pfanneneingang läßt sonst den Kopf nicht tief genug eintreten.

Weiteres Vorgehen. Nach der Einrenkung ist es wichtig, durch Gips- oder Schienenanordnung in milder Abspreizung und genügend Beugung Pfanne und Kopf ausheilen zu lassen. Dies braucht, je nach Behandlungsbeginn, 3 bis 12 Monate (Abb. 26.5). Die Einrenkung und die Schienenbehandlung müssen schonend erfolgen, um eine Durchblutungsstörung im Hüftkopf zu vermeiden. Die Mangeldurchblutung erzeugt eine Nekrose (Absterben von Zellen bzw. Gewebe). Daraus kann im Erwachsenenalter eine Arthrose entstehen. Verbleibende Restdysplasien werden mit 5–6 Jahren durch eine Beckenosteotomie ausgeglichen (z. B. Beckenosteotomie nach Salter).

Nicht korrigierte Restdysplasien bergen das Risiko einer späteren Arthrose in sich.

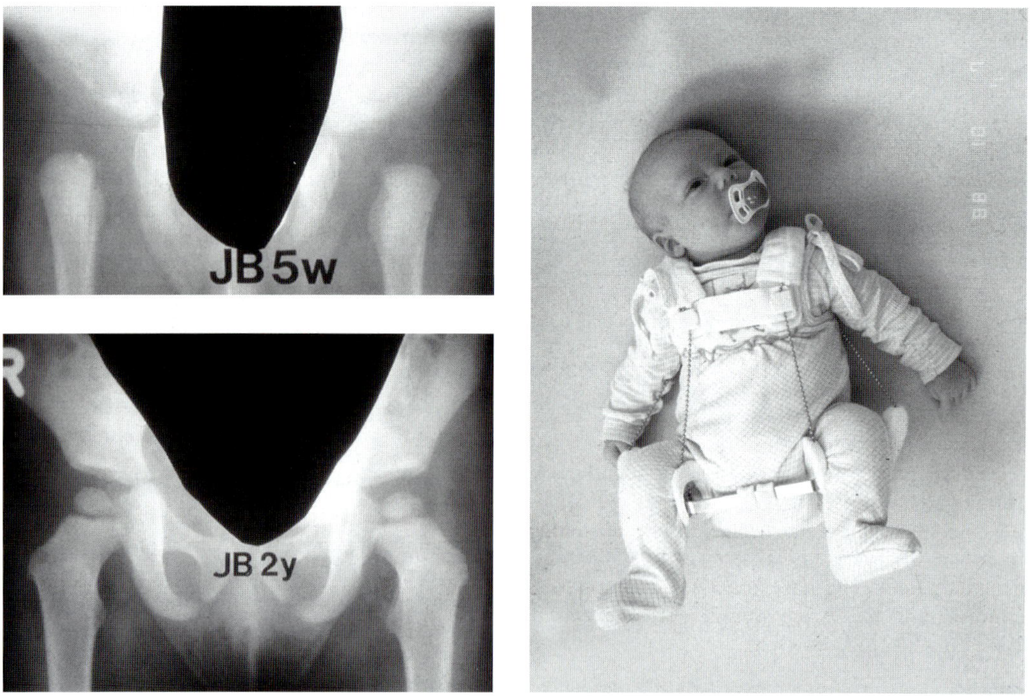

a

c

b

Abb. 26.5 a, b, c Hüftgelenksluxation.
a Hüftgelenksluxation bds. mit 5 Wochen.
b Versorgung des Kindes mit „Tübinger Schiene“ nach erfolgter Reposition. Gewünschte Position mit Beugung und geringer Abduktion.
c Das Becken des Kindes von Abb. **a** mit 2 Jahren mit normaler Überdachung und Hüftkopfentwicklung.

9.2 Coxa valga et antetorta

Die Winkelstellung des Schenkelhalses gegenüber dem Oberschenkelschaft beträgt beim Kind etwa 135° und vermindert sich beim Erwachsenen auf etwa 128°. Auch die Antetorsion (Vorwärtsdrehung) des Schenkelhalses vermindert sich mit der Skelettreifung des Kindes.

Als Formvariante, besonders bei bindegewebsschwachen Kindern, gibt es die Coxa valga et antetorta (steile und nach vorne gedrehte Hüfte).

Krankheitsbild: Klinisch imponiert ein innengedrehtes Gangbild, eine vermehrte Innendrehfähigkeit und eine verminderte Außendrehmöglichkeit. Therapeutisch ist nur dann vorzugehen, wenn neben der coxa valga et antetorta eine Pfannendysplasie vorliegt. Dann können im Vorschulalter eine Pfannendachverbesserung und eventuell damit kombiniert eine Derotationsvarisierungsoperation helfen.

Bei guter Pfannenüberdachung ist die in den 50er und 60er Jahren populäre Korrekturoperation für die Coxa valga et antetorta heute ganz verlassen worden.

9.3 Coxa vara

Eine relativ seltene Besonderheit ist die Coxa vara, die angeborene Verminderung des Schenkelhals-Oberschenkelschaftwinkels (CCD-Winkel = Caput-Collum-Diaphysen-Winkel). Sie erzeugt schon früh eine Beinlängendifferenz und eine statisch ungünstige Belastung des Hüftgelenkes. Coxa-vara-Fehlstellungen können auch die Folge von Hüftgelenksentzündungen sein, gelegentlich sind sie Spätfolge einer zu radikalen Varisationsosteotomie. Zur Korrektur bedient man sich der Aufrichtungsosteotomie, einer Operation zur Wiederherstellung des physiologischen Winkels und damit zur Vermeidung einer späteren Arthrose.

9.4 X-Bein und O-Bein

Im Rahmen der physiologischen Reifung durchschreitet jedes Kind eine O-Bein-Phase zum Laufbeginn (Abb. 26.6), hat dann oft mit ca. 4 Jahren ein physiologisches X-Bein, um erst im Schulalter ein gerades Bein zu entwickeln. Abweichend von

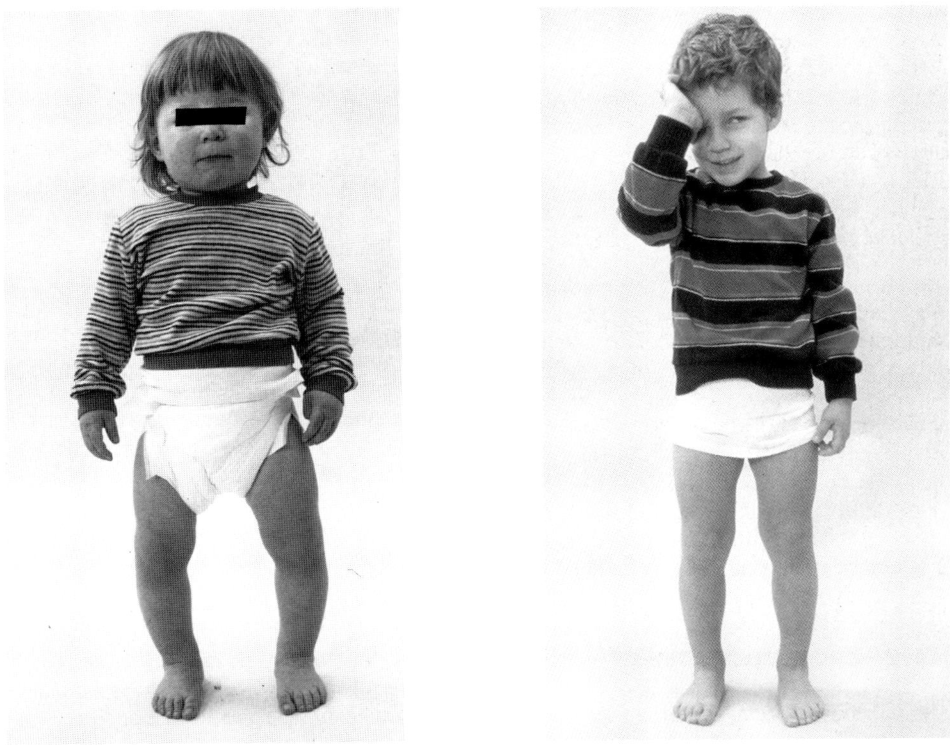

a b

Abb. 26.6 a, b O-Bein.
a Beim 2jährigen ist das physiologische Maß gering überschritten.
b Zwei Jahre später ist die O-Schwingung spontan verschwunden.

dieser physiologischen Entwicklung kommt es z. B. bei Vitamin-D-Mangel (Rachitis) zum O-Bein. Typisch ist das O-Bein des Achondroplastikers. Bei bestimmten Nierenerkrankungen, wie der chronischen Niereninsuffizienz, entstehen X-Beine. Tumoren, wie die familiäre Exostosenbildung, verursachen häufig ein X-Bein. Lähmungsbedingt ist das X-Knie vieler Kinder mit Kinderlähmung.

Als weitere einseitige X-Bein-Fehlstellung kennt man die posttraumatische Valgus-(steil = X) Deformität nach unzureichend behandelten Schienbeinbrüchen.

Behandlung: Beim physiologischen O- oder X-Bein ist keine Therapie indiziert. Bei ausgeprägten ein- oder beidseitigen Fehlstellungen wird durch eine Korrekturoperation am Schienbein oder Femur die Fehlstellung beseitigt. Bewährt haben sich auch die das Wachstum vorübergehend hemmenden Klammern nach Blount, die allerdings rechtzeitig wieder entfernt werden müssen.

9.5 Scheibenmeniskus

Ein deutliches Knacken im Kniegelenk beim Beugen und Strecken mit Verdacht auf Teilverrenkung des Kniegelenkes gilt als Verdachtszeichen auf das Vorliegen eines Scheibenmeniskus. Die übliche Halbmondform des Außenmeniskus ist nicht ausgebildet, statt dessen ist dieser wie eine Scheibe angelegt. Dadurch fehlt die kufenförmige Führung des Kniegelenkes, es kommt zum, in der Regel schmerzfreiem, Hin- und Herrutschen des Kniegelenkes.

Behandlung: Bei Verdacht auf Scheibenmeniskus im Kleinkindalter wird meist zugewartet. Im Schulalter empfiehlt sich den Scheibenmeniskus operativ (per Arthrotomie oder Arthroskopie) auf die normale Größe zurückzutrimmen. Die früher übliche komplette Herausnahme wird möglichst vermieden, da eine frühe Arthrose die Folge wäre. Bei den heute üblichen schonenden Operationsverfahren verhilft der auf Normalform verkleinerte Scheibenmeniskus zu einer dauerhaft weitgehend ungestörten Kniefunktion.

9.6 Meniskusverletzung

Eine unfallbedingte Meniskusverletzung im Kindesalter ist selten. Sie findet sich vor allem bei Adoleszenten nahe der abgeschlossenen Skelettreifung. Ein dickes Knie nach einem Trauma läßt an eine solche Situation denken. Differentialdiagnostisch kommt der Zustand nach Kniescheibenverrenkung oder eine Kreuzbandruptur in Frage.

Behandlung: Die Notfallarthroskopie beim unfallbedingten blutigen Erguß im Knie ist zu empfehlen. Bei randständigen Korbhenkelrissen werden diese wieder angenäht, bei anderen Rissen, wie beim Erwachsenen, wird arthroskopisch der Meniskus geglättet, abgerissene Teile werden reseziert.

9.7 Bakerzyste, Ganglion

Pflaumen- bis mandarinengroße Schwellung im Bereich der Kniekehle. Die Ausstülpung der Gelenkhaut ist mit Gelenkflüssigkeit gefüllt. Sie kann sich spontan zurückbilden, meist wird sie langsam größer und stört mehr kosmetisch als funktionell. Am besten wird die Bakerzyste mit dem Ultraschallbild dargestellt, röntgenologisch ist sie schemenhaft zu erkennen.

Behandlung: Die Punktion der Gelenkflüssigkeit läßt die Geschwulst meist nur vorübergehend verschwinden, wenige Tage später ist sie wieder da. Bei Größerwerden und vor allem bei kosmetischer Beeinträchtigung durch die Knolle in der Kniekehle wird die operative Herausnahme empfohlen. Der Zugang zum Gelenk muß sorgfältig verschlossen werden, damit nicht ein Rezidiv droht.

9.8 Chondropathia patellae (Knorpel-Krankheit der Kniescheibe)

Die schmerzhafte Kniescheibe wird beim jungen Mädchen zwischen 12 und 18 Jahren häufig, bei Knaben selten angetroffen. Schmerzen am Knie nach langem Sitzen, beim Treppab- und Bergabgehen sind typisch. Beim Anpressen der Kniescheibe (Zohlensches Zeichen) verstärken sich die Schmerzen. Der Knorpel an der gelenkbildenden Fläche der Kniescheibe ist rauh. Die Kniescheibe ist meist unterentwickelt oder zeigt eine Mehrfachanlage (Patella bipartita).

Behandlung: Gymnastik zur Stärkung der innenseitigen Kniemuskulatur (Musculus vastus medialis) ist empfehlenswert und behebt die Beschwerden bei etwa zwei Drittel der Betroffenen. Nur sehr selten sind die Schmerzen auch nach Absolvierung gymnastischer Übungen so stark ausgeprägt, daß eine operative Behandlung in Frage kommt. Eine Spaltung und Entspannung des lateralen Retinakulums (äußeres Gelenknetz) am Knie hilft relativ sicher und ist mit einer gymnastischen Weiterbehandlung zu verbinden.

9.9 Konstitutionelle und habituelle Patellaluxation

Bei anlagebedingter (konstitutioneller) Unterentwicklung der Kniescheibe (Patelladysplasie) und schwacher Bandführung kommt es beim Beugen oder Strecken zu einer Kniescheibenverrenkung. Besonders häufig sieht man dies bei bindegewebschwachen Kindern, zum Beispiel bei Morbus DOWN. Die chronische Subluxierbarkeit der Kniescheibe wird **konstitutionelle Patellasubluxation** genannt.

Tritt die Verrenkung einer vorher normal geformten Kniescheibe bei einem angemessenen Unfall auf, so ist die Wiedereinrenkung meist schwieriger und bedarf in der Regel einer Entspannung in Narkose. Wenn sich daraus später ein häufig wiederkehrendes Ausrenken, auch bei Bagatellanlässen, entwickelt, nennt man dies **habituelle Patellaluxation**.

Behandlung: Bei anlagebedingter Führungsschwäche der Kniescheibe empfiehlt sich Gymnastik zu Stärkung der Muskulatur. Bei häufig auftretender störender Kniescheibenluxation wird operativ der mediale (innere) Anteil der Kniekapsel verstärkt, die Außenseite entspannt (Operation nach ALI KROGIUS). Erst bei Jugendlichen mit weitgehend geschlossenen Wachstumsfugen ergibt sich die Möglichkeit, den Kniescheibensehnenansatz nach innen zu versetzen. Eine dauerhaft gesicherte Kniescheibenführung schützt gegen die Abnutzung und die daraus erwachsenden Beschwerden.

9.10 Klumpfuß

Der angeborene Klumpfuß, eine Knaben häufiger als Mädchen vererbte Erkrankung, zeigt schon bei der Geburt die namensgebenden Merkmale: der Fuß ist klein und klumpig durch die hochstehende Ferse und die Einwärtskantung des Mittelfußes (Abb. 26.7). Die Achillessehne ist ebenso verkürzt wie die Tibialis-posterior-Sehne. Das Sprungbein ist gegenüber dem Fersenbein teilverrenkt. Die bindegewebigen Gelenkkapseln sind verkürzt, so daß die übliche Beweglichkeit des oberen und unteren Sprunggelenkes reduziert oder aufgehoben ist. Der durch Lähmung der Fußaußenkante entstandene neurogene Klumpfuß nach Unfällen, bei Spina bifida oder Poliomyelitis hat äußerlich dieselbe Form.

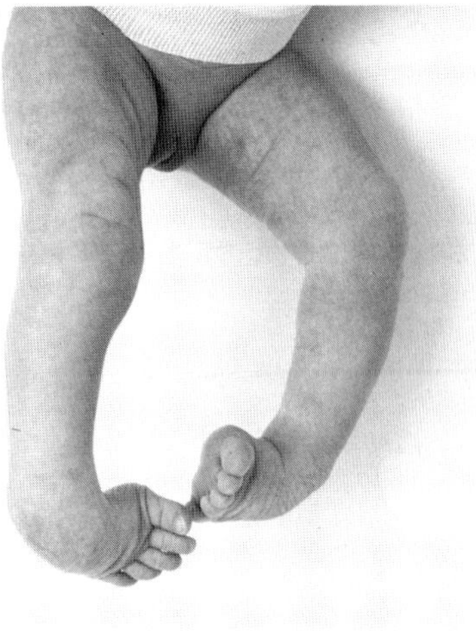

Abb. 26.7 Klumpfuß beidseits bei einem Neugeborenen vor Behandlungsbeginn. Der Fuß ist verkürzt, klumpig und zeigt eine hochstehende Ferse.

Behandlung: Die frühzeitige Redression ist zu empfehlen, sie sollte schon beim Neugeborenen beginnen. Tägliche Manipulationen des Fußes mit anschließenden Klebeverbänden ist eine Möglichkeit. Üblicher ist die wöchentliche Redression mit anschließender Gipsfixation in der erreichten Korrekturstellung. Wichtig ist die Dehnung der verkürzten Fußinnenseite mit dem Versuch, das Sprungbein in die Sprunggelenksgabel zurückzuverlagern. Dies gelingt auf rein konservative Art bei etwa 20% der Klumpfüße.

Bei 80% bleiben auch nach sorgfältiger Vorbehandlung ein Fersenhochstand und eine ungenügende Knöchelgabelanatomie zurück, so daß mit 3–4 Monaten eine operative Korrektur notwendig wird. Wir bevorzugen bei der Klumpfußoperation einen den Hautfalten folgenden Rundschnitt (CINCINNATI-Schnitt), da man mit diesem am besten die Korrektur der verkürzten Sehnen und gleichzeitig die vollständige Reposition der Knöchelgabel erreichen kann. Postoperativ sind eine Schienenversorgung und vor allem eine fleißige gymnastische Behandlung vonnöten. So kann ein kosmetisch ansprechendes und funktionell befriedigendes Dauerergebnis erreicht werden. Die Eltern müssen frühzeitig darüber informiert werden, daß optimal behandelte Klumpfüße leistungsfähig werden, aber gegenüber dem gesunden Fuß verkürzt bleiben und immer eine schlanke Wade behalten.

9.11 Sichelfuß

Häufiger als der Klumpfuß (1 auf 1000 Geborene) ist der Sichelfuß (1 : 200). Die Vorfuß- und vor allem die Großzehenstellung weist, wie eine Sichel, nach innen. Unbehandelt imponiert bei Gehbeginn eine verstärkte Innendrehtendenz, „das Kind geht über den Onkel".

Behandlung: Bei geringer Ausprägung genügen manuelle Redressionen, unterstützt von Wicklungen mit elastischer Binde im Gegensinn des Sichelfußes. Bei stärker ausgeprägter Fehlform versorgen wir die Kinder innerhalb der ersten Lebenswochen mit gepolsterten Oberschenkelgipsschalen in korrigierter Fußhaltung. Ohne zu große Umstände lassen sich auf diese Weise Sichelfußdeformitäten innerhalb von 6–12 Wochen zum Verschwinden bringen. Verbliebene, weil unbehandelte Sichelfüße stellen in der späteren Kindheit und im Erwachsenenalter kaum ein Problem dar. Das Schuhwerk muß auf den verbreiterten Vorfuß Rücksicht nehmen.

9.12 Hackenfuß

Gelegentlich kommen Kinder mit einer tiefstehenden Ferse und nach oben geschlagenem Vorfuß zur Welt. Es ist eine harmlose Besonderheit. Passive Dehnungen des Fußes bei jedem Windelwechsel reichen aus, diese harmlose Fußvariante zum Verschwinden zu bringen. Nicht zu verwechseln ist diese Fehlform mit dem neurologisch verursachten Hackenfuß des Kindes mit sakraler Myelomeningozele. Bei letzterem ist die Hackenstellung durch die Lähmung des M. triceps surae, des dreiköpfigen Wadenmuskels, verursacht bei erhaltener Innervation der Fußheber. Der neurogene Hackenfuß verschwindet nicht und behindert den Spina-bifida-Patienten zeitlebens.

9.13 Schaukelfuß (Vertikaler Talus)

Der angeborene Schaukelfuß oder Tintenlöscherfuß ist im Vergleich zum Klumpfuß sehr selten. Man kann diesen Fehlfuß als umgekehrten Klumpfuß bezeichnen. Rechtzeitig operiert, lassen sich sowohl kosmetisch wie funktionell befriedigende Ergebnisse erreichen.

Die vertikale Talusdeformität kommt auch bei Spina-bifida- und Arthrogrypose-Patienten vor. Teils wird hier auf aufwendige operative Behandlungen verzichtet.

9.14 Knick-Senkfuß

Beim ersten Gehbeginn weisen Kleinkinder ein flaches Fußgewölbe auf. Dies ist normal, da der „Fettpropf" das mediale Gewölbe verdeckt. Die früher übliche Einlagenversorgung zur „Schaffung" eines schönen Fußgewölbes ist heute verpönt. Das Kleinkind, das Kindergartenkind oder das Schulkind mit schwachem Fußgewölbe hat in der Regel keinerlei Beschwerden. Dies sollte das Argument gegen eine Einlagenversorgung sein. Wir empfehlen aktive Fußgymnastik, Barfußgehen auf unebenem Boden und kindgerechtes flexibles Schuhwerk, das dem wachsenden Fuß genügend Platz läßt. Dadurch läßt sich die kleine Fußmuskulatur kräftigen. Im Erwachsenenalter mit gelegentlich geklagten Gewölbeschmerzen gelten andere Kriterien, da wird eine Einlagenversorgung zur Therapie der Symptome sehr wohl angeraten.

9.15 Spreizfuß

Der Spreizfuß mit Auseinanderweichen des Mittelfußskeletts ist ein weitverbreiteter Zivilisationsschaden. Nicht-beengendes Schuhwerk, die Vermeidung zu hoher Absätze und Fußgymnastik werden die Beschwerden begrenzen. Im Laufe der Zeit senkt sich, von ungünstigem Schuhwerk begünstigt, das vordere Quergewölbe ab, die Mittelfußköpfchen schmerzen, und die Großzehe weicht ins X ab. Diese vor allem bei Frauen gefundene Hallux-valgus-Deformität[11] ist die Spätfolge des Spreizfußes. Bei Beschwerden älterer Kinder oder Jugendlicher hilft eine abstützende Einlage. Operationen sind erwachsenen Patienten vorbehalten.

[11] X-Großzehe: hallux (lat.): Großzehe; valgus (lat.): auswärts gebogen

10 Frakturen

10.1 Unterschiede zum Erwachsenen

Knochenbrüche beim Kind unterscheiden sich in ihrer Entstehung, ihrer Heilung und ihren eventuellen Folgen von denen bei Erwachsenen. Das Wachstum kann einen Achsenfehler wieder ausgleichen, dies gilt vor allem für die häufigen metaphysären Verletzungen am Vorderarm, Oberarm oder Unterschenkel.

Von Bedeutung sind die Verletzungen der Wachstumsfuge (Epiphysenfrakturen), da daraus im ungünstigen Fall Fehlwuchs und Deformierung entstehen können. Den Verletzungen der Wachstumsfuge muß deshalb besondere Aufmerksamkeit geschenkt werden.

Für die Schaftfrakturen gilt, daß beim Kind, insbesondere beim Kleinkind, die Kallusbildung und Frakturheilung viel schneller abläuft als beim Erwachsenen. Schon nach 14 Tagen kann eine Fraktur beim Kleinkind abgebunden und so fest sein, daß eine Änderung der Position nur noch mit Gewalt möglich ist.

10.2 Remodellierung

Ein wichtiger Helfer für jeden Therapeuten von Kinderfrakturen ist die spontane Ausgradungstendenz der meisten Schaftbrüche. Je jünger die Kinder, desto größer die „Remodellierungsneigung“. Achsenabweichungen von 10–20° werden am Oberarm, aber auch am Oberschenkel und vor allem am distalen Unterarm spontan remodelliert, das heißt ausgegradet.

Neben der Ausgradung von Fehlstellungen ist die frakturbedingte Hyperämie (vermehrte Durchblutung) von Bedeutung. Diese bedingt ein beschleunigtes Wachstum der betroffenen Extremität mit der Folge eines Längenplus. Aus diesem Grund werden Oberschenkelschaftbrüche primär mit einer Verkürzung von 1–2 cm ausgeheilt, um als Endresultat ein gleich langes Bein zu erlangen.

10.3 Grünholzbruch

Der Grünholzbruch ist eine für das Kind spezifische Bruchform. Das beim jungen Patienten besonders kräftige Periost (Knochenhaut) bleibt stehen, wenn der Knochen anbricht. Das Phänomen läßt sich mit dem Stehenbleiben der Rinde beim brechenden jungen Haselstock vergleichen. Diese Bruchform ist besonders häufig am körperfernen Unterarm und Oberschenkel und wird auch als „Wulstbruch“ bezeichnet. Nach geschlossener Reposition heilt ein solcher Grünholzbruch innerhalb von 2–3 Wochen aus.

10.4 Übergangsbrüche

Übergangsbrüche sind Knochenverletzungen beim Adoleszenten, dem Patienten im Übergang. Typische Verletzungen des Übergangsalters sind Epiphysenlösungen am körperfernen Radius (Radiusepiphyseolyse), Absprengungen an der körperfernen Tibiaepiphyse (knöcherner Ausriß der Syndesmose – Zwischenknochenmembran – zwischen Tibia und Fibula), oft durch eingeschlagene Knochenhaut kompliziert. Übergangsverletzungen sind auch die knöchernen Teilepiphysenausrisse der Fingergelenke. Eine sorgfältige anatomische Reposition ist erforderlich, dafür muß eventuell eingeschlagenes Periost ausgekrempelt werden. Nach KIRSCHNERdrahtfixation der reponierten Fragmente gelingt die anatomische Ausheilung.

10.5 Verletzungen der Wachstumsfuge (Epiphysenfrakturen)

Verletzungen der Wachstumsfuge bergen die Gefahr eines vorzeitigen Verschlusses in sich. Die frühzeitige anatomische Reposition ist erforderlich, um dies zu vermeiden. Falls sich dies nicht konservativ erreichen läßt, sollte die anatomische Reposition operativ erfolgen. Zur Fixation reichen meist KIRSCHNERdrähte, die die Fragmente aneinander befestigen, ohne selbst die Wachstumszone zu stören. – Wenn die Verletzung den Wachstumsknorpel zerstört hat oder die Einrenkung einer Fugenfraktur ungenügend war, entwickelt sich ein „Brückenkallus“ mit der Folge eines Minder- und Fehlwuchses. Daraus können, sofern die Fugenverletzung in früher Kindheit durchgemacht wurde, z. B. erhebliche Beinlängendifferenzen und Achsenabweichungen entstehen.

10.6 Konservativ-Operativ

Epiphysenfrakturen. Das Gros der Kinderfrakturen heilt konservativ behandelt, das ist mit Reposition und Ruhigstellung, aus. Ausnahmen sind die *Epiphysenfrakturen*, bei denen eine „wasserdichte Reposition“ angestrebt werden muß. Die Bildung eines „Brückenkallus“ (neuer Knochen, der die Wachstumsfuge zum Teil verschließt) muß unbedingt vermieden werden.

Apophysenabrisse[12] am Ellenbogen. Sie sind meist operativ zu therapieren, so die mit einer Ellenbogenluxation einhergehende Epicondylus-ulnaris-Abrißverletzung[13] oder die Absprengung des Condylus radialis[14]. Bei fehlender anatomischer Reposition droht eine Pseudarthrosenbildung[15] (Falschgelenkbildung)

Suprakonduläre Ellbogenfraktur. Von großer Bedeutung ist die exakte Reposition der durch Sturz auf den ausgestreckten Arm entstandenen *suprakondylären Ellbogenfraktur*. Bei gar nicht oder gering verschobenen Brüchen genügt die Anlage einer Schlinge, die das Handgelenk zum Hals bindet („Cuff and Collar“[16]), oder die Anlage eines Oberarmgipses in Beugung und Pronation. Bei starker Verschiebung der Fragmente muß geschlossen oder offen exakt anatomisch reponiert werden. Die Reposition wird mit eingetriebenen KIRSCHNERdrähten gesichert. In jedem Fall muß bei derartigen Verletzungen auf die Durchblutung und die nervale Versorgung geachtet werden. Die ersten Zeichen einer Gefäßmitverletzung sollen erkannt werden, die Entstehung einer „VOLKMANNschen Ischämie“ (Blutleere) muß unbedingt vermieden werden (s. S. 636).

Distale Unterarmbrüche. Diese stellen bei Kindern das zahlenmäßig größte Kontingent dar. Die Reposition in Narkose oder Analgesie[17] (Schmerzarmut) und anschließende Ruhigstellung in Volarflexion (Handbeugung nach unten) lassen die gewünschte Ausheilung erwarten.

Unterarmschaftbrüche. Verschobene *Unterarmschaftbrüche* sind wegen der Paarigkeit von Elle und Speiche schwer zu reponieren. Während Grünholzbrüche selbstverständlich konservativ ausheilen, ist bei kompletten Frakturen, vor allem bei älteren Kindern eine operative Behandlung sinnvoll. Bei der Markraumdrahtung nach MOROTE lassen sich diese Frakturen geschlossen reponieren und in anatomischer Stellung ausheilen. Die sonst gefürchteten Rotationsbeschränkungen können so vermieden werden.

Oberarmbrüche. Sie werden in kurzer Zeit mit dem GILCHRIST-Verband konsolidieren, bei stärkeren Verschiebungen ist der „hanging cast“[18] hilfreich.

Oberschenkelschaftfrakturen. *Oberschenkelschaftfrakturen* beim Kleinkind heilen im Becken-Bein-Fuß-Gips innerhalb 3–4 Wochen aus. Bei Oberschenkelbrüchen im Schulalter hat sich heute die Versorgung mit elastischen Nägeln weitgehend durchgesetzt. Die Nägel werden von der Metaphyse aus eingebracht, lassen die Wachstumsfugen unberührt, schienen die Fraktur und erlauben eine frühe Belastung. Die mehrwöchige Extensionsbehandlung (z. B. auf dem WEBER-Bock) ist heute verlassen, die Versorgung mit einer Osteosynthese-Platte hat kaum noch Befürworter. Relativ verbreitet ist die Versorgung kindlicher Oberschenkelfrakturen mit einem Fixateur externe[19].

Unterschenkelschaftbrüche. Solche Frakturen erleiden vor allem kindliche Schifahrer und andere Sportler. Die konservative Reposition und Gipsfixation für 4–6 Wochen ist die Therapie der Wahl.

Schlüsselbeinfraktur. Die gängige Schlüsselbeinfraktur, durch Sturz auf die Hand entstanden, benötigt einen Rucksackverband von 2–3 Wochen. Sie soll niemals operiert werden.

Wirbelbrüche. Sie treten durch Stürze auf den Rücken auf. Typisch sind Serienbrüche der mittleren Brustwirbelsäule. Die Absenkungen der Vorderkanten sind zwar etwas schmerzhaft, aber insgesamt harmlos. Nach vorübergehendem Flachliegen dürfen die Kinder bald mit einem Dreipunktekorsett aufstehen. Neurologische Schäden sind ebenso unwahrscheinlich wie Dauernachteile nach Konsolidierung der Frakturen. Anders verhält es sich mit den im Kindesalter extrem seltenen *Luxationsbrüchen* der Hals-, Brust- oder Lendenwirbelsäule. Hier stehen die neurologischen Ausfälle mit kompletter oder inkompletter Querschnittslähmung im Vordergrund und bedürfen der qualifizierten Betreuung durch Spezialisten.

---

[12] Apophyse: Nebenkern, der bei der Knochenbildung auftritt

[13] Epicondylus: Knochenfortsatz

[14] Condylus: Gelenkknorren

[15] pseudos (griech.): falsch; arthron (griech.): Gelenk

[16] cuff and collar (engl.): Manschette und Kragen

[17] a (griech.): verneinende Vorsilbe; algos (griech.): Schmerz

[18] hanging cast (engl.): Hängegips

[19] fixateur externe (franz.): äußerer Spanner

Weiterführende Literatur

Bernbeck, G., G. Dahmen: Kinderorthopädie. 3. Aufl. Thieme, Stuttgart 1983

Buckup, K.: Kinderorthopädie. Thieme, Stuttgart 1987

Cotta, H.: Orthopädie. Ein kurzgefaßtes Lehrbuch. 5. Auflage, Thieme, Stuttgart 1991

Laer, L. v.: Frakturen und Luxationen im Wachstumsalter, 3. Auflage, Thieme, Stuttgart 1996

Parsch, K.: Orthopädie. Studienbuch für Krankenschwestern, Krankenpfleger und medizinisch-technische Assistenten. 4. Auflage, Kohlhammer, Stuttgart 1989

27. Teil Hals-Nasen-Ohrenheilkunde

Wolfgang Caliebe

Der Hals-Nasen-Ohren-Arzt behandelt neben den schon in seinem Namen aufgezählten Krankheiten die Erkrankungen der oberen Luft- und Speisewege. Diese verschiedenen Organe sind trotz der unterschiedlichen Lage und Aufgabe anatomisch und funktionell miteinander verbunden. Die Untersuchungstechnik wendet die gleiche Methode der Beleuchtung mit dem Stirnreflektor oder der Stirnlampe an.

Das **Krankheitsspektrum** im Kindesalter ist durch infektiös bedingte Erkrankungen, Unfälle und angeborene Fehlbildungen gekennzeichnet. Degenerative Erkrankungen und bösartige Tumoren in Form der Karzinome sind selten, dagegen treten auch im Kindesalter Malignome des Bindegewebes (Sarkome und maligne Lymphome) im HNO-Bereich auf.

1 Ohr

Das Ohr unterteilen wir in **äußeres Ohr, Mittel-** und **Innenohr** (über diese und andere anatomische Zusammenhänge, die im folgenden angesprochen werden, ist im Anatomiekapitel, Bd. 1, nachzulesen). Die Erkrankungen beschränken sich zum Teil nur auf eine Region, können aber auch das gesamte Organ erfassen oder auf Nachbarorgane wie z. B. Schädelinhalt übergehen. Die erkrankte Ohrmuschel wird im Vergleich zur anderen betrachtet. Der Gehörgang und das Trommelfell werden durch Streckung des abgebogenen Gehörganges und Zur-Seite-Drängen der Haare am Eingang mit dem Ohrtrichter sichtbar gemacht. Der HNO-Arzt benutzt dazu den Stirnreflektor, andere Ärzte das Otoskop.

1.1 Untersuchungsmethoden

1.1.1 Hörprüfung

Hörschwelle. Das menschliche Ohr nimmt Schwingungen von 16 bis 20 000 Hz wahr. Die Intensität des Schalls muß die *Hörschwelle* überschreiten, um wahrgenommen zu werden. Die Lautstärke wird in *Dezibel (dB),* einem logarithmischen Maß, gemessen. Das menschliche Ohr hat zwischen 1 und 4 kHz die größte Empfindlichkeit (s. auch Bd. 1, Kapitel Akustik). Für die Nachrichtenübermittlung muß die Lautstärke zwischen 30 bis 60 dB über der Schwelle liegen.

Hörvermögen. Das *Hörvermögen* kann schon beim Umgang mit dem Patienten abgeschätzt werden. Bei dieser Beurteilung ist zu berücksichtigen, daß Schwerhörige von den Lippen ablesen können, andererseits kann eine mangelnde Aufmerksamkeit ein Nichtverstehen vortäuschen. Die gestörte Eigenkontrolle der Sprache führt dazu, daß Schwerhörige lauter und z. T. undeutlich sprechen. Bei Taubheit bleibt die Entwicklung der Sprache u. U. aus (s. S. 475, 654) aus.

Hörweite. Die Untersuchung des Hörvermögens mit Prüfung der *Hörweite* für **Flüster-** und **Umgangssprache** ist ohne Hilfsmittel möglich. In einem ruhigen Raum werden dem Patienten Zahlen und Sätze vorgesprochen, die maximale Weite des Verstehens ist die Hörweite. Zur Ausschaltung (Vertäubung) des nichtgeprüften Ohres wird dieses bei Prüfung mit *Flüstersprache* durch Hineindrücken des Tragusknorpels in den Gehörgangseingang verschlossen. Bei der Prüfung mit *Umgangssprache* muß eine Vertäubung mit einer Lärmtrommel oder durch reibende Bewegungen im Gehörgangseingang mit dem Zeigefinger (Schüttelvertäubung) erfolgen.

Stimmgabel. Mit der a1-*Stimmgabel* (430 Hz) werden die Versuche nach Weber und Rinne (Abb. 27.1) durchgeführt. Beim Weber-Versuch

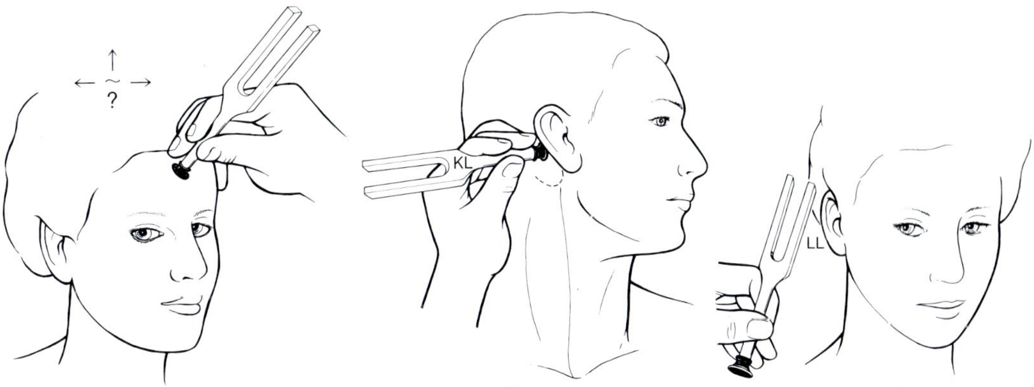

Abb. 27.1 a–c Stimmgabelprüfungen. Links (**a**) der WEBER-Versuch, in der Mitte (**b**) und rechts (**c**) die beiden Abschnitte des RINNE-Versuches, KL = Knochenleitung, LL = Luftleitung. (Aus: LEHNHARDT, E.: Hals-Nasen-Ohrenheilkunde für Zahnmediziner. Thieme, Stuttgart 1982.)

wird der Stimmgabelstiel auf die Scheitelmitte aufgesetzt. Bei seitengleichem Gehör nimmt man den Ton beiderseits gleich laut wahr. Ein *Innenohrschwerhöriger* hört ihn im gesunden, ein *Schalleitungsschwerhöriger* im kranken Ohr. Beim RINNE-Versuch wird die Luftleitung (Hören über die Schalleitungskette) mit der Knochenleitung verglichen. Die Abklingdauer oder die Lautstärke der angeschlagenen Stimmgabel bei Vorhalten vor das Ohr und bei Aufsetzen auf das Mastoid werden miteinander verglichen. Eine bessere Luftleitung haben der Normalhörige und der *Innenohrschwerhörige* (Rinne +), eine bessere Knochenleitung der *Schalleitungsschwerhörige* (Rinne –).

Audiometrie. Genauere Untersuchungen werden mit dem **Audiometer** durchgeführt. Das Audiometer ist ein elektroakustisches Gerät, das Töne, Geräusche und Sprache in wählbarer Lautstärke abgibt. Bei Tönen und Geräuschen kann die Frequenz gewählt werden, die Töne werden in Oktav- und Halboktavschritten zwischen 1,25 und 10 kHz abgegeben. Die Schallübertragung erfolgt über Kopfhörer **(Luftleitung)** und über eine schwingende Platte (**Knochenleitung**shörer).

Tonaudiometrie. Bei der *Tonaudiometrie* wird die **Hörschwelle** für einen Normalhörenden mit relativ 0 dB **Hörverlust** angegeben. Bei einem Schwerhörigen liegt ein relativ höherer Hörverlust vor. Beim Normalhörenden und **Innenohrschwerhörigen** sind die Schwellenwerte für Knochen- und Luftleitung gleich. Der Hörverlust für Luftleitung ist bei einer **Schalleitungsschwerhörigkeit** größer als für Knochenleitung. Im Audiogramm (Abb. 27.2) wird der Hörverlust graphisch

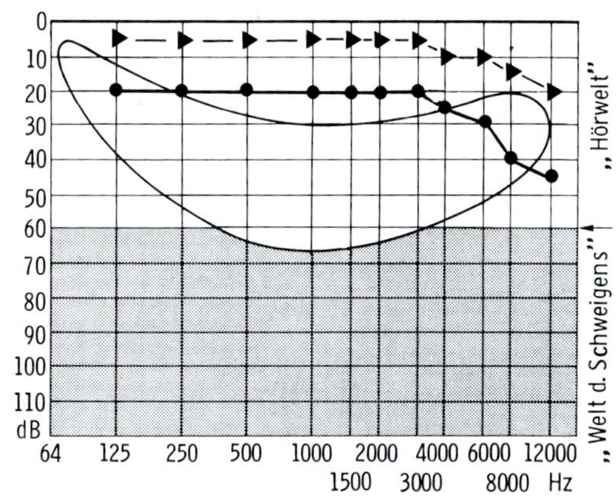

Abb. 27.2 Tonaudiogramm bei einer geringgradigen Schalleitungs- und minimaler Innenohrhochtonschwerhörigkeit rechts. Das Sprachfeld gibt den Frequenz- und Lautstärkebereich für die Umgangssprache im Abstand von 1 bis 2 m an. Grenze zwischen „Hörwelt" und „Welt des Schweigens".
Zeichen: Knochenleitung rechts ▸–▸,
Luftleitung rechts • – •

dargestellt. Bei einer Schalleitungsschwerhörigkeit liegen die Meßwerte der Luftleitung unter denen der Knochenleitung, die Differenz der beiden Werte ist ein Maß für die Schwerhörigkeit. Aus dem Verlauf der Audiogrammkurve können Art und Stärke der Schwerhörigkeit abgelesen werden.

Sprachaudiometrie. Bei der *Sprachaudiometrie* werden dem Prüfling Reihen von einsilbigen Wörtern, zweistellige Zahlen oder kurze Testsätze von einem Tonträger in verschiedenen Lautstärken angeboten. Für Kleinkinder gibt es besondere Testreihen. Die Meßreihen werden nach Lautstärke und dem prozentualen Anteil des Verstandenen ausgewertet. Bei der Sprachaudiometrie handelt es sich um eine überschwellige Audiometrie.

SISI-Test. Eine überschwellige audiometrische Methode ist auch der SISI-Test[1], bei dem abgestufte Lautstärkeschwankungen eines kurzen Prüftones erkannt werden. Andere Tests prüfen das Heraushören eines Prüftones aus einem Geräusch oder die unterschiedliche Lautstärkeempfindung bei ungleichem Gehör.

Altersabhängige Hörprüfungen. Während bei Schulkindern und Jugendlichen die *Hörprüfungen* wie bei Erwachsenen durchgeführt werden, sind für Säuglinge und Kleinkinder besondere Methoden erforderlich. Säuglinge und Kleinkinder wenden den Kopf oder die Augen einer Schallquelle zu *(Geräuschzuwendereaktion).* Bei Beschallung mit gleichzeitigem Aufleuchten einer Lampe kann im Bett das Hinwenden zum Schall trainiert werden. Später läßt man das Aufleuchten fort und beobachtet über einen Spiegel die Reaktion des Kindes bei verschiedenen Lautstärken *(Reflexaudiometrie).* Ältere Kinder dürfen beim Hören eines Lautes eine Spielhandlung ausführen, oder ihnen wird auf einem Leuchtschirm ein Bild projiziert *(Spiel-, Guckkastenaudiometrie).*

Die bisher genannten Methoden sind alle **subjektiv,** wir sind auf die Mitarbeit des Patienten angewiesen, der uns in negativer oder positiver Richtung täuschen kann (Simulation-Dissimulation).

Impedanzaudiometrie. Eine **objektive audiologische Untersuchung** ist die *Impedanzaudiometrie;* bei dieser wird die Kontraktion des M. stapedius, eines Mittelohrmuskels, bei lautem Schall bestimmt. Bei der Electric Response Audiometry *(ERA)* und Brainstem Electric Response Audiometry *(BERA)* werden die von der Schallwahrnehmung ausgehenden Nerven- und Gehirnströme gemessen. Diese werden durch feine Elektroden, die in das Mittelohr oder am Schädel angebracht werden, über einen Computer ausgewertet. Da nicht nur beim Hören Hirnströme auftreten, müssen die Hörimpulse im ZNS durch ein aufwendiges Rechenverfahren, wiederholtes Reizen (bis zu 800 Schallreize) und Unterdrücken von Bewegungen aufgenommen werden. Bei Kindern ist dazu häufig eine Sedierung erforderlich.

TOAE. Transitorische oto-akustische Emissionen *(TOAE)* sind vom Trommelfell abgegebene Schallsignale, die unterhalb der Hörschwelle liegen und im Innenohr bei einem Schallreiz entstehen. Wird der Schallreiz als Click (kurzzeitig, wenige ms) gegeben, kann danach mit einem sehr empfindlichen Mikrophon die oto-akustische Emission als sehr leises Geräusch registriert werden. Der Minilautsprecher und das Minimikrophon sind in einer dünnen Sonde zusammengefaßt, die in den äußeren Gehörgang eingeführt wird. Die Untersuchung mit TOAE kann schon wenige Tage nach der Geburt durchgeführt werden. Bei einem positiven Nachweis der TOAE ist eine leichte periphere Schwerhörigkeit ausgeschlossen.

- Schalleitungsschwerhörigkeit: Rinne –, Differenz zwischen Luft- und Knochenleitung = Mittelohrschwerhörigkeit.
- Schallempfindungsschwerhörigkeit: Rinne +, Luft- und Knochenleitung gleich = Innenohrschwerhörigkeit.

1.1.2 Gleichgewichtsuntersuchungen

In direkter Verbindung mit dem Ohr liegt der Vestibularisapparat. Störungen dieses Organs äußern sich in einem *Nystagmus* (schnelle, gerichtete, ruckartige Bewegungen der Augen), *Drehgefühl,* Schwindel, Unsicherheit, *Übelkeit* und *Erbrechen.* Bei der Untersuchung wird zunächst nach einem vorhandenen (Spontan)-**Nystagmus** gefahndet. Um feine Augenbewegungen sichtbar zu machen und die Fixation des Auges auszuschalten, wird dem Patienten eine *Nystagmusbrille* aufgesetzt. Die Konvexgläser der Brille machen den Patienten stark kurzsichtig. Bei der FRENZEL-Brille kann die Untersuchung im Dunklen erfolgen, da das Auge durch eine Lichtquelle in der Brille beleuchtet wird. Ein Kopfschütteln, ein schneller Lagewechsel oder eine extreme Körperhaltung (Kopf tief, Kopf im Nachen u. a.) können einen Nystagmus und ein Schwindelgefühl auslösen.

Nystagmus = ruckartige, gerichtete Bewegungen beider Augen.

Das Drehen auf einem Drehstuhl löst bei jedem einen Nystagmus aus. Nach dem Anhalten besteht für etwa eine halbe Minute ein Drehgefühl und ein Nystagmus. Diesen kann man mit der Nystagmusbrille beobachten und seine Dauer messen *(Drehnachnystagmus).* Bei der Drehprüfung werden beide Vestibularapparate gereizt und geprüft. Die *thermische Vestibularisprüfung* untersucht durch

[1] SISI: short increment sensitivity index

Spülen des Gehörganges mit Wasser (evtl. durch Einblasen von Luft) von Temperaturen über oder unter Körpertemperatur den Vestibularapparat. Die Temperatur kann bis auf 48 °C erhöht oder bis auf 0 °C (Eiswasser) abgesenkt werden. Der Reiz kann durch die Wassermenge variiert werden. Bei der Warmspülung tritt ein Nystagmus zur gespülten, bei der Kaltspülung ein Nystagmus zur nicht gespülten Seite auf. Bei gleicher Erregbarkeit des Vestibularorgans führt eine gleiche Menge zu gleichen Nystagmuszeiten.

1.1.3 Röntgenaufnahmen

Die knöchernen Strukturen lassen sich optimal nur mit Spezialaufnahmen darstellen. Die SCHÜLLER-*Aufnahme* zeigt die pneumatisierten (mit Luft gefüllten) Zellen des Mittelohres und die Paukenhöhle. Diese Aufnahme ist bei Ohroperationen erforderlich. Die STENVERS-*Aufnahme* bildet die Schnecke, die Bogengänge und den inneren Gehörgang ab. Weitere Spezialaufnahmen sind *Tomogramme* und das *Computertomogramm* (CT).

1.2 Erkrankungen des äußeren Ohres

1.2.1 Abstehende Ohrmuschel

Die Variationsbreite der Ohrmuschelformen ist groß. Die häufigste Fehlbildung ist das Abstehen der Ohren durch eine fehlende oder schwache Ausbildung des Anthelixknickes[2]. Bei der Korrektur wird der Ohrmuschelknorpel von einem retroaurikulären Hautschnitt aus in diesem Bereich gefaltet. Ein fester Verband fixiert die neue Lage der Ohrmuschel. Der Eingriff sollte im 4.–5. Lebensjahr durchgeführt werden, da in diesem Alter die Kinder die nötige Einsicht für einen Ohrverband haben.

1.2.2 Mikrotie, Anotie, Gehörgangsstenose, Gehörgangsatresie

Mikrotie (kleine Ohrmuschel) und Anotie (Fehlen der Ohrmuschel) sind seltene Mißbildungen, die aber häufig mit einer Stenose oder Atresie des Gehörgangs einhergehen.

Gehörgangsatresie. Bei der *Gehörgangsatresie* ist das Mittelohr mißgebildet. Das Innenohr kann in die Mißbildung miteinbezogen sein. Mit der STENVERS-Aufnahme läßt sich das Labyrinth (Schnecke und Bogengänge) darstellen. Eine Aplasie der Schnecke ist sehr selten.

Ursache: Spontan und Embryopathie (Contergan).

Behandlung: Bei der *beiderseitigen Gehörgangsatresie* besteht eine *erhebliche Schwerhörigkeit,* die den spontanen Spracherwerb (s. S. 646, 654) stark oder völlig behindert. Daher ist in diesem Fall schon im Säuglingsalter das Anpassen eines **Hörgerätes** mit Knochenleitungshörer erforderlich. Später wird dann ein Gehörgang plastisch angelegt und das Mittelohr tympanoplastisch (hörverbessernd) versorgt. Bei einer *einseitigen Gehörgangsatresie* ist ein abwartendes Verhalten angezeigt, da auch ein optimal operiertes Ohr nicht dasselbe Hörvermögen wie ein gesundes erreicht.

1.2.3 Ohrmuschel-, Gehörgangsekzem, Otitis externa

Bei diesen Hauterkrankungen findet sich eine Rötung, Schuppung und ein Juckreiz. Wenn eine Absonderung besteht, spricht man von einer *Otitis externa.*

Ursache: Überempfindlichkeit gegen Kosmetika, lokal aufgebrachte Medikamente u. a., lokale Infektionen mit Bakterien oder Pilzen und eine **chronische Mittelohrentzündung** mit Absonderung.

Behandlung: Weglassen des auslösenden Stoffes, lokal juckreizstillende und entzündungshemmende Medikamente, Antimykotika oder bakterizid wirkende Medikamente, Behandlung der chronischen Otitis media.

1.2.4 Gehörgangsfurunkel

An den Haarwurzeln im Gehörgangseingang entwickelt sich eine Haarbalgentzündung *(Furunkel).* Der Gehörgang schwillt zu, Schmerzen treten auf, die nahe Nachbarschaft zum Kiefergelenk führt zu *Kauschmerzen* bis zur Kieferklemme, der Tragus ist druckschmerzhaft *(Tragusdruckschmerz),* die Lymphknoten am Kieferwinkel können anschwellen.

Behandlung: Antibiotika, Wärme, lokal antimikrobielle Salben, nur ausnahmsweise eine Inzision, da eine Stenose die Folge sein kann.

---

[2] Anthelix: die dem äußeren Ohrmuschelrand (Helix) gegenüberliegende Windung

1.2.5 Othämatom

Das Abknicken der Ohrmuschel und andere Traumen führen zu einem *Bruch des Knorpels* und zu *Einrissen im Perichondrium* mit nachfolgender Blutung. Das dadurch entstandene Hämatom liegt zwischen Perichondrium und Knorpel, die Haut ist polsterartig abgehoben und blutig unterlaufen. Juckreiz kann auftreten, die vorhandenen oder später auftretenden Hautschrunden führen meistens zu einer Infektion des Hämatoms mit **Perichondritis.** Dem Ohrmuschelknorpel droht in diesen Fällen die Nekrose, eine starke Entstellung ist die Folge.

Behandlung: Chirurgische Entleerung, Fixierung des Perichondriums durch Naht und Tamponade, Antibiotika.

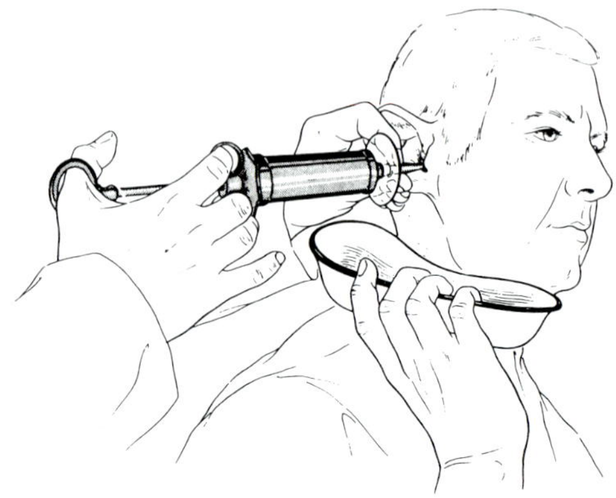

Abb. 27.3 Ohrspülung. (Aus: FISCHER, K.: Hals-Nasen-Ohrenheilkunde für Krankenpflegeberufe. 5. Auflage, Thieme, Stuttgart 1988.)

1.2.6 Zerumen

In der Haut des Gehörganges liegen die Zeruminaldrüsen. Ihr Sekret und die abgestoßenen Epithelien der Haut werden durch eine schräg nach außen gerichtete Wachstumsrichtung des Plattenepithels vor den Gehörgangseingang befördert und fallen hier heraus oder können mit einem Wattebausch ausgewischt werden. Bei der Benutzung von **Q-Tips,** Ohrreinigern u. a. besteht neben der Gefahr von *Verletzungen* die des *Hineinschiebens* des Zerumens bis vor das Trommelfell. Bei der Störung der Selbstreinigung entwickelt sich ein Ohrschmalzpfropf, der den Gehörgang verlegt. Druckgefühl, Schwerhörigkeit und Ohrschmerzen sind die Klagen.

Behandlung: Bei intaktem Trommelfell kann das Ohr mit körperwarmem Wasser ausgespült werden (Abb. 27.3), sonst muß ein HNO-Arzt das Zerumen instrumentell entfernen.

1.2.7 Fremdkörper

Vorzugsweise Kleinkinder stecken sich feste und weiche Fremdkörper in den Gehörgang. Bei völligem Verschluß tritt eine Schwerhörigkeit auf, weiter wird über Druck und Schmerz geklagt. Bei längerem Liegenbleiben des Fremdkörpers kommt es zu einer Otitis externa.

Behandlung: Durch Zug der Ohrmuschel nach hinten oben wird der Gehörgang gestreckt, und der Fremdkörper kann bei abwärts geneigtem Kopf herausfallen.

Pinzetten sollten nicht bei runden Fremdkörpern benutzt werden, da der Fremdkörper nach Abrutschen noch tiefer in den Gehörgang hineingedrückt wird. Hier muß der HNO-Arzt unter optimaler Beleuchtung den Fremdkörper entfernen.

1.3 Erkrankungen des Mittelohres

Das Mittelohr wird in Tympanon mit der Gehörknöchelchenkette, Tube, Antrum und Mastoidzellen unterteilt. Das Trommelfell bildet den Abschluß zum äußeren Gehörgang, ovales und rundes Fenster sind die Verbindungen zum Innenohr. Durch die Paukenhöhle verläuft der N. facialis, nur durch einen dünnen Knochenkanal geschützt. Schleimhaut kleidet das Mittelohr aus.

1.3.1 Tubenverschluß, Tubenkatarrh

Nur bei gleichem Druck in der Paukenhöhle und im Gehörgang kann das Trommelfell optimal schwingen. Eine *Unterbrechung des Luftaustausches* durch die *Tube* führt bei Luftdruckunterschieden (Höhenwechsel) oder Resorption der Luft in der Paukenhöhle durch die Schleimhaut zu einem *Unterdruck* mit *Druckgefühl* und *Schwerhörigkeit.* Durch Schlucken, Pressen bei verschlossenen Nasenlöchern (VALSALVA-Versuch) wird der Unterdruck ausgeglichen. Bei längerem Anhalten des Unterdruckes sondert die Schleimhaut zunächst vermehrt ein seröses, später ein muköses Sekret **(Tubenmittelohrkatarrh)** ab.

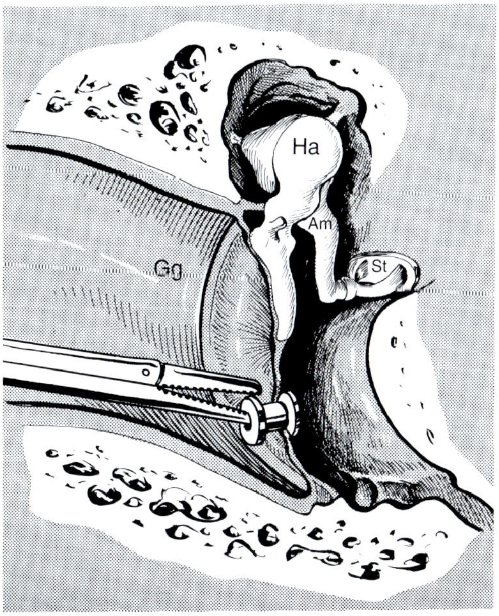

Abb. 27.4 Trommelfellröhrchen (Paukendrainage). Das Röhrchen ist durch die Trommelfellücke (Parazenteseschnitt) eingeführt. Gg = Gehörgang, Ha = Hammer, Am = Amboß, St = Steigbügel. (Aus: THEISSING, G.: Kurze HNO-Operationslehre. Thieme, Stuttgart 1988.)

Durch die Flüssigkeitsansammlung wird das Hörvermögen noch schlechter, reißende Schmerzen können auftreten.

Behandlung: Wärmepackungen auf das Ohr. Der VALSALVA-Versuch bei reizloser Nase. Bei reizlosen Verhältnissen in der Nase und im Rachen wird der Arzt **„politzern".** Dazu drückt er mit dem POLITZER-Ballon bei einem verschlossenen Nasenloch Luft über die Tube in die Pauke hinein. Der Patient schließt gleichzeitig durch Aussprechen des K-Lautes (Kukuk, Coca-Cola) oder durch Schlucken von Wasser seine Nase und den Nasenrachen gegen die Mundhöhle ab. In den anderen Fällen ist eine Behandlung des Infektes oder eine Adenotomie (s. S. 664) angezeigt. **Gaumenspaltenkinder** haben fast immer einen sehr hartnäckigen, z. T. **mukösen Tubenmittelohrkatarrh,** der mit einer *Parazentese* und dem Einsetzen eines *Paukenröhrchens* (Abb. 27.4) behandelt wird.

1.3.2 Akute Otitis media

Die akute Mittelohrentzündung geht mit Ohrschmerzen, Schwerhörigkeit und Fieber einher. Säuglinge und Kleinkinder verweigern die Nahrung. Das Trommelfell ist gerötet und durch ein eitriges Sekret vorgewölbt. Die *Erreger* dringen meistens über die *Tube* in die *Paukenhöhle* ein, es sind überwiegend *Bakterien* aus dem *Nasen-Rachen-Raum.*

Behandlung: *Abschwellende Nasentropfen* lassen das Sekret über die Tube abfließen. *Wärme* lindert die Schmerzen. Bei gefährdeten Kindern oder hohem Fieber *Antibiotika.* Eine *Parazentese* ist angezeigt, wenn das Trommelfell zu perforieren droht oder Komplikationen auftreten. Der Gehörgang darf nicht ausgestopft werden, denn so wird eine feuchte Kammer geschaffen, die zur Mazeration der Gehörgangshaut und später zu einer **Otitis externa** führt. Kommt es zu einer Absonderung aus dem Mittelohr, führt Watte im Gehörgang zu Reizerscheinungen. Bei einem laufenden Ohr darf der Gehörgang mit körperwarmem Kamillentee ausgespült werden. Anschließend ist der Gehörgang mit einem Wattebausch zu trocknen. Bei Störung der Tubenfunktion ist zu adenotomieren.

Komplikationen: Mastoiditis, Fazialisparese u. a. (siehe chron. Otitis).

1.3.3 Chronische Schleimhauteiterung

Die *chronische Schleimhauteiterung* ist eine Form der **chronischen Mittelohrentzündung.** Das Trommelfell ist im Zentrum durchlöchert (**zentrale Perforation,** Abb. 27.5), beim VALSALVA-Versuch hört man ein Durchblasegeräusch. Dieser Defekt entsteht bei einer akuten Mittelohrentzündung. In vielen Fällen ist das Ohr trocken und das

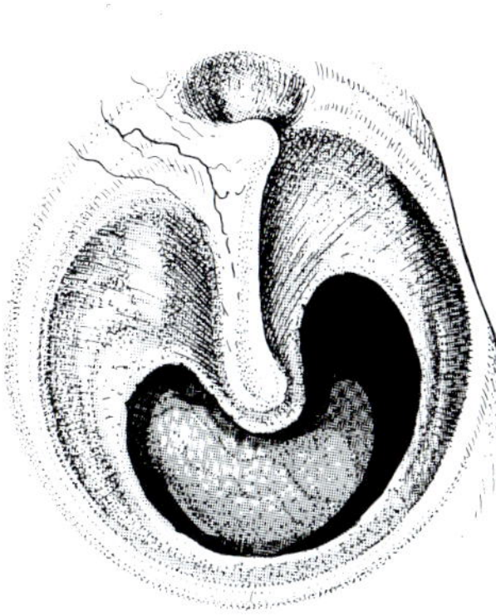

Abb. 27.5 Zentrale Trommelfellperforation (chronische Otitis media). Trockene Perforation, reizlose Paukenschleimhaut. (Aus: ZÖLLNER, F.: Hals-Nasen-Ohren-Heilkunde. Thieme, Stuttgart 1971.)

Hören nur wenig beeinträchtigt. Bei Infekten der oberen Luftwege oder durch Einbringen von Erregern durch die Trommelfellperforation kann die Entzündung aufflackern. Das Ohr *„läuft"* und ist schmerzhaft, es besteht eine *Schalleitungsschwerhörigkeit.* Die Schleimhaut der Paukenhöhle kann *Polypen* bilden.

Tritt ein Sekretstau auf, greift die Entzündung auf weitere Teile des Mittelohres wie Mastoidzellen über. Es entsteht eine **Mastoiditis.** Das Mastoid ist stark druckschmerzhaft, es treten Fieber, Leukozytose und Lymphknotenschwellung auf. Bei weiterem Vordringen der Entzündung können **Fazialislähmung,** eiterige Thrombose des Sinus sigmoideus **(Sepsis),** Arrosion des Innenohres mit **Labyrinthitis, Meningitis** und der Durchbruch unter die retroaurikuläre Haut **(subperiostaler Abszeß)** auftreten.

- Bei einer trockenen Trommelfellperforation keine Spülung.
- Bei einer Trommelfellperforation mit Absonderung darf gespült werden. Tympanoplastischer Verschluß des Trommelfelldefektes.

Behandlung: Bei einer trockenen Trommelfellperforation wird lokal nichts unternommen, ein Verschluß (Tympanoplastik) sollte erwogen werden.

Bei der Schleimhauteiterung Spülungen des Ohres, lokal und allgemein antibiotisch. Um die Ohrtropfen bis in die entzündlich veränderte Paukenhöhle hineinzubefördern, legt das Kind den Kopf auf das gesunde Ohr, durch Hineindrücken des Tragusknorpels in den Gehörgang werden die Tropfen durch die Perforation in das Mittelohr gepreßt. Wenn die Tube durchgängig ist, schmeckt man die Ohrtropfen.

Bei der *Mastoiditis* operativ **Mastoidektomie,** bei Komplikationen breite Aufdeckung des erkrankten Gebietes, Antibiotika.

1.3.4 Chronische Knocheneiterung, Cholesteatom

Die Knocheneiterung geht häufig vom Eindringen von Plattenepithel in das Mittelohr aus. Es findet sich ein Loch am Trommelfellrand **(randständige Perforation,** Abb. 27.6). Das hinter dem Trommelfell oder im Knochen liegende Epithel bildet durch Abschilferung zwiebelähnliche Hautperlen (**Cholesteatom**perlen), die zu einem Knochenabbau im Bereich von Gehörgang, Mastoidzellen und Gehörknöchelchen führen. Die häufige Zerstörung der Gehörknöchelchenkette zieht eine *Schalleitungsschwerhörigkeit* nach sich. Bei einer bakteriellen Besiedlung dieses Gewebes durch anaerobe Bakterien kommt es zu einer *fötiden Sekretion.* Das Vordringen der Entzündung im Mittelohr führt zu den gleichen Komplikationen wie die chronische Schleimhauteiterung.

Eine sehr typische Komplikation des Cholesteatoms ist die Arrosion des lateralen Bogenganges, die **Bogengangsfistel.** Die Verbindung des Bogenganges mit dem Gehörgang bewirkt bei Druckerhöhung im Gehörgang einen pathologischen Reiz des Vestibularapparates mit Nystagmus und Schwindel (Fistelsymptom). Die Entzündung greift dann bald auf das Innenohr über mit Dauerschwindel, Ohrgeräuschen und Schwerhörigkeit, es entwickelt sich die **Labyrinthitis.** Weitere Komplikationen gleichen denen der chronischen Schleimhauteiterung.

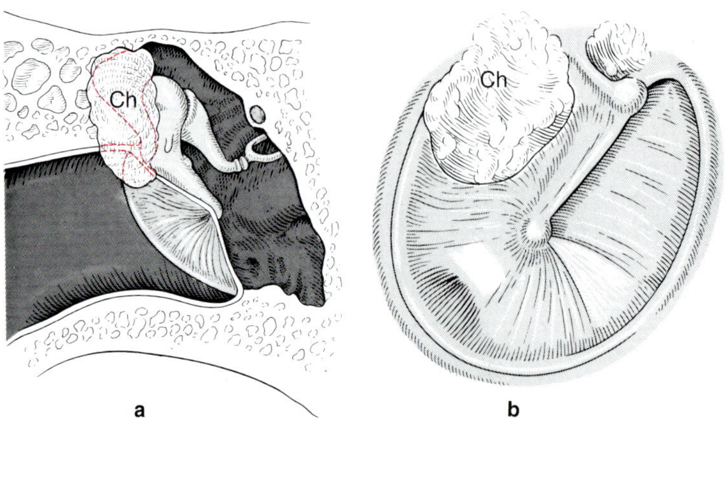

Abb. 27.6 a, b Randständige Trommelfellperforation mit Cholesteatom Ch.
a Pauke und Gehörgang aufgeschnitten.
b Trommelfell mit randständigem Defekt, der vom Cholesteatom noch verschlossen wird. (Aus: LEHNHARDT, E.: Hals-Nasen-Ohrenheilkunde für Zahnmediziner. Thieme, Stuttgart 1982.)

Bei Otitis sind Schwindel, Erbrechen, Fazialisparese, Benommenheit Hinweise auf gefährliche Komplikationen.

Behandlung: Da die Zerstörungen durch das Cholesteatom fortschreiten und sie oft umfangreicher sind, als die Ohruntersuchung zeigt, ist eine operative Behandlung nötig. Das Cholesteatom muß vollständig entfernt werden, die eventuell zerstörte Gehörknöchelchenkette muß tympanoplastisch aufgebaut und der Trommelfelldefekt verschlossen werden. Bei Komplikationen wird wie bei einer chronischen Schleimhauteiterung operiert.

1.3.5 Tympanoplastik

Das Ziel dieser Operation ist die *Wiederherstellung* eines intakten *Trommelfelles* und einer *Schallübertragung* zum Innenohr. Nach Entfernung von Plattenepithelmatrix (Cholesteatomgewebe), Entzündungsherden und Polypen (Sanierung des Mittelohres) wird dieser Eingriff sofort oder in einer weiteren Operation (zweizeitiger Eingriff) angeschlossen. Das Operationsmikroskop ermöglicht dem Operateur bei 2- bis 30facher Vergrößerung das Operationsfeld auf kleinste Veränderungen abzusuchen und mikrochirurgische Eingriffe durchzuführen. Fast immer wird durch ein *Faszientransplantat* vom Temporalmuskel eine Trommelfellperforation verschlossen. Bei *Defekten* im Bereich der *Gehörknöchelchenkette* gibt es verschiedene Möglichkeiten der *Rekonstruktion mit Knochen, Knorpel, Draht* und *Keramikteilen.* Knochen und Keramikteile werden mit feinen Bohrern unter dem Mikroskop zurechtgeschliffen. Mit Fibrinkleber werden Faszie, Knorpel und Knochen fixiert. Der Eingriff wird mit einer *Tamponade des Gehörganges* beendet. Die Tamponade bleibt 1 bis 3 Wochen liegen, nach Entfernen ist häufig noch eine die Gehörgangshaut und das Trommelfell pflegende Behandlung nötig.

Die **Tympanoplastiken** werden in mehrere **Typen** unterteilt, wobei ein Trommelfellverschluß bei Typ II und III mit vorausgesetzt wird. Typ I = alleiniger Trommelfellverschluß, Typ II = Verbindung des Trommelfelles mit dem langen Amboßschenkel, Typ III = Verbindung des Trommelfelles direkt mit dem Steigbügel, Typ IV = Abdecken des runden Fensters durch das Trommelfell, der Schall kann direkt auf das ovale Fenster treffen. Die Hörverbesserung ist bei Typ III und IV geringer als bei den ersten beiden Typen.

1.3.6 Trommelfellverletzungen

Das Trommelfell kann direkt durch einen Gegenstand (Haarnadel, Zweige u. a.) durchbohrt werden, andererseits kann eine starke Luftdruckwelle, wie eine Ohrfeige mit der hohlen Hand oder eine Knallkörperexplosion, zu einem Einreißen des Trommelfells führen **(indirekte Verletzung).** Bei der **direkten Verletzung** kann die Gehörknöchelchenkette luxieren oder frakturieren, es werden hierbei auch Keime in das Mittelohr verschleppt, so daß eine Otitis media droht. Neben *Schmerzen* und *Schwerhörigkeit* tritt häufig eine *Blutung aus dem Gehörgang* auf. Weiter besteht ein Durchblasegeräusch. Bei einer Knallkörperexplosion kann eine Innenohrschädigung mit Ohrgeräuschen und eine Hochtonschwerhörigkeit **(Knalltrauma)** eintreten.

Behandlung: Der Trommelfelldefekt ist umgehend durch Schienung mit einer Folie oder durch eine Tympanoplastik zu verschließen.

1.3.7 Felsenbeinfraktur, laterobasale Schädelbasisfraktur

Bei Schädelbrüchen kann der Frakturspalt bis zum knöchernen Gehörgang reichen, oder die Schädelbasis ist im Bereich des Felsenbeines gebrochen. Je nach Lage des Frakturspaltes unterscheidet man **Längs- und Querbrüche.** Wenn die Fraktur den äußeren Gehörgang erreicht, tritt eine Ohrblutung auf. Bei Blutungen in das Mittelohr kann es aus dem Ohr bluten, oder es bildet sich ein Bluterguß **(Hämatotympanon)** hinter dem Trommelfell mit einer Schwerhörigkeit. Der Einriß der Dura führt zum Abfluß von Liquor aus dem Ohr **(Liquorfistel),** es droht dann eine otogene Meningitis. Der durch das Mittelohr verlaufende *N. facialis* kann zerreißen oder durch ein Hämatom komprimiert werden. Bei der Zerreißung tritt sofort eine Parese **(Fazialislähmung)** auf, beim Hämatom ist dies erst nach 1 bis 3 Tagen der Fall. Die Verletzung des *N. vestibulocochlearis* führt zum **Vestibularisausfall** und zur **Ertaubung.** Neben der Ohrschädigung liegt fast immer ein Schädel-Hirn-Trauma vor, das einer neurochirurgischen Behandlung bedarf.

Auf Fazialisfunktion, Schwindel mit Nystagmus, Benommenheit und Abfluß von Hirnwasser achten!

Behandlung: Die Liquorfistel muß immer operativ versorgt werden, eine Fazialislähmung kann häufig operativ geheilt oder gebessert werden.

Mittelohrschädigungen lassen sich tympanoplastisch beheben. Eine Innenohrschädigung ist irreversibel.

1.3.8 Otosklerose

Bei dieser Erkrankung handelt es sich um ein pathologisches Knochenwachstum des Labyrinthknochens, vorzugsweise im Bereich des ovalen Fensters mit Fixierung des Steigbügels nach der Pubertät. Das Leiden hat eine erbliche Komponente und wird durch die Schwangerschaft verschlimmert. Neben der Schwerhörigkeit treten Ohrgeräusche auf. Mit einer Steigbügelplastik kann die Schallübertragung wiederhergestellt werden.

1.4 Erkrankungen des Innenohres

Sie treten als Schwerhörigkeit mit und ohne Gleichgewichtsstörungen auf. Entscheidend ist, ob **ein** oder **beide** Ohren geschädigt sind und wie stark die **Schwerhörigkeit** ist. Für die Entwicklung des Kindes sind die Hörstörungen folgenreicher. Bei einer Schwerhörigkeit mit einem Hörverlust bis **60 dB** ist ein Hören und ein Spracherwerb möglich. Die Sprachentwicklung ist verzögert und gestört, so daß Sprachfehler auftreten. Bei Hörverlusten über **60 dB** lebt das Kind in einer *schalltoten Welt,* es bleibt ohne Hilfsmittel **stumm.** Die Ursachen sind vielfältig; auf die vom Mittelohr ausgehenden und auch das Mittelohr befallenden wurde schon hingewiesen. Der Ausfall eines Vestibularisorgans wird zentral kompensiert, nur bei extremen Belastungen kann es zu erneutem Schwindel kommen.

1.4.1 Erbliche Schwerhörigkeit

Sie ist selten; es bestehen im Audiogramm von Kindern und Elternteilen ähnliche Kurvenverläufe. Die Schwerhörigkeit nimmt im Laufe des Lebens zu. Das Leiden ist häufig rezessiv erblich.

1.4.2 Angeborene Schwerhörigkeit

Embryopathien durch Infektionskrankheiten (Röteln, u. a.), Stoffwechselerkrankungen der Mutter, Erythroblastose oder Medikamente (Thalidomid u. a.) führen zu Innen- und Mittelohrmißbildungen. Unter und direkt nach der Geburt kann das Ohr durch Blutung (Zange), Sauerstoffmangel oder Bilirubinanstieg (Erythroblastose) geschädigt werden.

1.4.3 Erworbene Schwerhörigkeit

Neben den schon genannten Ohrerkrankungen können Mumps, Masern, Hirnhautentzündungen eine **Innenohrschwerhörigkeit** auslösen. Auch ototoxische Medikamente, wie z. B. Streptomycin, Kanamycin, Cisplatin und einige Diuretika, führen zu Innenohrschäden. Neben einer Schwerhörigkeit treten Ohrensausen und Schwindel auf. Eine regelmäßige **audiometrische Kontrolle** und Prüfung der **kalorischen Erregbarkeit** geben Hinweise auf eine Innenohrschädigung. Wichtig ist auch, wann sie eintritt, da eine vorhandene Sprache durch eine schnelle Behandlung gesichert werden muß.

1.4.4 Behandlung der Innenohrschwerhörigkeit

Geringe Schwerhörigkeiten mit einem **Hörverlust** bis **30 dB** werden regelmäßig audiometrisch überwacht. Darüber hinaus ist eine *Hörgerätanpassung* schon im *Säuglingsalter* erforderlich, um eine *Sprachentwicklung* zu ermöglichen. Später ist eine *Sonderpädagogik* häufig angezeigt, um ein *optimales Hören und Sprechen* zu erreichen.

Hörgeräte, Hörtraining

Bestandteile eines Hörgerätes. Ein Hörgerät besteht aus Mikrophon, Verstärker und einem Miniaturlautsprecher bei einem **Luftleitungshörer** oder einer schwingenden Metallplatte bei einem **Knochenleitungshörer.** Das Mikrophon nimmt bei den am Kopf getragenen Geräten nur den Schall aus einer Richtung auf. Im Verstärkerteil kann die Verstärkung dem Hörverlust an Art und Grad angepaßt werden. Der Schall wird dann verstärkt an den Hörer weitergeleitet. Die Energie liefern Batterien oder aufladbare Akkus. Wenn ein Gehörgang vorhanden ist, wird, wenn nicht Reizerscheinungen vorliegen, ein Luftleitungshörer getragen. Der Hörer ist mit einem in den Gehörgang eingepaßten *Ohrpaßstück* verbunden. Das Ohrpaßstück muß den Gehörgang abdichten, damit der verstärkte Schall nicht zum Mikrophon eines am Ohr getragenen Hörgerätes gelangt und wieder verstärkt ein Pfeifgeräusch auslöst *(Rückkopplungspfeifen).* Der Knochenleitungshörer übt einen mäßigen Druck auf den Mastoidknochen aus und verbraucht auch mehr Energie.

Im-Ohr-Hörgeräte. Es gibt 2 Typen von Hörgeräten: Im-Ohr-Hörgeräte (IO) und Hinter-dem-Ohr-Hörgeräte (HdO). Die *Im-Ohr-Hörgeräte* werden im Gehörgang getragen, sie sind klein und fallen kaum auf. Da alle 3 Teile im Ohrpaßstück untergebracht sind, darf der Gehörgang nicht zu klein sein. Für Säuglinge und Kleinkinder sind sie daher nicht geeignet. IO-Hörgeräte können nur in einem ausgewachsenen Gehörgang eingesetzt werden. Das Gerät ist im Gehörgang gut gegen Beschädigungen bei Spiel, Toben und Sport geschützt. Ein Nachteil der Geräte ist die begrenzte Verstärkung.

Hinter-dem-Ohr-Hörgeräte. Die HdO-Geräte können im Ohrbügel eines Brillengestells untergebracht werden **(Hörbrille).** Der Hörer des Gerätes ist durch einen dünnen Schlauch mit dem Ohrpaßstück verbunden. Die Geräte sind klein, der Schlauch ist aber bei freiem Ohr sichtbar. Das Mikrophon hat eine gute Richtwirkung, da es beim Ansehen eines Sprechers diesem zugewandt wird. Die Verstärkung der HdO-Geräte reicht heute für hochgradige Schwerhörigkeiten aus. Zur Bedienung der Schalter gibt es eine Fernsteuerung, mit der die Verstärkung der Umgebung angepaßt werden kann.

Nutzschall. Hörgeräte dienen bei Innenohrschwerhörigkeiten zum Wahrnehmen von Umgangssprache, Musik und Warnlauten *(Nutzschall).* Bei einer **Schalleitungsschwerhörigkeit** sollte eine **operative Hörverbesserung** vorgezogen werden. Das Ohrpaßstück verschließt den Gehörgang vollständig, bei empfindlicher Haut kann ein Gehörgangsekzem auftreten. Bei Reizerscheinungen darf das Gerät nicht getragen werden.

Störschall. Mit dem Hörgerät werden nicht nur Sprache, Musik und Warnlaute *(Nutzschall)* verstärkt übertragen, sondern auch Lärm, und Hintergrundgeräusche wie z. B. Knarren von Stühlen *(Störschall)* werden durch das Gerät wahrgenommen. Lauter Lärm könnte verstärkt durch das Hörgerät das Ohr schädigen, wenn nicht eine automatische Regelung (peak clipping = PC) die maximale Verstärkung begrenzt. Um den Störschall auszuschalten, können Sprache und Musik auch über eine *Hörspule* elektromagnetisch oder über einen Infrarotsender direkt auf das Hörgerät übertragen werden. Die elektromagnetische Übertragung findet Anwendung beim Telefon, in Kirchen, Kinos, Vortragssälen. Die Infrarotübertragung wird in Schulen für Hörgeschädigte eingesetzt.

Hörtraining. Neben dem Störschall hört der Schwerhörige auch den Nutzschall verändert. Bei einer Hochtonschwerhörigkeit werden die hohen Töne selektiv verstärkt, so daß der Höreindruck mit dem Hörgerät verändert erscheint. Daher ist häufig eine intensive Schulung *(Hörtraining)* erforderlich. Bei schwerhörigen Kindern übernehmen dies in vielen Fällen die Sonderschulen für Hörgeschädigte. Schon im Vorschulalter suchen Elternberater dieser Schulen die Kinder und Eltern auf und beraten. In *Hörtrainingskursen* werden Kinder und Eltern mit dem Umgang des Gerätes geschult. *Sonderkindergärten* und später *Sonderschulen für Hörgeschädigte* gestatten durch entsprechende Einrichtungen mit Schalldämmung gegen Störschall, Verstärkeranlagen und eine spezielle Schulung der Lehrer und Pädagogen eine optimale Förderung der Schwerhörigen.

Cochlea-Implant. Das *Cochlea-Implant* ist eine Hörprothese, die über eine *direkte elektrische Reizung des intakten Hörnervs* durch eine in der Schnecke liegende Elektrode es einem Tauben oder extrem Schwerhörigen ermöglicht zu hören. Der Schallreiz wird in einem *„Sprachprozessor"* in mehrere Frequenzbänder als Reizfrequenzen aufgeteilt. Diese werden drahtlos auf eine im Knochen hinter dem Ohr liegende Empfangsspule übertragen, von der eine Reizelektrode in die Schnecke des Innenohres geht. Taubgeborene Kinder können im 2. Lebensjahr operiert werden. Nach Einstellen des „Sprachprozessors" ist ein langdauerndes, intensives *Hörtraining* zum Verstehen und Erlernen der Sprache erforderlich. Die Einstellung des „Sprachprozessors" muß regelmäßig überprüft werden. Ertauben Kinder, wie z. B. nach Meningitis, sollte bald nach Gesundung ein Cochlea-Implant eingesetzt werden, um den Verlust der Sprache zu verhindern. Das Hörtraining bei diesen Kindern ist kurz und nicht so aufwendig.

1.4.5 Hörsturz, akute Ertaubung

Meistens tritt akut eine **einseitige Schwerhörigkeit** mit Ohrgeräuschen (Tinnitus) auf. Gelegentlich besteht ein Druckgefühl oder Schwindel. Als Ursache dieses Leidens vermutet man eine Durchblutungsstörung des Innenohres. Eine schnelle Behandlung mit rheologisch[3] wirkenden Medikamenten kann eine Wiederherstellung des Hörvermögens fördern.

1.4.6 Lärmtrauma

Explosionen und Knall führen zu einem **akuten Lärmtrauma** mit *Innenohrschwerhörigkeit* und *Ohrensausen.* Im Tonschwellenaudiogramm findet sich eine Hochtonsenke bei 4 kHz *(C5-Senke)* oder ein Hochtonverlust. Bei Explosionen kann das Mittelohr verletzt werden.

---

[3] Rheologie: Lehre von den Fließeigenschaften des Blutes

Im Jugendalter kommt es meistens zur Erholung des Hörvermögens.

Ein **chronisches Lärmtrauma** entsteht, wenn längere Zeit ein Geräuschpegel von 85 bis 90 dB(A)[4] überschritten wird. Auch dieses zeigt eine Hörverschlechterung mit Ohrensausen und einer Hochtonsenke im Tonschwellenaudiogramm. Typisch für beide Schädigungen ist das positive Rekruitment, der Schwerhörige hört Lautes genauso gut wie ein Normalhöriger.

Behandlung: Schutz vor Lärm durch *Lärmverminderung* oder durch Tragen von *Gehörschutz*. Beim akuten Lärmtrauma unterstützen durchblutungsfördernde Maßnahmen die Erholung des Innenohres.

1.4.7 Menière Erkrankung

Diese Erkrankung ist durch *anfallsweisen starken Schwindel* in allen Graden – von leichter Unsicherheit bis zum heftigsten Drehschwindel mit Hinstürzen –, starkes *Ohrensausen* und *Schwerhörigkeit* gekennzeichnet. Der Schwindel dauert wenige Minuten bis einige Stunden an. Das Ohrensausen und die Schwerhörigkeit bessern sich langsamer. Die Erkrankungsintervalle wechseln stark; einige Patienten erleben nur wenige Anfälle in größeren Abständen, andere haben täglich Schwindelanfälle. Das Hörvermögen erholt sich nach den ersten Anfällen, später entwickelt sich eine progressive an Taubheit grenzende Schwerhörigkeit. Das Leiden ist meistens einseitig. Ein ungeklärter Überdruck der Endolymphe **(Endolymphhydrops)** ist die Ursache der MENIÈREschen Krankheit. Auslösend sind auch wieder Durchblutungsstörungen des Innenohres.

Behandlung: Neben einer durchblutungsfördernden Behandlung versucht man, die Endolymphproduktion medikamentös zu hemmen. Weitere Behandlungen verbessern operativ den Endolymphabfluß. Als letztere Möglichkeit werden Nervendurchtrennungen oder Ausschaltungen des Vestibularorgans durchgeführt.

2 Nasen- und Nasennebenhöhlen

Das Gebiet umfaßt das Nasengerüst, die Nasenhöhle mit den Nasenmuscheln und die Nebenhöhlen. Angrenzende Regionen sind das Gesicht, das Auge, die Mundhöhle, der Rachen und die vordere Schädelgrube. Die Nase und die Nebenhöhlen sind erst in der Pubertät ausgewachsen. Die Stirnhöhle entwickelt sich oft erst um das 8. Lebensjahr.

Zur Untersuchung der Nasenhöhle wird diese mit einem Nasenspekulum betrachtet, Einblicke in die versteckten Regionen sind mit Optiken **(Nasenendoskopie)** möglich. Der hintere Abschnitt wird indirekt über einen Spiegel im Rachen **(Postrhinoskopie)** betrachtet. Die Durchgängigkeit wird durch Vorhalten einer Metallplatte vor die Nase geprüft, es bildet sich beim Ausatmen ein Beschlag. Genauere Messungen werden mit dem **Rhinomanometer** durchgeführt. Das Geruchsvermögen wird durch Vorhalten von Geruchsstoffen in weithalsigen Gefäßen geprüft.

Die Nebenhöhlen grenzen als Kiefer-, Stirnhöhle und Siebbeinzellen an die Oberfläche des Gesichtes, und sie können betastet und beklopft werden. Weitere Methoden sind **Ultraschalluntersuchung** und **Röntgenaufnahmen.** Nach Punktion von der Nase aus kann die Kieferhöhle mit einem **Sinoskop** betrachtet werden.

2.1 Formfehler der Nase

Schwere Mißbildungen wie Doppel- oder Kurznase sind selten. Höcker-, Schiefnasen, Nasenfisteln treten gelegentlich auf. Die äußeren Formvarianten können auch erblich bedingt sein. Eine operative Korrektur bei leichteren Formen ist erst nach dem Auswachsen der Nase in der Pubertät angezeigt. Nasenfisteln, die sich durch Absonderungen und Entzündung bemerkbar machen, müssen operativ entfernt werden.

Lippen-Kiefer-Gaumen-Spalte. Sie geht mit einer *Nasendeformität* einher. Im Vordergrund der Mißbildung steht zunächst der Defekt in der Lippe und im harten Gaumen, der das Trinken behindert.

Behandlung: Kieferchirurgische Operationen beheben diesen Defekt in mehreren Sitzungen (zunächst Verschluß der Lippenspalte, dann des weichen und zuletzt des harten Gaumens). Die Nase wird auch hier erst endgültig nach der Pubertät korrigiert.

---

[4] Bei der Schallpegelmessung können unterschiedliche Frequenzbereiche zugrunde gelegt werden. Hinsichtlich der Empfindlichkeit des menschlichen Ohres hat sich die „Frequenzkurve A“ am besten bewährt, daher die Angabe in dB(A).

2.2 Choanalatresie

Bei der *Choanalatresie* ist die Choane, das hintere Nasenloch, durch eine Knochen- oder Bindegewebsplatte verschlossen. Die Nasenatmung und der Abfluß des Nasensekretes in den Rachen ist unterbrochen. Es besteht ein Dauerschnupfen. Besonders fatal ist die **doppelseitige Atresie:** der Säugling hat erhebliche *Atemnot* (er atmet normalerweise fast ausschließlich durch die Nase) und kann *nicht trinken*, so daß diese Mißbildung sofort nach der Geburt erkannt werden muß. Eine einseitige Choanalatresie kann Jahre unbemerkt bleiben. Gelegentlich kann eine hartnäckige Nebenhöhlenentzündung auftreten.

Behandlung: Eine *doppelseitige Choanalatresie* muß schon im Säuglingsalter operiert werden. Bei der *einseitigen* wartet man, wenn möglich, bis nach dem 10. Lebensjahr, da der größere Gesichtsschädel das Operieren erleichtert. Auch ist dann die langwierige Nachbehandlung besser durchführbar.

2.3 Septumdeviation

Die *Nasenscheidewand* (Abb. 27.7 a) ist selten völlig eben. Eine starke Verbiegung engt auf der einen Seite die Nasenhöhle ein, auf der anderen wird diese durch die kompensatorische Nasenmuschelschwellung verlegt; eine behinderte Nasenatmung ist die Folge. Neben der Behinderung der Nasenatmung treten gehäuft Nebenhöhlen- und Rachenentzündungen auf.

Behandlung: *Septumplastik* nach Auswachsen der Nase.

2.4 Nasen-, Oberlippenfurunkel

Eine Haarbalgentzündung *(Furunkel)* der Haare im Naseneingang und an der Oberlippe zeigt sich in einer schmerzhaften Rötung und Anschwellung. Die Entzündung kann auf die abführenden Lymphbahnen und Venen *(Thrombophlebitis)* übergreifen. Die Venen dieses Gebietes führen zum Kieferwinkel und über die V. angularis zum

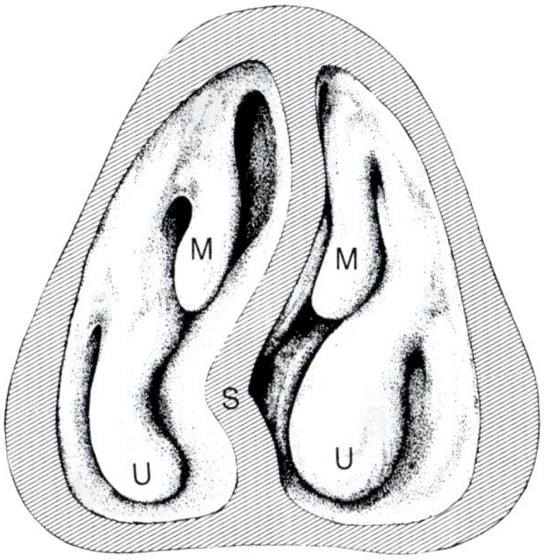

a

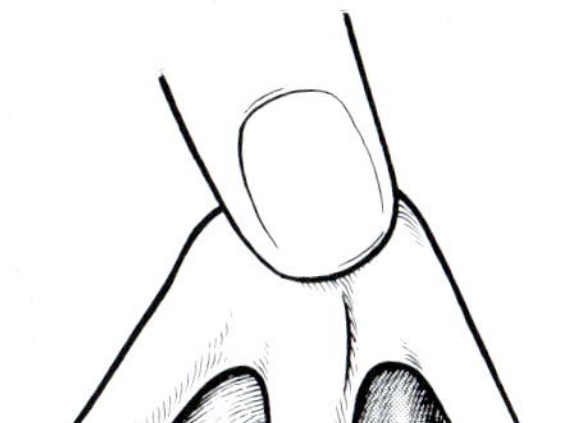

b

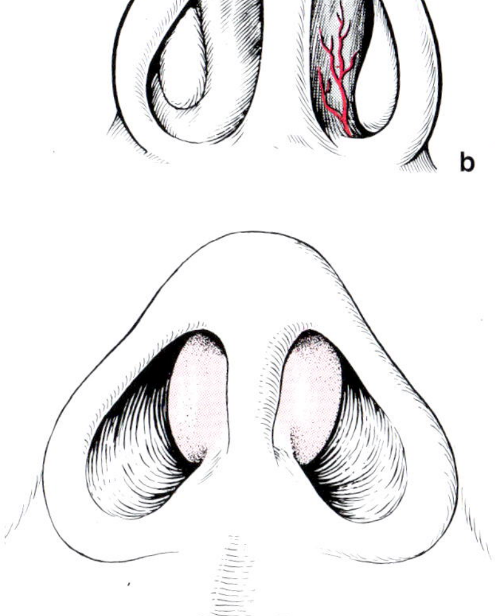

c

Abb. 27.7 a–c Naseneingang und Nasenhöhle.
a Schnitt im vorderen Abschnitt bei Septumdeviation und Hypertrophie der unteren Muschel. S = Septum, M = mittlere Muschel, U = untere Muschel.
b Oberflächlich gelegene Gefäße am *Locus Kiesselbachi.* Häufig eine Blutungsquelle.
c Septumhämatom. (Aus: LEHNHARDT, E.: Hals-Nasen-Ohrenheilkunde für Zahnmediziner. Thieme, Stuttgart 1982.)

intrakraniell gelegenen Sinus cavernosus. Eine Fortleitung der Thrombophlebitis zum Sinus führt zu endokraniellen Komplikationen wie *Meningitis* oder *Hirnabszeß* und zu einer *Sepsis*. Die Thrombophlebitis der V. angularis zeigt sich in einer schmerzhaften Rötung an der seitlichen Nasenwand.

- Gefahren des Furunkels: Meningitis, Sepsis, Hirnabszeß.
- Warnzeichen: Fieber, Rötung am inneren Augenwinkel, Schüttelfrost, Lidschwellung, Kopfschmerzen, Erbrechen.

Behandlung: *Kau-* und *Sprechverbot,* Antibiotika, bei einer Thrombophlebitis Gefäßunterbindung.

2.5 Akute Rhinitis

Der Schnupfen ist ein **Virusinfekt** der Nasenschleimhaut. Diese ist geschwollen, gerötet und sondert reichlich wäßriges Sekret ab. Nach 4 bis 5 Tagen geht die wäßrige Sekretion durch bakterielle Superinfektion in eine muköse bzw. eitrige über, die bei komplikationslosem Verlauf in etwa 10 Tagen abklingt.

Behandlung: Abschwellende Nasentropfen zur Wiederherstellung der Nasenatmung und zum Sichern der Belüftung von Nebenhöhlen und Mittelohr für bis zu 2 Wochen, ein längerer Gebrauch führt zur Schädigung der Schleimhaut durch die dauernde Gefäßkonstriktion. Bei Säuglingen und Kleinkindern sind besondere Zubereitungen der Nasentropfen anzuwenden. Abhärtung und Vermeidung von Abkühlung unterstützen die Widerstandskraft gegen Erkältungen.

2.6 Pollinosis, allergische Rhinitis

Der **Heuschnupfen** ist eine saisonale allergische Reaktion auf **Pollen** von Gräsern, Bäumen, Sträuchern und Blumen. Die **allergische Rhinitis** wird durch Allergene von *Tierhaaren, Milben, Schimmelpilzen* u. a. ausgelöst. Beide Formen gehen mit Niesanfällen, Sekretion und Schleimhautschwellung einher. Die Allergie kann auf andere Teile der Luftwege übergehen (s. S. 112, 289).

Behandlung: Hyposensibilisierung, Allergenkarenz, Antiallergika.

2.7 Epistaxis

Das **Nasenbluten** kann an verschiedenen Orten der Nase in sehr unterschiedlicher Stärke auftreten. Bei Blutungen im vorderen Abschnitt, wie z. B. am *Locus Kiesselbachi* (Abb. 27.7 b), einem Venengeflecht am Übergang von dem Plattenepithel des Nasenvorhofs zur Septumschleimhaut, tropft das Blut aus der Nase. Bei Blutungen im hintersten Abschnitt blutet es in den Rachen, der Patient spuckt Blut oder verschluckt es. Leichte Blutungen stehen bald, bei schwersten droht ein Schock.

Ursache: Die Ursachen für die Epistaxis sind: vermehrte Füllung der Blutgefäße bei Infektionskrankheiten, Hypertonie, Blutungsleiden, Verletzungen und Tumoren.

Behandlung: Die erste Aufgabe ist, die *Blutung zu stillen.* Danach ist die Ursache aufzudecken und zu behandeln. Bei der häufigen **KIESSELBACH-Blutung** gelingt dies durch *Andrücken* des elastischen *Nasenflügels* auf das vordere Septum für einige Minuten. Eine *Beugung des Kopfes nach vorne* bei aufrechtem Oberkörper verhindert, daß Blut verschluckt wird und anschließend Erbrechen ausgelöst wird. Blutkoagel im Mund sollen deshalb ausgespuckt werden. Das Anlegen einer *Eiskrawatte* unterstützt durch eine reflektorische Gefäßkonstriktion die Blutstillung.

Steht die Blutung nach Andrücken nicht, ist eine *Koagulation* oder *Verschorfung* mit ätzenden Substanzen wie Silbernitrat-, Chromsäureperle oder Trichloressigsäure auf einem Watteträger angezeigt. Bei einer Verätzung ist das abfließende Nasensekret durch Spuren des Ätzmittels aggressiv, es sollte daher mit Einmaltaschentüchern abgetupft werden.

Bei Versagen der Therapie oder Aussichtslosigkeit der Behandlung durch Verätzung ist die Nase zu tamponieren (Abb. 27.8). Zunächst werden von vorne Salbenstreifen in die Nase hineingeschoben, auch die nicht blutende Nasenseite muß tamponiert werden. Mit der Tamponade ist die Belüftung und der Abfluß der Nebenhöhlen gestört, es droht eine Sinusitis. Die Tamponade bleibt bis zu 4 Tagen liegen, danach wird sie u. U. schrittweise entfernt. Bei Blutungen im hinteren Abschnitt der Nase oder bei Versagen der **vorderen Nasentamponade** wird eine hintere, eine **Bellocq-Tamponade** (Abb. 27.9), gelegt. Bei dieser sind die Nebenwirkungen auf Nebenhöhlen und Ohr noch stärker als bei der vorderen. Antibiotika werden in diesem Fall immer gegeben.

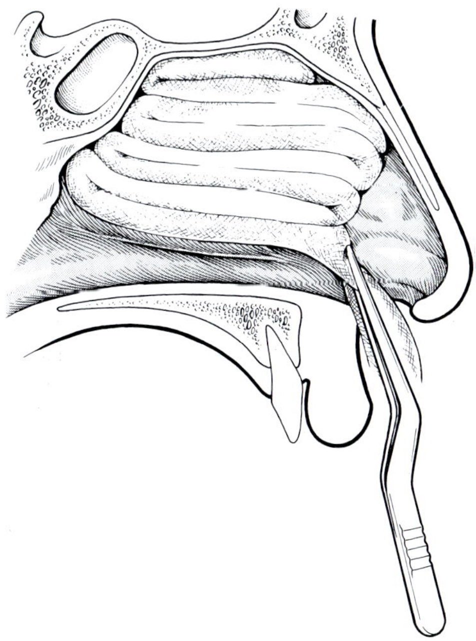

Abb. 27.8 Nasentamponade mit fortlaufenden oder einzelnen Salbenstreifen. (Aus: LEHNHARDT, E.: Hals-Nasen-Ohrenheilkunde für Zahnmediziner. Thieme, Stuttgart 1982.)

Als letzte Möglichkeit zur Blutstillung werden die versorgenden **Gefäße unterbunden.** Es sind dies: die A. maxillaris durch die Kieferhöhle, die Siebbeinarterien und die Carotis externa (äußere Kopfschlagader).

- Soforthilfe: Oberkörper aufrichten und Kopf nach vorne, Andrücken des Nasenflügels, Eiskrawatte, Ruhe bewahren!
- Ärztliche Maßnahmen: Ätzen, vordere Nasentamponade, BELLOCQ-Tamponade, Gefäßunterbindung.

2.8 Nasenfremdkörper

Kinder stecken sich Kerne, Perlen, Spielsteine und anderes in die Nase. Bei Schleimhautverletzungen blutet es, Schmerzen treten auf, und schließlich kommt es zu einem *eitrigen einseitigen Schnupfen.* Eine *Sinusitis* kann folgen.

Behandlung: Im Naseneingang sitzende Fremdkörper sollten ausgeschnaubt werden. Mit Pinzetten können runde Fremdkörper tiefer in die Nase hineingedrückt werden. Der HNO-Arzt entfernt den Fremdkörper nach Abschwellen und Schleimhautanästhesie.

2.9 Sinusitis

Die **Nebenhöhlenentzündungen** werden nach den befallenen Nebenhöhlen als *Sinusitis maxillaris, ethmoidalis, frontalis* und *sphenoidalis* bezeichnet. Die Erkrankung aller Nebenhöhlen einer Seite ist die **Pansinusitis.** In der Nase findet sich eine vermehrte, häufig eitrige Sekretion. Die Lokalisation der Schmerzen ist von der Nebenhöhle abhängig, es besteht ein Druckgefühl im Gesichts-

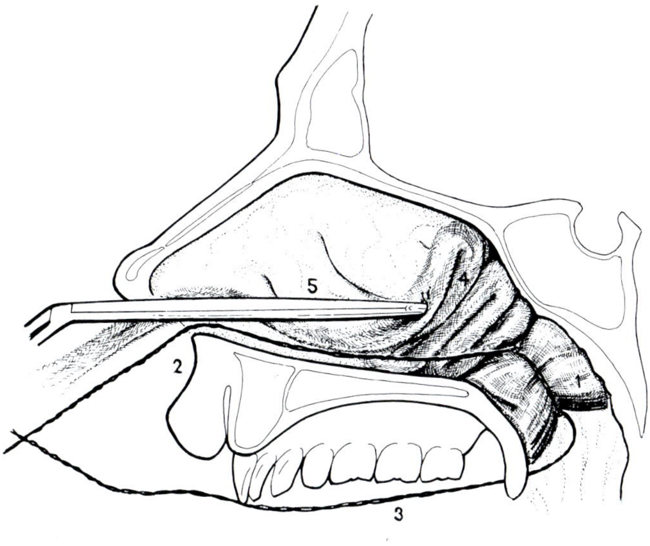

Abb. 27.9 BELLOCQ-Tampon in der Nase. Die Nase wird schichtweise von hinten nach vorne tamponiert. Das eingeführte Nasenspekulum ist nicht mitgezeichnet. 1 BELLOCQ-Tampon, 2 Faden zum Einführen und Fixieren, 3 Faden zum Herausziehen, 4 Salbenstreifentamponade, 5 Nasenkornzange. (Aus: ZÖLLNER, F.: Hals-Nasen-Ohrenheilkunde. Thieme, Stuttgart 1971.)

bereich und Abgeschlagenheit. Der in den Rachen hinunterlaufende Schleim löst Rachenentzündungen und beim Eindringen in den Bronchialbaum eine Bronchitis aus (**Sinobronchiales Syndrom,** s. auch S. 110). Fieber und Leukozytenanstieg sind in dieser Phase immer vorhanden. Die Infektion erfolgt fast immer von der Nase aus. Bei kariösen Zähnen kann auch eine **dentogene Sinusitis maxillaris** auftreten, sie ist einseitig, das Sekret ist durch die Anaerobierinfektion *fötide.*

Die Sinusitis kann auf die Umgebung übergreifen (Abb. 27.10). Beim Durchbruch zum Gesicht treten gerötete Schwellungen im Wangen- oder Stirnbereich auf. Ergreift die Entzündung die Augenhöhle, so kommt es zu Lidschwellungen, Chemosis (Schwellung der Bindehaut des Augapfels), Verlagerung des Auges mit Doppelbildern, Sehfeldausfällen oder Sehschärfeminderung bis zur Erblindung *(orbitale Komplikationen).* Entzündungen des Siebbeines und der Stirnhöhle können auf die vordere Schädelgrube übergreifen *(rhinogene Meningitis).*

Zeichen einer Komplikation: Gesichts-, Lidschwellung, umschriebene Rötungen, Doppelbilder, Sehstörungen, Fieber, Benommenheit.

Behandlung: Bei der dentogenen Sinusitis wird der *Zahnarzt* den erkrankten Zahn sanieren oder ziehen. Anfangs sorgen abschwellende Nasentropfen, Inhalationen und Wärme für einen Abfluß des Sekretes. Bei einem Kieferhöhlenempyem wird die Kieferhöhle *punktiert,* das Sekret herausgespült und eine antibakterielle Lösung instilliert. Bei Kindern kann man durch die Punktionskanüle einen dünnen Kunststoffschlauch für weitere Spülungen und Instillationen einführen und für die Dauer bis zu 2 Wochen belassen. Ein verschwollenes Ostium wird mit abschwellenden Nasentropfen frei. Mukolytika verflüssigen zähes Sekret. Die Stirnhöhle kann durch Anbohren durch die Augenbraue (BECKsche Punktion) gespült werden.

Heilt die Sinusitis nicht aus, treten gehäuft Rezidive oder Komplikationen auf, wird ein *breites Fenster* von der Nasennebenhöhle zur Nase angelegt und die *kranke Schleimhaut entfernt.* Bei einigen Operationsverfahren wird von der Nase aus (endonasal) vorgegangen, bei anderen werden Hautschnitte im Mundvorhof oder am Übergang von der Nase zur Wange gelegt. Eine Beseitigung von Hindernissen der Nasenatmung (Adenotomie, Septumplastik) unterstützt die Ausheilung. Bei Komplikationen wird noch zusätzlich das miterkrankte Gebiet freigelegt.

2.10 Nasenpolypen, Kieferhöhlenzyste, Choanalpolyp

Bei *chronischen Entzündungen* reagiert die Schleimhaut der Nase, Siebbeinzellen und Kieferhöhle bei einigen Menschen mit einer Polypenbildung. **Polypen** sind gutartige, dünnwandige, gestielte Wucherungen der Schleimhaut, die mit ei-

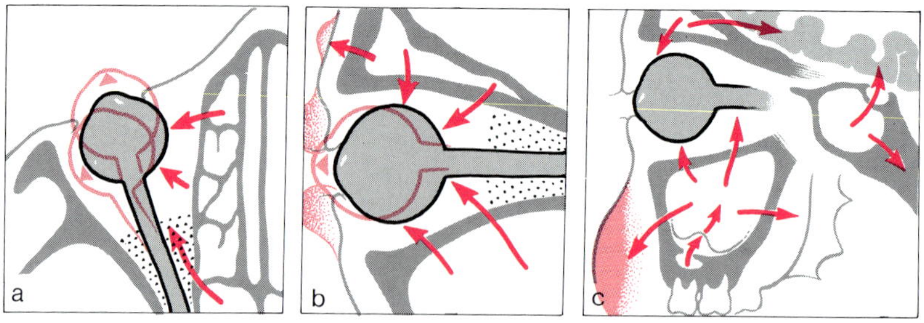

Abb. 27.10 a–c Entzündliche Komplikationen bei Sinusitis.
a Horizontalschnitt: Durchbruch vom Siebbein zur Orbita mit Verlagerung des Bulbus (Ex- oder Enophthalmus) und Kompression des Sehnervs (Gesichtsfeldausfall, Sehminderung, Erblindung).
b Sagittalschnitt: Durchbrüche von der Stirnhöhle zur Stirn und zur Orbita mit Protrusio und Lidschwellung bzw. von der Kieferhöhle zur Orbita.
c Horizontalschnitt: Durchblutungsrichtungen von der Kieferhöhle zur Wange und Orbita; dentogene Sinusitis; Durchbruch von der Stirnhöhle zur Orbita und zum Frontalhirn; Durchbruch von der Keilbeinhöhle zur Hypophyse und in die knöcherne Schädelbasis.
(Aus: BECKER, W., NAUMANN, H. H., PFALTZ, C. R.: Hals-Nasen-Ohrenheilkunde. 4. Auflage, Thieme, Stuttgart 1989.)

nem gallertigen Sekret gefüllt sind. Die **Zysten** enthalten ein seröses Sekret, erheben sich auf der Schleimhaut und sind dünnwandig.

Nasenpolypen. Auch eine Schleimhautallergie kann bei Prädisponierten eine *Polypenbildung* hervorrufen. Eine völlige Verlegung der Nase wird als **Polyposis nasi** bezeichnet. Die Nasenpolypen gehen häufig auch von den Siebbeinzellen aus. Die Nasenpolypen verlegen die Nasengänge und behindern damit die Nasenatmung, die Belüftung der Nasennebenhöhlen und das Riechen. Es bestehen Kopfdruck, Schnarchen, nasale Sprache und dauernde Absonderung von Nasensekret. Bei Kindern kann im Wachstumsalter eine Polyposis nasi zu einem Auseinanderdrängen des Nasenskelettes führen, es entsteht eine *Breitnase.* Beim KARTAGENER SYNDROM (s. S. 110) und bei der **Mukoviszidose** (s. S. 125) treten Nasenpolypen ebenfalls auf.

Kieferhöhlenzysten. In der Kieferhöhle geht von Zahnkeimen oder von Zahnwurzeln die Bildung von *Kieferhöhlenzysten* aus. Die Beschwerden sind gering, gelegentlich wird über einen leichten Druck geklagt. Die Zysten werden auf Röntgenaufnahmen oder bei der Ultraschalluntersuchung entdeckt.

Choanalpolyp. Er geht von einer Polypenbildung in der Kieferhöhle aus. Vom *Kieferhöhlenfenster* (Verbindung zur Nasenhöhle) fällt er nach hinten in die Choane, die er mehr oder minder weit verlegt. Eine einseitige Nasenatmungsbehinderung mit Sekretstau folgt.

Behandlung: Neben der Polypenabtragung muß eine chronische Entzündung der Nebenhöhle saniert werden. Kieferhöhlenzysten werden endoskopisch abgetragen. Bei einer Allergie ist eine Allergenkarenz oder eine Hyposensibilisierung angezeigt.

2.11 Mukozele, Pyozele

Mukozele. Bei einem *Verschluß* des Ausführungsganges von *Siebbeinzellen* oder der *Stirnhöhle* führt die weitere *Schleimabsonderung* zu einem Überdruck in der Höhle. Der dünne Gesichtsknochen gibt diesem Druck nach, wird papierdünn und wölbt sich vor. Die Auftreibungen werden an der Stirnhöhle am Stirnhöhlenboden im Bereich des Oberlides und bei den vorderen Siebbeinzellen am inneren Lidwinkel sichtbar. Die *Vorwölbungen* sind *schmerzlos,* solange sie nur mit Schleim gefüllt sind.

Pyozele. Eine *Entzündung* führt zur *Pyozele,* die Haut ist gerötet. Beide Erkrankungen können durch Verdrängen des Bulbus zu Sehstörungen führen.

Behandlung: Operativ muß eine Verbindung zur Nase geschaffen werden.

2.12 Verletzungen der Nase und der Nasennebenhöhlen

Sie treten als isoliertes **Nasentrauma** oder als **Gesichtsverletzung** auf. Bei den Folgen ist zwischen offenen und geschlossenen Verletzungen zu unterscheiden. *In der Nase kann neben dem Knochen auch der Knorpel frakturieren.* Beim **Knorpelbruch** entwickelt sich ein *Septumhämatom* (Abb. 27.7 c), eine Blutansammlung unter dem Perichondrium; es verlegt die Nase, stört die Knorpelernährung und kann durch Infektion zum Septumabzeß führen. Bei der **Nasenbeinfraktur** tritt *Nasenbluten* auf, die Nase ist verformt, und sie schwillt an.

Bei **Nebenhöhlenfrakturen** ist häufig die Nase miteinbezogen. Die Formänderungen werden anfangs durch Hämatome und Schwellungen verdeckt, typisch ist ein *Brillenhämatom.* Einblutungen in die Orbita oder Knochenverlagerungen führen zu *Doppelbildern* oder *Sehstörungen* bis zur Erblindung. Bei Übergreifen der Fraktur auf die vordere Schädelbasis **(frontobasale Fraktur)** läuft Liquor aus der Nase, es droht eine *rhinogene Meningitis.* Brüche im Jochbogenbereich führen zur *Kieferklemme.* An der Schädelbasis können die Riechnerven abreißen, eine *Anosmie* folgt. Bei vielen dieser Traumen besteht ein *Schädel-Hirn-Trauma.*

- Hinweise: Formänderungen, Schwellungen, Hämatome.
- Komplikationen: Sehstörungen, Liquorabfluß, Benommenheit.

Behandlung: Gesichtswunden sollten umgehend genäht werden. Eine *Nasenbeinfraktur* mit Verschiebung muß innerhalb der ersten 4 Tage gerichtet werden, da die Kallusbildung den dünnen Knochen schnell fixiert. Das *Septumhämatom* wird ausgeräumt und das Periochondrium durch Naht und Tamponade fixiert. Bei den Nebenhöhlenfrakturen werden die Wände gerichtet, Hämatome und zerfetzte Schleimhaut entfernt, und es wird für eine breite Verbindung zur Nase gesorgt. Bei einer *Liquorfistel* wird die Schädelbasis im Frakturbereich freigelegt, entsplittert und der *Durariß* verschlossen. Treten *Sehstörungen* Stunden nach dem Unfall auf, so ist umgehend die Siebbeinregion zu revidieren, da nur eine schnelle Entlastung des Sehnervs das Auge rettet.

3 Pharynx und Mundhöhle

In der Mundhöhle liegen u. a. Zunge, Mündungen der Speicheldrüsengänge und am Übergang zum Rachen die Gaumenmandeln. Der Pharynx wird in den **Naso-, Oro-** und **Hypopharynx** unterteilt. Im Nasopharynx liegt die Rachenmandel und im Oropharynx am Zungengrund die Zungengrundmandel. Die *Tonsillae palatinae (Gaumenmandeln), Tonsilla pharyngea (Rachen-)* und *lingualis (Zungenmandel)* bilden den WALDEYERschen Rachenring, ein Organ des lymphatischen Systems.

Zur Untersuchung der Mundhöhle und des Mundrachens wird die Zunge mit einem Spatel vorsichtig heruntergedrückt. Die Untersuchung des Nasopharynx ist die Postrhinoskopie (s. S. 656). Durch Vorziehen des weichen Gaumens mit Gummischläuchen, die nach Schleimhautanästhesie durch die Nase um den weichen Gaumen herumgeführt werden, kann der Einblick in diese versteckte Region erheblich verbessert werden *(Velotraktor)*. Auch starre oder flexible Endoskope dienen zur Untersuchung.

3.1 Rachenmandel-, Gaumenmandelhyperplasie

Als Organe der Immunabwehr sind diese Tonsillen im Kindesalter häufig durch rezidivierende Infekte entzündet und vergrößert. Die Gewebsvermehrung bleibt meistens im entzündungsfreien Intervall bestehen, man spricht dann von einer Hyperplasie.

Rachenmandelhyperplasie. Die Rachenmandelvergrößerung (Abb. 27.11) behindert die *Nasenatmung* und *Tubenfunktion;* Dauerschnupfen, Sinusitiden, Rachen- und Luftröhrenkatarrhe, unruhiger Schlaf mit Schnarchen, Mundatmung und schlechtes Gedeihen sind die Folge. Der Volksmund spricht fälschlicherweise von den „Polypen“, da Nasenpolypen ähnliche Beschwerden hervorrufen. In der Vorpubertät setzt ein Wachstum des Gesichtsschädels ein, das für mehr Platz im Nasopharynx sorgt, gleichzeitig sistiert das Wachstum der Rachenmandel.

Gaumenmandelhyperplasie. Sie macht noch zusätzlich Schluckbeschwerden, die Kinder ernähren sich am liebsten flüssig.

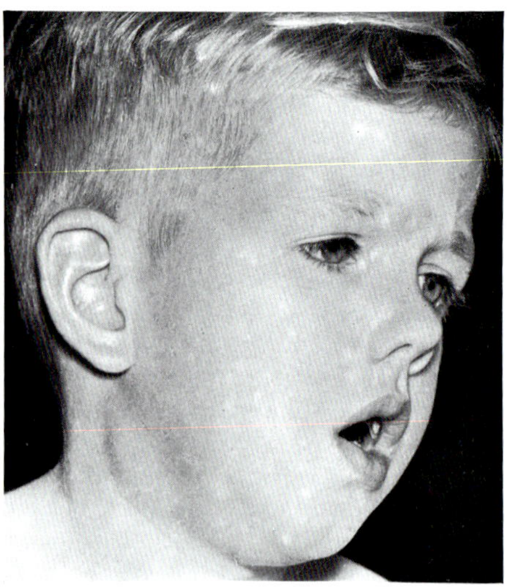

Abb. 27.11 4jähriger Junge mit verlegter Nasenatmung durch eine vergrößerte Rachenmandel und Gaumenmandelhyperplasie. Die Kieferwinkellymphknoten sind deutlich angeschwollen. (Aus: BIESALSKI, P.: Die Hals-Nasen-Ohrenkrankheiten im Kindesalter. Thieme, Stuttgart 1960.)

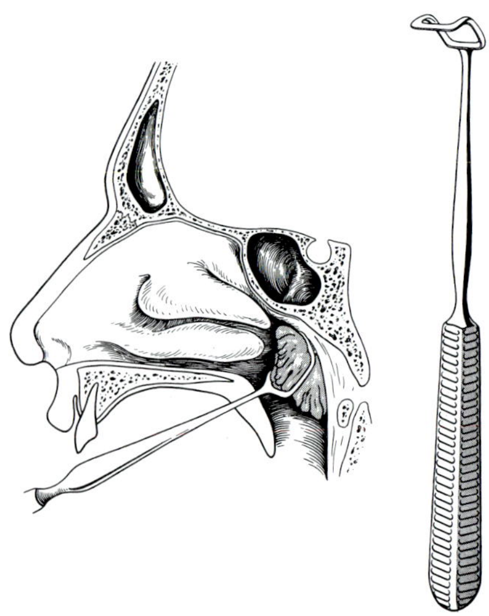

Abb. 27.12 Rachenmandelentfernung (Adenotomie). Das Ringmesser nach BECKMANN (rechts) ist durch die Mundhöhle bis an die Basis der Rachenmandel eingeführt, diese wird an der Wand des Nasen-Rachen-Raums abgetrennt. (Aus: FLEISCHER, K.: Hals-Nasen-Ohrenheilkunde für Krankenpflegeberufe. 5. Auflage, Thieme, Stuttgart 1988.)

Behandlung: Bei einer die Choane einengenden Vergrößerung der Rachenmandel sollte *adenotomiert* (Abb. 27.12) werden. Eine Indikation zur *Tonsillektomie* liegt erst vor, wenn sich die Tonsillen auch ohne Würgreiz berühren.

3.2 Akute Tonsillitis, Angina

Als größte Mandeln erkranken die **Gaumenmandeln** häufiger und stärker als die anderen. Die Erreger sind Streptokokken, Hämophilus influenzae, Pneumokokken, andere Bakterien und Viren. Der anatomische Bau der Gaumenmandel mit tiefen Einsenkungen, den Krypten, führt zum Anschwellen der Mandel. Das dadurch entstehende Engegefühl hat zur Bezeichnung Angina[5] geführt.

Die Mandel ist gerötet, nach wenigen Tagen quillt aus den Krypten eitriges Sekret. Später gerinnt das Sekret und bildet *lakunäre Beläge.* Mit der Entzündung treten hohes Fieber, Abgeschlagenheit, Schmerzen beim Schlucken und im Ohr auf. Die Lymphknoten am Kieferwinkel schwellen an und schmerzen. Die Erreger bestimmen den lokalen Befund. Bei **Streptokokken** bestehen *weißliche Beläge,* bei **Pneumokokken** *schmierig-graue,* und bei der PLAUT-VINCENT-Flora (Spirillen) sieht man ein *schmierig* belegtes einseitiges *Ulkus.* Die Scharlachangina und Diphtherie sind bei den Infektionskrankheiten abgehandelt (s. S. 341, 354). Nach einer Streptokokkenangina können eine Nephritis, ein rheumatisches Herzleiden oder eine Gelenkerkrankung auftreten. Kinder mit angeborenem Herzfehler sind für eine Herzkomplikation besonders empfänglich.

Behandlung: Bettruhe, schmerzlindernde Medikamente, feuchtwarme Halswickel und Mundpflege. Bei einer bakteriellen Entzündung werden Antibiotika gegeben. Bei der Angina PLAUT-VINCENT Pinselung oder Ätzen des Ulkus.

3.3 Monozytenangina (infektiöse Mononukleose, PFEIFFERsches Drüsenfieber)

Diese Viruserkrankung (s. S. 382) der besonders Jugendlichen beschränkt sich nicht nur auf die Gaumenmandeln; Milz und Leber sind mitbefallen. Die Tonsillen sind stark vergrößert und von grauweißen Belägen bedeckt, die auf die Tonsille beschränkt sind. Die **Tonsillenvergrößerung** kann zu einer bedrohlichen Atemnot führen. Die Halslymphknoten sind ebenfalls stark angeschwollen, im Blut sind die mononukleären Zellen stark vermehrt. Daneben kann mit einem Serumtest, der PAUL-BUNNEL-Reaktion, die Erkrankung bestätigt werden.

Behandlung: Bettruhe, Diät und pädiatrische Überwachung wegen der Mitbeteiligung von Leber und Milz. Da ein Virusinfekt vorliegt, sind Antibiotika ohne Wirkung. Bei Atemnot ist die Tonsillektomie der Intubation oder Tracheotomie vorzuziehen.

3.4 Chronische Tonsillitis

Die Gaumenmandeln erkranken im Kindesalter häufig auch unbemerkt, so daß diese Entzündungen und typische Anginen die **Mandelkrypten** z. T. *narbig verändern.* Da die Narben vorzugsweise an den Kryptenöffnungen liegen, können die Krypten beim Schlucken nicht „ausgemolken" werden, es sammeln sich Bakterien und zersetzte Epithelzellen an. Erst wenn die Krypte „überläuft", entleert sich aus dieser ein *übelriechender* und *schlecht schmeckender Pfropf.* Die **Tonsillen** sind auf der Unterlage *fixiert,* sie lassen sich bei Druck mit einem Spatel auf den vorderen Gaumenbogen nicht luxieren. Bei dem Druck entleert sich Detritus aus den Krypten, der Druck ist stechend schmerzhaft. Daneben kann die schleichende Entzündung Halslymphknotenvergrößerungen, Abgeschlagenheit und Organschäden an Gelenken, Niere und Herz verursachen **(Fokus).** Bei Minderung der Abwehrlage treten gehäuft akute Anginen auf.

Behandlung: Da die narbigen Veränderungen irreversibel sind, ist eine völlige Mandelausschälung, die *Tonsillektomie,* angezeigt. Durch Medikamente ist die Erkrankung nicht zu heilen.

3.5 Peritonsillitis, Peritonsillarabszeß

Greift bei einer akuten Angina die Entzündung auf die Mandelkapsel und das **peritonsilläre Gewebe** über, so schwellen der Gaumenbogen und das daneben gelegene Gewebe stark an. Nach einigen Tagen tritt eine eitrige Einschmelzung ein, es liegt

[5] Angina bedeutet Enge und bezieht sich hier auf die Rachenenge (vgl. auch Angina pectoris: Enge der Brust; darunter verstehen wir eine Erkrankung der Herzkranzgefäße, die – fast nur bei Erwachsenen – zu Durchblutungsstörungen des Herzmuskels führt).

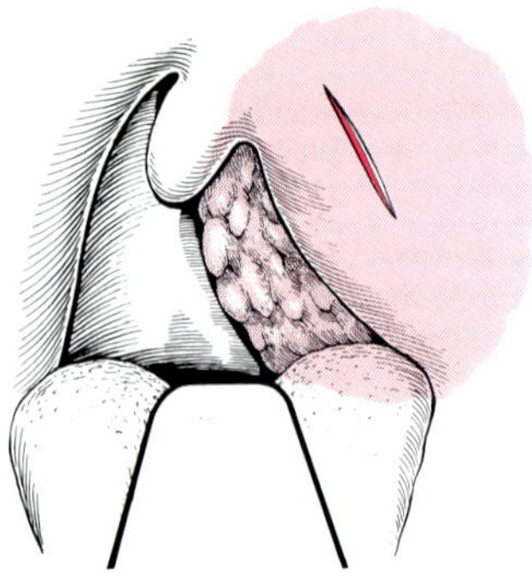

Abb. 27.13 Peritonsillarabszeß li., Inzisionsstelle eingezeichnet. (Aus: Lehnhardt, E.: Hals-Nasen-Ohrenheilkunde für Zahnmediziner. Thieme, Stuttgart 1982.)

ein **Peritonsillarabszeß** vor. Das Engegefühl, die Schluckschmerzen und Entzündungszeichen sind heftiger als bei der Angina. Typisch sind für beide Erkrankungen eine *kloßige Sprache* und eine Kieferklemme. Im Bereich der Vorwölbung besteht eine Fluktuation. Die Uvula ist geschwollen und zur gesunden Seite verlagert. Es bestehen übler Mundgeruch, Speichelfluß und Schonhaltung des Kopfes zur kranken Seite. Wegen der Schmerzen wird die Nahrungsaufnahme oft verweigert. Gelegentlich tritt durch die Schwellung eine Atemnot auf. Eine Vernarbung der Krypten wie bei der chron. Tonsillitis begünstigt diese Entwicklung.

Behandlung: Bei einer beginnenden Peritonsillitis können Antibiotika den Abszeß verhindern. Ein Abszeß wird durch *Punktion* und *Inzision* entleert (Abb. 27.13). Nach Ausheilung sollte bald die *Tonsillektomie* folgen, da sonst weitere Abszeßbildungen eintreten. Es kann auch eine *Abszeßtonsillektomie* durchgeführt werden, bei der der Abszeß entleert und beide Tonsillen entfernt werden.

3.6 Adenotomie (AT), Tonsillektomie (TE)

Adenotomie. Die Rachenmandel wird bei der Adenotomie an ihrer Basis mit einem Spezialmesser scharf abgetrennt (Abb. 27.12), dabei bleibt eine mehr oder minder dicke Gewebsschicht zurück. Ist diese dick, kann Stunden nach dem Eingriff eine Blutung aus Nase und Rachen *(Nachblutung)* eintreten. Bei Kindern im Vorschulalter kann sich aus dieser Schicht erneut ein verlegendes Rachenmandelpolster bilden. Der Eingriff erfolgt in Narkose.

Tonsillektomie. Bei der Tonsillektomie werden die Gaumenmandeln in der Kapsel ausgeschält. Danach bleibt eine Wundfläche zwischen dem vorderen und hinteren Gaumenbogen zurück. Kleinere Gefäße in der Wunde verschließen sich spontan, größere werden unterbunden. In der Wunde bildet sich ein Schorf, der sehr bald bakteriell besiedelt wird und sich weißlich verfärbt. Kinder bis zum 10. Jahr werden in der Regel in Narkose operiert, bei älteren kann auch in Lokalanästhesie operiert werden. Die früher bei der Tonsillenvergrößerung angewandte *Tonsillotomie,* bei der die Tonsillen gekappt wurden, ist wegen der Narbenbildung an den Krypten *obsolet.*

AT (Adenotomie) = Abtragen der Rachenmandel, TE (Tonsillektomie) = Ausschälen der Gaumenmandel.

Nach beiden Eingriffen ist der Speichel, der gebildet wird, leicht blutig tingiert. Das Schlucken des Speichels und von Flüssigkeit ist schmerzhaft. Bei der Adenotomie verschwinden die Schmerzen nach 1 bis 2 Tagen, bei der Tonsillektomie dauern sie in wechselnder Intensität länger an. Nach 2 Tagen nehmen die Schmerzen ab, mit Ablösung der Beläge um den 5. Tag nehmen sie für einige Tage wieder etwas zu. Die Schmerzen werden durch Sprechen und Schlucken verstärkt.

Nachblutungen

Sie sind eine gefürchtete Komplikation nach beiden Eingriffen. Neben der Blutung aus Mund und Nase gibt es unsichtbare Blutungen, die durch ein *häufiges Schlucken,* Erbrechen von Blut oder durch einen Kollaps auffallen. Sie ereignen sich besonders nach der Narkose, wenn der Patient noch benommen ist. Der Blutverlust kann bedrohlich sein. Diese starken Nachblutungen treten vorzugsweise am Operationstag auf. Eine weitere kritische Phase ist die Zeit, in der die Beläge abgestoßen werden und noch kein intaktes Epithel die Tonsillennische auskleidet. Eine stationäre Behandlung ist daher nach Tonsillektomie bis zu diesem Zeitpunkt angezeigt.

- Zeichen für eine Nachblutung: Spucken und Erbrechen von Blut, häufiges Schlucken, Kollaps.
- Arzt rufen!

Behandlung: Flüssig-breiige Kost, schmerzstillende Medikamente, Eiskrawatte für 1 bis 2 Tage. Bei einer Nachblutung aus dem Rachenmandelbett wird eine Entfernung der blutenden Reste durchgeführt. Sehr selten muß bei dieser Blutung eine BELLOCQ-Tamponade gelegt werden. Bei Nachblutungen aus den Tonsillennischen werden Ätzungen, Verschorfungen, Einlegen blutstillender Medikamente oder lokale Unterbindungen angewandt. Selten werden auch hier Unterbindungen der zuführenden Gefäße am Hals nötig.

Das Operationsrisiko ist bei sorgfältiger Kontrolle der Blutgerinnung vor dem Eingriff und einer guten postoperativen Überwachung gering.

Mit der Entfernung von Gaumen- und Rachenmandel hat der Patient nicht sein gesamtes lymphatisches Gewebe im Rachen „verloren"; neben der Zungenmandel hat er noch zahlreiche kleine Lymphfollikel in der Rachenschleimhaut.

3.7 Akute Pharyngitis

Bei Infekten der oberen Luftwege erkrankt die Schleimhaut des Rachens. Diese ist hochrot, schleimbedeckt und durch Mitbefall der Lymphfollikel umschrieben verdickt, beim Schlucken treten kratzende Schmerzen auf. Als Folge des Infektes bestehen Fieber, Abgeschlagenheit und Gliederschmerzen.

Behandlung: Neben der Infektbehandlung lindern lokal desinfizierende Medikamente die Beschwerden.

3.8 Verletzungen in Mundhöhle und Rachen

Pfählungsverletzungen des Rachens und Gaumens sind typisch für das Kind, das mit einem stabförmigen Gegenstand im Mund stürzt. Dies ist sehr gefährlich. Es finden sich blutende Wunden unterschiedlicher Tiefe im Bereich von Gaumen oder Rachen. Selbst Todesfälle kommen nach solchen Stürzen vor (Verletzungen des weichen Gaumens mit nachfolgender Thrombose der Arteria carotis interna). Gelegentlich bricht der Gegenstand ab oder durchbohrt den Knochen zu angrenzenden Organen. Bei Stürzen können auch Bißverletzungen der Zunge auftreten.

Behandlung: Tief eingebohrte Gegenstände sollen belassen werden, bis sie durch den Arzt entfernt werden. Tiefe Wunden müssen genäht werden. Infektionsprophylaxe.

3.9 Nasen-Rachen-Fibrom

Dieser Tumor ist **gutartig** und tritt nur bei Jungen auf. Das Nasen-Rachen-Fibrom entwickelt sich am *Nasen-Rachen-Dach* und wächst verdrängend in *Nase, Nasennebenhöhlen, Augenhöhle* und schließlich in den *Schädel* ein. Nach einer Nasenatmungsbehinderung mit den Auswirkungen auf Nebenhöhlen und Ohr treten die Verdrängungssymptome wie Doppelbilder und Anschwellungen auf. Der Tumor ist sehr blutreich; ein schweres Nasenbluten ist neben der Verstopfung der Nase ein Hinweis auf diesen Tumor.

Behandlung: Das Fibrom muß operativ entfernt werden.

3.10 Rachenmalignome

Karzinome dieser Region treten beim Kind nicht auf, dagegen entwickeln sich auch bei Kindern bösartige **Tumoren des lymphatischen Rachenringes** oder des **Bindegewebes (Rhabdomyosarkome).** Der Primärtumor ist sehr schwer zu erkennen, wenn er versteckt im Nasen-Rachen-Raum liegt; ein einseitiger, hartnäckiger Tubenkatarrh ist dann häufig ein erster Hinweis. Später treten Vergrößerungen der Halslymphknoten auf. Eine Probeexzision oder ein exstirpierter Lymphknoten sichert die Natur des Leidens.

Behandlung: Je nach Tumortyp eine Bestrahlung oder Chemotherapie.

3.11 Verkürztes Zungenbändchen (Frenulum)

Das Frenulum zieht von der Zungenunterseite zum Mundboden. Bei einigen Kindern ist es stark verkürzt, so daß sie nicht die Zunge herausstrecken können. Dies ist auch der einzige Nachteil dieses Befundes. Eine Sprachstörung verursacht das verkürzte Bändchen nicht (s. S. 676).

Behandlung: Wenn das Herausstrecken der Zunge gewünscht wird, kann das verkürzte Bändchen operativ verlängert werden.

3.12 Speicheldrüsen

In die Mundhöhle entleeren neben den 3 großen Speicheldrüsen (Parotis, Submandibularis und Sublingualis) noch zahlreiche kleine Speicheldrüsen ihr Sekret. Speicheldrüsentumoren sind fast immer einseitig: Hämangiome, Karzinome, pleomorphes Adenom („Parotismischtumor") u. a.

Speichelsteine treten bei Kindern nur selten auf (im Ausführungsgang der Submandibularis eher als in dem der Parotis). Der Mumps ist eine Infektionskrankheit (s. S. 381).

3.13 Ranula

Am Mundboden bildet sich neben dem Zungenbändchen eine **glasige Geschwulst.** Hier liegen kleine Speicheldrüsen, und es münden die Unterzungen- und Unterkieferspeicheldrüse. Die Zyste wächst bis zu einem Durchmesser von 1 cm und behindert das Sprechen. Gelegentlich platzt die Zyste. Verklebungen des Zystensackes führen zum Rezidiv.

Behandlung: operative Entfernung der Ranula.

4 Hals

4.1 Halsfistel, Halszyste

Beide Erkrankungen sind Folgen einer Entwicklungsstörung. Bei der Fistel besteht eine Öffnung eines dünnen Ganges am Hals, bei der Zyste liegt ein prallelastischer Tumor in den Weichteilen. Die **lateralen Fisteln** und **Zysten** gehen von der *Kiemengangsanlage* aus, sie liegen am *Vorderrand* des *M. sternocleidomastoideus.* Die **medialen Zysten** und **Fisteln** sind Reste des *Ductus thyroglossus,* der sich bei der *Schilddrüsenanlage* bildet. Die medialen Zysten und Fisteln liegen in der Mittellinie zwischen Zungenbein und dem Oberrand der Schilddrüse. Bei der Fistel besteht von Geburt an ein kleiner Hautdefekt, aus dem gelegentlich etwas Sekret abfließt. Durch Drücken, Kratzen oder Sondieren entzündet sich der Fistelgang, es entleert sich Eiter. Die Zysten treten häufig erst einige Zeit nach der Geburt in Erscheinung. Anfangs besteht nur ein kleiner Tumor, der durch Sekretbildung in der Zyste wächst. Das seröse Sekret kann durch eine feine Fistelöffnung abfließen. Eine Entzündung führt zum Abszeß.

Behandlung: Bei Säuglingen und Kleinkindern werden reizlose Zysten und Fisteln beobachtet. Entzündete Fisteln und Zysten müssen vollständig exstirpiert werden. Ebenfalls sind dauernd absondernde Fisteln und größere Zysten zu operieren.

4.2 Zystisches Lymphangiom (zystisches Hygrom)

Die überwiegende Zahl dieser teils recht großen, weichen Tumoren findet sich in der *seitlichen Halsregion.* Es handelt sich um eine **Lymphgefäßgeschwulst.** Sie macht meist schon beim Neugeborenen Probleme, und zwar Schluckbeschwerden durch Druck auf die Speiseröhre bzw. Atemstörungen (einen inspiratorischen Stridor) durch Verdrängen der Luftröhre. Auch lebensbedrohliche Symptome können sich einstellen. Eine operative Entfernung ist notwendig. Obwohl es sich um einen **gutartigen Tumor** handelt, kommt es in etwa 50% zu Rückfällen (ausgehend von zurückgebliebenen Zellen).

4.3 Lymphadenitis des Halses, Halslymphknotenschwellungen

Die Halslymphknoten sind bei Kindern häufig vergrößert. Bei *entzündlichen Erkrankungen* des Rachens, der Mundhöhle, des Gesichtes und des Kopfes sind die *regionären Lymphknoten* des Halses mitbeteiligt. Die Lymphknoten sind nicht nur geschwollen, sondern auch schmerzhaft. Mit Ausheilung der Grunderkrankung geht die Lymphadenitis langsam zurück. Nur selten tritt eine eitrige Einschmelzung und eine Abszeßbildung ein. Diese muß dann operativ eröffnet werden.

Derbe, stark vergrößerte und *schmerzlose Lymphknoten* sind **tumorverdächtig.** Neben Absiedlung treten auch primäre Lymphknotenmalignome wie Morbus HODGKIN bei Kindern auf. Die Behandlung richtet sich nach dem Tumortyp und dem Stadium.

5 Larynx

Entwicklung des Kehlkopfs. Der Kehlkopf des Säuglings und Kleinkindes hat eine *geringe Weite,* so daß viele Kehlkopferkrankungen in diesem Altersabschnitt mit **Atemnot** einhergehen. Mit der *Pubertät* setzt ein *Wachstumsschub* ein, der Kehlkopf wächst bei Knaben stärker *(Adamsapfel)* als bei Mädchen. Mit dem Wachsen des Kehlkopfes werden die Stimmbänder länger, die Stimme wird tiefer (s. S. 241). Bei den Knaben sinkt die Stimmlage um eine Oktave, bei Mädchen um eine Terz. In dieser Wachstumsphase **(Stimmbruch)** wechselt die Tonlage, die Stimme ist wenig belastbar. Die Qualität der Stimme wird mit klar, belegt, heiser beschrieben.

Funktionen des Kehlkopfs. Der Tonumfang und die Lautstärke geben wichtige Hinweise auf die Funktion des Kehlkopfes. Neben der **Lautbildung** dient der Kehlkopf noch als **Verschluß** der Atemwege bei der Bauchpresse und beim Schlucken. Störungen der Schleimhautsensibilität oder Lähmungen der Kehlkopfnerven führen zum Verschlucken, zur Aspiration. Das effektive **Abhusten** ist ebenfalls an eine intakte Funktion des Kehlkopfes gebunden. Beim Husten wird die geschlossene Stimmritze durch einen hohen Ausatmungsdruck kurzzeitig gesprengt. In der kurzen Öffnungsphase wird der Schleim aus dem Kehlkopf und der Trachea herausgeschleudert. Bei dem abrupten Schließen schlagen die Stimmbänder hart aufeinander, so daß Ödeme entstehen können.

Indirekte Untersuchung des Kehlkopfs. Der Kehlkopf kann *indirekt* über einen Spiegel, der in den Rachen eingeführt wird, betrachtet werden. Der Arzt hält dazu die herausgestreckte Zunge mit einem Mulläppchen fest und führt einen erwärmten Glasspiegel (die Wärme soll das Beschlagen des Spiegels verhindern) von 1 bis 3 cm Durchmesser in den Mund ein. Der Patient soll beim Einführen „hä“ sagen, dadurch wird der weiche Gaumen angehoben, es ist mehr Platz im Rachen. In dem Spiegelbild werden die Stimm- und Taschenbänder, der Kehldeckel und die Schleimhaut auf krankhafte Veränderungen abgesucht. Die Stimmbänder nehmen bei der Lautbildung und beim Atmen eine unterschiedliche Stellung ein, diese Einstellbewegungen kann man bei der indirekten Laryngoskopie sehen. Störungen dieser Bewegungen weisen auf eine **Rekurrensparese** oder Gelenkerkrankung der Stellknorpel hin. Die Stimmbandschwingungen werden mit einer frequenzgesteuerten Lichtblitzfolge *(Stroboskopie)* sichtbar gemacht. Zur indirekten Untersuchung kann auch ein *Endoskop* eingesetzt werden. Die Vergrößerung durch das Endoskop erlaubt eine genauere Beurteilung von Veränderungen als der Spiegel.

Direkte Untersuchung des Kehlkopfs. Eine *direkte* Untersuchung des Kehlkopfes läßt sich mit flexiblen Endoskopen, die meistens durch die Nase eingeführt werden, oder durch starre Endoskope bei überstrecktem Hals durchführen. Mit den dünnen flexiblen *Glasfaserendoskopen* können schon bei Säuglingen der Kehlkopf und die Trachea ohne großen Aufwand untersucht werden. Die starren Endoskope gestatten in Verbindung mit dem Operationsmikroskop neben der Untersuchung auch das mikrochirurgische Operieren am Kehlkopf von innen *(Mikrolaryngoskopie).*

5.1 Laryngomalazie, Stridor congenitus

Reifestörung. Bei einigen Neugeborenen ist der *Kehlkopfknorpel noch nicht ausgereift,* so daß besonders der *Kehldeckel* bei verstärkter Einatmung zusammenklappt und vor die Stimmritze gezogen wird. Dabei tritt ein **inspiratorischer Stridor** auf, in schweren Fällen kommt es zu einer Zyanose. Der Stridor nimmt bei der Nahrungsaufnahme zu. Mit zunehmender Reife wird der Knorpel in einigen Wochen fester. Bis zu diesem Zeitpunkt ist eine Überwachung nötig.

Gefäßmißbildung. Eine *Gefäßmißbildung* im Bereich des Aortenbogens oder der abgehenden Armarterien *(Gefäßring)* kann zu einer Einengung von Trachea und Ösophagus führen. Die Stenose verursacht einen in- und exspiratorischen Stridor, der bei der Nahrungsaufnahme zunimmt.

Rekurrensparese. Selten sind Lähmungen eines oder beider Stimmbänder durch eine Zerrung des N. recurrens bei der Geburt oder Quetschung bei Gefäßmißbildungen. Eine einseitig zerrungsbedingte *Rekurrensparese* bildet sich fast immer spontan zurück. Bei der beidseitigen Parese muß bei Atemnot intubiert werden.

5.2 Laryngitis, Tracheitis

Virusinfekte der oberen Luftwege können auch auf den Kehlkopf und die Trachea übergreifen. Es setzt eine vermehrte Schleimabsonderung ein, die

Schleimhaut ist entzündlich durchblutet und geschwollen. Die *Stimmbandschwellung* führt zu *Heiserkeit,* die Schleimbildung löst *Husten* aus. Eine *Bronchitis* kann folgen. Hustenattacken verstärken die Stimmbandschwellung, Atembeschwerden bis zum *inspiratorischen Stridor* und eine zunehmende Heiserkeit bis zur *Aphonie* (Stimmversagen) können auftreten. Mit dem Virusinfekt gehen dann auch Allgemeinerscheinungen wie Fieber, Abgeschlagenheit und Schmerzen einher. Eine akute Laryngitis dauert 1 bis 2 Wochen. Eine länger anhaltende Laryngitis weist auf Tuberkulose hin. Bei Kleinkindern greift die Entzündung häufig auf den subglottischen Bereich mit Stridor über (Pseudokrupp s. S. 108).

Eine **chronische Entzündung** verläuft ohne die Allgemeinsymptome. Die Veränderungen am Kehlkopf sind weniger ausgeprägt. Der Husten ist häufig unergiebig *(Reizhusten).* Auslösend für eine chronische Entzündung sind Nebenhöhlen- und Racheninfekte, eine chronische Bronchitis und Reizerscheinungen durch Rauchen, reizende Gase, trockene oder staubige Atemluft oder Überlastung der Stimme. Jede länger als *2 Wochen* anhaltende Heiserkeit sollte *laryngoskopisch* untersucht werden, um eine sachgerechte Behandlung einleiten zu können. Bei Erwachsenen verbirgt sich hinter einer solchen Heiserkeit nicht selten ein Kehlkopfkarzinom, das nur bei einer frühzeitigen Behandlung mit Aussicht auf Heilung therapiert werden kann.

Behandlung: Bei der akuten Entzündung Inhalationen, Stimmschonung bis zum Sprechverbot, Schwitzpackungen und Wärmezufuhr. Eine chronische Entzündung heilt nach Ausschalten der Noxe aus, ein starker trockener Reizhusten sollte durch Antitussiva gedämpft werden.

5.3 Epiglottitis, Glottisödem

Epiglottitis. Eine durch Haemophilus influenzae ausgelöste *Epiglottitis* führt bei Kleinkindern zu einer *bedrohlichen Atemnot.* In wenigen Stunden schwillt der Kehldeckel walzenartig an und verlegt die Glottis. Die Kinder klagen über starke *Schluckschmerzen,* der Speichel fließt aus dem Mund, die Sprache ist kloßig, anfangs bestehen ein *inspiratorischer Stridor* und Fieber. Später steigert sich der Stridor bis zur *Asphyxie.* Bei einem schnellen Verlauf spricht man von der Epiglottitis acutissima (s. auch S. 107).

Glottisödeme (Larynxödeme). Sie werden auch durch Insektenstiche, Fremdkörperverletzungen, Verbrühungen und Verätzungen ausgelöst. Bei Verbrühungen oder Verätzungen weisen Schleimhautveränderungen an den Lippen und im Mund auf die Noxe hin. Wegen der Enge des Kehlkopfes führt schon eine Schwellung von 1 mm beim Säugling und Kleinkind zur *Atemnot.*

Behandlung: Bei Kleinkindern kann der Stridor sehr schnell lebensbedrohlich werden. Aufregung und Unruhe steigern den Sauerstoffbedarf und machen durch eine Tachypnoe die Atmung unökonomisch, so daß eine Sedierung angezeigt ist. Das Einatmen kühler und feuchter Luft verbessert den Stridor etwas. Die Ödembildung wird durch Cortisonpräparate gebremst. Antibiotika wirken bei einer bakteriellen Infektion direkt auf den Erreger, bei einer Schleimhautschädigung verhindern sie das Angehen von Infektionen (s. auch S. 108). Bei Glottisödemen mit bedrohlicher Atemnot und bei Vorliegen einer Epiglottitis wird intubiert, eine Tracheotomie ist bei schweren Schleimhautläsionen angezeigt.

Soforthilfe: Ruhe bewahren und vermitteln, Frischluft, Sauerstoff, Intubation oder Tracheotomie vorbereiten!

5.4 Schreiknötchen, Stimmbandpolypen

Beide Erkrankungen führen zu Heiserkeit.

Schreiknötchen. Die Untersuchung zeigt bei den Schreiknötchen eine *weißliche Verdickung* der Stimmbänder. Es erkranken vorzugsweise schreiende Knaben im Trotzalter. Beim Schreien schlagen die Stimmbandkanten hart aufeinander *(harter Stimmeinsatz),* so daß Gewebsverdickungen wie bei Hühneraugen, die Schreiknötchen, entstehen.

Stimmbandpolypen. Ein Polyp ist ein *glasig,* rötlicher Tumor am Stimmband. Als Vorerkrankung findet sich eine Laryngitis, bei der es durch eine Gewebsläsion am Stimmband zur Polypenbildung gekommen ist. Dieses Ereignis wird durch Reizhusten und Belastung der Stimme bei einer Laryngitis begünstigt.

Behandlung: Beide Gewebsbildungen müssen schonend bei einer Mikrolaryngoskopie abgetragen werden. Wenn ein falscher Stimmgebrauch zu den Polypen geführt hat, ist wie bei den Schreiknötchen eine logopädische Behandlung notwendig. Das Ziel dieser Behandlung ist ein weicher Stimmeinsatz.

5.5 Kehlkopfpapillomatose

Ein **Virusinfekt** löst diese seltene, sehr hartnäckige Papillombildung im Kehlkopf aus. Die gesamte Kehlkopfschleimhaut ist von der Epiglottis bis unter die Stimmbänder mit *blumenkohlartigen Warzen* bedeckt. Eine hochgradige Heiserkeit bis zur Aphonie und Atemnot tritt auf. Bei Kleinkindern kann die Atemnot lebensbedrohlich werden, so daß früher tracheotomiert wurde. Sehr unangenehm ist die hohe Rückfallneigung der Papillomatose, die erst in der Pubertät aufhört.

Behandlung: Zur Freihaltung der Atemwege und Wiederherstellung der Stimme müssen die Papillome abgetragen werden. Die Laserabtragung ist schonender als die mit dem Messer oder der Schere, Verschleppungen von Virusmaterial sind dabei seltener. Eine medikamentöse Therapie (Interferone, Virostatika) wird versucht. Wichtig ist eine Nachkontrolle, um Rezidive frühzeitig mikrolaryngoskopisch abzutragen.

5.6 Kehlkopftrauma, Tracheaverletzung

Bei einer Gewalteinwirkung von außen auf den Kehlkopf oder die Trachea können diese *frakturieren* und *einreißen*. Die Gewebsverlagerung, eine Blutung und der Einriß führen zur Verlegung der Atmung, die schnell letal enden kann. Ein Einriß kann auch zum Austritt von Luft in das Gewebe führen **(Hautemphysem),** dieses verschlechtert dann sekundär durch Kompression die Atmung.

Von innen führen tief eingedrungene *Fremdkörper* oder eine *langdauernde Intubation* zu Schleimhautdefekten und Entzündungen des endolaryngealen Gewebes und des Knorpels **(Perichondritis).** Die Perichondritis führt zu Knorpelnekrosen, das Lumen schrumpft. Die Narbenbildung bewirkt eine weitere Stenosierung. Eine stridoröse Atmung tritt auf. Eine Schleimansammlung im *Stenosebereich* kann dann plötzlich zur *Asphyxie* führen.

Behandlung: An erster Stelle steht bei Atemnot die Sicherung der Atmung durch Intubation oder Tracheotomie. Bei Verletzungen sind dann die Wunden zu versorgen; wenn noch nicht tracheotomiert wurde, so wird dies an die Wundversorgung angeschlossen oder mit ihr verbunden. Fremdkörper müssen umgehend aus dem Kehlkopf entfernt werden. Eine Stenose durch eine Perichondritis des Kehlkopfes und der Trachea wird zunächst konservativ bis zur Ausheilung der Entzündung behandelt, dann folgt ein plastischer Eingriff zur Wiederherstellung des Lumens.

- Soforthilfe: Ruhe bewahren und verbreiten, Atmung erleichtern, Blut und Schleim aus dem Mund entfernen, stabile Seitenlage!
- Patienten mit Stridor müssen intensiv überwacht werden.

5.7 Tracheotomie

Indikation zur Tracheotomie. Neben der Intubation dient die *Tracheotomie* (Abb. 27.14) zur *Wiederherstellung* oder *Sicherung* einer *freien Atmung*. Bei Kehlkopfstenosen, schweren Verletzungen des Gesichts und Kehlkopfs, beiderseitiger Rekurrensparese und anderen langandauernden Atembehinderungen ist sie angezeigt. Zur kurzfristigen Freihaltung der Atemwege oder Unterstützung der Atmung ist die Intubation bei intensivmedizinischer Überwachung (s. S. 587) vorzuziehen. Sofort muß jedoch tracheotomiert werden, wenn die Intubation unmöglich ist oder sie nicht gelingt.

Der Luftröhrenschnitt kann als Schnitt im Bereich der oberen Trachea oder als sehr schnell ausführbare Koniotomie durchgeführt werden.

Koniotomie. Bei der *Koniotomie* (Abb. 27.15) wird das direkt unter der Haut zwischen Schild- und Ringknorpel gelegene Ringband (Lig. cricothyroideum) durchtrennt, darunter liegt das subglottische Kehlkopflumen. Im Notfall reichen großlumige Kanülen oder ein spezielles **Konio-**

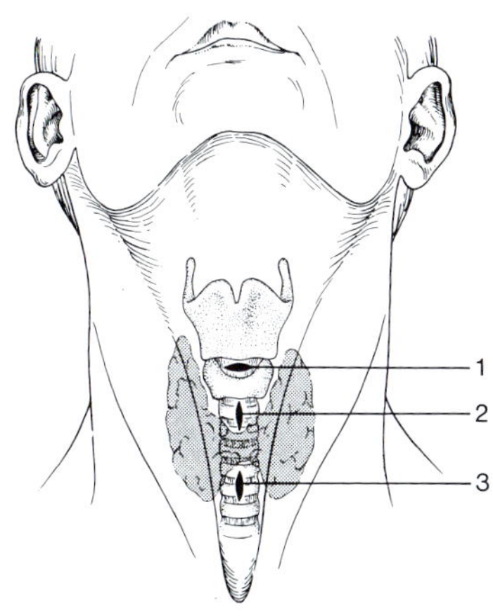

Abb. 27.14 Tracheotomie: Lage der Luftröhrenschnitte. 1 = Koniotomie zwischen Schild- und Ringknorpel, 2 = obere, 3 = mittlere Tracheotomie. Grau = Schilddrüse. (Aus: FLEISCHER, K.: Hals-Nasen-Ohrenheilkunde für Krankenpflegeberufe. 5. Auflage, Thieme, Stuttgart 1988.)

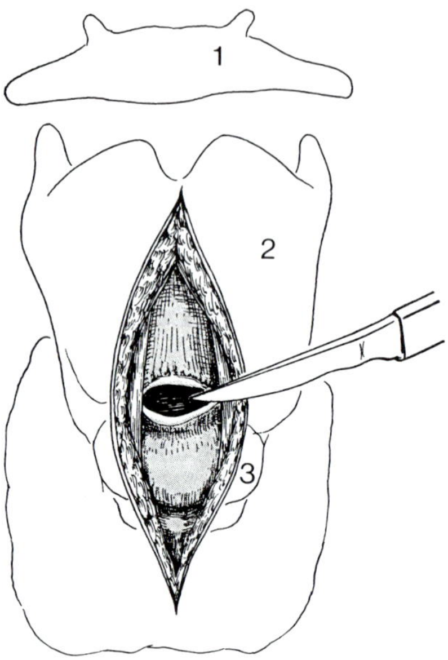

Abb. 27.15 Nottracheotomie (Koniotomie). 1 Zungenbein, 2 Schildknorpel, 3 Ringknorpel. (Aus: THEISING, G.: Kurze HNO-Operationslehre. Thieme, Stuttgart 1971.)

tom, eine Trachealkanüle mit einem Trokar. Bei dem mit überstrecktem Hals liegenden Patienten durchbohrt man mit diesem Instrument die Haut zwischen Schild- und Ringknorpel in der Mittellinie und zieht den Trokar zurück. Die Koniotomie ist ein **Noteingriff,** da die Lage der Wunde eine Ringknorpelperichondritis begünstigt. Diese führt zu einer schweren *Kehlkopfstenose* und Fixierung der Stellknorpelgelenke. Daher ist nach Wiederherstellung von Atmung und Kreislauf umgehend typisch zu tracheotomieren.

Technik der Tracheotomie. Die Tracheotomie kann in lokaler Betäubung oder in Intubationsnarkose durchgeführt werden. Bei einer Lokalanästhesie muß ein Beatmungsgerät einsatzbereit und sofort greifbar sein. Der Hals wird überstreckt gelagert. Die Haut wird unterhalb des Kehlkopfes mit einem Längs- oder Kragenschnitt durchtrennt. Nach Verlagerung der kurzen Halsmuskeln zur Seite stößt der Operateur fast immer auf den Schilddrüsenisthmus. Dieser wird meistens nach Umstechungen durchtrennt und dann von der Trachea abgehoben. Diese kann dann nach Resektion von etwas Knorpel im Bereich des 2.–4. Trachealknorpels eröffnet werden. Je nach Lage dieser Öffnung spricht man von einer **oberen, mittleren und unteren Tracheotomie** (Abb. 27.14). Nach Absaugen von Blut und Schleim wird eine *Trachealkanüle* eingesetzt und die Wunde durch einige Nähte verkleinert. Ein wasserdichter Schutzverband um die Kanüle verhindert die Befeuchtung der Wunde mit Schleim.

Trachealkanülen. Es gibt verschiedene Trachealkanülen. Die *Metallkanülen* haben eine dünne Wand, sie sind meistens aus Silber und haben zwei Rohre. Dies ermöglicht, ohne Kanülenwechsel das häufig verschleimte Innenrohr zu wechseln. Die starren Kanülen verletzen leichter die Schleimhaut als elastische *Kunststoffkanülen,* die eine dickere Wand haben. Besondere Kanülen sind *Sprech-* und *Ventilkanülen.* Ein Fenster oder Löcher in dem Bogen der Kanülenkrümmung ermöglichen das Anblasen der Stimmbänder und damit das Sprechen. Bei den Ventilkanülen sorgt ein vor der Kanüle angebrachtes leichtgängiges Ventil für eine Umlenkung der Ausatmungsluft. Für Beatmungspatienten gibt es *Beatmungskanülen,* die sich an ein Beatmungsgerät anschließen lassen und die mit einer Manschette in der Trachea abgedichtet werden.

Nachbehandlung. Je nach Sekretbildung muß unter sterilen Bedingungen abgesaugt werden. Die Atemluft ist *anzufeuchten,* da die Nase als Befeuchtungsorgan ausgeschaltet ist. Bei *Borkenbildung* muß die Innenkanüle mechanisch mit einer Bürste gesäubert werden.

Verlegen die Borken die innere Kanülenöffnung, so muß die Kanüle entfernt, abgesaugt und schnell eine neue eingesetzt werden. Der *Kanülenwechsel* wird durch einen weichen Schlauch, der durch die Kanüle geschoben wird, erleichtert. Man schiebt den Schlauch durch das Tracheostoma bis in die Luftröhre vor, schiebt dann über diesem „Leitfaden" die Kanüle bis in die richtige Lage in die Trachea vor. Ein Nasenspekulum kann durch Aufspreizen der Wunde das Einführen der Kanüle ebenfalls erleichtern.

Frisch Tracheotomierte überwachen, Luft befeuchten, bei Stridor Kanülenkontrolle!

6 Trachea, Bronchien

Schon bei der endoskopischen Untersuchung des Kehlkopfes wird in vielen Fällen die Trachea mit untersucht. Die *Tracheo-Bronchoskopie* wird mit *flexiblen* oder *starren Endoskopen* ausgeführt. Mit flexiblen Glasfaserendoskopen wird meistens in lokaler Betäubung, mit starren in Intubationsnarkose als Beatmungsbronchoskopie untersucht. Die Bronchoskope (Abb. 27.16) sind lange Rohre mit seitlichen Öffnungen am distalen Ende, so daß bei einem Einführen in einen Stammbronchus auch die andere Lungenseite belüftet wird. Endoskopoptiken ermöglichen den Einblick in die Tiefe des Bronchialbaumes, auch in seitlich abgehende Segmentbronchien.

6.1 Tracheal-, Bronchialfremdkörper

Eine **Fremdkörperaspiration** geht immer mit *Hustenanfällen* einher. In vielen Fällen werden kleinere „verschluckte“ Fremdkörper wie Brot- oder Kuchenkrümel so herausbefördert. Bei größeren oder tief in den Bronchialbaum eingedrungenen Fremdkörpern versagt diese Selbsthilfe. Spitze Gegenstände, wie Nadeln oder Gräten, können in der Trachea steckenbleiben, runde, wie Nüsse, Erbsen oder Perlen, fallen meistens in den rechten Stammbronchus oder in einen Segmentbronchus auf der rechten Seite (wegen des steiler

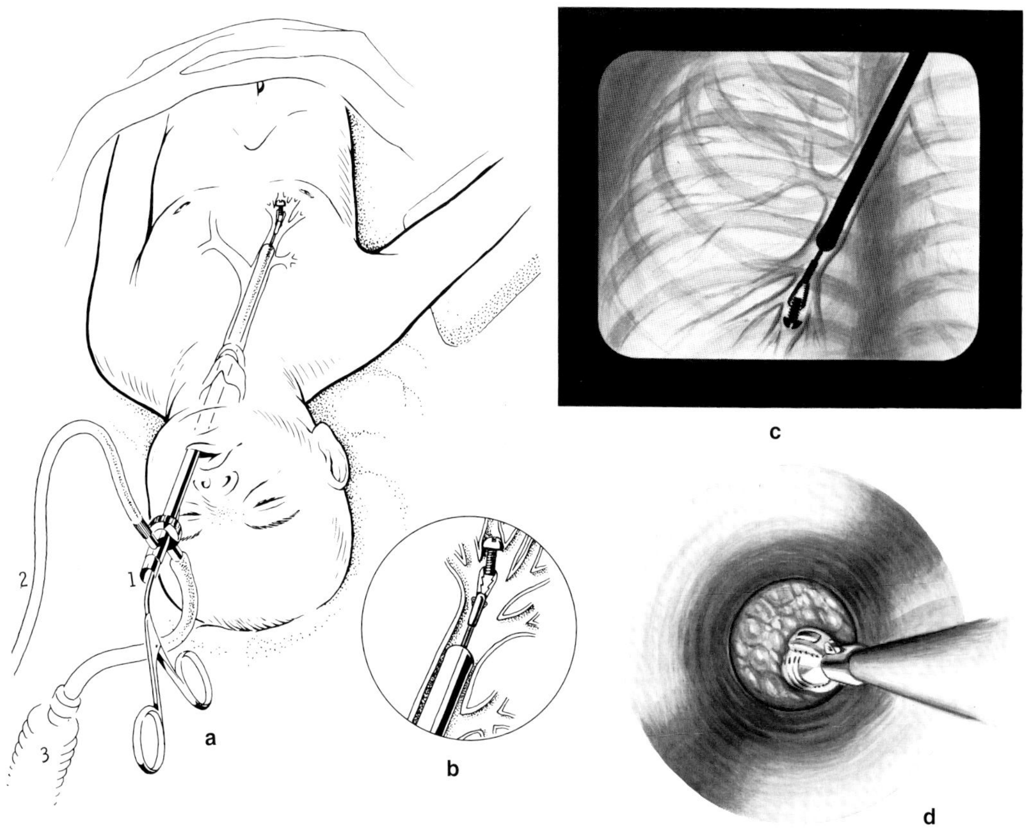

Abb. 27.16 a–d Endoskopische Entfernung einer Schraube aus dem Unterlappenbronchus.
a Operationssituation. 1 Bronchoskop, 2 Lichtleiterkabel, 3 Beatmungsschlauch zum Narkosegerät.
b Lage der Schraube im Unterlappenbronchus.
c Röntgenfernsehbild bei gleichzeitiger Fernsehdurchleuchtung.
d Blick durch das Bronchoskop.
(Aus: Naumann, W. H.: Endoskopische Eingriffe. In: H. H. Naumann: Kopf und Halschirurgie. Band 1. Thieme, Stuttgart 1972.)

abwärts gerichteten Verlaufs des rechten Stammbronchus). Durch Hustenattacken können sie ihre Lage ändern, bis sie sich einkeilen. Dann wird meistens ein Segment-, Lappen- oder Stammbronchus verlegt. In dem dazugehörigen Lungenteil entwickelt sich eine **Atelektase,** später tritt eine Entzündung auf, die bis zur Abszedierung gehen kann. Als Folge einer Atelektase verschiebt sich das Mediastinum. Ein **Ventilverschluß** kann im Bronchialsystem eintreten, wenn der Fremdkörper das Lumen nur zum Teil verschließt, so daß Luft eingeatmet, aber wegen der Lumenverkleinerung des Bronchialbaumes bei der Exspiration nicht ausgeatmet wird. Eine **Überblähung (Emphysem)** des Lungenteils ist die Folge.

Behandlung: umgehende endoskopische Entfernung (Abb. 27.16). Nadeln können sehr weit in peripher gelegene Bronchien hineingeraten, so daß sie dann nur durch Thorakotomie entfernt werden können.

7 Hypopharynx, Ösophagus

Der Hypopharynx wird als Zwischenteil zwischen Rachen und Speiseröhre im oberen Teil bei der Laryngoskopie mit untersucht. Die tieferen Anteile sind jedoch ohne Hilfsmittel nicht einsehbar, da sie sich nur spaltförmig beim Schlucken öffnen und sonst verschlossen sind. Bei der *indirekten Hypopharyngoskopie* wird der Kehlkopf instrumentell nach vorne gezogen, bei der *direkten* wird diese Region mit einem *Endoskop* entfaltet. Mit längeren Endoskopen wird anschließend die Speiseröhre mit untersucht. Die starren Endoskope (*Ösophagoskop,* Abb. 27.17) haben ein schlitten-

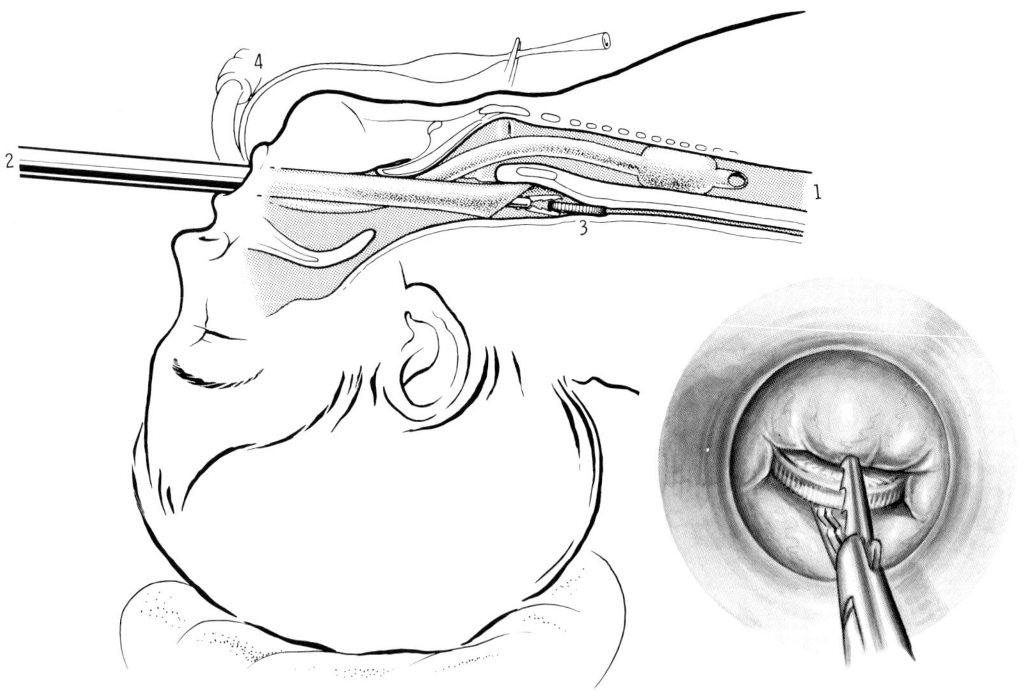

Abb. 27.17 a, b Extraktion einer Geldmünze aus dem Ösophagus in Intubationsnarkose.
a Lagerung des Patienten und Operationssituation, 1 Trachea mit Trachealtubus, 2 Ösophagoskoprohr mit Fremdkörperzange (Hechtmaul), 3 Münze in der oberen Enge, 4 Verbindungsschlauch zum Narkosegerät.
b Blick durch das Ösophagoskop.
(Aus: NAUMANN, W. H.: Endoskopische Eingriffe. In: H. H. NAUMANN: Kopf und Halschirurgie. Band 1. Thieme, Stuttgart 1972.)

artig abgeflachtes distales Ende, mit dem die Schleimhaut schonend entfaltet werden kann. Die *flexiblen Endoskope* sind so lang, daß sie auch zur Gastroskopie benutzt werden.

7.1 Hypopharynx- und Ösophagusfremdkörper

Als Fremdkörper bleiben im Hypopharynx und Ösophagus große und sperrige Nahrungsbestandteile oder verschluckte Gegenstände hängen. Es sind dies u. a. Knochen, Fischgräten, nicht zerkleinerte feste Nahrung, Münzen und Spielzeugteile. Sehr große Fremdkörper *verlegen* im **Hypopharynx** den Kehlkopf, so daß die Kinder *ersticken* oder durch einen reflektorischen *Herzstillstand (Vagusreflex)* sterben. Im **Ösophagus** bleiben die Fremdkörper vorzugsweise an den *3 Engen* (*Eingang, Aortenbogen* und *Zwerchfelldurchtritt*) stecken. Sofort nach der Verlegung setzen Schmerzen ein, der Ort kann auf den Abschnitt hinweisen. Weiter treten *Würgreiz,* Speichelfluß und Mißempfindungen beim Schlucken auf. Die Schleimhaut wird durch den Fremdkörperdruck geschädigt, es entsteht eine umschriebene Entzündung. Spitze und scharfkantige Fremdkörper verletzen die Schleimhaut oder durchbohren sie, so daß eine **Mediastinitis** entstehen kann.

Kinder verdrängen gelegentlich mäßige Fremdkörperbeschwerden, sie nehmen dann nur flüssige Nahrung auf. Durch den gestörten Schluckakt kommt es nachts zur Aspiration von Speichel, eine **Bronchitis** folgt oft. Wenn kleinere Nahrungsteile, wie Erbsen oder Johannisbeeren als Fremdkörper stecken bleiben, besteht der Verdacht auf eine Stenose des Ösophagus.

- Husten = Tracheobronchialfremdkörper,
- Würgreiz = Ösophagusfremdkörper.

Behandlung: Bei einer bedrohlichen Verlegung im Hypopharynx muß der Fremdkörper schnell herausbefördert werden, indem man ihn mit einer Pinzette faßt oder mit den Fingern herauszieht. Die anderen werden meistens endoskopisch (Abb. 27.17) entfernt. Bei der Verwendung von starren Endoskoprohren können spitze Fremdkörper in das Rohr hineingezogen werden, so daß die Schleimhaut nicht noch bei der Extraktion verletzt wird.

7.2 Verätzung, Verbrühung des Ösophagus

Beim versehentlichen Trinken von ätzenden oder kochendheißen Flüssigkeiten setzt bei einer gewissen Menge der Schluckakt reflektorisch ein. Neben der Schleimhaut in Mund und Rachen werden auch Hypopharynx, Kehlkopfeingang, Ösophagus und der Magen schwer geschädigt. Auf das Larynxödem und seine Folgen wurde schon hingewiesen (s. S. 563, 668). Es treten sofort sehr heftige Schmerzen in Mund und Hals, hinter dem Brustbein und bei Magenverätzung auch im Oberbauch auf. Starker *Speichelfluß, Würgreiz* und *Erbrechen* setzen ein. Je nach dem Schädigungsgrad kommt es zu Schocksymptomen, später auch zu Intoxikationssymptomen innerer Organe. Die geschädigte *Schleimhaut schwillt* schnell an oder wird *nekrotisch.* Die Schwellung behindert auch bei Schmerzausschaltung das Schlucken. Von den Nekrosen gehen umschriebene Entzündungen aus. Bei schweren Verätzungen treten sehr schnell Magenperforation, Mediastinitis, Pneumonie und Intoxikation auf. Nach Überwindung der akuten Schädigung entwickeln sich *Narben,* die am Gaumenbogen, Hypopharynx und besonders im **Ösophagus** zu hochgradigen **Stenosen** führen.

Behandlung: Durch sofortiges Trinken von Wasser, Milch, säuerlichen Flüssigkeiten bei Laugen- oder Antazida bei Säureverätzungen nach dem Unfall kann die Schädigung vermindert werden. Je nach Auswirkung stehen dann Sicherung der Atmung, Schock- und Schmerzbekämpfung im Vordergrund der Therapie. Danach erst werden Maßnahmen zur Stenoseprophylaxe eingeleitet. Antibiotika verhindern das Eindringen von Keimen. Kortikoide hemmen neben dem Ödem auch die Entstehung von stenosierenden Narben, dies ist allerdings mit dem Risiko des Vordringens der Ulzerationen verbunden. Aus diesen Gründen sind neben einer pädiatrischen Überwachung Kontrollen des Lokalbefundes durch Röntgenuntersuchung und Endoskopie erforderlich, um die Behandlung mit einer möglichst geringen Cortisondosis durchzuführen. Eine *Narbenstenose* wird *aufbougiert.* Diese Bougierungsbehandlung muß u. U. jahrelang regelmäßig durchgeführt werden. Ältere Kinder sollten das Selbstbougieren erlernen, da dieses mit einem geringeren Risiko einer Perforation belastet ist. Bei schwersten Verätzungen muß die Speiseröhre eventuell durch plastische Operationen ersetzt werden.

8 Logopädie

„Die Sprache macht den Menschen. Die Herkunft macht es nicht“ (LERNER nach SHAW: My fair Lady).

8.1 Stimmbildung

Stimme und Sprache. Die **Stimme** ist die Lautäußerung von Menschen und Tieren. Sie dient zur Verständigung und drückt, spontan produziert, Stimmungen aus. Die **Sprache** ist neben Schrift, Mimik und Stimme ein weiteres spezifisches Verständigungsmittel des Menschen. Der Erwerb und die Anwendung der Sprache setzen geistige Funtionen voraus. Die Sprache ist für die geistige Entwicklung des Menschen von entscheidender Bedeutung.

Die Entwicklung und Ausnutzung der sprachlichen Verständigung ist an die intakte Funktion des Gehörgangs, des Zentralnervensystems und der Sprachwerkzeuge gebunden. Zu diesen gehören Lunge, Kehlkopf, Rachen, Mund, Nasenhöhle und die Lippen. Dieses System wird vom *motorischen Sprachzentrum* im Schläfenlappen gesteuert. Über das *Gehör* und das sensorische (in diesem Fall *akustische*) *Sprachzentrum* ist eine Rückkoppelung realisiert.

Kehlton. Zur Tonerzeugung wird die Ausatmungsluft der Lunge auf zwei Wegen genutzt. Im wesentlichen werden mit der Ausatmungsluft die **gespannten und aneinanderliegenden Stimmlippen** durch Anblasen in *Schwingungen* versetzt, dabei entsteht der primäre *Kehlton.* Die Tonhöhe hängt von der Länge und Spannung der Stimmbänder ab. Ein Ton entsteht nur bei glatten Stimmbändern, sonst treten sehr schnell hintereinander unterschiedliche Schwingungen auf, die als Geräusch bezeichnet werden. In der Pubertät wachsen mit dem Kehlkopf die Stimmbänder, die Stimme wird beim Knaben um eine Oktave, bei Mädchen um eine Terz tiefer. In der Wachstumsphase der Stimmbänder sind diese aufgelockert und damit wenig belastbar (kein Chorsingen). Die noch nicht eingestellte Rückkopplung führt zu einem schnellen Tonhöhenwechsel, dem **Stimmbruch.**

Die *Lautstärke* der Stimme wird vom Anblasedruck und der Stimmlippenspannung bestimmt. Die maximale Lautstärke liegt in 1 m Entfernung vor dem Mund bei 100 dB. Bei einem harten Stimmeinsatz wird die Stimmritze durch eine plötzliche Drucksteigerung gesprengt, sofort setzt eine laute Tonbildung ein. Für viele Stimmbänder ist diese Belastung zu hoch, es entstehen Schwellungen und später *Schreiknötchen* (s. S. 668). Die auch hierfür gebrauchte Bezeichnung *Sängerknötchen* ist wenig glücklich, da ein gut ausgebildeter Sänger seine Stimme so nicht mißbrauchen sollte („Gold in der Kehle“).

Geräusche. Eine andere (2.) Art der Tonerzeugung erfolgt **bei geöffneter Stimmritze.** Die durch Kehlkopf, Rachen, Nase und Mund strömende Luft gerät in Schwingungen und erzeugt so *Geräusche.* Diese werden zur Bildung der stimmlosen Laute benutzt. Der Raum oberhalb des Kehlkopfes in Rachen, Mund und Nase wird als Ansatzrohr bezeichnet und für die Sprachlautbildung genutzt.

Lautbildung und Atmung. Die Atmung wird von der Lautbildung so verändert, daß sich die Einatmungszeit wie 1 : 3 bis 4 zur Ausatmungszeit verhält. Sonst beträgt dieses Verhältnis 1 : 1,9. Für ein ermüdungsfreies Sprechen und Singen ist eine lockere Bauchatmung wichtig.

8.2 Stimmstörungen

8.2.1 Mutationsstörungen

Beim Stimmbruch[6] können Knaben durch vermehrte Stimmlippenspannungen versuchen, mit ihrer Kinderstimme weiterzusprechen, es liegt dann eine **Mutationsfistelstimme** vor. Endokrine Störungen führen zu einer vorzeitigen, verzögerten oder verlängerten Mutation. Beim Ausfall der Keimdrüsen bleibt die Mutation aus **(Kastratenstimme).**

Behandlung: Bei den Endokrinopathien steht die *Hormonbehandlung* im Vordergrund, bei nicht endokrin bedingten Störungen ist eine *logopädische Behandlung* die erste Maßnahme.

8.2.2 Dysphonie

Der Begriff Dysphonie beschreibt eine Stimmstörung. Veränderungen der Stimmbänder durch Tumoren, Schwellungen, fehlende Spannung oder Lähmung verursachen eine **dysplastische Dysphonie.** Ihre Befunde sind *Heiserkeit* und *Stimm-*

[6] Der Stimmbruch wird auch als Mutation bezeichnet.

ermüdung, d. h. eine leise, schnell versagende Stimme. Eine **hyperfunktionelle Dysphonie** liegt u. a. anfangs bei Schreiknötchen vor. Weitere Zeichen einer hyperfunktionellen Dysphonie, die mit einer Verspannung der Kehlkopf-, Phonations- und Atemmuskulatur einhergeht, sind *Räusperzwang* und *Kloßgefühl.* Die Stimme ist heiser, gepreßt und nimmt in ihrer Qualität nach längerem Sprechen ab. Eine **hypofunktionelle Dysphonie** geht mit einer verminderten Spannung der Kehlkopfmuskulatur einher. Die Stimme ist matt, verhaucht, monoton und heiser. Sie kann als Begleiterkrankung bei oder nach schweren Erkrankungen auftreten. Auch *Depressionen* gehen mit einer hypofunktionellen Dysphonie einher.

Behandlung: Die dysplastischen Dysphonien werden, wenn sie längere Zeit andauern und soweit es möglich ist, operiert. Ist dies nicht durchführbar, wird, wie auch bei den anderen Dysphonien, logopädisch behandelt.

8.3 Sprachentwicklung

Vokale und Konsonanten (Sprachlaute). Die Sprachlaute werden in **Vokale** und **Konsonanten** unterteilt. Die Vokalbildung erfolgt durch Umformung des *Kehltones* in der Rachen- und Mundhöhle. Die Zunge und die Lippen nehmen bei der Vokalbildung eine typische Stellung ein. Die Lippenform erlaubt ein Ablesen des Vokals. Die Konsonanten werden z. T. noch zusätzlich durch Einbeziehen der Nasenhöhle gebildet. Die Konsonanten lassen sich in stimmhafte und stimmlose einteilen. Die Sprachlautbildung erfolgt in *Artikulationszonen.* Zu diesen gehören Lippen, Zungenspitze mit den Schneidezähnen, Zungenrücken mit hartem oder weichem Gaumen. *Reibelaute* (R, F, CH) entstehen durch eine Geräuschbildung an diesen Zonen. *Explosivlaute* (P, G, B) durch plötzliche Sprengung (Explosion). Die Nasenhöhle ist bei den Lauten L, M und N beteiligt.

Eine Frequenzanalyse der Sprachlaute ergibt 4 Frequenzbänder, die Formanten, von denen die beiden tieferen (1. und 2. Formant) durch ein charakteristisches Muster den Sprachlaut, die beiden oberen durch ein individuelles Muster den Sprecher bezeichnen.

Normale Sprachentwicklung. Die *Sprachentwicklung* (Tab. 27.1) dauert beim Kind Jahre. Das Neugeborene stößt zunächst reflektorisch Schreie aus. Bald werden diese für Unmutsäußerungen wie Hunger, Schlafstörung, Naßsein oder bei Schmerzen benutzt. Etwa um die 6. Woche werden neben Schreilauten spielerisch verschiedene Laute gebildet. Diese Periode wird **1. Lallperiode** genannt. Danach werden in der 2. Lallperiode (8.–9. Monat) zusammengesetzte Laute wie dada, mama **(Lallworte)** gebildet. Danach setzt mit etwa einem Jahr eine **Lautnachahmung** ein. Als Vorbild dienen Eltern, Geschwister, Tiere und Geräuschquellen (Pendeluhr). Beispiele für Tiere sind wauwau und ticktack für die Uhr. Diese Worte werden Personen, Tieren und Gegenständen zugeordnet. In weiteren Stufen werden dann **Zwei- und Mehrwortsätze** gebildet.

Tabelle 27.1 Zeittafel zur Sprachentwicklung (aus: Becker, W., Naumann, H. H., Pfaltz, C. R.: Hals-Nasen-Ohrenheilkunde. 3. Auflage, Thieme, Stuttgart 1986).

Bis 7. Lebenswoche	Schreiperiode
6. Woche – ca. 6. Monat	1. Lallperiode (Beginn der auditiven, d. h. gehörsmäßigen Rückkoppelung)
ca. 6.–9. Monat	2. Lallperiode (Hören im Vordergrund)
ca. 8.–9. Monat	Echolaliestadium (Nachahmung und 1. Sprachverständnis)
ca. 9. – 12. Monat	Beginn intentionaler Sprachäußerungen
ca. 13. – 15. Monat	Entstehung präzisierter Wortbedeutungen (Symbolfunktion der Sprache)
ca. 12. – 18. Monat	Einwortsätze – Entwicklungsstammeln
ca. 18. – 24. Monat	Zweiwortsätze – ungeformte Mehrwortsätze – erstes Fragealter
Ende 2. Lebensjahr	agrammatische Aussagesätze – Festigung des Symbolbewußtseins
ab 3. Lebensjahr	geformte Mehrwortsätze (Übernahme erster grammatikalischer Beziehungsmittel)
ab 4. Lebensjahr	2. Fragealter – erste Ergründung logischer und emotionaler Beziehungen – Vervollkommnung des Denk-Sprach-Prozesses

Besonderheiten bei der Sprachentwicklung. Dabei kann die Fähigkeit zur Bildung einiger Laute oder Lautkombinationen längere Zeit dauern, so daß Ersatzlaute benutzt werden oder die Worte durch Weglassen verstümmelt sind. Dieses **Stammeln** ist für diese Lernphase typisch. Einige Kinder **stottern** in dieser Entwicklungsphase vorübergehend, wenn ihnen die Lautbildung nicht gelingt oder ihnen die falsche Aussprache bewußt wird. Dieses Entwicklungsstottern verliert sich meistens mit dem Fortschreiten der Lautbildung. Die Sprachentwicklung mit richtigem Satzbau und richtiger Anwendung der grammatischen Regeln dauert bis zur Einschulung. Mädchen und Kinder mit älteren Geschwistern lernen das Sprechen im Durchschnitt früher als Knaben und Einzelkinder. Neben dem Elternhaus prägt auch die Umgebung des Kindes seine Sprache, so sprechen Kinder norddeutscher Eltern, die in Süddeutschland leben, einen süddeutschen Dialekt. Aber auch **Sprachfehler** können von Eltern oder anderen Vorbildern übernommen werden. Kinder, die in **akustischer Isolation** aufwachsen, erwerben keine verständliche Sprache *(Kaspar Hauser).*

8.4 Sprachstörungen

Eine Störung der Sprachentwicklung (s. auch S. 467) kann durch *fehlende Anregung, zerebrale Erkrankungen* wie Lähmungen oder Schwachsinn und durch *Schwerhörigkeit* verursacht werden. Auf die Folgen der Schwerhörigkeit und ihre Behandlung wurde auf Seite 654 hingewiesen. Eine **Stummheit** durch Taubheit gibt es nicht, es fehlt an der Anregung und Nutzung der Sprache, die durch eine Behandlung und Schulung möglichst früh angeregt werden muß. In das Gebiet der psychiatrischen Erkrankungen fällt der Mutismus (s. S. 469), ein *Schweigen.*

8.4.1 Stammeln (Dyslalie)

Die Unfähigkeit, einzelne Laute zu bilden oder sie anzuwenden ist das *Stammeln.* Das Erlernen der Sprachlaute kann Monate dauern. In dieser Phase wird in Worten mit diesen Lauten der betreffende weggelassen. In späteren Phasen kann dieser Laut mit bestimmten anderen zusammen nicht ausgesprochen werden, er wird dann weggelassen, umgestellt oder ersetzt. Beispiele hierfür sind: ater (Vater), tinken (trinken); Mokolotive (Lokomotive); Dabel (Gabel), Taffe (Kaffee). Neben der **sprachmotorischen „Insuffizienz“** kann das Stammeln auch die Folge einer Hörstörung sein, durch die die feinen Unterschiede zwischen den Lauten nicht erkannt werden. Auch anatomische Veränderungen oder **Defekte** an Zähnen und Gaumen führen zu Stammelfehlern. **Lähmungen** der Rachen- oder Zungenmuskulatur, wie sie als Gaumensegelparese nach Diphtherie auftreten, sind eine weitere Ursache. Obgleich der Volksmund vom „Lösen der Zunge“ spricht, ist ein kurzes Zungenbändchen (s. S. 665) kein Grund für ein Stammeln.

Die *Stammelfehler* werden nach den fehlenden oder fehlgebildeten Lauten mit griechischen Buchstaben bezeichnet. Einige von diesen sind: **Lambdazismus** (L), **Rhotazismus** (R), **Sigmatismus** (S). Für Sigmatismus wird auch der Begriff **Lispeln** benutzt. Wenn der Laut weggelassen wird setzt man vor die Bezeichnung die Vorsilbe A, bei Ersatzlautbildung die Vorsilbe Para. Onne für Sonne ist ein *Asigmatismus,* Bonne ein *Parasigmatismus.* Die Vokalsprache **(Hottentottismus)** ist die Bezeichnung für eine völlig entstellte Lautbildung.

Behandlung: Liegen dem Stammeln organische Störungen zugrunde, so bringt ihre Beseitigung in vielen Fällen Heilung. Eine falsch angewöhnte Lautbildung muß durch eine *logopädische Übungsbehandlung* beseitigt werden, da die Kinder nach dem Gehör die Laute nach dem alten Muster bilden. Dies gilt auch für die übrigen Stammelfehler. Durch Vorsagen oder Korrigieren falsch gebildeter Worte kann das Kind die richtige Aussprache nicht nachvollziehen, da es seinen fehlgebildeten Laut als richtig interpretiert.

8.4.2 Rhinolalie, Näseln

Näseln ist eine Bezeichnung für die kombinierte Fehlbildung der nasalen Laute l, m, n und ng. Die Nasenhöhle nimmt bei diesen Lauten an der Bildung über ein herunterhängendes Gaumensegel teil. Bei den anderen Lauten wird die Nase durch ein angehobenes Gaumensegel abgeschottet. Wir unterscheiden 2 Grundformen: das *geschlossene Näseln* beim Verschluß der Nase durch Schwellung oder einen Tumor in der Nase oder dem Nasenrachen und das *offene* bei einem Defekt im Gaumen oder einer Lähmung des Gaumensegels. Ein vorübergehendes offenes Näseln tritt bei einer schmerzbedingten Schonhaltung des Gaumensegels z. B. nach Adenotomie oder Tonsillektomie auf. Die Entstellung der Laute bei einem offenen Näseln ist erheblich.

Behandlung: Tumoren oder Defekte im harten und weichen Gaumen werden operiert. Bei einer

Lähmung kann eine intensive logopädische Behandlung eine Restbeweglichkeit soweit steigern, daß ein Abschluß des Nasen-Rachen-Raumes eintritt. Gelingt dies nicht, so wird mit einer plastischen Operation der Verschluß verbessert.

8.4.3 Poltern

Poltern ist eine Sprachstörung, bei der zu schnell, überhastet und undeutlich gesprochen wird. Es *kann zusammen mit Stottern auftreten.* Es gibt fließende Übergänge zur Sprechweise von schnell sprechenden Menschen. Dabei werden Silben, Wörter und Satzteile weggelassen, umgestellt oder wiederholt. Es kommen auch Silben- und Lautverschiebungen wie „Mauch" statt Bauch oder „ungehallt verhallen" statt ungehört verhallen vor.

Behandlung: Der *Polterer* hat *keine Sprachhemmungen* wie der Stotterer, man soll ihn daher auf seine Fehler hinweisen und ihn *zu langsamem Sprechen ermahnen.* Eine logopädische Behandlung ist aber auch hier angezeigt.

8.4.4 Stottern

Stottern (s. auch S. 467) ist eine *Störung des Sprachflusses,* dabei werden Laute, Silben und Worte wiederholt. Die Sprechweise ist stockend, es werden Flickwörter wie „na ja", „also", „doch" und andere eingefügt. Das Stottern nimmt bei Erregung und Beobachtung zu. Der Stotterer ist in seiner sprachlichen Ausdrucksweise gehemmt, häufig spielen psychische Faktoren eine große Rolle.

Behandlung: logopädisch

Weiterführende Literatur

BECKER, W., NAUMANN, H. H., PFALTZ, C. R.: Hals-Nasen-Ohrenheilkunde. 4. Auflage, Thieme, Stuttgart 1989

BOENNINGHAUS, H.-G.: Hals-Nasen-Ohrenheilkunde für Medizinstudenten. 7. Auflage, Springer, Berlin 1986

BIESALSKI, P.: Ärztlicher Rat bei Sprachstörungen im Kindesalter. Thieme, Stuttgart 1978

FLEISCHER, K.: Hals-Nasen-Ohrenheilkunde für das Krankenpflegepersonal. 5. Auflage, Thieme, Stuttgart 1988

LEHNHARDT, E.: Hals-Nasen-Ohrenheilkunde für Zahnmediziner. Thieme, Stuttgart 1982

NIEMEYER, W.: Kleines Praktikum der Audiometrie. Thieme, Stuttgart 1979

PAULSEN, K.: Einführung in die Hals-Nasen-Ohrenheilkunde. Schattauer, Stuttgart 1979

WEERDA, H.: Hals-Nasen-Ohrenheilkunde. Enke, Stuttgart 1989

28. Teil Augenkrankheiten

Walter Rüssmann

1 Einleitung

In diesem Teil sollen wichtige Erkrankungen, Mißbildungen, Verletzungen und Funktionsstörungen des Sehorgans besprochen werden. Als Sehorgan werden die beiden Augen, ihre Hilfs- und Schutzorgane (Augenhöhle, Lider, Tränenorgane, Bindehaut, Bewegungsapparat) und die zugehörigen Hirnteile (Sehnerv, Sehbahn, Sehhirn, Hirnstamm, Hirnnerven III, IV, V, VI, VII) bezeichnet. Nach einigen Vorbemerkungen (2) werden zunächst Erkrankungen und Mißbildungen der Augen und ihrer Hilfsorgane besprochen (3). Es folgen die Verletzungen (4). Danach werden Funktionsstörungen (5), verschiedene Formen der Fehlsichtigkeit (6) und schließlich Augenbewegungsstörungen, Schielen und Augenzittern (7) behandelt.

2 Vorbemerkungen

Der Augenarzt verfügt über *spezielle Untersuchungs-, Meßverfahren und Funktionsproben*, die in anderen Fachgebieten unbekannt sind und deshalb kurz besprochen werden sollen. Zur Erhebung des Organbefundes dient neben der einfachen Inspektion (Augenumgebung, Lider, Lidspalte, Tränenorgane – Abb. 28.1 und 28.2) insbesondere die Biomikroskopie[1] des vorderen (Bindehaut, Lederhaut, Hornhaut, Vorderkammer, Regenbogenhaut, Linse, Hinterkammer) und des hinteren Augenabschnitts (Glaskörper, Netzhaut, Sehnervenpapille, Netzhautgefäße, Aderhaut – Abb. 28.3 und 28.4).

Die *einfache Inspektion* wird mit bloßem Auge oder unter Lupenvergrößerung vorgenommen. Für die *Biomikroskopie* ist spezielles Untersuchungsgerät (Spaltlampe, Kontaktglas) notwendig, das in der Regel nur in einer Augenarztpraxis oder in einer Augenklinik zur Verfügung steht. Eine *orientierende Prüfung der brechenden Medien* (Hornhaut, Kammerwasser, Linse, Glaskörper) und die *Untersuchung des Augenhintergrundes* (Netzhaut, Sehnervenpapille, Netzhautgefäße, Aderhaut – sog. *Ophthalmoskopie*) kann auch mit dem elektrischen Handaugenspiegel o. ä. am Krankenbett durchgeführt werden.

Wichtige *Meßverfahren* sind die Bestimmung

- der Fehlsichtigkeit (Refraktometrie, Skiaskopie),
- des Gesichtsfelds (Perimetrie),
- des Augeninnendrucks (Tonometrie) und
- des En- oder Exophthalmus (Exophthalmometrie).

Wesentliche *Funktionsproben* sind die Prüfung

- der Sehschärfe (Visus),
- des Gesichtsfelds (Perimetrie),
- des Farbsinns,
- des Dämmerungs- und Nachtsehens (Adaptometrie),
- der Pupillenreaktion,
- der Augenstellung und -beweglichkeit und
- des beidäugigen Tiefensehens.

Neben der *medikamentösen und operativen Behandlung* der Organerkrankungen stehen die *Therapie der Funktionsstörungen* mit Brillen, Kontaktlinsen, vergrößernden Sehhilfen und Übungen (Sehschule) und – bei hochgradiger beidseitiger Sehschärfenminderung oder Schwachsichtigkeit – die Rehabilitation (visuelle Frühförderung von Säuglingen und Kleinkindern, Sehbehinderten- und Blindenschulung) zur Verfügung.

[1] Untersuchung lebenden Gewebes mit einem Spezialmikroskop (z. B. Verwendung von Spaltlampe und Hornhautmikroskop)

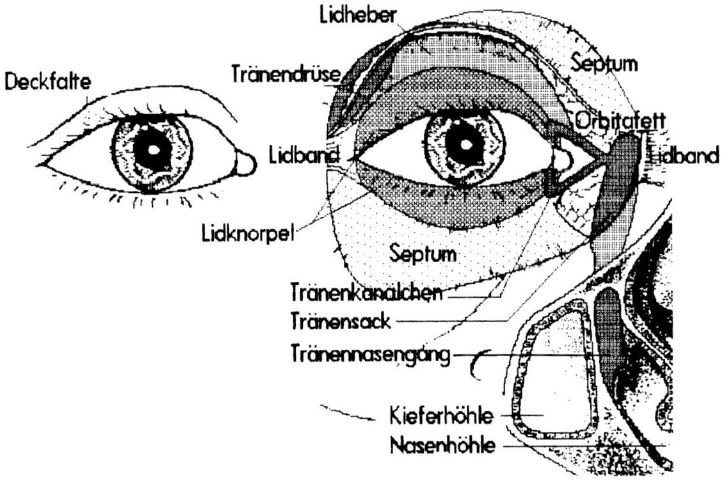

Abb. 28.1 Lider, Lidspalte und Tränenorgane rechts von vorn gesehen. In der rechten Bildhälfte sind Haut und mimische Muskulatur entfernt. Das Septum orbitale wurde oben und nasal geöffnet, um Lidheber und Tränenorgane zu zeigen. Die von der Tränendrüse gebildete Tränenflüssigkeit (Träne) wird durch den Lidschlag auf dem Auge verteilt. Sie fließt in den nasalen Lidwinkel, wo sie von den Tränenkanälchen aufgenommen wird. Durch Tränensack und Tränennasengang gelangt die Träne schießlich in die Nasenhöhle.

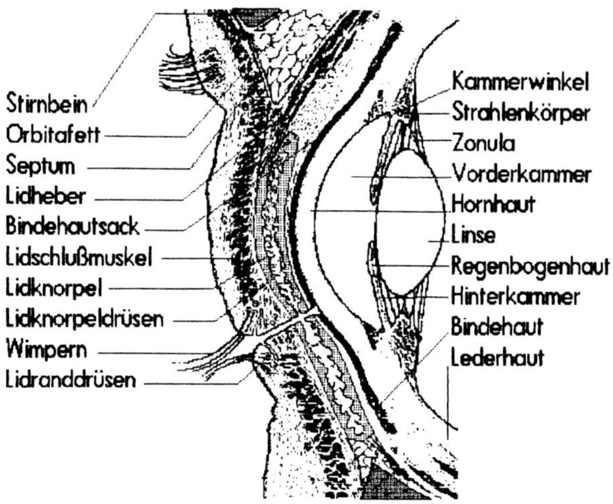

Abb. 28.2 Sagittaler Schnitt durch die Lider (geschlossen) und den vorderen Augenabschnitt.

Die Begriffe „Sehschärfenminderung" und „Schwachsichtigkeit" meinen folgendes:

- *Sehschärfenminderung (Visusminderung)* ist jede durch Erkrankung oder Mißbildung des Augapfels und der Sehbahn oder auch durch Fehlsichtigkeit verursachte Minderung der Sehschärfe (Visus).
- *Schwachsichtigkeit (Amblyopie)* bedeutet eine funktionelle Minderung des Sehvermögens nach Behinderung der normalen Sehschärfenentwicklung in den ersten Lebensjahren durch angeborene ein- oder beidseitige Trübungen der brechenden Medien (Hornhaut, Linse, Glaskörper), durch angeborene ein- oder beidseitige Fehlsichtigkeit, durch einseitiges Schielen oder durch Augenzittern.

Eine Sehschärfenminderung kann bei Organerkrankung meist, bei Mißbildungen seltener durch die Behandlung des Grundleidens und bei Fehlsichtigkeit (Brechungsfehler) durch opti-

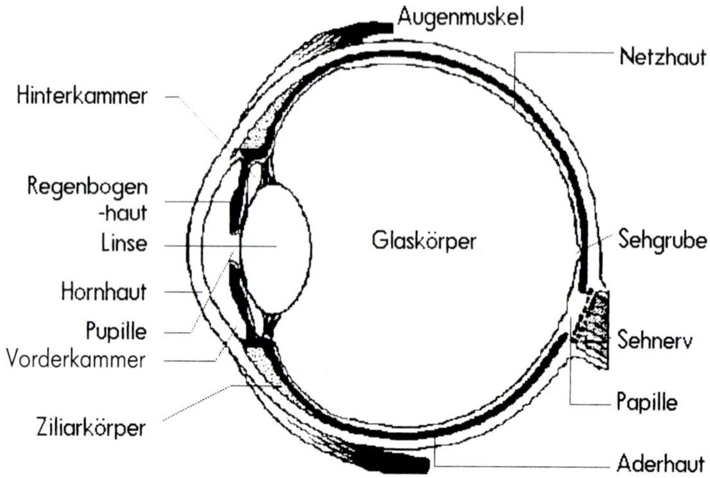

Abb. 28.3 Horizontaler Schnitt durch das rechte Auge.

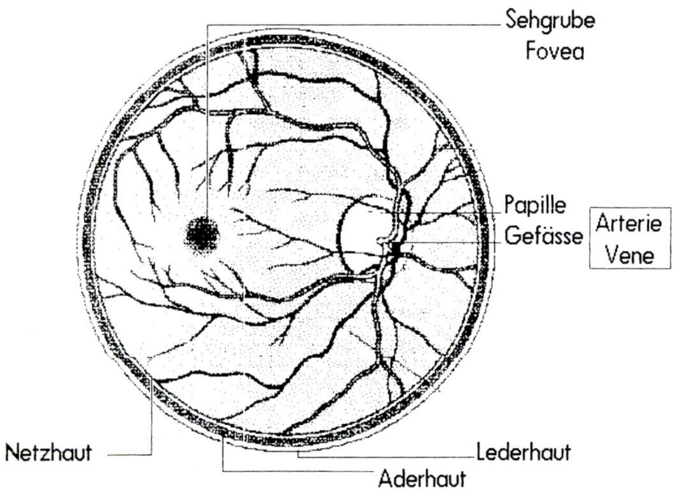

Abb. 28.4 Schematische Darstellung des rechten Augenhintergrunds.

schen Ausgleich (Brille, Kontaktlinse) behoben werden.

Bei einer Schwachsichtigkeit genügen diese Maßnahmen allein nicht. Zusätzlich muß der eingetretene Entwicklungsrückstand behandelt werden. Dies geschieht durch Training des schwachsichtigen (amblyopen) Auges. Die einfachste Methode ist das ganz-, halbtägige oder stundenweise Verkleben des besseren Auges, das den regelmäßigen Gebrauch des schwachsichtigen Auges erzwingt (Okklusionsbehandlung). Scheitert diese Behandlung, kann nach Vollendung des 5. Lebensjahres zusätzlich eine Sehschulung erfolgen.

3 Erkrankungen der Augen und ihrer Hilfsorgane

3.1 Augenhöhle (Orbita)

Erkrankungen der Augenhöhle verursachen meist eine Raumforderung. Dabei wird das Auge nach vorn gedrängt (*Exophthalmus*). Seltener ist ein Zurücksinken des Auges in die Augenhöhle (*Enophthalmus*) zu beobachten (Abb. 28.5).

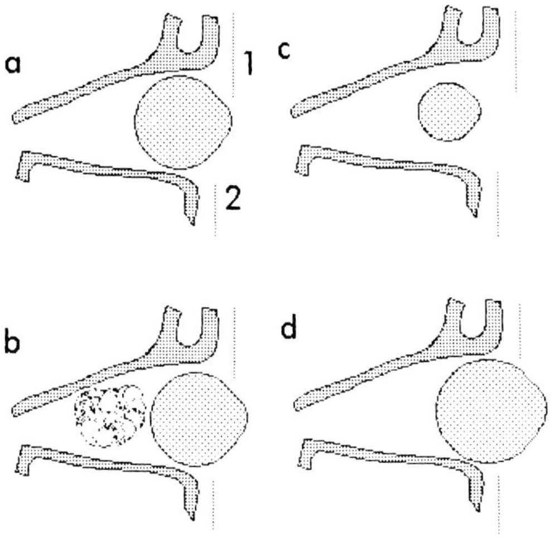

Abb. 28.5 a–d Exophthalmus, Enophthalmus. Stark schematisierter Sagittalschnitt durch die Augenhöhle. Die Lage des Hornhautscheitels wird durch Anvisieren über die Stirn (1) oder über die Wange (2) beurteilt.
a Normalbefund.
b Exophthalmus durch Geschwulst hinter dem Auge.
c Pseudoenophthalmus bei kleinem Auge.
d Pseudoexophthalmus bei großem Auge.

3.1.1 Exophthalmus

Ursache: hauptsächlich Entzündungen und Geschwülste, nämlich:

a) *Entzündungen*
- Orbitaphlegmone (akute bakteriell bedingte Entzündung der Orbitagewebe, meist fortgeleitet von Lidern oder Nasennebenhöhlen, seltener auf dem Blutweg – Abb. 28.6),
- Pseudotumor (chronische durch Immunreaktion bedingte Entzündung der Orbitagewebe).

b) *Geschwülste*
- Dermoide, Hämangiome (geringes, langsames Wachstum, kaum Funktionsstörungen),
- Teratome, Neurinome, Gliome (deutliches, rascheres Wachstum, meist Funktionsstörungen, bei Sehnervenbefall Erblindung),
- Rhabdomyosarkome, Metastasen (erhebliches, rasches Wachstum, meist Funktionsstörungen).

c) *Weitere Ursachen* sind:
- Morbus BASEDOW,
- Verletzungen (Orbitahämatom, -emphysem),
- Schädelmißbildungen mit kleiner, flacher Augenhöhle.

Ein großes Auge (hochgradige Kurzsichtigkeit, kindliches Glaukom) kann einen Exophthalmus vortäuschen (*Pseudoexophthalmus* – Abb. 28.5 d).

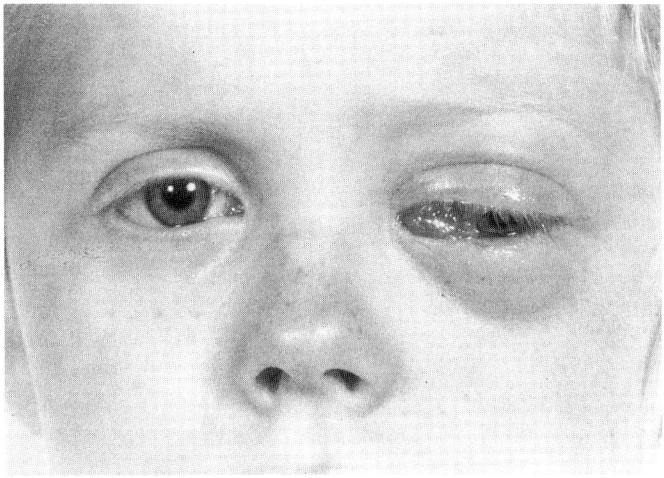

Abb. 28.6 Orbitaphlegmone links. Starke Lid- und Bindehautschwellung, nasaler Bindehautvorfall in die Lidspalte, Auge nach außen und unten vorgedrängt.

Krankheitsbild: meist einseitige Erweiterung der Lidspalte. Mehr oder weniger deutliches Vorstehen eines Auges, seltener beider Augen. Bei entzündlichem Exophthalmus (Abb. 28.6) oder rasch wachsenden Geschwülsten äußere Entzündungszeichen (Lid-, Bindehautrötung und -schwellung). Schielen und Visusminderung bei Beteiligung der hinteren Augenhöhle (Orbitaspitze).

Diagnose: typisches Krankheitsbild. Ultraschalluntersuchung, Computertomographie (Geschwulstnachweis und -lokalisation). Augen- und hals-nasen-ohrenärztliche Untersuchung bei entzündlichem Exophthalmus.

Verlauf und Prognose: Bei *Orbitaphlegmone* meist schnelle Rückbildung unter Antibiotikatherapie, seltener Sehnervenatrophie. Lebensbedrohliche Komplikationen durch Fortleitung ins Schädelinnere (septische Sinus-cavernosus-Thrombose) sind bei sachgerechter Behandlung selten. Bei *entzündlichem Pseudotumor orbitae* (Granulationsgeschwulst der Augenhöhle) meist Rückbildung unter Cortison, selten chronisches Fortschreiten mit Sehnervenatrophie, Lähmungsschielen. Bei *echten Geschwülsten* von Größe, Sitz und Wachstum abhängig.

Behandlung: bei *Orbitaphlegmone* Notfallaufnahme, hochdosierte parenterale Antibiotikatherapie, ggf. Herdsanierung, Abszeßdrainage. Bei *entzündlichem Pseudotumor* Cortison. Bei *echten Geschwülsten* Operation, evtl. auch Strahlen- und Chemotherapie.

3.1.2 Enophthalmus

Ursache: Erweiterung der Augenhöhle nach Orbitafraktur, Sympathikuslähmung durch Geburtstrauma (Plexusläsion), Halsrippen, Hirnstammtumoren, Gefäßanomalien und Tumoren im Halsbereich. Ein kleines Auge (hochgradige Übersichtigkeit, Mißbildung) kann einen Enophthalmus vortäuschen (*Pseudoenophthalmus* – Abb. 28.5 c).

Krankheitsbild: meist einseitige Verengung der Lidspalte. Auge und Lider zurückgesunken. Bei *Orbitafraktur* oft Lidhämatom, Lähmungsschielen mit Doppelbildern. Bei *Sympathikuslähmung* (HORNER-Syndrom) gleichseitig Ober- und Unterlidsenkung (Ptosis sympathica) und Pupillenverengung (Miosis paralytica).

Diagnose: typisches Krankheitsbild. Röntgendiagnostik der Orbita, bei erworbenem HORNER-Syndrom auch des Halses und des Hirnstamms.

Behandlung: bei *Orbitafrakturen* mit deutlichem Enophthalmus und Lähmungsschielen operative Wiederherstellung innerhalb von 12 Tagen nach Trauma. Bei HORNER-Syndrom je nach Grundleiden.

3.2 Lider

Neben den hier beschriebenen Mißbildungen, Fehlstellungen und Entzündungen können sich an den Lidern auch Hautkrankheiten zeigen wie Ichthyosis congenita, Ekzem, Impetigo infectiosa, Erysipel, Herpes simplex und Zoster.

3.2.1 Spaltbildung der Lider (Lidkolobom)

Ursache: Mißbildung der Lider.

Krankheitsbild: Ober- seltener Unterliddefekt in der nasalen Hälfte (Abb. 28.7). Hornhaut auch im Schlaf teilweise unbedeckt. Dadurch Hornhautschäden möglich (Hornhautgeschwür, Hornhautnarben, Visusminderung).

Diagnose: typisches Krankheitsbild. Biomikroskopie der Hornhaut.

Verlauf: unbehandelt oft Hornhautschäden.

Behandlung: Gleitmittel (Bepanthen-Augensalbe), Uhrglasverband zur Verhütung von Hornhautschäden, operativer Verschluß.

3.2.2 Oberlidsenkung (Ptosis)

Ursache: Mißbildung des Lidhebers oder des III. Hirnnervs (N. oculomotorius), seltener durch erworbene Lähmung des III. Hirnnervs oder des Sympathikus (HORNER-Syndrom) oder durch Oberlidgeschwülste (Hämangiome, Neurofibrome).

Krankheitsbild: ein- oder beidseitiges Herabhängen des Oberlides, verstrichene Liddeckfalte (Abb. 28.8 und 28.9). Braue wird zum Ausgleich meist hochgezogen, der Kopf mit angehobenem Kinn gehalten. Bei angeborener Ptosis ist das betroffene Auge meist fehlsichtig. Sympathikuslähmung ist mit enger Pupille (Miosis) und geringem Enophthalmus verbunden.

Diagnose: typisches Krankheitsbild. Skiaskopie. Bei erworbener Ptosis Ursache abklären (Augenhöhle, ZNS, Hals).

Verlauf: bei *erworbener Ptosis* Rückbildung möglich. Bei *bedeckter Pupille droht lebenslange Schwachsichtigkeit (Amblyopie). Schwachsichtig-*

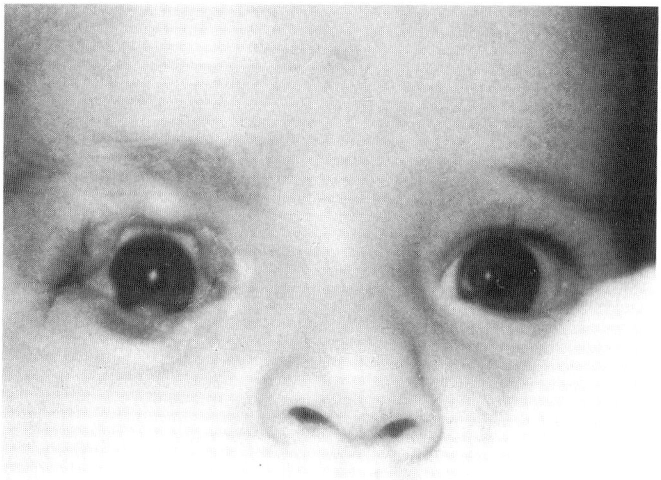

Abb. 28.7 Oberlidkolobom rechts mit großem zentralem Liddefekt.

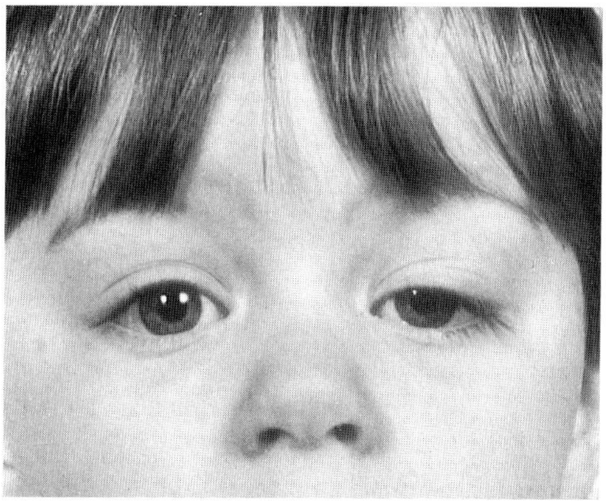

Abb. 28.8 Angeborene Ptosis links. Deckfalte weitgehend verstrichen, Braue angehoben.

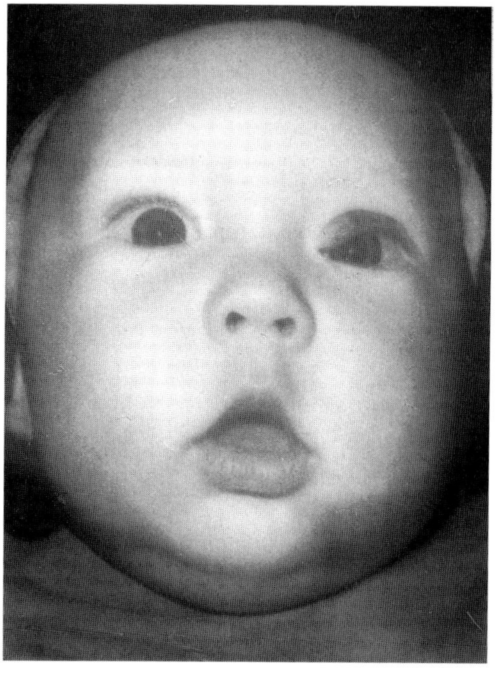

Abb. 28.9 Oberlidhämangiom links. Auch in diesem Fall bei freier Pupille keine Amblyopiegefahr durch Hämangiom, evtl. aber durch einseitige Fehlsichtigkeit.

keit bei Ptosis wird allerdings häufiger durch angeborene Fehlsichtigkeit verursacht. Bei *Hämangiomen* meist spontane Rückbildung innerhalb der ersten Lebensjahre.

Behandlung: Ausgleich der Fehlsichtigkeit durch Brille, Behandlung der Schwachsichtigkeit. Frühe operative Korrektur bei bedeckter Pupille, sonst Operation vor Kindergarten- oder Schuleintritt. Bei *erworbener Ptosis* Grundleiden behandeln; Ptosisoperation nicht vor Ablauf von 12 Monaten nach Auftreten. Bei Lidhämangiomen mit weitgehend bedeckter Pupille systemische Cortisontherapie, bei Versagen Operation.

3.2.3 Auswärtswendung des Lides (Ektropium)

Ursache: Mißbildung der Lidbänder, Lidhautnarben, Lähmung des VII. Hirnnervs (Fazialisparese), zu straffe Lidhaut bei angeborener Ichthyosis.

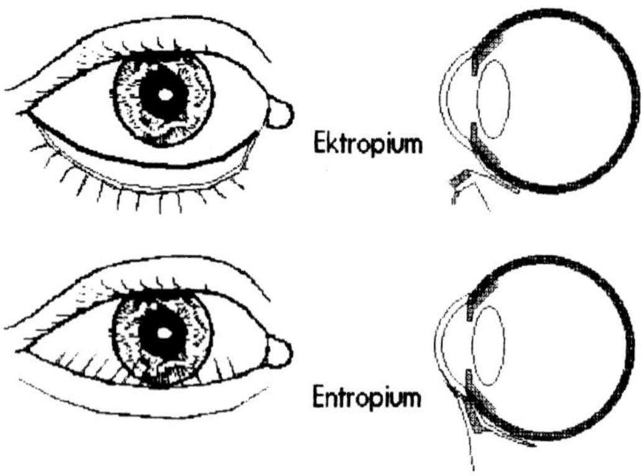

Abb. 28.10 Ektropium und Entropium jeweils am Unterlid. Bei Ektropium ist das Lid nach außen umgeklappt; die Lidbindehaut liegt frei. Bei Entropium ist das Lid nach innen umgeschlagen; Wimpern reiben auf dem Auge.

Krankheitsbild: sichtbare Fehlstellung der Lidkante (Abb. 28.10), Rötung der Bindehaut, Tränenträufeln. Bei *Oberlidektropium* und bei *Fazialisparese* auch mangelhafter Lidschluß im Schlaf (Lagophthalmus) mit Gefährdung der Hornhaut.

Diagnose: typisches Krankheitsbild. Biomikroskopie der Hornhaut. Bei *Fazialisparese* kinderneurologische Abklärung.

Verlauf: unbehandelt chronische Bindehautentzündung, Hornhautschäden möglich.

Behandlung: Gleitmittel (Methocel 1 : 10, Bepanthen-Augensalbe u.ä.), Operation.

3.2.4 Einwärtswendung des Lides (Entropium), Wimpernreiben (Trichiasis)

Ursache: angeborene Straffheit des inneren Lidblattes, chronischer Lidkrampf (Blepharospasmus) bei Reizzuständen des Auges, Bindehautschrumpfung, Fehlstellung der Wimpern oder zusätzliche Wimpernreihen (Distichiasis).

Krankheitsbild: Einwärtswendung des Unterseltener des Oberlides (Abb. 28.10). Bei Distichiasis zweite Wimpernreihe. Wimpernreiben, Fremdkörpergefühl, Reizzustand (Rötung, Tränen, Lidkrampf), evtl. Hornhautschäden.

Diagnose: typisches Krankheitsbild. Biomikroskopie.

Verlauf: unbehandelt chronische Reizzustände, Hornhautschäden möglich.

Behandlung: Gleitmittel (Methocel 1 : 10, Bepanthen-Augensalbe u.ä.), Operation.

3.2.5 Gerstenkorn (Hordeolum)

Ursache: akute bakterielle Infektion der äußeren und inneren Lidranddrüsen.

Krankheitsbild: umschriebene, stark druckschmerzhafte Lidschwellung und -rötung in Lidrandnähe mit bisweilen erheblicher Begleitschwellung der Lidhaut (Abb. 28.11).

Diagnose: typisches Krankheitsbild. Bei Rezidiven Diabetes mellitus ausschließen.

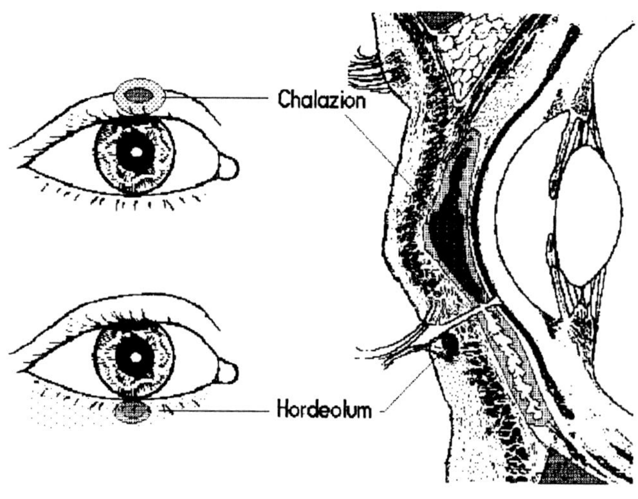

Abb. 28.11 Gerstenkorn (Hordeolum) und Hagelkorn (Chalazion). Gerstenkorn – akute bakterielle Infektion der Lidranddrüsen mit druckschmerzhafter Lidrandschwellung und begleitendem Lidrandödem. Hagelkorn – chronische Entzündung der Lidknorpeldrüsen ohne wesentliche äußere Entzündungszeichen.

Verlauf: meist spontane Einschmelzung und Entleerung nach außen. Bei unsachgemäßer Behandlung (Reiben, Quetschen u.ä.) Keimausbreitung mit Orbitaphlegmone und septischer Sinus-cavernosus-Thrombose möglich.

Behandlung: antibiotische Augensalben, Wärmeanwendung (Rotlicht) zur Beschleunigung des Verlaufs, Stichinzision bei Abszeßbildung.

3.2.6 Hagelkorn (Chalazion)

Ursache: chronische Entzündung der inneren Lidranddrüsen, bisweilen nach einem Hordeolum oder bei nicht ausgeglichener Fehlsichtigkeit.

Krankheitsbild: nicht druckschmerzhafte linsen- bis bohnengroße Schwellung im Bereich der Lidknorpel (Abb. 28.11).

Diagnose: typisches Krankheitsbild.

Verlauf: langsame Vergrößerung, seltener Durchbruch nach außen oder innen mit Spontanheilung.

Behandlung: Operation, Ausgleich einer Fehlsichtigkeit.

3.2.7 Lidrandentzündung (Blepharitis)

Ursache: Seborrhoe, endogenes Ekzem, Milben- oder Filzlausbefall, nicht ausgeglichene Fehlsichtigkeit (Blepharitis squamosa), bakterielle oder virale Infektionen (Blepharitis ulcerosa).

Krankheitsbild: *Blepharitis squamosa* – trockene, schuppende, bisweilen juckende Rötung der Lidränder. *Blepharitis ulcerosa* – nässende, geschwürige Lidrandentzündung.

Diagnose: typisches Krankheitsbild. Bei *Blepharitis squamosa* nicht- oder fehlkorrigierte Fehlsichtigkeit ausschließen. Wimpern nach Filzläusen absuchen.

Verlauf: unbehandelt Wimpernverlust oder -fehlstellung mit Wimpernreiben (Trichiasis) möglich.

Behandlung: Reinigung der Lidränder, desinfizierende oder antibiotische Augensalben und -tropfen, evtl. mit Cortisonzusatz, Brille. Entfernung von Filzläusen bzw. Milben, Vaselinum album ophthalmicum, in hartnäckigen Fällen Wimpern abschneiden.

3.2.8 Entzündliche Lidschwellung (Lidödem)

Ursache: allergische, bakterielle oder virale Entzündungen der Lidhaut, Insektenstiche, Verätzungen, Entzündungen der Tränenorgane (Dakryozystitis, Dakryoadenitis), Gerstenkorn, Bindehautentzündung (Blenorrhoe), Orbitaphlegmone, Hornhautgeschwür und Hornhautperforation, Entzündungen des Augeninneren (Iritis, Panophthalmie).

Krankheitsbild: teigige Schwellung und Rötung der Lidhaut, evtl. typische Hautveränderungen, Druckschmerz an Tränenorganen oder Lidrändern, Lidkrampf besonders bei Verätzungen, bei Verletzungen, weniger bei Entzündungen des Augeninneren. Massive Bindehautschwellung und Bewegungseinschränkung bei Orbitaphlegmone.

Diagnose und Behandlung: nach Krankheitsbild.

Verlauf: vom Grundleiden abhängig, in der Regel gutartig.

3.3 Tränenorgane

3.3.1 Tränenträufeln (Epiphora)

Ursache: Ektropium, Tränenwegverschluß.

Krankheitsbild: ein- oder beidseitiges Tränen besonders bei Kälte und Wind.

Diagnose: Fehlen oder sichtbare Fehlstellung der Tränenpunkte, Tränenwegsondierung, evtl. radiologische Darstellung mit Kontrastmittel (Dakryozystographie).

Verlauf: bei Verschluß des Tränennasengangs nicht selten chronische Tränensackentzündung (Dakryozystitis) mit ständiger eitriger Absonderung.

Behandlung: Operation bei Ektropium und Fehlen der Tränenpunkte. Bei Verschluß des Tränennasengangs evtl. mehrfache Sondierung, bei Scheitern Operation.

3.3.2 Tränensackentzündung (Dakryozystitis)

Ursache: bakterielle Infektion bei Verschluß des Tränennasengangs.

Krankheitsbild: mehr oder weniger schmerzhafte entzündliche Schwellung im Bereich des inne-

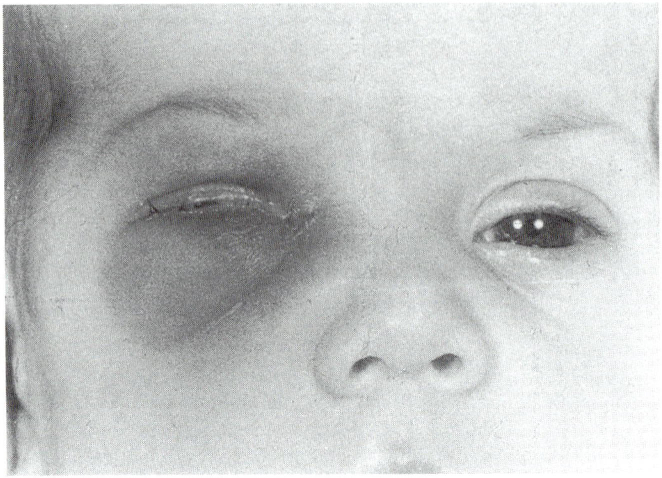

Abb. 28.12 Dakryophlegmone bei Tränenwegverschluß rechts. Rötung und Schwellung unterhalb des inneren Lidwinkels; Begleitödem von Ober- und Unterlid.

ren Lidwinkels, bisweilen Übergreifen auf die Umgebung (Dakryophlegmone – Abb. 28.12). Eitrige bis schleimig-eitrige Absonderung aus den Tränenpunkten besonders bei Druck auf die Schwellung.

Diagnose: typisches Krankheitsbild.

Verlauf: unbehandelt Abszeßbildung und Durchbruch nach außen, evtl. Übergreifen auf die Augenhöhle (Orbitaphlegmone).

Behandlung: abschwellende und antibiotische Augentropfen. Allgemein breit wirksame Antibiotika als Infusion oder Saft. Bei Abszeß Operation. Nach Abklingen der Entzündung Sondierung, evtl. radiologische Darstellung der ableitenden Tränenwege mit Kontrastmittel, bei bleibendem Verschluß der Tränenwege Operation.

3.3.3 Tränendrüsenentzündung (Dakryoadenitis)

Ursache: bakterielle oder virale (Masern, Mumps) Infektion der Tränendrüse.

Krankheitsbild: druckschmerzhafte Rötung und Schwellung des Oberlides, vorwiegend seitlich und oben; dadurch paragraphenförmige Lidspalte.

Diagnose: typisches Krankheitsbild, geschwollene Tränendrüse bei hochgehobenem Lid und Blick zur Nasenspitze sichtbar. Bei zweifelhafter Diagnose Gerstenkorn (Druckschmerz unmittelbar am Lidrand) und Nasennebenhöhlenentzündung ausschließen.

Verlauf: häufig Bildung von Abszessen.

Behandlung: allgemein Antibiotika für eine Woche; bei Abszeß Operation.

3.4 Bindehaut (Conjunctiva)

3.4.1 Bindehautentzündung bei Neugeborenen (Blenorrhoe)

Ursache: Silbernitrat-Prophylaxe (Credé – 12–24 Std. nach Geburt), Infektion durch Gonokokken (1–3 Tage nach Geburt), Chlamydien (1–14 Tage nach Geburt), Herpes simplex Typ II (3–14 Tage nach Geburt), Pseudomonas, hämolysierende Streptokokken u. a. (ab 14 Tage nach Geburt).

Krankheitsbild: hochrotes Auge mit Lidkrampf und starker, meist eitriger Absonderung (Abb. 28.13). *Bei Gonokokken, Herpes simplex Typ II, Pseudomonas und hämolysierenden Streptokokken rasch Hornhautinfiltration mit Einschmelzung und Perforation.*

Diagnose: typisches Krankheitsbild. Biomikroskopie der Hornhaut. Bindehautabstrich für Mikroskopie und Kultur (Resistenzbestimmung).

Verlauf: bei Infektion unbehandelt Hornhautgeschwür, Hornhautperforation, Hornhautnarben, Visusminderung, Erblindung.

Behandlung: bei Infektion allgemeine und örtliche Antibiotikabehandlung nach den örtlichen Resistenzverhältnissen sofort nach Bindehautabstrich. *Engmaschige augenärztliche Kontrolle.* Anpassung der Antibiotikatherapie an Verlauf und Resistenztestergebnis. Häufige Reinigung von

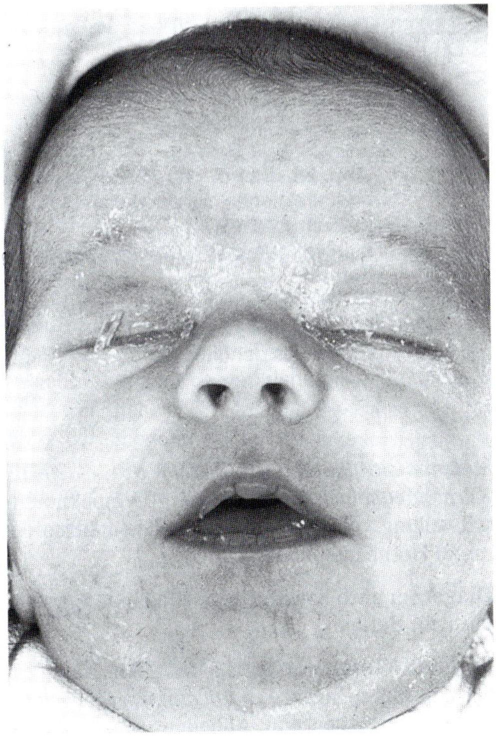

Abb. 28.13 Blenorrhoe. Lidschwellung, teils angetrocknetes, eitriges Sekret im Lidspaltenbereich.

Lidrändern, Wimpern und Lidhaut. Schutz des nichtbefallenen Auges durch Uhrglasverband. Bei *Gonokokken- oder Chlamydiennachweis* Untersuchung und Behandlung der Eltern. Hygienemaßnahmen zum Selbstschutz streng beachten!

3.4.2 Bindehautentzündung (Konjunktivitis)

Ursache: *nichtinfektiöse Konjunktivitis* – Rauch, Staub, UV-Licht, Fehlsichtigkeit, Lidhauterkrankungen, Entropium, Ektropium, Allergien (Heuschnupfen, Arzneimittel), Erythema exsudativum multiforme. *Infektiöse Konjunktivitis* – Chlamydien und andere Bakterien, teils in Verbindung mit Dakryozystitis, Viren.

Krankheitsbild: ein- oder beidseitige Rötung (Abb. 28.14), Brennen, Tränen, Lidkrampf, bei Infektionen meist schleimig-eitrige Absonderung mit verklebten Wimpern.

Diagnose: typisches Krankheitsbild. Bindehautabstrich für Mikroskopie und Kultur. Skiaskopie.

Verlauf: meist gutartig, Hornhautschäden selten.

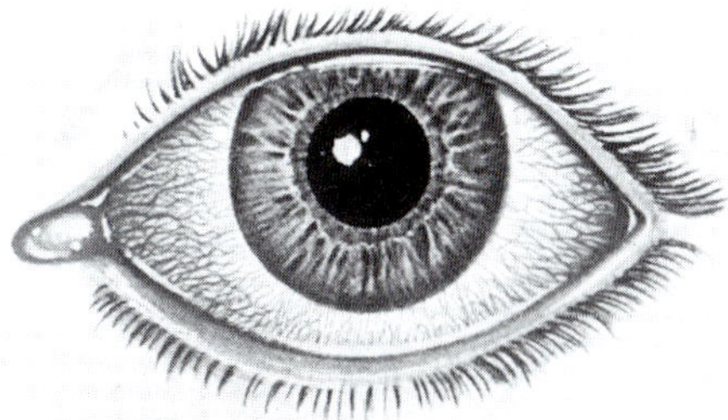
a

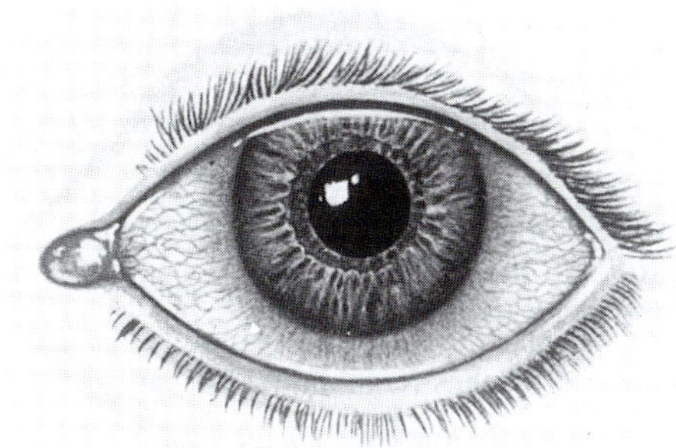
b

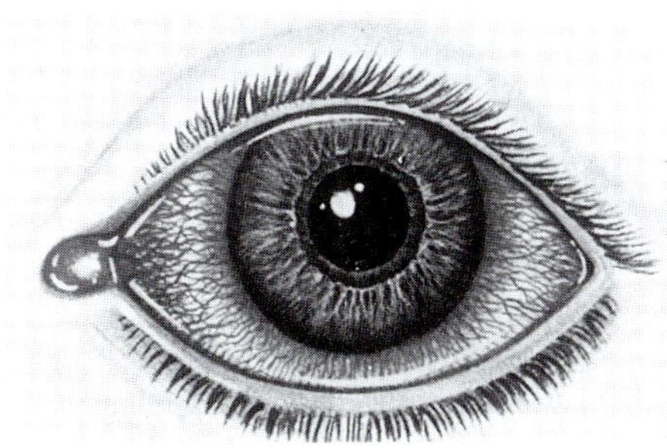
c

Abb. 28.14 a–c Rotes Auge. Meist Zeichen oberflächlicher (**a** konjunktivale Injektion) oder tieferer (**b** ziliare Injektion) Entzündungsprozesse. Bei konjunktivaler Injektion Rötung in den Bindehautsack hinein zunehmend; bei ziliarer Injektion umgekehrt maximale Rötung am Hornhautrand. Schwere Entzündungszustände (z. B. Hornhautgeschwür) führen zu gemischter Injektion (**c**).

Behandlung: bei *Gonokokken und Chlamydien* wie 3.4.1. Sonst lokal abschwellende und antibiotische Augentropfen und -salben. Regelmäßige Reinigung von Lidrändern, Wimpern und Lidhaut. Ggf. Brille.

3.4.3 Bindehautunterblutung (Hyposphagma)

Ursache: Ruptur kleiner Bindehautgefäße bei heftigem Husten (Keuchhusten), Pressen, Augenreiben oder nach der Geburt.

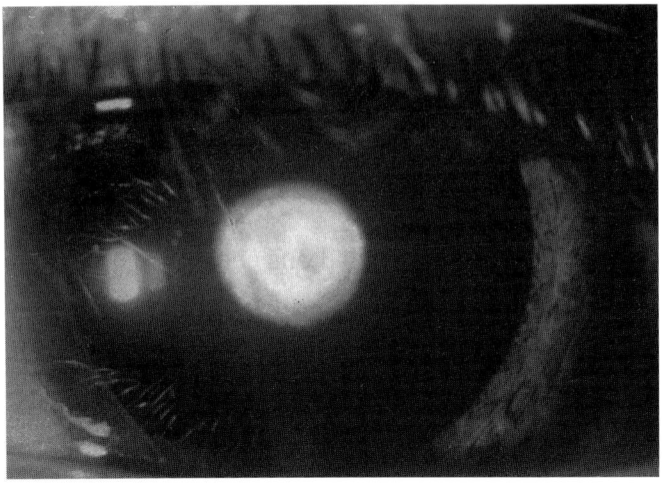

Abb. 28.17 Angeborene Linsentrübung, photographiert bei seitlicher Beleuchtung.

geborener oder frühkindlicher Katarakt schwere therapieresistente lebenslange Schwachsichtigkeit.

Behandlung: *bei totaler angeborener Linsentrübung* **Operation in den ersten Lebenswochen** *mit nachfolgender Anpassung von Starbrille oder Kontaktlinse. Kontaktlinse und Amblyopiebehandlung nach Operation einer einseitigen Katarakt zwingend geboten.* Stoffwechselstörungen und Iridozyklitis behandeln. Bei Fortschreiten einer teilweisen Linsentrübung Operation.

3.7.2 Linsenverlagerung (Linsenektopie)

Ursache: schwacher Halteapparat der Linse (Zonulafasern) bei MARFAN- oder MARCHESANI-Syndrom.

Krankheitsbild: Schlottern von Regenbogenhaut und Linse, Linsenverlagerung nach nasal oben, Linsenäquator in Pupille sichtbar, dadurch Fehlsichtigkeit (Astigmatismus) und Visusminderung, evtl. einäugiges Doppeltsehen (monokulare Diplopie). Meist Kurzsichtigkeit (Myopie).

Diagnose: Nachweis des Irisschlotterns, sichtbare Linsenverlagerung im durchfallenden Licht, Visusminderung. Syndromtypischer Körperbau.

Verlauf: zunehmende Linsenverlagerung, evtl. auch in die vordere Augenkammer oder den Glaskörper (Linsenluxation), Glaukom, Netzhautabhebung.

Behandlung: Brillenkorrektur, operative Entfernung der Linse.

3.8 Regenbogenhaut (Iris) Aderhaut (Chorioidea)

3.8.1 Mißbildungen (Iris-, Aderhautkolobom, Aniridie)

Ursache: Kolobom – fehlender Verschluß der embryonalen Augenbecherspalte bei Chromosomenanomalien (Trisomie) oder Schwangerschaftserkrankungen (Embryopathie).

Krankheitsbild: bei *Iriskolobom* schlüssellochartige Pupille (Abb. 28.18) durch angeborenen Irisdefekt unten, bisweilen kombiniert mit Mikrophthalmus, Linsen-, Aderhaut- und Sehnervenkolobom; Linsen-, Aderhaut- und Sehnervenkolobom auch ohne Iriskolobom möglich. Hochgradige Visusminderung, evtl. Augenzittern, bei Einbeziehung des hinteren Augenpols (gelber Fleck – Macula lutea) und des Sehnervs. Bei *Aniridie* völliges Fehlen der Regenbogenhaut, Augenzittern, hochgradige Visusminderung, Lichtscheu, bisweilen partielle Linsentrübung. Oft zusätzliche Fehlsichtigkeit, Schielen und Schwachsichtigkeit (Amblyopie), teils auch WILMS-Tumor.

Diagnose: typischer Vorderabschnitt- und Augenhintergrundbefund.

Verlauf: bei *Aderhautkolobom* Netzhautabhebung, bei *Aniridie* Glaukom möglich. Bisweilen Entwicklung einer totalen Linsentrübung.

Behandlung: Brille, Amblyopiebehandlung. Bei hochgradiger beidseitiger Visusminderung visuelle Frühförderung, vergrößernde Sehhilfen, Sehbe-

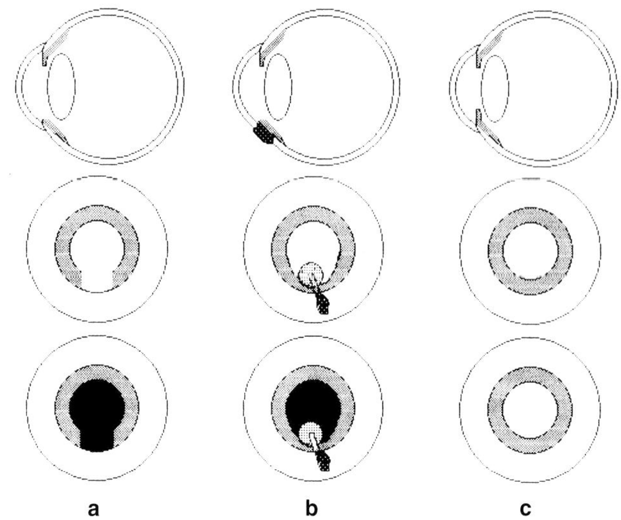

Abb. 28.18 a–c Iriskolobom und Irisverziehung bei durchbohrender Verletzung (Perforation), schematisiert im Schnitt (oben), bei durchfallendem Licht (Mitte) und bei seitlicher Beleuchtung (unten).
a Typischer Regenbogenhautdefekt bei angeborenem Iriskolobom.
b Pupillenverziehung bei Hornhaut- und Lederhautperforation unten mit Vorfall und Einklemmung der Regenbogenhaut.
c Normalbefund.

hindertenschule. Bei *Aniridie* Kontaktlinsen mit künstlicher Regenbogenhaut.

3.8.2 Pigmentmangel (Albinismus)

Ursache: angeborener Pigmentmangel durch Stoffwechselstörung (Enzymdefekt), oft nur im Bereiche des Auges (okulärer Albinismus).

Krankheitsbild: bei Befall von Regenbogenhaut und Aderhaut rotes Pupillenleuchten. Fehlen oder Fehlbildung der Makula (Makulaaplasie oder -dysplasie), pendelförmiges Augenzittern (Pendelnystagmus), beidseitige mittel- bis hochgradige Visusminderung, oft Fehlsichtigkeit und Schielen.

Diagnose: typisches Krankheitsbild.

Verlauf: Nystagmus kann in den ersten Lebensjahren abnehmen. Sonst keine Änderung zu erwarten.

Behandlung: Brille, Schiel- und Nystagmusbehandlung je nach Befund. Bei hochgradiger Visusminderung vergrößernde Sehhilfen, visuelle Frühförderung, Sehbehindertenschule.

3.8.3 Regenbogenhaut-, Ziliarkörperentzündung (Iritis, Iridozyklitis)

Ursache: Immunreaktionen bei Herpes simplex, Zoster ophthalmicus, chronischen Streptokokkeninfektionen (Tonsillitis), Toxoplasmose, Listeriose, juveniler Polyarthritis (STILL-Syndrom) u. a.

Krankheitsbild: vorwiegend Rötung am Hornhautrand (Abb. 28.14), dumpfer Schmerz, enge Pupille, Regenbogenhautstruktur bei eiweiß- und zellreichem Kammerwasser verwaschen, Verklebungen zwischen Regenbogenhaut und Kammerwinkel (Kammerwinkelsynechien) bzw. zwischen Regenbogenhaut und Linse (hintere Synechien), Ablagerung von Zellen und Eiweiß auf der Hornhautrückfläche. Bei Iridozyklitis auch zellige Infiltration des Glaskörpers, in schweren Fällen Eiterspiegel in der unteren Vorderkammer (Hypopyon).

Diagnose: Typisches Krankheitsbild. Biomikroskopie des Vorderabschnitts und des vorderen Glaskörpers, Druckmessung (Tonometrie). Ausschluß von chronischen Allgemeininfektionen.

Verlauf: oft chronisch schleichend mit langsamer Eintrübung von Glaskörper und Linse, bisweilen Augeninnendrucksteigerung (Sekundärglaukom).

Behandlung: wo möglich, Grundleiden behandeln. Immer Ruhigstellung des Ziliarkörpers und Pupillenerweiterung mit Atropin. Lokal Cortison als Augentropfen, -salbe oder subkonjunktivale Injektion. In schweren Fällen allgemeine Immunsuppression. Bei schwerer Linsen- und Glaskörpertrübung Operation.

3.8.4 Aderhautentzündung (Chorioiditis)

Ursache: bei Autoimmunreaktion (autoimmunogen), bakterieller oder mykotischer Sepsis, Listeriose, Toxoplasmose, konnataler Lues, konnatalem Rötelnsyndrom, Zytomegalie.

Krankheitsbild: gelbliche Herde am Augenhintergrund mit zelliger Infiltration des Glaskörpers, Netzhautbeteiligung. Bei Befall des hinteren Augenpols (Macula lutea) meist bleibende Visusminderung. Abheilung mit Netzhaut-Aderhaut-Narben, die bei intrauteriner Toxoplasmose schon bei Geburt am hinteren Augenpol vorhanden sind; in diesem Fall häufig Mikrophthalmus, Linsentrübung, Schielen, Augenzittern.

Diagnose: nach Augenhintergrundbefund und serologischer Diagnostik.

Verlauf: je nach Ursache, in der Regel Abheilung mit Narbenbildung. Bei bakterieller oder mykotischer Sepsis Übergreifen auf den Glaskörper mit schwerem innerem und äußerem Reizzustand (Panophthalmie) und Verlust des Auges. Bei Toxoplasmose nicht selten Rezidive durch in der Narbe verbliebene Erreger.

Behandlung: bei *autoimmunogener Chorioiditis* lokal und allgemein Cortison. Sonst Behandlung des Grundleidens. Bei *Panophthalmie* frühe Glaskörperausscheidung (Vitrektomie) mit Instillation von antibakteriell oder antimykotisch wirksamen Substanzen in den Glaskörperraum und entsprechender Allgemeinbehandlung.

3.8.5 Aderhaut- und Netzhautleukose

Ursache: Aderhaut- und Netzhautinfiltration durch Leukosezellen bei Leukämie.

Krankheitsbild: einzelne oder verstreute weißlichgelbe Herde mit umgebender Blutung am Augenhintergrund.

Diagnose: typischer Augenhintergrundbefund.

Verlauf: unbehandelt zunehmende Ausdehnung, Netzhautabhebung, Erblindung. Ungünstige Allgemeinprognose!

Behandlung: Strahlen- und Chemotherapie.

3.9 Glaskörper (Corpus vitreum)

3.9.1 Mißbildungen (Arteria hyaloidea persistens)

Ursache: meist einseitig ausbleibende Rückbildung der embryonalen Glaskörpergefäße.

Krankheitsbild: bindegewebiger, oft gefäßführender Strang vom Sehnerv (Papille) bis zum hinteren Linsenpol, meist Mikrophthalmus, Schielen, hochgradige Visusminderung.

Diagnose: typisches Krankheitsbild.

Verlauf: keine Änderung, lebenslang hochgradige Visusminderung.

Behandlung: in günstigen Fällen und bei früher Diagnose (selten!) operative Glaskörperausschneidung (Vitrektomie) in den ersten Lebensmonaten, Schielbehandlung.

3.9.2 Glaskörperabszeß (Endophthalmitis, Panophthalmie)

Ursache: bakterielle oder mykotische Aderhautentzündung bei Sepsis. Infektion nach durchbohrenden Augenverletzungen.

Krankheitsbild: Schwerer innerer und äußerer Reizzustand des Auges, weißlich oder gelblich aufleuchtende Pupille.

Diagnose: typisches Krankheitsbild.

Verlauf: oft Verlust des Auges, Erblindung.

Behandlung: lokal und allgemein Antibiotika, notfallmäßige Glaskörperausschneidung (Vitrektomie) und Antibiotikagabe ins Augeninnere, auch bei Verdacht.

3.10 Netzhaut

3.10.1 Netzhautabhebung (Ablatio retinae, Amotio retinae)

Ursache: Netzhautlöcher oder -einrisse bei hochgradiger Kurzsichtigkeit, Unreiferetinopathie, Prellungsverletzungen oder durchbohrenden Verletzungen des Auges. Flüssigkeitsansammlung (Exsudation) zwischen Aderhaut und Netzhaut bei Aderhautentzündung oder Geschwülsten (Retinoblastom, Metastasen).

Krankheitsbild: Grauverfärbung der Netzhaut, Sehstörungen. Bei totaler Netzhautablösung grauweißes Pupillenleuchten, Erblindung (Leukokorie, amaurotisches Katzenauge).

Diagnose: typischer Augenhintergrundbefund.

Verlauf: bei *Netzhautlöchern und -einrissen* unbehandelt oft Fortschreiten bis zur Erblindung. Bei *exsudativer oder geschwulstbedingter Ablösung* meist hochgradige Visusminderung oder Erblindung.

Behandlung: vorbeugende Versorgung von Netzhautlöchern durch Kälte- oder Laserlichtbehandlung, operative Wiederanlegung. Sonst je nach Ursache.

3.10.2 Retinoblastom

Ursache: teils autosomal dominant, teils nichterblich; auch ein Chromosomendefekt kommt vor.

Krankheitsbild: anfangs flache gelbliche Netzhautgeschwülste, später weitgehende Ausfüllung des Glaskörperraumes mit Erblindung und weißgelblichem Pupillenleuchten (amaurotisches Katzenauge – Abb. 28.16c und 28.19). Schielen oft Erstzeichen. Bei 25% auch Befall des anderen Auges.

Diagnose: typisches Krankheitsbild. Narkoseuntersuchung auch des anderen Auges, Ultraschall. Untersuchung aller Geschwister. Dreimonatliche Augenarztkontrolle des gesunden Auges und der Geschwister bei erweiterter Pupille.

Verlauf: unbehandelt Übergreifen auf Augenhöhle und Gehirn. Keine Ausbreitung auf dem Blutweg. Behandelt bei sachgerechter Nachsorge sehr gute Überlebenschancen, aber nicht selten Zweittumorerkrankung noch nach Jahrzehnten.

Behandlung: bei amaurotischem Katzenauge oder großen Retinoblastomen Entfernung des Auges (Enukleation). Bei kleinen, flachen Geschwülsten, Kälte- oder Laserlichtbehandlung, Strahlentherapie.

3.10.3 Unreiferetinopathie (Retinopathia praematurorum)

Ursache: Sauerstoffschaden bei unreifem Netzhautgefäßsystem, gehäuft bei Frühgeborenen (Geburt vor der 32. Schwangerschaftswoche, Geburtsgewicht unter 1500 g, s. auch S. 74).

Krankheitsbild: zunächst enge Netzhautarterien, in der seitlichen Peripherie gefäßarme Netzhaut, teils auch Netzhautblutungen und -schwellung. Später Gefäßneubildung und -einsprossung in den Glaskörper mit nachfolgender bindegewebiger Umwandlung (Narbenbildung). Bei leichtem Verlauf Leistenbildung in der seitlichen Netzhautperipherie, dabei Netzhautlöcher und -einrisse noch nach Jahren möglich. In schweren Fällen zunehmender Narbenzug mit Visusminderung durch Verziehung des hinteren Augenpols (Macula lutea), mit Netzhautabhebung und vollständiger bindegewebiger Umwandlung des Glaskörpers (retrolentale Fibroplasie), mit grauweißem Pupillenleuchten, Linsentrübung, Augeninnendrucksteigerung (Sekundärglaukom), Erblindung, Schielen, Augenzittern.

Diagnose: typisches Krankheitsbild. Bei Risikopatienten regelmäßige Kontrolle des Augenhintergrundes notwendig.

Verlauf: je nach Ausprägung. Spätablösung der Netzhaut möglich.

Behandlung: Sauerstoffmonitoring bei Inkubatoraufzucht, Augenhintergrundkontrollen, Kälte- oder Laserlichtbehandlung der peripheren Netzhaut bei Gefäßeinsprossung in den Glaskörper und bei Netzhauteinrissen. Linsen-, Glaukom-, Netzhaut- und Glaskörperoperation je nach Ver-

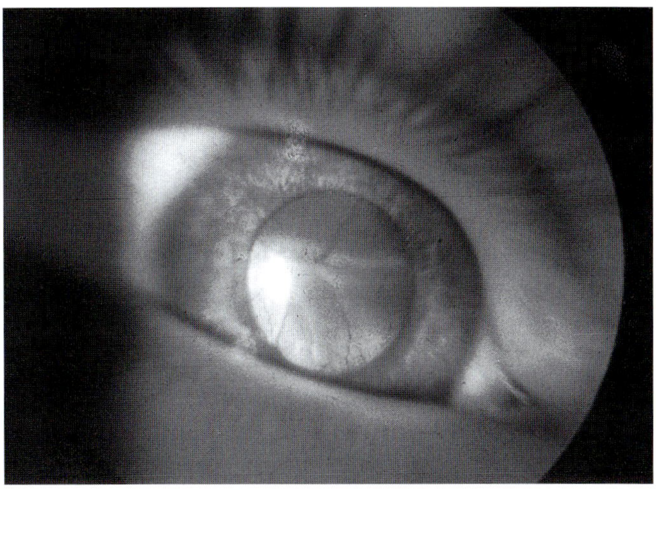

Abb. 28.19 Retinoblastom. Die vollständig abgehobene Netzhaut ist – weil so dicht hinter der Linse gelegen – ohne Augenspiegel sichtbar.

lauf und Schweregrad. Visuelle Frühförderung, Schielbehandlung.

3.10.4 Nachtblindheit (Retinopathia pigmentosa)

Ursache: degenerative Erkrankung des Pigmentepithels der Netzhaut, bisweilen in Kombination mit Muskeldystrophie.

Krankheitsbild: Nachtblindheit, knochenkörperchenähnliche, teils die Gefäße begleitende Pigmentierung der Netzhaut, wachsgelbe Sehnervenpapille, fadendünne Netzhautgefäße. Bei Muskeldystrophie Ptosis, allseitige Einschränkung der Augenbewegungen, reduzierte Mimik, allgemeine Muskelschwäche, Minderwuchs, Erregungsleitungsstörung des Herzens (Herzblock).

Diagnose: typisches Krankheitsbild mit frühzeitig verändertem Elektroretinogramm. Bei Muskeldystrophie nach EKG-Veränderungen suchen, evtl. Muskelbiopsie.

Verlauf: fortschreitende Gesichtsfeldausfälle, Erblindung, Herzrhythmusstörungen.

Behandlung: keine kausale Behandlung bekannt. Ggf. Schrittmacherimplantation, Rehabilitationsmaßnahmen (Blindenausbildung).

3.11 Sehnerv (Nervus opticus), Sehnervenpapille, Sehbahn (Vgl. Abb. 28.20)

3.11.1 Mißbildungen (Sehnervenkolobom, Mikropapille)

Ursache: *Sehnervenkolobom* – fehlender Verschluß der embryonalen Augenbecherspalte. *Mikropapille* – Hypoplasie des Sehnervs.

Krankheitsbild: *Sehnervenkolobom* – Spalt- oder Trichterbildung bei vergrößerter Sehnervenpapille. *Mikropapille* – zu kleine Papille.

Diagnose: typischer Augenhintergrundbefund, ein- oder beidseitige, oft hochgradige Visusminderung, Schielen, bei beidseitiger Mißbildung auch Augenzittern. Evtl. Computertomographie zum Ausschluß weiterer ZNS-Anomalien.

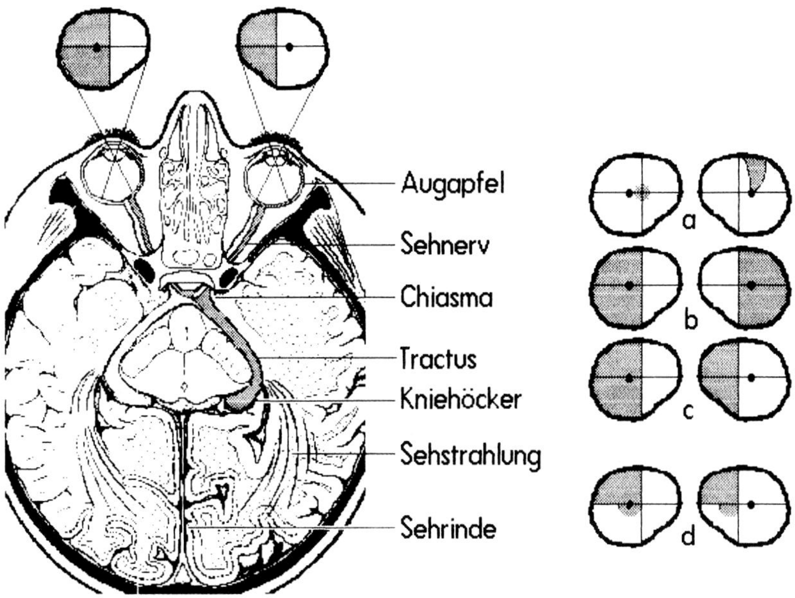

Abb. 28.20 a–d Sehbahn und Gesichtfeld. Durch den Verlauf der Nervenfasern mit Kreuzung der Fasern der nasalen Netzhauthälfte (entspricht dem temporalen Gesichtsfeld) im Chiasma kommt es zu typischen Ausfällen.
a Rechts Sektorausfall bei papillennahen Faserbündelläsionen, links Zentralskotom bei Sehnervenentzündung (Papillitis, Retrobulbärneuritis).
b Bitemporaler Ausfall bei Chiasmaläsion.
c Linksgerichteter Ausfall bei rechtsseitiger Traktus- oder Kniehöckerläsion.
d Linksgerichteter Teilausfall bei rechtsseitiger Sehstrahlungs- oder Sehrindenläsion.

Verlauf: keine Änderung zu erwarten.

Behandlung: bei beidseitiger Mißbildung visuelle Frühförderung, Sehbehinderten- oder Blindenschule. Schielbehandlung.

3.11.2 Stauungspapille (Papillenödem)

Ursache: *Raumforderung in der Augenhöhle* (intraorbital – Orbitaphlegmone, rasch wachsende Geschwulst) mit Kompression des Sehnervs. *Raumforderung im Schädel* (intrakraniell – Hirnabszeß, Hirntumor, Blutung) oder *akute bis subakute Liquorstauung* (z. B. Aquäduktstenose) bei schon geschlossener Fontanelle.

Krankheitsbild: Unschärfe und Prominenz der Papille, Stauung der Netzhautvenen, kein spontaner Venenpuls. Papillen- und Netzhautblutungen bei akuter Raumforderung (Abb. 28.21). Bei Orbitaphlegmone entzündlicher, bei anderer intraorbitaler Raumforderung blander, rasch zunehmender Exophthalmus. Bei *intrakranieller Raumforderung* oder Liquorstauung meist Kopfschmerz, Verhaltensstörungen sowie je nach Herdlokalisation auch neurologische Ausfälle, Erbrechen, Pupillenanomalien, Sehstörungen (Visusminderung, Gesichtsfeldausfälle), Schielen (Doppelbilder) und Augenzittern.

Diagnose: typischer Augenhintergrundbefund. Bei Orbitaprozeß typischer Orbitabefund. Prüfung von Augenbeweglichkeit, Pupillenreaktion, Sehschärfe, Gesichtsfeld. Kinderneurologische und neuroradiologische Untersuchung.

Verlauf: je nach Ursache. Bei länger bestehender Stauungspapille Dauerschäden wie Visusminderung, Sehnervenatrophie.

Behandlung: je nach Ursache. Bei chronischer Stauungspapille Druckentlastung durch operative Fensterung der Sehnervenhüllen zur *Verhütung von Dauerschäden.*

3.11.3 Sehnervenentzündung (Neuritis, Papillitis)

Ursache: Orbitaphlegmone, Meningitis, Enzephalitis.

Krankheitsbild: plötzlicher ein- oder beidseitiger Visusverlust, Störung der Pupillenlichtreaktion, zentraler Gesichtsausfall (Zentralskotom). Bei Papillitis Unschärfe und geringe Prominenz der Papille mit zelliger Infiltration des papillennahen Glaskörpers, seltener mit Papillenblutung und Stauung der Netzhautvenen; Schmerz hinter dem Auge besonders bei Augenbewegungen. Bei beidseitiger Neuritis deutliche Wesensänderung.

Diagnose: typisches Krankheitsbild. Visuell evozierte Potentiale pathologisch (s. S. 421), evtl. intrazerebrale Entmarkungsherde im Kernspintomogramm (MRT).

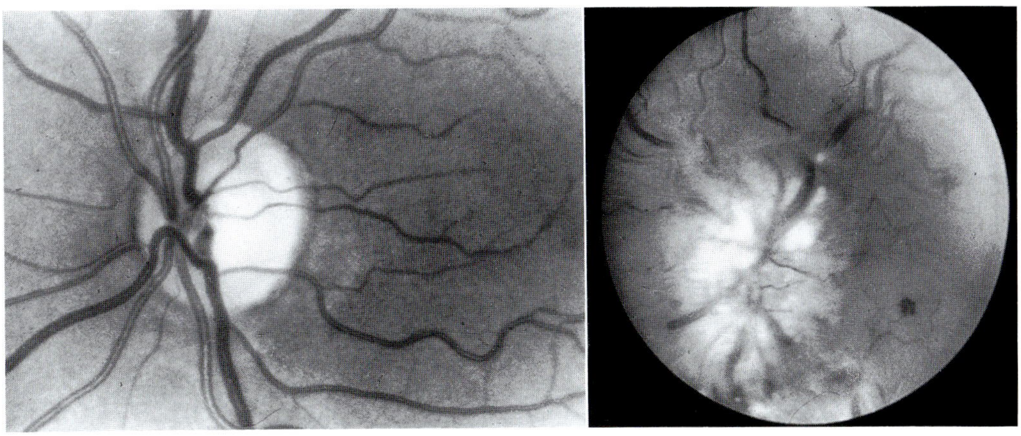

Abb. 28.21 a, b Normale Papille und Stauungspapille. Die normale Papille (**a**) ist scharf begrenzt und liegt im Netzhautniveau. Sie zeigt im Bereich des Gefäßaustritts eine trichter- oder auch wannenförmige Aushöhlung. Die Netzhautvenen (dunkel) haben einen um etwa ein Drittel größeren Durchmesser als die Netzhautarterien (hell). Die Stauungspapille (**b**) ist unscharf begrenzt und über Netzhautniveau in den Glaskörper vorgewölbt (Prominenz). Die Netzhautvenen sind erweitert (gestaut). Weißliche Herde auf der Papille sind degenerativen Veränderungen der Nervenfasern zuzuschreiben. In der umgebenden Netzhaut Stauungsblutungen und Ödem.

Verlauf: meist vollständige Wiederherstellung der Sehschärfe, seltener Übergang in Sehnervenschwund mit bleibender Visusminderung.

Behandlung: je nach Grundleiden.

3.11.4 Sehnervenschwund (Sehnervenatrophie, Optikusatrophie)

Ursache: anlagebedingter (meist familiärer) oder erworbener Nervenfaserschwund bei Netzhauterkrankungen, nach Stauungspapille, Neuritis, Papillitis, Meningitis, Enzephalitis, bei langsam wachsenden Geschwülsten in Augenhöhle oder Schädel.

Krankheitsbild: mehr oder weniger vollständige Abblassung (Weißfärbung) der Papille; Visusminderung, Gesichtsfeldausfälle, Störung der Pupillenlichtreaktion.

Diagnose: typischer Augenhintergrundbefund. Sehschärfe, Gesichtsfeld, visuell evozierte Potentiale, evtl. Elektrookulo- und Elektroretinogramm nicht normal. Kinderneurologische und neuroradiologische Untersuchung.

Verlauf: je nach Grundleiden, evtl. Fortschreiten bis zur Erblindung.

Behandlung: Behandlung des Grundleidens, Sehbehinderten-, evtl. auch Blindenausbildung, vergrößernde Sehhilfen, humangenetische Beratung bei familiären Formen.

3.11.5 Psychogene Sehstörung (hysterische Amblyopie)

Ursache: familiäre oder schulische Probleme, Mißhandlung.

Krankheitsbild: plötzlicher ein- oder beidseitiger Sehschärfenverlust ohne Störungen der Pupillenlichtreaktion oder sonstigen organischen Befund. Wechselhafte zentrale und periphere Gesichtsfeldausfälle. Zur angeblich schweren Sehstörung unpassend gelassenes Verhalten.

Diagnose: typisches klinisches Bild. Widersprüchliche Ergebnisse verschiedener Funktionsprüfungen.

Verlauf: meist kurzfristig reversibel.

Behandlung: Beruhigung des Kindes, Aufklärung der Eltern, evtl. Psychotherapie unter Einbeziehung der Eltern.

3.12 Glaukom (grüner Star, intraokulare Drucksteigerung)

Ursache: *Mißbildungen des Kammerwinkels* (angeborenes Glaukom = *Hydrophthalmie* = Buphthalmus) oder *erworbene Veränderungen* (Sekundärglaukom bei Aniridie, Unreiferetinopathie, Retinoblastom, Iridozyklitis, Aderhauthämangiom [STURGE-WEBER-Syndrom], nach Verletzungen) behindern den Abfluß des Kammerwassers.

Krankheitsbild: *Hydrophthalmie* – Lichtscheu und Tränen ohne Entzündungszeichen schon in der Neugeborenenperiode, Hornhauttrübung (Ödem), Vergrößerung des Hornhautdurchmessers und unscharfe Hornhautrandzone (Abb. 28.22), Aushöhlung (Exkavation) der Sehnervenpapille. *Sekundärglaukom* – je nach Grundleiden.

Diagnose: Messung des Hornhautdurchmessers (über 12 mm verdächtig), Biomikroskopie, Ophthalmoskopie, Druckmessung (Tonometrie) bei Hydrophthalmieverdacht und bei zu Sekundärglaukom disponierenden Augenkrankheiten.

Verlauf: unbehandelt fortschreitender Sehnervenschaden mit Visusminderung und Gesichtsfeldverfall bis zur Erblindung.

Behandlung: möglichst frühzeitige operative und medikamentöse Regulierung des intraokularen Drucks.

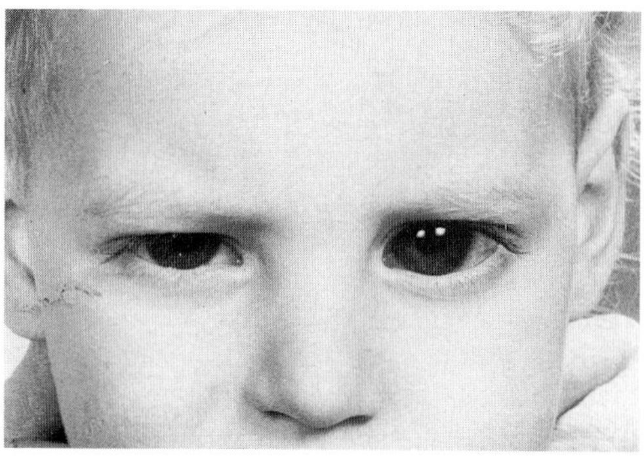

Abb. 28.22 Angeborenes Glaukom (Hydrophthalmie, Buphthalmus). Der Hornhautdurchmesser ist links deutlich vergrößert, die Lidspalte insbesondere rechts wegen Lichtscheu verengt.

4 Verletzungen der Augen und ihrer Hilfsorgane

4.1 Orbitafraktur, Orbitahämatom, Lidverletzungen

Ursache: Verletzung des Orbitaskeletts, der Orbitaweichteile und der Lider durch Prellung, Hundebiß, Schnitt, Stich oder Pfählung.

Krankheitsbild: Blutergüsse (Lidhämatom), Stich- oder Rißwunden der Lider. Bei *Orbitafraktur* Enophthalmus, Lähmungsschielen. Bei *Orbitahämatom* Exophthalmus, allseitige Einschränkung der Augenbeweglichkeit, evtl. Visusminderung durch Druck auf den Sehnerv. *Bei Stich oder Pfählung evtl. auch Eröffnung der vorderen Schädelgrube mit Liquorabfluß.*

Diagnose: *Stich* oder *Pfählung auch bei kleinen Lidwunden durch sorgfältige Anamnese ausschließen.* Röntgendiagnostik zum Ausschluß von Orbitafrakturen, Fremdkörpern und Läsionen der vorderen Schädelgrube. *Inspektion des Auges wegen der Möglichkeit einer durchbohrenden Verletzung dem Augenarzt überlassen.*

Verlauf: bei später Behandlung von Orbitafrakturen evtl. lebenslang Enophthalmus und Lähmungsschielen. *Bei Stich und Pfählungsverletzung mit Eröffnung der vorderen Schädelgrube Hirnphlegmone oder Hirnabszeß möglich.*

Behandlung: operative Wiederherstellung des Orbitaskeletts (Kieferchirurg, Hals-Nasen-Ohrenarzt) sowie der Lider und des Auges (Augenarzt). Bei Beteiligung der vorderen Schädelgrube neurochirurgische Mitbehandlung, Antibiotika.

4.2 Verätzungen

Ursache: Eindringen von unverdünnten Reinigungsmitteln, Kalk, Tintenstiftminen, Laugen und Säuren in die Lidspalte.

Krankheitsbild: starke Schmerzen, Tränen, Lidkrampf, Rötung des Auges, Trübung und Schwellung der Hornhaut. Bei Tintenstift entsprechende Bindehautverfärbung.

Diagnose: nach Vorgeschichte und Krankheitsbild, evtl. Ätzspuren an Lidrändern und Lidhaut.

Verlauf: unbehandelt schwere Hornhautschäden, evtl. auch Erblindung zu erwarten.

Behandlung: *sofort Lider auseinanderziehen, Auge reichlich mit Wasser spülen, Kalkbröckel und Tintenstiftreste mit feuchten Watteträgern (Q-Tips) schnellstens entfernen, dabei auch Raum unter den Lidern auswischen. Wenn vorhanden, vorher Lokalanästhetikum tropfen. Möglichst schnell zur Augenklinik.*

4.3 Hornhaut- und Bindehautfremdkörper, Hornhautdeckschichtdefekt (Hornhauterosion, Erosio corneae)

Ursache: Eindringen kleiner Fremdkörper wie Wimpern, Insekten, Staub- oder Metallpartikel in die Lidspalte.

Krankheitsbild: plötzliches Fremdkörpergefühl besonders beim Lidschlag, Tränen, Rötung, Lidkrampf.

Diagnose: typisches Krankheitsbild (vgl. Abb. 28.15 a und d). Sichtbare Fremdkörper beim Auseinanderziehen der Lider. Je nach Anamnese (*Arbeiten mit Hammer und Meißel!*) durchbohrende Augenverletzung mit Fremdkörper im Augeninneren oder in der Augenhöhle durch Röntgenaufnahmen ausschließen!

Verlauf: bei Hornhautfremdkörpern Hornhautinfiltration und Hornhautgeschwür möglich. Bei unter dem Oberlid festsitzenden Fremdkörpern Hornhauterosion.

Behandlung: Entfernung des *Fremdkörpers* mit feuchtem Watteträger (Q-Tip). Bei festsitzenden Hornhautfremdkörpern augenärztliche Behandlung. Bei *Hornhauterosion* Gleitmittel (Bepanthen-Augensalbe), Verband für 24 Stunden.

4.4 Durchbohrende Augenverletzungen (Perforation)

Ursache: Schnitt-, Stich- und Schußverletzungen – insbesondere Pflanzenstachel (Kakteen), Scheren, Messer, Wurfpfeile, Luftgewehrgeschosse und Platzpatronenfragmente, aber auch durch Metallsplitter bei Bastel- und Heimwerkerarbeiten.

Krankheitsbild: typische Anamnese. Starker Reizzustand (Rötung, Tränen, Lidkrampf). Bei

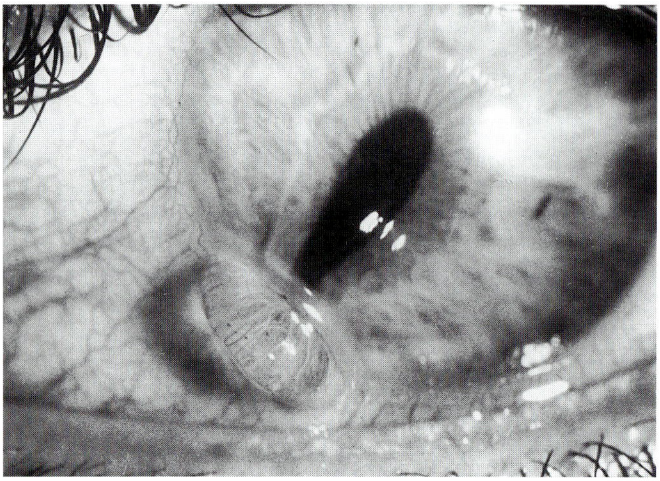

Abb. 28.23 Durchbohrende Verletzung (Perforation) am Hornhautrand. Die Regenbogenhaut ist vorgefallen.

Hornhautperforation umschriebene Hornhauttrübung, evtl. Vorfall und Einklemmung der Regenbogenhaut, Verziehung der Pupille, evtl. Einblutung der Vorderkammer, Linsentrübung (vgl. Abb. 28.18 b, Abb. 28.23).

Diagnose: nach Anamnese und klinischem Bild; *bei Perforationsverdacht Lider nicht auseinanderziehen, sofortige Augenarztvorstellung;* bei Fremdkörperverdacht Röntgendiagnostik.

Verlauf: unbehandelt schwere Komplikationen wie bakterielle oder mykotische Infektionen (Endophthalmitis, Panophthalmie) möglich mit entsprechenden Funktionsverlusten bis zur Erblindung. Bei *intraokularen Metallfremdkörpern* Verrostung (Siderose) oder Verkupferung (Chalkose) des Auges mit Linsen- und Glaskörpertrübung, Glaukom, Netzhautabhebung.

Behandlung: mikrochirurgische Versorgung, ggf. Fremdkörperextraktion.

5 Funktionsstörungen der Augen

5.1 Visusminderung, Schwachsichtigkeit

Ursache: *organisch bedingte Visusminderung* als vorübergehende Begleiterscheinung oder dauernde Folge von Erkrankungen der Augenhöhle, des Auges, des Sehnervs oder der Sehbahn. *Funktionelle Schwachsichtigkeit (Amblyopie)* bei konnatalen und frühkindlichen Medientrübungen (Hornhaut, Linse, Glaskörper), bei ein- oder beidseitiger Fehlsichtigkeit, Schielen und Augenzittern.

Krankheitsbild: ein- oder beidseitige Sehschärfenminderung, typischer Organbefund, Fehlsichtigkeit, Schielen, Augenzittern.

Diagnose: Prüfung von Sehschärfe und Gesichtsfeld, Biomikroskopie, Ophthalmoskopie, Skiaskopie, Untersuchung auf Schielen und Augenzittern, visuell evozierte Potentiale, Elektroretinographie.

Verlauf: bei organisch bedingter Visusminderung je nach Grundleiden. Bei funktioneller Amblyopie durch Frühbehandlung *in den ersten vier Lebensjahren* meist Heilung möglich, später meistens nur Besserung oder lebenslange Fortdauer.

Behandlung: bei organisch bedingter Visusminderung je nach Grundleiden. Bei *funktioneller Schwachsichtigkeit* Brille, Pflasterverschluß des besseren Auges (Hautpflasterokklusion), nach dem 5. Lebensjahr zusätzlich evtl. Übungsbehandlung (Pleoptik), Schiel- und Nystagmusoperation. Bei hochgradiger beidseitiger Visusminderung visuelle Frühförderung, Sehbehindertenschule.

5.2 Gesichtsfeldausfälle (Skotome, Hemianopien, Vgl. Abb. 28.20)

Ursache: Erkrankungen der Netzhaut, Erkrankung oder Kompression (Geschwulst) des Sehnervs, der Sehbahn (Chiasma, Traktus, seitliche Kniehöcker, Sehstrahlung) und der Sehrinde.

Krankheitsbild: *Netzhauterkrankung* – der Herd lokalisation entsprechende Ausfälle (Skotome), Sehnervenschwund, bei Makulabefall Visusminderung. *Sehnervenerkrankung* – zentraler Gesichtsfeldausfall, Zentralskotom, Visusminderung, Stauungspapille oder auch Sehnervenschwund. *Chiasmaerkrankung* – beidseitige Gesichtsfeldausfälle meist zur Schläfe (bitemporale Hemianopie), selten zur Nase (binasale Hemianopie), evtl. Stauungspapille, Sehnervenschwund, Störung der Pupillenlichtreaktion. *Traktus-, Kniehöcker-, Sehstrahlungs- und Sehrindenerkrankung* – beidseitige Gesichtsfeldausfälle, entgegengesetzt zum Krankheitsherd, evtl. Stauungspapille, Sehnervenschwund.

Diagnose: Hinweise auf Visusminderung oder Gesichtsfeldausfälle (ein- oder beidseitiges Anekken oder Unsicherheit, Leseprobleme) in der Vorgeschichte. Prüfung von Sehschärfe und Gesichtsfeld, Ophthalmoskopie, neuropädiatrische und neuroradiologische Untersuchung.

Verlauf: Fortschreiten je nach Grundleiden, vorhandene Ausfälle selten reversibel.

Behandlung: je nach Grundleiden, meist neurochirurgisch.

5.3 Farbsinnstörungen

Ursache: angeborene, seltener erworbene (Sehnerven- und Netzhauterkrankungen, Vergiftung) Rot-Grün- oder Blau-Gelb-Schwäche oder -Blindheit. Seltener totale Farbenblindheit durch Fehlen oder Degeneration der farbtüchtigen Netzhautzellen (Zapfen).

Krankheitsbild: Farbverwechslung, Schwierigkeiten beim Herstellen von Farbmischungen. Bei Netzhaut- und Sehnervenerkrankungen zugleich Visusminderung. Bei totaler Farbenblindheit Lichtscheu, feinschlägiges, hochfrequentes Augenzittern, hochgradige Visusminderung.

Diagnose: Prüfung von Farbsinn und Sehschärfe, Untersuchung des Augenhintergrundes, evtl. Elektroretinogramm, bei Sehnervenerkrankung visuell evozierte Potentiale.

Verlauf: bei angeborenen Störungen keine Änderung, sonst je nach Grundleiden.

Behandlung: je nach Grundleiden, bei angeborenen Störungen keine kausale Therapie bekannt. Bei totaler Farbenblindheit Kantenfiltergläser, vergrößernde Sehhilfen, visuelle Frühförderung, Sehbehindertenschule.

6 Fehlsichtigkeit (Brechungsfehler, Ametropie, Abb. 28.24)

6.1 Kurzsichtigkeit (Myopie)

Ursache: meist anlagebedingt zu großes Auge. Seltener angeborene Trübung des Linsenkerns (Kernstar), Mißbildungen der Linse (Lentikonus), Frühgeburt, evtl. mit Unreiferetinopathie.

Krankheitsbild: schlechte Fernsehschärfe. Bei anlagebedingter Myopie meist Auftreten im Schulalter, sonst je nach Ursache evtl. schon im 1. Lebensjahr vorhanden.

Diagnose: Prüfung der Sehschärfe, Skiaskopie, Biomikroskopie, Ophthalmoskopie.

Verlauf: meist Zunahme im Wachstumsalter, evtl. bis ins 3. Lebensjahrzehnt.

Behandlung: Ausgleich mit Brille oder Kontaktlinse, im übrigen je nach Grundleiden (Abb. 28.25).

6.2 Übersichtigkeit (Hyperopie, Hypermetropie)

Ursache: anlagebedingt zu kleines Auge.

Krankheitsbild: Kopfschmerz bei Naharbeit, Leseunlust, Schielen. Bei stärkerer Hyperopie (mehr als 4 Dioptrien) *schlechte Nah- und Fernsehschärfe.*

Diagnose: Prüfung der Sehschärfe, Skiaskopie.

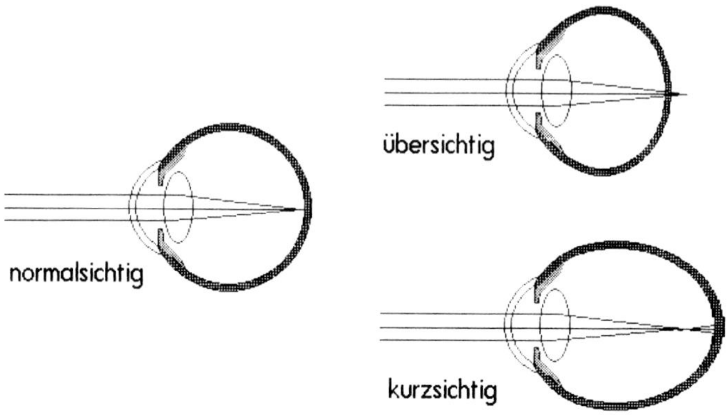

Abb. 28.24 Fehlsichtigkeiten (Ametropien). Das übersichtige (hyperope) Auge ist kleiner als das normalsichtige. Aus weiter Entfernung (parallel) einfallendes Licht wird deshalb nicht auf der Netzhaut, sondern (theoretisch) dahinter zu einem Bild vereinigt. Das kurzsichtige (myope) Auge ist größer als das normalsichtige. Aus weiter Entfernung (parallel) einfallendes Licht wird vor der Netzhaut im Glaskörper zu einem Bild vereinigt. In beiden Fällen liegt das scharfe Bild an der falschen Stelle und nicht auf der Netzhaut. Deshalb entsteht auf der Netzhaut in beiden Fällen auch kein scharfes Bild weit entfernter Dinge. Das kurzsichtige Auge kann aber wenigstens nahe Dinge scharf abbilden.

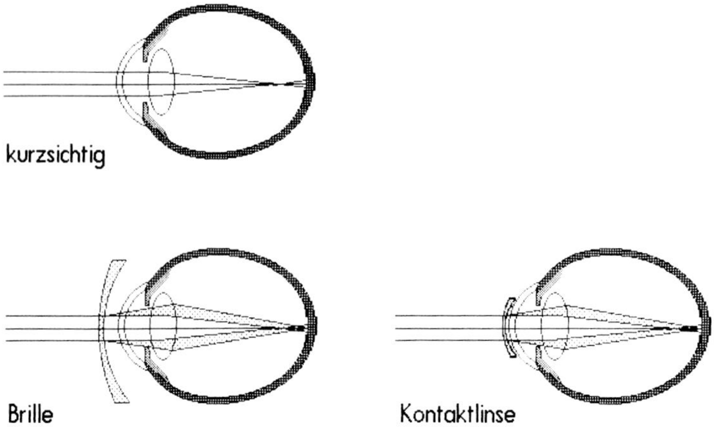

Abb. 28.25 Optischer Ausgleich der Myopie. Zerstreuende Brillengläser oder Kontaktlinsen bewirken bei kurzsichtigem Auge eine scharfe Abbildung auch weit entfernter Dinge.

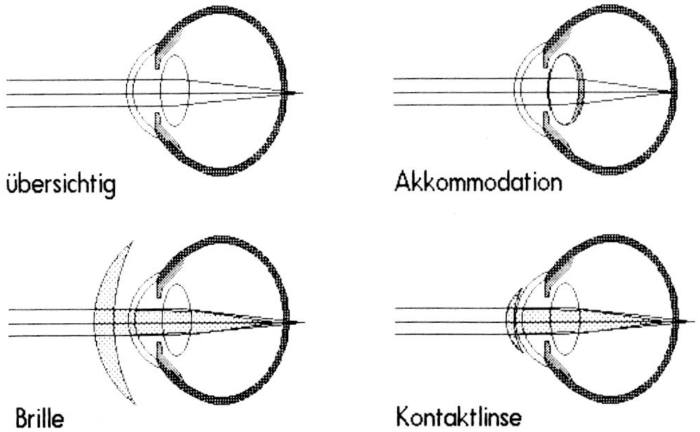

Abb. 28.26 Optischer Ausgleich der Hyperopie. Sammelnde Brillengläser oder Kontaktlinsen bewirken beim übersichtigen Auge eine scharfe Abbildung für Ferne und Nähe. Gleiches kann der Übersichtige dadurch erreichen, daß er die Linsenkrümmung verstärkt. Dieser Vorgang heißt Akkommodation. Akkommodation ist beim Normalsichtigen nur im Nahbereich nötig. Durch ihren Einsatz zum Ausgleich der Übersichtigkeit kann Innenschielen entstehen.

Verlauf: meist Zunahme bis zum 9. Lebensjahr, danach Abnahme.

Behandlung: Ausgleich durch Brille oder Kontaktlinse, ggf. Schielbehandlung (Abb. 28.26).

6.3 Stabsichtigkeit (Astigmatismus)

Ursache: anlagebedingte Bauanomalien der Hornhaut (Hornhautastigmatismus, Hornhautverkrümmung), Kegelhornhaut (Keratokonus – Abb. 28.27), Hornhautnarben nach Hornhautentzündung, Hornhautgeschwür oder durchbohrender Hornhautverletzung. Angeborene (Linsenkolobom) oder erworbene (Linsenverlagerung) Anomalien der Linse (Linsenastigmatismus).

Krankheitsbild: Kopfschmerz, Augendruck, Leseunlust. Bei stärkerem Astigmatismus herabgesetzte Fern- und Nahsehschärfe. Ggf. typischer Hornhaut- oder Linsenbefund.

Diagnose: Prüfung der Sehschärfe, Skiaskopie, Biomikroskopie.

Verlauf: bei Kegelhornhaut und Linsenverlagerung langsame Zunahme, sonst keine Änderung.

Behandlung: optischer Ausgleich durch Brille oder Kontaktlinse, bei Kegelhornhaut oder Hornhautnarben besser durch Kontaktlinse. In schweren Fällen von Hornhautnarben oder Keratokonus Hornhauttransplantation (Keratoplastik).

6.4 Seitenungleiche Fehlsichtigkeit (Anisometropie)

Ursache: meist anlagebedingt seitenungleiche Myopie und Hyperopie sowie seitenungleicher Astigmatismus. Seltener einseitige Hornhaut- oder Linsenanomalien oder einseitige Linsenlosigkeit nach Operation eines einseitigen grauen Stars (Katarakt).

Krankheitsbild: einseitige Schwachsichtigkeit (Amblyopie).

Diagnose: Prüfung der Sehschärfe, Skiaskopie, Biomikroskopie.

Verlauf: je nach Fehlsichtigkeit, wesentliche Änderung des Seitenunterschiedes selten.

Behandlung: Ausgleich durch Brille oder Kontaktlinse; meist auch Hautpflasterverschluß (Okklusionsbehandlung) des weniger fehlsichtigen, besser sehenden Auges wegen Amblyopie des stärker fehlsichtigen Auges notwendig.

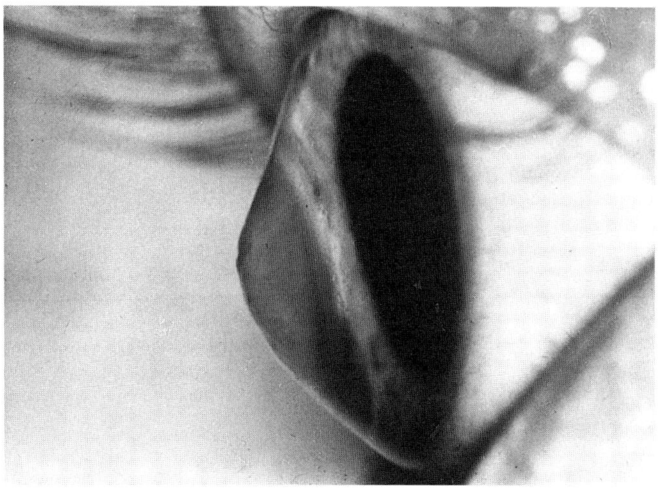

Abb. 28.27 Keratokonus. Die unregelmäßige Kegelform der Hornhaut verursacht einen starken irregulären Astigmatismus.

7 Stellungsfehler, Bewegungsstörungen

7.1 Latentes Schielen
(Heterophorie)

Ursache: angeborene oder erworbene Anomalien des beidäugigen Sehens, Bauanomalien der Augenhöhle oder der Augenmuskeln.

Krankheitsbild: Kopfschmerz, Lichtscheu, Schwindel, Leseunlust, Schulversagen. Oft gleichzeitig Fehlsichtigkeit.

Diagnose: Schielstellung bei Abdecken eines Auges (Abb. 28.28), Prüfung des beidäugigen Sehens, Skiaskopie.

Verlauf: unbehandelt meist langsame Zunahme der Beschwerden.

Behandlung: Ausgleich der Fehlsichtigkeit durch Brille. Prismenbrille, Schulung des beidäugigen Sehens (Orthoptik), Operation je nach Ausmaß der Schielstellung.

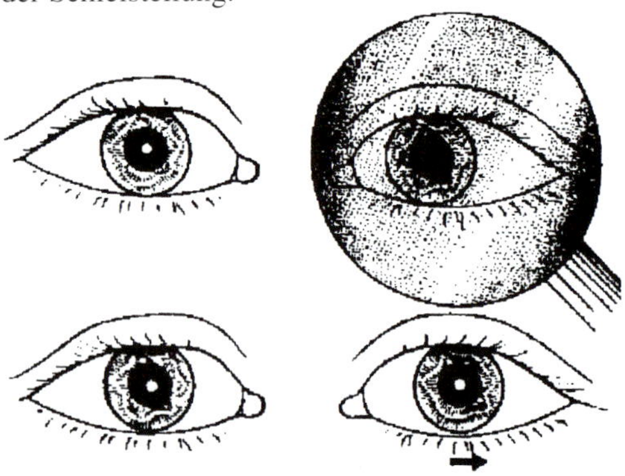

Abb. 28.28 Latentes Schielen (Heterophorie). Wird bei latentem Innenschielen (Esophorie) ein Auge – in diesem Fall das linke – verdeckt, dann weicht es nach innen in eine Schielstellung ab (oben). Bei Freigabe des abgedeckten Auges (unten) macht dieses allein eine langsame Bewegung von innen nach außen (Pfeil – Fusionsbewegung), durch die eine normale Augenstellung und beidäugiges Sehen erzielt werden. Die Hornhautreflexbilder liegen symmetrisch. Analoge Befunde ergeben sich bei latentem Außenschielen (Exophorie) und latentem Höhenschielen (Hyperphorie).

7.2 Begleitschielen
(Strabismus concomitans)

Ursache: angeborene Anomalien des beidäugigen Sehens (Fusionsschwäche, Mikroschielen), frühkindliche Hirnschäden, Hyperopie.

Krankheitsbild: meist sichtbares ein- oder wechselseitiges Schielen ohne Bewegungsdefizite (Abb. 28.29 und 28.30), einseitige Schwachsichtigkeit (Amblyopie); bei frühkindlichem Schielen häufig Kopfschiefhaltung (Zwangshaltung), Augenzittern; oft Fehlsichtigkeit.

Diagnose: typisches Krankheitsbild. Prüfung des beidäugigen Sehens und der Sehschärfe, Skiaskopie. Abgrenzung von scheinbarem (*Pseudostrabismus* – Abb. 28.31) und latentem Schielen.

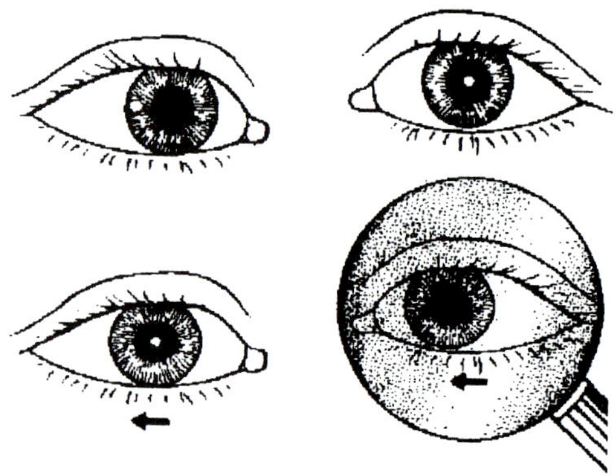

Abb. 28.29 Manifestes Schielen (Heterotropie). Bei manifestem Schielen besteht keine normale Augenstellung. Das schielende Auge sieht am Fixierobjekt vorbei. Dadurch ist das Hornhautreflexbild eines Fixierlichts nur im nichtschielenden Auge annähernd in Pupillenmitte zentriert (oben – linkes Auge), während es im schielenden Auge entgegengesetzt zur Schielstellung verschoben ist (bei manifestem Innenschielen [Esotropie] nach seitlich [oben – rechtes Auge]). Wird nun das nichtschielende Auge verdeckt (unten), machen beide Augen eine schnelle Einstellbewegung – in diesem Fall von links nach rechts (Pfeile!) –, durch die das bisher schielende rechte Auge zum fixierenden Auge wird. Dementsprechend erscheint das Hornhautreflexbild eines Fixierlichts nun in diesem Auge zentriert (unten – linkes Bild). Das zunächst nichtschielende linke Auge ist demgegenüber hinter der Abdeckscheibe in Innenschielung abgewichen. Bei manifestem Außenschielen (Exotropie) und manifestem Höhenschielen ergeben sich analoge Befunde.

a
b
c

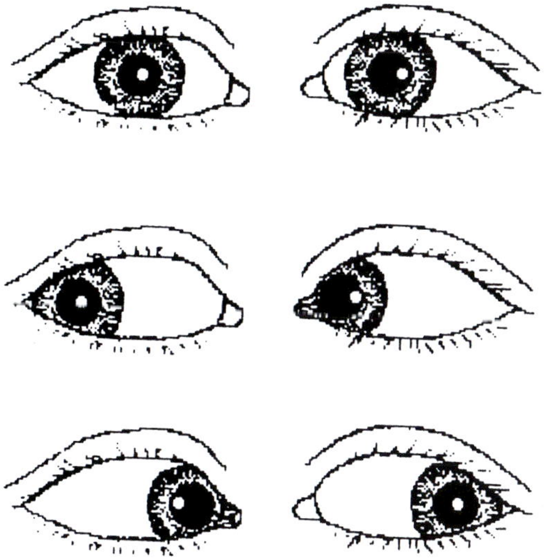

Abb. 28.30 a–c Begleitschielen (Strabismus concomitans).
a Linksseitiges Innenschielen bei Blick geradeaus, Verschiebung des Hornhautreflexbilds im linken Auge nach seitwärts;
b Nahezu unveränderte Position des Hornhautreflexbilds bei Rechtsblick mit weiterhin fixierendem rechtem Auge.
c Bei Linksblick fixiert das linke Auge bei einer entsprechenden Schielstellung des rechten (Hornhautreflexbild!). Das Innenschielen ist also in diesem Fall bei Blick geradeaus so groß wie bei Rechts- und Linksblick. Ein Bewegungsdefizit liegt nicht vor.

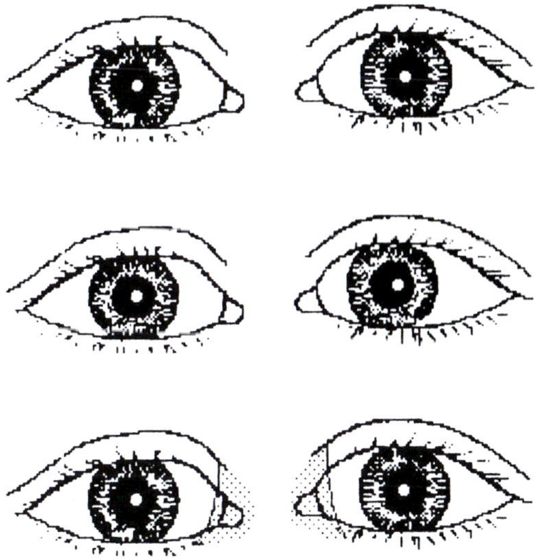

a
b
c

Abb. 28.31 a–c Scheinbares Schielen (Pseudostrabismus).
c eine Hautfalte (Epikanthus) verdeckt den inneren Lidwinkel und verursacht dadurch den Eindruck des Innenschielens. Dies liegt nach der Lage der Hornhautreflexbilder nicht vor, wie der Vergleich mit **a** (normale Augenstellung) und **b** (linksseitiges Innenschielen) zeigt.

Verlauf: bei Behandlung nach dem 4. Lebensjahr oft lebenslange Schwachsichtigkeit, Fehlen des beidäugigen Tiefensehens (kein Binokularsehen).

Behandlung: Ausgleich der Fehlsichtigkeit durch Brille; bei Schwachsichtigkeit Okklusionsbehandlung (Haut- oder Brillenpflasterverschluß) oder Atropinbehandlung des nichtschielenden Auges, evtl. Prismenbrille; oft Schieloperation notwendig.

7.3 Lähmungsschielen (Strabismus paralyticus, Augenmuskelparesen)

Ursache: Mißbildungen der äußeren Augenmuskeln oder des Nervensystems (Moebius-Syndrom, Retraktionssyndrom). Anlagebedingte oder erworbene Muskelerkrankungen (Myositis, Muskeldystrophie). Erworbene Hirnnervenschäden bei Hydrozephalus und bei ZNS-Erkrankungen (Meningitis, Enzephalitis, Hirnabszeß, Hirntumor, Schädel-Hirn-Verletzung).

Krankheitsbild: oft Kopfzwangshaltung, typische Bewegungsdefizite (Abb. 28.32), evtl. Doppeltsehen, Zukneifen eines Auges, Lichtscheu, evtl. Kopfschmerz, Unsicherheit (Anecken), Verhaltensstörungen; weitere Störungen je nach Grundleiden.

Diagnose: Nachweis des Bewegungsdefizits. Prüfung der Sehschärfe, des Gesichtsfelds und des beidäugigen Sehens. Untersuchung der Pupillenreaktion und des Augenhintergrundes (Stauungspapille, Sehnervenschwund). Immer auch Zeckenbiß mit Neuroborreliose ausschließen.

Verlauf: bei lange bestehender Zwangshaltung Sekundärveränderungen an Hals-, Nackenmuskulatur und Halswirbelsäule zu erwarten. Unbehandelt bei Mißbildung keine Änderung, sonst Fortschreiten je nach Grundleiden möglich. Bei behandelbaren ZNS-Erkrankungen und nach

a
b
c

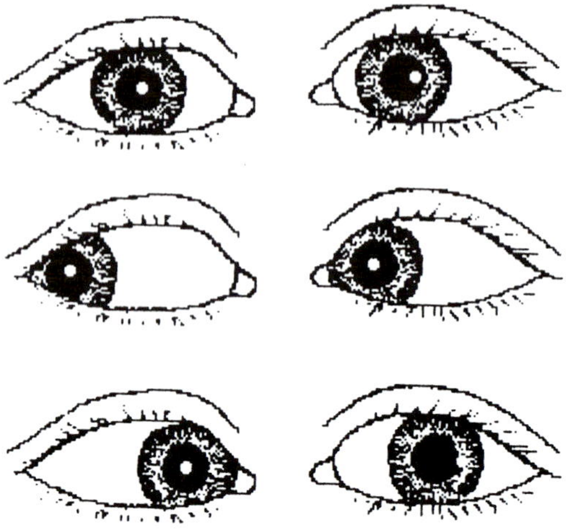

Abb. 28.32 a–c Lähmungsschielen (Strabismus paralyticus).
a In Hauptblickrichtung linksseitiges Innenschielen, **b**, **c** an der Verlagerung der Hornhautreflexbilder ist abzulesen, daß das Innenschielen bei Rechtsblick verschwindet (**b**) und bei Linksblick stark zunimmt (**c** Bewegungsdefizit). Der Befund ist typisch für eine linksseitige Außenwenderlähmung (z. B. Lähmung des VI. Hirnnervs). Lähmungen des III. und IV. Hirnnervs führen an den von ihnen versorgten Augenmuskeln zu entsprechenden Bewegungsdefiziten.

Schädel-Hirn-Verletzungen häufig Besserung des Lähmungsschielens innerhalb von 6–12 Monaten.

Behandlung: bei geringgradiger Lähmung Prismenbrille, sonst bei Doppelbildern Brillenpflasterokklusion; wo möglich, Grundleiden behandeln. Schieloperation bei Mißbildungen und mehr als 6–12 Monate anhaltendem erworbenem Lähmungsschielen.

7.4 Augenzittern (Nystagmus)

Ursache: *angeborener Nystagmus* – Albinismus, beidseitige Fehlbildung oder Vernarbung des hinteren Augenpols (Makulaaplasie, -dysplasie, Toxoplasmosenarbe), Aniridie, beidseitige Hornhaut- oder Linsentrübung, Farbenblindheit, Hirnstamm- und Schädelbasisanomalien. *Erworbener Nystagmus* – Erkrankungen von Hirnstamm und Kleinhirn (Enzephalitis, Hirntumor, Degeneration), Innenohrerkrankungen.

Krankheitsbild: unwillkürliche Pendel- oder Ruckbewegungen beider Augen; meist seitengleich, seltener asymmetrisch (dissoziierter Nystagmus); oft Kopfzwangshaltung, je nach Grundleiden Visusminderung und Schwachsichtigkeit.

Diagnose: typische Augenbewegungen; je nach Grundleiden typischer Organbefund (Biomikroskopie, Ophthalmoskopie). Prüfung von Sehschärfe und beidäugigem Sehen, Skiaskopie. Kinderneurologie und neuroradiologische Zusatzdiagnostik je nach mutmaßlicher Ursache.

Verlauf: bei angeborenem Nystagmus oft Besserung in den ersten Lebensjahren, bei erworbenem je nach Grundleiden.

Behandlung: *angeborener Nystagmus* – bei Fehlsichtigkeit Brille; bei Zwangshaltung oder Nystagmus im Nahblick Augenmuskeloperation; bei hochgradiger Visusminderung oder Schwachsichtigkeit visuelle Frühförderung, vergrößernde Sehhilfen, Sehbehindertenschule. *Erworbener Nystagmus* – Behandlung des Grundleidens.

Weiterführende Literatur

Küchle, H. J., Busse, H.: Augenerkrankungen im Kindesalter. Thieme, Stuttgart, New York 1985

Leydhecker, W., Grehn, F.: Augenheilkunde. 25. Auflage, Springer, Berlin, Heidelberg, New York, London, Paris, Tokyo, Hong Kong, Barcelona, Budapest 1993

Sachverzeichnis

Stichwörter, die nicht unter c aufgeführt sind, unter z oder k nachschlagen und umgekehrt. Entsprechendes gilt für f und ph. Die Umlaute ä etc. werden *nicht* wie Doppelbuchstaben (ae etc.) behandelt. Die **fettgedruckten** Seitenzahlen verweisen auf die ausführlicheren Darstellungen.

Lüders: Lehrbuch für Kinderkrankenschwestern

Band II: Das gesunde Kind und theoretischer Teil

12. Auflage ISBN 3-432-83722-1

Zur Verbesserung zukünftiger Auflagen ist Ihre Meinung über dieses Buch für uns von großem Interesse. Wir bitten Sie deshalb um Beantwortung der nachfolgenden Fragen (bitte gut lesbar ausfüllen, nicht mit Bleistift):

---

1. Wie ist das Thema behandelt?

   - ☐ zu ausführlich
   - ☐ zu kurz
   - ☐ angemessen

2. Wie ist der Stoff aufbereitet?

	leicht verständlich	schwer verständlich	übersichtlich	unübersichtlich	didaktisch gut	didaktisch weniger gut
Text						
Abbildungen						
Gliederung						

3. Welches Kapitel hat Sie besonders angesprochen (warum)? ______________________

____

____

4. Welches Kapitel hat Ihnen am wenigsten zugesagt (warum)? ______________________

____

____

bitte wenden!

5. Welche Themen vermissen Sie in diesem Buch?

6. Bemerkungen, Kritik, Hinweise auf Fehler, Anregungen:

Wir nehmen Sie gern in unsere Informationskartei auf.
Dazu bitten wir Sie um folgende Angaben:

Name, Vorname

Adresse

Beruf (Ausbildungsziel)

Semesterzahl

Bitte trennen Sie dieses Blatt heraus und senden Sie es im Kuvert an:
Ferdinand Enke Verlag, Postfach 300 366, D-70443 Stuttgart
Besten Dank für Ihre Bemühungen!